Volker Arolt

Anette Kersting

(Hrsg.)

Psychotherapie in der Psychiatrie

Welche Störung behandelt man wie?

Volker Arolt

Anette Kersting

(Hrsg.)

Psychotherapie in der Psychiatrie

Welche Störung behandelt man wie?

Mit 32 Abbildungen und 48 Tabellen

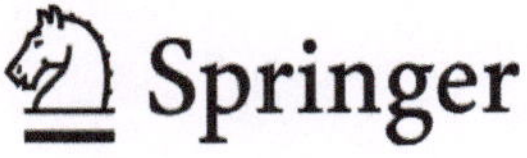

Prof. Dr. med. Volker Arolt
Prof. Dr. med. Anette Kersting
Klinik und Poliklinik für Psychiatrie und Psychotherapie
Universitätsklinikum Münster
Albert-Schweitzer-Str. 11
48149 Münster

ISBN 978-3-540-32778-3
Springer-Verlag Berlin Heidelberg New York

Bibliografische Information der Deutschen Nationalbibliothek
Die Deutsche Nationalbibliothek verzeichnet diese Publikation in der Deutschen Nationalbibliografie; detaillierte bibliografische Daten sind im Internet über http://dnb.d-nb.de abrufbar.

SpringerMedizin
Springer-Verlag GmbH
ein Unternehmen von Springer Science+Business Media
springer.de

Planung: Renate Scheddin
Projektmanagement: Renate Schulz
Lektorat: Karin Dembowsky, München
Layout und Umschlaggestaltung: deblik Berlin
Satz: Fotosatz Karlheinz Detzner, Speyer
Druck: Stürtz GmbH, Würzburg

SPIN 10818586

Gedruckt auf säurefreiem Papier 2126 – 5 4 3 2 1 0

Vorwort

Die psychotherapeutische Behandlung von Menschen mit psychischen Erkrankungen gestaltet sich gerade bei schwerer Kranken in der heutigen Versorgungsrealität oft anders, als es gängige Lehrbücher oder Kompendien zu psychotherapeutischen Verfahren erwarten lassen. Es stellt eine besondere Herausforderung dar, unter den gegenwärtigen Bedingungen der psychiatrischen Versorgung mit relativ wenig Zeit, knapper personeller Ausstattung und durchaus unterschiedlich gut geschulten Teams schwer und chronisch kranke Patienten richtig zu behandeln. »Richtig«, das heißt: auf der Grundlage einer fundierten Ausbildung mit therapeutischer Erfahrung, Begabung, aber auch der nötigen Selbstkritik, für jeden Patienten das geeignete Verfahren zu finden. Das bedeutet auch, die eigenen Grenzen erkennen zu lernen.

Das vorliegende Buch orientiert sich an den Realitäten der Versorgung von Menschen mit psychischen Störungen. Dabei haben wir uns um eine praxisnahe Darstellung der verschiedenen Krankheitsbilder und Themenbereiche bemüht, wobei die Autoren die empirische Fundierung der entsprechenden Vorgehensweisen stets im Auge behalten und durch die aktuelle wissenschaftliche Literatur belegen.

Die Orientierung der Beiträge auf die klinische Praxis lässt verschiedentlich Lücken im Hinblick auf theoretische Fragen offen. Andererseits stellt dieses Buch auch kein Manual für bestimmte Therapieformen zur Verfügung. Beide Aspekte finden sich reichlich in der Spezialliteratur vertreten, auf die jeweils hingewiesen wird und die natürlich auch einem entsprechend intensiven Studium unterzogen werden sollte.

Autoren und Herausgeber dieses Werks würden sich freuen, wenn es von angehenden und praktizierenden Psychotherapeuten zum Nutzen unserer Patienten eingesetzt würde und wenn es zur Stärkung einer psychotherapeutischen Position dienen könnte, die aufrechtzuerhalten unter zunehmenden ökonomischen Zwängen in Zukunft nicht einfach sein wird.

Volker Arolt
Anette Kersting
Münster, im Herbst 2009

Inhaltsverzeichnis

I Grundlagen und Anwendung der Therapieverfahren

1 Grundlagen der psychodynamischen Therapieverfahren 3
Hermann Staats

2 Grundlagen der kognitiven Verhaltenstherapie 45
Fred Rist, Michael Witthöft und Josef Bailer

3 Grundlagen der systemischen Therapie . . 75
Jochen Schweitzer und Julika Zwack

4 Möglichkeiten und Grenzen einer integrativen Psychotherapie 97
Matthias Backenstraß und Christoph Mundt

5 Ergänzende Therapieverfahren in der Psychiatrie 111
Klaus Schonauer

6 Psychoedukative Therapie 121
Josef Bäuml

II Spezielle Psychotherapie in der Psychiatrie

7 Psychotherapie depressiver Erkrankungen 137
Volker Arolt und Ute Wesselmann

8 Schizophrenie 163
Günter Lempa

9 Psychotherapeutische Behandlung von Persönlichkeitsstörungen 177
Gerhard Dammann

10 Angsterkrankungen 215
Markus Bassler

11 Essstörungen 247
Anette Kersting, Cornelia Roestel und Christiane Gerwing

12 Störungsspezifische Psychotherapie der Zwangserkrankung 269
Ulrich Voderholzer und Anne Katrin Külz

13 Psychotherapie somatoformer Störungen 291
Carl Eduard Scheidt

14 Dissoziative Störungen 313
Ursula Gast und Sabine Drebes

15 Traumatische Störungen 335
Guido Flatten

16 Sucht 355
Clemens Veltrup

17 Störungen der Sexualität und der Geschlechtsidentität 371
Hertha Richter-Appelt

III Psychotherapie in unterschiedlichen Settings

18 Stationäre integrative Psychotherapie . . 387
Manfred E. Beutel und Claudia Subic-Wrana

19 Tagesklinische Behandlung 405
Joachim Küchenhoff

20 Ambulante Psychotherapie und Antragsverfahren 417
Uta-Susan Donges

21 Psychotherapie im psychiatrischen Konsiliardienst 429
Samuel Elstner, Holger Gläser und Albert Diefenbacher

IV Spezifische Problemkonstellationen

22 Krisenintervention und Suizidprävention 443
Manfred Wolfersdorf, Michael Purucker und Christoph Franke

23 Die Bewältigung von Verlusten – normale und pathologische Trauerprozesse 467
Anette Kersting

24 Psychotherapie von mütterlichen Erkrankungen im Zusammenhang mit Schwangerschaft und Geburt 479
Christiane Hornstein und Patricia Traumann-Villalba

25 **Psychotherapie im Alter** 497
Meinolf Peters

26 **Psychotherapie in der medizinischen Rehabilitation** 519
Michael Linden

27 **Psychotherapie unter den Bedingungen einer zwangsweisen Unterbringung** 531
Matthias Rothermundt

28 **Psychotherapie in der forensischen Psychiatrie** 539
Norbert Leygraf

29 **Psychopharmakotherapie in der Psychotherapie** 555
Peter Zwanzger und Julia Diemer

30 **Neurobiologische Grundlagen von Psychotherapie** 563
Thomas Suslow und Volker Arolt

31 **Die Bedeutung der Ethik in der Psychotherapie** 577
Christian Reimer

32 **Operationalisierte Diagnostik in der Psychotherapie** 585
Harald J. Freyberger

33 **Testdiagnostik** 595
Thomas Suslow

Sachverzeichnis 609

Autorenverzeichnis

Arolt, Volker, Prof. Dr.
Klinik und Poliklinik für Psychiatrie
und Psychotherapie
Universitätsklinikum Münster
Albert-Schweitzer-Straße 11
48149 Münster
arolt@uni-muenster.de

Backenstraß, Matthias, Priv.-Doz. Dr. phil. Dipl.-Psych.
Klinik für Allgemeine Psychiatrie
Zentrum für Psychosoziale Medizin
Universitätsklinikum Heidelberg
Voß-Straße 4
69115 Heidelberg
matthias.backenstrass@med.uni-heidelberg.de

Bailer, Josef, Prof. Dr.
Abteilung Klinische Psychologie
Zentralinstitut für Seelische Gesundheit
J 5
68159 Mannheim
josef.bailer@zi-mannheim.de

Bassler, Markus, Priv.-Doz. Dr.
Klinik Carolabad
Riedstraße 32
09117 Chemnitz
m.bassler@carolabad.de

Bäuml, Josef, Prof. Dr.
Psychiatrische Klinik und Poliklinik
Technische Universität München
Ismaninger Straße 22
81675 München
j.baeuml@lrz.tum.de

Beutel, Manfred E., Prof. Dr.
Klinik und Poliklinik für Psychosomatische Medizin
und Psychotherapie
Klinikum der Johannes Gutenberg Universität
Untere Zahlbacher Straße 8
55131 Mainz
beutel@psychosomatik.klinik.uni-mainz.de

Dammann, Gerhard, Dr. med. Dipl.-Psych.
Psychiatrische Klinik Münsterlingen
Postfach 154
8596 Münsterlingen, Schweiz
gerhard.dammann@stgag.ch

Diefenbacher, Albert, Prof. Dr.
Abteilung für Psychiatrie und Psychotherapie
Evangelisches Krankenhaus Königin Elisabeth
Herzberge
Herzbergstraße 79
10365 Berlin
a.diefenbacher@keh-berlin.de

Diemer, Julia, Dipl.-Psych.
Klinik und Poliklinik für Psychiatrie
und Psychotherapie
Universitätsklinikum Münster
Albert-Schweitzer-Straße 11
48149 Münster
Julia.Diemer@ukmuenster.de

Donges, Uta-Susann, Dr.
Blickallee 27–29
48329 Havixbeck
dongesus@t-online.de

Drebes, Sabine, Dipl.-Psych.
Lange Straße 53
33613 Bielefeld
sabine.drebes@web.de

Elstner, Samuel, Dr.
Abteilung für Psychiatrie
und Psychotherapie
Evangelisches Krankenhaus Königin Elisabeth
Herzberge
Herzbergstraße 79
10365 Berlin
s.elstner@keh-berlin.de

Flatten, Guido, Priv.-Doz. Dr.
Euregio-Institut für Psychosomatik
und Psychotraumatologie
Annastraße 58–60
52062 Aachen
info@euripp.org

Franke, Christoph, Dr.
Klinik für Psychiatrie, Psychotherapie
und Psychosomatik
Bezirkskrankenhaus Bayreuth
Am Nordring 2
95445 Bayreuth
christoph.franke@bezirks
krankenhaus-bayreuth.de

Freyberger, Harald J., Prof. Dr.
Klinik und Poliklinik für Psychiatrie
und Psychotherapie der Universität Greifswald
Postfach 2341
18410 Stralsund
freyberg@uni-greifswald.de

Gast, Ursula, Priv.-Doz. Dr.
Heidelücker Weg 9
24875 Dammholm Havetoftloit
Ursula_Gast@web.de

Gerwing, Christiane, Dr.
Klinik und Poliklinik für Psychiatrie und Psychotherapie
Universitätsklinikum Münster
Albert-Schweitzer-Straße 11
48149 Münster
Christiane.Gerwing@ukmuenster.de

Gläser, Holger, Dr.
Lenbachstraße 7A
10245 Berlin
praxis.dr.glaeser@arcor.de

Hornstein, Christiane, Dr.
Allgemeinpsychiatrie und Psychotherapie I
Psychiatrisches Zentrum Nordbaden
Heidelberger Straße 1a
69155 Wiesloch
Christiane.Hornstein@PZN-Wiesloch.de

Kersting, Anette, Prof. Dr.
Klinik und Poliklinik für Psychiatrie und Psychotherapie
Universitätsklinikum Münster
Albert-Schweitzer-Straße 11
48149 Münster
Anette.Kersting@ukmuenster.de
Adresse ab 2010:
Klinik und Poliklinik für Psychotherapie
und Psychosomatische Medizin
Universitätsklinikum Leipzig
Semmelweisstraße 10
04103 Leipzig

Küchenhoff, Joachim, Prof. Dr.
Kantonale Psychiatrische Klinik
Bienentalstraße 7
4410 Liestal, Schweiz
Joachim.Kuechenhoff@unibas.ch

Külz, Anne Katrin, Dr.
Universitätsklinikum Freiburg
Hauptstraße 5
79104 Freiburg i. Breisgau
anne.katrin.kuelz@uniklinik-freiburg.de

Lempa, Günter, Dr.
Marktstraße 15
80802 München
Gulempa@aol.com

Leygraf, Norbert, Prof. Dr.
Institut für Forensische Psychiatrie
der Universität Duisburg-Essen
Virchowstraße 174
45147 Essen
norbert.leygraf@uni-due.de

Linden, Michael E., Prof. Dr.
Abteilung Verhaltenstherapie
und Psychosomatik
Rehabilitationsklinik Seehof
der BfA
Lichterfelder Allee 55
14513 Teltow
linden@zedat.fu-berlin.de

Mundt, Christoph, Prof. Dr.
Klinik für Allgemeine Psychiatrie
Zentrum für Psychosoziale Medizin
Universitätsklinikum Heidelberg
Voß-Straße 4
69115 Heidelberg
christoph.mundt@med.uni-heidelberg.de

Peters, Meinolf, Dr.
Schwanallee 48a
35037 Marburg
Meinolf-peters@t-online.de

Purucker, Michael, Dr.
Klinik für Psychiatrie, Psychotherapie
und Psychosomatik
Bezirkskrankenhaus Bayreuth
Am Nordring 2
95445 Bayreuth
michael.purucker@bezirkskrankenhaus-bayreuth.de

Reimer, Christian, Prof. Dr.
Wiesbadener Akademie
für Psychotherapie
Luisenstraße 28
65185 Wiesbaden
prof.christian.reimer@wiap.de

Richter-Appelt, Hertha, Prof. Dr.
Institut und Poliklinik
für Sexualforschung
Universitätsklinikum
Hamburg-Eppendorf
Martinistraße 52
20246 Hamburg
hrichter@uke.uni-hamburg.de

Rist, Friedebald, Prof. Dr.
Psychologisches Institut I
Psychologische Diagnostik
und Klinische Psychologie
Fliednerstraße 21
48149 Münster
rist@uni-muenster.de

Roestel, Cornelia, Dr.
Klinik und Poliklinik für Psychiatrie
und Psychotherapie
Universitätsklinikum Münster
Albert-Schweitzer-Straße 11
48149 Münster
roestec@mednet.uni-muenster.de

Rothermundt, Matthias, Priv.-Doz. Dr.
Klinik und Poliklinik für Psychiatrie
und Psychotherapie
Universitätsklinikum Münster
Albert-Schweitzer-Straße 11
48149 Münster
rothermu@uni-muenster.de

Scheidt, Carl-Eduard, Prof. Dr. Dr.
Klinik für Psychiatrie und Psychosomatik
Universitätsklinikum Freiburg
Hauptstraße 5
79104 Freiburg i. Breisgau
carl.eduard.scheidt@uniklinik-freiburg.de

Schonauer, Klaus, Prof. Dr. Dr.
Mainaustraße 45
78464 Konstanz
klaus.schonauer@gmail.com

Schweitzer, Jochen, Prof. Dr. rer. soc.
Institut für Medizinische Psychologie
Universitätsklinikum Heidelberg
Bergheimer Straße 20
69115 Heidelberg
Jochen_Schweitzer-Rothers@med.uni-heidelberg.de

Staats, Hermann, Prof. Dr.
Sigmund-Freud Stiftungsprofessur für psychoanalytisch orientierte Entwicklungspsychologie
an der FH Potsdam
Friedrich-Ebert Straße 4
14467 Potsdam
staats@fh-potsdam.de

Subic-Wrana, Claudia, Dr.
Klinik und Poliklinik für Psychosomatische Medizin
und Psychotherapie
Klinikum der Johannes Gutenberg Universität
Untere Zahlbacher Straße 8
55131 Mainz
subic-wrana@psychosomatik.klinik.uni-mainz.de

Suslow, Thomas, Prof. Dr.
Klinik und Poliklinik für Psychiatrie
und Psychotherapie
Universitätsklinikum Münster
Albert-Schweitzer-Straße 11
48149 Münster
suslow@uni-muenster.de

Trautmann-Villalba, Patricia, Dr.
Psychiatrisches Zentrum Nordbaden
Heidelberger Straße 1a
69155 Wiesloch
Patricia.trautmann-villalba@hotmail.com

Veltrup, Clemens, Dr.
AHG Klinik Holstein
Weidenweg 9–15
23562 Lübeck
cveltrup@ahg.de

Voderholzer, Ulrich, Prof. Dr.
Universitätsklinikum Freiburg
Hauptstraße 5
79104 Freiburg i. Breisgau
ulrich.voderholzer@uniklinik-freiburg.de

Wesselmann, Ute, Dr.
Klinik und Poliklinik für Psychiatrie
und Psychotherapie
Universitätsklinikum Münster
Albert-Schweitzer-Straße 11
48149 Münster
ute.wesselmann@ukmuenster.de

Witthöft, Michael, Dr.
Psychologisches Institut
Abteilung Klinische Psychologie und Psychotherapie
Universität Mainz
Wallstraße 3
55122 Mainz
witthoef@uni-mainz.de

Wolfersdorf, Manfred, Prof. Dr.
Klinik für Psychiatrie, Psychotherapie
und Psychosomatik
Bezirkskrankenhaus Bayreuth
Am Nordring 2
95445 Bayreuth
manfred.wolfersdorf@bezirkskrankenhaus-bayreuth.de

Zwack, Julika, Dr.
Institut für Medizinische Psychologie
Zentrum für Psychosoziale Medizin
Universitätsklinikum Heidelberg
Bergheimer Straße 20
69115 Heidelberg
julika.zwack@med.uni-heidelberg.de

Zwanzger, Peter, Prof. Dr.
Klinik und Poliklinik für Psychiatrie
und Psychotherapie
Universitätsklinikum Münster
Albert-Schweitzer-Straße 11
48149 Münster
Peter.Zwangzer@ukmuenster.de

Abkürzungen

A

AAS	*Adult Attachment Scale*
ACC	Anteriorer zingulärer Kortex
ACTH	Adrenokortikotropes Hormon
ADS	Allgemeine Depressions-Skala
AKL	Arbeitskreise Leben
AKV	Fragebogen zu körperbezogenen Ängsten, Kognitionen und Vermeidung
AMDP	Arbeitsgemeinschaft für Methodik und Dokumentation in der Psychiatrie
AN	Anorexia nervosa
ANP	»Anscheinend normaler« Persönlichkeitsanteil (*apparently normal*)
APA	*American Psychiatric Association*
AT	Autogenes Training
ATI-Forschung	*Aptitude Treatment Interaction Model*

B

BAS	*Behavioral approach* oder *activation system*
BDI	Beck-Depressions-Inventar
BES	Binge-Eating-Störung
BF	Befindlichkeitsfragebogen
BFTB	Bonner Fragebogen für Therapie und Beratung
BinFB	Bindungsfragebogen für Partnerschaften
BIS	*Behavioral inhibition system*
BMGS	Bundesministerium für Gesundheit und soziale Sicherung
BMI	Body-Mass-Index
BN	Bulimia nervosa
BOLD	*Blood oxygenation level-dependent*
BPI	Borderline-Persönlichkeits-Inventar
BPO	Borderline-Persönlichkeitsorganisation
BPRS	*Brief Psychiatric Rating Scale*
BPS	Borderline-Persönlichkeitsstörung
BRMAS	Bech-Rafaelsen-Manie-Skala
BRMS	Bech-Rafaelsen-Melancholie-Skala
BSI	*Brief Symptom Inventory*

C

CBASP	*Chronic Behavioral Analysis System of Psychotherapy*
CGI	*Clinical Global Impression*
CIPS	Collegium Internationale Psychiatriae Scalarum
CPA	Cyproteronacetat
CR	Konditionierte Reaktion
CRF	Kortikotropin-Releasing-Faktor
CS	Konditionierter Reiz

D

DAS	Skala dysfunktionaler Einstellungen
DBT	Dialektisch-behaviorale Therapie
DESNOS	*Disorder of extreme stress not otherwise specified*
DFS	*Defense Functioning Scale*
DGPE	Deutsche Gesellschaft für Psychoedukation
DGPM	Deutsche Gesellschaft für Psychotherapeutische Medizin
DGPPN	Deutsche Gesellschaft für Psychiatrie, Psychotherapie und Nervenheilkunde
DGS	Deutsche Gesellschaft für Suizidprävention
DGSF	Deutsche Gesellschaft für Systemische Therapie und Familientherapie
DGWFB	Düsseldorfer Gruppenwirkfaktorenfragebogen
DIA-DSQ	Screening-Fragebogen für Depressionen des DIA-X
DIMDI	Deutsches Institut für Medizinische Dokumentation und Information
DIPS	Diagnostisches Interview bei Psychischen Störungen
DIS	Dissoziative Identitätsstörung

E

EDI-2	Eating Disorder Inventory-2
EDNOS	*Eating disorders not otherwise specified* (nicht näher bezeichnete Essstörungen)
EE	*Expressed emotions*
EMDR	*Eye movement desensitation and reprocessing*
EP	»Emotionaler« Persönlichkeitsanteil
ESI	Eppendorfer Schizophrenie-Inventar
ET	Expositionstherapie

F

FACES	*Family Adaptability and Cohesion Scales*
FAG	Fragebogen Positiver und Negativer Automatischer Gedanken
FAST	Familien-System-Test
FB	Die Familienbögen
FBL-R	Freiburger Beschwerdenliste
FBS	Frankfurter Befindlichkeitsskala für schizophren Erkrankte
FDS	Fragebogen für dissoziative Symptome
FFT	Familienfokussierte Therapie
fMRT	Funktionelle Magnetresonanztomografie
FSH	Follikelstimulierendes Hormon

G

GAF	*Global Assessment of Functioning Scale*
GAMOA	Gruppentherapie zur Abstinenz- und Motivationsstärkung bei opiatabhängigen Patienten
GARF	*Global Assessment of Relational Functioning Scale*
GAS	Generalisierte Angststörung
GAS	*Goal-Attainment-Scaling*
GBB	Gießener Beschwerdebogen
GEB	Gruppenerfahrungsbogen
GKV	Gesetzliche Krankenversicherung
GnRH	Gonadotropin-Releasing-Hormon
GOÄ	Gebührenordnung für Ärzte
GOP	Gebührenordnung für Psychotherapeuten
GSI	Index der globalen Schwere

H

HAMA	Hamilton Angst-Skala
HAMD	Hamilton Depressions-Skala
5-HT	Serotonin
5-HTT	Serotonintransporter

I

ICF	Internationale Klassifikation der Funktionsbeeinträchtigung, Behinderung und Gesundheit
ICG	*Inventory of Complicated Grief*
IDCL	Internationale Diagnosen-Checklisten für ICD-10
IDÜ	Interpersonelle Diskriminationsübung
IIP-D	Inventar zur Erfassung interpersonaler Probleme
IPSRT	Interpersonelle und soziale Rhythmustherapie
IPT	Interpersonelle Psychotherapie
IRENA	Intensivierte Rehabilitationsnachsorge
ISSD	*International Society for the Study of Dissociation*

K

KAPP	*Karolinska Psychodynamic Profile*
KBT	Konzentrative Bewegungstherapie
KBV	Kassenärztliche Bundesvereinigung
KSE	Kölner Skala zur Messung von Einsamkeit
KV	Kassenärztliche Vereinigungen
KVT	Kognitive Verhaltenstherapie

L

LAST	Lübecker Alkoholismus-Screening-Test
LH	Luteinisierendes Hormon
LHRH	Luteinisierendes-Hormon-Releasing-Hormon

M

MADRS	*Montgomery-Asberg Depression Scale*
MBT	Mentalisierungsbasierte Psychotherapie
MDBF	Mehrdimensionaler Befindlichkeitsfragebogen
MDE	Majore depressive Episode
MEF	Multidimensionaler Einsamkeitsfragebogen
MI	Motivierende Gesprächsführung (*motivational interviewing*)
MKE	Mutter-Kind-Einheiten
MMS	Mini-Mental-State
MUS	*Medically unexplained symptoms*

N

NNBDS	Nicht näher bezeichnete dissoziative Störung

O

OPD	Operationalisierte Psychodynamische Diagnostik

P

PANAS	*Positive and Negative Affect Schedule*
PANSS	*Positive and Negative Syndrome Scale*
PCL-R	Psychopathy-Checkliste
PDP	Psychodynamische Kurzzeittherapien
PDT	Psychodynamische Therapie
PEGASUS	Psychoedukative Gruppenarbeit mit schizophren und schizoaffektiv Erkrankten
PEGPAK	Psychoedukative Gruppenprogramm bei problematischem Alkoholkonsum
PET	Positronenemissionstomografie
PIA	Psychiatrische Institutsambulanz
PME	Progressive Muskelentspannung
PS	Persönlichkeitsstörung
PSSI	Persönlichkeitsstil-und-Störungs-Inventar
Psy-BaDo	Standardisierte Basisdokumentation der psychosomatischen Fachgesellschaften
PsychKG	Gesetz über Hilfen und Schutzmaßnahmen bei psychischen Krankheiten, Psychisch-Kranken-Gesetz
PTBS	Posttraumatische Belastungsstörung
PTK	Psychotherapeutische Tagesklinik Basel

R

R&R	*Reasoning and Rehabilitation Program*
RCT	*Randomized controlled trials*

S

SANS	*Scale for the Assessment of Negative Symptoms*
SAPS	*Scale for the Assessment of Positive Symptoms*
SASB	Strukturanalyse sozialer Beziehungen
SCL	Symptomcheckliste
SEPI	*Society for the Exploration of Psychotherapy Integration*
SESA	Skala zur Erfassung der Schwere einer Alkoholabhängigkeit
SET	Supportiv-expressive psychodynamische Therapie
SG	Systemische Gesellschaft
SGB	Sozialgesetzbuch
SIAB-S	Strukturiertes Inventar für Anorektische und Bulimische Essstörungen
SIDAM	Strukturiertes Interview für die Diagnose einer Demenz vom Alzheimer-Typ, der Multiinfarkt- (oder vaskulären) Demenz und Demenzen anderer Ätiologie nach DSM-III-R, DSM-IV und ICD-10
SKID-D	Strukturiertes Klinisches Interview für Dissoziative Störungen
SKT	Soziales Kompetenztraining
SNRI	Serotonin-Noradrenalin-Wiederaufnahmehemmer
SOFAS	*Social and Occupational Functioning Assessment Scale*
SORKC	Stimulus-Organismus-Reaktion-Kontingenz-Consequenz
SPAI	Soziale Phobie und Angst-Inventar

SPDi	Sozialpsychiatrische Dienste
SPECT	Single-Photon-Emissions-Computertomografie
SSRI	Selektiver Serotoninwiederaufnahmehemmer
STAI	State-Trait-Angstinventar
STEP	Stundenbogen für die Allgemeine und Differentielle Einzel-Psychotherapie
STH	Somatotropes Hormon
STS	*Systematic Treatment Selection*
SYMPA	Systemtherapeutische Methoden in der psychiatrischen Akutversorgung

T

TAS-26	Toronto-Alexithymie-Skala 26
TFP	Übertragungsfokussierte Psychotherapie
TIQAAM	Integrierte Qualifizierte Akutbehandlung bei Alkohol- und Medikamentenproblemen
TS	Telefonseelsorge
TZS	Therapiezentrum für Suizidgefährdete

U

UCR	Unkonditionierte Furchtreaktionen
UCS	Unkonditionierte aversive Reize

V

VEDIA	Verhaltens-Einzelpsychotherapie von Depressionen im Alter
VEV	Veränderungsfragebogen des Erlebens und Verhaltens

W

WHO	Weltgesundheitsorganisation

Y

Y-BOCS	*Yale-Brown Obsessive Compulsive Scale*

Z

ZBKT	Zentrales Beziehungskonfliktthema

Grundlagen und Anwendung der Therapieverfahren

Kapitel 1 Grundlagen der psychodynamischen Therapieverfahren – 3
Hermann Staats

Kapitel 2 Grundlagen der kognitiven Verhaltenstherapie – 45
Fred Rist, Michael Witthöft und Josef Bailer

Kapitel 3 Grundlagen der systemischen Therapie – 75
Jochen Schweitzer und Julika Zwack

Kapitel 4 Möglichkeiten und Grenzen einer integrativen Psychotherapie – 97
Matthias Backenstraß und Christoph Mundt

Kapitel 5 Ergänzende Therapieverfahren in der Psychiatrie – 111
Klaus Schonauer

Kapitel 6 Psychoedukative Therapie – 121
Josef Bäuml

Grundlagen der psychodynamischen Therapieverfahren

Hermann Staats

1.1 Überblick – 4

1.2 Theoretische Grundlagen – 4

1.2.1 Warum psychodynamische Therapien in der Psychiatrie? – 4

1.2.2 Abgrenzungen: Psychodynamische Psychotherapie in der Psychiatrie und andere Arbeitsfelder – 5

1.2.3 Konzepte – 7

1.3 Techniken der Anamneseerhebung – 23

1.3.1 Vorgehen im Erstgespräch – 24

1.3.2 »Inszenierungen« – die innere Welt und ihre interpersonalen Auswirkungen – 27

1.3.3 Beschreibung und Dokumentation von Diagnostik – 27

1.4 Behandlungsziele – 28

1.5 Behandlungstechniken – 30

1.5.1 Wirkfaktoren psychodynamischer Therapien – 30

1.5.2 Wirkfaktoren umsetzen – 31

1.5.3 Die »Haltung« eines psychodynamischen Therapeuten – 33

1.5.4 Psychotherapie in unterschiedlichen psychiatrischen Settings – 34

1.5.5 Gegenübertragungen nutzen – 36

1.6 Indikationen und Kontraindikationen – 37

1.7 Risiken der Therapie – 39

1.7.1 Risiken für Patienten – 39

1.7.2 Risiken für das Umfeld – 40

1.7.3 Risiken für Therapeuten – 40

1.7.4 Das Ende einer Behandlung – 40

1.7.5 Verantwortung und das Umgehen mit Schuld – 41

Literatur – 42

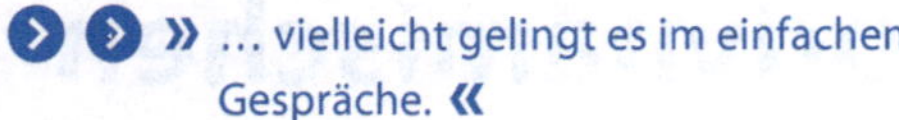

» … vielleicht gelingt es im einfachen Gespräche. «

(Freud u. Breuer 1895)

1.1 Überblick

Das Kapitel beginnt mit den Eigenheiten psychodynamischer Therapieverfahren, die sie für eine Arbeit in der Psychiatrie besonders geeignet erscheinen lassen. Warum psychodynamische Therapien in der Psychiatrie? Trotz der Einführung des Arztes für Psychiatrie **und Psychotherapie** hat sich die Kluft zwischen einem beschreibend kategorisierenden Ansatz und einen ätiopathogenetisch verstehenden – hier psychodynamischen – Denken eher vertieft. Psychodynamische Psychotherapien sind kein selbstverständlicher Teil psychiatrischen Handelns mehr.

Die Konzepte psychodynamischer Verfahren – das Unbewusste, Konflikte und Strukturen, Übertragungen, Abwehrmechanismen u. a. – werden an klinischen Beispielen und Alltagsphänomenen eingeführt und auf die besonderen Bedingungen der Arbeit in der Psychiatrie bezogen. Die verschiedenen psychologischen Modelle, die in psychodynamischen Therapien verwendet werden – Triebtheorie, Ich-Psychologie, Objektbeziehungstheorie, Selbstpsychologie und Bindungstheorie – sollen ihre jeweiligen Vorzüge ins Spiel bringen können und sich in ihren Beiträgen zu einem Verständnis von Patienten ergänzen.

Anamnese und Diagnostik werden mit Beispielen und Hinweisen für die Praxis der Arbeit in der Psychiatrie beschrieben. Erfahrungen an verschiedenen Kliniken und als Supervisor gehen in diesen und die folgenden Abschnitte ein. Die therapeutische Beziehung und Techniken, sie gezielt zu nutzen, stehen im Vordergrund; dabei wird auf unterschiedliche Settings eingegangen, in denen Psychotherapie in der Psychiatrie stattfindet. Fragen zur vorhandenen Zeit für eine Psychotherapie und zu Besonderheiten der jeweiligen Settings in der Psychiatrie spielen auch in den Abschnitten Indikationen und Risiken der Behandlung eine große Rolle. Das Kapitel ist in sich geschlossen lesbar, regt aber an manchen Stellen auch zum Weiterlesen in anderen Büchern an.

1.2 Theoretische Grundlagen

1.2.1 Warum psychodynamische Therapien in der Psychiatrie?

Fallbeispiel 1: »Katharina«

Ein Mann wird auf einer Schutzhütte in den Alpen von einer jungen Frau angesprochen, die dort bedient. Sie hat im Gästebuch gelesen, dass es sich bei dem Besucher um einen Arzt handelt. Mit der Hoffnung, von ihm Hilfe zu bekommen, schildert sie ihm ihre Angst und deren körperliche Ausdrucksformen. Der junge Arzt, Sigmund Freud, spricht mit ihr. Detektivisch löst er ihren Fall und veröffentlicht die aus dieser Begegnung entstehende Fallgeschichte später unter dem Titel »Katharina«.

Die kurze Geschichte dieser Begegnung (► Fallbeispiel »Katharina«) wird oft genutzt, um erste theoretische **Grundlagen psychodynamischen Denkens** zu beschreiben:

- die Annahme von Kausalität in den Erzählungen eines Menschen,
- die Hypothese, dass aktuelle Symptome mit der Verarbeitung vergangener Erfahrungen zusammenhängen,
- das Konzept des Unbewussten – eines Wissens, auf das Menschen nicht aktiv zugreifen können,
- das Erleben von Widerstand gegen ein Erinnern schmerzhafter oder schambesetzter Erfahrungen,
- die Unterscheidung von primärem und sekundärem Krankheitsgewinn,
- die Idee, dass Patienten in einem »freien Assoziieren« gerade das einfallen wird, was zur Aufklärung der sie aktuell beschäftigenden Situation notwendig ist. Diese Entdeckung ermöglicht gemeinsam mit dem Konzept des Unbewussten ein erstes Umgehen mit Widerstand und, noch nicht explizit, die Bedeutung von Übertragungen und der Reinszenierung von Erfahrungen in therapeutisch wirksamen Begegnungen.

Als theoretische Grundlagen psychodynamischer Therapien sind diese Konzepte wiederholt überarbeitet und erweitert worden. Sie sind vielfach in das Allgemeinwissen eingegangen und nicht mehr auf therapeutisches Fachwissen beschränkt. In ihrer Bedeutung für ein Verstehen von Patienten in der Psychiatrie werden sie auf den folgenden Seiten dargestellt.

Die Fallgeschichte »Katharina« hat aber neben ihrem didaktischen und literarischen Wert noch einen weiteren interessanten Aspekt: Freuds saloppe Äußerung, dass er die Hypnose, mit der er damals noch arbeitete, »zwar nicht … in diese Höhen zu verpflanzen« wage, und seine Hoffnung, »vielleicht gelingt es im einfachen Gespräche«.

Einfaches Gespräch und therapeutische Intervention gehen hier ineinander über. Die große äußere Ähnlichkeit zwischen einem guten Gespräch und einer gelungenen therapeutischen Intervention macht psychodynamisches Denken in der Psychiatrie so vielseitig und flexibel einsetzbar. Anders als spezifische Techniken oder manualisierte therapeutische Module können psychodynamische Konzepte mit Gewinn im Aufnahmegespräch eines Patienten, den Visitengesprächen, Einzel-, Gruppen- und Angehörigengesprächen zwanglos angewendet werden. Sie bieten damit eine reflektierte und konzeptuell begründete Umgehensweise mit dem Wort – oder, anders formuliert, mit der Beziehung. Worte und die maßgeblich mit ihnen gestaltete Beziehung zwischen Patient und Arzt oder Therapeut sind das wesentliche Handwerkszeug in der Psychotherapie und in wesentlichen Bereichen der Medizin. Michael Balint hat diesen Beziehungsaspekt mit der Formulierung vom »Arzt als Medizin« pointiert dargestellt.

In der stationären psychiatrischen Behandlung eines Patienten durch mehrere Therapeuten bietet psychodynamisches Denken darüber hinaus eine Möglichkeit, die unterschiedlichen medizinischen und therapeutischen Interventionen und die verschiedenen beteiligten Berufsgruppen in der gemeinsamen Arbeit an einem für jeden Patienten individuellen »Fokus« zu integrieren.

Neben einem solchen, die verschiedenen Bereiche der Arbeit mit einem Patienten durchziehenden Konzept wird Psychotherapie stationär auch als ein zusätzliches, eine biologische oder sozialpsychiatrische Behandlung ergänzendes »Behandlungsmodul« eingesetzt. Psychotherapie ist in dieser Funktion meist störungsspezifisch ausgerichtet. Kurze, operationalisierte psychodynamische Interventionen sind hier entwickelt worden (z. B. Barber u. Crits-Christoph 1995, Streeck u. Leichsenring 2009) und zeigen gute Ergebnisse. In der Regel werden in der Psychiatrie aber »additive« Module mit psychoedukativem, verhaltensmedizinischem oder suggestivem Hintergrund eingesetzt.

Psychodynamische Psychotherapie hat daher in der Psychiatrie unterschiedliche **Funktionen**. Sie kann sich zeigen als:

- eine implizite Grundlage für Interventionen, die immer auch deren subjektive Bedeutung für den Patienten und für seine Beziehung zum Arzt oder Therapeuten mit berücksichtigen. Hier wird sie als Haltung erkennbar und ist allgemeiner Teil eines Gesamtbehandlungsplans, der systemische und verhaltenstherapeutische Vorgehensweisen, Medikamente oder sozialpsychiatrische Interventionen einschließen kann. Die »Psychotherapeutisierung psychiatrischen Handelns« zeigt sich dann in einem differenzierten und theoretisch begründeten Umgang mit dem Wort, mit der Beziehung zum Patienten. Diese Art des Verstehens und Intervenierens hat auch in vielen anderen Bereichen der Medizin ihre Bedeutung.
- eine Möglichkeit, besonders in einer stationären Behandlung unterschiedliche therapeutische Zugangswege in einen Gesamtbehandlungsplan zu integrieren. Hier werden die unterschiedlichen therapeutischen Modalitäten (Bewegungstherapie, Kunsttherapie, Morgenrunde, Visite, Einzelgespräche, Oberarztvisite, Angehörigengespräche etc.) auf einen für jeden Patienten individuell erarbeiteten Fokus bezogen. Dieser Fokus ist bei stationärer Therapie das Bindeglied innerhalb der mehrdimensionalen Behandlung eines Patienten durch unterschiedliche Berufsgruppen. Die Kohäsion und professionelle Differenzierung innerhalb eines Behandlungsteams wird in der Praxis über die Zusammenarbeit am Fokus eines konkreten Patienten hergestellt und gesichert (Beispiele in Heigl-Evers et al. 1986: Die Vierzigstundenwoche für Patienten).
- eine additiv hinzukommende Behandlungsmodalität (z. B. als Training bestimmter Ich-Funktionen oder als Bearbeitung traumatischer Erfahrungen) für definierte Krankheitsbilder.

Für Patienten mit psychiatrischen Erkrankungen kann sich die Funktion von Psychotherapie dabei zu unterschiedlichen Zeiten unterschiedlich darstellen. Psychotherapie kann in einem störungsarmen Intervall die Hauptbehandlungsmethode sein und dann in Phasen einer akuten Erkrankung wieder als Haltung im Hintergrund von psychopharmakologischen und sozialpsychiatrischen Interventionen deutlich werden. Ein solcher Wechsel in der Funktion von Psychotherapie kann in den psychodynamischen Therapieverfahren vollzogen werden, ohne dass es zu einem Abbruch oder Wechsel von Beziehungen zu kommen braucht. Arzt oder Therapeut können sich mit ihren Interventionen auf die unterschiedlichen Bedürfnisse eines Patienten in unterschiedlichen Phasen seiner Erkrankung einstellen.

1.2.2 Abgrenzungen: Psychodynamische Psychotherapie in der Psychiatrie und andere Arbeitsfelder

Angesichts des so deutlich individuell ausgerichteten Ansatzes psychodynamischer Therapien ist es schwer, die Besonderheiten psychodynamischer Therapien in der Psychiatrie und ihre Abgrenzung von Psychotherapie in anderen Arbeitsfeldern herauszustellen. Viele dieser Unterschiede sind graduell; auch eine Zuordnung über Krankheitsbilder – Psychotherapie in der Psychiatrie als eine Behandlungsform für bestimmte psychiatrische

Krankheiten – gelingt für die psychodynamischen Therapien schlecht. So können hier nur einige der Schwierigkeiten einer Abgrenzung aufgezeigt werden.

Psychotherapie in der Psychiatrie ist häufiger als in anderen Arbeitsfeldern **Teil eines Gesamtbehandlungsplans**. Sie ist schulenübergreifend oder sollte es sein. Psychodynamisch, systemisch, familien- und verhaltenstherapeutisch ausgebildete Therapeuten beeinflussen sich in der Praxis gegenseitig und lernen voneinander. Bei manchen Patienten – allerdings seltener als gedacht – ermöglichen Medikamente erst einen psychotherapeutischen Zugang. Bei anderen Patienten kann Psychotherapie das Mittel sein, Patienten langfristig zu motivieren, ihre Medikamente regelmäßig einzunehmen und sich im Hinblick auf notwendig werdende Änderungen der Dosierung sorgfältig selbst zu beobachten.

Mentzos (1991) hat psychodynamische Konzepte für ein Verstehen von Patienten mit psychotischen Störungen genutzt. Er grenzt sein Arbeitsgebiet auf die klassischen psychiatrischen Störungen ein. Hier sind seine Modelle diagnostisch und therapeutisch nutzbar. Mentzos beschreibt, wie mit einem Bemühen um individuelles Verstehen psychotischer Patienten immer zugleich eine Veränderung der ärztlichen Haltung verbunden ist. Er verwirft das Beschreiben von »Vulnerabilität« als alleinigem Erklärungsansatz und erfasst die Art der Konfliktbewältigung und ihre interaktionellen Folgen. Mit diesem Ansatz werden Regelkreise beschrieben, die Störungsmuster interpersonell und intrapsychisch aufrechterhalten.

Barber und Crits-Christoph (1995) beschreiben dagegen störungsspezifische manualisierte Therapieverfahren mit psychodynamischem Hintergrund. In Anbetracht der Geschichte psychodynamischer Ansätze in der Psychiatrie der USA werden hier auch Störungen dargestellt, die in Deutschland zum Bereich der psychotherapeutischen Medizin gehören und – psychotherapeutisch – in der Regel von Ärzten für Psychosomatik und Psychotherapie oder psychologischen Psychotherapeuten behandelt werden. Psychodynamische Therapieverfahren werden heute einer störungsspezifischen Zuordnung von Interventionen, wie sie in der Psychiatrie üblich ist, oft gerecht. In den entwickelten Manualen bleibt dabei trotz des störungsspezifischen Ansatzes Platz für eine patientenspezifische Betrachtungsweise. Ein jeweils individuelles Thema der Behandlung wird z. B. über operationalisierte Methoden der Erfassung von Übertragungen bestimmt. Dieses individuelle zentrale Thema wird dann Grundlage störungsspezifisch eingesetzter Interventionen. Auf diese Weise gelingt eine Verbindung zwischen störungsspezifischem Ansatz und dem patientenspezifischen Ideal, für jeden Patienten die für ihn geeignete individuelle Form der Behandlung neu zu erfinden.

Psychodynamische Therapieverfahren haben sich zu einer bunten Familie entwickelt, mit zahlreichen mehr oder weniger eigenständigen Behandlungsverfahren. Die konzeptuellen und für die Behandlungspraxis wesentlichen Grundlagen sind am besten auf dem Hintergrund einer Kenntnis psychoanalytischer Konzepte und Techniken zu verstehen. Die Techniken werden in der praktischen Arbeit in der Psychiatrie vielfach modifiziert. Die mit ihnen verbundenen psychoanalytischen Konzepte bleiben aber besonders im Hinblick auf ein Verstehen von Patienten wirksam.

Dazu trägt die oben bereits erwähnte **Haltung eines psychodynamisch denkenden Psychiaters** bei – als etwas Heilsames, das zwar individuell auf jeden Patienten (und also nicht störungsspezifisch) zugeschnitten wird, aber als Basisvariable (um dieses Element aus der Gesprächspsychotherapie von Rogers zu entlehnen) eine eigene Wirkung hat, die dann mit spezifischeren Elementen ergänzt wird. Idealtypisch gehört zu dieser Haltung ein kognitives und emotionales Wissen um die Kraft unbewusster Verhaltensmuster; aus einem solchen Wissen folgt

- eine Toleranz gegenüber dem eigenen »Nichtwissen«,
- eine weniger schnelle Bewertung im Sinne eines Richtig oder Falsch und
- eine neugierige Suche nach den – ehemals oder noch immer – sinnvollen Elementen eines solchen Musters des Erlebens oder Verhaltens.

Eine solche Haltung, bei der der Therapeut es nicht schon (besser) weiß, sondern sich für den individuellen Menschen mit seiner Geschichte interessiert, erhält die Arbeit interessant und befriedigend. Sie steht zugleich im Gegensatz zu einer deskriptiven, Abweichungen vom idealtypisch Normalen unter Störungsgesichtspunkten sorgfältig klassifizierenden klassisch psychiatrischen Sichtweise.

Aus Erfahrungen in der stationären Psychotherapie sind einige für die Psychiatrie allgemein wichtige Konzepte entwickelt worden:

- die Behandlung von Patienten in Gruppen – stationäre Psychotherapie ist immer »Gruppentherapie«,
- die Unterscheidung von Therapie- und Realraum,
- der Einbezug von unterschiedlichen psychotherapeutischen Zugangswegen innerhalb eines Gesamtbehandlungsplans.

Psychodynamische Psychotherapie kann aufgrund ihres individuellen Zugangs gut in verschiedenen Settings eingesetzt werden. Die Abgrenzung der Fachgebiete »Psychiatrie und Psychotherapie« und »Psychosomatik und Psychotherapie« ist vorerst strittig. Psychodynamisch arbeitende Ärzte und Therapeuten in beiden Gebieten teilen die

Konzepte, die in diesem Kapitel dargestellt werden. Innerhalb der Psychiatrie bleibt die Psychotherapie allerdings zumeist eine Behandlungsmodalität neben anderen; sie kann zusätzlich im Hintergrund als Wissen um die Bedeutung der Beziehung zwischen Arzt und Patient alle Aspekte des psychiatrischen Handelns durchziehen. Dies ist auch in einigen anderen medizinischen Fächern manchmal der Fall (z. B. in der Allgemeinmedizin oder der Inneren Medizin).

Innerhalb des Gebiets »Psychosomatik und Psychotherapie« steht die Entwicklung psychotherapeutischer Kompetenz als fachliche Qualifikation dagegen im Vordergrund. Es erfordert Zeit und Einsatz, eine fundierte psychotherapeutische Ausbildung zu durchlaufen. Erworbene psychotherapeutische Kompetenzen müssen geübt und im kollegialen Austausch weiterentwickelt werden, wenn sie nicht verkümmern sollen. Die Integration psychiatrischer und psychotherapeutischer Arbeit bleibt daher eine Herausforderung, die immer wieder neu und individuell gelöst werden will. Meist wird dieser Konflikt irgendwann so entschieden, dass in der Praxis des niedergelassenen Psychiaters entweder Fachpsychotherapie zum Kerngebiet der Tätigkeit wird oder aber Psychotherapie im engeren Sinne nur noch eine geringere Rolle spielt.

1.2.3 Konzepte

Das Unbewusste – wo ist das Ich »Herr im eigenen Haus«?

Die Annahme, dass unbewusste Vorstellungen das Erleben und Verhalten eines Menschen bestimmen, ist vielfach belegt. Dennoch erscheint sie den meisten Menschen zunächst wenig plausibel. Wir gehen zunächst davon aus, dass unsere Handlungen auf mehr oder weniger vernünftigen Überlegungen beruhen, dass sie zielgerichtet und rational sind. Erst mit Nachdenken sind wir bereit, in umschriebenen Bereichen unseres Lebens oder bei anderen Menschen unbewusste Motive zu akzeptieren. Verhalten und Erleben werden dann als irrational betrachtet. Erst aus einer Perspektive der Fremdbeobachtung, aus der heraus nichtbewusste Motive für Verhalten angenommen werden, wirkt Verhalten dann wieder schlüssig. Die Annahme, selbst nicht »Herr im eigenen Haus« zu sein, hat etwas Kränkendes behalten. Sie ist ein Stein des Anstoßes geblieben.

Die Idee eines Unbewussten ist zunächst in der Philosophie konzeptualisiert worden. Mit der Entwicklung der Hypnose als Mittel der Behandlung Kranker wurden unbewusste psychische Vorgänge beobachtbar und Objekt psychologischer und medizinischer Theorie. Anfangs noch im Zusammenhang mit Störungsbildern wurde die Bedeutung unbewusster Prozesse bald im Alltagsleben gesunder Menschen deutlich. Pointiert formulieren einige Neurowissenschaftler heute, dass die Vorstellung eines auf freiem Willen beruhenden rationalen Handelns eine Illusion sei – der Beginn eines Handlungsimpulses lässt sich im Gehirn als Potenzialveränderung beobachten, bevor er die Großhirnrinde erreicht und als aktives Wollen wahrgenommen wird. Ist also die Idee, sein Leben selbst in freiem Willen bewusst gestalten zu können, nur eine Illusion?

Ein einfaches, aber eindrucksvolles Experiment zur Wirkung nichtbewusster Motive bieten sogenannte »posthypnotische« Aufträge (▶ Fallbeispiel 2).

> **Fallbeispiel 2: »Posthypnotische« Aufträge**
>
> Ein Professor der Psychiatrie demonstrierte im Hörsaal den Einfluss nichtbewusster Faktoren auf das Verhalten, indem er einen Studierenden in hypnotische Trance versetzte und in der Hypnose einen Auftrag erteilte – bei einem Klopfen auf das Pult sollte der Student die zum Hörsaal führende Tür öffnen. Er suggerierte weiterhin, dass sich der Studierende an den Auftrag nicht werde erinnern können. Nach Rücknahme der Hypnose berichtete der Studierende von dem angenehmen Gefühl der Wärme und Entspannung in der Trance. Er habe die Stimme des Dozenten gehört und alles verstanden.
> Mit dem plötzlichen Klopfen des Dozenten auf das Pult stand der Studierende dann – zögernd – auf, ging zur Tür und öffnete diese – eine ganz untypische Verhaltensweise in der Vorlesung. Der Dozent fragte den Studierenden, warum er die Tür geöffnet habe, und erhielt – etwas unsicher – die Antwort, dass die Luft im Raum »so schlecht« sei.

Der Studierende, mit dem das Experiment durchgeführt wurde, hatte Recht. Zu diesem Zeitpunkt war die Luft im Hörsaal verbraucht. Für die anderen anwesenden Studierenden stellte sich die Situation aufgrund ihrer vorhergehenden Beobachtungen aber anders dar. Sie betrachteten das Verhalten als eindrucksvollen Beleg für den Einfluss unbewusster Motive auf das Verhalten – und für deren »Rationalisierung« in dem Bedürfnis, dem eigenen Handeln einen Sinn zu geben. Der Begriff des Unbewussten ist also nicht primär psychoanalytisch; im Rahmen der Entwicklung psychodynamischer Therapieverfahren ist allerdings die Bedeutung unbewusster Verhaltensmuster auf das Erleben und Verhalten detailliert konzeptualisiert worden. So wurden zuvor nicht erklärbare Phänomene – Symptome, Fehlleistungen – in einen erklärbaren Zusammenhang gestellt. Der »inneren Realität« eines Menschen wird damit eine höhere Bedeutung eingeräumt, als dies im Alltagsbewusstsein der Fall ist. Diese **innere, psychische Realität** bestimmt weitgehend, wie Wahrnehmungen interpretiert werden. An diesen Interpretationen, die im Wesentlichen unbewusst und unbemerkt Verhalten beeinflussen, setzen psychodynamische Therapien an. Erleben und Verhalten wird damit nicht nur als monokausal rational, sondern als »mehrfach determiniert«, als Ergebnis innerer und äußerer Faktoren betrachtet.

Wie zeigt sich eine solche Auffassung im Umgang mit Erzählungen von Patienten? Zunächst ist wieder zu betonen, dass die »äußere Realität« durch die Beschäftigung mit unbewussten Motiven der »inneren Welt« in den psychodynamischen Therapien nicht in ihrer Bedeutung geschmälert wird. Die Einsicht in unbewusste Verhaltensdeterminanten und die Bedeutung der »inneren Welt« ist nicht Selbstzweck; sie dient dazu, Anforderungen der »äußeren Welt« freier bewältigen zu können. Auf solche äußeren Aufgaben gerichtete Erzählungen zeigen natürlich einen stärkeren Bezug zur »äußeren Welt« und weniger unbewusste Verhaltensdeterminanten als »freie«, assoziative Erzählungen, wie sie in psychodynamischen Therapien gefördert werden. Therapeuten gehen davon aus, dass von äußeren Anforderungen weitgehend »freie« Erzählungen die innere Welt eines Erzählers und damit auch unbewusste Erwartungen, Ängste und Motive besonders deutlich zeigen. Auch diese »freien«, nichtbewussten Einfälle sind nicht wirklich »frei«. Sie unterliegen Gesetzmäßigkeiten, die sich in der klinischen Arbeit und experimentell empirisch-statistisch zuverlässig als statistische Wahrscheinlichkeiten bestimmen lassen (Staats 2004). Dabei beeinflussen die äußeren Bedingungen der Erzählung (Wem wird erzählt? Wie ist die Beziehung des Erzählers zum Zuhörer?), wie deutlich sich unbewusste Aspekte der inneren Welt des Erzählers in den Narrativen bemerkbar machen.

Unbewusste Determinanten unseres Verhaltens lassen sich auch auf anderen Gebieten zeigen – etwa bei der Mikroanalyse von **Affektregulationen in Interaktionen**. Sie zeigen deutlich, wie fein und hochwirksam Menschen ihr Gegenüber unterhalb der Schwelle bewusster Wahrnehmung beeinflussen. Hier ereignet sich Verhalten, über das weder der Erzähler noch der Zuhörer eine bewusste Kontrolle haben und das sich auf die Affekte und Interaktionen der Beteiligten auswirkt. Dies ist dann tragisch, wenn über eine solche Interaktion maladaptive, vertraute Beziehungsmuster mit dem Gegenüber wiederhergestellt werden – und die Befürchtungen eines Patienten bestätigen (z. B. eine gefürchtete und interpersonell zugleich immer wieder provozierte Ablehnung). In einer Psychoanalyse dient die Asymmetrie des Couchsettings dazu, diese interpersonelle Beeinflussung, das Hineingezogenwerden in solche interpersonellen Muster, besser kontrollierbar und in Form der Gegenübertragung nutzbar zu machen – ganz vermeiden kann man es kaum. Vor allem in den wenig ritualisierten Begegnungen in der Psychiatrie nehmen Therapeuten in der Regel zunächst die ihnen aufgrund der inneren Welt von Patienten – unbewusst – zugewiesenen Rollen an. Erst in einem zweiten Schritt, auf dem Weg nach Hause oder in der Supervision auf der Station, wird das eigene Handeln (und eine unbewusste interpersonelle Verwicklung) reflektiert und dann bewusst. Vereinfacht und generalisiert: Erst ein – wiederholtes – Handeln des Therapeuten aufgrund einer unbewussten »Verwicklung« mit einem Patienten ermöglicht ein Erkennen des individuell Besonderen und, vielleicht, ein bewussteres und freieres Verhalten.

Das Unbewusste ist dabei nicht auf psychologische oder sozialwissenschaftliche Zugangswege beschränkt, es ist zunächst ein »körperliches« Unbewusstes. Subjektives Erleben ist – wieder mehr als im Alltag vorausgesetzt – von biologischen Faktoren beeinflusst. Konzepte wie »Ich« (mit bewussten und unbewussten Steuerungsfunktionen), »Es« (mit den biologischen Grundlagen von Verhalten und Erleben, den daraus resultierenden Wünschen und Bedürfnissen) und »Über-Ich« (mit verinnerlichten Anforderungen, Werten und Normen) sind Versuche, Erlebensbereiche zusammenfassend zu beschreiben. Diese Beschreibungen ermöglichen Kurzformulierungen typischer Konflikte. Der Begriff des »Triebes« als kontinuierliche Quelle konfliktauslösender Spannungen betont die Verbindung zum Körper. Er ist heute in der klinischen Arbeit weitgehend durch den anschaulicheren Begriff des **»Wunsches«** ersetzt. Wünsche können mehr oder weniger bewusst sein – Wünsche nach Bindung, Vertrautheit, Familiarität; nach Neuem, Aufregendem, Herausforderung; nach Sexualität. Und sie werden intrapsychisch mehr oder weniger bewusst verarbeitet – etwa als Aspekt der Persönlichkeit in der Form der Gestaltung von Beziehungen zu anderen Menschen oder als Symptom und krankheitswertige Störung.

Die Annahme unbewusster Wünsche und Verarbeitungsmodi führt dazu, Verhalten und Erleben als durch unterschiedliche Faktoren bestimmt (»mehrfach determiniert«) zu sehen. Ergebnisse neurobiologischer Untersuchungen weisen darauf hin, dass wir noch bescheidener Herr im eigenen Haus sind, als es von der Psychoanalyse beschrieben worden ist – und dass dies in ähnlicher Form für Kranke und Gesunde gilt. Bewusstheit ist keinesfalls die Regel, sondern ein störanfälliger und energieaufwendiger Prozess. Allerdings: Er ermöglicht Lernen.

Hier zeichnet sich für psychodynamisch denkende Psychotherapeuten ein Ausweg ab aus dem Dilemma einer weitgehenden Determiniertheit von Verhalten (wie sie aus neurobiologischer Sicht pointiert formuliert wird) und der Überzeugung von emotional erlebter Einsicht als Faktor von Veränderung. Unbewusste Muster können sich – z. B. in der Therapeut-Patient-Beziehung – wiederholt darstellen; sie können in ihren interpersonellen Auswirkungen verstanden werden; eine solche Einsicht kann dazu führen, dass bisher unbewusst und automatisiert ablaufende – maladaptive – Muster durch ein bewusstes Wissen um sie verzögert und langfristig verändert werden. Dass dies in der Regel kein schneller Prozess sein kann, wird durch neurobiologische Forschungsergebnisse bestätigt. Aus dem »Erinnern, Wiederholen, Durcharbeiten« Freuds wird in den psychodynamischen Therapien in der Psychiatrie zumeist ein Wiederholen (im Leben auf der Station und den dortigen Beziehungen), dann ein Erinnern und schließlich ein Durcharbeiten. Lernen bietet hier die Möglichkeit, sich wiederholende Muster zu verändern und Verantwortung für sie zu übernehmen. Aufgrund des großen Einflusses nichtbewusster Verhaltensdeterminanten kann dies immer nur partiell gelingen. Freiheit kann daher auch beinhalten, Einschränkungen der eigenen Autonomie zu erleben, in Rechnung zu stellen und als Teil der eigenen Identität zu akzeptieren – sie »anzunehmen«.

Konflikt oder Struktur – eine Frage der Perspektive?

Neben dem Konzept des Unbewussten ist der Begriff des »Konflikts« zentral mit psychodynamischen Therapien verbunden: »Innere« und »unbewusste« Konflikte, »interpersonelle«, »neurotische«, »ödipale«, »Autonomie-Abhängigkeits-Konflikte« – am Verstehen von Konflikten lassen sich große Teile der Theorie und Praxis psychodynamischer Therapien verdeutlichen.

Fallbeispiel 3: Innere und äußere Konflikte

Als Ärztin sind Sie in einer Abteilung für Psychiatrie beschäftigt. Es wird von Ihnen verlangt, dass Sie, wie Ihre Kolleginnen und Kollegen, auch wissenschaftlich arbeiten. Das macht Ihnen Spaß – Sie bräuchten aber mehr Zeit. Zugleich möchten Sie zu Hause für Ihre Kinder, Ihren Partner und auch für Freunde etwas Zeit behalten. Damit befinden Sie sich in einem inneren Konflikt zwischen Wünschen danach, wie Ihre Kolleginnen und Kollegen jederzeit frei über Ihre Zeit für die Arbeit verfügen zu können, und Wünschen danach, in familiären verlässlichen Bindungen zu leben. Dieser innere Konflikt ist Ihr täglicher Begleiter; er ist dauerhaft nicht »lösbar«, sondern verlangt von Ihnen jeden Tag aufs Neue einen Kompromiss. Das ist anstrengend. Beiden Seiten werden Sie nie vollständig gerecht.
Nicht selten führt die Anstrengung des täglichen Abwägens innerhalb einer Partnerschaft zu einer Aufteilung der Positionen:
Ihr Partner sagt nur noch: »Du musst auch zu Hause sein!«; Sie sagen nur noch »Ich muss auch über die normale Zeit hinaus arbeiten können!« Jeder von Ihnen ist von der Richtigkeit der eigenen Auffassung emotional überzeugt und mit sich innerlich »im Reinen« – von einem nicht lösbaren inneren Konflikt entlastet. Stattdessen besteht ein interpersoneller,

▼

äußerer Konflikt, für den Sie Ihren uneinsichtigen Partner verantwortlich machen. Das entlastet zunächst, führt aber langfristig zu noch mehr Anstrengung.
Diese »Lösung« eines inneren Konflikts über Schuldzuweisungen an den Partner behindert eine gemeinsame Suche nach Bedingungen, unter denen der innere Konflikt besser bewältigt werden kann – etwa über die Einstellung einer Kinderfrau, das Engagement für bessere Betreuungsmöglichkeiten für Kinder oder für familienfreundlichere Arbeitsbedingungen.

In einer psychodynamischen Beratung aufgrund dieses überwiegend bewussten Konflikts (► Fallbeispiel 3) würde ein Therapeut zunächst darauf hinarbeiten, dass beide Partner »äußere« Konflikte wieder als Ausdruck eines inneren, nicht »lösbaren« Konflikts betrachten. Möglicherweise haben beide oder ein Partner gerade mit diesem inneren Konflikt zwischen Freiheit und Bindung aufgrund ihrer Lebensgeschichte besondere Schwierigkeiten, die ihre Bewältigungsmöglichkeiten aktuell einschränken. So könnten Sie als Partnerin auf die – unbewusste – Überzeugung stoßen, dass Ihr Partner manche Dinge im Haushalt nicht wirklich in die Hand nehmen darf – eine familiär übernommene Ideologie, nach der die Verantwortung für Haus und Küche doch in der Hand der Frau bleiben muss und an den Partner allenfalls Aufgaben delegiert werden können. Es ist auch denkbar, dass – entgegen Ihren bewussten Idealvorstellungen – ein Mann, der sich alltäglich um Kinder und Küche kümmert, nicht mehr erotisch attraktiv ist. Als Mann mit diesem Konflikt könnten Sie darauf stoßen, dass Sie den Einfluss Ihrer Partnerin oder Ihrer Kinder auf Ihren Alltag als kränkend erleben und es nur schwer hinnehmen, über sich bestimmen zu lassen. Erst mit der Kenntnis der subjektiven Wünsche und Bedürfnisse werden innere Konflikte klarer. Dann können die Bedingungen des Zusammenlebens so gestaltet werden, dass befriedigendere Kompromisse möglich werden.

Ein Erfassen von inneren Konflikten erfordert als Grundhaltung des Therapeuten ein empathisches Sich-Hineinversetzen in die Erzählungen eines Patienten. Es geht um den Versuch, die Welt probeweise mit den Augen des Patienten zu sehen. Diese empathische Betrachtungsweise entspricht der Selbstwahrnehmung eines Menschen. Hier werden Erlebens- oder Verhaltensweisen in der Regel auf äußere Ereignisse bezogen (»Ich bin zu spät gekommen, weil ein Stau war«). In der klinischen Arbeit lenkt dies die Aufmerksamkeit auf innere und äußere Konflikte. Zum Konflikt gehört – als Gegenstück und Ergänzung – das Konzept der Struktur. Struktur beschreibt die wenig variablen Aspekte von Verhalten und Erleben, wie sie durch eine Fremdbeobachtung erfasst werden. Beobachter führen Verhalten weniger auf äußere Ereignisse zurück und berücksichtigen stärker Persönlichkeitsaspekte (»Sie kommt immer zu spät, weil sie nicht organisieren kann«). Eine sorgfältige Fremdbeobachtung ist wesentlicher Teil der psychiatrischen Ausbildung. Sie lenkt den Blick auf »strukturelle Störungen«.

Die **Frage nach Konflikt oder Struktur** hat klinisch wichtige Konsequenzen. Ist eine Erkrankung zu verstehen als eine durch die aktuelle Lebenssituation oder einen Konflikt hervorgerufene »Störung« oder »Hemmung« eigentlich vorhandener Fähigkeiten? Oder handelt es sich um eine »strukturelle Störung«, eine Erkrankung, bei der ein Patient aufgrund ungünstiger Entwicklungsbedingungen und/oder biologischer Ursachen bestimmte Fähigkeiten nicht erwerben konnte oder wieder verloren hat? Diese Fragen sind von unmittelbarer Bedeutung für die Behandlung eines Patienten und für die Haltung ihm gegenüber: Kann man mit ihm die Hintergründe einer Funktionshemmung erkunden und aus dem Weg räumen und ihn damit auch darin fordern, seine Fähigkeiten nicht verkümmern zu lassen? Oder ist es richtiger, vorhandene Defizite und Fähigkeiten genau zu diagnostizieren und dann dort zu trainieren und aufzubauen, wo Ressourcen vorhanden sind und dies möglich ist?

Beide pathogenetischen Modelle werden in psychodynamischen Behandlungen verwendet. Während eine Störung aufgrund eines Konflikts häufig in einer kürzeren Zeit bearbeitbar ist, setzt eine Behandlung struktureller Störungen längere Zeiträume voraus. In den Psychotherapierichtlinien ist die tiefenpsychologisch fundierte Behandlung als häufigste Form psychodynamischer Therapien idealtypisch für Störungen aufgrund abgrenzbarer aktueller Konflikte vorgesehen (25, 50 oder 80 Sitzungen in der Regel einmal wöchentlich oder mit größeren Zeitabständen im Gegenübersitzen), die analytische Psychotherapie für die Behandlung struktureller Störungen (160, 240 oder mehr Sitzungen, in der Regel 2- bis 3-mal in der Woche im Liegen).

Eine diagnostische Einordnung nach Struktur oder Konflikt ist in der Psychiatrie klinisch nicht selten umstritten. Ist sie eher abhängig von der Sichtweise des Diagnostikers? Erfasst sie tatsächlich eine Differenz in der Sache? Im Folgenden werden

- Konflikt und Struktur zunächst mit Bezug auf die oben angesprochene Differenz zwischen Selbst- und Fremdwahrnehmung als unterschiedliche diagnostische Zugangswege beschrieben,
- am Beispiel der psychodynamischen Behandlung eines manischen Patienten werden dann Verbindungen und Unterschiede von Struktur und Konflikt dargestellt,
- die Interaktion struktureller und konfliktbedingter Störungsanteil wird diskutiert, und
- verallgemeinerbare klinische Konsequenzen des Struktur- und Konfliktmodells werden genannt.

Auswirkungen auf Interventionen werden ausführlicher im Teil »Behandlungstechniken« dargestellt (▶ 1.5). Dort werden Grundlagen des entwicklungspsychologischen Übergangs von dyadischen auf triadische Muster der Konfliktbewältigung im Rahmen des »Ödipuskomplexes« bzw. der »Triangulierungsstörung« gezeigt.

Die meisten Menschen führen ihre Entscheidungen auf äußere Umstände zurück; dagegen führen sie bei der Betrachtung anderer deren Entscheidungen auf deren Persönlichkeit zurück – **Selbst- und Fremdwahrnehmung erfassen hier Unterschiedliches.** Der – beobachtende, fremde – Blick des beschreibenden Klinikers erfasst eher die persönlichkeits- oder krankheitsspezifischen Gründe einer Entscheidung (»Herr Franz entscheidet sich so, weil er depressiv ist«; »Frau Schulte macht das aufgrund ihrer Zwangsstruktur«). Patienten führen dagegen ihre Entscheidungen auf aktuelle Umstände ihrer Situation und damit einhergehende Konflikte zurück (»Ich mache das nicht, weil mir die Therapeutin doch nicht glaubt«; »Ich werde an dieser Stelle nicht auch noch nachgeben«). Für sich selbst begründen auch Ärzte und Therapeuten ihr Verhalten in aller Regel mit situationsabhängigen Variablen.

Der psychopathologisch exakt beobachtende Blick und der empathisch teilnehmende, die Perspektive des Erzählers probeweise einnehmende Blick können nur nacheinander und im Wechsel eingenommen werden. Möglicherweise ist das einer der Gründe für den über lange Zeit dominierenden Antagonismus zwischen »wissenschaftlicher« Psychiatrie (Fremdbeobachtung) und »unwissenschaftlicher« Psychotherapie. Die Richtung der Aufmerksamkeit – eher beobachtend auf eine objektive Fremdbeurteilung gerichtet oder empathisch auf ein Verstehen der subjektiven Sicht des Erzählers – beeinflusst damit, was für eine klinische Entscheidung berücksichtigt wird. Für Psychotherapeuten ist die Fähigkeit, zwischen beiden Sichtweisen leicht wechseln (»oszillieren«) zu können, eine zentrale Kompetenz.

Die Ergebnisse von Selbst- und Fremdwahrnehmung unterscheiden sich oft stark, werden aber in der Regel mit demselben Namen bezeichnet. In der Regel wird über den Unterschied zwischen Selbst- und Fremdbeschreibung hinweggegangen, so als erfassten sie ein und dasselbe. Andere Autoren unterscheiden die beiden Zugangswege und untersuchen sie getrennt. McClelland et al. (1989) zeigten, dass Fremdbeurteilungen spontanes Verhalten über längere Zeiträume vorhersagen, während das, was der Handelnde selbst als Begründung für sein Verhalten angibt, ein besserer Prädiktor für direkte Reaktionen auf spezifische Testaufgaben darstellt. Aus Erzählungen, sog. Narrativen, gewonnene Motive zeigen eine größere Validität darin, Langzeittrends im Verhalten des Erzählenden vorherzusagen, als Werte, die mit Fragebogen erfasst wurden.

Die Art der Beobachtung entscheidet daher mit, ob ein Verhalten in Identifikation mit dem Erzähler als aktuell ausgelöst (»konfliktbedingt«) oder überwiegend als wenig variables Persönlichkeitsmerkmal (»Struktur«) aufgefasst wird. Das ► Fallbeispiel 4 zeigt den Versuch, die beiden Betrachtungsweisen miteinander zu verbinden.

Fallbeispiel 4: Herr B.

Herr B., ein 35-jähriger Angestellter mit einer manisch-depressiven Erkrankung kam nach seiner dritten manischen Phase in eine stationäre psychiatrisch-psychotherapeutische Behandlung. Im Gespräch vor der Aufnahme sprach Herr B. an, dass er im Zusammenhang mit Veränderungen seiner sozialen Situation psychotisch geworden sei. Die Aufnahme auf eine Psychotherapiestation wurde daher unter dem Gesichtspunkt des damit verbundenen Wechsels von Ort und Beziehungspersonen sorgfältig vorüberlegt, und es wurde versucht, die Ich-Funktion des Reizschutzes nach Innen und Außen mit einem Medikament zu substituieren.

Im Zusammenleben mit anderen Patienten und in den gruppentherapeutischen Sitzungen verbesserte sich die Affektwahrnehmung und -differenzierung des Patienten. Diffuse »Spannungen« wurden zu Gefühlen von Wut, Ärger, Neid und Zuneigung. Mit zunehmenden Fähigkeiten in der differenzierten Wahrnehmung eigener Reaktionen und der damit verbundenen interpersonellen Konflikte formulierte Herr B. für sich die Überzeugung: »Wenn man mich wirklich kennen würde, würde man mich nicht akzeptieren.« Im Zusammenhang mit Befürchtungen, durch ein Zeigen von Enttäuschung und Wut wichtige Beziehungen zu verlieren, erinnerte sich Her B. an eigene Wut und Ohnmacht; daran, wie er bei seinem ersten Geschlechtsverkehr von der eigenen Mutter aus dem Bett der Freundin gezogen und von dieser vor den Augen der Freundin verprügelt worden sei. Er nahm dabei Scham, Wut und Trotz differenziert und mit einer Toleranz gegenüber dem Erleben eigener Ohnmachtsgefühle wahr.

Im Zusammenhang mit den häufig wiederkehrenden Trennungssituationen durch den Weggang von Patienten und deren Bearbeitung in der Gruppe erinnerte sich Herr B. an seine heftige Angst, von seiner Freundin verlassen zu werden, und daran anschließend und damit verknüpft an die Erfahrung, als unehelicher Sohn im 4. Lebensjahr von der sich verheiratenden Mutter bei den Großeltern zurückgelassen worden zu sein.

Mit der sich abzeichnenden Trennung von der Station stellte sich die Erinnerung des Patienten an das Verlassenwerden durch die Mutter und die damit verbundene Wut auch in der Übertragung dar. Wünsche an den wenig bekannten Vater und den diesen vertretenden Großvater wurden deutlicher. Hinter aus Enttäuschung stammendem Hass entdeckte Herr B. Wünsche nach der Liebe seines Großvaters. Der Umgang mit Gefühlen von Schuld stand jetzt für Herrn B. im Mittelpunkt. Herr B. wünschte sich nun, noch lebende Verwandte aufzusuchen, um seine Geschichte besser verstehen zu können: »Die Steinchen habe ich nun, das Mosaik kann ich noch nicht zusammensetzen.« In einer Phase der Integration der gesammelten Erfahrungen kam er jedoch zu einem ihn befriedigenden Bild der eigenen Geschichte und konnte von der Station Abschied nehmen: »Ich bin sonst dem Abschied immer davon gelaufen, das sind ganz neue Gefühle, die kannte ich nicht.« Ich-Funktionen (z. B. Reizschutz, Affektwahrnehmung, Affekttoleranz) hatten sich verbessert.

In den Behandlungen schwerer erkrankter Patienten, wie bei Herrn B., findet sich ein Oszillieren zwischen einer konfliktbezogenen Betrachtungsweise und einer Ausrichtung der Aufmerksamkeit auf die beobachtbaren Ich-Funktionsdefizite einer strukturellen Störung. Die Situation eines Patienten kann damit sowohl unter dem Gesichtspunkt der Konflikte als auch unter dem der Ich-Funktionen beschrieben werden, wobei jeweils verschiedene Aspekte besonders gut erfassbar werden. Durch die zwischenzeitlichen Entlassungen von Mitpatienten wird die Bedeutung von Trennungen immer wieder aktualisiert. Solange diese eine bestimmte Häufigkeit nicht überschreiten und die Beziehungen auf der Station als sicher erlebt werden, scheint das bei der Bearbeitung von Konflikten in diesem Bereich hilfreich zu sein.

Werden sowohl Konflikte als auch strukturelle Vulnerabilitäten in einer Behandlung aufmerksam beobachtet, zeigen sich meist rasch Verbindungen zwischen konfliktbedingter und struktureller Genese einer Störung. Ein – ursprünglich – konfliktbedingtes Vermeiden von Verhalten führt mit der Zeit zu einem Verkümmern der entsprechenden Fähigkeiten: Nicht genutzte kognitive und emotionale Bewältigungsstrategien verkümmern ebenso wie nicht aktiv bewegte Muskeln. Zugleich werden die Bewältigungsstrategien, die sich bereits bewährt haben, vermehrt eingesetzt und damit verbundene Verarbeitungsweisen weiter gebahnt. Diese können kurzfristig erfolgreich, aber mittelfristig maladaptiv sein. Dann kommt es zu einer Interaktion struktureller und konfliktbedingter Störungsanteile, die sich im Sinne eines »Teufelskreises« wechselseitig verstärken. Diese Interaktion lässt sich gut mit neurobiologisches Konzepten zur Plastizität des Gehirns darstellen.

Struktur kann auf vielfältige Weise erfasst und differenziert werden (Rudolf 2004). Zwei unterschiedliche Bedeutungen des Begriffs »Struktur« sind im klinischen Gebrauch häufig:

1. **Ich-Struktur** kennzeichnet die Fähigkeiten eines Patienten, unterschiedliche Anforderungen integrieren zu können – innere Bedürfnisse, äußere Anforderungen und Erwartungen anderer. Ein hohes Niveau der Ich-Struktur geht einher mit gut ausgebildeten Ich-Funktionen (Affekt- und Impulskontrolle, Antizipation der Auswirkungen des eigenen Verhaltens auf andere, Frustrationstoleranz etc.) und sogenannten »reifen« Abwehrmechanismen wie Verdrängung und Rationalisierung; ein niedriges Niveau der Ich-Struktur geht einher mit eingeschränkten Ich-Funktionen und Abwehrfunktionen wie Projektion, Spaltung, projektive Identifikation (zur Beschreibung von Abwehrfunktionen, s. unten: Abwehr und Widerstand).
2. **Persönlichkeitsstruktur** greift eine entwicklungspsychologische Dimension auf und beschreibt zusammenfassend Muster von Verhaltens- und Erlebensweisen, die sich aus der Art des Umgangs mit Beziehungen ableiten – psychotische, Borderline-, narzisstische, schizoide, depressive, zwanghafte, angstneurotische, phobische und hysterische Struktur (König 1999).

Entwicklungspsychologisch und im Hinblick auf Ich-Funktionen differenziert beschrieben ist die Unterscheidung zwischen **dyadischen** und **triadischen** Beziehungsstörungen. Sie ist für psychodynamische Therapien zentral. Häufig werden dyadische Beziehungsstörungen vereinfachend als »strukturell« und triadische als »konfliktbedingt« betrachtet. Diese Gleichsetzung hängt mit den unterschiedlichen therapeutischen Strategien zusammen, die bei dyadischen und triadischen Störungen indiziert sind. Die Einteilung »dyadisch-triadisch« hat unmittelbare Auswirkungen auf die therapeutische Vorgehensweise.

Um von der Deutung eines Konflikts profitieren zu können, braucht ein Patient die »triadische« Fähigkeit, sich mit der Wahrnehmung eines anderen Menschen probeweise zu identifizieren und mit dessen Augen auf die eigenen Beziehungen zu anderen Menschen zu sehen. Er kann auf diese Weise dessen Fremdwahrnehmung für die Verbesserung seiner eigenen Wahrnehmungen in Beziehungen und eine flexiblere Anpassung an die Realität nutzen. Eine solche Leistung erfordert die kognitive und emotionale Repräsentanz eines »Dritten« – eine Vorstellung davon, dass jemand sowohl dem Erzähler als auch Menschen, von denen er erzählt, neutral oder wohlwollend verbunden sein kann. Idealtypisch entwickelt sich diese Fähigkeit in den ersten 4–5 Lebensjahren. Kinder erleben sich in der Beziehung zum Vater anders als in der Beziehung zur Mutter. Der Vater beschreibt das Erleben des Kindes mit dessen Mutter – beiden liebevoll verbunden – z. B. mit einem »Ihr zwei seid ja heute eine verschworene Gemeinschaft«; die Mutter beschreibt das Erleben des Kindes mit dem Vater z. B. als ein »Da hast Du Papa ja gut um den Finger gewickelt«. Das Kind lernt, wie es in diesen unterschiedlichen Beziehungen unterschiedlich ist und sich doch dabei gleich bleibt. Ein Beobachten der Beziehung der Eltern, von der das Kind ausgeschlossen und doch beiden liebevoll verbunden ist, fördert die eigene Fähigkeit, über sich selbst aus einer »dritten«, von der aktuellen Beziehung unabhängigeren Position aus nachdenken zu können. Das Erwerben dieser »Triangulierungsfunktion« ist ein wichtiger Teil der von Freud mit dem Drama des »Ödipus« beschriebenen Entwicklungsaufgabe.

Viele der Patienten, die Psychotherapie in der Psychiatrie benötigen, haben diese »triangulierende« Funktion nicht verinnerlicht oder verloren. »Deutungen« ihres Verhaltens sind für sie fremde oder feindliche Aktionen – sie zeigen, dass sich ihr Therapeut nicht mit ihnen identifiziert, er nicht auf ihrer Seite steht. Eine klare Unterscheidung, ob ein Patient aufgrund seiner Struktur in der Lage ist, aus Deutungen seines Verhaltens Nutzen zu ziehen, ist für die Art der Behandlung von entscheidender Bedeutung. Im Abschnitt »Behandlungstechniken« (▶ 1.5) wird auf die praktischen Möglichkeiten eingegangen, sich therapeutisch auf diese Patienten einzustellen.

Biografisches Verstehen oder biologisches Verständnis?

Fallbeispiel 5: Frau A.

Frau A., eine 25-jährige Wissenschaftlerin, suchte die Ärztlich-Psychologische Beratungsstelle einer Universität mit dem Wunsch auf, sich bei einer Entscheidung unter explizit neurobiologischen Gesichtspunkten beraten zu lassen. Sie formulierte ihr Anliegen mit der Frage, ob sie eine seit 8 Jahren bestehende Medikation mit einem Antidepressivum absetzen solle – weil die »Auswirkungen einer so langen Medikation auf das Gehirn« nicht sicher abzuschätzen seien – oder ob ein solches Absetzen nicht so viel »Stress« mache, dass ihr Gehirn damit noch stärker als durch die weitere Einnahme des Medikaments geschädigt würde.

Diese junge Frau benutzte neurobiologische Konzepte – statt etwa biografischer Erfahrungen – als Erklärungsmodell für ihre Probleme. Sie befürchtete, über eine vermehrte Ausschüttung von Stresshormonen ihr Gehirn zu schädigen und lokalisierte diese Schädigung besonders im Bereich des Hippokampus, einer Region, die mit dem sog. cool memory verbunden ist: kognitiven Erinnerungen, für die die Spanne der Aufmerksamkeit beschränkt ist. Diese Erinnerungen können situationsunabhängig relativ frei wählbar abgerufen werden. Hierzu gehört auch unser autobiografisches Gedächtnis.

Ihre depressiven Einbrüche führte Frau A. auf Fehlfunktionen im Bereich des sog. hot memory zurück. Dieses Gedächtnis ist eng mit der Arbeit der Mandelkerne verbunden. Hier gespeicherte Erinnerungen sind aufmerksamkeitsunabhängig, umfassen viele Details und werden ohne kontextabhängigen

▼

Bezug gespeichert. Ein Abrufen von Erinnerungen erfolgt über spezifische Auslöser (Trigger), meist situationsunabhängig und ohne bewusste Kontrolle.
Eine Therapie hätte für Frau A. bedeutet, Inhalte des hot memory in das cool memory zu übertragen. Damit verbunden schildert sie als Gewinn den Aufbau einer emotionalen Kontrolle von auslösenden Situationen, die Versprachlichung von Erleben und eine autobiografische Reintegration in die eigene Geschichte.

Nur wenige Patienten werden neurobiologisches Wissen so explizit wie in ▶ Fallbeispiel 5 in ihre subjektiven Krankheitstheorien und in ihre Vorstellungen zu einer psychotherapeutischen Behandlung einarbeiten. Zunehmend häufiger aber beschreiben Patienten ihr Erleben mit Bildern und Konzepten aus dem Bereich der Neurowissenschaften. Diese Bilder haben die Qualität von Metaphern; Patienten verdeutlichen mit ihnen ihr Erleben. Psychotherapeuten können diese Schilderungen jedoch nicht allein als Metaphern auffassen; es wird von ihnen gefordert, auf dieses Modell des Krankheitsverständnisses auch inhaltlich einzugehen.

Die von Frau A. gestellte Frage, ob sich eine Integration der eigenen Geschichte »lohne« angesichts der zu erwartenden Stressbelastungen für das Gehirn, kann Psychotherapeuten zunächst befremden. Sie berührt zentrale Konzepte psychodynamischer Therapeuten:

- die Verbindung zwischen Psychischem und Physischem, Seele und Körper,
- die Frage, ob ein erweitertes Verständnis des eigenen Verhaltens und der eigenen Geschichte einen Wert an sich darstellt,
- die Frage, inwieweit entwicklungspsychologische Konzepte zur Konstruktion und Rekonstruktion von Sinnzusammenhängen mit klinischen Erfahrungen und Grundlagenwissen übereinstimmen.

Mit wachsendem Wissen um die bleibende **Plastizität des Gehirns** werden biologische Konzepte hilfreich, um Verbindungen zwischen Struktur und Konflikt und zwischen neurobiologischen und psychotherapeutischen Zugangsweisen zu verdeutlichen. Emotionale Erfahrungen einer Psychotherapie hinterlassen ihre Spuren im Gehirn, und biologische Veränderungen beeinflussen die Verarbeitung neuer Erfahrungen. Genetische Untersuchungen an einund zweieiigen Zwillingen zeigen den deutlichen, von Psychotherapeuten oft unterschätzten Einfluss erbgenetischer Faktoren auf Verhaltens- und Erlebensweisen; zusammen mit einem besseren Verständnis für die Expression genetischer Information wird zugleich deutlich, dass ein solcher Einfluss probabilistisch ist und interindividuell sehr unterschiedlich und von Faktoren der Umgebung abhängig. Biografische und biologische Störungsmodelle ergänzen sich hier. Die Kluft zwischen »Körperlichem« und »Seelischem« wird leichter überbrückbar – hier wirken sich medizinische und biologische Ergebnisse über die Psychiatrie und Psychotherapie hinaus auch auf die Philosophie und Religion aus. Dass Psychisches zugleich auch somatisch ist und Somatisches auch psychisch, hat praktische Konsequenzen für die therapeutische Technik und für die Haltung gegenüber Patienten (▶ 1.5.3).

Psychodynamische Therapien gehen von einem Anliegen der Patienten aus, ihre Geschichte zu erzählen. Über ein Erzählen der eigenen Geschichte(n) werden Beziehungen gestaltet. Es entsteht eine Hoffnung, mit der eigenen Geschichte verstanden zu werden. Dieses Bedürfnis ist verbunden mit dem Wunsch, dem Leben einen Sinn, eine Bedeutung zu geben und darin von anderen bestätigt zu werden. Mit diesem Erleben von Sinn und der Bestätigung durch andere wird Identität gesichert und entwickelt. Das Bedürfnis, dem Geschehen um uns herum einen Sinn zu geben, kann selbst Grundlage schwerer Störungen werden – besonders deutlich bei wahnhaften Erkrankungen, aber auch bei somatoformen Störungen.

Die Vorstellung, dass ein Verstehen der eigenen Verhaltens- und Erlebensweisen vor dem Hintergrund der eigenen Lebensgeschichte einen Wert an sich darstellt, beruht auf der Idee einer größeren **Entscheidungsfreiheit**, die sich aus diesem Wissen ableitet. Eine größere Entscheidungsfreiheit, die Möglichkeit, Erlebtes nicht wiederholen zu müssen, sondern reflektieren zu können, ist eines der übergreifenden Ziele der psychodynamischen Therapien (▶ 1.4 Behandlungsziele). Aus einem selbstverständlichen und nichtbewussten »So ist die Welt« soll ein »So war sie; sie kann auch anders sein und werden« entstehen. Frau A. scheint an dieser Aufgabe nicht interessiert – dieser Punkt kann Psychotherapeuten zunächst befremden.

Eine größere Freiheit von zunächst unreflektiert übernommenen Erfahrungen (z. B. aus unglücklichen Beziehungsmustern in der Kindheit) kann in doppelter Weise einen Wert darstellen. In den psychodynamischen Theorien führt sie über neue Gestaltungsmöglichkeiten in Beziehungen zu einer Reduktion oder Auflösung von Symptomen, und sie bietet mit der Einordnung von Symptomen in Sinnzusammenhänge und biografische Entwicklungen eine – den Tatsachen zunehmend näher kommende – »Rekonstruktion« der Lebens- und Krankheitsgeschichte.

Was aber, wenn die Rekonstruktion von Sinnzusammenhängen nicht als eine Annäherung daran aufgefasst wird, wie etwas gewesen ist, sondern als eine »konstruktivistische« Sinnstiftung, bei der es v. a. auf die Kohärenz der sich entwickelnden Geschichte ankommt – nicht auf objektive Wahrheit? Die Suche nach einer Sinngebung verliert dann eine Motivationsquelle.

Im konkreten Einzelfall kann sich ein psychodynamischer Therapeut in dieser Frage lange zurückhalten. Erzählungen über Interaktionen werden – zumindest auch – als unbewusster Ausdruck von Erwartungen und Wünschen an den Zuhörer verstanden – den Therapeuten. Dieser kann sich fragen und aufmerksam beobachten, warum ein Patient jetzt und gerade ihm eine bestimmte Geschichte erzählt (s. unten: Übertragungen und Gegenübertragungen). Erzählungen werden daher – mit zunehmender Tiefe der Regression, in der gearbeitet wird (s. unten: Regression und Spiel), mehr und mehr – als Abbild der inneren Welt von Patienten verstanden, nicht als objektive Darstellung stattgefundener Ereignisse.

Mit einer solchen Betrachtungsweise wird dem Bedürfnis eines Erzählers entgegengekommen, dem Geschehen um ihn herum einen Sinn zu geben. Aus psychiatrischer Sicht kann dieser Vorgang entgleisen – wenn etwa in einem Wahn zufälligen oder unterschiedlich determinierten Ereignissen im Erleben eines Patienten fraglos ein bestimmter Sinn unterstellt wird. In psychodynamischen Therapien wird auch außerhalb des Erlebens von Wahn darauf geachtet, wie Sinn konstruiert wird – wie sich Vorerfahrungen und die »innere Welt« eines Patienten in dem Erleben der Umwelt darstellen. Es ist eine offene Frage, ob bei diesem Versuch eine Annäherung daran gelingt, wie es einmal – wirklich – für den Erzähler gewesen ist (rekonstruktive Sichtweise: »Ich bin für Trennungen anfällig und muss solche Situationen sorgfältig handhaben; dies hängt damit zusammen, dass meine Mutter nach dem Tod meines Vaters depressiv war und ich mich in Situationen, die mich daran erinnern, hilflos und verlassen fühle, wie damals«; Therapeut als Archäologe) oder ob es eher darum geht, mit dem Erzähler gemeinsam eine konsistente Geschichte zu konstruieren, mit der ein Patient in besserer Weise zurechtkommt (aus einem »Ich bin ein Opfer meiner Eltern, die mich verlassen haben und kaum für mich da waren« wird ein »Ich bin jemand, der Härten überstehen konnte«).

In der Praxis kann die Frage nach einer **rekonstruktiven oder konstruktivistischen** Sinngebung oft über längere Zeit offen gehalten werden. Dabei hilft es, sich immer wieder die Frage nach dem therapeutischen Prozess zu stellen – nachzudenken, warum ein Patient seinem Therapeuten diese Geschichte zu diesem Zeitpunkt erzählt. Yalom (1998) beschreibt in dem Roman »Die rote Couch« packend, wie eine Patientin davon profitiert, dass ihr Behandler den Aspekt der Beziehung zu ihm konsequent verfolgt – obgleich sie ihn mit einer erfundenen Krankheitsgeschichte aufsucht und mit dem Ziel, ihn als Therapeuten zu schädigen.

Wenn auch die Frage nach der äußeren Realität von Erzählungen für den therapeutischen Erfolg nicht entscheidend ist und meist auch nicht sofort entschieden zu werden braucht, bleibt sie doch eine Herausforderung – etwa bei der Unsicherheit, ob ein sexueller Missbrauch stattgefunden hat. Wieder kann neurobiologisches Wissen zur Speicherung und Überarbeitung von Erinnerungen dabei helfen, sich der Grenzen der Sicherheit des eigenen Wissens bewusst zu bleiben.

Entwicklungspsychologie

Mit den Versuchen, Symptome und Lebensgeschichte in einen Zusammenhang zu bringen, sind entwicklungspsychologische Modelle entstanden. Für ein Verstehen der Symptomatik können im konkreten Fall unterschiedliche Modelle besonders geeignet sein: Ein und derselbe Therapeut mag mit einem Patienten intrapsychische Konflikte innerhalb eines triebtheoretischen Konzepts bearbeiten, mit einem anderen maladaptive Bewältigungsmechanismen über eine Ich-psychologische Konzeptualisierung modifizieren und einem dritten dabei helfen, unglücklich sich wiederholende Beziehungsmuster über ein objektbeziehungstheoretisches Verstehen adaptiver und freier gestalten zu lernen. Pine (1988, dt. 1990) unterscheidet und beschreibt vier für psychodynamisches Arbeiten wichtige Psychologien mit ihren je unterschiedlichen Menschenbildern: das triebtheoretische Modell, die Ich-Psychologie, das objektbeziehungstheoretische Modell und das selbstpsychologische Modell (► Übersicht).

Für psychodynamisches Arbeiten wichtige Psychologien und ihre Menschenbilder

1. Das **triebtheoretische Modell** zeichnet sich durch seine dichten Verbindungen zum Körperlichen aus. Hier stehen zentrale Wünsche (als Abkömmlinge körperlicher Bedürfnisse oder »Triebe«) im Konflikt mit den Wünschen anderer, den Anforderungen der Gesellschaft oder dem eigenen Bedürfnis nach Sicherheit. (Zu viel) Anpassung und Verzicht auf Befriedigung wird als symptomauslösend betrachtet.
2. Die **Ich-Psychologie** beachtet besonders die Fähigkeit von Patienten, sich unterschiedlichen sozialen Situationen anpassen zu können. Sie lässt sich gut mit biologischen und sozialpsychiatrischen Modellen in der Psychiatrie verbinden. Schwierigkeiten in der Anpassung an gesellschaftliche und institutionelle Bedingungen werden als pathogenetisch bedeutsam betrachtet.

▼

3. Das **objektbeziehungstheoretische Modell** betont die Auswirkungen bereits gemachter Beziehungserfahrungen auf das Erleben neuer Erfahrungen. Beziehungsvorstellungen und damit einhergehende Erwartungen werden vor dem Hintergrund individuell unterschiedlicher biologischer Voraussetzungen und sozialer Erfahrungen gebildet. Sie beeinflussen die Wahrnehmung und Bewertung nachfolgender Erfahrungen und damit die Wahrnehmung von anderen und von sich selbst. Eine Einengung der Beziehungsmöglichkeiten auf wenige, sich wiederholende Muster wird als pathogenetischer Faktor betrachtet.
4. Das **selbstpsychologische Modell** konzeptualisiert die Entwicklung der Vorstellungen von uns selbst, des eigenen, subjektiven »Selbst-Erlebens« und die damit einhergehenden Beziehungsmuster zu anderen Menschen. Als Ursache von Störungen werden überfordernde Enttäuschungen an frühen Bindungspersonen gesehen, die sich nicht ausreichend empathisch auf das Kind einstellten.
5. Das **bindungstheoretische Modell** (Bowlby 1975) ist diesen klassischen psychodynamischen Modellen noch an die Seite zu stellen. Anders als die oben genannten Modelle ist es nicht aus der klinischen Arbeit heraus entstanden. Empirische Beobachtungen an Kindern und an Tiermodellen zeigen überzeugend ein eigenständiges Bedürfnis nach Bindung. Kinder versuchen Bindung über unterschiedliche Techniken und in Anpassung an das Verhalten der Mutter zu sichern. Experimentell lassen sich unterschiedliche »Typen« von Bindungsverhalten beobachten. »Sichere Bindung« wird als gute Grundlage weiterer Entwicklungen angesehen, andere Bindungstypen, die mit erhöhter Angst und mehr Stress verbunden sind, als Risikofaktoren für spätere Störungen.

Die aufgeführten Modelle schließen sich nicht gegenseitig aus. Sie eignen sich für unterschiedliche Patienten unterschiedlich gut und können sich in der Annäherung an ein Gesamtbild ergänzen. Im Folgenden werden einige zentrale Konzepte der jeweiligen Modelle aufgeführt; für eine ausführlichere Gegenüberstellung und Angaben zu den Originalautoren s. Pine (1988, dt. 1990).

Das triebtheoretische Modell

Die deutliche entwicklungspsychologische Ausrichtung innerhalb dieses ältesten Modells kann Therapeuten helfen, einen emotionalen Zugang zu einem Kranken zu finden. Therapeut und Patient standen – als Kinder – vor ähnlichen Entwicklungsaufgaben. Der Rückgriff auf diese Situation fördert Teilnahme und Empathie. Triebtheoretisch wird von abgrenzbaren Phasen der kindlichen Entwicklung ausgegangen. Mit der körperlichen Reifung stehen Kinder vor jeweils neuen Entwicklungsaufgaben mit charakteristischen interpersonellen Konflikten. Diese kindlichen Entwicklungsphasen werden beschrieben und dann zur kurzen Benennung stereotyper Verhaltensweisen Erwachsener verwendet. Manche dieser Begriffe sind in das alltagspsychologische Verständnis eingegangen:

- die **orale Phase** mit Konflikten um Versorgung und einem Bezug zu depressiven Verhaltensmustern,
- die **anale Phase** mit Konflikten um Anpassung und Autonomie (vor dem Zeitalter von Papierwindel und Waschmaschine war die Bedeutung der Reinlichkeitserziehung höher als heute und stand für eine erste Leistungsanforderung an das Kind) und mit einem Bezug zu zwanghaften Verhaltensmustern,
- die **prägenitale und genitale Phase** mit Konflikten um die eigene Rolle als Junge oder Mädchen in den Beziehungen zu Mutter und Vater und mit einem Zusammenhang zu hysterischen/histrionischen Symptomen und Verhaltensmustern.

In ihrer alltagspsychologischen Kurzform wirken manche Begriffe der Triebtheorie angestaubt. Erst in Verbindung mit einem dynamischen Verständnis der für die Entwicklungsphasen charakteristischen Konflikte bleibt die enge Verbindung zum Somatischen spannend und in aktuellen Modellen, etwa zum Verstehen somatoformer Störungen (z. B. Rupprecht-Schampera 1997) oder der Differenzierung unterschiedlicher Formen von Depression, klinisch hilfreich.

Zentrale Wünsche (»Triebe«) treten in Konflikt mit familiären und gesellschaftlichen Anforderungen. Sie sind daher oft nur teilweise und in modifizierter Form erfüllbar. Die Fähigkeit, sich eigene Wünsche in einer dem triebhaften ferneren, gesellschaftlich akzeptierten Form zu erfüllen (»Sublimation«) ist für Gesundheit und gesellschaftliche Anerkennung wichtig – etwa das »Fressen« von Büchern anstatt von großen Mengen an Nahrungsmitteln.

Die Ich-Psychologie

Betont wird eine Haltung objektivierender Fremdbeobachtung, aus der heraus Therapeuten sorgsam beobachten und dann als Experten intervenieren – ähnlich wie in biologischen Therapieverfahren in der Psychiatrie. Anpassung an die Umwelt wird als Leistung betrachtet, für die gut entwickelte Ich-Funktionen erforderlich sind. Daher werden Abwehr- und Anpassungsmechanismen von Patienten und deren Auswirkungen detailliert erfasst und bearbeitet. »Ich-Funktionen« (Bellak et al. 1973) werden therapeutisch gefördert. In der Arbeit in der Psychiatrie sind wiederkehrende Ich-Funktionen, auf die sich die Aufmerksamkeit der Therapeuten richtet:

- die Frustrationstoleranz von Patienten,
- die Wahrnehmung und Differenzierung eigener Affekte,
- die Fähigkeit, Auswirkungen des eigenen Verhaltens auf andere zu antizipieren,
- die Toleranz gegenüber Ambiguität oder
- die Fähigkeit, sich in andere Menschen einzufühlen – Empathie.

Das objektbeziehungstheoretische Modell

In Deutschland ist es v. a. durch die Arbeiten zur Borderline-Persönlichkeitsstruktur von Kernberg (1978) und anderen bekannt geworden. Bei der Arbeit mit Patienten in der Psychiatrie ist die Bedeutung internalisierter Objektbeziehungen alltäglich zu beobachten: Innerfamiliäre Beziehungsmuster sind oft über Generationen hinweg als sich wiederholende Muster zu erkennen. Sie treten auch im »Hier und Jetzt« der Beziehung zwischen Patient und Therapeut auf. Dabei ist häufig die Art der Beziehungsgestaltung konstant, auch wenn die Rollen wechseln: Der – als Kind – eingeschüchterte und verängstigte Patient übernimmt, vielleicht im Wechsel mit ängstlicher »Verschlagenheit«, in der Beziehung zum Therapeuten auch die Rolle des beängstigenden und andere Menschen einschüchternden Vaters. Er lässt damit seinen Therapeuten etwas von der Angst leibhaftig spüren, die er selbst als Kind erlebte. Erinnerungen werden hier vielfach nicht verbal ausgedrückt, sie können zunächst nur interaktiv dargestellt werden. Das Konzept der »projektiven Identifizierung«, beschreibt diese interaktive »Implantierung« von früher erlebten Gefühlen in das Gegenüber. Die Objektbeziehungstheorie trägt dazu bei, diese Art der Kommunikation zu verstehen und für die therapeutische Arbeit mit schwerer kranken Patienten zu nutzen.

Das selbstpsychologische Modell

Selbstpsychologische Konzepte (Kohut 1971, dt. 1973) sind hilfreich, um Störungen des Selbsterlebens und ihre interpersonellen Auswirkungen innerhalb eines entwicklungspsychologischen Modells zu verstehen. Differenzierte, stabile und flexible Grenzen gegenüber anderen Menschen, ein Gefühl der Kontinuität des eigenen Handelns und Erlebens und Fähigkeiten in der Regulation des Selbstwerts werden auf gelingende Anerkennungserfahrungen zurückgeführt, Größenvorstellungen und die Verachtung anderer Menschen als Versuche verstanden, Störungen im subjektiven Selbsterleben auszugleichen. Die entwicklungspsychologische Dimension bietet in diesem Modell wieder eine Möglichkeit, sich probeweise mit – sonst schwer empathisch zu verstehenden – Patienten zu identifizieren und auf diese Weise zusätzlich zu einer objektivierenden Beschreibung einen emotionalen Zugang zu narzisstisch gestörten Patienten zu gewinnen.

Das bindungstheoretische Modell

Diese entwicklungspsychologische Dimension ist auch in der Bindungstheorie Bowlbys (1975) deutlich. Die Bindungstheorie geht von dem Bedürfnis kleiner Kinder nach Sicherheit in der Beziehung zu ihren Müttern aus. Die Sicherung dieser Beziehung, auf die Kinder existenziell angewiesen sind, hat Vorrang vor anderen Bedürfnissen. In der Bindungstheorie wird beschrieben, wie Kinder sich an das Verhalten ihrer Mütter adaptieren. Kann sich die Mutter nicht ausreichend an die Bedürfnisse ihres Kindes anpassen, entwickelt dieses Vorgehensweisen, mit denen es »über Umwege« eine gewisse Sicherheit erreichen kann – Beziehungsmodi, die als »unsicher ambivalent« oder »unsicher vermeidend« beschrieben werden. Wieder kann maladaptives interpersonelles Verhalten Erwachsener – z. B. ein sich Verstricken in dichten, ambivalenten, immer wieder bedroht wirkenden Beziehungen (unsicher ambivalentes Bindungsmuster) oder aber ein Vermeiden von emotionaler Beteiligung in Beziehungen (unsicher vermeidender Bindungsstil) – vor dem Hintergrund früherer Erfahrungen verstanden werden. Als eine unter den Bedingungen ihres Aufwachsens ursprünglich adaptive Anpassungsleistung von Patienten kann ein solches Verhalten von Therapeuten verstanden, anerkannt und verbalisiert werden.

Entwicklungspsychologische Modelle werden dann v. a. hilfreich, wenn der Begriff der **Regression** verwendet wird (s. unten: Regression und Spiel). Innerhalb einer Regression fördernden Situation gehen eigentlich vorhandene Fähigkeiten verloren. Stattdessen wird auf früher erworbene, vertraute Bewältigungsstrategien zurückgegriffen. Logisches oder ethisches Denken etwa kann in größeren Gruppen verloren gehen, in denen sich die Teilnehmer als Teil eines übergreifenden Ganzen erleben – z. B. bei großen Konzerten oder Fußballspielen. Die Teilnehmer werden wieder – in mancher Hinsicht – »wie die Kinder«. Entwicklungspsychologische Konzepte werden dann nicht als eine statische Beschreibung genutzt. Sie können vielmehr psychodynamisch zeigen, wie in Abhängigkeit von äußeren Situationen unterschiedliche Verhaltens- und Erlebensmuster aktiviert werden.

Zum Verstehen des Nutzens regressiver Prozesse in Therapien trägt auch das Wissen über die biologische Entwicklung des Gehirns von einfachen hin zu komplexeren Strukturen bei. Lernen schafft immer zugleich auch veränderte Strukturen innerhalb des Gehirns. Spitzer (2002) spricht bei der Entwicklung des Kindes vom Gehirn als einem Trainer, der (über die Steuerung von Wahrnehmung zunehmend komplexer Muster) immer gerade so viel zumutet, wie in der Reichweite der kindlichen Verarbeitung liegt. Störungen durch Über- und Unterforderung in der Entwicklung eines Kindes lassen sich hier als erworbene biologische Vulnerabilitäten beschreiben, die zur Regression auf diese Entwicklungsstufen einladen. Ein Wechsel von Regression und progressivem Erleben in Therapien kann helfen, dort anzusetzen, wo Vulnerabilität besteht, und diese über Verbindungen zu progressiven Konfliktbewältigungsformen zu verringern.

Vor dem Hintergrund der Entwicklung von strukturellen Störungen fördern entwicklungspsychologische Konzepte ein Verständnis für die Entstehung von Vulnerabilitäten und Störungen. Das Konzept der Regression verbindet dabei die beschreibende Perspektive der Fremdbeobachtung mit dem empathischen Blick auf die Auslöser für Verhalten und Erleben; es trägt zu einer dynamischen Betrachtungsweise der Persönlichkeit und zu einer Gestaltung effektiver Interventionen bei (s. unten).

Abwehr und Widerstand

«Abwehr« und »Widerstand« sind ungeliebte Phänomene. Wird von einem Patienten gesagt, er wehre etwas ab, so vermittelt der Therapeut damit manchmal zugleich, dass er etwas besser wisse als sein Patient und dass dieser Patient das nicht einsehe, von seinem besseren Wissen nichts annehmen wolle; letztlich sei der Patient daher selbst schuld, wenn die Therapie nicht im erwünschten Sinn vorangehe – er leiste gegen den Fortschritt der Behandlung ja »Widerstand«.

Diese leicht karikierende Darstellung macht deutlich, dass »Abwehr« und »Widerstand« zunächst bei anderen gesehen werden. Als unbewusst ablaufende Mechanismen sind sie im beruflichen und privaten Alltag selten Gegenstand der Selbstreflexion (▶ Fallbeispiel 6).

Fallbeispiel 6: »Abwehr« und »Widerstand«

Ein in der Psychiatrie arbeitender Arzt bedankte sich nach einer Party beim Gastgeber dafür, dass dieser seine Freundin, die sich gerade von ihm getrennt hatte, nicht eingeladen habe. So sei es ein erster einigermaßen schöner Abend für ihn gewesen!
Er mochte es dann zunächst nicht glauben, dass seine ehemalige Freundin die – kleine – Gesellschaft ebenfalls besucht hatte und erst wenige Minuten vor ihm gegangen war. Er hatte sie nicht gesehen.

Die Leistung, einen mit am Tisch sitzenden vertrauten Menschen vollständig zu übersehen, war an dieser Stelle nicht mit einem Gefühl von Stolz über die erfolgreiche Abwehr einer schmerzhaften Wahrnehmung verbunden. Dem Gast war durch seine Arbeit vertraut, dass viele Menschen das »ausblenden« können, was sie in einer bestimmten Situation überfordert oder zu stark schmerzt. Aber selbst an sich zu bemerken, wie unbewusst ablaufende Regulationsmechanismen in die eigene Wahrnehmung eingreifen, erlebte er als beschämend.

Abwehr hat eine wichtige Funktion für die psychische Gesundheit. Sie hilft dabei, Belastungen zu dosieren und die psychische Stabilität zu wahren. Dies geschieht auf unterschiedliche Weise – als Abwehr von Wahrnehmungen aus der Umwelt, als Veränderung der Bedeutung dessen, was wahrgenommen wird, und als Umdeutung oder Ausblenden von Binnenwahrnehmungen. Eine flexible und zugleich stabile Abwehr hilft bei der Bewältigung von Konflikten. Patienten in der Psychiatrie leiden in der Regel an zu wenigen und zu starren Abwehrmechanismen. Therapeuten können daher funktionierende Abwehrmechanismen anerkennen und schätzen – und damit zur Differenzierung von Abwehr beitragen.

Die therapeutische Arbeit an der Abwehr ist daher wesentlicher Teil von Psychotherapie. Das gilt in besonderem Maße bei der Arbeit mit schwerer gestörten Patienten mit langer Krankengeschichte. Die verschiedenen Abwehrmechanismen können in diesem Beitrag nicht einzeln vorgestellt werden (für eine Einführung s. z. B. König 1995); wichtige Beispiele sind in der folgenden ▶ Übersicht genannt.

Abwehrmechanismen (Beispiele)

- **Verdrängung** – ein Ausblenden von Wahrnehmungen aus der Umwelt oder der Binnenwahrnehmung. Es handelt sich um die einfachste und zuerst beschriebene Form der Abwehr, die auch von gesunden Menschen häufig und flexibel eingesetzt wird – wie im oben skizzierten Beispiel.
- **Leugnung** – hier wird die emotionale Bedeutung der Wahrnehmung ausgeblendet, »geleugnet«: »Es ist ganz gleichgültig, dass die Exfreundin da ist. Sie bedeutet mir schon lange nichts mehr.«
- **Reaktionsbildung** – ein innerer Impuls (z. B. Wut über eine schlechte Behandlung) wird durch ein gegenteiliges Gefühl kontrolliert und ersetzt (z. B. Sympathie). Manchmal ist hier der Impuls ansatzweise bewusst, sodass zur Kontrolle des eigenen Ärgers das gegenteilige Gefühl auf der Verhaltensebene zielgerichtet eingesetzt wird (z. B. als eine betonte, zuvorkommende Freundlichkeit): »Ach, das ist ja schön, dass Du auch hier bist ...«

▼

1

- **Verschiebung** – ein Gefühl oder Handlungsimpuls wird auf einen anderen oder etwas anderes verschoben, das weniger gefährlich, weniger wichtig oder besser zu vermeiden ist: Ärger über die Exfreundin trifft den Hund des Gastgebers. Bei Phobien wird – beispielsweise – nicht der Widerstreit zwischen eigenen sexuellen Wünschen und den damit verbundenen Gefahren als Konflikt erlebt, sondern nur eine Angst auf offenen Straßen, vor deren Erleben die eigene Wohnung Sicherheit bietet.
- **Introjektion und Identifizierung** – der Verlust einer anderen Person wird dadurch ausgeglichen, dass dieser ganz oder in einzelnen Eigenschaften in die innere Welt hineingenommen wird. Damit stehen die Person oder Erfahrungen mit ihr unabhängig von deren aktueller Präsenz zur Verfügung. So kann sich ein Patient bei einem blamablen Missgeschick an die inneren Bilder seiner Eltern oder einer anderen Freundin wenden und an die mit ihnen gemachten Erfahrungen: »Die würden mich trotzdem mögen« oder aber »Die würden mir so etwas nie verzeihen!«
- Bei der **Wendung der Aggression gegen die eigene Person** treten Selbstvorwürfe an die Stelle von Angriffen gegen andere. Andere müssen geschont werden, um die Beziehung zu ihnen nicht zu gefährden. Beziehungen können dabei sowohl interpersonell als auch in der inneren Welt eines Menschen bestehen – aggressive Vorstellungen gegenüber einer lange verstorbenen Mutter können zu Selbstvorwürfen führen, um das innere Bild der Mutter, auf das sich ein Mensch angewiesen fühlt, nicht zu gefährden. Mit der Wendung gegen die eigene Person werden Bindungsbedürfnisse über eigenen Autonomiewünsche gestellt, ein für manche Formen von Depression typischer Abwehrmechanismus: »Ich bin es nie wert gewesen, dass so eine tolle Frau sich um mich gekümmert hat.«
- Die **Identifizierung mit dem Angreifer** bietet über einen – inneren – Rollentausch die Möglichkeit, aus einer Position der Ohnmacht in eine Position der Macht zu wechseln und so Ohnmachtserfahrungen zu bewältigen. Das geschlagene Kind schlägt andere; der verlassene Gast verlässt hinfort andere Frauen, oder er betrachtet sich in Identifikation mit einer abwertenden Haltung seiner Freundin selbst als »wertlos«.

▼

- **Projektion** beschreibt einen Vorgang, mit dem eigene Gefühle und Handlungsimpulse von einer Person weg auf andere geleitet werden, z. B. weil sie mit den eigenen Normen kollidieren. Ausgeprägte projektive Abwehr wirkt auf Außenstehende manchmal belustigend: »Dass die so nachtragend ist, dass vergesse ich ihr hundert Jahre nicht!«
- Die **projektive Identifizierung** ist ein komplexer Abwehrmechanismus. Eine Person B (in diesem Beispiel ein Therapeut) wird von Person A (Patient) mit eigenen abgewehrten Handlungsimpulsen oder Gefühlszuständen so »projektiv identifiziert« (durch nonverbale Interaktion so beeinflusst), dass sich Person B tatsächlich so fühlt, wie sie von Person A erlebt wird – z. B. sich von Herrn A. sadistisch gequält zu fühlen oder selbst den Impuls zu fühlen, Herrn A. sadistisch zu quälen, so wie das früher ein Onkel von Herrn A. tat. Person B wird sich als Therapeut über die in ihn projizierten und ihm sonst unvertrauten Gefühle möglicherweise wundern. Häufig sind dies unangenehme, ja quälende Gefühls- und Spannungszustände. Dieser Abwehrmechanismus beinhaltet in der Regel einen Rollentausch – die Wiederholung einer vergangenen Beziehung mit vertauschten Rollen – sodass sich Therapeuten in der Rolle des – kindlichen – Patienten wiederfinden. Für die Behandlung von Patienten, die über emotionale Erfahrungen nicht gut sprechen können, ist dieser Abwehrmechanismus effektiv nutzbar. Therapeuten lernen hierüber einen professionellen und nutzbaren Umgang mit unangenehmen, schwer erträglichen Affekten, wie sie in der Psychotherapie in der Psychiatrie immer wieder auftreten. Das Verstehen dieses Vorgangs erleichtert es Therapeuten, ihren Patienten diese unangenehmen Affekte nicht »heimzuzahlen«. Stattdessen kann Empathie entstehen. Therapeut: »Jetzt lassen Sie mich etwas von dem spüren, wie Sie sich damals gefühlt haben.«

Die verschiedenen Abwehrmechanismen treten auch in der Beziehung zwischen Patient und Therapeut auf. Sie werden hier als Widerstand bezeichnet. Widerstand im engeren Sinne richtet sich gegen das Bewusstwerden nichtbewusster Vorstellungen; in einem weiteren Sinne richtet er sich gegen das Fortschreiten einer Behandlung an sich. Wie die Abwehr im Allgemeinen ist auch **Wider-**

stand zunächst etwas Notwendiges – ein Auto kann nur schnell fahren, wenn die Sicherheit durch gute Bremsen gewährleistet wird, eine Therapie nur dann gut vorangehen, wenn Therapeut und Patient darauf vertrauen können, die nächste Kurve auch zu kriegen. Widerstand ist hier ein Zeichen der Autonomie eines Patienten. Therapeutische Arbeit am Widerstand ist in der Regel vordringlich vor anderen Aufgaben:

! Widerstand vor Inhalt zum Thema machen – erst mit funktionsfähigen Bremsen kann eine Weiterfahrt angetreten werden.

Widerstand ist wie Abwehr ein aktiver unbewusster Prozess. Die Kenntnis von Abwehrmechanismen trägt dazu bei, den **primären Krankheitsgewinn** (z. B. das Vermeiden einer schmerzhaften Wahrnehmung durch Einsatz von Abwehrmechanismen) vom sekundären Gewinn der Einnahme der Krankenrolle zu differenzieren. Zu vereinfachend werden Widerstand und Abwehr überwiegend im Zusammenhang mit dem **sekundären Krankheitsgewinn** gesehen. Dann wird beschrieben, dass Patienten die Wohltaten ihrer Krankenrolle nicht aufgeben »wollen«. Ihnen wird im Sinne einer pathogenetischen Kausalität zugeschrieben, dass die soziale Situation ohne eine solche Krankenrolle möglicherweise schlechter sei als mit der Versorgung, die ihnen im Krankenhaus zusteht.

Ein solcher sekundärer Krankheitsgewinn kann ein wichtiger Faktor für das Aufrechterhalten einer Symptomatik sein. Er ist aber keine kausale Erklärung einer Störung. Therapeuten erhalten sich eine förderliche Haltung von Interesse und Aufmerksamkeit für mögliches Neues gegenüber ihren Patienten, wenn sie den sekundären Krankheitsgewinn in Rechnung stellen, aber für den primären offen bleiben.

! Unterscheiden Sie den primären Krankheitsgewinn in einer auslösenden Situation von dem sekundären Krankheitsgewinn der sozialen Rolle – und geben Sie sich nicht mit einer Beschreibung der aufrechterhaltenden Faktoren als »Ursache« einer Symptomatik zufrieden.

Verbunden mit der Frage des Krankheitsgewinns ist auch die Frage nach dem Respekt vor den gewachsenen Abwehrleistungen. Die Anpassung an eine schwierige Lebenssituation kann als Leistung anerkannt werden, selbst wenn sie mit dem Preis einer starren Abwehr oder einer Erkrankung bezahlt wird.

! Einsicht in eine zugrunde liegende unbewusste Konfliktdynamik führt nicht notwendigerweise dazu, dass Patienten besser leben können. Hier ist es erforderlich, dass Therapeuten sorgfältig auf die Signale von Patienten achten und Abwehr respektieren.

Übertragungen und Gegenübertragungen

> **Fallbeispiel 7: Frau K.**
>
> Frau K., eine etwa 40 Jahre alte Patientin beschließt ein erstes diagnostisches Gespräch mit einer kurzen Geschichte: Ich möchte Ihnen da noch etwas aus der letzen Woche erzählen. Mein Mann und ich saßen beim Frühstück, er las die Zeitung. Ich sagte: »Warum unterhalten wir uns nicht?« Er antwortete: »Schlag Du doch ein Thema vor.« Und ich dachte dann, was ist er nur für ein Miststück …

Für Psychotherapeuten sind Erzählungen von Patienten über ihre Interaktionen mit anderen Menschen eine Grundlage für klinische Entscheidungen über die Art der geplanten Psychotherapie, die in dieser Therapie relevanten Ziele und die Aussichten auf einen Erfolg der Behandlung. Diese Erzählungen, **Narrative** oder Beziehungsepisoden, können kurze Darstellungen sein, in denen ein Thema des Erzählers wie in einer Filmszene für den Zuhörer deutlich wird. Wenn sich die Bedeutung von Narrativen nicht sofort erschließt, können Erzählungen von Patienten als störend, unwichtig oder unsinnig übergangen werden. Beide Gesprächspartner sind daraufhin voneinander enttäuscht.

Die Entwicklung des **Übertragungskonzepts** ist dicht mit dem Bemühen um ein Verstehen der Erzählungen von Patienten verbunden. Zunächst unverständlich anmutende Erzählungen von Patientinnen haben Freud und Breuer (1895) zur Entwicklung einer diagnostischen und therapeutischen Methode des Erzählens, der **»freien Assoziation«** geführt. Mit der Annahme von Kausalität in den »zufälligen« Einfällen ihrer Patientinnen formulierten sie Zusammenhänge zwischen der Symptomatik und Aspekten der Beziehungen ihrer Patientinnen. Freud hat diese Erfahrungen für Behandlungen nutzbar gemacht und mit dem Konzept der Übertragung beschrieben. Gegenwärtige Beziehungen werden vor dem Hintergrund vorliegender Erfahrungen wahrgenommen und gestaltet. Das Zusammenspiel von konstitutionellen Faktoren und Lernerfahrungen in spezifischen Entwicklungsphasen bestimmt dann die spätere Wahrnehmung und Beurteilung von Beziehungen. Nur ein Teil dieser Sichtweise auf Beziehungen ist einer bewussten Reflexion zugänglich.

Frau K. erzählte im ersten Gespräch neben der Beziehungsepisode mit ihrem Ehemann (▶ Fallbeispiel 7) weitere Narrative mit ähnlichem Inhalt: Sie wünschte sich, dass andere auf sie zugehen würden, diese anderen wiesen sie ab, und sie selbst zog sich dann enttäuscht und angeekelt zurück.

Sie erzählt diese Geschichten ihrem Psychotherapeuten, damit dieser sich in ihre Situation einfühlen und sie so besser verstehen kann, und stellt sich ihm damit als eine Frau vor, die »immer wieder« solche Situationen erlebt. Aus ihren Erzählungen wurde die Übertragung als ein zentrales Beziehungskonfliktthema (Luborsky 1984, dt. 1988) bestimmt:

»Ich möchte, dass andere auf mich zugehen. Andere weisen mich aber ab und überlassen mir die Arbeit. Ich ziehe mich enttäuscht und andere abwertend zurück.« Dieses interpersonale Muster in ihren Alltagsbeziehungen trug zur depressiven Symptomatik von Frau K. bei. Es ist Teil ihres impliziten Wissens. Als solches kann es nicht vollständig vom Erzähler selbst benannt und nicht über Fragebogen bestimmt werden, fließt aber in Haltungen und Interaktionen mit anderen Menschen ein. Die affektive Einordnung neuer Erfahrungen erfolgt vor dem Hintergrund dieses Musters unbewusst und ohne kognitive Reflexion mit einem Gefühl der Gewissheit, einem »so ist die Welt«. In emotional wichtigen, zu Regression einladenden Beziehungen werden durchgängige Beziehungsmuster wie dieses deutlicher erkennbar als in Kontakten, die überwiegend von sozialen Normen und Konventionen geprägt werden. Von ihren beruflichen Kontakten mit Kunden erlebt sich Frau K. weniger enttäuscht als von ihrem Mann.

Narrative werden nicht zufällig erzählt. Durch assoziative Verknüpfungen fallen einem Erzähler bevorzugt Geschichten ein, die etwas von seinem Anliegen an das aktuelle Gegenüber, den Zuhörer oder Therapeuten, ausdrücken.

So kann sich ein Therapeut als Zuhörer dieser Beziehungsepisode »Schlag du doch ein Thema vor« fragen, ob der Patientin zu diesem Zeitpunkt gerade diese Beziehungsepisode einfällt, weil sie sich ihm gegenüber zu diesem Zeitpunkt in einem affektiv ähnlichen Muster befindet: Erlebt sie es als Abweisung, dass sie das Gesprächsthema bestimmen muss und ihr Therapeut abwartet, was für ein Thema sie zur Sprache bringen wird? Fühlt sie sich damit verantwortlich für die Aufrechterhaltung der Beziehung und beginnt so, ihr zurückweisendes Gegenüber als »Miststück« zu sehen?

Narrative werden damit nicht – nur – als Schilderungen realer Begebenheiten aufgefasst, sondern ähnlich wie Träume oder Beschreibungen in projektiven Tests als ein Material, in dessen Ordnung sich in bestimmbaren auslösenden Situationen spezifische **intrapsychische Muster** darstellen lassen. Die Auswertung von Narrativen ermöglicht es so, bei der Erfassung von Übertragung Untersuchungsstrategien anzuwenden, deren Qualität über objektive Kriterien beschrieben werden kann.

In einem weiten Sinne kann Übertragung als das subjektive Erleben von Bedeutung innerhalb von Beziehungen verstanden werden. Neue Erfahrungen werden dabei auf einer Folie vorangegangener Erlebnisse und Lernvorgänge interpretiert. Eine Einseitigkeit der Erinnerung bestätigt damit die Strukturen, die das Verhalten und Denken des Einzelnen bestimmen, und trägt zu ihrer Wiederholung bei. Übertragung wird als Wiederholung der Vergangenheit in Beziehungen der Gegenwart und als Verzerrung der Realität erkennbar.

Neue Erfahrungen werden notwendigerweise anhand dessen beurteilt, was bereits erfahren wurde. Eine Einordnung von neuen Erfahrungen in Beziehungen findet aber nicht nur als ein innerpsychisches Geschehen statt. Sie wird auch von verbalen und nonverbalen Signalen begleitet, die eine Person, auf die etwas übertragen wird, veranlassen, diese Übertragung durch ihr Verhalten zu bestätigen. So wird eine Person, die in einer Atmosphäre von Dominanz und Unterwerfung aufwuchs, vermutlich auch in ihren aktuellen Begegnungen mit anderen Menschen ein dominantes Verhalten erwarten und fürchten, sich unterwerfen zu müssen (**innerpsychischer Anteil**). Diese Erwartung führt zu einem Verhalten, das Unterwürfigkeit oder Trotz signalisiert und damit die Person, auf die dieses Muster übertragen wird, dazu veranlasst, tatsächlich mit dominantem oder unterwerfendem Verhalten zu reagieren (**interaktioneller Anteil**). Auf diese Weise bestätigen sich Übertragungserwartungen und verstärken die ihnen entsprechenden Beziehungsmuster. Dies ist ein Grund, warum frühe, in der Kindheit erworbene Beziehungserfahrungen auf die weitere Entwicklung von Beziehungen großen Einfluss haben können (Dornes 2006).

Fallbeispiel 8: Frau M. und Frau H.

Frau M. wird in einer wissenschaftlichen Untersuchung zu Beziehungsmustern in Partnerschaften aufgefordert, Interaktionen mit ihrem Partner zu erzählen. Sie erzählt eine Folge von Geschichten, in denen sie von ihren Partnern abgelehnt, schlecht behandelt und geschlagen wurde. Schließlich hält sie inne und faucht den männlichen Untersucher an: »Sie Scheißkerl! Fordern mich auf, solche Geschichten zu erzählen! Haben Sie nicht auch etwas Positives, über das wir reden können?« Der Untersucher fühlt sich hilflos und verärgert; er spürt den Impuls, in einen Machtkampf um die Definition der Situation einzusteigen und die Patientin zurechtzuweisen.
Eine andere Patientin, Frau H., erzählt in der gleichen Situation eine Reihe von Erzählungen, in denen sie ihren Mann mit anderen attraktiven, zurückhaltenden, charmanten Männern betrogen habe oder habe betrügen wollen. Schließlich bittet sie darum, die Videokamera abzuschalten und erklärt dem Untersuchenden, wie attraktiv sie ihn fände. Tatsächlich nimmt dieser sie ebenfalls als attraktiv wahr.

Die experimentelle Situation in den beiden Interviews (▶ Fallbeispiel 8) illustriert, wie Therapeuten in die innere

Dynamik von Patienten einbezogen werden. Übertragung hat damit sowohl innerpsychische als auch interaktionelle Anteile. Der innerpsychische Anteil berücksichtigt die Interpretation von Erfahrungen auf der Folie der eigenen Lebensgeschichte, der interaktionelle Anteil zusätzlich den Einfluss des Übertragenden auf sein Gegenüber, das über feine Signale dazu gebracht wird, sich in seinem Verhalten dem übertragenen Objekt anzugleichen.

Übertragungen sind nicht auf psychotherapeutische Situationen beschränkt, sondern stellen sich in allen menschlichen Beziehungen spontan her. Sie entwickeln sich dabei oft an sogenannten »Übertragungsauslösern«, Eigenschaften des Gegenübers, die für den Übertragenden eine Bedeutung haben und zur Aktivierung eines Übertragungsmusters führen. Solche äußeren Reize können das Aussehen und Verhalten eines Therapeuten sein, seine berufliche Rolle oder die Einrichtung seines Zimmers. Ihr Einfluss kann spezifische Übertragungen forcieren oder behindern. Visitengespräche im Stationszimmer in Anwesenheit des Teams (Patientenansicht: »Tribunale«), Zimmervisiten (»Prozessionen«), Oberarztvisiten (»Angst essen Seele auf«) sind starke Übertragungsauslöser; das Verhalten von Patienten in diesem Umfeld kann sich erheblich von dem Verhalten an anderen Orten unterscheiden.

Wenn in einer Beziehung übertragen wird, reagiert die Person, auf die eine Übertragung zustande gekommen ist, auf den interaktionellen Anteil der Übertragung. Ihre Reaktionen können als »Gegenübertragung« konzeptualisiert werden. Übertragung und Gegenübertragung stabilisieren sich gegenseitig, sodass in Visiten eine hoch ritualisierte Situation entstehen kann, die Angst vermindert, aber auch Begegnung be- oder verhindert. In einem modernen Verständnis wird Übertragung damit zu einer gemeinsamen Schöpfung von Patient und Therapeut. Trotz dieser Beziehungsgebundenheit von Übertragungen lassen sich über unterschiedliche Beurteiler übereinstimmende Gegenübertragungsreaktionen empirisch bestimmen.

In einer psychodynamischen Psychotherapie sind in der Regel sowohl Übertragungen in der Beziehung zum Therapeuten als auch in Beziehungen zu anderen Menschen wesentliche Themen. Der Umgang eines Therapeuten mit den auf ihn gerichteten Beziehungswünschen eines Patienten trägt in besonderem Maß zum Verlauf einer Behandlung, dem therapeutischen Prozess, bei. Übertragungsinhalte werden im Hier und Jetzt der Begegnung zweier Menschen deutlich. In der gemeinsamen Arbeit an Beziehungen zu Personen außerhalb der therapeutischen Situation ist der Therapeut dagegen deutlicher in der Rolle eines außen stehenden Beobachters oder Experten, mit dem Inhalte von Übertragungsmustern geklärt werden. Wann eher an der Übertragung auf den Therapeuten gearbeitet werden kann und wann es besser ist, Übertragungen auf andere Menschen außerhalb der Therapie zu bearbeiten, ist eine behandlungstechnische Frage, die ausführlich diskutiert wird.

Für empirische Untersuchungen ist eine Reihe von **Operationalisierungen von Übertragung** entstanden. Am bekanntesten sind die Methode des ZBKT (zentrales Beziehungskonfliktthema; Luborsky 1984, dt. 1988, Staats 2004, Albani et al. 2008) und die Plan-Diagnose (Weiss u. Sampson 1986). Beide Verfahren unterscheiden sich im Konzept von Übertragung und in der Art der Auswertung. Beide messen reliabel. Mit diesen Instrumenten kann Übertragung, eine unbewusste Struktur, an Transkripten oder Videoaufnahmen von Gesprächen zuverlässig durch Fremdbeobachter bestimmt werden.

Empirische Untersuchungen zeigen die Validität der Methoden für unterschiedliche Fragestellungen. So fanden sich deutliche Zusammenhänge zwischen Interventionen der Therapeuten, die genau auf das zentrale Beziehungskonfliktthema des Patienten abgestimmt waren, und einem guten Behandlungsergebnis. Das Befinden von Patienten verschlechterte sich, wenn Interventionen der Therapeuten ihr zentrales Beziehungskonfliktthema wiederholt nicht getroffen hatten. Über die Bestimmung von Übertragungsinhalten lassen sich auch prädiktive Aussagen gewinnen. Individuelle zentrale Beziehungskonfliktthemen korrelierten mit dem Behandlungsergebnis und ließen bessere Voraussagen über einen Behandlungserfolg zu als andere Variablen, wie die initiale Belastung der Patienten, die Symptomschwere oder das Strukturniveau.

Die Messung von Übertragung ermöglicht heute eine Operationalisierung psychodynamischer Verfahren für wissenschaftliche Untersuchungen. Übertragung wird so erfasst, dass eine Manualisierung psychodynamischer Therapien möglich ist – ohne den je individuellen, eben gerade nicht nur störungsspezifischen Ansatz psychodynamischer Behandlungen zu verlieren. Für zahlreiche Störungsbilder liegen bereits Manuale kürzerer therapeutischer Interventionen vor. Klinische Fragestellungen und theoretische Diskussionen zum Umgang mit Übertragungen werden zunehmend durch empirisch-statistische Untersuchungen ergänzt.

Regression und Spiel

» Darüber will ich mit Ihnen gar nicht reden. Ich möchte viel lieber mit Ihnen spielen! «

(Therapeutin zu einer zwanghaften Patientin in einer psychiatrischen Tagesklinik)

Psychodynamische Therapien sind emotionale Beziehungserfahrungen, in denen gelernt wird. Einsicht ohne die sie begleitenden Gefühle bleibt in der Regel wenig wirksam. Es ist die Aufgabe von Therapeuten, für den therapeutischen Prozess günstige Bedingungen herzustellen. Dazu kann z. B. gehören, mit Patienten aus einer zwanghaften, intellektualisierenden Beschäftigung mit Listen voller zu lösender Probleme auszusteigen – und ein freieres, emotionaleres »spielerisches« Ausprobieren in der Therapie zu ermöglichen. Beim Finden dieser Bedingungen hilft das Konzept der Regression – des Nutzens »früherer«, weniger strukturierter, »kindlicherer« und potenziell kreativer Erlebens- und Verhaltensweisen. Für unterschiedliche Patienten ist die Arbeit in unterschiedlicher Tiefe der Regression besonders geeignet.

Regression stellt sich in der Regel spontan ein, sie stößt einem zu – Studenten berichten etwa, wie ihnen in ihrem Elternhaus die Fähigkeit zu wissenschaftlicher Arbeit verloren geht, wie die elterlichen Regeln, regelmäßige Mahlzeiten und das Jugendzimmer dazu verführen, sich – wieder – wie am Ende der Pubertät zu fühlen. Zwischenzeitlich erworbene Kompetenzen sind dann zeitweise verloren.

Eine therapeutische Situation ist selbst ein starker Übertragungsauslöser (▶ Fallbeispiel 9).

Fallbeispiel 9: Regression

In einer Abteilung für Stimm- und Sprachstörungen führte die Einführung eines Intensivprogramms für schwer sprachgestörte Patienten (täglich eine Stunde Sprachübungen von Montag bis Freitag) zu einer massiven Belastung der Logopädinnen und dem drängenden Wunsch nach Supervision.

Die Patienten innerhalb des Intensivprogramms konnten sich, wenn sie zur Behandlung kamen, kaum verständlich machen. Sie reisten teils von weit her an und lebten in Pensionen der für sie fremden Stadt. Jeden Tag gingen sie in die Klinik zu einer Logopädin, die ihren Versuchen, sich verständlich zu machen, aufmerksam folgte, die sie verstand und förderte.

Überraschenderweise führten der Erfolg dieses Programms und die intensive Art der Zuwendung nicht zu Dankbarkeit oder Zufriedenheit bei den Patienten. Stattdessen kam es zu immer weiter wachsenden Ansprüchen an die Logopädinnen, heftigen emotionalen Reaktionen bei Verlegung einer Sitzung und einer zunehmenden Überforderung des engagierten Teams. Die zu Behandlungsbeginn selbstständigen und motivierten Patienten würden – so die Schilderung der Logopädinnen – trotz objektiv guter Erfolge »immer merkwürdiger und komischer« im Verlauf. So werde die Arbeit immer schwieriger und schließlich unmöglich.

In der ersten Supervisionssitzung wurde klar, wie groß die Bedeutung der einzelnen Stunde für die sonst weitgehend isolierten Patienten war. Das Bemühen der Logopädinnen um ein Verstehen ihrer Patienten und ihre Versuche, ihnen zu helfen, sich verständlich zu machen, erinnerten an das Bemühen von Müttern ihren kleinen Kindern gegenüber. Jetzt konnte das Verhalten der erwachsenen Patienten verstanden werden als ein Verhalten, das durch die Ähnlichkeit der Situation Erleben aus der Zeit des 2. Lebensjahres hervorruft – das »merkwürdige und komische« Verhalten war für die Beteiligten auf einmal nachvollziehbar und als Reaktion auf Trennungen von einer Mutter, auf die man doch unbedingt angewiesen ist, verständlich.

Schon mit dieser Einsicht änderte sich die Haltung gegenüber Patienten in diesem Zustand. Die Arbeit wurde weniger belastend. Dazu wurden Möglichkeiten gefunden, die »Regression« der Patienten (und dann auch der Logopädinnen) zu beschränken und dadurch die weitere Arbeit zu ermöglichen.

Das Nutzen regressiver Prozesse ist nicht einfach darzustellen, weil es Vorwissen über die Beziehungsmuster und die Psychodynamik und über den Verlauf einer Behandlung erfordert. In dem folgenden ▶ Fallbeispiel 10 sind sowohl der spielerische, »regressive« Erlebensaspekt als auch die progressive inhaltliche Arbeit zu erkennen:

Fallbeispiel 10: Regression und progressive Bewältigung

Frau S. ist eine junge, chronisch suizidale Patientin in längerer ambulanter Psychotherapie. Sie schilderte sich zu Behandlungsbeginn als »völlig kontaktunfähig«, aber intellektuell leistungsstark.

Frau S. kennt ihren Therapeuten schon eine Weile. Die depressive Symptomatik hat sich deutlich gebessert. Nach einer Anfangsphase der Therapie, in der sie sich »völlig ohne Kontakt« zum Therapeuten schilderte, und einer sich anschließenden Phase heftiger Ablehnung ihres Therapeuten erprobt sie in dem hier geschilderten Teil der Behandlung regressive Beziehungsmuster, wie sie in der Adoleszenz vorkommen. Sie holt damit einen Teil eines ihr fehlenden Erfahrungsbereichs nach.

Frau S. betritt das Behandlungszimmer ihres Arztes und kommentiert die dort stehende Schreibmaschine: »Tut es die noch? Ich würde gern auf Ihrer alten Schreibmaschine dort schreiben: »X. ist doof, X. ist doof, X. ist doof!« Dr. X.: »Das heißt: »Ich liebe Dich, ich liebe Dich, ich liebe Dich?« Frau S. vergnügt: »Das glaube ich nicht, das glaube ich nicht, das glaube ich nicht!«

Rhythmus, Melodie und Wiederholung betonen das Spielerische der Interaktion, in dessen Schutz sich Frau S. vorwagen kann, ohne zu viel Beschämung zu fürchten. Nach einer Weile folgt der Rückzug auf sichereren Boden, auf die Phantasie, noch ein kleines Kind zu sein.

Frau S. sagt: »Ich würde gern Jim Knopf heiraten. Oder jetzt Kinderstunde gucken.«

Damit kann die erlebte Situation jetzt kognitiv verstanden werden. Dr. X.: »Sie genießen es, sich vorzuwagen und sich dann wieder zu verstecken. Vielleicht gefällt es Ihnen, dass ich Sie dann suche.«

Ein Wechsel zwischen Regression und progressiver Bewältigung und Reflexion des Erlebten fördert das emotionale Erleben in Therapien. Therapeuten haben die Möglichkeit, über die Art ihrer Interventionen regressives Erleben zu fördern oder einzuschränken. Manche Patienten profitieren v. a. von der Arbeit auf einer bewussten Ebene mit wenig Regression, andere können tiefere Regression und damit einhergehende intensive Übertragungen am besten für sich nutzen.

Innerhalb des »Göttinger Modells« der Gruppentherapie (Heigl-Evers u. Heigl 1973, König 2008) wurden für die psychodynamischen Therapien Konzepte für die Arbeit mit unterschiedlich tiefer Regression entwickelt, die auch auf Einzeltherapien übertragbar sind. Für die Arbeit in der Psychiatrie wird Regression in der Regel beschränkt.

Im »Göttinger Modell« können Therapeuten ihr Vorgehen innerhalb eines Gesamtkonzepts variieren und sich in ihrer Wahrnehmungseinstellung und der Art ihrer Interventionen auf unterschiedliche Patienten und unterschiedliche Situationen einstellen. Unterschieden werden die **analytische Psychotherapie**, die regressives Erleben fördert, und zwei psychodynamische Verfahren, die mit eingeschränkter Regression arbeiten: die **analytisch orientierte Psychotherapie** und die **psychoanalytisch-interaktionelle Therapie**.

Interventionen zur Steuerung der Regression in den drei Verfahren werden hier für das gruppentherapeutische Setting aufgeführt.

Die analytische Psychotherapie

In den im engeren Sinn psychoanalytischen Gruppen wird Regression vom Therapeuten gefördert: Er zeigt wenig von sich als Person, bemüht sich, wenig zu strukturieren, greift bevorzugt Gemeinsames der Patienten auf, nimmt die Zuschreibungen der Gruppenmitglieder an und deutet sie. Dies gibt der Gruppe Freiraum für gemeinsame Phantasien und Interaktionen, in denen z. B. die Gruppe wie ein mütterliches Objekt der frühen Kindheit wahrgenommen wird.

Die analytisch orientierte Psychotherapie

In der analytisch orientierten Gruppenpsychotherapie wird Regression wenig gefördert. Die Arbeit erfolgt an Konflikten, wie sie ähnlich auch in den Alltagsbeziehungen der Gruppenmitglieder auftreten. Diese Form der Therapie eignet sich gut für die Veränderung von habituellen Beziehungsmustern, die Teil des Charakters geworden sind und von Patienten zunächst nicht unbedingt als ein eigenes »Problem« empfunden werden. Chronische Schwierigkeiten in Partnerschaften oder mit anderen Menschen am Arbeitsplatz stellen sich für viele Patienten überraschenderweise auch innerhalb der Gruppe – oder in Beziehungen zu Mitpatienten auf einer Station. Wenn sie dort erkannt und als eigenes Problem akzeptiert werden, haben die Gruppenmitglieder die Gelegenheit, zunächst im Umfeld der Gruppe für sie neue Verhaltensweisen zu erproben und damit Erfahrungen zu sammeln.

Die psychoanalytisch-interaktionelle Therapie

Die psychoanalytisch-interaktionelle Methode betont den interpersonellen Aspekt der Gruppenarbeit noch stärker. Der Therapeut richtet seine Aufmerksamkeit auf die sich in der Gruppe unter den Teilnehmern entwickelnden Normen, wie sie das Verhalten in der Gruppe bestimmen. Er fördert »Ich-Funktionen« der Gruppenteilnehmer, z. B. eine differenzierte Wahrnehmung von Affekten, und »antwortet« auf das Verhalten der Gruppenmitglieder, statt es zu »deuten«. Therapeuten in dieser Form der Gruppentherapie sind damit für die Gruppenmitglieder deutlicher als Personen wahrnehmbar, »transparenter«. Dies schränkt die Regression in der Gruppe ein und ermöglicht die Förderung der eigenen Subjektivität an der Andersartigkeit der anderen Gruppenmitglieder und des Therapeuten. Unbewusstes Material wird in dieser Form der Gruppentherapie nicht gedeutet, vom Therapeuten aber in der Art seiner »Antwort« berücksichtigt. Mit der Betonung auf der Verbesserung von »Ich-Funktionen«, dem »Antworten« des Therapeuten und dem Eingehen auf Lernschritte innerhalb der Gruppe zeigen sich Verbindungen zu Gruppenverfahren der humanistischen Psychologie und der Verhaltenstherapie. Die interaktionelle Form der Gruppenpsychotherapie hat ein weites Indikationsspektrum, das auch Patienten mit strukturellen Störungen, z. B. mit Suchterkrankungen, Borderline-Störungen und Psychosen (im Intervall), einschließt.

Die für Gruppen ausgearbeiteten Konzepte ermöglichen Therapeuten, in ihren Behandlungen Regression zu steuern, sodass sie den Bedürfnissen ihrer Patienten in dem für eine Therapie zur Verfügung stehenden Rahmen möglichst gerecht wird. Auf die Notwendigkeit, Setting und Rahmen bei der Gestaltung der therapeutischen Arbeit zu berücksichtigen, wird im Abschnitt Behandlungstechniken (▶ 1.5) weiter eingegangen.

1.3 Techniken der Anamneseerhebung

Patienten und Therapeuten begegnen sich in der Psychiatrie anders als in der Praxis eines niedergelassenen Psychotherapeuten. In der Regel ist das Setting weniger ritualisiert. Die Zeit, die dieses erste Gespräch dauern wird, ist offen. Sie wird im Gespräch ebenso verhandelt wie die nächsten Schritte – die eingreifend sein können.

Der aufnehmende Arzt steht im Erstgespräch unter dem Druck, am Ende eine Entscheidung fällen zu müssen – über den Beginn einer medikamentösen Therapie, einer stationären Aufnahme, den Zeitpunkt der Wiedervorstellung. Oder er trifft einen Patienten, der von jemand anderem zur Behandlung aufgenommen wurde und mit dem er eine noch nicht näher bestimmte Zeit therapeutisch arbeiten soll. Viele diagnostisch wichtige Informationen werden erst zu späteren Zeitpunkten und vielleicht von anderen Therapeuten oder in einer anderen Situation, z. B. in der Visite, erhoben. Findet die Behandlung stationär statt, haben Therapeut und Patient nur bedingt Einfluss auf den Zeitpunkt der Beendigung. Diese kann vom Oberarzt kurzfristig und in Abhängigkeit von äußeren Faktoren wie der notwendigen Aufnahme neuer Patienten festgelegt werden.

Bei starken Einschränkungen der Handlungsmöglichkeiten lastet auf den ersten diagnostischen Begegnungen ein hoher Verantwortungsdruck. Die vielseitigen Begegnungen in unterschiedlichen Situationen bieten aber auch besondere Möglichkeiten. Psychodynamische Diagnostik in der Psychiatrie muss sich daher den vorgegebenen Bedingungen so anpassen, dass ihre spezifischen Techniken und Zugangswege erhalten bleiben. Dies ist auch in kurzen Gesprächen möglich. Dann aber brauchen Patienten Gelegenheiten,

- die Begegnung aktiv selbst zu gestalten (die pointierte Formulierung »Wer fragt, bekommt Antworten, sonst nichts« weist auf die Gefahr hin, dass Therapeuten durch eine zu starke Strukturierung des Gesprächs wesentliche Informationen nicht erhalten) und
- eine erste Beziehung zu einem professionellen Helfer herzustellen, dem sie mit einem eigenen Anliegen von sich erzählen können.

Therapeuten können in einer solchen Situation

- Übertragungs- und Gegenübertragungsreaktionen nutzen, um sich in einer komplexen Situation zurechtzufinden,
- die Gestaltung des Kontakts als »szenische Information« zur inneren Welt des Patienten nutzen und
- die notwendigen Daten am Ende einer ersten Begegnung und in den dann folgenden Gesprächen erfragen.

Die Anerkennung der Aktivität von Patienten (z. B. »Da haben Sie etwas Neues ausprobiert«, »Das kann ich jetzt nach dem, was Sie erzählt haben, gut nachvollziehen«) leitet dabei schon zu einer Bestärkung der Hoffnung auf Änderung von Leiden durch eine Behandlung über.

1.3.1 Vorgehen im Erstgespräch

Ein Erstgespräch im ambulanten Setting ist oft bereits durch Erwartungen eines Patienten vor dem ersten Kontakt geprägt. Angst und Hoffnungen in Bezug auf eine mögliche Psychotherapie beeinflussen das Verhalten im Erstkontakt, sodass Therapeuten sehr rasch vor Situationen stehen können, die den späteren Therapieverlauf entscheiden. Patienten »testen« ihre potenziellen Therapeuten, indem sie ihre »pathogenen Überzeugungen« (Weiss u. Sampson 1986) in der Beziehung zum Therapeuten überprüfen. Therapeuten können diese Übertragungsangebote bestehen oder an ihnen scheitern. Im Erstkontakt entscheidet dies häufig über die Frage, ob eine Therapie begonnen wird (▶ Fallbeispiel 11).

Fallbeispiel 11: Herr G.

Herr G., ein Student, ruft in einer psychiatrisch-psychotherapeutischen Praxis mit dem Wunsch nach einem Termin an. Im Telefonat vermittelt er, wie schlecht es ihm gehe, und er dringt auf einen raschen Termin. Terminvorschläge von Dr. X. kann er aber aus unterschiedlichen Gründen nicht annehmen. Der erste vereinbarte Termin liegt dann fast 3 Monate nach dem Anruf.

Dr. X wartet zum vereinbarten Termin mit einem Gefühl der Unsicherheit, ob sich der Patient tatsächlich melden wird. Herr G. kommt. Er betritt die Praxis mit einem großen, voll bepackten Rucksack auf dem Rücken und stellt sich mit den Worten vor: »Ich komme nur, um abzusagen. Aber ich würde gern einen neuen Termin abmachen.«

Dr. X. sieht den schlaksigen jungen Mann unter dem Eindruck der Begrüßungsszene als jemanden, der »ein schweres Bündel zu tragen hat«; er nimmt die Situation dieser Begegnung vor dem Hintergrund der Terminvereinbarungsschwierigkeiten zugleich als »wesentlich« wahr, als eine Probe, vor die ihn Herr G. stellt: »Hier entscheidet sich jetzt etwas.«

Dr. X. sagt: »Ja, wir können einen neuen Termin ausmachen. Damit ich mich bis dahin aber nicht zu sehr über Sie ärgere, weil ich jetzt umsonst gewartet habe, möchte ich dann für den heutigen Termin ein Ausfallhonorar haben. Wenn Sie wiederkommen und ich bin noch etwas verärgert über Sie, ist das kein guter Start für uns.«

Herr G. erkundigt sich nach der Höhe des Ausfallhonorars und stellt fest: »Das ist ja genauso teuer wie die Bahnfahrt nach Hause, die ich jetzt spare, weil vor dem Haus meine Mitfahrgelegenheit wartet«. Er lässt seinen Rucksack in der Praxis stehen, verhandelt mit dem Fahrer des Autos, das ihn mitnehmen wollte, und setzt das begonnene Erstgespräch fort. Dabei erzählt er Begebenheiten, in denen er gute Gründe hatte, sich vor zu weit gehender Hilfe in Acht zu nehmen.

Die Darstellung des Erstgesprächs betont die Beziehungsdynamik zwischen Patient und Therapeut, um diese Quelle von Informationen hervorzuheben. Hier ist unbewusstes, implizites Beziehungswissen direkt beobachtbar. Wenn Patienten diesem Kontakt – z. B. nach einer Wartezeit – eine hohe emotionale Bedeutung geben, finden sich in der Regel kurz dauernde deutliche Übertragungen auf den Therapeuten. Auch Therapeuten bilden sich rasch ein erstes, weitgehend unbewusstes Bild des Patienten. Manche fangen Aspekte dieses **Ersteindrucks** in Form von bildhaften Beschreibungen ein – der Patient erinnert an einen »zerzausten kleinen Vogel«, an die »sanftmütige Kuh auf der Wiese vor dem Garten« oder »den Schlaks mit dem zu tragenden Päckchen«. Sie stellen damit eine persönliche Beziehung her, die – in der Akte oder den persönlichen Aufzeichnungen vermerkt – das Bild des Patienten auch nach längerer Zeit leicht wieder in Erinnerung bringt.

Nach dem Ersteindruck kann die **Übertragung** des Patienten Informationen zu nichtbewussten Mustern geben. Welche Beziehungsmuster ziehen sich durch die Geschichten, die er erzählt? Welche Rolle weist mir der Patient in seiner inneren Welt zu? In kurzen oder ersten Kontakten sind es nicht nur Erzählungen, aus denen sich innere Muster bestimmen lassen, sondern auch die Gestaltung der Situation, die **szenische Information**.

Im Laufe des Gesprächs nimmt der Diagnostiker unterschiedliche Rollen ein. In der Anfangsphase – oder später, wenn die Situation es gestattet – ist es hilfreich, Patienten die Gestaltung des Kontakts zu ermöglichen, um Informationen über das implizite Beziehungswissen zu erhalten. In dieser Phase des Gesprächs lässt sich der Therapeut durch die Erzählungen einladen, die Welt aus der Sicht des Patienten zu betrachten, und nimmt dann wieder Abstand, um die so gewonnenen Informationen aus einer eigenen Perspektive einzuordnen.

Bei der Beschreibung des **psychischen Befundes** wird die Positionierung als unabhängiger, objektivierender Beobachter noch deutlicher. Über den psychopathologischen Befund im engeren Sinn hinaus sind für die Indikationsstellung auch Beschreibungen von Ich-Funktionen und Entwicklungsmöglichkeiten sinnvoll.

Mit der Anamnese in engeren Sinn werden Selbstbeobachtungen der Patienten und objektive Daten zu ihrer Erkrankung gesammelt. Die Frage nach Veränderungen der Symptomatik und nach der Situation, in der eine Symptomatik erstmals auftrat (**auslösende Situation**) sind für eine spätere Psychotherapie besonders interessant: Was tut gut? Was belastet? Manche Symptome werden nicht spontan berichtet und sollten im Erstgespräch oder den folgenden Gesprächen gezielt erfragt werden, z. B. Zwangssymptome, Sexualstörungen, übermäßige Sorgen. Die **Genese** erfasst die Beziehungen in der Ursprungsfamilie und dem sozialen Umfeld des Aufwachsens, die schulische und berufliche Entwicklung, Freundschafts- und Liebesbeziehungen und die eigene Familie. Sie kann durch ein Genogramm ergänzt werden. Diese Daten erwecken gegenüber szenischen Informationen manchmal den Anschein größerer Objektivität. Es lohnt sich aber, daran zu denken, dass diese Erzählungen über die innere Welt eines Erzählers mehr aussagen können als über die realen Eltern. So berichten Geschwister häufig sehr unterschiedlich von ihren Eltern; Ehepartner schildern gemeinsame Erfahrungen als ganz verschiedene Erlebnisse. Auch Angaben zur Genese sind Erzählungen. In der schriftlichen Anamnese sollten sie daher als Sicht des Erzählers in indirekter Rede stehen.

! Betrachten Sie Angaben zur Lebensgeschichte nicht nur als Quelle von Sachinformationen, sondern auch als Erzählungen, die etwas zu der inneren Welt eines Patienten aussagen.

Die Informationen aus Selbstbeschreibungen (Erzählungen und Angaben des Patienten zur Anamnese), der objektivierenden Fremdbeobachtung (dem psychischen Befund) und reflektierter Empathie (szenische Informationen und Erleben der Beziehung zum Patienten) werden auf zueinander passende Muster untersucht und – im Finden eines solchen Musters – subjektiv »verstanden«. Dieses subjektive Verstehen ist vorläufig. Es reduziert die Komplexität der Leidensgeschichte und kann dann mit theoretischen Konzepten und entwicklungspsychologischen Überlegungen konzeptualisiert werden. Es entsteht die »Psychodynamik« dieses Patienten und seiner Erkrankung.

Eine erste Diagnose enthält dann idealtypisch mehrere Ebenen:

- eine Beschreibung der Symptomatik (»mittelgradige depressive Episode, Herzangstneurose/somatoforme autonome Funktionsstörung des kardiovaskulären Systems, langjährige Arbeits- und Beziehungsstörungen«),
- die Beschreibung einer die einzelnen Symptome zusammenfassenden Grunderkrankung (»bei Verdacht auf eine ängstliche Persönlichkeitsstörung«) sowie
- eine Hypothese zur auslösenden Situation (»anlässlich einer Abmahnung am Arbeitsplatz«).

Diese Diagnose kann mit der Psychodynamik ergänzt werden um eine kurze Formulierung, die Grundlage für einen Behandlungsfokus ist (»Der Patient sehnt sich nach einer konfliktfreien Beziehung und hat zugleich Angst davor, sich in einer solchen Beziehung zu sehr anzupassen und zu »verlieren«. Mit dieser Sehnsucht erlebt er Zurückweisungen als besonders kränkend. Beziehungen sind daher stets unsicher und durch Abbruch und Rückzug bedroht. Der Patient versucht, seine Enttäuschungswut angesichts solcher Kränkungen zu bewältigen, indem er vorbeugend Beziehungen vermeidet oder bei Konflikten Beziehungen dadurch sichert, dass er Ärger und Enttäuschung gegen innere Repräsentanzen richtet und dabei depressiv wird und/oder Herzangst entwickelt.«)

Wie lässt sich eine solche Hypothese prüfen? Die Beziehungsgestaltung kann in mehreren Bereichen des Lebens beschrieben werden – in der Ursprungsfamilie, in den aktuellen Beziehungen zu Freunden und in der eigenen Familie sowie in der Beziehungsgestaltung zum Untersucher. Wenn sich ein Muster in ähnlicher Form auf diesen drei Ebenen findet und mit der Symptomatik in Zusammenhang steht, ist es in der Regel günstig, dies bei der Formulierung des Fokus einer Behandlung zu berücksichtigen (◘ Abb. 1.1).

Die Formulierung eines **Behandlungsfokus** führt zu einer Reduktion von Komplexität. Dies ist v. a. bei kürzeren Therapien von großer Bedeutung. Der Behandlungsfokus führt aber auch bei längeren Behandlungen zu einer Konzentration der Arbeit in den einzelnen Sitzungen. Wenn sich der Fokus in längeren Therapien ändert, können diese Behandlungen als eine Folge fokalisierter Behandlungsabschnitte verstanden werden.

Für eine Behandlung durch mehrere Therapeuten, z. B. im stationären Setting, hat der Fokus darüber hinaus die Funktion, die unterschiedlichen Zugangswege und Therapeuten auf eine gemeinsame Aufgabe hin zu verbinden. Erst dann können sich die unterschiedlichen Modalitäten (Gruppentherapie, Einzelgespräche, Bezugspflege, Kunsttherapie, Bewegungstherapie, Visite, Sozialtherapie etc.) mit ihren spezifischen Möglichkeiten in einer gemeinsamen Arbeit ergänzen. Zur Formulierung von Fokussen und zur Arbeit mit dem Fokus gibt es eine Reihe von wissenschaftlich nutzbaren Methoden und detailliert beschriebenen und erprobten klinischen Konzepten (▶ Box).

> Die Formulierung eines Fokus nach Luborsky (1984, dt. 1988) nutzt Narrative, spontane Erzählungen von Patienten über ihre Interaktionen mit anderen Menschen. Sie laden den Zuhörer ein, sich per Identifikation in die Welt des Erzählenden hineinzubegeben.
> Aus mehreren Narrativen eines Patienten werden ein zentraler Wunsch, die zentrale Reaktion anderer Menschen und die zentrale eigene Reaktion des Erzählers bestimmt. Diese Inhalte beschreiben, wie Erfahrungen in der inneren Welt des Erzählers bewertet werden. Sie erfassen wesentliche Teile des psychoanalytischen Konzepts der »Übertragung« und erschließen es für empirische Überprüfungen.

Mit einer solchen Untersuchung von Narrativen kann dann gezeigt werden, ob und inwieweit die Deutung eines Therapeuten »stimmt«, ob sie einen »objektiv« gefundenen zentralen Teil der dem Erzähler nicht bewussten Motivation aufnimmt. In diesem Sinne zutreffende Deutungen unbewusster Beziehungserwartungen gehen einher mit einer vom Patienten als hilfreich erlebten Beziehung und mit einer Verbesserung der Symptomatik – weniger gut passende Deutungen wirken weniger gut (Crits-Christoph et al. 1988). In der Regel gehen Anamne-

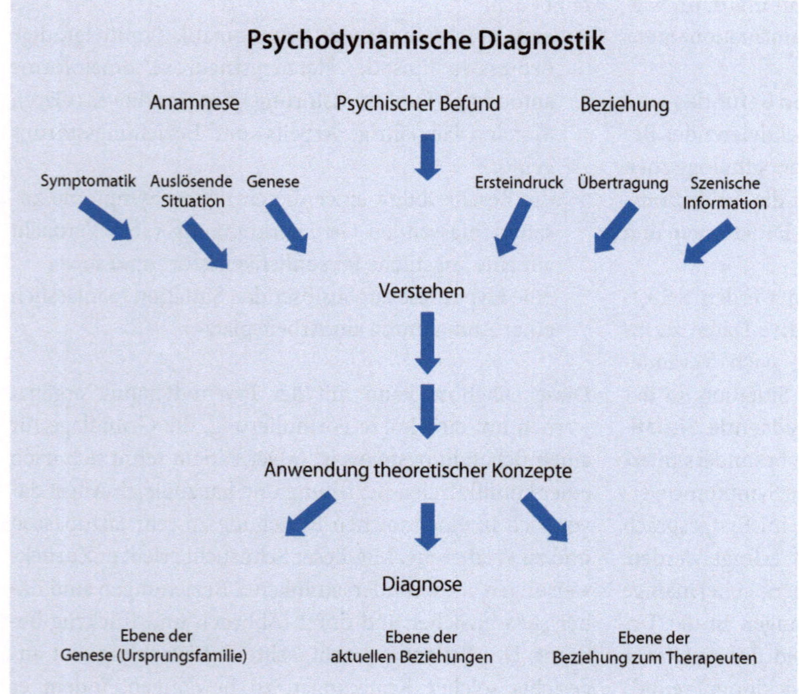

◘ **Abb. 1.1** Informationsgewinnung und Sicherung der Diagnose

seerhebung und Therapie schon in der ersten Sitzung Hand in Hand. So wird über die Schaffung einer Arbeitsbeziehung und ein Fördern von Hoffnung auf Veränderung durch die Therapie in den Anamnesegesprächen oft schon eine erste deutliche Reduktion der Symptomatik erzielt – ein Vorschuss, den der Patient gibt und der in der weiteren Arbeit verdient werden muss, wenn die Besserung Bestand haben soll.

1.3.2 »Inszenierungen« – die innere Welt und ihre interpersonalen Auswirkungen

Diagnostik ist nicht im Erstgespräch beendet. Ein gefundener Fokus muss einerseits vom Therapeuten vertreten werden – manchmal hartnäckig! –, um die Arbeit zu fokussieren und hilfreich zu machen; andererseits ist das Wissen von Therapeuten immer nur vorläufig und muss an dem überprüft werden, was Patienten im Laufe einer Therapie an neuem Material in eine Behandlung einbringen. Eine zentrale Informationsquelle sind dabei die Beziehungen eines Patienten zu Mitpatienten auf der Station, zu den verschiedenen Therapeuten des Teams oder zum Einzeltherapeuten. Übertragungen von Patienten sind in der Psychiatrie oft gut zu erkennen, aber dennoch nicht immer leicht zu handhaben – etwa dann, wenn Patienten »spalten«, einzelne Teammitglieder stark idealisieren, andere heftig abwerten. Hier besteht die Gefahr, dass Teammitglieder die Zuschreibung eines Patienten übernehmen. Damit kommt es zu Konflikten innerhalb des Teams. Wenn diese in einer Supervision auf die Arbeit mit einem schwierigen Patienten zurückgeführt und diagnostisch verwertet werden können, hat dies oft eine unmittelbar erleichternde Auswirkung: Die einzelnen Therapeuten erkennen sich wieder als ein Team, das verschiedene Übertragungen eines Patienten miteinander verbindet und dadurch integrieren kann. Bei spaltenden Patienten können die heftigen und unterschiedlichen Übertragungen oft darauf zurückgeführt werden, dass »gute« und »böse« Bilder von anderen getrennt gehalten bleiben, um auf diese Weise die – brüchigen – guten Erfahrungen zu bewahren und vor Eindrücken, in denen Patienten »böse« mitgespielt wurde, zu schützen.

Therapeuten stehen hier wieder vor einem Konflikt, der nie gelöst wird und täglich neu bewältigt werden muss: Auf der einen Seite ist es notwendig, die Zuschreibungen aus der inneren Welt eines Patienten bis zu einem gewissen Grade anzunehmen, um mit der inneren Welt eines Menschen in Kontakt zu treten. Dabei erproben Patienten im Laufe einer Therapie sowohl die Übertragung von Erfahrungen mit anderen Menschen (Der Therapeut wird vom Patienten wie eine Person der Vergangenheit erlebt und fühlt sich auch ein Stück weit so, z. B. streng und nicht eigentlich am Patienten interessiert. Streng und nicht an ihm interessiert erlebte der Patient seinen Vater.) als auch die Übertragung von Selbstanteilen (Der Therapeut wird vom Patienten so behandelt, wie sich der Patient in der Vergangenheit behandelt fühlte, z. B. als hilflos und als streng beurteilt. So fühlte sich der Patient früher im Kontakt mit seinem Vater.). Mit der Übertragung dieser Erfahrungen, in die sie ihre Therapeuten verstricken, nehmen Patienten Kontakt zum Therapeuten und zu abgelehnten Teilen ihrer inneren Welt auf. Es geht daher mit einem Verlust an professioneller Wirksamkeit einher, wenn sich ein Therapeut nicht verstricken lassen kann und nur in der Rolle eines kühlen objektivierenden Beobachters oder in einer Haltung unerschütterlich gleichbleibender (herablassender) Freundlichkeit bleibt (z. B. »Ich lasse mich nicht von Patienten provozieren.«).

Auf der anderen Seite ist es notwendig, dass Therapeuten immer wieder diese Verstrickungen erkennen und sich aus ihnen befreien. Patienten bringen einen Teil ihrer Erwartungen und Befürchtungen in der Person des Therapeuten unter. Therapeuten spüren, dass sie eine solche Rolle übernehmen. Sie erkennen ihre Verstrickungen und reagieren anders, als in der Übertragung erwartet. Damit werden auf Dauer pathogene Überzeugungen entkräftet.

1.3.3 Beschreibung und Dokumentation von Diagnostik

Die individuelle Beziehung zwischen Diagnostiker und Patient lässt einige psychodynamische Therapeuten generell an der Bedeutung objektiver Diagnosen zweifeln, die dokumentiert und an andere Behandler weitergegeben werden können. Diagnosen und die Weitergabe von Informationen an andere Therapeuten oder Krankenhäuser werden von diesen Therapeuten daher nach Möglichkeit vermieden. Diese pointierte Sichtweise weist darauf hin, dass medizinische Diagnosen zwischen zwei Personen und innerhalb eines gesellschaftlichen oder institutionellen Umfelds verhandelt werden und – streng betrachtet – nur in diesem Rahmen Gültigkeit beanspruchen können. Dies gilt besonders deutlich im Bereich der Psychiatrie und Psychotherapie.

Der Konflikt zwischen institutionellen Forderungen nach einer objektiven Dokumentation von Krankengeschichten und dem Wissen um die Subjektivität psychotherapeutischen Handelns bleibt für viele psychodynamische Therapeuten nicht dauerhaft auflösbar. Viele Therapeuten betreiben daher eine doppelte Diagnostik:

Diagnostik für die Akten hat dann administrative und manchmal wissenschaftliche Funktion. Vor der Einführung operationalisierter Diagnoseschemata war die Diagnostik für die Akten oft von einem Bemühen um Diskretion und den Schutz des individuellen Patienten geprägt. So gab es in einer großen psychiatrischen Klinik für – fast – alle Patienten die Diagnose »zentralnervöse Erregungs- und Verarbeitungsstörung«, unter der sich sowohl akute Lebenskrisen als auch chronische Psychosen fanden. Ambulante Psychoanalytiker verschlüsselten Diagnosen ihrer Patienten bewusst vage unter »Sonstige«. Diese Einheitsdiagnostik war nicht mit fehlender Aufmerksamkeit für die Individualität von Patienten verbunden. Sie stellte im Gegenteil in Rechnung, dass es vielen Ärzten und Therapeuten schwerer fällt, klare Diagnosen zu stellen, wenn sie ihre Patienten lange und gut kennen. Mit einem genaueren Kennen wird offensichtlich, dass für die Erkrankung und Behandlung wichtige Aspekte einer Diagnose nicht erfasst werden. Und die Diagnose von Beziehungsmustern in einer kategorisierenden Form – z. B. als Persönlichkeitsstörung – hat immer auch den Aspekt einer Beleidigung; der therapeutische Nutzen dieses Vorgehens ist fraglich.

Inzwischen ist die Diagnostik für die Akten eher von einem Bemühen um die Rechtfertigung des eigenen therapeutischen Handelns vor Kosten- und Entscheidungsträgern geprägt. Diese Sachzwänge führen zu einer Abkehr von der bisherigen Zurückhaltung in der Zuordnung zu Krankheitskategorien. »Breite« und »Tiefe« der Diagnostik werden »ausgeschöpft«: Unterschiedliche Symptome einer Erkrankung werden als Komorbiditäten und die Diagnose von Persönlichkeitsstörungen als Komplikation (Störung auf der »Achse II« im DSM) verschlüsselt. Ätiopathogenetische Zusammenhänge zwischen den einzelnen Symptomen gehen in dieser formalisierten Diagnostik verloren – mit der Gefahr, dass sich das auch im therapeutischen Denken auswirkt. Ein Zerrbild wäre die reflexhafte Verordnung symptomspezifischer Therapiemodule ohne Berücksichtigung der Persönlichkeit des Patienten, seines Umfeldes und der Geschichte seiner Beziehungen.

Diagnostik für die Therapie ist dagegen ein Versuch, die verschiedenen Symptome eines Menschen unter für eine Behandlung relevanten Gesichtspunkten zusammenzufassen. Sie rückt damit in die Nähe von Fokusformulierungen, hat Bedeutung für die Planung der individuellen Therapie, ist aber weniger gut operationalisierbar und reliabel zu erfassen.

Viele Therapeuten arbeiten mit dieser doppelten diagnostischen Buchführung und stellen Indikationen nicht anhand der eher für administrative Aufgaben geeigneten Diagnosen. In dieser Haltung werden sie durch Ergebnisse empirischer Untersuchungen bestärkt, die eine geringe Bedeutung von ICD- und DSM-Diagnosen für Indikation und Prognose in einer Psychotherapie fanden. Die Unzufriedenheit mit den herrschenden diagnostischen Glossaren hat zu Versuchen geführt, die geringe Validität und Differenziertheit der bestehenden diagnostischen Manuale und die geringe Reliabilität therapierelevanter psychodynamischer Diagnostik durch ein komplexes Instrument zur Operationalisierung psychodynamischer Diagnostik zu verbessern.

Ein solches Instrument zur **Operationalisierung psychodynamischer Diagnostik** (Arbeitskreis OPD 2006) liegt vor. Zahlreiche Wissenschaftler haben für dieses Diagnosesystem ein weitgehend widerspruchsfreies System psychodynamischer Theorien geschaffen, das sich beobachtungsnah für klinische und wissenschaftliche Arbeit eignet. Es beschreibt mit den zusätzlich zur ICD-Diagnostik berücksichtigten Achsen »Krankheitserleben«, »Beziehung«, »Konflikt« und »Struktur« Ergebnisse einer psychodynamischen Diagnostik klar und in gut operationalisierter Form. Die OPD ermöglicht mit diesen Achsen auch Veränderungsmessungen im Verlauf von Therapien, bei denen psychodynamische Konzepte berücksichtigt werden.

Eine so differenzierte Diagnostik kann die bisherige doppelte diagnostische Buchführung weitgehend überflüssig machen und auflösen. Psychodynamische Konzepte können dann integraler und kommunizierbarer Bestandteil innerhalb einer medizinischen Diagnostik werden und die Diagnostik in der Psychiatrie ergänzen und bereichern. Diesen Vorzügen steht das Risiko gegenüber, dass mit dem Erlernen einer operationalisierten psychodynamischen Diagnostik die Widersprüche zwischen unterschiedlichen theoretischen Ansätzen und damit auch die Linien der Argumentation zwischen den verschiedenen Theorien verloren gehen. Es droht dann die Gefahr, dass Theorien nicht mehr als – mehr oder weniger unvollkommene – Hilfsmittel zu einem Verstehen eines Patienten gesehen werden, sondern als ein geschlossenes System, das die Vielgestaltigkeit menschlichen Krankheitsverhaltens vollständig abbildet. Der Reichtum an Assoziationen, der sich aus dem Wissen um die Geschichte eines Konzepts ergibt, ist für ein differenziertes Verstehen von Patienten nutzbar und vermittelt zugleich die Vorläufigkeit und Beschränktheit dieses Verstehens. Wird nur ein operationalisiertes Diagnosesystem erlernt, geht diese Dimension verloren.

1.4 Behandlungsziele

Psychodynamische Therapien streben an, dass Patienten ein besseres Verständnis von sich selbst entwickeln. Dieses Verständnis kann sich auf einen umschriebenen Teilbereich des Lebens beschränken oder das eigene Verhalten und Erleben allgemeiner umfassen. Als Behandlungsmittel wird die Beziehung zwischen Patient und Therapeut besonders berücksichtigt. Mit wachsendem Verständnis für eigene Motive, Wünsche, Ängste und Haltungen erwerben Patienten auch ein größeres Maß an Freiheit, das eigene Leben bewusster zu gestalten (Konfliktorientierung), verbesserte Ich-Funktionen (Strukturpathologie) oder Fähigkeiten im Umgang mit traumatischen Erfahrungen. Interpersonelle und innere Konflikte können besser bewältigt werden. Sie lösen keine Symptome mehr aus, oder die mit ihnen verbundenen Symptome werden weniger drängend.

Diese allgemeine und ehrgeizige Kurzbeschreibung der Ziele psychodynamischer Behandlungen kann vielfach modifiziert werden. Jede der oben beschriebenen Psychologien setzt hier eigene Schwerpunkte:

- die reale oder sublimierte Verwirklichung eigener Wünsche (Triebtheorie),
- die gelingende Anpassung an äußere Anforderungen (Ich-Psychologie),
- die Integration widersprüchlicher Erfahrungen in funktionale Beziehungen zu anderen (Objektbeziehungspsychologie),
- das Erreichen eines kohärenten Selbstbildes mit einer stabilen Selbstwertregulation (Selbstpsychologie),
- stabile Bindungsmuster zu anderen, verbunden mit der Fähigkeit, über sich selbst in Beziehungen nachdenken zu können (Bindungstheorie).

In der klinischen Arbeit tragen solche Ziele implizit zur Formulierung eines therapeutischen Fokus bei. Hier werden Ziele konkret als Veränderung unglücklicher und zumindest teilweise nichtbewusster Beziehungsmuster formuliert, damit die mit diesen Beziehungsmustern verbundenen Symptome ihren Sinn verlieren. Eine solche Veränderung kann einhergehen mit **Einsicht** in die situativen und innerpsychischen Faktoren, die die Erkrankung auslösten oder aufrechterhielten. Einsicht in innere Muster ist aber keine Voraussetzung für einen Therapieerfolg. Sie ist oft auch nicht das Ziel, mit dem Patienten eine Psychotherapie beginnen. Für Therapeuten ist es hier oft notwendig, sich auf Sichtweisen einzulassen, die nicht ihrer eigenen bürgerlichen Sozialisation entsprechen. Dabei ist Wissen über soziale Bezüge in Unter- und Oberschichtfamilien hilfreich (▶ Fallbeispiel 12).

Fallbeispiel 12: Frau B.

Frau B., eine 45-jährige Patientin mit Angst und einer Somatisierungsstörung, beschrieb ihre Partnerschaft als »ganz in Ordnung« und machte zugleich deutlich, dass ihr Mann und sie »nicht miteinander sprechen« – für den Untersucher ein Widerspruch in sich. Die Patientin sah ihre Partnerschaft als Ressource, der Therapeut aufgrund ihrer Schilderung zunächst als Problem.

Frau B. kam aus einem kleinen Dorf, in dem in den jeweiligen Frauen- und Männergemeinschaften »gesprochen« wurde, weniger in den Familien. Eine psychotherapeutische Intervention, die die Partnerschaft im Sinne der Patientin als Ressource nutzte, führte zu einer deutlichen Reduktion der Symptomatik. Frau B. und ihr Mann waren zufrieden, auch ohne dass sich an dem »Nicht-miteinander-Sprechen« etwas geändert hatte.

Patienten können ihre Ziele auch erreichen, ohne dass sie Einsicht in die eigenen Beziehungsvorstellungen gewinnen – es gibt allerdings Hinweise darauf, dass ohne solche Veränderungen der therapeutische Gewinn weniger beständig ist. Bei neu auftretenden Konflikten bleiben Patienten ohne eine solche Einsicht stärker auf ihre alten Bewältigungsmöglichkeiten beschränkt und müssen eher erneut Psychotherapie in Anspruch nehmen.

Therapeuten können daher auch für die von ihnen vertretenen Ziele werben – für eine Veränderung der Erlebens- und Verhaltensmöglichkeiten, die sich strukturell gestörte Patienten zu Beginn einer Therapie nur schwer vorstellen können. Hier ist nicht nur die Anpassung an die Vorstellungen eines Patienten notwendig, sondern auch das fachliche Wissen darüber, was in einer Psychotherapie langfristig gewonnen werden kann (▶ Box).

> Patienten, die wegen eines zunächst isoliert wahrgenommenen Symptoms (z. B. Schwierigkeiten in der Beziehung zu ihrem Partner, soziale Ängste, depressive Zustände) eine Psychotherapie beginnen, schildern am Ende einer solchen Behandlung oft, dass sich weitere Symptome mit der Etablierung befriedigenderer Beziehungen ebenfalls zurückgebildet hätten (z. B. leichtere Perversionen, Migräne, somatoforme Störungen) – obgleich sie über diese nie in ihrer Therapie gesprochen hatten.

Ziele, die Patienten für sich formulieren, ändern sich im Verlauf längerer Behandlungen. Steht anfangs die Beseitigung von Symptomen häufig im Vordergrund, formulieren Patienten im Verlauf einer psychodynamischen Therapie später überwiegend Veränderungen in ihren Beziehungen als Ziele. Gegen Ende einer Therapie stehen dann das Erwerben von neuen Fähigkeiten und das Bewältigen lebensphasenspezifischer Aufgaben im Vordergrund. Solche bisher aufgrund von Krankheitssymptomen verschobenen Aufgaben können z. B. das Abschließen einer Ausbildung, das Finden eines Lebenspartners oder der Kauf eines Hauses sein – Aufgaben, die sowohl einen konkreten als auch einen darüber hinausgehenden symbolischen Wert besitzen. Viele dieser Veränderungen treten erst nach Abschluss einer längeren Therapie ein, wenn Patienten die Erfahrungen aus einer intensiven Psychotherapie auf ihre Alltagsbeziehungen anwenden.

Therapeutische Ziele können in der Psychiatrie sehr konkrete Formen annehmen, bei denen das Verstehen der Beziehungsdynamik auf die Seite der Therapeuten beschränkt bleibt: Die Entlassung eines Patienten kann ein Ziel sein oder die Anschaffung eines neuen Hundes (bei einer Depression nach Verlust des alten, der wichtigstes Beziehungsobjekt und Anlass für körperliche Aktivitäten und für spontane zwischenmenschliche Kontakte war). Die jeweiligen Ziele können in einer dem Krankheitsbild angemessenen Art so besprochen werden, dass Patienten sich im Umgang mit diesem Ziel besser kennenlernen und ihre Erfahrungen damit auf andere Aspekte ihres Lebens übertragen.

1.5 Behandlungstechniken

1.5.1 Wirkfaktoren psychodynamischer Therapien

Der Wunsch zu wissen, was in einer Psychotherapie tatsächlich wirkt, hat zu einer Fülle klinischer Arbeiten und interessanter Studien motiviert. Versuche, diese Ergebnisse zusammenzufassen, führen weniger zu klaren Antworten als zu komplexeren Fragen – etwa einem »Was wirkt wie bei wem?«

Schon die Definition von **Wirkfaktoren** erweist sich als schwierig. In der Forschung an Gruppen hat Yalom (2003, engl. 1970) 11 »therapeutische Faktoren« unterschieden und empirisch überprüft (▶ Übersicht).

Therapeutische Faktoren nach Yalom

1. Das Einflößen von Hoffnung
2. Das Erleben der Universalität des Leidens
3. Ein Mitteilen von Informationen
4. Das Erleben von Altruismus und dessen Nutzen
5. Eine korrigierende Rekapitulation der primären Familiengruppe
6. Die Entwicklung von Techniken des mitmenschlichen Umgangs
7. Nachahmendes Verhalten
8. Interpersonales Lernen
9. Das Erleben von Gruppenkohäsion, d. h. von Beziehung in der Gruppe
10. Katharsis
11. Sogenannte »existenzielle Faktoren«, z. B. Erfahrungen, dass das Leben manchmal unfair und ungerecht ist, dass man sterben und dem Leben allein gegenübertreten muss, dass die letzte Verantwortung für die Art, wie das eigene Leben gelebt wird, von einem selbst übernommen werden muss

Viele dieser in Gruppentherapien beschriebenen Wirkfaktoren werden ähnlich auch von Patienten in Einzeltherapien als hilfreich benannt. Allerdings differieren Befragungen von Patienten, was für sie in einer Psychotherapie wichtig war, mit den Ergebnissen von Fremdbeurteilungen und komplexen empirischen Untersuchungen. Wie soll jemand beurteilen, welcher dieser sich überlappenden Faktoren tatsächlich zu einer Besserung seiner Symptome beigetragen hat?

In der klinischen Diskussion gab es eine lange Auseinandersetzung um die Frage, ob spezifische Wirkfaktoren (z. B. Einsicht in unbewusste Verhaltens- und Erlebensmuster) für einen Erfolg entscheidend seien oder ob die Qualität der therapeutischen Beziehung (ein unspezifischer, für viele Formen von Psychotherapie wichtiger Faktor) eine größere Rolle spiele. Empirische Untersuchungen zeigen für kurze Therapien, dass v. a. unspezifische Faktoren das Ergebnis einer Behandlung vorhersagen. Für Psychotherapien in der Psychiatrie scheint es klinisch am förderlichsten, von einer Vielzahl an Wirkmechanismen auszugehen, ähnlich wie sie Yalom für Gruppen beschrieben hat. Interpersonelles Lernen, Identifikation mit dem Therapeuten, das Mitteilen von Informationen, suggestive Interventionen und Einsicht in das eigene Verhalten und Erleben tragen alle zu einer Besserung von Symptomen bei. Innerhalb der therapeutischen Beziehung stellen sich Therapeuten auf das ein, was ihrem Patienten nutzt, und Patienten wählen aus dem, was ihr Therapeut anbietet, das aus, was für sie hilfreich ist. Unterschiedliche therapeutische Methoden setzen dabei im Hinblick auf ihre Wirkfaktoren konzeptuell unterschiedliche Schwerpunkte (z. B. die psychoanalytisch-interaktionelle Therapie für Patienten mit strukturellen Störungen gegenüber analytisch orientierter Therapie für Patienten mit einem Überwiegen von konfliktbedingten Störungen). Die konzeptuell unterschiedlichen Wirkfaktoren lassen sich empirisch als differenzielle Therapieeffekte nachweisen (Leichsenring et al. 2007).

Einsicht und Beziehung sind dabei keine unabhängigen Variablen. Sie hängen eng miteinander zusammen. Therapeuten, die das zentrale Thema, die Übertragungsmuster ihrer Patienten zu Behandlungsbeginn zutreffend ansprechen, verbessern damit die therapeutische Beziehung und erzielen am Ende günstigere Ergebnisse. Einsicht ist in einer Psychotherapie ist daher kein allein intellektuelles Geschehen, sondern ein in eine Beziehung eingebettetes emotionales Erlebnis und ein sich über verschiedene Bereiche des Lebens wiederholender Arbeitsprozess.

1.5.2 Wirkfaktoren umsetzen

Es ist nicht der intellektuelle Gehalt von Deutungen oder Einsicht allein, die zur Besserung einer Symptomatik beitragen, sondern auch das **Vertrauen** in den Therapeuten. Die Hoffnung auf Hilfe beruht auch auf der Übertragung positiver Erfahrungen auf den Therapeuten. Dieses Vertrauen wird durch eine gute therapeutische »Technik« gefördert:

- ein Herstellen von günstigen Bedingungen für das Lernen von Neuem und für Veränderungen mit
- einer angepassten Dosierung von Regression und direkter Suggestion,
- ein präzises Erkennen der Anliegen von Patienten und ihrer Auswirkungen auf die aktuelle Situation (Übertragung),
- eine klar verständliche, auf die Welt des Patienten bezogene Sprache und
- situationsbezogene, taktvolle und zum rechten Zeitpunkt kommende Interventionen.

Allgemeine Regeln zum Umsetzen von Wirkfaktoren können nur eine Orientierung geben. Im konkreten Einzelfall kann es gute Gründe geben, anders vorzugehen. Mit dieser Einschränkung sollen einige allgemeine Empfehlungen gegeben werden.

! Deutungen vorbereiten: Nicht gleich alles sagen, was einem zu einem Patienten Hilfreiches einfällt!

Es ist verführerisch, einem Patienten zu vermitteln, dass man etwas von ihm verstanden hat. Und doch ist es oft klug, damit eine Weile zu warten, z. B. damit sich die Erzählung oder die Szene noch deutlicher entwickeln oder damit ein Patient selbst etwas entdecken kann, was für ihn wichtig ist. Bei diesem Prozess kann es helfen, zunächst »klarifizierend« zu intervenieren – sich die Situation genau erzählen zu lassen, Empfindungen und Verhalten zu erkunden.

Dann kann eine »Konfrontation« mit dem Beobachteten erfolgen – eine Schilderung des Geschehens aus einer anderen Perspektive, die der Therapeut mit seiner Beschreibung einnimmt: »Sie haben mir zuerst beschrieben, wie unangenehm es für Sie ist, wenn andere nicht auf Sie zukommen oder Sie übergehen. Und dann haben Sie mir auch erzählt, wie unangenehm es für Sie ist, wenn andere sich für Sie interessieren und etwas von Ihnen wollen.« Eine solche Schilderung gibt Patienten die Möglichkeit, das eigene Verhalten in Identifikation mit ihrem Therapeuten aus einer dritten, unabhängigen Position heraus zu betrachten.

In einem dritten Schritt können die sozialen Auswirkungen dieses Erlebens und die mit ihnen verbundenen Normen und Regeln beschrieben werden, wenn psychoanalytisch-interaktionell an bewussten Verhaltensregeln gearbeitet werden soll: »Es ist also für Sie am angenehmsten, wenn andere Menschen Ihnen nicht zu nahe treten, Sie aber trotzdem nicht übergehen – für Sie immer in einer mittleren Distanz bleiben. Ich stelle mir vor, dass das auf die Dauer auch ein wenig langweilig wird. Könnte das ein Grund dafür sein, dass Ihre Freunde, wie Sie erzählen, nach einiger Zeit das Interesse an Ihnen verlieren?« In einer antwortenden Interaktion könnte sich der Therapeut über diese Schilderung auch mit dem Patienten in Beziehung setzen: »Ich erlebe das auch hier mit Ihnen so: wenn ich Ihnen nahe trete, indem ich etwas anderes sage, als Sie erwarten, sind Sie weg. Kennen Sie das aus anderen Bereichen ihres Lebens? Wie reagieren die Leute da?«

Alternativ kann in einem dritten Schritt auch eine **Deutung** erfolgen. Eine Deutung geht über das bisherige bewusste Selbstverständnis eines Patienten hinaus und schafft damit einen Zugang zur unbewussten Bedeutung von Worten oder Handlungen: »Ich habe den Eindruck, mit diesem Halten auf einer mittleren Distanz sorgen Sie auch dafür, dass nichts Unvorhergesehenes passiert. Damit fühlen Sie sich zunächst sicherer. Sie bleiben aber auch darauf angewiesen, dass andere so für Sie funktionieren. Die Vorstellung, andere könnten das einfach nicht tun, trägt zu Ihrer Angst bei.«

Mit einer Deutung ist immer auch ein suggestiver Effekt verbunden. Es ist nicht gleichgültig, welcher Aspekt einer Erzählung von einem Therapeuten aufgegriffen wird. Patienten lernen, diese Aspekte als wichtig zu erkennen und richten sich darauf ein. Mit ihren Interventionen tragen Therapeuten so zu einer Fokussierung von Therapien bei. **Direkte Suggestion** (»Da waren Sie sicher sehr traurig, als Sie die Nachricht vom Tod ihrer Mutter hörten«) wird oft als Empathie missverstanden. Sie ist aber häufiger ein Versuch, Unsicherheit zu verringern – indem etwa eine noch nach mehreren Richtungen offene Situation auf einen harmlosen Aspekt festgelegt wird (vielleicht war nicht Trauer, sondern Erleichterung oder auch Wut die Reaktion der Patientin auf den Tod der Mutter). Diese beschämenden und nichtkonventionellen Gefühle bleiben bei einer direkten Suggestion durch den Therapeuten unbearbeitet. Bei wiederholten Erfahrungen in dieser Art lernen Patienten, dass ihre individuellen Reaktionen »verpönt« oder »zu gefährlich« sind und passen sich an die Erwartungen ihrer Therapeuten an.

Das Annehmen von Rollenzuschreibungen und Übertragungen kann ebenfalls als eine Form der Suggestion verstanden werden – als **indirekte Suggestion**. Sie stellt eine Einflussnahme dar, die nicht auf Einsicht und freie Zustimmung abzielt, sondern unter der Schwelle bewusster Wahrnehmungen und willentlicher Steuerung abläuft. Da sich Übertragungen spontan herstellen, haben Therapeuten hier lediglich die Möglichkeit, den suggestiven Einfluss von Übertragungen bewusst einzusetzen – und ihn gegebenenfalls zu deuten. Dann kann es mit der Enttäuschung von (Übertragungs-)Erwartungen zu neuen Erfahrungen kommen. Sie sind oft mit vielen Emotionen und Einsicht verbunden.

Gibt es Möglichkeiten, Suggestion zu reduzieren? Direkte Suggestion – z. B. als Folge von Unsicherheit im Therapeuten – kann über ein Aufnehmen und Aushalten der von Patienten ausgelösten Gefühle reduziert werden. Ein solches Gefühl kann auch die oben geschilderte Unsicherheit sein. Diese Technik des Aufnehmens und Umwandelns im Therapeuten wird als »containen« bezeichnet. Direkte und indirekte Suggestion kann auch durch ein konfliktorientiertes Denken verringert werden. Indem die verschiedenen Seiten eines Konflikts benannt werden, bleibt dem Patienten die Möglichkeit und Aufgabe, sich selbst entscheiden zu müssen. Das Bemühen des Therapeuten, einen ausgewogenen Abstand zu den Seiten eines Konflikts einzuhalten, geht in das Konzept der »Neutralität« ein. Neutralität schließt nicht aus, dass Therapeuten einen Fokus verfolgen. Mit einem Fokus wird für Patienten das Anliegen des Therapeuten deutlicher und als »Sinn« der Gespräche erfahrbar. Balint-Gruppen bieten eine Möglichkeit, den eigenen Einfluss als Therapeut erkennen und bewusst einsetzen zu lernen.

> **!** **Suggestive Interventionen lassen sich nicht vermeiden; es lohnt sich, sie zu erkennen, um sie gezielt einsetzen zu können.**

Ein überlegter Umgang mit Suggestion ist in den psychodynamischen Therapien besonders wichtig, weil dort die »therapeutische Beziehung« als Mittel der Veränderung gesehen wird. Als unspezifische Hilfe vermittelt die therapeutische Beziehung Sicherheit, Wertschätzung und – neue – Beziehungsangebote. Als Grundlage von Interventionen erleichtert sie eine Einflussnahme oder macht diese erst möglich (Suggestion) und unterstützt beim Lernen und beim Üben neuer, noch unsicherer Verhaltensmuster. Der Therapeut gestaltet die Beziehung mit, indem er zwischen zwei Einstellungen hin und her wechselt:

1. einem »Sich-vom-Patienten-gebrauchen-Lassen«, d. h. sich mit der Übernahme der zugewiesenen Rolle in die innere Welt eines Menschen mit hineinziehen zu lassen,
2. einem »Sich-Abgrenzen, d. h. zu verstehen, was in dem Gebrauchen geschieht und das beschreiben«, was zu einer Herausentwicklung aus diesem Muster und zu einer Deutung führen kann.

Bei der Arbeit mit schwer gestörten Patienten in der Psychiatrie ist diese Verbindung von emotionalem Teilnehmen und immer wiederholtem verstehendem Abgrenzen – ohne dass etwas gedeutet werden muss – oft das einzige, was ein Therapeut tun kann, und auch das einzige, was er zu tun braucht. Bei einer solchen Arbeit ist es hilfreich, zunächst immer wieder auf die manifeste Konfliktsituation – das Hier und Jetzt – zu blicken: Warum reagiert dieser Mensch in dieser Situation in dieser Weise? Mit dieser Frage versetzt sich der Therapeut in die subjektive Situation des Erzählers hinein und nimmt die Perspektive der empathischen Selbstbeschreibung statt einer objektivierenden Fremdbeurteilung ein. Damit wird er immer auch die Beziehung eines Patienten zu ihm wichtig nehmen. Anfänge, Vertrauen fassen, Abschiede – die Situation im Hier und Jetzt, die therapeutische Beziehung wird als wesentlicher unspezifischer Faktor der Behandlung mit reflektiert.

> **!** **Beachten Sie gerade bei schwerer kranken Patienten die Zeit, die Sie aufwenden können, und richten Sie sich auf das ein, was in einer solchen Zeit möglich ist. Kündigen Sie Trennungen und Abschiede frühzeitig an, nehmen Sie Terminverschiebungen oder Absagen ernst.**
> **Für Patienten ist die Beziehung zu Ihnen als Therapeut in der Regel von größerer Bedeutung, als Sie annehmen.**

Mit einem solchen Vorgehen ist nicht gemeint, dass Sie sich dem Patienten aufdrängen und sich selbst übermäßig wichtig nehmen. Aber ein »Haben Sie gewartet?« oder »Wir werden uns nur noch die nächsten 2 Wochen sehen, dann bin ich im Urlaub« weist Patienten darauf hin, dass Sie eine Verletzlichkeit gegenüber Trennungen in Rechnung stellen. Es ist hilfreich, die Erzählungen von Patienten auf ihre Bedeutung für die therapeutische Beziehung zu prüfen (»Warum erzählt mir dieser Patient gerade jetzt diese Geschichte?«), auch ohne die damit entstehenden Vermutungen explizit zu machen oder in der Beziehung zum Therapeuten zu deuten. Viele Patienten erleben ein Ansprechen der Beziehung zum Therapeuten als Kritik. Tatsächlich wird in Alltagsgesprächen Metakommunikation über eine Beziehung meist als Versuch einer Reparatur eingesetzt – ein Ansprechen der therapeutischen Beziehung durch den Therapeuten kann also von Patienten berechtigterweise so verstanden werden, als sei etwas »nicht richtig« und müsse repariert werden. Besonders in kürzeren Therapien oder mit schwerer kranken Patienten ist es daher oft hilfreicher, Interaktionen innerhalb der therapeutischen Beziehung zunächst im Hinblick auf beobachtbare Ich-Funktionen anzusprechen.

! Seien Sie vorsichtig, wenn Patienten früh und sehr bereitwillig von sich erzählen. Zu viel Vertrauen ist für eine Therapie nicht günstiger als zu wenig. Sie könnten in einer Situation (zu) bereitwilligen Erzählens Ich-Funktionen eines Patienten fördern mit einem: »Prüfen Sie sorgfältig, was Sie erzählen möchten und wieweit Sie mir jetzt schon vertrauen können. Sie sollten sich damit wohl fühlen. Falls ich Sie im Verlauf unserer Arbeit hier einmal enttäuschen werde, erzählen Sie mir das bitte möglichst schnell. Damit lerne ich Sie besser kennen und verstehen.«
Mit einer solchen Intervention wird die Fähigkeit zur Antizipation des eigenen Verhaltens gefördert. Darauf kann später in einer Krise Bezug genommen werden: »Jetzt geschieht das, worüber wir am Beginn der Therapie gesprochen haben.« Eine solche Krise kann dann leichter als Lernmöglichkeit gesehen werden. »Es ist gut, wenn das hier passiert, dann können wir uns beide ansehen, wie es dazu kommt und etwas daraus lernen.«

1.5.3 Die »Haltung« eines psychodynamischen Therapeuten

An dieser Stelle werden einige Konzepte erläutert, die implizit in den vorangegangen Kapiteln bereits als Teil des therapeutischen Vorgehens deutlich geworden sind:
- Konfliktorientierung,
- Abstinenz,
- Neutralität,
- ein Menschenbild mit biopsychosozialem Verständnis.

Der nicht auflösbare, sich immer wieder neu stellende innere Konflikt steht klassisch im Mittelpunkt der Suche nach Verstehen und therapeutischer Veränderung. Interventionen, die die Gefühle eines Patienten in einer Situation »verwörtern« (Empathie im einfachen Sinn), haben in Untersuchungen weniger Einfluss auf das Behandlungsergebnis als solche, die Wünsche von Patienten und von ihnen erwartete Reaktionen anderer Menschen möglichst genau treffen – also zu einem besseren Verstehen von Konflikten beitragen (Crits-Christoph et al. 1988).

Aus dem Beachten der konflikthaften Natur des Menschen folgen die Konzepte der Abstinenz und der Neutralität. Als **Abstinenz** wird das Bemühen des Therapeuten verstanden, Bedürfnisse von Patienten nicht zu befriedigen und auch eigene Bedürfnisse in der Beziehung zu Patienten in deren Interesse zurückzustellen. Meist gehen beide Aspekte der Abstinenz Hand in Hand: Therapeuten, die ein Bedürfnis eines Patienten (zu sehr) befriedigen, geraten damit in Konflikt zu der »anderen Seite« dieses Patienten. Wird der Wunsch nach Nähe in einer Therapie zu sehr befriedigt, wird sich der nach Abstand melden. Psychotherapie kann von lebenspraktischen Aufgaben ablenken, indem sie eine zuverlässige, viele Bedürfnisse befriedigende Beziehungsform anbietet. Dies gilt für Patienten und auch für Therapeuten. So tun Therapeuten gut daran zu prüfen, ob sie in einer besonders viel Nähe bietenden therapeutischen Beziehung nicht eigene Bedürfnisse befriedigen, die in ihrem Alltag zu kurz kommen – Bedürfnisse nach Anerkennung etwa, nach Bewunderung, Sexualität oder dem Gefühl, geliebt zu werden.

In der Freudschen Metapher vom Therapeuten als einem Spiegel, der nichts zurückwerfen solle als das, was sich ihm zeige, wird das Zurückstellen eigener Interessen von Therapeuten sinnfällig dargestellt. Wie jede Metapher kann sie nicht außerhalb ihres Zusammenhangs gesehen werden. Ein Therapeut ist kein Spiegel. Eine »vollständige« Abstinenz ist nicht wünschenswert und nicht zu erreichen. Patienten bezahlen für ihre Behandlung, und Therapeuten freuen sich über die Erfolge ihrer Arbeit. Abstinenz kann aber durchaus bedeuten, dass sich Therapeuten nicht auf den äußeren Erfolg ihrer Patienten angewiesen fühlen. Patienten können sich besser entwickeln, wenn sie merken, dass ihr Therapeut nicht auf ihren Erfolg angewiesen ist. Eine solche therapeutische Haltung kann heute angesichts von kurzfristigen Evaluationsanforderungen anachronistisch wirken, zeigt sich aber oft als hilfreich.

Das Anstreben einer **neutralen Haltung** bedeutetdabei, dass sich Therapeuten darum bemühen, die verschiedenen Seiten eines Konflikts möglichst mit gleicher Aufmerksamkeit zu behandeln. Das Ziel ist wieder, Fähigkeiten des Umgehens mit Konflikten – Ich-Funktionen – zu fördern und dabei die Autonomie von Patienten nicht durch ungeplante suggestive Interventionen zu bedrohen.

Der Bezug zur Biologie und zum sozialen Umfeld (der »Kultur«) ist in den psychodynamischen Therapien immer wieder deutlich. Ihre Psychologien lehnen sich an

Entwicklungstheorien an, die sich an allgemeinen körperlichen Veränderungen oder neurobiologischen Reifungsschritten orientieren. Auch die Einsicht in die Möglichkeiten und Beschränkungen von Veränderungen ist Teil des psychodynamischen Denkens. Das Wissen um den beschränkten Einfluss, aber auch die großen Möglichkeiten einer Therapie liegt nahe an der des somatisch tätigen Mediziners. Einiges ist machbar, anderes verstehbar – bei Vielem gilt es aber auch, das Nichtwissen auszuhalten und dies zu vermitteln.

In den meisten psychodynamischen Therapieverfahren werden Patienten stark als **aktive Gestalter** ihres Umfelds gesehen – nur da, wo sie selbst sich als Gestalter erleben, können sie sich die Freiheit erwerben, etwas auch anders als bisher zu gestalten. Für traumatisierte Patienten gilt diese Übergabe von Eigenverantwortung mit deutlichen Einschränkungen. Aber auch hier wird die Betonung auf die Verarbeitungsmöglichkeiten und Veränderungen der subjektiven Bewertung gelegt – etwa von einem »ich bin ein Opfer« hin zu einem »ich habe harte Umstände überlebt«.

Diese Sicht auf Patienten als Gestalter ihrer inneren und auch äußeren Welt steht in einem Spannungsverhältnis zu einer in der Psychiatrie verbreiteten Haltung, Patienten als passiv oder als zu versorgende Opfer ihres Umfeldes wahrzunehmen. Dabei ist wieder eine Flexibilität der Rollen je nach Patient und Situation verlangt.

! Jeden Patienten neu und vorurteilsfrei zu sehen, ist ein Ideal, das in einer dialektischen Spannung zur im Berufsleben gewonnenen klinischen Erfahrung steht. Es gewinnt v. a. in längeren Behandlungen Bedeutung. Die alte Empfehlung: »Behandle jeden Patienten so, als wäre er ein Eskimo« bringt diese interessierte Haltung möglichst vorurteilsfreien Erkundens auf eine provokative Formel. Wenige Therapeuten wissen etwas über die innere Welt eines Inuit; aber auch der »vertraute Fall« eines typischen Patienten erfordert das Betrachten aus einer fremden Perspektive, damit sich der Patient mit dieser Haltung des Erkundens identifizieren kann.

1.5.4 Psychotherapie in unterschiedlichen psychiatrischen Settings

Psychotherapie in der Psychiatrie muss sich an ganz verschiedene Bedingungen anpassen. Sie ist so vielseitig, dass die Beschreibung eines Settings ein eigenes Buch erfordert – für das tagesklinische Setting z. B. das von Heigl-Evers et al. (1986): »Die Vierzigstundenwoche für Patienten«.

Ambulante psychiatrische Psychotherapie erfordert andere Regeln als stationäre. Psychodynamische Therapie kann sich auf diese unterschiedlichen Settings mit der Wahl der Regressionstiefe einstellen, in der gearbeitet wird (s. oben: Regression und Spiel). Einige Modifikationen, die sich für besondere Aspekte der Arbeit in der Psychiatrie eignen, wurden oben bereits dargestellt. In diesem Abschnitt werden einige Aspekte typischer Settings vorgestellt, in denen in der Psychiatrie psychodynamische Psychotherapie stattfindet.

Das Aufnahmegespräch

Das Aufnahmegespräch ist in der Psychiatrie oft zunächst auf das Abklären von für die Aufnahme entscheidungsrelevanten Gesichtspunkten beschränkt: Ist ein Patient suizidal? Hat er eine Psychose? Benötigt er bei einer Aufnahme besondere Bedingungen, z. B. Schutz durch eine medikamentöse Erhöhung der Reizschranke oder das Aufzeigen von Rückzugsräumen auf der Station?

Gerade angesichts der fokussiert erhobenen Informationen ist die szenische Information aus dem Erstkontakt von großer Bedeutung. Angaben zur Genese werden dann in späteren Gesprächen nachgeholt. Oft ist es allerdings erstaunlich, wie wenige Informationen zum Leben eines Patienten auch nach langen stationären Aufenthalten vorliegen – hier ist die oben geschilderte Haltung des »Nichtwissens« zu wenig eingenommen worden, wenn alles schon klar schien.

Visitengespräche

Visitengespräche haben für Patienten einen hohen Stellenwert – und wie oft werden ihre Erwartungen enttäuscht! Linguistische Arbeiten an renommierten Kliniken zeigen, wie wenig mit Patienten gesprochen wird, wie weitgehend, auch in ihrer Anwesenheit, über sie. Patienten haben vor der Visite, mehr noch vor der Oberarzt- oder Chefvisite, häufig erhebliche Angst. Mit einer hohen Erwartung ist eine starke Übertragungsbereitschaft verbunden. Die Visite ist daher der Ort, an dem die damit verbundene szenische Information genutzt werden kann, diagnostisch, therapeutisch und von Oberarzt und Chef auch didaktisch.

Dieses interaktionelle Geschehen kann etwas sein, das im stationären Setting die Visiten des Oberarztes und des Chefs auszeichnet – die Kunst, Rollenzuschreibungen zu erfassen und mit diesen Zuschreibungen kreativ umzugehen. Aufgabe der Einzeltherapeuten ist es dann, die Interaktion in der Oberarztvisite kognitiv zu verankern und als Erfahrung nutzbar zu machen.

Vor diesem Hintergrund empfiehlt der Verfasser Oberärzten und Chefärzten, Patienten in ihren Zimmern zu besuchen und dort – bei Mehrbettzimmern einzeln –

als Besucher mit ihnen zu reden. Wenn die Patienten in einer psychotherapeutischen Arbeit sind, kann der Oberarzt die Interaktion bei einem »Heimspiel« der Patienten spielerisch nutzen. Dabei kann es hilfreich sein, spontan und nicht nur konventionell rollenkonform zu reagieren, um Patienten ihre Möglichkeiten zu zeigen, die Visitensituation selbst zu strukturieren und damit die Angst vor der Visite zu reduzieren. Einige Beispiele sollen davon einen Eindruck geben:

- Abgrenzungsprobleme können Thema werden, wenn Patienten dem Oberarzt – oder allen – etwas von den im Zimmer stehenden Süßigkeiten oder dem Obst anbieten, oder wenn der Oberarzt in den Obstkorb greift, und Patienten zögern, ob sie »nein« sagen oder noch mehr anbieten sollen.
- Autoritätskonflikte stellen sich z. B. in einem »Fechten« mit dem Oberarzt dar, in dem, wenn sich der Arzt als »Sparringspartner« bewährt, Patienten und Arzt erkennen, dass es ihnen nicht um die Inhalte der Diskussion geht, sondern um ein sich Behaupten.
- Eine Haltung übermäßigen Anspruchs an andere bei gleichzeitig geringer eigener Aktivität kann deutlich werden, wenn der Oberarzt sich erkundigt, was der Patient in der Visite besprechen möchte, und bei der Antwort des Patienten, er habe nichts, tatsächlich auch hinausgeht. Es ist klar, dass diese Intervention v. a. dann für das nächste Visitengespräch und darüber hinaus fruchtbar ist, wenn andere Patienten von dem erzählen können, was sie an Interessantem aus der Oberarzt- oder Chefvisite mitnehmen und wenn sie aus eigener Erfahrung oder über Erzählungen ihrer Mitpatienten bereits ein Wissen über die Gestaltung der Visitensituation haben.

Gleichermaßen wichtig wie die eigentlichen Visiten in der Psychiatrie sind die Nachbesprechungen, in denen innerhalb des Teams die beobachteten Interaktionen besprochen und für die weitere Behandlung genutzt werden.

Therapeutische Einzelgespräche im stationären Rahmen

Einzelgespräche sind im stationären Bereich selten – jedenfalls aus Patientensicht. Wieder ist die Erwartung vieler Patienten zu beachten und die Bedeutung, die sie diesem Gespräch geben. Diese hohe Bedeutung müssen Therapeuten berücksichtigen, etwa indem sie Ausfälle und Verspätungen früh und sorgsam genug ankündigen. Meist ist es günstig, als Therapeut die Erwartungen an ein Einzelgespräch frühzeitig zu beschränken. Dann hält sich die spätere Enttäuschung in einem eher bearbeitbaren Rahmen. Die Reduktion von Erwartungen und einer mit passiven Beziehungswünschen einhergehenden Regression und Abhängigkeit von Patienten ist z. B. durch die Vorgabe von Themen durch die Therapeuten möglich. Wenn Therapeuten in den Einzelgesprächen überwiegend darüber sprechen, wie Patienten die Angebote der Station, die Gruppen, die Kontakte zu Mitpatienten und Pflegepersonal nutzen, wie sie die weitere Zeit auf der Station gestalten möchten, erreichen sie oft mehr als mit einer zusätzlichen Einzeltherapie, die mehr oder weniger außerhalb des stationären Settings stattfindet.

! Stationäre Psychotherapie ist immer Gruppentherapie: Patienten leben mit anderen Patienten zusammen in einer Gemeinschaft. Einzelgespräche können genutzt werden, damit Patienten von diesem spezifischen Aspekt ihrer Behandlung möglichst intensiv profitieren.

Gruppengespräche im stationären Rahmen

Stationäre Gruppentherapie in der Psychiatrie hat in der Regel zumindest zwei Aufgaben:

1. Sie dient der Einflussnahme auf Interaktionen zwischen den Patienten außerhalb der therapeutischen Sitzungen. Mit dieser Einflussnahme auf das »therapeutische Klima« der Station geht ihre Wirkung weit über die eigentliche Zeit des Zusammenseins in der Gruppe hinaus.
2. Sie ist vielfach die wesentliche Form der Erfahrung von Psychotherapie in engerem Sinn.

Hier sind aufgrund der beschränkten Zeit stationärer Therapie eher homogene Gruppen sinnvoll, in denen es rasch zu einer Arbeitshaltung kommt. Zusammensetzung und Gestaltung der Gruppen auf einer Station sind eine oft unterschätzte Einflussmöglichkeit der psychotherapeutischen Arbeit.

Angehörigengespräche

Wenn Patienten in den Einzelgesprächen nach ihren Zielen für die Zeit der stationären Behandlung gefragt werden, werden häufig Veränderungen in den Beziehungen zu Angehörigen genannt. Angehörigengespräche können Veränderungen in einer Therapie initiieren und sichern (▶ Fallbeispiel 13). Dabei ist zeitlich und inhaltlich die Vor- und Nachbereitung eines solchen Gesprächs ebenso bedeutsam wie das Gespräch selbst.

In der Vorbereitung sollen die Erwartungen und Wünsche der Patienten an das Gespräch erkundet werden:

- Was wünscht sich dieser Patient von diesem Angehörigen? Ist das realistischerweise zu erwarten?
- Was ist möglich, was ist Vergangenheit und heute nicht mehr erreichbar? Kann das betrauert werden?

- Was könnte der oder die Angehörige dazu beitragen, dass Enttäuschungen verschmerzbar werden?
- Wie wird sich der Patient, wie der Therapeut in dem geplanten Gespräch verhalten?

Im eigentlichen Gespräch ist der Angehörige Gast; und der Gast ist König. Er soll sich im Interesse des Patienten in dem Angehörigengespräch wohl fühlen. Vielleicht kommt er geängstigt vor dem, was ihn erwartet. Möglicherweise trägt er sich mit Schuldgefühlen. Er ist weniger gut auf das Gespräch vorbereitet als Patient und Therapeut und muss erst informiert werden, um das Gespräch nutzen zu können. Meist ist es hilfreich, sich nach der Begrüßung und dem Erklären der Funktion des Gesprächs zunächst nach den Erwartungen und Fragen des oder der Angehörigen zu erkundigen und darauf einzugehen. Erst dann kann das, was in den Einzelgesprächen Thema war, genannt werden.

Fallbeispiel 13: Angehörigengespräche

Eine Patientin mit einer langjährigen therapierefraktären Konversionsstörung litt unter erheblicher Angst vor ihrer Mutter, mit der sie unter einem Dach wohnte und der sie als Kind »nichts recht« habe machen können. Die Patientin war später Nachkömmling in einer Familie, in der während der Kindheit der Patientin die drei älteren Brüder im Krieg umkamen. Vermutlich war die Mutter mit der Trauer beschäftigt und/oder depressiv und für ihre kleine Tochter wenig ansprechbar. Die Patientin erlebte ihre Mutter aus dieser Perspektive bis zur Aufnahme als böse und ängstigend. Erst mit einem in der Therapie gewachsenen Gefühl von Sicherheit setzte bei der Patientin ein »Neugierverhalten« wieder ein, mit dem sie traumatisierende Erfahrungen erinnerte – sie in das *cool memory* übernahm. In einem Familiengespräch mit Ehemann und Mutter in der Klinik konnte die Beziehung zur Mutter geklärt und bleibend verbessert werden. Die Mutter erkannte das Leiden ihrer Tochter als Kind an: »Das muss eine Hölle für dich gewesen sein!« Diese Anerkennung war für die weitere Genesung der Patientin von hoher Bedeutung. Auch die Partnerschaft mit ihrem Mann gestaltete sich befriedigender, nachdem dieser um die Geschichte seiner Frau wusste.

In der Nachbereitung mit der Patientin wird das Angehörigengespräch mit den zuvor erarbeiteten Erwartungen verglichen. Nach diesem Vergleich kann neu antizipiert werden, was im Anschluss an die Entlassung möglich sein wird und was nicht. Hier wird auch ein Stück der Vorbereitung des Abschieds erarbeitet.

Besonderheiten ambulanter psychiatrischer Psychotherapie

Stationäre psychiatrische Therapie hat oft als ein wesentliches Ziel die Aufnahme einer nach der stationären Therapie einsetzenden ambulanten Therapie. Die hierbei zur Verfügung stehende längere Zeit ermöglicht deutlichere Veränderungen. Die Beziehung zum Therapeuten gewinnt eine besondere Bedeutung und muss achtsam gehandhabt werden. Meist erzählen Patienten von ihren Beziehungen im Alltag. Selten wird »in der Übertragung« gearbeitet. Die ambulante niederfrequente psychotherapeutische Behandlung chronisch kranker Patienten über Jahre erscheint dann manchmal als eine oberflächlich »langweilige« Aufgabe; die notwendige Kompetenz ist unauffällig, die Anerkennung nicht groß. Die Bedeutung und der Erfolg einer so durchgeführten kenntnisreichen Behandlung werden dadurch oft unterschätzt. Über lange Zeit kann ein Therapeut der einzige Mensch sein, mit dem ein chronisch kranker Patient spricht. Eine Trennung vom Therapeuten, etwa weil dieser wegzieht, kann einen Suizid auslösen.

Bei Patienten mit Denkstörungen unterschiedlicher Art – z. B. chronisch psychotischen oder dementen Menschen – kann die aus der psychodynamischen Arbeit vertraute Haltung des Hörens auf assoziative Zusammenhänge (sich Einstellen auf das freie Assoziieren von Patienten) das Verstehen erleichtern.

1.5.5 Gegenübertragungen nutzen

Gefühle zu Patienten sind das Resultat der unbewussten Verarbeitung einer Fülle komplexer Informationen. Sie können eine wichtige Entscheidungshilfe in komplexen Situationen sein. Mit der wachsenden Anzahl von für eine Entscheidung zu berücksichtigenden Faktoren werden rationale Entscheidungen unsicherer; erstaunlicherweise führen dann Intuition, Gefühl, »klinische Erfahrung« zu besseren Ergebnissen. Es lohnt sich also, in komplexen Situationen auf die eigenen Reaktionen auf Patienten zu achten – die Gegenübertragung zu nutzen.

Gegenübertragungsgefühle für den diagnostischen oder therapeutischen Prozess nutzbar zu machen, bedeutet zunächst zu prüfen, worauf sie zurückzuführen sind. Gegenübertragungsgefühle und aus ihnen abgeleitete Konsequenzen müssen am Wissen um den Patienten, um seine Geschichte, seine aktuellen Konflikte und an der Weiterentwicklung der Beziehung überprüft werden. Dabei sind eigene habituelle Bereitschaften von Therapeuten, in einer bestimmten Weise zu reagieren (»Ich weiß, dass ich mich mehr als andere ärgere, wenn mich jemand warten lässt«) ebenso in Rechnung zu stellen wie »Gegenübertragungsauslöser« – Eigenschaften von Patienten, auf die Therapeuten mit eigenen Übertragungen von Erfahrungen reagieren (»Die Patientin spricht und bewegt sich genau wie meine ältere Schwester«).

Über diese überdauernden Eigenheiten hinaus wirken sich Belastungen und aktuelle Erlebnisse auf Beziehungen aus. So können bei beruflichen Rückschlägen im Leben von Therapeuten, bei Streit in der Familie oder Trennungen vom Partner unerfüllte Wünsche der Therapeuten nach Anerkennung oder Liebe in ihre professionellen Beziehungen ausstrahlen. Therapeuten müssen diese eigenen Bedürfnisse reflektieren, wenn sie nicht die Behandlung stören sollen.

Auch Haltungen des Teams und der Institution beeinflussen, welche eigenen Gefühle Patienten gegenüber wahrgenommen und genutzt werden können – und welche im Arbeitsfeld Psychiatrie schwerer zu entdecken sind. Hier können sich Interaktionsfiguren mit Patienten so stabilisieren, dass sie als nicht mehr hinterfragte Ideologien von allen Teammitgliedern geteilt werden (z. B: »Wenn die Patienten nur das täten, was wir Ihnen sagen, dann ginge es ihnen doch gut!«).

! Bei aller notwendigen Vorsicht gegenüber einer unkritischen Nutzung von Gegenübertragungen und trotz der oben beschriebenen Störungsanfälligkeit: Angesichts der vielen in einer Psychotherapie zu integrierenden Informationen bleibt sie eine wichtige Leitschnur für diagnostische Überlegungen und therapeutische Interventionen.

Trotz aller Subjektivität lässt sich bei erfahrenen Klinikern eine gute Übereinstimmung von Gegenübertragungsreaktionen auf Patienten zeigen. Hier wird von »objektiven« Gegenübertragungen gesprochen. Die nachträgliche Reflexion des eigenen, oft aus Aspekten der Gegenübertragung heraus »spontan« erfolgenden Handelns braucht einen besonderen Rahmen, der außerhalb des eigentlichen Kontakts mit Patienten eingerichtet werden muss. Supervision ist für diese Aufgabe vorgesehen, kann sie aber nicht allein leisten. Eine bewusst für die Reflexion der Arbeit mit Patienten täglich freigehaltene Zeit (z. B. auf dem Weg zur Arbeit) kann wesentlich dazu beitragen, die eigene therapeutische Effektivität dauerhaft zu sichern.

1.6 Indikationen und Kontraindikationen

Psychodynamische Therapien sind so vielgestaltig, dass die Frage nach Indikationen und Kontraindikationen im Hinblick auf die spezifischen Verfahrensweisen beantwortet werden muss. Sie kann nicht nur störungsspezifisch diskutiert werden. Für das hausärztliche Gespräch mit einem Patienten, der unter einer somatoformen Störung leidet und ohne eine formalisierte Psychotherapie von dem Wissen und der Haltung seines Arztes profitiert, gelten andere Indikationskriterien als für eine stationäre psychiatrisch-psychotherapeutische Gruppentherapie oder eine ambulante psychoanalytische Psychotherapie mit 3 Sitzungen in der Woche. Dennoch teilen diese unterschiedlichen Therapien viele Aspekte der therapeutischen Haltung und Technik.

Gemeinsame – und je nach Setting unterschiedlich zu gewichtende – Kriterien, die für die Indikationsstellung zu einer spezifischen Form psychodynamischer Psychotherapie zu berücksichtigen sind, werden in der folgenden ▶ Übersicht zusammengefasst.

Für eine günstige Prognose spricht eine deutliche **Symptomatik** im Zusammenhang mit deutlichen Belastungen in der Genese (eher kein hoher erbgenetischer Anteil der Erkrankung) und mindestens einer längerfristigen positiv erlebten Beziehung zu einem anderen Menschen (bietet einen Anknüpfungspunkt für das Nutzen der therapeutischen Beziehung).

Kriterien für die Indikationsstellung psychodynamischer Psychotherapie

- Die Symptomatik in Abhängigkeit von Belastungen und Genese
- Persönlichkeit und Ich-Funktionen eines Patienten
- Umfeld und Entwicklungsmöglichkeiten des Patienten
- Ressourcen einer Intervention
- Persönlichkeit des Therapeuten
- »Passung« zwischen Therapeut und Patient

Persönlichkeit wird wesentlich bestimmt durch habituelle Muster der Beziehungsgestaltung. Viele Therapeuten orientieren sich daher bei Indikationsentscheidungen daran, ob an diesen Mustern Veränderungen möglich sind, die sich dann auf die Symptomatik günstig auswirken. Gute Ich-Funktionen sind auch für die Arbeit in einer Therapie eine wesentliche Ressource; Patienten, die hier schon Fähigkeiten mitbringen, haben gute Aussichten, auch in einer Psychotherapie mehr als andere zu profitieren: »Wer hat, dem wird gegeben.« Aufgrund der Konfliktorientierung sind psychodynamische Therapien für Patienten gut geeignet, die nicht gerne tun, was ihnen gesagt wird – für Menschen also, die ihre Autonomie betonen.

Das **Umfeld** und die **Entwicklungsmöglichkeiten** spielen für die Indikationsstellung eine häufig unterschätzte Rolle. Kenntnisse der Familie, der Arbeitssituation, der Partnerschaft und des Tageslablaufs tragen dazu bei, die Therapie nicht vorbei an den individuellen Lebensumständen von Patienten zu gestalten (▶ Fallbeispiel 14).

Fallbeispiel 14: Familiäres Umfeld berücksichtigen

Eine 22-jährige junge Frau wurde nach einer als erfolgreich eingeschätzten stationären Behandlung von ihren Eltern nach Hause abgeholt. Sie nutze das Abschlussgespräch mit ihren Eltern und ihrem Therapeuten, um ihren Eltern zu erklären, was Sie auf der Station gelernt habe und wie sie sich Veränderungen im gemeinsam bewohnten Elternhaus vorstelle. Dem Vater waren die kritischen Töne der Tochter – auch gegenüber einigen Aspekten des Krankenhauses – offensichtlich unangenehm, sodass er dem jungen Arzt gegenüber väterlich-vereinnahmend erklärte: »Machen Sie sich keine Sorgen, Herr Doktor, die biegen wir zu Hause schon wieder hin!«

Die Indikationsstellung hängt auch von den **Ressourcen** eines Therapeuten oder einer Institution ab. Stationär können Patienten psychotherapeutisch behandelt werden, deren Fähigkeiten für das Nutzen einer ambulanten Psychotherapie noch nicht ausreichen. Ein ambulanter Therapeut sollte prüfen, ob er für den Patienten ausreichend Zeit und Kraft zur Verfügung hat. Aber auch im stationären Bereich ist es gut, wenn sich ein Team die Grenzen seiner Belastung vor Augen führt – und z. B. sagt, dass kein vierter Patient mit einer Borderline-Störung aufgenommen werden kann, weil dem sonst das therapeutische Klima nicht standhalte.

Die **Persönlichkeit** des Therapeuten beeinflusst die Indikationsstellung meist unbewusst. Viele Therapeuten entwickeln aber auch ein explizites berufliches Wissen um ihre besonderen Fähigkeiten und Einschränkungen (»Ich kann gut mit älteren zwanghaften Frauen arbeiten«; »Ich bin bei Patienten mit Angst zu geduldig«; »Ich kann mir diese langwierigen Schilderungen körperlicher Beschwerden nicht antun, weil ich das aus meiner Familie zu gut kenne«; »Ich komme gut mit Patienten zurecht, die mit Schuldgefühlen arbeiten«). Die Kenntnis der eigenen Persönlichkeit und der damit verbundenen Stärken und Einschränkungen ermöglicht bewusste Indikationsstellungen und – in einer laufenden Therapie – ein zielgerichtetes Gegensteuern.

Manche Therapeuten können Patienten etwas geben (sagen), das sie von jemand anderem strikt ablehnen würden. Damit spielt auch die **»Passung«** zwischen Patient und Therapeut für die Indikation eine wichtige Rolle. Hier ist es ein Risiko, wenn Therapeuten zu stark darauf achten, Patienten zu behandeln, die ihnen in gewisser Weise ähnlich sind, zu denen schnell »ein guter Draht« besteht oder mit denen man »auf einer Wellenlänge« ist – solche Behandlungen sind nach einem leichten Start häufig weniger fruchtbar als Therapien, in denen zentrale Punkte erklärt, Missverständnisse repariert und Fortschritte erarbeitet werden. Ein schwierigerer Start kann damit verbunden sein, dass zentrale Punkte rasch Thema werden und Ich-Funktionen sich im Erklären und Verstehen dessen, was nicht gleich »passt«, im Behandlungsverlauf entwickeln.

Einige weitere Aspekte der Indikationsstellung können hier nur als Fragen angedeutet werden. Sie sind wichtige Hinweise für Kontraindikationen für bestimmte psychodynamische Verfahren:

- Wie viel »Aufdecken« und »Mobilisieren« von inneren Konflikten ist für die Bearbeitung der Symptomatik in einer Therapie notwendig? Wird sich das veränderte Wissen um eigene Konflikte auf die Beziehungen dieses Patienten und auf sein Umfeld auch schädigend auswirken?
- Wie viel Regression wird für diesen Patienten optimal sein? Besteht eher die Gefahr, einen Menschen mit einer stationären Therapie zu wenig zu fordern – oder ist bei einer ambulanten Behandlung das Risiko einer Überforderung und des Scheiterns zu hoch?
- Wie wird sich das gewählte Setting auf die Erkrankung auswirken? Ist mit einer Schädigung durch das therapeutische Milieu oder durch Mitpatienten zu rechnen?

Einsicht in eigene Wünsche ist nicht notwendigerweise therapeutisch günstig. Gerade bei strukturell gestörten Patienten kann ein Übergehen der Abwehr oder das Betonen einer Seite eines Konflikts Symptome verschlechtern. Ein scheinbar mitfühlendes »Da haben Sie sich über Ihre Mutter aber sehr geärgert« oder »Da hätten Sie Ihren Vater vermutlich am liebsten geohrfeigt, so sauer, wie Sie waren« kann bei depressiven Patienten die Beziehung zu inneren Objekten gefährden und eine Verschlechterung der Symptome hervorrufen. Dieses Risiko besteht in ambulanten Gruppentherapien und Psychoseseminaren auch durch andere Gruppenteilnehmer.

Patienten mit hoher Identifikationsneigung (z. B. »hysterische« Patienten) und einem sekundären Krankheitsgewinn »lernen« auf psychiatrischen Stationen von Mitpatienten Symptome, die dann später therapeutisch schlecht angreifbare Verbindungen mit der Ursprungssymptomatik eingehen – eine iatrogene Schädigung.

! Keine stationären Aufnahmen ohne Berücksichtigung der Gefahr, dass Patienten durch die Identifikation mit dem Leben auf einer psychiatrischen Station Schaden nehmen!

Junge Patienten, die sich noch in der Phase der Spätadoleszenz befinden, werden durch eine stationäre Behandlung oft schwerwiegend »gekränkt«. Sie erleben sich in einer regressiven Rolle, die Teil ihrer Identität als »Patient« wird. Ambulante Psychotherapie ist demgegenüber eher mit der Erfahrung verbunden, schwierige Situationen selbst und mit professioneller Hilfe bewältigt zu haben.

Keine stationäre psychiatrische Therapie bei jungen Menschen, wenn eine ambulante Therapie möglich ist!

Mentzos (1991) beschreibt für Patienten mit psychotischen Erkrankungen drei **nicht empfehlenswerte** therapeutische Verfahren:

1. eine zudeckend-stützende Behandlung mit rationaler Beruhigung und Beschwichtigung, diese Beruhigung dient mehr dem Arzt oder Therapeuten als den Patienten,
2. das psychoanalytische Standardverfahren ohne Berücksichtigung Ich-psychologischer Besonderheiten, hier werden Patienten durch Deutungen überfordert,
3. ein regressionsförderndes Verhalten mit der Befriedigung kindlicher Wünsche und einer Unterforderung durch ein Vermeiden von Auseinandersetzungen.

Wichtig für Patienten mit psychotischen Erkrankungen ist die Verfügbarkeit des Therapeuten über einen ausreichend langen Zeitraum. Trennungen sind schwierig und nicht selten von Rückfällen oder Suizidversuchen begleitet. Die Intensität der Behandlung kann dabei sehr unterschiedlich sein; die Verlässlichkeit muss über viele Jahre gewährleistet sein. Mentzos beschreibt daher als **geeignete Settings** Behandlungen mit seltenen und kurzen Gesprächen, mit Gesprächen von 20–30 Minuten alle 2–4 Wochen, mit einer Stunde wöchentlich und intensive Therapien mit 2–3 Stunden pro Woche – alle über mehrere Jahre.

In den therapeutischen Sitzungen im niederfrequenten Setting scheint oft nicht viel zu geschehen. Die Sitzungen weisen typischerweise wenig Emotionalität auf. Patienten nehmen ihre Termine häufig sehr wichtig – manchmal zur Überraschung ihrer Therapeuten. Für das Verständnis dessen, was sich dort über längere Zeiträume an Veränderungen entwickelt, und für zielgerichtete Interventionen sind die Konzepte der psychoanalytisch-interaktionellen Methode besonders hilfreich. Deren breites Indikationsspektrum macht sie auch für die Arbeit im stationären Setting mit Patienten mit unterschiedlichen Störungsbildern besonders geeignet.

Mit der Behandlung von Patienten mit psychotischen Erkrankungen legt man sich für lange Zeit fest.

» Wenn man einmal angefangen hat, einen chronisch schizophrenen Patienten alle 2 Wochen zu behandeln, dann geht das über Jahre. Da stellt sich dann auch die Frage, wie man mit seinen eigenen Ressourcen umgeht. Wenn man sehr viele solcher Patienten annimmt, sind irgendwann die Kanäle verstopft, dann kann kein neuer Patient kommen, dann schmort man im eigenen Saft. «
(F. Boencke, niedergelassener Psychiater und Psychoanalytiker)

1.7 Risiken der Therapie

Risiken einer psychodynamischen Behandlung betreffen Patienten, die eine Psychotherapie machen, aber auch – in geringerem Maße – ihr Umfeld, besonders die Angehörigen und ihre Therapeuten. Sie können angesichts der Vielzahl der Verfahren und Settings durch eine gute Diagnostik und Indikationsstellung vermindert werden. Die meisten der hier aufgeführten Risikofaktoren sind nicht auf psychodynamische Therapien beschränkt.

1.7.1 Risiken für Patienten

Therapien sind ein Hilfsangebot. Sie laden Patienten damit nicht nur dazu ein, eigene Kompetenzen zu entwickeln, sondern auch dazu, vorhandene Bewältigungsmöglichkeiten an Therapeuten abzutreten und sich in eine regressive, abhängige Position zu begeben. Psychodynamische Therapien arbeiten mit Regression, wenn dies notwendig ist, um maladaptive, eingeschliffene Muster des Erlebens- und Verhaltens »aufzuweichen« und dann zu verändern. Wenn der Schritt der Veränderung hin zu etwas Neuem nicht stattfindet, stehen Patienten in einer Regression fördernden Behandlung am Ende »schlechter« und mit weniger funktionierenden Ich-Funktionen da als vor Beginn einer Behandlung.

In einer regressiven Beziehung werden Wünsche deutlicher. Dies bringt für Patienten und Therapeuten die Gefahr von Verstrickungen mit sich. Therapeuten können sich bemühen, den Wünschen ihrer Patienten zu entsprechen oder zumindest nicht die Rolle der verweigernden, »bösen« Objekte der Vergangenheit zu übernehmen. Mit einem von Patienten zunächst gewünschten Erfüllen »kindlicher« Wünsche besteht die Gefahr einer weiter zunehmenden Regression, in der die Wünsche der Patienten wachsen und einhergehen mit der Aufgabe eigener Kompetenzen. Wenn es Therapeuten nicht gelingt, diesen sich aufschaukelnden Mechanismus rechtzeitig zu unterbrechen, kann oft erst eine Verlegung in ein anderes Krankenhaus (bei stationärer Therapie) oder eine stationäre Aufnahme mit nachfolgendem Abbruch der ambulanten Therapie diesen Teufelskreis unterbrechen.

Die Mobilisierung von Wünschen und Konflikten in einer psychodynamischen Therapie gefährdet das bisherige intrapsychische Gleichgewicht. Dies ist therapeutisch in vielen Situationen sinnvoll; durch eine solche Entwicklung ausgelöste Krisen können von Patienten für Veränderungen genutzt werden. Gerade bei psychotherapeutischer Arbeit in der Psychiatrie kann eine Mobilisierung von Konflikten aber auch eine Überforderung der Patienten bedeuten und Krisen auslösen, die nicht progressiv bewältigt werden. Wenn das Ich schon von aktuellen Konflikten überfordert ist, wird zunächst die Arbeit an der Abwehr, den »sicheren Bremsen« notwendig. Um das Risiko einer Überforderung des Ich im Laufe einer Psychotherapie handhaben zu können, sind Kenntnisse und Erfahrungen im Steuern von Regression und in der Entwicklung von Ich-Funktionen notwendig.

1.7.2 Risiken für das Umfeld

Veränderungen eines Menschen haben Auswirkungen auf seine Angehörigen. Psychotherapie ist eine Belastung für Partnerschaften – auch für relativ gesunde Menschen.

An einem psychotherapeutischen Ausbildungsinstitut fand sich vor einiger Zeit eine Selbsthilfegruppe der Partner von Ausbildungsteilnehmern zusammen. Belastungen der Partnerschaften in Folge der Lehranalysen wurden als ein systematisches Problem der Ausbildung erkannt.

Angehörige und Arbeitskollegen sind manchmal zunächst »Leidtragende« solcher Veränderungen. Es ist nicht selten, dass mit der Gesundung eines Familienmitglieds ein anderes erkrankt. Familiäre Konflikte verschärfen sich vorübergehend; die Dinge laufen nicht mehr so wie bisher und noch nicht so, wie sie laufen könnten. Dies ist eine Krisensituation mit einem erhöhten Risiko des Scheiterns auch funktionaler Partnerschaften und Familien.

Für Therapeuten ist es hilfreich zu wissen, dass dieses Risiko existiert. Manche Therapeuten machen es sich zur Regel, vor Beginn einer längeren Psychotherapie die Angehörigen zu einem gemeinsamen Gespräch einzuladen, bei dem dieses Problem thematisiert wird. Oft gelingt es hier, Patienten in Psychotherapie Veränderungen in ihrem häuslichen Umfeld zu erleichtern. Angehörige erleben die Psychotherapie eines ihnen nahen Menschen als weniger unheimlich, wenn sie dessen Therapeuten ein wenig kennen und sich in ihrer Beteiligung als Angehörige anerkannt sehen.

Wenn ein Familienmitglied eine Psychotherapie macht, bieten die Krisen und Veränderungen innerhalb der Familie für die indirekt Beteiligten aber auch Chancen. Ein Partner hat bereits einen größeren Teil der Arbeit in einer Therapie geleistet; die Partnerschaft ist in ihrer alten Form instabil geworden und bietet Raum für neue Entwicklungen. In einer solchen Situation reichen oft wenige familientherapeutische Sitzungen oder eine kurze therapeutische Intervention mit dem Partner aus, um auch die anderen Familienmitglieder an dem positiv Erreichten teilhaben zu lassen.

! Psychotherapie ist für Angehörige nicht nur eine Belastung. Angehörige ziehen – oft nach Krisen und mit kurzer therapeutischer Unterstützung – auch Nutzen aus dem, was ein Familienmitglied in einer Therapie an Veränderungen erarbeitet hat.

1.7.3 Risiken für Therapeuten

Risiken für Therapeuten sind in Romanform umfassend und lesenswert von Yalom (1998, »Die rote Couch«) dargestellt. Supervision ist eine Möglichkeit, die Risiken der gefährlichen Arbeit als Psychotherapeut in der Psychiatrie handhabbarer zu machen. Supervision von Teams ermöglicht das Erkennen gemeinsamer psychosozialer Abwehrmechanismen, die eine Bewältigung schwieriger Situationen kurzfristig erleichtern, die Arbeit langfristig aber behindern. Manchmal nehmen solche gemeinsamen Abwehrmechanismen die Form von stabilen und nicht mehr hinterfragten Ideologien ein, die dann für das Arbeiten in der Psychiatrie als typisch gelten.

Aus Sicht der Therapeuten geht es bei der Arbeit in der Psychiatrie oft um den Erhalt einer professionellen Position mit einem Ertragen der eigenen »relativen Ohnmacht«. Übertragungsbedingte Zuschreibungen von Allmacht und von Ohnmacht treten bei der Arbeit mit schwerer strukturell gestörten Patienten häufig auf – Therapeuten werden als alleinige und letzte Retter gesehen oder aber als völlig hilflos. Wenn andere Lebensbereiche gegenüber der Arbeit so zurücktreten, dass dort nur wenig alternative Erfahrungen gemacht werden, besteht die Gefahr, dass Therapeuten Aspekte dieser Zuschreibungen für sich übernehmen. Es ist daher für Therapeuten nicht selbstverständlich, eine ausreichende Abstinenz zu bewahren und sich immer wieder kritisch zu fragen, was erreichbar ist und was nicht – eine Haltung zielgerichteter Aktivität bei relativer Ohnmacht. Im unglücklichen Fall übernimmt auch die Institution Projektionen ihrer Klientel. Allmachtsvorstellungen und Entwertungen prägen dann auch den Umgang unter Kollegen und erschweren zusätzlich die Einnahme einer therapeutisch günstigen Haltung.

1.7.4 Das Ende einer Behandlung

Ein Punkt, der als Risiko einer Psychotherapie besondere Aufmerksamkeit verdient, ist das Beziehungsende. Bei strukturell schwerer gestörten Patienten gelingt ein guter Abschied oft nur nach und nach. Die Auflösung der therapeutischen Beziehung spielt eine große Rolle dabei, ob Patienten die in der Beziehung gemachten Erfahrungen in ihre innere Welt so integrieren, dass sie ihnen später auch ohne die physische Anwesenheit ihres ehemaligen Therapeuten zur Verfügung stehen – ob »neue Struktur« gebildet wird. Abschiede sind häufig mit einem Wiederauftreten von Symptomen oder mit einer Verschlechterung des Leidens verbunden. Es empfiehlt sich daher, den Risikofaktor »Beendigung der therapeutischen Beziehung« ernst zu nehmen und schon bei der Planung einer Behandlung vor Augen zu haben.

Therapeuten bevorzugen Patienten, die noch nicht eine Reihe von Therapien und Therapieversuchen oder von stationären Behandlungen hinter sich haben. Wiederholte Behandlungen werden mit einer schlechten Prognose der aktuell beginnenden Psychotherapie verknüpft. Auch für Patienten sind die Hoffnungen und Erwartungen an den 7. oder 8. Therapeuten anders als die, welche sie in ihre erste Psychotherapie mitbrachten. Enttäuschungen aus vorhergegangenen Psychotherapieversuchen bleiben, und das nimmt folgenden Versuchen etwas von ihrer Wirkung. Die Hoffnung auf Veränderungen sinkt mit wiederholten Enttäuschungen.

Niedrige Erwartungen von Therapeuten und von Patienten tragen wiederum zu schlechten Behandlungsergebnissen bei. Es ist daher für Patienten unglücklich oder schädigend, wenn Therapeuten eine intensivere therapeutische Beziehung anbieten, ohne etwas von den damit implizit verbundenen Erwartungen erfüllen zu können. Wenn Therapeuten wissen, dass sie in Urlaub gehen und für einen Patienten nur kurz zur Verfügung stehen (stationäre Psychotherapie) oder in ihrer Praxis keine längere Behandlung anbieten werden, ist dieses Ende der Beziehung frühzeitig zu berücksichtigen. Zurückhaltung ist hier sinnvoller als das Nähren von Hoffnung innerhalb einer therapeutischen Beziehung. Weniger an Behandlung kann hier für viele Patienten mehr sein.

! Patienten haben nicht beliebig viele »Anfänge« einer Psychotherapie. Denken Sie als Therapeut schon beim Eingehen einer therapeutischen Beziehung daran, wie das Ende sein wird, um Enttäuschungen möglichst handhabbar zu gestalten und einen Erfolg späterer Behandlungen nicht zu gefährden.

Die Möglichkeiten, die Dauer einer Psychotherapie als Therapeut gestalten zu können, sind ambulant und stationär unterschiedlich. Möglicherweise erfordert eine mit wenig Vorlauf für Patienten und Therapeuten überraschend beendete stationäre Behandlung eine Reihe ambulanter Nachgespräche. Zu Beginn einer ambulanten Therapie empfiehlt es sich, Möglichkeiten der Beendigung schon in den ersten Terminen anzusprechen, z. B. in Form einer Vereinbarung:

- »Nach meiner Erfahrung ergibt sich das Ende unserer Arbeit wahrscheinlich dann, wenn Sie feststellen, dass Sie einiges erreicht haben und dass sich der Aufwand für die weitere Arbeit nicht mehr lohnt. Vielleicht sind dann andere Aufgaben für Sie wichtiger geworden als die Therapie. Wenn das so sein wird, werden wir im Verlauf der Behandlung vermutlich einige Male darüber gesprochen haben und gemeinsam einen Abschlusstermin festlegen«.
- »Es kann aber auch sein, dass Sie die Behandlung beenden wollen, und ich denke, es wäre gut, dass Sie noch bleiben. Sie entdecken im Laufe der Therapie vermutlich einiges Neue hier. Es kann sein, dass dieses Neue Ihnen so wichtig erscheint, dass Sie ihre Schwierigkeiten als gelöst ansehen und überzeugt sind, keine Therapie mehr zu brauchen. Neue Erfahrungen werden oft überschätzt. Daher möchte ich mit Ihnen eine Vereinbarung treffen: Wenn Sie sich entschließen, die Behandlung zu beenden, sagen Sie mir das. Sie sollten danach aber noch 3 Termine wahrnehmen, in denen wir Ihre Entscheidung betrachten und uns voneinander verabschieden. Sind Sie damit einverstanden?«
- »Es kann auch sein, dass Sie sich im Laufe der Therapie über mich ärgern. Vielleicht sage ich etwas, das Ihnen überhaupt nicht gefällt, oder ich verletzte Sie, ohne dass ich das wollte. Vielleicht sagen Sie dann: Da gehe ich nicht wieder hin! Auch für den Fall möchte ich mit Ihnen eine Vereinbarung treffen. Bitte sagen Sie mir, wenn so etwas passiert ist, und kommen Sie dann noch dreimal. Damit können Sie und ich klären, was da passiert ist, und Sie tragen das nicht für sich allein mit sich herum. Solche Enttäuschungen können dann etwas Wichtiges werden und Ihnen helfen, zu entscheiden, was Sie von dem, was wir hier erarbeitet haben, für Ihr weiteres Leben mitnehmen wollen. Sind Sie auch damit einverstanden?«

1.7.5 Verantwortung und das Umgehen mit Schuld

»Fehler« im Verlauf einer Psychotherapie sind häufig reparabel. Manche können selbst wieder Ausgangspunkt für Fortschritte in einer Therapie werden. Es gibt aber auch Fehler, die Patienten schädigen und für die Therapeuten Verantwortung tragen. Dann gibt es Situationen, in denen Therapeuten Verantwortung für das zugesprochen wird, was sie in einem Patienten oder an einer Familie beschrieben oder entdeckt haben – eine Zuweisung von Schuld an den Therapeuten, zu der v. a. psychodynamische Therapieverfahren einladen. Und nicht selten suchen Patienten Therapeuten mit dem Wunsch nach einer Entlastung von Schuld auf, nicht mit dem Wunsch nach einer Veränderung ihres Erlebens und Handelns. Diese vier Möglichkeiten, auf Fragen von Verantwortung und Schuld verwiesen zu werden, sind in der Praxis nicht immer leicht zu unterscheiden.

Technische Fehler können selbst Ausgangspunkt von Fortschritten in einer Behandlung werden, wenn sie offen zu besprechen sind. Mit einem Therapeuten, der selbst nicht fehlerlos ist, identifizieren sich Patienten leichter; im Umgehen mit eigenen Fehlern kann ein Therapeut Patienten von übermäßigem Druck eigener Ideale entlasten und dabei ein Lernen am Modell erleichtern; und spontane »Fehler« können zur Rücknahme von starken Übertragungen beitragen.

Therapeuten machen aber auch die Erfahrung, dass Fehler sich nicht wieder gut machen lassen – dass Patienten von Therapien nicht profitieren, diese unglücklich abbrechen, sich umbringen. Hier liegt es nahe, Misserfolge auf Patienten abzuschieben, ihnen die »Schuld« am gemeinsamen Scheitern allein zuzuschreiben. Diese Haltung stabilisiert Therapeuten oder ein Team, sie ist rechtlich sichernd – aber sie behindert auch das Lernen aus eigenen Fehlern. Das Risiko bleibt, den gleichen Fehler das nächste Mal zu wiederholen. So wird in Supervisionen nach Suiziden auf einer Station zunächst vom Team betont, dass der Suizid nicht vermeidbar war und dass er nun doch die Diagnose einer chronischen, nicht beeinflussbaren Erkrankung belegt. Erst mit diesem geteilten Einverständnis kann dann »fehlerfreundlicher« auf das Geschehen geachtet und nach der Trauer und der Wut über einen Suizid eine Haltung eingenommen werden, aus der heraus wieder Wissen um die Beschränktheit der eigenen Möglichkeiten mit einer wachen Aufmerksamkeit für das Mögliche verbunden wird.

Gerade psychodynamische Therapeuten tragen das Risiko, für die »schlechten« Nachrichten, die sie bringen, verantwortlich gemacht zu werden. So kann es passieren, dass Patienten, die in einer Sitzung Wut und Enttäuschung über ihren Partner geäußert haben und von Trennung sprachen, in der folgenden Stunde den Therapeuten dafür verantwortlich machen – er habe sich schlecht gegenüber dem Partner geäußert und den Patienten zu einer Trennung verleiten wollen. In einer solchen Situation kann es gut sein, zunächst zu prüfen, inwieweit ein Patient mit dieser Anschuldigung nicht (auch) Recht hat. Es ist denkbar, dass der Therapeut sich in dieser Sitzung nicht neutral verhalten hat, sondern eine Seite eines Konflikts betonte und auf diese Weise den Affekt des Patienten empathisch und suggestiv förderte. Hier ergibt sich die Gelegenheit, jetzt auch die andere Seite des Konflikts zu ihrem Recht kommen zu lassen.

Psychodynamische Therapeuten sind es gewohnt, danach zu schauen, was anders getan werden kann. Sie schreiben damit Verantwortung zu, um Handlungsmöglichkeiten zu eröffnen. »Nur was das Ich getan hat, kann es auch verändern«. Mit dieser Vorstellung ist auch das Bild des tragischen Menschen verbunden – Ödipus versuchte, dem Verhängnis zu entrinnen; er übernahm dann doch die Verantwortung für das, was er unwissend getan hatte.

Dieses Bild der Verantwortung für das eigene Handeln kann mit Vorstellungen von Patienten kollidieren, deren erstes Bedürfnis eine Entlastung von eigener Schuld ist. So führt z. B. das Leben in einer Familie mit hyperaktiven Kindern tragischerweise fast notwendig dazu, dass sich Eltern als ungenügend erleben. Ihre Hoffnung, manchmal ihr zunächst einziges Anliegen an Therapeuten, ist die Entlastung von diesen Schuldgefühlen. Zu Beginn einer Behandlung ist daher eine Haltung, aus der heraus geschaut wird, was genau die Eltern tun, damit sie Verantwortung dafür übernehmen können (und dann die Freiheit entwickeln, sich auch anders zu entscheiden), nicht angemessen. Sie führt zu unfruchtbaren Behandlungen, in denen das mehr oder weniger bewusste Ziel der Patienten darin liegt, ein Scheitern der Bemühungen des Therapeuten im Interesse der Abwehr von eigener Schuld herbeizuführen.

Typische Situationen, in denen diese Motivation eine Rolle spielt, sind Trennungen vom Partner, Unfälle mit bleibenden Schäden oder Suizide von Familienangehörigen. Hier hat der Therapeut zunächst die Aufgabe, von Schuldgefühlen zu entlasten und eine bereits laufende Bewältigung – z. B. eine Trennung oder Heimunterbringung – gegen die Schuldgefühle der Patienten zu bestätigen.

! Achten Sie bei Beginn einer Psychotherapie auf den Wunsch nach Entlastung von Schuldgefühlen. Solange dies als wesentliches Motiv einer Therapiesuche nicht bearbeitet ist, müssen Sie mit einem Scheitern der Behandlung rechnen.

Literatur

Albani C, Pokorny D, Blaser G, Kächele H (2008) Beziehungsmuster und Beziehungskonflikte. Vandenhoeck & Ruprecht, Göttingen

Arbeitskreis OPD (Hrsg) (2006) Operationalisierte Psychodynamische Diagnostik OPD-2. Huber, Bern

Barber J, Crits-Christoph P (eds) (1995) Dynamic therapies for psychiatric disorders. Basic Books, New York

Bellak L, Hurvich M, Gediman HK (1973) Ego functions in schizophrenics, neurotics and normals. Wiley, New York

Bowlby J (1975) Bindung – eine Analyse der Mutter-Kind-Beziehung. Kindler, München

Crits-Christoph P, Cooper A, Luborsky L (1988) The accuracy of therapists' interpretations and the outcome of dynamic psychotherapy. J Consul Clin Psychol 56: 490–495

Dornes M (2006) Die Seele des Kindes. Entstehung und Entwicklung. Fischer, Frankfurt/Main

Freud S, Breuer J (1895) Studien über Hysterie. GW I, Imago, London, S 447–465

Heigl-Evers A, Heigl F (1973) Gruppenpsychotherapie: Interaktionell-tiefenpsychologisch fundiert-psychoanalytisch. Gruppenpsychother Gruppendyn 7: 137–157

Heigl-Evers A, Henneberg-Mönch U, Odalg C, Stanske G (Hrsg) (1986) Die Vierzigstundenwoche für Patienten. Vandenhoeck & Ruprecht, Göttingen

Kernberg O (1978):Borderline-Störungen und pathologischer Narzissmus. Suhrkamp, Frankfurt/Main

König K (1995) Widerstandsanalyse. Vandenhoeck & Ruprecht, Göttingen

König K (1999) Psychoanalyse in der psychiatrischen Arbeit – eine Einführung. Psychiatrie-Verlag, Bonn

König K (2008) Gruppenanalyse im Göttinger Modell. Mattes, Heidelberg

Kohut H (1971, dt. 1973) Narzissmus. Eine Theorie der psychoanalytischen Behandlung narzisstischer Persönlichkeitsstörungen. Suhrkamp, Frankfurt/Main

Leichsenring F, Masuhr O, Jaeger U, Streeck U (2007) Zur Wirksamkeit der psychoanalytisch-interaktionellen Therapie am Beispiel der Borderline-Persönlichkeitsstörung. Z Psychosom Med 53: 129–143

Luborsky L (1984) Principles of psychoanalytic psychotherapy. A manual for supportive-expressive treatment. Basic Books, New York [Einführung in die analytische Psychotherapie (1988) Springer, Berlin Heidelberg New York Tokio]

McClelland DC, Koestner R, Weinberger J (1989) How do self-attributed and implicit motives differ? Psychol Rev 96: 690–702

Mentzos S (1991) Psychodynamische Modelle in der Psychiatrie. Vandenhoeck & Ruprecht, Göttingen

Pine F (1988) The four psychologies of psychoanalysis and their place in clinical work. J Am Psychoanal Assoc 36: 571–596 [Die vier Psychologien der Psychoanalyse und ihre Bedeutung für die Praxis (1990) Forum Psychoanal 6: 232–249]

Rudolf G (2004) Strukturbezogene Psychotherapie. Schattauer, Stuttgart

Rupprecht-Schampera U (1997) Das Konzept der »frühen Triangulierung« als Schlüssel zu einem einheitlichen Modell der Hysterie. Psyche – Z Psychoanal 51: 637–664

Spitzer M (2002) Lernen. Gehirnforschung und die Schule des Lebens. Spektrum, Heidelberg

Staats H (2004) Das zentrale Thema der Stunde. Die Bestimmung von Beziehungserwartungen und Übertragungsmuster in Einzel- und Gruppentherapie. Vandenhoeck & Ruprecht, Göttingen

Streeck U, Leichsenring F (2009) Handbuch psychoanalytisch-interaktionelle Therapie. Behandlung von Patienten mit strukturellen Störungen und schweren Persönlichkeitsstörungen. Vandenhoeck & Ruprecht, Göttingen

Weiss J, Sampson H, The Mount Zion Psychotherapy Research Group (eds) (1986) The psychoanalytic process. Guilford, New York, London

Yalom ID (1998) Die rote Couch. Goldmann, München

Yalom ID (2003) Theorie und Praxis der Gruppenpsychotherapie, 4. Aufl. Klett Cotta, Stuttgart. [The theory and practice of group psychotherapy (1970) 1st edn. Basic Books, New York]

Weiterführende Literatur

Böker H (Hrsg) (2006) Psychoanalyse und Psychiatrie. Springer, Berlin Heidelberg New York Tokio

Schwarz F, Maier C (Hrsg) (2001) Psychotherapie der Psychosen. Thieme, Stuttgart

Grundlagen der kognitiven Verhaltenstherapie

Fred Rist, Michael Witthöft und Josef Bailer

2.1 Entstehung und Entwicklung der kognitiven Verhaltenstherapie – 46

2.2 Der allgemeine Ablauf kognitiv-verhaltenstherapeutischer Behandlungen – 47

2.3 Die kognitiv-verhaltenstherapeutische Fallkonzeption – 51

2.3.1 Störungsübergreifende Verhaltensanalyse – 51

2.3.2 Das funktionale Bedingungsmodell – 52

2.4 Behandlungsmethoden – 53

2.4.1 Verhaltensnahe Methoden – 53

2.4.2 Kognitive therapeutische Techniken – 64

2.4.3 Innovative Erweiterungen der kognitiven Verhaltenstherapie – 68

2.4.4 Weitere Methoden und Formate – 71

2.5 Ausblick – 72

Literatur – 73

Kognitive Verhaltenstherapie (KVT) umfasst eine Vielzahl von Interventionsmethoden, die in störungsspezifischen Behandlungsstrategien kombiniert werden und auf Effektivität und Effizienz geprüft sind. Erfolgreich können diese Methoden jedoch nur auf der Grundlage einer für die kognitive Verhaltenstherapie spezifischen Auffassung von psychischen Störungen eingesetzt werden. Hierbei werden Störungen des Verhaltens und Erlebens als Ergebnisse von Lernprozessen angesehen, die denselben Gesetzmäßigkeiten unterworfen sind wie die Herausbildung und Aufrechterhaltung von funktionalem Verhalten und Erleben. Die störungsspezifische Konzeptualisierung bestimmt in der kognitiv-verhaltenstherapeutischen Behandlungspraxis die Planung, die Durchführung und die Bewertung des Erfolgs einer Behandlungsstrategie. Die Entwicklung einer Fallkonzeption wie auch die Ableitung und die Durchführung einer bestimmten Interventionsmethode sind ihrerseits in eine störungsübergreifende allgemeine Gestaltung des Psychotherapieprozesses eingebettet.

2.1 Entstehung und Entwicklung der kognitiven Verhaltenstherapie

Verhaltenstherapie hat sich als eigener Forschungs- und Praxisbereich historisch seit ca. 1950 kontinuierlich entwickelt. Dies geschah in etwa zeitgleich in den USA, in England und in Südafrika, aber mit unterschiedlichen Schwerpunktsetzungen. In den USA wurden verhaltenstherapeutische Interventionen bevorzugt als praktische Anwendung der Gesetzmäßigkeiten des **operanten Lernens** entwickelt. Aus dieser Zeit stammt der wichtige Ansatz der funktionalen Analyse von problematischem Verhalten hinsichtlich seiner Kontrolle durch vorausgehende und nachfolgende Bedingungen. Funktionale Analysen lieferten die Basis für erfolgreiche Interventionen bei einer Vielzahl von Verhaltensstörungen, z. B. Stottern, Mutismus, aggressives oder selbstschädigendes Verhalten. Joseph Wolpe behandelte in Südafrika Angststörungen nach den Prinzipien der **Konditionierung und der Gegenkonditionierung**. Seine Ableitung der Methode der systematischen Desensibilisierung aus tierexperimentellen Befunden zur Angstentstehung und Angstlöschung wirkte modellhaft für die Entwicklung effektiver Interventionsmethoden aus der Grundlagenforschung. In England vertrat Hans Eysenck die Anwendung **lerntheoretischer Prinzipien** auf die Entstehung und Behandlung von psychischen Störungen. Therapeuten am *Maudsley Hospital* in London hatten in der Folge großen Einfluss auf die Formulierung kognitiv-behavioraler Bedingungsmodelle von psychischen Störungen sowie auf die Ableitung und Prüfung von verhaltenstherapeutischen Ansätzen in der Behandlung psychischer Störungen, insbesondere von Angst- und Zwangsstörungen. Eine Definition der Verhaltenstherapie aus den 1970er Jahren stellt die wesentlichen Aspekte dieser verhaltenstherapeutischen Anfangszeit heraus (▶ Box).

Definition von Verhaltenstherapie nach Franks u. Wilson (1978)

Verhaltenstherapie beinhaltet primär die Anwendung von Prinzipien, die in der Forschung der Experimental- und Sozialpsychologie entwickelt wurden: Sie sollen menschliches Leiden und die Einschränkung menschlicher Handlungsfähigkeit vermindern. Die Verhaltenstherapie legt Wert auf eine systematische Evaluation der Effektivität der Anwendung solcher Prinzipien, sie beinhaltet Veränderungen der Umwelt und der sozialen Interaktion, weniger eine direkte Veränderung körperlicher Prozesse durch biologische Vorgänge. Ihr Ziel ist hauptsächlich die Ausbildung und Förderung von Fähigkeiten.

Bereits in den 1970er Jahren entstand ein Ansatz zur Beeinflussung psychischer Störungen über eine Veränderung von kognitiven Strukturen. In dieser Zeit der sogenannten kognitiven Wende wurden eher auf praktischer als auf experimenteller Basis Ansätze entwickelt, in denen eine Verhaltensänderung durch die Veränderung dysfunktionaler Bewertungen und Einstellungen angestrebt wurde: Als funktionale Bedingungen gestörten Verhaltens und Erlebens wurden automatische Gedankenabläufe und Bewertungen identifiziert. Die »kognitiven Methoden« wurden entwickelt, um diese zu verändern und durch funktionale, verhaltenssteuernde Kognitionen zu ersetzen (Aaron T. Beck, Albert Ellis). **Kognitive Methoden** wurden schnell populär: Zum einen belegte die Psychotherapieforschung deren Wirksamkeit, zum anderen erlaubten sie neue Zugänge zu komplizierten, prognostisch ungünstigen und multimorbiden Störungen, die in den rein lerntheoretisch fundierten Verhaltensanalysen nicht hinreichend abzubilden waren. Anfänglich wurden diese Ansätze im Gegensatz zu den verhaltensnahen Interventionsstrategien gesehen. Dies kann z. B. anhand der wesentlichen Ausrichtung einer Depressionsbehandlung veranschaulicht werden (▶ Box).

Prinzipien einer verhaltensnahen vs. kognitiven Behandlung der Depression

In der **verhaltensnahen Sicht** (Peter M. Lewinsohn) wurde als wesentliches Charakteristikum einer Depression der Mangel an positiver Verstärkung angesehen, der zu einem Rückgang von depressionsinkompatiblen Aktivitäten führte. Dies reduzierte die Verfügbarkeit von wirksamen Verstärkern noch weiter. Eine erfolgreiche Behandlung musste also zuallererst noch verbleibende wirksame Verstärker identifizieren, um damit die Rate von alltagstauglichem Verhalten zu erhöhen, was wiederum den Zugang zu Verstärkern erleichterte. Änderungen im Denken, wie die Reduktion der Hoffnungslosigkeit und eine positivere Einstellung zu sich selbst, wurden in diesem Therapieansatz als notwendige Folgen einer erfolgreichen Verhaltensänderung gesehen.
Nach dem **kognitiven Ansatz** sind charakteristische erlernte depressive Kognitionen der Ansatzpunkt für eine Intervention. Nach Aron T. Beck ist der pathologische Kern einer Depression die kognitive Triade aus negativer Sicht von sich selbst, der Welt im Allgemeinen und der Zukunft im Besonderen. Eine Intervention muss deshalb auf die Änderung dieser Einstellung gerichtet sein. Verhaltensänderungen müssen dann notwendig nachfolgen. Eine kognitive Intervention zielt direkt darauf ab, dass ein depressiver Patient seine dysfunktionalen Bewertungen als ursächlich für seine Probleme versteht und dass er den Mut findet, Veränderungen dysfunktionaler Einstellungen und deren Wirkungen auf sein Befinden zu erproben.

In der Folge wurden beide Ansätze jedoch weitgehend integriert. Verwirrend ist, dass nicht selten dasselbe Verfahren in der Literatur einmal als verhaltenstherapeutisch, das andere Mal als kognitiv-verhaltenstherapeutisch oder nur als kognitiv bezeichnet wird. Diese Unterscheidung ist tatsächlich häufig beliebig, da ein Verfahren zwar exklusiv auf eine Verhaltensänderung oder Veränderung des Denkens abzielen mag, aber immer der jeweils andere Bereich mit beeinflusst wird. Wird die Unterscheidung als eher dimensional angesehen, so ist der verhaltenstherapeutische Pol gekennzeichnet durch die systematische Erfassung und Änderung beobachtbarer, vorausgehender und nachfolgender Bedingungen eines Problemverhaltens und dessen Reduktion durch operante oder klassische Konditionierungstechniken. Gedanken oder Persönlichkeitskonstrukte wie Selbstwert oder Selbstwirksamkeit werden dabei weder in die Analyse noch in die Formulierung eines Behandlungsziels systematisch einbezogen. Der andere Pol des kognitiven Vorgehens setzt an Gedanken, Bewertungen und Einschätzungen als vorausgehenden und nachfolgenden Bedingungen eines problematischen Verhaltens an. Verhaltensübungen werden als Mittel zur Veränderung kognitiver Vorgänge benutzt. Eine dauerhafte Verhaltensänderung soll durch veränderte kognitive Vorgänge aufrechterhalten werden. Beide Verfahrensgruppen basieren jedoch auf allgemeinen lerntheoretischen Betrachtungsweisen, denen zufolge gestörtes Verhalten und Erleben weitgehend denselben Gesetzmäßigkeiten unterworfen sind wie funktionales Verhalten (▶ Übersicht).

Grundlegende Annahmen der Verhaltenstherapie

1. Dieselben Lerngesetze gelten für die Entwicklung von funktionalem und dysfunktionalem Verhalten.
2. Verhalten bildet sich durch Lernen adaptiv aus.
3. Problematisches Verhalten wird durch positive oder negative Verstärkung, assoziatives Lernen und Modell- und Erwartungslernen geformt.
4. Problematisches Verhalten ist die Endstrecke einer kurzfristig adaptiven, langfristig aber dysfunktionalen Bewältigung von unangenehmen Zuständen bzw. der Intensivierung angenehmer Zustände.
5. Die Analyse der vorausgehenden internen und externen Bedingungen macht problematisches Verhalten so weit verständlich, dass erfolgreiche Interventionen ableitbar sind.
6. Neuroadaptive Vorgänge verändern die Vulnerabilität für dysfunktionale Adaptation.

2.2 Der allgemeine Ablauf kognitiv-verhaltenstherapeutischer Behandlungen

Eine kognitiv-verhaltenstherapeutische Fallkonzeption und deren Umsetzung in eine spezifische Behandlungsmethode erfordern einen bestimmten Ablauf einer psychotherapeutischen Behandlung. Kanfer et al. (2000) stellten ein **praktisches Modell** des Ablaufs einer KVT-Behandlung vor, in dem 7 Phasen der Behandlung plus eine Katamnesephase unterschieden werden (◘ Tab. 2.1). Nach diesem Modell folgen einzelne Abschnitte aufeinander. Sie sind allerdings nicht strikt gegeneinander abgegrenzt, sondern gehen ineinander über und können sich überschneiden. Das Modell verdeutlicht, dass Auswahl und Einsatz einer bestimmten verhaltenstherapeutischen Methode nur einen Teil des gesamten Therapieablaufs (Phase 5) darstellen. Diese Phase steht mit anderen Phasen in einem funktionalen Zusammenhang und kann ohne diesen Rahmen nicht oder nur eingeschränkt wirksam werden.

Tab. 2.1 Phasenmodell einer KVT-Behandlung. (Nach Kanfer et al. 2000)

Phasenbezeichnung	Ziele	Typische Aktivitäten
1. Eingangsphase	Etablierung einer Arbeitsbeziehung (therapeutische Allianz)	Festlegung der Rollen von Therapeut und Patient Screening der Beschwerden und Problembereiche Überlegungen zu therapeutischen Ansatzpunkten
2. Motivationsphase	Aufbau von Änderungsmotivation	Bestätigung intakter Lebensbereiche Reduktion von Demoralisierung und Resignation Diskussion von Änderungszielen und Änderungsaufwand
3. Funktionales Bedingungsmodell	Lerntheoretisch fundierte Erklärung der Aufrechterhaltung und Entstehung der Probleme	Verhaltensanalysen typischer aktueller Problemsituationen Beobachtung und Protokollierung des Auftretens und des Ablaufs von Problemverhaltensweisen Verhaltensanalysen zur biografischen Problemgenese
4. Festlegung der Behandlungsziele	Realistische und objektivierbare Ziele für die einzelnen Problembereiche	Klären von Erwartungen Gemeinsame Zielanalyse, unter Beachtung von Wichtigkeit und Erreichbarkeit
5. Spezifische Behandlung	Anwendung der optimalen Behandlungstechnik	Planung spezieller Maßnahmen auf Grundlage der Phasen 1–4 Festlegung von Behandlungsschritten Vermittlung von Wissen über Technik
6. Evaluation	Abschätzung des bisherigen Erfolgs der Behandlung	Kontinuierliche therapiebegleitende Diagnostik (individualisiert) Prä-post-Evaluation (standardisiert) Zielbezogene Evaluation (individualisiert) Feedback
7. Abschlussphase	Stabilisierung und Transfer	Übertragung gelernter Fertigkeiten auf andere Bereiche Vorwegnahme von rückfallkritischen Risikosituationen Bekräftigung von Selbsthilfefertigkeiten
8. Katamnese	Erfolgs- und Risikoabschätzung	Vereinbarung von Kontaktterminen u. U. Festlegung von Booster-Sitzungen Fortführung der Prä-post-Evaluation

Die **Eingangsphase** soll dem Patienten wie dem Therapeuten eine Klärung des Anliegens und der psychotherapeutischen Möglichkeiten seiner Veränderung ermöglichen. Dies beinhaltet neben der Präzisierung des Anliegens der Patienten auch eine Klärung der wechselseitigen Rollenerwartungen und der Erwartungen der Patienten an Ablauf und Ziele der Psychotherapie. In dieser Phase sollte das Vertrauen in die Therapie etabliert werden, und die Patienten sollten realistische Erwartungen an die Durchführung und die Zielsetzung einer Behandlung ausbilden.

In der **Motivationsphase** soll die Änderungsmotivation, also die Bereitschaft der Patienten zum Erarbeiten einer Veränderung, geprüft und etabliert werden. Patienten wägen ab, was sie für eine Änderung investieren müssen und ob die zu erreichende Änderung ihren eigenen Einsatz dafür rechtfertigt. Dieser Prozess des Abwägens bezieht auch weitere Informationen über den Ablauf der Therapie mit ein, insbesondere eine Einschätzung des Therapeuten und der Therapie als unterstützend und hilfreich. Wichtig in dieser Phase sind auch die Abgrenzung problematischer Bereiche von unproblematischen Bereichen sowie eine Sichtung der persönlichen Fähigkeiten und Fertigkeiten der Patienten, die bei der Problembewältigung helfen können.

Die ersten beiden Phasen sind auch in theoretisch anders ausgerichteten psychotherapeutischen Behandlungsabläufen in ähnlicher Form vorhanden. Dagegen ist die Phase zur **Erstellung eines funktionalen Bedingungsmodells** spezifisch kognitiv-verhaltenstherapeutisch ausgestaltet. In der Verhaltensanalyse werden die eingangs vom Patienten vorgetragenen Beschwerden als Verhalten mit kognitiven, motorischen, physiologischen und affektiven Anteilen erfasst und zu vorausgehenden und nachfolgenden Bedingungen in Beziehung gesetzt. Die Verhaltensanalyse verschiedener problematischer Situationen und Abläufe führt zur Erstellung eines hypothetischen Bedingungsmodells, das alle in einem Problembereich wirksamen aufrechterhaltenden Bedingungen systematisch zusammenfasst. Dieses Bedingungsmodell strukturiert das problematische Verhalten nach lerntheoretischen Prinzipien des operanten und des klassischen Konditionierens, es berücksichtigt jedoch auch Kognitionen, die für die Wahrnehmung und Interpretation vorausgehender und nachfolgender Bedingungen wichtig sind. Ein schlüssiges Bedingungsmodell stellt die Ansatzpunkte für die Veränderung des Problems heraus und leitet dadurch auch die Auswahl der spezifischen verhaltenstherapeutischen Methoden. Es ist wesentlicher Bestandteil der schließlich behandlungsleitenden Fallkonzeption.

In der Phase der **Zielfestlegung** legen Therapeut und Klient gemeinsam therapeutisch erreichbare Ziele fest. Dies erfolgt auf der Grundlage der Verhaltensanalyse und des Bedingungsmodells, geht aber über die Reduktion von Problemverhalten, wie sie zunächst häufig vom Patienten angestrebt wird, wesentlich hinaus. Mit wenigen Ausnahmen (z. B. eine eng umschriebene phobische Störung) stellt die reine Symptomreduktion kein vollständiges, psychotherapeutisch vernünftiges Ziel dar und muss durch Änderungen von Einstellungen und Verhaltensmustern in anderen Lebensbereichen ergänzt werden. Die abschließende Zielformulierung soll positiv und differenziert und mit den allgemeinen Lebenszielen des Patienten vereinbar sein.

Erst in der **Behandlungsphase** erfolgen die Planung und der Einsatz eines spezifischen therapeutischen Verfahrens. Die vorausgehenden Phasen sollen diese Auswahl steuern, sodass die jeweils gewählte Therapiemethode an die individuellen Lebens- und Lernbedingungen des Patienten angepasst wird.

Die **Evaluationsphase** ist auf die Objektivierung und fortlaufende Erfassung des therapeutischen Fortschritts gerichtet. Sie ist also weniger eine distinkte Phase, sondern eine Aktivität, die sich über den gesamten therapeutischen Ablauf erstreckt. Eine therapiebegleitende Erfassung von problematischem Verhalten objektiviert einerseits die angestrebten Veränderungen und ist andererseits wesentlicher Bestandteil der Behandlung selbst, wenn sie fortlaufend durchgeführt und mit den Patienten besprochen wird.

Die **Abschlussphase** ist der Erfolgsoptimierung und Generalisierung der erreichten Veränderungen gewidmet. In ihr sollen noch offene Fragen geklärt und noch bestehende Probleme gelöst werden. Patienten verbinden die Beendigung einer Therapie häufig mit der Sorge, ob der erreichte Erfolg stabil gesichert bzw. wie groß die Gefahr eines Rückfalls ist. Deshalb ist die Beendigung einer Therapie rechtzeitig zu planen und vorzubereiten. In der Regel wird diese Phase z. B. durch »Hausaufgaben« zwischen den Sitzungen vorbereitet, die das Ziel haben, gelerntes adaptives Verhalten auf andere Situationen zu übertragen.

Beim Abschluss soll auch eine **Katamnesephase** geplant und besprochen werden, in der ein Katamnesetermin festgelegt oder wenigstens eine postalische Nachbefragung durchgeführt werden soll. Diese Phase dient der Sicherung des Therapieerfolgs. Sie wird aber leider häufig vernachlässigt, da dieser Teil der Behandlung in unserem Versorgungssystem nicht explizit gefordert und nicht finanziert wird.

Der in ◻ Tab. 2.1 dargestellte Ablauf einer KVT-Behandlung erfordert die Herstellung und Sicherung einer für die Therapie förderlichen Therapeut-Patient-Beziehung. Eine positive, von gegenseitiger Wertschätzung geprägte Therapeut-Patient-Beziehung gilt auch in der Verhaltenstherapie (Margraf 2009) und der kognitiven Therapie (J. Beck 1999) als zentrale Voraussetzung für eine erfolgreiche Behandlung (▶ Übersicht). So betont Hoffman (2009), dass der Therapeut schon beim Erstkontakt auf die Einleitung einer guten zwischenmenschlichen Beziehung achten sollte. Im Schema des allgemeinen Ablaufs der KVT-Behandlung ist die Schaffung einer guten therapeutischen Beziehung Gegenstand der Eingangs- und der Motivationsphase. Von Anfang an soll das Therapeutenverhalten durch Empathie, Verständnis, Interesse, Sympathie, Echtheit und Akzeptanz gekennzeichnet sein. Da der Therapeut jedoch neben der emotionalen auch eine Arbeitsbeziehung zum Patienten unterhält, sollte er möglichst früh seine Rolle als Therapeut definieren. Er muss dabei in der Lage sein, sowohl menschlich als auch fachlich Vertrauen zu wecken und die zentralen Bedürfnisse und Erwartungen des Patienten zu erkennen.

Therapeutenverhalten mit günstiger Auswirkung auf die therapeutische Beziehung. (Nach Margraf 2009)

- Ein glaubwürdiges Erklärungsmodell für die Störung und die geplanten Interventionen vermitteln
- Den Patienten sorgfältig auf therapeutische Übungen und Aufgaben vorbereiten
- Den Patienten für jeden Fortschritt, aber auch schon für jede Anstrengung verstärken

▼

- Den Patienten häufig um Zusammenfassungen und Rückmeldungen zu zentralen Therapiethemen bitten
- Sich komplementär zu zentralen interaktionellen Zielen des Patienten verhalten
- Nonverbales Verhalten zur Beziehungsgestaltung nutzen (z. B. offene, zugewandte Körperhaltung, Mimik und Gestik, Blickkontakt, Lächeln und Kopfnicken)

Vergleichbare praktische Hinweise zur Gestaltung der therapeutischen Beziehung existieren auch speziell für kognitive Verhaltenstherapeuten. So rät Judith Beck (1999) bei Problemen in der Therapie u. a. auch zu einer genauen Analyse der therapeutischen Beziehung. Hierzu sollte sich der Therapeut eine Reihe von Fragen stellen, welche die in der folgenden ▶ Übersicht dargestellten Aspekte betreffen.

Aspekte der therapeutischen Beziehung bei KVT. (Nach J. Beck 1999)

- Die Zusammenarbeit (z. B. »Haben der Patient und ich wirklich kollegial zusammengearbeitet?")
- Die Rückmeldung des Patienten (z. B. »Ermutige ich den Patienten, seine Zweifel anzusprechen und zu überprüfen?«)
- Die Meinung des Patienten zur Therapie (z. B. »Hält der Patient mich für kompetent, kollegial und ehrlich interessiert?«)
- Die Reaktionen des Therapeuten (z. B. »Sehe ich Probleme in der therapeutischen Beziehung als Entwicklungschance oder mache ich Schuldzuweisungen?")

Auch eher formale oder technische Merkmale der Therapie sollten reflektiert werden (▶ Übersicht).

Formale und technische Merkmale der Therapie

- Struktur und Tempo der Sitzungen
- Das Vertrautmachen des Patienten mit der Therapie (z. B. die verständliche Vermittlung des kognitiven Modells, das die Grundlage der kognitiven Interventionen bildet)

▼

- Der Umgang mit automatischen Gedanken (wurden diese aufgedeckt, überprüft und beantwortet?)
- Das Erreichen der Therapieziele
- Die angemessene Verarbeitung des Sitzungsinhalts durch den Patienten

Ohne gegenseitigen respektvollen Umgang sind therapeutische Krisen und Schwierigkeiten vorprogrammiert. Bohus (2002) benennt eine ganze Reihe von Verhaltensweisen, die Therapeuten zwar oft unabsichtlich und gedankenlos zeigen, die aber dennoch mangelnden Respekt gegenüber dem Patienten ausdrücken und die Therapie ernsthaft gefährden. Zu diesem **Fehlverhalten** zählen beispielsweise

- das Vergessen von Terminen,
- die willkürliche Veränderung von Vereinbarungen ohne Rücksprache mit Patienten,
- die Nichtbeantwortung von Nachrichten und Anrufen,
- das Verlieren von Unterlagen,
- das Zuspätkommen zur Therapiestunde,
- ein unordentlicher oder unsauberer Arbeitsplatz,
- das Annehmen von Telefonanrufen während der Therapiestunde,
- das Sprechen über andere Patienten,
- ein sexistischer, patriarchalischer oder matriarchalischer Umgang und
- die vorzeitige Beendigung der Sitzung.

Aber auch aufseiten der Patienten, insbesondere bei Patientinnen mit einer Borderline-Persönlichkeitsstörung, gibt es eine Fülle von problematischen Verhaltensweisen, welche die therapeutische Beziehung stark belasten und die Therapie gefährden (Bohus 2002). Hierzu zählen z. B.

- häufige Anrufe beim Therapeuten,
- Hausbesuche beim Therapeuten oder Kontaktaufnahme mit dessen Familie,
- sexuell provozierendes oder verführerisches Verhalten,
- Bedrohung des Therapeuten oder von Mitgliedern seiner Familie,
- aggressives Verhalten während der Therapiesitzung,
- Kritik an der Person oder Persönlichkeit des Therapeuten,
- fehlende Dankbarkeit oder Anerkennung gegenüber Anstrengungen des Therapeuten.

Darüber hinaus besteht eine Vielzahl weiterer therapiegefährdender Verhaltensweisen, welche Patienten daran hindern, die Therapie **wahrzunehmen** (z. B. Nichterscheinen oder häufiges Zuspätkommen), konstruktiv in der Therapie **mitzuarbeiten** (z. B. Lügen, anhaltendes Schweigen) und therapeutische Erkenntnisse konsequent **umzusetzen** (z. B. Vereinbarungen werden nicht eingehalten, Aufgaben und Übungen werden nicht gemacht). In der dialektisch-behavioralen Therapie werden derartige Verhaltensweisen, wann immer sie auftreten, zeitnah thematisiert und schrittweise verändert.

2.3 Die kognitiv-verhaltenstherapeutische Fallkonzeption

Um den Erfolg einer KVT-Behandlung zu gewährleisten, muss die Auswahl und Durchführung von störungsspezifischen Interventionen anhand einer auf den einzelnen Patienten zugeschnittenen Fallkonzeption erfolgen. Aus der Diagnose in Kombination mit allgemeinen soziodemographischen Merkmalen lässt sich zwar häufig schon eine Erwartung bezüglich wichtiger Risikofaktoren und störungsspezifischer Verhaltensabläufe formulieren, dies ersetzt aber nicht eine individuelle Fallkonzeption. Allerdings sind recht unterschiedliche Definitionen zur KVT-Fallkonzeption vorgelegt worden (Sim et al. 2005). Sie ähneln sich jedoch in den darin verlangten deskriptiven, präskriptiven und prädiktiven Aussagen. Persons (1993) nennt 8 wesentliche **Komponenten** einer KVT-Fallkonzeption (▶ Übersicht).

Die Komponenten einer KVT-Fallkonzeption. (Nach Persons 1993)

1. Problembeschreibung
2. Grundannahmen des Patienten
3. Beschreibung des Problemverhaltens
4. Dem Problemverhalten vorausgehende und nachfolgende Bedingungen
5. Ursprüngliche Entwicklung des Problemverhaltens
6. Arbeitshypothese zur Aufrechterhaltung und Genese der Symptomatik
7. Behandlungsplan
8. Bei der Behandlung zu erwartende Schwierigkeiten

Eine Fallkonzeption geht über die Erklärung der Störung in einer Verhaltensanalyse hinaus. Sie fasst einzelne Verhaltensanalysen im **Bedingungsmodell** zusammen, klärt funktionale Beziehungen zwischen verschiedenen Problembereichen bzw. komorbiden Störungen und enthält auch die aus dem Bedingungsmodell abgeleiteten und mit dem Patienten vereinbarten Ziele der Behandlung sowie die zu deren Erreichung optimale Strategie. Dazu werden die Ressourcen und die Zielmotivation des Patienten berücksichtigt sowie erschwerende und erleichternde Faktoren für eine Verhaltens- und Erlebensänderung in seiner sozialen und materiellen Umgebung. Im Mittelpunkt der Fallkonzeption stehen jedoch die Verhaltensanalyse und die Integration ihrer Ergebnisse in ein hypothetisches Bedingungsmodell.

2.3.1 Störungsübergreifende Verhaltensanalyse

Die Erarbeitung einer KVT-Fallkonzeption beginnt mit der präzisen Erfassung und Beschreibung von problematischen Verhaltens- und Erlebnisweisen sowie den jeweils regelhaft vorausgehenden und nachfolgenden Bedingungen. Dazu wurde bereits in den 1960er Jahren ein Analyseschema vorgeschlagen (Kanfer u. Saslow 1969) das sich bis heute bewährt hat, die **SORKC-Verhaltensgleichung**. Das Akronym bezeichnet ein einfaches lerntheoretisches Schema mit den Elementen **S**timulus-**O**rganismus-**R**eaktion-**K**ontingenz-**C**onsequenz (◘ Tab. 2.2).

Die **Organismuskomponente** umfasste ursprünglich nur somatische Merkmale, die für die Auslösung des Problemverhaltens als wichtig angesehen wurden. Beispielsweise wurde bei der Verhaltensanalyse für ein Kind, das seinen Platz in der Klasse häufig verließ, wenn stilles Lesen verlangt war, eine Weitsichtigkeit des Kindes als Organismusvariable bei der Auslösung des problematischen Störverhaltens berücksichtigt. In der Folge wurden dieses einfache Schema und insbesondere die Organismusvariable in mehrfacher Hinsicht erweitert. Zum einen wird das Problemverhalten auf der Grundlage des von Lang (1971) vorgeschlagenen Mehrebenenansatzes heute grundsätzlich auf der motorischen, der physiologischen, der kognitiven und der emotionalen Ebene beschrieben. Zum anderen wird auch die subjektive Interpretation externer und interner Stimuli in erweiterten Analyseschemata bei der Erfassung von S, R und C berücksichtigt. Die dritte Erweiterung war die Ausgestaltung der O-Komponente durch die Berücksichtigung von kognitiven und affektiven Dispositionen für verzerrte, das Problemverhalten steuernde Interpretationen von internen und externen Situationsmerkmalen und Verhaltenskonsequenzen. Dadurch können auch persönlichkeitspsychologische Konstrukte wie Grundannahmen, Selbstschemata und Motivstrukturen als verhaltenssteuernd berücksichtigt werden.

Analysen nach diesen Ansätzen werden als **vertikale Verhaltensanalysen** bezeichnet, im Unterschied zur **hori-**

Tab. 2.2 Das SORKC-Schema der Verhaltenanalyse

Abkürzung	Erklärung	Beispiel Krankheitsangst
S Stimulus	Externe und interne Reize, die in der Situation auf den Menschen einwirken	S extern: Medienbericht über Krebs S extern: Hautveränderung S intern: Gedanke an Krankheit S intern: diffuser Schmerz
O Organismus	Permanente somatische und psychische Besonderheiten, die das Problemverhalten begünstigen	Somatisch: frühere Anfälligkeit für Infekte Psychisch: Angstsensitivität, emotionale Labilität Kognitiv: rigides Gesundheitskonzept Kognitiv: Unsicherheitsintoleranz
R Reaktion	Komponenten des Problemverhaltens Rke: kognitiv-emotional Rph: psychophysiologisch Rm: motorisch (verbal)	Rm: Absuchen des Körpers nach Auffälligkeiten Rph: zunehmende körperliche Anspannung und Erregung Rke: Gefühl der Bedrohung Rke: Vorstellungen von qualvollem Dahinsiechen
K Kontingenz	Regelhaftigkeit der Zuordnung von Konsequenz zu Verhalten (z. B. immer vs. intermittierend)	100%ige negative Verstärkung (C⁄−) durch Rückversicherung bei Arztbesuch
C Consequenz	Auf das Problemverhalten erfolgte Veränderung (kurz- und langfristig): C+: positive Verstärkung C–: aversive Consequenz C⁄+: Wegnahme eines positiven Zustands C⁄−: Wegnahme eines negativen Zustands	Kurzfristig: C–: Angstverstärkung durch Internetrecherche mit Hinweisen auf Gefährlichkeit der Beschwerden C⁄−: Angstreduktion durch Beschwichtigung einer Bezugspersonen Mittelfristig: C⁄−: Angstreduktion durch Rückversicherung durch Arztbesuch

zontalen Verhaltensanalyse der sequenziellen Abfolge von S, O, R, K und C nach der einfachen Kanferschen Verhaltensgleichung. Wir beschränken uns hier auf die Darstellung der Verhaltensanalyse nach der Verhaltensgleichung SORKC, die nach Bedarf um die Mehrebenenbetrachtung und durch Einbezug subjektiver Bereiche erweitert werden muss. Dieses Schema ist so flexibel, dass es auf alle psychischen Störungen und gleichermaßen auf die Bedingungen der Aufrechterhaltung wie der Entstehung einer Symptomatik angewendet werden kann. Es erlaubt eine nicht theoriegebundene Erweiterung der vertikalen Analyse je nach dem Anteil interner steuernder Variablen an einer Störung.

Verschiedene Systeme der Verhaltensanalyse unterscheiden sich insbesondere darin, nach welchen theoretischen Rahmenkonzepten die vertikale Verhaltensanalyse ausgestaltet ist. Wichtig im deutschsprachigen Bereich sind der **Problemanalyseansatz** (Bartling et al. 2008), die **Plan- und Schemaanalyse** (Grawe u. Caspar 1984) und der **Selbstmanagementansatz** (Kanfer et al. 2000). Ein eigener Bereich ist dabei die differenzierte Analyse von verhaltenssteuernden Kognitionen als Bestandteil von spezifisch kognitiven Fallkonzeptionen für die kognitive Therapie (► 2.4.2). Eine eingehende Darstellung dieses Bereichs leisten Hoyer und Chaker (2009). Die Entscheidung für eines dieser Systeme lässt sich gegenwärtig nicht evidenzbasiert begründen. Es ist aber offensichtlich, dass sich die Systeme nicht gleichermaßen gut zur Abbildung aller psychischen Störungen und für jede KVT-Strategie eignen. Die Entscheidung für eines der Systeme wird deshalb von der therapeutischen Ausrichtung und den jeweiligen Patientenmerkmalen mitbestimmt. Einen Überblick über diese Systeme gibt Schulte (2005).

2.3.2 Das funktionale Bedingungsmodell

Mit dem SORKC-Schema werden Informationen zu problematischen Reaktionsabläufen und zu vorausgehenden und nachfolgenden Bedingungen sowohl unter dem Aspekt der Aufrechterhaltung als auch unter dem Aspekt der Genese erfasst. Um die steuernden Bedingungen des Problemverhaltens möglichst eindeutig zu ermitteln, sind immer mehrere Situationen zu analysieren. Es ist auch gezielt nach Situationen zu suchen, in denen das Problemverhalten nicht wie erwartet oder erheblich abgeschwächt auftrat. Im funktionalen Bedingungsmodell werden diese Informationen nach hypothetischen Zusammenhängen geordnet: Die Zusammenschau der verschiedenen Informationen auf dieser Ebene soll die wesentlichen Steuerungsmechanismen für das Problemverhalten herausarbeiten. Hier soll dargestellt werden, welche Prinzipien des operanten und des assoziativen Lernens in welcher Weise zusammenwirken, um das Auftreten und die Beibehaltung des Problemverhaltens zu erklären. Hypothetisch sind diese Aussagen deshalb, weil sie zunächst aus wenigen oder auch nur aus einer Verhaltensanalyse abgeleitet werden. Ihre Geltung muss dann aber an weiteren Problemsituationen überprüft werden.

Ursprünglich wurde ein funktionales Bedingungsmodell bei einzelnen Patienten ganz aus der Beobachtung und Analyse des Problemverhaltens im SORKC-Schema abgeleitet. Heute wird die Strukturierung der steuernden Bedingungen des Problemverhaltens jedoch dadurch sehr erleichtert, dass **prototypische, evidenzbasierte Störungsmodelle** für eine Reihe von Störungen gut ausgearbeitet sind. Solche Ausarbeitungen enthalten typische und spezifische Verknüpfungen von internen und externen auslösenden Bedingungen, Verarbeitungsprozessen, Verhalten und emotionalen Reaktionen in modellhafter Darstellung (z. B. in den Modellen für Panikstörung, Hypochondrie oder somatoforme Schmerzstörungen). Der Vergleich der Ergebnisse der SORKC-Analysen mit einem solchen Störungsmodell kann aber auch zeigen, dass die Verhaltensanalyse eines Patienten nicht mit dem Störungsmodell zu einer bestimmten, bereits vermuteten Diagnose zur Deckung zu bringen ist. Dabei kann die Verhaltensanalyse differenzialdiagnostisch wichtig werden, z. B. bei der Entscheidung zwischen generalisierter Angststörung und Depression.

Ein funktionales Bedingungsmodell ist dann gut, wenn es die Aufrechterhaltung und die Genese der Störung erschöpfend mit Prinzipien der Verhaltenssteuerung erklärt und dabei neben den typischen Problemsituationen auch untypische mit anderen Abläufen des Problemverhaltens einordnen kann. Die Bedeutung des funktionalen Bedingungsmodells liegt darin, dass es die **Grundlage für die Auswahl von Interventionsmethoden und die Festlegung einer Behandlungsstrategie** darstellt.

! Identifizieren Sie die steuernden Bedingungen für das Problemverhalten und das Alternativverhalten anhand der in der nachfolgenden ▶ Übersicht aufgelisteten Fragen.

Von Verhaltensanalysen zum Bedingungsmodell

- Ist das situationsspezifische Problemverhalten nach Intensität oder Häufigkeit defizitär oder exzessiv?
- Wird das Verhalten v. a. durch vorausgehende Bedingungen gesteuert?
- Welche Bedingungen erleichtern oder erschweren die Ausführung?
- Wird das Verhalten durch vermittelnde Bedingungen gesteuert?
- Wird das Verhalten v. a. durch Konsequenzen gesteuert?
- Wird das Verhalten durch Modellwirkung gesteuert?
- Ist das Verhalten durch Einschränkung des Wissens- oder Verhaltensrepertoires bedingt?
- Welche zusätzlichen Informationen benötigen Sie noch, um Ihre Hypothesen abzusichern? Wie können Sie diese Informationen bekommen?
- Gelten die formulierten Hypothesen auch nach der Verhaltensanalyse weiterer Situationen? Müssen sie korrigiert oder neu formuliert werden?

2.4 Behandlungsmethoden

Im Anschluss an die Ausarbeitung eines funktionalen Bedingungsmodells (Phase 3 im Kanfer-Modell) und die Festlegung individueller Behandlungsziele (Phase 4) stellt sich die Frage nach der Auswahl geeigneter Behandlungsmethoden (Phase 5). Ausgehend von der unter ▶ 2.1 skizzierten historischen Entwicklung der Verhaltenstherapie lassen sich »verhaltensnahe« und »kognitive« Methoden unterscheiden, die im Folgenden näher erläutert werden.

2.4.1 Verhaltensnahe Methoden

Sowohl die verhaltensnahen Methoden als auch die unter ▶ 2.4.2 dargestellten kognitiven Techniken zielen auf eine positive und nachhaltige Veränderung negativer affektiver Zustände ab, die ein zentrales Merkmal aller psychischen Störungen darstellen. Verhaltensorientierte Methoden wirken sich auf affektive Zustände dabei entweder unmittelbar oder vermittelt aus. Eine **unmittelbare** Wirkung ist das Nachlassen von Angst aufgrund von Habituation während einer Konfrontationsbehandlung oder die Stimmungsverbesserung nach erfolgreichem Aktivitätsaufbau bei Patienten mit einer depressiven Störung. **Mittelbar** kann eine Wirkung über die Veränderung dysfunktionaler Kognitionen erreicht werden: z. B. kann Vermeidungsverhalten abgebaut werden durch die positiven Effekte eines erfolgreichen Verhaltensexperiments, in dem die Erfahrung vermittelt wurde, dass eine befürchtete Katastrophe nicht eintritt. Analog zu vielen wirksamen pharmakologischen Behandlungen, deren Wirkmechanismus nicht vollständig geklärt ist, koexistieren auch für die Wirkungsweise behavioraler oder verhaltensnaher Methoden unterschiedliche kognitionspsychologische, neuropsychologische, psychophysiologische und neurobiologische Erklärungen. Ihre ausführliche Reflexion würde den Rahmen dieses Kapitels sprengen. Trotz der nicht vollständig geklärten Wirkungsweise handelt es sich bei den im Folgenden dargestellten Verfahren um wirksame Behandlungsformen, deren Effektivität und Effizienz als empirisch gesichert gelten.

Sowohl für die zunächst dargestellten verhaltensnahen Methoden als auch für die anschließend dargestellten kognitiven Methoden gilt jedoch, dass sie nicht isoliert, sondern nur sinnvoll integriert in einem sorgfältig formulierten Bedingungsmodell (Phase 3 innerhalb des Kanfer-Modells) zur Anwendung kommen sollten: Die Auswahl einer bestimmten Methode orientiert sich stets an den Zielen der Behandlung (Phase 4 im Kanfer-Modell). Sowohl die Zielsetzung als auch Charakteristika und mögliche »Nebenwirkungen« (z. B. kurzfristiger Anstieg von Angst und Anspannung während der Expositionsbehandlung) der durchgeführten Behandlungsstrategien sollten hierbei im Vorfeld und während der Interventionsphase (Phase 5 nach Kanfer) ausführlich thematisiert werden und für den Patienten völlig transparent sein.

Zunächst werden **operante Verfahren** der Verhaltensbeeinflussung vorgestellt. Dabei handelt es sich um grundlegende »Prinzipien« der Verhaltensänderung, die im therapeutischen Alltag zwar nur selten isoliert eingesetzt werden, jedoch in vielen umfassenden bzw. multimodalen Behandlungsprogrammen enthalten sind. Eine Einführung in **expositionsorientierte Interventionsformen** schließt sich an. Die Wirksamkeit von Expositionsverfahren, insbesondere bei Angsterkrankungen, ist besonders gut durch empirische Evidenz aus der Psychotherapieforschung abgesichert. Strategien der Konfrontation zählen daher zu wirkungsvollen und therapieschulenübergreifend akzeptierten Maßnahmen und werden folglich in entsprechenden Behandlungsleitlinien der Psychotherapie explizit favorisiert. Als weitere Behandlungsstrategien mit behavioralem Fokus und hoher Relevanz im psychiatrischen Behandlungskontext werden schließlich der **Aktivitätsaufbau** und gängige Formen von **Entspannungsverfahren** vorgestellt.

Operante Methoden

Im Zuge der »kognitiven Wende« in der Psychologie ist die isolierte Anwendung operanter Verfahren weitgehend in den Hintergrund gerückt. In der Praxis werden operante Techniken häufig mit kognitiven Strategien kombiniert. In Anlehnung an Siegl und Reinecker (2007) können therapeutisch relevante operante Methoden in Techniken des Verhaltensaufbaus und des Verhaltensabbaus unterteilt werden. Im Anschluss an den Aufbau neuer Verhaltensweisen bzw. den Abbau problematischer Verhaltensweisen gilt es, diese Verhaltensänderungen zu festigen und im Alltag (außerhalb des therapeutischen Settings) zu verankern. Nach einer Einführung in die Prinzipien des operanten Lernens erfolgt eine kurze Darstellung der drei zentralen Bereiche **Verhaltensaufbau**, **Verhaltensabbau** und **Stabilisierung von Verhaltensänderungen.**

Theorien des operanten (instrumentellen) Lernens (Mazur 2004) betonen die Bedeutung bestimmter Verhaltenskonsequenzen für die Steuerung der Auftretenswahrscheinlichkeit eines jeweiligen Verhaltens. Dies gilt sowohl für erwünschte funktionale als auch für unerwünschte dysfunktionale Verhaltensweisen. Die Induktion eines positiven oder die Beendigung oder Abschwächung eines aversiven Zustands (▫ Tab. 2.3) bewirken einen Anstieg der Häufigkeit des damit verbundenen Verhaltens. Maßnahmen der direkten (Induktion eines unangenehmen Zustands) oder indirekten Bestrafung (Beseitigung eines positiven Zustands) bewirken dagegen eine Abnahme der Häufigkeit des assoziierten Verhaltens.

! Operante Mechanismen entfalten ihre Wirkung im therapeutischen Geschehen nicht nur in Form gezielter Interventionen, sondern häufig auch automatisch oder nichtintentional. Ein Beispiel hierfür ist die positive Verstärkung eines problematischen Patientenverhaltens im therapeutischen Setting, wie z. B. das automatische Verlängern von Therapiestunden bzw. therapeutischen Kontakten als kompensatorische Reaktion auf wiederholtes Zuspätkommen eines Patienten.

Operante Techniken sind Bestandteil vieler etablierter (kognitiv-)verhaltentherapeutischer Behandlungsprogramme. So lässt sich beispielsweise der im Kontext der **dialektisch-behavioralen Therapie (DBT) von Borderline-Patienten** propagierte Verzicht auf eine unmittelbare psychotherapeutische Betreuung im Anschluss an selbstschädigendes Verhalten als Strategie der »Löschung« interpretieren (C+): als Folge eines unerwünschten bzw. dysfunktionalen Verhaltens bleibt eine angenehme Verhaltenskonsequenz aus. Entscheidend für die Akzeptanz dieser zunächst »strikt« anmutenden Interventionsformen

Tab. 2.3 Verhaltenskonsequenzen als Varianten von »Verstärkung« und »Bestrafung«

Zustand	Hinzufügen eines Verstärkers (»+«)	Entfernen eines Verstärkers (»–«)
☺ Positiv	Positive Verstärkung (Beispiel: Lob, empathisches Zuhören etc.)	(Indirekte) Bestrafung (Beispiel: Kein Fernsehen nach aggressivem Verhalten bei Kindern)
☹ Negativ	(Direkte) Bestrafung (Beispiel: Strafarbeiten in der Schule)[a]	Negative Verstärkung (Beispiel: Schmerzäußerungen bewirken, dass unangenehme Aufgaben vom Partner übernommen werden)
😐 Keine Konsequenz	Löschung (Beispiel: Verzicht auf affektkontingenten psychotherapeutischen Kontakt unmittelbar nach einer Episode selbstverletzenden Verhaltens bei Patienten mit Borderline-Störung; Ausbleiben befürchteter negativer Bewertung durch andere Personen bei Expositionsbehandlung der sozialen Phobie)	

[a] Techniken der direkten Bestrafung kommen aktuell im verhaltenstherapeutischen Kontext nur noch selten zum Einsatz

ist allerdings eine Fixierung solcher Verhaltenskonsequenzen im Rahmen eines vorher formulierten **Behandlungsvertrags**, der von Patient und Therapeut zu unterschreiben ist.

Operante Mechanismen in der Behandlung somatoformer Schmerzstörungen

Als Beispiel der unmittelbaren therapeutischen Relevanz operanter Mechanismen kann die verhaltentherapeutische Behandlung chronischer, organisch nicht hinreichend erklärbarer Schmerzen (z. B. Fibromyalgiesyndrom) gelten: Ausgehend von einem operanten Schmerzmodell wird die Schmerzwahrnehmung maßgeblich durch die Art und Intensität des Schmerzverhaltens (d. h. übermäßige körperliche Schonung, Artikulation des Schmerzempfindens gegenüber engen Bezugspersonen) moduliert. Daher ist ein wesentliches Zwischenziel der Behandlung chronischer Schmerzen, dysfunktionales Schmerzverhalten, das über den Mechanismus der positiven Verstärkung (z. B. durch supportives und entlastendes Verhalten des Partners) aufrechterhalten wird, abzubauen und damit letztlich das Schmerzempfinden zu vermindern.

Operante Techniken des Verhaltensaufbaus

Das zentrale Prinzip beim Aufbau erwünschten oder funktionalen Verhaltens ist die »**Verstärkung**«, d. h. die Induktion einer positiven Konsequenz (positive Verstärkung) oder die Beendigung einer aversiven Konsequenz (negative Verstärkung). Während dem Mechanismus der »negativen Verstärkung« eine zentrale Bedeutung in der Aufrechterhaltung vieler Störungen zukommt (z. B. Verminderung von Angst und Anspannung durch neutralisierende Handlungen bei Patienten mit Zwangsstörung), ist therapeutisch der Einsatz von positiver Verstärkung wesentlich.

Eine Übersicht über Techniken zur konkreten Anwendung positiver Verstärkung enthält Tab. 2.4. Indiziert ist der Einsatz positiver Verstärkung überall dort, wo **Verhaltensdefizite** maßgeblich an der Entstehung oder Aufrechterhaltung psychischer Störungen beteiligt sind bzw. den Leidensdruck erhöhen (z. B. Rückzugsverhalten bei affektiven und psychotischen Störungen, Schonverhalten bei somatoformen Störungen, Interaktionsdefizite bei selbstunsicherer Persönlichkeitsstörung). Maßgeblich für den Erfolg dieser operanten Techniken ist die Auswahl geeigneter »Verstärker«. Neben der gängigen Unterteilung in primäre (z. B. Nahrung und körperliche Nähe) und sekundäre (z. B. Geld) Verstärker können 3 Arten von **therapeutisch wirksamen Verstärkern** unterschieden werden:

1. soziale Verstärker (z. B. Lob, Anerkennung, Zuwendung),
2. materielle Verstärker (z. B. Spielzeug, Münzen),
3. positiv verstärkende Aktivitäten (z. B. Möglichkeit zu sportlicher Aktivität, Schwimmen gehen, Tischtennis, Fußball etc.).

Voraussetzung für die Anwendung der skizzierten Techniken ist eine detaillierte Verhaltensanalyse, in der ein neu oder wieder zu erlernendes Verhalten klar benannt wird. Anschließend werden in Übereinstimmung mit dem Pa-

Tab. 2.4 Operante Techniken zum Verhaltensaufbau. (Mod. nach Siegl u. Reinecker 2007)

Technik	Erläuterung	Beispiel
Shaping	Schrittweiser Aufbau komplexer Verhaltensweisen; zunächst wird das gewünschte Zielverhalten in Zwischenziele zerlegt, die separat verstärkt werden	z. B. Verhaltensaufbau bei chronisch schizophrenen Patienten
Chaining	Aufbau eines komplexen Verhaltens, beginnend mit dem erwünschten Endverhalten; das Endverhalten dient hierbei jeweils als Verstärker für die davor liegenden Verhaltenskomponenten	z. B. Erlernen von selbstständigem Anziehen, wobei zunächst das Anziehen der Schuhe positiv verstärkt wird und anschließend alle weiteren Schritte des Ankleidens »rückwärts« hinzugefügt werden
Prompting	Unterstützende Hinweise des Therapeuten während des Erlernens eines erwünschten Verhaltens	Verbales und nonverbales Soufflieren des Therapeuten bei einem Rollenspiel zum Erlernen sozialkompetenten Verhaltens
Fading	Schrittweise Reduktion von Hinweisen des Therapeuten (d. h. Reduktion von »Prompting«)	Weglassen der Instruktionen beim Einüben eines Entspannungsverfahrens

tienten geeignete Verstärker identifiziert und verhaltenskontingent eingesetzt, d. h. unmittelbar nach Auftreten des erwünschten Verhaltens eingesetzt. Die Verstärkung kann entweder durch den Therapeuten erfolgen oder – als ideales Ziel im Sinne der Verbesserung des Selbstmanagements – durch den Patienten selbst.

Verwendung von positiven Verstärkern

Bei der Arbeit mit positiven Verstärkern ist zu beachten, dass die Stabilität des etablierten Verhaltens von der Häufigkeit und der Konsistenz der zeitlichen Kopplung abhängt, mit der die Verstärkung erfolgt. So führt insbesondere eine »intermittierende« Verstärkung (das erwünschte Verhalten wird unregelmäßig belohnt) zum Aufbau von stabilem und löschungsresistentem Verhalten. In der Praxis ist es meist hilfreich, ein erwünschtes Verhalten durch unmittelbare und kontinuierliche Verstärkung zu initiieren und es anschließend durch intermittierende und selbstgesteuerte Verstärkung zu stabilisieren.

Operante Techniken des Verhaltensabbaus

Handelt es sich bei dem problematischen und zu verändernden Verhalten nicht um Verhaltensdefizite, sondern um **Verhaltensexzesse**, so sind Maßnahmen des Verhaltensabbaus bzw. zur Reduktion einer bestimmten Verhaltenshäufigkeit oder -intensität angebracht. Techniken des Verhaltensabbaus werden beispielsweise bei aggressivem oder oppositionellem Verhalten von Kindern und Jugendlichen eingesetzt.

Aus Tab. 2.3 ergeben sich als Möglichkeiten der Verringerung von Verhaltensauftretenshäufigkeiten die direkte Bestrafung (Induktion einer aversiven Konsequenz), die indirekte Bestrafung (Entfernung einer positiven Konsequenz) und die »Löschung« (Verzicht auf jegliche Verhaltenskonsequenz). Aus ethischer Sicht ist es zu begrüßen, dass Bestrafung weitestgehend aus der Behandlung psychischer Störungen verschwunden ist. Jedoch kann die Anwendung von Bestrafung auch heute noch vereinzelt indiziert sein: beispielsweise wenn nur durch unmittelbare Bestrafung die Unterbrechung einer hochgradig problematischen Verhaltensweise möglich ist (z. B. fremdgefährdende Verhaltensweisen oder wenn bei einer bestimmten Problemkonstellation keine Alternativen zu bestrafungsorientierten Techniken zur Verfügung stehen).

Stabilisierung von Verhalten

Haben sich die Maßnahmen der Verhaltensänderung im Kliniksetting als erfolgreich erwiesen, so müssen im nächsten Schritt diese therapeutischen »Erfolge« stabilisiert und im Alltag des Patienten verankert werden. Diese Intention der Stabilisierung von erwünschtem Verhalten ist eng verknüpft mit dem Ziel der **Rückfallprävention.** So lassen sich die negativen Konsequenzen einer mangelnden Stabilisierung von therapeutisch intendierten Verhaltensänderungen sehr plastisch am Beispiel der stationären Zwangsbehandlung beobachten: Dabei fallen Patienten nicht selten im Anschluss an den stationären Aufenthalt zu Hause wieder zurück in frühere, dysfunktionale Muster der Zwangsstörung (d. h. Zunahme neutralisierender Handlungen und damit Rückfall in den Teufelskreis der Zwangsgedanken und Zwangshandlungen).

Kontingenzmanagement

Strategien des Kontingenzmanagements zielen auf die dauerhafte Etablierung erwünschter Verhaltensänderungen. Hierzu ist es notwendig, die jeweilige Form der wirksamen Verhaltenskonsequenz (z. B. positive Verstärkung) zu systematisieren. Als Möglichkeiten einer solchen Systematisierung komplexer, operanter Strategien sollen im Folgenden exemplarisch zwei Verfahren dargestellt werden, nämlich **Token-economies (bzw. Münzverstärkungssysteme) und Kontingenzverträge.** Während Token-economies meist im stationären Kontext Anwendung finden, sind Kontingenzverträge flexibel sowohl im stationären als auch im psychotherapeutischen Einzelsetting einsetzbar.

Token-economies

Die Methode der Token-economies ist eine operante Technik zur Förderung erwünschter Verhaltensweisen. Sie wurde in der Vergangenheit insbesondere im psychiatrischen Kontext (z. B. Aufbau von täglichen Routineaktivitäten bei schwer beeinträchtigten, chronisch schizophrenen Patienten), im pädagogischen Bereich (z. B. in Heimen mit straffällig gewordenen Jugendlichen) und im Rehabilitationskontext eingesetzt. Sie basiert auf der unmittelbaren positiven Verstärkung erwünschter Verhaltensweisen durch **konditionierte positive Reize** (Münzen/Token). Der Vorteil der Verwendung von Münzen als konditionierte (positive) Verstärker liegt in ihrer unmittelbaren Verfügbarkeit und in ihrer Flexibilität, da die Münzen ihrerseits für unterschiedlichste »Belohnungen« eingetauscht werden können. Dadurch wird einer Verstärkersättigung entgegengewirkt. Ein weiterer Vorteil ist, dass das Zeitintervall zwischen Erwerb der Münze und Eintauschen gegen eine Belohnung die Möglichkeit eröffnet, den Umgang mit Belohnungsaufschub zu erlernen.

Die Methode der Münzverstärkung umfasst nach Ayllon und Cole (2000) drei **Komponenten:**

1. A priori definierte Zielverhaltensweisen,
2. Münzen (bzw. Token) als unmittelbare Belohnung für das entsprechende Zielverhalten,
3. Belohnungen, die durch eine bestimmte Anzahl von Token »erkauft« werden können (z. B. positive Aktivitäten wie Fernsehen, Kinobesuche, Zeitungen und Bücher lesen).

Die Methode wurde in der Vergangenheit meist bei chronifizierten Störungsbildern angewendet. Dabei bezog sich das erwünschte Zielverhalten auf Verhaltensweisen im Rahmen der Körperpflege, der alltäglichen Selbstversorgung, der Selbstständigkeit und des Aufbaus von positivem Sozialverhalten.

Siegl und Reinecker (2007) weisen aber darauf hin, dass die Token-economies nicht als Methode missverstanden oder missbraucht werden sollten, um etwa einen disziplinierten und reibungslosen »Stationsalltag« zu gewährleisten. Oberstes Ziel beim Einsatz von Verstärkersystemen sollte es sein, die Autonomie und Handlungsfähigkeit des Patienten zu fördern und zu erweitern. Ayllon und Cole (2000) weisen ferner darauf hin, dass eine erfolgreiche Etablierung des Münzverstärkungssystems im stationären Kontext erheblicher organisatorischer Anstrengungen bedarf, da alle beteiligten Personen, wie die Behandler, d. h. das ärztliche Personal, Psychotherapeuten und das Pflegepersonal, das Programm kennen, akzeptieren und gemeinsam realisieren müssen. Detaillierte Hinweise zur technischen Durchführung des beschriebenen Münzverstärkungssystems finden sich bei Ayllon und Cole (2000). Im ambulanten Setting werden Token-economies aktuell auch im Bereich der Behandlung von Kindern mit hyperkinetischem und oppositionellem Problemverhalten eingesetzt (Döpfner et al. 2007).

Kontingenzverträge

Im Unterschied zur Methode der Münzverstärkung zielen Kontingenzverträge von Beginn an stärker auf den **Aufbau von Eigenverantwortung und Selbstverstärkung.** Kontingenzverträge enthalten schriftliche Angaben über konkrete intendierte zukünftige Verhaltensweisen und damit verknüpfte positive Konsequenzen (»Belohnungen«), wenn das intendierte Verhalten realisiert wird. Für das Nichterreichen bestimmter Verhaltensziele lassen sich zudem negative Konsequenzen vertraglich fixieren. Allerdings empfiehlt es sich in den meisten Kontexten, den Fokus auf Verhalten mit nachfolgender positiver Verstärkung zu legen.

Kontingenzverträge werden stets direkt zwischen Patienten und behandelnden Therapeuten vereinbart. Sie intendieren eine schriftliche Verankerung im Sinne einer Erinnerung und motivierenden Selbstverpflichtung des Patienten zu konkreten Verhaltensänderungen. Diese Hauptintention der Motivierung sollte von Beginn an mit den Patienten geklärt werden. Damit kann verhindert werden, dass Patienten die Maßnahme als Instrument therapeutischer Kontrolle missverstehen.

Kontingenzverträge sind ein sehr flexibles Instrument, d. h., sie lassen sich je nach therapeutischem Setting und intendiertem Zielverhalten variabel gestalten. Im stationären Setting erscheinen Kontingenzverträge beispielsweise im Rahmen der DBT indiziert: Dabei wird vor Beginn der Behandlung ein Vertrag zwischen Patient und Behandler geschlossen, in dem genau fixiert wird, welche Konsequenzen auf therapiegefährdende Handlungen (z. B. suizidale Handlungen) des Patienten folgen (z. B. sofortige Anfertigung einer Verhaltensanalyse zum suizidalen Verhalten, ggf. auch Abbruch bzw. Unterbrechung der

Behandlung). Wertvolle Hinweise zur konkreten technischen Durchführung bei der Arbeit mit Kontingenz- bzw. Verhaltensverträgen finden sich bei Hautzinger (2000).

Beispiel eines Kontingenzvertrags zum Aufbau positiver sozialer Aktivitäten

Ich, *Harald Müller*, werde am kommenden Wochenende am Samstagabend ins Theater gehen und versuchen, in der Pause mit einer mir unbekannten Person über das Stück ins Gespräch zu kommen.
Wenn ich die Aufgabe erledigt habe, werde ich mich anschließend mit einer neuen DVD belohnen.

____

Datum, Unterschrift (Patient und Therapeut)

Stimulusprävention/Stimuluskontrolle

Aus verhaltenstherapeutischer Perspektive wird ein problematisches oder auch ein erwünschtes Verhalten nicht nur durch Eigenschaften der Person, sondern stets auch durch **auslösende Momente in der Umgebung** maßgeblich beeinflusst. So ist beispielsweise für viele Raucher eine Tasse Kaffe nach dem Mittagsessen ein starker auslösender Reiz für den Wunsch nach einer Zigarette. Techniken der Stimuluskontrolle versuchen, Verhaltensänderungen durch Veränderungen bzw. Meidung solcher Umgebungsbedingungen zu erreichen und zu stabilisieren (z. B. Verzicht auf die gewohnte Tasse Kaffee nach dem Essen oder Wechsel des Settings, um das Bedürfnis nach einer Zigarette zu schwächen). Der zentrale Gedanke von Stimuluskontrolltechniken besteht also darin, Kontrolle über bestimmte Verhaltensweisen indirekt zu erlangen, indem zentrale auslösende Bedingungen für ein jeweiliges Verhalten verändert werden. Hieraus ergibt sich, dass die genaue Identifizierung der auslösenden Bedingungen mittels einer horizontalen Verhaltensanalyse stets die Voraussetzung für die effektive Anwendung von Techniken der Stimulusprävention bzw. Stimuluskontrolle darstellt. Ähnlich wie für die zuvor dargestellten operanten Techniken gilt auch für Methoden der Stimuluskontrolle, dass sie nicht isoliert, sondern vielmehr im Rahmen multimodaler Behandlungsprogramme zum Einsatz kommen.

Die Elemente der Stimuluskontrolle (▶ Übersicht) können zunächst gemeinsam mit dem Therapeuten erarbeitet und später zunehmend in die Eigenverantwortung des Patienten verlagert werden. Entsprechende schriftliche Kontrakte und Kontingenzverträge können zu Beginn die Arbeit mit Stimuluskontrolltechniken unterstützen.

Elemente der Implementierung eines Stimuluskontrollverfahrens

- Identifizierung der auslösenden Reize (»Stimuli«) für bestimmte erwünschte oder unerwünschte Verhaltensweisen (die Identifizierung der funktionalen Beziehung zwischen vorausgehenden Stimuli und einem bestimmten Verhalten sollte durch individuelle Verhaltensbeobachtungen und Verhaltensanalysen erfolgen und nicht theoretisch abgeleitet werden)
- Beseitigung von Stimuli für unerwünschtes Verhalten (z. B. beim Ziel, das Rauchen aufzugeben: Meidung bestimmter Orte und Situationen, die die Wahrscheinlichkeit für das Rauchen einer Zigarette erhöhen)
- Erhöhung der Verfügbarkeit und Salienz von Stimuli für erwünschtes Verhalten (z. B. beim Ziel, mehr Sport zu treiben oder verstärkt joggen zu gehen, sollten die Sportschuhe stets gut sicht- und greifbar an der Eingangstür stehen)
- Kombination von Stimuluskontrolle mit operanten Techniken: Bei erfolgreicher Stimuluskontrolle (im Sinne einer Förderung erwünschten oder einer Unterbindung unerwünschten Verhaltens) sollte zumindest zu Beginn die positive Verhaltenskonsequenz zusätzlich operant verstärkt werden

Ansätze der Stimuluskontrolle haben sich in der therapeutischen Praxis insbesondere bei der Behandlung von Schlafstörungen (z. B. Verzicht auf Fernsehgerät und andere schlafinkompatible Elemente im Schlafzimmer) und Essstörungen (z. B. Verzicht auf die Lagerung größerer Mengen von Nahrungsmitteln im Falle einer Bulimie), aber auch bei Abhängigkeitserkrankungen als wirksam erwiesen. Weitere Einsatzbereiche sind Erziehungsprobleme, Leistungs- und Arbeitsstörungen, Zwangsverhalten, Partnerkonflikte, Ängste und Probleme im Zusammenhang mit Sexualität (z. B. Pädophilie, sexuelle Funktionsstörungen) (Hautzinger 2000).

Expositionsverfahren

Therapeutische Verfahren, die auf einer systematischen Konfrontation des Patienten mit einem angstauslösenden Stimulus beruhen, gehören zu den wirksamsten psychotherapeutischen Interventionen. Der Verzicht auf konfrontative Behandlungsstrategien bei Störungen aus dem Angstspektrum (ohne Vorliegen klarer Kontraindikationen; s. unten, ▶ Tip) muss als psychotherapeutischer

Kunstfehler angesehen werden, da dem Patienten eine nachweislich hoch wirksame und nebenwirkungsarme Interventionsform vorenthalten wird (Neudeck u. Wittchen 2005). Die derzeit am häufigsten eingesetzte Methode der Konfrontation (synonym: Exposition) ist die **»Konfrontation mit Reaktionsverhinderung«**, deren verschiedene Varianten der Durchführung im Folgenden exemplarisch dargestellt werden. Das Prinzip dieser Strategie besteht darin, sich einem angstauslösenden (internen oder externen) Objekt zu stellen und gleichzeitig Flucht- oder Vermeidungstendenzen zu überwinden, bis die Angstreaktion in ihrer Stärke von alleine deutlich abgenommen hat, d. h. ohne die Initiierung kognitiver oder behavioraler Gegenmaßnahmen. Im Anschluss an die Darstellung der Exposition mit Reaktionsverhinderung wird eine weitere Expositionsstrategie, die »systematische Desensibilisierung«, kurz skizziert. Sie hat zwar einen eingeschränkten Geltungsbereich, zählt jedoch zu den »klassischen« Varianten der Expositionsverfahren.

! Trotz des großen therapeutischen Potenzials sollten expositionsorientierte Behandlungselemente nicht als isolierte therapeutische »Wundermittel« zur schnellen Symptomreduktion eingesetzt werden. Sie müssen stets sorgfältig in ein für den Patienten transparentes Gesamtbehandlungskonzept eingebettet werden und dürfen erst nach einer gründlichen und überprüften kognitiven Vorbereitung des Patienten begonnen werden.

Varianten der Exposition mit Reaktionsverhinderung

Die gebräuchlichste Differenzierung von Expositionsstrategien bezieht sich zum einen auf die räumliche Modalität der Konfrontation mit dem gefürchteten Stimulus, d. h. in der gedanklichen Vorstellung (**in sensu**) gegenüber der Realität (**in vivo**), zum anderen auf die Stärke des angstauslösenden Reizes zu Beginn der Behandlung, d. h. Beginn mit einem schwach angstauslösendem Stimulus und allmähliche Steigerung (graduiertes Vorgehen) oder Beginn mit dem am stärksten angstauslösenden Element (massiertes Vorgehen) (▣ Tab. 2.5). Die Wahl einer geeigneten Expositionsstrategie richtet sich folglich zunächst nach der Verfügbarkeit des angstauslösenden Objekts: Ist dieses gut verfügbar (z. B. enge Räume und größere Menschenmengen bei Agoraphobiepatienten, potenziell verschmutzte Objekte bei Zwangspatienten mit Kontaminationsängsten), so empfiehlt sich eine Exposition in vivo. Wenn möglich, sollte ein massiertes Vorgehen gewählt werden. Falls dieses nicht toleriert wird, kann ein graduiertes Vorgehen dazu dienen, Selbstwirksamkeitserfahrungen durch erfolgreiche Exposition mit schwächeren Angstauslösern aufzubauen und schwierigere Expositionen vorzubereiten.

Die Wirksamkeit einer Exposition mit Reaktionsverhinderung beruht aus behavioraler Perspektive auf der Lernerfahrung, dass physiologische Angstreaktionen auch ohne Flucht- und Vermeidungsverhalten von alleine nachlassen (**Habituation**). Dadurch wird die negative Verstärkung von Flucht- und Vermeidungsverhalten unterbrochen. Aus kognitiver Perspektive werden Expositionen dagegen zunehmend als »Verhaltensexperimente« konzeptualisiert. Im Zentrum dieser Übungen stehen nicht physiologische Habituationsprozesse, sondern korrektive kognitive Bewertungen wie z. B. die Erfahrung, dass eine befürchtete Katastrophe nicht eingetreten ist (z. B. die Sorge umzukippen oder den Verstand zu verlieren im Kontext einer Panikstörung oder die Antizipation einer großen Blamage bei einem Patienten mit sozialer Phobie). Diese Diskrepanz zwischen erwartetem und tatsächlichem

▣ **Tab. 2.5** Arten von Expositionsstrategien (exemplarisch für einzelne Störungsbilder)

Störungsbild (exemplarisch)	Expositionsart	Situationen und Stimuli für die Exposition (exemplarisch)
Panikstörung mit Agoraphobie	In vivo mit Reaktionsverhinderung (massiert oder graduiert)	Fahrt in vollbesetztem Zug, Straßenbahn, U-Bahn, Kinobesuch
Zwangsstörung (Beispiel: Kontaminationsängste)	In vivo mit Reaktionsverhinderung (massiert oder graduiert)	Anfassen von Türklinken, Mülleimern und Fußböden ohne anschließendes Händewaschen
Generalisierte Angststörung	In sensu mit Reaktionsverhinderung (massiert oder graduiert)	Konfrontation mit Worst-Case-Szenarien: z. B. Imagination der Folgen eines schweren Unfalls einer engen Bezugsperson
Soziale Phobie	In vivo mit Reaktionsverhinderung (massiert oder graduiert)	Halten eines Vortrags oder eines Referats unter Verzicht von sicherheitssuchenden Verhaltensweisen

Verlauf der Angst ist in ◘ Abb. 2.1 illustriert. Aus dieser unterschiedlichen Sicht auf das Habituationserleben und die korrigierende kognitive Bewertung folgt, dass aus behavioraler Perspektive eher eine massierte Exposition indiziert scheint (je höher das initiale Angsterleben, desto nachhaltiger die mögliche Habituationserfahrung). Aus der kognitiven Perspektive erscheinen dagegen eher mittelgradig angstauslösende Situationen zur Konfrontation geeignet. Letzteres Rationale wird derzeit insbesondere in der Behandlung der sozialen Phobie mit großem Erfolg propagiert (Stangier et al. 2006).

Die sorgfältige Durchführung einer Konfrontationsbehandlung beinhaltet meist die in ◘ Tab. 2.6 dargestellten **Phasen**: Unerlässlich ist vor Beginn der Konfrontation eine kognitive Vorbereitung, in der der Patient das Rationale der Konfrontation übernimmt. Diese Vorbereitung kann durchaus 1–2 Therapiestunden in Anspruch nehmen. Vor Beginn der Konfrontation müssen die zentralen angstauslösenden Elemente (Objekte, Situationen oder Gedanken) in eine Rangreihe der Angstauslöser gebracht werden (Phase 2: Erstellung einer Angsthierarchie). Wenn möglich, beginnt die folgende Konfrontation mit dem am stärksten angstauslösenden Element, d. h. massiert. Vor Beginn der eigentlichen Konfrontation sollte der vom Patienten befürchtete bzw. erwartete Angstverlauf während der Exposition exploriert und dokumentiert werden. Hierdurch wird eine Realitätstestung von dysfunktionalen Annahmen (»Die Angst wird während der Konfrontation nicht nachlassen bzw. ins Unermessliche steigen!«) im Anschluss an die eigentliche Exposition ermöglicht (Phase 6).

Bei der eigentlichen therapeutengeleiteten Exposition (Phase 5) sind Wahl und Strukturierung des therapeutischen Settings besonders wichtig. So muss genügend Zeit zur Verfügung stehen, um dem Patienten ein Habituationserleben zu ermöglichen. Insbesondere bei schweren Zwangsstörungen ist oft eine einzelne Therapiestunde nicht ausreichend. Sicherheitshalber sollten also jeweils mindestens 2–3 Zeitstunden für eine massierte Expositionsübung zur Verfügung stehen.

Essentiell ist der Umgang mit Ambivalenz: Auch wenn eine überzeugende therapeutische Haltung »pro Exposition« in den meisten Fällen der Garant für eine aufgeschlossene Haltung der Patienten ist, so ist es von zentraler Bedeutung, dass sich der Patient **freiwillig** und aus eigener Überzeugung für die Durchführung der Exposition entscheidet. Ein »Überreden« oder sanftes »Zwingen« des Patienten erscheint nicht nur ethisch bedenklich, sondern ist auch für den Aufbau eigenverantwortlichen Handelns (im Sinne des Self-Management-Ansatzes) therapeutisch kontraindiziert. Eine von therapeutischer Seite forcierte Exposition erlaubt es z. B. Patienten mit einer Zwangsstörung, die Verantwortung für mögliche bei der Exposition befürchtete »Katastrophen« an den Therapeuten zu delegieren. Diese Haltung ermöglicht ein »internes Vermeidungsverhalten«, welches die Aufrechterhaltung der Zwänge begünstigt. Deshalb ist die Verlagerung von Expositionen in die eigene Verantwortung (Phase 7) ein wichtiges mittel- und langfristiges Ziel, um Rückfällen insbesondere bei chronifizierten Zwangsstörungen vorzubeugen.

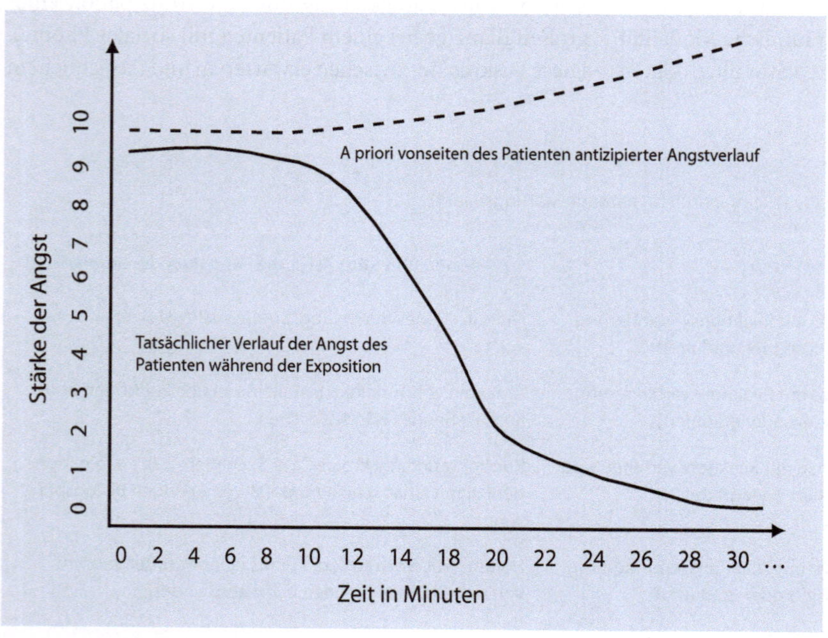

◘ **Abb. 2.1** Typischer Angstverlauf bei einer Reizkonfrontation mit Reaktionsverhinderung

Tab. 2.6 Phasen und Inhalte einer typischen massierten Expositionsbehandlung (Reizkonfrontation mit Reaktionsverhinderung)

Phase	Inhalte	Beispiel: Patient mit Zwangserkrankung
1. Kognitive Vorbereitung und Motivationsaufbau für Konfrontation	Psychoedukation zur Rolle von Angst (z. B. Funktionalität von Angst, typischer Verlauf von Angstreaktionen)	Umgang mit Ambivalenz gegenüber Exposition; Reflexion (mangelnder) Alternativen zur Reizkonfrontation mit Reaktionsverhinderung
2. Erstellen einer Angsthierarchie	Sammlung konkreter Angstauslöser und hierarchische Ordnung nach der Angstintensität (0–10)	Anfassen von Türklinken in Toilettenräumen (10) und in Büroräumen (7) ohne Händewaschen
3. Erfragen des erwarteten Angstverlaufs vonseiten des Patienten	Therapeut: »Wie stark wird Ihre Angst während der Exposition ansteigen? Wie lange wird die Angst auf diesem Niveau bleiben?«	Patient: »Die Angst wird sehr schnell ansteigen und erst wieder abnehmen, wenn ich mir die Hände gewaschen habe.«
4. Evtl. Wiederholung der kognitiven Vorbereitung	Mögliche Disputation von Vor- und Nachteilen einer Konfrontationsbehandlung; Suche nach Alternativen; Rationalisierung von Katastrophenbefürchtungen während der Exposition	Starke Ambivalenz vonseiten des Patienten; Befürchtung von katastrophalen Folgen aufgrund der Exposition (u. a. Befürchtung, die Angst nicht aushalten zu können). Auf Grund des hohen Leidensdrucks und der Hoffnung auf Reduktion der Zwangssymptome letztlich Entschluss zur Konfrontation
5. Durchführung der Expositionsübung	Grafische Aufzeichnung des Angstniveaus (typischerweise alle 1–3 Minuten); Verhinderung kognitiver Vermeidungsstrategien während der Exposition durch den Therapeuten	Zunächst initial sehr starke Angst, die nach 15–20 Minuten abzufallen beginnt; nach ca. 30 Minuten sind Angst und Anspannung deutlich spürbar reduziert (bei schweren Zwangserkrankungen kann es auch mehrere Stunden dauern, bis es zur Habituation der Angstreaktion kommt).
6. Nachbereitung der Exposition und Planung neuer, ggf. veränderter Expositionsübungen	Zentral ist hierbei ein Vergleich des a priori erwarteten mit dem tatsächlich beobachten Angstverlauf während der Exposition	Verwunderung aufseiten des Patienten, dass die Angstreaktion trotz unterlassener neutralisierender Handlungen unerwartet schnell und nachhaltig abgeklungen ist
7. Verlagerung der Exposition in die Eigenverantwortung	Da die Anwesenheit des Therapeuten als Sicherheitssignal zu werten ist, wird eine Exposition in eigener Regie angestrebt	Patient unternimmt zwischen den therapeutischen Sitzungen eigene Konfrontationsübungen

Als **Kontraindikationen** sind psychotische Störungen, Depression und allgemeine Instabilität zu beachten (▶ Übersicht). Auch eine parallele psychopharmakologische Behandlung kann zu Problemen in der Konfrontationstherapie führen: Physiologisch kann eine anxiolytische Medikation (z. B. Benzodiazepine) das Erleben starker Angstzustände verhindern. Dies ist jedoch eine notwendige Voraussetzung für eine erfolgreiche Exposition mit anschließender Habituation. Kognitiv kann eine parallele Medikation als Sicherheitssignal fungieren: Das Nichteintreten einer befürchteten Katastrophe (z. B. »Ich werde zusammenbrechen, umfallen oder den Verstand verlieren«) während einer Exposition wird in diesem Fall (fälschlicherweise) auf die protektive Wirkung des Medikaments attribuiert und nicht auf generelle Fähigkei-ten des Organismus, mit starken Angstreaktionen ohne Flucht und Vermeidung fertig zu werden.

Kontraindikationen für die Konfrontation mit Reaktionsverhinderung

- Aktuelle oder frühere psychotische Störung
- Schwere aktuelle depressive Symptomatik (Problem der Überforderung und Verstärkung des negativen Selbstbilds, kognitive Einschränkungen verhindern meist positive Effekte alternativer Erfahrungen)
- Generelle Instabilität (z. B. gravierende Schlafstörungen etc.), Methode der Wahl ist hier zunächst eine allgemeine physische und psychische Stabilisierung

! Konfrontationen gehen notwendigerweise kurzfristig mit starken negativen Affekten (Angst, Ekel etc.) einher. Deshalb ist es notwendig, dass der begleitende Therapeut das Expositionsrationale vollständig verinnerlicht hat und durch seine überzeugte Haltung den Patienten zur Exposition motivieren und während der Exposition unterstützen kann. Die Interaktion muss jedoch verbal und nonverbal so gestaltet sein, dass der Patient nicht durch das Therapeutenverhalten dahingehend beruhigt wird, dass ihm schon nichts passieren wird.

Expositionsorientierte Behandlungselemente sind nicht nur bei Störungen aus dem Angstspektrum (Phobien, Panikstörung, Generalisierte Angststörung, Zwangsstörung, posttraumatische Belastungsstörung), sondern auch bei Essstörungen und Abhängigkeitserkrankungen indiziert. Eine ausführliche Darstellung aktuell anerkannter Expositionsstrategien für diese Störungen findet sich bei Neudeck und Wittchen (2005).

Exposition in vivo und in sensu

Die Reizkonfrontation mit Reaktionsverhinderung in vivo, d. h. mit realen angstauslösenden Objekten, stellt den Königsweg der Expositionsbehandlung dar. Allerdings ist diese Form der Konfrontation nicht bei allen Störungsbildern aus dem Angstspektrum möglich oder notwendig. So eignen sich beispielsweise die typischen Sorgeninhalte bei der generalisierten Angststörung (z. B. Verlust des Arbeitsplatzes, Unfall des Partners) nicht für Konfrontationsübungen in vivo. In ähnlicher Weise ist eine Konfrontation in vivo bei manchen abstrakten Zwangsgedanken unmöglich.

Eine wirksame Strategie zur Konfrontation in sensu ist die **Imagination von Worst-Case-Szenarien**: Der Patient wird dazu vom Therapeuten angeleitet, sich einen bestimmten Sorgeninhalt (z. B. Unfall einer nahestehenden Person) möglichst bildhaft und plastisch vorzustellen. Der Therapeut unterstützt den Patienten auf der Suche nach einem maximal angstauslösenden inneren Katastrophenbild durch Fragen, wie z. B. »Was müsste geschehen, damit die Angst noch größer wird?« Hat der Patient ein stark angstauslösendes Bild entwickelt, für das es keine Steigerung mehr gibt, so soll er mithilfe des Therapeuten so lange bei diesem inneren Bild bleiben, bis es zu einer Reduktion der erlebten Angst und Anspannung kommt. Derartige In-sensu-Konfrontationen zeigen meist schon nach vergleichsweise wenigen Anwendungen eine deutliche Wirkung. Patienten äußern sich oft erleichtert darüber, dass sie schreckliche Gedanken erstmalig »zu Ende« denken konnten.

Eine weitere Form der In-sensu-Konfrontation, die sich insbesondere bei Zwangsgedanken empfiehlt, ist das **Anhören von zuvor verbalisierten Zwangsinhalten**. Dazu erstellt der Therapeut mit dem Patienten gemeinsam eine akustische Aufzeichnung der jeweiligen Zwangsgedanken oder Befürchtungen. Dies kann eine Kassettenaufnahme sein oder die Aufzeichnung einer Audiodatei, die anschließend auf eine CD kopiert wird. Der Patient wird dann instruiert, sich die Aufzeichnung zu Hause so lange immer wieder anzuhören, bis die Angstreaktion aufgrund des Habituationsprozesses reduziert ist. Parallel zum Anhören der Aufzeichnung kann der Patient den Angstverlauf grafisch festhalten.

Die systematische Desensibilisierung

Dieses Verfahren wurde von Wolpe (1958) vorgestellt und gilt innerhalb der Verhaltenstherapie als klassisches Verfahren der **Angstbehandlung**. Es kombiniert eine graduierte In-sensu-Konfrontation mit Entspannung (Maercker u. Weike 2009) und intendiert die Kopplung eines ursprünglich angstauslösenden Reizes mit einer angstinkompatiblen, beispielsweise mit Entspannung assoziierten Reaktion, die durch das Prinzip der »reziproken Hemmung« ihrerseits die ursprüngliche Angstreaktion hemmen soll. Um eine entsprechende Kopplung eines Angstreizes mit einer angstinkompatiblen Reaktion auszubilden, wird zunächst ein Entspannungsverfahren erlernt. Die Methode der Wahl ist hierbei die **progressive Muskelentspannung** (s. unten). Danach wird eine **Angsthierarchie** erstellt. Im Anschluss wird mit dem Patienten die Imagination von angstauslösenden Reizen (In-sensu-Konfrontation) thematisiert und ggf. die Generierung möglichst lebendiger Vorstellungsbilder separat trainiert. Im letzten Schritt erfolgt dann gemäß der formulierten Angsthierarchie die Kopplung von Angstreiz und Entspannungsreaktion. Dabei wird mit dem am wenigsten angstauslösenden Reiz in der Hierarchie begonnen. Gelingt die Entspannung im Anschluss an die Imagination dieses Angstreizes, so wird entsprechend mit dem nächsthöheren Element in der Angsthierarchie verfahren. Der entscheidende Unterschied zu Expositionsverfahren ist, dass das Auftreten einer Angstreaktion vermieden wird. Der Nachteil aus heutiger Sicht ist, dass Metakognitionen der Art »Angst ist gefährlich« nicht überprüft und abgebaut werden. Der postulierte Wirkmechanismus der »reziproken Hemmung« ist mittlerweile wissenschaftlich umstritten, und das Verfahren wurde weitestgehend von Varianten der Konfrontation mit Reaktionsverhinderung abgelöst.

Maercker und Weike (2009) nennen als relative Indikationen für die systematische Desensibilisierung das Vorliegen medizinischer Kontraindikationen für massierte Reizkonfrontationen (z. B. Herzinsuffizienz), das Erbringen realer Leistungen (z. B. Autofahren, soziale Leistungssituationen) in Situationen mit geringen Kontrollmöglichkeiten des Therapeuten über die geübten Situationen und die Ablehnung der massierten Reizkonfrontation durch den Patienten.

Aktivitätsaufbau

Körperliche Inaktivität und sozialer Rückzug zählen bei vielen psychischen Störungen zur Kernsymptomatik (z. B. affektive Störungen, soziale Phobie) oder zu unmittelbaren negativen Folgen der eigentlichen Kernsymptomatik (z. B. Zwangsstörung). Nicht selten ist eine Verminderung physischer, sozialer und damit automatisch auch kognitiver Aktivitäten an der Aufrechterhaltung vieler psychischer Störungsbilder beteiligt (z. B. Schmerzstörung, Somatisierungsstörung, Hypochondrie, soziale Phobie, Panikstörung). Die Steigerung des allgemeinen Aktivitätsniveaus und der Aufbau spezifischer positiver Aktivitäten zählen damit zu zentralen störungsübergreifenden Elementen verhaltenstherapeutischer Behandlungskonzepte. Hellhammer und Ehlert (2000) nennen die folgenden drei **Phasen** des Aktivitätsaufbaus:

1. Instruktion und Messung des aktuellen Aktivitätsniveaus,
2. Erhöhung des allgemeinen Aktivitätsniveaus,
3. Aufbau spezifischer Verhaltensweisen.

Ziel der ersten Phase ist somit eine Bestandsaufnahme, beispielsweise durch Selbstbeobachtung mithilfe von Tages- und Wochenprotokollen, aber auch mithilfe von Verhaltensanalysen, in denen Auslöser und Konsequenzen von inaktivem Verhalten identifiziert werden. Im zweiten Schritt werden gemeinsam mit dem Patienten Maßnahmen zur Steigerung des Aktivitätsniveaus vereinbart. Wichtig erscheint hier eine langsame, behutsame und realistische Zielsetzung, um kontraproduktive Frustrationen zu verhindern, die letztlich Rückzug und Inaktivität weiter begünstigen würden. Ist es gelungen, das allgemeine Aktivitätsniveau des Patienten zu steigern und zu stabilisieren, kann im dritten Schritt mit dem Aufbau spezifischer, mittel- und langfristig günstiger Verhaltensweisen und Aktivitäten begonnen werden. Im stationären Behandlungskontext wird der Fokus meist auf den ersten beiden Stufen des Aktivitätsaufbaus liegen, während Stufe 3 dann im ambulanten oder teilstationären Setting realisiert werden kann.

! Aktivitätsaufbau ist eine hochwirksame therapeutische Strategie. Eine Aktivitätssteigerung kann jedoch nicht allgemein »verschrieben« werden, sondern Aktivitätssteigerungen müssen gezielt und individualisiert mit dem Patienten anhand von bestehenden Ressourcen erarbeitet werden. Ein Aktivitätsaufbau soll behutsam und schrittweise erfolgen, um Frustrationen zu vermindern. Unter lerntheoretischen Gesichtspunkten sollte jede Aktivitätssteigerung vom Therapeuten positiv verstärkt werden, und zwar unabhängig davon, ob die erhofften Folgen (z. B. Stimmungsaufhellung) ebenfalls erreicht wurden. Gleichzeitig sollten auf kognitiver Ebene mit dem Patienten Strategien der Selbstverstärkung für durchgeführte Aktivitäten erarbeitet werden.
Aktivitätsaufbau funktioniert nicht »von heute auf morgen«. Wichtig ist für den Therapeuten Geduld. Zumeist stellen sich deutlich spürbare Erfolge erst nach 7–14 Tagen ein.

Entspannungsverfahren

Entspannungsverfahren dienen der Verminderung des allgemeinen psychophysiologischen Erregungs- und Anspannungsniveaus und damit einer Steigerung des Wohlbefindens von Patienten. Sie eignen sich bei nahezu allen psychischen und organischen Störungsbildern, die mit einem gesteigerten Anspannungsniveau einhergehen. Der Einsatz von entspannungsorientierten Therapieverfahren ist grundsätzlich nicht als Alternative zu den zuvor beschriebenen expositionsorientierten Therapieverfahren zu verstehen, sondern dient vorrangig der **Senkung des allgemeinen Stress- und Belastungsniveaus.** Dementsprechend ist es wichtig, Patienten zu vermitteln, dass Entspannungstechniken nicht situationskontingent einzusetzen sind, d. h. bei akuten Angst- oder Belastungssituationen, sondern nur prophylaktisch, und dass sie nur bei regelmäßiger, am besten täglicher Anwendung ihre volle Wirksamkeit entfalten. Dieser Einsatz von Entspannungsverfahren impliziert daher eine sorgfältige kognitive Vorbereitung und Psychoedukation und eine individuelle Verankerung des Entspannungsverfahrens im Alltag des Betroffenen, z. B. mittels Stimuluskontrolltechniken.

! Voraussetzungen für Erfolg beim Entspannungstraining
Positive Effekte des Entspannungstrainings stellen sich nur bei regelmäßiger Durchführung ein, d. h. bei mindestens 2–3 Übungen pro Woche. Entspannungstechniken sollten primär prophylaktisch und nicht als Strategie zur Verminderung der Anspannung in akuten Angstsituationen eingesetzt werden. Unter psychoedukativen Gesichtspunkten ist es daher wichtig, den Patienten zu vermitteln, dass Entspannungstechniken einer generellen psychischen Stabilisierung und einer Steigerung des allgemeinen Wohlbefindens dienen, nicht jedoch als Patentrezept im Fall konkreter Angst- und Anspannungssituationen.

Entspannungsverfahren können sowohl im ambulanten als auch im stationären Setting wirkungsvoll eingesetzt werden. Insbesondere im stationären Bereich, in dem Entspannungsübungen oft für heterogene Patientengruppen angeboten werden, müssen jedoch einige Kontraindikationen für Entspannungsverfahren berücksichtigt werden (▶ Box). Darüber hinaus ist es für die Akzeptanz aller angebotenen Entspannungstechniken wichtig, dass die Patienten zu Beginn keine zu hohen Erwartungen an sich stellen, sonst kommt es häufig zu vorschnellen Enttäuschungen (z. B. »Das funktioniert bei mir nicht.«).

Kontraindikationen für Entspannungsverfahren

Eine akute psychotische Symptomatik ist eine Kontraindikation für die Anwendung von Entspannungsverfahren. Auch bei einer akuten dissoziativen Symptomatik (z. B. als Folge einer posttraumatischen Belastungsstörung oder im Kontext einer Borderline-Persönlichkeitsstörung) sind Entspannungsübungen im Gruppensetting kontraindiziert. Als relative Kontraindikationen gelten das Vorliegen von Herzfunktionsstörungen, Atemwegserkrankungen und neurologischen Erkrankungen (Linden u. Hautzinger 2000).

Progressive Muskelentspannung

Die progressive Muskelentspannung (PME) ist das wohl am besten evaluierte und in der psychotherapeutischen Praxis am häufigsten eingesetzte Entspannungsverfahren. Die Methode wurde von Jacobson (1938) vorgestellt und basiert auf einem Wechselspiel zwischen Anspannung und Entspannung einzelner Muskelgruppen. Im Verlauf der vollständigen Form der PME werden jeweils 16 verschiedene Muskelgruppen von den Händen und Unterarmen bis zu den Füßen durchgegangen. Bei jeder Muskelgruppe lautet die Instruktion, die Muskeln zunächst anzuspannen (z. B. »Ballen Sie die Hand zu einer Faust«), die Spannung kurz zu halten (ca. 5 Sekunden) und anschließend die Spannung aufzugeben (»loslassen«) und genau auf die Gefühle der Entspannung zu achten, die sich in der betreffenden Muskelgruppe einstellen (z. B. leichtes Kribbeln in den Fingern nach Anspannung von Hand und Unterarm). In der ausführlichen Form benötigt die PME zur Durchführung ca. 20–25 Minuten. Es wurden aber auch kürzere Varianten vorgestellt, in denen verschiedene Muskeln zu Gruppen zusammengefasst werden. Eine ausführliche Darstellung der PME (sowohl Lang- als auch Kurzform) mit geeigneter Instruktion zur Anleitung findet sich bei Kaluza (2004) und bei Hofmann (2002). Da es sich bei der PME um ein Entspannungsverfahren mit sehr konkreten Anweisungen und vergleichsweise wenigen suggestiven Elementen handelt, eignet sie sich nach Erfahrung der Autoren für einen sehr breiten psychotherapeutischen Einsatz. Beispielsweise kommt sie für Patienten mit somatoformen Störungen und sogar für Patienten mit einer psychotischen Störung außerhalb akuter Phasen infrage.

Autogenes Training

Beim autogenen Training (AT) handelt es sich um ein zweites prominentes Entspannungsverfahren, das von Schultz (1928) entwickelt wurde. Im Gegensatz zur PME stehen im Mittelpunkt des AT autosuggestive Entspannungsformeln (z. B. »Der rechte Arm ist ganz schwer«). Im Unterschied zur Lenkung der Aufmerksamkeit auf den Fortschritt zur Erreichung des gewünschten Entspannungszustands in der PME nehmen die Instruktionen des AT den gewünschten Endzustand vorweg. Insgesamt beruht das AT auf 6 Übungen:
- Schwere- oder Muskelübung,
- Wärmeübung,
- Herzübung,
- Atemübung,
- Bauch- oder Sonnengeflechtsübung,
- Stirnübung.

! Entspannungsübungen lassen sich generell sowohl liegend als auch sitzend durchführen. Die Verfasser halten eine sitzende Position für praktikabler, da der Einsatz von Entspannung in sitzender Position im Alltag des Patienten flexibler zu realisieren ist.

2.4.2 Kognitive therapeutische Techniken

Kognitive Methoden sind in verhaltenstherapeutischen Behandlungen **universell einsetzbar**. Sie sind fester Bestandteil von störungsspezifischen Behandlungsprogrammen, die heute für eine Vielzahl psychischer Störungen in gut ausgearbeiteter Form vorliegen (Hautzinger 2000). Die kognitive Therapie basiert auf der Annahme, dass nicht die externen Merkmale einer Situation, sondern die Wahrnehmung und Bewertung der Situation die Gefühle und das Verhalten einer Person beeinflussen. Unabdingbare Voraussetzung für eine erfolgreiche kognitive Therapie ist die Erstellung eines **kognitiven Fallkonzepts** (■ Abb. 2.2). Der Therapeut arbeitet von der ersten Sitzung an kontinuierlich an der Entwicklung und Überprüfung dieses Fallkonzepts. Dieses liefert dem Patienten ein individualisiertes Erklärungsmodell zur Entstehung und Aufrechterhaltung seiner Probleme und psychischen Beschwerden und bildet damit die Basis für eine gute Arbeitsbeziehung. Der Therapeut erfragt anhand von konkreten, für das Problemverhalten typischen Situationen, wie sich der Patient in diesen zuvor detailliert beschriebenen Situationen fühlte, welche Gedanken, Bewertungen und Vorstellungen ihm dabei durch den Kopf gingen, welche Körperempfindungen er dabei hatte und wie er sich verhielt. Häufig ist es sinnvoll, zusätzlich die kurz- und langfristigen positiven und negativen Konsequenzen des Verhaltens zu erfragen. Diese Informationen können sowohl in eine klassische **Verhaltens- und Bedingungsanalyse** überführt werden wie auch als Grundlage für die Entwicklung eines kognitiven Fallkonzepts dienen.

! Auch für die psychotherapeutische Behandlung von Patienten in der Psychiatrie gilt: Erst verstehen, dann verändern! Die Erarbeitung eines plausiblen Erklärungsmodells für die Entstehung und Aufrechterhaltung der Probleme und Beschwerden von Patienten ist die Basis für die Ableitung spezifischer Interventionen und die Einleitung des therapeutischen Veränderungsprozesses. Dieses Vorgehen schafft beim Patienten Verständnis für die eigenen Probleme und Beschwerden, stärkt die therapeutische Allianz und verhindert die Entwicklung von Widerstand gegenüber den therapeutischen Interventionen.

Das in ◻ Abb. 2.2 dargestellte kognitive Fallkonzept geht auf die von Aaron T. Beck in den 1960er Jahren entwickelte kognitive Therapie zurück (Beck 1964). Nach dem kognitiven Modell psychischer Störungen (J. Beck 1999) bilden alle Menschen im Laufe ihrer Sozialisation Grundannahmen über die eigene Person, die Mitmenschen und die Welt aus. Diese **Grundannahmen** sind in der Regel wenig bewusst, übergeneralisiert und schwer veränderbar. Sie beeinflussen die Entwicklung von untergeordneten **bedingten Annahmen** und diese wiederum die Wahrnehmung und Bewertung einer konkreten Situation. Die Gedanken oder Bilder, die eine spezifische Situation bei einer Person auslöst, werden **automatische Gedanken** genannt. Sie beeinflussen unser emotionales Erleben und Verhalten. Therapierelevant sind v. a. verzerrte Annahmen und dysfunktionale automatische Gedanken, da sie Emotionen, psychophysiologische Reaktionen und Ver-

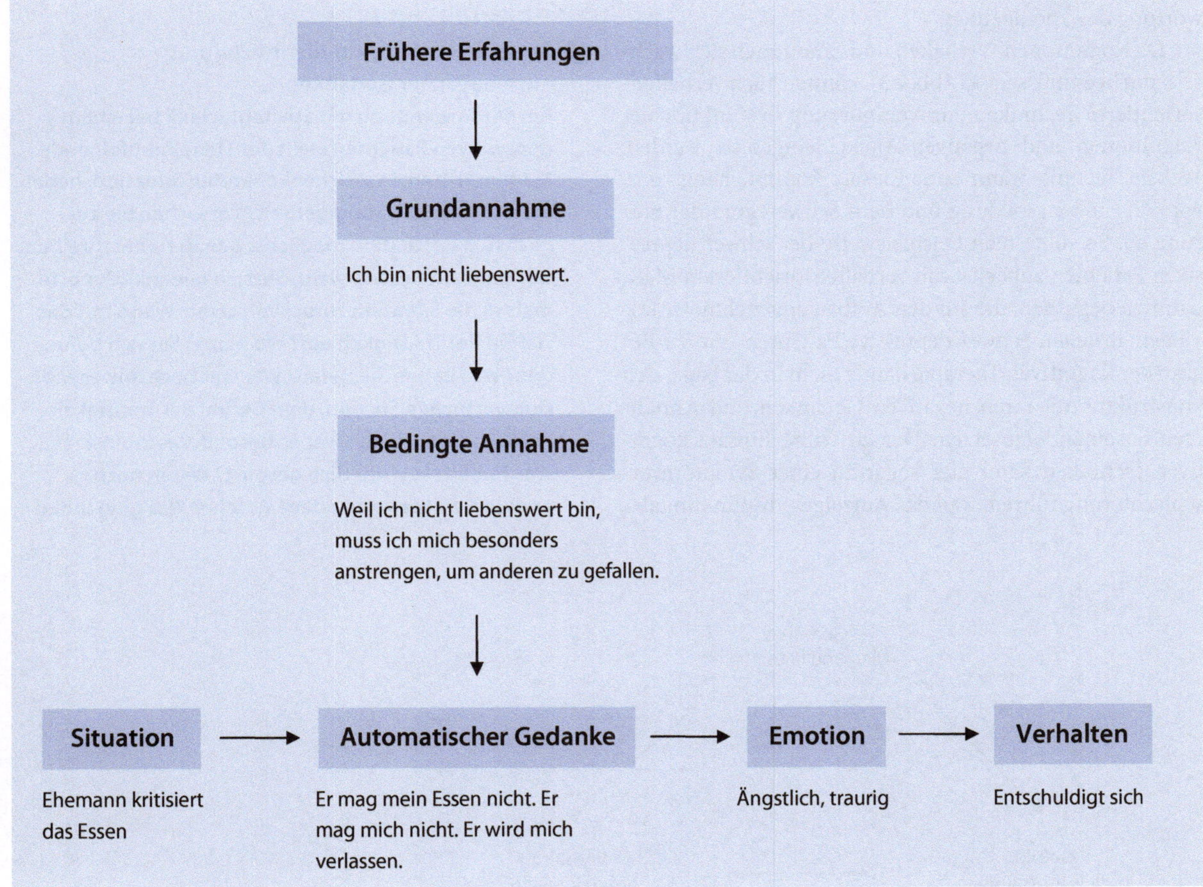

◻ **Abb. 2.2** Das kognitive Fallkonzept nach Judith Beck (1999)

halten dysfunktional auslenken und dadurch zur Entwicklung psychischer Störungen beitragen.

In der kognitiven Therapie lernt der Patient, durch die Anwendung bestimmter Techniken seine dysfunktionalen oder verzerrten situationsbezogenen Gedanken und die zugrundeliegenden Annahmen zu identifizieren, zu überprüfen und zu korrigieren. Der Therapeut informiert den Patienten über seine Diagnose und das kognitive Modell, bespricht die Therapieziele und klärt den Patienten über formale Aspekte der Therapie (z. B. Anzahl, Dauer und Struktur der Sitzungen) auf. Zu Beginn einer jeden Sitzung erstellt der Therapeut gemeinsam mit dem Patienten eine **Tagesordnung**, in der festgelegt wird, welche Probleme und Themen in der Sitzung bearbeitet werden sollen. Anfänglich ist der Therapeut für die Gestaltung der Tagesordnung zuständig und achtet bei der Festlegung der Themen darauf, dass es sich hierbei möglichst um Schlüsselprobleme des Patienten handelt und nicht um Nebenschauplätze. Der Patient wird jedoch schon frühzeitig ermutigt, eigene Themen in die Sitzung einzubringen und Verantwortung für die Erstellung der Tagesordnung zu übernehmen. Die Verfolgung eines »roten Fadens« im Verlauf der Therapie liegt jedoch immer in der Verantwortung des Therapeuten.

Da Kognitionen, Verhalten und Emotionen sich wechselseitig beeinflussen (◘ Abb. 2.3), können auch verhaltensorientierte Techniken zur Veränderung dysfunktionaler Kognitionen und negativer Affekte eingesetzt werden. Welche Technik wann zum Einsatz kommt, hängt u. a. von der Störungsbildung und dem Schweregrad der Störung ab. So sollte man beispielsweise bei schwer depressiven Patienten zunächst mit verhaltensorientierten Maßnahmen beginnen, die auf den Aufbau angenehmer Aktivitäten abzielen. Schwer depressive Patienten sind zu Beginn der kognitiven Therapie häufig nicht in der Lage, sich konstruktiv mit ihren negativen Gedanken und Annahmen auseinanderzusetzen. Der zu frühe Einsatz kognitiver Techniken kann hier sogar zu einer Symptomverschlechterung führen, weil das Aufzeigen dysfunktionaler Denkmuster von diesen Patienten oft als weiterer Beleg für ihre Unfähigkeit und Wertlosigkeit gewertet wird. Ein typischer Gedanke in einer derartigen therapeutischen Situation wäre: »Ich kann noch nicht mal richtig denken, ich bin doch völlig unfähig«. Mit Abklingen der schweren Depression kann aber auch mit diesen Patienten kognitiv gearbeitet werden. Es gelingt ihnen dann leichter, ihre dysfunktionalen Gedanken zu hinterfragen und alternative, hilfreichere Gedanken zu entwickeln.

Der Einstieg in die kognitive Therapie erfolgt meist über die Identifizierung, Überprüfung und Modifikation von **automatischen Gedanken** mithilfe der **Dreispaltentechnik**. Diese situationsbezogenen Gedanken werden als automatisch bezeichnet, weil sie spontan auftreten und nicht aus Nachdenken resultieren. Sie sind oft kurz und flüchtig, und manchmal handelt es sich dabei auch um innere Bilder, die mit einer bestimmten Emotion verknüpft sind. In der Regel erfordert es einige Übung, bis Patienten ihre automatischen Gedanken genauso leicht identifizieren und benennen können wie die damit verbundenen Gefühle. Der Patient kann daher zunächst seine negative Emotion als Hinweis nutzen, um nach seinen Gedanken zu suchen.

! Explorationshilfe zur Identifizierung automatischer Gedanken

Bei der Anwendung der Spaltentechnik bei einem depressiven Patienten stellt der Therapeut folgende Fragen: »Wann, in welcher konkreten Situation, haben Sie sich zuletzt traurig gefühlt? Versuchen Sie zunächst, die Situation möglichst genau zu beschreiben. Das geht am besten, wenn Sie sich gedanklich nochmals in die Situation zurückversetzen. Wann trat das Gefühl der Traurigkeit auf? Wo haben Sie sich befunden? Was haben Sie getan? Wer war noch anwesend? – Gut, versuchen Sie nun, dem Gefühl der Traurigkeit nachzuspüren. Wann war es besonderes intensiv? Was haben sie körperlich gespürt? Waren noch andere Gefühle vorhanden? Welche? Was ging Ihnen

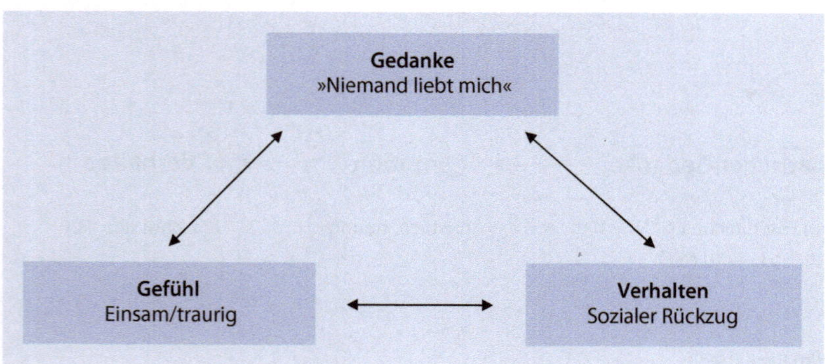

◘ **Abb. 2.3** Ansatzpunkte für therapeutische Veränderungen

in diesem Moment durch den Kopf? Was haben Sie in diesem Moment gedacht, welche Bilder hatten Sie im Kopf?«

Die Antworten des Patienten werden in einem dreispaltigen Protokollblatt festgehalten. In der ersten Spalte werden die Situation, in der zweiten die (automatischen) Gedanken und in der dritten die Emotionen eingetragen. Anschließend wird dem Patienten erklärt, was automatische Gedanken sind und wie diese unsere Gefühle und unser Verhalten beeinflussen. Der Patient lernt, dass ein enger Zusammenhang zwischen seinen Gedanken und Gefühlen besteht.

Hat der Therapeut einen belastenden dysfunktionalen Gedanken aufgedeckt, so hilft er dem Patienten bei der Überprüfung des Gedankens, sofern es sich hierbei um einen für den Patienten typischen Gedanken handelt. Der Patient lernt, dass Gedanken, die mit negativen Gefühlen assoziiert sind, häufig verzerrt, irrational oder dysfunktional sind. Dem Patienten sind diese irrationalen Gedanken oft gar nicht bewusst. Und selbst wenn sie vom Therapeuten aufgedeckt werden, so schätzt sie der Patient dennoch oft als wahr und situationsadäquat ein.

Der nächste Schritt der kognitiven Therapie gilt daher der Überprüfung und Korrektur von bestimmten automatischen Gedanken. Diese Intervention wird **kognitive Umstrukturierung** genannt. Judith Beck (1999) schlägt hierzu eine Reihe von Fragen vor, die der Patient unter Anleitung durch den Therapeuten stellen kann (▶ Übersicht).

Fragen zur kognitiven Umstrukturierung nach Judith Beck (1999)

1. Welche Beweise oder Anhaltspunkte gibt es, die dafür sprechen, dass der Gedanke wahr sein könnte? Welche Anhaltspunkte, Beweise sprechen gegen diesen Gedanken?
2. Gibt es alternative Erklärungen für ein bestimmtes Ereignis? Was würde ein Freund/eine Freundin in dieser Situation denken?
3. Was ist das Schlimmste, das passieren könnte? Könnte ich das überleben? Was könnte im besten Fall passieren? Was wird realistischerweise passieren?
4. Was sind die Konsequenzen, wenn ich den automatischen Gedanken für wahr halte? Was sind die Konsequenzen, wenn ich mein Denken verändere und hilfreicher oder rationaler denke?
5. Was würde ich einem Freund/einer Freundin in dieser Situation raten?

Die wichtigsten Argumente dieser Überprüfung oder Disputation können in einer vierten Spalte, die mit **rationale Entgegnungen** betitelt wird, festgehalten werden. Abschließend können die **emotionalen Konsequenzen** der alternativen Sichtweise erfragt und in einer fünften Spalte protokolliert werden. Durch dieses Vorgehen lässt sich die Dreispaltentechnik zu **einer Fünfspaltentechnik** erweitern.

Die mithilfe der Spaltentechnik identifizierten Gedanken können gemeinsam mit dem Patienten auf **kognitive Verzerrungen** hin untersucht werden. Das Aufdecken dieser **»Denkfehler«** ist hilfreich, weil Patienten dazu neigen, immer wieder die gleichen kognitiven Fehler zu machen und die Welt wie durch eine bestimmte Brille verzerrt wahrzunehmen. Die Identifizierung dieser kognitiven Fehler erleichtert die Überprüfung der Gültigkeit von automatischen Gedanken.

T. Beck und Kollegen (A. T. Beck et al. 1992, J. Beck 1999) haben eine ganze Reihe solcher kognitiver Fehler benannt. Hier seien beispielhaft nur das weit verbreitete dichotome Denken (auch Alles-oder-nichts-Denken oder Schwarz-Weiß-Denken genannt) und das Katastrophisieren angeführt und illustriert.

> **Dichotomes Denken** liegt vor, wenn der Betroffene eine Situation nicht auf einem Kontinuum, sondern lediglich nach zwei Kategorien bewertet.
> Beispiel: »Für mich gibt es nur den totalen Erfolg oder das völlige Versagen«.

> **Katastrophisieren** liegt vor, wenn der Betroffene eine negative Vorhersage für die Zukunft macht, ohne andere wahrscheinlichere Erklärungen und plausiblere Entwicklungen in Betracht zu ziehen.
> Beispiel: »Meine Kopfschmerzen sind ein Anzeichen für einen bislang unentdeckten Hirntumor, an dem ich jämmerlich zugrunde gehen werde.«

Die wohl nachhaltigsten Effekte erzielt der kognitive Verhaltenstherapeut, wenn es ihm gelingt, **zentrale bedingte Annahmen** oder **Grundannahmen** zu identifizieren und zu modifizieren. Von zentraler Bedeutung sind Annahmen, an die der Patient stark glaubt und die viele Bereiche seines Lebens betreffen. Solche Annahmen können direkt erfragt oder durch bestimmte kognitive Methoden schrittweise aufgedeckt werden. Viele der kognitiven Techniken, die zur Modifikation von automatischen Gedanken eingesetzt werden, eignen sich auch zur Modifikation von Grundannahmen. Diese können ebenso wie automatische Gedanken auf ihre Nützlichkeit hin untersucht werden. Dabei fragt der Therapeut den Patienten, welche Vor- und Nachteile es für ihn hat, eine bestimmte Annahme beizubehalten. Weitere Möglichkeiten sind der Einsatz von sokratischen Fragen, Verhaltensexperimenten, rational-emotionalen Rollenspielen, der Aufbau eines kognitiven Kontinuums, Rollentausch, »So-tun-als-ob«, vorsichtige Selbstenthüllungen des Therapeuten, Neubewertung von Kindheitserinnerungen und der Einsatz von Bewältigungskarten. Eine ausführliche Beschreibung dieser Methoden findet sich bei Judith Beck (1999).

An dieser Stelle sollen nur auf die Bewältigungskarten hingewiesen werden, da sie eine schöne Illustration für **Selbstinstruktionen** darstellen. Diese wurden insbesondere von Donald Meichenbaum (1979) ausführlich beschrieben und für den therapeutischen Einsatz empfohlen. Selbstinstruktionen sind hilfreiche **Selbstanweisungen**, die der Therapeut gemeinsam mit dem Patienten zur Verbesserung der Handlungs- und Emotionsregulation erarbeitet. Die ersten Selbstinstruktionstrainings wurden von Meichenbaum zur Behandlung von impulsiven, hyperaktiven und aggressiven Kindern entwickelt. Heute werden Selbstinstruktionstrainings auch in der Therapie von Erwachsenen eingesetzt, um die Bewältigung von aversiven Emotionen (z. B. Angst, Stress, Ärger und Schmerzen) zu verbessern. In der Depressionsbehandlung haben sich Selbstinstruktionen in Form der bereits erwähnten Bewältigungskarten bewährt.

! Bewältigungskarten in der Depressionsbehandlung
Die Karten sind mit Selbstinstruktionen beschriftet, die der Patient zur Bewältigung schwieriger Situationen oder typischer automatischer Gedanken mit sich führt. Auf der Vorderseite der Karte steht beispielsweise ein typischer dysfunktionaler automatischer Gedanke wie z. B. »Ich werde das niemals schaffen«. Auf der Rückseite findet sich als Gegenspieler die in der Therapie erarbeitete passende Antwort wie z. B. »Du weißt erst, was Du tatsächlich kannst, wenn Du dich solchen Situationen stellst und diesen Gedanken auf seinen Wahrheitsgehalt überprüfst. Gib Dir eine Chance, eine positive Erfahrung zu machen«.

2.4.3 Innovative Erweiterungen der kognitiven Verhaltenstherapie

Neuere Entwicklungen auf der Grundlage der kognitiven Verhaltenstherapie sind die dialektisch-behaviorale Therapie (DBT) von Marsha M. Linehan (Linehan 1996a, Bohus 2002), die Schematherapie von Jeffrey E. Young (Young et al. 2005) und das spezifisch für die Behandlung von Patienten mit chronischen Depressionen entwickelte *Cognitive Behavioral Analysis System of Psychotherapy* (CBASP) von James P. McCullough (2006).

Dialektisch-behaviorale Therapie

Die DBT integriert kognitiv-behaviorale Methoden und Prinzipien fernöstlicher Meditationstechniken (Linehan 1996a, Bohus 2002) und wurde ursprünglich als ambulante Langzeittherapie für Patienten mit Borderline-Störungen konzipiert und evaluiert. In jüngster Zeit wird sie aber auch zunehmend stationär oder teilstationär durchgeführt. Es handelt sich um eine sehr intensive Behandlungsform. Im Idealfall umfasst sie 4 aufeinander abgestimmte **Module**:

1. eine Einzeltherapie, wobei der Einzeltherapeut in akuten Krisen
2. auch jederzeit erreichbar sein sollte für eine telefonische Beratung,
3. ein Fertigkeitentraining in der Gruppe und
4. eine Supervisionsgruppe für alle an der Behandlung beteiligten Einzel- und Gruppentherapeuten.

In der DBT balanciert der Therapeut ständig zwischen **radikaler Akzeptanz** des Patienten in seinem aktuellen Zustand und **Drängen auf Veränderung**. Therapieziele und Behandlungsfokus sind hierarchisch gegliedert. Die höchste Priorität hat die Verhinderung bzw. die Aufgabe von suizidalem und parasuizidalem Verhalten durch den Aufbau von Überlebensstrategien, dann folgen die Veränderungen von therapiegefährdenden Verhaltensweisen (z. B. häufiges Zuspätkommen, Nichteinhalten von Vereinbarungen, Unaufrichtigkeit etc.) und von Verhaltensweisen, welche die Lebensqualität einschränken (z. B. Drogen, Essstörungen etc.) sowie die Verbesserung von Verhaltensfertigkeiten.

In ◘ Tab. 2.7 ist eine Orientierungshilfe für die Auswahl spezifischer Behandlungsstrategien in Abhängigkeit vom jeweiligen Behandlungsfokus wiedergegeben.

Da Borderline-Patienten häufig auch schwer traumatisiert sind (z. B. infolge früher sexueller oder körperlicher Gewalt sowie emotionaler Vernachlässigung) werden in der zweiten Behandlungsphase insbesondere die Folgen traumatischer Erfahrungen reduziert. Dabei werden u. a. traumaassoziierte Schemata (▶ Box) revidiert, die Reizdiskrimination und Kontextassoziation verbessert und Ich-syntone Kompetenzen und Ressourcen genutzt.

Traumaassoziierte Schemata umfassen Kognitionen, Emotionen, sensorische Wahrnehmungen sowie physiologische und motorische Reaktionsmuster, deren Entstehung und Aufrechterhaltung entweder direkt mit dem Trauma oder mit der Traumabewältigung verknüpft sind. Zur Schemamodifikation werden u. a. kognitive Umstrukturierung und Reizexposition eingesetzt (Bohus 2002).

Tab. 2.7 Orientierungshilfe für die Auswahl spezifischer Behandlungsstrategien in der DBT. (Nach Bohus 2002)

Behandlungsfokus	Verhaltensanalyse	Intervention
1. Suizidalität	Labilisierende Bedingungen?	→ Problemlösen
2. Parasuizidalität	Stimuli/Auslöser?	→ Stimulusprävention, Desensibilisierung
3. Therapiegefährdung	Dysfunktionale Schemata?	→ Kognitive Umstrukturierung
4. Drogenmissbrauch	Mangelnde Problemlösekompetenz?	→ Fertigkeitentraining
5. Schwere Essstörungen	Dysfunktionale Konsequenzen?	→ Kontigenzmanagement

Ein nahezu unverzichtbares Element der DBT ist das **Fertigkeitentraining in der Gruppe**, das parallel zur Einzeltherapie durchgeführt werden sollte. Im Idealfall werden die Einzel- und die Gruppentherapie von verschiedenen Therapeuten durchgeführt, welche die Supervisionsgruppe zum Erfahrungsaustausch nutzen. Das Fertigkeitentraining umfasst 4 Behandlungsmodule:

1. Fertigkeiten zur Verbesserung der Stresstoleranz,
2. Fertigkeiten zur Verbesserung der Emotionsregulation,
3. Übungen und Aufgaben zur Verbesserung zwischenmenschlichen Fertigkeiten,
4. Übungen zur inneren Achtsamkeit.

Ein von Linehan ausgearbeitetes Manual zum Fertigkeitentraining liegt in deutscher Übersetzung vor (Linehan 1996b).

Schematherapie

Die Schematherapie von Young und Kollegen verbindet Elemente der kognitiven Verhaltenstherapie, der psychodynamischen Therapie, der Bindungstheorie und der Gestalttherapie zu einem integrativen Behandlungsansatz. Dieser soll sich insbesondere für Patienten mit Persönlichkeitsstörungen (z. B. Borderline-Persönlichkeitsstörungen und narzisstische Persönlichkeitsstörungen) und chronischen Achse-I-Störungen (z. B. chronische Depressionen, Angst- oder Essstörungen) eignen. Konzeptuell gibt es eine starke Überschneidung zwischen dem kognitiven Modell der Persönlichkeitsstörungen von Beck und Kollegen (1993) und Youngs Konzept der **frühen maladaptiven Schemata**, die als zentrale Ursache für die Entwicklung von Persönlichkeitsstörungen betrachtet werden.

Youngs Schemadefinition

Unter einem frühen maladaptiven Schema versteht man ein weitgestecktes, umfassendes Thema oder Muster, das aus Erinnerungen, Emotionen, Kognitionen und Körperempfindungen besteht, die sich auf den Betreffenden selbst und seine Kontakte zu anderen Menschen beziehen, ein Muster, das in der Kindheit oder Adoleszenz entstanden ist, im Laufe des weiteren Lebens stärker ausgeprägt wurde und stark dysfunktional ist. (Young et al. 2005, S. 36)

Young und Mitarbeiter (2005) haben eine Vielzahl von maladaptiven Schemata beschrieben, die folgende Themen abdecken:

- Verlassenheit/Instabilität,
- Misstrauen/Missbrauch, emotionale Entbehrung,
- Unzulänglichkeit/Scham,
- soziale Isolierung/Entfremdung,
- Abhängigkeit/Inkompetenz, Anfälligkeit für Schädigungen oder Krankheiten,
- Verstrickung/unterentwickeltes Selbst, Versagen,
- Anspruchshaltung/Grandiosität,
- unzureichende Selbstkontrolle/Selbstdisziplin,
- Unterwerfung, Selbstaufopferung, Streben nach Zustimmung/Anerkennung,
- Negativität/Pessimismus,
- emotionale Gehemmtheit, überhöhte Standards/übertrieben kritische Haltung und Bestrafen.

Schädigende Kindheitserlebnisse sind nach Young die primäre Ursache für die Entwicklung dieser Schemata. Young unterscheidet vier Arten von **schädlichen Kindheitsbedingungen:**

1. die Nichterfüllung von zentralen Bedürfnissen (nach Sicherheit, Stabilität, Verständnis und Liebe),
2. die Traumatisierung oder Viktimisierung (z. B. durch intrafamiliäre sexuelle oder körperliche Gewalt),
3. die (elterliche) Überfürsorge oder Verwöhnung,
4. die selektive Internalisierung von bzw. Identifikation mit wichtigen Bezugspersonen.

Neben der schädlichen Umgebung beeinflusst auch das Temperament des Kindes die Ausbildung von maladaptiven Schemata. **Temperamentsfaktoren** können adverse Umgebungseinflüsse sowohl verstärken (z. B. Schüchternheit/Ängstlichkeit) als auch abschwächen (z. B. Geselligkeit). Andererseits können auch günstige Umgebungsfaktoren (z. B. liebevolle, verlässliche und gesellige Eltern) die Auswirkung eher ungünstiger Temperamentsfaktoren (z. B. Schüchternheit) neutralisieren.

Die Betroffenen entwickeln schon früh im Leben bestimmte Strategien, um mit den schwer erträglichen Emotionen, die die maladaptiven Schemata bewirken, besser fertig zu werden. Es werden drei **maladaptive Bewältigungsstile** unterschieden:

1. Überkompensation,
2. Vermeidung,
3. Sich-Fügen.

Diese Strategien oder Bewältigungsstile sind maladaptiv, weil sie das Schema nicht verändern, sondern letztlich durch das eigene Bewältigungsverhalten bestätigen. Schematherapie zielt darauf ab, maladaptive Schemata unwirksam zu machen. Dazu müssen die relevanten Schemata identifiziert, deren Ursprünge in Kindheit und Jugend erkannt sowie ihre Verbindung zu aktuellen Problemen verstanden werden.

Auf diese Phase der Einschätzung und Aufklärung folgt die eigentliche Veränderungsphase. In dieser werden kognitive, erlebensbasierte (z. B. Imaginationsübungen, Dialoge mit Vorstellungsbildern, Briefe an Eltern), verhaltensbezogene (z. B. Veränderung problematischer Verhaltensweisen, Rollenspiele) und interpersonelle Strategien (z. B. empathische Konfrontation und Reparenting) eingesetzt. Die speziellen kognitiven Techniken, die in der Schematherapie genutzt werden, sind in der folgenden ▶ Übersicht aufgeführt.

Kognitive Techniken in der Schematherapie. (Nach Young et al. 2005)

1. Das Zutreffen des Schemas prüfen
2. Umdeuten der Beweise, die ein Schema stützen
3. Vor- und Nachteile von Bewältigungsstilen erörtern
4. Dialog zwischen Schemaseite und gesunder Seite initiieren
5. Erinnerungskarten mit Merksätzen, die sich auf das Schema beziehen, anfertigen
6. Schematagebuch führen

Besondere Aufmerksamkeit widmet die Schematherapie der **therapeutischen Beziehung**. Diese ist durch Mitgefühl, Respekt, empathische Konfrontation und empathische Realitätsprüfung geprägt. Der Therapeut versucht, dem Patienten im Rahmen der Therapie eine **begrenzte nachträgliche elterliche Fürsorge** zukommen zu lassen, die er als Kind von seinen Eltern nicht erhalten hat. Dieses sogenannte **Reparenting** ermöglicht es dem Patienten, seine maladaptiven Schemata durch korrigierende emotionale Erfahrungen zu neutralisieren.

Cognitive Behavioral Analysis System of Psychotherapy

Eine andere innovative Weiterentwicklung der kognitiven Verhaltenstherapie ist das *Cognitive Behavioral Analysis System of Psychotherapy* CBASP von McCullough (2006). Es wurde speziell für die **Behandlung chronisch-depressiver Patienten** entwickelt und evaluiert. Nach McCullough verharren viele dieser Patienten in ihrer Depression, weil ihre kognitiv-emotionale Entwicklung aufgrund einer frühen Traumatisierung durch Vernachlässigung, Misshandlung oder Missbrauch in einem kindlichen Stadium stehen geblieben ist, das durch prälogisches, präkausales und Ich-zentriertes Denken geprägt ist. Für chronisch Depressive mit spätem Beginn der Störung nimmt er dagegen an, dass diese aufgrund der »erbarmungslosen Bedrohung« durch die depressive Episode (S. 52) ihr normales Funktionsniveau verlieren. Sie fallen auf ein kindliches »präoperatorisches« Funktionsniveau zurück, aus dem sich ohne therapeutische Hilfe nicht mehr befreien können).

Chronisch Depressive können wegen ihres prälogischen und präkausalen Denkstils typischerweise keinen Zusammenhang zwischen ihrem Verhalten und den daraus resultierenden Konsequenzen erkennen. Deshalb zielen die von McCullough vorgeschlagenen Therapiestrategien in erste Linie darauf ab, den Patienten im »formaloperatorischen Denken« (S. 80) zu trainieren. Hierzu werden zwei »Reaktions-Konsequenz-Techniken« eingesetzt, die **Situationsanalyse** und die **interpersonelle Diskriminationsübung**. Bei beiden Übungen werden die Patienten angehalten, sich mit der **wahrgenommenen Funktionalität** ihres Verhaltens auseinanderzusetzen. Dadurch wird ihnen bewusst gemacht, dass das eigene Verhalten spezifische Konsequenzen für die (soziale) Umwelt hat.

Durch wiederholte Situationsanalysen lernen die Patienten zunächst, Problemsituationen zu identifizieren und knapp und präzise zu beschreiben. Die Beschreibungen der situationsbezogenen Interpretationen und Verhaltensweisen werden anschließend auf ihre tatsächlichen und ihre erwünschten Konsequenzen hin geprüft. Diese Analysen werden zunächst in der Einzeltherapie eingeübt und dann zunehmend in die Eigenverantwortung des Patienten übergeben. Die nachstehende ▶ Übersicht enthält eine Anleitung für Patienten zur Durchführung derartiger Analysen.

Leitfaden für Patienten zur schriftlichen Durchführung von Situationsanalysen in Anlehnung an McCullough (2007)

1. Bitte wählen Sie eine **Situation** der letzten Woche aus und beschreiben Sie sie nach dem unten angegebenen Schema.
2. Beschreiben Sie, was sich ereignet hat. Nehmen Sie dazu eine Beobachterperspektive ein und schildern Sie zeitlich verankert die Erlebnisepisode als Kurzgeschichte mit einem Anfang, einer Mitte und einem Ende.
3. Beschreiben Sie Ihre **Interpretation** der Ereignisse. Beschränken Sie sich auf drei zentrale Interpretationen.
4. Beschreiben Sie, was Sie in der Situation **taten.**
5. Beschreiben Sie, wie die Situation für Sie ausging. Was war das **tatsächliche Ergebnis**?
6. Beschreiben Sie, wie Sie wollten, dass die Situation für Sie ausgeht. Was wäre das **erwünschte Ergebnis**?
7. Haben Sie in dieser Situation das erreicht, was Sie wollten? Wenn ja, wie?
8. Wenn nicht, wie müssten Sie sich verhalten, um das erwünschte Ergebnis zu erreichen?

An diese Explorationsphase der Situationsanalyse schließt eine Lösungsphase an. Diese wird durch die letzte der in der o. g. ▶ Übersicht aufgeführten Fragen eingeleitet, falls der Patient durch sein Verhalten nicht das gewünschte Ergebnis erreicht hat. In der Lösungsphase wird der Patient durch eine Reihe von Fragen angeleitet, maladaptive Interpretationen (wie z. B. globalisierende, vermeidende, selbstablehnende, selbstanklagende oder perfektionistische Selbstaussagen oder Wunschdenken) selbst zu erkennen, zu revidieren und durch selbstsicheres Verhalten zu ersetzen. Liegen Verhaltensdefizite vor, sollte das erforderliche selbstsichere Verhalten durch ein gezieltes Selbstsicherheitstraining zunächst ausgeformt und anschließend an konkreten Alltagssituationen eingeübt werden.

Eine weitere Besonderheit von McCulloughs Ansatz ist die systematische Nutzung der **therapeutischen Beziehung** zur Verhaltensmodifikation. Der CBASP-Therapeut geht davon aus, dass insbesondere chronisch-depressive Patienten mit Missbrauchserfahrung sehr stark davon profitieren, wenn sich der Therapeut in einer geschult **kontrolliert-persönlichen** Weise in die therapeutische Beziehung einbringt. Hierzu gehört, dass der Therapeut auf den Beziehungsstil des Patienten nicht unreflektiert in komplementärer Weise reagiert. So besteht z. B. die Gefahr, dass der Therapeut bei einem Patienten mit ausgeprägt submissiv-feindseligem Beziehungsstil automatisch auf dominant-feindselige Weise reagiert und damit das schädliche Beziehungsmuster des Patienten weiter verfestigt. Derartige Reaktionen gilt es daher zu vermeiden.

Zudem macht McCullough Anleihen beim Übertragunskonzept der Psychoanalyse: Er geht davon aus, dass chronisch-depressive Patienten dazu neigen, Erfahrungen, die sie mit einer kränkenden und abwertenden Bezugsperson in ihrer Vergangenheit gemacht haben, auf ihre Therapeuten zu übertragen. Patienten mit aversiven oder traumatisierenden zwischenmenschlichen Erfahrungen erwarten demnach implizit, dass auch der Therapeut sie in bestimmten Situationen zurückweisen, bestrafen, verlassen oder missbrauchen wird. Mit speziellen interpersonellen Therapietechniken wie der Formulierung von **Übertragungshypothesen** (z. B. »Wenn ich meinen Therapeuten näher komme, dann wird er mich zurückweisen.«) und der Durchführung **von interpersonellen Diskriminationsübungen** (z. B. »Welche Unterschiede können Sie sehen zwischen den Reaktionen Ihrer Bezugspersonen und der Art, wie ich reagiert habe? Was bedeutet das für Sie?«) wird ein derartiges Schema aufgedeckt, explizit gemacht und im weiteren Verlauf verhindert. Die Arbeit mit diesen Übertragungsphänomenen ist durchgängig **proaktiv** und unterscheidet sich damit deutlich von dem Vorgehen in der Psychoanalyse.

2.4.4 Weitere Methoden und Formate

Die genannten grundlegenden Prinzipien der Verhaltensänderung und des Verhaltensaufbaus finden sich in einer Reihe von störungsspezifischen Behandlungsmethoden wieder (z. B. für affektive Störungen und für Psychosen). Es sei hier nur allgemein auf die Varianten des Gruppenprogramms zum Erwerb von sozialen Kompetenzen hingewiesen, das **soziale Kompetenztraining** (SKT). Es beinhaltet eine direkte Anwendung der Prinzipien des Modellernens, der Instruktion und der Verstärkung sukzessiver Annäherungen an ein funktionales Zielverhalten (z. B. Hinsch u. Pfingsten 2007; ▶ Box zu Behandlungsmanualen am Kapitelende). Eine Indikation dafür sind soziale Defizite, die überwiegend auf die Performanzminderung durch Angst und Anspannung zurückgehen (z. B. Patienten mit selbstunsicherer Persönlichkeitsakzentuierung). Das SKT kann jedoch auch so umgeformt werden, dass Patienten mit einem Kompetenzdefizit davon profitieren (z. B. schizophrene Patienten mit Negativsymptomatik).

Das SKT wird vorzugsweise in der Gruppe mit vorgegebenen prototypischen Übungssituationen durchgeführt, kann aber auch in der Einzeltherapie mit spezieller Ausgestaltung der Situationen, aber identischen lerntheoretischen Prinzipien eingesetzt werden. In den letzten Jahren sind eine Reihe weiterer störungsspezifischer standardisierter Einzel- und Gruppenprogramme entwickelt und evaluiert worden. In diesen werden kognitiv-verhaltenstherapeutische Prinzipien systematisch zur Reduktion von Symptomen, zum Aufbau eines funktionalen Verhaltensrepertoires und zur Verbesserung des Selbstmanagements kombiniert (▶ Box zu Behandlungsmanualen am Kapitelende).

Gruppenkonzepte zur Behandlung psychischer Störungen haben insbesondere aus pragmatischen Gründen in den letzten Jahren verstärkt Einzug in die stationäre psychotherapeutische Behandlung gehalten (▶ Übersicht). Aus verhaltenstherapeutischer Perspektive erscheint jedoch eine klare Indikation und Konzeptualisierung guter Gruppenprogramme unerlässlich. Systematische Evaluationen bereits aus den 1970er Jahren legen nahe, dass sich zumindest einzelne Patienten in Gruppenprogrammen auch verschlechtern können. Die Durchführung effektiver kognitiv-verhaltenstherapeutischer Interventionen in der Gruppe erfordert nicht weniger psychotherapeutische Kompetenz als die Durchführung einer Einzeltherapie, sondern zusätzliche Kompetenz und Erfahrung.

Voraussetzungen für einen sinnvollen Einsatz von Gruppenprogrammen aus verhaltenstherapeutischer Sicht

1. Klare Indikationsstellung der Gruppe (z. B. Depressionsgruppe; Gruppe für Patienten mit Psychose; soziale Kompetenzgruppe; Skills-Gruppen zur Ergänzung des psychotherapeutischen Einzelbehandlungsangebots bei Patienten mit Borderline-Persönlichkeitsstörung)
2. Prüfung bzw. Erreichung der Motivation potenzieller Teilnehmer für Gruppenprogramme in Einzelgesprächen (hier auch Klärung möglicher Erwartungsängste und Vorbehalte)
3. Transparenz und Freiheit der Partizipation für jeden Teilnehmer – auch Teilnehmer, die nur zuhören, sich nicht einbringen, können in hohem Maße von Gruppensitzungen profitieren!
4. Kognitiv-verhaltenstherapeutische Schulung und Erfahrung des Therapeuten; Vertrautheit mit den einzelnen Krankengeschichten

2.5 Ausblick

Kein einzelnes Kapitel zur kognitiven Verhaltenstherapie kann diesen genuin klinisch-psychologischen Heilkundeansatz so erschöpfend, fundiert und detailliert nachvollziehbar darstellen, dass nicht noch viele Fragen offen blieben. Unter Verzicht auf eine Darstellung der theoretischen Grundlagen wurde der Schwerpunkt der Darstellung auf die Beschreibung verhaltensnaher und kognitiver Methoden gelegt, dabei aber deren Einbettung in einen allgemeinen Therapieablauf herausgestellt. Zahlreiche weitere störungsspezifische Methoden und kognitiv-verhaltenstherapeutische Modelle psychischer Störungen wurden nicht in dieses Grundlagenkapitel aufgenommen, sie werden in den störungsbezogenen Behandlungskapiteln behandelt (▶ Kap. 7–17).

Die Verhaltenstherapie befindet sich seit ihren Anfängen in der Mitte des vorigen Jahrhunderts in einem ständigen Prozess der Weiterentwicklung und Ausdifferenzierung. Nur in der frühen Phase bestand für einige Zeit ein Konsens, dass Verhaltenstherapie als Anwendung von empirisch gesicherten Prinzipien der Verhaltenssteuerung im klinischen Kontext zu verstehen sei. Die Weiterentwicklung der verhaltenstherapeutischen Methoden in den nächsten Jahrzehnten orientierte sich jedoch nicht mehr streng an den Ergebnissen der Grundlagenforschung, im Gegenteil: Grundlagenforschung etwa zur Steuerung von Emotionen durch Kognitionen folgte nun einer bereits praktizierten und auch empirisch auf ihre Wirksamkeit hin geprüften KVT-Methode nach. Eine Reihe neuerer Entwicklungen, etwa die Berücksichtigung fernöstlicher Meditationstechniken in der KVT, hat sich von der Rechtfertigung durch Rekurs auf die akademische Psychologie weitgehend losgelöst, ist aber noch dem Anspruch der empirischen Wirksamkeitsprüfung verbunden. Öst (2008) kommt nach einer Sichtung der einschlägigen Wirksamkeitsstudien zu dem Ergebnis, dass diese dritte Welle der Verhaltenstherapie nur bei Anwendung weniger strenger Kriterien als sonst in der KVT üblich als empirisch abgesichert gelten kann.

Um diesem Trend entgegenzuwirken seien abschließend nochmals die zentralen Prinzipien (Margraf u. Lieb 1995) genannt, denen sich die KVT jahrzehntelang verpflichtet gefühlt hat und die wesentlichen Anteil an ihrer Erfolgsgeschichte haben. An vorrangiger Stelle sind die Orientierung an der empirischen Psychologie, sowohl bei der Konzeptualisierung einer Störung wie bei der Ableitung von Behandlungsmethoden, der Fokus auf die gegenwärtig bestehende Problematik und auslösende und aufrechterhaltende Bedingungen sowie die Ziel- und die Handlungsorientierung zu nennen. Bei den in diesem Kapitel behandelten Methoden bestehen weitere KVT-Prinzipien darin, dass sie bestimmte Veränderungsprinzipien umsetzen und eindeutig beschreibbar und erlernbar sind. Diese Prinzipien gelten gleichermaßen für störungsübergreifende wie für störungsspezifische Methoden. Weitere Charakteristika der KVT sind bei der Frage nach der Indikation auszumachen. Auf diese müssen immer sequenziell Antworten gefunden werden, von der Frage nach der Indikation für eine Psychotherapie über die Frage nach dem Verfahren mit der höchsten Effizienz und schließlich danach, wie das gewählte Verfahren an den jeweiligen Einzelfall angepasst werden soll.

In der KVT sind in den letzten Jahren – aufbauend auf psychologischem Störungs- und Veränderungswissen – für viele psychische Störungen spezifische Therapieprogramme entwickelt worden, die die Besonderheiten einer jeden Störung in einem Bedingungsmodell berücksichtigen und deren Wirksamkeit zum größten Teil empirisch gesichert wurde. Diese Ausrichtung und auch die weitere Entwicklung sind nicht kompatibel mit dem immer noch häufig tradierten »Uniformitätsmythos«, wonach alle Psychotherapien ähnlich wirken. Für die meisten psychischen Störungen kann die KVT den Praktikern die Frage nach dem effizientesten therapeutischen Vorgehen besser beantworten als psychotherapeutische Verfahren, die kein spezifisches Störungs- und Veränderungswissen berücksichtigen. Allerdings birgt die simple Auflistung wesentlicher Entscheidungspunkte und Behandlungsschritte in den störungsspezifischen Behandlungsmanualen auch die Gefahr in sich, dass nach Gutdünken einzelne Methoden aus diesen Abläufen herausgenommen und in anderen Behandlungskontexten implementiert werden. Damit ist jedoch der Erfolg dieser isolierten KVT-Maßnahme gefährdet. Speziell in der stationären und tagesklinischen Behandlung in der Psychiatrie und in der Psychosomatik muss deshalb sorgfältig auf die Integrität einer KVT-Behandlung im Kontext der weiteren psychoedukativen, medikamentösen und allgemein der psychosozialen Behandlungsangebote geachtet werden.

Beispiele für kognitiv-verhaltenstherapeutische Behandlungsmanuale

Bohus M (2002) Borderline-Störung. Reihe Fortschritte der Psychotherapie. Hogrefe, Göttingen

Boos A (2005) Kognitive Verhaltenstherapie nach chronischer Traumatisierung. Ein Therapiemanual. Hogrefe, Göttingen

Bleichhardt G, Weck F (2007) Kognitive Verhaltenstherapie bei Hypochondrie und Krankheitsangst. Springer, Berlin Heidelberg New York Tokio

▼

Hautzinger M (2003) Kognitive Verhaltenstherapie bei Depressionen. Behandlungsanleitungen und Materialien. Beltz, Weinheim

Herrle J, Kühner C (1994) Depression bewältigen. Beltz, Weinheim

Hinsch R, Pfingsten U (2007) Gruppentraining sozialer Kompetenz: GSK: Grundlagen, Durchführung, Anwendungsbeispiele. Beltz, Weinheim

Jacobi C, Thiel A, Paul T (2008) Kognitive Verhaltenstherapie bei Anorexia und Bulimia nervosa. Beltz, Weinheim

Klingberg S, Schaub A, Conrad B (2003) Rezidivprophylaxe bei schizophrenen Störungen. Ein kognitiv-verhaltenstherapeutisches Behandlungsmanual. Beltz, Weinheim

Lakatos A, Reinecker H (2007) Kognitive Verhaltenstherapie bei Zwangsstörungen: Ein Therapiemanual. Hogrefe, Göttingen

Schaub A, Bernhard B, Gauck L (2004) Kognitiv-psychoedukative Therapie bei bipolaren Erkrankungen. Hogrefe, Göttingen

Schaub A, Roth E, Goldmann U (2006). Kognitiv-psychoedukative Therapie zur Bewältigung von Depressionen. Hogrefe, Göttingen

Stangier U, Clark DM, Ehlers U (2007) Soziale Phobie. Fortschritte der Psychotherapie. Hogrefe, Göttingen

Literatur

Ayllon T, Cole MA (2000) Münzverstärkung. In: Linden M, Hautzinger M (Hrsg) Verhaltenstherapiemanual, 5. Aufl. Springer, Berlin Heidelberg New York Tokio, S 234–237

Bartling G, Echelmeyer L, Engberding M (2008) Problemanalyse im psychotherapeutischen Prozess. Leitfaden für die Praxis, 5. Aufl. Kohlhammer, Stuttgart

Beck AT (1964) Thinking and depression: II. Theory and therapy. Arch Gen Psychiatry 10: 561–571

Beck J (1999) Praxis der Kognitiven Therapie, 1. Aufl. Beltz, Weinheim

Beck AT, Rush AJ, Shaw BF, Emery G (1992) Kognitive Therapie der Depression, 5. Aufl. Beltz, Weinheim

Beck AT, Freeman A et al (1993) Kognitive Therapie der Persönlichkeitsstörungen, 4. Aufl. Beltz, Weinheim

Bohus M (2002) Borderline-Störung, 1. Aufl. Hogrefe, Göttingen

Döpfner M, Schürmann S, Frölich J (2007) Therapieprogramm für Kinder mit hyperkinetischem und oppositionellem Problemverhalten THOP, 4. Aufl. Beltz, Weinheim

Franks C, Wilson M (1978) Annual review of behavior therapy: theory and practice, Vol 5. Brunner & Mazel, New York

Grawe K, Caspar F (1984) Die Plananalyse als Konzept und Instrument für die Psychotherapieforschung. In: Baumann U (Hrsg) Psychotherapie: Makro/Mikroperspektive. Hogrefe, Göttingen, S 177–197

Hautzinger M (Hrsg) (2000) Kognitive Verhaltenstherapie bei psychischen Störungen, 3. Aufl. Beltz, Weinheim

Hellhammer D, Ehlert U (2000) Aktivitätsaufbau. In: Linden M, Hautzinger M (Hrsg) Verhaltenstherapiemanual, 5. Aufl. Springer, Berlin Heidelberg New York Tokio

Hofmann E (2002) Progressive Muskelentspannung: Ein Trainingsprogramm, 1. Aufl. Hogrefe, Göttingen

Hofmann N (2009) Therapeutische Beziehung und Gesprächsführung. In: Margraf M, Schneider S (Hrsg) Lehrbuch der Verhaltenstherapie, 3. Aufl. Springer, Berlin Heidelberg New York Tokio, S 467–587

Hoyer J, Chaker S (2009) Kognitionsdiagnostik. In: Margraf J, Schneider S (Hrsg) Lehrbuch der Verhaltenstherapie, 1. Bd, 3. Aufl. Springer, Berlin Heidelberg New York Tokio, S 669–678

Jacobson E (1938) Progressive relaxation. University of Chicago Press, Chicago, IL

Kaluza G (2004) Stressbewältigung: Trainingsmanual zur psychologischen Gesundheitsförderung. Springer, Berlin Heidelberg New York Tokio

Kanfer F, Saslow G (1969) Behavioral analysis: an alternative to diagnostic classification. Arch Gen Psychiatry 12: 529–538

Kanfer F, Reinecker H, Schmelzer D (2000) Selbstmanagement-Therapie. Ein Lehrbuch für die klinische Praxis, 3. Aufl. Springer, Berlin Heidelberg New York Tokio

Lang P (1971) The application of psychophysiological methods to the study of psychotherapy and behavior change. In: Bergin G, Garfield S (eds) Handbook of psychotherapy and behavior change. Wiley, New York

Linden M, Hautzinger M (2000) Verhaltenstherapiemanual, 5. Aufl. Springer, Berlin Heidelberg New York Tokio

Linehan M (1996a) Dialektisch-Behaviorale Therapie der Borderline-Persönlichkeitsstörung. CIP-Medien, München

Linehan M (1996b) Trainingsmanual zur Dialektisch-Behavioralen Therapie der Borderline-Persönlichkeitsstörung. CIP-Medien, München

Maercker A, Weike A (2009) Systematische Desensibilisierung. In: Margraf J, Schneider S (Hrsg) Lehrbuch der Verhaltenstherapie, 1. Bd, 3. Aufl. Springer, Berlin Heidelberg New York Tokio, S 669–678

Margraf J (2009) Beziehungsgestaltung und Umgang mit Widerstand. In: Margraf J, Schneider S (Hrsg) Lehrbuch der Verhaltenstherapie, 1. Bd, 3. Aufl. Springer, Berlin Heidelberg New York Tokio, S 485–497

Margraf J, Lieb R (1995) Was ist Verhaltenstherapie? Versuch einer zukunftsoffenen Neucharakterisierung. Z Klin Psychol 24(1): 1–7

Mazur J (2004) Lernen und Gedächtnis, 5. Aufl. Pearson, München

McCullough JP (2006) Psychotherapie der chronischen Depression: Cognitive Behavioral Analysis System of Psychotherapy - CBASP, 1. Aufl. Urban & Fischer, München

McCullough JP (2007) Behandlung von Depression mit dem Cognitive Behavioral Analysis System of Psychotherapy – CBASP. CIP-Medien, München

Meichenbaum D (1979) Kognitive Verhaltensmodifikation, 1. Aufl. Urban & Schwarzenberg, München

Neudeck P, Wittchen HU (Hrsg) (2005) Konfrontationstherapie bei psychischen Störungen, 1. Aufl. Hogrefe, Göttingen

Öst L-G (2008) Efficacy of the third wave of behavioural therapies: a systematic review and meta-analysis. Behav Res Ther 46: 296–321

Persons JB (1993) Case conceptualisation in cognitive-behavior therapy. In: Kuehlwein KT, Rosen H (eds) Cognitive therapies in action: evolving innovative practice. Jossey-Bass, San Francisco, CA

Schulte D (2005) Verhaltensanalyse und Indikationsstellung. In: Petermann F, Reinecker H (Hrsg) Handbuch der klinischen Psychologie und Psychotherapie. Hogrefe, Göttingen, S 147–157

Schultz JH (1928) Über autogenes Training. Dtsch Med Wochenschr 54: 1200–1204

Grundlagen der systemischen Therapie

Jochen Schweitzer und Julika Zwack

3.1 Theoretische Grundlagen – 76
3.1.1 Systemische Therapie – Familientherapie: Zum Verhältnis der beiden Begriffe – 76
3.1.2 Entwicklungsgeschichte der systemischen Therapie – 76
3.1.3 Systemtheorie und systemische Therapie – 77

3.2 Techniken der Anamneseerhebung – 80
3.2.1 Das Verhältnis von Anamnese, Diagnostik und Intervention – 80
3.2.2 Genogramm, Überweisersystem, Skulpturtests – 81
3.2.3 Formalisierte Diagnostik: Fragebögen, Ratingverfahren, Familienexperimente – 81

3.3 Behandlungsziele – 81

3.4 Behandlungstechniken – 82
3.4.1 Kontext- und Auftragsklärung – 82
3.4.2 Fragen als therapeutische Interventionen – 83
3.4.3 Handlungsmethoden: Skulptur, Familienbrett, Zeitlinie, Sprechchor – 84
3.4.4 Schlusskommentare, Schlussinterventionen, reflektierendes Team – 84
3.4.5 Settings und Verläufe: Variationen – 85

3.5 Indikation und Kontraindikation – 86
3.5.1 Störungsbezogene Indikationen – 86
3.5.2 Andere Indikationskriterien – 87
3.5.3 Kontraindikationen – 87

3.6 Systemische Therapie in psychiatrischen Behandlungssettings – 88
3.6.1 Stationäre Psychotherapie in der Akutpsychiatrie – 88
3.6.2 Gemeindepsychiatrie – 89

3.7 Risiken der Therapie – 92

3.8 Systemische Therapie im Gesundheitswesen – ihre Kernkompetenzen und ihr Integrationspotenzial – 92

Literatur – 93

3

Psychische Störung als Gemeinschaftsleistung: Krankheit wird in der systemischen Therapie nicht als ein persönliches Merkmal verstanden, das ein einzelner Mensch für sich alleine »hat« (»Ich habe ein Magengeschwür«), mit dem er gar im Sinne einer dominierenden Eigenschaft identisch ist (»Ich bin ein Angstneurotiker«, »Ich bin ein Asthmatiker«) oder auf das er von anderen reduziert werden kann (»Die Fraktur in Zimmer 13«). Vielmehr wird eine Krankheit als Teil einer größeren Interaktion angesehen, an der eine oder mehrere Personen so sehr leiden, dass ihnen Krankheitswert zugeschrieben wird.

3.1 Theoretische Grundlagen

3.1.1 Systemische Therapie – Familientherapie: Zum Verhältnis der beiden Begriffe

Die systemische Therapie ist in den Jahren 1970–1980 aus der Familientherapie hervorgegangen. Seither hat sie über die Familientherapie hinaus auch in vielen anderen psychotherapeutischen Settings Einzug gehalten.

Familientherapie bezeichnet ein therapeutisches Setting, in dem mithilfe der Familienmitglieder gemeinsam nach Lösungen für ein Gesundheits- oder Beziehungsproblem eines oder mehrerer Patienten gesucht wird. »Familie« wird heute sehr weit verstanden – Stierlin spricht vom »existenziell bedeutsamen Beziehungssystem« (Stierlin 2005) – eingeschlossen sind alle die vom Problem des Patienten mitbetroffenen, ihm nahe stehenden und an seiner Lösung interessierten Menschen.

Systemische Therapie bezeichnet eine von anderen Therapieschulen gut abgrenzbare theoretische und therapiemethodische Orientierung, die allerdings viele integrative Anknüpfungspunkte bietet. »System« bedeutet im Altgriechischen »was zusammensteht«. Systemisches Denken versucht, das Verhalten von Elementen nicht isoliert aus deren inneren Eigenschaften, sondern aus den Relationen zwischen diesen Elementen zu erklären. Für die Psychotherapie bedeutet dies, dass psychische Störungen und Strukturen ebenso wie psychotherapeutische Behandlungsphänomene – etwa Behandlungsmotivation, Widerstand, Behandlungsabbrüche – nicht als in einem Systemmitglied (dem Patienten) lokalisierte Phänomene betrachtet werden, sondern als interaktionell (zwischen Patient, Familie, Behandlern) erzeugte Gemeinschaftsleistungen.

Die Bedeutung der Begriffe systemische Therapie und Familientherapie überlappt in der Praxis oft. Die Mehrzahl der Familientherapeuten in Deutschland ist an systemisch orientierten Weiterbildungsinstituten ausgebildet, die in den beiden Dachverbänden, der Deutschen Gesellschaft für Systemische Therapie und Familientherapie (DGSF) und der Systemischen Gesellschaft (SG) organisiert sind.

Familientherapie muss nicht an systemischen, sondern kann auch an psychoanalytischen, verhaltenstherapeutischen oder humanistisch-psychologischen Konzepten orientiert werden. Zugleich wird systemische Therapie immer mehr auch als Einzeltherapie, Gruppentherapie, Netzwerktherapie oder in anderen Settings praktiziert. Nach eigenen klinischen Erfahrungen bietet die Kombination des systemischen Ansatzes mit dem Setting Familientherapie besondere **Synergieeffekte**. Zum einen können im Setting Familientherapie die Ressourcen (Kenntnisse, Zuneigung, Engagement) des natürlichen Umfelds des Patienten genutzt werden, und zugleich kann das Mit-Leiden der Menschen in diesem Umfeld bearbeitet werden, was häufig die Compliance der Angehörigen fördert. Deren Unterstützung senkt wiederum die Drop-out-Rate bei den Patienten. Die systemische Orientierung mit ihren weiter unten beschriebenen Haltungen und Vorgehensweisen fördert zudem eine wertschätzende und lösungsorientierte Kooperation zwischen den Beteiligten, die den psychiatrischen Alltag für alle Beteiligten leichter macht.

3.1.2 Entwicklungsgeschichte der systemischen Therapie

Mehr als andere psychotherapeutische Ansätze ist die systemische Therapie polyzentrisch entstanden. Statt einer zentralen Gründerfigur waren hier viele charismatische »Urväter und Urmütter« in der Pionierphase prägend. Die frühen Abgrenzungskonflikte zwischen verschiedenen systemtherapeutischen Richtungen erscheinen seit etwa 1990 im Wesentlichen als beendet. Aus heutiger Sicht stellen sie unterschiedliche Entwicklungsphasen dar, deren bewährte Elemente in der Praxis systemischer Therapeuten meist integriert werden und zum gemeinsamen Grundbestand systemischer Therapie und Familientherapie gehören (Nichols u. Schwartz 2004, v. Schlippe u. Schweitzer 1996).

1. Die **Mehrgenerationenperspektive** betrachtet klinische Probleme bevorzugt mit der Perspektive ungelöster familiärer Vermächtnisse und Loyalitäten, unzureichender Selbstdifferenzierung (Bowen 1975), überfordernder familiärer Delegationen (Stierlin 1978) sowie unausgeglichener »Schuld- und Verdienstkonten« zwischen Generationen (Boszormenyi-Nagy u. Spark 1981, engl. 1973). Das therapeutische Vorgehen hat sie bis heute besonders durch die Geno-

gramm-Interviews (McGoldrick u. Gerson 1990) und die Mehrgenerationen-Familiengespräche bereichert (Massing et al. 1992). Die Mehrgenerationenperspektive stellt eine Brücke zwischen systemischen und psychodynamischen Konzepten dar.

2. Die **experientielle (erlebnisorientierte) Familientherapie** betrachtet klinische Probleme v. a. unter dem Gesichtspunkt des blockierten Emotionsaustauschs, der Regulation des Selbstwerts und der Nähe-Distanz-Wünsche zwischen einander nahe stehenden Menschen. Therapeutisch hat sie besonders die Familienskulptur und andere erlebnisorientierte Verfahren hervorgebracht. Bekannteste Vertreter waren Virgina Satir (1964) und Carl Whitacker (1991). Sie stellt eine Brücke zwischen systemischen und humanistischen Konzepten dar.
3. Die **strukturell-kybernetische Perspektive** versteht klinische Probleme als Ausdruck dysfunktionaler, nicht (mehr) entwicklungsgerechter familiärer Strukturen und Regelsysteme. Familien werden als regelgesteuerte Systeme betrachtet, deren Struktur von außen hinreichend objektiv erkennbar und durch geschickte therapeutische Interventionen zielorientiert beeinflussbar ist. Vertreter dieses Ansatzes sind z. B. Salvador Minuchin (1974), Jay Haley (1976), Cloe Madanes (1981) und die frühe Mailänder Arbeitsgruppe um Mara Selvini Palazzoli und ihre Kollegen Luigi Boscolo, Gianfranco Cecchin und Giuliana Prata (Selvini Palazzoli et al. 1978, 1981). Therapeutisch haben diese Pioniere insbesondere interessante Methoden des *joining* (Beziehungsaufnahme und -gestaltung), *enactment* (Inszenierungen alltäglicher Interaktionsprobleme im Therapieraum), der therapeutisch dosierten Konfrontation, des Umgangs mit Koalitionen und Geheimnissen, der zirkulären Befragung und der paradoxen Interventionen hervorgebracht.
4. Die Perspektive der **Selbstorganisation** (in Abgrenzung zu Phase 3 auch oft »Kybernetik 2. Ordnung« genannt) ist orientiert an Konzepten wie Selbststeuerung, Selbstorganisation und struktureller Autonomie. Sie versucht, auf normative Vorstellungen über Familien und Gesundheit weitestgehend zu verzichten. Das therapeutische Vorgehen ist weniger interventionistisch und stärker an der Eigenlogik des Patientensystems orientiert. Kennzeichnend ist die Haltung der wertschätzenden Neutralität und des »Respekts gegenüber Personen bei gleichzeitiger Respektlosigkeit gegenüber ihren Ideen« (Cecchin et al. 1993). Die Interventionen bestehen im Infragestellen von Glaubensgewissheiten, mit denen sich das Klientensystem bislang das Leben schwer macht. Dabei helfen positive Umdeutungen und andere Irritationen. Bekannte Vertreter sind die »neue Mailänder Schule« (Cecchin 1988) sowie die »neue Heidelberger Schule« (Stierlin 1988) der systemischen Therapie.
5. Die **narrative Perspektive** geht davon aus, dass soziale Systeme durch und in Erzählungen (Narrationen) leben, die das Verhalten der Beteiligten prägen. Sie lenkt den Blick auf kommunikative, linguistische und sprachphilosophische Identitätskonstruktionsprozesse. Indem die bisherigen Selbsterzählungen »dekonstruiert« werden, wird der Blick auf Alternativgeschichten gelenkt. Diese Perspektive orientiert sich an theoretischen Überlegungen von Wittgenstein (1958), dem radikalen Konstruktivismus (von Glasersfeld 1981), dem sozialen Konstruktionismus (Gergen 1991) und den Arbeiten verschiedener Sprachphilosophen. Therapeutisch hat sie Praktiken des *solution talk* (de Shazer 1989a,b), der »Dekonstruktion herrschender Erzählungen« (White 1992), des reflektierenden Teams (Andersen 1990) und des offenen Dialogs (Seikkula u. Olson 2003) hervorgebracht.

3.1.3 Systemtheorie und systemische Therapie

Systeme werden immer von Beobachtern mitkonstruiert

Die frühe Systemtheorie betrachtete Systeme als ontologisch vorgegebene Phänomene, die zwar in ihrer Komplexität oft schwer erfassbar, aber bei entsprechend guter Beobachtung doch ohne wesentlichen Beobachterbias objektiv beschreibbar seien. Die Einflüsse der Erkenntnistheorie des radikalen Konstruktivismus, später des sozialen Konstruktionismus sowie sprachphilosophischer und postmoderner Denkfiguren führten zu einem neuen Verständnis: Systeme **gibt** es nicht an sich, sondern sie stellen **Beschreibungen** von Realitätsbereichen durch Beobachter dar.

Der **radikale Konstruktivismus** nimmt an, dass wir unsere Annahmen über die Welt grundsätzlich nicht als »wahr« oder »falsch« beurteilen können. Wir können lediglich feststellen, inwieweit sie zur Welt in dem Sinne **passen**, dass wir mit ihnen erfolgreich handeln und überleben können. Daher interessiert aus radikal-konstruktivistischer Perspektive bei den verschiedensten Ideen (z. B. darüber, ob ein Kind »wirklich« behindert ist oder nicht, ob eine Frau Ihren Mann »wirklich« liebt, ob ein Patient sein psychotisches Verhalten beeinflussen kann oder es »über ihn kommt«) nicht deren Wahrheitsgehalt, sondern deren Nützlichkeit für die Lebensgestaltung der Beteiligten. Wie tröstlich oder beunruhigend ist z. B. eine psychiatrische oder somatische Krankheitstheorie, die die genetische Determiniertheit der Erkrankung betont? Aktiviert sie die Beteiligten, oder fördert sie passives Erdulden? Trägt sie zwischen den Beteiligten eher zu wohliger Harmonie oder zu lebhaftem Streit bei?

Gegenüber dem ursprünglich individualistisch konzipierten Konstruktivismus betont der **soziale Konstruktionismus** stärker das gemeinsame Aushandeln von Realitätssichten im Dia- oder Multilog und den Wert von Perspektivenvielfalt. Das »Selbst« ist in konstruktionistischer Sicht nicht mehr das in seine Haut eingeschlossene Individuum, sondern jeder Mensch erscheint in dieser Sichtweise als eine zunehmend bunte Mischung von Potenzialen, wobei jedes Potenzial eine oder mehrere der Beziehungen darstellt, in die wir uns einlassen (Gergen 1991).

Konzepte zur Beschreibung therapeutisch wichtiger Systemprozesse

Zur systemischen Sichtweise gehört, das Verhalten von Elementen stets in einen situativen Kontext zu stellen. In diesem Beobachtungsrahmen sind folgende Konzepte besonders wichtig:

Zirkularität

Das Verhalten jedes Mitgliedelements eines Systems ist zugleich Ursache und Wirkung des Verhaltens der anderen Mitglieder. Einseitige lineare Ursache-Wirkungs-Beschreibungen (»Er trinkt, weil sie sich ihm verweigert« oder umgekehrt »Sie verweigert sich ihm, weil er trinkt«) sind Ergebnis willkürlicher **Interpunktionen** aus verständlichen Motiven. Diese Interpunktionen tragen oft dazu bei, dass sich Menschen hilflos ausgeliefert fühlen – ihren Krankheiten (»Ich will schon, aber meine Depression lässt mich nicht«), ihren Angehörigen (»Solange meine Partnerin mich so vernachlässigt, kann ich keinen neuen Lebensmut gewinnen«) oder auch ihren Behandlern (»Ich verstehe gar nicht, warum die Ärztin die Medikation wieder erhöht hat«).

Kommunikation

Jede Kommunikation ist ein Austausch von Botschaften zwischen sendenden und empfangenden Systemmitgliedern. Bei diesen lässt sich ein **Inhaltsaspekt** (»Was wird explizit gesagt?«) von einem **Beziehungsaspekt** unterscheiden (»Was denkt A darüber, dass B gerade dies gerade jetzt zu C sagt?«). Der Beziehungsaspekt einer Nachricht stimmt oft nicht mit dem Inhalt überein und ist dem Sender oft weniger bewusst, löst aber beim Empfänger meist heftigere Reaktionen aus. Solche Differenzen aufzuklären, gehört zum Alltagsgeschäft systemischer Therapie.

Der zirkuläre Austausch von Kommunikationen führt über die Zeit hinweg zum wiederholten Auftreten bestimmter Kommunikationsabläufe (**Redundanzen**), in denen ein Beobachter **Muster** (formal ähnliche Kommunikationsabläufe bei wechselnden Inhalten) erkennen kann, die als **Regeln** formuliert werden können (»Immer wenn die Mutter sich ärgerlich zeigt, weint das Kind, und der Vater wendet sich ihm besorgt zu.«). Wenn solche Beziehungsmuster rigide werden, nicht mehr zu den Bedürfnissen der Mitglieder passen, einzelne Mitglieder ausgrenzen oder zu Sündenböcken machen, können sie pathologische Potenz entwickeln. Sie werden in der systemischen Therapie zunächst verdeutlicht und dann infrage gestellt.

System-Umwelt-Grenzen unterscheiden, wer oder was zu einem System dazugehört und was nicht. Sie sind in sozialen und psychischen Systemen nicht naturgegeben, sondern werden entsprechend deren Sinnverständnis ausgehandelt: Gehören die Schwiegermutter und der Freund der Tochter zur Familie? Sollten Angehörige in einer stationär-psychosomatischen Behandlung integriert werden? Gehören Zivildienstleistende in die Team-Supervision? Sind niederträchtige Racheimpulse legitime Mitglieder meiner Gefühlswelt? Ob solche Grenzziehungen angemessen eng oder weit sind und ob die Grenzen ggf. verschoben werden sollten, ist oft Gegenstand systemischer Therapie.

Homöostase und Fluktuation

Bei der Beobachtung von Systemen kann man mehr auf ihre Versuche, »alles beim Alten zu lassen«, oder auf ihre Veränderungstendenzen achten und diese hervorheben. In der Frühzeit der Systemtheorie stand unter dem Einfluss der damaligen Regelungs- und Nachrichtentechnik das Interesse an der Vorhersehbarkeit, Durchschaubarkeit und Planbarkeit komplexer Systeme im Vordergrund. Die Kernfrage war: Wie können Systeme in einem Gleichgewicht gehalten oder aber aus einem für pathologisch gehaltenen Gleichgewicht herausgebracht werden? Zentraler Begriff war anfangs die Homöostase, deren Verlust durch negatives Feedback ausgeglichen und durch positives Feedback beschleunigt wird. Die Familientherapeuten unterstellten Familien damals einen Hang zur Homöostase und sahen Familientherapie folgerichtig als ein eher kämpferisches Geschehen, in dem nur sehr intensive Interventionen Veränderungen herbeiführen könnten.

Chaostheorie und Synergetik

Später rückte die Beschäftigung mit Zuständen der Fluktuation und des Unplanbaren in das Zentrum des Interesses. Die Synergetik (Theorie dynamischer Systeme, Haken u. Schiepek 2006) beschreibt, wie in einem anfangs chaotischen System eine einzelne Bewegung die anderen Bewegungen so sehr mitreißt (nach sich zieht, »versklavt«), dass sie zu einem Attraktor für ein neues, dann wieder einheitliches Bewegungsmuster werden kann. Therapeutisch machen diese Konzepte sensibel für oft kleine erste und noch kaum merkbare Veränderungspotenziale und für das Warten auf den Zeitpunkt, an dem die Zeit für Veränderung tatsächlich »reif« ist.

Selbstorganisation

Um 1980 wurde unter dem Einfluss der »Theorie lebender Systeme« (Maturana u. Varela 1987) folgende Frage in den Vordergrund gestellt: Wie sichern autopoietische, d. h. von außen unbeeinflussbare und sich selbst erzeugende Prozesse das evolutionäre Überleben eines Systems und begrenzen die Möglichkeit von außen kommender Einflussnahme? Diese Sichtweise erfordert ein behutsameres, weniger »interventionistisches« Vorgehen – der Glaube an drastische, durch punktgenaue Interventionen auslösbare Systemveränderungen wird stark relativiert. Im gleichen Zug wachsen die positive Wertschätzung des beobachtbaren Zustands (sowohl des symptomatischen Verhaltens wie der zwischenmenschlichen Beziehungen) und ein auch kommunizierter Respekt vor den selbsterhaltenden Lebensleistungen des Systems.

Krankheit auf verschiedenen Systemebenen: Krank sein – sich krank fühlen – sich krank zeigen

Krankheit wird in der systemischen Therapie nicht als ein persönliches Merkmal verstanden, das ein einzelner Mensch für sich alleine »hat« (»Ich habe ein Magengeschwür«), mit dem er gar im Sinne einer dominierenden Eigenschaft identisch ist (»Ich bin ein Angstneurotiker«, »Ich bin ein Asthmatiker«) oder auf das er von anderen reduziert werden kann (»Die Fraktur in Zimmer 13«). Vielmehr wird eine Krankheit als Teil einer größeren Interaktion angesehen, an der eine oder mehrere Personen so sehr leiden, dass ihnen Krankheitswert zugeschrieben wird. Solche krankheitsbezogenen Interaktionen können sich auf mehreren **Systemebenen** zugleich abspielen:

- Auf der **biologischen** Ebene interagieren Gene, Hormone, Nervensignale, Bakterien oder andere Elemente in einer Weise miteinander, die von Laien oder Experten als »krankhaft« diagnostiziert werden kann. Diese Ebene wird auch oft als das **»gelebte Leben«** bezeichnet.
- Auf der **psychischen** Ebene des **»erlebten Lebens«** nimmt ein Mensch zahlreiche Gefühle (»Mir ist übel«, »Mir tut es weh«), Gedanken (»Mein Herz schlägt eigenartig schnell«), Selbstgespräche (»Ich sollte nicht immer ...«), erinnerte Träume, Problemtrancezustände (»Mir gelingt nie etwas«) und Lösungstrancezustände (»Ich werde es schwungvoll anpacken«) wahr. Das Ergebnis dieser Interaktionen verschiedener, oft auch widersprüchlicher Gedanken und Gefühle kann das Selbsterleben sein, krank zu sein.
- Auf der **sozialen** Ebene des **»erzählten Lebens«** wird aus der Fülle dieser biologischen und psychischen Prozesse nur derjenige Ausschnitt sichtbar, der in Kommunikationen einfließt. Dazu gehört alles, was dieser Mensch verbal in Gesprächen, Reden oder Briefen sowie nonverbal in Minenspielen und Gesten ausdrückt – genauer gesagt: alles, was Laienbeobachter und medizinische Fachleute mit und ohne diagnostische Geräte dazu festzustellen vermögen.

Auf diesen drei Systemebenen interagieren also sehr unterschiedliche Elementtypen:

- körperliche Prozesse im biologischen,
- Gedanken und Gefühle im psychischen,
- Kommunikationen im sozialen System.

Luhmann (1992) schlägt vor, jede dieser drei Systemebenen als füreinander »operational geschlossen« zu betrachten. Sie können die in ihnen ablaufenden Vorgänge nur mit ihren eigenen Operationen ausführen und sich darin nicht von außen steuern lassen. Sie stellen füreinander »Umwelten« dar: Auf jeder Systemebene wird nur ein kleiner Teil der Prozesse der beiden anderen Systemebenen als bedeutsam erkannt und verarbeitet. Veränderungen auf jeder dieser Systemebenen vermögen Veränderungen auf jeder anderen Systemebene anzuregen, aber nicht gezielt zu steuern. Betrachten wir alle drei Systemebenen gemeinsam, so nennen wir dies ein »biopsychosoziales« Krankheitsverständnis.

Ob einer Störung auf einer dieser drei Systemebenen Krankheitswert zugeschrieben wird – ab welcher Intensität, welchem Grenzwert, welcher Symptomkombination, welcher Dauer – ist Ergebnis sozialer Konstruktionsprozesse. Oft kann auch die Frage, **wem** – welchem Mitglied eines Problemsystems – diese Störung als Krankheit zugeschrieben wird, erst in sozialer Aushandlung geklärt werden. Krankheiten sind somit auch – aber keinesfalls nur – Ausdruck gesellschaftlicher Entscheidungen darüber, was als krank angesehen werden soll und was nicht.

Wie alle Psychotherapie interveniert auch systemische Psychotherapie »nur« auf der Ebene der Kommunikation – sie vermag weder Gedanken und Gefühle noch biologische Prozesse unmittelbar zu beeinflussen. Sie geht jedoch davon aus, dass veränderte Kommunikationen Veränderungen im psychischen und biologischen System zwar nicht unmittelbar »steuern«, aber doch in einer positiven Weise »anzuregen« vermögen.

Störungstheorie: Problemdeterminierte Systeme

Unter dem Schlagwort »Patient Familie« (Richter 1963) gelang der frühen Familientherapie eine Entpathologisierung des Patienten, die als ungewollte Nebenwirkung allerdings die latente Pathologisierung der Familie mit sich brachte. Auch systemische Familientherapieansätze der Kybernetik erster Ordnung sprechen von »dysfunktionalen Strukturen« (Minuchin 1977), »pathologischen Dreiecken« (Haley 1977) oder familiärer »Hybris« (Selvini Palazzoli et al. 1977). Erst mit dem Konzept des »problemdeterminierten Systems« (Goolishian u. Anderson 1988) gelingt ein grundlegender Ausstieg aus linearen Verursachungs- und damit Schuldzuweisungstheorien.

»Problemdeterminiertes System« meint: Nicht ein System (eine Familie, eine Klinik, eine Firma) »hat« das Problem als sozusagen zu ihm gehörendes Strukturmerkmal (»Herr Doktor, ich habe eine Depression« – »Haben Sie sie mitgebracht?«), sondern um ein Thema herum, das als Problem konstruiert wird, entwickelt sich ein soziales System, welches durch das Problem zusammengehalten wird (▶ Fallbeispiel 1).

Fallbeispiel 1: Problemsysteme

Steht ein Mensch weit vorgelehnt und ohne einschlägige Berufskleidung auf einer Flussbrücke oder auf dem Dach eines 10-stöckigen Hochhauses und wird dies von Passanten als »Suizidabsicht« gedeutet, so kann sich ein »Suizidversuchsystem« entwickeln, zu dem sich in rascher Folge der Betroffene, zwei Passanten, ein Polizist, ein Krankenwagenfahrer, mehrere Mitarbeiter einer psychiatrischen Klinik und schließlich die Angehörigen hinzugesellen können. Entscheidend ist nun, ob die nachfolgenden Kommunikationen so verlaufen, dass sie dieses Problemsystem wieder auflösen (z. B. indem eine gute klärende Unterhaltung zwischen dem Betroffenen und seinen Angehörigen eventuelle Familienkonflikte überwinden hilft und/oder indem therapeutische Gespräche zur Überwindung depressiver Reaktionen helfen) oder aber, ob sie es verfestigen und chronifizieren (etwa indem eine längerfristige psychiatrische Patientenkarriere eingeläutet wird, indem z. B. die Suizidbefürchtung chronifiziert und das Handeln aller Beteiligten auch langfristig dominiert, durch unglücklich verlaufende Langzeithospitalisierungen, in denen der Bezug zu den äußeren Lebenswelten verloren geht oder aber auch durch eine Bagatellisierung der dahinter liegenden Problemlage, für die der Suizidversuch ein Lösungsversuch war).

Diese Perspektive hat einige sehr praktische Konsequenzen.

1. Es ist keine »Generalsanierung« desjenigen sozialen Systems erforderlich, in dem das Problem als erstes bemerkt oder beklagt wird; denn nicht das System-an-sich muss sich verändern, sondern »nur« die Kommunikation rund um das Problem. Dies ist oft noch schwer genug, aber schon leichter und überschaubarer.
2. Das Problemsystem muss nicht aus der Familie bestehen – seine Mitglieder können sich z. B. bei Schulphobien aus Schüler, Eltern, Lehrern und Klassenkameraden zusammensetzen, bei chronifizierten Psychosen z. B. aus Nachbarn, Nervenarzt, Wohnheim und Rentenantrag.
3. Das Problem ist nicht erst dann gelöst, wenn sich »wirklich« etwas »im System« geändert hat. Es ist vielmehr schon dann gelöst, wenn alle oder zumindest die »wichtigen« Leute meinen, es sei gelöst – wenn sich also die problemzentrierte Kommunikation aufgelöst hat.

3.2 Techniken der Anamneseerhebung

3.2.1 Das Verhältnis von Anamnese, Diagnostik und Intervention

In der systemischen Therapie wird nicht zwischen einer Explorations- und einer Interventionsphase unterschieden. Diagnostik und Intervention gehen fast nahtlos ineinander über. Dies hat mehrere Gründe: Zum Einen werden komplexe Systemprozesse oft erst dann deutlich, wenn man sie zu verändern versucht. Deshalb haben Interventionen und die Reaktion der Klientensysteme darauf hohe diagnostische Bedeutung. Hinzu kommt, dass die wichtigsten therapeutischen Instrumente – insbesondere das zirkuläre Fragen und die Handlungsmethoden (Skulptur, Zeitlinie, Sprechchor) –, aber auch schon das anfängliche Genogramm-Interview starke therapeutische Wirkung haben.

Zwar erfragen auch systemische Therapeuten gerne die Entwicklungsgeschichte eines Patienten, eines Paares, einer Familie – nur selten aber vor der Therapie, sondern meist eingestreut im Verlauf. Dies hängt zum einen mit dem oft hohen Druck in der Hier-und-jetzt-Situation der Familie zusammen. Aus lösungsorientierter Perspektive sind systemische Therapeuten aber auch vorsichtig, durch sehr problemzentrierte Anamnesen in eine Art »Problemtrance« hineinzugeraten. Eine genaue Kenntnis der Problementwicklung erscheint hier nicht immer und zwangsläufig für die Entwicklung guter Lösungen erforderlich und nützlich.

3.2.2 Genogramm, Überweisersystem, Skulpturtests

Viele systemische Therapeuten erstellen besonders in Familientherapien zur ersten Orientierung ein **Genogramm** (einen Familienstammbaum) als visuelle Darstellung einer Familie über mindestens 3 Generationen hinweg. Zu allen Familienangehörigen werden Daten – wie Geburts- und eventuell Todesjahr, Nationalität/Religion, Beruf, wichtige Krankheiten, wichtige Potenziale – gesammelt, die einen ersten Überblick über Ressourcen und Belastungen im Zusammenhang vermitteln. Später können in einem vertieften Genogramm-Interview tradierte Einstellungen, Haltungen, Verhaltens- und Problemlösemuster erkundet werden (Hildenbrand 2005).

Bei komplexen Behandlungssituationen (viele Vor- und Parallelbehandlungen) empfiehlt es sich, die vor- und mitbehandelnden Fachleute und Institutionen und eine kurze Geschichte der bisherigen professionellen Interventionen auf dem Genogrammblatt oder einem zweiten Blatt zu notieren, um so auch das außerfamiliäre System übersichtlich im Blick zu haben.

Die **Familienskulptur** (Schweitzer u. Weber 1982) als symbolisch-metaphorische Darstellung emotionaler Bindungen und hierarchischer Strukturen in der Familie kann außer mit menschlichen Darstellern als »lebende Skulptur« auch – z. B. in Einzeltherapie und Forschung – mit Ersatzfiguren durchgeführt werden. Ein Teil dieser *family placement techniques* wie

- der Skulpturtest nach Kvebaek (Cromwell et al. 1980),
- der Familien-System-Test (FAST) (Gehring 1998),
- das Familienbrett (Ludewig u. Wilken 2000) oder
- die Familienskulptur mit Playmobilfiguren (FSPlay von v. Sydow et al. 1999)

kann auch systematisch und quantitativ ausgewertet werden.

3.2.3 Formalisierte Diagnostik: Fragebögen, Ratingverfahren, Familienexperimente

Auf standardisierten Fragebögen können Familien von ihren Mitgliedern eingeschätzt werden, z. B.

- im Familienidentifikationstest (Remschmidt u. Mattejat 1999),
- in den Familienklimaskalen (Schneewind 1988b) und Familienbögen (Cierpka u. Frevert 1995),
- im familiendiagnostischen Testsystem (Schneewind 1988a),
- in den *Family Adaptability and Cohesion Scales* (FACES III; Olson 1996) oder
- im Subjektiven Familienbild (Mattejat u. Scholz 1994).

Partnerschaftsbögen gibt es z. B. von Hahlweg (1996) oder Hinz et al. (2001), speziell zur Erfassung der Partnerschaftsbindung von v. Sydow (2001). Überblicke zu Fragebögen über Eltern-Kind-Beziehung, Erziehungsstile und Geschwisterbeziehungen finden sich bei Cierpka et al. (2005).

Standardisierte Beobachtungsverfahren zur Analyse familiärer (*Structural Family Systems Rating Scale* von Szapocznik et al. 1991) und partnerschaftlicher Interaktionen (Gottman 1979, Hahlweg et al. 1988) sind sehr aufwendig. Deshalb werden sie nur in der Forschung, nicht aber im klinischen Alltagsbetrieb eingesetzt.

Ein deutschsprachiger Fragebogen zur Beurteilung der Behandlung (Mattejat u. Remschmidt 1999) ermöglicht es, die familientherapeutische Behandlung von Kindern/Jugendlichen und ihren Familien zu evaluieren. Er erfasst die subjektive Qualität der Versorgung durch Befragung von Therapeuten, Eltern und Indexpatienten.

3.3 Behandlungsziele

Die allgemeinen Behandlungsziele entsprechen denen anderer Psychotherapieverfahren: Symptomreduktion und Verbesserung des allgemeinen Wohlbefindens. Die therapeutischen Haltungen, die den Weg dorthin anleiten, erscheinen aber recht spezifisch.

Den Möglichkeitsraum vergrößern

»Handle so, dass du die Zahl der Möglichkeiten vergrößerst« – dieser basale »systemische Imperativ« (v. Foerster 1988) bedeutet in der Psychotherapie: »Hilf, die Denk- und Handlungsspielräume deiner Klienten zu erweitern«. Dem entspricht eine stark als »Ideen- und Experimentierwerkstatt«, als »Denken des bislang Ungedachten«, als Anregung zum »Ausprobieren des bislang nicht Ausprobierten« begriffene Praxis. Es gilt, neben dem bestätigenden Verstehen hinreichend viel Neues, Ungewohntes, vielleicht sogar Verstörendes oder Provokatives in der Therapie geschehen zu lassen.

Achtung vor der Selbstorganisation

Diese dem Autopoiese-Konzept entsprechende Haltung erfordert zunächst vom Therapeuten **Neugier**, einhergehend mit der Haltung einer **Expertise des Nichtwissens** und dem Bemühen, Genese, Funktion und (Dys)Funktionalität symptomatischen Verhaltens aus der Innensicht des Klientensystems kennenzulernen.

3

Neutralität

Um das oben Genannte zu tun, ist eine neutrale Haltung erforderlich (Selvini Palazzoli et al. 1981) – ein bewusstes Nichtbewerten. Der Therapeut schlägt sich nicht auf eine Seite einer Unterscheidung, sondern pendelt zwischen beiden oder mehreren Seiten hin und her, beleuchtet die Konsequenzen der einen und anderen, bewahrt eine Außenperspektive. Solche Neutralität ist auf drei Ebenen gefordert: **Soziale Neutralität gegenüber Personen** – nicht einseitig Partei ergreifen, weder für die eine noch für die andere Konfliktpartei. **Neutralität gegenüber Ideen** – offen bleiben gegenüber widersprüchlichen Ideen darüber, wie ein Psychotherapieproblem entstanden und wie es am besten zu lösen sei. Am schwierigsten erscheint **Neutralität gegenüber Symptomen** und damit verbunden auch **Neutralität gegenüber Veränderungs- und Nichtveränderungsimpulsen**: Symptome nicht einseitig als zu beseitigende Probleme zu sehen, sondern als zwar suboptimale, aber doch kreative Lösungen anderer, bislang nicht besser lösbarer Probleme. Diese Haltung liegt u. a. therapeutischen Praktiken der absichtlichen, positiv konnotierten Symptomverschreibung zugrunde: das eigene Symptom zunächst (auch) schätzen zu lernen, um sich dann ggf. freier von ihm verabschieden zu können.

Neutralität wird manchmal in zweierlei Weise missverstanden: Zum einen können Therapeuten nur selten neutral **sein**, weil sie ihr eigenes Wertesystem stets mit sich tragen. Sie können sich jedoch darum bemühen, Neutralität **zu zeigen**, sie in ihren Äußerungen und Handlungen **anzustreben**. Entscheidend ist, inwieweit die Klienten ihre Therapeuten neutral erleben. Zum anderen hat eine Haltung der Neutralität ihren Wert nur da, wo einem Klientensystem geholfen werden soll, den eigenen Denk- und Handlungsspielraum zu erweitern. Wo dieser aus therapeutischen und ethischen Gründen absichtlich verringert werden soll (z. B. gegenüber einem akut gewalttätigen oder suizidalen Patienten), wo moralische oder politische Positionen durchgesetzt werden sollen oder wo vom Behandler schnell entschieden und gehandelt werden muss, ist Neutralität unmöglich, nutzlos oder hinderlich. Angesichts dieser Diskussion bevorzugen manche Systemiker den älteren, von Stierlin geprägten Begriff der **Allparteilichkeit** gegenüber dem der Neutralität.

Ressourcenorientierung

Die neueren systemischen Therapieansätze gehen von der Arbeitshypothese aus, dass Klienten »nichts fehlt«, was sie entweder »nachreifen« lassen müssten (z. B. ein stabiles Ich) oder was sie »neu lernen« müssten (z. B. adäquat zu kommunizieren, richtig zu essen oder angstfrei Fahrstuhl zu fahren), sondern dass die Ressourcen zur Problemlösung im Klientensystem bereits vorhanden sind, aber noch nicht oder nicht mehr gefunden oder genutzt wurden. Therapie wird so zum Suchen nach vernachlässigten oder unentdeckten Ressourcen. Sie arbeitet suggestiv mit der positiven Implikation und Prophezeiung, der Patient habe diese bereits in seinem Repertoire.

Lösungsorientierung

Lösungsorientierung bedeutet in ihrer radikalen Variante: »Man braucht das Problem nicht näher zu erkunden, man kann sich gleich an die Konstruktion von Lösungen begeben«. Lösungsorientierte systemische Therapie sucht v. a. nach dem, was schon jetzt gut gelingt – den »Ausnahmen vom Problem« – und versucht durch Antizipieren einer »Zukunft nach der Problemlösung«, Zielvisionen zu erzeugen, die positiv auf das heutige Tun und Handeln zurückwirken.

Kundenorientierung

Kundenorientierung ist v. a. bei der Diskussion über Therapieziele bedeutsam (Schweitzer u. Schumacher 1995): Systemische Therapie ist dann erfolgreich, wenn der Patient (»Kunde«) das erreicht hat, was er subjektiv erreichen wollte – und nicht unbedingt das, was der Psychotherapeut als gutes Ergebnis ansieht.

3.4 Behandlungstechniken

3.4.1 Kontext- und Auftragsklärung

Eine ausführliche Klärung der (oft widersprüchlichen) Interessen und Erwartungen der an einer Therapie mittelbar und unmittelbar Beteiligten kann zu Therapiebeginn oft helfen, den Einstieg in unfruchtbare Prozesse zu vermeiden. Zu diesen Beteiligten gehören nicht nur die im Therapieraum Anwesenden. Auch abwesende Familienmitglieder, ein überweisender Hausarzt, eine zuvor behandelnde Klinik, ein skeptisch im Vorzimmer sitzender Partner stecken den Rahmen mit ab, innerhalb dessen Therapie sich bewegt.

Folgende Fragen zur Auftrags- und Erwartungsklärung können sich hier als nützlich erweisen (ausführlich in Simon u. Weber 1987, v. Schlippe u. Schweitzer 1996):

- Warum kommen Sie gerade zu diesem Zeitpunkt? Warum gerade zu mir? Warum gerade zu dieser Institution und nicht zu einer anderen?
- Wer ist die Überweiserin? Was erwartet sie, was in der Therapie geschehen soll?
- Welche gleichzeitigen Kontakte des Klientensystems zu Helfern gibt es? Sind Vorstellungen darüber, was in dieser Situation geschehen sollte, ähnlich oder unterschiedlich?

- Welche Vorerfahrungen haben die Klienten mit Helfern gemacht und wie oft haben sie schon professionelle Hilfe in Anspruch genommen?
- Was soll aus Sicht der Klienten in der Therapie geschehen oder auf alle Fälle nicht geschehen? (»Angenommen wir führten ein paar Gespräche gemeinsam, und die Gespräche verliefen für alle Beteiligten optimal oder sehr zufriedenstellend, wie sähe dann Ihre Familie am Ende dieser erfolgreichen Gespräche aus? Was wäre dann konkret anders?«)

3.4.2 Fragen als therapeutische Interventionen

In der systemischen Therapie sind Fragen die wichtigsten »Träger« und »Erreger« von Informationen (Unterschiedsbildungen), die bei den Klienten angestoßen werden sollen. Sie dienen gleichzeitig der Informationsgewinnung und -erzeugung (ausführlich in Tomm 1994). Wichtige Fragetypen sind in der nachstehenden ▶ Übersicht aufgelistet.

Fragetypen in der systemischen Therapie

Erklärungsfragen: »Wie erklären Sie sich, dass Ihre Frau gerade im vorigen Jahr begonnen hat zu trinken?« Oder: »Wie werden es sich ihre Kinder erklären, wenn Sie, Herr X, ein halbes Jahr überhaupt keine Herzangst mehr zeigen?«

Fragen, die Eigenschaften zu Verhalten verflüssigen: »Was tut Ihr Vater, wenn Sie ihn für depressiv halten?«

Fragen, die ein Verhalten in einen spezifischen räumlichen, zeitlichen oder Beziehungskontext stellen: »Zeigt sich Ihr Vater eher bedrückt, wenn Familienmitglieder anwesend sind oder wenn er allein ist?« »Eher während der Arbeitszeit oder außerhalb?«

Fragen, die Gegenseitiges-sich-Bedingen nahe legen: »Was tut die Mutter, wenn der Vater sich bedrückt zeigt (nicht »ist«)?« »Und wie reagiert er dann seinerseits darauf?«

Fragen, die eine Außenperspektive ermöglichen: »Was, vermuten Sie, denkt Ihr Mann, wenn …?«

Fragen, die aus Opfern Mitverantwortliche werden lassen: »Angenommen, ich gäbe Ihnen den Auftrag, sich schon innerhalb der nächsten 14 Tage wieder manisch zu zeigen, wie könnten Sie das am besten anstellen?«

▼

Beziehungsfragen: »Haben Deine Eltern mehr miteinander gesprochen, bevor oder nachdem Deine Schwester in den Schulstreik getreten ist?«

Triadische Fragen: »Wie sehen Sie, Frau X, die Beziehung Ihres Mannes zu ihrer Tochter?«

Rangfragen: »Machst Du als Tochter mal eine Reihenfolge, wer in der Familie am liebsten zu Haus bleibt und wer am liebsten fortgeht?«

Fragen mit Zeitimplikationen: »Wann denken Sie, werden Sie ihr Ziel eher erreicht haben: in 6 Tagen, 6 Wochen oder 6 Monaten?«

Verschlimmerungsfragen: Fragen wie »Haben Sie Ideen, wie Sie Ihre Beziehung zu Ihrer Frau wieder verbessern können?« sind Klienten meist schon häufiger gestellt worden. Verschlimmerungsfragen sind dagegen viel überraschender und bergen ebenso die Implikation, Klienten könnten ihren Zustand verändern. »Angenommen, Sie hätten die Absicht, die Beziehung zu Ihrer Frau in den nächsten Tagen auf alle Fälle zu verschlechtern – was müssten Sie dann tun?«

Mehrere dieser Beispielsfragen sind bereits zugleich **hypothetische Fragen**. Diese beginnen meist mit »Angenommen, dass …« oder »Was wäre, wenn …«. Sie regen neue Optionen an, ohne dass die Klienten direkt aufgefordert werden, etwas Bestimmtes zu tun.

Die Wunderfrage (de Shazer 1989a,b): »Angenommen, es geschähe ein Wunder und eine Fee sorgte heute Nacht dafür, dass Sie auf Ihre Arbeitssituation nicht mehr mit Ängsten reagieren, wie würden Sie dann morgen früh zur Arbeit gehen, und was würden Sie anders machen?«

Fragen nach einengenden Geschichten (White 1992): »Woher haben Sie Idee übernommen, Sie seien unattraktiv? Wer hat Ihnen dies erstmals erzählt? Wie kamen Sie dazu, diese Geschichte zu glauben?« und **Fragen nach deren möglicher Ersetzung durch alternative Geschichten:** »Gab es auch Ausnahmen, bei denen andere Sie als attraktiv oder liebenswert schilderten? Wie kam es, dass Sie dieser Schilderung keine größere Aufmerksamkeit schenkten? Wie würde Ihr Leben sich verändern, wenn Sie dieser Sichtweise mehr Platz in ihrem Leben gäben?«

3.4.3 Handlungsmethoden: Skulptur, Familienbrett, Zeitlinie, Sprechchor

Beziehungsphänomene lassen sich auch räumlich darstellen und probeweise verändern. Mit echten Menschen durchgeführt (in einer Familien- oder Gruppentherapie), wird dies **Beziehungsskulptur** genannt (Schweitzer u. Weber 1982). Skulpturen lassen sich mit Paaren, Familien, Gruppen, Institutionen aufstellen. In einer **Familienskulptur** wird ein Familienmitglied gebeten, die anderen im Beratungszimmer so zueinander aufzustellen, dass deren Abstände und deren Zueinanderstehen das Bild widerspiegelt, das dieses Familienmitglied über die derzeitige Beziehungssituation in sich trägt. Danach können auf verschiedene Arten unterschiedliche Sichtweisen über diese Beziehungssituation herausgearbeitet werden:

- Mehrere Familienmitglieder können ihre (oft ganz andere) Sicht dieser Beziehungssituation aufstellen. Dann interessieren die Unterschiede zwischen ihnen.
- Eine Familiensituation kann für verschiedene Zeitpunkte in der Entwicklung der Familie aufgestellt werden: z. B. 2 Jahre vor Beginn einer psychiatrischen Symptomatik, heute und 2 weitere Jahre in die Zukunft hinein. Dann interessiert, was sich verändert hat und noch verändern wird.
- Es kann die Familiensituation, wie sie jetzt ist und wie man sie sich wünscht, aufgestellt werden. Dann kommen die Lösungsideen in den Blick.

Familienskulpturen können große emotionale Intensität auslösen und sollten nur da gemacht werden, wo man dies anstrebt. **Familienaufstellungen** nach Hellinger (1994) bzw. in einer nach Meinung der Verfasser »systemischeren« Form nach Weber (1998) sind therapiegeschichtlich aus Familienskulpturen hervorgegangen. Sie zeichnen sich aber methodisch durch stärkere Puristik aus (nur die Stellung der Beteiligten interessiert, weder die Geschichte noch im Regelfall die verschiedenen Bilder der Beteiligten) und sind mit einer von Hellinger formulierten, religiös-philosophisch inspirierten Theorie des »Clangewissens« und »Ordnungen der Liebe« verbunden, die unter Systemikern und nicht nur dort sehr umstritten sind.

Mit mehr Abstand lassen sich ähnliche Prozesse auf dem **Familienbrett** nachvollziehen (Ludewig u. Wilken 2000): Für jedes Familienmitglied werden Holz- oder Plastikfiguren ausgewählt, auf einem Brett aufgestellt, betrachtet und in ihrem Zueinander probeweise verändert.

Die Lebensgeschichte eines Patienten, eines Paares, einer Familie kann mit einer **»Zeitlinie«** auf dem Fußboden des Beratungsraums verdeutlicht werden (Schweitzer 2006b). Die Therapeutin kann mit der Patientin probeweise auf dieser gedachten Zeitlinie aus der Gegenwart z. B. in eine »Zukunft« wandern, vor der die Patientin derzeit noch große Angst hat und dort an jenem Punkt in der Zukunft schon einmal probeweise/symbolisch erleben, wie es sein wird, wenn man jenen Angst machenden Moment überwunden haben wird.

Belastende Ideen von Einzelnen wie von Familien oder Teams/Institutionen können mit der Technik des **»Sprechchors«** dekonstruiert werden (Schweitzer 2006a). Dazu wird zunächst mit Verschlimmerungsfragen erkundet, was die Betreffenden zu sich selbst innerlich sagen, wenn sie es sich richtig schlecht gehen lassen. Die Antworten werden im Gespräch ausgetauscht und dann von einem Sprechchor gesungen. Diese außerordentlich verfremdende Technik ermöglicht sehr schnell eine Distanzierung gegenüber den belastenden Sätzen und das Auftauchen neuer, oft befreiender Sätze, die den Betreffenden wieder mehr Optimismus oder Schwung zur Problemlösung geben. Im Kontrast zu kognitiv-verhaltenstherapeutischen Techniken wird hier nicht im rationalen Dialog die Irrationalität der Sätze aufgezeigt, sondern mit diesen Sätzen so lange verfremdend »gespielt«, bis alternative und bislang unterdrückte ermutigendere Sätze aus dem Fundus der Fallvorsteller ins Bewusstsein rücken.

3.4.4 Schlusskommentare, Schlussinterventionen, reflektierendes Team

Viele systemische Therapeuten nutzen die Möglichkeit, am Ende der Sitzung den Klienten Abschlusskommentare und -interventionen mit »auf den Weg zu geben«. In einer vorgeschalteten Pause von etwa 10–20 Minuten ordnen die Therapeuten die erhaltenen Informationen, modifizieren eventuell ihre Hypothesen, reflektieren ihre Neutralität oder Parteilichkeit und entwerfen einen **Schlusskommentar**.

Die Schlusskommentare werden in der Regel direkt anschließend mündlich mitgeteilt. Inhaltlich beginnen sie meist mit einer »positiven Konnotation«, also einer Anerkennung vorhandener Ressourcen und gezeigter Besserungen oder einer positiven Umdeutung des Problemkreislaufs.

Bei Klientensystemen, die deutliche Veränderungsbereitschaft signalisieren, können dann Handlungsvorschläge folgen, die zum Experimentieren mit im Gespräch andiskutierten Ideen einladen. Das können Rituale sein, z. B. Konfliktrituale, Trauerrituale, Versöhnungsrituale oder auch Symptomverschreibungen: einen unerwünschten Zustand absichtlich, aber nur kurz, an bestimmten Orten oder zu bestimmten Zeiten herbeizuführen. In »So-tun-als-ob-Aufgaben« wird das Klientensystem aufgefordert, ein symptomatisches oder Problemverhalten absichtlich vorzutäuschen, um dann zu beobachten, ob und wie die Umgebung anders als auf »Echtsituationen« reagiert.

Bei weniger veränderungsmotivierten Klientensystemen empfehlen sich **Beobachtungsaufgaben**, z. B. bei häufig heftig streitenden Paaren: am Ort der häufigsten Streits ein Tonband aufstellen, wie gewohnt weiter streiten, aber zu Streitbeginn jeweils kurz das Tonband einstellen und es sich hinterher anhören. Alle diese Handlungs- und Beobachtungsvorschläge lösen eine heftige Konfrontation und Infragestellung bisheriger redundanter Problemmuster hervor.

Besonders wenn im Klientensystem sehr unterschiedliche Beschreibungen, Wertungen und Lösungsvorstellungen vorhanden sind, nutzen die Therapeuten an dieser Stelle oft ein **therapeutisches Splitting** und konfrontieren die Klienten gleichzeitig mit mehreren Sichtweisen und Lösungsideen. Befanden sie sich im Gespräch überwiegend auf der Seite der Veränderung, betonen sie dann hier eher die positiven Aspekte des Vorhandenen und warnen eventuell vor zu vielen und zu schnellen Veränderungen.

Alternativ zum Team hinter einer Einwegscheibe – das heute von vielen Systemikern als zu einseitig, nichtpartizipativ, »Deus-ex-Machina-artig« empfunden wurde – hat das **reflektierende Team** zunehmende Verbreitung gefunden (Andersen 1990, Hargens u. von Schlippe 1998). Hier sitzt das 2- bis 3-köpfige reflektierende Team mit im selben Raum und wird 2- oder 3-mal während des Interviews um eine Zwischenreflexion gebeten, der Therapeut und Klientensystem gemeinsam zuhören, um danach über die darin enthaltenen Anregungen weiterzudiskutieren. Das reflektierende Team folgt einer narrativen Therapiephilosophie, der das vorsichtig-zögernde Anbieten einer Palette von Sichtweisen wichtiger ist als drastische Schlussinterventionen. Im finnischen Ansatz des offenen Dialogs (Seikkula u. Olson 2003) werden die demokratischen, nichtinstruktiven Tendenzen des reflektierenden Teams noch mehr betont.

3.4.5 Settings und Verläufe: Variationen

Teilnehmerkreis

An systemischen Therapien nehmen nicht mehr zwangsläufig alle im Haushalt lebenden Familienmitglieder teil. Vielmehr kommt, wer zur Auflösung des Problemsystems beitragen kann und will. Der Teilnehmerkreis kann sich ferner von Sitzung zu Sitzung partiell ändern. So beginnen Therapien mit jungen Anorexiepatientinnen oft mit deren (Herkunfts-)Familie und werden später mit ihr allein oder mit hinzutretenden außerfamiliären Freunden und Partnern fortgeführt.

Sitzungszahl und Zeitabstände zwischen den Sitzungen

Die Mailänder und die Heidelberger Gruppe haben ein Standardangebot von meist 10 Sitzungen eingeführt, welche genutzt werden können, aber nicht zwangsläufig genutzt werden müssen. Zwischen den Sitzungen werden Abstände von zumindest 4 Wochen, im späteren Verlauf bis zu einem halben oder auch ganzen Jahr eingelegt. Die Sitzungen sollen Anregungen erzeugen, zu deren Umsetzung Lebenszeit draußen, außerhalb der Therapie, erforderlich ist. Als Regel gilt: je mehr sich gerade verändert, umso dichtere Zeitabstände, insbesondere in gefährdenden Krisensituationen; je weniger sich verändert, umso längere Zeitabstände. Letzteres bewährt sich gerade in Therapien mit wenig motivierten Klientensystemen. Systemische Therapien verlaufen mit diesen z. T. langen Abständen oft über 1–2 Jahre, gelegentlich auch länger, sie können also den Charakter einer »langen Kurzzeittherapie« annehmen.

Single-Session Therapy

Aus der Erfahrung, dass einmalig bleibende Psychotherapiekontakte in allen Therapieansätzen die häufigste Sitzungsfrequenz sind, hat Talmon (1990) die *single-session therapy* vom bedauernswerten Therapieabbruch zu einem sorgfältig vorbereiteten und telefonisch katamnestisch nachbereiteten Therapiesetting weiterentwickelt.

Akutbehandlung und Kriseninterventionen

Bei Akutbehandlung und Kriseninterventionen müssen die Abstände kürzer gehalten werden, beim ambulanten Management suizidgefährdeter, aber nicht einweisungsbedürftiger Patienten ggf. im Wochenabstand.

Behandlung unter Therapieauflage

Erfolgt die Behandlung unter Therapieauflage etwa eines Gerichts, so ist »Kunde« des Therapiegesprächs oft weniger der Patient als vielmehr der Richter. Hier müssen andere Bündnisse geschlossen werden, etwa nach dem Motto: »Was müssen wir in den Gesprächen hier tun, damit dies den Richter davon überzeugt, dass Sie künftig nicht mehr hierher zu mir kommen müssen?«

Gewalt oder Selbstbeschädigung

Bei akut drohender Gewalt oder Selbstbeschädigung können sich Gesundheitsfachleute nicht auf die neutrale und neugierige Position zurückziehen, sondern müssen soziale Kontrollhandlungen vornehmen. Systemisches Denken hilft hier allerdings, sich immer wieder klarzuwerden, welchen »Hut« man gerade aufhat, den des Therapeuten oder den des sozialen Kontrolleurs. Stärker als in anderen Therapierichtungen wird eine saubere Kontexttrennung von systemischen Therapeuten besonders betont.

Vereinsamte Patienten

Bei vereinsamten Patienten stößt systemische Familientherapie an ihre natürlichen Grenzen, hier wird systemische Einzeltherapie oder aber Netzwerktherapie wichtiger. Für systemische Einzeltherapie ist häufig eine höhere Sitzungszahl erforderlich, da der Therapeut selbst ein wesentlicher Teil des sozialen Netzwerks des Patienten ist und mit dem Patienten erst langsam Wege wird entwickeln können, sich selbst ein reichhaltigeres Netzwerk zu konstruieren.

Systemische Einzeltherapie

Auch systemische Einzeltherapie kann mit guten Ergebnissen im klassischen Mailänder/Heidelberger Setting durchgeführt werden: maximal 10 Sitzungen, lange Abstände dazwischen, Hypothesenbildung vorher anhand eines Genogramms, Pause vor Sitzungsende, Abschlussintervention. Aus pragmatischen Gründen bieten aber viele tiefenpsychologische oder verhaltenstherapeutische Kassenpsychotherapeuten mit zusätzlicher systemischer Weiterbildung eine höhere Sitzungsfrequenz an (z. B. 25 Sitzungen).

Aufsuchende Familientherapie

Schon 1966 wurde in einer randomisierten Studie jeder zweite zur Aufnahme anstehende Patient des *Colorado State Hospital* anstelle einer stationären Aufnahme durch einen ambulanten familientherapeutischen Dienst zu Hause besucht und behandelt (Pittman et al. 1966). In Deutschland hat die aufsuchende Familientherapie besonders in der Jugendhilfe in den letzten Jahren großen Aufschwung genommen (Conen 2002). Gerade für materiell **arme Familien mit niedrigem Einkommen und einer »Multiproblemkonstellation«**, die typischerweise nicht zur Psychotherapieklientel gehören, liegen Konzepte und ermutigende Erfahrungsberichte vor (Minuchin et al. 1967).

Multifamilientherapie

Ebenfalls schon früh erprobt (Laqueur 1969) und dann zeitweilig in Vergessenheit geraten, hat die Multifamilientherapie heute wieder großen Zuspruch. Dabei treffen sich meist 4–8 Familien, die ein ähnliches Problem teilen und ansonsten sehr unterschiedlich sein können und sollen, über einen bestimmten Zeitraum (z. B. wöchentlich für 10 Sitzungen) mit meist zwei systemischen Familientherapeuten. Die Therapeuten leiten die Familien an, sich gegenseitig zu beraten, zu konfrontieren, zu unterstützen und halten sich viel im Hintergrund, sobald dies angelaufen ist. Multifamiliengruppen können eher psychoedukativ (Anderson et al. 1986) oder stärker systemisch konzipiert sein (Asen u. Schuff 2006). Sie sind für Familien mit schizophrenen, suchtmittelabhängigen und körperlich kranken Mitgliedern gut erprobt.

3.5 Indikation und Kontraindikation

3.5.1 Störungsbezogene Indikationen

Nach der aktuellen Metaanalyse von v. Sydow et al. (2006) ist die **Wirksamkeit systemischer Therapie/Familientherapie** bei kindlichen und jugendlichen Indexpatienten u. a. gut belegt für Störungen des Sozialverhaltens und jugendliche Delinquenz, Substanzstörungen, Essstörungen, Hyperaktivitätsstörungen sowie schwere psychische Krisen. In Kombination mit anderen Interventionen ist systemische Therapie/Familientherapie bei Kindern und Jugendlichen auch indiziert bei psychischen Problemen mit der Bewältigung chronischer Krankheiten und von Schizophrenie.

Bei erwachsenen Indexpatienten ist die Wirksamkeit systemischer Paartherapie u. a. bei Depressionen, Substanzstörungen (Alkohol, illegale Drogen), Schizophrenie und psychischen Problemen bei der Bewältigung chronischer Krankheiten (z. B. Krebs, Herzinfarkt, HIV/AIDS: jeweils in Kombination mit medizinischer Standardbehandlung) empirisch gut belegt. Bemerkenswert ist, dass die Wirksamkeit der systemischen Therapie/Familientherapie gerade bei schweren Störungsbildern gut nachgewiesen ist.

Publizierte systemisch-familientherapeutische **Manuale** liegen vor zu den Störungsbildern Depression (im Jugend- und im Erwachsenenalter), Störungen des Sozialverhaltens, Substanzstörungen und schweren psychiatrischen Krisen des Jugendalters einschließlich Suizidalität (Szapocznik et al. 2003, Jones u. Asen 2002, Ollefs u. von Schlippe 2007).

Das störungsspezifische Vorgehen der systemischen Therapie/Familientherapie mit erwachsenen Psychiatrie-Psychotherapie-Patienten wird detailliert beschrieben bei Perlmutter (2004), Ruf (2005) sowie bei Schweitzer und v. Schlippe (2006); bei Schweitzer und v. Schlippe darüber hinaus auch für die systemische Therapie/Familientherapie mit Kindern und Jugendlichen sowie bei ausgewählten organmedizinischen Störungen.

3.5.2 Andere Indikationskriterien

Wie in anderen Psychotherapieverfahren auch ist die Indikation zur systemischen Therapie/Familientherapie nicht nur von der Art der Störung des Patienten, sondern auch von weiteren Faktoren aufseiten des Patienten und des Therapeuten abhängig (Orlinsky u. Howard 1987). Die Orientierung am Kontext, in dem ein Symptom auftritt, bringt ein konstellationsspezifisches Vorgehen mit sich (Reiter 1991). Dieses sowie die ausgeprägte Flexibilisierung von Therapiezielen, Therapiethemen, Therapiedauer und Anwendungsformen bestimmen nach dem **Prinzip des »maßgeschneiderten Intervenierens«** das therapeutische Handeln in der systemischen Therapie. Besonderer Schwerpunkt ist dabei die Beachtung der Frage, ob bereits alle relevanten Bezugspersonen mit in die Behandlung einbezogen wurden. Ziel ist es, das Therapiesystem so zu erweitern, dass es mindestens einen Verantwortungsträger einschließt (Rotthaus 1998) – bei einem Jugendlichen mit dissozialer und Substanzstörung kann es neben Eltern oder Verwandten auch um Jugendamt, Lehrer oder Justizsystem gehen.

Systemische Therapie/Familientherapie ist in folgenden Fällen in besonderem Maße indiziert (▶ Übersicht).

Indikationen für systemische Therapie/ Familientherapie

1. Die betroffenen Familienmitglieder oder die Angehörigen wünschen eine Einbeziehung der Familie.
2. Eine Person mit Symptomen lebt in einer starken Abhängigkeit von Angehörigen (das ist naturgemäß immer bei Kindern und Jugendlichen der Fall, häufig aber auch bei Erwachsenen).
3. Gravierende Auswirkungen familiärer oder partnerschaftlicher Interaktion auf das Krankheitsgeschehen sind offenkundig (z. B. Verschlimmerungen, die mit der Enge des Kontakts korrelieren).
4. Schwerwiegende Auswirkungen des Krankheitsgeschehens auf die Familie sind offenkundig (z. B. Erschöpfung, Angst oder Depression der Angehörigen bei schweren organischen und/ oder psychischen Erkrankungen und Behinderung von Familienmitgliedern).
5. Familiäre Ressourcen sollen für die Unterstützung erkrankter Menschen aktiviert werden (Henning 1991, Scheib u. Wirsching 2004).

3.5.3 Kontraindikationen

Aufgrund der ausgeprägten Flexibilität möglicher Anwendungsformen lassen sich für systemische Therapie/Familientherapie nur schwer absolute Kontraindikationen benennen). Die in der Literatur beschriebenen **relativen Kontraindikationen** beziehen sich auf Qualifikationserfordernisse der Therapeuten. So ist systemische Therapie/ Familientherapie immer dann kontraindiziert, wenn dem Therapeuten die nötige Qualifikation für die Führung von Mehrpersonentherapien fehlt, insbesondere das Ertragen hoher interpersoneller Konfliktspannung, die Fähigkeit zu aktiver Gesprächsmoderation (auch dort, wo diese infrage gestellt wird), die Fähigkeit zu Allparteilichkeit gegenüber den beteiligten Personen, ihren Lösungsideen und ihren Veränderungsmotivationen.

Bei Familientherapien stellt sich das **Motivationsproblem** schärfer als in Einzeltherapien, weil Familienmitglieder immer unterschiedlich stark motiviert und motivierbar sind. Grundsätzlich sollten Therapien nur begonnen werden, wenn die Motivation der Patienten Aussicht auf einen Behandlungserfolg erwarten lässt. Allerdings sollte zumindest bei gering motivierten Indexpatienten im Kindes-, Jugend- und jungen Erwachsenenalter, z. B. bei Vorliegen einer Magersucht oder einer Substanzstörung, auch bei hoher Skepsis des Patienten möglichst die Familie mit einbezogen werden. Das muss nicht notwendigerweise in gemeinsamen Gesprächen erfolgen – wirksam sind auch getrennte Gespräche mit dem Patienten einerseits und den Eltern anderseits. Bei wenig motivierten Jugendlichen und erwachsenen Indexpatienten (z. B. mit Substanzstörungen) kann durch gezielte Beratung der Eltern, Partner und anderen Angehörigen die Kooperation der Indexpatienten indirekt gefördert werden (Thomasius 2004). Auch in geschützten und stärker kontrollierten Behandlungskontexten wie z. B. der Akutpsychiatrie lassen sich mit systemischer Ver-Handlungskultur (statt Be-Handlungskultur) oft auch bei nichtmotivierten Patienten eine Behandlungsmotivation erreichen und Behandlungsziele kooperativ definieren.

Wo Patient und/oder Familie Behandlungswünsche vorbringen (etwa nach intensiver biografischer Reflexion, nach Kompetenztraining und Übungsverfahren, nach der Arbeit mit kreativtherapeutischen Medien), die in anderen Verfahren angemessener angeboten werden, sollte im Erstgespräch über entsprechende Behandlungsalternativen aufgeklärt werden.

Therapien sind zu beenden, wenn

- weitere Behandlungsfortschritte nicht zu erwarten sind oder im Verlauf unerwünschte Wirkungen auftreten,

- die Gefahr droht, dass Offenheit im Therapiegespräch hinterher mit Gewalt oder Repression beantwortet wird, z. B. während einer Familientherapie bei häuslicher Gewalt – insbesondere ist bei sexuellem Kindesmissbrauch Vorsicht geboten, solange der Täter leugnet,
- die Gefahr besteht, dass in die systemische Therapie/Familientherapie einbezogene Angehörige dort etwas erfahren könnten, was sie selbst gar nicht wissen wollen (z. B. eine sie betreffende genetische Diagnose).

Der Umgang mit Familiengeheimnissen stellt eine anspruchsvolle therapeutische Aufgabe (Imber-Black 1999), aber keine Kontraindikation dar.

3.6 Systemische Therapie in psychiatrischen Behandlungssettings

3.6.1 Stationäre Psychotherapie in der Akutpsychiatrie

Stationäre systemische Therapie findet im deutschen Sprachraum an vielen Kinder- und jugendpsychiatrischen Einrichtungen statt sowie an einer Reihe von psychosomatischen und psychiatrischen Kliniken, derzeit eher in Versorgungskrankenhäusern als in Universitätskliniken (Schweitzer et al. 2007).

Kennzeichnend für die stationäre systemische Therapie ist der intensive Einbezug der Familie und anderer wichtiger Bezugspersonen aus Schule, Arbeit, Freundeskreis in die Behandlungsplanung und -durchführung. Ziel ist es, sowohl die Behandlung des Patienten zu verbessern als auch die Angehörigen bei der Lösung ihrer krankheitsbezogenen Probleme zu unterstützen. Insbesondere in der Akutpsychiatrie werden darüber hinaus auch gesetzliche Betreuer, Mitarbeiter ambulanter Dienste etc. als aktive Mitgestalter in den Behandlungsprozess integriert.

Gemeinsam mit allen Beteiligten wird versucht, ein **systemisches Fallverständnis** zu entwickeln, das die akute Symptomatik in den sozialen, beruflichen, und lebensgeschichtlichen Kontext des Patienten einbettet. Vor diesem Hintergrund erscheinen psychiatrische Störungen und akute Krisen häufig als verständliche und »sinnvolle« Lösungsversuche. Stationäre systemische Therapie verschafft so allen am Behandlungsprozess Beteiligten Gelegenheit zur »systemischen Selbstreflexion.«

In der Praxis stationärer Therapie werden diese Anliegen folgendermaßen realisiert:

1. Wichtige Bezugspersonen sind real bei Familiengesprächen, in Angehörigenvisiten und -gruppen, in Multifamilientherapien stärker präsent als bei anderen Ansätzen – bei Therapieplanung und Entlassungsvorbereitung, zuweilen auch als Helfer bei Krisen im stationären Verlauf.
2. Wichtige Bezugspersonen sind auch virtuell auf Station sehr präsent: in Genogramm- und Skulpturgruppen, in zirkulären Fragen, auf dem Familienbrett, als Thema in der systemischen Einzel- und Gruppentherapie.
3. Behandlungsdauer und -gestaltung sind stark an der außerstationären Beziehungsrealität der Patienten orientiert. Auch sehr kurze oder wenig behandlungsintensive Aufenthalte können Patient und Familie gegenseitig eine »Auszeit«, eine »Erholungspause« oder gar ein »Asyl« gewähren.

Günstig ist dafür, wenn die Klinik möglichst gemeindenah arbeitet, wenn die Therapeuten Familien nicht als »pathogenen Verursachungskeim« sehen, sondern aktiv deren Kooperation suchen, und wenn stationäre und ambulante Behandlung in einem regionalen Fallmanagement abgestimmt werden.

Ungünstig sind folgende Haltungen und Praktiken:

1. Die Therapeuten meinen, die Schwere und Akuität der Störung allein, ohne genaue Klärung der »Kundenwünsche«, bilde einen hinreichenden Grund für die stationäre Behandlung.
2. Die Therapeuten streben reflexartig und mit wenig Rücksicht auf die lebenserhaltende Funktion familiärer Loyalitäten immer die »Verselbstständigung« oder »Herauslösung« besonders des jungen Patienten aus seiner »pathogenen« Herkunftsfamilie an. In die Behandlung hereindrängende Angehörige erscheinen ihnen daher vor allem »störend.«
3. Die Therapeuten trauen den Familienmitgliedern zu wenig Fähigkeit zur systemischen Selbstreflexion, zur gegenseitigen Unterstützung, zur Veränderung zu.

Neben der Einbeziehung des Beziehungskontexts zeichnet sich systemische Psychiatrie durch eine **lösungs- und ressourcenorientierte Denk- und Sprechweise** über Patienten und deren Symptome aus. Diese zeigt sich im Gespräch mit Patienten und Angehörigen, aber auch in Fallbesprechungen, die stärker am Auffinden von Ressourcen und am (Er-)Finden von Lösungen denn an symptomatologischen und ätiologischen Überlegungen orientiert sind. Um systemimmanente Bewältigungskompetenzen zu aktivieren, werden Patienten zudem (punktuell, nicht dauernd) als Zuhörer und ggf. Kommentatoren zu den sie betreffenden Fallbesprechungen eingeladen. Supervision/Intervision unter Nutzung systemischer Gesprächstechniken dienen als weitere Reflexionsforen.

Systemische Ressourcenorientierung schlägt sich auch in der Behandlungsdokumentation und (zumindest teilweise) in Arztbriefen nieder, deren Inhalte Patienten kommentieren dürfen und sollen. Auch in kritischen Situationen, in denen Zwangsunterbringung, Zwangsbehandlung etc. als Schutzmaßnahmen erforderlich werden, sollen Patienten (und Angehörige) als »Verhandlungspartner auf Augenhöhe« in systemischen Konfliktgesprächen wertgeschätzt und vor einer Entscheidung einbezogen werden. Über Medikamente wird nicht nur unter körperlichen und psychischen, sondern auch unter Beziehungsgesichtspunkten gesprochen: Wem zuliebe wäre der Patient bereit, ein nebenwirkungsreiches Medikament einzunehmen? Wie würde die Ehefrau auf seine Absetzversuche reagieren? Was könnte er dem Stationsarzt berichten, wenn er diesen zu einer niedrigeren oder höheren Dosierung bewegen wollte? Im Umgang mit der Diagnose wird mit dem Patienten besprochen, inwieweit eigene und ärztliche Diagnose zusammenpassen, wem er zu Hause welche Diagnose mitteilen will, wozu er diese Diagnose nutzen und wie er eventuell unangenehme soziale Nebenwirkungen seiner Diagnose begrenzen könnte.

Umfassend realisiert wurde eine solche systemische Behandlungspraxis im Rahmen des Projekts **SYMPA** (systemtherapeutische Methoden in der psychiatrischen Akutversorgung; Schweitzer et al. 2005, 2006). Hierfür wurden bewährte Behandlungspraktiken der systemischen Therapie zu einem »Behandlungspaket« integriert, das zeitökonomisch und kooperationserleichternd in den klinischen Alltagsprozeduren verankert werden kann. Da die Veränderung der Behandlungsroutinen von möglichst vielen Mitarbeitern getragen werden sollte, wurden bei SYMPA alle Stationsmitarbeiter gemeinsam in einem berufsgruppen- und klinikübergreifenden Training in systemischem Krankheitsverständnis und systemischer Gesprächsführung trainiert (zu den Besonderheiten der Weiterbildung s. Schweitzer et al. 2006). SYMPA ist bislang (Stand 2009) in den allgemeinpsychiatrischen Abteilungen der psychiatrischen Versorgungskrankenhäuser in Gummersbach, Paderborn und Wunstorf erprobt und umgesetzt worden (Schweitzer et al. 2009).

3.6.2 Gemeindepsychiatrie

In sozialpsychiatrischen Diensten und Wohnheimverbünden in Stuttgart ist seit 1990 eine Methodik zum Einsatz systemischer Arbeitsformen in der ambulanten und komplementären, oft sozialarbeiterisch geprägten Gemeindepsychiatrie entwickelt worden (Schweitzer et al. 1995, Armbruster et al. 2002). Ihr Ziel ist es, die **Systemdynamik von Chronifizierungsprozessen** in der Gemeinde (»ambulantes Ghetto«) zu verstehen und Alternativen zu entwickeln. Sie geht davon aus, dass sowohl therapeutische und sozialarbeiterische Hilfe als auch soziale Kontrolle in je wechselnden Mischungsverhältnissen erforderlich sind und dass je nach Chronifizierungsstadium andere Arbeitsweisen sinnvoll sind. Mit fortschreitender Krankengeschichte, etwa vom »Einsteiger« mit einmaligem Klinikaufenthalt über den »jungen Fortgeschrittenen« mit 2–5 Jahren Psychiatrieerfahrung bis hin zum »Profi-Patienten« mit 10–30 Jahren Krankengeschichte ändern sich einige für die systemische Therapie und Beratung wichtige Parameter.

Mit welchem System arbeiten?

Bei Einsteigern ist häufig die Familie noch intensiv beteiligt, besorgt und zur Mitarbeit in einer Familienberatung bereit. Langzeitpatienten hingegen haben ihre frühere Familie oft verlassen und leben isoliert oder in einer Patientensubkultur. Bei ambulant betreuten, isoliert lebenden Langzeitpatienten ist oft die Schaffung oder Anregung eines befriedigenden Lebenssystems durch Vernetzung mit nichtpsychiatrischen Kontaktpersonen (Nachbarn, Vereine oder Religionsgemeinschaften) wichtig (▶ Fallbeispiel 2).

Fallbeispiel 2: Vernetzung mit nichtpsychiatrischen Kontaktpersonen

Eine geschiedene Mutter zweier Kinder, Mitte fünfzig, hat sich depressiv und somatisierend in ihre Wohnung zurückgezogen. Sie sehnt sich nach mehr Kontakt zu ihren Kindern, die aber Mutters depressives Klagen nicht aushalten. Auch dem Mitarbeiter des sozialpsychiatrischen Dienstes ist das Leiden der Frau »zu viel geworden«. Inspiriert von Ideen der Netzwerktherapie (Speck u. Attneave 1973), schlägt ihr der Mitarbeiter ein Netzwerktreffen mit ihren Kindern, ihren Nachbarn, einer an ihr interessierten religiösen Gemeinschaft und zwei Psychiatrie-Profis vor. Sie lehnt ab, will sich nicht aufdrängen, nicht im Mittelpunkt stehen. Auch ein Treffen aller dieser Menschen in ihrer Abwesenheit, von dem sie eine Tonbandaufnahme erhielte, lehnt sie ab. Mit zeitlicher Verzögerung (5–8 Monate) greift sie aber zahlreiche dieser Vernetzungsvorschläge separat auf: Sie trifft sich mit Kindern und Betreuer zu einem Familienberatungsgespräch, besucht den Gottesdienst der Religionsgemeinschaft, besucht eine Nachbarin zum Tee und vereinzelt ein Tagesangebot des sozialpsychiatrischen Dienstes. Parallel dazu verlieren ihre depressiven Klagen an Intensität.

Zu viel und zu wenig Krise

Den Einsteigern und ihrem Umfeld sind psychiatrische Symptome noch ungewöhnlich, sie erscheinen fremd, lösen Krisenstimmung aus. Therapeutisch steht hier ein Prozess der Normalisierung, des Verständlichmachens des zunächst Unverständlichen und des Auslotens neuer Einflussmöglichkeiten an (▶ Fallbeispiel 3).

Fallbeispiel 3: Krisenstimmung im Umfeld von Therapieeinsteigern

Bei einer 15-Jährigen mit einmaligem Jugendpsychiatrieaufenthalt hatte der Schrecken, der den Eltern noch davon in den Knochen saß, inzwischen für die Tochter Früchte getragen. Sobald sie entweder sehr lebhaft oder sehr schweigsam auftrat, sahen die Eltern den nächsten Klinikaufenthalt kommen, entbanden sie sofort von allen Pflichten und kümmerten sich ganz rührend um sie. Nachdem das allen deutlich geworden war, wurde der Tochter vom Therapeuten vorgeschlagen, den Jugendpsychiatrieaufenthalt künftig aktiv zu nutzen. Wann immer die Eltern nicht richtig »spuren« würden, solle sie diesen stets den kurzen Satz »Ich sage nur: Klapse« hinwerfen – damit könnte sie sich eventuell sogar das anstrengende Schweigen bzw. das anstrengende »Gebrabbel« sparen.

Je fortgeschrittener die »Karriere«, umso weniger kann psychiatrisch auffälliges Verhalten noch eine Krisenstimmung auslösen, die Veränderungsimpulse fördert. Zu potenziell produktiven Krisen kommt es hier durch Lebensveränderungen, die neue Anforderungen stellen – häufig der Tod eines versorgenden Elternteils oder die Beendigung einer langjährigen professionellen Betreuung. Bei Langzeitpatienten müssen die Fachleute entweder auf solche Lebensveränderungen warten – und bis dahin »begleiten, ohne verändern zu wollen«, oder sie können »therapeutisch induzierte Krisen« (Ciompi 1977) aktiv herbeiführen. Dies gelingt oft durch die Frustrierung passiver Versorgungswünsche (»Dagegengehen«, Schweitzer et al. 1995). Im betreuten Wohnen wird dies häufig das Insistieren auf »normalen« Pflichten und Anforderungen an Hygiene, Nachtruhe, Mitwirkung am Hausdienst, Alkoholverzicht ungeachtet aller psychiatrischen Symptome sein, eventuell mit der Konsequenz einer disziplinarischen Entlassung.

Reden und Handeln: »Mitgehen« statt Konversation

Bei Einsteigern ist therapeutisches Reden oft nützlich. Langzeitpatienten reden oft wenig. Hier wird oft das Handeln wichtiger, insbesondere die aus dem »Pacing-and-leading-Konzept« der Ericksonschen Hypnotherapie (Haley 1973) entwickelte Vorgehensweise des bewussten »Mitgehens« mit den von Patienten gezeigten psychopathologischen Verhaltensweisen. »Mitgehen« kann man auch mit nervtötenden, nicht aufhören wollenden Krankheits- und Leidensbekundungen sowie mit Wünschen nach umfassender Rundumversorgung (▶ Fallbeispiel 4).

Fallbeispiel 4: Bewusstes »Mitgehen« mit psychopathologischen Verhaltensweisen

Eine noch junge Frau mit 10 Jahren Psychiatriekarriere, die als Kind vergewaltigt worden war, »nervte« die Mitarbeiter der therapeutischen Wohngemeinschaft mit zahllosen pflegeintensiven körperlichen Beschwerden, v. a. im Unterleibs-, Scheiden- und Blasenbereich. Mit diesen Beschwerden gelang es ihr auch, einem sie verehrenden Mitbewohner einerseits engen, auch physischen Kontakt zu ihr zu gewähren, der aber immer ein »Pflegekontakt« blieb und nie sexuell wurde. Einige biografische und szenische Informationen ließen vermuten, dass sie über körperliches Leiden den für sie »richtigen« emotionalen und physischen Kontakt sicherte, dass sie die Dynamik dieses Leidens aber immer mehr steigerte, weil sich die Kontaktbereitschaft ihrer Umwelt abnutzte.
Konsequenz dieser Hypothese war der »Intensivpflegetag«: An zwei über mehrere Monate hinweg im Voraus festgelegten Tagen im Monat wurde ihr eine – von ihr zuvor oft gewünschte – pausenlose Intensivpflege von 8.30–18.00 Uhr zuteil. Eine weibliche Pflegekraft war den ganzen Arbeitstag nur fürsorgend für sie da. (Die dabei auflaufenden Überstunden wurden in der jeweils folgenden Woche abgezogen, sodass die Aktion aufwendungsneutral blieb.) Die Patientin erlebte dies zunächst als schön, merkte aber bald, dass es ihr zu viel wurde und bat nach einigen Monaten um Begrenzung des Intensivpflegetages. In der Folge reduzierte sie ihre Symptompräsentation ganz erheblich.

»Mitgehen« mit symptomatischem Verhalten und Krankheitsbekundungen heißt:
- beobachten, was die Patienten tun, und wozu es (sozial für sie) gut ist,
- dieses Verhalten nicht nur resignativ akzeptieren, sondern es anerkennen, unterstützen, zu seiner Intensivierung einladen,
- dieses »Mehr-davon« so stark dosieren, dass das damit verbundene Bedürfnis nachhaltig erfüllt wird und in der Folge vom Patienten nicht mehr so nachhaltig verfolgt werden muss.

Der Ausstieg aus der Krankenkarriere als Problem

Für langjährige Patienten, die mit Mitte vierzig bereits auf 20 Jahre »hauptberufliche« Patientenlaufbahn zurückblicken, ist eine »Umschulung« so schwer wie für jeden anderen Arbeitnehmer in diesem Alter. Zudem müssen sie eine für sich und andere eine plausible Geschichte erfinden, warum der Ausstieg nicht schon früher vollzogen wurde (▶ Fallbeispiel 5).

Fallbeispiel 5: Ausstieg aus der Krankenkarriere

Ein 30-jähriger Mann arbeitet bei kargem Einkommen in einer Werkstatt für psychisch Behinderte. Er lebt noch bei den Eltern. Der Führerschein wurde ihm entzogen. In einer 4-jährigen Psychiatriekarriere hat er es zu vier Klinikaufenthalten und einer Reihe hoch dosierter Psychopharmaka gebracht. Die Frage, warum er trotz zahlreicher Potenzen (abgeschlossene Lehre u. a.) aus dieser Lebenssituation nicht wieder herausfindet, bringt ihn ins Grübeln: Weil ihn keine Partnerin von zu Hause herausgelockt hat? Weil er sich mit nur 460 DM Entlohnung keine Wohnung leisten kann? Weil er zu viele Medikamente bekommt? Weil es zu Hause bei Mutter zu bequem ist? Weil er in der Werkstatt unterfordert ist?

Was tun? Vielleicht erst den Führerschein wiedererlangen, aber dazu bräuchte er erst mehr Geld für ein Auto. Oder erst eine besser bezahlte Arbeit, aber die würde er nur mit eigenem Auto erreichen. Schließlich entwickelt sich im Gespräch die Idee, dass dieses ständige »Erst müsste ich dies …, aber dafür brauche ich erst das …, aber dafür brauche ich erst das …« viele gute Gründe liefert, der ihn liebenden Mutter und der eigenen Bequemlichkeit zuliebe nichts zu verändern. Bei szenischer Zuspitzung dieses Musters (mit Legoklötzchen, bei denen ständig das unterste nach oben gekehrt wird), meint er: »Da kann man ja ganz zittrig werden.« Zur nächsten Sitzung kommt er mit dem bald danach auch realisierten Entschluss, von zu Hause auszuziehen.

Entsprechend ist für langjährige Patienten eine Symptomreduktion oder gar -aufgabe wirtschaftlich gesehen oft viel unattraktiver oder gar gefährlich, weil die Krankheitsdiagnose Voraussetzung ihrer sozialrechtlichen Absicherung (Frührente, Wohnung, Reha-Maßnahmen etc.) geworden ist. Dies hat Folgen für eine systemische Gesprächsführung. Die »Wunder-Frage« danach, wie ein Patient sein Leben nach dem Verlust seiner Psychose führen würde, löst oft schiere nichtpsychotische Angst aus. Hypothetisches Fragen mit erfahrenen Patienten sollte sich eher darauf konzentrieren, wie jemand seinen Krankenstatus erhalten und es sich in dessen Schutz »dennoch gut gehen lassen« kann.

Anknüpfen an Vergangenheiten

Bei Einsteigern ist der Auslösekontext, z. B. in der Herkunftsfamilie, oft noch eruierbar, bei alten Langzeitpatienten dagegen nur schwer, wenn überhaupt. Für die Außenstehenden bleibt psychotisches Verhalten unverständlicher, und es ist schwieriger, »Ausnahmen« und »Ressourcen« zu finden. Aus beiden Gründen bekommt das Anknüpfen an Vergangenheiten, die weit weg scheinen und in denen es noch Hoffnung und Beziehungen gab, einen viel größeren Stellenwert (▶ Fallbeispiel 6): Es gilt, Geschichten erzählen zu lassen und alte Wünsche zu erkunden – wo sind sie geblieben? Was ist von ihnen vielleicht noch übrig? Woran lässt sich anknüpfen?

Fallbeispiel 6: Anknüpfen an Vergangenheiten

Mit der schon in ▶ Fallbeispiel 2 beschriebenen geschiedenen Mutter zweier Kinder, Mitte fünfzig, sind keinerlei zukunftsorientierte Gespräche möglich, weil sie von ihrem baldigen Ableben ausgeht. Als der Berater dies aufgibt und in ihre Geschichte eintaucht, ergeben sich gute Gespräche über ihre Zeit als Kind, ihre Stellung in einer langen Geschwisterreihe, über ihren frühen Weggang aus dem Elternhaus, insbesondere aber über sie als Mutter zweier Kinder. Aus Erzählungen über gute und schlechte Erlebnisse mit ihren Kindern entfalten sich schließlich auf Umwegen neue Ideen zum Umgang mit den inzwischen groß gewordenen Kindern, die sie später auch mit gutem Erfolg in die Tat umsetzt.

Perspektivlosigkeit gestalten

Psychiatrie-Profis fällt es im Umgang mit Langzeitpatienten oft schwer, deren augenscheinliche »Perspektivlosigkeit« zunächst einmal ohne rehabilitativen Aktionismus einerseits oder eigene Depression andererseits zu ertragen. Dabei ist ein solches »Ertragen« eine günstige Voraussetzung für effektive Interventionen (▶ Fallbeispiel 7).

Fallbeispiel 7: Gestaltung von Perspektivlosigkeit

Bei einer 50-jährigen Frau mit den Diagnosen schizoaffektive Psychose, Alkoholismus, drohende Verwahrlosung, mit der es nachhaltig »bergab« geht, wird eine Familienhelferkonferenz mit dem Ziel anberaumt, eine »Versorgungsplanung für die nächsten 15 Jahre« zu erstellen. Empört darüber, dass sich ihre Kinder und die Psychiatrie-Profis auf ihre herannahende Pflegebedürftigkeit so rührend einstellen, verlässt die Frau dieses Gespräch, übernimmt aber in der Folge erstmals mehr Eigenverantwortung und beginnt sogar, sich um ihre Kinder zu kümmern (bis dahin kümmerten sich ihre Kinder einseitig um sie).

Das Annehmen und das konsequente Vorausplanen eines Lebens in Perspektivlosigkeit führt die Idee ein, dass auch »Alkoholismus«, »Verwahrlosung« oder selbst »Suizidalität« und »Pflegebedürftigkeit« oft nicht von selbst kommen, sondern durch Handlungen gefördert und durch Unterlassungen unwahrscheinlicher gemacht werden können.

3.7 Risiken der Therapie

In den knapp 100 Outcome-Studien in der Übersicht von v. Sydow et al. (2006) wurden keine Befunde zu unerwünschten Wirkungen und spezifischen Risiken systemischer Therapie/Familientherapie gefunden). Empirische Hinweise auf Symptomverschiebungen und Studien über Verschlechterungen bei Angehörigen sind nicht bekannt, vielleicht aber auch – ähnlich wie in den meisten Therapieverfahren – noch nicht intensiv genug untersucht.

Für den therapeutischen Umgang mit Therapieabbrechern und Patienten, die eine Behandlung ablehnen, gibt es differenzierte empirisch überprüfte therapeutische Strategien (Landau et al. 2004, Stanton u. Todd 1982, Szapocznik et al. 1988).

Eine ältere Studie fand bei nichtbehavioraler (u. a. auch systemischer) Familientherapie bei 5,4% der Patienten Therapieverschlechterungen (Gurman u. Kniskern 1978). Die Verschlechterungsrate war besonders niedrig bei aufsuchender Familientherapie (2,1%).

3.8 Systemische Therapie im Gesundheitswesen – ihre Kernkompetenzen und ihr Integrationspotenzial

Die systemische Therapie eignet sich in besonderem Maße als **Rahmenkonzept**, in das andere Behandlungselemente gut integrierbar sind (Ruf 2005). Zu einer schulenübergreifend-integrativen Psychotherapie kann die systemische Therapie insbesondere folgende Kernkompetenzen beitragen (▶ Übersicht).

Kompetenzprofil der systemischen Therapie

1. **Fokus auf Kommunikation:** Die systemisch-konstruktivistische Therapie fokussiert besonders ausdrücklich auf den zentralen Ansatzpunkt jeglicher Psychotherapie, auf Kommunikationen, und nur indirekt auf psychische und körperliche Prozesse als Ziel ihrer Interventionen.
2. **Mehrpersonensettings – Settingwechsel:** Die systemische Therapie hat sich historisch auf Mehrpersonensettings spezialisiert und außerordentlich viel Erfahrung mit der Auswahl und dem flexiblen Wechsel zwischen verschiedenen Settings (Einzel-, Paar-, Familien-, Gruppen- oder Netzwerktherapie) im Therapieverlauf.
3. **Kontext- und Auftragsklärung:** Sie widmet der Erkundung und der Nutzung nicht nur des häuslichen, sondern auch des professionellen Umfelds des Patienten (Vorbehandler, Mitbehandler, Überweiser etc.) besonders viel Aufmerksamkeit und trägt damit der wachsenden Forderung nach »Nutzerorientierung« im Gesundheitswesen Rechnung.
4. **Achtung vor der Autonomie des Klientensystems:** Es werden Angebote gemacht, die Wirklichkeit anders und neu zu sehen; dabei wird möglichst genau darauf geachtet, dass das ratsuchende System nicht unter Druck gerät, die Sichtweise der Therapeuten oder der Wissenschaft als die dominierende, richtigere Sicht zu sehen.
5. **Wertschätzung:** Sie bemüht sich stets darum, für alle an einer therapeutischen Kooperation Beteiligten wertschätzende Beschreibungen zu finden, also auch hinter scheinbar destruktivem Verhalten nach dem potenziell konstruktiven Beitrag zu suchen. Lösungen haben nur dann Bestand, wenn »alle gewinnen«.
6. **Veränderungsoptimismus und positive Akzeptanz der Nichtveränderung:** Die systemisch-konstruktivistische Therapie zeichnet sich einerseits durch einen starken Veränderungsimpuls und den Glauben an Chancen zur Veränderung aus. Diese zeigen sich in ihrer Betonung der Möglichkeit schneller und unerwarteter Veränderungen, im Angebot von meist nur wenigen Sitzungen und in längeren Abständen zwischen den Sitzungen, im Suchen nach übersehenen Ressourcen und bisher schon erfolgreichen Lösungsversuchen. Andererseits definiert sie Nichtveränderung gerne als aktive sinnvolle Leistung um. Diese Kombination des Glaubens an Veränderung mit der positiven Konnotation der Nichtveränderung macht sie besonders geeignet für die Arbeit mit chronifizierten Patienten.
7. **Verflüssigung einengender Überzeugungen, Glaubenssätze, Krankheitstheorien:** Systemische Therapie stellt – auf eine freundliche und wertschätzende Weise – Überzeugungen infrage, die von den Klienten als belastend und behindernd erlebt werden. Sie verbindet Respekt gegenüber den Menschen mit Respektlosigkeit gegenüber ihren Ideen.

▼

8. **Betonung dessen, was »möglicherweise sein könnte«, gegenüber dem, »was wirklich ist«:** Systemisch-konstruktivistische Therapie interessiert sich besonders stark für noch nicht realisierte, aber mögliche Lebens- und Beziehungsentwürfe – manchmal mehr als für das, was ist, und warum es so ist.
9. **Fokus auf Kooperation:** Systemische Therapeuten verstehen sich weniger als Gegenüber, deren Nähe gesucht wird, auf die Bilder projiziert und abgearbeitet werden, die Vorbilder abgeben und Identifikation ermöglichen. Eher steht die freundliche und einfühlsame Moderatorenfunktion im Vordergrund, die »nur« eine kompetente Gesprächsführung bieten soll. Mit allen Beteiligten (Patienten, Angehörigen, anderen Fachleuten) soll eine Kooperationsbeziehung entwickelt werden, in der die Beteiligten ihre Möglichkeiten so zusammenbringen können, dass ein gutes Ergebnis erzielt wird.

Dieses Kompetenzprofil der systemischen Therapie hilft dabei, therapeutische Ressourcen durch den Einbezug wichtiger »Dritter« zu verbreitern, Veränderungshoffnung ohne Veränderungsdruck zu fördern, festgeronnene chronifizierende Problemideen infrage zu stellen und durch die starke Orientierung auf Zukunft und Lösungsmöglichkeiten eine »Ich-kann-es-schaffen-Atmosphäre« zu unterstützen. Hinzu kommt eine relative Schlichtheit des Therapeutenselbstbilds: Therapeuten sind »nur« Prozessmoderatoren und insofern nicht dramatisch bedeutsam. Diese Elemente ergeben zusammen genommen eine »schlanke«, also relativ unaufwendige und im Verlauf nur selten »therapiesüchtig« machende, optimistische Therapieform.

Mit ihrem Blick auf Kommunikation, Kooperation und soziale Netzwerke stellt die systemische Therapie eine geeignete **»Basisphilosophie und -praxis« für ganze Versorgungsteams und Versorgungsregionen** dar. Die Methodik bietet schulenübergreifend ein Instrumentarium dafür an, die Einbettung von Symptomen in soziale Kontexte zu erschließen, die fächerübergreifende Kooperation medizinischer oder psychosozialer Dienste zu organisieren (z. B. Kröger et al. 2000) und Krankenhäusern (Greve u. Keller 2002), gemeindepsychiatrischen Diensten (Armbruster et al. 2002) und ganzen Versorgungsregionen (Aderhold et al. 2003) eine gemeinsame Arbeitsplattform zu bieten.

Literatur

Aderhold V, Alanen YO, Hess G, Hohn P (Hrsg) (2003) Psychotherapie der Psychosen – Integrative Behandlungsansätze aus Skandinavien. Psychosozial Verlag, Gießen

Andersen T (1990) Das reflektierende Team. Modernes Lernen, Dortmund

Anderson CM, Reiss DJ, Hogarty GE (1986) Schizophrenia and the family: a pracitioners's guide to psychoeducation and management. Guilford, New York

Armbruster J, Menzler-Fröhlich KH, Rein G (2002) Systemische Sozialarbeit in der Gemeindepsychiatrie. Psychotherapie im Dialog 3(3): 284–287

Asen E, Schuff H (2006) Psychosis and multiple family group therapy. J Fam Ther 28: 58–72

Boszormenyi-Nagy I, Spark G (1981) Unsichtbare Bindungen. Die Dynamik familiärer Systeme. Klett-Cotta, Stuttgart [Invisible loyalities (1973) Harper & Row, New York]

Bowen M (1975) Theory in the practice of psychotherapy. In: Guerin PJ (ed) Family therapy: theory and practice. Gardner, New York

Cecchin G (1988) Zum gegenwärtigen Stand von Hypothetisieren, Zirkularität und Neutralität: Eine Einladung zur Neugier. Familiendynamik 13: 190–203

Cecchin C, Lane G, Ray W (1993) Respektlosigkeit – eine Überlebensstrategie für Therapeuten. Carl-Auer Verlag, Heidelberg

Cierpka M, Frevert G (1995) Die Familienbögen. Hogrefe, Göttingen

Cierpka M, Volker T, Sprenkle D (2005) Family assessment. Hogrefe & Huber, Göttingen

Ciompi L (1977) Gedanken zu den therapeutischen Möglichkeiten einer Technik der provozierten Krise. Psychiat Clin 10: 98–101

Conen ML (2002) Wo keine Hoffnung ist, muß man sie erfinden – Aufsuchende Familientherapie. Carl-Auer Verlag, Heidelberg

Cromwell RE, Fournier DG, Kvebaek D (1980) The Kvebaek family sculpture technique. A diagnostic research tool in family therapy. Pilgrimage, Jonesboro, TN

Foerster H von (1988) Abbau und Aufbau. In: Simon FB (Hrsg) Lebende Systeme. Springer, Berlin Heidelberg New York Tokio

Gehring TM (1998) Familiensystemtest/FAST. Manual. Beltz, Weinheim

Gergen K (1991) The saturated self. Basic Books, New York [Das übersättigte Selbst. Carl-Auer Verlag, Heidelberg]

Glasersfeld E von (1981) Einführung in den radikalen Konstruktivismus. In: Watzlawick P (Hrsg) Die erfundene Wirklichkeit. Piper, München, S 16–38

Goolishian H, Anderson A (1988) Menschliche Systeme. Vor welche Probleme sie uns stellen und wie wir mit ihnen arbeiten, In: Reiter L, Brunner EJ, Reither Theil S (Hrsg) Von der Familientherapie zur Systemischen Therapie. Springer, Berlin Heidelberg New York Tokio

Gottman JM (1979) Marital interaction: experimental investigations. Academic Press, New York

Greve N, Keller T (Hrsg) (2002) Systemische Praxis in der Psychiatrie. Carl-Auer Verlag, Heidelberg

Gurman AS, Kniskern DP (1978) Deterioration in marital and family therapy: empirical, clinical, and conceptual issues. Fam Process 17: 3–20

Hahlweg K (1996) Fragebogen zur Partnerschaftsdiagnostik. Handanweisung. Hogrefe, Göttingen

Hahlweg K, Feinstein E, Müller U (1988) Analyse familiärer und partnerschaftlicher Kommunikation. In: Cierpka M (Hrsg) Familiendiagnostik. Springer, Berlin Heidelberg New York Tokio, S 153–169

Haken H, Schiepek G (2006) Synergetik in der Psychologie. Selbstorganisation verstehen und gestalten. Hogrefe, Göttingen

Haley J (1973) Uncommon therapy. The psychiatric techniques of Milton H. Erikson. W. W. Norton & Company, New York

Haley J (1976) Problem-solving therapy. Harper & Row, New York

Haley J (1977) Direktive Familientherapie. Strategien für die Lösung von Problemen. Pfeiffer, München

Hargens J, Schlippe A von (1998) Das Spiel der Ideen. Reflektierendes Team und Systemische Praxis. Borgmann, Dortmund

Hellinger B (1994) Ordnungen der Liebe. Ein Kursbuch. Carl-Auer Verlag, Heidelberg

Henning T (1991) Indikationskriterien zur Familientherapie. Hogrefe, Göttingen

Hildenbrand B (2005) Einführung in die Genogrammarbeit. Carl-Auer Verlag, Heidelberg

Hinz A, Strobel-Richter Y, Brähler E (2001) Der »Partnerschaftsfragebogen«: Psychometrische Normen und soziodemographische Einflüsse auf die Partnerschaftsqualität. Diagnostica 47: 132–141 (*http://165.112.78.61/TXManuals/BSFT/BSFTIndex.html*)

Imber-Black E (1999) Die Macht des Schweigens. Klett-Cotta, Stuttgart

Jones E, Asen E (2000/2002) Wenn Paare leiden: Wege aus der Depressionsfalle (Manual). Borgmann, Dortmund [Systemic therapy and depression. Karnac Books, London]

Kröger F, Hendrischke A, McDaniel S (2000) Familie, System und Gesundheit. Systemische Konzepte für ein soziales Gesundheitswesen. Carl-Auer-Systeme-Verlag, Heidelberg

Landau J, Stanton M, Duncan M et al (2004) Outcomes with the ARISE approach to engaging reluctant drug- and alcohol-dependent individuals in treatment. Am J Drug Alcohol Abuse 30(4): 711–748

Laqueur HP (1969) Multiple family therapy in a state hospital. Hosp Comm Psychiatry 20: 13–20

Ludewig K, Wilken U (2000) Das Familienbrett. Ein Verfahren für die Forschung und Praxis mit Familien und anderen sozialen Systemen. Hogrefe, Göttingen

Luhmann N (1992) Operationale Geschlossenheit psychischer und sozialer Systeme. In: Fischer HR, Retzer A, Schweitzer J (Hrsg) Das Ende der großen Entwürfe. Suhrkamp, Frankfurt/Main, S 117–131

Madanes C (1981) Strategic family therapy. Jossey-Bass, San Francisco, CA

Massing A, Reich G, Sperling E (1992) Die Mehrgenerationen-Familientherapie (2. Aufl). Vandenheock & Ruprecht, Göttingen

Mattejat F, Remschmidt H (1999) Fragebogen zur Beurteilung der Behandlung (FBB). Hogrefe, Göttingen

Mattejat F, Scholz M (1994) Subjektives Familienbild (SFB). Hogrefe, Göttingen

Maturana H, Varela F (1987) Der Baum der Erkenntnis. Scherz, München

McGoldrick M, Gerson R (1990) Genogramme in der Familienberatung. Huber, Bern

Minuchin S (1974) Families and family therapy. Harvard University Press, Cambridge, MA

Minuchin S (1977) Familien und Familientherapie. Lambertus, Freiburg

Minuchin S, Montalvo B, Guerney B et al (1967) Families of the slums. Basic Books, New York

Nichols W, Schwartz R (2004) Family therapy – concepts and methods (6th edn). Pearson, New York

Ollefs B, Schlippe A von (2007) Manual für das Elterncoaching auf der Basis des gewaltlosen Widerstands. In: Schlippe A von, Grabbe M (Hrsg) Werkstattbuch Elterncoaching – Elterliche Präsenz und gewaltloser Widerstand in der Praxis. Vandenhoeck & Ruprecht, Göttingen, S 47–101

Olson DH (1996) Clinical assessment and treatment interventions using a family circumplex model. In: Kaslow FW (ed) Handbook of relational diagnosis and dysfunctional family patterns. Wiley, New York, pp 59–80

Orlinsky DE, Howard KI (1987) A generic model of psychotherapy. J Integr Eclect Psychother 6(1): 6–27

Perlmutter RA (2004) A family approach to psychiatric disorders. American Psychiatric Press, Washington, DC

Pittman FS, Langsley DG, Kaplan DM et al (1966) Family therapy as an alternative to psychiatric hospitalization. Psychiatric Res Rep 20: 188–195

Reiter L (1991) Clinical constellations: a concept for therapeutic practice. In: Tschacher W, Schiepek G, Brunner EJ (eds) Self-organization and clinical psychology. Springer, Berlin Heidelberg New York Tokio

Remschmidt H, Mattejat F (1999) Familien-Identifikationstest (FIT). Hogrefe, Göttingen

Richter HE (1963) Eltern, Kind und Neurose. Rowohlt, Reinbek

Rotthaus W (1998) Stationäre systemische Kinder- und Jugendpsychiatrie (2. Aufl). Verlag Modernes Lernen, Dortmund

Ruf G (2005) Systemische Psychiatrie. Klett-Cotta, Stuttgart

Satir V (1964) Conjoint family therapy. Science & Behavior Books, Palo Alto, CA

Scheib P, Wirsching M (2004) Paar- und Familientherapie: Leitlinie und Quellentext (Unter Mitarbeit von Balck F, Geigges W, Kersting A et al) Schattauer, Stuttgart (*www.uni-duesseldorf.de/www/awmf/ll/index.html*)

Schlippe A von, Schweitzer J (1996) Lehrbuch der Systemischen Therapie und Beratung. Vandenhoeck & Ruprecht, Göttingen

Schneewind KA (1988a) Das familiendiagnostische Testsystem (FDTS): Ein Fragebogeninventar zur Erfassung familiärer Beziehungsaspekte auf unterschiedlichen Systemebenen. In: Cierpka M (Hrsg) Familiendiagnostik. Springer, Berlin Heidelberg New York Tokio, S 320–347

Schneewind KA (1988b) Die Familienklimaskalen (FKS). In: Cierpka M (Hrsg) Familiendiagnostik. Springer, Berlin Heidelberg New York Tokio, S 234–255

Schweitzer J (2006a) Elterliche Sorgen lindern – Sprechchöre und Zeitlinienreisen in der Elternberatung. In: Tsirigotis C, Schlippe A von, Schweitzer J (Hrsg) Coaching für Eltern. Carl-Auer Verlag, Heidelberg, S 233–241

Schweitzer J (2006b) Sprechchor. In: Fliegel S, Kämmerer A (Hrsg) Psychotherapeutische Schätze. dgvt-Verlag, Tübingen, S 183–185

Schweitzer J, Schlippe A von (2006) Lehrbuch der systemischen Therapie und Beratung II: Das störungsspezifische Wissen. Vandenhoeck & Ruprecht, Göttingen

Schweitzer J, Schumacher B (1995) Die unendliche und die endliche Psychiatrie. Zur Dekonstruktion von Chronizität. Carl-Auer Verlag, Heidelberg

Schweitzer J, Weber G (1982) Beziehung als Metapher. Die Familienskulptur als diagnostische, therapeutische und Ausbildungstechnik. Familiendynamik 7: 113–128

Schweitzer J, Armbruster J, Menzler-Fröhlich KH et al (1995) Der ambulante Umgang mit »Pathologie« und »Chronizität« im Sozialpsychiatrischen Dienst mit betreutem Wohnangebot. In: Schweitzer J, Schumacher B (Hrsg) Die unendliche und die endliche Psychiatrie. Zur Dekonstruktion von Chronizität. Carl-Auer Verlag, Heidelberg, S 164–169

Schweitzer J, Engelbrecht D, Schmitz D et al (2005) Systemische Akutpsychiatrie – Ein Werkstattbericht. Psychotherapie im Dialog 6(3): 255–263

Schweitzer J, Zwack J, Nicolai E et al (2006) Sympathische Akutpsychiatrie: Ein Weg, systemische Therapie noch deutlich »alltagsfähiger« zu machen? Z System Ther 24: 175–183

Schweitzer J, Rotthaus W, Altmiks M et al (2007) Stationäre systemische Psychotherapie. Psychotherapie im Dialog 8(1): 29–35

Schweitzer J, Haun MW, Maurer H, Zwack J, Ochs M (2009) SYMPA. Systemische Allgemeinpsychiatrie in Deutschland. Metalogos – Systematic Approaches and Psychotherapy 15

Seikkula J, Olson M (2003) The open dialogue approach to acute psychosis: Its poetics and micropolitics. Fam Process 42: 403–418

Selvini Palazzoli M, Boscolo L, Cecchin G, Prata G (1977) Paradoxon und Gegenparadoxon. Klett-Cotta, Stuttgart

Selvini Palazzoli M, Boscolo L, Cecchin G, Prata G (1981) Hypothetisieren, Zirkularität, Neutralität: Drei Richtlinien für den Leiter der Sitzung. Familiendynamik 6: 123–139

Shazer S de (1989a) Der Dreh. Überraschende Wendungen und Lösungen in der Kurzzeittherapie. Carl-Auer Verlag, Heidelberg

Shazer S de (1989b) Wege der erfolgreichen Kurztherapie. Klett-Cotta, Stuttgart

Simon FB, Weber G (1987) Vom Navigieren beim Driften – Die Bedeutung des Kontextes der Therapie. Familiendynamik 12: 355–362

Speck R, Attneave C (1973) Family networks. Pantheon Books, New York [Die Familie im Netz sozialer Beziehungen (1983) Lambertus, Freiburg]

Stanton MD, Todd TC (1982) Family therapy for drug abuse and addiction. Guilford, New York

Stierlin H (1978) Delegation und Familie: Beiträge zum Heidelberger familiendynamischen Konzept. Suhrkamp, Frankfurt/Main

Stierlin H (1988) Prinzipien Systemischer Therapie. In: Simon FB (Hrsg). Lebende Systeme. Springer, Berlin Heidelberg New York Tokio

Stierlin H (2005) Gerechtigkeit in nahen Beziehungen. Systemischtherapeutische Perspektiven. Carl-Auer Verlag, Heidelberg, S 7

Sydow K von (2001) Forschungsmethoden zur Erhebung der Partnerschaftsbindung. In: Gloger-Tippelt G (Hrsg). Bindung im Erwachsenenalter. Ein Handbuch für Forschung und Praxis. Huber, Bern, S 275–294

Sydow K von, Vogel F, Hilffert V et al (1999) Die Rekonstruktion der Familienbeziehungen in der eigenen frühen Kindheit: Eine Studie mit dem neuentwickelten Verfahren Familienskulptur mit Playmobilfiguren (FSPlay) (Abstract). Psychother Psychosom Med Psychol 49(11): 467

Sydow K von, Beher S, Retzlaff R, Schweitzer J (2006) Die Wirksamkeit der Systemischen Therapie/Familientherapie. Hogrefe, Göttingen

Szapocznik J, Perez-Vidal A, Brickman AL et al (1988) Engaging adolescent drug abusers and their families in treatment: a strategic-structural systems approach. J Consult Clin Psychol 56(4): 552–557

Szapocznik J, Rio A, Hervis O et al (1991) Assessing change in family functioning as a result of treatment: The Structural Family Systems Rating Scale (SFSR). J Marital Fam Ther 17: 295–310

Szapocznik J, Hervis OE, Schwartz SJ (2003) Therapy manuals for drug addiction: Brief Strategic Family Therapy for adolescent drug abuse (Manual 5). National Institute on Drug Abuse, Bethesda, MD

Talmon M (1990) Single session therapy. Jossey Bass, San Francisco, CA

Thomasius R (Hrsg) (2004) Familientherapeutische Frühbehandlung des Drogenmissbrauchs: Eine Studie zu Therapieeffekten und -prozessen. Dr. Kovac, Hamburg

Tomm K (1994) Die Fragen des Beobachters. Schritte zu einer Kybernetik zweiter Ordnung in der Systemischen Therapie. Carl-Auer Verlag, Heidelberg

Weber G (Hrsg) (1998) Praxis des Familienstellens. Carl-Auer Verlag, Heidelberg

Whitacker C (1991) Das David-und-Goliath-Syndrom. Manifeste eines Familientherapeuten. Junfermann, Paderborn

White M (1992) Therapie als Dekonstruktion. In: Schweitzer J, Retzer A, Fischer HR (Hrsg) Systemische Praxis und Postmoderne. Suhrkamp, Frankfurt/Main, S 39–63

Wittgenstein L (1958) The blue and the brown books. Harper & Row, New York

Weiterführende Literatur

Black D (1982) Handicap and family therapy. In: Bentovim A, Barnes GG, Cooklin A (eds) Family therapy Vol 2. Academic Press, London, pp 417–439

Ciompi L, Dauwalder HP, Ague C (1979) Ein Forschungsprogramm zur Rehabilitation psychisch Kranker III: Längsschnittuntersuchungen zum Rehabilitationserfolg und zur Prognostik. Nervenarzt 50: 366–378

Imber-Black E (1987) The mentally handicapped in context. Family Systems Med 5: 428–445

McGoldrick M, Giordano J, Pearce J (eds) (1982) Ethnicity and family therapy (2nd edn). Guilford, New York

Retzlaff R (2002) Behandlungstechniken in der systemischen Familientherapie mit Kindern. Prax Kinderpsychol Kinderpsychiatr 51(10): 792–810

Riehl-Emde A (2002a) Paartherapie – warum nicht auch für ältere Paare? Familiendynamik 27: 43–73

Riehl-Emde A (2002b) Paar- und Familientherapie mit älteren Menschen. In: Wirsching M, Scheib P (Hrsg) Paar- und Familientherapie. Springer, Berlin Heidelberg New York Tokio, S 581–597

Rotthaus W (2001) Systemic therapy. In: Dosen A, Day K (eds) Treating mental illness and behavior disorders in children and adults with mental retardation. American Psychiatric Press, Washington, DC, pp 167–180

Rotthaus W (Hrsg) (2002) Systemische Kinder- und Jugendlichenpsychotherapie (2. Aufl). Carl-Auer Verlag, Heidelberg

Rotthaus W (2005) Systemische Therapie. In: Resch F, Schulte-Markwort (Hrsg) Kursbuch für integrative Kinder- und Jugendpsychiatrie. Beltz, Weinheim, S 72–86

Schlippe A v, El Hachimi M, Jürgens G (2003) Multikulturelles systemisches Arbeiten. Carl-Auer-Systeme-Verlag, Heidelberg

Weakland JH, Herr JJ (1979/1988) Beratung älterer Menschen und ihrer Familien. Huber, Bern [Counseling elders and their families. Springer, New York]

Viele Darstellungen in diesem Kapitel fußen auf Diskussionen mit systemtherapeutischen Koautoren während der letzten 10 Jahre – insbesondere mit Arist v. Schlippe, Gunthard Weber, Kirsten v. Sydow, Stefan Beher und Rüdiger Retzlaff. Wir danken Agnieszka Marczak-Pasternak, Dipl.-Psych., und Markus Haun, cand. med., für ihre Unterstützung beim Abschließen des Manuskripts.

Möglichkeiten und Grenzen einer integrativen Psychotherapie

Matthias Backenstraß und Christoph Mundt

4.1 Die Entwicklung integrativer Therapieansätze – 98

4.2 Warum Integration psychotherapeutischer Behandlungsverfahren? – 98

4.3 Begriffsklärungen und Integrationsmodelle – 99

4.3.1 Technischer Eklektizismus – 100

4.3.2 Gemeinsame Wirkfaktoren – 101

4.3.3 Theoretische Integration – 101

4.3.4 Assimilative Integration – 103

4.3.5 Störungsorientierte Integration – 104

4.4 Möglichkeiten und Grenzen – 107

Literatur – 109

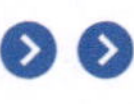

» *Our patients and our work as psychotherapists have puzzled us, tantalized us, humbled us, and ultimately taught us to question the validity of a »one truth« position in the world of psychotherapy.* «

George Stricker und Jerry Gold (2005)

4.1 Die Entwicklung integrativer Therapieansätze

Die Entwicklung psychotherapeutischer Behandlungsverfahren verlief bekanntermaßen weitestgehend schulenspezifisch. Moderne Lehrbücher werden dieser Tatsache dadurch gerecht, dass die einzelnen Therapieschulen im Hinblick auf ihre theoretischen Grundlagen und ihre spezifischen Interventionsmethoden in separaten Kapiteln dargestellt werden (► Kap. 1–3). Bereits in den 1930er Jahren gab es aber erste Bemühungen, theoretische Konzepte und praktische Konsequenzen verschiedener Therapieschulen – damals Konzepte der Psychoanalyse und die klassische Konditionierung – aufeinander zu beziehen und zu integrieren (Goldfried et al. 2005). Auch wenn diese Bemühungen wenig Aufmerksamkeit auf sich zogen und bis in die 1970er Jahre die Entwicklung integrativer Therapieansätze weiterhin eher ein Randthema war, so kann doch spätestens für die 1990er Jahre ein breites wissenschaftliches Interesse für Psychotherapieintegration konstatiert werden. Zu dieser Entwicklung trugen maßgeblich das Erscheinen der ersten Auflage des *Handbook of Psychotherapy Integration* (Norcross u. Goldfried 1992), das Erscheinen der Zeitschriften *Journal of Psychotherapy Integration* sowie für den deutschsprachigen Raum *Integrative Therapie* bei und schließlich die internationale *Society for the Exploration of Psychotherapy Integration* (SEPI). Der Diskussion um integrierte Therapiekonzepte wird zwischenzeitlich große Bedeutung für die Weiterentwicklung der Psychotherapie insgesamt beigemessen (Mundt u. Backenstraß 2001).

Um die Möglichkeiten und Grenzen integrativer Therapieansätze herausarbeiten zu können, wird im Folgenden zunächst auf die Argumente eingegangen, die für die Entwicklung integrativer Ansätze ins Feld geführt werden. Es folgen einige Begriffsklärungen und definitorische Festlegungen. Breiten Raum soll die Darstellung der Hauptströmungen (Modellklassen) unterschiedlicher Integrationsansätze einnehmen, wobei Einzelbeispiele zur Verdeutlichung der jeweiligen Richtung beschrieben werden. Abschließend werden Möglichkeiten und Grenzen der Psychotherapieintegration erörtert.

4.2 Warum Integration psychotherapeutischer Behandlungsverfahren?

Von den Vertretern der Integrationsbewegung wird eine Vielzahl von Gründen genannt, weshalb schulenspezifische Konzepte durch die Integration unterschiedlicher Ansätze überwunden werden sollten (Norcross 2005). An prominenter Stelle steht das – v. a. von praktizierenden Psychotherapeuten vorgebrachte – Argument, dass keiner der existierenden Ansätze **für alle Patienten** mit den unterschiedlichsten Problemen und Störungen und in allen Situationen geeignet sei. Dieses Argument wird gestützt durch die Wirksamkeitsnachweise der einzelnen psychotherapeutischen Ansätze. In einer Vielzahl von Studien wird zwar prinzipiell die Wirksamkeit von Psychotherapie bestätigt, aber dennoch profitieren viele Patienten unterschiedlichster Störungsgruppen nicht oder kaum von dem jeweiligen Behandlungsangebot. Nach Lutz et al. (2004) ist auf der Basis der Psychotherapieforschung davon auszugehen, dass zwischen 5% und 10% der Patienten, die sich in Psychotherapie befinden, eine Verschlechterung ihres Zustands erfahren und dass bei 15–25% durch die psychotherapeutische Behandlung keine positive Veränderung erzielt werden kann.

Die Entwicklung und Etablierung von **Kurzzeitpsychotherapien** kann ebenfalls als Ausgangspunkt für Integrationsbemühungen gesehen werden, und zwar deshalb, weil sich die etablierten Therapieschulen immer stärker dem Druck ausgesetzt sehen, der sich mit der Frage verbindet, bei welchen Patienten mit welchen Problemen welche Therapie besser wirkt – und vor allem – welche Therapie schneller wirkt. Dies bedeutet, es gibt einen generellen Trend hin zur problemorientierten Kurzzeittherapie, der die Forderung nach einer Integration psychotherapeutischer Ansätze zu unterstützen scheint.

Und noch ein Argument ergibt sich aus der Veränderung der Versorgungslandschaft: mit der Etablierung von **Spezialstationen und -kliniken** für bestimmte psychische Störungen – als Beispiel soll hier auf die »Depressionsstationen« (Wolfersdorf 1997) verwiesen werden – ist es notwendig geworden, dass Psychotherapeuten unterschiedlicher Berufsgruppen und Therapieschulen einen gemeinsamen Nenner für die Behandlung ihrer Patienten finden. Darüber hinaus werden auf solchen Spezialstationen Patienten behandelt, die zumeist eine Behandlung in einem schulenspezifischen Therapieverfahren ohne Erfolg durchlaufen haben, wodurch sich die Frage nach einer effektiveren Behandlung ergibt.

Die Ergebnisse der vergleichenden Psychotherapieforschung und der sich daraus ergebenden Metaanalysen werden von Vertretern integrativer Psychotherapieansätze ebenfalls als Begründung ihrer Bemühungen angeführt. Denn diesem Forschungsansatz sei zu entnehmen, alle untersuchten Therapieverfahren seien gleich wirksam. Daraus ergibt sich, dass **gemeinsame Faktoren** im Wesentlichen den Therapieerfolg bestimmen und nicht die Unterschiede zwischen den Therapieschulen. Schließlich geht mit der Möglichkeit, Psychotherapiesitzungen per Video aufzuzeichnen und Interessierten anderer Therapieschulen zugänglich zu machen, die Erkenntnis einher, dass es im therapeutischen Vorgehen, trotz unterschiedlicher Sprachspiele auf theoretischer Ebene, viele Gemeinsamkeiten im praktischen Vorgehen gibt.

Die aufgeführten Argumente spiegeln damit das **Hauptziel der Integrationsbemühungen** insgesamt wider, nämlich durch die Integration verschiedener psychotherapeutischer Ansätze zu einer Steigerung der Effektivität und Effizienz von Psychotherapie bei gleichzeitiger Verbesserung der Anwendbarkeit im psychotherapeutischen Alltag beitragen zu können.

4.3 Begriffsklärungen und Integrationsmodelle

Werden praktizierende Psychotherapeuten gefragt, welcher psychotherapeutischen Orientierung sie sich selbst zuordnen bzw. mit welchen Begriffen sich ihre tägliche Arbeit am besten beschreiben lässt, so nennen bei einer aktuellen Umfrage unter US-amerikanischen psychologischen Psychotherapeuten 29% ihr Vorgehen integrativ oder eklektisch (Norcross et al. 2005). In der international angelegten Befragung (über 3000 Psychotherapeuten in 20 Ländern), die im Auftrag der *Society of Psychotherapy Research* durchgeführt wurde, gaben 54% der befragten Psychotherapeuten mehrere theoretische Ausrichtungen an. Psychotherapeuten, die sich ausschließlich auf eine therapeutische Schule beriefen, waren deutlich in der Minderheit (Orlinsky et al. 1999). Übersichtsarbeiten zu dieser Frage zeigen eindrucksvoll, dass ein integratives oder eklektisches Vorgehen in der Versorgungspraxis bereits seit mindestens 2 Jahrzehnten zum Alltag gehört (Garfield u. Bergin 1994, Norcross 2005).

Gerade in etwas älteren Befragungen zur psychotherapeutischen Ausrichtung wurde neben dem Begriff Integration häufig auch Eklektizismus verwendet, um die Anwendung verschiedener Therapieverfahren begrifflich zu fassen. Eine genaue Definition beider Begriffe wurde jedoch nicht vorgenommen. Norcross und Napolitano (1986) befragten deshalb 60 Herausgeber und Editorial-Board-Mitglieder des *International Journal of Eclectic Psychotherapy* nach entsprechenden **Definitionen.**

- Der Terminus **Integration** wurde von den Befragten mit Begriffen wie **theoretisch**, **systematisch**, **konvergent**, **Kombination** u. a. beschrieben (▶ Tab. 4.1).
- **Eklektizismus** dagegen wurde mit den Begriffen **technisch**, **pragmatisch**, **Auswahl**, **Anwendung von Vorhandenem** u. a. in Verbindung gebracht (▶ Tab. 4.1).

Butollo et al. (1999, S. 15) schlagen die Minimaldefinition »Kombination einzelner Interventionen als kleinster Elemente« sowohl für Integration als auch für Eklektizismus vor. Bei dieser Definition ist dann weiter zu spezifizieren, was valide Elemente für einen integrativen Ansatz sein können. Ist die Verknüpfung beispielsweise von Einzel- und Gruppenpsychotherapie bereits ein eklektisches Vorgehen, oder soll erst dann von Eklektizismus oder Integra-

Tab. 4.1 Begriffliche Unterscheidung von Eklektizismus und Integration. (Nach Norcross 2005)

Integration	Eklektizismus
Theoretisch	Technisch
Konvergent (auf Gemeinsamkeiten hin orientiert)	Divergent (auf Unterschiede bezogen)
Kombination	Auswahl
Etwas Neues entwickeln	Anwendung von Vorhandenem
Mischung	Sammlung
Vereinheitlichen der Teile	Anwendung der Teile
Eher theoretisch als empirisch	Atheoretisch, aber empirisch
Mehr als die Summe seiner Teile	Summe der Teile
Idealistisch	Realistisch

tion gesprochen werden, wenn Interventionen verschiedener Therapieschulen zusammen verwendet werden? Soll weiter die Kombination von Psychotherapie und Pharmakotherapie als Integration bezeichnet werden? Aus Sicht der Autoren wird mit dem Thema Kombination von Psychotherapie und Pharmakotherapie zwar eine sehr wichtige Frage berührt, der Begriff integrative Psychotherapie (oder Psychotherapieintegration) sollte hierfür aber nicht verwendet und besser von integrativer Behandlung gesprochen werden. Vor allem für die stationäre und teilstationäre Psychotherapie ist darüber hinaus zu berücksichtigen, dass Elemente einer integrativen Therapie auch von verschiedenen Personen (zumeist unterschiedlicher Berufsgruppen) realisiert werden können (▶ Kap. 18–19).

Trotz der unscharfen definitorischen Abgrenzung von Eklektizismus und Integration präferieren in einer aktuellen Umfrage klinischer Psychologen der *American Psychological Association* nahezu 60% der Befragten den Terminus Integration, gerade 20% dagegen Eklektizismus (Norcross et al. 2005), sodass die Autoren unter Heranziehung früherer Befragungsergebnisse einen historischen Trend in der Verwendung der Bezeichnung schulenübergreifender Vorgehensweisen hin zur Integration feststellen. Die genannte Studie ergab übrigens noch einen zweiten interessanten Befund: unter den integrativen Ansätzen dominieren zahlenmäßig die Kombinationen, die kognitive Psychotherapie beinhalten. Kombinationen von Verhaltenstherapie oder psychodynamischen Ansätzen mit anderen Therapierichtungen haben dagegen an Bedeutung verloren.

Der beschwerliche Versuch einer befriedigenden Definition von Integration und Eklektizismus hat verdeutlicht, dass es nicht **die** integrative Psychotherapie gibt. Zur Strukturierung der Integrationsbemühungen unterscheidet Norcross (2005) deshalb vier Wege oder **Modelle der Integration**:

1. technischer Eklektizismus,
2. gemeinsame Wirkfaktoren,
3. theoretische Integration,
4. assimilative Integration.

Diese Integrationsmodelle werden im Folgenden genauer dargestellt. Aufgrund der zunehmenden Bedeutung störungsorientierter Ansätze wird der Vorschlag von Norcross (2005) entsprechend um eine störungsorientierte Modellklasse ergänzt.

4.3.1 Technischer Eklektizismus

Eklektizistische Ansätze sind, wie bereits bei der Definition (s. oben) angedeutet, die am wenigsten theoretischen im Verbund der Integrationsmodelle. Daraus ist jedoch nicht zu schließen, dass sie gänzlich atheoretisch oder gar antitheoretisch sind. Die völlig atheoretische, unsystematische und unkritische Kombination von psychotherapeutischen Methoden und Ansätzen wird abgrenzend als Synkretismus bezeichnet und ist von eklektizistischem Vorgehen zu unterscheiden.

Technischer Eklektizismus setzt sich zum Ziel, die erfolgversprechendste Behandlung für eine Person mit einem bestimmten Problem auszuwählen und zur Anwendung zu bringen. Dabei stützt sich der Ansatz vorwiegend auf empirische Daten und praktische Erwägungen, die auf Studien und klinischer Erfahrung basieren. Die in der psychotherapeutischen Literatur mit dem Begriff *Aptitude Treatment Interaction Model* (**ATI-Forschung**) bezeichneten Ansätze können als eklektizistische Modelle verstanden werden. Sie versuchen, bestimmte Charakteristika von Patienten oder Problemen in Kombination zu bestimmten Behandlungen zu setzen, sodass die Interaktion dieser beiden Komponenten zu einem positiven Therapieergebnis führt. Der von der Arbeitsgruppe um Larry E. Beutler entwickelte Ansatz *Systematic Treatment Selection* (**STS**) (z. B. Beutler et al. 2005) repräsentiert den technischen Eklektizismus und die ATI-Forschung beispielhaft.

STS geht dabei davon aus, dass der Therapieerfolg keinesfalls allein durch die Störung des Patienten und das Behandlungsmodell (Therapieschule oder manualisiertes Vorgehen) bestimmt, sondern durch zusätzliche Patienten-, Therapeuten-, Kontext- und Beziehungsvariablen moderiert wird. Entsprechend ist das Forschungsprogramm des STS geleitet von der Idee, diejenigen moderierenden Variablen zu identifizieren, die eine erfolgversprechende Zuordnung von Patient zu Therapeut und therapeutischem Vorgehen ermöglichen. Vor dem Hintergrund bisheriger Konzeptualisierungen des STS sind z. B. Problemkomplexität, Chronizität, Funktionsniveau und Coping-Stil des Patienten bei der Auswahl des therapeutischen Vorgehens zu berücksichtigen. Beutler et al. (1991) schließen z. B. aus einer ihrer Untersuchungen, dass hoch reaktante Patienten von direktiven Therapieverfahren wie z. B. der kognitiven Verhaltenstherapie weniger profitieren als von Verfahren, deren therapeutisches Vorgehen weniger direktiv ausgelegt ist.

Vertreter des technischen Eklektizismus nutzen somit Vorgehensweisen verschiedener Therapieschulen, ohne notwendigerweise auf deren Theorien zurückzugreifen. Es besteht für sie keine notwendige Verbindung zwischen den theoretischen Annahmen und den therapeutischen Techniken. Obwohl das Vorgehen des technischen Eklektizismus weitestgehend auf Ergebnissen empirischer Studien basiert, gibt es bisher nur wenige stabile und replizierte Befunde zur Wirksamkeit dieser Ansätze.

4.3.2 Gemeinsame Wirkfaktoren

Integrative Psychotherapieansätze, die sich unter diese Modellklasse subsumieren lassen, basieren auf der Annahme, dass gemeinsame Wirkfaktoren (*common factors*) bedeutsamer für den Therapieerfolg sind als die einzelnen Komponenten, die die Therapieformen voneinander unterscheiden. Deshalb ist das Hauptziel dieser Ansätze, die gemeinsamen Faktoren unterschiedlicher Therapieschulen zu ermitteln, um darauf aufbauend wirksamere Therapiestrategien zu entwickeln. Die Arbeiten von Frank (1973) und Garfield (1992) gelten beispielsweise als wichtige Beiträge für diese Modellklasse. Frank (1973) sieht für jedes psychotherapeutische Vorgehen folgende Faktoren als gleichermaßen bedeutsam an (▶ Übersicht).

Für psychotherapeutisches Vorgehen bedeutsame Faktoren nach Frank (1973)

1. Eine definierte Beziehung zwischen einem Hilfeempfänger und einem sozial sanktionierten Hilfegeber mit einer speziellen Ausbildung, die ihn für diese Tätigkeit qualifiziert und aus Sicht des Patienten kompetent erscheinen lässt
2. Ein formalisiertes Behandlungsangebot in einem institutionellen Rahmen, der Ort und Zeit festlegt
3. Ein bestimmtes Behandlungsrationale, das das Vorgehen für den Patienten vorhersehbar und verständlich macht und
4. Zu positiven Erwartungen des Patienten in Bezug auf seine Heilung führt

Andere gemeinsame Wirkfaktoren werden v. a. in der **therapeutischen Beziehung** gesehen. Die von Carl Rogers (1951) formulierten therapeutischen Basisvariablen zur Gestaltung der therapeutischen Beziehung wie Empathie, Wärme und bedingungslose Wertschätzung können als solche Faktoren angesehen werden, auch wenn sie nicht hinreichend für den Therapieerfolg sind. Aktuellere Zusammenstellungen gemeinsamer Wirkfaktoren (z. B. Lambert u. Ogles 2004) unterscheiden zwischen

- unterstützenden Faktoren (z. B. die genannten Rogers-Variablen, Struktur, Vertrauen und Identifikation mit dem Therapeuten),
- Lernfaktoren (z. B. Feedback, Einsicht, Rat geben, Veränderung der Selbstwirksamkeitserwartungen und kognitives Lernen) und
- handlungsorientierten Faktoren (Erfolgserfahrungen, Modelllernen, Üben und Realitätskontrolle).

Schätzungen zur Varianzaufklärung im Therapieerfolg gehen davon aus, dass 30% der Ergebnisvarianz auf solche gemeinsamen Faktoren und ca. 15% auf therapiespezifische Technikvariablen zurückzuführen sind.

Ein erst in den letzten Jahren entwickelter Ansatz, der sich in diese Modellgruppe einordnen lässt, wird u. a. von Miller und Kollegen vertreten (Miller et al. 2005). Die genannten Autoren messen der **subjektiven Theorie des Patienten über Veränderungen** große Bedeutung bei. Sie sehen in ihr den gemeinsamen Wirkfaktor von Therapie, wobei als die drei Hauptpfeiler der Theorie des Patienten angesehen werden:

1. gemeinsame Ziele,
2. Konsens über Mittel, Methoden und Aufgaben der Behandlung,
3. eine emotionale Bindung.

Das entscheidende des »Outcome-informed-Ansatzes« ist es nun, dass die Patienten im therapeutischen Prozess regelmäßig ein Feedback über die Fortschritte der Behandlung bekommen (eigentlich genauer über das aktuelle Ergebnis). Dieses Feedback kann auf dem Einsatz speziell entwickelter kurzer Fragebogen beruhen, den die Patienten vor oder nach einer Therapiesitzung bearbeiten. Es kann aber auch die systematische Nachfrage des Therapeuten mit einhergehender Diskussion als *outcome-informed* gelten. Die Ergebnisse verschiedener empirischer Studien deuten jedoch darauf hin, dass nur der systematische Einsatz von Feedbackinstrumenten (auch auf Computerbasis) den Ansatz tatsächlich zur Geltung bringt (Miller et al. 2005). Die Anwendung bestimmter therapeutischer Techniken oder die theoretische Orientierung der Therapeuten spielt bei diesem Modell keine Rolle. Miller et al. (2005) können sich auf eine Reihe empirischer Untersuchungen berufen, weisen jedoch zu Recht darauf hin, dass ihr Ansatz noch am Anfang stehe und eine Vielzahl von Problemen noch zu lösen sei, z. B. die Anwendung in unterschiedlichen Kontexten oder die Integration in die Ausbildung von Psychotherapeuten.

4.3.3 Theoretische Integration

Während beim technischen Eklektizismus die pragmatische Kombination unterschiedlicher Therapietechniken im Vordergrund steht, kennzeichnet die Ansätze, die in diesem Abschnitt beschrieben werden, die theoretische Integration von zwei oder mehr Therapierichtungen. Es geht also schwerpunktmäßig darum, Integration auf theoretischer Ebene vorzunehmen, die dann von einer Integration von Therapietechniken begleitet wird. Hierzu gehört z. B. der Ansatz von Wachtel und Kollegen (*cyclical psychodynamics*, z. B. Wachtel 1997) oder die kognitiv-analytische Therapie sensu Ryle (2005), beides Konzeptionen, die psychoanalytische und kognitiv-verhaltenstherapeutische Ansätze miteinander verknüpfen.

Der transtheoretische Ansatz von James O. Prochaska und Carlo C. DiClemente

Einen Schritt weiter geht der transtheoretische Ansatz von Prochaska und DiClemente (aktuelle Darstellung in Prochaska u. DiClemente 2005). Mit ihrem Psychotherapiemodell versuchen die Autoren einen psychotherapieschulenübergreifenden Ansatz zu formulieren und konzeptualisieren hierfür **vier wesentliche Dimensionen**:

1. Veränderungsprozesse (*process of change*),
2. Veränderungsphasen (*stages of change*),
3. Für und Wider Veränderung (*pros and cons of change*),
4. Veränderungsniveaus (*levels of change*).

Mit der Konzeptualisierung dieser Dimensionen versucht der transtheoretische Ansatz, wichtige Aspekte der bekannten Therapieschulen zu bewahren, ein für die praktische Anwendung geeignetes Modell zu formulieren, Ordnung in die Vielfalt psychotherapeutischer Ansätze zu bringen und einen empirisch testbaren Ansatz zu formulieren.

Ähnlich wie der transtheoretische Ansatz von Prochaska und DiClemente versucht Grawe (1998) mit seiner »Psychologischen Therapie« ein psychotherapeutisches Modell zu entwickeln, das den Anspruch erhebt, einen theoretischen Rahmen verbunden mit praxisrelevanten Konzepten für Psychotherapie insgesamt zu bieten. Da die »Psychologische Therapie« im deutschsprachigen Raum besondere Aufmerksamkeit erfährt, werden die wichtigsten Aspekte dieses Ansatzes im Folgenden etwas ausführlicher dargestellt.

Die »Psychologische Therapie« nach Klaus Grawe

Grawe entwickelte seinen Ansatz auf der Basis der unter dem Titel *Psychotherapie im Wandel – Von der Konfession zur Profession* bekannt gewordenen Metaanalyse zur Effektivität einzelner Psychotherapieverfahren (Grawe et al. 1994). Die vier Wirkprinzipien von Psychotherapie, nämlich Ressourcenaktivierung, Problembewältigung, Problemaktualisierung und motivationale Klärung (Grawe 1997), verdichtet er weiter zum **Dreikomponentenmodell** der Wirkungsweise von Psychotherapie.

Mit der **Ressourcenaktivierung** werden dabei folgende therapeutische Funktionen verbunden:

1. Bedürfnisbefriedigende Wirkung,
2. Etablierung und Verbesserung der therapeutischen Beziehung,
3. Steigerung der Aufnahmebereitschaft für neue Erfahrungen,
4. Aktivierung positiver motivationaler Schemata, die zu weniger Raum für problematisches Verhalten und Erleben führt,
5. Einbettung negativer Emotionen bei einer Problemaktualisierung in einen positiven Kontext.

Die zweite Wirkkomponente wird als **Destabilisierung von Störungsattraktoren** bezeichnet. Grawe führt hier das Konzept des Attraktors ein. Damit wird deutlich, dass er eine »neue Sprache« zur Entwicklung der theoretischen Basis seines Ansatzes entwickelt. Er bezieht sich dabei v. a. auf Konzepte und Befunde der empirischen Psychologie (z. B. der Handlungstheorien), bezieht aber auch Konstrukte angrenzender Wissenschaften wie z. B. der Systemtheorie mit ein. Aus dieser ist der Attraktorbegriff entlehnt, den Grawe in seiner Bedeutung als Ordnungsmuster bzw. -zustand einführt. Attraktoren stehen unter dem Einfluss von Kontrollparametern. Sie können auch als im Gedächtnis gespeicherte Erregungsbereitschaften verstanden werden, die sich von ihren Entstehungsbedingungen lösen können. Zwei Argumente sprechen somit dafür, psychische Störungen als Attraktoren zu betrachten:

1. Bei psychischen Störungen handelt es sich nicht um Varianten der normalen psychischen Aktivität, sondern um qualitativ andersartige Zustände. Sie sind im Moment ihrer Entstehung Hervorbringungen der psychischen Aktivität des Menschen. Zum Entstehungszeitpunkt wirken im psychischen System Kontrollparameter, die qualitativ neue Funktionsweisen der psychischen Aktivität hervorbringen. Damit wird nicht die Bedeutsamkeit äußerer Umstände bei der Entstehung psychischer Störungen negiert, es wird aber darauf hingewiesen, dass es nicht die objektive Umgebung, sondern die subjektiv repräsentierte Wirklichkeit ist, die das Erleben und Verhalten bestimmt.
2. Wenn sich eine psychische Störung entwickelt hat, kommt es zu einem autonomen Verlauf der Störung. Sie ist nicht gewollt und wird als außerhalb der eigenen Kontrolle erlebt. Darüber hinaus breitet sie sich neben den bewusst verfolgten Zielen des Individuums aus und »versklavt« einen Teil von dessen Seelenleben.

Wirksame Psychotherapie muss bei dieser Konzeption zu einer Destabilisierung von Störungsattraktoren führen, also zu einer erfolgreichen Unterbrechung der Eigendynamik der psychischen Störung. Dies gelingt über die Beeinflussung der relevanten Kontrollparameter. Einerseits können dies störungsspezifische, andererseits aber auch motivationale Kontrollparameter sein. Störungsspezifische Kontrollparameter werden über bewältigungsorientierte und bewusstseinsschaffende Interventionen zu verändern versucht (indirekt auch über ressourcenaktivierende Interventionen). Hier können die zumeist von kognitiven Verhaltenstherapeuten entwickelten störungsspezifischen Behandlungsansätze zum Einsatz kommen, z. B. die Expositions- oder Reizkonfrontationstherapie bei Patienten mit Agoraphobie. Es wird deutlich, dass bei der »Psychologischen Therapie« störungsspezifische Ansätze nicht an Bedeutung verlieren. Sie werden jedoch in einen umfassenderen theoretischen Rahmen integriert.

Steht der Störungsattraktor hauptsächlich unter dem Einfluss motivationaler Kontrollparameter, kann eine Psychotherapie im Wesentlichen über die **Veränderung motivationaler Schemata** als dritte Wirkkomponente erfolgreich werden. Im Zentrum steht dabei die Inkonsistenzreduktion durch therapeutische Klärungsarbeit. Inkonsistenz entsteht aus einem Konfliktschema, bei dem sich Vermeidungs- und intentionale Schemata wechselseitig hemmen. Inkonsistenzreduktion durch die Veränderung motivationaler Schemata ist jedoch nicht gleichzusetzen mit therapeutischer Klärungsarbeit, wie sie z. B. im Rahmen von humanistischen oder psychodynamisch orientierten Therapieverfahren geleistet wird. Inkonsistenzreduktion kann auch durch bewusste Herbeiführung von Bewältigungserfahrungen, die Vermeidungsschemata schwächen und intentionale Schemata stärken, erreicht werden. Schließlich können auch korrektive Erfahrungen im impliziten Funktionsmodus zur Inkonsistenzreduktion führen.

Für die **praktische Umsetzung** seines Ansatzes schlägt Grawe einen klar von der eigentlichen Psychotherapie abgegrenzten Abklärungsprozess vor, der in eine differenzielle Indikationsstellung mündet. Während des Abklärungsprozesses ist nicht nur eine diagnostische Einordnung anhand von ICD-10 oder DSM-IV zu leisten. Vielmehr sollten auch problematische Beziehungsmuster beschrieben und Hypothesen im Hinblick auf Inkonsistenz erzeugende Konstellationen motivationaler Schemata entwickelt werden. Bei der Indikationsstellung sollte dann berücksichtigt werden, welche Probleme des Patienten schwerpunktmäßig bewältigungsorientiert und welche klärungsorientiert bearbeitet werden sollten. Aspekte der Ressourcenaktivierung werden bei der Indikationsstellung v. a. bei der Frage nach dem geeigneten Setting (Einzel-, Gruppen-, Paartherapie usw.) berücksichtigt. Bei der eigentlichen Therapieplanung werden dann sowohl ressourcenorientierte als auch störungsspezifische, interaktionelle und motivationale Aspekte berücksichtigt.

»Psychologische Therapie« nach Grawe – Bewertung

Bei der zusammenfassenden Bewertung der »Psychologischen Therapie« nach Grawe muss berücksichtigt werden, dass es sich bei den Ausführungen unter ▶ 4.3.3 lediglich um eine sehr verkürzte und verdichtete Darstellung des Ansatzes handelt. Grawes »Psychologische Therapie« versucht nicht nur die empirischen Befunde der Psychotherapieforschung (Orlinsky et al. 1994) zu integrieren, wie es z. B. in dem von Orlinsky und Howard entwickelten *Generic Model of Psychotherapy* (Orlinsky u. Howard 1987) getan wird, sondern darüber hinaus eine auf der Basis von Konzepten der empirischen Grundlagenpsychologie »neue Sprache« (zumindest teilweise) zu entwickeln. Mit diesem Vorgehen wird die Hoffnung verbunden, dass das Modell von Praktikern unterschiedlicher Therapierichtungen genutzt werden kann und die Schwelle für dieses Integrationsmodell niedriger ist. Dieser Vorteil kann sich aber auch in einen Nachteil verkehren, da sich die neue Sprachregelung erst noch durchsetzen muss – zumindest erschwert sie zunächst das Verständnis der Konzeption für viele interessierte Wissenschaftler und Praktiker. Grawe selbst sah seinen Ansatz als einen ersten Versuch einer theoretischen Integration auf breiter Basis, der in vielen Details noch elaboriert werden muss, beispielsweise in der weiteren Differenzierung störungsorientierter Modelle. Obwohl sich die »Psychologische Therapie« auf eine Fülle empirischer Befunde stützt, muss sie sich als neues Modell selbst noch einer empirischen Prüfung aussetzen und bewähren.

4.3.4 Assimilative Integration

Als assimilative Integration werden Integrationsansätze bezeichnet, deren **Ausgangspunkt eines der bekannten Therapiesysteme**, also z. B. die Psychoanalyse, ist. Im Prozess der Integration werden nun von Psychotherapeuten dieser Ansätze therapeutische Techniken anderer Therapieschulen eingearbeitet, ohne dass dadurch die ursprüngliche Theorie verändert wird. Ein Verhaltenstherapeut verwendet beispielsweise in einer Behandlung die Zwei-Stühle-Technik aus der Gestalttherapie, führt die übrige Therapie aber unter klassischen verhaltenstherapeutischen Gesichtspunkten durch.

Assimilative Psychodynamic Psychotherapy

Ein ausgearbeiteter assimilativer Integrationsansatz ist z. B. die *Assimilative Psychodynamic Psychotherapy* von Stricker und Gold (2005), bei der die Basistherapie psychodynamisch ausgerichtet ist, jedoch aktive Interventionen aus der kognitiven Verhaltenstherapie oder aus systemischen Therapieansätzen verwendet werden. Die jeweilige Auswahl von Interventionstechniken aus anderen Therapieansätzen wird anhand klinischer Erfahrung und der Rückbindung an psychodynamische Grundprinzipien getroffen. Obwohl die Entwicklung der *Assimilative Psychodynamic Psychotherapy* auf eine Entwicklungsgeschichte von mehr als 15 Jahren zurückblicken kann, liegen bisher keine systematischen empirischen Studien zur Überprüfung der Wirksamkeit dieses Ansatzes vor.

Cognitive-Behavioral Assimilative Integration

In der *Cognitive-Behavioral Assimilative Integration* von Castonguay und Mitarbeitern (2005) wird die kognitiv-verhaltenstherapeutische Basisausrichtung der Behandlung erweitert um therapeutische Methoden, die humanistischen, psychodynamischen, interpersonellen oder systemischen Ansätzen entlehnt sind. Auch dieser Integrationsansatz geht von der klinischen Erfahrung aus, dass ein Therapiesystem, hier die kognitive Verhaltenstherapie (KVT), nicht immer zu einer erfolgreichen Behandlung führt. Insbesondere werden Therapietechniken aus anderen Ansätzen zur Bearbeitung interpersoneller Probleme entlehnt. Darüber hinaus problematisieren Castonguay und Kollegen (2005), dass die KVT eher dazu tendiert, Gefühle und emotionales Erleben zu kontrollieren und zu reduzieren, während v. a. psychodynamisch und humanistisch orientierte Therapieformen emotionales Erleben fördern und so durch kathartische Erfahrungen zu einem positiven Therapieerfolg beitragen. Die Wirksamkeit der *Cognitive-Behavioral Assimilative Integration* wurde bisher in zwei Pilotstudien untersucht: in einer Studie mit Patienten, die an einer generalisierten Angststörung litten, und in einer zweiten mit Patienten mit einer depressiven Störung. Die Befunde sind dabei sehr vielversprechend, v. a. für die Patienten mit einer generalisierten Angststörung, da hier der integrative Ansatz effektiver als eine klassische KVT-Behandlung war (Castonguay et al. 2005). Eine empirische Überprüfung auf breiterer Basis (RCT-Studie und andere Forschungsgruppen) steht jedoch noch aus.

»Verhaltenstherapie in psychodynamischen Behandlungen« nach Ralf Vogel

Als assimilativer Integrationsansatz ist auch die »Verhaltenstherapie in psychodynamischen Behandlungen« (Vogel 2005) zu bezeichnen. Vogel geht bei der theoretischen Fundierung seines Ansatzes sogar so weit, integrative Psychotherapie ausschließlich im Sinne der assimilativen Integration zu definieren:

> » Integrative Psychotherapie meint die Anwendung unterschiedlicher therapeutischer Methoden auf dem theoretischen Boden einer definierten therapeutischen Schulrichtung. « (Vogel 2005, S. 23)

Zur Integration müsse dann ein Element einer therapeutischen Richtung in die theoretische Sprache der Basistherapie übersetzt und die Wirksamkeit mit der Basistheorie dann erklärt werden. Für die Integration verhaltenstherapeutischer Techniken in eine psychodynamisch orientierte Psychotherapie schlägt er vor, verhaltenstherapeutische Einzelverfahren als Arbeit an den Ich-Funktionen zu verstehen. Vor diesem Hintergrund werden dann einzelne verhaltenstherapeutische Techniken ins psychoanalytische Sprachspiel übersetzt, z. B. werden psychoedukative Elemente und die Identifikation dysfunktionaler und automatischer Kognitionen als Arbeit an den kognitiven Ich-Funktionen übersetzt oder Hausaufgaben sowie Protokolle und Tagebücher als Objektkonstanz verstanden. Die Indikation für verhaltenstherapeutische Techniken im psychodynamischen Behandlungssetting muss auf individueller Ebene und abhängig vom Therapieprozess geschehen, sodass keine allgemeinen Regeln formuliert werden können. Im Gegensatz zu vielen anderen der hier zitierten Autoren reflektiert Vogel nicht nur die Integration für ambulante, sondern auch für stationäre Behandlungssettings. Leider liegen auch für diesen Ansatz bisher keinerlei empirische Untersuchungen zur Überprüfung der Wirksamkeit vor.

Die assimilativen Integrationsansätze haben in den letzten Jahren sicherlich an Bedeutung gewonnen, was u. a. daran zu erkennen ist, dass sie in der zweiten Auflage des *Handbook of Psychotherapy Integration* (Norcross u. Goldfried 2005) als ein eigenständiger Weg der Integration eingeordnet wurden (jedoch nicht in der 1. Auflage, Norcross u. Goldfried 1992). Zudem wurden 2001 in einem eigenen Heft des *Journal of Psychotherapy Integration* entsprechende Ansätze vorgestellt und deren Vor- und Nachteile diskutiert (Messer 2001). Für viele Vertreter assimilativer Integrationsansätze stellt dieses Vorgehen vor dem Hintergrund der gegenwärtigen Ausbildungs- und Qualifizierungsstrukturen den einzig realistischen Weg der Integration dar, da diese ja bekanntlich – zumindest in Deutschland – weiterhin v. a. schulenspezifisch organisiert sind. Vertreter anderer Integrationsansätze sehen in der Assimilation von therapeutischen Techniken an ein Therapiesystem jedoch höchstens ein Zwischenstadium auf dem Weg zu einer vollständigen Integration auf theoretischer Ebene, das notwendig für diejenigen ist, die einer solchen vollständigen Integration (noch) nicht zustimmen können.

4.3.5 Störungsorientierte Integration

Neben den bisher vorgestellten Klassen von Integrationsmodellen, die als **die** vier Wege der Psychotherapieintegration angesehen werden (Norcross 2005), wird hier die Berücksichtigung einer weiteren Klasse von Integrationsmodellen vorgeschlagen. Ansätze, die explizit die Integration psychotherapeutischer Theorien und Methoden für **ausgewählte Störungsbilder** entwerfen, sollten aus Sicht der Autoren ebenfalls zur Geltung kommen.

Um das Vorgehen von **störungsspezifischen** Therapiekonzeptionen abzugrenzen, die zumeist innerhalb einer Therapieschule entwickelt werden (z. B. Ansätze der kognitiven Verhaltenstherapie, Backenstraß et al. 2001), wird der Begriff der **störungsorientierten Integration** eingeführt (Herpertz et al. 2008). In mancherlei Hinsicht stehen störungsorientierte Integrationsbemühungen in einigen Annahmen den oben beschriebenen Modellen entgegen. So gehen einige Integrationsansätze davon aus, dass die diagnostische Einschätzung der Probleme hilfesuchender Patienten nicht sehr hilfreich für die Planung und Durchführung einer effektiven Therapie sei (z. B. der Ansatz von Beutler et al. 2005). Das Common-factor-Modell sieht die Wirksamkeit von Psychotherapie eher in schulen-, aber auch störungsübergreifenden Faktoren begründet (da störungsspezifisch ja zumeist mit spezifischen Techniken verknüpft bedeutet). Und schließlich ist den bisher dargestellten Integrationsansätzen gemeinsam, dass sie bei genauer Betrachtung immer von therapieschulenspezifischen Theorien und Techniken her denken. Die v. a. in den letzten Jahren entwickelten störungsorientierten Integrationsmodelle gehen aber bei der Konzeptentwicklung viel stärker von einer ausgewählten psychischen Störung aus und versuchen, das Wissen über diese Störung als Ausgangspunkt der integrativen Therapiekonzeption zu nehmen (Backenstraß u. Mundt 2008). Sie sind damit zumindest prinzipiell mit eklektizistischen und theoretischen Integrationsansätzen vereinbar. Die störungsorientierte Integrationsrichtung wird sicherlich durch den Trend hin zu evidenzbasierter Psychotherapie weiter gefördert. Norcross stellt in diesem Zusammenhang fest, dass die »Evidenzbasierungsbewegung«, die ja weitestgehend störungsspezifisch ausgerichtet ist, eher ein Feind der Schulentradition ist und die Verbreitung von Pluralismus unterstützt (Norcross 2005).

Als einen hier einzuordnenden Psychotherapieansatz sehen die Autoren das *Cognitive Behavioral Analysis System of Psychotherapy* (CBASP; McCullough 2003) an, ein Therapieverfahren, das speziell für Patienten mit chronifizierter depressiver Störung entwickelt wurde. International bekannt ist ebenfalls die »Integrative Psychotherapie für Angststörungen« von Wolfe (2005). Auch für den deutschsprachigen Raum liegen zwischenzeitlich eine Reihe störungsorientierter Integrationsansätze vor. So haben z. B. Butollo und Mitarbeiter (1999) eine Konzeption für eine integrative Psychotherapie bei Angststörungen vorgelegt, in der sie ausgehend von einem detaillierten Störungsmodell verhaltens- und gestalttherapeutische Interventionstechniken integrieren. Weitere Ausarbeitungen liegen beispielsweise für Zwangsstörungen (Ambühl u. Heiniger Haldimann 2005), posttraumatische Belastungsstörungen (Maragkos et al. 2006, Schnyder u. Gersons 2006, Sturz 2006), Alkoholabhängigkeit (Burtscheidt 2001) und Persönlichkeitsstörungen (Fiedler 2003) vor.

Die »Integrative Psychotherapie für Persönlichkeitsstörungen« nach Peter Fiedler

Um das Konzept einer störungsorientierten schulenübergreifenden Psychotherapie zu verdeutlichen, soll im Folgenden beispielhaft der von Peter Fiedler (2003) formulierte Ansatz einer integrativen Psychotherapie bei Persönlichkeitsstörungen etwas ausführlicher dargestellt werden. Ausgangspunkt dieses Ansatzes ist ein bedürfnistheoretisches Circumplex-Modell der Persönlichkeit, das sowohl Persönlichkeitsstile als auch Persönlichkeitsstörungen in mehreren Dimensionen zu verorten hilft. Die für die weitere Integration von psychotherapeutischen Interventionsformen besonders wichtigen Dimensionen sind dabei die Strukturdimension und die Beziehungsdimension (s. die beiden Achsen in ◻ Abb. 4.1).

Entsprechend den Modellannahmen spannt sich die **Strukturdimension** zwischen den Grundbedürfnissen nach Sinnstabilität und Selbstsicherheit einerseits und nach Sinnfindung, Spontaneität und gefühlsmäßiger Orientierung andererseits auf. Diese beiden Grundbedürfnisse werden subjektiv häufig als gegensätzlich oder widersprüchlich erlebt. Deshalb deckt sich aus intrapersoneller Perspektive diese Bedürfnisdimension mit dem Wunsch nach Überwindung innerer Ambivalenzen zwischen Vernunft und Gefühl. Interpersonell manifestiert sich auf der Strukturdimension das Bedürfnis nach Selbstsicherheit. Auf der **Beziehungsdimension** sind als ein Pol das menschliche Bindungsbedürfnis nach sozialer Geborgenheit (Bindung) und als gegenüberliegender Pol das Autonomiebedürfnis nach sozialer Unabhängigkeit (Autonomie) repräsentiert. Bei beiden Bedürfnisdimensionen lassen sich jeweils Einseitigkeiten der Therapieschulen konstatieren. Selbstkontrolle und Selbstsicherheit gelten z. B. in der Verhaltenstherapie als zentrale Therapieziele, während die Gesprächspsychotherapie auf die Selbstaktualisierung der Patienten abzielt, sodass die genannten Therapieschulen unterschiedliche Bedürfnispole auf der Strukturdimension besonders betonen. Die beiden zusätzlichen Dimensionen **existenzielle Orientierung** (mit den Polen Wohlbefinden vs. Schmerz) und **Temperament** (mit den Polen Aktivität vs. Passivität) sind für die Ableitung selektiver Therapieindikationen von untergeordneter Bedeutung und werden deshalb nicht ausführlicher dargestellt.

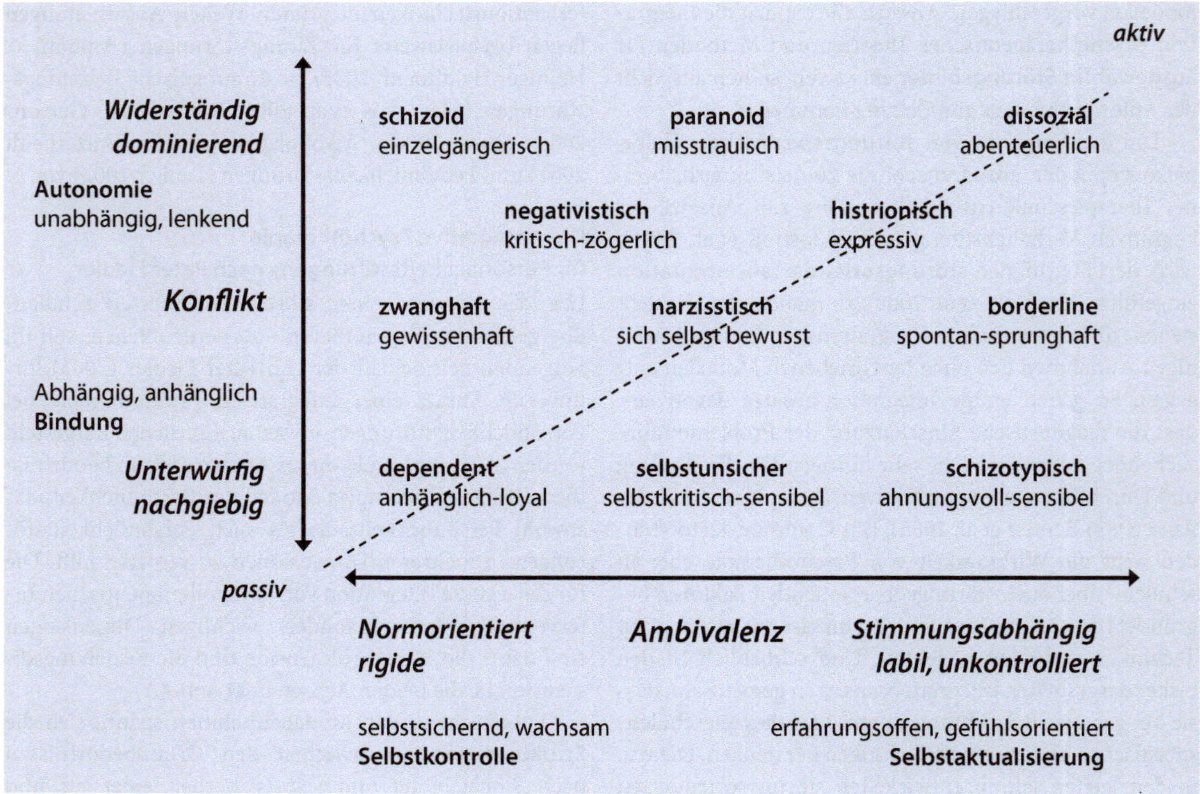

Abb. 4.1 Verortung markanter Persönlichkeitsstile und Persönlichkeitsstörungen im bedürfnisorientierten Circumplex-Modell der Persönlichkeit nach Fiedler (Fiedler 2003, Integrative Psychotherapie bei Persönlichkeitsstörungen, 2. Aufl., Hogrefe, Göttingen, mit freundlicher Genehmigung)

Wie in Abb. 4.1 gezeigt, lassen sich nun die einzelnen Persönlichkeitsstörungen in diesem Circumplex-Raum verorten. Die dependente Persönlichkeitsstörung, die in weniger ausgeprägter Form durch einen anhänglich-loyalen Persönlichkeitsstil gekennzeichnet ist, lässt sich beispielsweise auf der Strukturdimension durch ein ausgeprägtes Bedürfnis nach Selbstkontrolle bei gleichzeitiger Unterwürfigkeit und Abhängigkeit beschreiben. Überlegungen zur selektiven Therapieindikation, also der Frage, welches Grundkonzept der Psychotherapie für einen Patienten mit dieser Störung am besten geeignet wäre (verbunden mit der Festlegung möglicher Therapieziele), können nun davon geleitet werden, durch welche therapeutischen Angebote sich eine solche Person jeweils auf den anderen Pol der beiden Dimensionen hinentwickeln könnte. Patienten mit einem ausgeprägten Bedürfnis nach Selbstkontrolle (schizoide, zwanghafte und dependente Persönlichkeitsstörungen) könnten besonders von einem **einsichts- und beziehungsorientierten Therapieangebot** profitieren, das zur Förderung von Offenheit und Bereitschaft zur Gefühlsorientierung und Selbstaktualisierung beiträgt. Die dependente Persönlichkeitsstörung ist zugleich gekennzeichnet durch ein hohes Maß an interpersoneller Abhängigkeit und Unterwürfigkeit.

Durch welches Therapieangebot könnte ein entsprechend betroffener Patient sich in Richtung prosoziale Autonomie entwickeln? Neben den bereits genannten einsichts- und beziehungsorientierten Therapieangeboten unterscheidet Fiedler weiter zwischen

- **strukturierten und zielorientierten Therapieangeboten** (Ziel: Förderung von Selbstkontrolle und Selbstvertrauen),
- **interpersonell orientierten Therapieangeboten** (Ziel: Förderung von Vertrauen in soziale Beziehungen) sowie den Grundkonzepten
- **Training sozialer Fertigkeiten** (Ziel: Förderung prosozialer Autonomie),
- **Fokusbildung** (Ziel: Förderung psychosozialen Konfliktmanagements) und
- **Ressourcenorientierung** (Ziel: Anerkennung von persönlichen Stilen als Kompetenzen).

Um sich nun von der Abhängigkeit hin zur prosozialen Autonomie zu entwickeln, schlägt Fiedler entsprechend der Ableitung aus dem Modell zusätzlich ein Training sozialer Kompetenzen vor. Ähnliche Überlegungen können nun vor dem Hintergrund des skizzierten Circumplex-Modells für alle anderen Persönlichkeitsstörungen angestellt werden (aus Platzgründen wird verwiesen auf Fiedler 2003).

Die selektive Indikation, die eine grobe Orientierung auf Therapieziele und – damit verknüpft – therapeutische Grundausrichtungen gibt, wird ergänzt durch Überlegungen zur differenziellen Indikation, die eine genauere Therapieplanung ermöglicht. An dieser Stelle erlaubt der integrative Ansatz von Fiedler, ausgehend von ätiologierelevantem Störungswissen, den Einbezug aller etablierten Therapieschulen. Je nach Störungsbild wird der Beitrag einer speziellen Schule unterschiedlich gewichtet, ggf. kann ein schulenspezifischer Ansatz jedoch vor dem Hintergrund empirischer Evidenz für ein bestimmtes Störungsbild auch ohne Bedeutung sein. Ähnlich wie für die meisten anderen Integrationsmodelle gibt es bisher für das Gesamtmodell von Peter Fiedler keine Studien zur Überprüfung der Wirksamkeit des Vorgehens. Empirische Belege für einzelne Teilbereiche (z. B. die gezeigte Wirksamkeit des Trainings sozialer Kompetenzen) können die Plausibilität der Konzeptentwicklung erhöhen, ersetzen aber keinesfalls eine eigenständige empirische Überprüfung des Ansatzes.

Störungsorientierte Modelle haben nach Ansicht der Autoren ein großes Integrationspotenzial. Sie stehen in Einklang mit den gegenwärtigen wissenschaftlichen Hauptrichtungen innerhalb der psychiatrischen, klinisch-psychologischen und psychotherapeutischen Forschung, nämlich

1. der Entwicklung bzw. Verfeinerung deskriptiver Diagnostikkonzepte (DSM-IV, ICD-10), darauf aufbauend
2. der störungsspezifischen Ätiologieforschung und schließlich
3. der weitestgehend störungsorientierten Interventionsforschung (seien es psychotherapeutische oder pharmakotherapeutische Behandlungsansätze).

Zudem stellt ein störungsorientiertes Vorgehen ja kein Ausschlusskriterium für die Berücksichtigung allgemeiner, unspezifischer Wirkfaktoren dar.

4.4 Möglichkeiten und Grenzen

Die bisherigen Ausführungen haben u. a. gezeigt, dass es **die** integrative Psychotherapie nicht gibt. Vielmehr stehen sich unterschiedliche Ansätze und Richtungen, teilweise sogar in Konkurrenz, gegenüber. Vereinzelt sprechen sich Vertreter einer Integrationsrichtung gegen die Integrationsbemühungen anderer aus. Darüber hinaus konnte im Rahmen dieses Beitrags aus Platzgründen nicht auf Konzeptionen zur Integration unterschiedlicher Therapieformate (Einzel-, Gruppen-, Paar- und Familientherapie) eingegangen werden (s. hierzu z. B. Feldman u. Feldman 2005). Trotzdem lassen sich Möglichkeiten und Vorteile integrativer Ansätze sowie Grenzen und Nachteile herausarbeiten. In ◘ Tab. 4.2 wurde versucht, diese zusammenfassend darzustellen.

Das Hauptargument aller Integrationisten für die Zusammenführung unterschiedlicher Theorien und Techniken ist die begrenzte Wirksamkeit der etablierten Therapieschulen und damit verknüpft die Hoffnung, durch die Integration (oder eklektische Einbeziehung) anderer Ansätze zu einer Optimierung der Behandlung beitragen zu können. Diese Hoffnung ist bisher erst ansatzweise durch empirische Studien gestützt worden. So können Schottenbauer et al. (2005) in einer aktuellen Übersichtsarbeit zur **Wirksamkeit von integrativen Psychotherapien** für nur wenige Ansätze substanzielle empirische Evidenz konstatieren (Kriterium: mindestens 4 oder mehr kontrollierte, randomisierte Studien). Für die Mehrzahl der integrativen Therapieansätze liegt bisher, wenn überhaupt, nur eingeschränkte empirische Evidenz vor (Kriterium: 1–4 kontrollierte, randomisierte Studien). In einigen wenigen Studien konnte darüber hinaus nicht nur eine Überlegenheit des Integrationsansatzes gegenüber einer nichtspezifisch behandelten Kontrollgruppe, sondern auch gegenüber einem etablierten Behandlungsverfahren gezeigt werden (z. B. Beutler et al. 2003). Weitere Prozess-Outcome-Studien sind hier sicherlich vonnöten, die zeigen, dass im Therapieprozess tatsächlich verschiedene Techniken integrativ angewendet wurden und dass diese Integration zu einer Steigerung des Therapieerfolgs führt. Ein möglicher Weg wäre, auch integrative Ansätze zur besseren Überprüfbarkeit zu manualisieren. Ähnlich pharmakologischen Algorithmusstudien könnten dann Anwendungen unterschiedlicher Therapietechniken parallel vs. sukzessiv genauer überprüft werden.

Die **Überwindung von Therapieschulen** könnte als weiterer Vorteil der integrativen Ansätze bezeichnet werden. Eine solche Möglichkeit wird aber keinesfalls von allen Vertretern der Psychotherapie positiv bewertet oder als erstrebenswert eingeschätzt. Es werden z. B. grundsätzliche Unterschiede in den epistemiologischen Grundannahmen (z. B. hinsichtlich des Menschenbilds, das dem jeweiligen Therapieansatz zugrunde liegt) oder in den Krankheitstheorien als »natürliche« Grenzen jeglicher Integration angeführt. Darüber hinaus schafft die Ausbildung in einem bestimmten Therapieverfahren und die darauf aufbauende Zugehörigkeit zu der jeweiligen Schule eine berufsbezogene Rollenidentität, die durchaus positiv besetzt zur Traditionsbildung und Weitergabe schulen-

Tab. 4.2 Möglichkeiten und Grenzen integrativer Therapieansätze

Möglichkeiten	Grenzen
Verbesserung des Therapieerfolgs	
Impuls für weitere Forschungsbemühungen	Bisher mangelnde empirische Evidenz
Überwindung der Therapieschulen	In Therapieschulen organisiertes Ausbildungssystem bzw. bisher kaum Angebote für eine Ausbildung zum integrativen Psychotherapeuten Unterschiede zwischen den Therapieschulen bzgl. epistemiologischer Grundannahmen und Krankheitskonzepte
Breitere Qualifikation der Psychotherapeuten	Überforderung einer Person
Beschreibung und rationale Begründung der Versorgungsrealität (gilt auch für stationäre Angebote)	Versorgungsstruktur (Psychotherapierichtlinien der Bundesrepublik Deutschland)
Entwicklung eines übergreifenden Theoriegebäudes	Fehlen einer gemeinsamen Sprache
Brücke zwischen Forschung und Praxis	
	Integration der Integration der Integration …

spezifischen Gedankenguts beiträgt (Vogel 2005). Zudem bildet die jeweilige Therapieschule einen wichtigen Orientierungsrahmen für ihre Vertreter. Diese Argumentation erhält natürlich die Institutionalisierung der Therapieschulen aufrecht. Parallel gehen damit Rivalität und Konkurrenz der Schulen und ihrer Vertreter weiter, was insgesamt eher hemmend auf die Etablierung integrativer Ansätze in der Versorgungslandschaft wirkt.

Vor allem die Vertreter theoretischer Integrationsmodelle sehen in ihren Bemühungen die Chance für eine für alle Therapieschulen akzeptable Therapiekonzeption. Der Vorteil dieses Vorgehens gereicht ihm aber zugleich zum Nachteil, da sich die Vertreter aller klassischen Therapieschulen die »neue Sprache« erst noch aneignen müss(t)en. Diese Hürde scheint zum gegenwärtigen Zeitpunkt noch unüberwindbar, sei es, weil das neue Theoriegebäude inhaltlich nicht ausreichend überzeugen kann oder weil die Bindung zur eigenen Schule und der praktische Alltag nicht die Zeit für die Aneignung des Integrationsansatzes und die Auseinandersetzung mit diesem lassen. Nichttheoretische Integrationsansätze stoßen dagegen schnell an Grenzen, die durch das Fehlen einer gemeinsamen Sprache bedingt sind.

Will man versuchen, durch den Einsatz von psychotherapeutischen Techniken anderer Therapieschulen die Behandlung zu optimieren, muss man sich diese Techniken vorher selbstverständlich aneignen. Integration und Eklektizismus führen somit zwangsweise zu einer breiteren Qualifikation der Psychotherapeuten. Nach Ansicht der Autoren sind aber auch einem ständigen Kompetenzzuwachs Grenzen gesetzt, und es ist vor einem überhöhten Anspruch zu warnen, wenn eine Person die psychotherapeutische Kompetenz mehrerer Schulen in sich vereinen soll (Krause 1997). Dieses Argument unterstützt Integrationsmodelle, die konzeptuell nicht an die Umsetzung des Ansatzes durch eine Person gebunden sind (hier liegen gerade auch die Möglichkeiten stationärer Integrationskonzepte).

Ausgehend von den Befragungen praktizierender Psychotherapeuten und ihrem tatsächlichen Vorgehen könnte man sich von der Formulierung und empirischen Überprüfung integrativer Ansätze auf längere Sicht einen Beitrag zu einer rationaleren Begründung der Versorgungsrealität erhoffen (d. h., die Kombination der therapeutischen Techniken aus den Schulen A und B wirkt bei dem Patienten mit dieser Störung und jenen Problemen effektiver als die alleinige Anwendung der Technik aus Schule A). Gerade in der Bundesrepublik Deutschland werden aber solche Bemühungen durch die Psychotherapierichtlinien, die die Integration verschiedener Techniken geradezu untersagen (dadurch aber wohl eher die Transparenz einschränken), nicht gerade gefördert (Vogel 2005). Damit werden auch die Möglichkeiten zum Brückenschlag zwischen Forschung und Praxis eingeschränkt. Denn in einer aktuellen Befragung zeigt sich, dass integrative Psychotherapeuten signifikant häufiger aus dem Lager praktizierender Psychotherapeuten stammen, während nichtintegrative häufiger in akademischen Strukturen arbeiten (Norcross 2005).

Abschließend ist festzuhalten, dass sich auch integrative Ansätze weiter entwickeln (müssen). Es gilt hier, nicht nur schulenspezifische Neuentwicklungen, sondern auch schulenunspezifische Aspekte von Psychotherapie wie z. B. die Berücksichtigung kultureller Hintergründe oder geschlechtsspezifischer Aspekte (Backenstraß u. Mundt 2006) einzuarbeiten. Aber auch diesem Prozess sind Grenzen gesetzt, da eine Integration der Integration der Integration etc. sicherlich weder sinnvoll noch möglich ist.

Literatur

Ambühl H, Heiniger-Haldimann B (2005) Schulenübergreifende Psychotherapie der Zwangsstörung am Beispiel eines Patienten mit Waschzwang. In: Ambühl H (Hrsg) Psychotherapie der Zwangsstörungen: Krankheitsmodelle und Therapiepraxis – störungsspezifisch und schulenübergreifend, 2. Aufl. Thieme, Stuttgart, S 123–143

Backenstraß M, Kronmüller K-T, Schwarz T et al (2001) Kognitive Verhaltenstherapie in und mit Gruppen – Ein Behandlungsprogramm für depressive Patienten in stationärer Behandlung. Verhaltenstherapie 11: 305–311

Backenstraß M, Mundt C (2006) Psychotherapie. In: Rohde A, Maneros A (Hrsg) Geschlechtsspezifische Psychiatrie und Psychotherapie: Ein Handbuch. Kohlhammer, Stuttgart, S 392–404

Backenstraß M, Mundt C (2007) Affektive Störungen. In: Herpertz S, Caspar F, Mundt C (Hrsg) Störungsorientierte Psychotherapie. Elsevier/Urban & Fischer, München, S 371–411

Beutler LE, Engle D, Mohr D, Daldrup RJ (1991) Predictors of differential response to cognitive, experiential, and self-directed psychotherapeutic procedures. J Consult Clin Psychol 59: 333–340

Beutler LE, Moleiro C, Malik M, Harwood TM, Romanelli R, Gallagher-Thompson D, Thompson L (2003) A comparison of the Dodo, EST, and ATI factors among comorbid stimulant-dependent, depressed patients. Clin Psychol Psychother 10: 69–85

Beutler LE, Consoli AJ, Lane G (2005) Systematic treatment selection and prescriptive psychotherapy: an integrative eclectic approach. In: Norcross JC, Goldfried MR (eds) Handbook of psychotherapy integration, 2nd edn. Oxford University Press, Oxford, pp 121–143

Burtscheidt W (2001) Integrative Verhaltenstherapie bei Alkoholabhängigkeit: ein Therapiemanual. Springer, Berlin Heidelberg New York Tokio

Butollo W, Rosner R, Wentzel A (1999) Integrative Psychotherapie bei Angststörungen. Huber, Bern

Castonguay LG, Newman MG, Borkovec TD, Grosse Holtforth M, Maramba GG (2005) Cognitive-behavioral assimilative integration. In: Norcross JC, Goldfried MR (eds) Handbook of psychotherapy integration, 2nd edn. Oxford University Press, Oxford, pp 241–260

Feldman LB, Feldman SL (2005) Integrating therapeutic modalities. In: Norcross JC, Goldfried MR (eds) Handbook of psychotherapy integration, 2nd edn. Oxford University Press, Oxford, pp 362–381

Fiedler P (2003) Integrative Psychotherapie bei Persönlichkeitsstörungen, 2. Aufl. Hogrefe, Göttingen

Frank JD (1973) Persuasion and healing. Johns Hopkins University Press, Baltimore, MD

Garfield SL (1992) Eclectic psychotherapy: a common factors approach. In: Norcross JC, Goldfried MR (eds) Handbook of psychotherapy integration. Basic Books, New York, pp 169–201

Garfield SL, Bergin AE (1994) Introduction and historical overview. In: Bergin AE, Garfield SL (eds) Handbook of psychotherapy and behavior change, 4th edn. Wiley, New York, pp 3–18

Goldfried MR, Pachankis JE, Bell AC (2005) A history of psychotherapy integration. In: Norcross JC, Goldfried MR (eds) Handbook of psychotherapy integration, 2nd edn. Oxford University Press, Oxford, pp 24–60

Grawe K (1997) »Moderne« Verhaltenstherapie oder allgemeine Psychotherapie? Verhaltensther Verhaltensmed 18: 137–159

Grawe K (1998) Psychologische Therapie. Hogrefe, Göttingen

Grawe K, Donati R, Bernauer F (1994) Psychotherapie im Wandel: Von der Konfession zur Profession. Hogrefe, Göttingen

Herpertz S, Caspar F, Mundt C (Hrsg) (2007) Störungsorientierte Psychotherapie. Elsevier/Urban & Fischer, München

Krause R (1997) Allgemeine psychoanalytische Krankheitslehre Bd 1 und 2. Kohlhammer, Stuttgart

Lambert MJ, Ogles BM (2004) The efficacy and effectiveness of psychotherapy. In: Lambert MJ (ed) Bergin and Garfield's handbook of psychotherapy and behavior change, 5th edn. Wiley, New York, pp 139–193

Lutz W, Tholen S, Kosfelder J (2004) Ungünstige Behandlungsverläufe in der Psychotherapie – auch ein Beitrag zur Wiederentdeckung des Individuums in der Psychotherapieforschung. Verhaltensther Verhaltensmed 25: 438–459

Maragkos M, Rosner R, Butollo W (2006) Ein integrativer Ansatz zur Behandlung der PTBS: Kombination von Gestalttherapie und Verhaltenstherapie. In: Maercker A, Rosner R (Hrsg) Psychotherapie der posttraumatischen Belastungsstörungen: Krankheitsmodelle und Therapiepraxis – störungsspezifisch und schulenübergreifend. Thieme, Stuttgart, S 86–101

McCullough JP (2003) Treatment for chronic depression using Cognitive Behavioral Analysis System of Psychotherapy (CBASP). J Clin Psychol 59: 833–846

Messer SB (2001) Introduction to the special issue on assimilative integration. J Psychother Integration 11: 1–4

Miller SD, Duncan BL, Hubble MA (2005) Outcome-informed clinical work. In: Norcross JC, Goldfried MR (eds) Handbook of psychotherapy integration, 2nd edn. Oxford University Press, Oxford, pp 84–102

Mundt C, Backenstraß M (2001) Perspektiven der Psychotherapieforschung. Nervenarzt 72: 11–19

Norcross JC (2005) A primer on psychotherapy integration. In: Norcross JC, Goldfried MR (eds) Handbook of psychotherapy integration, 2nd edn. Oxford University Press, Oxford, pp 3–23

Norcross JC, Goldfried MR (eds) (1992) Handbook of psychotherapy integration. Basic Books, New York

Norcross JC, Goldfried MR (eds) (2005) Handbook of psychotherapy integration, 2nd edn. Oxford University Press, Oxford

Norcross JC, Napolitano G (1986) Defining our journal and ourselves. Int J Eclect Psychother 5: 249–255

Norcross JC, Karpiak CP, Santoro SO (2005) Clinical psychologists across the years: the division of clinical psychology from 1960 to 2003. J Clin Psychol 61: 1467–1483

Orlinsky DE, Howard KI (1987) A generic model of psychotherapy. J Integr Eclect Psychother 6: 6–27

Orlinsky DE, Grawe K, Parks BK (1994) Process and outcome in psychotherapy. In: Bergin AE, Garfield SL (eds) Handbook of psychotherapy and behavior change, 4th edn. Wiley, New York, pp 270-376

Orlinsky D et al (1999) Development of psychotherapists: concepts, questions, and methods of a collaborative international study. Psychother Res 9: 127–153

Prochaska JO, DiClemente CC (2005) The transtheoretical approach. In: Norcross JC, Goldfried MR (eds) Handbook of psychotherapy integration, 2nd edn. Oxford University Press, Oxford, pp 147–171

Rogers CR (1951) Client-centered therapy. Houghton Mifflin, Boston, MA

Ryle A (2005) Cognitive analytic therapy. In: Norcross JC, Goldfried MR (eds) Handbook of psychotherapy integration, 2nd edn. Oxford University Press, Oxford, pp 196–217

Schnyder U, Gersons BPR (2006) Brief Eclectic Psychotherapy – ein integrativer Behandlungsansatz. In: Maercker A, Rosner R (Hrsg) Psychotherapie der posttraumatischen Belastungsstörungen: Krankheitsmodelle und Therapiepraxis – störungsspezifisch und schulenübergreifend. Thieme, Stuttgart, S 74–85

Schottenbauer MA, Glass CR, Arnkoff DB (2005) Outcome research on psychotherapy integration. In: Norcross JC, Goldfried MR (eds) Handbook of psychotherapy integration, 2nd edn. Oxford University Press, Oxford, pp 459–493

Stricker G, Gold J (2005) Assimilative psychodynamic psychotherapy. In: Norcross JC, Goldfried MR (eds) Handbook of psychotherapy integration, 2nd edn. Oxford University Press, Oxford, pp 221–240

Sturz K (2006) Integratives psychodynamisches stationäres Therapiekonzept zur Behandlung von Traumafolgestörungen. In: Maercker A, Rosner R (Hrsg) Psychotherapie der posttraumatischen Belastungsstörungen: Krankheitsmodelle und Therapiepraxis – störungsspezifisch und schulenübergreifend. Thieme, Stuttgart, S 192–207

Vogel RT (2005) Verhaltenstherapie in psychodynamischen Behandlungen: Theorie und Praxismanual für eine integrative Psychodynamik in ambulanter und stationärer Psychotherapie. Kohlhammer, Stuttgart

Wachtel PL (1997) Psychoanalysis, behavior therapy, and the relational world. American Psychological Association, Washington, DC

Wolfe BE (2005) Integrative psychotherapy of the anxiety disorder. In: Norcross JC, Goldfried MR (eds) Handbook of psychotherapy integration, 2nd edn. Oxford University Press, Oxford, pp 263–280

Wolfersdorf MG (1997) Depressionsstationen/Stationäre Depressionsbehandlung. Konzepte, Erfahrungen, Möglichkeiten heutiger Depressionsbehandlung. Springer, Berlin Heidelberg New York Tokio

Ergänzende Therapieverfahren in der Psychiatrie

Klaus Schonauer

5.1 Grundriss einer Restkategorie – 112

5.1.1 Jenseits der Sprache – 112

5.1.2 Übergang zwischen Therapie und Rehabilitation – 113

5.1.3 Institutionelle Aspekte: »Think global, act local« – 113

5.1.4 Evidenz – 113

5.2 Medien und Methoden – 114

5.2.1 Kunst und Musik – 115

5.2.2 Leib und Körper – 116

5.2.3 Beschäftigung und Arbeit – 117

5.3 Praktische Aspekte – 118

5.3.1 Indikationsstellung und Einbindung in die Therapieplanung – 118

5.3.2 Dokumentation und Informationsaustausch – 119

Literatur – 120

Ergo-, Musik-, Kunst-, Physio-, Sport-, Arbeitstherapie und zahlreiche weitere ergänzende Therapieverfahren spielen im Alltag der psychiatrischen Klinik eine gewichtige, jedoch theoretisch und konzeptionell insgesamt wenig durchdrungene oder gar definierte Rolle. Diese Verfahren bauen in der Regel nicht auf übergreifenden Theoriekonzepten auf. Sie folgen keiner kanonisierten Praxis, leisten aber durchaus wesentliche Beiträge zur sozio- und psychotherapeutischen Kultur der Psychiatrie und ihrer Institutionen.

5.1 Grundriss einer Restkategorie

Die Herausgeber dieses Buches haben sich bei dessen didaktischer Konzeption dankenswerterweise dafür entschieden, in die Systematik der Darstellung psychotherapeutischer Verfahren eine Restkategorie aufzunehmen, ohne die der Versuch einer Gesamtdarstellung des psychotherapeutischen Spektrums der psychiatrischen Klinik oder Praxis unvollständig bleiben müsste. Den Therapien dieser Restkategorie, die hier unter dem Oberbegriff »ergänzende Therapieverfahren« behandelt werden, begegnet man in der psychiatrischen Klinik im Grunde arbeitstäglich. Im therapeutischen Alltag psychiatrisch hospitalisierter Patienten spielen sie eine wichtige Rolle, und diese verbringen einen großen Teil ihrer »Therapiezeit« mit ihnen.

Die pragmatisch durchaus zutreffende Beschreibung dieser Verfahren als »ergänzende« weist ihnen in der Behandlungsplanung eher eine Nebenrolle zu, während die Hauptrolle eher den »eigentlichen« Psychotherapieverfahren zu gebühren scheint, also denjenigen, die sie eben ergänzen sollen. Im Planungs- und Verwaltungskontext psychiatrischer Kliniken werden sie darum bisweilen auch als »Kotherapien« bezeichnet. Diese Nebenrolle freilich kann nicht selten durchaus tragend, grundlegend, wesentlich sein, und vermutlich kommt in der eingangs erwähnten didaktischen Konzeption der Herausgeber eine besondere Art von Respekt gegenüber dieser Restkategorie zum Ausdruck. In vielen Gesamtdarstellungen psychotherapeutischer Methoden und Ansätze werden diese Verfahren ansonsten eher ausgeklammert. Die folgende Darstellung zielt nicht auf eine Inventarisierung ihrer Vielfalt, sondern eher im Gegenteil auf den Versuch, übergreifende und verbindende Prinzipien sowohl im Innenverhältnis als auch im Verhältnis zu den eher verbalen Psychotherapieformen darzustellen.

5.1.1 Jenseits der Sprache

In erster Näherung lässt sich sagen, dass ein verbindendes Element aller dieser Verfahren darin besteht, dass sie nicht auf die Sprache als primäres Medium der Kommunikation setzen. Aus diesem Grund werden sie bisweilen auch mit einem weiteren Oberbegriff als **»nonverbale« Verfahren** bezeichnet. Die nichtsprachlichen Medien dieser Verfahren sind aber dennoch auf ihre jeweils eigene Weise nicht weniger kommunikativ, da sie auf Verbindung (die ja ihrerseits sprachlich den Kern des Begriffs »Medium« = Mittelndes ausmacht), Gemeinsamkeit, Miteinander und – durchaus auch konflikthafte – Begegnung ausgerichtet sind (▶ Fallbeispiel 1). In diesem Sinne haben sich alle hier behandelten Verfahren auf dem Weg entwickelt, den Enke (1973) mit dem Begriff »Kommunikationsheilkunde« als Grundelement der Psychotherapie vorgezeichnet hat.

Fallbeispiel 1: Eine »Kratzbürste«

Während ihres Aufenthalts auf der Psychotherapiestation wurde einer Patientin von einer mit ihr in der Gruppe rivalisierenden Mitpatientin eine ausgesprochen borstige Spülbürste des Nachts von außen an der Türklinke ihres Zimmers befestigt, versehen mit einem Etikett, auf dem in deutlichen Lettern das Wort »Kratzbürste« prangte. Die Patientin reagierte zunächst, durchaus der Ausrichtung der Provokation entsprechend, widerborstig gekränkt und rückzüglich. Sie konnte sich zuerst nicht dazu entschließen, den Konflikt in der interaktionellen Gruppenpsychotherapie auf der Station zu verbalisieren, an der auch die rivalisierende Mitpatientin teilnahm. Stattdessen erarbeitete sie in der Kunsttherapie eine Landschaft etwa in der Art von Modelleisenbahnen mit Tieren, Bergen, einem kleinen See und einem Wald, in dem wiederum die Spülbürste als Nadelbaum an zentraler Stelle neben anderen – borstigen, aber auch weicheren – Bäumen ihren Platz fand. Als Grundplatte zur Montage der Landschaft, zugleich die Wasseroberfläche des Sees repräsentierend, diente ihr dabei ein alter Wandspiegel, den sie zu diesem Zweck aus ihrem Sperrmüllkeller geholt hatte. Diese Landschaft wiederum konnte die Patientin dann auf interaktionelle Weise und in konkreter Bezugnahme zum Kratzbürstenkonflikt zunächst in das Gespräch mit ihrer Einzeltherapeutin und dann auch in die interaktionelle Gruppe einbringen.

Die ergänzenden Therapien entwickeln ihre pragmatische Identität nicht durch eine einheitlich grundlegende metapsychologische Theorie, durch umschriebene (und empirisch überprüfbare) Wirkmechanismen oder gar aus einer behandlungstechnisch kanonisierten Praxis, sondern durch eben das **Medium**, um dessen Mitte herum sie Möglichkeiten für Ausdruck, Wahrnehmung, Erlebnis, Handlung und Reflexion schaffen: Arbeit, Beschäftigung, Bewegung, Gestaltung, Körper, Kunst, Musik, Sport. Alle diese Begriffe (und weitere) sind in der psychiatrischen Klinik, verbunden mit dem Begriff »-Therapie«, als zumindest institutionell spezifische Angebote realisiert.

Entsprechend ihrer Verortung jenseits der Sprache sind sie in den Spektren zwischen Kognition und Emotion und zwischen Reflexion und Handeln eher zur Emotion und zum handelnden Tätigsein ausgerichtet und eröffnen dem Patienten Möglichkeiten, sich ein Stück weiter in diesen Ausrichtungen zu bewegen, als dies die *talking cure* allein zunächst vermag, erwartet oder ermöglicht. Mit einem aus der analytischen Tradition entlehnten Begriff kann ein weiteres psychodynamisches Element bestimmt werden, das einen großen Teil der im Folgenden zu beschreibenden therapeutischen Ansätze verbindet: Sie stehen dem Anteil seelischer Prozesse besonders nahe, die Freud differenzierend als »primär (-prozesshaft)« beschrieben hat.

5.1.2 Übergang zwischen Therapie und Rehabilitation

Eine weitere differenzierende Gemeinsamkeit, die manche dieser ergänzenden, komplementären oder Kotherapien von den genuinen Richtlinienpsychotherapien unterscheidet, ist ihre besondere **rehabilitative Zielsetzung** bzw. die Entfaltung ihrer besonderen Möglichkeiten im Übergangsbereich zwischen therapeutisch intervenierender und rehabilitativer Arbeit. Dies gilt v. a. für diejenigen unter den genannten Angeboten, die einen trainierenden bzw. iterativ (d. h. im wiederholenden Vollzug) übenden (Wieder-)Erwerb krankheitsbedingt verlorener oder nicht entwickelter Kompetenzen darstellen. Begrifflich wiederum findet die besondere Reha-Orientierung mancher dieser Verfahren ihren Ausdruck im Begriff »-Training«, der das Suffix »-Therapie« sogar bisweilen ersetzt (z. B. Bürotraining, Hauswirtschaftstraining, Mobilitätstraining).

5.1.3 Institutionelle Aspekte: »Think global, act local«

So wenig theoriegeleitet und kanonisiert die Praxis der im hier zu skizzierenden Feld therapeutisch Tätigen ist, so sehr wird diese Praxis bestimmt von den **lokalen institutionellen Gegebenheiten** ihrer unmittelbaren Arbeitsumgebung. Ein breites und vielfältiges Angebot an Kotherapien ist im Grunde nur im psychiatrischen Großkrankenhaus möglich und dann auch eine der besonderen Domänen dieser ansonsten in der Versorgungslandschaft ins Hintertreffen geratenen Institutionsform, die gerade darum in besonderer Weis in der Lage ist, Brücken in die Rehabilitation hinein zu bauen. Eine kleine psychiatrische, psychosomatische oder psychotherapeutische Abteilung muss sich hier für eine entsprechend restriktive Auswahl entscheiden. Die psychiatrische oder psychotherapeutische Praxis wird in aller Regel keine eigenen Angebote vorhalten können, hat aber eventuell die Möglichkeit, regionale oder lokale Kooperationen zu pflegen.

In jeder kleinen oder großen Abteilung hängt die Praxis der Kotherapien aber ganz besonders mit den Personen und Persönlichkeiten zusammen, die sie dort gestalten und vertreten. Sehr viel mehr als die Qualität der genuinen Richtlinienpsychotherapien in einer bestimmten Institution ist die Qualität des Spektrums der ergänzenden Therapieverfahren davon abhängig, ob im Inneren der Institution Traditionen und Formen therapeutischer Kultur Fuß fassen konnten, deren Entwicklung sehr viel mehr von den hierarchischen und personellen Strukturen der Institution als von den Therapieverfahren selbst abhängt. In aller Regel stehen die kotherapeutischen Abteilungen eher ein wenig abseits, sie sind an der individualisierten oder störungsspezifischen Therapieplanung nicht aktiv beteiligt und leisten auch kaum eigene Beiträge zur Information späterer Weiterbehandler. Dies ist ein eher bedauerlicher Aspekt der institutionellen Realität.

Zumindest in Deutschland hängt diese Problemlage nicht wenig mit der Grenze zusammen, die datenschutzrechtlich zwischen der Fachabteilung oder Behandlungseinheit gezogen wird, der ein Patient zugeordnet ist, und der Abteilung etwa für Musiktherapie oder Kunsttherapie, die zwar der gleichen Klinik oder Rahmeninstitution zugeordnet ist, nicht aber der Fachabteilung oder speziellen Behandlungseinheit. Diese Grenze hat zur Folge, dass zwischen dem Psychotherapeuten und dem Musiktherapeuten eines einzelnen Patienten in einer Klinik kein Informationsfluss etwa in der Form gemeinsamen Zugriffs auf ein Zentraldokument für anamnestische Daten, Befund- oder Verlaufsdaten möglich ist, sofern nur einer von beiden einer Fachabteilung zugeordnet ist.

5.1.4 Evidenz

Die empirische, auf gruppenvergleichender Mittelwertbildung aufbauende Wirksamkeitsprüfung irgendeines *treatments* setzt dessen praktische Kanonisierung zwingend voraus. Das Fehlen kanonisierter Praxis oder – positiv formuliert – die pragmatische Vielfalt der therapeutischen Verfahren erschwert ihre systematische Evaluation im Rahmen evidenzorientierter Untersuchungen erheblich. Dieses aus der Psychotherapieforschung hinlänglich bekannte Methodenproblem ist im Hinblick auf die hier behandelten ergänzenden Therapieverfahren sicher noch weiter von einer empirischen Bewältigung entfernt. Es gibt aber auch hier durchaus Ansätze. Als empirisch besonders gut belegt und im Rahmen kontrollierter und randomisierter Designs überprüft kann die antidepressive Wirksamkeit gemäßigten (d. h. nicht leistungsorientierten) sportlichen Ausdauertrainings gelten (Babyak et al. 2000). Reuster (2006) hat sich mit dem skizzierten Methodenproblem der Evaluation komplexer Behandlungsverfahren am Beispiel der Ergotherapie auseinandergesetzt. Reker (2002) kompiliert eine Reihe von Daten aus kontrollierten Studien zur Wirksamkeit arbeitstherapeutischer Verfahren. Wirksamkeit wird in diesem Zusammenhang in der Regel ermessen am Erreichungsgrad definierter rehabilitativer Rahmenziele. In diesem Kontext kann z. B. als evident gelten, dass die Bezahlung der Leistung von Patienten in der Arbeitstherapie deren rehabilitative Effekte signifikant fördert. Smeijsters (2004) hat einige Vorschläge für die evidenzbasierte Orientierung an umschriebenen Behandlungszielen für die Indikation von Musiktherapie erarbeitet und deren Anwendung auch auf die klinischen Arbeitsbereiche anderer Kreativtherapien angeregt.

5.2 Medien und Methoden

Eine umfassende Darstellung der einzelnen therapeutischen Verfahren oder eine systematische Inventarisierung ihrer behandlungstechnischen Ansätze ist an dieser Stelle nicht möglich. Selbst die einschlägigen monografischen Lehrbücher über einzelne Verfahren vermögen hier kaum Übersicht zu verschaffen. Im Folgenden wird darum der Versuch unternommen, diejenigen Medien, um die herum sich die einzelnen Verfahren entwickelt haben, systematisch in den Gesamtzusammenhang zweier polarer Achsen einzuordnen, mit deren Hilfe sich sowohl verbindende als auch differenzierende Prinzipien der einzelnen Verfahren erschließen lassen. Diese beiden polaren Achsen sind

1. die **»Innen-Außen-Achse«**,
2. ein gedachtes **Kontinuum zwischen »Muße« und »Mühe«**.

Eine grundsätzliche Möglichkeit der Einflussnahme aller hier behandelten Verfahren besteht darin, dass sie sich gut dazu eignen, verschiedene Aspekte der Kognition, der Emotion und des Verhaltens mit einer gewissen, vom jeweiligen Setting vorgegebenen Zuverlässigkeit auszurichten und zu dosieren: In der therapeutischen Arbeit mit dem Körper beispielsweise spielt die Wahrnehmung, aber auch die Provokation unterschiedlicher Grade an muskulärer Spannung und ihrer Aufhebung in der Entspannung, beides oft mit besonderer Bezugsnahme auf den inneren Atemzyklus, eine wesentliche Rolle.

Analog dazu können bestimmte Formen des Tätigseins etwa in der Ergotherapie die Aufmerksamkeit des Patienten zentrifugal nach **außen**, von sich weg, in die Ferne gewollter Ablenkung richten; andere, meditativere Formen des Tätigseins hingegen fördern in genau umgekehrter Richtung die **interne** Fokussierung.

Dosiert wird in manchen der einzelnen Verfahren, v. a. aber in ihrer multimodalen Kombination, schließlich das Ausmaß an

- einerseits regressiven, entlastenden, hedonistischen, funktionaler Bindung enthobenen Elementen und
- andererseits funktional gebundenen, trainierenden, fordernden, belastenden, u. U. sogar aversiven Elementen.

Auch auf diesem zweiten, hier etwas verkürzt als »zwischen Muße und Mühe« begrifflich aufgespannten Kontinuum haben einzelne ergänzende Verfahren – genauer: Behandlungstechniken – innerhalb dieser Verfahren analog zur Achse zwischen Innen- und Außenfokussierung eigene Standorte entwickelt.

In ◘ Abb. 5.1 sind eine Reihe von therapeutisch ausgebauten und praktizierten Medien in einem gedachten Koordinatensystem dieser beiden Achsen verortet. Die dort verwendeten Begriffe sind alle als Präfixe des Begriffs »-Therapie« zu lesen. Die damit vorgeschlagene Systematik soll v. a. dazu anregen, einige Grundlagen für speziellere Indikationen und auch für die Kombination verschiedener Verfahren im Rahmen eines Gesamtbehandlungsplans zu schaffen. Sie stellt zugleich auch den Versuch dar, einen wesentlichen Aspekt des Ergänzenden dieser darum hier ja als solche bezeichneten, »ergänzenden« Verfahren zu konkretisieren: Dieser besteht in der Möglichkeit, durch gezielte Auswahl und Indikation dieser Verfahren das therapeutische Setting störungsbezogen im Hinblick auf die Dosierung von Hinwendung vs. Ablenkung oder von regressiver Muße vs. aktivierender Mühe insgesamt auszurichten. An dieser Stelle ist es besonders wichtig zu betonen, dass sich die therapeutischen Möglichkeiten der einzelnen Verfahren keineswegs in dieser »Ergänzung« erschöpfen, sondern darüber hinaus auch genuine, methodenspezifische Effekte entwickeln können. Für die methodenübergreifende Behandlungsplanung könnte dieser Aspekt aber handlungsleitende Bedeutung haben, und er wird darum hier zur Grundlage eines systematischen Beschreibungsversuchs gemacht.

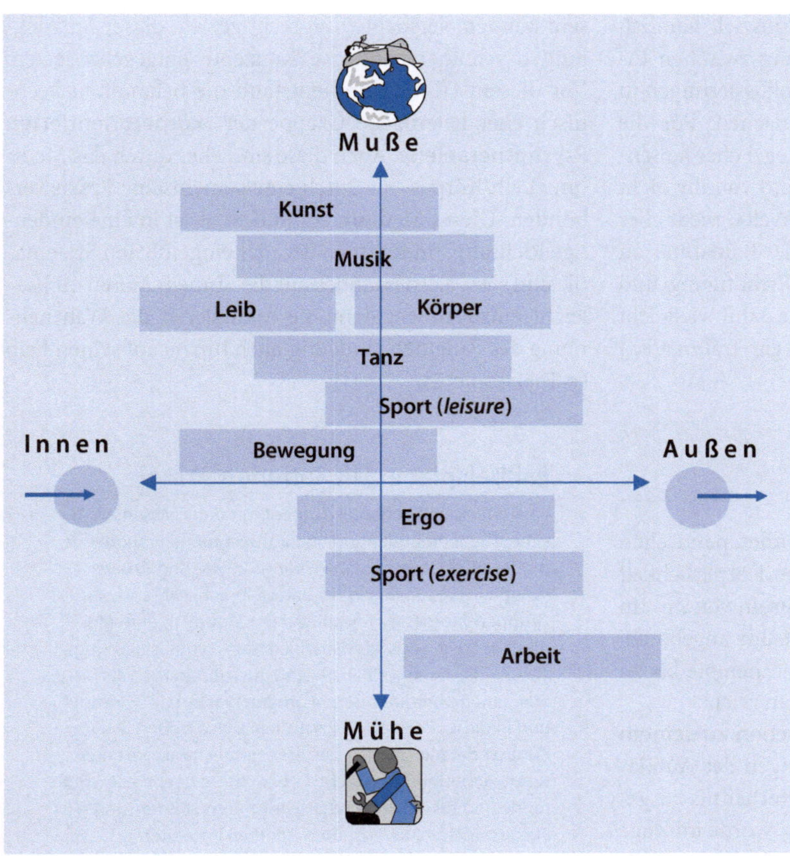

Abb. 5.1 Verortungsversuch kotherapeutischer Medien und Methoden anhand zweier Kontinua/Achsen: Innen vs. Außen und Muße vs. Mühe

5.2.1 Kunst und Musik

Der Ausgangspunkt von Kunsttherapie und Musiktherapie ist – zumindest theoretisch – leicht zu benennen: Beide führen zurück zu einem Ursprung der Idee der »Ästhetik« in der Antike, nämlich zur **psychotropen Wirkung des Schönen** in seiner sinnlichen Wahrnehmung und seinem sinnlichen Ausdruck. Diese psychotrope Wirkung ist, wie wir gerade im multimedialen Zeitalter täglich erfahren können, nicht unbedingt in jedem Fall heilsam. Andererseits ist es eine Grundannahme der Seelenkunde schon des 19. Jahrhunderts, dass Kunst per se, also ohne weitere Zutat, schon etwas Seelenheilsames haben kann, das sich nicht zufällig ergibt, sondern bereits im Wesen des künstlerischen Schaffensprozesses begründet wird.

Die Psychopathologen des 20. Jahrhunderts (v. a. die Pioniere Prinzhorn und Navratil) fanden einen ihrer ersten verstehenden Ausgangspunkte im Vergleich der besonderen Ausdrucksweisen der Kunst mit dem psychischen Erleben psychiatrischer Patienten und v. a. mit denjenigen Aspekten ihres Erlebens, die als **Selbstheilungsversuche** zu deuten waren. Insbesondere die psychopathologische Modellierung der Psychosen wurde davon nicht unerheblich geprägt. Auch für die Neurosenlehre hatte die Betrachtung der bildenden Kunst fundamentale Bedeutung, die etwa daran erkennbar wird, dass zwei ihrer Schulengründer (Freud und Jung) einen erheblichen und für die Theoriebildung auch zentralen Anteil ihres Gesamtwerks der Kunstbetrachtung widmeten. Zumindest vor diesem ideengeschichtlichen Hintergrund sind Kunst- und Musiktherapie möglicherweise die ältesten psychotherapeutischen Verfahren überhaupt.

Heute sind beide weit verbreitet und institutionell in besonders enger Weise an stationäre Einrichtungen gebunden. Neben der gemeinsamen Fundierung in der Grundidee des Ästhetischen haben beide auch eine innere Differenzierung zwischen eher produktiven und eher rezeptiven Formen der Praxis gemeinsam:

- **rezeptive** Kunst- oder Musiktherapie, in der der Patient bildende Kunst oder Musik auf sich wirken lässt, sie sieht, hört, erlebt, ihre innere Resonanz erspürt, und
- **produktive** Kunst- oder Musiktherapie, mit der ein eigenes Inneres nach außen sichtbar, hörbar, wahrnehmbar und spürbar gemacht wird.

Beide haben ein gemeinsames Regulationsziel, nämlich dem Patienten sowohl die Differenzierung zwischen Innen und Außen als auch seine eigenen Fokussierungen in diese beiden Richtungen erlebbar zu machen. Für die Mehrzahl unserer Patienten, die in der Regel eher außenfokussiert in die Behandlung kommen und von ihr nicht selten insgeheim erhoffen, dass sie die »Welt«, nicht aber sie selbst verändern möge, bedeutet die Teilnahme an Kunst- oder Musiktherapie meist eine Ermutigung und Unterstützung bei der Rückkehr in ein bis dahin vielleicht karges, vernachlässigtes, aversives oder gar traumatisch vermintes Gebiet: nach Innen.

5.2.2 Leib und Körper

Gerade der nonverbale Zugang zur psychotherapeutischen Arbeit setzt in besonderer Weise auf die Körperlichkeit des einzelnen Patienten und sein Bewusstsein von ihr. Im klinischen Alltag wird ein breites Spektrum angeboten, das von Sport, Bewegungs-, Tanz-, Physiotherapie bis zu körperorientierten Entspannungsverfahren reicht.

Das **Verhältnis des einzelnen Menschen zu seinem Körper** wurde in verschiedenen Strömungen der Aufklärung und der Moderne zum Herrschaftsverhältnis ausgestaltet. Der Begriff »Körperbeherrschung« wurde im Zuge dieser Entwicklung bereits im 19. Jahrhundert zum expliziten Ideal einer Zivilisation, in der sich relativ spezifische Weisen des mechanistischen, bisweilen geradezu selbstausbeuterischen Umgangs mit dem eigenen Körper entwickelten, denen heute wiederum eigene Krankheiten, (»Zivilisationskrankheiten«) zugeordnet werden. In diesen mündet die »Beherrschung« des Körpers lebenspraktisch hauptsächlich in seine Vernachlässigung (die auch sozial eine wesentliche Spielart der Beherrschung ist). Besonders davon betroffen sind die Alltagsbereiche der Ernährung und der Mobilität. Als weitere Folge dieser Ausgestaltung des Körperlichen tritt der Leib als Substrat des Selbst und des Individuellen in den Hintergrund oder geht gar verloren.

Die Möglichkeit, über die eigene Leiblichkeit zu reflektieren, den Körper als Substrat dieser Leiblichkeit durch Übung, Training, aber auch durch mechanische oder feinstoffliche Eingriffe zu verändern, hat den Abstand des Menschen zum Leib als »beseeltem Körper« schrittweise vergrößert und damit die trennende Differenzierung begünstigt, die uns heute dazu nötigt, den Menschen recht umständlich als »biopsychosoziales Wesen« zu verstehen.

Eine Reihe wesentlicher Strömungen der Psychotherapie, deren metapsychologische und theoretische Fundamente ansonsten im Innenverhältnis sehr unterschiedlich sein können, versuchte nun recht gezielt, dieser Entwicklung psychotherapeutische Konzepte entgegenzusetzen. Vor diesem Hintergrund entstand die behandlungstechnisch eher heterogene Gruppe der **»körperorientierten Psychotherapien«**. Auch diese sind eher durch das Medium »Leib/Körper« als durch eine gemeinsame Praxis verbunden. Dieses Medium zumindest weist in eine eindeutige Richtung. Im Rahmen der hier eingeführten Systematik sind sie v. a. im Hinblick auf die »Innen-Außen-Achse« leicht einzuordnen, denn sie fokussieren die Wahrnehmung des Patienten eindeutig nach Innen: auf seinen Leib (► Fallbeispiel 2).

Fallbeispiel 2: Mit »offenen Armen«

Ein intellektuell begabter Student mit naturwissenschaftlicher Fächerkombination und ausgesprochen rationalisierender Affektabwehr, den Prüfungsängste und Arbeitsstörungen in die Klinik geführt hatten, brach während der Gruppen-Morgengymnastik auf der Station in dem Moment in Tränen aus, als die angeleitete Gymnastikübung vorsah, die Arme weit ausladend auszubreiten, so als hielte man einen überdimensional großen Wasserball in Händen, und in dieser Position zu verweilen. Diese Übung war im Kontext der Morgengymnastik »eigentlich« als vorbereitende Atemübung gedacht. Er berichtete über diese irritierende und für ihn auch schaminduzierende Erfahrung mit ausgesprochen unvertrauten Affekten im weiteren Tagesverlauf zunächst seiner Bezugsschwester im Pflegeteam – nicht seinem männlichen Stationsarzt und Psychotherapeuten – und fand in der Schilderung ohne jeden Deutungsvorschlag von außen selbst den Weg zu einem komplexen Gefühlsausdruck, den er in seiner präzisen Art als »unbeantwortete Sehnsucht« beschrieb und mit der Geste der geöffneten und gehaltenen Arme in einen Erlebniszusammenhang brachte. Dies war für ihn, wie er später im Rückblick auf den therapeutischen Prozess reflektierte, eine erste Erfahrung mit einem »eigentlich undenkbaren Gefühl«. Im Verlauf dieses Prozesses profitierte er auch von der Möglichkeit, durch das Öffnen der Arme in eben dieser Weise (die er später selbst als »hungrig« bezeichnete) nach erinnerlichen Spuren seiner unbeantworteten Sehnsucht zu suchen.

Die meisten dieser »Körperpsychotherapien« (Marlock u. Weiss 2006) verstehen sich durchaus nicht als »Ergänzung« zur *talking cure*. Insofern ist es gar nicht unproblematisch, auf sie hier im Kontext »ergänzender« psychotherapeutischer Verfahren in der Psychiatrie zu verweisen. Zudem stehen sie im deutschen Sprachraum eher der psychosomatischen und psychotherapeutischen Medizin nahe und sind von der Psychiatrie zumindest institutionell eher distanziert geblieben. Körperliche Aspekte der Psychotherapie werden institutionell in der Psychiatrie mehr in den Abteilungen für Physiotherapie, im Kontext sportlicher Aktivierung, nicht selten in der Bäderabteilung (die wiederum in der Psychiatrie historisch sehr weit zurückreichende Wurzeln hat) behandelt. Gleichwohl aber spielen einzelne von ihnen für die lokale Ausgestaltung der Arbeit mit dem Medium »Körper« in den genannten Abteilungen häufig eine prägende Rolle. Stellvertretend seien hier für den deutschen Sprachraum die »funktionelle Entspannung« (Fuchs 1997) und die »konzentrative Bewegungstherapie« (Stolze 1984) genannt.

Eine eigenständig psychiatrische Rolle spielt die **Motivation und anleitende Hinführung zu sportlicher Aktivität** in der Arbeit mit Patienten, die unter chronischen affektiven oder schizophrenen Psychosen leiden und für die die Entwicklung von körperlicher Aktivität und initiativer Mobilität im Alltag oft keine Selbstverständlichkeit ist. Hier geht die Fokussierung auf der Innen-Außen-Achse in die der konzentrativen Körperarbeit eher entgegengesetzte Richtung in die Außenwelt. Bohner (2004) hat analog dazu besondere Möglichkeiten der motorischen Aktivierung in die Welt hinaus für den Drogenentzug beschrieben.

5.2.3 Beschäftigung und Arbeit

Im Vergleich zum englischen Begriff *occupation* hat der deutsche Begriff »Beschäftigung« in der Gegenwartssprache etwas vermeintlich Ungerichtetes und Beliebiges, in dessen Folge er als Übersetzungsäquivalent des für den angelsächsischen Sprachraum immer noch grundlegenden Begriffs *occupational therapy* heute vermieden wird. Diese abwertende Bedeutungsnuance ist rein etymologisch im Begriff »Beschäftigung« keineswegs enthalten, vielmehr spiegelt sie vermutlich ein eigenes Kapitel psychiatrischer Stigmatisierungsgeschichte, das in der öffentlichen Meinung zu der Einschätzung führte, psychiatrische Patienten würden vornehmlich mit sinnleeren, iterativen, wenig produktiven Tätigkeiten abgelenkt, ruhig gestellt, beschäftigt. Dieses Klischee entwickelte sich parallel zur öffentlichen Einschätzung über berufliche Fördermaßnahmen im Strafvollzug (Tütenkleben) und ließ für therapeutische (d. h. heilkundliche) oder rehabilitative Aspekte kaum noch begrifflichen Freiraum. Die pejorative Begriffsgeschichte des bis in die 1980er Jahre auch im Deutschen gebräuchlichen Begriffs »Beschäftigungstherapie« mündete schließlich sogar in die Möglichkeit, ihn umgangssprachlich zur Entwertung vermeintlich unproduktiver Arbeit zu verwenden. Im Zuge dieser Entwicklung wurde schließlich der Begriff **Ergotherapie** eingeführt, der den Begriff »Beschäftigungstherapie« seither im deutschen Sprachraum weitgehend ersetzt, ohne dass sich am Selbstverständnis der Ergotherapie als Äquivalent zur *occupational therapy* dadurch etwas geändert hätte. Ergotherapie wird explizit auch als Oberbegriff verstanden, der die Arbeitstherapie als eines ihrer wesentlichen Behandlungsverfahren einschließt (s. unten).

Dessen ungeachtet bleibt aber die Beschäftigung/*occupation* als **gerichtete, funktionale und zielorientierte Tätigkeit** (Kielhofner 2000) die zentrale Dimension der Ergotherapie. Sie ist ihr spezifisches Medium und entfaltet ihre Stärken auf einer großen Teilstrecke des Kontinuums zwischen Muße und Mühe, deren Enden sie sogar mittelnd zu verbinden weiß. Im Hinblick auf die Innen-Außen-Achse (s. oben) ist die Ergotherapie eindeutig (und geradezu komplementär zur innenfokussierten Kunst- und Musiktherapie und zu den meisten leiborientierten Therapien) zum Außen hin gerichtet. Eines ihrer ganz grundsätzlichen Ziele besteht darin, dem Patienten über das Tätigsein den Weg in die Welt, zunächst meist in die Welt der Dinge, des Materiellen und Praktischen, zu erleichtern oder gar zu weisen. Fünf wesentliche Behandlungsverfahren werden innerhalb der Ergotherapie unterschieden (▶ Übersicht).

Wesentliche Behandlungsverfahren innerhalb der Ergotherapie

1. Motorisch-funktionelle Verfahren
2. Neuropsychologische Verfahren
3. Neurophysiologische Verfahren
4. Psychosoziale Verfahren
5. Arbeitstherapeutische Verfahren
6. Adaptive Verfahren

Je nach Struktur und Ausgangsposition des einzelnen Patienten vermag sie im Kontinuum zwischen Muße und Mühe individuell sehr unterschiedliche Ausgangspunkte zu nehmen und die Entwicklung dann in die Richtung auszulenken, derer der einzelne Patient bedarf. Im Hinblick auf die zu wählende Richtung ist die Ergotherapie zunächst ausgesprochen neutral – im Unterschied zu den meisten anderen hier beschriebenen Verfahren, die doch oft eine methodenimmanente Ausrichtung entweder zur Muße oder zur Mühe haben.

Von allen hier beschriebenen Verfahren hat sich die Ergotherapie/*occupational therapy* wohl am weitesten dem Ideal einer kanonisierten Praxis annähern können. Die Kanonisierung findet ihren Ausdruck z. B. in schulen- und institutionsübergreifenden Konzepten zur Didaktik (Beyermann 2001) und Indikationsstellung (Deutscher Verband der Ergotherapeuten 1995) der Ergotherapie. Hervorzuheben ist schließlich auch die besondere institutionelle Autonomie der Ergotherapie, die als einzige unter den hier behandelten Verfahren auch in nennenswertem Umfang in freien Praxen angeboten wird.

Obwohl die **Arbeitstherapie** didaktisch und konzeptionell im deutschen Sprachraum in die Ergotherapie integriert ist, so hat sie doch institutionell zumindest in vielen psychiatrischen Kliniken nach wie vor ein beachtliches Eigenleben. Sie wird in der Klinik i. Allg. räumlich getrennt von der Ergotherapie angeboten, ja sie hat im Grunde sogar außerhalb der Klinik in beschützten Werkstätten und anderen Komplementäreinrichtungen ihre eigenen und eigentlichen Institutionsformen entwickelt, die in ihrer Gesamtheit sogar ein eigenes sozial- und arbeitsmarktpolitisches Segment bilden. Aus psychiatriegeschichtlicher Perspektive kann man sogar sagen, dass die Beschäftigungstherapie aus der Arbeitstherapie hervorgegangen ist. Ihre Grundidee geht – auch aus internationaler Perspektive – auf die »aktivere Krankenbehandlung« Hermann Simons (1927) zurück, welcher zu Beginn des 20. Jahrhunderts als erster die bis dahin im Grunde kaum je reflektierte, extreme Passivität psychiatrischer Patienten relativierte und ihnen den Weg zu produktiver Tätigkeit wies, wenn auch in den räumlichen und institutionellen Grenzen der psychiatrischen »Anstalt«.

Produktivität, eine in der Beschäftigungstherapie eher marginale oder aber sogar bewusst ausgeklammerte Kategorie, steht in der Arbeitstherapie im Mittelpunkt. Es kommt wesentlich darauf an, dem Patienten eigene Produktivität (meist: wieder) erlebbar zu machen, sie im therapeutischen Prozesserleben zu steigern und dabei auch eine Grenze zu erfahren, deren Überschreiten für den Menschen als reflektiertes Wesen auch unvermeidlich Aversives bereithält: Es liegt im Wesen produktiver Arbeit begründet, dass sie in ihrem Vollzug den Arbeitenden dazu nötigt, unmittelbare (biologische, hedonistische, regressive) Bedürfnisse gegenüber mittelbaren (ökonomischen, spirituellen) Bedürfnissen zurückzustellen. So »mühelos« etwa Kreativtherapien in ihrem Erlebensaspekt sein können, so »mußelos« kann ihrerseits die Arbeitstherapie den Patienten mit einem schmerzlichen Element der Lebenswelt konfrontieren. Unter den hier beschriebenen Verfahren steht die Arbeitstherapie der Sphäre der Rehabilitation am nächsten und der heilkundlichen Konzeption von Therapie am fernsten, so fern, dass einige Autoren (Bennett 1972) sogar grundsätzliche Zweifel daran angemeldet haben, ob Arbeit – so sinnvoll und bedeutend sie im rehabilitativen Prozess auch sei – überhaupt therapeutischen Charakter annehmen könne.

5.3 Praktische Aspekte

5.3.1 Indikationsstellung und Einbindung in die Therapieplanung

Ein konzeptionell bis heute nicht befriedigend gelöstes Problem besteht darin, die ergänzenden Therapien und diejenigen, die sie ergänzen sollen, auf eine Weise zusammenzubringen, in der sich der einzelne Patient mit seiner Störung wiederfindet. Die Frage danach, **was** ergänzt werden soll, **worauf** aufbauend, vor welchem differenzialdiagnostischen, psychodynamischen oder auch alltäglichen Hintergrund, wird im institutionellen Alltag der psychiatrischen Klinik in der Regel »zwischen Tür und Angel« angegangen und kaum je in vergleichbarerer Weise beantwortet, wie man es bei der Indikationsstellung für eine bestimmte pharmakotherapeutische Strategie oder ein psychotherapeutisches Setting erwarten würde. Die Indikationsstellung für die ergänzenden Therapien hat meist eher globalen Charakter (»Aktivierung schadet nicht«) oder wird auf die Notwendigkeit reduziert, dem Patienten eine Tagesstruktur zu bieten. Etablierte Kontraindikationen einzelner Verfahren sind nicht bekannt oder empirisch validiert. Innerhalb der einzelnen Verfahren haben sich durchaus einige Ansätze für störungsspezifische behandlungstechnische Settings entwickelt (z. B. Willms 1975, Müller-Thalheim 1991, Bohner 2004), die jedoch zur konzeptionellen Lösung des benannten Problems keinen grundsätzlichen Beitrag erkennen lassen.

Diese im Prinzip widrigen Umstände sind aber nicht nur Grund zur Klage, sondern sie reflektieren auch die besondere Stärke dieser Verfahren darin, **sich mit einem breiten Spektrum an Angeboten auf individuelle Konstellationen einzustellen.** Mit dieser Fähigkeit wiederum hängt wahrscheinlich ganz wesentlich das Gelingen ihrer ergänzenden Funktion zusammen. Der hier vorgeschlagene Weg, die ergänzenden Verfahren mithilfe zweier Achsen (Innen-Außen, Muße-Mühe, ◘ Abb. 5.1) zu systematisieren, ließe sich durchaus auf die Problematik der integrativen Indikationsstellung und Therapieplanung anwenden, was im Folgenden noch ein wenig näher ausgeführt werden soll. Konzeptionell bietet auch diese Systematik keine Lösung des Problems, sondern eher eine pragmatische Annäherung an eine solche.

Der für die Therapieplanung ausschlaggebende Erstkontakt mit dem Patienten obliegt im Alltag der psychiatrischen Klinik in der Regel demjenigen Arzt oder Psychologen, der im weiteren Behandlungsverlauf als Bezugstherapeut für ihn zuständig sein wird. In der psychiatrisch-psychotherapeutischen Praxis ist dies erst recht der Ausgangspunkt der Therapieplanung. Der Arzt oder Psychologe als Schlüsselfigur der Therapieplanung verfügt aber weder über spezifische Kenntnisse und Erfahrungen mit der Differenzialindikation der einzelnen ergänzenden Verfahren noch hat er die Möglichkeit, hierfür ein Team von Spezialtherapeuten hinzuzuziehen. Es ist ihm aber durchaus möglich, sowohl die individuelle Struktur des Patienten im Hinblick auf die beiden Achsen (Innenorientierung vs. Außenorientierung, regressive Orientierung vs. Leistungsorientierung/Muße-Mühe) erfassend zu beschreiben als auch im Hinblick auf die beiden Achsen nosologische Zuordnungen für die Indikation der Verfahren zu treffen (▶ Box mit Beispielen).

Beispiele für die Indikation von ergänzenden Therapien

Depressive Patienten sind in der Regel krankheitsbedingt auf ein niedriges Aktivitätsniveau reduziert, sie können also aus nosologischer Sicht im therapeutischen Rahmen grundsätzlich von aktivierenden Maßnahmen profitieren. Strukturell finden sich unter ihnen sowohl extrem altruistische oder bis zur Selbstausbeutung leistungsorientierte Menschen als auch solche, die prämorbid eher zur Passivität neigten und im Zuge der Krankheitsentwicklung Extremformen von Vermeidungsverhalten und passiver Alltagsbewältigung entwickelt haben. Die erstgenannten benötigen eher mußeorientierte und regressionsfördernde Settings, die sich für die letztgenannten zweifellos symptomverstärkend auswirken würden (und insofern sogar explizit kontraindiziert wären). Beiden Patientengruppen gemeinsam ist aber nosopsychopathologisch, dass ihre depressive Erkrankung sie von der Außenwelt distanziert, ihre Teilnahme am Leben in dieser Welt verhindert, ihre Wahrnehmung in bisweilen schwer erträglicher Weise nach Innen auf Grübelgedanken, Ängste oder Leere fokussiert oder sogar in diese zwanghaft eingebunden erscheinen lässt. Hier kann in der Regel Beschäftigung (im oben definierten Sinn), musische oder spielerische Aktivität, durchaus mit ablenkenden Aspekten, die verlorengegangene Verbindung nach außen therapeutisch fördern.
Grundsätzlich kann für alle **psychotischen** Erkrankungen affektiver oder schizophreniformer Natur festgehalten werden, dass deregulierte und daher meist Ich-dystone binnenseelische Überaktivität als psychopathologisches Substrat des Kerns der Psychose durch ablenkende Förderung der Außenorientierung ganz besonders im Rahmen der ergänzenden Therapien bearbeitet werden können.
Umgekehrt stellen sich die Verhältnisse in der Regel bei Patienten mit **Suchterkrankungen** dar, die Innenschau, Wahrnehmung schwieriger Affekte, Konfrontation mit aversiven Aspekten des Selbst von jeher vermeiden und bei denen der Substanzkonsum oder die substanzunabhängige süchtige Verhaltensweise im Wesentlichen die Funktion übernommen hat, diese Vermeidung zu stabilisieren. Therapeutisch geht der Weg vom nosologischen Standpunkt aus betrachtet also relativ eindeutig nach Innen. Gleichwohl ist der Ausgangspunkt, von dem aus dieser Weg begonnen werden kann, ausgesprochen abhängig von der individuellen Struktur des Süchtigen. Auch in dieser nosologischen Gruppe finden sich extrem leistungsorientierte Burnout-Opfer und passive Spezialisten für Regression zusammen. Allein die Entgiftung bedeutet für viele Patienten oft schon eine schmerzliche Konfrontation mit »vermintem Gelände«. Hier zeigt sich z. B. die Stärke von Musik- und Kunsttherapie mit ihren Möglichkeiten, Wege von einer primären Außenorientierung rezeptiver Therapie im Verlauf der Arbeit nach Innen umzuleiten, konkret: von der Wahrnehmung von Kunst und Musik zur Wahrnehmung innerer Resonanz von Kunst oder Musik zu gelangen.

Grundsätzlich ist es nützlich, in Erinnerung zu rufen, dass Psychotherapie v. a. deshalb für die meisten Patienten ohne spezifische Vorerfahrungen gewöhnungsbedürftig ist, weil sie Anforderungen an die **Fähigkeit und Bereitschaft der Patienten zur Selbstreflexion** stellt, die für viele von ihnen unvertraut, nicht selten sogar beängstigend sind. Die Ausprägung dieser Fähigkeit hängt nicht unwesentlich mit dem kulturellen Hintergrund, erst in zweiter Linie mit dem Bildungsniveau zusammen. Sie kann auch dann erheblich beeinträchtigt oder eben nur rudimentär ausgebildet sein, wenn die eigentliche Störung einer achtsamen Hinwendung zum Selbst nicht unbedingt – wie bei den Psychosen oder den Suchterkrankungen – entgegensteht. Gerade bei dieser in der psychiatrischen Klinik sehr großen Patientengruppe leisten die Kotherapien ganz wesentliche Basisarbeit und bereiten nicht selten zunächst einmal erst den Boden, auf dem die weitere psychotherapeutische Arbeit erst fruchtbar werden kann.

5.3.2 Dokumentation und Informationsaustausch

Die Dokumentation psychotherapeutischer Prozesse beschränkt sich im klinischen Alltag in der Regel auf die Sprache als Abbildungsmedium. Auf der Seite des Dokumentierenden sind hier deskriptive Kreativität, aber auch besondere terminologische Disziplin gefordert. Nonverbale psychotherapeutische Arbeit ist aber naturgemäß mit den Mitteln der Sprache nicht ohne Weiteres zu dokumentieren. Ein im klinischen Alltag v. a. in der Kunst-, Musik- und Ergotherapie bisweilen möglicher Weg besteht darin, die Produkte der Arbeit einzelner Patienten zu konservieren oder (durch Fotografie, Tonmitschnitte etc.) reproduzierbar und damit den anderen an der Therapie Beteiligten zumindest potenziell zugänglich zu machen. Der Informationsaustausch zwischen den therapeutischen Abteilungen ist hier auf eine etablierte Besprechungs- oder

Konferenzkultur angewiesen, in deren Rahmen die therapeutisch Beteiligten die Gelegenheit zu persönlichem Austausch haben. Auch in den ergänzenden Therapien, in denen keine reproduktionsfähigen Produkte entstehen, sind Rückmeldungen unter den Beteiligten erfahrungsgemäß in besonderer Weise auf die Authentizität des mündlichen Austauschs angewiesen.

Grundsätzlich gilt im Hinblick auf die psychiatrische Dokumentation, dass der direkte mündliche Austausch in der Therapeutenkonferenz und im therapeutischen Team im Hinblick auf Authentizität und Effizienz des Informationsaustauschs unschlagbar ist, dass zugleich aber die Zerfallszeit dieser Informationen so kurz ist, dass eine Dokumentation im juristischen Sinne in diesem Rahmen nicht möglich ist. Hier sind im Dilemma zwischen informativer Authentizität und dokumentarischer Stabilität nach dem Prinzip *think global, act local* (► 5.1.3) individuelle Wege zu suchen.

Logistische Planungserfordernisse entstehen dadurch, dass die kotherapeutischen Abteilungen in der psychiatrischen Klinik in der Regel für verschiedene Stationen und Abteilungen zuständig sind. Die Größe und Nutzung der für die einzelnen Abteilungen verfügbaren und von ihnen benötigten Ressourcen müssen wechselseitig kommuniziert werden. Hier ist ein beträchtlicher Aufwand erforderlich, um zu verhindern, dass ein bestimmter Patient nicht nur deshalb an einer bestimmten Kotherapie teilnimmt, weil dort »gerade ein Platz frei« ist.

Technisch vielversprechende Möglichkeiten zur Verbesserung der Informationsflüsse bieten elektronische Krankenhausinformationssysteme, insbesondere dann, wenn sie die Daten zu Planung und Verlauf der Psychotherapie in einem Zentraldokument zusammenfließen lassen, auf das alle an der Therapie Beteiligten lesenden und schreibenden Zugriff haben. Auf diese Weise können die räumlichen Distanzen zwischen den Abteilungen überwunden und auch die verfügbaren Ressourcen tagesaktuell kommuniziert werden. Auf längere Sicht sind für die Verbesserung der bislang institutionell unbefriedigenden Situation einer konkreten Einbindung der ergänzen Verfahren in die (störungsspezifische) Therapieplanung v. a. im Hinblick auf das Problem des Informationsaustauschs diesbezüglich Fortschritte zu erwarten.

Literatur

Babyak M, Blumenthal J, Herman S et al (2000) Exercise treatment for major depression: maintenance of therapeutic benefit over 10 months. Psychosom Med 62: 633–638

Bennet D (1972) Die Bedeutung der Arbeit für die psychiatrische Rehabilitation. In: Finzen A, von Cranach M (Hrsg) Sozialpsychiatrische Texte – Psychiatrische Krankheit als sozialer Prozess. Springer, Berlin Heidelberg New York Tokio

Beyermann G (2001) Woher – Wohin? Didaktischer Leitfaden zur Ausbildungsplanung in den Gesundheitsberufen am Beispiel der Ergotherapie. Schulz-Kirchner, Idstein

Bohner S (2004) Sport- und Bewegungstherapie im Drogenentzug. Afra, Butzbach/Griedel

Deutscher Verband der Ergotherapeuten (1995) Indikationskatalog Ergotherapie, 5. Aufl. Schulz-Kirchner, Idstein

Enke H (1973) Möglichkeiten und Grenzen der Psychotherapie in der Industriegesellschaft. In: Döhner O (Hrsg) Arzt und Patient in der Industriegesellschaft. Suhrkamp, Frankfurt/Main, S 124–139

Fuchs M (1997) Funktionelle Entspannung, 6. Aufl. Thieme, Stuttgart

Kielhofner G (2000) Conceptual foundations of occupational therapy, 2nd edn. Lippincott, Williams & Wilkins, Baltimore, MD

Marlock G, Weiss H (2006) Handbuch der Körperpsychotherapie. Schattauer, Stuttgart

Müller-Thalheim W (1991) Kunsttherapie bei neurotisch Depressiven. Arcis, München

Reker T (2002) Arbeitstherapie als soziotherapeutisches Verfahren – Konzepte, Organisationsformen und Evidenz. In: Reuster T, Bach O (Hrsg) Ergotherapie und Psychiatrie – Perspektiven und aktuelle Forschung. Thieme, Stuttgart

Reuster T (2006) Effektivität der Ergotherapie im psychiatrischen Krankenhaus. Steinkopff, Darmstadt

Simon H (1927) Aktivere Krankenbehandlung in der Irrenanstalt. de-Gruyter, Berlin

Smeijsters H (2004) Kriterien für eine evidenzbasierte Indikation in der Musiktherapie. Musiktherapeuti Umsch 25(3): 207–220

Stolze H (Hrsg) (1984) Die Konzentrative Bewegungstherapie. Verlag Mensch und Leben, Berlin

Willms H (1975) Musiktherapie bei psychotischen Erkrankungen. Fischer, Stuttgart

Weiterführende Literatur

Aernout JR (1992) Arbeitstherapie. Beltz, Weinheim

Decker-Voigt H-H, Knill PJ, Weymann E (Hrsg) (1996) Lexikon Musiktherapie. Hogrefe, Göttingen

Emmanouelidou A (2001) Den Wandel begleiten – Arbeitstherapie in der Psychiatrie. Verlag Dr. Kovac, Hamburg

Kraus W (1998) Die Heilkraft der Musik – Einführung in die Musiktherapie. C. H. Beck, München

Kubny-Lüke B (Hrsg) (2003) Ergotherapie im Arbeitsfeld Psychiatrie. Thieme, Stuttgart

Mechler-Schönach C, von Spreti F (2005) »FreiRaum« – Zur Praxis und Theorie der Kunsttherapie. Psychotherapeut 50: 163–178

Mosey A (1981) Occupational therapy: configuration of a profession. Raven, New York

Tretter F, Bender W (Hrsg) (1995) Kunsttherapie in der Psychiatrie. Richter, Köln

Psychoedukative Therapie

Josef Bäuml

6.1 Theoretische Grundlagen – 122
6.1.1 Begriffsgeschichte und Definition – 122
6.1.2 Paradigmenwechsel in der Behandlung psychischer Erkrankungen – 123

6.2 Psychoedukative Konzepte bei psychischen Erkrankungen im deutschsprachigen Raum – 124
6.2.1 Schizophrene Psychosen – 124
6.2.2 Affektive Erkrankungen – 125
6.2.3 Demenzielle Erkrankungen – 125
6.2.4 Zwangserkrankungen – 125
6.2.5 Angsterkrankungen – 125
6.2.6 Borderline-Störungen – 125
6.2.7 Persönlichkeitsstörungen – 125
6.2.8 Essstörungen – 125
6.2.9 Posttraumatische Belastungsstörungen – 125
6.2.10 Schlafstörungen – 126
6.2.11 Suchterkrankungen – 126
6.2.12 Chronische Schmerzsyndrome – 126
6.2.13 Weitere psychische Erkrankungen – 126

6.3 Behandlungsziele – 126

6.4 Behandlungstechniken – 127
6.4.1 Organisatorischer Rahmen: Bifokale Patienten- und Angehörigengruppen – 127
6.4.2 Zentrale Elemente der Psychoedukation – 127
6.4.3 Spezifische Wirkfaktoren der Psychoedukation – 128
6.4.4 Curricular geordnete Inhalte der psychoedukativen Gruppen – 129
6.4.5 Integration der Psychoedukation in den Gesamtbehandlungsplan – 129

6.5 Indikation und Kontraindikationen – 130

6.6 Risiken der Therapie und Fallstricke für Therapeuten – 130

6.7 Ausblick – 133

Literatur – 133

Viele Angehörige und nicht wenige professionelle Helfer empfinden den Begriff »Psychoedukation« in seiner wörtlichen Übersetzung gleichermaßen als »Anmaßung« und »Einmischung in innere Angelegenheiten«. Wie könnten sich junge Therapeuten das Recht herausnehmen, oft deutlich ältere und bereits über wesentlich mehr Lebenserfahrung verfügende Menschen »umerziehen« zu wollen? Bei direkter Übersetzung suggeriert dieser Begriff tatsächlich, dass die Menschen »willfährig gemacht« und »erzogen« werden sollten (Maß 1996, Klimitz 2006). Diese Interpretation wäre ein Widerspruch in sich selbst. Die Psychoedukation versteht sich nicht als autoritär-direktive Intervention, um die Patienten gegen ihren Willen mit einer ihnen fremden Überzeugung zu indoktrinieren. Im Gegenteil, durch Psychoedukation sollen die Selbsthilfekräfte geweckt und stabilisiert werden, damit die an einer seelischen Erkrankung leidenden Menschen aktiv an ihrer Gesundung mitwirken können. Der Psychoedukation kommt in diesem Kontext die Aufgabe zu, das fachspezifische Wissen so aufzubereiten und zu »dolmetschen«, dass es auch für medizinische Laien an Bedrohlichkeit verliert und als hilfreiche Richtschnur empfunden werden kann.

6

6.1 Theoretische Grundlagen

In etwas freierer Übersetzung könnte man *educere* auch mit »herausführen« umschreiben. Psychoedukation versteht sich demzufolge als psychotherapeutisch gestütztes »Herausführen« aus dem Informationsdefizit bezüglich der eigenen Erkrankung (Bäuml u. Pitschel-Walz 2003, Bäuml 2006). Darüber hinaus bedeutet *educare* auch Bildung; und in dieser Übersetzung als »psychotherapeutisch gestützte Bildung« soll die Psychoedukation alle Involvierten ermutigen, sich bezüglich der eigenen Erkrankung intensiv »weiterzubilden«.

6.1.1 Begriffsgeschichte und Definition

Der Begriff Psychoedukation wurde um 1980 erstmals von Anderson als spezifischer Terminus in das psychiatrische Schrifttum eingeführt; damit war die Kombination von nichtpersuasiv orientierter Aufklärung der Patienten in Verbindung mit Social-skills-Training, Problemlösetraining und Angehörigenberatung **zur Verbesserung grundlegender Kommunikationsfertigkeiten** gemeint (Anderson et al. 1980). Somit besaß Psychoedukation zunächst weniger die Funktion eines eigenständigen, in sich abgeschlossenen Therapieverfahrens, sondern verstand sich stets als Verbund mehrerer Therapiebausteine innerhalb einer komplexen psychosozialen Intervention (Hogarty et al. 1991). Dieses Verständnis von Psychoedukation galt v. a. im angloamerikanischen Sprachgebrauch (Anderson et al. 1980, Falloon et al. 1985, Tarrier et al. 1994, Liberman et al. 1990, Hogarty et al. 1991). Zahlreiche Studien zeigten eine eindeutige Überlegenheit der psychoedukativen Familieninterventionen im Vergleich zu einer Standardbehandlung (Hahlweg u. Dose 1998, Hornung et al. 1999, Pitschel-Walz et al. 2001, Pharoah et al. 2003, Wiedemann et al. 2003, Penn et al. 2004).

Angesichts der seit etwa 1980 generell abnehmenden stationären Verweildauer bei Patienten aller Diagnosegruppen, insbesondere bei Patienten mit einer schizophrenen Erkrankung, und der gleichzeitig steigenden Notwendigkeit von sparsamem Umgang mit den therapeutischen Ressourcen stieg der Bedarf nach zeitlich eng umschriebenen und therapeutisch trotzdem möglichst effizienten Behandlungsmethoden. In diesem Kontext hat sich im deutschen Sprachraum seit Mitte der 1980er Jahre ein eigenes Verständnis von Psychoedukation entwickelt in Form eines gut umschriebenen, manualisierten und curricular geordneten **Therapiekonzepts**. Dieses sich hauptsächlich aus der Behandlung von schizophren erkrankten Patienten entwickelnde Therapiekonzept legt großen Wert darauf, den zumindest initial oft sehr belastenden neurokognitiven Beeinträchtigungen der Patienten durch Übersichtlichkeit und klare Struktur Rechnung zu tragen (▶ Übersicht). Die Arbeitsgruppe »Psychoedukation bei schizophrenen Erkrankungen« hat hierzu folgende Definition erarbeitet (Bäuml u. Pitschel-Walz 2008):

» Unter dem Begriff der Psychoedukation werden systematische didaktisch-psychotherapeutische Interventionen zusammengefasst, die dazu geeignet sind, Patienten und ihre Angehörigen über die Krankheit und ihre Behandlung zu informieren, das Krankheitsverständnis und den selbstverantwortlichen Umgang mit der Krankheit zu fördern und sie bei der Krankheitsbewältigung zu unterstützen. Die Wurzeln der Psychoedukation liegen in der Verhaltenstherapie, wobei aktuelle Konzepte auch gesprächstherapeutische Elemente in unterschiedlicher Gewichtung enthalten. Im Rahmen einer Psychotherapie bezeichnet Psychoedukation denjenigen Bestandteil der Behandlung, bei dem die aktive Informationsvermittlung, der Austausch von Informationen unter den Betroffenen und die Behandlung allgemeiner Krankheitsaspekte im Vordergrund stehen. «

Kurzdefinition von Psychoedukation

- Systematische Interventionen
- Didaktisch-psychotherapeutische Ausrichtung
- Für Patienten und ihre Angehörigen
- Informieren über die Krankheit und ihre Behandlung
- Fördern von Krankheitsverständnis
- Fördern von selbstverantwortlichem Umgang mit der Krankheit
- Unterstützung bei der Krankheitsbewältigung

Das oberste Ziel aller therapeutischen Interventionen besteht darin, den Faktor Empowerment bei den Betroffenen inklusive ihrer Familien zu stärken (Antonovsky 1997, Knuf u. Seibert 2001, Behrendt u. Schaub 2005). Damit die Patienten ihre Erkrankung möglichst gut bewältigen können, müssen sie rasch ein Grundverständnis für die Hintergründe ihrer Erkrankung und die aktuell zur Verfügung stehenden Behandlungsmöglichkeiten entwickeln.

Ohne den Aufbau eines **differenzierten Krankheitsverständnisses mit daraus resultierender Krankheitseinsicht und Verbesserung von Compliance und Coping** wird die langfristige und erfolgreiche Zusammenarbeit mit professionellen Hilfssystemen suboptimal bleiben. Nur von einer informierten Warte aus können die Betroffenen ihr Selbsthilfepotenzial mit Unterstützung durch die drei wesentlichen professionellen Behandlungszweige voll entfalten (Dixon et al. 2000, Bäuml 2008; ► nachstehende Übersicht).

Psychoedukation als Basis-Psychotherapie innerhalb eines komplexen psychiatrisch-psychotherapeutischen Behandlungsansatzes

- Psychoedukation (Informationsvermittlung zur Stärkung von Autonomie und Empowerment)
- Psychopharmakotherapie (Reduktion der krankheitsimmanenten Vulnerabilität)
- Spezifische Psychotherapie (Verbesserung von Selbstakzeptanz und Copingfähigkeiten)
- Psychosoziale Maßnahmen (Beseitigung externer Stressfaktoren, Aufbau sozialer Hilfssysteme)

Laut einer Umfrage in allen deutschsprachigen Kliniken hat sich die Etablierung von psychoedukativen Gruppen für Patienten mit einer schizophrenen Erkrankung in den letzten 10 Jahren mehr als verdoppelt, aber es bedarf noch großer Anstrengungen, v. a. bei den nichtschizophrenen Erkrankungen, um eine flächendeckende Versorgung zu erreichen (Rummel-Kluge et al. 2004, 2006; ◻ Tab. 6.1).

6.1.2 Paradigmenwechsel in der Behandlung psychischer Erkrankungen

Die Einführung der **Psychopharmaka** seit den 1950er Jahren führte in Kombination mit additiven psychosozialen Therapiemaßnahmen zu einem Paradigmenwechsel in der Behandlung psychischer Erkrankungen (Becker et al. 2005). Dadurch ergab sich die Notwendigkeit, den Patienten und ihren Familien die Chancen zu verdeutlichen, die im Wandel von den ursprünglich passiv-rezeptiven hin zu den heutigen aktiv-kreativen Therapiekonzepten inbegriffen sind. Trotz der wissenschaftlich überzeugend belegten Wirksamkeit der Neuroleptika (Kissling 1991, Fleischhacker u. Hummer 2006) und Antidepressiva inklusive der Moodstabilizer (Möller et al. 2002, Stein et al. 2006, Hegerl 2007) sträuben sich Patienten und oft auch deren Angehörige nach wie vor intuitiv gegen eine medikamentöse Behandlung.

Umfragen in der Allgemeinbevölkerung (Angermeyer u. Dietrich 2006) zeigen zwar, dass sich die Akzeptanz der Neuroleptika bei schizophrenen Psychosen in den letzten 15 Jahren von 25% auf 45% verbessert hat; Tatsache bleibt aber, dass sich noch immer mehr als die Hälfte der Bürger

◻ **Tab. 6.1** Psychoedukation in deutschsprachigen psychiatrischen Einrichtungen (Umfrage bei 625 psychiatrischen Institutionen im Jahr 2003, Rücklauf von 53%)

ICD-10	Diagnosen	Psychoedukative Gruppen im therapeutischen Angebot der Kliniken in %
F2	Schizophrene Psychosen[a]	84
F3	Affektive Erkrankungen	58
F1	Suchterkrankungen	17
F4	Angst- und Zwangserkrankungen	10
F6	Persönlichkeitsstörungen	3

[a] In den befragten Kliniken haben im Jahr 2003 nur 21% der Patienten und 2% der Angehörigen tatsächlich an psychoedukativen Gruppen teilgenommen

gegen eine medikamentöse Therapie sogar bei schizophrenen Psychosen ausspricht. Gleichsinnig verhält es sich mit der Einstellung der Patienten; innerhalb ihres subjektiven Erlebens mit dem natürlichen Streben nach möglichst großer Autonomie ist der Stellenwert von Medikation oder gar Dauermedikation initial sehr gering. Daraus resultieren Non-Compliance-Raten von 30–90% (Kissling et al. 1995, Fenton et al. 1997, Kampman u. Lehtinen 1999, Bäuml u. Kraemer 2002, Knapp et al. 2004).

Wenn es z. B. im Falle von schizophren Erkrankten nicht gelingt, diese negative Haltung gegenüber einer indizierten neuroleptischen Rezidivprophylaxe frühzeitig zu korrigieren, besteht die **Gefahr einer Unterbehandlung** mit der Häufung von unnötigen Rezidiven und weiteren negativen sozialen Konsequenzen. Damit die Patienten überhaupt bereit sind, eine medikamentöse Therapiestrategie in ihr längerfristiges Behandlungskalkül einzubeziehen, muss eine differenzierte Information über die Erkrankung mit den zugrunde liegenden neurobiologischen Mitverursachungsfaktoren und den sich daraus ableitenden Behandlungsprinzipien erfolgen. Beim Überwiegen von externen Kontrollüberzeugungen kann es in Einzelfällen zur rigiden Fixierung auf medikamentöse Behandlungsformen kommen, mit Vernachlässigung des Selbsthilfepotenzials. Häufiger ist jedoch das Gegenteil zu beobachten, nämlich dass die Erkrankten eher ein psychologisches Krankheitsmodell bevorzugen mit Überschätzung von psychologischen und Unterschätzung von pharmakologischen Einflüssen (Linden 2000).

! Es zählt zu den basalen psychiatrisch-psychotherapeutischen Aufgaben, immer wieder auf die individuellen Kausal- und Kontrollattributionen der Betroffenen und ihrer Bezugspersonen einzugehen und im interaktiven Dialog einen kleinsten gemeinsamen Nenner zu erarbeiten. Nur auf der Grundlage eines funktionalen Krankheitskonzepts kann die nach heutigem Wissen am besten geeignete Kombination aus pharmakotherapeutischen und psychosozialen Hilfen in Gang gesetzt und langfristig aufrechterhalten werden (Pitschel-Walz et al. 2006, Bäuml et al. 2007, 2008).

Die Psychoedukation soll als »Pflichtprogramm« über eine Vernetzung von supportiver Psychotherapie mit konsequenter Umsetzung der Pharmakotherapie zu den sich daran anschließenden spezifischeren Psychotherapieformen führen. Im Sinne einer Brückenschlagfunktion soll sie das aus der Pharmakotherapie erwachsende externe Kontrollpotenzial mit den individuellen internen Steuerungskräften der Patienten optimal verzahnen.

6.2 Psychoedukative Konzepte bei psychischen Erkrankungen im deutschsprachigen Raum

Nachfolgend werden die wichtigsten psychoedukativen Konzepte aufgelistet, die in den letzten Jahren für die unterschiedlichen psychischen Erkrankungsbilder entwickelt worden sind. Aus Platzgründen können hierbei nur die Autoren und die Titel der einzelnen Programme aufgeführt werden; die meisten Konzepte verstehen sich als strukturierte Informationsvermittlung auf einer kognitiv-verhaltenstherapeutischen Basis. Sofern sich neuere Verfahren etablieren, würde sich der Autor über eine entsprechende Rückmeldung freuen, um bei einer Neuauflage den aktuellen Stand präsentieren zu können.

6.2.1 Schizophrene Psychosen

Amering M, Sibitz I, Gössler R, Katschnig H (2002) Wissen – Genießen – Besser leben. Ein Seminar für Menschen mit Psychose-Erfahrung. Psychosoziale Arbeitshilfen 20. Psychiatrie-Verlag, Bonn

Bäuml J, Pitschel-Walz G, Berger H, Gunia H, Heinz A, Juckel G (2009) Arbeitsbuch PsychoEdukation bei Schizophrenie (APES). Manual für die Gruppenleitung, 2. Aufl. Schattauer, Stuttgart (im Druck)

Behrendt B (2001) Meine persönlichen Warnsignale – ein psychoedukatives Therapieprogramm zur Rezidivprophylaxe bei schizophrener und schizoaffektiver Erkrankung. Manual für Gruppenleiter. dgvt, Tübingen

Behrendt B (2004) Psychoedukative Gruppen für Angehörige schizophren oder schizoaffektiv Erkrankter. Manual für Gruppenleiter. dgvt, Tübingen

Berger H, Friedrich J, Gunia H (2004) Psychoedukative Familienintervention (PEFI) – Manual zu Grundlagen und Praxis. Schattauer, Stuttgart

Brönner M, Betz C, Schröter S, Pitschel-Walz G, Bäuml J (2007) »Wellness«-Therapie bei schizophrenen Psychosen. In: Becker T, Bäuml J, Pitschel-Walz G, Weig W (Hrsg) Rehabilitation bei schizophrenen Erkrankungen. Deutscher Ärzte-Verlag, Köln, S 250–259

Deger-Erlenmaier H, Heym S, Sellner B (1997) Die Angehörigengruppe – ein Leitfaden für Moderatoren. Psychosoziale Arbeitshilfen 12. Psychiatrie-Verlag, Bonn

Hahlweg K, Dürr H, Dose M, Müller U (2006) Familienbetreuung schizophrener Patienten. Ein verhaltenstherapeutischer Ansatz zur Rückfallprophylaxe. Hogrefe, Göttingen

Kieserg A, Hornung WP (1996) Psychoedukatives Training für schizophrene Patienten (PTS). dgvt, Tübingen

Kissling W, Rummel C, Pitschel-Walz G (2003) Psychoedukation für Patienten mit schizophrenen Psychosen und deren Angehörige – Einführungsmanual für das Behandlungsteam. Pfizer NeuroScience, Karlsruhe

Klingberg S, Schaub A, Conradt B (2003) Rezidivprophylaxe bei schizophrenen Störungen – ein kognitiv-verhaltenstherapeutisches Behandlungsmanual. Beltz, Weinheim

Luderer HJ (1991) Schizophrenie – Leben mit der Krankheit. Ein Leitfaden zur Arbeit mit Patienten und deren Angehörigen (Folienset). Eigenverlag Tropon, Köln

Pfammatter K, Brenner HD (2002) Therapiemanual zur Psychoedukation und Krankheitsbewältigung (PKB). In: Roder V, Zorn P, Andres K, Pfammatter K, Brenner HD (Hrsg) Praxishandbuch zur verhaltenstherapeutischen Behandlung schizophren Erkrankter. Huber, Bern, S 157–214

Wienberg G, Schönemann-Wurmthaler S, Sibum B (2003) Schizophrenie zum Thema machen – Grundlagen und Praxis. PEGASUS – Manual und Materialien. Psychiatrie-Verlag, Bonn

6.2.2 Affektive Erkrankungen

Erfurth A, Dobmeier M, Zechendorff F (2005) Kurzpsychoedukation für Bipolare Patienten. Thieme, Stuttgart

Jelley R, Elmer OM (2005) HOPE – Handlungsorientierte Psychoedukation bei Bipolaren Störungen. Dgvt, Tübingen

Meyer TD, Hautzinger M (2004) Manisch-depressive Störungen. Ein kognitiv-verhaltenstherapeutisches Behandlungsmanual. Beltz, Weinheim

Pitschel-Walz G (2003) Lebensfreude zurückgewinnen. Ratgeber für Menschen mit Depressionen und deren Angehörige. Mit einem Vorwort von J. Bäuml. Urban & Fischer bei Elsevier, München

Pitschel-Walz G, Bäuml J, Kissling W (2003) Psychoedukation bei Depressionen. Manual zur Leitung von Patienten- und Angehörigengruppen. Urban & Fischer bei Elsevier, München

Schaub A, Bernhard B, Gauck L (2004) Kognitiv-psychoedukative Therapie bei bipolaren Erkrankungen. Ein Therapiemanual. Hogrefe, Göttingen

Schaub A, Roth E, Goldmann U (2006) Kognitiv-psychoedukative Therapie zur Bewältigung von Depressionen. Ein Therapiemanual. Hogrefe, Göttingen

Wagner P, Bräunig P (2004) Psychoedukation bei bipolaren Störungen. Ein Therapiemanual für Gruppen. Schattauer, Stuttgart

Wilms H-U, Bull N, Wittmund B, Angermeyer MC (2005) Hilfen für Partner psychisch kranker Menschen. Ein Gruppenmanual für Angehörige chronisch psychisch kranker Menschen. Psychiatrie-Verlag, Bonn

6.2.3 Demenzielle Erkrankungen

Alzheimer Europe (2005) Handbuch der Betreuung und Pflege von Alzheimer-Patienten. Thieme, Stuttgart

Kurz A, Hallauer J, Jansen S, Diehl J (2005) Die Wirksamkeit von Angehörigengruppen bei Demenzerkrankungen. Nervenarzt 76: 261–269

Romero B (1997) Selbst-Erhaltungs-Therapie (SET): Betreuungsprinzipien, psychotherapeutische Intervention und Bewahren des Selbstwissens bei Alzheimer-Kranken. In: Weis S, Weber G (Hrsg) Morbus Alzheimer, Neurobiologie, Diagnose und Therapie. Beltz, Weinheim, S 1209–1251

Romero B (2009) Rehabilitationsprogramme und psychoedukative Ansätze für Demenzkranke und betreuende Angehörige. In: Förstl H (Hrsg) Demenzen in Theorie und Praxis, 2. Aufl. Springer, Berlin Heidelberg New York Tokio, S 411–430

6.2.4 Zwangserkrankungen

Ecker W (2000) Die Krankheit des Zweifelns. Wege zur Überwindung von Zwangsgedanken und Zwangshandlungen. CIP-Medien, München

Stengler-Wenzke K, Angermeyer NC (2002) Ambulante Gruppentherapie für Patienten mit Zwangserkrankungen und deren Angehörige. Psychiatr Prax 29: 136–141

Terbrack U, Hornung WP (2004) Psychoedukation bei Zwangsstörungen. Manual zur Leitung von Patienten- und Angehörigengruppen. Urban & Fischer bei Elsevier, München

6.2.5 Angsterkrankungen

Alsleben H, Weiss A, Rufer M (2003) Psychoedukation bei Angst- und Panikstörungen. Urban & Fischer bei Elsevier, München

Sandmeyer P, Stark M (2004) Nimm Dein Herz in die Hand. Wege aus der Angst. Ullstein, Berlin

6.2.6 Borderline-Störungen

Friedrich J, Gunia H (2005) Psychoedukation und Selbstmanagement in der Kognitiv-Behavioralen Behandlung von Borderline-Persönlichkeitsstörungen. In: Behrendt B, Schaub A (Hrsg) Handbuch Psychoedukation und Selbstmanagement. dgvt, Tübingen, S 521–552

Rentrop M, Reicherzer M, Bäuml J (2007) Psychoedukation bei Borderline-Störung. Manual zur Leitung von Patienten und Angehörigen. Urban & Fischer bei Elsevier, München

6.2.7 Persönlichkeitsstörungen

Schmitz B, Schuller P, Handke-Raubach A, Jung A (2001) Kognitive Verhaltenstherapie bei Persönlichkeitsstörungen und unflexiblen Persönlichkeitsstilen. Ein psychoedukativ- und kompetenzorientiertes Therapieprogramm zur Förderung von Selbstakzeptanz, Menschenkenntnis und persönlicher Entwicklung. Papst Science Publishers, Lengerich

6.2.8 Essstörungen

Kersting A (2007) Essstörungen, ▶ Kap. 11

Vogelsang M (2005) Die Ess-Störung verstehen lernen – ein psychoedukativ ausgerichtetes Verhaltenstherapie-Programm zur Behandlung der Anorexia/Bulimia nervosa. In: Behrendt B, Schaub A (Hrsg) Handbuch Psychoedukation und Selbstmanagement. dgvt, Tübingen, S 441–468

6.2.9 Posttraumatische Belastungsstörungen

Vogelsang M (2005) Zur Theorie und Therapie der Posttraumatischen Belastungsstörung – Wie seelische Traumatisierungen entstehen und heilen. In: Behrendt B, Schaub A (Hrsg) Handbuch Psychoedukation und Selbstmanagement. dgvt, Tübingen, S 321–346

6.2.10 Schlafstörungen

Wiegand MH, Hiltner C, Scheer-Zaccaria G, Grigelat A (2001) Psychoedukatives Seminar für Patienten mit psychophysiologischer Insomnie. Somnologie 5(Suppl 2): 61

Wobrock T (2005) Psychoedukation bei Schlafstörungen. In: Behrendt B, Schaub A (Hrsg) Handbuch Psychoedukation und Selbstmanagement. dgvt, Tübingen, S 469–496

6.2.11 Suchterkrankungen

D'Amelio R, Behrendt B, Wobrock T (2007) Psychoedukation bei Schizophrenie und Sucht. Urban & Fischer bei Elsevier, München

Gouzoulis-Mayfrank E (2003) Komorbidität Psychose und Sucht. Von den Grundlagen zur Praxis. Steinkopff, Darmstadt

Sittinger H (2005) Psychoedukation in der Vorbeugung und Behandlung von Suchterkrankungen. In: Behrendt B, Schaub A (Hrsg) Handbuch Psychoedukation und Selbstmanagement. dgvt, Tübingen, S 53–78

6.2.12 Chronische Schmerzsyndrome

Seemann H (2008) Freundschaft mit dem eigenen Körper schließen. Über den Umgang mit psychosomatischen Schmerzen, 6. Aufl. Klett-Cotta, Stuttgart

Seemann H, Hartmann M (2000) Was Patienten mit einer Tumorerkrankung über Schmerzen wissen sollten, 3. Aufl. Hoffmann-La Roche, Grenzach-Wyhlen

6.2.13 Weitere psychische Erkrankungen

D'Amelio R (2009) Psychoedukation und Coaching ADHS im Erwachsenenalter: Manual zur Leitung von Patienten- und Angehörigengruppen. Elsevier, Urban & Fischer, München

Plößl I, Hammer M (2005) Psychoedukation in der beruflichen Rehabilitation. ZERA – Ein Gruppentrainingsprogramm zum Zusammenhang zwischen Erkrankung, Rehabilitation und Arbeit. In: Behrendt B, Schaub A (Hrsg) Handbuch Psychoedukation und Selbstmanagement. dgvt, Tübingen, S 553–590

6.3 Behandlungsziele

Psychoedukative Behandlungsverfahren stellen ein zentrales Bindeglied dar, um die von professioneller Seite initiierten Behandlungsverfahren optimal mit dem Selbsthilfepotenzial von Patienten und Angehörigen zu kombinieren.

Primär wurde diese Behandlungsform bei schizophren erkrankten Patienten entwickelt, um die medikamentöse Basisbehandlung durch ein verhaltenstherapeutisch orientiertes Maßnahmenbündel zu unterstützen. Dabei sollte die edukative Seite dieses Programms sicherstellen, dass die Patienten durch Information und Aufklärung über ihre Erkrankung und die erforderlichen Behandlungsmöglichkeiten mehr Verständnis und Akzeptanz für die Medikation entwickeln. Die psychotherapeutisch ausgerichteten Elemente sollten die Coping-Fähigkeiten der Patienten fördern und die Problemlöse- und Kommunikationsfertigkeiten innerhalb der Familie verbessern (Bäuml 2005; ► nachstehende Übersicht).

Ziele der Psychoedukation

- Informierter, selbstverantwortlicher Umgang mit der Erkrankung
- Vertiefen der »Expertenrolle« der Patienten
- Stärken der Funktion der Angehörigen als »Kotherapeuten«
- Optimale Verzahnung professioneller Therapieverfahren mit individuellen Selbsthilfestrategien
- Verbessern von Krankheitseinsicht und Compliance
- Fördern der Rezidivprophylaxe
- Unterstützen der Gesundung
- Ökonomisieren von Informations- und Aufklärungsarbeit
- Reduzierung der Behandlungs- und Erkrankungskosten

In den letzten 2 Jahrzehnten hat die Fülle an Behandlungsformen nicht nur im medikamentösen Bereich, sondern auch auf dem psychosozialen Sektor bei allen psychischen Erkrankungen rasant zugenommen. Dies spiegelt sich z. B. in der Zunahme von Ratgeberbüchern, Therapieführern und in letzter Zeit v. a. in der Entwicklung von Internetforen für Patienten und Angehörige wider. Selbst für professionell Tätige ist es nicht leicht, aus diesem breiten Behandlungsangebot das für die einzelnen Patienten jeweils günstigste Therapiebündel herauszufiltern. Um die Akzeptanz sowohl für die medikamentösen als auch für die psychosozialen Maßnahmen zu stärken und die langfristige Behandlungsbereitschaft zu sichern, bedarf es insbesondere zu Behandlungsbeginn intensiver Bemühungen zur **Sicherung der Compliance.** Das Hauptziel aller psychoedukativen Maßnahmen besteht letztendlich darin, dass die Patienten bewusst und mit Überzeugtheit an ihrer Behandlung mitwirken; nur wenn das Empowerment der Betroffenen aktiviert und in die Behandlung mit einbezogen wird, kann mit anhaltend guten Therapieerfolgen gerechnet werden (Asher-Svanum et al. 2006).

6.4 Behandlungstechniken

Wie bei allen psychotherapeutisch orientierten Verfahren bedeuten die sich aus der humanistischen Psychotherapie ableitenden Variablen wie unbedingte Wertschätzung, empathisches Eingehen auf die Teilnehmer und Echtheit und Selbstkongruenz der Gruppenleiter eine Conditio sine qua non. Darüber hinaus liegt der Fokus auf einem bedürfnis- und ressourcenorientierten Vorgehen, um bildungsunabhängig den Menschen die angstfreie Diskussion über ihre Erkrankung zu ermöglichen. Durch den persönlichen Erfahrungsaustausch der Teilnehmer untereinander und den Aufbau einer Schicksalsgemeinschaft wird gezielt versucht, Mut und Hoffnung zu induzieren (Yalom 1989).

6.4.1 Organisatorischer Rahmen: Bifokale Patienten- und Angehörigengruppen

Durch eine Automatisierung des Einladungsmodus sowohl für Patienten wie auch für Angehörige muss sichergestellt werden, dass alle Teilnehmer rechtzeitig über den Beginn der Gruppen informiert sind. Es sollte ein heller, freundlich gestalteter Raum bereitgestellt werden mit Stuhlkreis und Flipchart. Die Patientengruppen finden in der Regel 1- bis 2-mal wöchentlich statt, sie müssen innerhalb des Tagesplanes so in den Stationsablauf integriert werden, dass es keine Kollision mit anderen Therapiemaßnahmen gibt. Die Dauer beträgt ca. 60 Minuten, die Zahl der Teilnehmer sollte zwischen 6 und 12 liegen. Die Angehörigengruppen werden in der Regel 2- bis 4-mal monatlich durchgeführt, bei ca. 90–120 Minuten Dauer mit etwa 12–18 Teilnehmern, jeweils abends. Die Leitung der Gruppen wird von Ärzten und Psychologen übernommen, als Mit-Leiter können Sozialpädagogen, Mitglieder des Pflegepersonals oder auch Mitarbeiter aller anderen Berufsgruppen fungieren.

6.4.2 Zentrale Elemente der Psychoedukation

Die **interaktive Informationsvermittlung** wird stets kombiniert mit einer situationsadäquaten **emotionalen Entlastung** (▶ Übersicht). Diesem Aspekt kommt eine besondere Bedeutung zu, da die zu vermittelnden Informationen zunächst als »Zumutung und Kränkung« empfunden werden können (z. B. schizophrene Psychose, affektive Minderbelastung, rigide und unflexibel, Suchttyp, emotional instabil).

Zentrale Elemente der Psychoedukation

Informationsvermittlung
- Krankheitsbegriff, Symptomatik
- Ursachen (V/S-Modell)
- Akuttherapie
- Langzeittherapie (medikamentöse Rezidivprophylaxe, psychotherapeutische Behandlungen, psychosoziale Maßnahmen, Rehabilitationsprogramme)
- Selbsthilfestrategien (Gesundheitsverhalten, Früherkennung, Krisenmanagement)

Emotionale Entlastung
- Angstreduktion (Stigmatisierung, Chronifizierung)
- Trauerarbeit (Adaption der Lebensperspektive)
- Entlastung von Schuld- und Versagensgefühlen
- Relativierung der vermeintlichen Einmaligkeit des eigenen Schicksals
- Erfahrungsaustausch
- Kontakt mit Schicksalsgenossen
- Kontaktaufnahme mit Selbsthilfegruppen
- Vermitteln von Mut und Hoffnung

Damit unterscheiden sich edukative Interventionen bei psychiatrischen Erkrankungen ganz wesentlich von Aufklärungsgesprächen bei rein somatischen Krankheitsbildern wie Diabetes, Bluthochdruck oder Operationen, dem durch das Präfix »psycho-« auch rein formal Rechnung getragen wird. Durch Psychoedukation sollen die für eine gute Krankheitseinsicht und Compliance unerlässlichen Missing Links erarbeitet werden. Die Therapeuten nehmen gleichsam die **Rolle eines Dolmetschers** ein, um die übergeordneten Gesetzmäßigkeiten des Krankheits- und Behandlungsprozesses an die subjektive Sichtweise der Patienten und Angehörigen zu adaptieren. Die partnerschaftliche Begegnung mit den Patienten selbst und der respektvolle Umgang mit von der Schulmedizin abweichenden Meinungen werden hierbei als essentiell betrachtet. Ziel ist die Erarbeitung eines funktionellen Krankheitskonzepts, das auf der Basis des Vulnerabilitäts-Stress-Modells als kleinstem gemeinsamem Nenner die Integration und Kombination von professionellen Therapieverfahren und individuellen Selbsthilfestrategien erlaubt. Hierdurch kann eine nachhaltige Verbesserung des Behandlungsergebnisses erwartet werden (▶ Fallbeispiel 1).

Fallbeispiel 1: Hader mit dem Schicksal (Psychoedukation bei schizophren erkrankten Patienten, Thematisierung des erhöhten Dopamingehalts im limbischen System)

Herr L. (Patient): »… das mit dem Überschuss an Dopamin leuchtet mir jetzt schon ein, das könnte tatsächlich bei mir zutreffen. Immer wenn die Psychose wieder beginnt, bin ich wie unter Strom. Dann nervt mich alles viel schneller, Geräusche werden richtig stressig für mein Ohr … Dann habe ich also eine ›Macke‹ in meinem Gehirn, die immer wieder auftreten kann, dann bin ich praktisch ein Mensch ›zweiter Wahl‹ …«

Therapeut: »Mit Ihrer ungeschminkten Problembeschreibung beweisen Sie einmal mehr, wie präzise und klar Sie diesen komplizierten Sachverhalt aufnehmen können. Ihre Formulierung zeigt auch, dass Sie einen Blick für das Wesentliche haben. Dass Sie jetzt die Sorge äußern, dieser Zustand könnte immer wieder kommen und Ihre Fähigkeiten immer wieder blockieren, muss für Sie sehr bedrückend sein. Da kann ich Ihre Bedenken leider nicht total entkräften … Das ist tatsächlich eine ›Gemeinheit‹ des Schicksals, da gebe ich Ihnen vollkommen Recht! Aber angesichts Ihrer Intelligenz, Ihrer Klugheit, Ihres Kompetenzzuwachses während der Psychoedukation bin ich überzeugt, dass Sie alle Schutzmöglichkeiten einsetzen werden, um erneute Psychosen möglichst zu vermeiden … Die genaueren Details hierzu werden wir in der übernächsten Gruppensitzung besprechen …«

Wichtig: Empathisch paraphrasieren, supportive Intervention, konstruktive Instrumentalisierung der Patientenäußerungen, Hoffnung und Zuversicht vermitteln.

6.4.3 Spezifische Wirkfaktoren der Psychoedukation

Spezifisch psychoedukativ ist das konsequente Bestreben, die komplizierte Fachinformation mit laiengerechten Worten sehr anschaulich und didaktisch professionell aufbereitet zu vermitteln. Nach dem Prinzip »Wissen ist Macht« soll den Teilnehmern signalisiert werden, dass der tradierte hierarchische Wissensvorsprung der professionellen Helfer zugunsten einer solidarisch-partnerschaftlichen Informationsweitergabe umfunktioniert werden soll. Dadurch soll den Betroffenen das Gefühl des »Durchblicks« mit »Aha-Erlebnissen« ermöglicht werden. Speziell sollen hierbei jene problematischen Sachverhalte zur Sprache kommen, die Laien das Verständnis von neurobiologischen und psychosozialen Zusammenhängen erschweren. Insbesondere der scheinbare Widerspruch zwischen »Chemie und Seele« muss durch ein integratives biopsychosoziales Modell aufgelöst werden.

Dadurch soll die Einsicht in die Krankheit und die erforderlichen Behandlungsmaßnahmen schrittweise vertieft werden. Durch Struktur und Ordnung hinsichtlich der vielfältigen therapeutischen Einzelelemente soll **Verständnis für ein übergeordnetes Gesamtkonzept** aufgebaut werden (► Fallbeispiel 2).

Fallbeispiel 2: Missing Links (psychoedukative Gruppe für schizophren erkrankte Patienten; Erklärung, wie man sich das Zustandekommen der Plussymptomatik vorstellen kann)

Frau E. W. (Patientin): »… ich habe wirklich das Gefühl gehabt, dass mich eine finstere Macht bedroht. Ich habe ganz deutlich die Stimme des Teufels gehört, das hat mir wahnsinnig Angst gemacht, ich habe mich schon in die Unterwelt verbannt gesehen … Das sind doch theologisch-philosophische Befürchtungen, Gut-Böse-Dimensionen, da bräuchte ich doch eher einen Priester statt Medikation? Das verstehe ich nicht …«

Therapeut: »… da sprechen Sie sicher vielen Mitpatienten aus der Seele … Bei weltanschaulichen oder auch ganz praktisch-alltäglichen Ängsten stehen doch Gedanken und Gefühle im Vordergrund … Und viele von Ihnen fragen sich, ob man hier überhaupt mit Medikamenten eingreifen soll, ja darf … Aus heutiger Sicht wissen wir, man **muss** mit Medikamenten eingreifen, sonst haben die Betroffenen kaum eine Chance, reale und nichtreale Sinneseindrücke und Empfindungen auseinanderzuhalten. Medikamente können natürlich keine theologisch-philosophischen Fragen lösen … Damit man sich aber mit den Herausforderungen des Lebens sinnvoll auseinandersetzen kann, muss der innere Rechner, unser Computer, einwandfrei funktionieren … Ich versuche Ihnen das noch einmal am Synapsenmodell zu erklären … Medikamente normalisieren die übersteigerte Weiterleitung von normalen Reizen …«

»Zur Veranschaulichung ein kleines Beispiel: Stellen Sie sich vor, ein Paar befindet sich in einer Disco und versucht, Unstimmigkeiten in ihrer Beziehung zu klären. Die Musik ist allerdings so laut, dass sie ihr eigenes Wort nicht verstehen können; es besteht keine Chance, ihr eigenes Problem zu klären … Erst muss die Musik leiser gedreht werden, oder die beiden gehen aus der Disco hinaus und in einen ruhigen Raum … Das Leiserstellen der Musik löst natürlich längst noch nicht den Konflikt zwischen beiden, aber erst bei normaler Lautstärke besteht die Chance, das Problem überhaupt vernünftig zu besprechen … Erst nach einer Normalisierung der Reizweiterleitung durch Neuroleptika ist der Betroffene wieder in der Lage, zwischen wirklichen Empfindungen und krankhaft übersteigerten Sinnesreizen zu unterscheiden … Also erst muss die ›Musik leiser gedreht‹, die Reizleitung wieder normalisiert werden, dann ist die Klärung von wichtigen Fragen und Problemen möglich …«

Durch zweiseitige Informationsvermittlung soll signalisiert werden, dass eine faire Information über die Vor- und Nachteile der vorgeschlagenen Behandlungsmethode versucht wird; dies stellt einen bewussten Kontrast zur tradierten Persuasionsmethode dar, in der die Sachverhalte einseitig und autoritär-direktiv vermittelt wurden.

Bei allem Verständnis für abweichende Meinungen der Teilnehmer müssen die Gruppenleiter aber eine klare Grundposition hinsichtlich der schulmedizinischen Krankheitssicht vertreten, um eine berechenbare Orientierungshilfe für alle Betroffenen zu sein. Das heißt, die als notwendig erachteten Behandlungsschritte dürfen nicht beliebig minimalisiert werden; gleichzeitig wird jedoch davon abweichenden Meinungen Respekt und Achtung gezollt, und es wird um anhaltende Gesprächsbereitschaft der skeptischen Teilnehmer geworben.

Bei den Ausführungen wird gezielt auf die vorhandenen Ressourcen der Einzelnen verwiesen, eine einseitige Defizitorientierung wird bewusst vermieden. Besondere Bedeutung wird dem Aspekt der **Trauerarbeit** beigemessen; dadurch soll den Betroffenen eine bessere Akzeptanz des krankheitsbedingten »So-Seins« ermöglicht werden mit zumindest vorläufiger Relativierung des bisher favorisierten Gesundheitsideals und Verdrängung der krankheitsimmanenten Vulnerabilität. Die dabei automatisch zur Sprache kommende Sinnfrage bedarf einer behutsamen und taktvoll humanen Vorgehensweise mit Fokussierung darauf, dass Vulnerabilität und Erkrankungsneigung in speziellem Maße auch Ausdruck einer besonders gelagerten Individualität und Einzigartigkeit darstellen. Die bewusste Einbeziehung des protektiven Potenzials der Angehörigen in das Therapiekonzept ist ebenfalls ein Spezifikum dieser psychoedukativen Intervention (Katschnig et al. 1997, Bäuml et al. 2003). Die Förderung des informierten selbstverantwortlichen Umgangs mit der Erkrankung aufseiten der Patienten mit Vertiefung ihrer »Expertenrolle« und die Stärkung der »Kotherapeutenfunktion« der Angehörigen soll zur optimalen Verzahnung der professionellen Therapieverfahren mit den individuellen Selbsthilfestrategien beitragen. Dadurch soll die Gesundung unterstützt bzw. eine Verbesserung des Krankheitsverlaufs erreicht werden (▶ nachstehende Übersicht).

Spezifische Wirkfaktoren der Psychoedukation

- Professionelle Simplifizierung komplexer Fakten
- Laiengerechte Vermittlung komplizierter Fachinformationen (»Dolmetscherfunktion«)
- Ermöglichen von Durchblick und Aha-Erlebnissen
- Darbieten von Missing Links
- Vermitteln von Einsicht in die Krankheit und die erforderlichen Behandlungsmaßnahmen
- Patienten und Angehörige zu »Experten« machen (»Wissen ist Macht«)
- Struktur und Ordnung in die therapeutischen Einzelmaßnahmen bringen
- Zweiseitige Informationsvermittlung
- Klare schulmedizinisch orientierte Grundhaltung der Therapeuten als Orientierungshilfe
- Gleichzeitig Respekt und Achtung vor subjektiven Einzelmeinungen
- Fokus auf Ressourcen, keine Defizitorientierung
- Förderung adäquater Trauerarbeit mit Adaption der Lebensplanung
- Einbeziehung der Angehörigen, Befähigung zur Rolle des »Kotherapeuten«
- Stärkung des protektiven Potenzials der Familien

Generell beinhaltet jeder psychiatrisch-psychotherapeutische Umgang mit Patienten psychoedukative Elemente; und die Frage, ob Psychoedukation nur eine Mediatorfunktion einnimmt oder eine eigenständige Psychotherapieform darstellt, wird derzeit noch unterschiedlich diskutiert.

6.4.4 Curricular geordnete Inhalte der psychoedukativen Gruppen

Um Patienten und Angehörigen zu helfen, eine gemeinsame Sprache bezüglich der Erkrankung und den erforderlichen Behandlungsschritten zu finden, sollten die inhaltlichen Schwerpunkte in beiden Gruppen möglichst identisch gestaltet werden. Die curriculare Staffelung der einzelnen Themenbereiche ist in ◘ Tab. 6.2 exemplarisch für das Krankheitsbild der schizophrenen Psychosen dargestellt (Bäuml et al. 2005).

6.4.5 Integration der Psychoedukation in den Gesamtbehandlungsplan

Gemäß den Leitlinien von APA (2004) und DGPPN (2006) **zählen psychoedukative Interventionen zur Standardtherapie in der Akut- und der Postakutphase von schizophren erkrankten Patienten** (Bäuml et al. 2006). Im Rahmen des heute international akzeptierten Vulnerabilitäts-Stress-Bewältigungsmodells mit der An-

6

Tab. 6.2 Curriculum der psychoedukativen Gruppen bei schizophrenen Psychosen

Sitzung	Themenschwerpunkt
1	Begrüßung, Krankheitsbegriff, Diagnose
2	Symptomatik
3	»Somatische Brücke« (Synapsenmodell)
4	Vulnerabilitäts-Stress-Modell (»Schiffsmodell«)
5	Medikation und Nebenwirkungen
6	Psychotherapeutische Behandlungsmöglichkeiten
7	Psychosoziale Maßnahmen
8	Frühwarnzeichen, Krisenplan, Verabschiedung

nahme eines biopsychosozialen Ursachenbündels (Zubin u. Spring 1977, Falkai u. Vogeley 2006) bilden psychoedukative Interventionen als psychiatrisch-psychotherapeutisches »Pflichtprogramm« die Grundlage für zahlreiche weitere Behandlungmaßnahmen (zu den einzelnen psychoedukativen Programmen ▶ 6.2).

Jedes psychiatrisch-psychotherapeutische Tun impliziert psychoedukatives Arbeiten. In diesem Sinne stellt psychoedukatives Vorgehen gleichermaßen eine große Klammer dar, um den Patienten ein Gespür und Verständnis für das Ineinandergreifen der einzelnen Therapieelemente im Rahmen eines multimodalen Gesamtbehandlungsplans zu vermitteln. Im Zentrum stehen hierbei die medikamentösen sowie die basalen psychotherapeutischen und psychosozialen Behandlungsmaßnahmen. Dadurch soll es zu einer gezielten Stärkung des Selbsthilfepotenzials von Patienten und Angehörigen kommen. Die Psychoedukation stellt in diesem Verständnis das »Pflichtprogramm« für alle Patienten dar, um sie für weitere »Kürverfahren« in Form von weiterführenden psychotherapeutischen und psychosozialen Behandlungsschritten zu befähigen (Bäuml 2006; ▶ 6.1, Übersicht: Psychoedukation als Basis-Psychotherapie innerhalb eines komplexen psychiatrisch-psychotherapeutischen Behandlungsansatzes).

6.5 Indikation und Kontraindikationen

Grundsätzlich gibt es kaum Kontraindikationen. Lediglich eine **Limitierung der Gruppenfähigkeit** durch Getriebenheit und Unruhe, z. B. bei einer akuten Manie, Einschränkungen der Aufnahmefähigkeit durch schwere formale Denkstörungen oder bei depressiv-suizidalen Verstimmungszuständen, die eine Verschlechterung des Befindens durch Konfrontation mit krankheitsbezogenen Fakten ganz allgemein befürchten lassen, sollten zumindest zur vorübergehenden Unterbrechung der Gruppenteilnahme führen. Mangelndes Sprachverständnis mit der Gefahr von Missverständnissen oder eine erhebliche Einbuße der Intelligenz werden ebenfalls als Kontraindikation für eine Teilnahme erachtet. Die Patienten sollten so früh als möglich in die Gruppen integriert werden; auch Ersterkrankte sollten bei gesicherter Diagnose möglichst rasch in die Gruppen eingeschlossen werden. Vor dem gezielten Ansprechen der Angehörigen müssen die Patienten um ihr Einverständnis gefragt werden, da die Einladung in eine Gruppe mit einer Thematik zu »psychischen Erkrankungen« einer indirekten Diagnosenmitteilung gleichkommt.

Bei Patienten mit soziophobischen Beschwerden oder dissozial veranlagten Gruppenteilnehmern muss eine besondere Vorbereitung auf die Gruppensituation erfolgen, um starken emotionalen Belastungen sowohl der einzelnen Patienten als auch der Gesamtgruppe vorzubeugen.

6.6 Risiken der Therapie und Fallstricke für Therapeuten

Eine lege artis durchgeführte Psychoedukation kann, wie bereits unter ▶ 6.5 aufgeführt, nahezu allen Patienten empfohlen werden. Das Vertrautmachen mit den Grundlagen und die Kompetenzerweiterung im Umgang mit der eigenen Erkrankung wird allen Patienten und auch deren Angehörigen willkommen sein. Allerdings darf die Informationsvermittlung zu keiner unsensiblen Konfrontation mit entmutigenden Fakten, wie z. B. einer negativen Prognose, entarten. Dies gilt insbesondere für die Psychoedukation bei schizophren erkrankten Patienten. Selbstverständlich hat jeder Patient das Recht, möglichst gut über seine Erkrankung Bescheid zu wissen, und jedem Arzt kommt in diesem Zusammenhang eine gewissenhafte Aufklärungspflicht zu. Das darf aber nicht heißen, Patienten zur Unzeit mit entmutigenden und hoffnungsvereitelnden Fakten zu überschütten.

! Psychoedukation heißt nicht, ohne Rücksicht auf das aktuelle Befinden und um jeden Preis den Patienten sämtliche denkbaren Informationen und Daten überzustülpen.

Typische Fallstricke für Therapeuten

Mangelnde Abstimmung mit den behandelnden Kollegen:

- Die Einladung der Patienten in die psychoedukative Gruppe wird als »konkurrierende Einmischung in den therapeutischen Prozess« missverstanden.
- Kollegen wissen zu wenig Bescheid und versuchen, die Patienten gezielt vor einer unnötigen zusätzlichen therapeutischen Strapaze zu schützen … (Informationsblatt aushängen, Rundschreiben an alle Kollegen, wiederholte Vorstellung des Gruppenkonzepts in der Morgenkonferenz, Einzelgespräche mit den Kollegen, Unterstützung der Klinikleitung einholen etc.).

Vernachlässigung der logistischen Vorbereitung:

- Der Gruppenraum ist bereits besetzt oder abgesperrt.
- Flipchart/Stifte etc. sind nicht vorhanden.
- Das Pflegepersonal auf den Stationen weiß nicht Bescheid, Patienten befinden sich im Ausgang, wurden in die Ergotherapie geschickt oder sind mit anderweitigen therapeutischen Aktivitäten beschäftigt.
- Patienten wurden nicht ausreichend informiert, sodass sie den Gruppenraum nicht finden … (klare logistische Planung, deutliche Hinweisschilder, auf allen Stationen genau Bescheid geben, den Patienten ein Informationsblatt in die Hand geben etc.).

Curriculare Rigidität:

- Das geplante Informationsmodul wird schematisch durchgearbeitet, Widerstände und Zögerlichkeiten bei den Patienten werden autoritär/direktiv negiert (▶ Fallbeispiel 3).
- Zwischenfragen von Patienten werden unterdrückt (▶ Fallbeispiel 4).

Fallbeispiel 3: Demotivierende Verhaltensweisen (Gruppe für schizophren erkrankte Patienten)

Therapeut: »… Ihre demonstrative Art, den Kopf ständig auf den Tisch zu legen um zu signalisieren, wie langweilig Sie das alles finden, wirkt sehr provozierend und unhöflich …«

Konstruktiver Lösungsvorschlag

Therapeut: »… Das finde ich bewundernswert, wie Sie trotz Ihrer Müdigkeit versuchen, durchzuhalten. Ich weiß, wie schwer es für viele von Ihnen im Augenblick ist, sich so lange zu konzentrieren … Darf ich einen Vorschlag machen? Wir öffnen alle Fenster, lüften durch und machen anschließend zusammen alle 10 Kniebeugen, um den Kreislauf anzukurbeln und die Sauerstoffversorgung des Gehirns zu verbessern. Einverstanden? Also, eins, zwei …«

Wichtig: Nicht zurechtweisen! Störverhalten »funktionalisieren«. Konstruktive Lösungsvorschläge einbringen. Konkrete Verbesserung der aktuellen Situation herbeiführen etc.

Fallbeispiel 4: Störende Zwischenfragen (Gruppe für schizophren erkrankte Patienten)

Therapeut: »… mit Ihren ewigen Zwischenfragen stören Sie den Fortgang der Stunde. Jetzt sind Sie doch bitte endlich still und lassen die anderen auch etwas sagen …«

Konstruktiver Lösungsvorschlag

Therapeut: »… Ihre Fragen zeigen, wie sehr Sie sich für dieses Thema interessieren und wie Sie mit Leib und Seele dabei sind. Das finde ich einfach Klasse … Aber gleichzeitig müssen wir beide aufpassen, dass unser Zweiergespräch den anderen nicht zuviel wird … Ich schlage deshalb vor, dass Sie in den nächsten 10 Minuten ganz bewusst nur zuhören und aufkommende Fragen stichpunktartig notieren, die wir dann am Schluss kompakt bearbeiten. Wäre das ein Vorschlag? …«

Wichtig: Niemals kränken! Beiträge der Teilnehmer funktionalisieren. Konkrete »wohlwollende« Lösungsvorschläge einbringen. Modellhaftes Verhalten des Gruppenleiters. Bei Bedarf Hinzuziehung des Kotherapeuten.

Mangelnde Struktur – zu flexibles Reagieren auf aktuelle Fragen der Teilnehmer: Vernachlässigung des geplanten Gruppenthemas kann zu Unruhe und Protest bei den anderen Patienten führen (▶ Fallbeispiel 5).

Fallbeispiel 5: Vom aktuellen Thema abweichende Fragen (psychoedukative Gruppe bei schizophren erkrankten Patienten)

Patient H.: »… Die Symptome kenne ich schon, die brauche ich nicht weiter besprechen. Mich interessiert vielmehr der Einfluss der Umwelt, warum ich so geworden bin, und die Nebenwirkungen der Neuroleptika, was mit mir passiert, wenn ich die 5 Jahre nehmen würde. Und was halten Sie von einer Psychoanalyse? Da geht man doch an die Ursprünge, den eigentlichen Grund der Erkrankung. Darüber will ich mehr wissen. Vor allem die Familienaufstellungen, die interessieren mich, was mir das bringt, das sollten Sie besprechen und …«

Denkbare Intervention (nicht zu empfehlen!)

Therapeut: »… die Familienaufstellungen erfreuen sich derzeit einer immer größeren Popularität, dabei gibt es bisher hierzu bei schizophrenen Erkrankungen keine verlässlichen Daten … Die Tiefenpsychologie ist für viele Menschen eine Chance, sich unter professioneller Betreuung mit der eigenen Lebensgeschichte auszusöhnen; aber für Menschen mit einer akuten Psychose besteht die Gefahr, dass sie dadurch zu sehr überschwemmt werden mit belastenden Erinnerungen und Gefühlen … Die Nebenwirkungen der

▼

Neuroleptika sind leider ein nicht ganz zu beseitigendes Problem; häufig muss man eine gewisse Rate an Beschwerden in Kauf nehmen, um eine Chance zu haben, die positiven Wirkungen der Medikamente spüren zu können … Die Einflüsse der Umwelt, insbesondere während der frühen Kindheit und Jugendzeit, haben sicher einen Einfluss auf die seelische Gesamtstabilität. Diese Einflüsse sind sicher prägend für die Ausbildung unseres Charakters, aber für das Zustandekommen einer Psychose haben sie nach heutigem Wissen keinen ausschließlichen Effekt …«

Erläuterung

Ohne dies genauer begründen zu müssen, wird rasch evident, dass ein derartig präzises Eingehen auf jede Einzelfrage zwar dem Fragenden ein Gefühl von Wertschätzung vermitteln wird. Gleichzeitig riskiert man hierbei aber eine »innere Verabschiedung« der restlichen Gruppenteilnehmer. Die Vielfalt von Einzelfakten kann sowohl zu einer kognitiven Überforderung v. a. von Patienten mit entsprechenden Beeinträchtigungen führen als auch die Interessensspanne überstrapazieren. In beiden Fällen würde die Motivation zum Besuch weiterer Gruppentermine sicher geschwächt werden.
Umgekehrt wäre ein abruptes »Abwürgen« der Fragen mit Zurechtweisung des »Störenfriedes« genauso schlecht und würde ebenfalls eine Kränkung mit künftigem Fernbleiben provozieren. Deshalb nachfolgend ein möglicher Interventionsvorschlag.

Positiver Lösungsvorschlag

Therapeut: »Ich bin ganz begeistert von Ihrem Eifer und Wissensdurst! Aber ich kann mir Ihre vielen Fragen gar nicht auf einmal merken, deshalb notiere ich mir einige Schlagworte: Soziale Ursachen, Nebenwirkungen, Tiefenpsychologie, Familienaufstellung. Ich verspreche, alle diese Begriffe später noch einmal kurz aufzugreifen, wenn das zugehörige Gruppenthema an der Reihe ist. Für heute möchte ich aber gern bei unserem Hauptthema bleiben. Das ist auch eine wichtige Erkenntnis aus der Bewältigungsforschung: Weniger ist in der Akutphase oft mehr! Sich nicht zuviel zumuten! Stück für Stück vorgehen, nicht alles auf einmal. Sinnvolles Haushalten mit den eigenen Kräften … Und nun möchte ich wieder zurückkehren zu unserem heutigen Thema …«
Wichtig: Neutralisierung der Patientenfragen. Funktionalisieren der aktuellen Situation. Strukturierung. Eudirektive Gruppenleitung. Pragmatische Lösungsvorschläge anbieten. Zeitliche Entzerrung der einzelnen Themen. Kognitive Leistungsfähigkeit der Teilnehmer nicht überfordern!

Affektaktualisierung: Im Laufe der Sitzungen entsteht eine gewisse Vertrautheit unter den Gruppenteilnehmern, sodass auch persönliche und emotionale Äußerungen eingebracht werden. Vor allem bei schizophren erkrankten Patienten muss hier sehr diplomatisch-entaktualisierend reagiert werden. Akut und postakut erkrankte Patienten sind in der Regel nicht in der Lage, mit heftigen affektiven Anspannungen innerhalb der Gruppe zurechtzukommen. Im Nachhinein werden derartige Situationen oft als Stress identifiziert mit der Folge, künftige Gruppenbesuche zu vermeiden (▶ Fallbeispiel 6).

Fallbeispiel 6: Affektaktualisierung (psychoedukative Gruppe für schizophren erkrankte Patienten, spontanes Einbringen von emotional belastenden Themen)

Positiver Lösungsvorschlag

Therapeut: »… dass Sie damals miterleben mussten, wie Ihre Mutter durch einen Selbstmord verstarb, das war ganz sicher eine unheimliche seelische Belastung für Sie als Kind. Ihre Schilderung hierzu ist mir sehr nahe gegangen. Dies zeigt, dass Sie zu ganz normalen Gefühlsregungen in der Lage sind. Sie müssen keine Angst haben, dass Ihre Emotionen verloren gehen könnten durch die Krankheit … Trotzdem rate ich Ihnen und der ganzen Gruppe, mit derartigen Gefühlen im Augenblick sehr »sparsam« und vorsichtig umzugehen. Wie wir besprochen haben, braucht es zur Verarbeitung von heftigen Gefühlen einen sehr stabilen »inneren Rechner«. Durch die aktuelle Behandlung tun Sie eine ganze Menge, dass sich Ihr Informations- und Gefühlsverarbeitungssystem wieder erholt … Um die anderen Gruppenteilnehmer nicht zu überfordern, schlage ich vor, dass wir dieses Thema jetzt abschließen. Wenn Sie dennoch weiteren Gesprächsbedarf haben sollten, bitte ich Sie, dies mit den für Sie zuständigen Ärzten und Therapeuten zu besprechen …«
Wichtig: Beruhigen. Klare Vorgaben machen. Verweis an Einzeltherapie.

Besonders Patienten mit depressiven Verstimmungszuständen muss angesichts der Realisierung des Schweregrades ihrer Erkrankung im Rahmen von psychoedukativen Gruppen das besondere Augenmerk der Therapeuten gelten. Um abschätzen zu können, inwiefern sich eine Selbstgefährdung der Patienten abzeichnet, muss zu Beginn und am Ende jeder psychoedukativen Gruppe ein kurzes Blitzlicht eingebaut werden, in dem sich die Patienten zu ihrer aktuellen Befindlichkeit vor den Gruppen und danach zur Auswirkung der aktuell erhaltenen Information äußern (»Was nehme ich heute mit?«, »Was hat mir heute geholfen?«, »Welche Information hat mich nachdenklich gestimmt?«). Im Zweifelsfall sollte jeder Gruppentherapeut resignativ wirkende Patienten bitten, nach der Gruppe noch zu einem kurzen Gespräch zu bleiben. Die Unterstützung durch den Kotherapeuten mit Hinzuziehung von weiteren therapeutischen Kräften in kritischen Situationen versteht sich von selbst. Bei ambulanten Gruppen kann auch der sofortige telefonische Kontakt zu Angehörigen genutzt werden, um die sichere

Überbrückung von Krisensituationen zu gewährleisten. Das heißt aber, dass den Leitern von psychoedukativen Gruppen eine hohe Verantwortung zukommt, sowohl was die Dosierung von Aufklärungsinhalten anbelangt als auch die Erkennung depressiv-suizidaler Krisen der Teilnehmer. Die routinemäßige Integration eines Kotherapeuten muss deshalb Standard sein.

6.7 Ausblick

In den letzten Jahren wurden psychoedukative Konzepte für nahezu alle psychischen Krankheitsbilder entwickelt (Behrendt u. Schaub 2005, Rabovsky u. Stoppe 2006). Eine systematische Evaluation und Beforschung der einzelnen Konzepte ist bisher nur teilweise erfolgt. Die Arbeitsgruppe »Psychoedukation bei schizophrenen Erkrankungen«, die sich 1996 organisierte (Bäuml u. Pitschel-Walz 2008), hat in den letzten Jahren versucht, die psychoedukativen Aktivitäten v. a. auf dem Gebiet der schizophrenen Erkrankungen zu koordinieren. 2005 kam es zur Gründung der Deutschen Gesellschaft für Psychoedukation (DGPE). Die systematische Implementierung psychoedukativer Interventionen sowohl im stationären als auch im ambulanten Versorgungsbereich zählt zu den wichtigsten Zielen der Gesellschaft. Durch ihre Einbettung in die DGPPN in Form eines eigenen Referates wird eine enge Vernetzung von forschungs- und versorgungsorientierten Einrichtungen angestrebt, um wissenschaftlich gesicherte Erkenntnisse möglichst rasch in die Praxis umsetzen zu können. Die DGPE ist bestrebt, neben den schizophrenen Erkrankungen auch alle anderen psychiatrischen Erkrankungsgruppen zu integrieren. Dem Autor dieses Beitrages wurde der Vorsitz dieser Gesellschaft übertragen; über *J.Baeuml@lrz.tum.de* bzw. *www.dgpe.de* können gerne weitere Informationen eingeholt werden.

Literatur

Anderson CM, Gerard E, Hogarty GE, Reiss DJ (1980) Family treatment of adult schizophrenic patients: a psycho-educational approach. Schizophr Bull 6(3): 490–505

Angermeyer MC, Dietrich S (2006) Public beliefs about and attitudes towards people with mental illness: a review of population studies. Acta Psychiatr Scand 113:163–179

Antonovsky A (1997) Salutogenese. Zur Entmystifizierung der Gesundheit. dgvt, Tübingen

APA (2004) Guidelines for Treatment of Schizophrenia. American Psychiatric Association, Washington, DC

Ascher-Svanum H, Faries DE, Zhu B, Ernst FR, Swartz MS, Swanson JW (2006) Medication adherence and long-term functional outcomes in the treatment of schizophrenia in usual care. J Clin Psychiatry 67(3): 453–460

Bäuml J (2008) Psychosen aus dem schizophrenen Formenkreis. Ein Ratgeber für Patienten und Angehörige, 2. Aufl. Springer, Berlin Heidelberg New York Tokio

Bäuml J (2005) Psychoedukative Verfahren. In: Becker T, Reker T, Weig W (Hrsg) Behandlungsleitlinie: Psychosoziale Therapien. Steinkopff, Darmstadt, S 71–89

Bäuml J (2006) Psychoedukation aus psychiatrisch-psychotherapeutischer Sicht. Psychiatr Prax 33: 379–382

Bäuml J, Kraemer S (2002) Kombinationsbehandlung aus Medikation, Psychoedukation und kognitiver Verhaltenstherapie bei Patienten mit einer schizophrenen Psychose. Verhaltensther Psychosoz Prax 34(4): 739–766

Bäuml J, Pitschel-Walz G (Hrsg) (2008) Psychoedukation bei schizophrenen Erkrankungen. Konsensuspapier der Arbeitsgruppe »Psychoedukation bei schizophrenen Erkrankungen«, 2. Aufl. Schattauer, Stuttgart

Bäuml J, Pitschel-Walz G, Basan A, Kissling W, Förstl H (2003) Die Auswirkungen des protektiven Potentials von Angehörigen auf den Langzeitverlauf schizophrener Psychosen: Ergebnisse der 7-Jahres-Katamnese der Münchner PIP-Studie. In: Binder W, Bender W (Hrsg) Die dritte Dimension in der Psychiatrie. Claus Richter-Verlag, Köln, S 129–159

Bäuml J, Pitschel-Walz G, Berger H, Gunia H, Juckel G, Heinz A (2005) Arbeitsbuch PsychoEdukation bei Schizophrenie (APES) Schattauer, Stuttgart

Bäuml J, Froböse T, Kraemer S, Rentrop M, Pitschel-Walz G (2006) Psychoeducation: a basic psychotherapeutic intervention of patients with schizophrenia and their families. Schizophr Bull 32(S1): 1–9

Bäuml J, Pitschel-Walz G, Volz A, Engel RR, Kissling W (2007) Psychoeducation in schizophrenia: 7 year follow-up concerning rehospitalization and days in hospital in the Munich Psychosis Information Project Study. J Clin Psychiatry 68: 854–861

Bäuml J, Forböse T, Rentrop M, Rummel-Kluge C, Pitschel-Walz G (2008) Psychoedukation bie Schizophrenie: Krankheitswissen vermitteln, Kompetenzen stärken. NeuroTransmitter 7: 48–52

Becker T, Reker T, Weig W (2005) Behandlungsleitlinie: Psychosoziale Therapien. Steinkopff, Darmstadt

Behrendt B, Schaub A (2005) Handbuch Psychoedukation und Selbstmanagement. dgvt, Tübingen

DGPPN (2006) S-3-Behandlungsleitlinie Schizophrenie. Steinkopff, Darmstadt

Dixon L, Adams C, Lucksted A (2000) Update on family psychoeducation for schizophrenia. Schizophr Bull 26(1): 137–139

Falkai P, Vogeley K (2006) Äthiopathogenese, Neuropathologie und bildgebende Verfahren. In: Schmauß M (Hrsg) Schizophrenie-Pathogenese, Diagnostik und Therapie. UNI-MED, Bremen, S 136–149

Falloon IR, Boyd JL, McGill CW et al (1985) Family management in the prevention of morbidity of schizophrenia. Arch Gen Psychiatry 42: 887–896

Fenton W, Bleyler C, Heinssen R (1997) Determinants of medication compliance in schizophrenia: empirical and clinical findings. Schizophr Bull 23: 637–651

Fleischhacker WW, Hummer M (2006) Pharmakotherapie der Schizophrenie. Nervenarzt 77 (Suppl 2): 77–98

Hahlweg K, Dose M (1998) Schizophrenie. Hogrefe, Göttingen

Hegerl U (2007) Antidepressiva und Suizidalität. Nervenarzt 78: 7–14

Hogarty GE, Anderson CM, Reiss D et al (1991) Family psychoeducation, social skills training and maintenance chemotherapy in the aftercare treatment of schizophrenia: II. Two-year effects of a controlled study on relapse and adjustment. Arch Gen Psychiatry 48: 340–347

Hornung P, Feldmann R, Klingberg S et al (1999) Long-term-effects of a psychoeducational psychotherapeutic intervention for schizophrenic outpatients and their key-persons – results of a five-year follow-up. Eur Arch Psychiatry Clin Neurosci 249: 162–167

Kampman O, Lehtinen K (1999) Compliance in psychosis. Acta Psychiatr Scand 100(3): 167–175

Katschnig H, Simon MD, Kramer B (1997) Wie sie leben – wie sie leiden – was sie hoffen. Die Ergebnisse einer Umfrage bei Angehörigen von psychisch Kranken. Kontakt – Zeitschrift der HPE Österreich 20 (Sonderausgabe)

Kissling W (1991) Guidelines for neuroleptic relapse prevention in schizophrenia. Springer, Berlin Heidelberg New York Tokio

Kissling W, Bäuml J, Pitschel-Walz G (1995) Psychoedukation und Compliance bei der Schizophreniebehandlung. Münchener Med Wochenschr 137: 801–805

Klimitz H (2006) Psychoedukation bei schizophrenen Störungen – Psychotherapie oder »Unterwanderung«? Psychiatr Prax 33: 372–379

Knapp M, King D, Pugner K et al (2004) Non-adherence to antipsychotic medication regimes: associations with resource use and costs. Br J Psychiatry 184: 509–516

Knuf A, Seibert U (2001) Selbstbefähigung fördern. Psychiatrie-Verlag, Bonn

Liberman RP, Mueser KT, Wallace CJ et al (1990) Training skills in the psychiatrically disabled: learning coping and competence. In: Straube E, Hahlweg K (eds) Schizophrenia. Concepts, vulnerability and models. Springer Berlin Heidleberg New York Tokio, pp 193–216

Linden M (2000) Lerntheoretisch orientierte Psychotherapie: theoretische und empirische Grundlagen sowie klinische Anwendungsprinzipien der kognitiven Verhaltenstherapie. In: Möller HJ, Laux G, Kapfhammer HP (Hrsg) Psychiatrie und Psychotherapie. Springer, Berlin Heidelberg New York Tokio, S 656–685

Maß E (1996) Fachausdrücke näher beleuchtet: Familientherapie, Familienedukation. Psychosoz Umsch 1: 4–5

Möller H-J, Müller WE, Rüther E (2002) Moderne Antidepressiva. Thieme, Stuttgart

Pekkala E, Merinder L (2004) Psychoeducation for schizophrenia. Cochrane Database Syst Rev 2: CD002831

Penn DL, Mueser KT, Tarrier N et al (2004) Supportive therapy for schizophrenia: possible mechanisms and implications for adjunctive psychosocial treatments. Schizophr Bull 30: 101–112

Pharoah FM, Rathbone J, Mari JJ, Streiner D (2003) Family intervention for schizophrenia. Cochrane Database Syst Rev 4: CD000088

Pitschel-Walz G, Leucht S, Bäuml J, Kissling W, Engel RR (2001) The effect of family interventions on relapse and rehospitalization in schizophrenia – a meta-analysis. Schizophr Bull 27(1): 73–92

Pitschel-Walz G, Bäuml J, Engel R, Voss A, Kissling W (2006) Psychoeducation and compliance in the treatment of schizophrenia: results of the Munich Psychosis Information Project study. J Clin Psychiatry 67(3): 443–452

Rabovsky K, Stoppe G (2006) Die Rolle der Psychoedukation in der stationären Behandlung psychisch Kranker. Eine kritische Übersicht. Nervenarzt 77: 538–548

Rummel-Kluge C, Pitschel-Walz G, Bäuml J, Kissling W (2004) Psychoedukation in deutschsprachigen Psychiatrischen Einrichtungen im Jahre 2003. Nervenarzt 75 (Suppl 2): 48

Rummel-Kluge CB, Pitschel-Walz G, Bäuml J, Kissling W (2006) Psychoeducation in schizophrenia – results of a survey of all psychiatric institutions in Germany, Austria and Switzerland. Schizophr Bull 32(4): 765–775

Stein MB et al (2006) Antidepressant adherence and medical resource use among managed care patients with anxiety disorders. Psychiatr Serv 57: 673–680

Tarrier N, Barrowclough C, Porceddu K, Fitzpatrick E (1994) The Salford Family Intervention Project: relapse rates of schizophrenia at five and eight years. Br J Psychiatry 165: 829–832

Wiedemann G, Klingberg S, Pitschel-Walz G, Arbeitsgruppe Psychoedukation (2003) Psychoedukative Interventionen in der Behandlung von Patienten mit schizophrenen Störungen. Nervenarzt 74: 789–808

Yalom ID (1989) Theorie und Praxis der Gruppenpsychotherapie. Pfeiffer, München

Zubin J, Spring B (1977) Vulnerability: a new view of schizophrenia. J Abnorm Psychol 86: 103–126

Spezielle Psychotherapie in der Psychiatrie

Kapitel 7 **Psychotherapie depressiver Erkrankungen – 137**
Volker Arolt und Ute Wesselmann

Kapitel 8 **Schizophrenie – 163**
Günter Lempa

Kapitel 9 **Psychotherapeutische Behandlung von Persönlichkeitsstörungen – 177**
Gerhard Dammann

Kapitel 10 **Angsterkrankungen – 215**
Markus Bassler

Kapitel 11 **Essstörungen – 247**
Anette Kersting, Cornelia Roestel und Christiane Gerwing

Kapitel 12 **Störungsspezifische Psychotherapie der Zwangserkrankung – 269**
Ulrich Voderholzer und Anne Katrin Külz

Kapitel 13 **Psychotherapie somatoformer Störungen – 291**
Carl Eduard Scheidt

Kapitel 14 **Dissoziative Störungen – 313**
Ursula Gast und Sabine Drebes

Kapitel 15 **Traumatische Störungen – 335**
Guido Flatten

Kapitel 16 **Sucht – 355**
Clemens Veltrup

Kapitel 17 **Störungen der Sexualität und der Geschlechtsidentität – 371**
Hertha Richter-Appelt

Psychotherapie depressiver Erkrankungen

Volker Arolt und Ute Wesselmann

7.1 Depressionserkrankungen – Epidemiologie – 138

7.2 Diagnostik in der Psychotherapie – 138

7.3 Voraussetzungen und Rahmenbedingungen – 140
7.3.1 Patientenvariablen – 140
7.3.2 Therapeutenvariablen – 141
7.3.3 Die therapeutische Beziehung – 142
7.3.4 Setting – ambulant, teilstationär, stationär – 143

7.4 Verfahren – 144
7.4.1 Psychodynamische Therapie – 144
7.4.2 Verhaltenstherapie – 146
7.4.3 Interpersonelle Therapie – 149

7.5 Chronische Depression/CBASP – 150

7.6 Dysthymie/double depression – 153

7.7 Depression bei Persönlichkeitsstörungen – 153

7.8 Depression bei bipolaren Erkrankungen – 155

7.9 Typische Problemsituationen in der Therapie – 157
7.9.1 Der hilflos abhängige Patient – 157
7.9.2 Der suizidale Patient – 157
7.9.3 Inaktivität und Rückzug – 157
7.9.4 Der Patient erledigt seine Hausaufgaben nicht – 157
7.9.5 Non-Compliance bei Medikamenteneinnahme – 158

7.10 Welche Therapie – was, wo, von wem und für wen? (differenzielle Indikationsstellung) – 158

7.11 Schlussbemerkung – 159

Literatur – 159

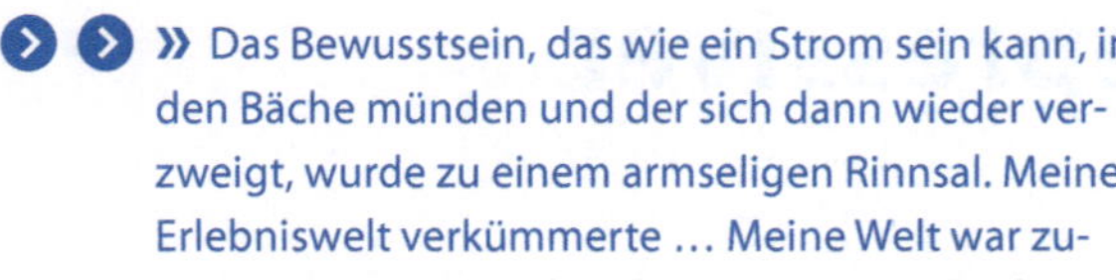

» Das Bewusstsein, das wie ein Strom sein kann, in den Bäche münden und der sich dann wieder verzweigt, wurde zu einem armseligen Rinnsal. Meine Erlebniswelt verkümmerte ... Meine Welt war zusammengeschrumpft auf das Bett zum Schlafen. «

Aus Piet Kuiper (2007): *Seelenfinsternis. Die Depression eines Psychiaters*
Piet Kuiper, Professor für Psychiatrie, litt drei Jahre lang an einer schweren wahnhaften Depression.

7.1 Depressionserkrankungen – Epidemiologie

Die Vorkommenshäufigkeit affektiver Störungen in der Allgemeinbevölkerung beträgt im zeitlichen Querschnitt etwa 6% (ohne Einbeziehung einmalig aufgetretener hypomaner Episoden). Die Wahrscheinlichkeit, irgendwann im Leben unter einer affektiven Störung zu leiden, liegt bei knapp 19%. Dabei beträgt die Lebenszeitprävalenz für unipolar depressive Störungen, wie majore depressive Episode (MDE) oder Dysthymie, etwa 17% (Jacobi et al. 2004). Dabei erscheint die chronisch verlaufende dysthyme Störung mit einer Lebenszeitprävalenz von 2,5% weitaus weniger häufig aufzutreten als die meist phasenhafte (einmalige oder rekurrierende) depressive Episode. ◻ Tab. 7.1 gibt einen Überblick über Punkt-, Strecken- und Lebenszeitprävalenzen depressiver Erkrankungen in Deutschland. Bei Arolt u. Behnken (2006) findet sich eine epidemiologische Übersicht über Vorkommenshäufigkeiten bipolarer Störungen.

Innerhalb eines Jahres nehmen nur ca. die Hälfte aller depressiv erkrankten Menschen in Deutschland wegen ihrer psychischen Symptomatik Angebote des Gesundheitswesens in Anspruch (Jacobi et al. 2004). Menschen mit depressiven Erkrankungen konsultieren initial bei Weitem überwiegend Hausärzte. Im Rahmen einer internationalen Studie der Weltgesundheitsorganisation beschreiben Maier und Kollegen (1996), dass z. B. in Mainz innerhalb einer 4-wöchigen Erhebungsperiode nahezu jeder 10. Patient in der Allgemeinarztpraxis unter einer depressiven Erkrankung litt. Diese hohe Prävalenz unterstreicht den Stellenwert einer benötigten Kompetenz für Diagnostik und Therapie depressiver Erkrankungen in der hausärztlichen Praxis. Die große Häufigkeit depressiver Erkrankungen und der sich hieraus ergebende Behandlungsbedarf lassen unschwer erkennen, dass die fachärztlichen (ambulanten, teilstationären und stationären) Angebote allein zu knapp bemessen sind und der allgemeinärztlichen (Mit-)Versorgung depressiv Erkrankter ein hoher Stellenwert zukommt (Arolt 2003).

In der nervenärztlichen, also gemischt neurologisch-psychiatrischen Fachpraxis weisen über ein Drittel der Patienten eine depressive Störung auf (Arolt u. Dilling 1993), in der rein psychiatrischen Fachpraxis liegt der Anteil noch höher. Die spezifischen Aufgaben niedergelassener Psychiater in der Behandlung von depressiven Erkrankungen liegen in der Indikationsstellung, der Variation und Abstufung sowie der Kombination verschiedener psychotherapeutischer, aber auch somatischer und soziotherapeutischer Therapieverfahren im Hinblick auf den entsprechenden Erkrankungsgrad (Bermejo et al. 2008).

◻ **Tab. 7.1** Punkt-, Strecken- und Lebenszeitprävalenz unipolarer Depressionen in Deutschland (Jacobi et al. 2004)

	Punktprävalenz	12-Monate-Prävalenz	Lebenszeitprävalenz
Affektive Störung	6,3%	11,9%	18,6%
Unipolare Depression	5,6%	10,7%	17,1%

7.2 Diagnostik in der Psychotherapie

Die Diagnostik hat in der Psychotherapie in den letzten 20 Jahren eine rasante und vielfältige Entwicklung genommen und ist ein anerkannter und notwendiger Schritt professionellen Handelns in der Behandlung von depressiven Patienten. In Anlehnung an die Worte

» Gedanken ohne Inhalt sind leer, Anschauungen ohne Begriffe sind blind « (Immanuel Kant)

gilt für die Diagnostik die Aussage

» Diagnose ohne Therapie ist leer, Therapie ohne Diagnose ist blind «

und stellt somit eine erste Intervention in der Behandlung von Depressionen dar.

Die **allgemeinen Aufgaben der Diagnostik** in der Psychotherapie (Laireiter 2001) sind in der folgenden ► Übersicht zusammengefasst.

Allgemeine Aufgaben der Diagnostik in der Psychotherapie nach Laireiter (2001)

1. Beschreibung
2. Klassifikation
3. Erklärung

▼

4. Indikation
5. Prognose
6. Begründung und Rechtfertigung
7. Prozesssteuerung und Verlaufskontrolle
8. Evaluation
9. Qualitätskontrolle und Qualitätssicherung
10. Dokumentation
11. Therapie

Dabei konzentrieren sich verhaltenstherapeutisch-diagnostische Ansätze in erster Linie auf Problembeschreibung und -analyse, Mittel- und Handlungsanalyse sowie Zieldefinition. Die psychodynamische Diagnostik richtet ihr Augenmerk auf Krankheitserleben, Bindungsstile, Beziehungsmuster, bewusst bzw. unbewusst vorhandene Konflikte sowie persönlichkeitsstrukturelle Aspekte.

Im Hinblick auf die Durchführung einer erfolgreichen Psychotherapie spielt die Motivation des Patienten eine übergeordnete Rolle, dementsprechend sollte die Analyse der Motivation und der Therapieziele gewichtet werden. Um den o. g. umfassenden Aufgaben (▶ Übersicht) gerecht zu werden, empfiehlt Laireiter (2001) die Anwendung von vier unterschiedlichen allgemeinen Konzeptionen:

1. **klinisch-psychiatrische Diagnostik** zur Beschreibung der vorliegenden Störung und deren Schweregrad sowie die Erfassung des psychopathologischen Befundes,
2. **somatisch-medizinische Diagnostik** zur Abklärung möglicher körperlicher Ursachen,
3. **Orientierungs- und theorienbezogene Diagnostik** (Fallkonzeption) für die Erarbeitung eines Störungsmodells und ein daraus abgeleitetes Behandlungskonzept und
4. **klinisch-psychologische Konzepte** zur Beschreibung status- und verlaufsdiagnostischer und evaluationsbezogener Aspekte.

◘ Abb. 7.1 illustriert einen typischen Abklärungsprozess in der psychotherapiegeleiteten Diagnostik.

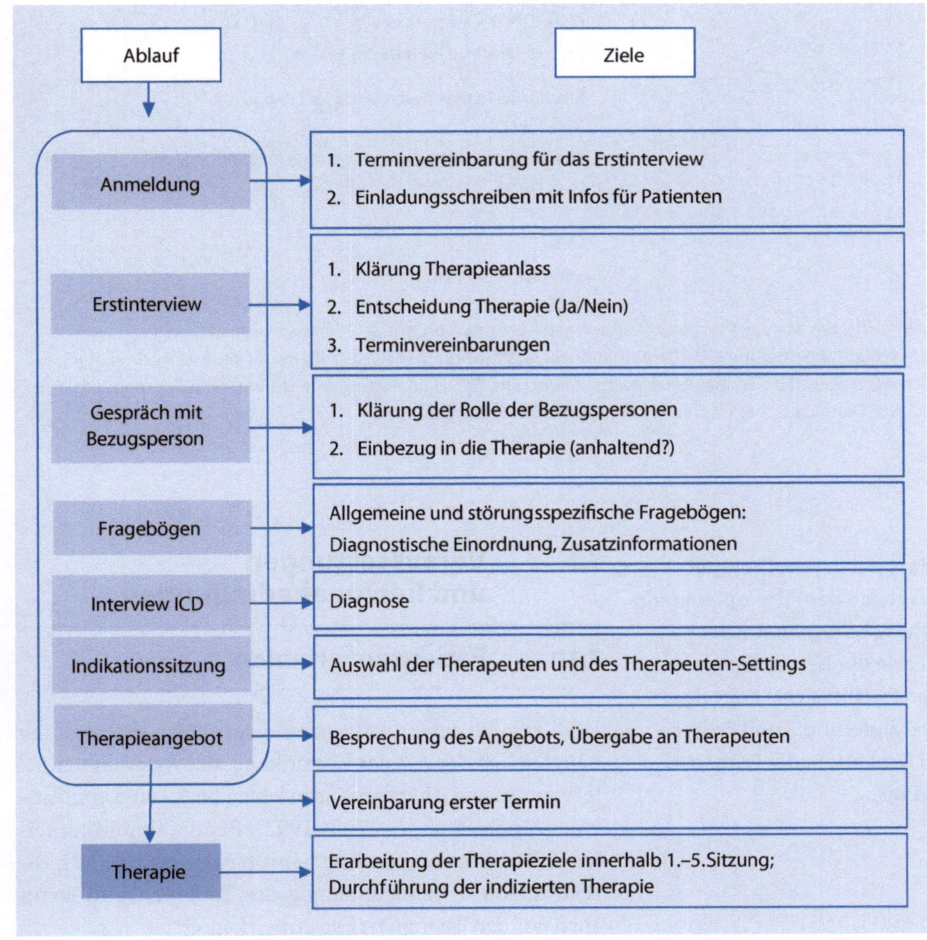

◘ **Abb. 7.1** Diagnostischer Abklärungsprozess in der Psychotherapie nach Grawe (Grawe 1998, Psychologische Therapie, Hogrefe, Göttingen, mit freundlicher Genehmigung)

Tab. 7.2 Diagnostische Aufgabenstellungen und Methoden zu Therapiebeginn. (Nach Laireiter 2001)

Diagnostische Aufgabe	Instrumente
1. Störungs- und Problem-Screening	Klinische Interviews Screening-Fragen für Achse I, Fragebogen für Achse II nach DSM-IV-TR Selbstbeurteilungsskalen (z. B. SCL-90R)
2. Psychopathologischer Status	Klinische Beurteilung anhand von Kriterienlisten (z. B. CIPS)
3. Störungs- und Differenzialdiagnostik	ICD-10 DSM-IV-TR Selbstbeurteilungsverfahren (z. B. BDI)
4. Schwere der Störung	Analyse der Komorbidität Fremdbeurteilungsverfahren (z .B. HAMD) Selbstbeurteilungsverfahren (z. B. BDI, SCL-90R)
5. Somatische Beschwerden	Screening
6. Soziales Funktionieren	Globale Beurteilung (z. B. GAF)
7. Anamnesen: Aktuelle Situation, biografische Informationen, Störungsanamnese und Lifetime-Diagnosen	Klinische Interviews
8. Therapeutische Ziele	Freie Interviews Individualisierte Zielerfassung (GAS[h])
9. Orientierungsbezogene Diagnostik	Strukturierte psychodynamische Diagnostik (z. B. OPD[i]) Strukturierte verhaltensanalytische Problemanalyse (z. B. DIPS)
10. Weiterführende Diagnostik bei Bedarf	Weitere Untersuchungen
11. Indikation, Prognose	Klinische Interviews

DSM-IV-TR Diagnostisches und Statistisches Manual Psychischer Störungen – Textrevision, *SCL-90R* Symptom Checklist-90 – Revised, *CIPS* Collegium Internationale Psychiatriae Scalarum, *ICD-10* International Classification of Diseases, *BDI* Beck-Depressions-Inventar, *HAMD* Hamilton Rating Scale for Depression, *GAF* Global Assessment of Function, *GAS* Goal-Attainment-Scaling, *OPD* Operationalisierte Psychodynamische Diagnostik, *DIPS* Diagnostisches Interview bei psychischen Störungen

! Es muss betont werden, dass der psychotherapeutisch-diagnostische Prozess nach dem Therapiebeginn keineswegs abgeschlossen ist; so ergeben sich im weiteren Verlauf und am Ende der Behandlung neben den allgemeinen Aufgaben (▶ Übersicht) Klärungsaspekte hinsichtlich der Veränderungs- und Prozessdiagnostik, der adaptiven Indikation, der Prognose und des Qualitätsmonitorings.

7.3 Voraussetzungen und Rahmenbedingungen

7.3.1 Patientenvariablen

Der Erfolg einer psychotherapeutischen Behandlung hängt neben der Art der Erkrankung, der Auswahl der Intervention und Therapeutenvariablen bis zu 40% von Patientenvariablen ab (Lambert 1992). Beutler und Mitarbeiter (2000) beschreiben insgesamt 6 Faktoren, die sich direkt auf die Psychopathologie des Patienten und somit auch auf den Therapieerfolg auswirken:

1. der Grad der Funktionseinschränkung,
2. die Chronizität der Störung,
3. das persönliche Leiden,
4. die Compliance (bzw. Therapiewiderstand),
5. die Bewältigungsstrategien (Coping),
6. die psychosoziale Unterstützung.

So wirken sich Persönlichkeitsstörungen, insbesondere Borderline- oder zwanghafte Persönlichkeitsstörung, auf die Prognose der Behandlung von depressiven Patienten hinsichtlich des sozialen Funktionsniveaus und der Symptomremission negativ aus (Shea et al. 1990). Umgekehrt ist eine positive Beeinflussung der Therapiewirksamkeit durch ein weniger beeinträchtigtes soziales Funktionsniveau festzustellen. Darüber hinaus scheint der Erfolg einer kognitiven Verhaltenstherapie bei Depressionen in Abhängigkeit vom Attributionsstil und den dysfunktionalen Kognitionen der Patienten zu stehen (Whisman 1993).

Imber et al. (1990) identifizierten den Schweregrad des persönlichen Leidens als modulierende Variable für den Erfolg unterschiedlicher Behandlungsmethoden. So ließen sich Depressionen mit der höchsten Ausprägung an persönlichem Leiden mit interpersoneller Psychotherapie am wirksamsten behandeln, wohingegen bei leichtem bis mittelgradigem Leiden interpersonelle oder verhaltenstherapeutische Interventionen die gleiche Wirksamkeit erzielten.

Therapiewiderstände, wie Reaktanz, Resistenz, eine verspätete Compliance, aber auch oppositionelles Verhalten sind ebenfalls mit einem negativen Behandlungsverlauf assoziiert (Herpertz u. Caspar 2008). Hinsichtlich der Bewältigungsstrategien scheinen Patienten in Abhängigkeit vom Vorliegen eines externalisierenden oder internalisierenden Copingstils von unterschiedlichen therapeutischen Interventionen zu profitieren.

Als **positive Prädiktoren** beschreiben Zlotknick und Kollegen (1996) ein objektiv unterstützendes Umfeld sowie die subjektive Einschätzung des Patienten, im persönlichen Umfeld unterstützt zu werden. Clarkin und Kollegen (2004) benennen zusätzlich sowohl das **Engagement**, das **aktive Einbringen** in den therapeutischen Prozess als auch die **positive Erfolgserwartung** der Behandlung als wirksamkeitsfördernde Elemente.

Weitere modulierende Effekte sind hinsichtlich des **Bindungsstils** und der **Motivation** der Patienten zu Beginn und während der Therapie festzustellen (Meyer et al. 2001, Schulte u. Eifert 2002). Demgegenüber erscheinen Alter und Geschlecht keinen prädiktiven Wert zu besitzen (Herpertz u. Caspar 2008). In Bezug auf die prognostische Aussagekraft **biologischer Parameter** mehren sich die Hinweise, dass Auffälligkeiten im anterioren Zingulum und in der Amygdala einen Einfluss auf den Therapieerfolg haben (Siegle et al. 2006).

7.3.2 Therapeutenvariablen

Die vor der Therapie determinierten Patientenvariablen bedingen aber nicht allein den Therapieerfolg oder -misserfolg. Vielmehr stehen sie ab dem psychotherapeutischen Behandlungsbeginn in einem interaktionellen Beziehungsgeflecht mit den Therapeutenmerkmalen. Diese Therapeutenvariablen lassen sich in die allgemeinen Aufgaben und in die persönlichen Eigenschaften des Therapeuten unterteilen. Sachse und Rudolf (2008) beschreiben die **allgemeinen Aufgaben des Psychotherapeuten** als eine Dienstsleistung im gesundheitlichen Versorgungssystem. Zu ihnen gehören:

- die Schaffung eines **schnellen Zugangs** für die Patienten,
- die **Herstellung eines geeigneten Klimas** (zeitlicher Rahmen, Ungestörtheit, etc.), in dem der Patient ankommen kann,
- **Diagnostik** (einschließlich des Störungs- und Erklärungsmodells),
- die **Aushandlung** möglicher therapeutischer Interventionen unter Berücksichtigung der **therapeutischen Ziele** und die Etablierung einer **therapeutischen Arbeitsbeziehung**,
- die **Durchführung** der Therapie,
- die **Evaluation**,
- die **Fort- und Weiterbildung**.

Die Aufgaben des Psychotherapeuten im Therapieprozess beinhalten zwei wesentliche Elemente, nämlich die **Informationsverarbeitung und Modellbildung** sowie die **Handlungsplanung und Handlungssteuerung** (◘ Abb. 7.2).

Informationsverarbeitung und Modellbildung bedeutet, dass der Psychotherapeut die Informationen, die der Patient auf verbalem und nonverbalem Wege weitergibt, im Hinblick auf die Aspekte

»Was meint der Patient?«

»Was sind die problembestimmenden Faktoren beim Patienten?«

»Wie gestaltet der Patient die Beziehung zum Therapeuten?«

versteht und daraus abgeleitet ein repräsentatives **Modell** über die psychologische Funktionalität des Problems vom Patienten entwickelt. Vor dem Hintergrund des Störungsmodells kann der Therapeut unter Einbeziehung seines Änderungs- bzw. Interventionswissens gemeinsam mit dem Patienten Therapieziele formulieren und daraus

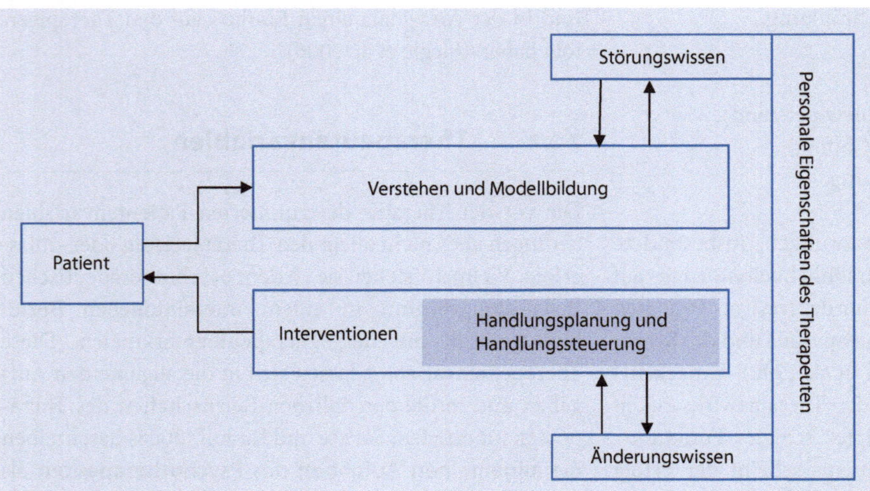

Abb. 7.2 Aufgaben des Psychotherapeuten. (Aus Sachse u. Rudolf 2008, mit freundlicher Genehmigung)

Handlungsstrategien festlegen, die wiederum im Zusammenhang mit situativen Faktoren den Handlungsrahmen bestimmen.

Die Durchführung der oben dargestellten Therapieaufgaben erfordert personale Merkmale des Psychotherapeuten, die im Wesentlichen unabhängig vom spezifischen Behandlungsansatz sind. Zunächst wird vom Therapeuten eines hohes Maß an **Wissen** – sowohl Alltagswissen, psychologisches Fachwissen als auch Störungswissen – als Kompetenzvariable erwartet. Darüber hinaus müssen Therapeuten in der Lage sein, **empathisch** auf ihre Patienten zugehen zu können und eine hohe **Menschenkenntnis** mitbringen. Dementsprechend beschreibt Stavemann (2008) als grundlegende Therapeutenregel:

» Je häufiger sich jemand empathisch in die Denk-, Normen- und Moralsysteme anderer hineinversetzt, umso eher wird er sie im Hinblick auf ihre Psyche, ihre emotionale Befindlichkeit und ihre Verhaltensmuster verstehen und diesbezüglich zunehmend sicher Prognosen abgeben. «

Im Hinblick auf die **persönliche Integrität** des Therapeuten formuliert Stavemann (2008) weiter:

» Je ausgereifter und reflektierender die Therapeutenpersönlichkeit und je weniger sie mit eigenen »blinden Flecken« behaftet ist, umso eher wird der Therapeut anderen bei deren Problemlösung und Reifung förderlich sein können. Dazu gehört auch eine ethisch-moralische Grundhaltung des Therapeuten, die dieser ohne Wahrheitsanspruch kongruent lebt. «

Gegenüber den o. g. Therapeutenvariablen scheint das **Alter** keinen, das **Geschlecht** lediglich einen marginalen Effekt auf den Therapieerfolg zu haben (Barber u. Muenz 1996, Beutler et al. 2004).

Es liegen Hinweise vor, dass die Anwendung einer »**emotionalen Sprache**« sowie ein relativ **hohes Aktivitätsniveau** des Therapeuten einen positiven Einfluss auf das Behandlungsergebnis ausüben (Sachse u. Rudolf 2008).

Nach der Übersicht von Baumann und Perrez (1998) haben sich mindestens drei Therapeutenvariablen methodenübergreifend als wirksam erwiesen:

- Zum einen sind dies in Anlehnung an Rogers (1951) die gesprächstherapeutischen Merkmale »Wärme«, »Empathie« und »Echtheit« zum Aufbau einer **warmen**, **wertschätzenden** und **angstfreien** Therapeut-Patient-Beziehung,
- zum anderen die **Erwartungshaltung** des Therapeuten
- und die modellhafte Ausstrahlung von **Selbstakzeptanz**, **Sicherheit** und **Frustrationstoleranz** aufseiten des Behandlers.

7.3.3 Die therapeutische Beziehung

Die therapeutische Beziehung ist die Voraussetzung jeder antidepressiven psychotherapeutischen und auch psychopharmakologischen Behandlung. Die therapeutische Beziehung beschreibt alle Verhaltensweisen, Kognitionen und Emotionen auf der interpersonellen Ebene zwischen Therapeuten und Patient. Menschen mit depressiven Erkrankungen manifestieren neben einer Verminderung ihrer Leistungs- und Genussfähigkeit eine Reduzierung ihrer Ausdrucksmöglichkeiten und somit eine verlangsamte Reaktionsfähigkeit in interaktionellen bzw. sozial-kommunikativen Prozessen. Dementsprechend spielt die therapeutische Beziehung in der Behandlung depressiver Pa-

Depressive Phänologie		Interaktionelle Auswirkung
Initiierungshemmung und kognitive Beeinträchtigung	➡	Stockender Gesprächsfluss Deprivation
Emotionale Herabgestimmtheit Leere	➡	Depressiver Sog Deprimierung
Psychischer Schmerz Traumatisierung	➡	Betroffenheit Alarmierung

Abb. 7.3 Besonderheiten der Beziehung zu depressiven Patienten (Hell 2005)

tienten aufgrund ihrer eingeschränkten Beziehungsfähigkeit eine besondere Rolle. Diesbezüglich beschreibt Hell (2005) drei **depressionsspezifische Besonderheiten** (Abb. 7.3):

- So sind depressiv erkrankte Menschen im Denken häufig gehemmt, was zu Gesprächsflussbeeinträchtigungen und Aufmerksamkeitsproblemen beim Gesprächspartner führt.
- Darüber hinaus kann die depressive Gedrücktheit des Patienten eine depressive Sogwirkung auf den Therapeuten ausüben.
- Dem steht die Auslösung von Betroffenheit und Anteilnahme des Therapeuten im Hinblick auf Traumata in der Vorgeschichte oder das aktuelle traumatische Erleben der Depression bei den Betroffenen gegenüber.

! Grundsätzlich ist die therapeutische Beziehung in der Behandlung von depressiven Menschen umso tragfähiger, je offener und achtsamer der Therapeut, unter Kenntnis des depressiv geprägten Interaktionsstils, dem Patienten begegnet. Als typische Interventionsfehler beschreiben Schauenburg und Kollegen (1999) das Drängen des Therapeuten auf die Verbesserung der depressiven Symptome und die damit verbundene reaktive schuldhafte, manchmal auch autoaggressive (Suizidalität!) Verarbeitung des Patienten. Weitere Interventionsfehler können in der Vermittlung positiver Denkweisen zu einem ungünstigen Zeitpunkt (akute depressive Phase) und/oder der Aufdeckung der Depression zugrunde liegender Konflikte in einem zu frühen Stadium der Behandlung liegen. Deutungen in der beginnenden Remissionsphase sind ausdrücklich kontraindiziert (Schauenburg et al. 1999).

7.3.4 Setting – ambulant, teilstationär, stationär

Die psychotherapeutische Behandlung von Depressionen kann als **ambulante, teilstationäre, stationäre, Einzel-, Paar-, Familien-** und **Gruppentherapie** durchgeführt werden.

Bei schweren Ausprägungen der Depression, insbesondere bei vorhandener Suizidalität, sowie dem Vorliegen geringer sozialer Ressourcen ist eine stationäre oder teilstationäre Therapie indiziert. Die Vorteile einer stationären Behandlung liegen in der Möglichkeit, einen Schutz- und Rückzugsraum zur Vermeidung von Überforderung zu bieten, aber auch ein gegenüber anderen Behandlungssettings intensiveres psychotherapeutisches und pharmakotherapeutisches Behandlungsangebot zur Verfügung zu stellen, sowie in der Anwendung interdisziplinärer Maßnahmen wie beispielsweise Ergo- und Soziotherapie. Das stationäre Milieu fördert regressive Impulse, die einerseits therapeutisch genutzt werden können, andererseits aber die nicht unerhebliche Gefahr in sich bergen, die Eigenverantwortlichkeit (bzw. Selbstwirksamkeit) zu schwächen und damit den therapeutischen Fortschritt zu behindern (Wolfersdorf 1997). Bei leichten und mittelgradigen Formen der Depression reichen daher in der Regel ambulante Therapieangebote aus. Die höchste Wirksamkeit wird in diesem Fall in der kombinierten Anwendung von ambulanter Psychotherapie und begleitender psychopharmakologischer Behandlung erreicht.

Gruppentherapeutische Behandlungsangebote können im stationären und/oder ambulanten Setting bei leichten bis schweren Depressionen zur Anwendung kommen. Die Kohäsion (Gruppenzusammenhalt) wirkt bei leichterer Depression den Anklammerungstendenzen des Patienten in der Therapeut-Patient-Beziehung entgegen (Schauenburg et al. 1999).

Bei Vorliegen von interpersonalen Konflikten als Entstehungs- und aufrechterhaltenden Faktor für die Depression können paar- bzw. familientherapeutische Interventionen indiziert sein.

7.4 Verfahren

7.4.1 Psychodynamische Therapie

Theoretische Basis der psychodynamischen Therapie der Depression

Psychodynamische Psychotherapie bezeichnet eine Behandlungsform, die an der psychoanalytischen Theorie und Behandlungstechnik orientiert ist. Von der psychoanalytischen Therapie unterscheidet sie sich im Wesentlichen durch den gewählten Therapiefokus, aber auch durch das Setting: Sie findet im Sitzen statt und wird mit einer niedrigeren Anzahl und Frequenz (meist 2 pro Woche) von Therapiesitzungen durchgeführt. So ist die **psychodynamische Therapie der Depression** überwiegend auf die aktuelle neurotische Konfliktsituation (im Sinne einer Auflösung der Symptome und einer **begrenzten Verhaltensänderung**) fokussiert, während die **psychoanalytische Therapie** regressions- und übertragungsfördernd arbeitet und so die Bearbeitung unbewusster, biografisch tief verankerter und die Lebensführung z. T. erheblich determinierender Konflikte **(und damit eine Veränderung der gesamten Persönlichkeit)** in den Vordergrund stellt.

Im deutschsprachigen Raum wird die psychodynamische Therapie auch als »tiefenpsychologisch fundierte Psychotherapie« bezeichnet (zur detaillierteren Abgrenzung s. Reimer u. Rüger 2000). Beide Therapieverfahren wurzeln in denselben theoretischen Annahmen, in denen die Rolle von Verlust-, Enttäuschungs- und Verunsicherungserlebnissen in der Kindheit als zentraler ätiologischer Faktor betrachtet wird. Die psychoanalytische Theoriebildung geht auf das **triebtheoretische Modell Freuds** zurück (Freud 1917). In einer seiner **Kernhypothesen zur Depressionsentstehung** postulierte er, dass eine Fixierung auf der oralen Entwicklungsstufe zur Depression disponiere. Frühe Verluste oder Enttäuschungen führten zu schuldhaften, aggressiven, ambivalenten und dadurch nicht auflösbaren Bindungen an wichtige Bezugspersonen. Das ursprünglich geliebte, später als versagend und »böse« erlebte Objekt würde introjiziert (wodurch der erlittene Verlust im Unterbewussten ungeschehen gemacht wird), sodass in der Folge die Selbstanklagen und -entwertungen Depressiver eigentlich dem introjizierten Objekt gelten würden.

Diese Kernhypothese wurde im Verlauf weiterentwickelt und ergänzt durch die **Objektbeziehungstheorie** (Melanie Klein) und das **selbstpsychologische Modell** der Depression (Heinz Kohut).

Ein neueres integratives Modell repräsentiert der von verschiedenen Autoren so bezeichnete **depressive Grundkonflikt** (u. a. Rudolf 2003) und seine jeweiligen Verarbeitungsmodi: Auf dem Boden eines **labilisierten Selbstwertgefühls** (z. B. durch vernachlässigende, bestrafende oder übermäßig verwöhnende Eltern) bzw. einer **unsicheren Bindung** (z. B. durch Verlusterfahrungen oder Traumatisierung) an primäre Bezugspersonen (John Bowlby, ► 7.4.3) entsteht eine überstarke Abhängigkeit von äußeren oder auch inneren Objekten, z. B. in Form einer übermäßigen Bedürftigkeit nach Versorgung oder Anerkennung idealer Anderer.

Dem steht allerdings im Sinne eines Autonomiebestrebens der Wunsch nach Distanzierung bzw. – da die Angewiesenheit auf andere als bedrohlich oder belastend erlebt wird – ein Aufbegehren und Abgrenzungsbestreben gegenüber. Dies kann wiederum nicht ausgedrückt und ausgelebt werden, da der Verlust der Beziehung droht, von der der Depressive in existenzieller Weise abzuhängen glaubt.

Aus dieser verborgenen, häufig unbewussten Spannung zwischen Individuations-/Autarkiewünschen einerseits, Abhängigkeits- und Versorgungswünschen andererseits entsteht die **depressive Vulnerabilität**. Dieser Konflikt zeitigt eine Vielzahl schwieriger maladaptiver Interaktionsmuster, die sich nach Rudolf (2000) als aktiver (vermeidender) bzw. passiver (verstrickter) Verarbeitungstyp charakterisieren lassen. Entwertung anderer, gehemmte Aggressivität, anklammerndes Verhalten, Ambivalenz und andere ungünstige Interaktionsmuster führen im Gegenüber zu Distanzierung und Ärger, intensivieren so die Verunsicherung des Depressiven und bestärken das Selbstkonzept der Inkompetenz und Bedürftigkeit.

Weiterhin findet sich eine Reihe von **Typisierungsversuchen zur Persönlichkeit Depressiver.** Blatt (Blatt et al. 2005) beschreibt Depressive vom anaklitischen (d. h. anklammernden) und vom introjektiven (d. h. von hohen Selbstanforderungen geprägten) Typ. Die **Operationalisierte Psychodynamische Diagnostik** (Arbeitskreis OPD 2006) bildet diese Typologie v. a. auf der Konfliktachse ab, anaklitische Patienten würden dem passiven Verarbeitungsmodus des Autonomie-Abhängigkeits- oder des Versorgungs-Autarkie-Konflikts zugeordnet, introjektive z. B. dem aktiven Modus dieses Konflikts bzw. dem aktiven Modus des Selbstwertkonflikts.

Ob und in welchem Ausmaß es zur Depression kommt (s. Schauenburg et al. 2007), hängt von der Schwere des Auslösers und der ihn begleitenden Hilflosigkeit bzw. der Flexibilität der Persönlichkeit ab. Typische Auslösesituationen stellen analog zum Grundkonflikt Verlusterlebnisse, Erschöpfung (altruistisch-überfürsorgliche Verarbeitungsform), aber auch Schwellensituationen und Kränkungen dar.

Ziel der psychodynamischen Behandlung ist nun, Heilung und Verbesserung über Einsicht und Verständnis sowie über positive Beziehungserfahrungen zu erwirken, wobei den Aspekten der Übertragung, Gegenübertragung und des Widerstands eine zentrale Rolle zukommt.

Zur Wirksamkeit der psychodynamischen Therapie konnte Leichsenring (Leichsenring 2001, Leichsenring u. Leibing 2007) in Metaanalysen zum Vergleich kognitiver und psychodynamischer Therapie (bei mindestens 13-stündiger Therapiedauer) ähnlich hohe Effekte für beide Verfahren finden. Allerdings wurden bisher kaum kontrollierte prospektive Studien zu langfristigen Behandlungen bzw. Psychoanalysen durchgeführt. Die bisher vorliegenden Ergebnisse sprechen jedoch für eine hohe Wirksamkeit gerade bei chronischen Depressionserkrankungen (Hau u. Leuzinger-Bohleber 2004).

Behandlungsziele und -prinzipien

Die Behandlung **akuter depressiver Störungen** erfordert meist eine Kombination aus antidepressiver Pharmakotherapie und begleitender supportiver Psychotherapie, in der empathische Präsenz und Verfügbarkeit, Über-Ich Entlastung und Selbstwertstärkung Vorrang vor allen anderen Maßnahmen hat. Ein medizinisches Krankheitsverständnis kann beruhigend und entlastend wirken. Die Sinnhaftigkeit eines solchen Vorgehens wird im Übrigen von vielen psychotherapeutischen Schulen ähnlich gesehen.

Die Hilflosigkeit, die Depressive im Therapeuten auslösen können, führt oft zu problematischen Interaktionen; so kann ein aktionistisches Drängen auf Besserung (mit dem direktiven Verweis auf bereits wahrnehmbare Besserung, mit verhaltensbezogenen Ratschlägen oder auch verfrühten Deutungen) im Patienten Schuldgefühle, Überforderung und Rückzug auslösen, ggf. auch ein Verschweigen des Ausmaßes der Depressivität oder Suizidalität. Eine unaufdringliche Präsenz, die Gelassenheit und Belastbarkeit vermittelt, ist daher als therapeutische Haltung anzustreben.

Nach Abklingen der Akutphase rückt die Bearbeitung des depressiven Grundkonflikts vor dem Hintergrund des gewählten Behandlungsfokus ins Zentrum der Therapie. Dabei soll der Patient zunächst seine abgewehrten Gefühle und Beziehungswünsche spüren, differenzieren und versprachlichen lernen, wobei der Therapeut im Sinne der Übernahme einer »Hilfs-Ich-Funktion« auch modellhaft unterstützen kann (»Ich an ihrer Stelle hätte mich da sehr alleingelassen gefühlt …«).

Der Patient soll lernen, sich selbst wertzuschätzen und auch sein persönliches Leid (welches die Patienten trotz hoher Klagsamkeit häufig kaum akzeptieren können) respektvoll als kompromisshaften Lösungsversuch anzuerkennen. Das Erkennen auslösender Situationen für depressive Einbrüche kann ihm helfen, ein Verständnis für die Dynamik der Depression zu entwickeln: dass aus Ärger Schuldgefühle entstehen können, dass das Gefühl des Verlassenseins Angst und Schamgefühle erzeugen kann, die wiederum das Selbstwertgefühl verringern.

Das weitere Vorgehen ist inhaltlich vom **therapeutischen Fokus** sowie den Besonderheiten der **Verarbeitungsmodi** abhängig.

Bei **Patienten mit eher regressivem (passivem) Verarbeitungsmodus** (Schauenburg et al. 2007; ▶ Fallbeispiel 1) kann es z. B. sinnvoll sein, sich inhaltlich mit den Therapieschwerpunkten der gehemmten Aggressivität, der Wendung der Aggressivität gegen das Selbst und dem Pseudoaltruismus zu befassen. Hierunter ist zu verstehen, dass in der altruistischen Abtretung eigener Bedürfnisse häufig ein verborgener Wiedergutmachungsanspruch steckt, eine Art innerer »Rechnung«, die zu massivem Kränkungs- und Enttäuschungserleben führen kann (*depressive and demanding*).

Fallbeispiel 1: Frau S. – Patientin mit eher regressivem Verarbeitungsmodus

Die 44-jährige Rechtsanwaltsgehilfin Frau S., Mutter zweier halbwüchsiger Söhne, kommt auf Anraten einer Freundin zur Therapie, nachdem sie seit 2 Wochen massiv depressiv eingebrochen war. Ihr Ehemann, erfolgreicher Leiter eines Jugendzentrums, hatte sich nach 17 Jahren Ehe aufgrund einer anderen, deutlich jüngeren Frau von ihr – für sie völlig unverhofft – getrennt. Sie sei nun zutiefst verzweifelt, unfähig allein zu sein, sodass ihre mittlerweile überforderten Freundinnen jeweils für mehrere Tage bei ihr wohnten.
Dem vorausgegangen waren vor 2 Jahren der Tod ihres geliebten Vaters sowie eine zunehmend problematische Beziehung zu einem der pubertierenden Söhne, der sich merklich aus der Familie zurückzog und die Beziehungsangebote der Mutter brüsk abwies. Die Patientin beschreibt sich als fürsorgliche, überaus hilfsbereite Person, die ihrem extrovertierten Ehemann zeitlebens den Rücken freigehalten habe und für die Familie »alles« gewesen sei.
Zum lebensgeschichtlichen Hintergrund sei erwähnt, dass die Patientin Tochter eines emotional wenig verfügbaren, sehr leistungsbezogenen Vaters war, die klagsame, selbst bedürftige Mutter, starb im 12. Lebensjahr der Patientin. Die Patientin versorgte nun die jüngeren Geschwister und ersehnte in dieser aufopfernden, selbstüberfordernden Haltung Anerkennung und Geborgenheit durch den Vater.

Therapeuten erleben sich in der **Gegenübertragung** häufig (analog zum Patienten) schuldig und hilflos, oder aber (und damit reproduzieren sie die Reaktion des Umfelds) sie gehen ungeduldig auf Distanz.

Bei **Patienten mit eher progressiver (aktiver) Verarbeitung** können die hohe Kränkbarkeit, überzogene Selbstansprüche, aber auch die Abwehr von Abhängigkeit und Verbundenheit (Pseudoautonomie) sinnvolle Fokusse darstellen. Therapeutisch besteht hier die Gefahr, sich in der Gegenübertragung in eine entwertende und resignierte Distanz zu begeben und damit den Patienten in seiner Welt- und Selbstsicht zu bestätigen.

Behandlungsdauer, differenzielle Indikation und Beendigung der Therapie

Die Richtlinien der Kassenpsychotherapie sehen für die tiefenpsychologisch fundierte Therapie eine Dauer von 50 Stunden (Verlängerungen auf bis zu 100 Stunden sind möglich), bei der Psychoanalyse von 300 Stunden (3 Stunden pro Woche) vor. Für ein längerfristiges Vorgehen spricht die Chronizität, eine deutlichere charakterliche Eingebundenheit, aber auch die Verbalisierungs- und Introspektionsfähigkeit des Patienten.

Die Beendigung der Therapie Depressiver kann sich schwierig gestalten. Ängstlich-regressive Patienten neigen dazu, das Behandlungsende zu verleugnen; hier ist es sinnvoll, die Trennungs- und Verlustängste frühzeitig in die Therapie zu integrieren und zu bearbeiten und die Behandlung langfristig auszuschleichen.

Pseudoautonome Patienten neigen (nicht zuletzt, da sie die Behandlung an sich als Kränkung erleben können) dazu, die Therapie verfrüht zu beenden, um den Abschied zu vermeiden. Auch hier ist eine frühzeitige Bearbeitung (d. h. vor Beginn des letzten Therapiedrittels) zugehöriger Affekte und Kognitionen erforderlich.

7.4.2 Verhaltenstherapie

Theoretische Basis der kognitiven Verhaltenstherapie

Die **kognitive Verhaltenstherapie** (KVT) geht davon aus, dass Depressionen sowohl durch das **Verhalten** einer Person (Art und Umfang ihrer Aktivitäten und Sozialkontakte) als auch durch spezifische **Kognitionen** (Wahrnehmung und Interpretation von Ereignissen) ausgelöst und aufrechterhalten werden (▶ Fallbeispiel 2).

Fallbeispiel 2: Frau M. – Depression nach Verstärkerverlust

Frau M., eine 55-jährige kinderlose Organistin, fiel 2 Jahre nach ihrer Frühpensionierung »in ein tiefes Loch«. Sie sei eine beliebte, dorfbekannte Kirchenmusikerin gewesen, die diverse Chöre geleitet, bei sämtlichen kirchlichen Ereignissen (Taufen, Beerdigungen, Sonntagsmesse) zugegen gewesen, worüber sie eine Vielzahl guter, allerdings nicht sehr enger Kontakte unterhielt. Als sehr empfindsame, leicht durch Reizvielfalt überforderte Person habe sie sich immer viel zurückgezogen. Nach Wegfall der Berufstätigkeit liege nun ihr gesamtes soziales Leben brach. Der Tag habe jede Struktur verloren, die Anerkennung durch den Beruf fehle ihr sehr, insbesondere jedoch auch die Möglichkeit, Lebendigkeit und persönliche Teilhabe durch Kontakte mit anderen Gemeindemitgliedern zu erfahren.

Der Pfarrer habe sie – wohl anstandshalber – zunächst häufiger besucht, sei aber ihrer Einsilbigkeit und schlechten Stimmung nun wohl auch überdrüssig.

Die KVT besteht entsprechend aus verschiedenen Therapiebausteinen, die über verhaltensübende Elemente (Aufbau positiver Aktivitäten) sowie kognitionsverändernde Maßnahmen indirekt auf die komplexen Auswirkungen depressiver Erkrankungen Einfluss nehmen. Diese Behandlungselemente werden in der modernen Verhaltenstherapie i. Allg. kombiniert und dem Schweregrad der Depression angepasst.

Theoretisch fußen diese Bausteine maßgeblich in den von **Peter M. Lewinsohn** (Lewinsohn et al. 1985) entwickelten verstärkungstheoretischen Annahmen zur Entstehung und Aufrechterhaltung der Depression sowie im kognitiven Modell der Depression nach **Aaron T. Beck** (1974). Beide Modelle werden jeweils in einer ▶ Box kurz skizziert.

Verstärkerverlustmodell der Depression (Lewinsohn u. Libet 1972)

Nach Lewinsohn führt ein Mangel verhaltenskontingenter Verstärker (z. B. im Bereich sozialer Interaktionen) zu Rückzug, Passivität und Vermeidung z. B. sozialer Situationen (via Extinktion) und wirkt entsprechend depressionsauslösend und -aufrechterhaltend. Dabei beeinflusst die aktuelle Lebenssituation (z. B. Umzug, Arbeitsplatzwechsel, Tod eines Angehörigen) die Verfügbarkeit positiver Verstärker bzw. kann bestrafenden (dahingehend, dass zuvor bestehende Verstärker entfallen) Charakter haben. Lücken und Lerndefizite im Verhaltensrepertoire (z. B. Durchsetzungsvermögen, Sozialkompetenz) führen dazu, dass von der sozialen Umgebung unzureichend positive Verstärkung erzielt werden können. Aufrechterhalten wird das depressive Verhalten kurzfristig durch positive Verstärkung aus der Umwelt (z. B. Hilfsbereitschaft, Zuwendung, Mitgefühl seitens der Angehörigen, die das Verhalten des Kranken jedoch längerfristig als aversiv und belastend erleben).

Die Behandlungsziele, die sich aus dem Verstärkerverlustmodell ergeben, beinhalten also, das Ausmaß positiver, reaktionskontingenter Verstärker eines depressiven Patienten zu erhöhen, indem neue Verstärkerquellen gesucht und wahrgenommen, notwendige soziale Kompetenzen erworben werden und das Aktivitätsniveau in balancierter Weise gesteigert wird.

Vor dem Hintergrund dieses Modells entwickelte Lewinsohn das hochstrukturierte Kursprogramm *The Coping with Depression Course* (Lewinsohn et al. 1984, dt. Fassung von Herrle u. Kühner 1994), in dem er das behaviorale Modell des Verstärkerverlusts um soziale und kognitive Aspekte erweiterte.

Kognitives Modell der Depression (Beck u. Rush 1979)

Das kognitionstheoretische Modell nach Beck (Beck u. Rush 1979) beruht auf der Annahme, dass eine kognitive Störung Grundlage einer jeden depressiven Entwicklung darstellt. Dabei bezeichnet der Begriff »**kognitive Triade**« drei wesentliche kognitive Muster, die den Patienten verleiten, sich selbst, seine Zukunft und seine Erfahrungen in idiosynkratischer Weise zu betrachten. Der erste Bestandteil dieser Triade konzentriert sich auf das negative Selbstbild des Patienten. Er beurteilt sich selbst als unzulänglich und fehlerhaft, hält sich wegen seiner angeblichen Mängel für wertlos und nicht liebenswert (»Ich bin unfähig und tauge zu gar nichts.«). Die zweite Komponente dieser Triade besteht in der Wahrnehmung der Welt als feindlich und enttäuschend. Das Leben verlangt ihm übermäßig viel ab bzw. legt ihm bei der Verwirklichung seiner Ziele ständig Hindernisse in den Weg (»Mein Brot fällt halt immer auf die Butterseite.«). Die dritte Komponente besteht in negativen Zukunftserwartungen (»… und das wird auch immer so bleiben.«). Der depressive Mensch erwartet beständig Mühsal und Benachteiligung, bei jedweder zukünftigen Aufgabe rechnet er mit einem Fehlschlag. Auslösebedingungen hierfür sind negative, stressbesetzte Erfahrungen im Verlauf der Lebensgeschichte eines Patienten, die sich als **kognitive Schemata** verfestigen und in belastenden Situationen jederzeit reaktiviert werden können. Schema bezeichnet hier ein stabiles (und häufig rigides) kognitives Verarbeitungsmuster, auf der Basis dessen ein Individuum seine Erfahrungen »liest«, d. h. wahrnimmt, strukturiert und bewertet, wodurch er (im Sinne der Selffulfilling Prophecy) auch immer wieder aufs Neue monomorphe Erfahrungskontexte konstelliert. Dabei stabilisieren **systematische Denkfehler** die Evidenz dieser Schemata. Typische kognitive Fehler wie willkürliches Schlussfolgern, selektive Wahrnehmung, verabsolutierendes Denken verunmöglichen eine distanzierte, objektivere und damit flexibel korrigierende Aufsicht auf das eigene Erleben.

Behandlungsziele, die sich aus dem kognitionstheoretischen Modell ergeben, beinhalten entsprechend, kognitive Schemata herauszuarbeiten, d. h. Selbstkonzept, Erwartungs- und Bewertungsmuster, innere Verhaltensregeln und Normen aufzuspüren und zu hinterfragen, darüber hinaus dysfunktionale Denkabläufe zu analysieren, zu überprüfen und zu modifizieren.

Nach heutigem Stand der Depressionsforschung ist davon auszugehen, dass behavioristische und kognitive Standpunkte eng interagieren und sich sinnvoll ergänzen, sodass in der Therapiepraxis von einem **integrativen Modell** ausgegangen wird (Hautzinger 2003). Depressive Symptome werden demnach sowohl durch kognitive Prozesse als auch durch den Verlust von Verstärkern bedingt und in der modernen Verhaltenstherapie entsprechend multimodal behandelt. Ein Bedingungsgefüge von dysfunktionalen kognitiven Strukturen, Verhaltensdefiziten, fehlenden Bewältigungsstrategien wie auch ein Mangel verstärkender Ereignisse und Aktivitäten scheinen somit im Rahmen einer geeigneten Auslösesituation die Entwicklung eines depressiven Syndroms zu ermöglichen.

Die Wirksamkeit der KVT als Monotherapie bei leichter und schwerer depressiven Patienten scheint einer pharmakologischen Therapie ebenbürtig zu sein (De Rubeis et al. 1999, De Maat et al. 2006). Nach Absetzen der jeweiligen Therapien scheint die Wirkung der Verhaltenstherapie jedoch länger anzuhalten. Bei schwer depressiven Patienten ist der Erfolg der KVT zudem von der Erfahrung des Therapeuten abhängig (Ekers et al. 2007).

Die Kombination medikamentöser und kognitiv-verhaltenstherapeutischer Behandlung zeigte eine signifikant höhere Response als die medikamentöse Monotherapie (Pampallona et al. 2004), dieser Vorteil ließ sich sowohl bei gleichzeitiger Anwendung als auch bei einer Augmentationsstrategie (zunächst Pharmakotherapie, bei unvollständiger Remission zusätzlich KVT) nachweisen (Hollon et al. 2005).

Behandlungsziele und Prinzipien

Zu Beginn der Therapie der akuten Depression stehen i. Allg. kurzfristige Ziele im Vordergrund, die sich unmittelbar aus dem Zustand des Patienten ergeben.

Neben dem Aufbau einer vertrauensvollen Beziehung stehen Informationsvermittlung im Sinne »beruhigender, Hoffnung stiftender Versicherungen«, das versöhnliche Akzeptieren der Erkrankung und das Etablieren eines persönlichen, häufig als klärend und entlastend erlebten Krankheitsmodells im Vordergrund.

In dieser Behandlungsphase dient ein vorsichtiger **Aktivitätenaufbau** zunächst weniger der Etablierung neuer positiver Verstärker (im Sinne der Repertoire-Erweiterung) als mehr der Strukturierung eines Halt und Sicherheit gebenden Alltags, innerhalb dessen sich der Patient von unproduktiven, passiv erduldeten, quälenden Grübelsequenzen ablenken kann. In der frühen Therapiephase ist es wichtig darauf hinzuweisen, dass diese Tätigkeiten nicht unbedingt mit Freude oder Spaß verbunden sein müssen, aber dass das äußere Gerüst einer tagtäglichen

Handlungsstruktur jedoch bereits zu einer Entlastung und einer inneren Gerichtetheit führen wird.

Mit steigender Belastbarkeit rückt das Erleben von Selbstwirksamkeit und Kontrolle durch gezielte Ausweitung des Aktivitätsradius und -repertoires in den Vordergrund. Unterstützt durch (zunächst diagnostische) **Wochenpläne**, mithilfe derer der Zusammenhang zwischen der Stimmung einerseits und der balancierten Aktivierung andererseits veranschaulicht werden kann, können zunehmend komplexere Aktivitäten aufgegriffen werden. Depressionsreduzierend sind Aktivitäten allerdings nur dann, wenn sie nicht »um jeden Preis und mit letzter Kraft durchgezogen werden«. Der Patient soll lernen, auf Überforderungszeichen zu achten, seiner Langsamkeit Rechnung zu tragen, sich bewusst der gewählten Situation zuzuwenden und zu öffnen und gestuft die für ihn anspruchsvolleren Aktivitäten (die z. B. mit sozialer Interaktion verbunden sind) zu integrieren. Eine standardisierte Liste positiver Aktivitäten kann hier Anregungen vermitteln. Grundsätzlich ist der **»Aufbau positiver Aktivitäten«** eine ausgezeichnete Methode, um dem Patienten neben der quantitativen Erhöhung des Aktivitätsniveaus erste wichtige Erfolgserlebnisse zu vermitteln und damit die Motivation für die Bearbeitung komplexerer Probleme zu stärken.

Im Rahmen einer beginnenden affektiven Stabilisierung kann nun mithilfe **kognitiver Techniken** die Identifikation und Modifizierung dysfunktionaler Kognitionen und Schemata eingeführt werden. Die Erfassung **automatischer Gedanken** (blitzartig und reflexhaft auftretende, plausibel erscheinende Kognitionen, »Ich bin einfach unfähig«, »Alle werden mich auslachen« etc.) über »Tagesprotokolle negativer Gedanken« dient der Analyse zugrunde liegender dysfunktionaler Schemata (»Ich muss perfekt sein«, »Das Leben ist gefährlich und ich bin ihm ausgeliefert«) sowie der Identifizierung stabilisierender kognitiver Fehler (Alles-oder-Nichts-Denken etc.).

Auch hier dienen strukturierte Tagesprotokolle (die im Sinne einer **Hausaufgabe** zwischen den Therapiesitzungen ausgefüllt werden) der klärenden Analyse und der Vermittlung von Selbstwirksamkeit (Sie »sind« nicht ihre Gedanken, sie hören ihnen bloß zu!). In ◘ Tab. 7.3 ist beispielhaft ein typisches Tagesprotokoll im Rahmen der sog. Fünfspaltentechnik aufgeführt.

Die Bearbeitung und Veränderung der identifizierten Schemata wird durch den Therapeuten durch gezielte Fragen (nicht durch Überzeugen oder Entlarven), die ein geleitetes Entdecken ermöglichen, initiiert.

»Welche Vorteile hat es für Sie, nützlich sein zu müssen?«

»Wenn Sie jetzt gescheitert sind, was sagt Ihnen, dass Sie diese Erfahrung nicht für sich nutzbar machen können?«

»Sollten Menschen, die nicht leistungsfähig sind, dafür abgelehnt werden?«

»Woher wissen Sie, dass Paula sie hasst?«

Diese Methode wird als **sokratischer Dialog** bezeichnet und soll dem Patienten helfen, zu konstruktiveren, realitätsgerechteren und flexibleren Bewertungen und Einstellungen zu gelangen. Hierzu können auch Verhaltensexperimente eingesetzt werden.

Der Ausbau **sozialer Kompetenzen** (z. B. über Rollenspiele, aber auch über Lernen am Therapeutenmodell, systematische Rückmeldung und Verstärkung angemessenen Verhaltens) kann – gerade bei chronifizierenden Depressionen – ein weiteres wichtiges Element verhaltenstherapeutischer Depressionsbehandlung darstellen.

◘ **Tab. 7.3** Strukturiertes Tagesprotokoll (Fünfspaltentechnik)

Situation	Gefühle	Automatische Gedanken	Rationalere Gedanken	Ergebnis
11-jähriger Sohn kommt aus der Schule und bringt eine schlechte Note nach Hause	Depressiv, schuldig, beschämt	Ich hätte ihn vor der Klassenarbeit besser vorbereiten müssen, andere Mütter nehmen sich viel mehr Zeit für ihre Kinder. Ich bin die Ursache all seiner Schwierigkeiten. Ich bin eine schlechte Mutter	Er selbst ist für seine Aufgaben verantwortlich, nicht ich. Ich kann ihn unterstützen und ihm zeigen, wie man seine Zeit besser einteilt. Ich bin keine schlechte Mutter. Ich gebe mir Mühe, kann aber nicht alles kontrollieren. Ich kann mit ihm und seinen Lehrern sprechen, um herauszufinden, was los ist.	Etwas Erleichterung. Ermutigt, die Dinge anzugehen

7.4.3 Interpersonelle Therapie

Theoretische Basis

Bei der interpersonellen Psychotherapie (IPT) nach Klerman und Weissman (Klerman et al. 1984, dt. Schramm 1998) handelt es sich um eine **manualisierte Kurzzeittherapie**, die ursprünglich speziell auf die ambulante Akutbehandlung von Depressionen zugeschnitten wurde. Die depressive Entwicklung wird dabei im Kontext der **aktuellen Beziehungen** betrachtet, die von dysfunktionalen Mustern oder einem **unsicheren Bindungsstil** des Betroffenen beeinflusst und geprägt sein können.

IPT rückt dabei einerseits die Bewältigung aktueller interpersoneller Konflikte und Verluste, andererseits den Neuaufbau sozialer Unterstützung und tragfähiger Bindungen in den Behandlungsfokus.

Theoretische Bezüge gehen u. a. auf **die Bindungstheorie** von Bowlby (1980) zurück (▶ Box).

> **Die Bindungstheorie von Bowlby (1980)**
>
> Bowlby bezeichnete zwischenmenschliche Bindung als biologisch überlebenswichtiges und damit primäres Bedürfnis, dessen Erfüllung als sichere Basis für das Explorieren der inneren und äußeren Welt dient. Mangelndes Vertrauen in die Verfügbarkeit von stabilen Bezugspersonen resultiert laut Bowlby in unsicheren Bindungsstilen und der Schwierigkeit, enge Bindungen einzugehen. Das wiederum prädisponiert zur Entwicklung depressiver und anderer psychischer Störungen. Die Bindungsforschung hat spezifische Messinstrumente entwickelt, mithilfe derer die Bindungsmuster genauer erfasst werden können (s. Ainsworth et al. 1978) Es fanden sich Zusammenhänge zwischen den Bindungsrepräsentanzen der Mutter und den beim Kind entstehenden Bindungsmustern. Nach Bowlby lassen sich vier verschiedene Bindungsmuster unterscheiden:
>
> 1. die sichere Bindung,
> 2. die vermeidende Bindung,
> 3. die ambivalente Bindung,
> 4. die desorganisierte Bindung.

IPT arbeitet in pragmatischer Weise **schulenübergreifend**, wobei bewährte Techniken und Elemente verschiedener Therapierichtungen mit spezifisch interpersonellen Strategien amalgamiert werden. Die Herangehensweise ist ausdrücklich **gegenwartsbezogen** und geht davon aus, dass jede Depression, unabhängig von ihrem komplexen Ursachengefüge, in einem aktuellen psychosozialen Kontext entsteht und sich dort auch abspielt. Enge Bezugspersonen sind somit stets von der Depression mitbetroffen und haben auch einen Einfluss auf die weitere Entwicklung.

Gemäß dem Konzept der IPT sind also drei Prozesse an der **Depressionsentstehung** beteiligt:

1. die Symptombildung,
2. die zwischenmenschliche und soziale Konstellation,
3. andere Vulnerabilitätsfaktoren, wie beispielsweise die Persönlichkeitsstruktur.

Aufgrund der Konzeptionalisierung **als problemorientierte Kurzzeittherapie** fokussiert IPT v. a. die Ebene der Symptome und der interpersonellen Schwierigkeiten. Neben der Krankheitsbewältigung (durch Psychoedukation, Symptommanagement) wird einer der **vier Bereiche interpersoneller Belastungen** fokussiert, die empirisch am häufigsten in Verbindung mit Depressionen gefunden wurden:

1. pathologische Trauer,
2. ungelöste zwischenmenschliche Auseinandersetzungen und Konflikte,
3. unbewältigte Rollenwechsel und -übergänge,
4. interpersonelle Defizite, die in Einsamkeit resultieren.

Die Haltung des Therapeuten ist dabei aktiv und unterstützend, stets explizit aufseiten des Patienten, dem bewusst die Krankenrolle zugeschrieben wird. Es ist Aufgabe des Therapeuten, die von Bowlby geforderte »sichere Basis« aufzubauen, um dem Patienten eine angstfreie Erforschung der inneren und äußeren Welt zu ermöglichen.

Behandlungsziele und Prinzipien

Die IPT ist durch **drei umschriebene Therapiephasen** in sich klar strukturiert (◘ Tab. 7.4).

Die initiale Phase (Sitzung 1–3) widmet sich der Erfassung und Veranschaulichung des Symptomkomplexes Depression. Ein medizinisches Modell wird vermittelt (»Die von Ihnen erwähnten Schlafstörungen, die Antriebslosigkeit und Niedergeschlagenheit bezeichnet man

◘ Tab. 7.4 Behandlungsphasen der IPT

Initiale Phase (Sitzung 1–3)	Depressionsbewältigung durch Psychoedukation, Krankenrolle, Hoffnungsvermittlung, Beziehungsanalyse, Fokusbestimmung, Behandlungsvertrag
Mittlere Phase (Sitzung 4–13)	Bearbeitung der aktuellen interpersonellen Belastungen, die mit der Depression in Zusammenhang stehen (Problembereiche fokussieren)
Beendigungsphase (Sitzung 14–16)	Abschiedsprozess, emotionale Loslösung vom Therapeuten, Vorbereitung auf das Therapieende und die Zeit danach, Ermutigung

als klinische Depression. Die Erkrankung ist weit verbreitet und lässt sich gut behandeln.«).

Ein interpersoneller Problembereich (maximal 2), der in einem engen zeitlichen Zusammenhang zur aktuellen depressiven Episode steht, wird gemeinsam ausgewählt und im Verlauf der zweiten Behandlungsphase bearbeitet. Dabei werden nun – je nach gewähltem Fokus – Verluste enger Bezugsperson betrauert, Konflikte oder Rollenwechsel (Mutterschaft, Pensionierung, Beförderung) erkannt und gelöst und soziale Defizite bearbeitet. Die Krankenrolle kann mehr und mehr zurückgenommen und der Patient bestärkt werden, aktiv an seiner Genesung mitzuarbeiten.

In der dritten Behandlungsphase erfolgt die Vorbereitung des Therapieabschlusses und der Zeit danach, d. h. auch, die mit dem Abschied verbundenen Gefühle von Trauer, Angst oder Ärger verstehbar zu machen und eine innere Repräsentanz des Therapeuten im Sinne einer sicheren Basis zu fördern.

Die IPT wurde ursprünglich für ambulante, leicht bis mittelschwer und unipolar depressive Patienten konzipiert, wobei mittlerweile zahlreiche Modifikationen (u. a. für ein stationäres Behandlungsprogramm, für Post-partum-Depressionen, für Essstörungen) vorliegen. IPT sollte von Therapeuten eingesetzt werden, die über eine **Grundausbildung in einer der klassischen Therapieformen** und über Kenntnisse in der Behandlung depressiver Patienten verfügen (▶ Übersicht).

Anforderungen an die therapeutische Rolle bei der IPT

- Advokat des Patienten/ermutigend/nicht neutral
- Aktiv, engagiert, intervenierend
- Therapeutische Beziehung wird nicht als Übertragung interpretiert
- Therapeutische Beziehung steht als Modell für andere zwischenmenschliche Beziehungen
- Erfahrener Psychotherapeut
- Zur flexiblen Anwendung des Manuals in der Lage

Als Monotherapie ist die **Wirksamkeit** der IPT bei leicht und schwerer depressiven Patienten einer Pharmakotherapie ebenbürtig und damit vergleichbar wirksam wie die KVT (De Mello et al. 2005, Metaanalyse an überwiegend ambulant behandelten Patienten). Durch die Kombination von IPT und Pharmakotherapie ließ sich jedoch die Wirksamkeit der Pharmakotherapie nicht weiter steigern (De Mello et al. 2005).

7.5 Chronische Depression/CBASP

In den letzten Jahrzehnten wurde zunehmend deutlich, dass depressive Erkrankungen häufiger einen chronischen Verlauf nehmen, als ursprünglich vermutet. Von einer chronischen Depression wird definitionsgemäß dann gesprochen, wenn die Beschwerden länger als 2 Jahre anhalten. Ungefähr 5–20% aller Depressionen sind als chronisch einzustufen (Holma et al. 2008).

Chronische Depressionen sind extrem beeinträchtigende Störungen, die schwer behandelbar sind und außerdem eine nur geringe Spontanremission zeigen. Prädisponierend scheinen komorbide (Persönlichkeits-)Störungen sowie ein hoher Schweregrad der Depression zu sein (Melartin et al. 2004).

Klinisch bedeutsam ist in diesem Zusammenhang die Abgrenzung der chronifizierenden, therapieresistenten Depressionen von den bisher inadäquat vorbehandelten depressiven Störungsbildern.

Chronische Depressionen lassen sich nach Michalak und Lam (2002) in vier **Subtypen** einteilen. Die Differenzierung eines weiteren Subtypus (s. unten, 5.) wurde von Mc Cullough diskutiert.

1. chronische MDE (mit einer Dauer von mehr als 2 Jahren),
2. dysthyme Störungen (leichter ausgeprägte Symptomatik für mehr als 2 Jahre),
3. *double depression* (MDE, auf eine dysthyme Störung aufgesetzt),
4. eine MDE mit unvollständiger Remission,
5. die Kombination aus einer *double depression* und einer schweren chronisch-depressiven Störung.

Anders als bei der Dysthymie lässt sich für chronische Depressionen eine eindeutige Überlegenheit einer pharmakologischen Therapie über eine psychotherapeutische Behandlung **nicht** nachweisen.

Allerdings ist die Studienlage, insbesondere was die Wirksamkeit von KVT und IPT als Monotherapie anbelangt, unzureichend. Insbesondere fehlen – bei entsprechenden klinischen Hinweisen – Studien, die die Effekte psychodynamischer bzw. psychoanalytischer Verfahren bei chronischen Depressionen betreffen.

Der Effekt einer Pharmakotherapie ließ sich jedoch durch die Zugabe einer intensiven, stationär durchgeführten IPT (Schramm 2008) ebenso wie durch die Zugabe des speziell für chronisch Depressive entwickelten Therapieverfahrens **CBASP** (*Cognitive Behavioral Analysis System of Psychotherapy*; Keller et al. 2000) signifikant verbessern.

James Mc Cullough Jr. entwickelte dieses Psychotherapieverfahren in durchaus pragmatischer Weise vor dem Hintergrund eigener jahrelanger psychotherapeutischer

Arbeit mit chronisch Depressiven. CBASP integriert **sowohl kognitiv-verhaltenstherapeutische als auch psychodynamische** Elemente (Mc Cullough 2003) und ist Bestandteil der sogenannten *third wave of behavioural therapies*, einer heterogenen Entwicklung, die therapeutische Elemente wie Übertragungsanalyse, Beziehung, Achtsamkeit usw. einbezieht.

Da es das einzige Psychotherapieverfahren ist, das **spezifisch zur Behandlung chronischer Depressionen** entwickelt wurde, und da es – aufgrund überzeugender Wirksamkeitsnachweise (Schatzberg et al. 2005) – in den USA und mittlerweile auch in Deutschland breite Beachtung gefunden hat, soll es an dieser Stelle etwas ausführlicher dargestellt werden.

Theoretische Basis des CBASP

Mc Cullough beobachtete bei chronisch Depressiven **stereotype und dysfunktionale Denkweisen**, z. B.

»Ich kann mich anstrengen wie ich will, die Depression wird doch bleiben.«

»Mir gelingt ohnehin nie etwas.«

»Wenn man depressiv ist, wenden sich alle letztlich ab.«

Er folgerte, dass sich chronisch Depressive in Beziehungen abgekoppelt und bar jeder Einflussmöglichkeit auf ihre Umgebung erleben, verbunden mit einer **Unfähigkeit,** diese negativen depressiven Annahmen über das Leben und die Umwelt auch bei wiederholt anderen Erfahrungen **zu korrigieren.** Da sie darüber hinaus einer logisch-analytischen Disputation ihres Denkens und ihres Verhaltens nicht zugänglich sind, fehlen diesen Patienten die Voraussetzungen, um von traditionellen psychotherapeutischen Verfahren (z. B. KVT oder IPT) zu profitieren.

Ursächlich hierfür können (bei frühem Beginn) Störungen der emotionalen und kognitiven Entwicklung durch körperliche wie seelische Traumatisierungen sein, die den Patienten auf unreifem Niveau fixieren und die Entwicklung eines vermeidenden ängstlichen Lebensstils begünstigen.

Bei späterem Beginn ist ein Zusammenbruch bereits erworbener emotionaler wie kognitiver Fertigkeiten mit einer Regression auf ein früheres Funktionsniveau denkbar.

Dieses Funktionsniveau entspricht nach **der Entwicklungstheorie Piagets** dem eines etwa 7-jährigen (von Piaget vermutlich erheblich unterschätzten) Kindes, welches Denken und Handeln präoperativ organisiert, d. h. beispielsweise (noch) nicht erkennen kann, dass in einer bestimmten Situation eine emotionale Reaktion (Wut, Ärger …) nur eine der möglichen Reaktionen darstellt, oder aber dass eine einzelne Person nur einen Typ unter mehreren darstellt (und das analog noch nicht die Erwartung ausbilden kann, dass sich nicht alle Personen in der Zukunft gleich verhalten werden).

Bei chronisch depressiven Menschen finden sich entsprechend die in der folgenden ▶ Übersicht genannten intrapsychischen und interpersonellen Besonderheiten.

Intrapsychische und interpersonelle Besonderheiten chronisch Depressiver

- Sie zeigen globales und prälogisches Denken.
- Sie zeigen Denkprozesse, die kaum durch die Denkweise und Logik ihrer Gesprächspartner beeinflusst werden.
- Sie sind pervasiv ich-zentriert in ihren Sichtweisen von sich selbst und von anderen.
- Sie zeigen überwiegend monologisierende verbale Kommunikation.
- Sie zeigen Unfähigkeit zu authentischer interpersoneller Empathie.
- Sie haben unter Stress wenig affektive Kontrolle.

CBASP geht das von McCullough umrissene »präoperatorische Dilemma« an, indem es die Patienten kleinschrittig dazu anhält, in formal operativer Weise zu denken und zu handeln.

Behandlungsziele und Prinzipien

Hauptziel der psychotherapeutischen Interventionen ist es, einen Lernprozess zu initiieren, der es Patienten ermöglicht, ihr interpersonelles Verhalten (wieder) mit spezifischen Konsequenzen (für sich selbst und für das Gegenüber) in Verbindung zu bringen. Das bedeutet, dass die Patienten wieder für **verhaltensformendes Feedback** aus ihrer persönlichen Umwelt zugänglich werden.

Eines der Grundprinzipien der Behandlung ist dabei, den Patienten zu befähigen, **Verantwortung** für sein Lebensdilemma und den nötigen Veränderungsprozess zu übernehmen. Chronisch Depressive nehmen in der Regel Folgendes an: »Egal, was ich tue, ich werde sowieso immer depressiv bleiben.« Um die niedrige Veränderungsmotivation zu erhöhen, soll der Patient erfahren, dass er selbst als Regisseur der eigenen Misere fungiert und entsprechend nur er selbst sie verändern kann. Daher werden Kontingenzen möglichst direkt in der Sitzung arrangiert.

Der Patient soll unmittelbar und aktiv in der Sitzung lernen (über negative Verstärkung, d. h. über den Wegfall der antizipierten negativen Konsequenz), dass sein Leidensdruck abnehmen kann, wenn er günstigere Verhaltensweisen zeigt. Dabei ist es v. a. für den (unerfahrenen)

Therapeuten oft schwierig, dem Patienten die Arbeit eben nicht abzunehmen.

Ein weiteres zentrales Prinzip besteht in der Beachtung und Nutzung der Beziehung zwischen Arzt und Patient, die durch die Pathologie (z. B. die Reinszenierungswünsche) des Patienten geprägt wird (zumeist sind entweder offene oder verdecke Feindseligkeit und Distanz oder aber Unterwürfigkeit spürbar).

Innerhalb der Sitzungen soll der Patient nun korrigierende emotionale Erfahrungen machen, indem der Therapeut sich persönlich und authentisch (dies in kontrollierter und bewusster Weise) einbringt und sich komplementär zu dem inszenierten Beziehungsangebot verhält.

Spezielle therapeutische Techniken

Zu den Haupttechniken des CBASP gehören die **Situationsanalyse** sowie **spezifische interpersonelle Therapietechniken**, wie z. B. die interpersonelle Diskriminationsübung.

Situationsanalyse

Die Situationsanalyse (SA) zielt darauf ab, dass der Patient die präoperatorische Funktionsweise überwindet und erkennt, dass sein Verhalten Konsequenzen zeitigt.

Die SA besteht aus 2 Schritten. Zuerst soll der Patient ein interpersonelles Ereignis aus der jüngeren Vergangenheit berichten, wobei er einen umschriebenen Zeitabschnitt mit definiertem Anfangs- und Endpunkt wählen soll. Die **Explorationsphase** der SA ist durch eine Reihe von Fragen charakterisiert (▶ Übersicht).

Explorationsphase der Situationsanalyse – typische Fragen

- Was ist passiert? (Situationsbeschreibung)
- Was hat diese Situation für Sie bedeutet? (Interpretation der Situation)
- Wie haben Sie sich in der Situation verhalten? (situatives Verhalten)
- Welches Ergebnis wollten Sie erzielen? (erwünschtes Ergebnis)
- Haben Sie in dieser Situation bekommen, was Sie wollten?
- Warum haben Sie nicht das bekommen, was Sie wollten?

In der **Lösungsphase** wird nun durch den Patienten ebenso kleinschrittig analysiert, inwieweit kognitive Faktoren (z. B. globalisierende, selbstbeschuldigende Interpretationen) bzw. dysfunktionale Verhaltensmuster zum Outcome beigetragen haben (*if this, then that*), beobachtete Verhaltens- und Lerndefizite (Selbstsicherheit, Impulskontrolle o. ä.) werden hierbei registriert und ggf. bearbeitet.

Interpersonelle Techniken

Chronisch Depressive zeigen häufig die Tendenz, Erfahrungen mit zentralen frühen Bezugspersonen in der therapeutischen Beziehung zu rekonstellieren. Mithilfe der **interpersonellen Diskriminationsübung** (IDÜ) soll der Patient im Hier und Jetzt lernen, entsprechende Missinterpretationen das Therapeutenverhalten betreffend zu identifizieren und zu korrigieren.

Zu diesem Zweck wird in der zweiten Sitzung eine *significant other history* erhoben, wobei der Therapeut durch gezielte Nachfragen (z. B. »In welcher Weise war diese Person für sie prägend?«) diese Beziehungen analysiert und Übertragungshypothesen aufstellt. So werden im Rahmen der vier unten genannten Kategorien (Tab. 7.5) **bereits proaktiv Übertragungsphänomene antizipiert**, bevor sie aufgetreten sind.

Bei der IDÜ stellt der Therapeut Fragen wie:
»Wie hätte Ihr Vater/hätten Ihre Geschwister … reagiert, wenn Sie sich so verhalten hätten?«
»Wie habe ich darauf reagiert?«
»Welche Unterschiede sind für Sie zu erkennen (Diskriminationsübung)?«
»Was bedeutet es für Sie und was sagt es über Sie aus, wenn ich anders reagiere als (…)?«

Die systematische Gegenüberstellung in der realen Situation wird dann eingesetzt, wenn sich Therapeut und Patient in einer potenziell problematischen Übertragungssituation befinden (**Hot-Spot-Zone**), und soll dazu dienen, die Erfahrungen bzgl. Missbrauch, Verlassenheit oder Zurückweisung im **Hier und Jetzt** zu revidieren. Hier zeigen sich Parallelen zur tiefenpsychologisch interaktionellen

Tab. 7.5 Übertragungshypothesen

Nähe/Intimität	»Wenn ich meinem Therapeuten näher komme, dann …«
Fehler/Versagen	»Wenn ich einen Fehler mache bei meinem Therapeuten, dann …«
Emotionale Bedürftigkeit	»Wenn ich etwas von meinem Therapeuten brauche, dann …«
Negativer Affekt	»Wenn ich auf meinen Therapeuten ärgerlich bin oder negative Gefühle ihm gegenüber habe, dann …«

Therapie nach Heigl/Heigl-Evers (Heigl-Evers 2002) bzw. zur strukturbezogenen Psychotherapie nach Rudolf (2006), die speziell für die Behandlung von Patienten mit strukturellen Störungen konzipiert wurde.

7.6 Dysthymie/double depression

Dysthymie bezeichnet nach der internationalen Klassifikation psychischer Störungen eine **chronische** (d. h. über mindestens 2 Jahre bestehende) **depressive Verstimmung**, die niemals oder nur selten ausgeprägt genug ist, um die Kriterien einer leichten oder mittelschweren Depression zu erreichen.

Ein früher (Adoleszenz/junges Erwachsenenalter) und ein später Beginn lassen sich unterscheiden.

Die Prävalenz der Dysthymie ist hoch (Lebenszeitprävalenz 1–3%, Angst u. Wicki 1991). Bis zu 75% der Dysthymen durchlaufen in ihrem Leben mindestens eine, oft jedoch mehrere Epsioden einer *major depression* (Klein et al. 2000), welche dann als – prognostisch oft ungünstig verlaufende – *double depression* bezeichnet wird.

Vom klinischen Standpunkt aus repräsentiert das noch recht neue Konstrukt der Dysthymie in mancherlei Hinsicht eine **Nachfolgediagnose** der früheren (ICD-9) **neurotischen Depression.** De facto stellt die Dysthymie jedoch eine sehr breit gefasste Kategorie affektiver Erkrankungen dar, die klinisch nicht unumstritten ist.

Anders als in der DSM-IV-Klassifizierung ist beispielsweise die Abgrenzung zur teilremittierten *major depression* nicht vorgesehen, auch deutet ein **hohes Maß an Komorbidität** auf eine Schwäche der Kategorie hin.

Bestrebungen, die Dysthymie als **subsyndromale affektive Erkrankung** bzw. als Temperamentsvariante der affektiven Störung zu betrachten (Judd u. Akiskal 2000) werden begründet mit einer der *major depression* ähnlichen zirkadianen Rhythmik, ähnlichen neurobiologischen Auffälligkeiten, der hohen familiären Belastung mit MDE sowie mit der positiven Response auf Antidepressiva.

Dabei finden sich bei Dysthymen – was im Rahmen der rein phänomenologischen Beschreibung keine Berücksichtigung findet – durchaus vermehrt Hinweise auf konflikthafte, biografisch determinierte Fehlentwicklungen, z. B. eine insuffiziente (*poor*) Eltern-Kind Beziehung, sexueller Missbrauch, prämorbide Angst- und Essstörungen (Hayden u. Klein 2001).

Hinzu kommt, dass Dysthyme häufiger (Lizardi u. Klein 2000) in gestörten Familien aufwachsen und retrospektiv häufiger über innerfamiliäre Konflikte (inkl. Trennung und Scheidung) berichten als Patienten mit einer *major depression* oder Gesunde.

Andererseits können Auffälligkeiten der Persönlichkeitsentwicklung oder eine hohe Komorbidität auch **Folge** chronisch depressiver Entwicklungen sein (und dann deren Chronifizierung begünstigen), dies zeigt sich ja beispielsweise darin, dass sich **die Charakterpathologie schwer Depressiver nach thymoleptischer Therapie häufig bessert.**

Die rein deskriptive Diagnosestellung der Dysthymie erfordert in jedem Fall eine besonders sorgfältige Auseinandersetzung mit den ätiologischen und aufrechterhaltenden Bedingungen, nicht zuletzt, um ein entsprechend differenziertes therapeutisches Angebot erstellen zu können.

Die Dysthymie, wie auch die *double depression* sind mit einem **hohen Maß an Wiedererkrankungswahrscheinlichkeit** verbunden und führen zu erheblichen psychosozialen Beeinträchtigungen (Klein et al. 2008). Dies wird sicherlich begünstigt durch ein hohes Maß an Komorbidität, hier sind insbesondere Angsterkrankungen und Persönlichkeitsstörungen zu nennen.

Die **pharmakotherapeutische Behandlung** scheint in der Akutphase der psychotherapeutischen wie auch der kombinierten Behandlung **überlegen** zu sein. Insgesamt ist die Studienlage jedoch noch unzureichend. Eine ausschließlich psychotherapeutische Behandlung (unter Einsatz von KVT und IPT) erbrachte – bei allerdings nur kurzer Applikationsdauer (KVT 12 Wochen, IPT 16 Wochen) – einen der antidepressiven Monotherapie unterlegenen Effekt (Ravindran et al. 1999, Markowitz et al. 2005). Die Kombination der IPT mit einer Pharmakotherapie zeigte sich zwar der IPT-Monotherapie überlegen, jedoch gleichwertig einer antidepressiven Monotherapie (Markowitz et al. 2005). Die Kombination der KVT mit der Pharmakotherapie (Sertralin) wies einen den jeweiligen Monotherapien deutlich überlegenen Effekt auf, jedoch ließ sich dieser Effekt aufgrund der sehr geringen Fallzahlen (n = 25) nicht statistisch absichern (Ravindran et al. 1999). Es gibt deutliche klinische, aber zunehmend auch empirische Hinweise auf die sehr gute Wirksamkeit einer langfristig angelegten psychodynamischen bzw. der psychoanalytischen Therapie; die Evidenzlage ist jedoch gegenüber der KVT noch geringer, ein Umstand der auch in dem unterschiedlichen Entstehungs- und Forschungskontext der verschiedenen Verfahren begründet ist.

7.7 Depression bei Persönlichkeitsstörungen

Persönlichkeitsstörungen (PS) sind in hohem Maße mit Depressionen vergesellschaftet. 35–65% (Sass 2003) aller Patienten mit affektiver Störung weisen diagnostisch mindestens eine zusätzliche PS auf. Bei Patienten mit einer

Depression vom melancholischen Subtypus sind PS eher seltener.

Persönlichkeitsstörungen aus dem Cluster C (ängstliches Cluster) sind mit ungefähr 50% häufiger als solche aus Cluster A und B. Insbesondere die selbstunsichere, die zwanghafte und die dependente PS sind bei Patienten mit Depression überrepräsentiert (Kronmüller u. Mundt 2006).

Nach DSM-IV definiert sich eine Persönlichkeitsstörung als

» ein überdauerndes Muster von innerem Erleben und Verhalten, das merklich von den Erwartungen der soziokulturellen Umgebung abweicht, tiefgreifend und unflexibel ist, seinen Beginn in der Adoleszenz oder im frühen Erwachsenenalter hat, im Zeitverlauf stabil ist und zu Leid oder Beeinträchtigungen führt. «

PS können dabei nach Millon (1996) **in verschiedener Weise mit klinischen Syndromen zusammenhängen**: So können sie aufgrund der eingeschränkten Bewältigungsfähigkeiten der Betroffenen zu einer Vulnerabilität für affektive Syndrome führen (*vulnerability model*). Affektive Störungen können wiederum (vice versa) Veränderungen (über die Interferenz mit wichtigen psychosozialen Reifungsschritten) der Persönlichkeit bewirken (*complication model*). Konstitutionelle Faktoren können als dritte Variable gleichzeitig eine PS und ein klinisches Syndrom zur Folge haben (*spectrum model*). Darüber hinaus beeinflusst natürlich die Persönlichkeit maßgeblich den Verlauf der affektiven Erkrankung (*pathoplasty model*). Hieraus wird deutlich, dass PS in der Entstehung, Ausformung und Aufrechterhaltung der Depression eine entscheidende Rolle spielen können.

Das Dilemma persönlichkeitsgestörter Menschen besteht darin, dass sie einerseits (s. Sachse 2004) starke und zentrale, in der Biografie frustrierte Beziehungsmotive (z. B. den Wunsch nach Anerkennung, verlässlicher Beziehung, Autonomie usw.) anstreben, die ihr Handeln motivieren und regulieren. Andererseits zeigen sie starre und dysfunktionale Beziehungs- und Selbstkonzeptschemata, d. h. ungünstige Annahmen über sich selbst, über andere und über das Leben allgemein (z. B. »Ich bin allein nicht überlebensfähig«, »Ich bin etwas Besonderes und verdiene eine entsprechende Anerkennung« usw.). Diese Patienten streben also auf der Motivebene etwas an, was ihre inneren Überzeugungen als nicht erreichbar definieren und »lösen« das Problem auf der interaktionellen (manipulativen) Handlungsebene.

Die Schwierigkeit des Therapeuten besteht darin, dass Menschen mit PS oft keine Änderungsmotivation, sondern eher eine **»Stabilisierungsmotivation«** (Sachse 2004) aufweisen, d. h., sie kommen in die Therapie, um sich mithilfe des Therapeuten zu stabilisieren (d. h., sie sind oft nicht wirklich bereit, ihre Annahmen, Motive, Ziele usw. infrage zu stellen und zu verändern). Statt also Beziehungsprobleme, die depressionsfördernd oder aufrechterhaltend wirken, zu thematisieren und zu bearbeiten, werden diese häufig in der Beziehung zum Therapeuten inszeniert und ausagiert, wodurch der Therapeut, ohne dies verhindern zu können, »Teil des Problems« wird und therapeutisch ausgehebelt wird.

Dabei fällt im Rahmen schwerer, klinisch behandlungsbedürftiger Depressionen häufig eine symptomatische Uniformität auf, unter der die Individualität und Ausdifferenziertheit der jeweiligen Persönlichkeitsstruktur vorübergehend zu verschwinden scheint. Erst im Verlauf der beginnenden Remission konturieren sich charakterliche Merkmale wieder verlässlicher und schärfer. Einerseits inszenieren sich also Persönlichkeitsakzentuierungen häufig erst im Verlauf zunehmender Gesundung, andererseits können schwere Depressionen (wie auch andere gravierende seelische Krisen) zu regressiven Phänomenen führen und damit zu einer strukturellen Herunterregulierung (Arbeitskreis OPD 2006) mit dem Auftreten vergröberter und unreifer kognitiver und verhaltensbezogener Muster. Hieraus ergibt sich die **Notwendigkeit einer besonders sorgfältigen und zurückhaltenden diagnostischen Herangehensweise.**

Für die Behandlung gilt, dass Patienten, die (auch im Sinne der OPD) auf hohem Niveau strukturiert sind (z. B. einfache depressive Episode ohne gravierende Charakterpathologie) i. Allg. gut von den genannten Therapieformen profitieren können.

! Je niedriger das Strukturniveau (chronifizierte Dysthymie, komorbide Borderline-Persönlichkeitsstörung etc.), desto bedeutsamer sind stützende, strukturierende und psychoedukative Elemente bzw. desto kleinschrittiger und handlungsorientierter sind die entsprechenden Therapieschritte einzusetzen, während z. B. konflikt- und übertragungsfokussiertes Arbeiten eine geringere Rolle spielt.

Prognostisch erhöhen PS zwar im Sinne des Komplikationsmodells das Rückfall- und Chronifizierungsrisiko, allerdings möglicherweise nicht in dem bisher angenommenen Ausmaß. So erhalten Patienten mit PS möglicherweise seltener eine adäquate Behandlung als andere; darüber hinaus konnten Metaanalysen zeigen (Kool et al. 2005), dass methodisch hochwertige (randomisierte und kontrollierte) Studien nur geringe Unterschiede in der Response auf eine **psychopharmakologische** Standardbehandlung zwischen den Gruppen mit und ohne komorbide PS zeigen konnten. Bezüglich des Erfolgs **psychotherapeutischer Behandlung** (bei Patienten mit und ohne PS) sind die Ergebnisse uneinheitlich, allerdings erscheint bei Patienten mit Depression und PS eine **Kombination aus Psychopharmakotherapie und Psychotherapie** in jedem Fall empfehlenswert (Kool et al. 2003).

7.8 Depression bei bipolaren Erkrankungen

Bipolare Störungen sind durch das Auftreten sowohl depressiver als auch manischer (Bipolar I) bzw. hypomaner Phasen (Bipolar II) charakterisiert. Lange Zeit dominierten hinsichtlich Beginn und Verlauf der Erkrankungen rein biologisch-genetische Vorstellungen, wobei erst in den letzten 2 Jahrzehnten die Rolle innerer und äußerer Stressoren und des familiären Klimas auf den Verlauf der Erkrankung aufgezeigt wurde. Ein Großteil der häufig sehr früh erkrankenden Patienten mit bipolaren Störungen leidet unter **erheblichen psychischen und psychosozialen Beeinträchtigungen.** Ein Teil dieser Beeinträchtigungen, die insbesondere bei sehr instabilen Verläufen vorkommen, wird verständlich, wenn bedacht wird, dass die bipolare Erkrankung mit ihrer (Eigen-)Dynamik über Jahre die Realisierung von Lebensplänen und Zielen aufs Nachhaltigste untergräbt. **Rückfälle** in manische und v. a. oft langwierige depressive Phasen sind auch unter vermeintlich suffizienter Pharmakotherapie häufig, affektive und kognitive Restzustände sind häufiger als früher angenommen und wirken entsprechend beeinträchtigend, und die **Suizidrate** ist hoch, insbesondere bei Bipolar-II-Patienten.

Stimmungsstabilisierende Medikamente sind in der Behandlung bipolarer Störungen unverzichtbar. Allerdings wurde in den letzten Jahren in zahlreichen Studien deutlich, dass der alleinige Einsatz pharmakotherapeutischer Strategien im Hinblick auf die langfristige Stabilität zu kurz greift, hingegen eine Kombination pharmako- wie psychotherapeutischer Strategien den Outcome deutlich verbesserte (Überblick bei Miklowitz 2006). Bisherige Studien zur Wirksamkeit psychotherapeutischer Interventionen wurden – anders als bei der unipolaren Depression – durchweg als **Kombinationstherapien** konzeptionalisiert.

Theoretische Basis psychotherapeutischer sowie psychoedukativer Interventionen

Bipolare Erkrankungen scheinen einem komplexen Bedingungsgefüge zu unterliegen, in dem neben genetischen, sozialen, biografischen und persönlichkeitsimmanenten (Begabungen, Ressourcen, Krankheitsmodell, Compliance) Faktoren eine Neigung zu einer Instabilität oder **Dysregulation biologischer Rhythmen** vorzuliegen scheint. Treten Unterbrechungen oder Veränderungen **sozialer Zeitgeber** auf (durch den Tod eines Angehörigen, durch Pensionierung oder Auszug der erwachsenen Kinder) können affektive Episoden ausgelöst werden; auch nur Störungen (durch Schlafmangel, Jetlag o. ä.) des zeitlichen Rhythmus scheinen die Homöostase empfindlich stören zu können. Möglicherweise wird durch die genannten Rhythmusstörungen (und als solche eignen sich vermutlich viele kritische Lebensereignisse) ein neurobehaviorales System aktiviert, das für die Steuerung motivationaler und antriebsbezogener Prozesse zuständig ist.

Bipolar Erkrankte stehen dabei vor einer Vielzahl komplexer Herausforderungen, deren Bewältigungsmöglichkeiten den Krankheitsverlauf maßgeblich prägen. Der **Verlust des gesunden Selbst**, verbunden mit den hierdurch **veränderten persönlichen Perspektiven**, die **Akzeptanz** einer leidvollen, als wenig kontrollierbar erlebten Erkrankung labilisieren den **Selbstwert** und eine **stabile Identitätsentwicklung** häufig erheblich und begünstigen depressionsfördernde **dysfunktionale Einstellungen** sich selbst gegenüber.

Für junge, nach Autonomie strebende Patienten ist die Notwendigkeit einer langfristigen, gelegentlich auch nebenwirkungsreichen Pharmakotherapie, des Selbstmonitoring und des Einhaltens stabiler Alltagsrhythmen darüber hinaus häufig schwer anzuerkennen und führt oft zu **Verleugnung** und **Non-Compliance.** Ungünstige familiäre Interaktionsmuster (emotionales Überengagement, Schuldzuweisungen etc.) wirken sich negativ auf den Krankheitsverlauf aus und werden u. a. in der **familienfokussierten Therapie** (FFT) von Miklowitz (2006) zu modulieren versucht. Die häufig gravierenden Konsequenzen **manischer Episoden** stellen im Verlauf ebenso eine enorme Anforderung dar wie die Bewältigung von (z. B. kognitiven) **Residualsymptomen.** Nicht selten wird – im Sinne eines Selbstheilungsversuchs – der Verlauf durch **Drogen und Alkoholmissbrauch** weiter verkompliziert.

Ausgehend von diesen Topoi sind unterschiedliche psychotherapeutische Interventionsformen sinnvoll, die neben psychoedukativen Elementen kognitive, interaktionelle wie auch systemische Elemente beinhalten.

Kognitiv-behaviorale psychoedukative Ansätze

Der Einsatz von KVT hat sich in der Behandlung von Patienten mit bipolaren Störungen mittlerweile gut etabliert, manualisierte Therapieprogramme liegen v. a. für die Behandlung in Gruppen (Schaub et al. 2004, Wagner u. Bräunig 2004), aber auch für die Einzelbehandlung vor (Meyer u. Hautzinger 2004).

Psychoedukation stellt dabei – gerade in den jüngeren Ansätzen – einen Bestandteil des kognitiv-verhaltenstherapeutischen Gesamtkonzepts dar und ist nicht sinnvoll von diesem abzugrenzen.

Kognitiv-behaviorale psychoedukative Ansätze betonen den Aufbau eines funktionalen Störungsmodells und fokussieren neben rein psychoedukativen Elementen (im Sinne der ausschließlichen Informationsvermittlung) die Modifikation jener Kognitionen und Verhaltensweisen, die einer konstruktiven Krankheitsbewältigung entgegenstehen. Hier stellt die Erarbeitung eines angemessenen Selbstkonzepts (unter Einbezug der persönlichen Vulnerabilität) einen wichtigen Schwerpunkt dar. Die Wirksamkeit dieser Ansätze wurde in den letzten Jahren vielfach untersucht (Colom u. Lam 2005).

Folgende therapeutischen Fokusse werden in den genannten Konzepten berücksichtigt (▶ Übersicht).

Aspekte kognitiv-behavioraler psychoedukativer Ansätze

- Erarbeitung eines individuellen Krankheitskonzepts
- Informationsvermittlung (Entstehung, Verlauf, Behandlungsmöglichkeiten)
- Förderung der Akzeptanz der Erkrankung
- Rückfallprävention
- Erhöhung der Behandlungs-Compliance
- Analyse individueller Auslöser und Risikofaktoren der Erkrankung
- Etablieren eines funktionalen (regelmäßigen) Lebensrhythmus
- Verantwortungsübernahme und Management der Erkrankung
- Vermittlung von Strategien im Umgang mit krankheitsbegünstigenden Faktoren und Krisen

Üblicherweise werden 12–14 Gruppensitzungen vorgesehen, an denen ca. 8–12 Patienten teilnehmen. Inhaltlich werden die Sitzungen durch den Therapeuten strukturiert, eine Vielzahl von Materialen unterstützt den Prozess der Informationsvermittlung, von dem ausgehend ein Austausch innerhalb der Gruppe und letztlich die Erarbeitung individualisierter Konzepte gefördert wird.

Methoden des Selbst- und Krankheitsmanagements, wie die Erstellung eines Life-Chart, die Erarbeitung einer Checkliste eigener Frühwarnsymptome oder der balancierten Aktivitätenplanung innerhalb von Krankheitsphasen, werden erarbeitet und eingeübt. Dabei zeigte sich die KVT (in Kombination mit einer stimmungsstabilisierenden Medikation) in einer großen Multicenterstudie im Hinblick auf die Rezidivhäufigkeit v. a. bei Patienten als überlegen, die sich noch in einem früheren Krankheitsstadium befanden (Scott et al. 2006).

Interpersonelle Therapie/ soziale Rhythmustherapie

Die interpersonelle und soziale Rhythmustherapie (IPS-RT), eine **manualisierte, strukturierte Interventionsform für Bipolar-I- und -II-Patienten**, stellt eine Modifikation der IPT nach Klerman et al. dar. Theoretisch fußt IPSRT in der chronobiologischen Theorie affektiver Störungen nach Ehlers et al. (1988), die davon ausgeht, dass sogenannte **»soziale Zeitgeber«** wie z. B. soziale oder berufliche Anforderungen, tagtägliche Routineaufgaben in der häuslichen Umgebung usw. einen **stabilisierenden Einfluss auf zirkadiane und biologische Rhythmen** ausüben. Fällt nun ein solcher Zeitgeber weg (s. oben), kann es bei entsprechend vulnerablen Patienten zu einer Dysregulation biologischer Rhythmen und nachfolgend zur affektiven Labilisierung kommen. Ausgehend von der Annahme, dass neben den beschriebenen Rhythmusveränderungen v. a. medikamentöse Non-Compliance und das Auftreten stressiger Lebensereignisse Rückfälle begünstigen, versucht IPSRT nun, über die folgenden drei Therapieschwerpunkte diesem entgegenzuwirken:

1. Erhöhung der **Compliance**,
2. Verbesserung und **Stabilisierung der sozialen Rhythmen** (z. B. Tagesstruktur, Schlaf-Wach-Rhythmus, soziale Stimulation),
3. **Verbesserung interpersoneller Kompetenzen** unter Zuhilfenahme verhaltenstherapeutischer Techniken.

Die Wirksamkeit hinsichtlich der Rückfallhäufigkeit ließ sich im Rahmen einer 2-jährigen IPSRT-Behandlung nachweisen (Frank et al. 2005).

Behandlungsziele und Prinzipien

IPSRT ist als **Einzeltherapie** konzeptioniert und umfasst **4 Behandlungsphasen** (Frank 2007), die sich in abnehmender Frequenz über ca. 3 Jahre erstrecken:

1. Die **initiale Therapiephase** umfasst eine detaillierte Erfassung der **bisherigen Krankengeschichte**, die Identifizierung der sich hierin offenbarenden **interpersonellen Probleme** und die Fokussierung eines besonders **relevanten interpersonellen Problembereichs**. Darüber hinaus stehen **Informationsvermittlung** zur Etablierung eines Krankheitsmodells und eine Einführung in die *social rhythm metric* (**SRM**) im Zentrum dieser Phase. SRM dient der Erfassung, allmählichen Rhythmisierung und Evaluation tagtäglicher Aktivitäten und der Antizipation derjenigen störenden Trigger, die aktuell oder zukünftig zu erwarten sind.
2. In der **Zwischenphase** steht die Arbeit an der sukzessiven **Stabilisierung der täglichen Rhythmen** im Vordergrund, parallel wird – analog zur IPT – die Bear-

beitung des interpersonellen Therapiefokus vorgenommen.
3. Die **Erhaltungsphase** (oder auch Präventionsphase) dient der Vertiefung und erweiterten Anwendung der erlernten Fähigkeiten.
4. Die **Abschlussphase** beinhaltet in niederfrequenten Sitzungen u. a. die Rekapitulation und Festigung des Erlernten sowie die Erstellung eines Krisenplans.

7.9 Typische Problemsituationen in der Therapie

7.9.1 Der hilflos abhängige Patient

Der Patient klammert sich an, fordert Ratschläge und Empfehlungen ein, die er dann jedoch nicht umsetzt bzw. passiv oder sogar aktiv entwertet. Der Therapeut fühlt sich zunächst wohl (»guter, kooperativer Patient«), erlebt jedoch zunehmend Ärger, Hilflosigkeit, aber auch Bedrängnis.

Empfehlung
Zunächst ist es sinnvoll, die Abhängigkeitswünsche verstehend anzunehmen, sie aber gleichzeitig zu begrenzen und die zugehörigen Ängste (z. B. vom Therapeuten verlassen zu werden, wenn der Patient sich stark zeigt) zu analysieren. Im nächsten Schritt kann eine vorsichtige Frustrierung des Wunsches nach Verantwortungsübernahme erfolgen (»Was glauben Sie selber, was richtig ist?« »Ich bin sicher, dass Sie eine Lösung finden« »Ich kann nicht annähernd so gut wie Sie selbst beurteilen, was für Sie richtig ist, werde aber versuchen, Sie zu unterstützen«). Bestärkungen des Selbstwertgefühls sind ebenso hilfreich wie ressourcenorientiertes, progressives Erarbeiten selbstverantwortlichen Handelns (»Was hat Ihnen bisher geholfen, schwierige Entscheidungen zu treffen?« »Wie haben Sie es geschafft, diese zurückliegende Krise zu meistern?«)

7.9.2 Der suizidale Patient

Nahezu jeder depressive Patient kennt suizidale Impulse. Gerade in der akuten Depression sind diese oft drängend und führen im Therapeuten zu Verunsicherung und Sorge.

Empfehlung
Der Therapeut sollte Suizidgedanken und erst recht Suizidäußerungen grundsätzlich ernst nehmen. In Suizidphantasien/-handlungen sind in unterschiedlichen Anteilen immer sowohl kommunikative wie auch tatsächliche Todeswünsche zu erkennen. Selbst wenn der Eindruck einer manipulativen Suiziddrohung aufkommt, besteht die Gefahr, dass der Patient mit einem Suizidversuch seiner Intention Nachdruck verleiht. Unerlässlich für die Abschätzung der Suizidalität ist es, sehr konkret bestehende Suizidphantasien und -absichten zu explorieren, ein Vorgehen, das den Patienten entlastet und nicht etwa »schlafende Löwen weckt«. Wichtig sind auch Fragen danach, inwieweit sich Suizidideen ungewollt aufdrängen bzw. was denn genau den Patienten am Leben halte. Zentral ist eine Fokussierung auf die Beziehung zum Patienten und eine hohe Wachsamkeit dafür, ob der Patient sich zurückzieht und »aus dem Kontakt geht«, was sich in der Gegenübertragung häufig als ein Gefühl von Leere oder Distanz manifestiert. Empathische Einfühlung in die Not des Patienten sind in dieser Situation ebenso bedeutsam wie die entschlossene Botschaft, eine Suizidhandlung nicht zuzulassen. Um die Notwendigkeit einer sofortigen Klinikeinweisung abschätzen zu können, ist es v. a. von Bedeutung, die Steuerungs- und Absprachefähigkeit des Patienten zu beurteilen.

7.9.3 Inaktivität und Rückzug

Der Patient weigert sich, Aktivitäten aufzunehmen und zieht sich mit dem Argument »es ist doch sowieso alles sinnlos« zurück.

Empfehlung
Hier empfiehlt es sich, die Erklärungen zu akzeptieren, dennoch einfache und leichte Aktivitäten vorzuschlagen, die zu ersten Erfolgserlebnissen führen können. Wichtig ist eine prompte positive Rückmeldung in der nächsten Sitzung. Auch ist es sinnvoll, dem Patienten aufzuzeigen, dass ihn seine Passivität bisher nicht von seinen Problemen befreit habe, sodass er probeweise für eine Zeitlang eine andere Strategie ausprobieren und deren Erfolg dann abschätzen könne.

7.9.4 Der Patient erledigt seine Hausaufgaben nicht

Der Patient erledigt seine Hausaufgaben (Erstellen von Wochenplänen oder Gedankenprotokollen) unvollständig oder gar nicht. Er gibt an, sich diese nicht zuzutrauen oder aber deren Sinn nicht erkennen zu können.

Empfehlung
Schwierigkeiten bei den Hausaufgaben können durch vielfältige Faktoren bedingt sein (s. Hautzinger 2003), so-

dass zunächst eine präzise Exploration der eigentlichen Motive erforderlich ist. Manche Patienten glauben, ihre Probleme seien zu komplex, um sich durch simple Listen und Tabellen lösen zu lassen. Hier kann der Einwand hilfreich sein, dass selbst die kompliziertesten Unternehmungen aus vielen einfachen und konkreten Schritten bestehen und damit beginnen. Auch kann die Sinnhaftigkeit solcher Zweifel, noch bevor es einen Versuch der Überprüfung gab, thematisiert werden. Mögliche Vorbehalte können auch orthografische Schwierigkeiten sein oder Schamgefühle bzgl. der dokumentierten Aktivitäten und Gedanken. Hilfreich ist es, den Patienten möglichst aktiv an der Planung der Hausaufgaben zu beteiligen. Auch Dissonanzen in der therapeutischen Beziehung bzw. eine hohe Funktionalität der Störung können zu Widerstandsphänomenen führen.

7.9.5 Non-Compliance bei Medikamenteneinnahme

Trotz entsprechender Informationsvermittlung kommt es immer wieder zu medikamentöser Non-Compliance.

Empfehlung

Hier gilt es, sehr sorgfältig die möglichen zugrundeliegenden Vorbehalte zu ergründen. Ein häufiger Grund für Non-Compliance sind inakzeptable Nebenwirkungen, die häufig erst auf Nachfrage thematisiert werden (Gewichtszunahme, sexuelle Funktionsstörungen, Sorge wegen eines uneingestandenen Kinderwunschs etc.). Oft erleben sich Patienten durch die Medikation aber auch »gelabelt«, »abgestempelt« und damit entsprechend entwertet und drücken durch Non-Compliance ein Bedürfnis nach Autonomie einerseits, nach Beachtung und Berücksichtigung der Individualität der Problemlage andererseits aus. Auch Verleugnungstendenzen bzw. Vorbehalte Angehöriger sind ein häufiges Motiv.

Nicht selten besteht auch eine heimliche Sehnsucht nach den als befreiend und beglückend erlebten hypomanen Phasen, auf die die Betroffenen nicht zu verzichten bereit sind. Eine solche Klärung hilft dem Patient häufig, selbstverantwortlich eine Kosten-Nutzen-Rechnung aufzustellen.

7.10 Welche Therapie – was, wo, von wem und für wen? (differenzielle Indikationsstellung)

In die schlüssige psychotherapeutische Behandlungsplanung eines depressiven Patienten fließt eine Vielzahl zu berücksichtigender Variablen ein. So bestimmen die **Akuität, Chronizität und Komorbidität** ebenso die Auswahl von Methode und Setting wie die **Persönlichkeit, die Motivation und die individuellen Ressourcen** des Patienten (Introspektionsfähigkeit, emotionale Differenziertheit, ausreichende Intelligenz). Weiterhin fließt neben wirtschaftlichen und pragmatischen (Verfügbarkeit) Gesichtspunkten auch die Berücksichtigung des Behandlungsverlaufs in die Entscheidung ein. So kann im Laufe der Behandlung einmal oder mehrmals der Wechsel des Behandlungsarrangements, und zwar zum klinisch richtigen Zeitpunkt, eine wesentliche Bedeutung haben.

Handelt es sich um eine sehr schwere Episode, bestehen komplizierende Komorbiditäten (Süchte, Persönlichkeitsstörungen), liegt eine drohende Chronifizierung oder auch Suizidalität vor, wird die Behandlung sinnvollerweise im stationären Rahmen durchgeführt. Der **akut und schwerst depressive, stationär behandlungsbedürftige Patient** profitiert psychotherapeutisch von einer **supportiven Psychotherapie**, in der der Therapeut – im Sinne der passageren Übernahme einer Hilfs-Ich-Funktion – eine aktive Haltung einnimmt und Elemente des Stützens, Strukturierens und Informierens in den Vordergrund stellt. Dem Remissionsgrad und damit den Umsetzungsmöglichkeiten des Patienten folgend, ist der Einsatz spezifischer psychotherapeutischer Techniken (IPT, KVT, PDT usw.) zu organisieren.

> **! Cave: Zu forciertes psychotherapeutisches Vorgehen führt in der noch labilen Remissionsphase nicht selten zu deutlichen Verschlechterungen des Befindens!**

Im **ambulanten Setting** erwiesen sich in der Behandlung **akuter Depressionen** die IPT wie auch die KVT, insbesondere wenn sie von erfahrenen Therapeuten angewandt werden, als wirksam (Ekers et al. 2007), bezüglich der vergleichsweisen Effizienz psychodynamischer Therapie (PDT) in der Akutphase ist die Studienlage uneindeutig (Leichsenring 2001: Wirksamkeit ist vergleichbar KVT; Ekers et al. 2007: KVT ist besser als PDT).

Dabei erwiesen sich IPT- und KVT-Monotherapien einer medikamentösen Monotherapie gegenüber als ebenbürtig (Pinquart et al. 2006). Eine Kombinationsbehandlung von sowohl KVT als auch PDT mit antidepressiver Medikation war empirisch einer antidepressiv-medikamentösen Monotherapie überlegen (Pampallona et al. 2004), allerdings gleichwertig einer psychotherapeutischen (KVT oder PDT) Monotherapie (De Maat et al. 2006, De Jonghe et al. 2001 für PDT).

Die hier erwähnten, in Metaanalysen gewonnenen Wirksamkeitsnachweise zeigen, dass Psychotherapie (KVT, IPT, PDT) zur Behandlung depressiver Störungen geeignet und der Psychopharmako(mono-)therapie gleichwertig zu sein scheint, dies jedoch bezogen auf eine in Bezug auf Schweregrad und Depressionsform **heterogene, v. a. aber auch ambulant behandelbare** Gruppe von Patienten.

Die Frage, welche Therapie (ggf. auch welche Kombinationstherapie) für welchen Patienten Erfolg versprechend ist, ist allerdings letztlich immer **im Einzelfall** zu entscheiden.

So kann eine psychoanalytische Therapie dann indiziert sein, wenn die Biografie eines Patienten durch starre und ungünstige Beziehungsmuster geprägt ist (charakterliche Eingebundenheit der Depression), wenn hierdurch die Persönlichkeit in dysfunktionaler Weise bestimmt ist und wenn im Sinne des Wiederholungszwangs immer ähnliche Konfliktmuster konstelliert werden. Ein derartiger Sachverhalt liegt häufig Patienten auf mittlerem Strukturniveau vor.

Eine tiefenpsychologisch fundierte Therapie könnte indiziert sein, wenn durch äußere Lebensereignisse ein bis dahin (wenn auch nicht ganz stabiles) inneres Gleichgewicht des Patienten so labilisiert wird, dass es zur Symptombildung kommt (s. auch Rudolf 2000).

IPT (sofern verfügbar) als schulenübergreifende Kurzzeittherapie ist besonders hilfreich, sofern eine auslösende interpersonelle Belastungssituation eruierbar ist, während Verhaltenstherapie und KVT u. a. dadurch günstig sind, dass sie bzgl. Ihrer Effizienz besonders gut validiert sind, dass sie bereits in der akuten Depression zum Einsatz kommen können und darüber hinaus auch Konzepte für weniger introspektionsfähige, eher handlungsorientierte Patienten bereithalten.

7.11 Schlussbemerkung

Es kann heute kein Zweifel mehr daran bestehen, dass verschiede psychotherapeutische Verfahren bei Depressionserkrankungen hoch wirksam sind. Die Wahl der Verfahren sollte dabei sowohl von der Akuität bzw. Chronifizierung und dem Schwergrad der Erkrankung abhängig gemacht werden, wobei eine zusätzliche (suffiziente!) Pharmakotherapie oft erforderlich ist. Auch sollten die Möglichkeiten und Fähigkeiten sowie die Ansprüche des jeweiligen Patienten an die Therapie ausreichend Berücksichtigung finden. Eine der individuellen Situation angepasste Vorgehensweise macht ungleich mehr Sinn als das Exerzitium von »Schulenstreitigkeiten«. Allerdings ist die Solidität der Ausbildung der Therapeuten in einem erwiesenermaßen wirksamen Verfahren durchaus von Bedeutung und sollte nicht durch einen unhaltbaren »Wir-können-alles-Anspruch« verwischt werden.

In den letzten Jahren hat sich zunehmend gezeigt, dass eine erfolgreiche Psychotherapie in ähnlicher, aber offenbar nicht deckungsgleicher Weise in die mit depressiven Erkrankungen korrelierenden Hirnfunktionen und andere biologische Systeme eingreift. So wird z. B. die bei Depressiven bekannte stärkere Reaktion der Amygdala auf traurige Gesichter durch eine erfolgreich KVT normalisiert (Fu et al. 2008), wobei dieses Ergebnis jedoch nicht einheitlich erbracht wurde. Bei erfolgreicher Anwendung der IPT wurde ein erhöhter limbischer Blutfluss gefunden (Martin et al. 2001). Interessant ist auch der neuere Befund, dass bei Ansprechen auf IPT in Lymphozyten vermehrt CREB (*cAMP response element binding protein*) phosphoryliert wurde, was die Spekulation zulässt, dass dieser Prozess auch im Gehirn stattfindet, damit vermehrt BDNF (*brain-derived neurotrophic factor*) produziert wird und die damit einhergehenden neurotrophen Wirkungsweisen in Gang gesetzt werden (Koch et al. 2009). Hiermit greift eine antidepressive nichtpharmakologische Therapie nachweislich in **zelluläre** Vorgänge ein. Es ist nicht nur absehbar, dass in Zukunft immer mehr biologische Korrelate psychotherapeutischer Wirksamkeit gefunden werden, sondern dass auch umgekehrt das Verständnis neurobiologischer Zusammenhänge die Entwicklung psychotherapeutischer Verfahren beeinflussen wird (Arolt 2001).

Literatur

Ainsworth MDS et al (1978) Patterns of attachment. A psychological study of the strange situation. Lawrence Erlbaum, Hillsdale, NY

Angst J, Wicki W (1991) The Zurich Study. XI. Is dysthymia a separate form of depression? Results of the Zurich Cohort Study. Eur Arch Psychiatry Clin Neurosci 240(6): 349–354

Arbeitskreis OPD (2006) Operationalisierte Psychodynamische Diagnostik – 2. Manual für Diagnostik und Therapieplanung. Huber, Bern

Arolt V (2001) Die Entwicklung der Neurobiologie beeinflusst die Zukunft der Psychotherapie. Nervenarzt 72: 1–2

Arolt V (2003) Psychiatrische Erkrankungen. In: Schwartz FW, Badura B, Busse R, Leidl R, Raspe H, Siegrist J, Walter U (Hrsg) Das Public Health Buch – Gesundheit und Gesundheitswesen, 2. Aufl. Urban & Fischer, München, S 605–613

Arolt V, Behnken A (2006) Epidemiologie. In: Bauer M (Hrsg) Weißbuch Bipolare Störungen in Deutschland, 2. Auf. Deutsche Gesellschaft für Bipolare Störungen e.V., Hamburg

Arolt V, Dilling H (1993) Diagnostik und Behandlung depressiver Syndrome in der Praxis niedergelassener Nervenärzte – Ergebnisse einer empirischen Untersuchung. Nervenarzt 64: 303–311

Barber JP, Muenz LR (1996) The role of avoidance and obsessiveness in matching patients to cognitive and interpersonal psychotherapy: empirical findings from the treatment for depression collaborative research program. J Consult Clin Psychol 64: 951–958

Baumann U, Perrez M (Hrsg) (1998) Lehrbuch Klinische Psychologie – Psychotherapie, 3. Aufl. Huber, Bern

Beck AT (1974) The development of depression. A cognitive model. In: Friedman RJ, Katz MM (eds) The psychology of depression. Wiley, New York

Beck AT, Rush AJ (1979) Cognitive therapy of depression. Guilford, New York (dt. Übersetzung Kognitive Therapie der Depression von 1996 bei Beltz, Weinheim)

Bermejo I, Bachmann L, Kriston L, Härter M (2008) Fachärztliche Depressionsbehandlung – subjektive Wahrnehmung der Versorgungssituation und erlebte Barrieren. Psychiatr Prax 35: 392–398

Beutler LE, Clarkin JF, Bongar B (2000) Guidelines for the systematic treatment of depressed client. Oxford University Press, New York

Beutler LE, Malik M, Alimohamed S, Harwood TM, Talebi H, Noble S, Wong E (2004) Therapist variables. In: Lambert MJ (ed) Bergin & Garfield's handbook of psychotherapy and behavior change, 5th edn. Wiley, New York

Blatt SJ, Luyten P, Corveleyn J (2005) Zur Entwicklung eines dynamischen Interaktionsmodells der Depression und ihrer Behandlung. Psyche - Z Psychoanal 59: 864–891

Bowlby J (1980) Attachment and loss: loss, sadness and depression. Basic Books, New York

Clarkin JF, Levy KN, Lenzenweger MF, Kernberg OF (2004) The Personality Disorders Institute/Borderline Personality Disorder Research Foundation randomized control trial for borderline personality disorder: rationale, methods, and patient characteristics. J Pers Disord 18: 52–72

Colom F, Lam D (2005) Psychoeducation: improving outcomes in bipolar disorder. Eur Psychiatry 20(5–6): 359–364

De Jonghe F, Kool S, van Aalst G, Dekker J, Peen J (2001) Combining psychotherapy and antidepressants in the treatment of depression. J Affect Disord 64: 217–229

De Maat S, Dekker J, Schoevers RA, de Jonghe F (2006) Relative efficacy of psychotherapy and pharmacotherapy in the treatment of depression: a meta-analysis. Psychother Res 16: 556–578

De Mello de Jesus Mari J, Bacaltchuk J, Verdeli H, Neugebauer R (2005) A systematic review of search findings on the efficacy of interpersonal therapy for depressive disorders. Eur Arch Psychiatry Clin Neurosci 255: 75–82

De Rubeis RJ, Gelfand LA, Tang TZ, Simons AD (1999) Medication versus cognitive behavior therapy for severely depressed outpatients: mega-analysis of four randomized comparisons. Am J Psychiatry 156: 1007–1013

Ehlers CL, Frank E, Kupfer DJ (1988) Social zeitgebers and biological rhythms. A unified approach to understanding the etiology of depression. Archives of General Psychiatry Oct; 45 (10): 948-52

Ekers D, Richards D, Gilbody S (2007) A meta-analysis of randomized trials of behavioural treatment of depression. Psychol Med 38: 611–623

Frank E (2007) Interpersonal and social rhythm therapy: a means of improving depression and preventing relapse in bipolar disorder. J Clin Psychol 63(5): 463–473

Frank E, Kupfer DJ, Thase ME et al (2005) Two years outcomes for interpersonal and social rhythm therapy in individuals with bipolar disorder. Arch Gen Psychiatry 62(9): 996–1004

Freud S (1917) Trauer und Melancholie. GW X, Imago, London, S 427–446

Fu CH, Williams SC, Cleare AJ et al (2008) Neural responses to sad facial expressions in major depression following cognitive behavioral therapy. Biol Psychiatry 64: 505–512

Grawe K (1998) Psychologische Therapie. Hogrefe, Göttingen

Hau S, Leuzinger-Bohleber M (eds) (2004) Psychoanalytic therapy. Position paper on psychoanalytic therapy. DGPT, *www.dgpt.de* (*www.dgpt.de/dokumente/position%20paper%20on%20psychoanalytic%20therapy.pdf*)

Hautzinger M (2003) Kognitive Verhaltenstherapie bei Depressionen, 6. Auf. Beltz, Weinheim

Hayden EP, Klein DN (2001) Outcome of dysthymic disorder at 5-year follow up: the effect of familial psychopathology, early adversity, personality, comorbidity and stress. Am J Psychiatry 158(11): 1864–1870

Hell D (2005) Die therapeutische Beziehung in der Depressionsbehandlung. In: Rössler W (Hrsg) Die therapeutische Beziehung. Springer, Berlin Heidelberg New York Tokio

Herpertz SC, Caspar F (2008) Therapeutische Beziehung, Patientenmerkmale und Behandlungsprognose. In: Herpertz SC, Caspar F, Mundt C (Hrsg) Störungsorientierte Psychotherapie. Urban & Fischer, München

Heigl-Evers A (2002) Die psychoanalytisch-interaktionelle Methode. Theorie und Praxis, 4. Aufl. Vandenhoek & Ruprecht, Göttingen

Herrle J, Kühner C (1994) Depression bewältigen. Beltz PVU, Weinheim

Hollon SD, Jarrett RB, Nierenberg AA, Thase ME, Trivedi M, Rush AJ (2005) Psychotherapy and medication in the treatment of adult and geriatric depression: which monotherapy or combined treatment? J Clin Psychiatry 66: 455–468

Holma KM, Holma IA, Melartin TK, Rytsälä HJ, Isometsä ET (2008) Long-term outcome of major depressive disorder in psychiatric patients is variable. J Clin Psychiatry (69(2): 196–205

Imber SD, Pilkonis PA, Sotsky SM et al (1990) Mode-specific effects among three treatments for depression. J Consult Clin Psychol 58: 352–359

Jacobi F, Wittchen HU, Hölting C, Höfler M, Pfister H, Müller N, Lieb R (2004) Prevalence, co-morbidity and correlates of mental disorders in the general population: results from the German Health Interview and Examination Survey (GHS). Psychol Med 34: 597–611

Judd LL, Akiskal HS (2000) Delineating the longitudinal structure of depressive illness: beyond clinical subtypes and duration thresholds. Pharmacopsychiatry 33(1): 3–7

Keller MB, McCullough JP, Klein DN et al (2000) A comparison of Nefazodon, the Cognitive Behavioral-Analysis System of Psychotherapy, and their contribution for the treatment of chronic depression. N Engl J Med 342: 1462–1470

Klein DN Schwartz JE, Rose S, Leader JB (2000) Five year course and outcome of dysthymic disorder: a prospective, naturalistic follow-up study. Am J Psychiatry 157(6): 931–939

Klein DN Shankman SA, Rose S (2008) Dysthymic disorders and double depression: prediction of 10 year course trajectories and outcomes. J Psychiatr Res 42(5): 408–415

Klerman GL Chevron ES, Weissman MM (1984) Interpersonal therapy of depression. Basic Books, New York

Koch JM, Hinze-Selch D, Stingele K, Huchzermeier C, Goder R, Seeck-Hirschner M, Aldenhoff JB (2009) Changes in CREB phosphorylation and BDNF plasma levels during psychotherapy of depression. Psychother Psychosom 78: 187–192

Kool S, Dekker J, Duijsens IJ, de Jonghe F, Puite B (2003) Efficacy of a combined therapy and pharmacotherapy for depressed patients with or without personality disorders. Harv Rev Psychiatry 11: 133–141

Kool S, Schoevers R, de Maat S, Van R, Molenaar P, Vink A, Dekker J (2005) Efficacy of pharmacotherapy in depressed patients with and without personality disorders: a systematic review and metanalysis. J Affect Disord 88(3): 269–278

Kuiper PC (2007) Seelenfinsternis. Die Depression eines Psychiaters, 9. Aufl. Fischer (Tb.), Frankfurt/Main

Kronmüller KT, Mundt C (2006) Persönlichkeit, Persönlichkeitsstörungen und Depression. Nervenarzt 77: 863–878

Laireiter AR (2001) Diagnostik in der Psychotherapie. Nervenarzt 46: 90–101

Lambert MJ (1992) Psychotherapy outcome research: implications for integrative and eclectic therapists. In: Norcross JC, Goldfried MR (eds) Handbook of psychotherapy integration. Basic Books, New York

Leichsenring F (2001) Comparative effects of short-term psychodynamic psychotherapy and cognitive behavioral therapy in depression. A meta-analytic approach. Clin Psychol Rev 21: 401–419

Leichsenring F, Leibing E (2007) Psychodynamic psychotherapy: a systematic review of techniques, indications and empirical evidence. Psychol Psychother 80(Pt2): 217–228

Lewinsohn PM, Libet J (1972) Pleasant events, activity, schedules and depression. J Abnorm Psychol 79: 291–295

Lewinsohn PM, Antonuccio DO, Steinmetz JL, Teri L (1984) The Coping with Depression Course. Castalia, Eugene, OR

Lizardi H, Klein DN (2000) Parental psychopathology and reports of the childhood home environment in adults with early-onset dysthymic disorder. J Nerv Ment Dis 188(2): 63–70

Maier W, Linden M, Sartorius N (1996) Psychische Erkrankungen in der Allgemeinpraxis. Ergebnisse und Schlussfolgerungen einer WHO-Studie. Dt Ärztebl 93: 1202–1206

Markowitz JC, Kocsis JH, Bleiberg KL, Christos PJ, Sacks M (2005) A comparative trial of psychotherapy and pharmacotherapy for « pure" dysthymic patients. J Affect Disord 89: 167–175

Martin SD, Martin E, Rai SS, Richardson MA, Royall R (2001) Brain blood flow changes in depressed patients treated with interpersonal psychotherapy or venlafaxine hydrochloride: preliminary findings. Arch Gen Psychiatry 58: 641–648

Mc Cullough JP Jr (2003) Treatment for chronic depression using Cognitive Behavioral Analysis System (CBASP). J Clin Psychol 59(8): 833–846

Melartin TK, Rytsälä HJ, Leskelä US, Lestelä-Mielonen PS, Sokero TP, Isometsä ET (2004) Severity and comorbidity predict episode duration and recurrence of DSM IV major depressive disorder. J Clin Psychiatry 65(6): 810–819

Meyer TD, Hautzinger M (2004) Manisch-depressive Störungen – kognitive Verhaltenstherapie zur Rückfallprophylaxe. Beltz, Weinheim

Meyer B, Pilkonis PA, Proietti JM, Heape CL, Egan M (2001) Attachment styles and personality disorders as predictors of symptom course. J Pers Disord 15: 371–389

Michalak EE, Lam RW (2002) Breaking the myths. New treatment approaches for chronic depression. Can J Psychiatry 47: 635–643

Miklowitz DJ (2006) A review of evidence based psychosocial interventions for bipolar disorder. J Clin Psychiatry 67(Suppl 11): 28–33

Millon T (1996) Disorders of personality. DSM IV and beyond. Wiley, New York

Pampallona S, Bollini P, Tibaldi G, Kupelnick B, Munizza C (2004) Combined pharmacotherapy and psychological treatment for depression. A systematic review. Arch Gen Psychiatry 61: 714–719

Pinquart M Duberstein PR, Lyness JM (2006) Treatments for later-life depressive conditions: a meta-analytic comparison of pharmacotherapy and psychotherapy. Am J Psychiatry 163: 1493–1501

Ravindran AV, Anisman H, Merali Z et al (1999) Treatment of primary dysthymia with group cognitive therapy and pharmacotherapy: clinical symptoms and functional impairments. Am J Psychiatry 156: 1608–1617

Rogers C (1951) Client-centered therapy: its current practice, implications and theory. Houghton Mifflin, Boston, MA

Reimer C, Rüger U (2000) Psychodynamische Psychotherapien. Lehrbuch der tiefenpsychologisch orientierten Psychotherapien. Springer, Berlin Heidelberg New York Tokio

Rudolf G (2000) Psychotherapeutische Medizin und Psychosomatik, 4. Aufl. Thieme, Stuttgart

Rudolf G (2003) Psychodynamische Depressionsbehandlung. Z Psychosom Med Psychothe; 49: 363–376

Rudolf G (2006) Strukturbezogene Psychotherapie: Leitfaden zur psychodynamischen Therapie struktureller Störungen, 2. Aufl. Schattauer, Stuttgart

Sachse R (2004) Persönlichkeitsstörungen. Leitfaden für Psychologische Psychotherapie. Hogrefe, Göttingen

Sachse R, Rudolf G (2008) Aufgabe und Person des Psychotherapeuten. In: Herpertz SC, Caspar F, Mundt C (Hrsg) Störungsorientierte Psychotherapie. Urban & Fischer, München

Sass H (2003) Affective disorders, personality and personality disorders. Acta Psychiatr Scand 418: 344–344

Schatzberg AF Rush AJ, Arnow BA et al (2005) Chronic depression: medication (nefazodone) or psychotherapy (CBASP) is effective when the other is not. Arch Gen Psychiatry (5): 513–520

Schaub A et al (2004) Kognitiv-psychoedukative Therapie bei bipolaren Erkrankungen. Ein Therapiemanual. Hogrefe, Göttingen

Schauenburg H, Beutel M, Bronisch T et al (1999). Zur Psychotherapie der Depression. Psychotherapeut 44: 127–136

Schauenburg H et al (2007) Psychotherapie der Depression. Thieme, Stuttgart

Schramm E (1998) Interpersonelle Psychotherapie, 2. Aufl. Schattauer, Stuttgart

Schramm E (2008) Efficacy of Interpersonal Psychotherapy plus pharmacotherapy in chronically depressed inpatients. J Affect Disord 109(1–2): 65–73

Schulte D, Eifert GH (2002) What to do when manuals fail? The dual model of psychotherapy. Clin Psychol: Sci Pract 9: 312–328

Scott J, Paykel E, Morriss R et al (2006) Cognitive behavioural therapy for bipolar disorder. Br J Psychiatry 188: 488–489

Shea MT, Pilkonis PA, Beckham E, Collins JF, Elkin I, Sotsky SM, Docherty JP (1990) Personality disorders and treatment outcome in the NIMH Treatment of Depression Collaborative Research Program. Am J Psychiatry 147: 711–718

Siegle GJ, Carter CS, Thase ME (2006) Use of FMRI to predict recovery from unipolar depression with cognitive behavior therapy. Am J Psychiatry 163: 735–738

Stavemann HH (2008) Einleitung: KVT-Basisvariablen und grundlegende Therapeutenregeln. In: Stavemann HH (Hrsg) KVT-Praxis: Strategien und Leitfäden für die kognitive Verhaltenstherapie, 2. Auflage. Beltz PVU, Weinheim

Wagner P, Bräunig P (2006) Psychoedukation bei bipolaren Störungen. Schattauer, Stuttgart

Whisman MA (1993) Mediators and moderators of change in cognitive therapy of depression. Psychol Bull 114: 248–265

Wolfersdorf M (Hrsg) (1997) Depressionsstationen/Stationäre Depressionsbehandlung. Springer, Berlin Heidleberg New York Tokio

Zlotnick C, Shea MT, Pilkonis PA, Elkin I, Ryan C (1996) Gender, type of treatment, dysfunctional attitudes, social support, life events, and depressive symptoms over naturalistic follow-up. Am J Psychiatry 153: 1021–1027

Die Autoren danken Herrn Dr. Andreas Behnken für seine Unterstützung bei der Abfassung des Manuskripts.

Schizophrenie

Günter Lempa

8.1 Historischer Überblick – 164

8.2 Epidemiologie – 164

8.3 Ätiologie und Pathogenese – 164

8.4 Diagnostik – 165

8.4.1 Symptomatik – 165

8.4.2 Die Diagnose der Schizophrenie – 165

8.5 Komorbidität – 167

8.6 Psychodynamik – 167

8.7 Familiendynamik – 169

8.8 Therapie – 170

8.8.1 Indikation – 170

8.8.2 Psychodynamische/psychoanalytische Therapie der Schizophrenie – 170

8.8.3 Psychoanalytische Familientherapie – 173

8.8.4 Kognitiv-verhaltenstherapeutische Ansätze – 174

8.8.5 Einzelne therapeutische Techniken – 174

8.8.6 Medikamentöse Behandlung – 175

8.9 Empirische Studien zur Wirksamkeit psychologischer Behandlungsverfahren – 175

Literatur – 176

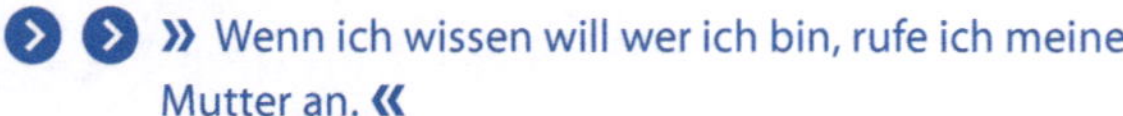

» Wenn ich wissen will wer ich bin, rufe ich meine Mutter an. «
Diese Äußerung eines Patienten wirft ein Licht auf die fundamentale Identitäts- und Abgrenzungsproblematik der an einer Schizophrenie Erkrankten.

8.1 Historischer Überblick

Die Schizophrenie, früher als Dementia praecox bezeichnet, galt bis weit nach dem 2. Weltkrieg als eine endogene Psychose, d. h. als ein wesentlich organisch bedingter Krankheitsprozess, bei dem Umweltfaktoren wie frühkindliche Erfahrungen, familiäre Beziehungen und soziokulturelle Einflüsse nur eine untergeordnete Rolle spielen. Etwa seit den 1960er Jahren kam es dann zu einer Polarisierung, wobei zuerst psychoanalytische Konzepte vorherrschend waren. Frieda Fromm-Reichmann prägte den Begriff der »schizophrenogenen Mutter«, von Antipsychiatern wie Laing wurden Schizophrene gar als die wahren Kreativen angesehen, und ihnen wurde eine verarmte Normalität gegenübergestellt. Nachdem sich deutliche Erfolge der neuen antipsychotischen Behandlung mit Neuroleptika einstellten, schien für längere Zeit wiederum die Auffassung unumstößlich, nach der die Schizophrenie als Folge einer Stoffwechselstörung im Gehirn (v. a. des Neurotransmitters Dopamin, zu dem sich später noch Glutamat und Serotonin gesellten) anzusehen werden könne, die am besten durch pharmakologische Interventionen zu behandeln sei. Dabei wurde die Rolle der Psychotherapie darauf beschränkt, die Compliance der Patienten bezüglich der Einnahme der Medikamente und der Adaption eines Krankheitsmodells, das die Schizophrenie mit anderen Stoffwechselkrankheiten (etwa dem Diabetes mellitus) gleichstellte, zu verbessern.

Aktuell zeichnet sich eine differenziertere Sicht des »Rätsels Schizophrenie« ab, das seit weit mehr als einem Jahrhundert in der Psychiatrie zu Kontroversen führt. Ursache dieser Veränderung der ehemals dogmatisch verfestigten Sichtweisen sind zum einen Fortschritte in den Neurowissenschaften, die Wechselwirkungen zwischen Gehirn und Umwelt ergeben haben, wodurch die alte Kontroverse zwischen Anlage und Umwelt (*nature versus nurture*) nicht mehr sinnvoll erscheint. Frühe Erfahrungen, auch später gemachte wie psychotherapeutische Behandlungen, beeinflussen neuronale Prozesse, das Gehirn weist eine vormals nicht vermutete Plastizität auf. Die große finnische Adoptionsstudie (Tienari et al. 2004; ► Box) hat ergeben, dass die genetische Disposition (es handelte sich um adoptierte Kinder schizophrener Eltern) nur bei einem ungünstigen Familienklima wirksam wird, wodurch die vereinfachende Erklärung der Schizophrenie als genetisch bedingt erschüttert wurde.

Die finnische Adoptionsstudie (Tienari et al. 2004)

Laut dieser Studie ist bei genetischer Belastung der Ausbruch der manifesten Erkrankung nur dann zu erwarten, wenn pathologische familiäre Beziehungsstrukturen vorliegen. Bei den 184 nach der Geburt adoptierten Kindern schizophrener Eltern war der Prozentsatz von Psychosen und schweren psychischen Erkrankungen signifikant höher als bei der Kontrollgruppe von 204 genetisch unbelasteten adoptierten Kindern. Das unterstützt die genetische Hypothese. Bemerkenswerte Differenzen zwischen den beiden Gruppen traten aber nur bei den Familien auf, die als gestört eingestuft wurden. Der genetische Aspekt zeigte sich nur in Verbindung mit einem pathologischen Familienklima und war in Verbindung mit einem gesunden, wie Tienari vermutet, möglicherweise protektiven Familienklima abwesend.

In jüngster Zeit häufen sich zum einen Hinweise auf die maßgebliche Rolle traumatischer Erfahrungen bei später als schizophren diagnostizierten Patienten und ebenso Hinweise darauf, dass psychotische Symptome – unter ihnen sogar die früher als Symptome ersten Ranges im Sinne K. Schneiders aufgefassten und als pathognomonisch für die Erkrankung Schizophrenie angesehenen Ich-Störungen bei Jugendlichen – passager auftreten können, ohne notwendigerweise in das Vollbild der Erkrankung zu münden.

8.2 Epidemiologie

Die Prävalenz der schizophrenen Psychosen liegt bei 0,5–1%, die jährliche Inzidenzrate bei 0,05%. Die Wahrscheinlichkeit, im Laufe des Lebens an einer Schizophrenie zu erkranken, beträgt für die Durchschnittsbevölkerung etwa 1%, wobei Frauen und Männer etwa gleich häufig betroffen sind.

Das Prädilektionsalter für den Ausbruch der Erkrankung liegt bei Männern bei 21 Jahren, bei Frauen etwa 5 Jahre später. Mehr als die Hälfte aller Schizophrenien beginnen zwischen der Pubertät und dem 30. Lebensjahr. Bei schizophrenen Patienten besteht eine hohe Suizidrate, die mit etwa 10% angegeben wird.

8.3 Ätiologie und Pathogenese

Allgemein anerkannt ist das **biopsychosoziale Modell der Krankheitsverursachung**. Dies bedeutet eine Interaktion von biologischen (genetischen und neuronalen) mit psychologischen und sozialen Faktoren. Dieses biopsychosoziale Modell wird ergänzt durch das **Vulnerabilitäts-**

Stress-Modell, wonach Stressfaktoren bei einer gegebenen Vulnerabilität oder Verletzlichkeit den Ausbruch einer Psychose erklären. Früher wurde vorwiegend davon ausgegangen, dass die Vulnerabilität biologisch, v. a. genetisch begründet sei, heutzutage weisen Befunde etwa aus der Traumatologie darauf hin, dass die Vulnerabilität auch durch psychische Faktoren bedingt sein kann. Interessanter sind Konzepte, die versuchen, die ehemals völlig getrennten Bereiche Neurowissenschaft und Psychodynamik zumindest hypothetisch einander anzunähern.

Emrich und Dillo (2008) beschreiben psychotische Symptome durch eine **Störung des kontrollierenden Einflusses der konzeptuellen Komponente auf die akustischen Assoziationsareale**. Nach ihrer Hypothese interagieren bei der Wahrnehmung konstruktive (*top down*) Komponenten aktiv mit dem sensorischen Input und den ihnen zugeordneten Assoziationsarealen (*bottom up*). Bei der Schizophrenie ist das Individuum nicht mehr dazu in der Lage, für die Anforderungen der Umwelt entsprechende Konzepte bereitzustellen, was zur Dekompensation im Sinne eines Krankheitsausbruchs führt. Dadurch kommt es, vereinfacht ausgedrückt, zu einer Überflutung mit sensorischen Daten, die nicht mehr adäquat verarbeitet und geordnet werden können. Dies kann sowohl durch innere (Vulnerabilität) als auch durch äußere Gründe (Stress) verursacht sein.

Mentzos (2008) bezieht sich auf neurowissenschaftliche Forschungsergebnisse, die strukturelle und funktionelle **Veränderungen im ACC** (anteriorer zingulärer Kortex), einer Hirnstruktur, die zum limbischen System gehört, erbrachten. Diese Befunde wurden sowohl bei der Depression als auch bei der Schizophrenie festgestellt. Der ACC scheint immer dann aktiviert zu werden, wenn man mit uneindeutigen, ungewissen Situationen und konflikthaften und mehrdeutigen Anforderungen konfrontiert ist. Mentzos stellt die Hypothese auf, dass die uneinheitlichen neurobiologischen Befunde bezüglich Aktivierung und Inhibition bei dieser Gehirnstruktur ein Korrelat der verminderten Fähigkeit zum Treffen von Entscheidungen oder wiederum einer Überforderung dieser Funktion sind. Dies entspricht psychodynamischen Befunden der sowohl bei Schizophrenien als auch bei bipolaren Störungen im Vordergrund stehenden intrapsychischen Widersprüchlichkeiten im Sinne regelrechter Dilemmata.

8.4 Diagnostik

8.4.1 Symptomatik

Je nach Vorherrschen bestimmter Symptome werden bei der Schizophrenie traditionell bestimmte **Subtypen** unterschieden. Am häufigsten ist der paranoid-halluzinatorische Typ, bei dem Wahn und Halluzinationen das klinische Bild bestimmen. Der katatone Typ zeigt v. a. psychomotorische Störungen von extremer Hyperkinese bis zum Stupor. Der hebephrene Typ, der insbesondere im Jugendalter auftritt, zeigt vorrangig affektive Störungen. Als Residualtyp wird eine Persönlichkeitsveränderung mit kognitiven Einschränkungen, sozialem Rückzug und Affektveränderungen verstanden, die meist nach wiederholten Krankheitsepisoden zu beobachten ist. Schließlich sei noch als letzter Subtyp die Schizophrenia simplex erwähnt, eine symptomarme Form, bei der die produktiven Symptome fehlen.

Diese historische Unterteilung scheint in der letzten Zeit erheblich an Bedeutung zu verlieren. Die Subtypen können ineinander übergehen; der sich ehemals aus den Subtypen ergebende Verlauf, etwa einer schlechten Prognose bei der Hebephrenie, ließ sich nicht bestätigen.

Mehr als 50% aller Erkrankungen haben einen ungünstigen Verlauf mit Rezidiven und Residualsymptomatik.

8.4.2 Die Diagnose der Schizophrenie

Vorherrschend in der deutschsprachigen Psychiatrie sind bei der Diagnose der Schizophrenie die Konzepte Eugen Bleulers, der von Grundsymptomen und akzessorischen Symptomen ausgeht, sowie die Unterteilung Kurt Schneiders in Symptome 1. und 2. Ranges (◘ Tab. 8.1).

Dabei werden Symptome 1. Ranges im Sinne von Schneider als pathognomonisch für die Erkrankung angesehen. Für die Diagnosestellung ist die differenzialdiagnostische Abgrenzung von körperlich begründeten Psychosen (wie entzündlichen, toxischen und anderen hirnorganischen Prozessen sowie von Stoffwechselerkrankungen) notwendig.

Die neueren Diagnosesysteme ICD-10 und DSM-IV enthalten aufgrund von v. a. in Skandinavien beobachteten Fällen, wobei perakut und mit allen Anzeichen der Schizophrenie verlaufende Krankheitsbilder einen günstigen Verlauf zeigten, ein **zeitliches Kriterium**. ICD-10 verlangt eine Dauer von mindestens 4 Wochen bezogen auf die mehr oder weniger prototypische produktive Symptomatik. Nach DSM-IV müssen kontinuierliche Symptome vorliegen, wobei auch zeitweise produktive Symptome (wie Wahn oder Halluzinationen) über einen Zeitraum von 6 Monaten als notwendig erachtet werden, um die Diagnose Schizophrenie stellen zu können (◘ Tab. 8.2).

Tab. 8.1 Konzepte zur Diagnose der Schizophrenie

Eugen Bleuler	Kurt Schneider
Grundsymptome	**Symptome 1. Ranges**
Formale Denkstörungen (v. a. Zerfahrenheit)	Wahnwahrnehmung
Störungen der Affektivität (v. a. Ambivalenz)	Dialogisierende akustische Halluzinationen
Antriebsstörungen	Gedankenlautwerden
Autismus	Gedankenentzug Gedankeneingebung Gedankenausbreitung Andere Beeinflussungserlebnisse mit dem Charakter des Gemachten
Akzessorische Symptome	**Symptome 2. Ranges**
Wahn	Wahneinfall
Halluzinationen	Sonstige Halluzinationen (optisch, olfaktorisch)
Katatone Symptome u. a	Affektveränderungen Ratlosigkeit

8

Tab. 8.2 Schizophrene Erkrankungen nach ICD-10 und DSM-IV

ICD-10	DSM-IV
Kontrollwahn, Beeinflussungswahn, Wahnwahrnehmung	Wahn, insbesondere bizarrer Wahn
Halluzinationen, besonders kommentierende und dialogisierende Stimmen	Stimmungsinkongruente Halluzinationen, besonders kommentierende und dialogisierende Stimmen
Gedankenlautwerden, Gedankeneingebung, Gedankenentzug, Beeinflussungserlebnisse, Zerfahrenheit, Gedankenabreißen u. a.	Zerfahrenheit
Katatone Symptome	Katatone Symptome
Negative Symptome wie Apathie, Sprachverarmung, verflachter Affekt	Affektarmut, Antriebsmangel, sozialer Rückzug, Verschlechterung der sozialen Adaptation
Charakteristische Symptomatik mindestens 1 Monat	Kontinuierliche Anzeichen der Erkrankung mindestens 6 Monate
Keine nachweisbaren organischen Ursachen	Keine nachweisbaren organischen Ursachen

8.5 Komorbidität

Bei schizophrenen Psychosen kommen gehäuft sogenannte Doppeldiagnose-Patienten vor mit zusätzlichen Abhängigkeitserkrankungen wie Alkoholabhängigkeit, Abhängigkeit von Cannabis oder anderen Drogen.

8.6 Psychodynamik

Aus psychoanalytischer Sicht finden sich in der Vorgeschichte von Menschen, die später an einer Schizophrenie erkranken, v. a. zwei Faktoren, die als **Disposition** für die spätere Erkrankung angesehen werden:

1. eine Problematik der Abgrenzung und Trennung,
2. eine damit verbundene Problematik der Symbolisierung, mit weitreichenden Folgen für die Verarbeitung der Realität.

Bereits vor dem Ausbruch der manifesten Erkrankung treten symbiotische Beziehungen (auch als Kollusionen, Verstrickungen oder Verzahnungen bezeichnet) sowie Rückzugstendenzen und Beziehungsabbrüche bei dem später manifest Erkrankten und seiner Familie auf. Auffällig ist auch, dass die später Erkrankten während ihrer Kindheit und Jugend niemanden hatten (etwa den »besten Freund« oder die »beste Freundin«), mit dem sie offen über ihre ganz privaten Ängste und Sorgen sprechen konnten. Alles deutet darauf hin, dass es für das Ich problematisch ist, sich gleichzeitig als abgegrenzt und in einer Beziehung zu anderen zu erleben – mit den drohenden Extremen, sich entweder jeglicher Beziehung zu verweigern und sich damit in eine autistische Position einer unerträglichen Beziehungslosigkeit und Einsamkeit zu begeben oder sich andernfalls bei einer Beziehungsaufnahme in einer Beziehung zu verlieren und die eigene Identität nicht mehr spüren zu können, was einem Verlust des Selbst entspricht. Diesen Antinomien entsprechen ebenso polare Phantasien – einerseits der völligen Harmonie und Einheit, wobei jegliche Differenz, Trennung und Andersartigkeit ausgeblendet wird, andererseits der der totalen Unabhängigkeit und Selbsterschaffung, wobei jegliche Abhängigkeit und Bezogenheit als nichtexistent betrachtet und verworfen werden muss.

Mentzos (1991) hat das **Konzept des schizophrenen Dilemmas** zwischen selbstbezogenen und objektbezogenen Tendenzen entwickelt, Benedetti und Peciccia (1997) sprechen ähnlich von einer Spaltung zwischen dem symbiotischen und dem separaten Selbst. Analog geht man von einem **Autonomie-Abhängigkeits-Konflikt** oder von einem **Nähe-Distanz-Dilemma** aus, was ebenfalls die Schwierigkeit der Individuation (d. h. der Entwicklungsaufgabe zunehmender Verselbstständigung unter Aufrechterhaltung tragfähiger Beziehungen) bedeutet.

Alle Konzepte weisen auf die enormen Schwierigkeiten des Schizophrenen hin, er selbst zu bleiben, sobald er mit anderen eine Beziehung eingeht. Man könnte sagen, für einen Schizophrenen haben zwischenmenschliche Beziehungen eine per se traumatische Qualität. Es geht ihm wie dem, der im Märchen kurz vor dem Verdursten zu einem Brunnen kommt, der da murmelt: »Wer aus mir trinkt, wird ein Wolf«. Die gleichzeitig so ersehnte Nähe wird zu einer tödlichen Gefahr, weil sie bedrohliche Ängste vor Vernichtung und Selbstverlust, vor Auslöschung der Identität, erzeugt. Der **Verfolgungswahn** ist der übliche Mechanismus, mit dem in dieser Situation reagiert wird. Der bedrohliche Andere, dessen Nähe Ängste vor Auslöschung der Identität erwecken, wird durch einen Verfolgungswahn wieder auf Abstand gebracht. Der Verfolgungswahn garantiert gleichzeitig eine Beziehung (zum jetzt verfolgenden Anderen) und stellt die sich auflösenden Ich-Grenzen wieder her. Dies geschieht um den hohen Preis des Verlusts der mit anderen teilbaren Realität.

Um zu verstehen, wie diese **Ängste vor Selbstverlust**, die ja universell sind und in abgemilderter Form auch bei Gesunden vorkommen, ein solches Ausmaß annehmen können, dass sie zu einem völligen Bruch mit der Realität und zum Aufbau einer neuen (wahnhaften/halluzinatorischen) Welt führen, ist es notwendig, die Symbolisierungsstörung bei der Schizophrenie näher zu betrachten. Das schizophrene Identitätsdilemma ist kein Konflikt, bei dem innere Repräsentanzen vorliegen, die verdrängt werden könnten, womit der Bezug zur Realität erhalten bliebe. Auch eine Spaltung und ein daraus resultierender Wechsel entgegengesetzter Auffassungen und Selbstzustände sind nicht möglich. Ein unerträgliches Stück Realität – das kann ein Wunsch sein, der alle bisherigen Sicherheiten bedroht, oder eine äußere Tatsache – erzwingt ein Losreißen von der Realität und die Neuerschaffung einer privaten, nicht mit anderen teilbaren Welt.

Am besten lässt sich dies durch eine **entwicklungspsychologische Perspektive** verdeutlichen. Ein Neugeborenes ist völlig von seiner Umwelt abhängig, um die Realität als etwas zu erfahren, worin man leben kann. Ohne die Fürsorge der Umwelt (eine Rolle, die in unserem Kulturkreis v. a. die Mutter innehat) entstehen traumatische Ängste. Babys, die nicht richtig behandelt werden, stürzen in Panikzustände, die man als *organismic panic* oder *organismic distress* bezeichnet hat. Kurz gesagt, eine empathische Umwelt ist für das psychische Überleben eines Säuglings notwendig. Eine Trennung von diesem *caregiving object* ruft in frühen Entwicklungsphasen Todesangst hervor.

Die psychische Entwicklung besteht nun darin, dass die fast völlige Abhängigkeit des Säuglings von der ihm das Leben ermöglichenden Umwelt langsam reduziert wird. Der Psychoanalytiker und Kinderarzt Winnicott hat beschrieben, wie die **Übergangsobjekte** entstehen, etwa ein Teddybär, der die als tödliche Bedrohung erlebte Trennung von den das Überleben garantierenden Personen abmildert. Später kommen innere Bilder dazu, die dann schließlich sprachlich repräsentiert werden. Was dabei geschieht, ist die Ausbildung der Fähigkeit zu warten, sich dadurch ohne den Anderen nicht als total hilflos zu erleben, Abwesenheit auszuhalten und damit sozusagen Brücken über die Abgründe der Trennung und der Unsicherheit zu schlagen. Durch subjektiv-objektive Dinge (Übergangsobjekte), dann durch Bilder und Repräsentanzen und schließlich durch sprachliche Repräsentation kommt es zu einer Symbolisierung, es entsteht eine Art Werkzeugkasten, mit dem man Ängste bewältigen und Unsicherheiten und Ambivalenzen aushalten kann.

Bei Menschen, die später an einer schizophrenen Psychose erkranken, liegt – um das gerade benutzte Bild weiterzuverwenden – ein tief greifender Mangel dieses symbolischen Werkzeugkastens vor. Alles verläuft nach einem radikalen Entweder-Oder, es geht um (psychisches Über-) Leben oder Tod, die Realität ist per se bedrohlich und feindlich. Hier könnte an die großen Schwierigkeiten erinnert werden, die schizophrene Patienten mit Veränderungen haben. Das können bereits Dinge sein, die Gesunden als gering erscheinen, wie das Treffen einer Entscheidung, eine Änderung des Wohnorts oder des Arbeitsplatzes. Dramatisch sind dann regelmäßig intensive Beziehungen mit ihrem Charakter der Unberechenbarkeit. Diese enthalten ein Wagnis und erfordern die Toleranz von Ambivalenzen, das Vorhandensein innerer Sicherheiten, die nur durch symbolische Repräsentanzen ermöglicht werden können.

Dies betrifft keineswegs die oft sehr hohen Intelligenzleistungen der Erkrankten oder ihre Fähigkeit zur adäquaten Kommunikation in Beziehungen, in denen ihre Problematik nicht berührt wird (▶ Fallbeispiel 1).

Fallbeispiel 1

Ich erinnere mich an einen Patienten, der mir vor vielen Jahren, als ich als Pflegehelfer auf einer psychiatrischen Akutstation arbeitete, beim Schachspiel weit überlegen war. Unser Schachspiel wurde durch einen Anruf seiner Mutter unterbrochen, wobei der Patient, als er mit der Mutter telefonierte, plötzlich in eine extrem kindliche Art und Weise der Sprache und des Ausdrucks verfiel, wonach er dann unsere Schachpartie, wieder erwachsen geworden, erfolgreich mit einem Matt beendete.

Die symbiotischen, kollusiven Beziehungen mit ihrer Kehrseite des Rückzugs und der Beziehungsverweigerung, die sich bei Schizophrenen regelmäßig finden lassen, und die mangelnde Symbolisierungsfähigkeit sind die zwei Seiten einer Medaille. Analytiker haben die Ursache für die Ausbildung dieser Problematik oft in einem Umweltversagen gesehen, etwa einer unempathischen Mutter, die auf die Ängste des Kindes nicht adäquat reagieren konnte. Man sprach etwa mit Winnicott (1965) von einer mangelnden Fähigkeit des *holding* oder mit Bion (1967) von einem mangelnden *containing*. Wenngleich es Hinweise auf ein *mismatching* zwischen Mutter und Kind und auf eine gestörte Affektkommunikation gibt, lässt sich daraus gleichwohl keine Psychogenese der Erkrankung ableiten. Die Störungen in der Interaktion zwischen Mutter und Kind und in den familiären Beziehungen können ebenso Ursachen in genetischen Defekten haben, etwa in einer angeborenen Störung der Affektivität des Kindes, was dann zu einer überstarken Zuwendung führt und dermaßen eine Art Circulus vitiosus in Gang setzt.

Wie dem auch sei, aus psychoanalytischer Sicht liegt der Schizophrenie eine **massive Identitätsproblematik** zugrunde, die in einer krisenhaften Situation zu extremer Angst führt. Diese extreme Panik, auch als namenlose Angst, als ewiges Fallen ins Nichts bezeichnet, ergibt sich aus der mangelnden Symbolisierung und damit dem völligen Fehlen eines intrapsychischen Spiel(Übergangs)-Raums. Die traumatische Unsicherheit, die Frage »Wer bin ich?« kann in einer solchen Situation dazu führen, dass jede Sicherheit recht sein muss und prophylaktisch, im Sinne einer Bewältigung der traumatischen Unsicherheit, das denkbar Schlimmste zur »rettenden« Überzeugung wird, um die unerträgliche Lücke (die Trennung und Differenz) dessen, was passieren könnte, zu schließen. (Freud hatte diese Phänomene als zu einem Bereich »Jenseits des Lustprinzips« gehörig beschrieben).

Diese Problematik wird in der Regel durch psychosoziale Arrangements aufgefangen. Der später Erkrankte lebt in Beziehungen, in denen er sich entweder oberflächlich anpasst (Winnicott sprach von einer **Als-ob-Persönlichkeit**) oder in denen es ihm gelingt, die bedrohlichen anderen zu kontrollieren, was manipulative Züge annehmen kann. Zur Krise kommt es, wenn entweder neue Lebenslagen dieses prekäre Gleichgewicht bedrohen oder Entwicklungsanforderungen an das Selbst herantreten, wie die Aufnahme einer Liebesbeziehung oder Trennungen von den Primärobjekten (▶ Fallbeispiele 2 und 3).

Fallbeispiel 2

Eine junge Frau lebte in einer sehr engen und unabgegrenzten Beziehung zu ihren ängstlichen Eltern, die ihr ein Bild der außerfamiliären Welt als eines bedrohlichen Dschungels vermittelten. Sie verliebte sich für kurze Zeit in einen Arbeitskollegen, ohne bezüglich einer Realisierung dieses Wunsches und der Überprüfung, ob dieser Wunsch von dem Mann erwidert wurde, auch nur das Geringste zu unternehmen. Sie geriet schließlich in Erregung und Unruhe, die schließlich der Überzeugung wich, dass der Arbeitskollege sie liebe, was sie aus Zeichen erschloss, die sich bald überall ausbreiteten, was dann zum Vollbild einer akuten paranoid-halluzinatorischen Psychose führte, die eine längere Hospitalisierung erforderte. Psychodynamisch gesehen erzeugte die Liebe zu dem fremden Mann bei der Patientin traumatische Ängste, da sie keinerlei symbolische Werkzeuge hatte, eine dadurch zu befürchtende Trennung von den Eltern anders als einen Verlust lebensnotwendiger Objekte zu erleben. Der Wunsch wurde innerlich aufgehoben, gelöscht, wobei die Abwehr aber misslang, sodass der Wunsch unter anderen Vorzeichen als Liebeswahn wiederkehrte, worauf sich eine weitere psychotische Verarbeitung anschloss. Freud prägte den Satz: »Das innerlich Aufgehobene kehrt von außen wieder.«

Fallbeispiel 3

Ein junger Mann, der sein Identitätsdilemma mit einer hyperautonomen Haltung (unter Ausblendung aller abhängigen, objektbezogenen Tendenzen) so weit kaschieren konnte, verließ, um sein Studium aufzunehmen, seine Eltern und zog in eine andere Stadt. Hier fühlte er sich zunehmend unsicher und ängstlich, es gelang ihm nicht, Beziehungen zu knüpfen, wonach er schließlich andere Menschen als feindlich empfand, sich überwacht und ausspioniert fühlte, bis er dann von einem Komplott seiner Umgebung überzeugt war. Auch hier gelang es einige Zeit, die fundamentale Bedrohung, die mit einer Trennung von den Eltern und dem Eingehen neuer Beziehungen verbunden war, sozusagen innerhalb der gewohnten Umwelt zu verbergen, bis die neuen Anforderungen die Kapazitäten des Selbst überforderten. Die Angst vor Selbstverlust führte zur paranoiden Abwehr.

8.7 Familiendynamik

Die **Double-bind-Hypothese** von Bateson (Bateson et al. 1956) definiert das Kind als Opfer von sich gleichzeitig widersprechenden Botschaften auf unterschiedlichen Kommunikationsebenen (etwa sprachlicher Ausdruck und affektive Botschaft). Dadurch kommt das Kind in eine ausweglose, die Identität bedrohende Lage. Stierlin (1984) sprach diesbezüglich von einer Beziehungsfalle.

Lidz et al. (1965) fokussieren auf die Dreierbeziehung zwischen den Eltern und dem Kind. Sie gehen davon aus, dass die Beziehung beider Elternteile asymmetrisch, beispielweise mit dominanten Verhaltensweisen, abläuft. Dabei ist das Kind ein Opfer von Projektionen der Eltern, die ungelebte und widersprüchliche Selbstanteile in das Kind implantieren, was zu einer inneren Gespaltenheit und später zur schizophrenen Spaltung führe.

Wynne und Singer (1963) heben in den Familien das **Vorliegen unechter Beziehungen**, von **Rollenstarrheit, Unflexibilität und Schablonenhaftigkeit** gegenüber individuellen Bedürfnissen hervor.

Wynne et al. (1969) beschreiben in den Familien **Pseudogegenseitigkeit**, wobei eine scheinbare Einigkeit suggeriert wird. Wahrnehmungen, die zur Artikulation von abweichenden Erwartungen, Interessen oder Individualität führen können, werden aufgeweicht, umgekehrt, getrübt oder verzerrt.

Ähnlich beschrieb Reiss (1971) eine **Konsenssensitivität** in den Familien Schizophrener, d. h. ein Vorherrschen einer allen gemeinsamen Vorstellung, wobei nicht einmal vorübergehende Meinungsunterschiede toleriert würden.

Bowen (1969) spricht ähnlich von einer **undifferenzierten Ich-Masse** der Familien.

Slipp (1973) sah das Hauptmerkmal der Familien darin, dass Individuation zugunsten symbiotischer Überlebensmuster zurückgestellt werde.

Brown et al. (1972) sowie Vaughn und Leff (1976) entwickelten das Konzept der *expressed emotions* (EE). Gesichert ist eine erhöhte Rückfallrate bei Patienten, die in sog. **High-expressed-emotions-Familien** leben. Diese Familien sind insbesondere durch eine erhöhte kritische Emotionalität und/oder eine überprotektive Einstellung gegenüber den Erkrankten gekennzeichnet.

Nach Möller et al. (2005) hatte eine Gruppe von 125 schizophrenen Patienten folgende Rückfallraten mit Bezug zum Familienklima: Von den 69 Patienten, die in einer Familie mit niedrigem EE-Wert lebten, erkrankten innerhalb von 9 Monaten 13%, wobei die Rückfälle bei Patienten mit und Patienten ohne Dauermedikation etwa gleich häufig waren. Bei den 56 Patienten, unterteilt in zwei Gruppen mit einem hohen und einem sehr hohen EE-Wert, erkrankten insgesamt 51%. Im Einzelnen lag bei unter 35 Stunden Gesichtskontakt pro Woche die Rückfallrate mit Dauermedikation bei 15%, ohne Dauermedikation bei 42%, bei 35 und mehr Stunden Gesichtskontakt erkrankten mit Dauermedikation 55%, ohne Dauermedikation 92% der Patienten.

8.8 Therapie

8.8.1 Indikation

Ambulante/stationäre Behandlung

Eine stationäre Behandlung ist erforderlich, sobald es nicht mehr möglich ist, zu dem Erkrankten eine verlässliche Beziehung herzustellen, v. a. wenn das psychotische Erleben ein solches Ausmaß angenommen hat, das unkontrollierte und gefährliche Handlungen etwa mit Suizidalität oder Fremdgefährdung zu befürchten sind. In der Regel ist bei der Behandlung der Schizophrenie eine Zusammenarbeit zwischen Psychiater und Psychotherapeut notwendig.

Psychodynamische Therapie/ Verhaltenstherapie/Familientherapie

Diesbezüglich lässt sich in der Literatur nur wenig finden. Das mag daran liegen, dass sich der Austausch und die Diskussion zwischen therapeutischen Richtungen, besonders zwischen Verhaltenstherapie und psychodynamischer Therapie, nur zögerlich entwickeln. Ein Versuch dazu findet neuerdings an der Klinik für Psychiatrie und Psychotherapie der Charité im Rahmen des Berliner überregionalen Symposiums für Psychosenpsychotherapie statt.

8.8.2 Psychodynamische/ psychoanalytische Therapie der Schizophrenie

Die psychoanalytische/psychodynamische Psychosentherapie weist erhebliche Unterschiede zur klassischen psychoanalytischen Methode auf. Die Modifikationen betreffen das Setting, das Verhältnis zu Angehörigen und das Verhältnis zu einer begleitenden psychopharmakologischen Behandlung. Auch die Behandlungstechnik ist an die spezifische schizophrene Problematik angepasst und entsprechend modifiziert.

Setting

Die Therapien finden in der Regel im Sitzen statt, wobei Blickkontakt zwischen Therapeut und Patient möglich ist. Die Behandlungsfrequenz beträgt meist 1–2 Stunden pro Woche.

Verhältnis zu Angehörigen

Soweit dies möglich ist, wird versucht, Angehörige als Kooperationspartner für die Therapie zu gewinnen. Auf Versuche der Angehörigen, in den therapeutischen Raum, dessen Unzugänglichkeit für sie nicht selten irritierend ist, einzudringen, indem sie etwa den Therapeuten anrufen und auf die Lösung eines Problems drängen (der Patient kommt z. B. nicht aus dem Bett oder will seine Reha-Maßnahme nicht antreten), wird mit Verständnis für die großen Ängste in den Familien reagiert. Das Ziel, dass die Therapie für den Patienten zu einem sicheren Ort wird, an dem er über sich offen sprechen kann, muss manchmal erst erarbeitet werden. Obsolet sind die früher bei Psychoanalytikern nicht seltenen Schuldzuweisungen, bei denen v. a. den Müttern (»schizophrenogene Mutter«) die Schuld an der Erkrankung zugewiesen wurde. Gespräche mit den Angehörigen bzw. der Familie unter Wahrung der Autonomie des Patienten, der sein Einverständnis dazu geben kann oder eben auch nicht, was dann zu respektierten wäre, können in manchen Therapien von großem Nutzen sein.

Verhältnis zu einer medikamentösen (neuroleptischen) Behandlung

Möchte ein Patient eine Psychotherapie machen, weil er – und das sofort – keine Medikamente mehr nehmen will, ist dies in aller Regel ein Zeichen von mangelnder Krankheitseinsicht. Üblicherweise weisen Psychotherapiepatienten eine sehr gute Compliance bezüglich einer medikamentösen Behandlung auf. Wichtig ist es dabei, dass der Psychotherapeut die psychiatrische Behandlung als eine sinnvolle und wertvolle Komponente der Behandlung schätzen kann und dass die Ängste, die einer medikamentösen Behandlung im Weg stehen, in der Therapie bearbeitet werden, z. B. Ängste, dass durch die Medikamente die Persönlichkeit verändert werden könnte.

Psychoanalytische Behandlungstechnik bei Psychosen

Zu Beginn der Behandlung ist es wichtig, die Thematik Psychose nicht zu verleugnen. Die meisten Patienten suchen ja eine Behandlung im Zustand der Remission nach einer oder mehreren, meist stationären psychiatrischen Behandlungen auf. Hier ist es wichtig, diese Tatsache als Eventualität zu behandeln, die sich wieder ereignen kann, und die Frage »Was mache ich, wenn ich den Eindruck habe, dass Sie wieder akut erkranken?« offen anzusprechen und die in diesem Fall zu treffenden Maßnahmen miteinander zu diskutieren und abzusprechen. Dazu gehört auch – was Überschneidungen zu psychoedukativen Maßnahmen hat – die gemeinsame Erörterung, woran der Patient einen Rückfall erkennen könnte. Wichtig sind gegebenenfalls auch Absprachen darüber, wie das Verhältnis zu Angehörigen, Mitbehandlern etc. zu gestalten sei. Dabei kommt es darauf an, dass der Patient sein Mitspracherecht konkret erfahren kann.

Die Technik der Behandlung der schizophrenen Problematik

Die Behandlungstechnik bei schizophrenen Psychosen unterscheidet sich wesentlich vom psychoanalytischen Standardverfahren. Vereinfacht dargestellt besteht dieses darin, dass in einer Beziehung zwischen Analytiker und Patient dessen Probleme durch Einsicht in ihre unbewussten Determinanten aufgelöst werden. Der Analytiker hat dabei die Aufgabe, aus den Erzählungen, den Träumen und der Beziehung, die sich zwischen Analytiker und Patient konstituiert (Übertragung), die unbewusste Bedeutung zu erschließen und sie durch Deutungen mitzuteilen. Dies setzt eine wie auch immer einigermaßen stabile und wenig ängstigende zwischenmenschliche Situation voraus. Diese Voraussetzung ist bei Patienten, die an einer Schizophrenie leiden, nicht gegeben.

Wie weiter oben ausgeführt (► 8.6), ist für sie eine intensive zwischenmenschliche Begegnung per se traumatisch. Die Behandlung besteht also wesentlich zuerst darin, eine hilfreiche und tragfähige **therapeutische Beziehung herzustellen**. Der Patient erlebt in der therapeutischen Beziehung notwendigerweise die Ängste, die er vor dem Eingehen einer intensiven Beziehung hat. Entsprechend wird er seine gewohnten Methoden einsetzen, um die Gefahr zu reduzieren. Eine wirkliche (und damit bedrohliche) Beziehung und Gegenseitigkeit können etwa dadurch vermieden werden, dass der Patient alle Verantwortung an den Therapeuten abgibt und sich passiv und überangepasst verhält oder dass er andererseits versucht, den bedrohlichen Anderen zu kontrollieren, und eben auf diese Weise jegliche Differenz und Trennung vermeidet. Die Aufgabe des Therapeuten besteht nun darin, diese Vorgänge zu reflektieren und sich nicht völlig in eine komplementäre Position bringen zu lassen. Das wäre der Fall, wenn er etwa den passiven und so gut wie nicht existenten Patienten bedrängen würde, jetzt endlich auch etwas zu tun und Verantwortung zu übernehmen, oder wenn er ihn andererseits aufgeben würde und ihn emotional fallen ließe. Das Gleiche würde geschehen, würde er sich dem manipulativen und die Beziehung kontrollierenden Patienten unterwerfen oder sich ihm andererseits vorschnell energisch widersetzen. Möglich ist dies nur durch ein Verständnis der eigenen Gegenübertragung, d. h., der Therapeut nimmt seine gefühlsmäßige und affektive Reaktion auf den Patienten wahr, ohne in zu große Ängste zu geraten, und er kann das schizophrene Dilemma, das sich in der therapeutischen Situation aktualisiert, aushalten.

Der Therapeut befindet sich nämlich in der **Situation des schizophrenen Dilemmas**: Einerseits ist er sozusagen völlig alleine und ohne einen Patienten, der mit ihm eine Therapie macht, oder andererseits bestimmt der Patient alles, was in der Therapie geschieht, und der Therapeut ist als solcher nicht existent. Nun kommt es ganz wesentlich darauf an, dieses sich regelhaft in den Therapien mit schizophrenen Patienten etablierende Dilemma, das hier vereinfachend dargestellt wurde, als eine Chance zu sehen, eine konstruktive Beziehung herzustellen, in der Nähe und Distanz, Autonomie und Abhängigkeit gleichermaßen und auf eine konstruktive Weise möglich sind. Hier geht es um die Fähigkeit des Therapeuten, seine Gegenübertragung zu nutzen. Entscheidend ist, dass der Therapeut in einer solchen Situation dazu in der Lage ist, die Beziehung zu den vom Patienten ausgeblendeten Selbstanteilen nicht zu verlieren. Das heißt, es gelingt ihm, bei dem Patienten, der die Beziehung völlig kontrollieren will, die tödliche Angst vor Hingabe und Auslieferung zu realisieren und bei dem nicht existenten Patienten die ebenso tödliche Angst vor Selbstständigkeit, die mit einem unheilbaren Abbruch der Beziehung gleichgesetzt wird.

Diese **Handhabung der Gegenübertragung** stellt, schematisch gesprochen, das wesentliche therapeutische Vorgehen in der ersten Phase der Behandlung dar. Es geht also vorerst keineswegs um Interpretationen und Deutungen, sondern darum, eine Beziehung zu ermöglichen in der, wie Pohl (2008) es ausgedrückt hat, »Bedingungen hergestellt werden, in denen sich Symbolisierungsprozesse ereignen können«. Dies kann dadurch geschehen, dass der Therapeut aufgrund seines (durch seine Reflexion seiner Gegenübertragung ermöglichten) Verständnisses des Patienten dazu in der Lage ist, die Anzeichen von Abhängigkeit bzw. von Autonomie bei seinem Patienten, der sich bisher im anderen Extrem befand, wahrzunehmen und wohlwollend darauf zu reagieren. Gelingt dies, kann die therapeutische Beziehung zu einer modellhaften Überwindung des schizophrenen Dilemmas führen. Dies geschieht v. a. in einem Handlungsdialog, bei dem es wichtig ist, dass der Patient sich nicht als einem Schema unterworfen sieht, sondern bei dem er seine Mitwirkung und Effizienz in der Therapie erleben kann. Verglichen mit der klassischen psychoanalytischen Methode kommt es zu einer Egalisierung und Dualisierung der therapeutischen Beziehung, wobei entscheidend ist, dass der Patient seine Wirksamkeit bei dem, was in der Therapie geschieht, im Sinne eines Kontingenzerlebnisses erfahren kann (Lempa 1995, Dührsen 1999).

! Es geht weniger darum, dass der Therapeut jemand ist, der ein Wissen hat und dies mitteilt, sondern darum, dass das Wissen und damit die Einschätzung der Realität verhandelbar sind.

Die therapeutische Haltung

Aus dem Vorstehenden ergibt sich, dass die therapeutische Haltung in der psychodynamischen Therapie der Schizophrenie vorerst und oft über einen längeren Zeitraum darin besteht, nur in einem sehr geringen Ausmaß die Position eines Wissenden einzunehmen. Ein schizophrener Patient benötigt, um seine Identität erfahren zu können, eine Situation, in der sozusagen die Essenzialien zur Diskussion gestellt werden dürfen. Jemand, der wie ein schizophrener Mensch nicht weiß, wer er ist, wäre durch jemand, der dies von ihm behauptet, existenziell bedroht. Er benötigt eine Atmosphäre, in der er Bedingungen für ein Erleben seiner Identität als abgegrenztes Ich in einer Beziehung erfahren kann. Entscheidend ist weiterhin, dass der Therapeut einen Zugang zu den extremen Ängsten seines Patienten finden kann. Diese werden durch das Erlebnis der Psychose noch potenziert. Jemand, der panisch und krampfhaft versucht, alles unter Kontrolle zu bringen, hat in der Psychose erlebt, dass er völlig neben sich stand, in einer anderen Welt fühlte, erlebte und handelte. Diese fundamentale Verunsicherung, die einer traumatischen Angst entspricht, nachvollziehen zu können, was sich etwa in der Frage ausdrücken kann: »Bin ich verrückt oder nicht, wenn ich das denke, tue oder spüre?« ist wesentlich dafür, in der Behandlung mit schizophrenen Menschen einen einfühlsamen Kontakt aufrechterhalten zu können.

Nach Alanen (2005, Vortrag beim Berliner Überregionalen Symposium für Psychosenpsychotherapie) ist das Bild, das der Therapeut vom Patienten und der Therapie hat, wesentlich für den Erfolg oder Misserfolg der Therapie. Benedetti (1972) hat darauf hingewiesen, dass die Hoffnung des Therapeuten ein wesentliches Moment bei der Therapie mit schizophrenen Menschen darstelle. Bion (1967) riet zu einer Haltung großer Offenheit, der Therapeut solle »*without desire and memory*« sein.

Die Rekonstruktion der Biografie

Wenn alles gut geht, ist es gelungen, in der therapeutischen Beziehung modellhaft das schizophrene Dilemma zu überwinden. Jetzt befinden sich in der Therapie zwei Personen, die miteinander reden können, mit dem Patienten sind Meinungsverschiedenheiten und Übereinstimmungen möglich. Er kann es ertragen, dass man ihm etwas sagt, was ihn betrifft, ohne dies als Bedrohung seiner Identität zu erleben. Dadurch kann sich die therapeutische Arbeit mehr dem psychoanalytischen Standardverfahren annähern.

Die familiäre Situation, die Biografie, wird rekonstruierbar und verstehbar. Auch hierbei ist es wichtig, dass der Patient nicht überrollt wird, sondern seine Sichtweise als wirksam erfährt. In aller Regel ergeben sich dabei Bedingungen, die die Erlangung einer Identität unmöglich machten – etwa massive Ängste bei den Eltern, die jegliche Lebensäußerung erschwerten, oder zu starke Bindungen, die den gleichen Effekt erzeugten (► Fallbeispiel 4).

Fallbeispiel 4

Ein Patient war als Kind einem enormen, auch moralischen Konformitätsdruck (mitbedingt durch die soziale Position des Vaters) ausgesetzt, unbedingter Gehorsam wurde erwartet und u. U auch energisch durchgesetzt. Die Beziehung zur Mutter beschrieb der hochintelligente Patient als formal: »Sie hatte ein Bild, wie ich sein sollte, aber ich hatte darin keinen Platz«. Einmal habe der Patient eine Strafarbeit zu verrichten gehabt, die er als ungerecht empfand. Er habe sein Zimmer aufräumen und nach getaner Strafarbeit der Mutter den Schlüssel des nunmehr perfekt aufgeräumten Zimmers bringen müssen. Er gab ihn ihr in einer Weise, die seine Mutter als frech empfand, was eine saftige Ohrfeige zur Folge hatte. Der Patient berichtete über seinen Vater, er habe sich »von seiner Liebe immer begrapscht« gefühlt. Las er z. B. ein Buch, so habe er es verstecken müssen, ansonsten habe der Vater es auch sofort gelesen, es besser verstanden und es ihm so weggenommen. Schon als Kind lebte er in Phantasien, in denen ganz wichtige Personen vorkamen und auch er eine große Bedeutung hatte. Während der Zeit am Gymnasium – er sei ein »Clown« gewesen (die Rolle des Clowns entspricht hier einer Reaktion auf ein Identitätsdilemma, in einer Vorwegnahme wird eine erwartete Ablehnung aktiv pariert) und ein »steifes und verschüchtertes Kind« – erkrankte die Mutter schwer. Er verliebte sich, konnte sich aber dem Mädchen nie auch nur im Geringsten annähern. Damals hätten seine Beschwerden angefangen, Störungen der Konzentration, Zustände von Apathie, das Gefühl sich selbst fremd, ein anderer zu sein, ihn tödlich erschreckende Zwangsgedanken. Der Patient schaffte noch sein Abitur, beim sich anschließenden Zivildienst sei er dann nur noch »dumm herumgestanden«. Es erfolgte eine 8 Monate dauernde stationäre psychiatrische Behandlung, wobei ohne nennenswerten Erfolg verschiedene Neuroleptika versucht wurden. Die Entlassungsdiagnose lautete Hebephrenie. Der Patient habe in der Folge versucht zu studieren, dies sei aber daran gescheitert, dass er sich nicht habe anpassen können und es immer wieder zu Schwierigkeiten mit den Professoren gekommen sei.

Die Erzählung des Patienten sollte einen Therapeuten nicht dazu verführen, sich den doch recht einseitigen Schuldzuweisungen des Patienten anzuschließen, der ja bei alledem seine große Abhängigkeit und auch positive Bindung an die Eltern ausblendet. Vor allem könnte das Verhalten der Eltern ja auch eine Reaktion auf die Verschlossenheit ihres Kindes gewesen sein. Was man aber sicherlich seinem Bericht entnehmen kann, ist eine kollusive, dilemmatische Beziehung zu den Eltern mit den Extremen selbstvernichtender Gehorsam und einsame Rebellion, was sich auch in seinen sozialen Beziehungen (Studium) fortsetzt.

In der Therapie erschien ein ängstlicher, stark grimassierender und durch eine sehr starke psychomotorische Hemmung auffälliger Patient, der jeglichen näheren Kontakt als existenzielle Bedrohung empfand. Bereits harmlose Fragen über alltägliche Dinge erweckten große Ängste. In der Therapie ging es darum, diese zwischenmenschliche Situation auszuhalten, sie zu verstehen und dem Patienten damit eine Möglichkeit zu geben, sein Dilemma (wenn es mich

▼

gibt, gibt es keine Beziehung mehr – wenn es eine Beziehung gibt, gibt es mich nicht mehr) zu überwinden. Dies gelang allmählich, der Patient konnte z. B. auf die Frage des Therapeuten, ob er ihm etwa mit einer harmlosen Bemerkung zu nahe komme, Signale geben oder auch einmal sagen: »Nicht so schnell, warten Sie«. Nach längerer Zeit (mehr als ein Jahr Therapie) wurde es dann langsam möglich, an psychischen Problemen zu arbeiten, etwa der Beziehung zur Mutter, der Loyalität ihr gegenüber und den Ängsten davor, sie durch ein eigenständiges Leben im Stich zu lassen, den Ängsten, sich in Beziehungen zu verlieren, dem Dilemma aus Übergehorsam und unproduktiver Auflehnung etc.
Der Patient verlor die psychomotorischen Auffälligkeiten und teilweise auch seine Ängste, was ihm ein erfolgreiches Studium ermöglichte. Nähere Beziehungen zum anderen Geschlecht waren trotz einiger Versuche zumindest im Zeitraum der Therapie für ihn nicht möglich.

! Wie ▶ Fallbeispiel 4 zeigen sollte, ist bei einer Therapie mit schizophrenen Patienten die oft langwierige und schwierige Herstellung einer hilfreichen Beziehung notwendig, bevor dann, zumindest in vielen Fällen, auch eine einsichtsorientierte Therapie mit Rekonstruktionen und Deutungen möglich werden kann. Der Effekt der Therapie bestand v. a. darin, dem Patienten einen größeren Spielraum in Beziehungen zu geben und sein Dilemma abzumildern, was zu einer erheblichen Verbesserung seiner sozialen Kompetenzen führte.

Schwierige Behandlungssituationen

Therapien mit schizophrenen Patienten sind per se schwierig, da sehr schwer erträgliche emotionale Situationen entstehen. Es ist alles andere als einfach, die oft massive Feindseligkeit oder die Beziehungsverweigerung auszuhalten (hinter der sich eine Angst verbirgt, sich zu verlieren, wenn man sich auf die Beziehung einlässt), ebenso die oft massive, symbiotische Abhängigkeit (als Folge einer Angst vor Eigenständigkeit).

Besonders kompliziert sind Situationen mit Patienten, die – was trotz adäquater neuroleptischer Behandlung in einigen Fällen vorkommt – persistierende produktive Symptome wie Wahnvorstellungen und Halluzinationen aufweisen. Hier hat v. a. Benedetti (1972) einige hilfreiche Konzepte entwickelt, die er als **Dualisierung und Amplifizierung der psychotischen Symptomatik** bezeichnet. Dabei geht es im Wesentlichen darum, zwischen der Psychose und der normalen Realität Brücken zu bauen und Bezüge herzustellen. Dabei ist es sehr schwierig, den oft minimalen Spielraum zwischen einer unproduktiven Bestätigung des Wahns und einer ebenso unproduktiven bloßen Verneinung zu finden.

! Als analytischer Pschosetherapeut muss man auch dazu bereit sein, in Krisensituationen real zu intervenieren und im seltenen Extremfall, in dem ein Patient anders nicht mehr geschützt werden kann, eine zwangsweise Unterbringung in der Psychiatrie veranlassen. Die Patienten verstehen das in der Regel nachträglich recht gut, weswegen die Furcht vor Beziehungsabbruch/Therapieabbruch bei einer solchen, sicher nie einfachen Entscheidung keine Rolle spielen sollte.

Typische therapeutische Fehler

Ein Fehler ist es, wenn man nicht bereit ist, Fehler, die immer passieren, zuzugeben, sondern sich in eine Haltung des Therapeuten als jemand, der immer den Überblick hat, zu retten. Es besteht auch die Gefahr, dass ein Analytiker, um sich von einem schwer erträglichen Gefühl der Unsicherheit und Angst zu entlasten, beginnt, zu viel zu verstehen und dies dann durch verschiedene Interpretationen, wie sie aus Lehrbüchern bekannt sind, zu äußern. Dadurch entfernt sich die Therapie von der konkreten therapeutischen Situation.

Schwierig ist auch oft der Umgang mit Trennungen während der Therapie (Urlaube, andere Unterbrechungen). Hier ist es wichtig, nicht etwa ängstlich bis zur letzten Stunde vor einer Unterbrechung zu warten (wodurch der Therapeut Realitäten verleugnet). Es ist vielmehr sinnvoll, rechtzeitig, offen und direkt etwa Folgendes zu sagen: »Ich bin ja dann für 3 Wochen nicht da, meinen sie, dass sie klar kommen, oder sollten wir eine Vorsorge (etwa durch eine Anlaufstelle etc.) treffen?«

8.8.3 Psychoanalytische Familientherapie

Hierbei wird eine Familie mit dem Ziel der Ermöglichung einer **bezogenen Individuation** behandelt. Neraal (2001) fasst die »Kunst« der psychoanalytischen Familientherapie bei Schizophrenen zusammen. Es geht in der Therapie weder darum, einseitig Autonomiebestrebungen zu fördern, noch darum, die Abhängigkeitswünsche als selbstlose Opfer bezüglich des familiären Zusammenhalts zu idealisieren. Die Gegenübertragungsreaktionen des Therapeuten verführen in höchstem Maße dazu, sich auf eine Seite dieses Ambivalenzkonflikts zwischen Autonomie und Abhängigkeit zu begeben. Ein Therapeut kann konfrontiert mit dem massiven symbiotischen Sog und der dazugehörigen eigenen Konfusion einseitig in Richtung

Autonomie kämpfen. Hierbei spielen auch unbewusste eigene Abhängigkeitswünsche und Ängste des Therapeuten eine Rolle. Umgekehrt kann der Therapeut durch eine einseitige Bestätigung der familiären Abwehrnotwendigkeiten versuchen, eine konfliktfreie Beziehung zwischen sich und der Familie herzustellen. Diese übermäßige Vorsicht kann durch eine eigene Trennungsangst des Therapeuten und seine Kränkbarkeit durch einen als drohend erlebten Beziehungsabbruch motiviert sein.

Anhand des schwierigen Balanceakts des Therapeuten lässt sich erraten, auf welche hochsensiblen Empfindlichkeiten alle Familienmitglieder innerhalb solcher Familien glauben Rücksicht nehmen zu müssen. Worauf es ankommt ist, die Dialektik zwischen beiden Strebungen im Auge zu behalten, um die bei einem Zuviel in Richtung eines der beiden Pole entstehenden Ängste bearbeiten zu können. Gelingt dies, lockern sich die bisher erstarrten Beziehungsmuster, es entsteht mehr Beweglichkeit. Eine Ich-Stärkung im Sinne erhöhter Konfliktfähigkeit, die als Schutz gegen zukünftige Entwicklungskrisen dient, kann sich somit entwickeln (Neraal 2001, S. 143–144)

Eine Familientherapie ist wohl v. a. dann günstig, wenn der Patient noch in seiner Ursprungsfamilie lebt und dort eine besondere Problematik vorherrscht. Leider ist es in Deutschland (anders als etwa in der bedürfnisangepassten Behandlung in Skandinavien, wie sie v. a. von Alanen 2001 entwickelt wurde) schwierig, verschiedene therapeutische Verfahren miteinander zu kombinieren. Laut den Erfahrungen in Finnland hat sich die Familientherapie für eine Mehrzahl der Krankheitsfälle als effizienter als die Einzeltherapie erwiesen.

8.8.4 Kognitiv-verhaltenstherapeutische Ansätze

In der Verhaltenstherapie wurden effiziente Methoden zur Reduktion der Symptome bzw. zur Erlangung eines sozial verträglicheren Umgangs mit den Symptomen entwickelt. Eine gewisse Entaktualisierung der Symptomatik (Barocka 2007) wird als Voraussetzung der Psychotherapie angesehen. Als weitere unspezifische Erfordernisse der kognitiven Psychotherapie werden Beziehungsaufbau, Entwicklung eines gemeinsamen Störungsmodells, antidepressive und angstmindernde Interventionen angesehen.

8.8.5 Einzelne therapeutische Techniken

Den Halluzinationen und Wahnvorstellungen gegenüber wird eine unvoreingenommene, experimentelle Haltung eingenommen. Der Therapeut sollte von Vorneherein nichts in Abrede stellen, sondern durch geduldiges Fragen die Zusammenhänge klären mit dem Ziel einer Differenzierung zwischen Fiktionen und Fakten. Diese Haltung, weder konfrontativ noch kollusiv mit den Überzeugungen des Patienten umzugehen, soll den Patienten mit einbeziehen und ein gemeinsames Experiment darstellen, der Wahrheit auf den Grund zu gehen.

Dazu hat sich das **kognitive ABC-Modell** nach Beck (1976) bewährt (▶ Box).

Das kognitive ABC-Modell nach Beck (1976)

A steht für ein auslösendes Ereignis, das objektiv und feststellbar ist. C sind die Konsequenzen, die dieses Ereignis im Beobachter auslöst, sie können emotional oder körperlich sein oder in Verhaltensweisen des Patienten bestehen. Patienten beschreiben oft das auslösende Ereignis und die Konsequenzen, die diese in ihrem Erleben annehmen. Dabei wird aber häufig ein kognitiver Zwischenschritt B vergessen, die Bedeutung, die dem auslösenden Ereignis zugeschrieben wird.
Ein Beispiel (Barocka 2007): Ein Auto hupt vor dem Haus (A). »Sie kommen, um mich umzubringen« (B). Er flüchtet aus der Wohnung (C). In der Therapie ist es nun leicht möglich, Einigkeit über A und C herzustellen. Uneinigkeit findet sich im Bereich B, des Glaubens und der Bedeutungszuschreibungen. Der Therapeut setzt hier an, um Mögliches von Unmöglichem zu differenzieren.

Normalisierung

Unter Normalisierung wird der Versuch verstanden, den psychotischen Symptomen sozusagen ihren Schrecken zu nehmen und etwa darauf hinzuweisen, dass psychopathologische Befunde auch in der »Normalbevölkerung« in nicht unerheblichem Umfang vorhanden sind.

Ausleuchten der Peripherie

Beim Ausleuchten der Peripherie wird ganz genau auf die Details des Wahns eingegangen. Die Überzeugungen werden zeitweise schon durch ihre detaillierte Schilderung, wobei sich etwa Unmöglichkeiten herausstellen können, erschüttert.

Der Sokratische Dialog

Hierbei werden in der weiter oben dargestellten experimentellen Haltung die logischen Konsequenzen der Annahmen des Patienten gemeinsam diskutiert, etwa die Frage »Wenn das stimmt, was ergibt sich daraus?« oder »Wenn das nicht stimmt, was hätte das für Konsequenzen für Sie?«

Dabei können falsche Annahmen durch ihre logischen Konsequenzen ad absurdum geführt werden.

Abgestufte Realitätstestung

Dies geschieht etwa dadurch, dass ein Patient seinen »Verfolger« anspricht und etwas mehr über ihn erfährt. Falls er dazu zu viel Angst hat, kann das in seinem Beisein etwa eine Hilfsperson übernehmen. Durch abgestufte Realitätstestung kann die Harmlosigkeit des Wahns demonstriert werden.

Gedankenketten und Kernannahmen

Dabei werden die Wahnvorstellungen sozusagen zu Ende gedacht mit dem Ziel, eine hinter ihnen stehende, meist affektive Kernannahme zu finden. Durch Hinterfragen ergibt sich etwa als Resultat aller Überzeugungen sozusagen die Summe »Ich bin ein schlechter Mensch«. Dadurch kann sich die therapeutische Arbeit einer Diskussion dieser Kernannahmen zuwenden.

Ähnliche Techniken wurden für die Therapie von Halluzinationen entwickelt. Dabei kommt es darauf an, Kontrolle über die Stimmen (etwa durch Gedankenexperimente) zu erlangen. Es wird auch versucht, die Stimmen in die Therapie einzubeziehen, um sie in die Persönlichkeit des Patienten zu integrieren. Das Ziel ist die Erkenntnis, dass sie wichtige emotionale Inhalte hervorbringen, die sonst in der Kommunikation des Patienten keinen Ausdruck finden können.

Psychoedukation

Etabliert sind auch psychoedukative Programme, bei denen ein Wissen über die Erkrankung und über Frühwarnzeichen vermittelt wird. Ebenso geht es um die Identifizierung von Stressfaktoren, die Auslöser von Rückfällen sein können, sowie um die Erlernung sozialer Fertigkeiten.

! Insgesamt zeigen sich einige deutliche Übereinstimmungen zwischen psychodynamischen und verhaltenstherapeutischen Verfahren. Die Symptome werden letztlich auf affektive und emotionale Probleme bezogen, und ihnen wird damit auch eine in der Geschichte des Patienten begründete Sinnhaftigkeit zugestanden. Die therapeutische Haltung ist bei beiden Verfahren dialogisierend und legt Wert auf die Beteiligung des Patienten am therapeutischen Prozess. Der große Unterschied ist, dass psychodynamische Therapien explizit die therapeutische Beziehung als wesentliches Agens der Veränderung benutzen (im Sinn einer modellhaften Überwindung der als wesentliches Moment angenommenen interpersonellen Problematik) und einen geringeren Schwerpunkt auf eine direkte Bearbeitung der Symptome legen.

8.8.6 Medikamentöse Behandlung

Eine die Therapie begleitende medikamentöse Behandlung insbesondere mit neuroleptischen Substanzen wird bei allen psychotherapeutischen Verfahren als eine zusätzlich notwendige Maßnahme angesehen.

8.9 Empirische Studien zur Wirksamkeit psychologischer Behandlungsverfahren

Die kognitive Verhaltenstherapie bei schizophrenen Psychosen ist gut beforscht. Systematische Übersichtarbeiten zeigten die Effektivität der kognitiven Verhaltenstherapie bezüglich der Besserung der psychischen Gesundheit der Patienten (▶ Box).

Übersichtsarbeiten zur Effektivität der kognitiven Verhaltenstherapie

Die Cochrane-Metaanalyse von Jones et al. (2006) schloss 19 kontrollierte und randomisierte Studien über kognitive Verhaltenstherapie bei persistierender Plussymptomatik ein. Dabei ergab sich, dass kognitive Verhaltenstherapie keine Reduktion der Rückfall- und Wiederaufnahmeraten erreichen kann, jedoch im Vergleich zur Kontrollgruppe eine signifikante Symptomreduktion. Diese Symptomreduktion war jedoch nach einem Jahr nicht mehr von den Kontrollbedingungen unterschieden.

Die Metaanalyse von Zimmermann et al. (2005) schloss 14 Studien mit insgesamt 1484 Patienten ein. Die kognitive Verhaltenstherapie zeigte eine signifikante Reduktion positiver Symptome, Effektstärke ES = .37. Der Therapieeffekt hielt über mehr als 12 Monate an, ES = .33.

Eine Metaanalyse von Tarrier und Wykes (2004) untersuchte 739 Patienten aus 20 Studien und erbrachte ebenfalls positive Ergebnisse, Effektstärke ES = .37 (zitiert nach Wiedemann 2007).

Die Ergebnisse der empirischen Forschung bei psychodynamischen Therapien ergeben kein einheitliches Bild (▶ Box).

Übersichtsarbeiten zur Effektivität der psychodynamischen Therapien

Malmberg und Fenton (2004) konzentrieren sich ausschließlich auf RCTs (randomisierte kontrollierte Studien). Sie stellen in ihrem Cochrane-Review fest, dass die Wirksamkeit der psychodynamischen Psychotherapien nicht wissenschaftlich nachgewiesen werden kann.

Dagegen ergab eine Metaanalyse von Gottdiener und Haslam (2002) ein anderes Ergebnis. Sie beziehen in ihre

▼

metaanalytische Untersuchung 37 ausgewählte, von 1954–1999 in England publizierte Studien ein, in denen psychodynamische, kognitiv-verhaltenstherapeutische und supportive Psychotherapien bei Patienten mit schizophrenen Psychosen durchgeführt wurden. Die Gesamtzahl der Patienten betrug 2642. Die Autoren berücksichtigten sowohl naturalistische Studien als auch RCTs. 19 der Studien hatten eine Kontrollgruppe, 18 nicht. Bei beiden Studiendesigns ermittelten sie ähnlich gute Behandlungsergebnisse. Es gab auch für alle drei Therapieverfahren fast identische Resultate, insgesamt 65% gebesserte Patienten im Vergleich zu 34% ohne Psychotherapie.

Literatur

Alanen YO (2001) Schizophrenie, Entstehung, Erscheinungsformen und bedürfnisangepasste Behandlung, Klett-Cotta, Stuttgart

Barocka A (2007) Kognitive Therapie von Wahn und Stimmen. In: Hartwich P, Barocka A (Hrsg) Schizophrene Erkrankungen: Prophylaxe, Diagnostik, Therapie. Verlag Wissenschaft & Praxis, Sternenfels, S 111–126

Bateson G et al (1956) Towards a theory of schizophrenia. Behav Sci 1: 251–264

Beck AT (1976) Cognitive therapy and the emotional disorders. International Universities Press, New York

Benedetti G (1972) Pychotherapie als existenzielle Herausforderung. Vandenhoeck & Ruprecht, Göttingen

Benedetti G, Peciccia M (1997) The integration of separate and symbiotic states of the self in schizophrenia. 12th International Symposium for the Psychotherapy of Schizophrenia, London

Bion WR (1967) Second thoughts. Aronson, New York

Bowen M (1969) Die Familie als Bezugsrahmen für die Schizophrenieforschung. In: Bateson G et al (Hrsg) Schizophrenie und Familie. Suhrkamp, Frankfurt/Main

Brown GW, Birley JL, Wing JK (1972) Influences of family life on the course of schizophrenic disorders. Br J Psychiatry 121: 241–258

Dührsen S (1999) Handlung und Symbol – ambulante analytisch orientierte Therapie mit Psychosepatienten. Vandenhoeck & Ruprecht, Göttingen

Emrich HE, Dillo W (2008) Was heißt es zu halluzinieren? Zur neurobiologischen Konstruktion der Wahrnehmung. In: Matejek N, Müller T (Hrsg) Neurobiologie der Psychosen. Forum der psychoanalytischen Psychosentherapie Bd 19. Vandenhoeck & Ruprecht, Göttingen, S 9–17

Gottdiener WH, Haslam N (2002) The benefits of individual psychotherapy of schizophrenic patients: a meta-analytic review. Eth Hum Sci Service 4(3): 163–187 (deutsche Übersetzung in: Matejek N, Müller T (Hrsg) Empirische Forschung in der Psychosenpsychotherapie. Forum der psychoanalytischen Psychosentherapie Bd 16. Vandenhoeck & Ruprecht, Göttingen, S 7–43)

Jones C et al (2006) Cognitive behaviour therapy for schizophrenia. Cochrane Database Syst Rev: CD000524

Lempa G (1995) Zur psychoanalytischen Behandlungstechnik bei schizophrenen Psychosen. Forum Psychoanal 11: 133–149

Lidz T, Fleck S, Cornelison A (1965) Schizophrenia and the family. International Universities Press, Madison, CT

Malmberg L, Fenton M (2004) Individual psychodynamic psychotherapy and psychoanalysis for schizophrenia and severe mental illness. Cochrane Database Syst Rev 2: CD 001360

Mentzos S (1991) Psychodynamische Modell in der Psychiatrie. Vandenhoeck & Ruprecht, Göttingen

Mentzos S (2008) Die gestörte Balance: Parallelitäten zwischen Neurobiologie und Psychodynamik der Psychosen. In: Matejek N, Müller T (Hrsg) Neurobiologie der Psychosen. Forum der psychoanalytischen Psychosentherapie Bd 19. Vandenhoeck & Ruprecht, Göttingen, S 37–52

Möller H et al (2005) Psychiatrie und Pschotherapie, 3. Aufl. Thieme, Stuttgart, S 139

Neraal T (2001) Familiendynamik und psychoanalytische Familienpraxis bei Psychosen. In: Schwarz F, Maier C (Hrsg) Psychotherapie der Psychosen. Thieme, Stuttgart, S 136–144

Pohl J (2008) Die Symbolisierungsfunktion der Supervisionsgruppe in einer Werkstatt für psychisch Kranke. In: Lempa G, Troje E (Hrsg) Psychoanalytische Psychosentherapie und Sozialpsychiatrie. Forum der psychoanalytischen Psychosentherapie Bd 20. Vandenhoeck & Ruprecht, Göttingen, S 51–79

Reiss D (1971) Varieties of consensual experience. Familiendynamik 4: 320

Slipp S (1973) The symbiotic survival pattern. A relational theory of schizophrenia. Int J Group Psychother 11: 3–32

Stierlin H (1984) »Psychosomatische« und schizopräsente« Familien. Wechselfälle der bezogenen Individuation. Familiendynamik 9: 278–294

Tarrier N, Wykes T (2004) Is there evidence that the cognitive behaviour therapy is an effective treatment for schizophrenia? Behav Res Ther 42: 1377–1401

Tienari P et al (2004) Genotye-environment interaction in schizophrenia-spectrum disorder. Br J Psychiatry 184: 216–222

Vaughn C, Leff J (1976) The influence of family and social factors on the course of psychiatric illness. Br J Psychiatry 129: 125–137

Wiedemann G (2007) Kognitive Verhaltenstherapie bei Psychosen. Evidenz anhand bisheriger Studien. In: Hartwich P, Barocka A (Hrsg) Schizophrene Erkrankungen: Prophylaxe, Diagnostik, Therapie. Verlag Wissenschaft & Praxis, Sternenfels, S 99–110

Winnicott DW (1965) The maturational processes and the facilitating environment: studies in the theory of emotional development. The Hogarth Press, London (dt. Ausgabe1984: Reifungsprozesse und fördernde Umwelt, Fischer, Frankfurt/Main)

Wynne LC, Singer MT (1963) Denkstörungen und Familienbeziehungen bei Schizophrenen. Psyche 19: 82–95

Wynne LC et al (1969) Pseudo-Gemeinschaft in den Familienbeziehungen Schizophrener. In: Bateson G et al (Hrsg) Schizophrenie und Familie. Suhrkamp, Frankfurt/Main

Zimmermann G et al (2005) The effect of cognitive behaviour treatment on the positive symptoms of schizophrenia spectrum disorders: a meta-analysis. Schizophr Res 77: 1–9

Psychotherapeutische Behandlung von Persönlichkeitsstörungen

Gerhard Dammann

9.1 Diagnose »Persönlichkeitsstörung« – 179

9.2 Das psychoanalytische Verständnis der Charakterstörungen – 180

9.3 Das Konstrukt »strukturelle Störung« und seine Diagnose – 181

9.4 Abgrenzung zu den Neurosen – 183

9.5 Ergebnisse aus der empirischen Psychotherapieforschung von Persönlichkeitsstörungen – 186

9.6 Die psychodynamische Therapie von Persönlichkeitsstörungen – 187

9.6.1 Der Unterschied zu anderen Therapiekonzeptionen – 187

9.6.2 Grundsätze – 187

9.7 Modifikationen und Parameter – 188

9.8 Der Ich- und objektpsychoanalytische Ansatz – Kernberg – 189

9.9 Grundlagen der übertragungsfokussierten Psychotherapie – 190

9.9.1 Typische Übertragungs-Gegenübertragungs-Paare – 190

9.9.2 Das Prinzip Deutung – 191

9.9.3 Gegenübertragung und projektive Identifikation – 192

9.9.4 Ziele – 192

9.9.5 Regeln – 193

9.9.6 Technische Vorgehensweise – 193

9.10 Selbstpsychologische Ansätze – 194

9.11 Interpersonelle Therapien – 194

9.12 Interaktionelle Therapie und strukturbezogene Psychotherapie – 195

9.13 Die mentalisierungsbasierte Psychotherapie – 195

9.14 Kognitiv-behaviorale Techniken – 195

9.14.1 Kognitive Therapie – 195

9.14.2 Dialektisch-behaviorale Therapie – 196

9.14.3 Schemafokussierte Psychotherapie – 196

9.15 **Hierarchisches Vorgehen in der Therapie von Persönlichkeitsstörungen – 197**

9.16 **Kritische und Problemsituationen – 197**
9.16.1 Der Patient entwertet das Behandlungsangebot – 198
9.16.2 Der Patient erschwert die Behandlung durch permanente Krisenhaftigkeit – 198
9.16.3 Der Patient beharrt darauf, dass er sich eines Tages doch umbringen werde – 199
9.16.4 Der Patient will wichtige Themen nicht bearbeiten – 199
9.16.5 Der Patient will eine Realbeziehung – 199
9.16.6 Der Patient bezahlt eine Rechung oder das Ausfallshonorar nicht – 199

9.17 **Der Behandlungsrahmen – 199**

9.18 **Psychodynamische Ansätze bei spezifischen Persönlichkeitsstörungen – 200**
9.18.1 Schizotype Persönlichkeitsstörung – 200
9.18.2 Emotional instabile Persönlichkeitsstörung vom Borderline-Typ – 201
9.18.3 Neue Entwicklungen in der Behandlung der Borderline-Persönlichkeitsstörung – 202
9.18.4 Anankastische Persönlichkeitsstörung – 203
9.18.5 Dependente Persönlichkeitsstörung – 203
9.18.6 Antisoziale Persönlichkeitsstörung – 203
9.18.7 Narzisstische Persönlichkeitsstörung – 204
9.18.8 Schizoide Persönlichkeitsstörung – 204
9.18.9 Paranoide Persönlichkeitsstörung – 204
9.18.10 Hysterische Persönlichkeitsstörung – 204
9.18.11 Histrionische Persönlichkeitsstörung – 205
9.18.12 Passiv-aggressive Persönlichkeitsstörung – 205
9.18.13 Selbstunsichere und ängstlich-vermeidende Persönlichkeitsstörung – 205

9.19 **Alterseffekte und Geschlechtsunterschiede – 205**

9.20 **Indikation zur stationären Psychotherapie – 206**

9.21 **Therapie schwerstkranker persönlichkeitsgestörter Patienten – 206**

9.22 **Balancen und Mitagieren-Müssen – Elemente einer allgemeinen Psychotherapie der Persönlichkeitsstörungen – 207**

9.23 **Ausblick und offene Fragen bei der Therapie von PS – 208**

Literatur – 210

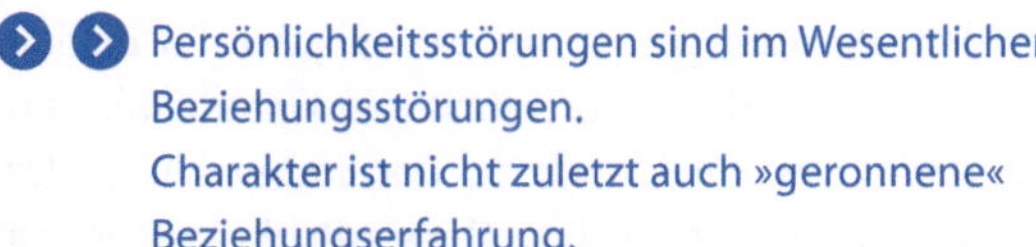

Persönlichkeitsstörungen sind im Wesentlichen Beziehungsstörungen.
Charakter ist nicht zuletzt auch »geronnene« Beziehungserfahrung.

9.1 Diagnose »Persönlichkeitsstörung«

Im Begriff der Persönlichkeitsstörungen (PS) findet sich ein Problem wieder, das teilweise für den schwierigen Umgang mit diesen Diagnosen verantwortlich ist: Im Unterschied etwa zu Depressionen oder Psychosen, die der sonstigen Krankheitslehre der Medizin entsprechen, wird hier postuliert, dass die »Krankheit« in der Persönlichkeit selbst liege bzw. sogar die Persönlichkeit selbst die Krankheitsursache sein soll. Dabei ist natürlich klar, dass nie die ganze Persönlichkeit gestört sein kann, sondern mehr oder weniger bedeutsame Aspekte. Es entsteht ein Definitionsproblem. Klarer wäre es somit, von »Störungen im Bereich der Persönlichkeit« zu sprechen (▶ Übersicht: Definition von Persönlichkeit).

Definition von Persönlichkeit nach Saß (1987)

- Genetische Faktoren und pränatale Faktoren formen das **Temperament**.
- Lebensereignisse, Erziehungsverhalten und chronische Umweltbedingungen formen den **Charakter**.
- Temperament und Charakter zusammen bilden die **Persönlichkeit** (als Gesamtheit der Eigenschaften und affektiv-kognitiven Charakteristika eines Individuums, die die Wahrnehmung seiner selbst **(Identität)** und der Umwelt sowie die Interaktion mit ihr bestimmen).
- Diese terminologischen Unterscheidungen führen aber auch zu konzeptuellen und methodologischen Problemen (von Millon auch als **»Personologie«** bezeichnetes Gebiet).

Unbestritten ist allerdings, dass diese Verankerung in der Persönlichkeit dazu führt, dass

- zahlreiche Erlebens- oder Verhaltensbereiche betroffen sein müssen,
- die Problematik (unbehandelt) relativ stabil sein muss,
- es, dadurch bedingt, für die Betroffenen erschwert ist, die »Krankheitswertigkeit« zu erkennen (Ich-Syntonie),
- sich die Problematik in der Psychotherapie selbst typischerweise äußern wird.

Im Allgemeinen besteht auch Konsens darüber, dass zwar psychopharmakologische Interventionen von Bedeutung für die Behandlung sind, aber in der Psychotherapie der Hauptakzent liegt.

In den letzten Jahren hat sich zudem (in der Psychotherapieforschung) Evidenz dafür ergeben, dass **störungsspezifische** und integrative **Therapiestrategien**, die psychodynamische und behaviorale (u. U. sogar pädagogische) Aspekte zu kombinieren versuchen – trotz der damit wiederum entstehenden Probleme – eine gewisse Überlegenheit im Behandlungserfolg aufweisen können.

Das vorliegende Kapitel kann keine Übersicht über alle psychotherapeutischen Verfahren für die diversen, näher umschriebenen Persönlichkeitsstörungen darstellen, es sollen jedoch einige wichtige Grundlinien beschrieben werden. Dabei wird einem **objektpsychologischen Modell der Persönlichkeitsstörungen** Priorität eingeräumt, das die zentrale Problematik in der tief greifenden Beziehungsstörung sieht, die Ausdruck früher Entwicklungsprobleme ist und mit der inneren strukturgebenden Repräsentanzenwelt verbunden ist.

Störungen der Persönlichkeit haben somit immer auch für das Individuum adaptive Funktionen. Veränderungen, so sehr sie wegen des Leidensdrucks erwünscht sind, stellen immer auch eine Labilisierung dar.

Die Psychoanalyse tut sich bis heute schwer mit der Diagnose »Persönlichkeitsstörung«, obwohl die Entwicklung dieser Kategorie historisch eng mit der psychoanalytischen Theoriebildung verbunden war und ist. Dafür gibt es verschieden Gründe: Psychoanalytiker scheuen sich (oft zu Recht), Patienten nicht kasuistisch-individuell, sondern in kategorialen »Rastern« zu beschreiben. Der Patient soll kein Label erhalten, zumal keines, dem eine gewisse Aura von schwerer Behandelbarkeit oder lebenslangem Vorhandensein anhängt. Wenn Psychoanalytiker Persönlichkeitsstörung meinen, ziehen sie es oft vor, von »struktureller«, »präödipaler« oder »früher« Störung zu sprechen. Allerdings bleibt dabei unklar, ob es überhaupt Menschen ohne »Frühstörungsanteile« gibt. Ein weiterer Punkt ist sicherlich, dass sich die Psychoanalyse mit der gegenwärtig getroffenen Auswahl der Persönlichkeitsstörungen in ICD-10 und DSM-IV schwer tut. Eine so essenzielle Problematik wie die narzisstische PS etwa wurde in die ICD-10 später und durch die Hintertür aufgenommen. Masochismus, Perversion, Sensitivität oder die hypomane Persönlichkeit, alles Konzepte, die für das psychoanalytische Verständnis pathologischer Persönlichkeit immer eine wichtige Rolle spielten, finden sich dort nicht. Es wurden dafür (besonders mit dem Cluster C der Achse II des DSM-IV) Merkmale als »Persönlichkeitsstörungen« aufgenommen, die – wie etwa die selbstunsichere, die ängstlich-vermeidende oder die dependente PS – nach traditionellem psychoanalytischem Verständnis eher Merkmale typischer Neurosen tragen. Der **Neurosebegriff** wiederum findet sich in den Klassifikationssystemen nur noch ganz am Rande.

Die moderne psychiatrische Störungsentität »Persönlichkeitsstörung« ist historisch eng mit zwei Konzepten verknüpft:
1. dem **Konzept der Psychopathie** und
2. dem **Modell der Charakterneurose.**

Die neueren Klassifikationssysteme ICD-10 und DSM-IV fassen die PS deskriptiv, atheoretisch, kategorial und nach dem Achsen- und Komorbiditätsprinzip. Kategorial bedeutet hier, dass ein Patient, der etwa 5 (von z. B. 9 möglichen) Kriterien einer bestimmten PS erfüllt, diese hat, während ein Patient mit 4 Kriterien »gesund« ist. Dies zeigt die Grenzen des kategorialen Ansatzes. Auch die geringe Stabilität und die hohe Komorbidität zwischen den einzelnen PS werfen viele Fragen auf (z. B. beträgt die Komorbidität zwischen so klinisch unterschiedlichen Störungsbildern wie der schizotypischen und der histrionischen PS 14%; Widiger et al. 1991). Unterschiedliche Schweregrade sind dabei ebenfalls nicht vorgesehen.

9

Von der alten Psychopathiekonzeption (etwa Kurt Schneider 1923) finden sich in den modernen Diagnosesystemen v. a. die Definitionskriterien von »tief verwurzelten, anhaltenden Verhaltensmustern« (ICD-10) und von interpersonellen Schwierigkeiten (»gestörte soziale Funktions- und Leistungsfähigkeit«) wieder. Das heißt, das Element der konstitutionellen Determinierung wurde beibehalten – wenn auch ohne den früher oft moralisch beurteilenden Zusatz (wie er sich v. a. in der angelsächsischen »Psychopathy-Konzeption« findet).

Die Psychopathiekonzeption, die von einem quantitativen, dimensionalen Kontinuum zwischen normalen Persönlichkeitsmerkmalen (Extraversion, Verträglichkeit, Gewissenhaftigkeit etc.) und den PS ausgeht, ist gerade bei Psychiatern noch häufig vertreten (Saß et al. 1996). Neben methodischen Unklarheiten ist dabei besonders problematisch, dass so der qualitative »Krankheitsbegriff« dieser Störungen bei den darunter leidenden Menschen mitunter angezweifelt wird.

Aber auch klassische psychoanalytische Modellvorstellungen finden sich in den Klassifikationssystemen wieder, ohne dass eigentliche ätiologische Konzeptionen verwendet würden, besonders etwa in den Konzeptionen von Narzissmus, Schizoidie und Borderline, die alle eng mit der Psychoanalyse verbunden sind.

Trotzdem wurden gerade im Bereich der PS in den letzten Jahren wesentliche Fortschritte in Diagnostik und Therapie erzielt, beispielsweise in der Entwicklung der modernen Diagnose **Borderline-Persönlichkeitsstörung** (BPS) durch
- die deskriptiv-kategorialen Arbeiten von Livesley (1995),
- die sozialpsychologisch-evolutionstheoretischen Überlegungen von Theodore Millon (1996),
- den biologisch-dimensionalen Ansatz von Cloninger (Cloninger et al. 1993),
- v. a. aber die jahrzehntelange psychiatrisch-psychoanalytische Theoriebildung durch Otto F. Kernberg (1975, 1984).

Des Weiteren konnte auch der frühere, viel Verwirrung stiftende Sammeltopf »Borderline-Schizophrenie«, »latente Schizophrenie« etc. durch die Arbeit von Spitzer und Endicott (1979) in zwei unterschiedliche PS faktorenanalytisch aufgeteilt werden: in die schizotypische und die (emotional-instabile) Borderline-Persönlichkeitsstörung. **Gerade für den Bereich der PS hat sich das Zusammenwirken von psychoanalytischer und psychiatrischer Theoriebildung als hilfreich erwiesen.**

9.2 Das psychoanalytische Verständnis der Charakterstörungen

Freud selbst ging ursprünglich von einer rein triebtheoretischen Charaktertheorie aus, an der er letztlich auch festhielt.

> » Die bleibenden Charakterzüge sind entweder unveränderte Fortsetzungen der ursprünglichen Triebe, Sublimierungen derselben oder Reaktionsbildungen gegen sie. «
> (Freud 1908)

Allerdings findet sich besonders seit 1923 eine Veränderung in Richtung Ich-Psychologie, die auch für die weitere Konzeptionsbildung dieser Störungen (besonders Reich, Fenichel und A. Freud) maßgeblich blieb. In Freuds Arbeit »Das Ich und das Es« wird Charakter als Folge von Objektbeziehungen oder Identifizierungen gesehen:

> » Auch eine Gleichzeitigkeit von Objektbesetzung und Identifizierung, also eine Charakterveränderung, ehe das Objekt aufgegeben worden ist, kommt in Betracht. In diesem Fall könnte die Charakterveränderung die Objektbeziehung überleben und sie in gewissem Sinne konservieren. «
> (Freud 1923)

Freud veränderte nun seine metapsychologisch ursprüngliche »topografische« Perspektive in Richtung einer mehr »strukturtheoretischen« Sicht, die konfliktzentriert blieb, jedoch auch die Möglichkeit einer zusätzlichen interpersonellen Dimension beinhaltete (später auch mit dem Alloplastie-Begriff verbunden), was besonders für die Charakterstörungen wichtig blieb. Ausgehend von einer jeweiligen Dominanz der Instanzen von »Es«, »Über-Ich« und »Ich« schlug Freud (1931), die zunehmende damalige Diskussion um die Charakterneurosen aufgreifend, eine Unterscheidung in **drei »libidinöse« Typen** vor:

- den »erotischen« Typ,
- den »zwanghaften« Typ,
- den »narzisstischen« Typ.

Charakterstörungen entstünden, so Freud, aus diesen Grundtypen, insbesondere wenn nur eine dominante Seite vorliege, anders als bei den Neurosen und den normalen Entwicklungen, wo zwei oder im besten Fall alle drei Typen zusammenspielten.

Karl Abraham, der die Psychoanalyse in verschiedene Richtungen erweiterte, trug ebenfalls Wesentliches für das Verständnis der PS bei, so in seiner frühen, »strukturdiagnostisch« zu nennenden Einschätzung, dass die therapeutischen Bemühungen notwendigerweise in die Richtung gehen sollten, dass der Patient

» … von der erreichten Fähigkeit …, Sympathiegefühle auf andere Personen oder auf die Gesamtheit zu übertragen, profitieren sollte. « (Abraham 1923)

Es war dann **Wilhelm Reichs** Theorie (Reich 1928), die v. a. aus drei Gründen für das weitere psychoanalytische Verständnis der Behandlung von PS äußerst wichtig geblieben ist:

1. Er postulierte (von der Triebtheorie ausgehend) einen eigenen **Abwehrmodus des »Charakters«,** in der Unterscheidung vom »Ich«, was auch die »Ich-Syntonie« der Charakterstörungen plausibel machte.
2. Reich ging davon aus, dass die Ausbildung einer Neurose bis in eine Charakterstörung auch in **körperliche Prozesse** (»Charakterpanzer«) hineinreichen könnte.
3. Er sah Charakterneurosen – im Gegensatz zu Freud – wegen ihrer, grundsätzlich den Symptomneurosen entsprechenden Abwehrfunktion, als prinzipiell der **psychoanalytischen Behandlung zugänglich** an.

Otto Fenichel und Anna Freud erweiterten später Reichs auf die Abwehr zentriertes Charakterverständnis, indem sie den synthetischen Ich-Aspekt betonten. Den Charakter konnte Fenichel somit definieren als »sozial definiert«

» … die habituellen Modi des Ichs zur Anpassung an die äußere Welt, das Es und das Über-Ich, und die charakteristischen Arten, diese Modi miteinander zu kombinieren. « (Fenichel 1945)

Charakter wird so zur individuellen Art und Weise der Ausprägung der zentralen Ich-Funktionen (s. Hoffmann 1979).

Besonders die Zuordnung bestimmter Abwehrformen auf bestimmte Charaktertypen (etwa »Isolierung« und Zwangscharakter) geht auf diese Tradition zurück und wirkt bis Kernberg nach. Auch in der Psychoanalyse wurde der Begriff der Charakterneurose mehr und mehr durch den der Persönlichkeitsstörung ersetzt.

9.3 Das Konstrukt »strukturelle Störung« und seine Diagnose

Für die psychodynamische Diagnostik von PS sind im Gegensatz zu den Klassifikationssystemen DSM-IV oder ICD-10 weniger deskriptive Verhaltensweisen entscheidend als vielmehr das Vorhandensein und Ausmaß von sog. »struktureller Störung«. In der nachstehenden ► Übersicht finden sich die zentralen konstituierenden Elemente der **psychischen Struktur** (oder des Persönlichkeitsorganisationsniveaus) zusammengefasst wieder.

Zentrale konstituierende Elemente der psychischen Struktur

Identitätsdiffusion (Schwierigkeit, über ein kohärentes inneres Bild von sich und den anderen zu verfügen und es äußern zu können; Gefühle, immer ein Außenseiter zu sein, werden geäußert; sexuelle Identitätsschwierigkeiten)

Vorwiegende **Abwehr**muster (z. B. Spaltung, Verleugnung oder Projektion vs. Rationalisierung oder Verdrängung bei höherer Persönlichkeitsorganisation)

Qualität der Objektbeziehungen (z. B. manipulative oder von Misstrauen bestimmte Formen der Objektbeziehung; Fähigkeit zu Empathie; Fähigkeit, Bindungen wieder zu lösen)

Psychosenahe Erlebnisweisen bei Labilisierung (manchmal dissoziativ bedingt; meist »pseudopsychotisch«, d. h., der Patient kann Abstand dazu herstellen), häufiger jedoch Entfremdungserlebnisse

Fähigkeit zur Selbstwahrnehmung oder Introspektionsfähigkeit (Spaltung beeinträchtigt auch die synthetischen und realitätsprüfenden Funktionen des Ichs; nicht zu verwechseln mit Intelligenz)

Fähigkeit, mit unangenehmen Affekten umzugehen (Affekt- und Frustrationstoleranz, Selbstwertregulation)

▼

Kommunikations- und Kontaktschwierigkeiten (Patienten haben Schwierigkeiten, Grenzen anderer einzuhalten, sich einzulassen, Affekte anderer zu verstehen oder sich mitzuteilen, dadurch manchmal »arrogant« wirkendes Verhalten)
Sexuelles Verhalten oder sexuelle Hemmung (Perversionen; primäre Unfähigkeit, Sexualität zu genießen oder zu tolerieren; Promiskuität)
Umgang mit Aggression und Hass (Über-Ich-Pathologie durch die Verzerrung der Objektrepräsentanzen in aggressiver Richtung und dem Vorherrschen von oraler Wut und Neid)

Neben der Struktur gibt es jedoch auch **typische symptomatologische Muster** (▶ Übersicht), die für das Vorhandensein einer PS sprechen und mit der Struktur in Verbindung stehen.

9

Typische symptomatologische Muster bei Persönlichkeitsstörungen.

(Mod. nach Wurmser 1987)

1. Wiederholte Perioden von Arbeitsunfähigkeit oder schwerer Arbeitshemmung infolge überwältigender Gefühlszustände von rastloser Spannung, Angst, Selbstunwert, Niedergeschlagenheit oder Wut
2. Zustände veränderten Bewusstseins
3. Lebensgefährliche selbstzerstörerische Handlungen, gewöhnlich impulsiver Natur
4. Der manifeste »Wiederholungszwang«: die sich immer wieder, gewöhnlich in ziemlich stereotyper Weise wiederholende und zwangsmäßige Abfolge symptomatischer Handlungen und Erlebnisse
5. Das überwiegende Gefühl mangelnder Freiheit und der beherrschenden Zwanghaftigkeit von Verhalten und Erleben
6. Der süchtige oder emotionell abhängige Gebrauch von Alkohol und Drogen
7. Pan-neurotische Symptomatik (Ängste, Zwänge etc.)
8. Reaktion auf Spannung und Angst mit Aggression oder Dissozialität
9. Schwere Störung der mitmenschlichen Beziehungen mit extremer Ambivalenz und einem Vorherrschen von »feindseliger Abhängigkeit« oder aber fast völliges Fehlen von mitmenschlichen Beziehungen, bei denen tiefere Gefühle von Nähe und Intimität verspürt und gezeigt würden

Kernberg, als wichtigster psychoanalytischer Theoretiker im Bereich der PS, unterschied bis vor einigen Jahren neben dem neurotischen und dem psychotischen Persönlichkeitsorganisationsniveau ein sog. »mittleres« Strukturniveau und ein Borderline-Strukturniveau. Inzwischen fasst Kernberg (1998) sämtliche PS, die (bei erhaltener Realitätstestung) Identitätsdiffusion und primitive Abwehrmechanismen aufweisen (also auch das mittlere Strukturniveau z. B. eines narzisstischen oder masochistisch-depressiven Patienten) unter dem Begriff der **Borderline-Persönlichkeitsorganisation** (BPO) zusammen.

Er konnte inzwischen ein modernes **psychoanalytisches Schema der PS** vorlegen (◘ Abb. 9.1). Es verbindet

1. die kategorialen Persönlichkeitsstörungsdiagnosen,
2. einen dimensionalen Aspekt, nämlich Introversion vs. Extraversion,
3. den psychoanalytischen Strukturbegriff, der normale und neurotische Persönlichkeitsorganisation von eigentlichen PS – dem BPO-Niveau – unterscheidet auch und einen Schweregrad festlegt.

Unabhängig davon, ob man diese Erweiterung des Borderline-Begriffs teilt, der bei Nichtspezialisten auch zur Verwirrung beitragen kann, finden sich in der Kernbergschen Klassifikation die zentralen Kriterien wieder, die für PS konstitutiv sind. (Mit einiger Berechtigung hätte man auch den übergeordneten Blickwinkel nicht auf die Borderline-Pathologie, wie Kernberg es tut, sondern etwa auf den Narzissmus zentrieren können.)

Die paranoide PS beispielsweise wäre demnach gekennzeichnet durch eine schwerwiegende strukturelle Störung und durch Introversion, sie findet sich in der Nähe der schizoiden und der schizotypischen PS, was dem Cluster A im DSM-IV (exzentrisches Cluster) entsprechen würde.

Eine PS könnte demnach z. B. folgendermaßen beschrieben werden können: Mittelgradige narzisstische Persönlichkeitsstörung mit histrionischen Zügen auf BPO-Niveau.

Dieses Modell stellt aus vielen Gründen eine wesentliche Erweiterung dar. Der Begriff **»frühe Störung«**, der von psychoanalytischer Seite eine Zeitlang sehr häufig verwendet wurde, sollte vermieden und durch den Begriff »Ich-strukturelle Störung«, »Persönlichkeitsstörung« bzw.

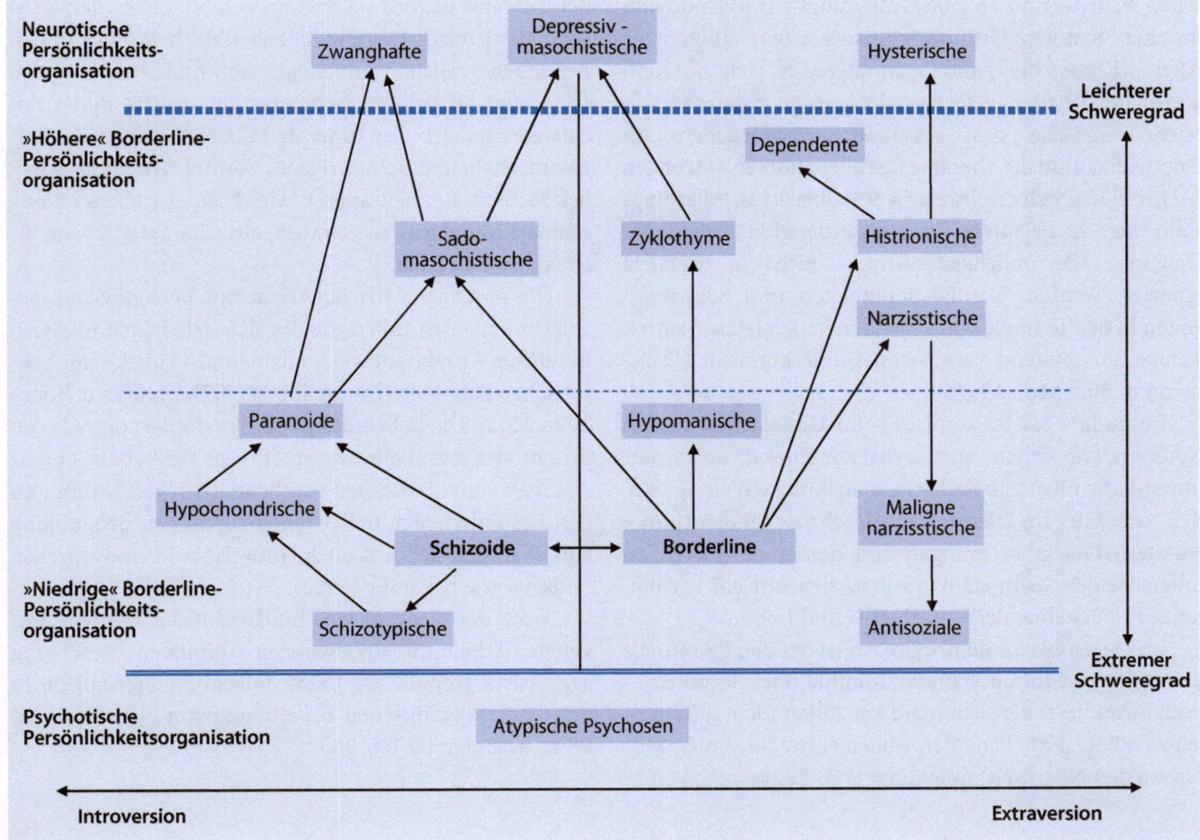

Abb. 9.1 Psychoanalytisches Schema der Persönlichkeitsstörungen. (Mod. nach Kernberg 1998, mit freundlicher Genehmigung)

»Borderline-Persönlichkeitsorganisation« ersetzt werden, da er ein genetisch-entwicklungspsychologisches Modell dieser Störungen suggeriert, das in dieser Weise allgemeinverbindlich noch nicht entwickelt ist.

Der Strukturbegriff ist absolut zentral für das psychoanalytische Verständnis der PS. Er setzt sich (bei den PS) zusammen aus Identitätsdiffusion und dem Vorherrschen von primitiver Abwehr bei erhaltener Realitätstestung. Unter **Identitätsdiffusion** versteht man die Unfähigkeit, ein stabiles und kohärentes (negative und positive Aspekte) umfassendes inneres »Bild« (Selbst- und Objektrepräsentation) von sich und (abgegrenzt davon) von anderen haben zu können. **Primitive Abwehr** bedeutet zunächst Spaltung und projektive Identifikation, aber z. B. auch Verleugnung, Isolierung und Projektion im Gegensatz zu Verdrängung und Rationalisierung, was die Abwehrmechanismen etwa von normalen Persönlichkeiten sind. (Der Ansatz, in der Abwehr einen, wenn nicht den wesentlichen Indikator für die Stabilität des Charakters anzunehmen, geht zurück auf die Schrift »Das Ich und die Abwehrmechanismen« von Anna Freud, 1936). Daneben spielen weitere Faktoren eine Rolle, die innerhalb der PS den Schweregrad oder das Ausmaß der strukturellen Störung bestimmen: die Qualität der Objektbeziehungen, die Frustrationstoleranz, antisoziale Tendenzen (Über-Ich-Pathologie) oder Perversionen.

Besonders wichtig ist die Qualität der Objektbeziehungen. Ist z. B. ein Mensch in der Lage, langjährige Freundschaften zu pflegen? Können vertrauensvolle Beziehungen als erstrebenswert angesehen werden?

Eine gründliche Diagnostik sollte auch die Komorbiditäten etwa der Borderline-Patienten umfassen (s. dazu auch Clarkin u. Dammann 2000, Dammann u. Benecke 2002).

9.4 Abgrenzung zu den Neurosen

Von psychoanalytischer Seite bleibt weiter umstritten, ob es sich bei den PS qualitativ um etwas anderes handelt als bei den neurotischen Störungen oder um »schwere Neurosen« (Wurmser 1987). Für eine Unterscheidung zwischen Neurose und PS gibt es allerdings aus psychodynamischer Sicht gute Gründe, was auch neuere Studien zur Affekt- (Krause 1997) und Psychotherapieforschung (Roth u. Fonagy 1996) nahelegen – letztere auch durch zahlreiche Hinweise, dass »Persönlichkeitsstörungen« als Doppeldiagnose die Therapie fast aller anderen Störungen (Achse I) deutlich erschwert (▶ 9.5, Übersicht). Allerdings sollte der im negativen Sinn etikettierende Aspekt der Diagnose »Persönlichkeitsstörung« nicht unreflektiert ignoriert werden. Die Besonderheiten und Schwierigkeiten in der Therapie von PS finden in den letzten Jahren schulenübergreifend vermehrte Aufmerksamkeit (Dammann u. Buchheim 1997).

Besonders bei PS kann es – im Unterschied zu den Neurosen (wo sich meist zunächst abwehrende und später impulshafte Elemente finden) – manchmal schwierig sein, den Anteil der im Dienste der Abwehr stehenden (unbewussten) Objektbeziehungen von den impulshaften zu unterscheiden. Oftmals handelt es sich um ein oszillierendes Nebeneinander von Abwehr und Impuls.

Im Gegensatz zu den Neurosen ist bei den PS oftmals der eigentliche intrapsychische Konflikt oder (lerntheoretisch formuliert) der sekundäre Verstärker nicht unmittelbar sichtbar. Diese Patienten wollen entweder (im Gegensatz zu den Neurosen) unbedingt vom Erstgespräch an in der Therapie bleiben (»Objektgier«), oder aber sie versuchen, diese relativ rasch wieder abzubrechen. Auch in den Bereichen Sexualität und Aggression finden sich bei den PS, anders als bei den Neurosen, eher polare Bilder mit entweder zu viel oder zu wenig Manifestation davon. Insgesamt stellt die Schwierigkeit, sowohl Trennung (drohende Verlassenheitsangst) wie Nähe (drohende Verschmelzungsangst) zu ertragen, ein Charakteristikum aller schweren PS dar.

Die psychoanalytische Arbeit mit persönlichkeitsgestörten Patienten unterscheidet sich dabei auch in vielen Bereichen – praktisch wie fundamental – von der mit neurotischen Patienten (Dammann 2000, Dammann u. Buchheim 2003). Die Behandlung von PS erfordert oftmals den Einsatz von sog. »Parametern« (Eissler 1953), d. h. Abweichungen vom klassischen psychoanalytischen Setting. Zu den Besonderheiten der psychoanalytischen Behandlung von PS finden sich z. B. auch Hinweise bei Liebowitz et al. (1986) sowie bei Stone (1992).

Trotz der Vielzahl von fundamentalen Gemeinsamkeiten (Arbeit mit unbewussten Konflikten, Beachtung aggressiver Impulse etc.) sind folgende Unterschiede in der psychodynamischen Behandlung von Neurosen und PS zu beachten (◘ Tab. 9.1).

◘ Tab. 9.1 Unterschiede in der psychodynamischen Behandlung von Neurosen und Persönlichkeitsstörungen

Therapie von Neurosen	Therapie von Persönlichkeitsstörungen
Neutrale Haltung (d. h. beispielsweise, es wird kein Einfluss auf Lebensentscheidungen, Partnerschaften, Berufssituation etc. genommen)	Der Grundsatz der Neutralität bleibt bestehen; allerdings Ausnahmen in bestimmten (meist kritischen) Situationen (aktives Vorgehen)
Die Szene zwischen Patient und Therapeut kann sich langsam entwickeln	Die Szene muss schnell analysiert werden
Längeres Schweigen des Therapeuten wird meist gut toleriert	Schweigen kann zu Problemen führen
Ggf. liegendes Setting	Sitzendes Setting
Meist kein Einsatz von Psychopharmaka notwendig	Nicht selten unterstützende Gabe von Psychopharmaka
Möglichst keine supportiven Elemente (auch wird »Positives« weniger angesprochen)	Besonders am Anfang einer Therapie können ggf. supportive Elemente (Anerkennung über bereits Erreichtes etc.) sinnvoll sein
Analytiker spricht oft relativ wenig, Analysand assoziert frei	Therapeut spricht weit mehr, »verbalisiert« und mentalisiert für den Patienten
Kein hierarchisches Vorgehen in der Regel notwendig	Hierarchisches Vorgehen oft notwendig (parasuizidale Handlungen werden etwa vor einem angebotenen Traum analysiert)

Tab. 9.1 Fortsetzung

Therapie von Neurosen	Therapie von Persönlichkeitsstörungen
Widerstand wird stark fokussiert	Widerstand wird ggf. anfangs noch weniger bearbeitet
Klärungen und Konfrontationen sind meist weniger häufig notwendig, da eher von einer »geteilten Realität« ausgegangen werden kann	Häufige Klärungen und Konfrontationen
Keine Therapieverträge	Therapieverträge (mündlich oder schriftlich) manchmal notwendig; der Kontrakt, auch im weiteren Sinn, muss evtl. immer wieder erneuert werden
Regression (etwa im Dienste des Ichs) wird tendenziell eher zugelassen oder gefördert	Regression wird eher nicht gefördert; über diesen Punkt gibt es jedoch verschiedene Ansichten
Oft höherfrequentes Vorgehen wichtig	In der Regel weniger Stunden in der Woche (1–2), manchmal variable Stundenfrequenz angezeigt
Keine Suggestionen	Keine Suggestionen
Genetische (kindheitsbezogene) Deutungen	Deutungen eher im Hier und Jetzt
Informationen werden kaum gegeben	Häufiger Informationen und Erklärungen
Dyadisches Setting wird strenger eingehalten	Evtl. Einbeziehen von Bezugspersonen sinnvoll
Störungen der Therapie (z. B. Ferien) werden meist gut toleriert	Störungen der Therapie müssen ggf. vorbereitet werden
Symptomwandel wird symbolisch verstanden	Symptomwandel wird aktiv untersucht
Zwischenzeitliche Hospitalisierungen meist nicht notwendig	Hospitalisationen notwendig
Keine kognitiv-behavioralen Elemente – oder falls bei bestimmten Störungen notwendig, durch anderen (Verhaltens-)Therapeuten)	Ggf. Kombination von behavioralen und psychodynamischen Elementen
Therapeut bleibt abstinent bzgl. seiner realen Lebensumstände	Therapeut gibt ggf. Auskunft auf Fragen des Patienten
Übertragungsbildung wird gefördert (»Sie taten dies, um mich …«)	Übertragung wird analysiert, aber nicht »angeheizt«
Therapiestörendes Verhalten, plötzliche Abbrüche selten	Therapiestörendes Verhalten, plötzliche Abbrüche häufig
Manchmal kürzere Therapien, Fokaltherapien möglich	Meist Langzeittherapien
Deutungen können konkret gegeben werden	Deutungen werden mehr metaphorisch oder im Konjunktiv formuliert gegeben (« als ob«)
Kaum projektive Identifikationen; Gegenübertragungsgefühle weniger heftig	Zahlreiche projektive Identifikationen; starke Gegenübertragungsgefühle
Typische »Leitsymptome« der spezifischen Neurose	»Pan-neurotisches« Erscheinungsbild (Zwänge, Ängste, Panik, Somatisierung etc.)
Baldige Bearbeitung der Vergangenheit möglich	Meist längere gegenwarts- und realitätsorientierte Anfangsphase notwendig

9.5 Ergebnisse aus der empirischen Psychotherapieforschung von Persönlichkeitsstörungen

Ergebnisse der empirischen Psychotherapieforschung nach Roth u. Fonagy (1996)

1. Patienten mit chronischer Depressivität, geringer Impulsivität, guter sozialer Unterstützung und Offenheit für psychologische Zusammenhänge (*psychological mindedness*) profitieren am meisten von der expressiven (psychodynamischen) Therapie.
2. Bei Patienten unter 30 Jahren stellt die Suizidalität das größte Risiko dar und sollte daher ein wesentliches Ziel der Therapie sein.
3. Psychotherapie scheint bei den weniger schwer kranken Borderline-Patienten besser zu wirken als bei den stärker erkrankten.
4. Ein stationärer Aufenthalt vor der ambulanten Psychotherapie verbessert die Erfolgsaussichten der letzteren deutlich.
5. Patienten mit Schwierigkeiten mit der Impulskontrolle, wie man sie häufig bei DSM-IV-Persönlichkeitsstörungen des B-Clusters findet, können von einer mit den »Grenzen« arbeitenden Gruppe profitieren.
6. Bei Patienten mit Substanzmissbrauch oder -abhängigkeit erscheint eine **suchtspezifische Vorgehensweise** im Vorfeld der weiteren Behandlung der Persönlichkeitsstörung erfolgversprechender zu sein.

In der Untersuchung von Waldinger und Gunderson (1984) betrug die Abbruchquote etwa 60%. Die Unterschiede in beiden Gruppen (psychoanalytisch orientierte Psychotherapie vs. klassische Psychoanalyse) waren gering. Patienten nach Analyse berichteten aber über bessere Sozialbeziehungen.

Roth und Fonagy (1996) betonen zu Recht, dass besonders bei PS der Effekt von Psychotherapie nur durch ein außerordentlich **langes Follow-up** aussagekräftig untersucht werden kann. Die in der Psychotherapieforschung häufig angewandten kürzeren Untersuchungszeiträume sind besonders bei PS oft kaum aussagekräftig – etwa was die Punkte Suizidalität und das manchmal schnelle »Verschwinden« der kategorialen Diagnosekriterien angeht (was zu voreiligen positiven Schlüssen verführen kann). Andererseits stellt sich bei Langzeituntersuchungen die Frage nach den kaum mehr zu kontrollierenden anderen »Einflussvariablen« (Partnerschaften etc.) neben der eigentlichen Psychotherapie.

Studien zur Therapiedauer

Die berühmte Menninger-Langzeitstudie (Wallerstein 1986) die in den 1950er Jahren begann, zeigte für 42 Patienten, die nach heutigen Kriterien vorwiegend als (Borderline-) Persönlichkeitsstörungen gelten würden, folgende zwei Hauptbefunde:

1. Die »Struktur« (Ich-Stärke) beeinflusste die Prognose am maßgeblichsten.
2. Patienten mit »größerer« Ich-Stärke profitierten eher von einer expressiven, solche mit »niedrigerer« Ich-Stärke dagegen mehr von supportiver Psychotherapie.

In der Studie von Stevenson und Meares (1992), die ebenfalls eine Abbruchrate von 44% aufwies, zeigte sich nach einem Jahr psychoanalytisch orientierter Behandlung (2 Wochenstunden) eine allgemeine Verbesserung, was Selbstschädigung, Aggression und Arbeitsfähigkeit betraf. Bei 18% der Patienten waren die Diagnosekriterien der BPS nach DSM-III-R nicht mehr vorhanden.
Winston und Mitarbeiter untersuchten in zwei kontrollierten Therapiestudien (Winston et al. 1991, 1994) insgesamt 113 Patienten, die vorwiegend Cluster-C-Persönlichkeitsstörungen (abhängig, zwanghaft und ängstlich-vermeidend) aufwiesen. Sie fanden im Vergleich zwischen einer dynamischen Kurzzeittherapie und einer (mehr kognitive Strategien verwendenden) supportiven Zugangsweise gegenüber einer Warteliste-Kontrollgruppe zwar ohne große Unterschiede insgesamt bei beiden Verfahren Verbesserungen, allerdings schien die Outcome-Varianz (d. h. besonders gute und besonders schlechte Verläufe) bei der psychodynamischen Therapie größer zu sein, was dafür spricht, dass diese Vorgehensweise für einige Patienten weniger sinnvoll sein könnte.
Alle störungsspezifischen Therapieverfahren zeigen bei BPS signifikante Verbesserungen der Selbstverletzungen. Lediglich bei übertragungsfokussierter Psychotherapie (TFP) (Clarkin et al. 1999) kam es zu Veränderungen des *reflective functioning*.

Insgesamt schränkt bei allen Studien die z. T. stark wechselnde Symptomatik die Aussagekraft von Kurzzeit-Follow-ups ein; andererseits entsteht bei längeren Untersuchungszeiträumen das Problem, dass sich die meisten PS (aus heute noch unbekannten Gründen) mit der Zeit auch von alleine etwas stabilisieren (*aging-out*; zur neueren Psychotherapieforschung auf diesem Gebiet s. auch Dammann 2001a; Dammann u. Kächele 2001).

Obwohl ein gewisser positiver Effekt von psychopharmakologischer Behandlung bei PS – besonders der BPS – als belegt gelten kann (Zanarini et al. 1988, Coccaro 1993, Stein 1993), stellt Soloff (1994) fest, es seien keine ausreichenden Hinweise bekannt, die dafür sprechen, dass es

Substanzen gebe, die als eigentliche Behandlungsmethode der Wahl für diese Störungsgruppe gelten könnten (zur Kombination von Psychotherapie und Pharmakotherapie s. Buchheim 1997).

Es ist ohnehin nicht zu verhindern, dass durch Pharmakotherapie in die Psychotherapie »eingegriffen« wird. Insgesamt darf aber die Möglichkeit, in diesem Bereich zu agieren (z. B. Wunsch nach Sedierung statt Berührung mit Emotionen), nicht außer Acht gelassen werden (zur Psychodynamik der Pharmakotherapie s. auch Dammann 2006a).

9.6 Die psychodynamische Therapie von Persönlichkeitsstörungen

9.6.1 Der Unterschied zu anderen Therapiekonzeptionen

Mit einiger Zuversicht geht die (klassische) Psychoanalyse davon aus, dass auch in der Arbeit mit persönlichkeitsgestörten Patienten die Abwehrfunktion, die sich bestimmend im »Charakter« verfestigt hat, in Form von Widerstand in der Behandlung deutlich werden wird und dann bearbeitet werden kann (▶ Box). Die **psychoanalytische Konzeption** geht grundsätzlich davon aus, dass es sich bei den PS nicht nur um ungünstige »kognitive Stile« oder um biologisch determinierte Erkrankungen handelt, obwohl eine gewisse hereditäre Vulnerabilität möglich wäre. Im Vordergrund steht das Konzept einer **Beziehungsstörung.** Dies unterscheidet die psychoanalytischen Konzeptionen etwa von den wichtigsten **kognitiv-behavioralen Ansätzen** im Bereich der PS (etwa von A. Beck oder M. Linehan).

Linehan (1993) geht in ihrer Borderline-Theorie davon aus, dass sich die Emotionsregulationsstörung im Kern nicht wird verändern lassen, dass aber durch das Erlernen von Fertigkeiten und frühzeitige verhaltenstheoretische Analysen der Abläufe, die etwa zu einem Suizidversuch geführt haben, eine Veränderung erfolgen kann. Während Aaron T. Beck (Beck u. Freeman 1989) PS über ihre maladaptiven kognitiven Muster, etwas tautologisch, zu definieren (z. B. histrionische Patienten »denken« histrionisch) und zu behandeln versucht, fehlen Vorstellungen zu ätiologischen oder intrapsychischen Mechanismen fast völlig. Entsprechend enttäuschend waren die Ergebnisse etwa in einer Therapiestudie von Turkat und Maisto (1985; ▶ Box). Der in den psychoanalytischen Konzeptionen von Heinz Hartmann und George S. Klein (Klein 1954) verwendete Kognitionsbegriff steht dagegen eher den modernen *theories of mind* (Wellman, Stern) der *cognitive science* nahe.

Eine bedeutende Weiterentwicklung der kognitiven Therapie stellt die Schematherapie des Beck-Schülers Young dar (Young et al. 2005). Schemata gehen über kognitive Stile hinaus und umfassen (wie die Repräsentanzen) auch unbewusste Modi (▶ 9.14.3).

> Waldinger und Gunderson (1984) fanden in ihrer Zusammenfassung von 78 klassischen Analysen und psychoanalytischen Therapien (im Durchschnitt 3 Wochenstunden über 4,5 Jahre) bei Borderline-Patienten deutliche Stabilisierungen und Verbesserungen auf vielen Ebenen der Symptome, der Affekte und der interpersonellen Kontakte.
> In der Therapiestudie von Turkat und Maisto (1985) erhielten 35 Patienten mit verschiedenen PS eine Therapie, die aus detaillierten Informationen über die spezifischen Schwierigkeiten und kognitiven Interventionen bestand. Von den 16 Patienten, bei denen Outcome-Daten erhoben werden konnten, zeigten nur 4 gute Ergebnisse.

Rollenverfestigung und der Zwang, die (zwar verlorene) Autonomie immer wieder weiterzuleben, wurde auch von Shapiro (1965) und von daseinsanalytischer Seite (Häfner 1961) beleuchtet.

In den letzten Jahren haben »sinnstiftende« oder »Mindfulness-basierte« Therapien und die Begrenztheit therapeutischen Tuns betonende »existenzielle Psychotherapien« wieder eine gewisse Renaissance erfahren, die sich auch in der Therapie von PS zeigt (Potach 1994).

Einen interessanten integrativen Ansatz zur Behandlung von (leichteren) PS, den er »personenzentrierten Dreisatz« nennt, hat Fiedler entwickelt (1995). Er verbindet empathische Akzeptanz, paradoxe Intervention, Suggestion mit (sinn)deutendem Zugang.

9.6.2 Grundsätze

Die positive therapeutische Beziehung entscheidet besonders am Anfang einer Therapie bei Patienten mit PS darüber, ob es zu einem Abbruch oder zu einer Fortsetzung kommen wird; die positive therapeutische Allianz ist darüber hinaus jedoch (bei PS) kein Prädiktor für erfolgreiche Psychotherapien und kann daher nicht als kurativer Faktor per se angesehen werden (Gunderson et al. 1997).

Besonders durch die Objektpsychologie (Clarkin et al. 2002) und die Narzissmuskonzeption Kohuts konnte sich die Psychoanalyse von Freuds berühmtem Diktum befreien, die (damals natürlich anders genannten) Persönlichkeitsstörungen – als narzisstische Störungen zur Übertragungsbildung nicht fähig –seien durch die Psychoanalyse nicht behandelbar und leiteten so eine eigentliche Renaissance der Behandlung ein. **Alle effektiven Verfahren**

zeichnen sich durch konfrontative und supportive Elemente aus.

Der psychoanalytische Ansatz geht davon aus, dass es sich bei allen PS vor allen Dingen um entwicklungspsychologisch bedingte und schwerwiegend verankerte **Störungen der Selbst- und Objektrepräsentanzen** handelt, die sich im weiteren Leben in den zwischenmenschlichen Beziehungen, aber auch unter dem Gesichtspunkt einer globalen »Ich-Schwäche« oder einem »falschen Selbst« immer wieder manifestieren werden. Unter Selbst- und Objektrepräsentationen versteht man – hier nur kursorisch dargestellt – die internalisierte, triebhafte (i. S. v. Affektdispositionen) und abwehrende Objektbeziehungen einschließende, unbewusste Beziehung zu Teilen des eigenen Selbst und Teilen von anderen. Sie stellen die »Brille« dar, mit der wir die Welt betrachten. In einer gelungenen Entwicklung sind eine Unterscheidung von Selbst und anderen und eine Integration von negativen und positiven Aspekten im Selbst und in der Repräsentation der anderen möglich. Diese Internalisierung führt u. a. auch zu einer vollständigen Symbolisierungsfähigkeit. Charakter hat dabei immer auch eine defensive Funktion (»Wiederholungszwang«).

Mit dem Psychoanalytiker Fritz Morgenthaler könnte – trotz der Schwere dieser basal (oder besser strukturell) zu nennenden Defizite, argumentiert werden, es sei gerade in der Therapie von persönlichkeitsgestörten Patienten wichtig, dass der Therapeut einerseits die Bereiche, in denen der Patient »gestört« erscheint, klar benennt (allerdings erst, wenn sich dies im Laufe der Therapie klar herausgebildet hat); er sollte aber andererseits auch die Bereiche »benennen«, in denen er den Patienten, bei aller sonstigen Pathologie, für »gesund« hält (bzw. seine Ressourcen sieht).

Durch die **Grundprinzipien der psychoanalytischen Therapie**

- Übertragungsbildung,
- Arbeit am Widerstand,
- Gegenübertragungsanalyse,
- Aushalten von destruktiven Aspekten (*containing*, Bion),
- Anbieten einer reflektierenden und »hilfreichen Beziehung« (Winnicott) und
- Geben von Deutungen

erscheinen die PS grundsätzlich angehbar und, in einem längeren Verlauf betrachtet, auch »auflösbar« bzw. in eine eher neurotische PS überführbar zu sein. Allerdings bedarf es dabei gewisser Modifikationen, die im Folgenden dargestellt werden, ohne aber die Grundprinzipien der Psychoanalyse deshalb aufzugeben. Es soll jedoch nicht unerwähnt bleiben, dass es auch einzelne Autoren gibt, die aus ihrer Erfahrung heraus vorschlagen, selbst Borderline-Patienten mit klassischer psychoanalytischer Technik zu behandeln (Abend et al. 1983). Trotz z. T. eindrücklicher Kasuistiken wird jedoch insgesamt von psychoanalytischer Seite i. Allg. ein aktiveres und stärker interaktionelles Vorgehen betont.

9.7 Modifikationen und Parameter

Wie in allen psychoanalytischen Ansätzen sollte auch in der Therapie von Patienten mit PS von Suggestionen, dem Geben von Anweisungen und ständiger positiver Ermutigung in der Regel deutlich abgesehen werden. Wie in anderen psychodynamischen Therapien (im Unterschied zu klassischen Psychoanalysen, wo sie u. U. weniger wichtig sind) finden sich besonders diese Elemente wieder:

- Klärung,
- Konfrontation und
- Deutungen im Hier und Jetzt.

Doch auch im Unterschied zu den anderen psychodynamischen Therapien schlagen Kernberg et al. (1989) eine Erweiterung des Ansatzes bei PS um folgende Elemente vor:

- Abweichungen von der technischen Neutralität und Rückkehr zu ihr,
- besondere Beachtung des Therapievertrags und der Grenzen des Therapierahmens,
- die Arbeit mit oszillierenden Teilobjektbeziehungen.

Unter dem letzten Punkt wird die Manifestation bestimmter Teilobjektrepräsentationen verstanden (z. B. hilfloses und verfolgtes Kind), zumeist in Form von ebenfalls in der Übertragungsbeziehung sichtbaren (oder in der Gegenübertragung spürbaren) Gegenpolen (z. B. überwältigender Vergewaltiger), wobei beide »Paare« auf eine freundlich-taktvolle und etwa metaphorische Weise angesprochen werden müssen (▶ Fallbeispiel 1). Das modifizierte Vorgehen sollte jedoch nicht mit einem methodischen Eklektizismus verwechselt werden. Die Wichtigkeit für den Erfolg einer Therapie, möglichst zunächst »rein« die gelernte psychotherapeutische Technik zu realisieren, um das Repertoire später ergänzen zu können, wurde in letzter Zeit gerade auch von der Psychotherapieforschung betont (Luborsky et al. 1985).

Fallbeispiel 1: Oszillierende Teilobjektbeziehungen

Eine Patientin sitzt zu Beginn der Stunde dem Therapeuten wie ein Opfer gegenüber, er empfindet sich als invasiver Aggressor. Im Verlauf »kippt« die Situation, und die Patientin greift den Therapeuten massiv an, der sich jetzt wie ein hilfloses Kind fühlt.

Manchmal notwendige Abweichungen von der technischen Neutralität (Gabe von Medikamenten, die Bitte, einen Ratschlag zu erteilen etc.) sollten durch eine freundliche, hilfreiche und erklärende Sprache gegeben werden, die die »Internalisierung der Autorität« nicht noch verstärkt, sondern zu einem rationalen (Stärkung des »beobachtenden« Ichs im Patienten) und dadurch – im Sinne der Psychoanalyse – triangulierenden Bündnis führt.

An vielen Beispielen zeigt sich die Notwendigkeit der Verschränkung von aktiverer und supportiverer Technik mit dem eigentlichen psychoanalytischen Instrumentarium in der Therapie von PS. Möglicherweise kann der Grundsatz gelten, je schwerer das Ausmaß der Störung und je jünger der Patient ist, umso häufiger bedarf es behavioraler Strategien. Und es ist dafür umso wichtiger, diese mit umfassenden Deutungen wieder in den »Möglichkeitsraum« der Analyse zurückzuführen.

Insgesamt kann – auch um zur differenziellen Diagnostik zurückzukehren – aus psychoanalytischer Sicht argumentiert werden, dass es grundsätzlich bei der Therapie von PS nicht darum gehen kann, lediglich die einzelne (phänomenologisch und kategorial fassbare) PS zu behandeln, sondern dass vielmehr die zugrunde liegende, tiefere **strukturelle Pathologie** (Persönlichkeitsorganisation) die Vorgehensweise bestimmt. So könnten z. B. die »exhibitionisch« erscheinenden Züge einer histrionischen Persönlichkeit u. U. gerade auch (kontraphobischer) Ausdruck einer tiefer liegenden Schamproblematik sein; die ängstlich-unsicher wirkende Beziehungsgestaltung einer (z. B. mit einem Alkoholiker verheirateten) dependenten Patientin dagegen Ausdruck einer Objektbemächtigungsgier mit einer verborgenen (oder masochistischen) Grandiositätsphantasie, die Masterson als »verborgenen Narzissmus« bezeichnet. **Das niedrigste »strukturelle Funktionsniveau« und das Ausmaß antisozialer Züge einer Person bestimmen die Therapie und die Prognose.** Es ist damit aber weniger ein soziales Funktionieren gemeint, da z. B. Patienten mit malignem Narzissmus durchaus über längere Zeit äußerlich recht erfolgreich sein können. Diagnostisch müssen daher die (»strukturellen«) Erstinterviews mit persönlichkeitsgestörten Patienten dazu dienen, das Persönlichkeitsorganisationsniveau zu sondieren. Es hat sich dabei als nützlich erwiesen, eine explorative, das Hier und Jetzt und die Beziehungsgestaltungen klärende Vorgehensweise zu wählen, die – für den Patienten auch anstrengend – zu einer Art (experimentellen) Labilisierung *en miniature* führt und das niedrigste strukturelle Niveau (*bottom of the rock,* Kernberg) aufscheinen lässt. Der Umgang des Patienten mit angebotenen Probeinterpretationen ist ein weiterer Aspekt.

Neben dem strukturellen Interview von Kernberg gibt es inzwischen eine Reihe von neueren psychodynamischen Selbst- und Fremdbeurteilungsinstrumenten, die die Konstrukte Struktur und »strukturelle Veränderung« messen können (z. B. IPO, OPD, STIPO, KAPP, SPC) (Wallerstein 1991).

Der Therapeut muss für die Diagnostik und besonders in der Therapie in der Lage sein, in den Stunden mit diesen Patienten mehrere »Kanäle« gleichzeitig zu mobilisieren, die im Zusammenspiel eine Ahnung von den Schwierigkeiten des Patienten vermitteln, was dann in die therapeutische Arbeit einfließen kann (► Übersicht).

Kanäle des therapeutischen Zugangs

1. Verstehender, intellektueller Zugang, hypothesengenerierend; oft darum zentriert: Was sagt der Patient? (z. B. »Ich werde die Therapie beenden.«)
2. Wahrnehmung und Analyse des mimischen und gestischen Ausdrucks des Patienten: Wie sagt es der Patient? (z. B. auftrumpfend oder ängstlich-zögernd)
3. Analyse der eigenen Affekte und der Gegenübertragung: Wie möchte ich spontan antworten? (z. B. »Tun Sie es doch!« oder »Das wäre Ihr Unglück!« etc.)

Dabei muss der Therapeut die »Skylla und Charybdis« von zu viel Fühlen und zu wenig Denken auf der einen, und von zu viel Denken und zu wenig Fühlen auf der anderen Seite umschiffen, von der der Psychoanalytiker Otto Fenichel schon in den frühen 1940er Jahren sprach.

Nicht unerwähnt bleiben soll auch, dass das Strukturmodell als Zentrum des psychoanalytischen Verständnisses der PS nicht unwidersprochen blieb (Beland 1995). Kritisiert wurde z. B. aus Kleinianischer Sicht die Verabsolutierung der Struktur in der Ich-Psychologie (etwa bei H. Hartmann oder D. Rapaport) und der Verlust der Triebtheorie.

9.8 Der Ich- und objektpsychoanalytische Ansatz – Kernberg

Die **Theorie der Objektbeziehungen** markiert in gewisser Weise die »Moderne« innerhalb der Psychoanalyse, basiert doch auf ihr die heute beinahe universell vertretene Sicht, klinische Störungen als Folge traumatischer oder gestörter internalisierter Beziehungserfahrungen zu verstehen. Die Theorie geht u. a. zurück auf

- die Ich-psychologischen Arbeiten von Heinz Hartmann (Selbst, affektive und kognitive Repräsentanzen),

- die Entwicklungspsychologie Margaret Mahlers (Symbiose, Wiederannäherung, Individuation) und
- die eigenständige Metapsychologie Melanie Kleins.

Unter den objektpsychoanalytischen Ansätzen soll im Folgenden – auch wegen der daraus entwickelten therapeutischen Implikationen – derjenige Otto F. Kernbergs näher dargestellt werden. Dieser Ansatz entwickelte sich zum einen aus der Tradition der britischen Objektpsychologie (Fairbairn, Guntrip, Winnicott) und zum anderen aus der (Trieb- und später) Ich-psychologischen Tradition der Behandlung schwerer Störungen, wie sie sich besonders in den 1960er und 1970er Jahren in den Vereinigten Staaten (etwa der Menninger-Klinik) entwickelte. Besonders durch die Ausarbeitung des Konzepts der »Spaltung«, die eine Abwehrfunktion ist, hat Kernberg Wesentliches zum Verständnis der schweren PS beigetragen. Affektiv nicht integrierbare oder differenzierbare Objekt- und Selbstrepräsentanzen werden – zum Schutz – durch (jeweils entweder) Idealisierung oder Entwertung partialisiert und auf die eigene Person oder eine andere »deponiert«. Dadurch lassen sich zahlreiche der klinisch auffälligen Symptome der Patienten mit PS (z. B. emotionale und interpersonelle Instabilität) erklären. Neben langjähriger klinischer Erfahrung (Kernberg 1975) wurden mit diesem Behandlungsansatz in den letzten Jahren zunehmend Versuche unternommen, den Kriterien der Psychotherapieforschung zu genügen (Clarkin et al. 1992), und er hat sich in Richtung einer lern- und lehrbaren Manualisierung entwickelt (TFP, Clarkin et al. 1999).

Das übergeordnete **Ziel einer psychodynamischen Behandlung** von Patienten mit schwerer PS, die im Sinne Kernbergs die Kriterien einer BPO erfüllen, ist es, diejenigen zentralen Bereiche der internalisierten Objektbeziehung des Patienten zu verändern, die zu den (für die jeweilige Störung charakteristischen) sich ständig wiederholenden, maladaptiven Verhaltensauffälligkeiten und chronischen affektiven und kognitiven Störungen führen. Von einem objektpsychoanalytischen Standpunkt ließe sich dieser Prozess wie folgt beschreiben: Rigide und primitive internalisierte Objektbeziehungen werden ebenso wie abgespaltene (z. B. gut-böse) Anteile in eine reifere, integrierte und flexiblere Form überführt. Dies geschieht in der Arbeit an Übertragung und Widerstand durch Deutung dieser Tendenzen. **Deutung ermöglicht somit integrierende Internalisierung abgespaltener Anteile.**

Allerdings ließe sich dies vermutlich auch in andere therapeutische metapsychologische Sprachen (»Ich-Psychologie«, »Selbst-Psychologie«, »kognitive Psychologie«) übersetzen, da es jeweils um eine durch die therapeutische Beziehung gehaltene konkrete emotionale Reaktivierung der Ursprungsproblematik und eine dadurch ermöglichte (Beziehungs-)Veränderungsmöglichkeit geht. Die Bedeutung des »Lernens am Modell«, obwohl aus psychoanalytischer Sicht bislang noch wenig diskutiert, spielt wohl ebenfalls eine Rolle.

9.9 Grundlagen der übertragungsfokussierten Psychotherapie

Die psychoanalytische Behandlung der persönlichkeitsgestörten Patienten steht demnach unter dem Ziel der Integration durch Deutung (übertragungsfokussierte Psychotherapie oder *transference-focused psychotherapy* TFP). Die Beziehungsproblematik des Patienten wird in den Mittelpunkt der Therapie gestellt (Übertragungsbeziehung) und dort bearbeitet. Die »Probleme« sollten in der Therapie stattfinden und nicht (wie es oft geschieht) außerhalb, während die Therapie ruhig ist. Dabei verwendet der Therapeut als »Kanäle« zur Informationsgewinnung:

1. das, was der Patient sagt (Inhalt, relevante Auslassungen, Hypothesen, die sich dadurch ableiten lassen),
2. wie er es sagt (Affekt, Mimik, auch szenische Elemente) und schließlich
3. die Analyse der ausgelösten Gegenübertragung.

9.9.1 Typische Übertragungs-Gegenübertragungs-Paare

Der Patient ist zunächst (auch emotional) nicht in der Lage, sich selbst und andere in der ganzen, Ambivalenz erfordernden Komplexität wahrzunehmen. Stattdessen herrschen archaische reduktionistische »Paare« vor, wobei sich der Patient z. B. als misshandeltes Kind sieht, die Interaktionspartner (z. B. auch den Therapeuten) dagegen als Misshandler. Die Paarbildung kann sich jedoch – manchmal oszillierend rasch – auch umkehren, sodass er selbst zum Misshandler wird und der andere zum Misshandelten. Die durch die Therapie angestrebte **Integration beider Pole** zu einem internalisierten Bild wichtiger stabiler Bezugsfiguren führt dann zu der Möglichkeit, befriedigende Beziehungen zu führen, Impulse zu kontrollieren und Affekte zu modulieren.

Beispiele für Übertragungs-Gegenübertragungs-Paare, die in Therapien wechselnd reaktiviert auftreten und gedeutet werden können, finden sich in ▣ Tab. 9.2.

Die Integrierungsarbeit des Patienten in seiner inneren »Repräsentationswelt« kann nur in der realen Beziehung zum Therapeuten erfolgen, der den Patienten (in der Regel 2-mal wöchentlich) regelmäßig sieht. Die Wahrneh-

Tab. 9.2 Übertragungs-Gegenübertragungs-Paare

Destruktives, bösartiges Kind	Bestrafende, sadistische Eltern
Ungewolltes Kind	Vernachlässigende, selbstbezogene Eltern
Missbrauchtes Opfer	Sadistischer Angreifer
Ungezogenes, sexualisierendes Kind	»Kastrierende« Eltern
Sexuell angegriffenes Opfer	Vergewaltiger

mung und Aufmerksamkeit des persönlichkeitsgestörten Patienten wird auf seine partialisierten und polarisierten internalisierten Selbst- und Objektbeziehungsrepräsentationen gelenkt, die immer wieder zu der beängstigenden, undurchschaubaren, gähnend leeren oder verfolgenden subjektiven Erfahrung führt. Außerdem sollte der Patient etwas von dem Repertoire an inneren Möglichkeiten, über die der Therapeut bereits verfügt, erfahren können. Nach Kernbergs Auffassung (1993) sind zunächst Diagnose und psychotherapeutische »Auflösung« der Identitätsdiffusion wichtig, gefolgt von den primitiven Abwehrmechanismen (wie Spaltungen, Leugnungen oder projektiven Identifikationen) und dann (am schwierigsten und erfahrungsabhängigsten, da am wenigsten »kognitiv« zu bewerkstelligen) der Übergang von primitiven internalisierten Teilobjektbeziehungen (in den Selbst- und Objektrepräsentanzen) zu integrierten Objektbeziehungen (► Fallbeispiel 2).

Fallbeispiel 2: Übergang zu integrierten Objektbeziehungen

Eine Patientin beklagt sich, dass der Therapeut sie nicht einfach aufgibt und in ihrem destruktiven Tun gewähren lässt. Der Therapeut kann aufzeigen, dass das Dilemma entweder Vernachlässigung (»gefordert«) oder Bemächtigung (»befürchtet«) lautet.

Deutungen sind im Gegensatz zur klassischen *talking cure* (wo genetische, d. h. kindheitsbezogene Deutungen eine wichtige Rolle spielen) eher als »Proto-Interpretationen« zu verstehen. Das heißt, sie dienen der systematischen Klärung der subjektiven Erfahrung des Patienten, konfrontieren ihn (nichtaggressiv) mit seinem verbalen, nonverbalen und interaktionellen Verhalten und greifen unbewusste Dynamiken ausschließlich im Hier und Jetzt auf, wenn auch der Bezug zu realen kindlichen Erfahrungen durch diese Art der Deutungen immer evidenter werden kann. Erst im Laufe einer Therapie, wenn es zu einer Progression in Richtung neurotischerer Mechanismen gekommen ist, wird vermehrt in der Vergangenheit gearbeitet. Dazwischen werden oft (zeitlose und metaphorische) »Als-ob-Deutungen« (auch imaginative Techniken) angewandt (Brömmel u. Dammann 2004).

Dieser Ansatz (durch das Mittel der Fokussierung auf die unmittelbare Realität, Realitätsprüfung in der Arzt-Patient-Beziehung) beansprucht auch, ein adäquates Mittel bei der Lösung von psychoseähnlichen Zuständen zu sein, die Psychoanalytiker oft als Übertragungspsychosen oder maligne paranoide Regressionen verstehen.

Kernberg warnt davor, dass die reine Übertragungsanalyse zum Mittelpunkt der Therapiestunden werden könnte. Die initialen und die langfristigen Behandlungsziele müssen ebenso wie die äußere Realität beachtet werden, was zu einer Modifikation der Übertragungsarbeit führt.

9.9.2 Das Prinzip Deutung

Die psychoanalytische Therapie geht zwar davon aus, dass bei neurotischen Patienten die Bedürfnisse des Ichs (*ego needs*) eher gering, die Es-Wünsche (*id wishes*) dagegen eher stark sind (was dazu führt, dass diese in Therapien »frustriert« werden können), während bei PS die *ego needs* hoch sind, die Patienten dadurch nicht so stabil sind und z. T. reale »Befriedigung« dieser Bedürfnisse benötigen. Dennoch scheint daraus keine fundamentale Abweichung vom psychoanalytischen Vorgehen zu resultieren.

Der Therapeut sollte sich nicht durch primitive Idealisierungen »verführen« lassen. Es sollten sowohl die negativen wie auch die positiven Übertragungen gedeutet werden. Allerdings können leichte positive Idealisierungsformen, die dem therapeutischen Bündnis dienen, ungedeutet belassen werden.

Bei manchen schwerwiegenden »projektiven Identifikationen« kann es sich als außerordentlich schwierig erweisen, den Patienten durch das deutende Vorgehen zu erreichen. John Steiner (1994) schlägt dem Analytiker zur Technik vor, in diesen Fällen die Projektion zwar einerseits zu tolerieren, sie aber andererseits nicht »anzunehmen«, um so die Übertragung, praktisch in der Projektion selbst, weiter zu untersuchen.

Die haltende Beziehung

Neben der Deutung der Übertragung gilt (spätestens seit Balint und Winnicott) die haltende und erleichternde Objektbeziehung als zweiter wichtiger Wirkfaktor der Psycho-

▼

analyse, die den Möglichkeitsraum der Psychoanalyse erst zu konstituieren vermag. Diese psychoanalytische korrektive Beziehung darf jedoch nicht mit supportiven psychotherapeutischen Verfahren gleichgesetzt werden. Allerdings ist der **Einsatz supportiver Elemente** (konkrete Hilfestellungen, Ermutigungen) aber zu Beginn der Therapie besonders von Patienten mit schweren Persönlichkeitsstörungen manchmal notwendig. Der Patient wird, dem Konzept nach, durch die Ich-stärkende Deutung primitiver Abwehrmechanismen gestützt. Der Effekt – nicht aber die Technik – erweist sich darin als »supportiv« für den Patienten.

Deutungen sollten bei Patienten mit PS konjunktivisch formuliert werden (z. B. »Es ist beinahe so, als würde ein Teil von Ihnen in mir ...« o. ä.). Was die Induktion von sogenannten tiefen Übertragungsregressionen in der Therapie von persönlichkeitsgestörten Patienten angeht, gehen die Meinungen der psychodynamischen Autoren auseinander. Während die meisten Autoren solchen Prozessen eher kritisch gegenüberstehen, ist für Volkan (1987), dessen Ansatz sonst in manchen Bereichen dem Kernbergs ähnelt, die tiefe Übertragungsregression eine Möglichkeit – mithilfe von sog. »Entwicklungsspaltungen« – aus einer Entdifferenzierung von Selbst- und Objektrepräsentanzen einen Weg zu progressiven Entwicklungen zu nehmen.

9

9.9.3 Gegenübertragung und projektive Identifikation

Die heftigen Gegenübertragungsgefühle, die entstehen können, sind ein Charakteristikum für die Behandlung von Patienten mit BPO.

Die Gegenübertragung kann intensive Gefühle auslösen, die selbst für erfahrene Therapeuten beunruhigend sein können – wie Hass, sexuelle Gefühle oder das Bedürfnis, dem Patienten realen Schutz zu geben. Der Umgang mit solchen Gegenübertragungsimpulsen erfordert in der Regel berufliche Erfahrung, Supervision und Selbsterfahrung. Allerdings stellt sie auch eine therapeutische Chance dar, wenn sie richtig genutzt wird (Gabbard u. Wilkinson 1994).

Gegenübertragungsgefühle können manchmal so heftig sein, dass der Therapeut nicht mehr weiß, wo er »selbst« eigentlich noch eine unabhängige Sicht der Realität hat. Die **Selbstanalyse von konkordanten und komplementären Identifikationen** (Racker 1968) in der Gegenübertragung besonders bei drohender Überinvolviertheit oder Distanzierungsimpulsen ist dann notwendig. Auch für erfahrene Therapeuten ist der Umgang mit »Feindseligkeit« (etwa bei schwer narzisstischen PS) schwierig.

Allerdings sollte von einer simplifizierten Arbeit mit dem Gegenübertragungskonzept, wie es sich zunehmend verbreitet, Abstand genommen werden. Nicht jedes »Gefühl«, dass einem Patienten gegenüber empfunden wird oder das in einer Stunde auftaucht, ist deshalb schon »Gegenübertragung«. Auch Therapeuten bilden Übertragungen auf ihre Patienten aus. Die Gegenübertragung ist vielmehr als eine (primär unbewusste) Reaktion auf die Übertragung des Patienten zu sehen. Auch die eigene Übertragung, die wir einem Patienten gegenüber entwickeln, ist davon zu unterscheiden. Obwohl von psychoanalytischer Seite vorgeschlagen wurde (Solomon et al. 1987), die typische Gegenübertragung sogar als quasi »pathognomonisches« diagnostisches Zeichen, etwa bei der Arbeit mit Borderline-Patienten, zu verwenden, muss hier eingewandt werden, dass z. B. auch bei psychotischen Patienten starke Gegenübertragungen entstehen können. Trotz der Wichtigkeit, mit der Gegenübertragung zu arbeiten, wäre es aus psychoanalytischer Sicht eine Verkürzung, wenn dies durch bloßes Ansprechen der eigenen Gefühle (»Sie lösen in mir aus, dass ich mich jetzt total hilflos fühle«) geschehen würde (sogenannte Selbstoffenbarungen).

9.9.4 Ziele

Diese Integration durch Übertragungsdeutung wird nach Kernberg (Kernberg et al. 1989, Clarkin et al. 1999) durch drei wesentliche Behandlungsstrategien erreicht, die die gesamte Therapiedauer als innere Richtschnur begleiten (► Übersicht).

Behandlungsstrategien für die Integration durch Übertragungsdeutung

1. Aufzeigen und (metaphorische) Deutung der dominanten (primitiven Teil-)Objektbeziehungsmuster des Patienten, die sich in der Übertragungsbeziehung zwischen Patient und Analytiker äußern
2. Identifizierung und Analyse von unbewussten, oszillierenden Selbst- und Objektrepräsentanzen des Patienten auf sich und den Therapeuten (der Therapeut beschreibt die »Rollenpaare«, z. B. Opfer-Täter)
3. Integration der positiven und negativen Sichtweisen von sich und signifikanten anderen; der Patient erkennt disparate Aspekte des Selbst an

9.9.5 Regeln

Die spezifischen Regeln in den Einzelstunden von Patienten mit PS beinhalten (nach Clarkin et al. 1999) die in der folgenden ► Übersicht zusammengefassten Schritte.

Regeln für die Therapiestunden von Patienten mit Persönlichkeitsstörungen

1. Ein Hauptthema der Stunde wird gewählt (nach hierarchischen Gesichtspunkten im Hinblick auf den dominierenden Affekt und das Übertragungsgeschehen).
2. Der Rahmen des Behandlungssettings (Grenzen) wird geschützt.
3. Es wird von einer Position der technischen Neutralität (und den davon begründeten Ausnahmen) ausgegangen.
4. Dem Ausagieren werden Grenzen gesetzt, um das Erscheinen und die Interpretation der darunterliegenden Affekte und Konflikte in der Übertragung zu erleichtern.
5. Bei der Fokussierung auf ein Thema ist es zentral, wie es sich in der Übertragung darstellt (dabei sollen die positiven und die negativen Aspekte dieser Übertragung beachtet werden).
6. Es sollte bei den Interventionen zunächst von der Grundlage gemeinsam geteilter Realitätseinschätzungen ausgegangen werden, die dann zunehmend in Richtung der inkompatiblen Sichtweisen von Patient und Therapeut ausgedehnt werden können.

9.9.6 Technische Vorgehensweise

Die Vorgehensweise wird bestimmt durch eine technisch neutrale Anwendung der drei zentralen psychoanalytischen Techniken (► Übersicht).

Die zentralen psychoanalytischen Techniken

1. **Klärung:** Die subjektive Wahrnehmung des Patienten wird minutiös erfragt. Besonders Bereiche, die vage oder konfus wirken, werden so lange geklärt, bis der Therapeut versteht, was der Patient meint, und bis der Patient den Therapeuten versteht.
2. **Konfrontation:** Geklärte Bereiche, die widersprüchlich oder konflikthaft erscheinen, werden dem Patienten taktvoll konfrontierend mitgeteilt. Auch Bereiche, die weiterer Klärung bedürfen, werden angesprochen. Häufig werden auch Diskrepanzen zwischen den drei Kommunikationskanälen des Patienten (verbal, nonverbal und Gegenübertragung) aufgezeigt. (Beispiel: »Sie sagen, dass die Behandlung Ihnen nichts bedeutet, erkundigen sich jedoch öfter auf der Station nach meinem Ergehen.«)
3. **Interpretation/Deutung im Hier und Jetzt** (bezogen auf die Therapeut-Patient-Beziehung): Zunächst oft unbewusst wirksame Objektbeziehungen, die entweder agiert oder als Symptom wahrgenommen werden, werden bewusst gemacht.

Insbesondere die minutiöse Klärung, die bei neurotischen Patienten in dieser Form nicht notwendig ist, ermöglicht es oft erst, dass Selbstüberschätzungen, Verleugnungen oder Realitätsverzerrungen der Patienten mit PS ausreichend deutlich werden. Der Ansatz hat eine gewisse Nähe zu der von Reich postulierten, allerdings damals kaum in tatsächlichen Therapien umgesetzten **Charakteranalyse durch stringente Widerstandsanalyse:**

> » Wir verfahren dabei so, … dass wir den Charakterzug dem Patienten wiederholt isoliert vorführen müssen, so lange, bis er Distanz gewonnen hat und sich dazu einstellt, wie zu einem Symptom. Denn durch die Distanzierung und Objektivierung des neurotischen Charakters bekommt dieser etwas Fremdkörperhaftes. « (Reich 1928)

Allerdings wird das Fremdkörperhafte nicht ausgetrieben, sondern als Teil integriert. Die Behandlung von PS erfordert oftmals den Einsatz von sog. »Parametern« (Eissler 1953), d. h. Abweichungen vom klassischen (psychoanalytischen) Setting. Zu den Besonderheiten der psychoanalytischen Behandlung von PS finden sich z. B. auch Hinweise bei Liebowitz et al. (1986) und bei Stone (1992).

Bei der Behandlung der PS lassen sich (nach psychoanalytischer Auffassung) die Spaltung als zentraler Abwehrmodus, der die – durch unklare Ich-Grenzen und primitive negative Übertragungen in Beziehungen zu anderen und sich selbst auftretende – chaotische Diffusion zu verhindern versucht, ebenso wie der Wiederholungszwang – als Flucht vor dem Gewissen, der in einem (traumatisch begründeten) Vorherrschen des Über-Ichs als hauptsächliche innere Regulationsinstanz gründet, letztlich nur durch eine **affektreaktivierende, übertragungs- und abwehrfokussierte, länger dauernde Behandlung** wirksam verändern, die gelegentlicher, im Dienste des Patienten und des strukturierenden Behandlungssettings stehender, reflektierter Abweichungen von der technischen Neutralität bedarf.

Als TFP-Therapeut muss man nicht unbedingt Psychoanalytiker sein (zum Verhältnis von TFP und Psychoanalyse s. Dammann 2006b). Allerdings ist eine – meist eigene Selbsterfahrung voraussetzende – fundierte Auseinandersetzung mit der Übertragungs- und Gegenübertragungsdynamik notwendig. Zur Implementierung des TFP-Verfahrens im deutschsprachigen Raum und Besonderheiten dabei s. Buchheim u. Dammann (2001).

9.10 Selbstpsychologische Ansätze

Neben den objektpsychologischen Ansätzen spielen auch die selbstpsychologischen eine größere Rolle.

Heinz Kohut (1971) versteht in seiner Theorie den **Narzissmus** (quasi im Unterschied zur nach außen gerichteten Libido) als eine im Wesentlichen auf das eigene »Selbst« gerichtete primäre Triebkraft, die insbesondere für das Entstehen von »Selbstwertgefühl« und »Selbstvertrauen« zentral ist. Die entwicklungspsychologisch auf dem Vorhandensein eines narzisstischen »Größen-Selbst« und daraus folgenden »idealisierten Eltern-Imagines« basierende Theorie erklärt besonders das (durch Fixierungen entstehende) Vorhandensein von erhöhter Kränkbarkeit, Scham, Wut, Beziehungsabbrüchen und hypochondrischen Befürchtungen aus den nicht zu befriedigenden Größenansprüchen an sich selbst oder andere, wie sie bei PS vorkommen.

Besonders im Umfeld der sog. »Humanistischen Psychotherapien«, aber auch der in der Nachfolge Kohuts stehenden supportiven, psychoanalytischen Selbstpsychologie kommt der Förderung positiver Anteile des Patienten, dem »Spiegeln« und dem aktiven Anerkennen seiner (in der Vergangenheit versagten) **Bedürftigkeit** und dem Ansprechen von früher erfolgten, schmerzhaften Übergriffen eine entscheidende verändernde Rolle zu.

Gerald Adler (1985) hat selbstpsychologische und Winnicottsche Ansätze in seinem Therapieverfahren zur Behandlung der Borderline-Störung verbunden. Der Therapeut wird so zeitweise zum **haltenden** und erst viel später auch zum **frustierenden »Selbstobjekt«**.

Der Therapeut kann am Anfang vom Borderline-Patienten als haltendes »Selbstobjekt« und erst viel später auch frustrierend gebraucht werden. Diese hilfreiche Beziehung soll dem Patienten nicht nur eine korrigierende Erfahrung vermitteln, sondern auch die innere Grundlage für die Ausbildung weiterer adäquater, innerer und haltender Introjekte bilden.

Die Aufgabe des Therapeuten ist es, in dieser ersten Phase die unvermeidlich auftretende Wut, mit der der Patient das gute, aber die große Bedürftigkeit nicht stillen könnende Objekt zu zerstören sucht, auszuhalten und auch mittels Klärungen und Deutungen zu bearbeiten. In dieser ersten Phase unterstützt der Therapeut – nicht eigentlich abstinent – die Vermittlung eines haltenden Objekts, indem er seinem Patienten (in Zeiten von Ferienabwesenheit etwa) Postkarten schickt oder ihm einen Gegenstand, quasi als »Übergangsobjekt«, leiht.

In einer späteren Phase der Therapie wird dem Patienten vermittelt, dass zur *good enough mother* auch eine »optimale Enttäuschung« (*bad enough*) gehört. Der Patient erfährt, dass seine Selbstobjekte die unrealistischen Vorstellungen, die von ihnen gebildet wurden, nicht einhalten können, dass Therapeuten z. B. nicht dauernd verfügbar sind, auch andere Patienten haben etc. Im Idealfall bewährt sich jetzt aber, dass eine »Unzerstörbarkeit« eingetreten ist.

In der abschließenden Therapiephase wird die optimale Autonomie der Patienten, die zuvor oftmals zwischen extremer Abhängigkeit und einer Art *splendid isolation* schwankte, bekräftigt. Archaische Über-Ich-Haftigkeit wird ebenso abgemildert wie der Abbau eines »fassadären« Selbst, was echte, nichtnarzisstische, Ich-hafte Objektliebe ermöglichen kann.

9.11 Interpersonelle Therapien

Die psychoanalytische Charakterkonzeption, besonders der PS, weist – spätestens seit Wilhelm Reich, aber auch seit Alfred Adler – eine große **Nähe zur sozialen Dimension** auf. Reich definiert den Charakter als »die typische Reaktionsweise des Ichs auf das Es und die Außenwelt« oder als »erstarrter soziologischer Prozess einer bestimmten Epoche«. Die Entwicklung eigenständiger (neo-psychoanalytischer) interpersoneller Theorien in den Vereinigten Staaten seit 1950, besonders durch Erich Fromm, Karen Horney und Harry S. Sullivan, war daher mehr als nahe liegend.

Die interpersonellen Therapien, die z. T. auch auf den bekannten Kreismodellen von Kiesler oder Leary gründen, analysieren Aspekte wie »Zuneigungsdimension« und »Statusdimension« und lenken die Wahrnehmung auf unterschiedliche Fokusse des aktiven oder passiven interpersonellen Verhaltens im »Selbst«, »Anderen« und »Introjekt«.

Ausgehend von ihrem **Modell der Strukturanalyse sozialer Beziehungen** (SASB) hat Lorna S. Benjamin

(1993) auch therapeutische Überlegungen zu den PS entwickelt. Neben der Entwicklung einer tragfähigen Arbeitsbeziehung soll die Bereitschaft des Patienten gefördert werden, eigene Interaktionsmuster zu erkennen und analysieren zu wollen. Die maladaptiven Interaktionsmuster werden unterbrochen und die unterschwellig vorhandenen interpersonellen Befürchtungen und Bedürfnisse thematisiert. Es finden sich zwar Elemente der Psychoanalyse wieder, eine Vorstellung von möglichem »Widerstand« aufseiten des Patienten bei diesen Interventionen existiert jedoch nicht.

Im deutschsprachigen Raum sind die interpersonellen Ansätze v. a. durch die Arbeiten zur »interaktionellen Therapie« (Heigl-Evers) und der daraus entstandenen »strukturbezogenen Therapie« (Rudolf) bekannt geworden.

9.12 Interaktionelle Therapie und strukturbezogene Psychotherapie

Die in Deutschland weit verbreiteten tiefenpsychologischen Verfahren zur Behandlung von (sogenannten) »frühen Störungen«, die interaktionelle Therapie nach Heigl-Evers und die daraus entwickelte »strukturbezogene Psychotherapie« von Rudolf (2004), haben bereits frühzeitig auf notwendige Modifikationen in der Behandlung aufmerksam gemacht (etwa eine aktivere, antwortende Grundhaltung des Therapeuten) und sich von den psychoanalytischen Verfahren abgegrenzt.

Auch gehen die beiden Verfahren davon aus, dass die Patienten mit strukturellen Störungen nicht über ausreichend konturierte innere Konflikte verfügen und (zumindest über längere Zeit) nicht in der Lage sind, von Deutungen oder der Arbeit in der Übertragungsbeziehung zu profitieren. Dagegen betonen etwa Wurmser oder die übertragungsfokussierte Psychotherapie gerade die Notwendigkeit, mit unbewussten Konflikten deutend zu arbeiten und dadurch stabilisierend zu sein. Im Vordergrund der strukturbezogenen Psychotherapie steht die supportive gemeinsame Arbeit mit dem Patienten, um dessen Selbstdefizit zu verbessern. (Eine kritische Auseinandersetzung aus psychoanalytischer Sicht findet sich in Dammann 2004.)

9.13 Die mentalisierungsbasierte Psychotherapie

Die mentalisierungsbasierte Psychotherapie (MBT) basiert auf den Theorien **Peter Fonagys** (Bateman u. Fonagy 2004), in denen das psychoanalytisch-entwicklungspsychologische Konzept der Mentalisierung eine zentrale Rolle einnimmt. Fonagy hat dabei aufgegriffen:

- Bindungstheorie (Bowlby, Ainsworth),
- analytische Philosophie des Geistes (*intentional stance*, Dennett),
- Evolutionspsychologie (*theory of mind*),
- Entwicklungspsychologie (Piagets Phasen der Denkentwicklung),
- Traumatheorie (traumatische Introjekte),
- Psychoanalyse (etwa Winnicotts Holding-Modell oder Bions Theorie der mütterlichen Containment-Funktion und der »Verdauung« [»Alpha-Funktion des mütterlichen Ichs«] unaushaltbarer Affekte [»Beta-Elemente«]).

Vereinfacht ausgedrückt wird damit die – der Symbolisierung eng verwandte – Fähigkeit bezeichnet, innere Zustände von sich selbst und anderen wahrzunehmen und diese in ihren Ursachen und Folgen zu verstehen (**reflexives Funktionieren**). Dieser komplexe Prozess umfasst eine Reihe von Teilaspekten: Die MBT geht davon aus, dass die Borderline-Pathologie im Wesentlichen durch eine beeinträchtigte Mentalisierungsfähigkeit entsteht, die in affektiven Zuständen, insbesondere in intensiven Beziehungssituationen (Verlassenheitsangst), auftreten. Die MBT stellt auch ein Modell für die transgenerationale Transmission von Störungen dar.

Die Interventionen sollen in der MBT kurz und einfach sein, auf Affekte und das Erleben des Patienten (*patient's mind*) fokussieren und weniger auf das Verhalten abzielen. Der aktuelle Kontext des Erlebens wird im Detail analysiert, wobei primär bewusstseinsnahes Material angesprochen wird. Anders als in der TFP wird weniger gedeutet und die Übertragung nicht in den Mittelpunkt gestellt, sondern lediglich als Patient-Therapeut-Beziehung im Hier und Jetzt insoweit nutzbar gemacht, als sie der Arbeit an der Mentalisierung zugute kommt. Es wird davon ausgegangen, dass Patienten mit PS z. B. bestimmte affektive Zustände nicht genügend differenzieren können.

Theoretisch weist diese bindungsorientierte Perspektive einige ungelöste Fragen auf, etwa warum teilweise schwer gestörte Patienten dennoch sicher gebunden sind (Dammann 2003).

9.14 Kognitiv-behaviorale Techniken

9.14.1 Kognitive Therapie

Nicht zuletzt durch die rigiden Muster im Erleben und Verhalten war es nahe liegend, die PS, wie etwa bei der

Depression, als Störungen im Bereich der (affektiv mitbestimmten) Denkstile zu konzeptualisieren, wie dies etwa Beck oder Freeman getan haben.

Allerdings stößt eine rein kognitiv orientierte Interventionsstrategie bei PS schnell an ihre Grenzen: Zum einen gibt es eine ganze Reihe von Patienten, etwa mit narzisstischen PS, denen die kognitiven Aspekte ihrer Problematik vollumfänglich bekannt sind, zum anderen genügt diese Perspektive in den meisten Fällen nicht, um das »Warum« der Problematik, d. h. u. a. die abgewehrten oder defensiven Aspekte, genügend zu würdigen (s. oben).

9.14.2 Dialektisch-behaviorale Therapie

Eine sehr verbreitete und interessante Methode zur Behandlung der emotional-instabilen PS vom Borderline-Typ stellt die von Marsha Linehan (Linehan et al. 1991) entwickelte dialektisch-behaviorale Therapie (DBT) dar.

Auf der Basis einer **biosozialen Emotionsregulationsstörungstheorie** postuliert Linehan, dass z. B. das selbstverletzende Verhalten als dysfunktionale, aber hochwirksame Lösungsstrategie verstanden werden kann. Aufgabe des Therapeuten, der sich als eine Art beharrlicher Trainer sieht, ist es nun,

1. psychoedukativ ein Modell der Störung zu vermitteln,
2. alternatives Fertigkeitentraining zu lehren und den Einsatz zu überprüfen,
3. mit Verhaltensanalysen die Auslöser für Krisen besser zu verstehen und damit die Handlungskontrolle zu steigern,
4. eine Haltung zu vermitteln, die einerseits den Lösungsaspekt der Verhaltensexzesse zunächst anerkennt und validiert (»radikale Akzeptanz«, »Validierungsstrategien«), andererseits konfrontativ Veränderungsbereitschaft einfordert (»Veränderungsstrategien«); dadurch entsteht ein »dialektisches« Spannungsverhältnis, das auch dazu dient, differenziertere Sichtweisen zu entwickeln,
5. durch Therapievereinbarungen die Behandlung zu schützen,
6. eine gelassenere (*wise mind*) und beobachtendere Haltung zu vermitteln, wozu auch Achtsamkeitsübungen vermittelt werden, die aus dem Zen-Buddhismus entnommen wurden.

Das Verfahren, das sich nach Erfahrung des Verfassers recht gut mit anderen Therapienbausteinen verbinden lässt, weist aber folgende **Grenzen** auf:

1. Die schwerwiegenden **Beziehungsprobleme** der Borderline-Patienten, die diese gegenüber ihren Therapeuten entwickeln können, sind nur ungenügend konzeptualisiert.
2. Sexualität und sexuelle Probleme sind in der DBT nicht konzeptualisiert.
3. Das Verfahren geht davon aus, dass der Patient alles tun wird, um sich helfen zu lassen, es geht weniger von **Widerstandsformen** aus und kann deswegen besonders Mühe mit stärker narzisstischen Patienten haben. Der Ansatz verkennt, dass der Patient eben nicht nur sein selbstschädigendes, masochistisches oder aggressives Verhalten aufgeben will, sondern dass es eben auch Seiten gibt, wo er an genau diesem Verhalten festhalten möchte (weil es Abwehrcharakter hat, libidinös besetzt oder mit einer Allmachtsphantasie verbunden ist).
4. Einige Therapiestudien zeigen beeindruckende Erfolge in den behavioralen Aspekten, dagegen werden affektive (Depressivität) und interpersonelle Probleme kaum gebessert (Verheul et al. 2003, Levy et al. 2006).

9.14.3 Schemafokussierte Psychotherapie

Eine sehr interessante Weiterentwicklung der kognitiven Therapie stellt die schemafokussierte Therapie von Jeffrey Young (Young et al. 2005) dar. Bei den Schemata handelt es sich um früh erworbene, teilweise unbewusste Konzepte von sich selbst, die sich in der Lebensführung als hinderlich erweisen. Das Verfahren hat Aspekte aus der Psychoanalyse, der Gestalttherapie und der Bindungsforschung aufgegriffen.

Im Unterschied zur kognitiven Therapie steht die therapeutische Beziehung im Mittelpunkt der Behandlung. Chronifizierte emotionale Zustände und unbewusste und konflikthafte Zusammenhänge (inkompatible Schemata) werden beschrieben und in der Behandlung analysiert, vom Therapeuten wird eine korrigierende hilfreiche Beziehung angeboten. Das Konzept der Schemata, das sich in prototypischen Körperreaktionen, Emotionen, Bildern, Erinnerungen und Kognitionen äußert, steht in enger Verbindung zu dem der Repräsentanzen. Das Verfahren ähnelt technisch teilweise der Selbstpsychologie von Heinz Kohut.

Zu den 19 beschriebenen **hinderlichen Schemata**, die die eigene Person oder auch andere betreffen können, gehören unerbittliche Ansprüche, Scham, Aufopferung, emotionale Gehemmtheit etc.

Insgesamt kann wohl festgestellt werden, dass sich im Bereich der Behandlung der schweren PS die kognitive Verhaltenstherapie den psychodynamischen Verfahren angenähert hat und umgekehrt die psychoanalytisch-orientierten Verfahren der Verhaltenskontrolle und -modifikation größeres Gewicht beimessen als in der Vergangenheit. Dennoch ist es zum gegenwärtigen Zeitpunkt noch nicht möglich, von einer einheitlichen integrativen Therapie der PS auszugehen (Dammann u. Fiedler 2004).

9.15 Hierarchisches Vorgehen in der Therapie von Persönlichkeitsstörungen

Wie auch die Verhaltenstherapie fordert die psychoanalytisch orientierte Psychotherapie, sofern sie mit schweren Störungen arbeitet (besonders Kernberg), ein sogenanntes hierarchisches Vorgehen bei der Bearbeitung der vom Patienten dargebotenen Schwierigkeiten (▶ Übersicht).

Hierarchisches Vorgehen nach Clarkin et al. (1999)

1. Eigen- oder Fremdgefährdung
2. Offene Gefährdung der Therapiefortsetzung (Umzugspläne, Stunden werden nicht bezahlt etc.)
3. Unehrlichkeit oder Verschweigen wichtiger Tatsachen
4. Kontraktbrüche (andere Therapeuten werden aufgesucht, Medikamente nicht eingenommen)
5. *Acting-out* (Ausagieren) während der Stunden (Weigerung, am Ende der Stunde zu gehen, Beschädigung von Einrichtungsgegenständen)
6. *Acting-out* zwischen den Stunden
7. Trivialisierungstendenzen in den Themen (z. B. Patient berichtet ständig von Banalitäten, statt sich mit seinen Schwierigkeiten auseinanderzusetzen)

Die psychoanalytische Therapie der PS entwickelte in den letzten Jahren parallel zur Verhaltenstherapie – und in diesem Punkt auch gewiss von ihr beeinflusst (Linehan 1993) – eine Technik, die (besonders am Anfang der Therapie) ein »hierarchisches« Vorgehen vorsieht. In typischer Weise berichten diese Patienten oftmals bereits in den ersten Minuten einer Therapiestunde dem Therapeuten eine Fülle von neuen Ereignissen, Träumen, interpersonellen Katastrophen und impulsiven Verhaltensweisen, die seit der letzten Stunde geschehen sind, was es für den Therapeuten schwierig macht, eines davon zu fokussieren und mit dem Patienten durchzuarbeiten. Clarkin et al. (1999) schlagen deshalb hier ein hierarchisches Vorgehen vor, das auch im späteren Therapieverlauf – bei Wiederauftreten solcher Elemente – angewandt werden sollte (s. oben, ▶ Übersicht). Zum hierarchischen Vorgehen gehört insbesondere die starke **Beachtung von Suizidalität und von parasuizidalen Handlungen** (Selbstverletzungen, Intoxikationen u. ä.) sowie von **die Therapie gefährdendem Verhalten** (z. B. ständiges Versäumen der Stunden, Pläne, in eine andere Stadt zu ziehen). Gerade bei chronisch suizidalen Patienten besteht immer die Gefahr, dass sich Patient und Therapeut an die Suizidalität oder Parasuizidalität quasi »gewöhnen« und sie nicht mehr fokussieren. Kernberg unterscheidet hier zu Recht eine symptomatische Suizidalität, etwa bei einer depressiven Episode, von einer tiefer liegenden »charakterologischen« Suizidalität. Viele Therapien finden in einer Art von permanenter »Blaulicht-Atmosphäre« statt, was geklärt werden muss (Psychotherapie **oder** Krisenintervention).

Fallbeispiel 3: Notwendigkeit einer hierarchischen Strukturierung von Schwierigkeiten

Eine Borderline-Patientin berichtet in den ersten 10 Minuten der Therapiestunde aufgeregt eine Vielzahl von neuen Begebenheiten und ihre Reaktionen darauf. Sie habe gestern nach langer Zeit wieder mit ihrer Mutter telefoniert und sich schrecklich aufgeregt. Sie sei enttäuscht von ihrem Freund, der sie nicht genügend unterstütze, sie hätten gestern gestritten, worauf sie angetrunken nachts noch nach Hause gefahren sei. Auch die Therapie bringe ihr wenig, sie habe deshalb ein Vorgespräch mit einer anderen Therapeutin vereinbart. Schließlich erzählt die Patientin einen dichten und symbolreichen Traum.

Nach einem hierarchischen Vorgehen wären es im ▶ Fallbeispiel 3 zunächst die Selbst- und Fremdgefährdung (Autofahrt) und dann das therapiegefährdende Verhalten (Vorgespräch mit einem anderen Therapeuten), die fokussiert werden – also zunächst nicht der Traum oder das Telefongespräch mit der Mutter, obwohl diese vielleicht vielen Therapeuten »einladender« erscheinen.

9.16 Kritische und Problemsituationen

Besonders am Anfang einer Therapie zeigen zahlreiche Patienten die Therapiemotivation noch nicht wegen ihrer tiefer liegenden Persönlichkeitsstörung (d. h. eigentlich ihrer Beziehungsstörung), sondern wegen störender Symptome (Schwierigkeit, das Studium abzuschließen, Somatisierungstendenzen etc.). Schwieriger erscheint der Zugang bei Patienten, die ihre Probleme ganz externalisiert in äußeren Faktoren sehen (nur der Partner hat Schuld, Mobbing, Amalgam hat zu den atypischen Gesichtsschmerzen geführt etc.); allerdings kann es diese

Schwierigkeit auch bei Patienten mit neurotischer Persönlichkeitsorganisation geben. Es ist dann eine behutsamere, zunächst weniger konfrontative Vorgehensweise in der Therapie zu wählen. Aber nicht nur Ich-Syntonie, sondern auch maximale Ich-Dystonie (»Nur ich mache alles falsch«) kann ein Hinweis auf eine PS sein, beides dient Abwehrzwecken.

Für den weiteren Therapieverlauf kritische Situationen (plötzliches Aufkommen von Suizidalität, Ferienabwesenheit des Therapeuten etc.), die z. B. bei Borderline-Patienten regelmäßig auftreten, sollten so weit als möglich bereits im Vorfeld mit dem Patienten aktiv besprochen werden. Dies hat den Vorteil, dass der Patient Eigenverantwortlichkeit erhält, frühzeitig über mögliche Konsequenzen informiert ist und die Klärung in einer freundlichen, weil noch nicht explodierten Situation erfolgen kann.

Obwohl auch psychoanalytisch orientierte Therapeuten z. B. mit (wenn auch meist nicht schriftlich fixierten) Therapieverträgen arbeiten, unterscheidet sich der Ansatz trotzdem von behavioralen Verfahren, da – sobald irgend möglich – versucht wird, das **Übertragungsgeschehen zu deuten**. Beispielsweise: »Es erscheint beinahe so, als würde ein Teil von Ihnen in mir einen unerschöpflichen, jeder Zeit verfügbaren Helfer sehen, der aber gerade wegen dieser Verfügbarkeit seiner Individualität beraubt und letztlich durch seine Unermüdlichkeit auch gefährlich werden könnte«. Auf genetische (d. h. die Kindheit bezogene) Deutungen wird, besonders in der Anfangsphase der Therapie – im Unterschied zur Arbeit mit neurotischen Patienten – jedoch verzichtet, auch wegen der Gefahr stark regressionsfördernder Aspekte.

Arbeit mit traumatischem Material: Über die Frage ob, wann und ggf. wie schwerwiegende Traumatisierungen (z. B. Missbrauchserfahrungen aller Art) in den Therapien dieser Patienten bearbeitet werden sollen, herrscht gegenwärtig kein einheitlicher Konsens. Obschon es Hinweise gibt, dass man einen Teil der PS (v. a. die Borderline-Störung) als »chronische komplexe posttraumatische Belastungsstörungen« auffassen kann (Herman et al. 1989), gibt es gute Gründe, das Trauma zumindest nicht am Anfang einer Therapie zu schnell zu fokussieren. Dies besonders deshalb, weil diese Bearbeitungen labilisierend oder retraumatisierend sein können, aber weil auch oft reale und imaginäre Aspekte nicht klar unterschieden werden können. Das Trauma kann auch »identitätsbildende« Funktionen übernommen haben. Andererseits kann das Ignorieren von traumabedingten Dynamiken verhindern, dass sich ein Patient stabilisieren kann.

Im Folgenden werden einige kritische Behandlungssituationen, die sich bei der Therapie von Persönlichkeitsstörungen ergeben können, exemplarisch mit einer entsprechenden Behandlungsempfehlung dargestellt.

9.16.1 Der Patient entwertet das Behandlungsangebot

Ein Patient mit schwerwiegenden Problemen (soziale Probleme, Suchtmittel) klagt darüber, dass die Therapien ungenügend seien, er zuwenig davon erhalte, was ihm helfen könne, und kritisiert die Therapeutin und das Team als ungenügend.

Empfehlung

Die Kombination von Anspruchs, Versorgungs-, Schon- und Vorwurfshaltung ist typisch für die narzisstische PS. Aufgabe des Teams ist es, sich nicht entwertet zu fühlen und dann z. B. eine Gegenaggression zu starten (Gefahr des Machtkampfs). Stattdessen könnte der Patient damit konfrontiert werden, dass er sehr hohe Erwartungshaltungen habe, die immer wieder enttäuscht würden. Dies könnte auch die Ursache für seine anderen interpersonellen Probleme sein. Man könnte ihm weiter deuten, dass es vorstellbar sei, dass jemand, der so hohe Erwartungen an andere habe, und sehr leicht Fehler und Versagen feststellen könne, doch sicherlich ganz erheblich streng und unzufrieden mit sich selbst zu Gericht gehen müsse, da er ja selbst auch vielfach »nicht genüge«. Vielleicht sei es dann auch verständlich, dass es einfacher erscheint, die Fehler bei anderen im Äußeren wahrzunehmen als bei sich selbst.

9.16.2 Der Patient erschwert die Behandlung durch permanente Krisenhaftigkeit

Eine Patientin verletzt sich immer wieder in erheblichem Ausmaß. Ständige chirurgische Interventionen und stationäre Kriseninterventionen sind notwendig.

Empfehlung

Der Patientin wird verdeutlicht, dass eine intensive Psychotherapie nur machbar erscheint, wenn diese nicht ständig durch eine »Blaulicht-Atmosphäre« bestimmt werde. Es seien Therapievereinbarungen notwendig, die die permanente Krisenhaftigkeit begrenzten, sonst sei keine Psychotherapie möglich. Es wird so auch auf die Abwehrfunktion des (Körper-)Agierens und die Zuwendung, die dadurch gegeben wird (Verstärker), eingegangen.

9.16.3 Der Patient beharrt darauf, dass er sich eines Tages doch umbringen werde

Eine Patientin kommt immer wieder darauf zu sprechen, dass sie sich doch eines Tages umbringen werde, dass schlussendlich niemand dies wohl werde verhindern können.

Empfehlung

Es wird verdeutlicht, dass der Patient selbst in Wirklichkeit einen Konflikt hat, den er aber zu verleugnen versucht. Neben destruktiven Aspekten gebe es auch libidinöse (solche, die Hoffnung auf ein erfülltes und schönes Leben brächten). Statt sich mit dem Konflikt zu befassen und mit der Frage, warum die chronische Suizidalität dominiere, vermeidet der Patient diese Auseinandersetzung, indem er darauf beharrt, dass er sich schließlich doch eines Tages umbringen werde. Der Therapeut vermeidet es, Argumente zu sammeln, warum es sich lohnt, zu leben (Gefahr eines Machtkampfs), sondern gibt dem Patienten das Problem mitfühlend zurück. Der Therapeut entzieht sich auch projektiven Delegationsangeboten des Patienten, nur noch für den Therapeuten oder die Therapie weiterzuleben.

9.16.4 Der Patient will wichtige Themen nicht bearbeiten

Ein stationärer Patient weigert sich, bestimmte Themen aktiv anzugehen. Gerne geht er in die Einzeltherapie, aber er zeigt sich verweigernd bis passiv, wenn es darum geht, zur Sozialarbeiterin zu gehen.

Empfehlung

Hier findet eine zentrale Übertragungsdynamik nicht in der Psychotherapie statt, sondern mit dem Sozialarbeiter. Der Patient versucht, die Realität (das Außen) zu verleugnen und beharrt darauf, dass nur das Innere (die Therapie) zählt. Der Patient wird damit konfrontiert, dass er versucht, relevante Bereiche (Soziales, manchmal auch Suchtmittelkonsum) aus der Behandlung herauszuhalten. Manchmal sind Beschämungsgefühle die Ursache, manchmal versucht der Patient, unangenehme Themen zu vermeiden. Der Sozialarbeiter wird so in der Übertragung zu Hassfigur, weil er mit Defiziten konfrontiert. Das Team darf sich dabei nicht spalten lassen. Der Therapeut entzieht sich der totalen Idealisierung, indem er verdeutlicht, dass er mit der Sozialarbeiterin zusammenarbeitet (Muster für eine Triangulierung).

9.16.5 Der Patient will eine Realbeziehung

Eine Patientin bringt wiederholt vor, dass die Therapeutin sich doch eigentlich nur deshalb für sie interessiere, weil sie dafür bezahlt wird.

Empfehlung

Die Therapeutin reflektiert ihre Gegenübertragung, nicht zu genügen (versagende Mutter). Sie macht der Patientin deutlich, dass das, was sie ihr anbieten könne, eine wirkliche Beziehung sei, die aber eine besondere Qualität habe, nämlich die, eine therapeutische Beziehung zu sein. Sie könne kein Ersatz sein für reale Privatbeziehungen. Es wird in der Therapie darauf geachtet, dass die Patientin auch außerhalb der Therapie Beziehungen aufbaut, weil sonst die Gefahr größerer Abhängigkeit entsteht. Die Therapeutin versucht nicht, durch Beweise zu zeigen, dass die Patientin ihr wirklich etwas bedeutet, denn dieser Anspruch wäre nie einzulösen. Verzicht auf totale Bedürfnisbefriedigung gehört zu den Entwicklungsaufgaben. Manchmal ist diese Kritik der Patienten auch der Versuch des Widerstands (Machtkampf, anstatt sich einzulassen).

9.16.6 Der Patient bezahlt eine Rechung oder das Ausfallshonorar nicht

Ein Patient bezahlt über längere Zeit das Geld für die Therapie nicht. Inzwischen hat sich ein erklecklicher Betrag angesammelt. Der Therapeut hat bisher freundlich einige Male daran erinnert.

Empfehlung

Statt rein supportiv Geduld zu zeigen und tatsächlich möglicherweise immer ärgerlicher zu werden, was sich dann auf die Therapie negativ auswirken könnte, arbeitet der Therapeut die Dynamik heraus und deutet sie. Hintergrund kann sein, dass der Patient so den Therapeuten entwerten will (»Er ist sein Geld nicht wert«). Es kann aber auch der Wunsch vorhanden sein, dass die Therapie nicht durch etwas »schmutziges« wie Geld beeinträchtigt wird oder dass der Therapeut dem Patienten dankbar sein und ihm die Schulden erlassen sollte.

9.17 Der Behandlungsrahmen

Ein stabiler Rahmen ist bei der Behandlung von Patienten mit PS besonders wichtig (▶ Box). Es ist notwendig, die Bedingungen des Rahmens (Ferienabwesenheit, ausgefallene Stunden, Umgang mit Krisen außerhalb der Sitzungen, Bezahlung etc.) frühzeitig, d. h. in einer noch weitgehend neutralen Atmosphäre, zu klären.

Der Behandlungsrahmen

Er erfüllt mehrere wesentliche Aufgaben: Er ermöglicht es dem Therapeuten und dem Patienten, in schwierigen Situationen immer wieder darauf zu rekurrieren. Er ermöglicht sozusagen aus der für beide hochbedrohlichen Dyade (verwickelter Patient – verwickelter Therapeut) eine Art von früher Triangulierung, in der der Analytiker immer beides ist, betroffener Akteur im Innen und »neutraler Hüter« des Rahmens im Außen. (Auf die Bedeutung früher ödipaler Triangulierungen bei schweren Störungen haben insbesondere die französischen Psychoanalytiker wie z. B. André Green hingewiesen.) Der Rahmen »schützt« also die Therapie. Er ermöglicht es auch, »Sorge« für den Patienten zu äußern. Die andere wesentliche Funktion ist, dass sich in der erfolgten Setzung des Rahmens und im Versuch des Patienten, diesen zu verschieben oder zu verzerren, oft genau die charakteristischen Schwierigkeiten (Widerstände etc.) des Patienten manifestieren werden.

9

Die Einhaltung des Rahmens darf aber dabei andererseits nicht die Züge eines strafenden, »archaischen Über-Ichs« erhalten, dann würde die Behandlung nur noch pädagogisch werden.

Die Therapievereinbarungsphase (ausführlicher dazu: Dammann et al. 2001) sollte dabei nicht »glatt« ablaufen: Das Engagement des Patienten zeigt sich oft gerade dadurch, dass er in manchen Punkten, die ihm vorgeschlagen werden, widerspricht. Wichtig ist die Bearbeitung des Unterschieds zwischen einem echten Notfall und chronischer Suizidalität (Dammann u. Gerisch 2005, Dammann 2007).

9.18 Psychodynamische Ansätze bei spezifischen Persönlichkeitsstörungen

Trotz der Gemeinsamkeiten, die die Behandlungen aller PS ausweisen, gibt es auch Unterschiede in der Therapie der verschiedenen Formen (Tab. 9.3). Die einzelnen PS können als prototypisch sich wiederholende Objektbeziehungskonstellationen verstanden werden (z. B. narzisstische PS: »groß« oder »klein«; paranoide PS: »Räuber« oder »Gendarm«; histrionische PS: »Verführte« oder »Verführende« etc.).

Die starke Instabilität, die Tendenz, bei inneren Konflikten zu agieren, und die heftigen Gegenübertragungsreaktionen stellen die Hauptschwierigkeiten bei der Behandlung der emotional **instabilen PS vom Borderline-Typ** dar. Oftmals wünschen sich die Patienten eine intensive, unrealistisch alles erfüllende Beziehung (auch in der Therapie), sind dann aber nicht in der Lage, entstehende Ängste innerlich auszuhalten.

Bei den Patienten mit **schwereren narzisstischen PS** ist zwar die Instabilität das weniger große Problem, dafür zeigen diese Patienten oft größere Schwierigkeiten in der Qualität der Objektbeziehungen (Vertrauen aufbauen, Loyalität, Verachtung anderer) als Borderline-Patienten im engeren Sinn. Die psychotherapeutische Behandlung selbst, in der es u. a. darum geht anzuerkennen, dass man etwas vom anderen benötigt, Hilfe braucht, Abhängigkeiten entstehen, stellt für diese Gruppe von Patienten quasi eine Bedrohung dar. Bei Patienten mit narzisstischer PS ist es deshalb wichtig, dass der Therapeut sie interessant findet; so können sie sich einreden, dass sie es sind, die etwas geben.

Nach Ansicht der Verfassers handelt es sich – anders als bei Kernberg, der die narzisstische PS als Borderline-Organisation klassifiziert – um zwei verschiedene Problembereiche: Einmal geht es um die Stabilität der Ich-Organisation (BPO) und einmal um die Pathologie des Selbst (narzisstische PS). Nach diesem Modell ist gut erklärbar, dass es eine Gruppe gibt, die beide Problemfelder zeigt und besonders schwer zu behandeln ist (Abb. 9.2).

9.18.1 Schizotype Persönlichkeitsstörung

Die therapeutische Arbeit sollte zunächst mehr einer psychosenanalytischen Therapie gleichen (Benedetti et al. 1983) und später in eine psychoanalytisch orientierte Therapie münden unter Einbeziehung nonverbaler Methoden (Kunsttherapie), Beachtung der kognitiven Schwierigkeiten und mit vorsichtigem Aufbau der Beziehung (Stone 1985). Der Zugang könnte möglicherweise zunächst eher

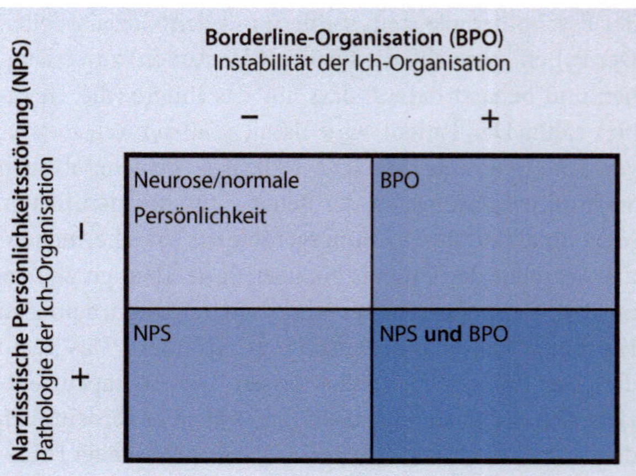

Abb. 9.2 Borderline-Organisation

Tab. 9.3 Besonderheiten spezifischer PS

Spezielle PS	Empfohlene Modifikationen	Autoren
Paranoide PS	Vertrauensvolle Beziehung aufbauen; Transparenz; nicht defensiv reagieren; Unterschied zwischen Gefühlen und Realität bearbeiten (*creative doubt*)	Meissner (1986)
Antisoziale PS	Vermeiden von Therapiepessimismus; Fokussierung auf Stimmungsschwankungen; Versuch einer »Metadiskussion« über die Delinquenz; Bagatellisierung der Dissozialität nicht ignorieren	Glover (1960) Meloy (1988) Rauchfleisch (1981) Lobos-Wild (1990)
Schizoide PS	Fokussierung auf Stabilität und Wohlbefinden; lange Therapiedauer	Appel (1974) Stone (1989)
Zwanghafte PS	Freie Assoziation anregen; Therapeut sollte selbst »flexibel« sein; ggf. Detailschilderungen deutend unterbrechen	Salzman (1980)
Borderline-PS und Borderline-Strukturniveau	Hierarchisches Vorgehen; flexibler Umgang mit technischer Neutralität; Fokusbildung	Kernberg et al. (1989) Clarkin et al. (1999)
Schizotype PS	Aufbau einer therapeutischen Beziehung geht vor Konfliktanalyse	Stone (1985)
Dependente PS	Setting kann Dependenzwünsche fördern; unterschwellige Aggression beachten; Abhängigkeits-Autonomie-Konflikte bearbeiten	Freeman u. Gunderson (1989)
Histrionische PS	Emotionalisierungsneigung muss moduliert werden; Konfrontation mit der Realität von Partnerschaften etc.; »Ungereimtheiten« beachten	Chodoff (1989) Horowitz (1991)
Narzisstische PS	Konfrontation; Umgang mit Wut, Neid und Scham; subtile Trivialisierungen und Entwertungen beachten; Ansprüche, »versorgt zu werden«, deuten	Kernberg (1975, 1996a,b) Kohut (1971) Adler (1986) Wong (1979)

supportiv sein, manchmal unter Einbeziehung von sozialpsychiatrischen Elementen. Bei diesen Patienten finden sich oft bizarre Kognitionen oder Verhaltensweisen.

9.18.2 Emotional instabile Persönlichkeitsstörung vom Borderline-Typ

Umgang mit Suizidalität und selbstverletzendem Verhalten sowie der Tendenz, die Therapie abzubrechen, werden fokussiert. Angewandt wird eine hierarchische Vorgehensweise in den Therapiephasen (destruktive Verhaltensauffälligkeiten, schwere Hoffnungslosigkeit, Probleme in der Lebensgestaltung und interpersonelle Probleme, mangelnde Selbstzufriedenheit und zuletzt Sinnsuche), die Einbeziehung von Psychopharmaka und kein liegendes Setting (▶ Übersicht).

Zentrale Behandlungselemente bei der emotional instabilen PS (Mod. nach Waldinger 1987)

1. Aufbau eines stabilen Behandlungsrahmens
2. Vermeiden einer passiven therapeutischen Haltung
3. Haltenden Raum (*containing*) für die Wut des Patienten geben
4. Konfrontativer, aktiver Umgang mit selbstzerstörerischem Verhalten
5. Verbindung herstellen zwischen Gefühlen und Handlungen (»Ausagieren«)
6. Setzen und Einhalten von Grenzen
7. Wahrnehmen der Gegenübertragung
8. Fokus der Interventionen im Hier und Jetzt

9.18.3 Neue Entwicklungen in der Behandlung der Borderline-Persönlichkeitsstörung

In den letzten Jahren hat gerade das Gebiet der Erforschung, Diagnostik und Behandlung der BPS viel Veränderung und Auftrieb erfahren. Es sind weitere empirische Studien erschienen, die die letztlich nicht so schlechte Behandelbarkeit dieser Störung eindrücklich bezeugen.

Neben dem Manual von Linehan (Linehan et al. 1991) und dem aus der Kernberg-Gruppe (Clarkin et al. 1999) sind weitere dazugekommen: die »strukturbezogene Psychotherapie« von Rudolf (2004), die sich teilweise an der älteren interaktionellen Therapie für »frühe Störungen« von Heigl-Evers anlehnt, und das Manual zur »mentalisierungsbasierten Therapie« von Bateman und Fonagy (2004).

Die **schemafokussierte Psychotherapie** nach Young (2005) könnte für die Zukunft ein Verbindungsstück zwischen den psychodynamischen und den kognitiv-behavioralen Verfahren darstellen. Nichtintegrierte und rigide oder aufgrund von Konflikten und Spaltungen nichtintegrierbare Schemata bzw. Teilobjektrepräsentanzen stehen heute im Mittelpunkt der meisten Ansätze (s. dazu Dammann 2001b).

Größere Beachtung hat auch die eingängige **Mentalisierungstheorie** gefunden, die Aspekte der Bindungstheorie und der Entwicklungspsychologie mit psychoanalytischen Techniken verbindet (s. oben). Allerdings besteht insgesamt eine Debatte darüber, ob – und v. a. wann (Phasen der Behandlung) – der psychotherapeutische Zugang eher übend bzw. deutend, eher konfrontativ bzw. supportiv oder kognitiv bzw. psychodynamisch gewählt werden sollte.

Gegenwärtig besteht der etwas problematische Trend, zahlreiche Probleme und Störungen, die mit Schwierigkeiten in der Impulskontrolle einhergehen, als Borderline-Störungen zu qualifizieren. Nach Ansicht des Verfassers ist die zentrale Problematik dieser schweren PS besonders im Bereich der Beziehungsregulation und der Identitätsintegration (Selbstbild) zu suchen.

Die starke Fokussierung auf das Thema Traumatisierung und posttraumatische Belastungsstörung bei der Borderline-Störung scheint aktuell wieder etwas in den Hintergrund zu treten. Hier sind gegenwärtig zu viele Fragen ungeklärt:
- Was macht ein reales Trauma zu einem Psychotrauma?
- Wie kommt es, dass manche Patienten schwere Misshandlungen relativ gut bewältigen und andere nicht?
- Ist eine erfolgte Traumatisierung wirklich Ursache oder nicht vielleicht Folge oder Begleiterscheinung der Ursachen der Störung?

Andere Bereiche rücken dafür neu in den Mittelpunkt des Interesses:
- Borderline-Störungen in der Kindheit und Adoleszenz,
- Borderline-Störungen im höheren Lebensalter,
- die Kombination von narzisstischen Störungen und Borderline-Störungen, die besondere behandlungstechnische Schwierigkeiten beinhaltet,
- Überschneidungen mit der Aufmerksamkeitsdefizit-Hyperaktivitätsstörung AD(H)S.

Im Bereich der **Psychopharmakologie** der Störung sind nach Ansicht des Verfassers keine nennenswerten grundsätzlichen Neuorientierungen erfolgt. Die atypischen Neuroleptika und Serotoninwiederaufnahmehemmer scheinen wichtiger, die *mood stabilizer* eher etwas weniger bedeutsam im klinischen Alltag zu werden. Größere Probleme sind klinisch insbesondere die häufige Polypragmasie sowie die nicht zu unterschätzende Interaktion von Psychodynamiken und Pharmakotherapie (Dammann 2006a).

Eine zunehmend größere Rolle bei der Psychotherapie spielt die Beachtung von sog. **Untergruppen**, die möglicherweise von unterschiedlichen Behandlungsansätzen profitieren könnten. Die Gruppe der sog. Borderline-Patienten erscheint als eine insgesamt diagnostisch heterogene Gruppe.

Trotz aller Fortschritte bleibt dennoch weiterhin unklar, ob und bis zu welchem Grade echte Borderline-Patienten tatsächlich »geheilt« bzw. auf ein deutlich höheres (strukturelles) Funktionsniveau überführt werden können. Es steht jedoch außer Zweifel, dass mit intensiver und vorzugsweise störungsspezifischer Psychotherapie heute viele Borderline-Patientinnen, die noch vor einigen Jahren als unbehandelbar galten oder in Kliniken chronifizierten, eine erhebliche Stabilisierung erfahren können.

Entwicklungen in der Behandlung von Borderline-Störungen

Seit den 1980er Jahren ist sehr viel bezogen auf die Behandelbarkeit von persönlichkeitsgestörten Patienten geschehen. Verantwortlich für diese Entwicklungen waren:
- Störungsspezifität mit Rationale (Diagnostik, Therapievereinbarungen, Hierarchien etc.),
- allgemeine Wirkprinzipien (Spaltung bzw. nichtintegrierte Konflikte, Integration, Klärung, die zur Mentalisierung führt, optimale Balance in der kognitiv-affektiven und supportiv-konfrontativen Technik etc.)

▼

- Wert der Objektbeziehungstheorie und das In-den-Mittelpunkt-Stellen der Beziehungsproblematik in der Behandlung.

Zentrale Debatten auf dem Gebiet der psychodynamischen Behandlung der PS betreffen gegenwärtig folgende Fragen:

1. Wo liegt das optimale Affektniveau (nicht zu wenig, nicht zu viel)?
2. Wann sind Deutungen (unbewusster Motive) hilfreich oder schädlich (aufgrund von z. B. Expertenwissen, das den Patienten nicht wirklich erreicht)? Besser gefragt: Welche Art von Deutungen können hilfreich, welche schädlich sein?
3. Ist die Arbeit an und in der Übertragung hilfreich oder eher schädlich (weil z. B. verfolgend)? Die TFP betont dabei die klassische analytische Position.

Es muss jedoch aufgepasst werden, dass die Verfahren nicht einfach zu einer »Technologie« der Behandlung werden, und es sollten weiterhin Überlegungen und Weiterentwicklungen aus der Psychoanalyse integriert werden: etwa das Perversionskonzept, das Konzept der schweren Hysterie, Neo-Bionsche Theorien von Ferro, Quinodoz, Green etc.

9.18.4 Anankastische Persönlichkeitsstörung

Diese Patienten gelten als schwer zu behandeln, obwohl sie symptomatologisch nicht so krank wirken; oft sind lange Therapien notwendig. Die freie Assoziation sollte angeregt werden. Der Therapeut sollte selbst »flexibel« sein, minutiöse Detailschilderungen des Patienten deutend unterbrechen und mit der affektiven Gegenwart in Beziehung setzen (Salzman 1980).

9.18.5 Dependente Persönlichkeitsstörung

Insbesondere die (scheinbare) Aggressionshemmung kann sich in der Therapie als problematisch erweisen. Der Patient erlebt sich selbst (»masochistisch«) nur als passives Opfer, eigene Anteile an den pathologischen Beziehungsgestaltungen werden oft geleugnet (z. B. Ehefrauen von Alkoholikern). Schwierig kann sich das Therapieende gestalten, der Therapeut dient oft der realen (oralen) Bedürfnisbefriedigung. Die Komorbidität mit Depressionen ist hoch (die zusätzliche Behandlung mit einem Antidepressivum, z. B. einem Monoaminoxidasehemmer, ist daher manchmal sinnvoll). Die Abgrenzung, ob es sich bereits um eine PS im engeren Sinn handelt oder noch um eine Neurose, ist nicht immer eindeutig.

9.18.6 Antisoziale Persönlichkeitsstörung

Diese Patienten sind in der Regel nur schwer für eine einsichtsorientierte Psychotherapie zu gewinnen. Der Mangel an eigentlichem Leidensdruck und die Unfähigkeit, eine (Übertragungs-)Beziehung zu einem anderen Menschen einzugehen, die nicht pervertiert oder manipulativ ist, erweisen sich meist als nicht veränderbar. Hinzukommen oft äußere Gründe für den Therapiewunsch (wie das Vermeiden von juristischen Konsequenzen).

Patienten mit antisozialen Persönlichkeitszügen oder sogenanntem malignem Narzissmus gelangen wegen ihrer manipulativen oder tatsächlich »charmant« wirkenden Qualitäten – trotz der Schwierigkeit, sie behandeln zu können – relativ oft in Therapien. Oft stellen sich diese Züge auch erst mit der Zeit heraus, da sie anfangs verheimlicht wurden (ausbeuterische oder perverse Beziehungsgestaltungen, Patient zahlt Rechnungen nicht etc.). Diese Patienten sollten stärker in ihre Mitverantwortlichkeit für die Therapie eingebunden werden.

Zum heutigen Zeitpunkt wohl noch weitgehend ungeklärt ist die Frage, ob persönlichkeitsgestörte Delinquenten bzw. welche Untergruppen in größerem Rahmen überhaupt von psychoanalytisch orientierter Psychotherapie profitieren können (Lackinger et al. 2008). Daneben besteht die andere zentrale Frage, ob die Setting-Problematik lösbar und mit Therapie letztlich überhaupt vereinbar erscheint. Die Gruppe der Patienten mit Psychopathien bedarf eines stark strukturierten milieutherapeutischen Zugangs.

Im Unterschied zu anderen (insbesondere psychoanalytisch orientierten) Psychotherapien, bei denen sich der Therapeut neutral verhalten kann bzw. es bei stärkerem Agieren »lediglich« zu einem Ende der Behandlung/Beziehung kommen kann, zwingt das **forensische Setting** beide Protagonisten (Patient und Therapeut) in eine weit stärker verstrickte Situation, die sich auch bei größeren Bemühungen nicht vollkommen auflösen lässt: Verhält sich der Patient nicht »therapiegerecht«, kann dies zur Konsequenz haben, dass er zurück ins Gefängnis muss. (Er kann somit – mehr oder weniger direkt – den Therapeuten zu einer Form des massiven Gegenagierens zwingen, selbst wenn dieser das gar nicht möchte.) Der Therapeut ist zudem in manchen Fällen gezwungen, den Patienten zu »verpfeifen«, etwa wenn er von der Vorbereitung eines Delikts erfährt. Damit kommt es zu der ebenfalls in der Übertragungsbeziehung schwer zu handhabenden Situation, dass sich der Therapeut gegen seinen Patienten (und für den Staat etc.) entscheiden muss. (Natürlich besteht dieses Problem grundsätzlich auch in anderen Therapien, wenn man von möglichen Straftaten erfährt, allerdings kommt dies in nichtforensischen Therapien sehr selten vor.) Ferner heizt diese massive Verstrickung, durch die beide nicht einfach so auseinander gehen können wie in normalen Therapien, sondern die Beziehung entweder grandios »unzerstörbar« erscheint oder aber nur zu dem Preis totaler Zerstörung aufgelöst werden kann, das paranoide Erleben an.

Zwei der wichtigsten Grundlagen für das **Verständnis von delinquentem Verhalten** aus psychodynamischer Perspektive sind:

1. die Überlegung, dass diese Gruppe von Patienten oft eigene (schwer aushaltbare) Teile an das Außen (die Justiz, das Behandlungsteam) delegieren, um sie dort externalisieren oder evtl. im Außen sogar bekämpfen zu können,
2. die Überlegung, dass – analog der Selbstverletzung oder dem Drogenkonsum – delinquentes Verhalten sowohl autodestruktive wie »selbstfürsorgerische« (Abwehr-)Funktionen hat und (insbesondere) zur Beziehungsregulierung dient (etwa von zu großer Nähe oder zu großer Distanz).

9

9.18.7 Narzisstische Persönlichkeitsstörung

Die Therapie dient manchmal dazu, sich verleugnend weiter der Illusion hingeben zu können, alles sei in Ordnung. Der Therapeut wird scheinbar idealisiert, aber eigentlich entwertet, ohne dass er es merkt. Patienten mit narzisstischen PS neigen dazu, unangenehme Details oder Schwierigkeiten zu verschweigen, die äußere Realität zu leicht zu nehmen. Geachtet werden muss auch auf die Tendenz der »Trivialisierung« in den Stunden, d. h., statt von den ernsthaften Schwierigkeiten über Banalitäten zu sprechen. Auf der anderen Seite können diese Patienten durch ihre vordergründig rationalisierende Abwehr, die aber eigentlich keine ist, den Eindruck von reflexiver Introspektion erwecken. Dies gilt besonders für intelligente Patienten.

9.18.8 Schizoide Persönlichkeitsstörung

Diese Gruppe sucht nur selten Therapeuten auf. Allerdings gibt es einige andere PS, die schizoide Züge (oder Komorbiditäten) aufweisen (besonders die selbstunsichere PS). Es erscheint notwendig, sich in die manchmal kühl und isoliert anmutende Gefühls- und Gedankenwelt dieser Patienten (etwa im religiösen Bereich) hineinzubegeben, um einen inneren wie äußeren Rapport zu gewinnen. Gelegentlich empfiehlt sich auch ein eher interpersonelles Vorgehen, weil es für diese Patienten weniger bedrohlich erscheint als der analytische Zugang. Der »schizoide Kompromiss« (Guntrip) zwischen Distanzierung und (gedanklicher) Annäherung wird zunächst analysiert, später die (wie gefrorene) Angst, von einem Objekt verschlungen zu werden. Es wird weniger gedeutet (z. B. langes Schweigen nicht als Widerstand gedeutet), Gruppentherapie kann hilfreich sein (Appel 1974). Manchmal bestehen Komorbiditäten mit dem Asperger-Autismus.

9.18.9 Paranoide Persönlichkeitsstörung

Solange der Therapeut die Sicht des Patienten teilt, wird er akzeptiert oder geduldet. Die Patienten reagieren außerordentlich sensibel bis misstrauisch auf Zeichen von Kritik oder von Zweifeln. Entsprechende Persönlichkeitszüge finden sich z. B. auch bei Patienten mit Chronic-fatigue-Syndrom oder »multipler Chemikaliensensitivität« (Amalgam, Borreliose etc.). Die meisten Therapeuten versuchen, um überhaupt Kontakt mit diesen Patienten aufnehmen zu können, zunächst nicht gegen die verfälschte Sicht zu argumentieren. Es kann sich dabei aber rasch ein »Pyrrhus-Frieden« einstellen. Unvereinbare Realitäten sollen klar angesprochen werden (»Ich bin überzeugt, dass Sie von dem überzeugt sind, was Sie sagen, ich bin jedoch absolut anderer Meinung als Sie, da wir jedoch nicht beide recht haben können, muss sich einer von uns in einem fundamentalen Irrglauben befinden«, Kernberg). Meissner (1978) empfiehlt wegen der Gefahr projektiver Übertragung auf den Therapeuten den langsamen Aufbau einer vertrauensvollen Beziehung. Die Transparenz sollte, um das Misstrauen zu verhindern, möglichst umfassend sein und selbst Deutungen und Konfrontationen umfassen.

9.18.10 Hysterische Persönlichkeitsstörung

Patientinnen können besonders bei männlichen Therapeuten eine erotische Übertragung ausbilden, die schwer zu bearbeiten sein kann und von diesen mit dem Wunsch nach realer Erfüllung Ich-synton verwirklicht werden will. Ein Teil der Patienten geht grundsätzlich nicht zu oder nur zu weiblichen Therapeutinnen, was Teil eines Widerstands sein kann. Insgesamt erscheint es oft schwierig, nicht nur die (vordergründig zwar so angebotene) ödipale Problematik, sondern auch tiefer liegende strukturelle Störungsbereiche mit diesen Patienten anzugehen (Israel 1983). Das »Verführungsangebot« muss (aus genetisch ersichtlichen Gründen) sowohl angenommen, aber auch abgelehnt werden, damit die Patientinnen lernen können, sich etwa mit eigenen kreativen (»phallischen«) Anteilen zu identifizieren.

9.18.11 Histrionische Persönlichkeitsstörung

Die Unterscheidung einer histrionischen (oder infantilen) von einer hysterischen PS (im Gegensatz zu den gegenwärtigen Klassifikationssystemen) erscheint aus verschiedenen Gründen sinnvoll, kann an dieser Stelle jedoch nicht vertieft werden (Gabbard 1994).

Dissoziative und/oder »pseudostupide« Tendenzen (der Patient zeigt sich etwa partiell unfähig, auch nur kleinste Zusammenhänge zu erkennen) müssen beachtet und als Teil des Widerstands bearbeitet werden. Besonders Patientinnen und männliche Therapeuten gehen manchmal eine hysterisch-narzisstische Kollusion ein, die dadurch gekennzeichnet ist, dass der Therapeut zum Voyeuristen wird; die Patientinnen meinen andererseits oft, ohne ihn nicht auskommen zu können (Horowitz 1991). Bei männlichen Patienten ist die latente Homosexualität oder die (Don-Juan-hafte) Pseudohypersexualität zu beachten.

Zum Teil kommen diese Patienten in veränderte Bewusstseinszustände, sie wirken plötzlich wie »weggedämmert«. Diese Zustände, die eine weitere Arbeit erschweren, werden – wenn möglich und angemessen – als »therapieschädigendes Verhalten« aufgefasst und deshalb bei Auftreten durch aktives Ansprechen »unterbrochen« und in ihrer Auftretensdynamik analysiert (Dammann u. Overkamp 2004).

Vermehrt finden sich bei dieser Gruppe auch Sexualisierungen, die es aber auch bei anderen PS gibt. Das Nebeneinander von schmerzhaften und peinigenden Erinnerungen an Missbrauchserfahrungen, die mit sexueller Erregung vermischt sind, ist für die Patienten oft schwer auszuhalten. Sie sprechen häufig erst spät über diese quälende Konfusion, die ein besonders taktvolles Vorgehen des Therapeuten verlangt (s. auch Dammann u. Benecke 2009).

9.18.12 Passiv-aggressive Persönlichkeitsstörung

Therapieerfolge müssen vom Patienten boykottiert werden, was den Therapeuten dann veranlasst, auf den Patienten »wütend« zu werden, was diesen wiederum in eine hilflos-passive Situation bringt. Die Störung ist schwer zu behandeln. Sie kann im weiteren Verlauf in Richtung einer Therapie von Patienten mit dependenter PS münden. Die Erwartungshaltung der Patienten sollte immer wieder angesprochen werden (Malinow 1981).

9.18.13 Selbstunsichere und ängstlich-vermeidende Persönlichkeitsstörung

Patienten mit diesen »Persönlichkeitsstörungen« (im Eigentlichen ihrer PS auf neurotischem Persönlichkeitsorganisationsniveau) sind oft relativ einfach zu behandeln, was auch eine größere Zahl entsprechender Therapiestudien zeigt (Alden 1989, Cappe u. Alden 1986). Allerdings scheint diese Störung eher mit neurotischen Problematiken (soziale Phobie u. ä.) in Verbindung zu stehen. Obwohl nahe liegend ist, dass gerade diese Patientengruppe gut von behavioralen Strategien profitieren kann (Selbstsicherheitstraining etc.), darf die tiefer liegende Beziehungsstörung nicht unbeachtet bleiben. Die o. g. Autoren berichteten, dass sich die Gefühle von Einsamkeit und Alleingelassensein trotz intensiver verhaltenstherapeutischer Therapie nicht besserten. Trotz deutlicher Verbesserungen blieben die Patienten daher in vielen Bereichen dysfunktional.

9.19 Alterseffekte und Geschlechtsunterschiede

Zu den noch relativ wenig erforschten Bereichen in der Behandlung von PS gehört der Einfluss des Alters, worauf an dieser Stelle nur stichwortartig eingegangen werden kann:

1. Auch bei **Jugendlichen** finden sich PS. Diese können auch bei unter 18-Jährigen diagnostiziert werden, was jedoch mit größerer Vorsicht getan werden sollte. Schwere Adoleszenten- und Identitätskonflikte der Jugend sollten differenzialdiagnostisch berücksichtigt werden. Die Behandlung erfordert einige Modifikationen (Einbezug der Familie, stärkerer Widerstand bei Fremdmotivation, pädagogische Elemente, Autonomiebewegungen, Bedeutung von Peergroups, teilweise flexiblerer Umfang mit Verstößen gegen die Therapievereinbarungen etc.) In jüngster Zeit sind Bestrebungen im Gange, bei Borderline-Störungen Modifikationen von DBT (DBT-A) und TFP (TFP-A) für diese Altersgruppe zu manualisieren.
2. Im Allgemeinen werden PS **im höheren Alter oder in der Gerontopsychiatrie** bis heute nur selten diagnostiziert und spezifisch behandelt. Dies wirft zahlreiche Fragen auf, etwa Rückgang der Problematik (*aging-out*), Symptomverschiebungen (Abhängigkeitserkrankungen), fehlendes Bewusstsein für dieses Problem etc. Es erscheint wahrscheinlich, dass in den nächsten Jahren dieses Thema stärker ins Bewusstsein rücken wird. Auch hier sind Behandlungsmodifikationen vor-

stellbar (Umgang mit physischen Einschränkungen, Probleme in der Möglichkeit zur Wiedergutmachung, Bilanzierung der eigenen Biografie etc.).

Zu Geschlechtsunterschieden (und damit verbundenem diagnostischem Bias) s. Sellschopp (2007).

9.20 Indikation zur stationären Psychotherapie

Während von psychoanalytischer Seite in der Vergangenheit bei der Therapie von PS oftmals stationäre Aufenthalte bevorzugt wurden, die manchmal bis zu einem Jahr oder länger dauerten, hat sich in letzter Zeit (nicht nur aus ökonomischen Gründen) eine etwas andere Haltung dazu entwickelt. Stationäre Therapien können ambulante Therapien in der Regel nicht ersetzen. Sie beinhalten die Gefahr, dass die Schwierigkeiten, die in sozialen Situationen auftreten, oft nicht richtig bearbeitet werden können, da sich der Patient im Schutz der Klinik befindet. Durch einen längeren Aufenthalt werden zudem manchmal die noch intakten Funktionen (Arbeitsplatz, Partnerschaft) gefährdet. Auch wegen der Regressionsgefahr müssen (längere) stationäre Aufenthalte sorgfältig geplant werden.

In der Vergangenheit wurde häufig (auch in psychoanalytisch orientierten Kliniken) auf die strikte Trennung von Psychotherapeut und »Körperarzt« geachtet. Gerade bei Patienten mit PS erscheint nach Ansicht des Verfassers, im Widerspruch dazu, eine solche Teilung nicht immer angebracht zu sein, da Spaltungstendenzen dadurch auch verstärkt werden können. Indem man sich explizit mit dem »Ich« des Patienten ins Einverständnis setzt, können solche »störenden Abweichungen« oft integriert oder, wie die Bezahlung u. ä., als Teil des Übertragungsprozesses bearbeitet werden. Dennoch gibt es Indikationen, bei denen eine stationäre Vorbehandlung sinnvoll erscheint und oft erst eine spätere ambulante Therapie ermöglicht.

Indikationen zur stationären Psychotherapie

1. Nicht mehr zu beherrschende Suizidalität oder Fremdgefährdung
2. Massive psychotische oder psychosenahe Symptomatik
3. Völliges Fehlen eines sozialen Netzes oder chaotische Familienbeziehungen
4. Motivationsbildung für ambulante Psychotherapie (Fokusgewinnung)
5. Standortbestimmung bei Patienten mit geringer Therapievorerfahrung
6. Krisenhafte Zuspitzung (Möglichkeit der »Regression im Dienste des Ichs«)
7. Ausgeprägte interpersonelle Schwierigkeiten, die u. U. in der ambulanten Patient-Therapeuten-Dyade unerkannt blieben (Gruppensetting)
8. Sucht

9.21 Therapie schwerstkranker persönlichkeitsgestörter Patienten

Besonders für Patienten mit chronifizierten Borderline-Störungen, die bislang von den angebotenen Therapien nur wenig profitieren konnten (zahlreiche Aufenthalte in psychosomatischen und/oder psychiatrischen Kliniken, zahlreiche Therapieabbrüche sowie Suizidversuche oder Sucht), empfiehlt sich eine **multimodale Vorgehensweise** (Waldinger 1992).

Im Unterschied zu gewöhnlichen Therapien, bei denen normalerweise die Verbesserung der Symptomatik und das Ende der Therapie korreliert sind, ist es sich manchmal (besonders bei Borderline-Patienten) im Gegenteil günstig, die Fortsetzung oder Verlängerung der Therapie an den »Therapieerfolg« zu koppeln. Ansonsten führt nach subjektiver Sicht der Patienten die Stabilisierung genau zu dem, was sie oft am meisten fürchten, nämlich der Trennung von ihrem Therapeuten, was zur Folge hat, dass Therapieerfolge (unbewusst) sabotiert werden müssen.

Ein großes Problem stellen die Therapieabbrüche nach längerer Zeit dar, die nach Ansicht des Verfassers häufig auch vom Therapeuten ausgehen und häufig in den Phasen geschehen, in denen das Erreichen von bearbeitbaren negativen Übertragungen oder depressiven Symptomatiken eigentlich einen Fortschritt darstellen und nicht als Stagnation verkannt werden dürfen. Psychodynamisch verstehbare Rückgriffe auf frühere Symptome, Symptomverschiebungen (Präpsychose – Selbstverletzung – Psychosomatose – Alkoholabusus) oder das Versäumen von Stunden (als Autonomietestung) werden in ihrer progressiven Bedeutung häufig von Therapeuten nicht verstanden und dann als »Kränkung« nach längerer Therapie erlebt. Es sollte dabei immer auch an den **protektiven Charakter von Symptomen** zu denken. So vertritt z. B. Volkan (1987) in Anlehnung an Rosenfeld die Ansicht, dass manifest ödipales Material (zumindest bei Therapieanfang) – weil es eine reifere defensive Funktion im Sinne einer *upward resistance* haben könnte – nicht gedeutet werden sollte.

Besonders die schwer gestörten Patienten (etwa Borderline-Patienten) benötigen manchmal am Anfang der Psychotherapie konkrete Informationen über ihre Diagnose und den Therapieablauf, was auch zunehmend von Analytikern (etwa Volkan) angewandt wird.

Multimodales Vorgehen bei schwerer Borderline-Persönlichkeitsstörung mit Sucht und affektiver Störung

1. Einzelpsychotherapie (und Supervision des Therapeuten)
2. Eventuell Teilnahme an einer (störungsspezifischen) Gruppentherapie (Erlernen von Fertigkeiten, Informationen über die Störung etc.)
3. Eventuell weitere additive Therapien (Entspannungsübungen, Körpertherapie etc.)
4. Einsatz eines psychiatrischen Pharmakotherapeuten
5. Zusammenarbeit mit einer stationären Kriseninterventionseinrichtung
6. Sozialdienst oder sozialpsychiatrischer Dienst (Arbeitssituation, finanzielle Schwierigkeiten, Wohnsituation etc.)
7. Gegebenenfalls Suchtberatungsstelle oder Anonyme Alkoholiker
8. Eventuell zusätzlich Paar- oder Familientherapie, Therapie für die Kinder und/oder den Partner

9.22 Balancen und Mitagieren-Müssen – Elemente einer allgemeinen Psychotherapie der Persönlichkeitsstörungen

Alle erfolgreichen Therapien fokussieren letztlich auf das **Phänomen der Spaltung**:

- Dissoziation von *ego-states*,
- inkompatible Schemata (Young),
- Wechsel von Validierungs- und Veränderungsstrategien (Linehan).

In der DBT kommt der Balance von Validierungsstrategien (»radikale Akzeptanz«: »Ich kann Sie da wirklich verstehen ...«) und Veränderungsstrategien (»Und dennoch, obwohl es so schwer ist, müssen Sie etwas daran ändern ...«) eine entscheidende Bedeutung zu.

Die in der psychoanalytischen Theorie als Spaltung und von Beck und Freeman (1999) beschriebene Neigung der Borderline-Patienten zu **dichotomem Denken** versteht Linehan (1993) als Bestreben, an Gegensätzlichkeiten, d. h. entweder an der These oder Antithese, festzuhalten. Diese durchgängige Unfähigkeit, Widersprüche zu ertragen, betrachtet sie als typisches Merkmal der intrapsychischen und interpersonellen Borderline-Organisation und damit als Hemmnis für Veränderungsprozesse. Daher ist die anhaltende Fokussierung auf widersprüchliche Phänomene und Ereignisse eine der wesentlichen Strategien des Therapeuten. Er soll den Patienten durch Anwendung der dialektischen Denkweise helfen, von Entweder-oder-Standpunkten zur Annahme von Sowohl-als-auch-Positionen zu kommen. Dementsprechend obliegt es ihm, wann immer es geht, Widersprüche und Ungereimtheiten herauszuarbeiten. Dabei sind die Anwendung von Metaphern, Geschichten, Mythen, die Techniken des Advocatus diaboli und die paradoxen Interventionen integraler Bestandteil der DBT.

Dialektische Strategien durchziehen in der DBT die gesamte Behandlung. Dabei werden akzeptierende und veränderungsorientierte Strategien in eine **Balance** gebracht (▶ Übersicht); zu dem Balancen-Modell siehe (Dammann 2001b, 2006b). Indem der Therapeut selbst mit diesen Balancen arbeitet – diese selbst aushält und dem Patienten (kognitiv, deutend, modellhaft, affektiv spürbar) vermittelt – findet integrierende Therapie erfolgreich statt.

Balance von akzeptierenden und veränderungsorientierten Strategien

- Erhebliche Flexibilität bei gleichzeitig erheblicher Strukturierung des Settings notwendig (entspricht der Nähe zur Über-Ich-Pathologie, da zu viel Struktur »Diktatur« und zu wenig Struktur »Anarchie« bedeutet)
- Handlungsorientierung (Verhaltenstherapie) vs. Verstehensorientierung (Psychoanalyse) (korrespondiert mit einer Sichtweise: »Alles ist im Außen« vs. »Alles ist im Innen«)
- »Mütterliches« *Holding* (Winnicott) vs. »väterliches« *containing* (Bion). (Dies scheint besonders bei narzisstischen Störungen wichtig zu sein.)
- Konfrontative vs. supportive Strategien
- Erzeugen von *peak affects* (Kernberg) vs. *calming the anxious mind* in der Therapie
- Reflektierende Distanz vs. persönliches Engagement (lebendiges Gegenüber und Realbeziehung)

▼

- (Einseitige) Fokussierung auf traumatische Prozesse vs. Traumatisierungen werden (rationalisiert) auf spätere Therapiephasen verschoben
- Schuld- und Versagensgefühle beim Therapeuten vs. Indolenz des Therapeuten (um sich zu schützen)
- Psychopathische Übertragung vs. paranoide Übertragung, besonders bei schweren PS
- Sowohl die Schrecken der paranoid-schizoiden Position (Melanie Klein) wie auch die der depressiven Position können nicht ertragen werden
- Notwendiges »Verweigern«, projektive Delegationen (etwa libidinöser protektiver Aspekte) annehmen (»Nur wegen Ihnen bringe ich mich nicht um«) vs. Notwendigkeit, dass Projektionen auch »landen« können, weswegen sie ja projiziert werden (John Steiner: *analyst-centered* vs. *patient-centered interpretations*)
- Interpersonelle Beziehungsdeutungen und frühe genetische Beziehungsdeutungen vs. Deutungen der Patient-Therapeut-Beziehung im Hier und Jetzt (dieser Bereich ist gefährlicher)
- Unreflektiertes Mitagieren vs. Vermeiden von *enactment* um jeden Preis (Parameterdiskussion) (gemeint ist hier jedoch nicht Manipulation der Übertragung, obwohl auch diese vorkommen kann)
- Komplexe Deutungen (etwa in der TFP) vs. Ansprechen basaler Affekte im Patienten (Mentalisierungsdebatte; Was aktiviert die *mental states*?)
- Affektive Technik vs. kognitive Technik (metaphorische Deutung als Distanzierungs- und Aktivierungstechnik)
- Wahrnehmen von (rein) ödipalem Material vs. Wahrnehmen von (rein) präödipalem Material
- Präpotentes, verfrühtes Deuten (als Pseudoverstehen) vs. Warten-Wollen auf »echte und tiefe« Deutung
- Diagnostik und Therapievereinbarungs(Commitment)-Kult vs. Verzicht auf diese und Rekurrieren auf ein subjektives Gefühl
- Nah genug und gleichzeitig distanziert genug (im stationären Setting ist es besonders wichtig, darauf zu verzichten, den Patienten zu stark an sich zu binden, wenn dies nicht aufrechterhalten werden kann)
- Der Therapeut sollte *good enough* (*good enough mother*; Winnicott) vs. *bad enough* (*bad enough mother*; Sanville 1991) sein

Wer erfolgreich Patienten mit schweren PS behandeln will, kann gar nicht anders, als sich in Formen des *enactment* mit hineinziehen zu lassen, wie in ◘ Abb. 9.3 illustriert werden soll. Dies macht die Behandlung von solchen Patienten so anspruchsvoll, aber auch interessant.

Seit einigen Jahren beginnt sich ein allgemeines Therapierationale mit folgenden Bestandteilen zunehmend durchzusetzen (▶ Übersicht).

Bestandteile eines allgemeinen Therapierationales

1. Größere Bedeutung der diagnostischen Einschätzung zu Beginn der Behandlung (Prognose, Gründe für gescheiterte Vorbehandlungen, chronische Suizidalität, dissoziale Züge etc.), auch in der MBT
2. Weitergabe von gewissen Informationen an den Patienten (dies wird allerdings unterschiedlich gehandhabt)
3. Therapievereinbarungen (auch als Therapieverträge bezeichnet), die Bedrohungen für die Behandlung antizipieren sollen und eine Möglichkeit darstellen, zusätzliche Aspekte in die Behandlung aufzunehmen (etwa Umgang in Krisen, multimodale Behandlung bei schwerer kranken Patienten mit zahlreichen sozialen Problemen; Zusammenarbeit von Pharmako- und Psychotherapeut)
4. Stabilisierungsphase
5. Berücksichtigung von traumatischem Material
6. Kombination von Einzel- und Gruppentherapie im stationären Rahmen

9.23 Ausblick und offene Fragen bei der Therapie von PS

Besonders für die Psychoanalyse wird es darum gehen, sich mit Befunden der neueren Psychotherapieforschung (etwa der Arbeitsgruppe um William Piper, Piper et al. 1991) auseinanderzusetzen, die (besonders bei schwereren Störungen) in den Wirkfaktoren eine Überlegenheit von supportivem und dadurch Ich-stärkendem Vorgehen andeuten, im Gegensatz zu konfrontativen, früh mit Deutungen arbeitenden Techniken.

Die Beachtung der **Ressourcen** von Menschen mit PS wird vermutlich in Zukunft einen größeren Raum einnehmen. Rhode-Dachser (1989) fordert, die bereits vorhandenen Ich-Anteile und Selbstschutzfähigkeiten stärker zu

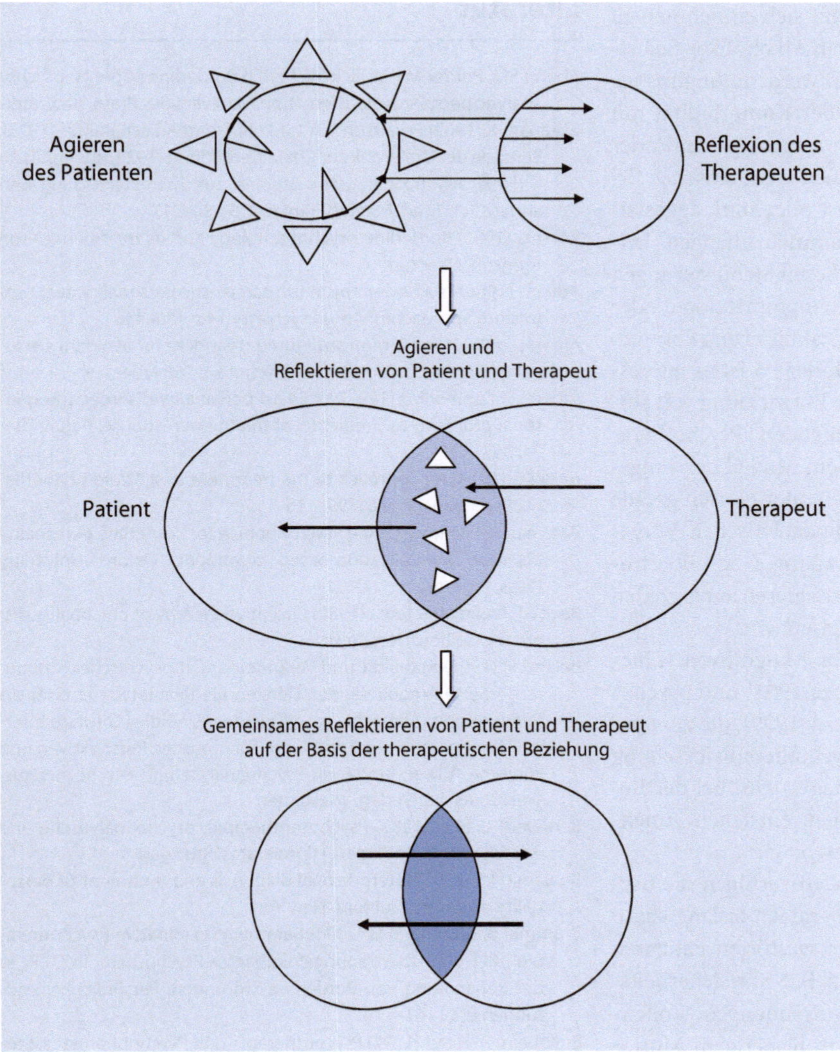

Abb. 9.3 Agieren und Reflektieren in verschiedenen Phasen der Borderline-Therapie. (Aus Dammann 2006b, mit freundlicher Genehmigung)

beachten und »weniger auf die Pathologie als auf die Coping-Möglichkeiten der Patienten« einzugehen. Trotz der Gefahr einer nicht mehr psychoanalytisch zu nennenden psychoeduktativen Technik wird die *resilience*, eine Art positiver, umgekehrter Vulnerabilität, in Zukunft eine größere Rolle spielen. Patienten mit PS könnten so ermutigt werden, in entsprechenden Berufszweigen erfolgreich zu sein, die ihrer Persönlichkeit entgegenkommen. Auch die häufig vorhandene Kreativität dieser Menschen sollte stärker beachtet werden. In diese Richtung gehen auch Ansätze, die sich mit der kontextspezifischen Kompetenz von PS beschäftigen (Offer u. Sabashin 1991).

Im Bereich der Psychotherapieforschung von PS wird in Zukunft vermutlich die Identifizierung von **Subgruppen** innerhalb einer DSM-IV-Kategorie eine größere Rolle spielen. Clarkin et al. (1992) identifizierten z. B. für den Borderline-Bereich drei Subcluster (ein »affektives«, ein »impulsives« und ein durch Identitätsdiffusion gekennzeichnetes), die deutlich ungleich auf eine manualisierte psychodynamische Therapie zu reagieren scheinen. (Das »identitätsdiffuse Cluster« zeigte dabei erwartungsgemäß die schlechtesten Erfolgswerte. Kernberg [mündl. Mitteilung] betont selbst, dass das psychoanalytische zentrale Konzept der Identitätsdiffusion in weiten Bereichen wissenschaftlich ungeklärt ist; vielleicht könnten dabei Modelle aus dem Bereich der »dissoziativen Identitätsstörungen« zur Klärung beitragen.) Auch im Bereich der ängstlich-vermeidenden PS konnten Therapiestudien (Alden u. Capreol 1993) unterschiedliche Untergruppen feststellen.

Michael Stone (1993) fand in seiner berühmten Langzeitstudie, dass ca. 66% aller nachuntersuchten Patienten mit z. T. schweren PS nach durchschnittlich etwa 20 Jahren ein inzwischen gutes »Funktionsniveau« aufwiesen. Ein günstiger Verlauf scheint durch Intelligenz, physische

Attraktivität, die Fähigkeit, andere für sich einnehmen zu können, Kreativität und Teilnahme an Alkoholiker-Selbsthilfegruppen (AA) beeinflusst zu werden; ungünstige **Prognosen** scheinen dagegen mit der Komorbidität mit anderen PS (besonders gravierend: schizotype und/oder antisoziale PS) und extremen Formen traumatischer Erfahrungen (wie Vater-Tochter-Inzest oder stark aggressionsgeladenem Familienklima) zusammenzuhängen. Unklar bleibt dabei jedoch, ob es bei diesen Stabilisierungen nur zu einer Art *aging-out* in der Symptomatologie oder zu einer eigentlichen strukturellen Stabilisierung kommt.

Besonders auch für den Bereich der PS ist es interessant, ob es in Zukunft eher zu einer Entwicklung von störungsspezifischen, schulenübergreifenden Psychotherapien kommen wird (etwa gemäß dem Modell der »allgemeinen Psychotherapie« von Grawe) oder ob sich gerade hier der besondere Wert des psychoanalytischen Vorgehens – mit seiner Fähigkeit, Übertragung, Gegenübertragung, Widerstand, Spaltung oder Ausagieren aufzugreifen und verstehend einzuordnen – erweisen wird.

Sowohl im Bereich der behavioral-kognitiven (Linehan 1993), der interpersonellen (Shea 1993) und psychodynamischen Therapien (Clarkin et al. 1999), die zum gegenwärtigen Zeitpunkt von der Psychotherapieforschung als »Mittel der Wahl« (Roth u. Fonagy 1996) bei der Behandlung von PS angesehen werden, entstehen zunehmend manualisierte Therapieverfahren.

Im Gegensatz zu den behavioralen verfügen die psychoanalytisch orientierten Psychotherapien bislang kaum über die Möglichkeit, persönlichkeitsgestörten Patienten Fertigkeiten (*skills*) zu vermitteln (z. B. Selbstsicherheitstraining, Gedankenstop, Entspannungsübungen, Rollenspiele), die diese alternativ zu ihrem bisherigem Muster einzusetzen versuchen könnten (etwa Linehan 1993 für die BPS).

Obwohl ein positiver Effekt von Psychopharmaka bei manchen PS als erwiesen gelten kann (Soloff 1990), ist unklar, ob es sich (entsprechend der NIMH-Studie zur Depression) um einen der Psychotherapie eher gleichwertigen oder additiven Effekt handelt.

In der psychodynamischen Therapie mit persönlichkeitsgestörten Patienten geht es letztlich um den »Aufbau von Struktur«, worin vielleicht auch die entscheidende Überlegenheit im Vergleich zu den rein am Verhalten und der Interaktion orientierten Verfahren liegen könnte. So zeigte sich etwa für die verhaltenstherapeutische Behandlung von Borderline-Patienten in der Studie von Linehan et al. (1991) zwar (im Vergleich zu einem herkömmlichen, nichtmanualisierten Vorgehen) eine geringere Anzahl von notwendigen stationären Kriseninterventionen und parasuizidalen Handlungen.

9

Literatur

Abend SM, Porder MS, Willick MS (1983) Borderline patients: psychoanalytic perspectives. International Universities Press, New York

Abraham K (1969) Ergänzungen zur Lehre vom Analcharakter (1923); Beiträge der Oralerotik zur Charakterbildung (1924). In: Abraham K (Hrsg) Psychoanalytische Studien zur Charakterbildung und andere Schriften. Fischer, Frankfurt, S 184–217

Adler G (1985) Borderline psychopathology and its treatment. Jason Aronson, New York

Adler G (1986) Psychotherapy of the narcissistic personality: two contrasting approaches. Am J Psychiatry 143: 430–436

Alden LE (1989) Short-term structured treatment for avoidant personality disorder. J Consult Clin Psychol 56: 756–764

Alden LE, Capreol MJ (1993) Avoidant personality disorder: interpersonal problems as predictors of treatment response. Behav Ther 24: 357–376

Appel G (1974) An approach to the treatment of schizoid phenomena. Psychoanal Rev 61: 99–113

Bateman A, Fonagy P (2004) Psychotherapy for borderline personality disorder. Mentalization-based treatment. Oxford University Press, Oxford

Beck AT, Freeman A (eds) (1989) Cognitive therapy of personality disorders. Guilford, New York

Beland H (1995) Stabilität und Veränderbarkeit psychischer Strukturen – Systemregulierendes Denken als Realitätstreue oder als Verleugnung (Allmacht). In: Schneider G, Seidler G (Hrsg) Internalisierung und Strukturbildung. Theoretische Perspektiven und klinische Anwendungen in Psychoanalyse und Psychotherapie. Westdeutscher Verlag, Wiesbaden

Benedetti G et al (1983) Psychosentherapie: psychoanalytische und existentielle Grundlagen. Hippokrates, Stuttgart

Benjamin LS (1993) Interpersonal diagnosis and treatment of personality disorders. Guilford, New York

Brömmel B, Dammann G (2004) Katathym Imaginative Psychotherapie (KIP) und Übertragungsfokussierte Psychotherapie (TFP) in der Behandlung von Borderline-Störungen. Persönlichkeitsstörungen 8(3): 161–174

Buchheim P (Hrsg) (1997) Psychotherapie und Psychopharmaka: Störungsorientierte Behandlungsansätze – kombinierte Therapie. Schattauer, Stuttgart

Buchheim P, Dammann G (2001) Erfahrungen mit Training und Anwendung der TFP. In: Clarkin JF, Yeomans FE, Kernberg OF (Hrsg) Psychotherapie der Borderline-Persönlichkeit: Manual zur Transference-Focused Psychotherapy (TFP). Schattauer, Stuttgart, S 295–321

Cappe RF, Alden LE (1986) A comparison of treatment strategies for clients functionally impaired by extreme shyness and social avoidance. J Consult Clin Psychol 54: 796–801

Chodoff P (1989) Histrionic personality disorder In: American Psychiatric Association (ed) Treatments of psychiatric disorders, Vol 3. American Psychiatric Association, Washington, DC, pp 2727–2736

Clarkin JF, Dammann G (2000) Psychometrische Verfahren zur Diagnostik und Therapie der Borderline-Störungen. In: Kernberg OF, Dulz B, Sachsse R (Hrsg) Handbuch der Borderline-Störungen. Schattauer, Stuttgart, S 125–48

Clarkin JF, Marziali E, Munroe-Blum H (eds) (1992) Borderline personality disorder: clinical and empirical perspectives. Guilford, New York

Clarkin JF, Yeomans F, Kernberg OF (1999) Psychodynamic psychotherapy of borderline personality organization: a treatment manual. Wiley, New York

Clarkin JF, Levy KN, Dammann G (2002) An object-relations approach to the treatment of borderline patients. In: Kaslow FW, Magnavita JJ (eds) Comprehensive textbook of psychotherapy, Vol 1: Psychodynamic and object relations psychotherapies. Wiley, New York, pp 239–252

Cloninger CR, Svrakic D, Przybeck T (1993) A psychobiological model of temperament and character. Arch Gen Psychiatry 50: 975–990

Coccaro EF (1993) Psychopharmacologic studies in patients with personality disorders: review and perspective. J Personal Disord 7: 181–192

Dammann G (2000) Psychoanalytische Therapie bei Persönlichkeitsstörungen. In: Senf W, Broda M (Hrsg) Praxis der Psychotherapie. Ein integratives Lehrbuch: Psychoanalyse, Verhaltenstherapie, Systemische Therapie, 2. Aufl. Thieme, Stuttgart, S 395–406

Dammann G (2001a) Aktuelle Kontroversen und Forschungsansätze bei der psychodynamischen Behandlung von Borderline-Persönlichkeitsstörungen. In: Stuhr U, Leuzinger-Bohleber M, Beutel M (Hrsg) Langzeit-Psychotherapie: Perspektiven für Therapeuten und Wissenschaftler. Kohlhammer, Stuttgart, S 379–409

Dammann G (2001b) Bausteine einer allgemeinen Psychotherapie der Borderline-Störung. In: Dammann G, Janssen PL (Hrsg) Psychotherapie der Borderline-Störungen. Thieme, Stuttgart, S 232–57

Damman G (2003) Borderline personality disorder and theory of mind: an evolutionary perspective. In: Brüne M, Ribbert H, Schiefenhövel H (eds) The social brain: evolution and pathology. Wiley, Chichester, pp 373–417

Dammann G (2004) Interaktionelle Methode und Übertragungsfokussierte Psychotherapie (TFP): Gemeinsamkeiten und Unterschiede zweier psychodynamischer Therapieverfahren für persönlichkeitsgestörte Patienten. Forum Psychoanal 20: 314–330

Dammann G (2006a) Schwierigkeiten bei der Kombination von Psychotherapie und Pharmakotherapie in der Behandlung von Borderline-Persönlichkeitsstörungen. Persönlichkeitsstörungen 10: 246–257

Dammann G (2006b) Manualgeleitete Borderline-Therapie. Möglichkeiten und Grenzen aus psychoanalytischer Sicht. Z Psychoanal Theor Prax 21: 71–116

Dammann G (2007) Chronische Suizidalität bei Borderline-Persönlichkeitsstörungen. Dynamik und Behandlung. In: Wurst FM, Vogel R, Wolfersdorf M (Hrsg) Theorie und Praxis der Suizidprävention (Suizidologie/Suicidology, Bd 19). Roderer, Regensburg, S 24–36

Dammann G, Benecke C (2002) Psychotische Symptome bei Patienten mit Borderline-Persönlichkeitsstörungen. Persönlichkeitsstörungen 7: 261–273

Dammann G, Benecke C (2009) Psychodynamisch orientierter Umgang mit Sexualisierungen von Patienten mit Persönlichkeitsstörungen. In: Dulz B, Benecke C, Richter-Appelt H (Hrsg). Borderline-Störungen und Sexualität. Schattauer, Stuttgart, New York, im Druck

Dammann G, Buchheim P (1997) Die psychotherapeutische Behandlung der Borderline-Störung heute, In: Buchheim P (Hrsg) Psychotherapie und Psychopharmaka: Störungsorientierte Behandlungsansätze – kombinierte Therapie. Schattauer, Stuttgart, S 149–168

Dammann G, Buchheim P (2003) Psychoanalytische Konzeptbildung der Persönlichkeitsstörungen. In: Herpertz SC, Saß H (Hrsg) Persönlichkeitsstörungen. Thieme, Stuttgart, S 26–40

Dammann G, Fiedler P (2004) Psychotherapie von Persönlichkeitsstörungen. Perspektiven integrativer Psychotherapie. In: Senf W, Broda M (Hrsg) Praxis der Psychotherapie. Ein intergratives Lehrbuch, 3. Aufl. Thieme, Stuttgart, S 462–482

Dammann G, Gerisch B (2005) Narzisstische Persönlichkeitsstörungen und Suizidalität: Behandlungsschwierigkeiten aus psychodynamischer Perspektive. Schweiz Arch Neurol Psychiatr 156: 299–309

Dammann G, Kächele H (2001) Resultate der psychodynamischen Behandlung von Borderline-Störungen. Nervenheilkunde 20: 31–37

Dammann G, Overkamp B (2004) Diagnose, Differentialdiagnose und Komorbidität bei Dissoziativen Störungen. In: Reddemann L, Hofmann A, Gast U (Hrsg) Psychotherapie der Dissoziativen Störungen. Thieme, Stuttgart, S 3–25

Dammann G, Buchheim P, Clarkin JF, Kernberg OF (2001) Die Arbeit mit Therapievereinbarungen in der übertragungsfokussierten, psychodynamischen Therapie von Borderline-Störungen. In: Dammann G, Janssen PL (Hrsg) Psychotherapie der Borderline-Störungen. Thieme, Stuttgart, S 59–70

Eissler KR (1953) The effect of structure of the ego on psychoanalytic technique. J Am Psychoanal Assoc 1: 104–153

Fenichel O (1945) The psychoanalytic theory of neurosis. Norton, New York

Fiedler P (1995) Persönlichkeitsstörungen, 2. Aufl. Psychologie Verlags Union, Weinheim

Freeman PS, Gunderson JG (1989) Treatment of personality disorders. Psychiatr Ann 19: 147–153

Freud A (1936) Das Ich und die Abwehrmechanismen. Internationaler Psychoanalytischer Verlag, Wien

Freud S (1908) Charakter und Analerotik. Gesammelte Werke VII, S 203ff

Freud S (1923) Das Ich und das Es. Gesammelte Werke XIII, S 235–290

Freud S (1931) Über libidinöse Typen. Int Z Psychoanal 17: 313–316

Gabbard GO (1994) Psychodynamic psychiatry in clinical practice. The DSM-IV edition. American Psychiatric Press, Washington, DC

Gabbard GO, Wilkinson SM (1994) Management of countertransference with borderline patients. American Psychiatric Press, Washington, DC

Glover E (1960) The roots of crime. Imago, London

Gunderson JG, Najavits LM, Leonhard C, Sullivan CM, Sabo AN (1997) Ontogeny of the therapeutic alliance in borderline patients. Psychother Res 7(3): 301–309

Häfner H (1961) Psychopathen. Daseinsanalytische Untersuchungen zur Struktur und Verlaufsgestalt von Psychopathien. Springer, Berlin Heidelberg New York Tokio

Herman JL, Perry JC, van der Kolk BA (1989) Childhood trauma in borderline personality disorder. Am J Psychiatry 146: 490–495

Hoffmann SO (1979) Charakter und Neurose: Ansätze zu einer psychoanalytischen Charakterologie. Suhrkamp, Frankfurt/Main

Horowitz MJ (ed) (1991) Hysterical personality stile and the histrionic personality disorder. Jason Aronson, Northvale, NJ

Israel L (1983) Die unerhörte Botschaft der Hysterie. Reinhardt, München

Kernberg OF (1975) Borderline conditions and pathological narcissism. Jason Aronsson, Northvale, NJ

Kernberg OF (1984) Severe personality disorders: psychotherapeutic strategies. Yale University Press, New Haven, CT

Kernberg OF (1993) The psychotherapeutic treatment of the borderline patient. In: Paris J (ed) Borderline personality disorder. Etiology and treatment. American Psychiatric Press, Washington, DC, pp 261–284

Kernberg OF (Hrsg) (1996a) Narzißtische Persönlichkeitsstörungen. Schattauer, Stuttgart

Kernberg OF (1996b) A psychoanalytic theory of personality disorders. In: Clarkin JF, Lenzenweger MF (eds) Major theories of personaltiy disorder. Guilford, New York, pp 106–140

Kernberg OF (1998) Die Bedeutung neuerer psychoanalytischer und psychodynamischer Konzepte für die Befunderhebung und Klassifikation von Persönlichkeitsstörungen. In: Schauenburg H, Freyberger HJ, Cierpka M, Buchheim P (Hrsg) OPD in der Praxis. Konzepte, Anwendungen, Ergebnisse der Operationalisierten Psychodynamischen Diagnostik. Huber, Bern, S 55–68

Kernberg OF, Selzer MA, Koenigsberg HW, Carr AC, Appelbaum AH (1989) Psychodynamic psychotherapy of borderline patients. Basic Books, New York

Klein GS (1954) Need and regulation. Motivation 2: 224–274

Kohut H (1971) The analysis of the self. A systematic approach to the psychoanalytic treatment of narcisstic personality disorders. International Universities Press, New York

Krause R (1997) Allgemeine Psychoanalytische Krankheitslehre, Bd 1: Grundlagen. Kohlhammer, Stuttgart

Lackinger F, Damman G, Wittmann B (Hrsg) (2008) Psychodynamische Psychotherapie bei Delinquenz. Praxis der Übertragungsfokussierten Psychotherapie. Schattauer, Stuttgart

Levy KN, Meehan KB, Kelly KM, Reynoso JS, Weber M, Clarkin JF, Kernberg OF (2006) Change in attachment patterns and reflective function in a randomized control trial of transference-focused psychotherapy for borderline personality disorder. J Consult Clin Psychol 74(6): 1027–1040

Liebowitz MR, Stone MH, Turkat ID (1986) Treatment of personality disorders. In: Frances AJ, Hales RE (eds) American Psychiatric Association annual review, Vol 5. American Psychiatric Press, Washington, DC, pp 356–393

Linehan MM (1993) Cognitive-behavioral treatment of borderline personality disorder. Guilford, New York

Linehan MM, Armstrong HE, Suarez A, Allmon D, Heard HL (1991) Cognitive-behavioral treatment of chronically parasuicide patients. Arch Gen Psychiatry 48: 1060–1064

Livesley JW (ed) (1995) The DSM-IV personality disorders. Guilford, New York

Lobos-Wild R (1990) Die Psychotherapie der Soziopathen und der objektiv gefährlichen Patienten. Psychother Psychosom med Psychol 40: 307–315

Luborsky L, McClelland T, Woody GE, O'Brien CP, Auerbach A (1985) Therapist's success and its deteminants. Arch Gen Psychiatry 42: 602–611

Malinow KL (1981) Passiv-aggressive personality. In: Lion JR (eds) Personality disorders. Diagnosis and management, 2nd edn, rev. for DSM III. Williams & Wilkins, Baltimore, MD, pp 121–132

Meissner WW (1978) The paranoid process. Janson Aronson, New York

Meissner WW (1986) Psychotherapy and the paranoid process. Jason Aronson, Northvale, NJ

Meloy JR (1988) The psychopathic mind: origins, dynamics, and treatment Jason Aronson, Northvale, NJ

Millon T (1996) Disorders of personality, 2nd edn, DSM-IV and beyond. Wiley, New York

Offer D, Sabshin M (eds) (1991) The diversity of normal behavior. Further contributions to normatology. Basic Books, New York

Piper WE, Azim F, Joyce SA, McCallum M (1991) Transference interpretations, therapeteutic alliance and outcome in short-term individual psychotherapy. Arch Gen Psychiatry 48: 946–953

Potach HM (1994) Pragmatic-existential psychotherapy with personality disorders. Gordon Handwerk, Madison, NJ

Racker H (1968) Transference and countertransference. International Universities Press, New York

Rauchfleisch U (1981) Dissozial. Entwicklung, Struktur und Psychodynamik dissozialer Persönlichkeiten. Vandenhoeck & Ruprecht, Göttingen

Reich W (1928) Über Charakteranalyse. Int Z Psychoanal 14: 180–196

Rohde-Dachser C (1989) Das Borderline-Syndrom. Huber, Bern

Roth A, Fonagy P (1996) What works for whom? A critical review of psychotherapy research. Guilford, New York

Rudolf G (2004) Strukturbezogene Psychotherapie. Leitfaden zur psychodynamischen Thjerapie struktureller Störungen. Schattauer, Stuttgart

Salzman L (1980) Treatment of the obsessive personality. Jason Aronson, Northvale, NJ

Sanville J (1991) The playground of psychoanalytic therapy. The Analyric Press, Hillsdale, NJ

Saß H (1987) Psychopathie – Soziopathie – Dissozialität: zur Differentialtypologie der Persönlichkeitsstörungen. Springer, Berlin Heidelberg New York Tokio

Saß H, Houben I, Herpertz S, Steinmeyer EM (1996) Kategorialer versus dimensionaler Ansatz in der Diagnostik von Persönlichkeitsstörungen. In: Schmitz B, Fydrich T, Limbacher K (Hrsg) Persönlichkeitsstörungen: Diagnostik und Psychotherapie. Psychologie Verlags Union, Weinheim, S 42–55

Schneider K (1923) Die psychopathischen Persönlichkeiten. In: Aschaffenburg G (Hrsg) Handbuch der Psychiatrie, Spez. Teil, 7. Abt, I. Teil. Deuticke, Leipzig

Sellschopp A (2007) Geschlechtsspezifische Aspekte der psychodynamischen Therapie am Beispiel der Borderline-Persönlichkeitsstörung. In: Dammann G, Janssen PL (Hrsg) Psychotherapie der Borderline-Störungen, 2. Aufl. Thieme, Stuttgart, S 99–107

Shapiro D (1965) Neurotic styles. Basic Books, New York

Shea MT (1993) Psychosocial treatment of personality disorder. J Personal Disord 7: 167–180

Soloff PH (1990) What's new in personality disorders? An update on pharmacologic treatment. J Personal Disord 4: 233–243

Soloff PH (1994) Is there any drug treatment of choice for the borderline patients? Acta Psychiatr Scand 89(Suppl 379): 50–55

Solomon MF, Lang JA, Grotstein JS (1987) Clinical impressions of the borderline patient. In: Grotstein JS et al (eds) The borderline patient: emerging concepts in diagnosis, psychodynamics, and treatment, Vol 1. Analytic Press, Hillsdale, NJ, pp 3–12

Spitzer RL, Endicott J (1979) Justification for seperating schizotypical and borderline personality disorders. Schizophr Bull 5: 95–100

Stein G (1993) Drug treatment of personality disorders. In: Tyrer P, Stein G (eds) Personality disorders reviewed. Gaskell – Royal College of Psychiatrists, London, pp 225–261

Steiner J (1994) Patient-centered and analyst-centered interpretations: some implications of containment and countertransference. Psychoanal Inquiry 14: 406–422

Stevenson J, Meares R (1992) An outcome study of psychotherapy for patients with borderline personality disorder. Am J Psychiatry 149: 358–362

Stone MH (1985) Schizotypal personality: psychotherapeutic aspects. Schizophr Bull 11: 576–589

Stone MH (1989) Schizoid personality disorder. In: American Psychiatric Association (ed) Treatments of psychiatric disorders, Vol 3. American Psychiatric Association, Washington, DC, pp 2712–2718

Stone MH (1992) Treatment of severe personality disorders. In: Tasman A, Riba MB (eds) Review of psychiatry, Vol 11. American Psychiatric Press, Washington, DC, pp 98–115

Stone MH (1993) Abnormalities of personality, within and beyond the realm of treatment. Norton, New York

Turkat ID, Maisto SA (1985) Personality disorders. Application of the experimental method to the formulation and modification of personality disorders. In: Barlow DH (ed) Clinical handbook of psychological disorders. A step-by-step treatment manual. Guilford, New York, pp 502–570

9

Verheul R, Van Den Bosch LM, Koeter MW, De Ridder MA, Stijnen T, Van Den Brink W (2003) Dialectical behaviour therapy for women with borderline personality disorder: 12-month, randomized clinical trial in The Netherlands. Br J Psychiatry 182: 135–140

Volkan V (1987) Six steps in the treatment of borderline personality organisation. Jason Aronson, Northvale, NJ

Waldinger RJ (1987) Intensive psychodynamic therapy with borderline patients: an overview. Am J Psychiatry 144: 267–274

Waldinger RJ (1992) Multimodal treatment of borderline personality disorder. In: Clarkin JF, Marziali E, Munroe-Blum H (eds) Borderline personality disorder: clinical and empirical perspectives. Guilford, New York, pp 300–316

Waldinger RJ, Gunderson JG (1984) Completed psychotherapies with borderline patients. Am J Psychother 38: 190–202

Wallerstein RS (1986) Forty-two lives in treatment: a study of psychoanalysis and psychotherapy. Guilford, New York

Wallerstein RS (1991) Assessment of structural change in psychoanalytic therapy and research. In: Shapiro T (ed) The concept of structure in psychoanalysis. International Universities Press, Madison, NJ, pp 241–261

Widiger TA, Frances AJ, Harris M, Jacobsberg LB, Fyer M, Manning D (1991) Comorbidity among axis II disorders. In: Oldham JM (ed) Personality disorders: new perspectives on diagnostic validity. American Psychiatric Press, Washington, DC, pp 163–194

Winston A, Pollack J, McCullough L, Flegenheimer W, Kestenbaum R, Trujillo M (1991) Brief psychotherapy of personality disorders. J Nerv Ment Dis 179: 188–193

Winston A, Laikin M, Pollack J, Samstag LW, McCullough L, Muran JC (1994) Short-term psychotherapy of personality disorders. Am J Psychiatry 151: 190–194

Wong N (1979) Clinical considerations in group treatment of narcissistic disorders. Int J Group Psychother 29: 325–345

Wurmser L (1987) Flucht vor dem Gewissen. Analyse von Über-Ich und Abwehr bei schweren Neurosen. Springer, Berlin Heidelberg New York Tokio

Young JE, Klosko JS, Weishaar ME (2005) Schematherapie. Ein praxisorientiertes Handbuch. Junfermann, Paderborn

Zanarini MC, Frankenburg FR, Gunderson JG (1988) Pharmacotherapy of borderline outpatients. Compr Psychiatry 29(4): 372–378

Angsterkrankungen

Markus Bassler

10.1 Grundlagen – 216

10.2 Psychologische Konzepte zur Entstehung von Angst – 216
10.2.1 Neurobiologische Grundlagen von Angst – 216
10.2.2 Psychologische Grundlagen von Angst – 217

10.3 Spezifische Krankheitsbilder – 219
10.3.1 Spezifische Phobien – 219
10.3.2 Soziale Phobie – 221
10.3.3 Agoraphobie mit/ohne Panikstörung – 223
10.3.4 Isolierte Panikstörung – 225
10.3.5 Generalisierte Angststörung – 226

10.4 Diagnostik und Indikationsstellung bei Angststörungen – 228

10.5 Therapeutische Prinzipien bei Angststörungen – 228
10.5.1 Allgemeines – 228
10.5.2 Störungsorientierte Psychotherapie – 230
10.5.3 Kombination mit Pharmakotherapie – 230
10.5.4 Störungsorientierte Therapiemanuale – 231
10.5.5 Spezielle Behandlungsstrategien und -probleme – 231
10.5.6 Therapeutische Ziele – 234
10.5.7 Indikationen und Kontraindikationen – 235

10.6 Effektivität von Psychotherapie bei Angststörungen – 237
10.6.1 Methodische Probleme – 237
10.6.2 Psychotherapie der spezifischen Phobie – 238
10.6.3 Psychotherapie der sozialen Phobie – 238
10.6.4 Psychotherapie der Panikstörung mit Agoraphobie – 239
10.6.5 Psychotherapie der generalisierten Angststörung – 240

10.7 Typische Problemsituationen in der Therapie – 241
10.7.1 Befürchtungen wegen körperlicher Symptome – 241
10.7.2 Problematisches Sicherheitsverhalten – 241
10.7.3 Verordnung von Anxiolytika – 242
10.7.4 Therapieziel Angstfreiheit – 242
10.7.5 Angst vor dem Hintergrund Ich-struktureller Defizite – 242

Literatur – 242

» In einem von Grimms Märchen wird von einem jungen Burschen erzählt, der auf Abenteuer auszog, um das Fürchten zu lernen. Wir wollen diesen Abenteurer seinen Gang gehen lassen, ohne uns darum zu kümmern, ob er auf seinem Wege das Entsetzliche traf. Indessen will ich sagen, daß dies ein Abenteuer ist, das jeder Mensch zu bestehen hat – er muß das Fürchten lernen, um nicht in Verderben zu geraten, entweder weil er niemals in Angst gewesen ist oder weil er in Angst versinkt; wer sich richtig zu fürchten gelernt hat, der hat deshalb das Höchste gelernt … «

Sören Kierkegaard (1844)

10.1 Grundlagen

Angststörungen zählen neben den depressiven Störungen zu den häufigsten psychischen Erkrankungen in der Bevölkerung. Epidemiologische Studien gehen von einer Lebenszeitprävalenz von etwa 14% aus (Regier et al. 1998). Die meisten Angststörungen neigen frühzeitig zur Chronifizierung, spontane Remissionen sind selten (Wittchen 1988). Eine Angststörung tritt meist nicht isoliert auf, sondern häufig in Kombination entweder mit weiteren Angststörungen (ca. 75%) oder aber mit depressiven Störungen (bis ca. 50%) bzw. mit Substanzmissbrauch (bis ca. 40%, Magee et al. 1996).

Bei den **primären Angststörungen** lassen sich zwei Hauptgruppen abgrenzen:

1. die phobischen Störungen mit situations- bzw. objektbezogenen Ängsten (F40) und
2. die sonstigen Angststörungen (F41), bei denen die Ängste entweder in Form von akuten Panikattacken auftreten oder wie bei der generalisierten Angststörung mehr diffusen Charakter haben.

Ein wesentliches Merkmal der **Phobien** ist die Unangemessenheit der Angstreaktion bezüglich auslösender Situationen oder Objekte, bei der Panikstörung oder der generalisierten Angststörung tritt die Angst für den Betroffenen meist ohne erkennbaren Anlass auf. Weitere Krankheitsbilder, bei denen Angst eine wesentliche Rolle spielt, sind die posttraumatische Belastungsstörung (F43.2), die hypochondrischen Gesundheitsbefürchtungen (F45.2) sowie die somatoformen autonomen Funktionsstörungen (F45.3), unter die v. a. diejenigen körperlichen Symptome fallen, die ursächlich durch Angst bzw. weitere Primäraffekte (z. B. Wut, Trauer oder Ekel) bedingt sind.

Eine Übersicht der wichtigsten Angststörungen gibt Tab. 10.1.

Tab. 10.1 Angststörungen – wesentliche Diagnosen nach ICD-10

Angststörung	Frauen	Männer
Agoraphobie mit/ohne Panikstörung (F40.01)	8,3%	2,9%
Soziale Phobien[a] (F40.1)	3,1%	2,0%
Spezifische (isolierte) Phobien (F40.2)	10,4%	5,5%
Panikstörung (F41.0)	2,9%	1,7%
Generalisierte Angststörung (F41.1)	2,5% (?)[b]	1,8% (?)[b]

[a] Für soziale Phobien zitiert nach Schneier et al. (1992)

[b] Das *Fragezeichen* bei der Häufigkeit der generalisierten Angststörung ergibt sich aus der Unsicherheit, dass in verschiedenen epidemiologischen Studien die diagnostischen Kriterien nicht einheitlich verwendet wurden und teilweise definitorische Überschneidungen mit der ängstlich-vermeidenden Persönlichkeitsstörung bestehen.

Neben den primären Angststörungen können auch behandlungsbedürftige **sekundäre Angstsyndrome** bei manchen somatischen, psychosomatischen und psychiatrischen Erkrankungen auftreten, die deshalb bei der diagnostischen Abklärung ebenfalls zu berücksichtigen sind.

10.2 Psychologische Konzepte zur Entstehung von Angst

10.2.1 Neurobiologische Grundlagen von Angst

Angst zählt neben Freude, Trauer, Furcht, Wut, Überraschung und Ekel zu den sogenannten **primären Emotionen**. Dabei handelt es sich um angeborene Reaktionsmuster, die beim Menschen auf drei unterschiedlichen Ebenen ablaufen:

- der motorischen,
- der physiologischen und
- der subjektiv-psychologischen Reaktionsebene.

Die mit den primären Emotionen einhergehenden Körper- und Ausdrucksreaktionen, insbesondere die Gesichtsmimik, sind angeboren und fallen auch transkulturell bei allen Menschen sehr ähnlich aus. Jede Emotion wird von kognitiven Bewertungs- bzw. Attribuierungsprozessen modelliert, ohne die eine Emotion nur unspezifisch erregend oder desaktivierend bliebe.

Bei Säugetieren lassen sich drei **primäre Emotionssysteme** unterscheiden:

1. Das **Annäherungssystem** (*behavioral approach* oder *activation system* BAS) ist in allen Situationen aktiv, in denen eine Annäherung an ein Objekt gelernt wird. Auf der Verhaltensebene bewirkt es sowohl positive Annäherung an einen Geschlechtspartner als auch aggressive Annäherung an einen Konkurrenten bzw. an Beute, darüber hinaus initiiert es aktive Vermeidung sowie auch zielgerichtete, konditionierte Flucht.
2. Das **Kampf-Flucht-System** (Steuerung über die Amygdala) wird aktiv, wenn aversive Reize auftreten (z. B. extremer Lärm, unerwartete Attacken usw.). Auf der Verhaltensebene bewirkt es unkonditionierte oder konditionierte Flucht sowie defensive Aggression.
3. Das **Verhaltenshemmsystem** (*behavioral inhibition system* BIS) wird v. a. durch konditionierte Strafreize sowie auch durch neue, komplexe Reize aktiviert. Auf der Verhaltensebene bewirkt es passive Vermeidung oder Löschung.

Angst- bzw. Furchtreaktionen werden durch umschriebene Aktivitäten im limbischen System, insbesondere in Amygdala und Hippokampus, ausgelöst (Strian 1986). Beide Strukturen verfügen über ausgedehnte, meist bilaterale Nervenbahnen zur Hirnrinde wie auch zum Hirnstamm und stellen damit eine Schnittstelle zwischen umweltexternen und organismusinternen Informationen dar, sie werden aber auch vom handlungsbestimmenden Präfrontalkortex beeinflusst. Während Angst v. a. eine unspezifische physiologische und zentralnervöse Überaktivierung in Gang setzt, initiiert Furcht als Folge einer konkreten Gefahrwahrnehmung spezifische motorische, physiologische und subjektive Reaktionen mit Auslösung von adäquaten Bewältigungsmaßnahmen. Speziell für die rasche Auslösung der Furchtreaktion ist ein neuronaler »Kurzschluss« zwischen Thalamus und Amygdala nachgewiesen, bevor die höheren neokortikalen Zentren involviert sind – was deutlich Reaktionszeit spart und deswegen wohl einen Überlebensvorteil darstellt. Insgesamt stützen die vorliegenden neurobiologischen Befunde die klinische Beobachtung, dass bei der Angstentstehung stets auch kognitiv-bewertende Funktionen beteiligt sind, wobei viele von ihnen unbewusst ablaufen.

Physiologischerseits auftretende Begleitsymptome bei somatischer Affektabfuhr lassen sich danach unterscheiden, ob der ursächlich zugrunde liegende Affekt bewusst wahrgenommen wird oder nicht. Im ersten Fall wird das körperliche Begleitsymptom als »Affektkorrelat« bezeichnet, im zweiten Fall als »Affektäquivalent«. Letzteres tritt dann auf, wenn nach der Generierung des Affekts im limbischen System zwar die somatische Begleitreaktion wie üblich stattfindet, die mentale Repräsentanz des Affekts in höheren kortikalen Zentren jedoch beeinträchtigt, wenn nicht gar vollständig blockiert ist (aufgrund psychologischer bzw. auch hereditärer Faktoren).

10.2.2 Psychologische Grundlagen von Angst

Psychodynamische Konzepte

Freud war einer der ersten Autoren, der sich intensiv mit der psychologischen Deutung des Angstaffekts befasste. Er betrachtete Angst schon früh als ein Kernproblem für die Pathogenese verschiedener psychischer Störungen. In seiner 1926 publizierten Arbeit »Hemmung, Symptom, Angst« interpretierte er erstmals die Funktion des Angstaffekts als eine Art Warnsignal, das vom Ich bei Gefahrensituationen ausgelöst wird (Freud 1926). Dabei dient die Angst v. a. dem Zweck, adaptive Bewältigungsreaktionen in Gang zu setzen: So fördert Angst die möglichst rasche Bereitstellung von körperlicher Kraft, um je nach Erfordernis entweder angreifen oder fliehen zu können. Die Intensität der Angstreaktion hängt wesentlich davon ab, für wie bedrohlich das Individuum eine Situation bewertet. Handelt es sich um eine lebensbedrohliche Gefahr, ist die dabei auftretende Todesangst durchaus angemessen, d. h. »realistisch«. Bei der pathologischen Angst dagegen besteht ein deutliches Missverhältnis zwischen realer Bedrohung und dabei empfundener Angst. Dieses Missverhältnis ist besonders bei Phobien zu beobachten. Freud erklärte sich dieses Phänomen dadurch, dass bei der phobischen Angst die bewusst wahrgenommene äußere Bedrohung in Wahrheit symbolisch für eine unbewusste intrapsychische Gefahrenquelle steht.

Eine solche **unbewusste innere Gefahrenquelle** kann z. B. durch triebhafte Impulse repräsentiert sein, die nach Abfuhr streben, dabei aber in Konflikt mit Gewissensnormen geraten – beispielsweise wenn die ungebremste Befriedigung eines Triebanspruchs zu schwerwiegenden Konflikten mit der äußeren Realität führt (z. B. Bestrafung), oder aber, wenn der Triebanspruch selbst als verwerflich bewertet wird, z. B. bei perversen Triebimpulsen.

Angst lässt sich nicht nur hinsichtlich ihrer Intensität differenzieren, sondern auch hinsichtlich ihrer **qualitativen Ausprägung**. Aus psychoanalytischer Perspektive wird angenommen, dass jeder Mensch im Verlauf seiner Kindheit phasentypischen Konflikten und daraus entspringenden spezifischen Ängsten ausgesetzt ist:

> » Die Gefahr der psychischen Hilflosigkeit passt zur Lebenszeit der Unreife des Ichs, wie die Gefahr des Objektverlusts zur Unselbständigkeit der ersten Kinderjahre, die Kastrationsgefahr zur phallischen Phase, die Über-Ich-Angst zur Latenzzeit. «
> (Freud 1926)

Aus der Qualität der vorherrschenden Ängste (was von psychotischer Desintegrationsangst bis hin zur reifen Gewissenangst reichen kann), lassen sich implizit Rückschlüsse auf unbewältigte phasentypische Konfliktkonstellationen ziehen.

Zahlreiche Beobachtungen der empirischen Säuglingsforschung (Dornes 1992) belegen, dass Säuglinge eine angeborene Neigung haben, die Nähe einer vertrauten Person zu suchen. Bei drohendem Verlust von Bindung wird Angst mobilisiert und körpersprachlich zum Ausdruck gebracht. Dieses Zeigen von Angst dient dabei dem Zweck, dass der Partner (z. B. Eltern) das Kind nicht allein lässt, was auch auf eine sozial-kommunikative Funktion von Angst (bzw. Affekten überhaupt) schließen lässt. Es ist anzunehmen, dass die Differenzierung affektiver bzw. emotionaler Reaktionsmuster wesentlich durch soziale Interaktionserfahrungen gesteuert wird.

Kognitiv-behaviorale Konzepte

Aus kognitiv-behavioraler Perspektive werden emotionale Störungen als Folge dysfunktionaler Interpretationen von Ereignissen erklärt. Solche Interpretationen resultieren aus individuellen, relativ stabilen Annahmen und Glaubenssätzen, die im Gedächtnis in Form von **Schemata** (Bartlett 1932, Beck 1976) verankert sind. Wenn Gedanken, Körperreaktionen oder bestimmte Situationen entsprechende Schemata aktivieren, so können sie die Informationsverarbeitung einseitig beeinflussen und dadurch auch pathogene Interpretations- und Verhaltensmuster formen.

Allen Angststörungen ist die Tendenz gemeinsam, Gefahren leicht zu überschätzen und zugleich die eigenen Bewältigungsressourcen hierfür gering einzustufen. Sobald eine Gefahr wahrgenommen wird, schaukeln sich daher bei Angstpatienten rasch negative automatische Gedanken wie Selbstzweifel, negative Attribuierungen und skeptische Prognosen auf. Parallel dazu kommt es auf körperlicher Ebene zu Empfindungen von Unruhe und Schwäche sowie weiteren physiologischen Angstsymptomen, die ihrerseits zu einer Verstärkung von Angst beitragen.

Dieses Aufschaukeln der Angst lässt sich als selbstverstärkender Circulus vitiosus beschreiben: Anzeichen vermeintlicher körperlicher, sozialer oder psychischer Störungen verstärken das subjektive Erleben von Verletzlichkeit und verschärfen damit zugleich gefahrenbezogene Kognitionen und maladaptive Bewältigungsversuche. Diese negative Entwicklung verfestigt sich, wenn Patienten auf Bewältigungsstrategien zurückgreifen, die v. a. auf Vermeidung der gefürchteten Gefahrensituation setzen. Obwohl in der Absicht eingesetzt, die Bedrohung abzuwehren, führen diese und weitere verdeckte Verhaltensweisen dazu, zunehmend von der vermeintlichen Gefährlichkeit der vermiedenen Situation überzeugt zu sein. Verhaltensweisen mit dem Ziel, gefürchtete Ereignisse zu vermeiden, werden **Sicherheitsverhalten** (*safety-seeking behaviours*) genannt (Salkovskis 1991). Zum Sicherheitsverhalten gehören etwa die Anstrengungen sozial Ängstlicher, ihre Wortwahl und den Klang der Stimme so zu kontrollieren, dass sie glauben, weniger lächerlich zu wirken. Sicherheitsverhalten reduziert kurzfristig die Angst, verstärkt aber auf Dauer den Glauben an die Bedrohung. Strategien dieser Art bewirken in Wahrheit keine Minderung von Angst, sondern erhalten sie aufrecht oder verstärken sie gar noch (Wells 1997).

Die Definition von Sicherheitsverhalten basiert auf einem genauen Verständnis dessen, was dadurch vermieden werden soll. So sehr manche Überlegungen und Verhaltensweisen eines Angstpatienten für Außenstehende unvernünftig erscheinen mögen, folgen sie doch stringent den jeweils aktivierten Annahmen und Glaubenssätzen. Die meisten Angststörungen lassen sich typologisch sowohl durch die Vorstellungen, die die Betroffenen über die Art der Bedrohung haben, als auch durch das eingesetzte Sicherheitsverhalten unterscheiden (Salkovskis 1996).

Kognitiv-verhaltenstherapeutische Ansätze betonen die Notwendigkeit, spezifisch diejenigen Faktoren (also insbesondere offenes und verdecktes Sicherheitsverhalten) zu modifizieren, welche die angstauslösenden Fehlinterpretationen aufrechterhalten. So zielen beispielsweise Expositionsübungen v. a. darauf ab, durch Unterbinden des Sicherheitsverhaltens neue Informationen zu generieren, um die Katastrophenphantasien zu entkräften. Im Gegensatz zu dem traditionellen verhaltenstherapeutischen Prozedere, Patienten wiederholt über längere Zeit bis zu einer psychophysiologischen Habituation in gefürchteten Situationen zu halten (Marks 1993), genügen bei entsprechender Vorbereitung auch kürzere Expositionen, da zusätzlich zur Habituation die gedankliche Auseinandersetzung mit der dysfunktionalen Strategie in der angstbesetzten Situation gefördert wird. Aus Konfrontationsübungen werden so »Verhaltensexperimente« zur Überprüfung und Veränderung krankheitsspezifischer irrationaler Annahmen (Salkovskis 1996).

! Die psychodynamischen Konzepte fokussieren v. a. auf das »Warum« von irrationalen Kognitionen, wobei sie

grundsätzlich davon ausgehen, dass die vermeintliche Irrationalität unbewusst motiviert ist und somit einer therapeutisch erschließbaren immanenten Logik folgen. Demgegenüber zielen die kognitiv-behavioralen Erklärungen v. a. auf das »Wie« und »Was« der dysfunktionalen Annahmen und deren Verfestigung durch maladadaptive Bewältigungsstrategien.

In jüngerer Zeit haben Bush et al. (1991) sowie Shear et al. (1993) ein interessantes **Modell zur Entstehung pathologischer Angstreaktionen** vorgestellt, das in Ergänzung zu den genannten psychologischen Konzepten auch neurobiologische Gesichtspunkte berücksichtigt (◘ Abb. 10.1).

Begünstigend für die Entwicklung pathologischer Angst ist sehr wahrscheinlich eine angeborene erhöhte neurophysiologische Erregbarkeit in Verbindung mit vermindertem Reizschutz. Kinder, die davon betroffen sind, werden durch einen ungünstigen Erziehungsstil der Eltern (der z. B. primär angstmachend ist) in ihrer psychischen Entwicklung beeinträchtigt, insbesondere in Bezug auf die Fähigkeit zur Bewältigung von Konfliktspannungen. In der Folge kommt es zum vermehrten Auftreten intensiver negativer Affekte, die ihrerseits die neurophysiologische Erregbarkeit weiter verstärken. Treten später nun biologisch oder psychologisch bedeutsame Belastungsereignisse auf, werden die ohnehin eingeschränkten Möglichkeiten der intrapsychischen Konfliktbewältigung rasch überschritten. Es kommt zu einem intensiven Erleben von Überwältigung und Kontrollverlust, was eine massive neurophysiologische Aktivierung auslöst und sich schnell bis zu panischer Angst aufschaukeln kann.

10.3 Spezifische Krankheitsbilder

10.3.1 Spezifische Phobien

Bei den spezifischen Phobien besteht eine ausgeprägte und anhaltende Angst, die übertrieben oder unbegründet ist und durch das Vorhandensein oder die Erwartung eines spezifischen Objekts oder einer spezifischen Situation ausgelöst wird. Die Konfrontation mit dem phobischen Reiz bedingt eine akut einsetzende Angstreaktion, die das Erscheinungsbild einer situationsgebundenen Panikattacke annehmen kann. Bei Kindern kann sich die Angstreaktion auch durch Weinen, Wutanfälle, Erstarren oder Anklammern ausdrücken. Die gefürchteten Situationen oder Objekte werden möglichst gemieden, wobei die Einsicht besteht, dass die Angst übertrieben und unvernünftig ist – wobei dieses Kriterium jedoch bei Kindern fehlen

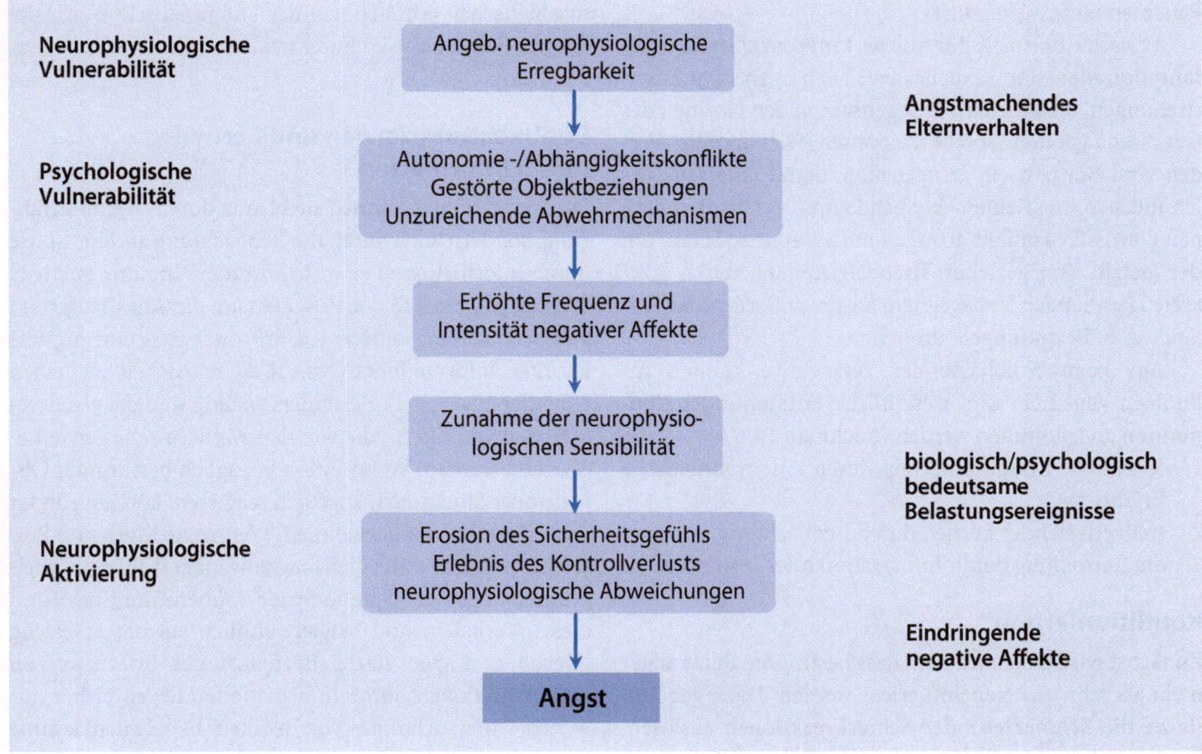

◘ **Abb. 10.1** Integratives Störungsmodell von Angst. (Mod. nach Shear et al. 1993, aus Bassler u. Leidig 2005, mit freundlicher Genehmigung)

darf. Die Angstsymptome sind auf die gefürchtete Situation oder Gedanken an diese beschränkt.

Auffallend ist, dass phobische Reaktionen vorzugsweise gegenüber Objekten oder Situationen auftreten, die im Verlauf der Evolutionsgeschichte für den Menschen tatsächlich gefährlich waren (z. B. Schlangen). Seligman (1971) nahm daher an, dass für diese Phobien eine **biologische Disposition** (*preparedness*) besteht – mit diesem Konzept wäre auch erklärbar, warum nur vergleichsweise selten Phobien gegen technische Geräte entwickelt werden, selbst wenn mit ihnen traumatische Erfahrungen gemacht wurden (z. B. Stromschlag aus Steckdose).

Aus psychodynamischer Sicht ist von zentraler Bedeutung, dass die Wahl des gefürchteten Objekts oder einer Situation nicht »zufällig« erfolgt, sondern in assoziativer Verbindung mit einem unbewussten psychischen Konflikt steht. Der Abwehrvorgang der »Verschiebung« bewirkt, dass die Angst vor einem inneren Konflikt, dem man nicht ausweichen kann, auf geeignete äußere Objekte oder Situationen verlagert wird, die in unbewusster symbolisch-assoziativer Kopplung für die ursprünglich intrapsychische Bedrohung stehen. Der Vorteil dieser Abwehroperation ist, dass die ursprünglich intrapsychische Bedrohung nunmehr in eine vergleichsweise leicht zu vermeidende äußere Gefahr umgewandelt wird. Entscheidend für das psychodynamische Verständnis phobischer Ängste ist dabei, dass die ursächlich verantwortliche Gefahrenquelle dem Patienten nicht bewusst ist.

Typische Beispiele für solche **innerpsychischen Gefahrenquellen** sind sexuelle, aber auch aggressive Triebstrebungen, die in scharfen Gegensatz zu den Normen des Gewissens geraten. Solche verpönten Triebimpulse werden vom Bewusstsein ferngehalten, damit einerseits das Ich mit sich im »Reinen« bleiben kann (und insofern keinen Gewissenskonflikt ertragen muss), zum anderen, um der Gefahr von gezielter Triebbefriedigung durch konkrete Handlungen zu begegnen, für die äußerliche Sanktionen, d. h. Bestrafungen, drohen.

Aus kognitiv-behavioraler Perspektive können für Phobien allgemein drei wesentliche **Entstehungsbedingungen** angenommen werden (Rachman 1977):

1. Klassische Konditionierung durch eine traumatische Erfahrung,
2. stellvertretendes Lernen durch Beobachtung,
3. die Entstehung durch Information oder Instruktion.

Konditionierung

Zunächst wird angenommen, dass bestimmte Reize allgemein als sehr unangenehm erlebt werden. Dazu gehören Reize, die Schmerzen oder Schreckreaktionen auslösen. Solche unkonditionierten, aversiven Reize (UCS) (z. B. schmerzhafte Reize) lösen biologisch angelegt Furchtreaktionen aus. Da diese Furchtreaktionen nicht erlernt werden müssen, werden sie **unkonditionierte Furchtreaktionen** (UCR) genannt. Nach dem Konzept der klassischen Konditionierung übernimmt nun ein zunächst neutraler Reiz, wenn er (mehrmals) mit einem aversiven UCS gepaart wird, dessen emotionale Bedeutung. Der nun konditionierte Reiz (CS) führt nun ebenfalls zu einer negativen emotionalen Reaktion (CR). Beispiel: für Flugangst kann ein zunächst neutraler Flug, bei dem es durch widrige Umstände wie Turbulenzen oder Luftlöcher (UCS) zu Angsterleben oder Übelkeit (UCR) gekommen ist, nun zum konditionierten Stimulus (SC) für zukünftiges Angsterleben werden. Schon im Vorfeld eines nächsten Fluges kann es zu starker Erwartungsangst kommen.

Neben der klassischen Konditionierung ist nach Mowrers **Zwei-Prozesse-Theorie** (Mowrer u. Lamoreaux 1946) v. a. ein zweiter Faktor für die Aufrechterhaltung der Furchtreaktion wichtig. Es wird angenommen, dass durch operante Konditionierung jedes Verhalten verstärkt wird, welches dazu führt, dass die Furchtreaktion vermindert wird oder erst gar nicht auftritt. Dazu werden die furchtauslösenden Stimuli (CS) vermieden, und ein Verlernen der CR ist deshalb nicht möglich. Bei Phobien wird daher der Kontakt oder die Nähe zum gefürchteten Objekt oder der Situation vermieden. Wenn dies nicht möglich ist, versuchen die betroffenen Personen, sich durch Medikamente, Ablenkung oder durch Rituale, die die subjektive Sicherheit erhöhen, vor der Furcht zu schützen. Dies hat zur Folge, dass die Furchtreaktion nicht verlernt werden kann.

Beobachtungslernen und Lernen durch Information

Furchtreaktionen können nicht nur durch eigene Erfahrung, sondern auch durch die Beobachtung anderer sowie durch Informationen erworben werden. In retrospektiven Studien gab ein Teil der Patienten an, die Angst aufgrund von Beobachtung anderer (ca. 8%) oder aufgrund angstrelevanter Informationen (ca. 10%) entwickelt zu haben (Kendler et al. 2002). Besonders wichtig sind dabei die Reaktionen von Eltern, die von den Kindern sehr genau beobachtet werden. Wenn Eltern bezüglich bestimmter Objekte oder Situationen ängstlich reagieren, können Kinder diese Reaktionen übernehmen. Wenn eine Mutter im Beisein ihres Kindes ängstlich bzw. zuwendend auf eine Spielzeugschlange oder Spinne reagiert, übernimmt das Kind dieses Verhalten und reagiert ähnlich auf das Spielzeug (Gerull u. Rapee 2002). Bezüglich des Erlernens von Furchtreaktionen durch Informationen liegen bisher nur wenige Untersuchungen vor. In einem Experiment konnte allerdings sowohl das Verhalten als auch die Einstellung von Kindern bezüglich eines ihnen unbekannten australischen Tieres durch die Vermittlung von negativen (»das Tier ist gefährlich«) und positiven (»das Tier ist niedlich«) Informationen in positive und negative Richtung verändert werden (Field u. Lawson 2003).

Das ▶ Fallbeispiel 1 beschreibt eine phobische Entwicklung (Spritzenphobie) mit zunehmender Tendenz zur Zwangsbefürchtung, wobei aus psychodynamischer Perspektive v. a. unbewusste Konflikte mit aggressiven Impulsen eine Rolle spielen.

Fallbeispiel 1: Spritzenphobie

Eine 40-jährige Frau berichtet, dass sie im Rahmen ihres Medizinstudiums neben den »wohl üblichen hypochondrischen Befürchtungen« zunehmend heftige Ängste vor Spritzen entwickelt habe – v. a. wenn sie selbst Patienten Blut abzunehmen oder Spritzen zu verabreichen hatte. Sie habe unter der quälenden Befürchtung gelitten, dass sie die Patienten schwer schädigen oder gar töten könnte, indem sie versehentlich ein falsches Medikament injizierte. Im Praktischen Jahr habe sie schließlich das Medizinstudium abgebrochen, da sie sich unter diesen Umständen keinerlei Kompetenz mehr zutraute, ihre Patienten ärztlich versorgen zu können. Gegenwärtig kämpfe sie auch bei der Erziehung ihrer beiden kleinen Kinder damit, diese vor jedweder Möglichkeit einer Verletzung schützen zu müssen, darüber hinaus befürchte sie, eine »heimtückische Erkrankung« bei ihnen zu übersehen, die tödliche Folgen haben könnte.

In der psychodynamischen Psychotherapie wurde deutlich, dass die Patientin in ihrer Kindheit und Jugend eine ausgeprägte Rivalität zu ihrem 3 Jahre jüngeren Bruder hatte, der aus ihrer Sicht der Liebling ihrer Eltern gewesen war. Sie habe sich über lange Zeit bemüht, durch besondere Leistung und betont jungenhaftes Verhalten elterliche Anerkennung zu gewinnen. Das Medizinstudium habe sie v. a. aus diesen Gründen aufgenommen, besonders aber, um ihrem Vater, der selbst gerne Medizin studiert hätte, sich dies aber wegen »vegetativer Labilität« nicht zugetraut hatte, zu beweisen, was »in ihr steckt«. Die phobische Symptomatik bei der Patientin kam erstmals zum Ausbruch, als ihr jüngerer Bruder, der ein glänzender Schüler gewesen war, nun seinerseits das Medizinstudium aufnahm und sie sich neuerlich ihm gegenüber »klein und minderwertig« fühlte. Gegen Ende der Therapie konnte die Patientin erkennen, dass sie sich oft heimlich gewünscht hatte, ihr Bruder möge aus »ihrem Leben verschwinden«, was auf einer unbewussten Ebene auch intensive Todeswünsche beinhaltete.

10.3.2 Soziale Phobie

Bei der sozialen Phobie besteht eine ausgeprägte und anhaltende Angst davor, im Zentrum der Aufmerksamkeit zu stehen oder sich peinlich zu verhalten oder erniedrigt zu werden. Diese Ängste treten bevorzugt in sozialen Situationen auf, wie Essen oder Sprechen in der Öffentlichkeit, Begegnung mit Bekannten in der Öffentlichkeit, Hinzukommen oder Teilhaben an kleinen Gruppen wie z. B. bei Partys, Konferenzen oder in Klassenräumen. Häufige Begleitsymptome sind zusätzlich Erröten oder Zittern (bzw. Angst davor), Angst zu erbrechen oder ausgeprägter Miktions- oder Defäkationsdrang (bzw. Angst davor). Meist kommt es zu ausgeprägtem und anhaltendem Vermeidungsverhalten, wobei Einsicht besteht, dass diese Symptome oder Befürchtungen übertrieben und unvernünftig sind. Wie für phobische Reaktionsweisen typisch, beschränken sich die Symptome auf die gefürchteten Situationen oder auf Gedanken an diese. Bei ungünstigen Verläufen kann es allerdings zu einer ausgeprägten Generalisierung sozialer Ängste kommen, oft auf dem Boden einer vermeidend-selbstunsicheren Persönlichkeitsstörung, weshalb in solchen Fällen die Persönlichkeitsstörung als Zusatzdiagnose gestellt werden sollte. Differenzialdiagnostisch ist insbesondere das Vorliegen einer wahnhaften (paranoiden) Störung bzw. einer Störung aus dem schizophrenen Formenkreis auszuschließen.

Die psychodynamische Erklärung der sozialen Phobie greift auf Konzepte der **psychoanalytischen Entwicklungspsychologie** zurück. So charakterisierte Fenichel (1945) soziale Ängste als

» ein Mittelding zwischen kindlicher Angst vor Kastration und vor Liebesverlust sowie dem schlechten Gewissen Erwachsener. «

Ihm zufolge ist der ursprüngliche Inhalt der infantilen Ängste, die Befürchtung der Kastration, dem Individuum nicht mehr bewusst, wohl aber ein anhaltendes Gefühl von Bedrohung. Diese unbewusste Bedrohungsphantasie wurzelt v. a. auf ungelösten Konflikten in der ödipalen Phase (z. B. im Rahmen der ödipalen Dreiecksbeziehung). Die infantilen Kastrationsängste (mit konkreten Befürchtungen um die Integrität des eigenen Körpers) können sich beim Erwachsenen in symbolisch abgewandelter Form in Phantasien niederschlagen, von anderen in sozialen Situationen grundsätzlich »entwertet« bzw. »beschämt« zu werden (Wurmser 1981, 1986). Unbewusst erlebt man sich »kastriert«, d. h. entwertet, und traut sich entsprechend wenig zu – was die Angst vor dem Offenbarwerden dieser Situation vor anderen verstärkt und entsprechende Rückzugs- bzw. Vermeidungsreaktionen wesentlich begünstigt.

Neben der triebtheoretischen Erklärung lassen sich auch Konzepte der **psychoanalytischen Objektbeziehungstheorie zur Ätiopathogenese sozialer Ängste** heranziehen. Im Wesentlichen geht es dabei um die Beschreibung, wie aus verinnerlichten frühen negativen Beziehungserfahrungen ein Selbstbild erwächst, das von Selbstzweifel bzw. Selbstunsicherheit geprägt ist – was seinerseits wieder Versagensängste in sozialen Situationen begünstigt. Dieses Selbstbild steht auch in enger Beziehung zu **Scham**. Wurmser führt den Schamaffekt v. a. auf konkrete Beschämungserlebnisse zurück, wobei das Kind, das ein von seinen Eltern missbilligtes Verhalten zeigt, von ihnen als ganze Person, z. B. durch erniedrigenden, entwertenden Spott, bloßgestellt wird. Diese Angst vor Bloßstellung ist ein Kernproblem vieler soziophober Patienten, was sich häufig schon in ihrer frühen Jugend (z. B. Schule) beeinträchtigend auswirkt.

Im Rahmen **kognitiv-verhaltenstherapeutischer Theoriebildungen** wird die Furcht vor negativer Bewertung als zentrale Ursache der sozialen Phobie angesehen. Die Betroffenen gehen davon aus, dass sie sich zumindest in den Augen Dritter in irgendeiner Weise inakzeptabel verhalten und dies zu offenen oder verdeckten Zurückweisungen oder anderweitigen Abwertungen führen muss. Die Annahmen über sich und die soziale Umwelt, die die pathogenen Interpretationsmuster/kognitiven Schemata immer wieder in Gang setzen, können in drei Kategorien gefasst werden (z. B. Clark u. Ehlers 2002; ► Übersicht).

Dysfunktionale kognitive Schemata bei sozialer Phobie

1. **Überhöhte Standards in Bezug auf das eigene soziale Auftreten und Funktionieren:**
   »Ich darf auf keinen Fall langweilig wirken.«
   »Ich darf nicht anecken.«
   »Man darf mir keine Fehler oder Makel anmerken.«
2. **Bedingte Annahmen über die Konsequenzen persönlicher Verhaltensweisen, Reaktionsmuster und Eigenschaften:**
   »Wenn ich schweige, halten mich alle für einen Langweiler.«
   »Wenn meine Hände zittern, denken alle, ich sei ein Alkoholiker.«
   »Wenn ich etwas Falsches sage, halten mich alle für einen Versager.«
3. **Allgemeine negative Überzeugungen über sich selbst:**
   »Ich habe nicht wirklich etwas zu sagen, was von Bedeutung ist, und dabei bin ich noch nicht einmal unterhaltsam.«
   »Ich bin ein Muster ohne Wert.«
   »Ich bin dumm.«

Werden derartige kognitive Schemata durch soziale Situationen oder deren Antizipation aktiviert, beginnen die Betroffenen, die entsprechende soziale Situation als bedrohlich einzuschätzen. Die Bedrohlichkeit der Situation besteht darin, die Betroffenen zwangsläufig ein Scheitern erleben zu lassen, bei dem sie die eigenen überhöhten Standards nicht erfüllen (können). Der vermeintlich negative Eindruck wird an der subjektiven, nichthinterfragten Interpretation des Verhaltens der Sozialpartner beurteilt.

Ein von Clark und Wells (1995) besonders betonter Aspekt der sozialen Angst ist die **Verschiebung des Aufmerksamkeitsfokus**. Sobald die Betroffenen glauben, man könnte sie negativ bewerten, verlagern sie ihre Aufmerksamkeit fast ausschließlich auf sich selbst. Sie achten kaum noch auf Umgebungsaspekte. Stattdessen beginnen sie, sich genauestens zu beobachten und über den mutmaßlichen Eindruck nachzudenken, den sie auf andere machen könnten. Die Betroffenen glauben vor dem Hintergrund ihrer dominierenden Interozeption, dass die Art und Weise, in der sie sich selbst erleben, genauso auch von Dritten erlebt und bewertet wird. Sie befinden sich in einem geschlossenen System, in dem sich das negative Selbstbild mit dem Fremdbild zu decken scheint. Entkräftende Hinweise werden nicht wahrgenommen oder nicht geglaubt.

! Bei der phänomenologischen Beschreibung der typischen sozialen Ängste besteht eine große Übereinstimmung zwischen der kognitiv-behavioralen und der psychodynamischen Sicht, ebenso auch bei der Charakterisierung der bewusstseinsnahen maladaptiven Kognitionen. Wie schon an anderer Stelle ausgeführt (► 10.2.2), fokussieren die kognitiv-behavioralen Therapieansätze v. a. auf das »Wie« und »Was« dieser dysfunktionalen Kognitionen und Erwartungen, die psychodynamische Therapie dagegen vorrangig auf das »Warum« – beide Perspektiven lassen sich jedoch sinnvoll miteinander verbinden.

Fallbeispiel 2: Soziale Phobie

Ein 42-jähriger Mann schildert, dass er akut seit etwa einem halben Jahr mit einer panischen Angst vor dem Telefonieren kämpfe. Er könne zwischenzeitlich keine Telefonate mehr führen, was für ihn in seinem Beruf (als Programmierer in einer Versicherung) sehr hinderlich sei. Selbst die bloße räumliche Nähe zu einem Telefonapparat bereite ihm »Spannungsgefühle«. Er könne sich nicht im Geringsten erklären, warum es bei ihm zu dieser Symptomatik gekommen sei – in letzter Zeit befürchte er, dass er vielleicht »nicht richtig im Kopf« sei. Im weiteren Gespräch ist zu erfahren, dass er als Schüler große Schwierigkeiten gehabt habe, in der Klasse vor anderen zu sprechen (wenn er z. B. vom Lehrer aufgerufen wurde). Er habe diese Unsicherheit

▼

aber später im Beruf recht gut in den Griff bekommen. Vielleicht, so räumte er aber ein, habe er unterschwellig schon immer mit dem Gefühl gekämpft, anderen gegenüber unterlegen zu sein.
In weiteren Gesprächen wurde deutlich, dass er innerlich sehr mit der Vorstellung kämpfte, im Alter könnte ihn ein ähnliches Schicksal treffen, wie er es bei seinem Vater als Kind erlebt hatte: Dieser sei aus ihm nicht bekannten Gründen »nervös und fahrig« geworden, habe über lange Zeit deswegen auch Psychopharmaka nehmen müssen. Als Jugendlicher habe er darunter gelitten, dass sein Vater sich immer mehr zurückgezogen habe und auch innerhalb der Familie kaum mehr belastbar geworden sei. Beruflich habe sein Vater wohl ebenfalls erhebliche Probleme gehabt, insbesondere habe er sich gegenüber seinen Kollegen bzw. Vorgesetzten nicht behaupten können.
Für den Patienten war zunächst keine Auslösesituation für seine eigene phobische Symptomatik erkennbar, erst später wurde ihm bewusst, dass er sich in seinem Arbeitsgebiet zunehmend überfordert fühlte, mit der rasanten Entwicklung der EDV bzw. Software Schritt zu halten. Er hatte selbst eigene Programme für die Versicherung zu entwickeln, bei der er angestellt war, kam aber mit den gestellten Aufgaben zeitlich immer häufiger in Verzug. Da er ein Zimmer für sich allein hatte, kommunizierte er überwiegend telefonisch mit anderen. In diesem Zusammenhang wurde ihm bewusst, wie er sehr er bei jedem Telefonanruf befürchtet hatte, sein Vorgesetzter oder Kollegen würden sich bei ihm beschweren, weshalb er so lange mit seiner Arbeit brauche. Die Ängste seiner Kindheit und Jugend, ähnlich wie sein Vater zu werden und schließlich von allem überfordert zu sein, hatten sich unter diesen Bedingungen aufs Neue reaktiviert.

10.3.3 Agoraphobie mit/ohne Panikstörung

Die Agoraphobie leitet sich vom griechischen Wort *agora* (Marktplatz) her, womit vor allen Dingen zum Ausdruck gebracht wird, dass eine ausgeprägte Furcht vor öffentlichen Plätzen bzw. Menschenansammlungen besteht. Darüber hinaus werden typischerweise Situationen vermieden, in denen entweder keine Aussicht auf Hilfe oder keine Möglichkeit der Flucht bei Auftreten von Angst antizipiert werden. Darunter fallen Angst vor Benutzung öffentlicher Verkehrsmittel, Fahren mit dem eigenen Auto, Einkaufen in Kaufhäusern bzw. Supermärkten oder auch Schlangestehen. Des Weiteren werden heute auch klaustrophobische Ängste (z. B. Angst vor Fahrstühlen bzw. engen Räumen) der Agoraphobie zugerechnet.

Viele agoraphobe Patienten entwickeln ihre Vermeidungsangst nach einem akuten Panikanfall, den sie ohne erkennbaren Anlass »wie aus heiterem Himmel« bei einer der o. g. Situationen erlebt haben. Diese Erfahrung empfinden viele Patienten als so einschneidend, dass sie in der Folge diese Situation konsequent vermeiden. Durch die Vermeidung erreichen sie in der Regel Angstfreiheit, was das Vermeidungsverhalten im Sinne einer negativen Verstärkung stabilisiert. Soweit sie in Begleitung von anderen sind, können viele agoraphobe Patienten angstbesetzte Situationen gerade noch bewältigen. Manchmal kann diese sicherheitsgebende Funktion eines Partners auch in symbolischer Weise von einem Objekt übernommen werden, das man mit sich führt (z. B. Mitnahme eines rasch wirkenden Anxiolytikums oder eines Talismans, dem nicht selten eine magisch anmutende Schutzwirkung zugeschrieben wird).

Aus **psychodynamischer Perspektive** hat insbesondere Bowlby (1976) dafür plädiert, die Agoraphobie als eine Sonderform der »Angstneurose« (nach heutigem Sprachgebrauch: generalisierte Angststörung) aufzufassen. Im Gegensatz zu den klassischen Phobien, bei denen spezifische Objekte oder Situationen primär angstauslösend sind und deshalb vermieden werden, befürchtet der agoraphobe Patient v. a. die Abwesenheit bzw. den Verlust einer Bezugsperson oder sicherheitsgebenden Basis, auf die er sich hinbewegen könnte. Bowlby bezeichnete die Agoraphobie daher konsequenterweise als »Pseudophobie«, da bei ihr pathogenetisch nicht die phobische Vermeidung, sondern die dringende **Angewiesenheit auf Schutz und Geborgenheit** im Vordergrund steht. Panikattacken treten auf, wenn die gewohnte Bindungssicherheit nicht mehr besteht oder auch lediglich ihr Verlust befürchtet wird. Infolgedessen werden heftige Verlassenheitsängste aktiviert, die typischerweise durch symbolisch dafür geeignete Situationen auslösbar sind.

Eine mehr **konfliktdynamische Perspektive** fokussiert demgegenüber auf die Hypothese einer **unbewussten »Versuchungs- bzw. Versagungssituation«,** in die der Patient unbewusst zu geraten fürchtet, wenn er allein ist (z. B. nach Verlassen der Wohnung). Die unbewusste Versuchungsphantasie könnte z. B. darin bestehen, jemandem zu begegnen, der attraktiver als der eigene Partner erscheint. Oder ein spezielles Situationsmerkmal eignet sich besonders für symbolische Assoziationen zu einem verdrängten intrapsychischen Konflikt, der dadurch intensiviert wird und infolgedessen ins Bewusstsein einzubrechen droht. Infolge dieser unbewussten Bedrohung wird eine akute Angstreaktion ausgelöst, was die Konsequenz nach sich zieht, die Situation, in der die Panikattacke erstmals auftrat, zukünftig zu vermeiden, wobei die eigentliche intrapsychische Ursache der Angst unbewusst bleibt (die Bedrohung wird fälschlicherweise der Situation zugeschrieben statt dem eigentlich angstauslösenden unbewussten Konflikt).

In der klinischen Praxis besteht nicht selten insofern ein Ergänzungsverhältnis zwischen den beiden unterschiedlichen pathogenetischen Perspektiven, als auch weniger spannungsgeladene intrapsychische Konflikte wegen der gleichzeitig vorhandenen Bindungsunsicherheit so sehr an Schärfe gewinnen können, dass sie unbewusst als überwältigend erlebt werden.

Aus **kognitiv-behavioraler Sicht** ist die Erfahrung von Panikattacken bzw. der Angst davor für die Pathogenese der Agoraphobie wie auch der Panikstörung von zentraler Bedeutung. Sowohl äußere (z. B. Kaufhaus, Autobahnbrücke) als auch innere Stimuli (z. B. vegetative Symptome, Gedankenbilder) können Panik auslösen, wenn sie als Zeichen einer drohenden Katastrophe interpretiert werden, die nicht aktiv bewältigt werden kann. Die entsprechende Gefahreneinschätzung triggert einen Aufschaukelungsprozess der mit Gefahrenassoziationen gekoppelten vegetativen Stressreaktionen. Die Eskalation von Katastrophenphantasien und vegetativen Stressreaktionen lässt sich in einem Teufelskreis beschreiben, der in einer Panikattacke gipfelt (◘ Abb. 10.2, Clark 1986, 1997). Auch andere Emotionen, z. B. Ärger (Epstein 1977), können Panikattacken triggern, ebenso aber auch harmlose Ereignisse. Zu solchen Ereignissen gehören schnelles Aufstehen, das zu leichtem Schwindel führt, oder körperliche Betätigungen, die die Wahrnehmung von Atemlosigkeit und Palpitationen verstärken. Alleine eine horizontale Körperlage kann schon die Wahrnehmung des Herzschlags derart intensivieren, dass es in der Folge zu einer Panikattacke kommen kann. Während solcher Attacken sind die Patienten meist nicht in der Lage, zwischen den triggernden Interozeptionen und der folgenden Panik zu unterscheiden, sodass die Angst wie aus heiterem Himmel zu kommen scheint.

Sobald die Neigung besteht, bestimmte Körperempfindungen als gefährlich zu interpretieren, tragen zwei Entwicklungen zur Festigung der Symptomatik bei:

- Zum einen beginnen die Betroffenen, ihren Körper besorgt zu beobachten. Diese Beobachtung kann auf motorischer und auf gedanklicher Ebene stattfinden. Infolge der damit einhergehenden selektiven Aufmerksamkeitsausrichtung werden mit erhöhter Wahrscheinlichkeit somatische Symptome (wie z. B. unregelmäßiger Puls) entdeckt, die vorher nie beachtet worden sind und jetzt als Beweis dafür erscheinen, dass irgendetwas im Körper nicht stimmen kann (Clark 1986).
- Zum anderen halten Sicherheitsverhaltensweisen die Angst vor der möglichen Bedrohung aufrecht (Salkovskis 1991). So werden Panikpatienten mit Herzinfarktbefürchtungen körperliche Anstrengungen möglichst vermeiden, weil sie glauben, dadurch die Gefahr einer Herzattacke zu verringern. Durch diese Sicherungsstrategie wird aber zugleich verhindert, dass korrigierende körperliche Erfahrungen gemacht werden können –, dass beispielsweise bei körperlicher Belastung der befürchtete Herzinfarkt ausbleibt.

Sicherheitsverhalten wie Flucht und Vermeidung im Rahmen einer Agoraphobie sind auf den Vertrauensverlust gegenüber der Zuverlässigkeit und Berechenbarkeit des eigenen körperlichen und psychischen Leistungsvermögens zurückzuführen. Die Betroffenen befürchten, sie könnten die Kontrolle über sich verlieren und dadurch tatsächlich einen körperlichen (z. B. Ohnmacht, Herzinfarkt) oder seelischen (z. B. verrückt werden) Schaden davon tragen. Entsprechend neigen die Patienten zu ängstlichen Vorstellungen darüber, was sie an den von ihnen ge-

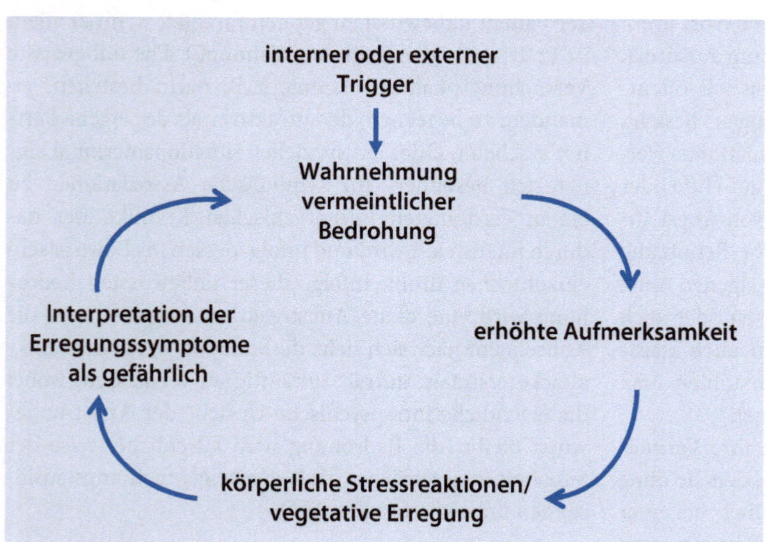

◘ **Abb. 10.2** Aufschaukelungsprozess bei Panikattacken. (Mod. nach Clark 1986, aus Bassler u. Leidig 2005, mit freundlicher Genehmigung)

miedenen öffentlichen Orten Schlimmes erleben könnten (Salkovskis 1996). Sie umgehen die vermeintlich bedrohlichen Situationen, weil sie spezifische Befürchtungen hegen, was dort passieren könnte (z. B. in Ohmacht fallen, verrückt werden usw.). Sie vermeiden also nicht die öffentliche Situation per se, sondern die persönliche Katastrophe, von der sie glauben, dass sie ihnen widerfahren könnte (Salkovskis et al. 1996). Auch hier verhindert das Sicherheitsverhalten vermeintlich einen Zusammenbruch und hält genau dadurch den Glauben daran aufrecht (▶ Fallbeispiel 3).

Fallbeispiel 3: Agoraphobie

Eine 50-jährige Patientin berichtet, auf offener Straße plötzlich ohne irgendeine Vorwarnung Herzrasen, Atemnot und massiven Schweißausbruch bekommen zu haben. Diese Symptome hätten bei ihr rasch eine intensive Todesangst ausgelöst, da sie befürchtete, ein vital bedrohlicher Herzinfarkt sei die Ursache dafür. Sie sei schnellstmöglich ins nächstgelegene Krankenhaus gebracht worden, wo man sie eingehend untersucht habe, ohne jedoch einen krankhaften Befund feststellen zu können. Die Ärzte hätten ihr gesagt, sie habe möglicherweise einen Panikanfall erlitten, dafür jedoch keine weitergehende Erklärung gehabt. In den Monaten nach diesem Ereignis habe sie sich sehr unsicher gefühlt und deswegen nicht mehr allein aus dem Haus getraut. Sie habe befürchtet, neuerlich einen solchen schrecklichen »Anfall« zu erleiden, ohne dass rasch genug Hilfe käme. Nur in Begleitung ihres Mannes sei es ihr gegenwärtig möglich, kurze Wegstrecken mit gerade noch erträglicher Angst bewältigen zu können.

Zur aktuellen Lebenssituation ist zu erfahren, dass sie seit rund 25 Jahren verheiratet ist, ihr Mann ist Facharbeiter. Für ihre Ängste bringe er sehr viel Verständnis auf, zumal er selbst eher zurückhaltend bis ängstlich sei. Wenn sie Panikattacken habe, würde er selbst sich emotional so sehr hineinsteigern, dass er häufiger ähnliche Symptome bekäme. Sie hat zwei erwachsene Kinder, die beide außer Haus leben. Zu ihrer Biografie ist erwähnenswert, dass die Patientin etwa im Alter von etwa 8 Jahren aus der damaligen DDR in den Westen kam, als älteste von 5 Kindern. Ihre Eltern waren praktisch mittellos, ihr Vater verdingte sich als ungelernter Arbeiter, ihre Mutter als Küchenhilfe. Als die Patientin etwa 13 Jahre alt war, verunfallte ihr Vater sehr schwer mit seinem Moped. Nach wochenlangem Koma stand fest, dass er zeitlebens an beiden Beinen gelähmt bleiben würde. Wie die Patientin erst später erfuhr, war der Unfall vom Vater selbst verschuldet worden – wahrscheinlich war er dabei erheblich betrunken gewesen. Im Ort, in dem sie lebten, hätten dies alle gewusst und die Familie entsprechend »geschnitten«. Während die Mutter tagsüber außer Haus war, um das Nötigste für die Familie zu verdienen, hatte sich vor allen Dingen die Patientin um den Vater gekümmert – sie war während ihrer gesamten Jugend und Adoleszenz die wichtigste Bezugsperson ihres Vaters. In dieser Zeit hatte sie nie eigene Freizeit, aber auch später, als dies eher hätte möglich sein können, habe sie sich immer
▼
für die Belange anderer »aufgeopfert« – dies sei ihr nie zu viel geworden, die Dankbarkeit derer, denen sie geholfen hatte, habe sie für alle Mühe entschädigt. Konflikten mit anderen sei sie von Kindheit an stets aus dem Weg gegangen, Streit habe sie wie »körperlichen Schmerz« empfunden.

Symptomauslösend für die Panikanfälle waren offenbar mehrere Todesfälle in der Verwandtschaft, die sie, wie sie selbst sagen konnte, an die tragischen Todesumstände ihres Vaters 2 Jahre zuvor erinnerten. Ihr Vater war an Lungenkrebs gestorben, sie habe ihn im Krankenhaus die letzten 3 Wochen seines Lebens intensiv mitgepflegt und ohnmächtig mit ansehen müssen, wie er an dieser Krankheit »elend zugrunde ging«. Wie sich in der Psychotherapie herausstellte, war sie ihrem Vater gegenüber unbewusst sehr ambivalent eingestellt: einerseits sich ganz um ihn kümmern zu wollen (und ihn dennoch nicht retten zu können), andererseits (wieder) auf ihre eigenen Bedürfnisse verzichten zu müssen.

10.3.4 Isolierte Panikstörung

Wesentlich für die Panikstörung ist das Auftreten wiederholter, unvorhersehbarer schwerer Panikanfälle, die sich nicht auf eine spezifische Situation oder bestimmte Umstände beschränken. Die Panikanfälle sind nicht verbunden mit einer besonderen Anstrengung, gefährlichen oder lebensbedrohenden Situationen. Der Panikanfall hat dabei folgende **Charakteristika**:

1. Er ist eine einzelne Episode von intensiver Angst oder Unbehagen.
2. Er beginnt abrupt.
3. Er erreicht innerhalb weniger Minuten ein Maximum und dauert mindestens einige Minuten.

Vegetative **Symptome** wie Palpitationen, Herzklopfen, erhöhte Herzfrequenz, Schweißausbruch, fein- oder grobschlägiger Tremor sowie Mundtrockenheit können vorherrschen, des Weiteren Symptome, die Thorax und Abdomen betreffen, wie z. B. Atembeschwerden, Beklemmungsgefühl, Thoraxschmerzen sowie Nausea bzw. abdominelle Missempfindungen. Auf der psychischen Ebene werden Symptome wie Schwindel, Benommenheit, Unsicherheit und Schwäche wahrgenommen, ferner Derealisation bzw. Depersonalisation (sich selbst »weit entfernt« oder »nicht richtig hier« fühlen). Häufig besteht auch Angst vor Kontrollverlust, insbesondere die Furcht, verrückt zu werden. Je nach Schweregrad der Symptomatik empfinden viele Patienten Todesangst. Weitere mehr allgemeine Symptome sind Hitzegefühle oder Kälteschauer sowie Parästhesien. Viele Patienten entwickeln eine ausgeprägte Angst vor weiteren Panikanfällen, da diese unvorhersehbar erscheinen und somit keine Vermeidungsstrategien infrage kommen.

Speziell bei der **herzbezogenen Panikstörung** (früher »Herzangstneurose«) handelt es sich um eine Sonderform von phobischer Symptombildung, da sie sich nicht mehr auf ein vermeidbares äußeres Objekt bezieht, sondern auf ein Organ des eigenen Körpers, das man nicht »loswerden« kann. Aus **psychodynamischer Perspektive** wird angenommen, dass sich v. a. das Herz symbolisch gut dazu eignet, ein mächtiges Objekt zu repräsentieren, von dem man sich vital abhängig fühlt und gleichzeitig loszukommen trachtet. Im Prinzip wird dabei eine bedeutsame ambivalente Beziehung zu einer aktuellen oder früheren Bezugsperson (z. B. zur Mutter) auf symbolischer Ebene in Beziehung zu einem Körperorgan wiederholt (► Fallbeispiel 4). Ähnliche Vorgänge liegen auch **hypochondrischen** Symptombildungen zugrunde. Fließende Übergänge zu wahnhaften Prozessen sind hierbei möglich, wie z. B. bei der **Dysmorphophobie** (Angst, körperlich missgestaltet zu sein).

Bezüglich der **kognitiv-behavioralen** Hypothesen zur Panikstörung ist auf den vorstehenden Abschnitt ► 10.3.3 zu verweisen. Die Agoraphobie wird im ICD-10, unabhängig vom Vorliegen einer Panikstörung, als eigenständiges klinisches Syndrom der Gruppe der phobischen Störungen (F40) zugeordnet, während sie in der nosologischen Klassifikation nach DSM-IV lediglich eine Restkategorie der Agoraphobie bildet.

Fallbeispiel 4: Isolierte Panikstörung

Ein 36-jähriger Mann, der bei den diagnostischen Gesprächen auffallend kontrolliert und zurückhaltend wirkt, berichtet von heftigen Panikattacken, verbunden mit ausgeprägtem Schwindel, Herzrasen und Lähmungsgefühlen in beiden Extremitäten, die seit etwa 2 Jahren bestünden. Immer häufiger habe er nun auch Angst, bei diesen »Anfällen« an einem Herzinfarkt zu versterben. Wegen dieser zunehmenden Angst könne er phasenweise, v. a. aber im Urlaub, seine Wohnung nicht mehr verlassen, da er jedoch ein ausgeprägtes Pflichtgefühl habe, sei er trotz dieser Schwierigkeiten jeden Tag an seinem Arbeitsplatz erschienen (er ist leitender Angestellter in einem Kaufhaus). Allerdings habe er zunehmend die Befürchtung, dies in Zukunft nicht mehr zu schaffen, da er in letzter Zeit auch in seinem Büro oder während Dienstfahrten Angstanfälle erleide. Für seine Ängste habe er keine Erklärung, er fühle sich ihnen hilflos ausgeliefert.

Im Verlauf der Psychotherapie konnte der Patient erkennen, dass seine Ängste vorzugsweise in Situationen auftraten, in denen er sich aus seinem Erleben aggressiv gegen andere durchsetzen musste. Wie sich herausstellte, stand seine akute Angstsymptomatik im engen zeitlichen Zusammenhang mit einem beruflichen Konflikt, der ihm »menschlich sehr zu schaffen« gemacht habe. Auf Anordnung der Konzernleitung hatte er die technische Leitung eines Kaufhauses übernehmen und dabei den bisherigen technischen Leiter absetzen müssen, der sein früherer Ausbilder gewesen war. Ein weiterer Konflikt ergab sich mit einer kämpferischen Betriebsrätin, mit der er einige Auseinandersetzungen zu führen hatte. Er setzte sich schließlich durch, in der Folge erkrankte die Betriebsrätin für einige Zeit, wofür er sich persönlich sehr schuldig fühlte.

Von seiner Biografie ist zu erwähnen, dass er seinen Vater als sehr schwachen Mann erlebt hatte, der sich gegen die dominante Mutter in keiner Weise durchsetzen konnte. Der Patient war Einzelkind; für seinen Vater habe er sich später als älterer Schüler bzw. Lehrling sehr geschämt, hatte er sich doch immer einen durchsetzungsfähigen und selbstbewussten Vater gewünscht. Er selbst habe früh befürchtet, dass er wie sein Vater werden könnte (was seine Mutter ihm bei Streitigkeiten immer vorgehalten habe) und bewusst alles unternommen, um diesem Schicksal zu entgehen. In den Paargesprächen zeigt sich, dass seine Frau in der Partnerschaft eine ähnliche Rolle übernommen hatte wie seinerzeit seine Mutter. Seine Angstsymptomatik lässt sich im Wesentlichen konfliktdynamisch verstehen als Abwehr aggressiver Impulse und damit verbundener Schuldgefühle.

10.3.5 Generalisierte Angststörung

Leitsymptom der generalisierten Angststörung (GAS) ist eine generalisierte und anhaltende Angst, die über einen Zeitraum von mindestens 6 Monaten bestehen muss mit vorherrschender Anspannung, Besorgnis oder Befürchtungen in Bezug auf alltägliche Ereignisse und Probleme. Wie schon bei der Panikstörung (► 10.3.4) ausgeführt, können diverse vegetative und psychische Symptome vorkommen, die überwiegend Angstkorrelaten bzw. -äquivalenten entsprechen. Insbesondere zeigen sich spezifische somatische Symptome der Anspannung wie Muskelverspannungen (mit akuten und chronischen Schmerzen), Ruhelosigkeit und Unfähigkeit zur Entspannung oder auch Kloßgefühl im Hals und Schluckbeschwerden, des Weiteren anhaltende Reizbarkeit, Konzentrationsschwierigkeiten, Leeregefühl im Kopf wegen Sorgen oder Angst sowie Einschlafschwierigkeiten. Phänomenologisch besteht eine erhebliche Überschneidung mit depressiven Sympomen, teilweise aber auch mit hypochondrischen Befürchtungen im engeren Sinn (ICD-10: F45.2).

Die meisten Hypothesen zur Ätiologie der GAS gehen von **prädisponierenden Faktoren** wie einer vegetativen Hyperreagibilität aus (■ Abb. 10.1, Modell von Shear et al. 1993) auch wenn die empirische Befundlage hierzu noch genauso uneindeutig ist wie die zur Bedeutung kritischer Lebensereignisse (Barlow 1988).

Aus **psychodynamischer Sicht** versagen bei der GAS die üblichen angstbindenden Abwehrfunktionen aufgrund einer schwerwiegenden Ich-strukturellen Schwäche, sodass anhaltende diffuse Angst als eigenständiges Symptom durchbricht (Bellak u. Small 1972, Mentzos 1984, Thomä u. Kächele 1988). Heftige frei flottierende Ängste können auch beim Borderline-Syndrom (Kernberg 1978) auftreten, die v. a. aus der Bedrohung von emotional unvereinbaren Gegensätzen in der Wahrnehmung von sich selbst und anderen herrühren. Durch Neuinterpretation der Ergebnisse von Arbeiten anderer Autoren konnte Bowlby (1976) zeigen, dass viele der untersuchten schwerer ängstlichen Patienten eine erheblich traumatisch belastete Kindheit hatten, insbesondere widersprüchliche und bindungsverunsichernde Beziehungserfahrungen mit den Eltern (Silove et al. 1991, Egle et al. 1997). Nach der psychoanalytischen Objektbeziehungstheorie ist es naheliegend, dass Patienten, die unter solchen Bedingen aufgewachsen sind, keine stabilen bzw. verlässlichen Objekt- bzw. Selbstrepräsentanzen internalisieren konnten, weshalb sie auch als Erwachsene schon bei geringen Konfliktspannungen mit intensiven Gefühlen von Überforderung und Hilflosigkeit reagieren, was zugleich heftige Angst auslöst, nicht selten aber auch impulsive Wut auf sich oder andere.

Die bisherigen Ausführungen legen nahe, das Auftreten diffuser Ängste prinzipiell als Indiz für eine weitergehende Ich-strukturelle Schwäche zu werten (Mentzos 1984). Dem widerspricht aber die klinische Beobachtung, dass durchaus nicht alle Patienten mit GAS Ich-strukturell schwerwiegend beeinträchtigt sind. Möglicherweise hat dies auch damit zu tun, dass bei der bislang gültigen Definition der GAS erhebliche Abgrenzungsschwierigkeiten zur ängstlich-vermeidenden bzw. abhängigen Persönlichkeitsstörung bestehen, weshalb sich die Schlussfolgerungen der empirischen Studien zur GAS wahrscheinlich auf häufig heterogene Patientenpopulationen beziehen.

Bei den **verhaltenstherapeutischen** Modellen hat sich v. a. das **Konzept von übertriebenen Sorgen und ängstlicher Erwartung** durchgesetzt (Barlow 1991). Anhaltende Neigung zum Sich-Sorgen führt zu einer Aufmerksamkeitsverlagerung in Richtung angstauslösender Kognitionen, was mit einem weiteren Anstieg der Erregung und damit auch einer Zunahme der ängstlichen Erwartungshaltung verbunden ist. Dieser Prozess bleibt bei der GAS anders als bei Phobien nicht auf umschriebene Situationen begrenzt, sondern zeigt sich in vielen verschiedenen Situationen mit einer Tendenz zur Ausweitung.

Roemer und Borkovec (1993) interpretieren die übertriebene Bereitschaft zu Sorgen funktional im Sinne eines Problemlöseprozesses, bei dem mögliche Bedrohungen vorweggenommen und eine nicht endende Suche nach einem Ausweg eingeleitet wird. Der **Sorgenprozess** speziell bei der GAS hat eine typische Struktur: Sorgen werden nicht zu Ende gedacht, d. h. bis hin zur befürchteten Katastrophe. Vielmehr wird die Gedankenkette an einem Angst erzeugenden Punkt abgebrochen und beginnt wieder von vorn, oder es wird zu einem neuen Sorgeninhalt gewechselt. Gleichzeitig laufen die Sorgen in dieser Patientengruppe meist als Gedankenketten auf relativ abstraktem Niveau ab, d. h., es werden kaum bildhafte Vorstellungen zugelassen, die stärkere Angst auslösen. Sorgen stellen damit eine Form der kognitiven Vermeidung dar, was zunächst zu einer Verringerung der physiologischen Reaktionen auf Angstreize und somit auch kurzfristig zu einer Angstreduktion führt. Gleichzeitig verhindert dies aber, dass eine Verarbeitung von angstbesetzten Themen stattfinden kann – oder mit anderen Worten: der Prozess des Sich-Sorgens trägt langfristig dazu bei, die Angst aufrechtzuerhalten.

Eine Erweiterung dieses Sorgenmodells wird von Wells (1997, 1999) durch das **Konzept der Metakognitionen bzw. Typ-2-Sorgen** vorgenommen. Wells geht dabei davon aus, dass der eigentliche Sorgenprozess von Angstpatienten maßgeblich durch »Meta-Sorgen«, also Gedanken über die Sorgen, aufrechterhalten wird. Diese maladaptive Strategie bindet erhebliche kognitive Ressourcen und löst noch mehr Ängste aus, was wiederum den Wunsch intensiviert, die ständige gedankliche Beschäftigung mit Sorgen effektiver einzudämmen, wenn nicht ganz zu unterdrücken. Gerade der Versuch einer aktiven Unterdrückung von Gedanken bewirkt jedoch, dass die unerwünschten Inhalte besonders virulent werden.

! Das psychodynamische Konzept einer Ich-strukturellen Störung kann das kognitiv-behaviorale Modell der »sorgebezogenen Ängste« sinnvoll ergänzen. So könnte die oft beobachtete Hartnäckigkeit der Sorgen unter psychodynamischen Gesichtspunkten damit erklärt werden, dass die ursprüngliche diffuse Angst (als Ausdruck der Ich-strukturellen Schwäche) durch »Anheften« an beliebige kognitive Inhalte den Charakter von konkreten Sorgen annimmt. Der psychische Gewinn bei diesem Umwandlungsprozess besteht darin, nun nicht mehr einer unheimlichen und diffusen Angst ausgeliefert zu sein, sondern dem weniger schlimm empfundenen Übel anhaltender Sorgen und Befürchtungen.

10

Fallbeispiel 5: Generalisierte Angststörung

Eine 21-jährige Frau schildert, sie leide unter diffusen Angstgefühlen, sie habe praktisch »vor allem und jedem« Angst, was sie bei sich selbst nicht verstehen könne. Häufiger habe sie auch akute Angstanfälle, denen sie hilflos ausgeliefert sei – am schlimmsten sei es, wenn diese Angstanfälle nachts auftreten. Ihre Beschwerden hätten etwa vor einem Jahr angefangen. Damals sei ihr abends häufig schlecht und schwindlig geworden, zunächst jedoch ohne dabei auftretende Angstzustände. Allerdings habe sie gleich an schlimme Krankheiten denken müssen und deswegen mehrfach Ärzte konsultiert, ohne dass ein krankhafter Befund erhoben werden konnte. Schließlich habe ihr eine Internistin eingehend erklärt, ihre Symptome hätten etwas mit seelischen Ursachen zu tun, wahrscheinlich v. a. mit Angst, was sie aber längere Zeit nicht habe akzeptieren können.

Zur Biografie der Patientin ist Folgendes erwähnenswert: Sie ist das älteste von 4 Kindern einer Frau, die sich als halbprofessionelle Prostituierte ihren Lebensunterhalt verdiente. Jedes der 4 Kinder stammt von einem anderen Vater. Die ersten 3–4 Lebensjahre verbrachte die Patientin in verschiedenen Pflegestellen, wo sie z. T. misshandelt worden war, zeitweise war sie kurzfristig auch in Heimen untergebracht. Ab dem 4. Lebensjahr lebte sie bei ihrer Großmutter, wodurch sich ihre weitere Entwicklung deutlich stabilisierte. Die Patientin schloß die Schule mit der Mittleren Reife ab und absolvierte eine Lehre als Industriekauffrau. Mit auffallendem Interesse kümmerte sie sich um ihre jüngeren Geschwister, erledigte für sie nötige Gänge zu verschiedenen Ämtern und setzte auch die Mutter unter Druck, sich nicht ständig ihren Verpflichtungen zu entziehen. Nach allem, was im Laufe der Psychotherapie in Erfahrung zu bringen war, war sie trotz aller Einschränkungen noch die Stabilste in dieser so geschädigten Familie.

Obwohl der Beginn der Angstsymptomatik durch eine aktuelle Konfliktsituation ausgelöst wurde (Verlust des Arbeitsplatzes wegen Konkurs der Firma), lässt insbesondere die traumatisierende biografische Entwicklung vermuten, dass bei der Patientin erhebliche Ich-strukturelle Schwächen bestehen, die sie unter günstigen Umständen gerade noch kompensieren kann, sich bei Belastungssituationen jedoch rasch überfordert fühlt und daraufhin mit entsprechend ausgeprägter Angstsymptomatik reagiert.

10.4 Diagnostik und Indikationsstellung bei Angststörungen

Die Anfangsphase des Therapeut-Patient-Kontakts lässt sich bei Angststörungen allgemein in mehrere Schritte untergliedern (▶ Übersicht).

Anfangsphase des Kontakts zwischen Therapeut und Patient bei Angststörungen

- Erster Beziehungsaufbau und allgemeiner Eindruck
- Krankheitsspezifische Anamnese mit Ausschluss somatischer Ursachen und Komplikationen
- Soziale Anamnese
- Biografische Anamnese
- Analyse des spezifischen Problemverhaltens bzw. der Konfliktsituation unter Berücksichtigung der operationalisierten psychodynamischen Diagnostik (OPD; Arbeitskreis OPD 1996)
- Klassifikatorische Diagnose (Klärung der Komorbidität mit psychiatrisch relevanten Erkrankungen, Ausschluss von Abhängigkeitssyndromen)
- Indikation für störungsorientierte Psychotherapie

Eine angemessene Abklärung der aufgelisteten Punkte erfordert erfahrungsgemäß 3–5 Stunden und bleibt somit im zeitlichen Rahmen der direkt über Krankenschein abrechenbaren 5 probatorischen Sitzungen. Dominieren bei der Angststörung unklare körperliche Symptome, ist es ratsam, zum Ausschluss möglicher organischer Ursachen den Hausarzt mit einzubeziehen, insbesondere wenn der behandelnde Therapeut selbst nicht Arzt ist. Für die Herstellung einer vertrauensvollen therapeutischen Beziehung ist es unerlässlich, dass der Patient möglichst frühzeitig eine plausible Erklärung für seine beunruhigenden körperlichen Symptome bekommt, damit sich seine diesbezügliche Verunsicherung nicht immer wieder störend auf den therapeutischen Prozess auswirkt.

10.5 Therapeutische Prinzipien bei Angststörungen

10.5.1 Allgemeines

Der Erfolg einer psychotherapeutischen Behandlung beruht auf einem komplexen Zusammenspiel verschiedener Faktoren. Wichtige patientenseitige Merkmale sind z. B. Art und Schweregrad der Diagnose, Ich-strukturelle Ressourcen, Leidensdruck sowie allgemeine Veränderungsmotivation. Therapeutenseitig spielen die Fähigkeit zur Herstellung einer vertrauensvollen und empathischen therapeutischen Beziehung sowie eine hohe fachliche Kompetenz in der Wahl und Durchführung einer spezifischen Behandlung eine große Rolle.

Für den therapeutischen Prozess sind unabhängig vom jeweiligen theoretischen Bezugsrahmen die in der folgenden ▶ Übersicht dargestellten vier Dimensionen von grundsätzlicher Bedeutung (Grawe 1998).

Bedeutende Dimensionen des therapeutischen Prozesses nach Grawe (1998)

1. **Ressourcenaktivierung:**
   Ein empirisch breit abgestützter Wirkfaktor ist die Ressourcenaktivierung, d. h., es wird an die positiven Möglichkeiten, Eigenarten, Fähigkeiten und Motivationen des Patienten angeknüpft und gezielt ihre Entfaltung gefördert.
2. **Problemaktualisierung:**
   Um Veränderungen zu erreichen, muss das therapeutische Setting so gestaltet werden, dass in ihm die Probleme des Patienten möglichst real und unter intensiver emotionaler Beteiligung erfahrbar sind.
3. **Aktive Hilfe zur Problembewältigung:**
   Viele Studien belegen den Wert von aktiven Maßnahmen durch den Therapeuten, mit denen er seinem Patienten hilft, mit bestimmten Problemen fertig zu werden.
4. **Therapeutische Klärung:**
   Bei der Klärungsperspektive geht es darum, dass der Therapeut seinem Patienten dabei hilft, sich über die Bedeutung seines Erlebens und Verhaltens bewusst zu werden, sowohl im Hinblick auf seine bewussten wie unbewussten Ziele und Wertvorstellungen. Der Patient soll dabei im Verlauf des therapeutischen Prozesses zur verbesserten Selbstreflexion befähigt werden, die er dann später auch ohne therapeutische Hilfe weiterführen kann.

Grundsätzlich sollten des Weiteren folgende Aspekte besonders berücksichtigt werden:

- Zu Beginn der Behandlung sollte zunächst geklärt werden, ob ein mehr konfliktaufdeckendes oder alternativ ein eher ressourcenorientiertes Vorgehen (z. B. vorrangig Verbesserung von Angstbewältigung) indiziert ist.
- Ursächlich symptomauslösende und -aufrechterhaltende Faktoren sind sorgfältig abzuklären und zu unterscheiden. Besonders bedeutsam ist die Analyse der Strategien, die der Patient zur Vermeidung von Angst einsetzt, da sie sich erfahrungsgemäß rasch verfestigen und zu einem therapeutischen Kernproblem werden können. Dies gilt z. B. für das Vermeidungsverhalten bei den Phobien, das trotz der Einschränkungen, die es für den Patienten mit sich bringt, ihm häufig als das kleinere Übel erscheint.
- Angstkonfrontierende Techniken sind bei phobischen Ängsten grundsätzlich indiziert. Nach Auffassung von Experten (Dengler u. Selbmann 2000) sollten sie unverzichtbarer Bestandteil jeder störungsorientierten Behandlung sein. Dies schließt auch psychoedukative Momente ausdrücklich mit ein, z. B. die konkrete Vermittlung von Kenntnissen zur Auswirkung von Angst auf den Körper (Aufklärung über physiologische Angstreaktionen).
- Für den Fall, dass ausgeprägtere Ich-strukturelle Defizite bestehen, sollte zunächst die aktive Hilfestellung im Vordergrund stehen, bis der Patient ein stärkeres Ausmaß von Angst zu bewältigen lernt. Erst wenn diese Voraussetzung erfüllt ist, können auch angstkonfrontierende Übungen sinnvoll durchgeführt werden, ansonsten droht eine psychische Dekompensation mit traumatisierender Angstüberflutung.
- Sollte sich bei der Anamneseerhebung eine traumatische Genese der Angststörung ergeben, richtet sich die weitere Therapie v. a. an Art und Ausprägung der Traumatisierung aus. In solchen Fällen ist eine angstkonfrontierende Behandlung zunächst kontraindiziert. Stattdessen sind vorrangig Strategien einzusetzen, wie sie sich beispielsweise bei der Behandlung der posttraumatischen Belastungsstörung bewährt haben.
- Die Rolle des Partners bzw. naher Bezugspersonen des Patienten sollte frühzeitig sorgfältig berücksichtigt werden. Nicht selten kann auch der Partner unbewusst ein Interesse daran haben, das angstneurotische Arrangement aufrechtzuerhalten, z. B. weil er unbewusst Gewinn daraus zieht, für den Patienten die Rolle einer stets fürsorglichen Mutter spielen zu können. Gesundet der Patient, kann sich das bisherige Beziehungsarrangement erheblich destabilisieren.
- Bei geringer Angsttoleranz besteht häufig die Tendenz zu einem frühzeitigen Medikamentenabusus (z. B. Tranquilizer). Nicht wenige Patienten versuchen ihre Angst auch mit Alkohol zu dämpfen, wobei je nach Grad der Ich-strukturellen Ressourcen mit deutlichen Suchttendenzen zu rechnen ist. Bei stärkerer Angewiesenheit auf Medikamente oder Alkohol ist es geboten, der ambulanten Psychotherapie zunächst eine stationäre Behandlung mit gezielter Reduzierung des Medikamenten- bzw. Alkoholkonsums vorzuschalten. Hat sich die Abhängigkeitsproblematik bereits zu sehr verselbstständigt, wird zunächst der kausalen Behandlung der Suchterkrankung Vorrang eingeräumt (z. B. über stationäre Langzeittherapie).

10.5.2 Störungsorientierte Psychotherapie

Zunehmend sprechen mehr Befunde dafür, dass eine sinnvolle **Kombination einsichtsfördernder psychodynamischer Psychotherapie in Verbindung mit aktiven angstkonfrontierenden Techniken** einen besseren Therapieerfolg zu erreichen vermag als psychodynamische oder kognitiv-behaviorale Therapie allein (Grawe 1998). Dabei meint Therapieerfolg hier mehr als nur einfache Symptomreduktion (z. B. des Vermeidungsverhaltens), mit eingeschlossen ist auch die Klärung der Angst verursachenden Hintergründe. Diese Position wird zwischenzeitlich therapieschulenübergreifend vertreten.

Wie die klinische Praxis zeigt, erleben viele Patienten eine Art innere Evidenz dafür, dass das plötzliche Auftreten ihrer Angsterkrankung nicht »zufällig« oder »unmotiviert« geschah. Sie möchten zwar einerseits rasch etwas an die Hand bekommen, das ihnen hilft, mit ihren Ängsten besser zurechtzukommen, wofür besonders angstkonfrontierende Strategien als »kontrolliertes Verhaltensexperiment« zweckmäßig sind. Andererseits sind viele Patienten auch daran interessiert, die ursächlichen Hintergründe ihrer Ängste kennenzulernen, um für die Zukunft besser gewappnet zu sein bzw. effektivere Konfliktbewältigungsstrategien zu erwerben. Letzteres erfordert ein mehr einsichtsorientiertes Vorgehen, was seit jeher zum zentralen Anliegen von psychodynamischer Psychotherapie gehört.

Es bleibt abzuwarten, ob sich im Zuge der Entwicklung von mehr störungsorientierten Behandlungskonzepten auch eine vertiefte Annäherung zwischen den einzelnen Therapieschulen ergeben wird – von der Sacherfordernis her ist dieser Prozess sicherlich geboten und jenseits aller ideologischen Vorbehalte eigentlich auch unumkehrbar.

10.5.3 Kombination mit Pharmakotherapie

Die folgenden **Empfehlungen** zur Kombination von Psychotherapie und Pharmakotherapie bei Angststörungen stützen sich ebenfalls auf Stellungnahmen des o. g. Arbeitskreises für Angststörungen (Dengler u. Selbmann 2000; ▶ Übersicht).

Kombination von Psychotherapie und Pharmakotherapie bei Angststörungen – Empfehlungen

- Bei allen Angststörungen gilt das Primat »Psychotherapie vor Pharmakotherapie«. Pharmakotherapie ist primär dann anzuwenden, wenn keine geeignete Psychotherapie verfügbar (z. B. fehlende Therapieplätze) oder die Angststörung selbst so ausgeprägt ist, dass sich der Patient ohne zusätzliche Abschirmung durch Psychopharmaka nicht auf die Psychotherapie einlassen kann. Ebenso kann eine zusätzliche Pharmakotherapie sinnvoll sein, wenn neben der Angststörung eine ausgeprägte Komorbidität, z. B. eine depressive Störung, besteht.
- Der Nutzen einer Kombinationsbehandlung von Psychotherapie und Pharmakotherapie sollte einer Monotherapie (entweder Psychotherapie oder Pharmakotherapie) eindeutig überlegen sein.
- Von Therapieresistenz bzw. -versagen bei Pharmakotherapie ist auszugehen, wenn eine adäquat dosierte (!) sequenzielle Behandlung mit 3 Substanzen aus unterschiedlichen Gruppen über einen Zeitraum von mindestens 8 bis maximal 12 Wochen ohne ausreichenden Erfolg bleibt.
- Bei spezifischen (einfachen) Phobien ist keine besondere Pharmakotherapie erforderlich, angstkonfrontierende Therapiemethoden sind hier eindeutig Mittel der ersten Wahl. Allenfalls bei deren Versagen kann situationsabhängig ein Benzodiazepinpräparat bzw. ein β-Blocker gegeben werden. Besteht eine ausgeprägtere Komorbidität mit Depression, können auch Antidepressiva (z. B. selektive Serotoninwiederaufnahmehemmer SSRI) gegeben werden.
- Bei ausgeprägter sozialer Phobie ist primär eine Kombination von Psychotherapie und Pharmakotherapie (Benzodiazepine oder SSRI) sinnvoll.
- Bei ausgeprägter Agoraphobie mit/ohne Panikstörung ist zunächst eine Kombination von Psychotherapie und Pharmakotherapie (Benzodiazepine und/oder trizyklische Antidepressiva bzw. SSRI) indiziert.
- Bei der GAS ist gegenwärtig noch nicht ausreichend geklärt, ob Kombinationsbehandlungen von Psychotherapie und Pharmakotherapie im Vergleich zu Psychotherapie allein besser wirksam sind. Die Indikation für eine Kombinationsbehandlung sollte grundsätzlich nach den gleichen Kriterien wie bei der Agoraphobie mit/ohne Panikstörung gestellt werden.

10.5.4 Störungsorientierte Therapiemanuale

Für die wesentlichen Angststörungen wurden in jüngerer Zeit verschiedene störungsorientierte Therapiekonzepte entwickelt, die überwiegend aus dem Bereich der kognitiv-behavioralen Psychotherapie stammen. Zu erwähnen sind hier v. a. die **Expositionstechniken in vivo** (Marks 1993, Schneider u. Margraf 1998, Salkovskis et al. 1999), die sich bei der Behandlung von phobischen Ängsten bewährt haben, sowie **Strategien zur kognitiven Umstrukturierung** wie z. B. die »Sorge-Exposition in sensu« nach Wells (1997, 1999).

Bislang liegen für die psychodynamische Therapie nur zwei im engeren Sinn störungsorientierte Behandlungskonzepte vor: für die GAS ein Manual von Crits-Christoph et al. (1995, 1996) sowie Leichsenring et al. (2002) und für die Panikstörung ein Manual von Milrod et al. (1997). Für ein fokaltherapeutisches Konzept bezüglich der Behandlung der Agoraphobie wurden erste Erfahrungen von Hoffmann u. Bassler (1995) publiziert.

10.5.5 Spezielle Behandlungsstrategien und -probleme

Die nachfolgenden Empfehlungen leiten sich primär von einen mehr störungsorientierten Therapieverständnis her, bei dem sowohl kognitiv-behaviorale als auch psychodynamische Behandlungselemente eingebunden sind. Bei der Auflistung der einzelnen Empfehlungen ist ihre jeweilige therapieschulenspezifische Herkunft nur dann besonders erwähnt worden, wenn es aus Sachgründen zweckmäßig erschien.

Spezifische (isolierte) Phobien

Einfache Phobien lassen sich erfolgreich und zeitökonomisch mit kognitiv-behavioralen Therapieverfahren behandeln. Hierbei hat sich v. a. die **Reizkonfrontation und Reaktionsverhinderung (Expositionstherapie)** als erfolgreiche Methode bewährt. Die Erfolgsquote der Expositionstherapie liegt zwischen 77% und 95% (Öst 2000). Wichtige Variationen der Exposition sind bezüglich der Geschwindigkeit der Reizexposition (graduelles vs. massiertes Vorgehen) sowie der Modalität (in vivo, in sensu, in virtueller Realität) möglich.

Sollte ein Patient ein erweitertes Interesse an den möglichen unbewussten Hintergründen seiner Phobie haben oder sind die Phobien selbst in eine mehr ängstlich-vermeidende Persönlichkeitsentwicklung eingebettet, kann der Behandlungsphase mit angstkonfrontierenden Techniken sinnvoll auch eine psychodynamische Therapie folgen, was jedoch gegenwärtig im Rahmen der Vereinbarungen zur Richtlinienpsychotherapie nicht vorgesehen ist.

Agoraphobie mit/ohne Panikstörung

Ein Kernproblem bei der Behandlung der Agoraphobie ist das Vermeidungsverhalten, das v. a. über den Effekt der negativen Verstärkung (Ausbleiben von Angst) rasch verfestigt wird. Wie die klinische Erfahrung lehrt, reicht zur Änderung dieses Verhaltens eine allein auf Einsicht zielende Therapie nicht aus, weswegen gegenwärtig von den meisten Experten eine **Kombination von verhaltensmodifizierenden und einsichtsvertiefenden Therapieschritten** empfohlen wird.

In der ersten Therapiephase werden zunächst die charakteristischen Bedrohungsphantasien, welche die Vermeidungsstrategien motivieren, eingehend exploriert. Hierzu gehören insbesondere die ängstlichen Einschätzungen der erlebten Symptome und deren erwartete Konsequenzen. Ein detailliertes Wissen über die eingesetzten Sicherheitsstrategien in den relevanten Situationen ermöglicht die Planung effektiver Konfrontationsübungen bzw. Verhaltensexperimente im Sinne von Reaktionsverhinderungsmaßnahmen (Salkovskis et al. 1999). Allein schon der Umstand, dass eine Exploration der gefürchteten Konsequenzen durchgeführt wird, bedingt eine gewisse Entdramatisierung, da die Patienten bereits auf gedanklicher Ebene mit der Situation konfrontiert werden und im Gespräch mit dem Therapeuten die Unangemessenheit ihrer Befürchtungen erleben und formulieren können.

Erst wenn sich durch wiederholte Expositionsübungen das Vermeidungsverhalten deutlich abgeschwächt hat und der Patient vom Nutzen dieser Methode so sehr überzeugt ist, dass er sie auch ohne weitere Anleitung eigenständig weiterführen kann, sollte zu einer mehr konfliktaufdeckenden Behandlungsstrategie gewechselt werden, wie sie von den psychodynamischen Therapieverfahren angewendet wird. Sofern der Patient sich nicht imstande sieht, im ambulanten Setting die Angstexpositionsübungen durchzuführen, können diese auch im stationären Rahmen eines Krankenhauses durchgeführt werden. Dies mag insbesondere dann indiziert sein, wenn zwar eine deutliche Ich-strukturelle Schwäche besteht, diese aber von ihrer Ausprägung her noch keine grundsätzliche Kontraindikation für Angstexposition darstellt.

Panikstörung

Ein wesentliches Problem bei der Panikstörung ohne agoraphobe Begleitsymptomatik besteht in der subjektiv erlebten »Unvorhersehbarkeit« der Panikattacken. Daher stimmen alle Therapieverfahren darin überein, dass es besonders wichtig ist, den Patienten möglichst frühzeitig über die physiologischen Begleitreaktionen der Angst und ihre objektive Ungefährlichkeit für den Körper aufzuklären. Dies setzt eine vorherige diagnostische Abklärung der somatischen Symptome und den Ausschluss einer organischen Ursache voraus. Im Zweifelsfall kann der Therapeut in enger Absprache mit dem Patienten und dessen Hausarzt noch erforderliche organmedizinische Untersuchungen veranlassen.

Seitens der kognitiv-behavioralen Therapieverfahren hat sich speziell bei Panikpatienten bewährt, die Induktion der gefürchteten Symptome aktiv herbeizuführen (z. B. durch Hyperventilationsübungen oder über Schwindelprovokation auf einem Drehstuhl). Derartige Übungen triggern die bekannten körperlichen Angstreaktionen in einem geschützten Rahmen und ermöglichen eine therapeutisch begleitete Neubewertung der bisher bedrohlich erlebten Symptome. Das wesentliche therapeutische Agens ist dabei, dass die Patienten dabei erleben, dass sie »ihre« Angstsymptome nach vorbereitender psychoedukativer Information und unter therapeutischer Anleitung selbst aktiv herbeiführen können und sie dann als harmlos zu interpretieren lernen.

Die Betroffenen bewältigen ihre gefürchteten Reaktionsmuster also zunächst in der Therapiesitzung unabhängig von damit assoziierten äußeren diskriminativen Stimuli wie Kaufhäuser, öffentliche Verkehrsmittel etc. In der Folge ist Patienten, die über die Panikattacken hinaus auch die Kriterien für eine Agoraphobie erfüllen, häufig auch eine eigenständige Exposition in vivo möglich, weil die erlebten Symptome keine ängstlichen Bewertungen mehr auslösen (»Exposition-Reaktions-Management«, Hand 1993).

Wie schon bei der Agoraphobie ausgeführt, kann sich nach einer Stabilisierung des aktiven Bewältigungsverhaltens bei Panikattacken eine spezifisch konfliktaufdeckende Therapiephase anschließen.

Soziale Phobie

Soziale Ängste verbinden sich leicht mit Scham, weswegen sie für den Betroffenen häufig als besonders peinlich und belastend erlebt werden. Schwierig ist auch, dass die Interpretation der jeweiligen sozialen Situation oder der Interaktionspartner oft sehr starr an maladaptive Kognitionen gekoppelt ist, was ihre Veränderbarkeit durch bewusste Falsifizierung der Erfahrung im therapeutischen »Verhaltensexperiment« (Salkovski et al. 1999) oft erheblich erschwert. Unter Experten ist weitgehend unbestritten, dass auch bei der sozialen Phobie angstkonfrontierende Therapieelemente unverzichtbar sind.

Gegenwärtig wird bei der kognitiv-behavioralen Psychotherapie v. a. das **Behandlungskonzept von Clark und Wells** (1995) favorisiert. Es gliedert sich in sechs aufeinanderfolgende Phasen (Peitz et al. 2000, 2002; ▶ Übersicht).

Phasen des Behandlungskonzepts von Clark und Wells (1995)

1. **Entwicklung eines individuellen Störungsmodells**
   Dabei werden folgende Elemente besonders berücksichtigt:
   - Arten der angstauslösenden Situationen
   - Negative automatische Gedanken über sich selbst und die Reaktionen, die man auslöst
   - Gedanken über die möglichen Bedrohungsaspekte der Situation
   - Bilder von sich selbst als sozialem Objekt (»subjektive Kameraperspektive«)
   - Körperliche und gedankliche Reaktionen auf die vermeintliche Bedrohung
   - Sicherheitsverhalten (motorisch und kognitiv)
2. **Unterbindung von Sicherheitsverhalten**
   Die sorgfältige Exploration der Sicherheitsverhaltensweisen ist die Voraussetzung dafür, sie im geplanten Verhaltensexperiment später gezielt unterbinden zu können. Häufiger kommt es vor, dass dem Patienten erst durch gezieltes Nachfragen bestimmte Sicherheitsverhaltensweisen bewusst werden, da sie ihm bereits weitgehend zur Gewohnheit geworden sind.
3. **Aufmerksamkeitsfokus verschieben**
   Die Patienten werden dazu angeleitet, in sozialen Interaktionen den Aufmerksamkeitsfokus konsequent weg von der Selbstbeobachtung hin auf die Umwelt zu richten.
4. **Korrektur des Fremdbilds**
   Den Betroffenen wird aufgezeigt, dass sie v. a. von ihrem eigenen Selbstbild und Erleben her darauf schließen, wie sie auf andere wirken. Diese verzerrte Wahrnehmung wird spezifisch im Rahmen von Rollenspielen mit Videofeedback oder in der Gruppe korrigiert, um dadurch eine realistischere, vielseitigere Einschätzung der Wirkung des eigenen Sozialverhaltens (ohne Sicherheitsstrategien) zu bekommen.
5. **Verhaltensexperimente in vivo**
   In sozialen Interaktionen, die nicht in der Familie, im Freundeskreis oder der Therapiegruppe stattfinden, werden die Wirkungen des aktuellen eige-

▼

nen Verhaltens selten eindeutig rückgemeldet. Zudem haben die Betroffenen aufgrund ihrer Störung keine Erfahrungen gesammelt, wie das soziale Umfeld tatsächlich reagiert, wenn sie sich ihrem eigenen Erleben nach unangemessen verhalten. Von daher werden die Patienten im nächsten Schritt aufgefordert, sich in öffentlichen Situationen »unpassend« zu benehmen. Derlei Verhaltensexperimente sind darauf angelegt, die von den Patienten gehegten Befürchtungen in Bezug auf die sozialen Folgen weniger kontrollierten Verhaltens zu entkräften.

6. **Kognitive Strategien**
   Die Annahmen, die bei den Betroffenen dazu führen, soziale Situationen selbstwertbedrohlich einzuschätzen, können mittels Sokratischer Dialoge modifiziert werden. Dazu müssen diese negativen Gedankengänge zunächst, etwa mithilfe von Tagebuchaufzeichnungen, klar identifiziert werden, um sie dann zu hinterfragen.
   Soziale Ängste aufgrund sozialer Fertigkeitsdefizite können mit dem beschriebenen Prozedere nicht behandelt werden. Objektiv ungünstige Formen sozialen Verhaltens müssen individuell charakterisiert und modifiziert werden.

Die psychodynamische Perspektive fokussiert v. a. auf der Klärung der ätiologisch relevanten Beziehungserfahrungen und der Durcharbeitung der oft nicht mehr bewusst zugänglichen Beziehungserfahrungen mit biografisch wesentlichen Bezugspersonen (z. B. Eltern), durch die ihre maladaptiven Erwartungen an spätere Interaktionspartner kausal determiniert wurden. Darüber hinaus lassen sich auch angstkonfrontierende Techniken wie die oben beschriebenen vorteilhaft mit einbeziehen.

Generalisierte Angststörung

Die Behandlungsansätze, die für die GAS entwickelt werden und wurden, sind entweder noch nicht ausreichend evaluiert oder relativ unspezifisch und weniger effektiv als die kognitiv-behavioralen Behandlungsrationale für die dargestellten anderen Angststörungen (Ruhmland u. Margraf 2001b). Ein nach den vorliegenden Befunden vielversprechendes, in sich konsistentes Erklärungsmodell, aus dem auch theoretisch schlüssig Therapiepläne ableitbar sind, stellt das bereits in ▶ 10.3.5 skizzierte **metakognitive Modell** der Arbeitsgruppe um Wells dar (Wells 1997, 1999). Insgesamt können fünf zentrale Behandlungsaspekte unterschieden werden (▶ Übersicht).

Metakognitives Modell – zentrale Behandlungsaspekte

1. **Erarbeitung des metakognitiven Modells**
   Die Erarbeitung eines individuell auf den Patienten zugeschnittenen metakognitiven Modells kann insofern Probleme bereiten, als die herauszuarbeitenden dysfunktionalen Metakognitionen dem Betroffenen so selbstverständlich vorkommen, dass sie schwer zu identifizieren sind. Im Rahmen der Exploration der »Meta-Sorgen« ist es im Hinblick auf die Konstruktion eines individuellen Störungsmodells notwendig, mit dem Patienten die Struktur des Sorgenprozesses zu reflektieren, anstatt die unterschiedlichen Inhalte der Typ-1-Sorgen zu bearbeiten.
2. **Herausarbeitung und Widerlegung der individuellen negativen Annahmen über Sorgen**
   Der Prozess der Entkräftung der negativen Annahmen über die Sorgen fokussiert auf die befürchteten Folgen des Sich-Sorgens. Dies kann beispielsweise dadurch geschehen, dass man die Patienten im Rahmen eines Kontrollverlustexperiments dazu auffordert, aktiv zu versuchen, sich von ihren Sorgen »auffressen« zu lassen. Meist erleben die Patienten dann, dass der befürchtete Kontrollverlust nicht eintritt und die Sorgen sogar weniger schlimm als erwartet erscheinen.
3. **Exploration der individuellen Vermeidungs- und Sicherheitsverhaltensweisen mit Planung und Durchführung der notwendigen Expositionen**
   Die Sicherheits- und Vermeidungsstrategien zeigen sich in der Regel schon im Verlauf der ersten Therapiesitzungen. Entsprechende offene oder verdeckte Verhaltensweisen können auf die Vermeidung oder Kontrolle sowohl von Typ-2- als auch Typ-1-Sorgeninhalten ausgerichtet sein. Das Ziel der Strategien muss präzise herausgearbeitet werden, um die notwendigen Expositionsübungen im Sinne von Verhaltensexperimenten effektiv planen zu können. Bei den Expositionsübungen sollten beide Sorgentypen berücksichtigt werden, da die Vermeidung von Typ-1-Sorgeninhalten häufiger auch dazu dient, den Sorgenprozess und damit »Meta-Sorgen« zu verhindern.
4. **Infragestellen positiver Annahmen über Sorgen**
   Positive Annahmen über Sorgen können dann therapeutische Fortschritte behindern, wenn das

▼

Generieren von Typ-1-Sorgen als unerlässliche Coping-Strategie angesehen wird. Die Modifikation positiver Annahmen kann darüber geschehen, Ereignisse zu betrachten, die gut ausgegangen sind, obwohl man sich ihretwegen zuvor keine Sorgen gemacht hatte.

5. **Bearbeitung der Typ-1-Sorgen**
   Werden Typ-1-Sorgen als Coping-Strategie eingesetzt, so festigen sie Assoziationsketten im Hinblick auf Bedrohungsszenarien. Von daher kann das andauernde Sich-Sorgen (Typ 1) als eine Form von Einübung negativer Phantasien aufgefasst werden. Eine in diesem Zusammenhang wichtige Intervention ist die Erzeugung alternativer positiver Ausgänge der Sorgenszenarien, nicht um Gedanken an bedrohliche Ausgänge zu vermeiden, sondern um Assoziationen zu positiven Einschätzungen wahrscheinlicher zu machen.

Aus Sicht der psychodynamischen Psychotherapie ist zunächst zu klären, in welchem Umfang eine Ich-strukturelle Schwäche besteht und insofern auch ein Mangel an angstbewältigenden Ressourcen. Des Weiteren bedarf es der Abklärung, ob die generalisierten Ängste im Zusammenhang mit einer komplizierenden Persönlichkeitsstörung stehen. Vom prinzipiellen Vorgehen her wird man sich zunächst um eine Verbesserung der Ich-stützenden Ressourcen des Patienten bemühen, wozu gerade auch bei katastrophisierenden Befürchtungen bzw. Sorgen (v. a. bezüglich des eigenen Körpers) die oben beschriebenen kognitiv-behavioralen Therapietechniken hilfreich sind).

10.5.6 Therapeutische Ziele

Veränderung der Krankheitstheorie

Bei allen Angststörungen hat sich bewährt, möglichst frühzeitig mit dem Patienten ein plausibles **Störungsmodell** zu erarbeiten, das der gesamten weiteren Therapieplanung zugrunde gelegt werden kann. Patienten sollten dabei zu der Einsicht kommen, dass ihre körperbezogenen Befürchtungen aus ängstlichen Fehlinterprationen an sich ungefährlicher körperlicher Symptome entspringen und individuelles Sicherheitsverhalten das durch die Fehlinterpretationen ausgelöste Bedrohungserleben zusätzlich verfestigt. Zu diesem Zweck haben sich psychoedukative Modelle bewährt, die die vegetativen Symptome in ihrer psychophysiologischen Sinnhaftigkeit – und damit Harmlosigkeit – im Rahmen von Angstreaktionen erklären (z. B. Leidig u. Glomp 2003, Margraf u. Schneider 1989, Wittchen et al. 1995). Diese Veränderung der individuellen Krankheitstheorie kann sowohl im Sokratischen Dialog in der Einzeltherapie als auch in einem psychoedukativen Gruppensetting geschehen und bibliotherapeutisch unterstützt werden (Leidig 1993, Völlinger et al. 1999).

Verhaltensexperimente und Reaktionsmanagement

Ein wesentliches Ziel der kognitiv-behavioralen Therapieverfahren besteht darin, den Patienten dazu zu befähigen, sein bisheriges Sicherheitsverhalten aufzugeben. Zu diesem Zweck werden die charakteristischen Bedrohungsphantasien herausgearbeitet, die die Vermeidungsstrategien motivieren. Hierzu gehören die ängstlichen Einschätzungen der erlebten Symptome und deren erwartete Konsequenzen. Ein detailliertes Wissen über die eingesetzten Sicherheitsstrategien in den relevanten Situationen ermöglicht die Planung effektiver Konfrontationsübungen bzw. **Verhaltensexperimente** im Sinne von Reaktionsverhinderungsmaßnahmen (Salkovskis et al. 1999). Die Bezeichnung »Verhaltensexperiment« betont dabei im Gegensatz zu früheren verhaltenstherapeutischen Termini wie »Reizkonfrontation« oder »Reizüberflutung« die gründlich vorbereitete kognitive Auseinandersetzung mit den Bedrohungshypothesen im Verlauf der Übungen. Dabei sollen die Patienten v. a. ihre katastrophisierenden Hypothesen zu falsifizieren lernen, was vermutlich das entscheidende therapeutische Wirkprinzip bei der Exposition ist (z. B. Marks 1993, Rachman et al. 1986, Salkovskis 1996, Schulte et al. 1997).

Kognitive und emotionale Umstrukturierung

Die kognitive Umstrukturierung bezüglich katastrophisierender Befürchtungen oder Sorgen ist ein wesentliches Ziel aller Therapieverfahren, wobei explizit ausgearbeitete Methoden v. a. in der kognitiv-behavioralen Psychotherapie Anwendung finden. Bei den psychodynamischen Therapieverfahren geschieht dies überwiegend implizit, wobei besonders Identifizierungsvorgänge mit dem sicherheitsgebenden Therapeuten eine maßgebliche Rolle spielen: Der Patient lernt im Verlauf des therapeutischen Prozesses die entängstigenden rationalen Funktionen des Therapeuten zunehmend zu verinnerlichen und kann entsprechend in angstbesetzten Situationen auf sie als Bewältigungsressource zurückgreifen. Die o. g. »Verhaltensexperimente« finden bei der psychodynamischen Psychotherapie ihr Pendant in Form emotional korrigierender »**Erfahrungsexperimente**«, die im Rahmen der Übertragungsbeziehung zum Therapeuten gemacht werden.

Eine wesentliche Gemeinsamkeit der kognitiv-behavioralen und der psychodynamischen Therapieverfahren besteht darin, nicht primär Angstfreiheit anzustreben (wie sich das viele Angstpatienten zu Beginn der Behandlung wünschen), sondern die Fähigkeit zu stärken, ängstigende Anforderungen besser bewältigen zu können.

Beendigung der Behandlung

Die Wahl des angemessenen Zeitpunkts zur Beendigung einer Psychotherapie ist maßgeblich davon abhängig, welche Therapieziele zwischen Therapeut und Patient vereinbart wurden bzw. welche spezifischen Kriterien für einen erfolgreichen Therapieabschluss herangezogen werden. Letzteres hängt auch von der jeweiligen Grundorientierung des durchgeführten Therapieverfahrens ab. So zielen die kognitiv-behavioralen Therapieverfahren v. a. auf eine Modifikation maladaptiver Verhaltensstrategien sowie der sie bedingenden dysfunktionalen Kognitionen ab. Im Rahmen der Regelungen zur Richtlinienpsychotherapie wird für Angststörungen eine Behandlungsdauer von 25–50 Sitzungen in den meisten Fällen als ausreichend angesehen, sofern nicht komorbide Störungen den therapeutischen Prozess komplizieren (z. B. Persönlichkeitsstörungen). Die psychodynamischen Therapieverfahren fokussieren v. a. auf die Aufdeckung und Durcharbeitung von pathogenetisch relevanten Konflikten, die für den Patienten häufig unbewusst sind. Da gerade phobische Symptome eine starke Tendenz zur Verselbstständigung bzw. Abkopplung vom ursprünglich auslösenden Konflikt zeigen, genügt in der Regel eine nur einsichtsorientierte Psychotherapie allein nicht, um die phobische Symptomatik wirksam zu verändern. Psychodynamische Therapieverfahren bedürfen daher einer sinnvollen Ergänzung durch kognitiv-behaviorale Methoden, wie sie weiter oben ausführlicher beschrieben worden sind. Der Abschluss einer psychodynamischen Behandlung ist unter diesen Voraussetzungen dann geboten, wenn einerseits die phobischen Symptome bzw. übertriebenen Befürchtungen weitgehend aufgelöst sind und andererseits eine vertiefte Einsicht in die ursächlich angstbedingenden Konflikte gewonnen werden konnte. Um dies zufriedenstellend erreichen zu können, sind in der Regel 50–100 Sitzungen nötig, sofern nicht komplizierend komorbide Störungen hinzukommen (Bassler 2004).

10.5.7 Indikationen und Kontraindikationen

In den Jahren 1995–1997 tagte wiederholt ein Arbeitskreis von Experten mit dem Ziel, auf der Basis aller vorliegenden empirischen Studien evidenzbasierte Leitlinien für die Diagnostik und Therapie von Angststörungen zu entwickeln (Dengler u. Selbmann 2000). Nach eingehender Bewertung der Studienlage kam man zu der einhelligen Auffassung, dass bei allen Angststörungen primär Psychotherapie indiziert ist und Pharmakotherapie gegebenenfalls als ergänzende Begleitbehandlung. Für die Indikation zweckmäßiger Therapiestrategien wurde ein 4-stufiges **sequenzielles Modell** (Stufen A–D) konzipiert, wie es im Folgenden für die wichtigsten Angststörungen kurz dargestellt ist.

Agoraphobie und Panikstörung

Stufe A

Bei unkomplizierten Fällen werden Beratung, Psychoedukation, Selbsthilfemanuale eingesetzt – sofern diese innerhalb von 4 Wochen wirksam sind, bedarf es vorerst keiner weiteren Behandlung.

Stufe B

Bei gesicherter Komorbidität bzw. ausgeprägter Angstsymptomatik ist von vornherein eine ambulante kognitiv-behaviorale bzw. psychodynamische Psychotherapie zweckmäßig, wobei beide Verfahren sowohl im Gruppen- als auch im Einzelsetting durchgeführt werden können. Die Behandlungsdauer umfasst mindestens 12 Wochen bei den kognitiv-behavioralen und bis zu einem Jahr bei den psychodynamischen Therapieverfahren (mit einer Sitzung pro Woche). Sofern diese wirksam sind, bedarf es keiner weiteren Behandlung, in Einzelfällen können über einen längeren Zeitraum aber auch weitere »Booster-Sitzungen« zweckmäßig sein. Die Auswahl des jeweiligen Therapieverfahrens ist abhängig von den persönlichen Präferenzen des Patienten, jedoch sollten auch bei der psychodynamischen Psychotherapie angstübende Anteile vorgesehen sein.

Bei Nichtverfügbarkeit von geeigneten ambulanten Therapieangeboten empfiehlt sich entweder stationäre Psychotherapie in einer entsprechend spezialisierten Einrichtung oder aber eine alleinige Pharmakotherapie.

Stufe C

Wenn die Behandlungsmaßnahmen von Stufe B innerhalb von 3–6 Monaten nicht wirksam sind, sollte eine intensivierte Kombinationsbehandlung von Psychotherapie und Pharmakotherapie durchgeführt bzw. bei alleiniger Pharmakotherapie ein Substanzwechsel erwogen werden.

Stufe D

Sollte auch bei Stufe C keine ausreichende Wirksamkeit erzielt werden, empfiehlt sich entweder ein ambulanter Wechsel des psychotherapeutischen Verfahrens und/oder

Therapeuten bzw. alternativ eine stationäre Psychotherapie. Darüber hinaus kann auch noch ein weiterer Substanzwechsel bei der adjuvanten Pharmakotherapie versucht werden.

Soziale Phobien

Die Sequenz der empfehlenswerten Behandlungsstrategien entspricht weitgehend den in ► 10.5.5 aufgelisteten Therapiemaßnamen unter deutlicher Fokussierung auf soziale Lernerfahrungen im »kontrollierten Verhaltensexperiment«.

Spezifische Phobien

Aufgrund der ausreichenden und kurzfristig eintretenden Wirksamkeit von angstkonfrontierenden Therapiemethoden ist eine alternative länger dauernde psychodynamische Behandlung nur bei Komorbidität (z. B. Persönlichkeitsstörung bzw. erheblicher Ich-struktureller Schwäche) indiziert. In Einzelfällen bliebe noch die Möglichkeit, dass der Patient die Kosten der aufwendigeren psychodynamischen Behandlung selbst trägt bzw. sich angemessen daran beteiligt. Diese Alternative ist jedoch in den gegenwärtigen Regelungen für die Richtlinienpsychotherapie in Deutschland nicht vorgesehen.

Generalisierte Angststörung

Wie bei den übrigen primären Angststörungen kann bei unkomplizierten Fällen zunächst Beratung und Psychoedukation ausreichend sein. Die empirische Forschungslage ist noch ziemlich uneinheitlich, sodass derzeit keine klaren Empfehlungen für bestimmte Therapieverfahren bzw. -prinzipien gegeben werden können. Bei den kognitiv-behavioralen Therapieverfahren werden v. a. Methoden eingesetzt, die auf die Bewältigung der ausgeprägten Tendenz zu ängstigenden Sorgen abzielen, während die psychodynamische Therapie v. a. auf eine allgemeine Verbesserung der Ich-strukturellen Ressourcen abzielt.

Liegt der jeweiligen Angststörung eine schwerwiegende Ich-strukturelle Störung zugrunde, gilt das Primat der aktiven Ressourcenförderung (supportive Therapie) vor Konfliktaufdeckung bzw. Angstkonfrontierung. In Einzelfällen kann dies bedeuten, auf angstübende Techniken völlig zu verzichten, um die Gefahr einer psychischen Dekompensation zu vermeiden. Vergleichbares gilt auch, wenn sich bei der Exploration der angstauslösenden Konflikte herausstellt, dass eine traumatische Genese im engeren Sinn wahrscheinlich ist. In solchen Fällen sind therapeutische Konzepte einzubeziehen, wie sie sich bei der Behandlung der posttraumatischen Belastungsstörung bewährt haben.

Zur psychodynamischen Therapie von sozialer Phobie ► Fallbeispiel 6.

Fallbeispiel 6: Psychodynamische Therapie von sozialer Phobie

Ein 20-jähriger Patient berichtet, seit seinem 11. Lebensjahr an heftigen Bauchschmerzen zu leiden, die immer dann auftreten, wenn er außerhalb der Familie mit anderen zusammen essen müsse. Häufig würde es ihm dabei auch so übel, dass er einen starken Würgereiz bekomme und erbrechen müsse. In den vergangenen Jahren habe sich diese Symptomatik immer mehr ausgebreitet, sodass er jetzt auch schon Bauchschmerzen bekomme, wenn er sich überhaupt auf einen sozialen Kontakt außerhalb seiner Familie einließe. Gegenwärtig leide er verschärft unter diesem Problem, da er mit seinem Studium begonnen habe und an seinem Studienort nicht mit seinen Kommilitonen in die Mensa gehen könne. Er befürchte, mit seinem Verhalten aufzufallen und beschämt zu werden, v. a. falls ihn jemand direkt darauf ansprechen würde. Trotz der relativ großen Entfernung zum Studienort wohne noch bei seinen Eltern, jedoch mache ihm der Auszug von zu Hause Angst.

Wegen seiner Bauchschmerzen habe er wiederholt sowohl ambulante als auch stationäre Psychotherapien (sowohl kognitiv-behavioral als auch tiefenpsychologisch fundiert) unternommen, die aber allesamt keinen anhaltenden Erfolg gebracht hätten. Angst würde er in sozialen Situationen nicht empfinden, sondern nur die akut einschießenden und willentlich nicht kontrollierbaren schmerzhaften Bauchkrämpfe.

Zur Biografie ist erwähnenswert, dass er in einer eher ängstlich geprägten Familie als mittleres von insgesamt 3 Kindern in ländlicher Umgebung aufgewachsen ist. Seine Mutter ist Hausfrau, sein Vater Beamter im mittleren Dienst. Für seine Eltern sei stets sehr wichtig gewesen, was »andere Leute über einen denken könnten«. In der Kindergarten- und der Grundschulzeit sei er eher scheu gewesen, insbesondere Trennungen von zu Hause habe er nur schlecht ertragen können (er habe sich sehr verlassen gefühlt). Ein ihn stark belastendes Erlebnis habe er mit etwa 11 Jahren gehabt, als er anlässlich eines ersten Landschulheimaufenthalts wohl aufgrund von Heimweh zunehmend Essprobleme bekommen habe und von seinem Lehrer vor allen Mitschülern zum »Leeressen seines Tellers« gezwungen worden sei. Er habe sich wegen dieser öffentlichen Bloßstellung sehr geschämt und sei danach sofort nach Hause gefahren. Seitdem habe er nie mehr an solchen Aktivitäten teilgenommen. Bislang habe er keine Partnerschaften eingehen können, er fühle sich diesbezüglich sehr gehemmt und unsicher, v. a. schäme er sich, sollte er über seine Schwierigkeiten offener sprechen müssen. Außer seiner Familie wisse niemand von seinen Symptomen, nach außen hin würde er alle Möglichkeiten zum Treffen mit anderen vermeiden.

Die psychodynamische Psychotherapie wurde zunächst 2-stündlich pro Woche durchgeführt. In der ersten Phase ging es einerseits darum, den Patienten überhaupt dazu zu befähigen, seine überwiegend körperliche Symptomatik als Angstäquivalente verstehen zu lernen. Bis dahin war ihm dies trotz der früheren Therapien nicht möglich gewesen, was vielleicht durch den Umstand begünstigt worden war, dass er schon als Kind große Schwierigkeiten hatte, eigene

▼

Gefühle bzw. Empfindungen differenzierter wahrzunehmen. Nachdem er akzeptieren konnte, dass er v. a. vor sozialen Situationen ausweicht, war es dennoch über lange Wegstrecken nicht möglich gewesen, mehr über seine angstauslösenden Phantasien zu erfahren, außer dass er die drohende Übelkeit und die damit verbundene Unfähigkeit zu essen antizipierte. Stereotyp seiner Befürchtungen war immer, die anderen könnten seine Essstörung bemerken und sich dann über ihn lustig machen, was ihn außerordentlich beschämen würde.

Trotz verbesserter Einsicht in die Konfliktdynamik seiner sozialen Ängste konnte er keinen Fortschritt hinsichtlich seiner phobischen Symptomatik erreichen: Er hatte den Eindruck, die Neigung zu Bauchkrämpfen in sozial ängstigenden Situation habe sich so sehr verselbstständigt, dass sie sich jeder willentlichen Kontrolle durch ihn entzogen. Aus diesem Grund wurde eine graduierte Exposition durchgeführt, auf die er sich nach vielen Bedenken schließlich auch einlassen konnte.

Zu dieser Zeit wagte er den Schritt, von zu Hause an seinen Studienort umzuziehen, gleichzeitig gelang es ihm, schrittweise in der Mensa mit anderen gemeinsam zu essen. In ersten Ansätzen war es ihm schließlich möglich, auch an Freizeitaktivitäten von Bekannten aus seinem Heimatort teilzunehmen. In den ersten Monaten waren diese Übungen jedoch nur möglich, wenn er auch ein schwach wirksames Anxiolytikum bei sich führte. Er hielt lange hartnäckig an der Überzeugung fest, nur auf diese Weise gegen akut auftretende Bauchkrämpfe einigermaßen gewappnet zu sein.

In diesem Zusammenhang wurde ein besonderes behandlungstechnisches Problem sichtbar: Trotz erreichter Bewältigungserfahrungen stellte er diese kurz danach wieder infrage und fiel in die gleiche Erwartungsangst zurück. Wie sich dann bei vertiefter Exploration zeigte, neigte er wegen seiner sozialen Unsicherheit kompensatorisch zu zwanghaft anmutenden Grübeleien und zeigte auch sonst viele Merkmale einer anankastischen und teilweise ängstlich-vermeidenden Persönlichkeit. Erst nachdem diese Persönlichkeitszüge zum weiteren Fokus der Behandlung wurden, konnte die graduierte Exposition erfolgreicher umgesetzt werden. Parallel zu diesem äußeren Prozess setzte er sich intensiv mit seiner tiefer liegenden Selbstunsicherheit auseinander, bei der es zentral um seine männliche Identität ging. Er entdeckte, dass er sich eigentlich noch immer wie ein halbwüchsiger und von seinen Eltern abhängiger Jugendlicher erlebte, nicht aber wie ein gereifter junger Mann. Entsprechend unsicher war auch sein Selbstbild hinsichtlich seiner Attraktivität für Frauen. Es war ein großer Schritt für ihn, erstmals seine Sehnsucht nach einer Partnerschaft wahrzunehmen und sich vorzunehmen, aus seiner bisherigen Passivität herauszukommen. In der Beziehung zum Therapeuten entfaltete sich eine überwiegend väterlich geprägte Übertragung, in der dieser sich als ermutigend und fördernd erlebte.

Im weiteren Verlauf der Behandlung konnte der Patient erfolgreich sein Studium absolvieren (nicht ohne einige Prüfungsängste durchgestanden zu haben), ebenso vertiefte er seine sozialen Kontakte, die quälenden vegetativen Begleitsymptome waren weitgehend überwunden. Bei Abschluss der Behandlung hatte er stabil verinnerlicht, dass er seine sozialen Ängste und die Selbstunsicherheit nur dadurch dauerhaft überwinden kann, wenn er sich weiterhin aktiv mit ihnen auseinandersetzt.

10.6 Effektivität von Psychotherapie bei Angststörungen

10.6.1 Methodische Probleme

Bevor der aktuelle Forschungsstand bezüglich der Wirksamkeit verschiedener Therapieverfahren bei wesentlichen Angststörungen im Einzelnen dargestellt wird, sind einige Anmerkungen zu methodischen Problemen vorauszuschicken, mit denen sich die Psychotherapieforschung konfrontiert sieht. Allgemein wird zwischen der **Effizienz** (*efficiency*) und der **Effektivität** (*effectiveness*) einer Psychotherapiemethode unterschieden. Effizienz bezeichnet die unter kontrollierten experimentellen Bedingungen ermittelte Wirksamkeit, Effektivität die Wirksamkeit unter Praxisbedingungen (Seligman 1995). Die Durchführung von randomisierten kontrollierten Studien (*randomized controlled trials*, RCTs) gilt gegenwärtig vielen Psychotherapieforschern als Garant dafür, dass ein beobachteter Effekt tatsächlich auf die angewendete Therapiemethode zurückgeführt werden kann. Dabei bleibt aber offen, in welchem Umfang die unter solchen experimentellen Rahmenbedingungen gewonnenen Ergebnisse (mit hoch selektierten Patientengruppen) tatsächlich auf die komplexe therapeutische Praxis übertragbar sind (zur Kritik s. Leichsenring 2004, Leichsenring u. Rüger 2004). Zur Klärung dieser wesentlichen Frage bedarf es methodisch gut durchgeführter Studien in der klinischen Praxis, die bislang jedoch viel zu wenig von Drittmittelgebern gefördert werden.

Ein grundsätzliches Problem bei der Bewertung der aktuellen empirischen Forschungslage ergibt sich aus dem Umstand, dass bislang wesentlich mehr kontrollierte Studien verhaltenstherapeutischer als psychodynamischer Provenienz durchgeführt wurden. Diese Situation hat v. a. historische Gründe: Die verhaltenstherapeutischen Therapieverfahren entstanden in den vergangenen Jahrzehnten meistens im Umfeld der akademischen Psychologie, die maßgeblich auf empirisch quantifizierende Forschungsmethoden setzte. Vor diesem Hintergrund liegt es nahe, dass die verhaltenstherapeutischen Studien sich vorwiegend mit experimentell gut beobachtbarem Verhalten bzw. Syndromen befassten.

Die psychodynamischen Therapieverfahren leiten sich überwiegend aus der Psychoanalyse her, die vorrangig von Ärzten im außeruniversitären Umfeld entwickelt worden war. Ihrem Grundverständnis nach ist die Psychoanalyse weniger an direkt beobachtbaren Symptomen interessiert, sondern vielmehr an den von ihr postulierten ursächlich zugrunde liegenden (un)bewussten Konflikten. Implizit folgt sie damit dem medizinischen Krankheitskonzept, bei dem manifeste Symptome nur als Epiphänomene der relevanten Krankheitsursachen aufzufassen sind, die es eigentlich zu behandeln gilt. Von dieser grundlegenden Sicht her erklärt sich die in der Psychoanalyse lange Zeit vorherrschende Überzeugung, dass sich parallel zur erfolgreichen Konfliktaufdeckung auch die durch sie bedingten neurotischen Symptombildungen auflösen werden. Dieser Erwartung stand aber die empirisch häufiger zu beobachtende Tatsache entgegen, dass sich viele Symptome bei längerer Dauer vom ursprünglich auslösenden Konflikt entkoppeln können und eine spezifische Eigendynamik entwickeln, die mit einsichtsorientierter Therapie allein nicht mehr ausreichend behandelbar ist.

10

Viele namhafte Psychoanalytiker vertraten die Auffassung, die Spezifität der psychoanalytischen Behandlungsmethode könne nur über sorgfältig dargestellte Kasuistiken unter Einbeziehung von qualitativen bzw. hermeneutischen Forschungsmethoden angemessen untersucht werden. Diese wissenschaftstheoretisch begründete Präferenz für Einzelfallstudien führte dazu, dass für die psychodynamischen Therapieverfahren bislang nur wenige empirische Studien mit größeren Fallzahlen verfügbar sind. Bis vor wenigen Jahren verzichtete man bei der Mehrzahl dieser Studien auf eine genauere diagnostische Zuordnung der Patientengruppen gemäß den Kriterien von ICD-10 (oder DSM-IV), da man diese mit dem Krankheitskonzept der Psychoanalyse für nicht kompatibel hielt. Dies hat zur Folge, dass sich die Ergebnisse dieser Untersuchungen meist nicht eindeutig auf eine spezifische Angststörung beziehen lassen und insofern bei metaanalytischen Auswertungen häufig unberücksichtigt blieben.

Aufgrund dieser Gegebenheiten kann bislang noch keine vergleichende Bewertung von verhaltenstherapeutischen und psychodynamischen Therapieverfahren vorgenommen werden, was ähnlich auch eine Expertenkonferenz für Angststörungen feststellte (Selbmann u. Dengler 2000). Die nachfolgenden Ausführungen zur Ergebnisqualität der vorliegenden Studien sind daher als vorläufig zu betrachten.

10.6.2 Psychotherapie der spezifischen Phobie

Die veröffentlichten Studien zur Behandlung der spezifischen Phobie untersuchen fast ausschließlich die Wirkung verhaltenstherapeutischer Methoden (Aufdermauer u. Reinecker 2003). Für **Desensibilisierung**, **Exposition**, **angewandte Entspannung** und **angewandte Anspannung** ermittelten Ruhmland u. Margraf (2001a) Effektstärken von 1,4 < ES < 2,0 für Verbesserungen bezüglich der Hauptsymptomatik, womit 80–95% der behandelten Patienten mit ihren Werten wieder im Bereich der normalen Population liegen (Barlow u. Lehmann 1996). Diese Ergebnisse sind prinzipiell über Katamnesezeiträume von ca. einem Jahr stabil, wobei allerdings für die Desensibilisierung aufgrund fehlender Daten keine Aussage über die Dauerhaftigkeit der Ergebnisse gemacht werden kann. Die Werte der o. g. Therapien sind signifikant besser als die der Wartegruppen (ES = 0,31), sie unterscheiden sich aber untereinander nicht signifikant. Diese positiven Ergebnisse bei der spezifischen Phobie werden mit zeitlich geringem Aufwand erzielt. So betrug die durchschnittliche Anzahl der Sitzungen bei der Exposition 3,05, bei der angewandten Entspannung 3,3 und bei der Desensibilisierung 11,6.

Begleitende medikamentöse anxiolytische Behandlung scheint die Wirksamkeit von Expositionen zu verringern (Wilhelm u. Roth 1997).

Eine Erleichterung im Hinblick auf den von Patient und Therapeut zu leistenden Aufwand bei Expositionen deutet sich durch die Erkenntnis an, dass **Expositionen in virtueller Realität** ähnlich gute Ergebnisse erzielen wie In-vivo-Expositionen bei Flug- und Höhenangst (Rothbaum et al. 2000, Emmelkamp et al. 2002).

10.6.3 Psychotherapie der sozialen Phobie

Die Ergebnisse von Metaanalysen zur Behandlung der sozialen Phobie (Federoff u. Taylor 2001, Ruhmland u. Margraf 2001b, Gould et al. 1997, Taylor 1996, Feske u. Chambless 1995) sprechen für eine gute und dauerhafte Verbesserung der Symptomatik durch **Konfrontation** und **kognitiv-behaviorale Therapie** (kognitive Verhaltenstherapie, KVT). Bezüglich der Verbesserung sozialphobischer Ängste scheint dabei die reine Konfrontationsbehandlung zu ebenso guten Ergebnissen (ES = 1,76) zu kommen wie deren Kombination mit kognitiver Restrukturierung (ES = 1,07, Ruhmland u. Margraf 2001b). Allerdings sind die Befunde noch recht widersprüchlich. So stellt Taylor (1996) in seiner Metaanalyse die signifikant größere Effektstärke der Kombinationsbehandlung konfrontativer und kognitiver Elemente heraus.

Obwohl das **Gruppentherapiesetting** bei der KVT der sozialen Phobie als Mittel der Wahl angesehen wird, weisen jüngere Studien auf eine ebenso erfolgreiche Behandlung im Einzeltherapiesetting hin (Stangier et al. 2003, im Überblick: Harb u. Heimberg 2002).

Trotz der hohen Effektstärken der KVT sind die Ergebnisse nicht vollständig zufriedenstellend. So erklärten Heimberg et al. (1998) in ihrer Studie nur 58% der Patienten zu *treatment responders*, und die Lebensqualität der Patienten, die sich unter KVT zwar signifikant verbessert, bleibt trotz allem unter den Werten der Normalbevölkerung (Eng 2001). Hierbei scheinen es Patienten mit generalisierter sozialer Phobie, komorbider Depression, Alkoholmissbrauch und maladaptiven interpersonellen Mustern zu sein, die nach der Therapie noch deutlich beeinträchtigt sind (Zaider u. Heimberg 2003).

Neue Ansätze scheinen eine Verbesserung der Ergebnisse erreichen zu können. So sieht der KVT-Ansatz nach dem kognitiven Modell von Clark u. Wells (1995) die Abnahme von selbstfokussierter Aufmerksamkeit und die Aufgabe von Sicherheitsverhalten als bedeutsam für den Erfolg einer Therapie der sozialen Phobie an (Huppert et al. 2003), und Willutzki et al. (2004) erzielten mit ihrer ressourcenorientierten KVT höhere Effekte als mit der »klassischen« KVT.

Bei der **psychodynamischen Behandlung** der sozialen Phobie besteht noch dringender Forschungsbedarf (Leichsenring 2002, Bassler 2004). Bögels et al. (2003, mündliche Mitteilung) konnten allerdings im Rahmen einer bisher nicht publizierten RCT zeigen, dass psychodynamische Kurzzeittherapie bei der sozialen Phobie ebenfalls gut wirksam ist.

Neuere **Antidepressiva** (SSRI) sind zwar kurzfristig effektiv, erweisen sich jedoch auf lange Sicht gesehen wegen der höheren Abbrecherquoten und Rückfallraten der kognitiv-behavioralen Behandlung als nicht überlegen (Federoff u. Taylor 2001).

10.6.4 Psychotherapie der Panikstörung mit Agoraphobie

Gegenwärtig liegen 10 Metaanalysen und Übersichten vor; 6 Metaanalysen beurteilen Studien zur Kombinationsbehandlung mit Psychopharmaka und KVT oder Exposition (Kuzma u. Black 2004, Foa et al. 2002, van Balkom et al. 1997, Gould et al. 1995, Clum et al. 1993, Mattick et al. 1990). Problematisch ist die fehlende Differenzierung zwischen Agoraphobie und Panikstörung, die nur von Ruhmland und Margraf (2001c) vorgenommen wird.

Für die Panikstörung zeigt sich relativ einheitlich eine, durch Katamnesen auch langfristig gesicherte, hohe Wirksamkeit des **kognitiv-behavioralen** Vorgehens (Munsch et al. 2003) mit Effektstärken von ES = 1,32 (nach Ruhmland u. Margraf 2001c). Es kann hierbei davon ausgegangen werden, dass 80% der behandelten Patienten nach der Therapie mindestens über einen Zeitraum von 2–3 Jahren panikanfallsfrei bleiben (Margraf et al. 1993). In ihrer Übersicht konnten Brown u. Barlow (1995) zeigen, dass 75% der Patienten noch 2 Jahre nach einer KVT-Behandlung panikanfallsfrei sind – allerdings erfüllen nur 57% der Patienten das Kriterium des *high end state functioning*.

Bei der Panikstörung mit Agoraphobie ist die hohe Wirksamkeit der **Konfrontation in vivo** (ES = 1,64) am deutlichsten belegt. So waren nach der Marburger Untersuchung von Fiegenbaum (1990) 78% der Patienten 5 Jahre nach Behandlungsende völlig symptomfrei. Während der Effekt der Konfrontation in vivo für die agoraphobe Symptomatik über einen Follow-up-Zeitraum von mindestens 2 Jahren stabil zu bleiben scheint, erweisen sich die Erfolge in Bezug auf die Panikanfälle als nicht so dauerhaft. Möglicherweise führt die Konfrontation in vivo hauptsächlich zu einer Reduktion der agoraphoben Symptomatik, während eine kognitive Therapie bei der langfristigen Reduzierung von Panikanfällen von Bedeutung ist (Ruhmland u. Margraf 2001c).

Für Verschlechterungen in anderen Symptombereichen (*symptom shift*) unter verhaltenstherapeutischer Behandlung gibt es für beide Störungsbilder auch in den Katamnesen keine Hinweise. Vielmehr geht mit der Reduzierung der panikspezifischen und agoraphoben Symptomatik auch ein Rückgang der Depressivität, der allgemeinen Ängstlichkeit und der allgemeinen Beeinträchtigungen in verschiedenen Lebensbereichen einher.

Noch nicht hinreichend gesichert erscheinen die Ergebnisse zur **psychodynamischen** Behandlung der Panikstörung (Bassler 2004). In einer kontrollierten randomisierten Studie von Wiborg u. Dahl (1996) zeigte sich, dass die Rückfallrate der mit Clomipramin behandelten Panikpatienten durch eine zusätzliche psychodynamische Therapie signifikant verringert werden konnte. Weitere Studien, die gute Ergebnisse bei der psychodynamischen Behandlung von Patienten mit Panik oder Agoraphobie zeigen (Bassler u. Hoffmann 1994, Milrod et al. 2000, 2001), sind wegen fehlender Kontrollgruppen noch ergänzungsbedürftig (Leichsenring 2002). Hoffart u. Martinsen (1990) postulierten in einer nichtkontrollierten Studie eine Überlegenheit der Kombination von verhaltenstherapeutischer Konfrontation und psychodynamischer Therapie über die reine psychodynamische Therapiebedingung. Erwähnenswert ist noch eine Studie von Teusch u. Finke

(1995), wo allein durch nondirektive Gesprächstpsychotherapie bei agoraphoben Patienten eine statistisch signifikante Besserungsrate des phobischen Vermeidungsverhaltens eintrat, ohne dass symptom- oder verhaltensbezogene Interventionen eingesetzt worden waren. Dieses Beispiel, das auch Grawe zitiert (Grawe 1998), könnte ein Hinweis darauf sein, dass unterschiedliche intrapsychische Konfliktbedingungen bzw. Einflussfaktoren durchaus eine psychische Störung mit uniform erscheinender Symptomatik (z. B. Vermeidungsverhalten) bedingen können. Sofern die durchgeführte Psychotherapie spezifisch auf die vermuteten Einflussfaktoren einzuwirken vermag, kann die Symptomatik allein schon dadurch abgemildert oder sogar gänzlich aufgelöst werden. Dies dürfte wohl v. a. dann erreichbar sein, wenn die Symptomatik noch nicht zu viel Eigendynamik entwickelt hat.

Eine zusätzliche kognitiv-behaviorale Intervention verbessert die Wirksamkeit einer medikamentösen Behandlung und verringert die Rückfallraten nach Absetzen des Medikaments (Pollack et al. 1994). Zur Frage, ob die zusätzliche Gabe von **Antidepressiva** die Therapieergebnisse einer KVT verbessert, gibt es widersprüchliche Befunde. So fanden Clum et al. (1993) und Gould et al. (1995) tendenziell eine Überlegenheit der KVT gegenüber der Kombinationstherapie mit trizyklischen Antidepressiva. Mattick et al. (1990) und van Balkom et al. (1997) wiesen zusätzliche Effekte der Kombination jedoch nur bezüglich der agoraphoben Symptomatik, nicht jedoch für Panikattacken nach.

10.6.5 Psychotherapie der generalisierten Angststörung

Gemessen an der Häufigkeit und Bedeutung der GAS ist die Datenlage zur Psychotherapie trotz intensivierter Forschung in den vergangenen Jahren nach wie vor unbefriedigend. Dies dokumentieren auch vorliegende Metaanalysen und Übersichten (Ruhmland u. Margraf 2001b, Fisher u. Durham 1999, Durham u. Allan 1993, Gould et al. 1997, Borkovec u. Whisman 1996, Chambless u. Gillis 1993).

Besonders bei älteren Behandlungsansätzen kamen nicht speziell für die generalisierte Angst konzipierte Therapieformen zum Einsatz, so beispielsweise bei der **angewandten Entspannung** nach Öst (1987), die jedoch in der Metaanalyse von Ruhmland und Margraf (2001b) eine gute Wirksamkeit erreichte (ES = 1,65).

Ähnlich gute Behandlungsergebnisse erzielte die **kognitiv-behaviorale Therapie** (ES = 1,43). In dieser ergänzen sich kognitive Therapieelemente nach Beck u. Emery (1985) mit Entspannung, Desensibilisierung oder Konfrontation mit ängstigenden Situationen. Auch die **kognitive Therapie** allein erreicht gute Effekte (ES = 1,2). Die erzielte Verbesserung der Angstsymptomatik ist deutlich größer als spontane Verbesserungen in der Kontrollbedingung (Warteliste) (ES= 0,09) und erwies sich auch über den Follow-up-Zeitraum von 6 Monaten als weitgehend stabil. Trotz der unterschiedlich großen Effektstärken unterschieden sich die Therapieformen nicht signifikant hinsichtlich ihres Behandlungserfolgs. Für die Präferenz der kognitiv-behavioralen Therapie spricht deren höhere Akzeptanz (11% Therapieabbrüche) verglichen mit hohen Abbruchraten von 25% in den Therapiegruppen der angewandten Entspannung.

Einzelne Behandlungselemente bleiben in ihrer Wirksamkeit deutlich hinter den genannten Verfahren zurück. So erreichten die **Desensibilisierung** (E = 0,78) und das **Biofeedback** (ES = 0,81) ebenso hohe Effekte wie eine Kontrollgruppe, die keine spezifisch wirksamen Behandlungselemente bekam. Da die Kontrollgruppe ein vergleichsweise günstiges Ergebnis erzielte, spricht viel dafür, dass sogar nur unspezifische Therapiefaktoren allein bei der Behandlung der generalisierten Angst recht wirksam sind.

Für die psychodynamische Behandlung der generalisierten Angst fehlt es bislang noch an kontrollierten manualgeleiteten Therapiestudien (Bassler 2004). Die zwei von Ruhmland u. Margraf (2001b) analysierten psychodynamischen Behandlungen erzielten nach Therapieende ebenso hohe Effekte (ES = 1,13) wie die kognitive Therapie. Die katamnestische Stabilität des Erfolgs psychodynamischer Therapie (ES = 0,29) war in einer Studie von Durham et al. (1994) unbefriedigend, jedoch sind deren Ergebnisse unter methodischen Gesichtspunkten sehr kritisch zu bewerten (Leichsenring 2002). Um Aussagen über die Stabilität des Erfolgs psychodynamischer Therapien machen zu können, bedarf es daher dringend weiterer Forschung (Leibing et al. 2003, Bassler 2004).

Interessant erscheint die für die generalisierte Angst modifizierte Form der supportiv-expressiven psychodynamischen Therapie (SET, Crits-Christoph et al. 1995) zur Behandlung des zentralen Beziehungskonflikts eines Patienten. Diese Therapieform gilt als vielversprechend für eine Subgruppe der GAS-Patienten mit geringerem Therapieerfolg, deren interpersonelle Probleme über eine KVT hinweg bestehen blieben (Borkovec et al. 2002).

Insgesamt zeigen die bisher vorliegenden Langzeituntersuchungen, dass die Erfolgsraten von Psychotherapie bei generalisierter Angst deutlich hinter denen bei anderen Angststörungen zurückbleiben und ein großer Teil der Patienten mit generalisierter Angst auch nach der Therapie eine klinisch bedeutsame Symptomatik aufweist (Barlow et al. 1992). Butler et al. (1991) zeigten, dass nur 32% der kognitiv-behavioral behandelten Patientengruppe das – allerdings relativ strenge – Kriterium voller Funktionsfähigkeit (*high end state functioning*) erfüllten. In der Untersuchung von Borkovec u. Costello (1993) betrugen die entsprechenden Prozentsätze für die kognitiv-behaviorale Gruppe 58% (12 Monate nach Therapieende). Entsprechende Ergebnisse zeigen neuere Untersuchungen (Arntz 2003, Linden et al. 2002). Möglicherweise wird eine noch ausstehende Klärung der Wirkkomponenten zu einer Verbesserung der klinisch bedeutsamen Wirksamkeit führen.

Abschließend ist noch anzumerken, dass bei den oben referierten Angaben zur Effektivität von Psychotherapie bei Angststörungen stets das Spannungsfeld zwischen statistisch gesicherter Wirksamkeit und klinisch bedeutsamen Veränderungen im Auge behalten werden sollte. Betrachtet man den vergleichsweise großen Erfolg von Psychotherapieverfahren in randomisierten Studien, ist dieses positive Ergebnis angesichts der Tatsache, dass nur wenige Patienten wirklich »geheilt« werden, allerdings erheblich zu relativieren. So berichten die meisten Studien eine statistisch signifikante Veränderung in den untersuchten Outcome-Maßen, ob diese aber jedoch für die Patienten tatsächlich klinisch relevant ist, bleibt häufig unklar. Begleitend zur bloßen Mitteilung von Effektstärken würden daher detailliertere Angaben über die klinisch bedeutsamen Verbesserungsraten die Einschätzung der Ergebnisse wesentlich erleichtern. In diesem Zusammenhang sind speziell die Ergebnisse von Kurztherapieverfahren bei komplexeren Angststörungen über 12–16 Sitzungen sehr kritisch zu bewerten. Nimmt man Monophobien aus der Betrachtung heraus, so scheint für Angststörungen ähnlich wie für die Depression eine längere Behandlung der kürzeren überlegen zu sein (Shadish et al. 2000). So wird nicht mehr nur von psychodynamischer Seite darauf hingewiesen, dass intrapsychische Veränderungen und Umsetzung von Veränderungen im Alltag mehr Zeit brauchen als die Veränderung der Symptomatik allein (Grawe 2004).

10.7 Typische Problemsituationen in der Therapie

10.7.1 Befürchtungen wegen körperlicher Symptome

Viele Angstpatienten mit körperlichen Symptomen drängen auf eine umfangreiche medizinische Diagnostik, da sie nicht selten überzeugt sind, an einer unerkannten und gefährlichen körperlichen Erkrankung zu leiden.

Empfehlung

Für Angstpatienten ist der erste und wichtigste therapeutische Schritt, ihnen eine plausible Erklärung für ihre körperlichen Symptome zu geben. Sie sollen dabei die Einsicht gewinnen, dass ihre körperbezogenen Befürchtungen aus ängstlichen Fehlinterpretationen an sich ungefährlicher körperlicher Symptome entspringen. In diesem Zusammenhang ist zu erwähnen, dass viele Angstpatienten wegen ihrer körperlichen Symptome zunächst ihren Hausarzt aufsuchen. Dieser sollte dem häufigen Drängen nach wiederholten bzw. zusätzlichen diagnostischen Maßnahmen nicht nachgeben, wenn die primär durchgeführte organmedizinische Abklärung ohne Befund blieb, sondern anschaulich erklären, dass die vermeintlichen Krankheitssymptome physiologische Angstreaktionen darstellen. Je früher es gelingt, den Patienten diesbezüglich zu überzeugen, umso eher wird es möglich sein, ihn frühzeitig für eine Psychotherapie zu motivieren. Angesichts der hohen Chronifizierungstendenz von Angststörungen ist hier die enge Zusammenarbeit von Hausärzten und Psychotherapeuten besonders wichtig.

10.7.2 Problematisches Sicherheitsverhalten

Strategien, die darauf abzielen, gefürchtete Ereignisse zu vermeiden, werden Sicherheitsverhalten genannt. Sicherheitsverhalten wird von Patienten mit sozialer Phobie beispielsweise eingesetzt, um eine erwartete soziale Beschämung zu verhindern bzw. eine unvermeidliche soziale Interaktion möglichst unbeschadet zu überstehen. Sicherheitsverhaltensweisen verhindern jedoch, dass eine angemessene Überprüfung und Korrektur der Bedrohungsphantasien stattfinden kann, was in der Folge beim Betroffenen ungewollt dazu führt, die vermeintlich gefährliche Situation noch mehr zu fürchten.

Empfehlung

Es ist dem Patienten deutlich zu machen, dass Sicherheitsverhalten zwar kurzfristig die Angst vermindert, auf Dauer aber den Glauben an die Bedrohung verstärkt. Sicherheit gebende Strategien zeigen sich nicht nur als direkt beobachtbare Vermeidung von bedrohlich eingeschätzten Situationen, sondern manifestieren sich in oft subtiler Weise auch auf der Ebene kognitiver Vermeidungsprozesse. Die sorgfältige Exploration der individuell eingesetzten Sicherheitsverhaltensweisen ist die Grundvoraussetzung für eine erfolgreiche Konfrontationstherapie mit den gefürchteten Situationen. Entscheidend dabei ist, dass der Patient nach eingehender kognitiver Vorbereitung dafür gewonnen werden kann, in der gefürchteten Situation auf seine Sicherheitsverhaltensweisen bewusst zu verzichten, um so seine katastrophisierenden Befürchtungen überwinden zu lernen.

10.7.3 Verordnung von Anxiolytika

Nicht wenige Angstpatienten nehmen Anxiolytika nach Bedarf ein, was in der Regel zu einer verstärkten (psychischen) Abhängigkeit von diesen Medikamenten führt.

Empfehlung
Mit dem Patienten ist sorgfältig der Bedarf von Anxiolytika zu klären. Aus therapeutischer Perspektive ist speziell bei den Konfrontations- bzw. Expositionsbehandlungen darauf hinzuwirken, dass der Patient möglichst ohne angstmildernde Medikamente auskommt, da er ansonsten Gefahr läuft, die Bewältigung der Angst überwiegend der vermuteten Wirkung des Medikaments und weniger seiner Selbstkontrolle zuzuschreiben, wodurch indirekt auch die Erfahrung von erfolgreicher Selbstwirksamkeit beeinträchtigt wird. In einigen Fällen wird es aber nicht vermeidbar sein, dem Patienten eine regelmäßige anxiolytische Medikation zu verordnen (nicht nach Bedarf!), damit dieser überhaupt dazu bereit ist, sich mit angstauslösenden Situationen zu konfrontieren. Hier gilt das Prinzip, gerade so viel Anxiolyse anzustreben, dass der Patient noch überzeugend die Erfahrung machen kann, die Angst durch eigenes Vermögen (Selbstwirksamkeit) überwinden zu können.

10

10.7.4 Therapieziel Angstfreiheit

Viele Angstpatienten haben den starken Wunsch, weitgehend angstfrei zu werden. Von daher erwarten sie von einer Therapie, dass diese ihnen möglichst rasch dazu verhilft.

Empfehlung
Zwar ist es bei vielen phobischen Ängsten vergleichsweise leicht möglich, mittels angstkonfrontierenden Techniken Angstfreiheit zu erreichen, was aber nicht grundsätzlich bedeutet, dass dies auf alle Angststörungen übertragbar ist. Dem Patienten ist einleuchtend zu vermitteln, dass Angst zur »emotionalen Grundausstattung« des Menschen gehört und von daher nicht völlige Freiheit von Angst, sondern deren bessere Bewältigung im Fokus der therapeutischen Bemühungen steht. In manchen Fällen kann es Menschen sogar in große Gefahr bringen, wenn sie nicht in der Lage sind, auf tatsächlich bedrohliche Situationen mit angemessener Angst zu reagieren. Für viele Angstpatienten ist es eine fast paradox anmutende Einsicht, dass der von ihnen so gefürchtete Angstaffekt aus evolutionsbiologischer Perspektive v. a. positiven Zwecken dient – insbesondere zur raschen Aktivierung von körperlichen und mentalen Ressourcen, um einer Gefahrsituation angemessen begegnen zu können.

10.7.5 Angst vor dem Hintergrund Ich-struktureller Defizite

Bei der diagnostischen Abklärung der Angstsymptomatik ist sorgfältig darauf zu achten, ob sich Hinweise für ausgeprägte Ich-strukturelle Defizite finden, da diese eine modifizierte Therapiestrategie erfordern.

Empfehlung
Bei der diagnostischen Exploration jeder Angststörung ist sorgfältig abzuklären, über welche Bewältigungsressourcen der Betroffene verfügt. Insbesondere ist im Rahmen einer biografischen Anamneseerhebung einzuschätzen, ob Hinweise für gravierende entwicklungspsychologische Defizite (im weiteren Sinn Traumatisierungen) in Kindheit und Jugend vorliegen, die sich nachteilig auf die Ich-strukturelle Reifung auswirkten. Sofern dies der Fall ist, muss bei solchen Patienten zunächst durch supportive Therapiemaßnahmen dafür gesorgt werden, dass sie nicht schon bei geringer Angst psychisch dekompensieren. Hierbei gilt also das therapeutische Prinzip, dass zunächst die Ich-strukturellen Ressourcen zu verbessern sind, damit der Patient auch stärkere Angst ohne die Gefahr einer psychischen Dekompensation ertragen kann. Erst wenn diese Voraussetzung erfüllt ist, kann mit angstübender bzw. -konfrontierender Therapie im engeren Sinn begonnen werden.

Literatur

Arbeitskreis OPD (Hrsg) (1996) Operationalisierte Psychodynamische Diagnostik. Grundlagen und Manual. Huber, Bern

Arntz A (2003) Cognitive therapy versus applied relaxation as treatment of generalized anxiety disorder. Beh Res Ther 41: 633–646

Aufdermauer N, Reinecker H (2003) Spezifische Phobien. In: Leibing E, Hiller W, Sulz S (Hrsg) Lehrbuch der Psychotherapie. Bd III: Verhaltenstherapie. Cip Medien, München

Balkom AJ van, Bakker A, Spinhoven P, Blaauw BM, Smeenk S, Ruesink B (1997) A meta-analysis of the treatment of panic disorder with or without agoraphobia: a comparison of psychopharmacological, cognitive-behavioral, and combination treatments. J Nerv Ment Dis 185: 510–516

Barlow DH (1988) Anxiety and its disorders: the nature and treatment of anxiety and panic. Guilford, New York

Barlow DH (1991) The nature of anxiety: anxiety, depression, and emotional disorders. In: Rapee RM, Barlow DH (eds) Chronic anxiety: generalized. Guilford, New York

Barlow DH, Lehmann CL (1996) Advance in the psychosocial treatment of anxiety disorders. Implications for national health care. Arch Gen Psychol 53: 727–735

Barlow DH, Rapee RM, Brown TA (1992) Behavioral treatment of generalized anxiety disorder. Behav Ther 23: 551–570

Bartlett FC (1932) Remembering: a study in experimental and social psychology. Cambridge University Press, Cambridge

Bassler M (2004) Ätiopathogenese und Psychotherapie von Angststörungen aus psychodynamischer Sicht. In: Hiller W, Leibing E, Leichsenring F, Sulz S (Hrsg) Lehrbuch der Psychotherapie. Bd II: Psychoanalytische und tiefenpsychologisch fundierte Therapie. Cip Medien, München, S 137–154

Bassler M, Hoffmann SO (1994) Psychoanalytisch fundierte stationäre Psychotherapie bei Angstpatienten – ein Vergleich der therapeutischen Wirksamkeit bei generalisierter Angststörung, Agoraphobie und Panikstörung. Psychother Psychosom Med Psychol 44: 217–225

Bassler M, Leidig S (2005) Psychotherapie der Angsterkrankungen. Thieme, Stuttgart, S 35, 38

Beck AT (1976) Cognitive therapy and the emotional disorders. International Universities Press, New York

Beck AT, Emery G, Greenberg RL (1985) Anxiety disorders and phobias. Basic Books, New York

Bellak L, Small L (1972) Endogene und exogene Panikzustände. In: Bellak L, Small L (Hrsg) Kurzpsychotherapie und Notfallpsychotherapie. Suhrkamp, Frankfurt/Main

Bowlby J (1976) Trennung. Psychische Schäden als Folge der Trennung von Mutter und Kind. Kindler, München

Bögels S, Wijts P, Sallerts S (2003) Analytic psychotherapy versus cognitive-behavioral therapies for social phobia. Paper presented at: European Congress for Cognitive and Behavioral Therapies; September 10–13, 2003; Prague, Czech Republic

Borcovec DH, Costello E (1993) Efficacy of applied relaxation and cognitive-behavioral therapy in the treatment of generalized anxiety disorder. J Consult Clin Psychol 61: 611–619

Borcovec TD, Whisman MA (1996) Psychological treatment for generalized anxiety disorder; In: Mavissakalian MR, Prien RF (eds) Long-term treatments of anxiety disorders. American Psychiatric Press, Washington, DC, pp 171–199

Borcovec TD, Newman MG, Pincus AL, Lytle R (2002) A component analysis of cognitive-behavioral therapy for generalized anxiety disorder and the role of interpersonal problems. J Consult Clin Psychol 70: 288–298

Brown TA, Barlow DH (1995) Long-term outcome in cognitive behavioral treatment of panic disorder: clinical predictors and alternative strategies for assessment. J Consult Clin Psychol 63: 754–765

Bush FN, Cooper AM, Klerman GL, Penzer RJ, Shapiro T, Shear MK (1991) Neurophysiological, cognitive-behavioral, and psychoanalytical approaches to panic disorder: toward an integration. Psychoanal Inquiry 11: 316–332

Butler G, Fenell M, Robson P, Gelder M (1991) Comparison of behavior therapy and cognitive behavior therapy in the treatment of generalized anxiety disorder. J Consult Clin Psychol 59: 167–175

Chambless DL, Gillis MM (1993) Cognitive therapy of anxiety disorders. J Consult Clin Psychol 61: 248–260

Clark DM (1986) A cognitive approach to panic disorder. Behav Res Ther 24: 461–470

Clark DM (1997) Panic disorder and social phobia. In: Clark DM, Fairburn CF (eds) Science and practice of cognitive behaviour therapy. Oxford University Press, Oxford, pp 119-153

Clark DM, Ehlers A (2002) Soziale Phobie: Eine kognitive Perspektive. In: Stangier U, Fydrich T (Hrsg) Soziale Phobie und Soziale Angststörung. Hogrefe, Göttingen, S 157–180

Clark DM, Wells A (1995) A cognitive model of social phobia. In: Heimberg RG, Leibowitz MR, Hope DA, Schneier FR (eds) Social phobia: diagnosis, assessment, and treatment. Guilford, New York, pp 69–93

Clark DM, Ehlers A, McManus F et al (2003) Cognitive therapy versus fluoxetine in generalized social phobia: a randomized placebo-controlled trial. J Consult Clin Psychol 71: 1058–1067

Clum GA, Clum GA, Surls R (1993) A meta-analysis of treatments for panic disorder. J Consult Clin Psychol 61: 317–326

Crits-Christoph P, Wolf-Palacio D, Ficher M, Rudick D (1995) Brief supportive-expressive psychodynamic therapy for generalized anxiety disorder. In: Barber JP, Crits-Christoph P (eds) Dynamic therapies for psychiatric disorders (axis I). Basic Books, New York, pp 43–83

Crits-Christoph P, Connolly MB, Azarian K, Crits-Christoph K, Shappell S (1996) An open trial of brief supportive-expressive psychotherapy in the treatment of generalized anxiety disorder. Psychotherapy 33: 418–430

Dengler W, Selbmann HK (2000) Leitlinien zur Diagnostik und Therapie von Angsterkrankungen. Ergebnis einer Konsensuskonferenz. Steinkopff, Darmstadt

Dornes M (1992) Der kompetente Säugling. Die präverbale Entwicklung des Menschen. Fischer, Frankfurt/Main

Durham RC, Allan T (1993) Psychological treatment of generalized anxiety disorder. A review of the clinical significance of results in outcome studies since 1980. Br J Psychiatry 163: 19–26

Durham RC, Murphy T, Allan T, Richard K, Treliving LR, Fenton GW (1994) Cognitive therapy, analytic psychotherapy and anxiety management training for generalized anxiety disorder. Br J Psychiatry 165: 315–323

Egle UT, Hoffmann SO, Joraschky P (1997) Sexueller Mißbrauch, Mißhandlung, Vernachlässigung. Schattauer, Stuttgart

Emmelkamp PMG, Krijn M, Hulsbosch AM, de Vries S, Schuemie MJ, van der Mast CAPG (2002) Virtual reality treatment versus exposure in vivo: a comparative evaluation in acrophobia. Beh Res Ther 40: 509–516

Eng W (2001) Quality of life following cognitive behavioural treatment for social anxiety disorder: preliminary findings. Depress Anxiety 13: 192–193

Epstein S (1977) Versuch einer Theorie der Angst. In: Birbaumer N (Hrsg) Psychophysiologie der Angst. Urban & Schwarzenberg, München

Federoff IC, Taylor S (2001) Psychological and pharmacological treatments of social phobia: a meta-analysis. J Clin Psychopharmacol 21: 311–324

Fenichel O (1945) The psychoanalytic theory of neurosis. Norton, New York [dt. Psychoanalytische Neurosenlehre (1974), Walter, Olten]

Feske U, Chambless DL (1995) Cognitive behavioural versus exposure only treatment for social phobia: a meta-analysis. Behav Ther 26: 695–720

Fiegenbaum W (1990) Langzeiteffektivität von nicht-graduierter versus graduierter massierter Konfrontation bei Agoraphobikern. In: Fiegenbaum W, Brengelmann JC (Hrsg) Angststörungen. Diagnose und Therapie. IFT-Texte Bd 22. Röttger, München

Field AP, Lawson J (2003) Fear information and the development of fears during childhood: effects on implicit fear responses and behavioural avoidance. Behav Res Ther 41: 1277–1293

Fisher PL, Durham RC (1999) Recovery rates in generalized anxiety disorder following psychological therapy: an analysis of clinically significant change in the STAI-T across outcome studies since 1990. Psychol Med 29: 1425–1434

Foa EB, Franklin ME, Moser J (2002) Context in the clinic: how well do cognitive-behavioral therapy and medications work in combination. Biol Psychiatry 52: 987–997

Freud S (1926) Hemmung, Symptom, Angst. GW Bd XIV (113–205) Fischer, Frankfurt (1975)

Gerull FC, Rapee RM (2002) Mother knows best: the effects of maternal modelling on the acquisition of fear and avoidance behaviour in toddlers. Behav Res Ther 40: 279–287

Gould RA, Otto MW, Pollack MH (1995) A meta-analysis of treatment outcome for panic disorder. Clin Psychol Rev 15: 819–844

Gould RA, Otto MW, Pollack MH, Yap I (1997) Cognitive behavioural and pharmacological treatment of generalized anxiety disorder: a preliminary meta-analysis. Behav Ther 28: 285–305

Grawe K (1998) Psychologische Therapie. Hogrefe, Göttingen

Grawe K (2004) Neuropsychotherapie. Hogrefe, Göttingen

Hand I (1993) Exposition-Reaktions-Management (ERM) in der strategisch-systemischen Verhaltenstherapie. Verhaltenstherapie 3: 61–65

Harb GC, Heimberg RG (2002) Kognitiv-behaviorale Therapie der sozialen Phobie: Ein Überblick. In: Fydrich T, Stangier U (Hrsg) Soziale Phobie und soziale Angststörung. Hogrefe, Göttingen, S 311–338

Heimberg RG, Liebowitz MR, Hope DA et al (1998) Cognitive-behavioral group therapy versus phenelzine in social phobia: 12-week outcome. Arch Gen Psychiatry 55: 1133–1141

Hoffart A, Martinsen EW (1990) Exposure-based integrated versus pure psychodynamic treatment of agoraphobic inpatients. Psychotherapy 27: 210–218

Hoffmann SO, Bassler M (1995) »Manual« für fokal orientierte psychoanalytische Psychotherapie bei Angststörungen. Erste Erfahrungen aus einer Therapiestudie. Forum Psychoanal, 11: 2–14

Huppert JD, Roth DA, Foa EB (2003) Cognitive behavioral treatment of social phobia: new advances. Curr Sci 5: 289–296

Kendler KS, Myers J, Prescott CA (2002) The etiology of phobias: an evaluation of the stress-diathesis model. Arch Gen Psychiatry 59: 242–248

Kernberg O (1978) Borderline-Störungen und pathologischer Narzißmus. Suhrkamp, Frankfurt/Main

Kierkegaard S (1844) Der Begriff Angst. In: Hirsch E (Hrsg) Gesammelte Werke, 11./12. Abteilung. Gütersloher Verlagshaus, Gütersloh (2000)

Kuzma JM, Black DW (2004) Integrating pharmacotherapy and psychotherapy in the management of anxiety disorders. Curr Psychiatry Rep 6: 268–273

Leibing E, Hiller W, Sulz S (2003) Lehrbuch der Psychotherapie. Bd III: Verhaltenstherapie. Cip-Medien, München

Leichsenring F (2002) Zur Wirksamkeit tiefenpsychologisch fundierter und psychodynamischer Therapie. Eine Übersicht unter Berücksichtigung von Kriterien der Evidence-Based Medicine. Z Psychosom Med Psychother 48: 139–162

Leichsenring F (2004) Randomized controlled versus naturalistic studies: a new research agenda. Bull Menninger Clin 68: 137–151

Leichsenring F, Rüger U (2004) Psychotherapeutische Behandlungsverfahren auf dem Prüfstand der Evidence-Based Medicine (EBM). Randomisierte kontrollierte Studien vs. Naturalistische Studien – Gibt es nur einen Goldstandard? Z Psychosom Med Psychother 50: 203–217

Leichsenring F, Winkelbach C, Leibing E (2002) Die Generalisierte Angststörung – Krankheitsbild, Diagnostik und Therapie. Z Psychosom Med Psychother 48: 235–255

Leidig S (1993) Nur keine Panik! – Oder: Wie sage ich's meinem Patienten? Prax Klin Verhaltensmed Rehab 23: 168–174

Leidig S, Glomp I (2003) Nur keine Panik! Ängste verstehen und überwinden. Kösel, München

Linden M, Bär T, Zubrägel D, Ahrens B, Schlattmann P (2002) Wirksamkeit der kognitiven Verhaltenstherapie bei generalisierten Angsterkrankungen – Ergebnisse der Berliner KVT-GAD-Studie. Verhaltenstherapie 12: 173–181

Magee WJ, Eaton WW, Wittchen HU, McGonagle KA, Kessler RC (1996) Agoraphobia, simple phobia, and social phobia in the National Comorbidity Survey. Arch Gen Psychiatry 53: 159–168

Margraf J, Schneider S (1989) Panik. Angstanfälle und ihre Behandlung. Springer, Berlin Heidelberg New York Tokio

Margraf J, Barlow DH, Clark D, Telch MJ (1993) Psychological treatment of panic: work in progress on outcome, active ingredients, and follow-up. Behav Res Ther 31: 1–8

Marks IM (1993) Gegenwärtiger Stand von Reizkonfrontation (»Exposure«) und Reizüberflutung (»Flooding«). Verhaltenstherapie 3: 53–55

Mattick RP, Andrews G, Hadzi-Pavlovic D, Christensen H (1990) Treatment of panic and agoraphobia. An integrative review. J Nerv Ment Dis 178: 567–576

Mentzos S (1984) Angstneurose. Psychodynamische und psychotherapeutische Aspekte. Fischer, Frankfurt/Main

Milrod B, Busch F, Cooper A, Shapiro T (1997) Manual of panic-focused psychodynamic psychotherapy. American Psychiatric Press, Washington, DC

Milrod B, Busch F, Leon AC et al (2000) Open trial of psychodynamic psychotherapy for panic disorder: a pilot study. Am J Psychiatry 157: 1878–1880

Milrod B, Busch F, Leon AC et al (2001) A pilot open trial of brief psychodynamic psychotherapy for panic disorder. J Psychother Pract Res 10: 239–245

Mowrer OH, Lamoreaux RR (1946) Fear as an intervening variable in avoidance conditioning. J Comp Psychol 39: 29–50

Munsch S, Schneider S, Margraf J (2003) Panikstörung und Agoraphobie. In: Leibing E, Hiller W, Sulz S (Hrsg) Lehrbuch der Psychotherapie. Bd 3: Verhaltenstherapie. CIP-Medien, München

Öst LG (1987) Applied relaxation: description of a coping technique and review of controlled studies. Behav Res Ther 25: 397–409

Öst LG (2000) Spezifische Phobien. In: Margraf J (Hrsg) Lehrbuch der Verhaltenstherapie Bd 2. Springer, Berlin Heidelberg New York Tokio

Peitz M, Stangier U, Heidenreich T (2000) Kognitive Verhaltenstherapie bei Sozialer Phobie: neuere Ansätze in Forschung und Therapie. Prax Klin Verhaltensmed Rehab 49: 26–32

Peitz M, Heidenreich T, Stangier U (2002) Kognitive Verhaltenstherapie bei Sozialer Phobie: Grundlegende Techniken. In: Stangier U, Fydrich T (Hrsg) Soziale Phobie und Soziale Angststörung. Hogrefe, Göttingen, S 339–369

Pollack DH, Otto MW, Kaspi SP et al (1994) Cognitive-behavior therapy for treatment-refractory panic disorder. J Clin Psychiatry 55: 200–205

Rachman S (1977) The conditioning theory of fear-acquisition: a critical examination. Behav Res Ther 14: 333–338

Rachman S, Craske M, Tallman K, Solyom C (1986) Does escape behaviour strengthen agoraphobic avoidance? A replication. Behav Ther 17: 366–384

Regier DA, Rae DS, Narrow WE, Kaelber CT, Schatzberg AF (1998) Prevalence of anxiety disorders and its comorbidity with mood and addictive disorders. Br J Psychiatry 173(Suppl 34): 24–28

Roemer L, Borkovec TD (1993) Worry: unwanted cognitive activity that controls unwanted somatic experience. In: Wegner DM, Pennebaker JW (eds) Handbook of mental control. Prentice Hall, Englewood Cliffs, NJ, pp 220–238

Rothbaum BO, Hodges L, Smith S, Lee JH, Price LA (2000) A controlled study of virtual reality exposure therapy for the fear of flying. J Cons Clin Psychol 60: 1020–1026

Ruhmland M, Margraf J (2001a) Effektivität psychologischer Therapien von spezifischer Phobie und Zwangsstörungen: Meta-Analysen auf Störungsebene. Verhaltenstherapie 11: 14–26

Ruhmland M, Margraf J (2001b) Effektivität psychologischer Therapien von generalisierter Angststörung und sozialer Phobie: Meta-Analysen auf Störungsebene. Verhaltenstherapie 11: 27–40

Ruhmland M, Margraf J (2001c) Effektivität psychologischer Therapien von Panik und Agoraphobie: Meta-Analysen auf Störungsebene. Verhaltenstherapie 11: 41–53

Salkovskis PM (1991) The importance of behaviour in the maintenance of anxiety and panic: a cognitive account. Behav Psychother 19: 6–19

Salkovskis PM (1996) Avoidance behaviour is motivated by threat beliefs: a possible resolution of the cognitive-behaviour debate. In: Salkovskis PM (ed) Trends in cognitive and behaviour therapies. Wiley, Chichester, pp 25-41

Salkovskis PM, Clark DM, Gelder MG (1996) Cognition-behaviour links in the persistence of panic. Behav Res Ther 34: 453–458

Salkovskis PM, Clark DM, Hackmann A, Wells A, Gelder MG (1999) An experimental investigation of the role of safety-seeking behaviours in the maintenance of panic disorder with agoraphobia. Behav Res Ther 37: 559–574

Schneider S, Margraf J (1998) Agoraphobie und Panikstörung. Hogrefe, Göttingen

Schneier FR, Johnson J, Hornig CD, Liebowitz MR, Weissman MM (1992) Social phobia. Comorbidity and morbidity in an epidemiological sample. Arch Gen Psychiatry 49: 282–288.

Schulte D, Hartung J, Wilke F (1997) Handlungskontrolle der Angstbewältigung. Was macht Reizkonfrontationsverfahren so effektiv? Z Klin Psychol 26: 118–128

Seligman MEP(1971) Phobias and preparedness. Behav Ther 2: 307–320

Seligman MEP (1995) The effectiveness of psychotherapy. The consumer reports study. Am Psychologist 50: 965–974

Shadish WR, Matt GE, Navarro AM, Phillips G (2000) The effects of psychological therapies under clinically representative conditions: a meta-analysis. Psychol Bull 126: 512–529

Shear MK, Cooper AM, Klerman GL, Busch FN, Shapiro T (1993) A psychodynamic model of panic disorder. Am J Psychiatry 150: 859–866

Silove D, Parker G, Hadzi-Pavlovic D, Manicavasgar V, Blaszcynski P (1991) Parental represenations of patients with panic disorder and generalised anxiety disorder. Br J Psychiatry 159: 835-841

Stangier U, Heidenreich T, Peitz M, Lauterbach W, Clark DM (2003) Cognitive therapy for social phobia: individual versus group treatment. Behav Res Ther 41: 991–1007

Strian F (1986) Psychophysiologische Differenzierung von Angst und Depression. In: Helmchen H, Linden M (Hrsg) Die Differenzierung von Angst und Depression. Springer, Berlin Heidelberg New York Tokio

Taylor S (1996) Meta-analysis of cognitive-behavioral treatment for social phobia. J Behav Ther Exp Psychiatry 27: 1–9

Teusch L, Finke J (1995) Die Grundlagen eines Manuals für die gesprächspsychotherapeutische Behandlung bei Panik mit Agoraphobie. Psychotherapeut 40: 88–95

Thomä H, Kächele H (1988) Lehrbuch der psychonalytischen Therapie. 2. Praxis. Springer, Berlin Heidelberg New York Tokio

Völlinger D, Leidig S, Fydrich T (1999) Evaluation eines psychoedukativen Großgruppenkonzepts zur Behandlung von Angststörungen. Prax Klin Verhaltensmed Rehab 46: 9–18

Wells A (1997) Cognitive therapy of anxiety disorders. A practice manual and conceptual guide. Wiley, Chichester

Wells A (1999) A metacognitive model and therapy for generalized anxiety disorder. Clin Psychol Psychother 6: 86–95

Wiborg IM, Dahl AA (1996) Does brief dynamic psychotherapy reduce the relapse rate of panic disorder? Arch Gen Psychiatry 53: 689–694

Wilhelm FH, Roth WT (1997) Acute and delayed effects of alprazolam on flight phobics during exposure. Behav Res Ther 35: 831–841

Willutzki U, Neumann B, Haas H, Koban C, Schulte D (2004) Psychotherapy for social phobia: cognitive behavioral therapy in comparison to a combined resource-oriented approach. A randomized controlled interventional trial. Z Klin Psychol Psychother 33: 42–50

Wittchen HU (1988) Natural course and spontaneuos remission of untreated anxiety disorders: results of the Munic Follow-up Study (MFS). In: Hand I, Wittchen HU (eds) Panic and phobias. Springer, Berlin Heidelberg New York Tokio

Wittchen HU, Bullinger-Naber M, Dorfmüller M et al (1995) Hexal-Ratgeber Angst: Angsterkrankungen. Karger, Freiburg

Wurmser L (1981) The mask of shame. John Hopkins University Press, New York [Die Maske der Scham. Die Psychoanalyse von Schamaffekten und Schamkonflikten (1990). Springer, Berlin, Heidelberg, New York Tokio]

Wurmser L (1986) Die innere Grenze. Das Schamgefühl – ein Beitrag zur Überich-Analyse. Jahrb Psychoanal 18: 16–41

Zaider TI, Heimberg RG (2003) Non-pharmacologic treatments for social anxiety disorder. Acta Psychiatr Scand Suppl 417: 72–84

Weiterführende Literatur

Bandelow B, Bassler M, Becker E (2006) Angst- und Panikerkrankungen. Ätiologie, Diagnostik, Therapie, 2. Aufl. UNI-MED, Bremen

Bassler M, Leidig S (Hrsg) (2005) Psychotherapie der Angsterkrankungen: Krankheitsmodelle und Therapiepraxis – störungsspezifisch und schulenübergreifend. Thieme, Stuttgart

Hoffmann SO (2008) Psychodynamische Therapie von Angststörungen. Einführung und Manual für die kurz- und mittelfristige Therapie. Schattauer, Stuttgart

Margraf J, Hoyer J (Hrsg) (2007) Angstdiagnostik: Grundlagen und Testverfahren. Springer, Berlin Heidelberg New York Tokio

Margraf J, Schneider S (1989) Panik. Angstanfälle und ihre Behandlung. Springer, Berlin Heidelberg New York Tokio

Stangier U, Peitz M, Heidenreich T (2003) Soziale Phobien. Ein kognitiv-verhaltenstherapeutisches Behandlungsmanual. Beltz, Weinheim

Essstörungen

Anette Kersting, Cornelia Roestel und Christiane Gerwing

11.1 Historischer Überblick – 248

11.2 Epidemiologie – 248

11.3 Diagnostik – 249

11.3.1 Psychische Symptomatik – 249

11.3.2 Körperliche Symptomatik – 252

11.3.3 Diagnosestellung – 253

11.3.4 Komorbidität – 254

11.4 Ätiologie und Pathogenese – 255

11.5 Therapie – 257

11.5.1 Indikation ambulante/stationäre Behandlung – 258

11.5.2 Phasen des Behandlungsprozesses – 259

11.5.3 Intervalltherapie – 262

11.5.4 Medikamentöse Behandlung – 263

11.6 Untersuchungen zur differenziellen Wirksamkeit und Prognose – 264

11.7 Schwierige Behandlungssituationen – 265

11.7.1 Mangelnde Krankheitseinsicht und Behandlungsmotivation – 265

11.7.2 Verhandlungen über das Gewicht – 266

11.7.3 Intensivprogramm als Bestrafung – 266

11.7.4 Mogeln – 266

11.7.5 Patientin strebt ein niedrigeres Zielgewicht an als mit ihr vereinbart – 266

11.7.6 Ablehnung kurzfristiger Strategien zum Umgang mit Heißhungeranfällen – 267

11.7.7 Gleichzeitige Reduktion von Heißhungeranfällen und Gewicht – 267

11.8 Typische therapeutische Fehler – 267

11.8.1 Zu niedrige oder zu hohe Gewichtszunahme aushandeln – 267

11.8.2 Zu viel mit sich handeln lassen – 267

11.8.3 Parteiergreifen in Familienkonflikten – 267

11.8.4 Gewichtsverhandlungen – 268

Literatur – 268

  » *Miss America* wird immer dünner … «
Lag der BMI der *Miss America* der 1920er Jahre zwischen 20 und 25, so sank er in den vergangenen Jahren auf bis zu 16,9 (Rubinstein u. Caballero 2000) und damit in den Bereich der anorektischen Symptomatik.
Je dünner, desto schöner???

11.1 Historischer Überblick

War das tägliche Brot jahrtausendelang knapp mit der Folge, dass verheerende Hungersnöte Millionen Menschen dahinrafften, so hat sich heute der Traum vom Schlaraffenland für die Menschen in den Industrienationen erfüllt. Allerdings stehen wir nun unerwartet vor einer Fülle neuer Probleme, wie die Prävalenzzahlen für Essstörungen zeigen. Während die Versorgungslage mehr als ausreichend ist, orientiert sich die Bevölkerung an einem Schlankheitsideal im Bereich des beginnenden Untergewichts. Der Wunsch, schlank zu sein, motiviert Millionen von Menschen zu einer freiwillig reduzierten Nahrungsaufnahme.

11

Soziokulturelle Faktoren sind bei der Genese der Essstörungen unumstritten, wie ein Blick in die Vergangenheit zeigt: Nach den Hungerjahren des Zweiten Weltkriegs stieg das Lebensmittelangebot im Wirtschaftswunderland Deutschland kontinuierlich – begleitet von einer Zunahme des durchschnittlichen Körpergewichts der Bevölkerung. Die Prävalenz der Adipositas nahm zu. Bald erkannte man die möglichen negativen Folgen für die Gesundheit. Groß angelegte Aufklärungskampagnen empfahlen den Menschen nun ein bestimmtes Gewicht, das **Idealgewicht**. Der in der ersten Hälfte des Jahrhunderts noch so gelobte »kreditwürdige Bauch« kam in sozialen Misskredit. Durch Experten unterstützt, verbreitete sich in der Bevölkerung die Überzeugung, Schlanksein sei eine Frage der richtigen Diät und v. a. des Durchhaltevermögens. Übergewicht wurde zum Ausdruck persönlicher Willensschwäche und zu einem persönlichen Makel. Das Gesundheitsmagazin »Praxis« des Zweiten Deutschen Fernsehens sendete 1978 unter dem Motto »Iss das Richtige – IdR« eine kollektive Schlankheitskur für die Nation. Über ein halbes Jahr lang sahen jeweils ca. 15 Mio. Zuschauer zu bzw. nahmen teil. Kalorienreduzierte Lebensmittelprodukte (»Du darfst«) füllten die Regale, die später folgende »Light-Welle« ist eine konsequente Fortsetzung.

Heute wissen wir, dass die genetische Komponente der Adipositas bei Weitem unterschätzt wurde. So zeigt der Body-Mass-Index (BMI) von erwachsenen Adoptivkindern einen signifikanten Zusammenhang zu dem ihrer biologischen Eltern und nicht zu dem ihrer Adoptiveltern (Krüger et al. 2001).

Das Missverhältnis zwischen dem Schlankheitswunsch und der tatsächlichen Gewichtsentwicklung insbesondere junger Frauen verdeutlicht eine viel zitierte amerikanische Studie. Sie zeigt, dass die Playmates auf den Centerfolds des US-Männermagazins »Playboy« zwischen 1960 und 1970 von Jahr zu Jahr schlanker wurden, während die weibliche Bevölkerung der USA im selben Zeitraum kontinuierlich an Gewicht zunahm (Garner et al. 1980). Eine Replikationsstudie weist darauf hin, dass sich dieser Trend auch in den folgenden Jahren fortsetzte.

11.2 Epidemiologie

Die Schätzungen zur Inzidenz und Prävalenz von Essstörungen variieren in Abhängigkeit von den untersuchten Stichproben und den angewandten Untersuchungsmethoden.

Für die besonders betroffene Altersgruppe der 15- bis 35-jährigen Frauen liegt die Punktprävalenz (Prävalenz im Zeitquerschnitt) bei etwa 1,0%. Die Inzidenz der **Anorexia nervosa** (AN) beträgt ca. 1–3 Neuerkrankungen (pro Jahr und 100.000 Menschen). Für die Risikogruppe der 14- bis 24-jährigen Frauen hingegen liegt die Inzidenz bei 10–100 Neuerkrankungen jährlich (bezogen auf 100.000 Frauen dieser Altersgruppe). 90–95% der an Anorexie Erkrankten sind weiblichen Geschlechts. Die Lebenszeitprävalenz der **Bulimia nervosa** (BN) beträgt bei Frauen etwa 0,5–3%, bei Männern hingegen nur etwa 0,2%. Die Erkrankung beginnt in einem späteren Lebensalter als bei der Anorexie mit einem Erkrankungsgipfel zwischen 16 und 19 Jahren. Für die kritische Altersgruppe der 15- bis 35-jährigen Frauen liegt die Punktprävalenz in den westlichen Industrienationen bei 1–3% – und damit wesentlich höher als die der AN. In etwa 25% der Erkrankungsfälle geht der BN eine AN voraus.

Im Folgenden wird bezüglich AN und BN verallgemeinernd die weibliche Form »Patientinnen« gewählt, da es zwar auch einen Anteil an männlichen Erkrankten gibt, dieser aber sehr gering ist.

Untersuchungen zur Prävalenz der erst seit kurzem operationalisierten Diagnose **Binge-Eating-Störung** (BES) gehen von einer Häufigkeit von 1–3% in der Allgemeinbevölkerung aus. In Stichproben Adipöser, die unter ihrem Übergewicht leiden und ärztliche oder psychologische Hilfe zwecks Gewichtsreduktion aufsuchen, wird die Prävalenz der BES mit 30% als relativ häufig angegeben. Die derzeit verfügbaren Daten zur Geschlechtsverteilung weisen im Vergleich zur AN und BN auf einen höheren Anteil von Männern (25–40%) hin.

Risikogruppen, zu denen Fotomodelle, aber auch Athleten besonderer Sportarten (z. B. Langstreckenlauf, Gymnastik, Balletttanz, Jockeys) gehören, können eine besondere Vulnerabilität für die Erkrankung an einer Essstörung aufweisen. Allerdings ist bei diesen Gruppen zwischen pathologischem Magerkeitsmotiv und berufsbedingter Anpassung zu unterscheiden. In vielen, v. a. westlichen Ländern wird ein Ansteigen der Essstörungen beobachtet, das ursächlich insbesondere mit soziokulturellen Faktoren in Verbindung gebracht wird.

11.3 Diagnostik

11.3.1 Psychische Symptomatik

Anorexia nervosa

Nicht selten beginnt die AN mit einem harmlos wirkenden Diätverhalten. Anerkennende Rückmeldungen als Reaktion auf eine Gewichtsabnahme und vermehrte Aufmerksamkeit können als positive Verstärker wirksam werden. Sie treffen auf ein geringes Selbstwertgefühl und eine ausgeprägte Verunsicherung in der Phase des Erwachsenwerdens. Eine Kontrolle des Gewichts wird oft gleichgesetzt mit einem Gefühl, das eigene Leben wieder kontrollieren zu können. Die Erkrankung führt in der wichtigen Phase der Pubertät zu einem Sistieren der psychischen und körperlichen Entwicklung. Bei chronischem Verlauf kann die AN zu einem Teil der Identität werden, der nur noch schwer aufzugeben ist.

Anorexiepatientinnen haben große Angst vor einer Gewichtszunahme. Sie halten ihr Körpergewicht bewusst deutlich unter der altersentsprechenden Norm (BMI <17,5; ◻ Tab. 11.1). Dies erreichen sie durch extreme Nahrungsrestriktion, Erbrechen, Abführmittelabusus, Appetitzügler, Diuretikamissbrauch oder die Einnahme von Schilddrüsenpräparaten. Das Verhältnis zum eigenen Gewicht, zur eigenen Figur und die Wahrnehmung der eigenen Körpererscheinung sind auffällig verändert (**Körperschemastörung**). Dabei erleben sich die Betroffenen un-

◻ Tab. 11.1 Body Mass Index (BMI)

	Extrem schwere AN			AN				Normalgewicht		
Größe	BMI 13	14	14,5	BMI 15	16	17	17,5	BMI 18	19	20–25
165[a]	35,4[b]	38,1	39,5	40,8	43,6	46,3	47,6	49,0	51,7	54,5–68,1
166	35,8	38,6	40,0	41,3	44,1	46,8	48,2	49,6	52,4	55,1–68,9
167	36,3	39,0	40,4	41,8	44,6	47,4	48,8	50,2	53,0	55,8–69,7
168	36,7	39,5	40,9	42,3	45,2	48,0	49,4	50,8	53,6	56,4–70,6
169	37,1	40,0	41,4	42,8	45,7	48,6	50,0	51,4	54,3	57,1–71,4
170	37,6	40,5	41,9	43,4	46,2	49,1	50,6	52,0	54,9	57,8–72,3
171	38,0	40,9	42,4	43,9	46,8	49,7	51,2	52,6	55,6	58,6–73,1
172	38,5	41,4	42,9	44,4	47,3	50,3	51,8	53,3	56,2	59,2–74,0
173	38,9	41,9	43,4	44,9	47,9	50,9	52,4	53,9	56,9	59,9–74,8
174	39,4	42,4	43,9	45,4	48,4	51,5	53,0	54,5	57,5	60,6–75,7
175	39,8	42,9	44,4	45,9	49,0	52,1	53,6	55,1	58,2	61,3–76,6
176	40,3	43,4	44,9	46,5	49,6	52,7	54,2	55,8	58,9	62,0–77,4
177	40,7	43,9	45,4	47,0	50,1	53,3	54,8	56,4	59,5	62,7–78,3
178	41,2	44,4	45,9	47,5	50,7	53,9	55,4	57,0	60,2	63,4–79,2
179	41,7	44,9	46,5	48,1	51,3	54,5	56,1	57,7	60,9	64,1–80,1
180	42,1	45,4	47,0	48,6	51,8	55,1	56,7	58,3	61,6	64,8–81,0

[a] Angaben in cm, [b] Körpergewicht in kg, *AN* Anorexia nervosa

abhängig von ihrem tatsächlichen Gewicht als zu dick. Sie können die eigene Figur nicht realistisch wahrnehmen. Trotz physischer Einschränkungen sind sie sowohl körperlich als auch intellektuell hyperaktiv, Schwäche und Müdigkeit werden dabei verleugnet. Ein literarisches Beispiel der anorektischen Symptomatik gibt Franz Kafkas Erzählung *Der Hungerkünstler* (1924).

Die Kriterien der ICD-10 sind der nachstehenden ▶ Übersicht zu entnehmen. Für Patientinnen, bei denen eines oder mehrere Kernmerkmale bei ansonsten typischem klinischem Bild fehlen, kann die Diagnose einer atypischen Anorexie (F50.1) verwendet werden. Die Motivation zu essen ist bei den Anorexiepatientinnen gestört, sie können nicht essen **wollen**. Vor einer Gewichtszunahme haben sie panische Angst, sie sind aber in Gedanken ständig mit Nahrungsfragen beschäftigt. Die Hungergefühle werden als inakzeptable Triebansprüche abgewehrt und verleugnet oder im Sinne einer altruistischen Abtretung indirekt befriedigt. Dann kochen die Patientinnen z. B. für die Familienmitglieder zu Hause, nehmen selbst aber nicht an den Mahlzeiten teil. Durch Projektion und Identifikation partizipieren sie an der Befriedigung der anderen. Die Störung des Essverhaltens und die Angst vor einer Gewichtszunahme sind oft umso ausgeprägter, je niedriger der BMI ist.

11

ICD-10-Kriterien der Anorexia nervosa (F50.0)

1. Körpergewicht mindestens 15% unter dem erwarteten Gewicht oder Quetelets-Index von 17,5 oder weniger (Quetelets-Index = W/H^2; W: Körpergewicht in kg, H: Körpergröße in m)
2. Der Gewichtsverlust wird selbst herbeigeführt durch Vermeidung von hochkalorischen Speisen und eine oder mehrere der folgenden Möglichkeiten:
   - Selbstinduziertes Erbrechen
   - Selbstinduziertes Abführen
   - Übertriebene körperliche Aktivität
   - Gebrauch von Appetitzüglern und/oder Diuretika
3. Körperschemastörung als eine tief verwurzelte überwertige Idee im Sinne einer psychischen Störung; die Betroffenen haben große Angst, dick zu werden und legen ein fortwährend sinkendes Zielgewicht für sich fest
4. Endokrine Störung (Hypothalamus-Hypophysen-Gonaden-Achse): bei Frauen Amenorrhö, sofern nicht eine kontrazeptive Hormonsubstitutionsbehandlung erfolgt, bei Männern Libido- und Potenzverlust
5. Bei Beginn der Erkrankung vor der Pubertät ist die Abfolge der pubertären Entwicklungsschritte verzögert oder gehemmt

Zwei Subtypen der Anorexie sind zu diagnostizieren. Von den ausschließlich hungernden restriktiven Anorexiepatientinnen (**Non-Purging-Typus**) sind die Patientinnen mit bulimischem Symptomverhalten (**Purging-Typus**) zu differenzieren. Bei letzteren kommt es zu Triebdurchbrüchen in Form von Essanfällen, nach denen die Nahrung wieder erbrochen wird. Dabei können Anorexiepatientinnen im Verlauf ihrer Erkrankung auch zwischen Phasen des bulimischen bzw. restriktiven Subtyps alternieren.

Auch wenn die ICD-10- bzw. DSM-IV-Kriterien die Diagnose einer spezifischen Essstörung ermöglichen, treten die Symptome häufig entlang eines Kontinuums zwischen anorexiespezifischer und bulimiespezifischer Symptomatik auf. Bis zu 50% der Patientinnen mit einer Anorexie entwickeln bulimische Symptome und einige Patientinnen, die zunächst bulimisch waren, entwickeln im Verlauf ihrer Erkrankung eine anorektische Symptomatik. Einen Einblick in das subjektive Erleben einer Anorexiepatientin gibt das ▶ Fallbeispiel (Teil 1).

Fallbeispiel Frau A.: Teil 1 – Aus dem Erleben einer Patientin mit Anorexia nervosa

»Ich habe einerseits Angst davor, noch weiter abzunehmen, da ich mir sage, dass ich meinen Körper durch meine Lebensweise ruiniere. Andererseits ist da aber auch die Angst, zu essen und zuzunehmen. Dieses zweigleisige Denken verursacht ein Chaos in meinem Kopf. Einerseits der Wunsch, normal zu leben, andererseits der Wunsch, meinen Körper zu kontrollieren. Ich kann dadurch an nichts anderes mehr denken, als an das Essen. Es fällt mir schwer, mich auf andere Dinge zu konzentrieren. Wenn ich aber etwas zu essen sehe oder rieche, bekomme ich einen Kloß im Hals und kann nichts mehr hinunterschlucken, auch wenn ich mir noch so sehr sage, dass ich etwas essen muss und dass das gut für mich ist. Es taucht dann eine Art Stimme in meinem Kopf auf, die sagt, dass ich gar nicht essen muss, da ich keinen Hunger habe. Mein Verstand kommt nicht dagegen an. Wenn ich mich einmal gezwungen habe zu essen (einen Zwieback oder etwas Joghurt), bekomme ich ein schlechtes Gewissen und das Gefühl, schwach gewesen zu sein. Und obwohl ich dann wieder versuche, dagegen anzukämpfen, schaffe ich es nicht und erbreche das soeben Gegessene. Hinterher fühle ich mich schlecht, weil ich es wieder einmal nicht geschafft habe, zu essen. Ich habe

▼

dann Angst um meine Gesundheit, andererseits bin ich stolz darauf, meinen Körper bezwungen zu haben. Wenn dann ein Hungergefühl da ist, fühle ich mich erst richtig stark. Wenn ich andere Menschen essen sehe, bin ich stolz darauf, dass ich nicht essen muss. Ich fühle mich körperlich schon sehr schlapp und müde. Ich könnte den ganzen Tag über nur schlafen und friere ständig. Morgens kann ich nur noch mit letzter Kraft aufstehen, und mir wird oft schwarz vor Augen und schwindelig. Bei körperlicher Anstrengung (z. B. Treppen steigen) bekomme ich Herzschmerzen und Atemnot. In der Schule kann ich mich nicht mehr konzentrieren und muss immer versuchen, mich wach zu halten. Diese ganzen Probleme machen mir dann wieder Angst, aber ich komme mit meinem Verstand einfach nicht dagegen an. Ich bin zu schwach dafür, und die Stimme, die mich zum Abnehmen verführt, ist zu stark«.

Bulimia nervosa

Anorektischen und bulimischen Essstörungen ist gemeinsam, dass die Patientinnen ihrem Körpergewicht und ihrer Figur eine übermäßige Bedeutung beimessen. Das Selbstwertgefühl der Betroffenen ist eng an die Kontrolle über Körperform und Gewicht gekoppelt. Bei der BN treten für diese Erkrankung charakteristische Essattacken auf, bei denen in kurzer Zeit große Nahrungsmengen verschlungen werden. Die aufgenommene Kalorienmenge liegt (bei starken individuellen Schwankungen) häufig zwischen 1000 und 2000 kcal, kann jedoch auch weniger oder ein Vielfaches davon (bis zu 10.000 kcal während eines Essanfalls sind beschrieben) betragen. Typisch für diese bei der BN auftretenden Heißhungerattacken ist ein aversiv erlebtes Gefühl von Kontrollverlust über das Essverhalten. Meist folgen den Essattacken kompensatorisches Verhalten wie selbstinduziertes Erbrechen und/oder andere gewichtsreduzierende Maßnahmen sowie auf psychischer Ebene quälende Scham-, Schuld- und Insuffizienzgefühle. Bei den Betroffenen sind aufgrund des Wechsels von gezügeltem Essverhalten und Essattacken Gewichtsschwankungen häufig, wobei das Gewicht jedoch meist im Normalbereich liegt. Die diagnostischen Kriterien der ICD-10 für die BN (F50.2) sind der folgenden ▶ Übersicht zu entnehmen.

ICD-10-Kriterien der Bulimia nervosa (F50.2)

1. Andauernde Beschäftigung mit Essen, Figur und Gewicht sowie Essattacken mit Verzehr großer Mengen von Nahrung in kurzer Zeit (mehr als zweimal pro Woche) und Gefühl des Kontrollverlusts über das Essen
2. Versuche, einer Gewichtszunahme durch selbstinduziertes Erbrechen, Laxanzienabusus, körperliche Bewegung, Hungerperioden oder Medikamenteneinnahme (z. B. Appetitzügler, Schilddrüsenpräparate, Diuretika) entgegenzuwirken; bei Diabetikerinnen mögliche Vernachlässigung der Insulinbehandlung
3. Krankhafte Ängste, dick zu werden oder zu sein; die Patientin setzt sich selbst eine niedrige Gewichtsgrenze unterhalb des prämorbiden Gewichts
4. Häufig Anorexia nervosa in der Vorgeschichte

Wie auch bei der AN können bei der BN zwei Subtypen unterschieden werden: der **Purging-Typus** und der **Non-Purging-Typus**. Bei der Purging-Form versuchen die Betroffenen, die Essanfälle mit Erbrechen oder dem Gebrauch von Laxanzien, Diuretika oder Einläufen zu kompensieren. Bei der Non-Purging-Form finden als gegensteuernde Maßnahmen striktes Fasten oder exzessive körperliche Bewegung statt, während die kurzfristigen Maßnahmen wie z. B. Erbrechen bei dieser Form gar nicht oder zumindest nicht regelmäßig auftreten. Patientinnen, die typische Perioden von Essattacken mit anschließendem Erbrechen aufweisen, jedoch nicht alle Kernkriterien der BN erfüllen, werden nach der ICD-10 der **atypischen Bulimia nervosa** (F50.3) zugeordnet.

Binge-Eating-Störung

Als neue nosologische Einheit wurde 1994 im DSM-IV die Binge-Eating-Störung (engl. *to binge*: schlingen) als Forschungsdiagnose eingeführt, für die im Deutschen der Begriff »psychogene Hyperphagie« vorgeschlagen wurde. In den aktuellen Diagnosesystemen wird sie als »nicht näher bezeichnete Essstörung« (EDNOS, *eating disorders not otherwise specified*) geführt. Das Hauptmerkmal der BES sind wiederkehrende Episoden von Essattacken, die jedoch nicht zu regelmäßigen kompensatorischen Verhaltensweisen führen.

Im Unterschied zur BN gehen die Essanfälle von Personen mit BES nicht regelmäßig mit Maßnahmen einher, die der Abwendung einer Gewichtszunahme dienen sollen (gegenregulatorische Maßnahmen, z. B. Erbrechen, Laxanzienabusus, Fasten, exzessiver Sport etc.). Die Essattacken kommen gemäß diagnostischer Leitlinien (APA 2006; AWMF – Arbeitsgemeinschaft der Wissenschaftlichen Medizinischen Fachgesellschaften, Leitlinien zur Behandlung von Essstörungen, in Vorbereitung) an mindestens 2 Tagen pro Woche über einen Zeitraum von mindestens 6 Monaten vor und gehen subjektiv mit dem Gefühl des Kontrollverlusts (z. B. nicht kontrollieren können, was und wie viel man isst) einher (Kriterium A). Die Essanfälle treten gemeinsam mit mindestens 3 Symptomen (Kriterium B) auf, die Indikatoren des subjektiv empfundenen Kontrollverlusts über das Essverhalten sein können (z. B. essen unabhängig von vorhandenen Hungergefühlen bis zu einem unangenehmen Völlegefühl, wesentlich schnelleres Essen als üblich, Ekelgefühle, Deprimiertheit, Schuldgefühle nach übermäßigem Essen). Wegen der Essanfälle muss ein deutliches Leiden bestehen (Kriterium C, z. B. unangenehme Gefühle während oder nach den Essanfällen, Sorge über den Langzeiteffekt der wiederholten Essanfälle auf Körpergewicht und Figur).

Im Unterschied zu den Essstörungen AN und BN, für die übermäßige Figur- und Gewichtssorgen ein notwendiges Diagnosekriterium darstellen (APA 2006), enthalten die BES-Forschungskriterien bislang keinen Hinweis auf eine Körperbildstörung, die in einem übermäßigen Einfluss von Figur und Gewicht auf die Selbstbewertung zum Ausdruck kommt.

Die Betroffenen sind meist übergewichtig. Die in der folgenden ▶ Übersicht aufgeführten Kriterien der Störung müssen noch als vorläufig betrachtet werden.

Forschungskriterien für die Binge-Eating-Störung nach DSM-IV

1. Wiederholte Episoden von Essattacken mit Essen von großen Nahrungsmengen in kurzer Zeit und Gefühl des Kontrollverlusts über das Essen
2. Die Essattacken sind mit mindestens 3 der folgenden 5 Merkmale verbunden:
   - Wesentlich schnelleres Essen als üblich
   - Essen bis zu unangenehmem Völlegefühl
   - Essen großer Mengen ohne bestehendes Hungergefühl
   - Einnahme des Essens erfolgt aus Scham allein
   - Im Anschluss an Essattacken auftretende Gefühle von Ekel sich selbst gegenüber, Scham oder Depression
3. Hinsichtlich der Essattacken besteht deutliches Leiden
4. Die Essattacken treten im Durchschnitt an mindestens 2 Tagen pro Woche über 6 Monate auf
5. Die Essattacken gehen nicht mit dem regelmäßigen Einsatz von unangemessenem Kompensationsverhalten einher und treten nicht ausschließlich im Verlauf einer AN oder BN auf

11.3.2 Körperliche Symptomatik

AN und BN gehen mit einer Vielzahl somatischer Symptome und pathologischer körperlicher Befunde einher, die zumeist Folge des gestörten Essverhaltens sind. Diese sind in ◘ Tab. 11.2 im Überblick dargestellt.

Anorexia nervosa

Besonders zu den **Folgen der Unterernährung** (= Starvationszustand) bei AN existieren zahlreiche Untersuchungen. Sie zeigen, dass viele endokrine Auffälligkeiten sowie Veränderungen im Neurotransmittersystem direkt auf die Unterernährung zurückzuführen sind. So konnten Hyperkortisolismus, verringerte Ausschüttung von luteinisierendem Hormon (LH) und follikelstimulierendem Hormon (FSH), ein verminderter Noradrenalinumsatz und verminderte T3-Produktion durch Nahrungsdeprivation (Fasten) auch bei Gesunden ausgelöst werden. Bei ausreichender Nahrungszufuhr sind diese Befunde reversibel.

Als nicht immer reversible Langzeitfolge können bei chronischen und schweren Verläufen von AN **Osteoporose** und **Osteopenie** auftreten, welche mit einem erhöhten Frakturrisiko einhergehen. Besonders bei präpubertärem Beginn einer Magersucht droht zudem eine Wachstumsstörung. Die Pathophysiologie der Osteoporose ist nicht ausreichend geklärt, und es besteht Unsicherheit bezüglich der Behandlung. Von zentraler Bedeutung ist der Wiederaufbau eines normalen Körpergewichts, während der Nutzen einer Supplementierung von Kalzium und Östrogen umstritten ist.

Bulimia nervosa

Die körperlichen **Auffälligkeiten bei BN** sind meist geringer, sofern nicht häufiges Erbrechen oder Missbrauch von Laxanzien oder Diuretika vorliegen. Die hierdurch ausgelösten Elektrolytstörungen können zu Herzrhythmusstörungen und Nierenschädigung führen. Bei häufigem Erbrechen treten zudem Zahnschäden auf. Obgleich Patientinnen mit BN meist normalgewichtig sind, treten bei etwa der Hälfte der Patientinnen Zyklusstörungen oder Amenorrhö auf.

Binge-Eating-Störung

Die medizinischen **Folgen der BES** sind noch nicht eigens untersucht. Jedoch zeigen sich bei Übergewicht die bekannten körperlichen Folgen und Risiken wie arterieller Hypertonus, koronare Herzkrankheit, Diabetes mellitus, Hyperurikämie, Dyslipoproteinämie, erhöhtes Schlaganfallrisiko, Schlafapnoe-Syndrom, Bandscheibenvorfälle, Lumbalgien, Zyklusstörungen oder Impotenz.

Tab. 11.2 Somatische Symptome bei anorektischen und bulimischen Essstörungen

Bei Fehl- oder Mangelernährung/Untergewicht	Bei Essattacken/Erbrechen
Bradykardie, Herzrhythmusstörungen (v. a. bei Elektrolytstörungen)	Dilatation des Magens
Hypotonie, orthostatische Dysregulation, Synkopen	Karies
Hypothermie	Vergrößerte Speicheldrüsen (Sialose)
Durchblutungsstörungen mit Akrozyanose	Magenfunktionsstörungen, Völlegefühl und Verdauungsstörungen (z. B. Obstipation)
Muskelkrämpfe, Muskelatrophie	Sodbrennen bei Refluxösophagitis
Polyneuropathie	Elektrolytstörungen und Störung des Säure-Basen-Haushalts (Hypokaliämie, Hypochlorämie, hypokaliämische Alkalose), dadurch bedingt →
Niereninsuffizienz durch Elektrolytstörungen	→ Herzrhythmusstörungen und Nierenschädigung
Ödeme (erschweren die Gewichtsbestimmung!)	Zyklusstörungen (bei starken Gewichtsschwankungen), Amenorrhö
Trockene Haut, Haarausfall, Uhrglasnägel	
Lanugobehaarung (Flaumhaar auf Rücken, Unterarmen und Wangen)	
Osteoporose	
Kortikale Pseudoatrophie	
Menstruationsstörungen oder Amenorrhö, Infertilität	
Anämie, Leukopenie, Thrombozytopenie	
Endokrine Störungen: T3, Adrenalin, Noradrenalin, Leptin ↓; CRF, ACTH, Kortisol, STH ↑; LH, FSH, Östradiol ↓	

CRF Kortikotropin-Releasinng-Faktor, *ACTH* adrenokortikotropes Hormon, *STH* somatotropes Hormon, *LH* luteinisierendes Hormon, *FSH* follikelstimulierendes Hormon

11.3.3 Diagnosestellung

Die Vielzahl körperlicher Auffälligkeiten bei Essstörungen kann den diagnostischen Blick von der psychiatrischen Diagnose ablenken. Die Diagnosen Anorexia nervosa, Bulimia nervosa und Binge-Eating-Störung sind jedoch keine reinen Ausschlussdiagnosen. Sie werden vielmehr auf dem Boden einer psychiatrischen Untersuchung durch die Erhebung von Anamnese und psychopathologischem Befund gestellt. Um die für die Diagnosestellung erforderlichen charakteristischen Auffälligkeiten bei Einstellungen und Verhaltensweisen der Patienten zu erheben sollte die gezielte psychiatrische Exploration die in der folgenden ► Übersicht zusammengestellten Bereiche erfassen.

Bereiche einer gezielten psychiatrischen Exploration

Gewicht, Essverhalten und Selbstmedikation

- Aktuelles Gewicht
- Gewichtsverlauf und angestrebtes Gewicht
- Menarche und Zyklusverlauf
- Diäten, Fasten oder Kalorienrestriktion
- Vermiedene Nahrungsmittel
- Anzahl und Regelmäßigkeit der Mahlzeiten
- Ritualisierte oder zwanghafte Verhaltensweisen
- Häufigkeit und Ausmaß von Essanfällen und selbstinduziertem Erbrechen

▼

- Gebrauch von Laxanzien, Diuretika, Schilddrüsenpräparaten oder Appetitzüglern

Einstellung zum Körper und Selbstbild
- Einstellung zum eigenen Körper, zu Aussehen, Figur und Gewicht
- Einstellung zur Ernährung
- Bewegungsverhalten und Sport
- Selbstwertgefühl

Psychiatrische Komorbidität
- Depressive Störungen
- Angst- und Zwangsstörungen
- Substanzmissbrauch oder Substanzabhängigkeit
- Posttraumatische Belastungsstörungen
- Hinweise auf Persönlichkeitsstörungen

Zur **allgemein-körperlichen Untersuchung** gehört neben der Messung von Gewicht, Größe und Blutdruck die Untersuchung auf die in ◘ Tab. 11.2 aufgeführten somatischen Auffälligkeiten.

11

Aufwendige apparative Untersuchungen sind zur Diagnosestellung einer anorektischen oder bulimischen Essstörung in der Regel nicht erforderlich. Die routinemäßige **Labordiagnostik** sollte Blutbild und Differenzialblutbild, Elektrolyte, Kreatinin, Amylase, Leberenzyme und Urinstatus einschließen.

Auch das **EKG** gehört zur Standarddiagnostik. Aufgrund von Elektrolytverschiebungen durch häufiges Erbrechen, Laxanzien- oder Diuretikamissbrauch können Überleitungsstörungen auftreten, insbesondere eine Verlängerung des QT-Intervalls.

Speziellere Untersuchungen wie kraniale Computertomografie, Knochendichtemessung oder endokrine Untersuchungen sollten nur bei spezieller Indikation durchgeführt werden.

11.3.4 Komorbidität

Die Komorbiditäten betreffen v. a.
- depressive Störungen,
- Zwangserkrankungen,
- Angsterkrankungen,
- Substanzmissbrauch und
- Persönlichkeitsstörungen.

Anorexia und Bulimia nervosa

Insbesondere **depressive Symptome** treten häufig auf. Die Angaben zur Prävalenz depressiver Störungen variieren stark mit Angaben von 31% bis zu 89%. Insgesamt wird eine Lebenszeitprävalenz von 40% angenommen (im Vergleich zu 15,9% in der Bevölkerung). Bei Bulimikerinnen fanden sich bei 75% der untersuchten Patientinnen komorbide affektive Störungen, insbesondere eine *major depression* (63%) (Brewerton et al. 1995). Die Lebenszeitprävalenz von Zwangserkrankungen bei Anorexien wird mit 25% angegeben, wobei Zwangssymptome auch in großer Zahl bei Anorexiepatientinnen nach Erreichung ihres Zielgewichts berichtet wurden (Srinivasagam et al. 1995). Die Beziehungen zwischen anorektischer Symptomatik und komorbiden Störungen sind jedoch komplex. Es ist bis heute ungeklärt, inwieweit komorbide Störungen Ursache oder Folge der Anorexie oder aber Ergebnis eines gemeinsamen prädisponierenden Faktors sind.

Komorbiditäten mit **Angsterkrankungen**, insbesondere der sozialen Phobie, sind ebenfalls häufig (Braun et al. 1994). So fanden sich bei Patientinnen mit einer BN komorbide Angststörungen in 36%, v. a. soziale Phobien, generalisierte Angststörungen und Panikstörungen.

Hinsichtlich eines komorbiden **Substanzmissbrauchs** gehen Schätzungen von einer Häufigkeit von 12–18% bei AN und von 23–40% bei BN aus.

Komorbide **Persönlichkeitsstörungen** werden bei 42–75% aller Anorexiepatientinnen diagnostiziert. Bei der restriktiven AN findet sich dabei eine Assoziation mit vermeidenden, abhängigen und anankastischen Persönlichkeitsstörungen. Bulimische Essstörungen scheinen v. a. mit Cluster-B-Persönlichkeitsstörungen (impulsiv, affektiv, narzisstisch) assoziiert zu sein. Sexuelle Missbrauchserfahrungen wurden bei 20–50% der Patientinnen mit Anorexie berichtet (Vize u. Cooper 1995).

Binge-Eating-Störung und Adipositas

Patienten mit BES leiden unter einer im Vergleich zur Allgemeinbevölkerung
- erhöhten allgemeinen Psychopathologie (z. B. Selbstwertprobleme, psychische Belastung, psychosoziale Anpassung),
- einer erhöhten Rate an komorbiden psychischen Störungen und
- Persönlichkeitsstörungen.

In den bisherigen Studien wurden v. a. affektive Störungen, insbesondere *major depression* sowie Angststörungen, als häufige komorbide Achse-I-Störungen der BES diagnostiziert. So findet sich bei der BES im Gegensatz zur Adipositas ohne BES eine doppelt so hohe Inzidenz von affektiven Störungen und Angststörungen, insbesondere bei Frauen. Hinsichtlich Achse-II-Störungen fanden sich v. a. vermeidend-selbstunsichere, zwanghafte und Borderline-Persönlichkeitsstörungen.

Adipositas ist ein Zustand, der durch eine übermäßige Ansammlung von Fettgewebe im Körper gekennzeichnet ist, und sagt nichts über die Ätiologie – etwa i. S. einer Essstörung – aus. Innerhalb des Gesamtkollektivs adipöser Menschen ist insbesondere in der klinischen Praxis eine Subgruppe von adipösen Menschen auszumachen, bei der seelische Probleme und Störungen zu einer Veränderung des Ess- und Bewegungsverhaltens führen, deren Folge eine anhaltende positive Energiebilanz mit Übergewicht und Adipositas ist. Patienten mit BES sind häufig adipös (BMI > 30 kg/m^2). Die Entwicklung der mit einer BES assoziierten Adipositas ist häufig verbunden mit frühzeitigen Diäten und erfolglosen Versuchen der Gewichtsreduktion und beginnt anamnestisch früher als bei nichtessgestörten adipösen Menschen. Weitere Unterschiede bestehen im Hinblick auf die Nahrungs- bzw. Energieaufnahme, die bei adipösen Menschen mit BES sowohl global als auch an Tagen ohne Essanfälle größer ist als bei Menschen ohne BES.

11.4 Ätiologie und Pathogenese

Die Forschung über die Ätiologie von Essstörungen bezieht sich überwiegend auf AN und BN. Über die BES ist bisher nur wenig bekannt. Die Ätiologie der Erkrankungen ist multifaktoriell: Sie stellt ein Zusammenspiel aus biologischen, soziokulturellen, familiären und psychischen Faktoren dar. Wie diese Faktoren interagieren und wie viel sie jeweils zur individuellen Pathogenese beitragen, ist Gegenstand gegenwärtiger und zukünftiger Forschung. Gesicherte Erkenntnisse hierzu liegen noch nicht vor.

Essstörungen treten **familiär gehäuft** auf. Da bei Familienmitgliedern anorektischer und bulimischer Patientinnen die Prävalenz von Essstörungen um das 7- bis 12-Fache erhöht ist (und zudem Hinweise auf Cross-Transmission zwischen AN, BN und atypischen Essstörungen bestehen), wird eine familiäre Prädisposition vermutet. Die Prävalenz von Substanzmissbrauch ist bei Verwandten bulimischer Patientinnen erhöht, zudem findet sich eine Häufung von depressiven Erkrankungen bei Verwandten anorektischer und bulimischer Patientinnen. Auf der Persönlichkeitsebene konnte eine familiäre Koaggregation von AN mit zwanghaften und perfektionistischen Merkmalen nachgewiesen werden.

Zwillingsstudien zeigen für AN eine Konkordanzrate von etwa 55% bei eineiigen, aber nur 5% bei zweieiigen Zwillingen. Bei BN scheinen genetische Faktoren etwas weniger ausgeprägt zu sein. Zwillingsuntersuchungen ergaben eine Heritabilität des bulimischen Syndroms von 54–83%. Molekulargenetische Untersuchungen bulimischer Patientinnen und ihrer Familien wiesen in einer groß angelegten Multicenterstudie auf eine auf dem Chromosom 10p liegende **Suszeptibilitätsregion** hin (Bulik et al. 2003, Goldstein et al. 1995). Trotz divergierender Forschungsergebnisse in diesem Bereich kann eine genetische Prädisposition für sowohl AN als auch BN als gesichert betrachtet werden.

Derzeit durchgeführte molekulargenetische Studien konzentrieren sich auf die Suche nach den der Heritabilität zugrunde liegenden Genorten. Untersucht werden u. a. Gene des serotoninergen und des dopaminergen Systems, da diese Neurotransmittersysteme eine wichtige Rolle bei der Regulation von Stimmung und Nahrungsaufnahme spielen.

Die zahlreichen neurobiologischen Befunde betreffen v. a. die Neuropeptid- und Monoaminsysteme, hier v. a. **Serotonin** (5-HT). Von den verschiedenen zentralen und peripheren Auffälligkeiten, die berichtet wurden, sind die meisten vermutlich Folge des gestörten Essverhaltens und des Gewichtsverlusts. Jedoch bleiben einige Aspekte der 5-HT-Funktion auch nach der Gewichtsrehabilitation bei AN bzw. Normalisierung des Essverhaltens bei BN auffällig. Dies hat zu der Vermutung geführt, dass eine Vulnerabilität des serotoninergen Systems eine Prädisposition für die Entwicklung einer Essstörung oder für damit assoziierte Persönlichkeitsmerkmale wie Perfektionismus darstellen könnte. Untersuchungen zeigten, dass Nahrungsreduktion auch bei gesunden Frauen die zentrale 5-HT-Funktion verändert. Über diesen Mechanismus könnten bei vulnerablen Frauen Essstörungen ausgelöst werden.

Die hohe **Prävalenz** von Essstörungen in westeuropäischen und nordamerikanischen Ländern, die Zunahme im Verlauf des 20. Jahrhunderts und die erhöhte Prävalenz in Mittel- und Oberschicht sowie bei Risikogruppen (Models, bestimmte Sportlergruppen) sprechen für den Einfluss soziokultureller Faktoren. Angesichts eines Nahrungsüberflusses und einer zunehmenden Verbreitung von Adipositas in industrialisierten Ländern hat sich ein übertriebenes **Schlankheitsideal** entwickelt, das von den meisten Frauen eine Gewichtsabnahme in den untersten Normal- oder Untergewichtsbereich um einen BMI von 18 verlangt. Das entsprechende Körperideal für Männer zielt hingegen stärker auf Fitness und Muskelmasse ab, weshalb Essstörungen hier oft mit exzessiver körperlicher Betätigung einhergehen. Zwischen der Durchführung von Diätprogrammen und der Inzidenz von Essstörungen scheint ein Zusammenhang zu bestehen. Untersuchungen zeigten, dass ein bis zwei Drittel aller Teenager eine Diät durchführen.

Gerade in der Adoleszenz, in der Ängste in Bezug auf die eigene körperliche Attraktivität und die eigenen Fähigkeiten zur anstehenden Übernahme der Erwachsenenrolle geradezu regelhaft auftreten, kann die Durchführung einer Diät als Auslöser einer Essstörung fungieren. Zur Erklärung der Entwicklung und Aufrechterhaltung von Essstörungen wurden verschiedene psychologische Theorien entwickelt.

Psychodynamische Konzepte verstehen psychische Störungen wie die Essstörungen in einem interpersonellen Kontext. Dabei wird von der Annahme ausgegangen, dass die psychosozialen und zwischenmenschlichen Erfahrungen der Patienten einen entscheidenden Einfluss auf die Behandlung haben. Die psychodynamische Psychotherapie fokussiert auf den der Symptomatik zugrunde liegenden Konflikt unter besonderer Berücksichtigung der Objektbeziehungsebene. Eine allgemein für Patienten mit Essstörungen gültige Psychodynamik gibt es daher nicht. Jeder Patient verfügt über eine spezifische Konfliktkonstellation, die der Erkrankung zugrunde liegt. Dennoch sind einige Konfliktthemen wie **Abhängigkeits- und Autonomiekonflikte**, aber auch **Identitätskonflikte** bei Anorexie- und Bulimiepatientinnen gehäuft anzutreffen, wohl auch, weil sie mit den entwicklungspsychologischen Anforderungen der Adoleszenz im Zusammenhang stehen, in die wiederum ein Häufigkeitsgipfel für Ersterkrankungen fällt. Grundsätzlich ist das für Außenstehende schwer nachvollziehbare und schockierende Verhalten der Patientinnen psychodynamisch als ein Versuch zu verstehen, intrapsychische Konflikte zu lösen, denen sie sich nicht gewachsen fühlen. Dabei ist die neurotische Symptombildung der Essstörung Ausdruck psychischer Prozesse der Verdichtung und der Verschiebung. Der Abhängigkeits-Autonomie-Konflikt der Anorexiepatientin wird so in der Symptomatik auf den Körper verschoben. Hungern und das Abmagern entsprechen dem Bedürfnis nach Kontrolle und Autonomie, nach Stärke und Triebbeherrschung. Essen dagegen bedeutet Abhängigkeit und Kontrolliertwerden und ist darüber hinaus mit dem Frauwerden und unkontrollierbaren Veränderungen des eigenen Körpers verbunden. Auch **narzisstische Aspekte** der Symptomatik sind von Bedeutung. Die Tatsache, dass es der Patientin – für alle sichtbar – gelingt, ihre Triebhaftigkeit (ihren Hunger) zu kontrollieren, kann auch zu einem Gefühl moralischer Überlegenheit und zu einem narzisstischen Hochgefühl der Omnipotenz führen. Die Krankheitswertigkeit der Symptomatik muss die Patientin verleugnen, da gerade sie ja eine tatsächliche Autonomie verhindert. Subjektiv hat die Anorexiepatientin das Gefühl, ihren Hunger und ihr Gewicht kontrollieren zu können. Tatsächlich ist sie in einem Hungerkreislauf gefangen, der es ihr nicht ermöglicht, autonom zu handeln und z. B. zu essen, wenn sie Hunger hat. Die Kasuistik von Frau A. (▶ Fallbeispiel, Teil 2) gibt einen Einblick in die psychodynamischen Zusammenhänge einer Anorexiepatientin.

Fallbeispiel Frau A.: Teil 2 – Einblick in die Psychodynamik einer Anorexiepatientin

Biografie

Frau A., 23 Jahre, befindet sich im 5. Semester eines Medizinstudiums. Hinsichtlich ihres Berufswunschs ist sie unsicher. Eigentlich habe sie die Studienwahl vorwiegend entsprechend dem Wunsch des Vaters, der selbst Arzt sei, getroffen. Die 4 Jahre jüngere Schwester habe soeben ein Jurastudium begonnen. Während Frau A. eine enge Beziehung zum Vater hat, steht die Schwester der Mutter näher. Das häusliche Klima ist durch langjährige Spannungen zwischen beiden Eltern geprägt. Die Patientin leidet sehr darunter, dass sich der Vater jetzt wegen ihrer Erkrankung um sie sorge. Es bestünden hohe Leistungserwartungen vonseiten des Vaters an die Patientin, aber auch deutliche Beziehungswünsche. So habe der Vater nie gewollt, dass Frau A. einen Freund habe. Mit 16 Jahren habe sie erstmalig einen jungen Mann mit nach Hause gebracht, um ihn den Eltern vorzustellen. Nachdem der Vater wiederholt abwertende Bemerkungen bezüglich des Freundes geäußert habe, habe sie sich von ihrem Freund getrennt.

Symptomatik

Der Beginn der Anorexie fällt in das 21. Lebensjahr. Auslösend sei ein Urlaub mit Freundinnen gewesen, in dem die Patientin durch Sport und Reduzieren der Nahrungsaufnahme 4 kg an Gewicht abgenommen habe. Aus dem Urlaub zurück, habe sie das Diätverhalten beibehalten, sich zunehmend aus ihrem sozialen Umfeld zurückgezogen und insgesamt 15 kg bis auf 44 kg (BMI 14) abgenommen. Lange Zeit sei sie von niemandem auf die Gewichtsreduktion angesprochen worden. Vor einem Jahr habe eine Freundin ihr die Verdachtsdiagnose der Anorexie erstmals in einem Brief mitgeteilt. Sie selbst habe jedoch nicht geglaubt, magersüchtig zu sein. Schließlich hätten Freunde die Eltern angerufen, die daraufhin mit der Patientin zum Hausarzt gegangen seien, der sie wiederum an unsere psychiatrische Poliklinik verwies. Die Symptomatik zeigt restriktives Essverhalten, so hat Frau A. in den letzten Monaten kaum feste Nahrung zu sich genommen und sich ausschließlich von Capuccino ernährt. Ein Laxanzienmissbrauch bestand zeitweise.

Psychodynamik

Die familiären Beziehungen von Frau A. sind durch enge familiäre Bindungen gekennzeichnet. Dabei zeigt die Beziehung zum Vater idealisierende Tendenzen, die mit einer gleichzeitigen Abwertung der Mutter verbunden sind. Die altersentsprechende Autonomieentwicklung der Patientin wird durch die Bedürftigkeit des Vaters und seine Beziehungswünsche an Frau A. erschwert. Nach ersten Autonomieversuchen (Freund) gibt Frau A. den Wünschen des Vaters nach, um einen Bruch der Beziehung zu vermeiden, und trennt sich von ihrem Freund. Der Urlaub mit Freundinnen stellt insofern eine Versuchungs-/Versagungssituation dar, als sie sieht, dass die Freundinnen mit jungen Männern flirten. Frau A. wird mit den eigenen Beziehungs- und Ablösungswünschen konfrontiert, die sie sich jedoch

▼

versagt bzw. denen sie sich nicht gewachsen fühlt, da hiermit eine Lösung aus der engen Beziehung zum Vater verbunden wäre. In dieser konflikthaften Situation erfolgt der Beginn der Symptomatik. Mit der zunehmenden Konzentration auf das Hungern und dem damit verbundenen sozialen Rückzug dient die Anorexiesymptomatik auch als neurotischer Konfliktlösungsversuch, der dazu führt, dass Frau A. »Versuchungssituationen« wie im Urlaub meidet und mehr an die häusliche Umgebung gebunden bleibt, um die familiären Beziehungen zu schützen.

Bulimische Symptome werden im Zusammenhang mit **Störungen der Impulsivität und der Affektregulation** gesehen. Ein Essanfall hat in der Regel aversive Konsequenzen wie Schuld- und Insuffizienzgefühle, die von Selbstzweifeln und -vorwürfen begleitet sind. Nicht zu übersehen ist allerdings auch eine gewisse Erleichterung oder Spannungsabfuhr, die einem Essanfall folgt und v. a. negativen Gefühlen entgegenwirkt – mit der Gefahr der positiven Verstärkung. In ihrem Bemühen, Stressfaktoren und insbesondere einer mit negativen Gefühlen einhergehenden Introspektion zu entgehen, verengen Patientinnen mit BN ihr Wahrnehmungsfeld auf spezifische Stimuli, in der Regel geschmackvolle hochkalorische Nahrungsangebote. Auf der Beziehungsebene kann der Essanfall Gefühlen der Deprivation und Isolation entgegenwirken.

Die **kognitiv-verhaltenstherapeutische Theorie** geht davon aus, dass die selbstinduzierte Nahrungsrestriktion, die den Beginn vieler Essstörungen charakterisiert, zum einen den Wunsch nach einem Gefühl der Kontrolle über das eigene Leben auf die Kontrolle über Essen und Körpergewicht verlagert, zum anderen Ausdruck der Überbewertung von Figur und Gewicht ist. Während sich zunächst die Nahrungsrestriktion in hohem Maße verstärkend auswirkt, wirken später aufrechterhaltende Faktoren wie sozialer Rückzug oder der Umstand, dass das restriktive Essverhalten Heißhungerattacken fördert, welche im Sinne eines Teufelskreises wiederum negative Effekte auf die Sorge um das Aussehen und auf das Gefühl der Kontrolle über das eigene Leben haben.

Die Bedeutung der **Familiendynamik** für die Pathogenese von Essstörungen wurde in den letzten Jahren zunehmend infrage gestellt, zumal die Datenlage keine sicheren Aussagen erlaubt. Beschrieben wurden rigide innerfamiliäre Regelsysteme, asketische und leistungsorientierte Normen sowie ein behütender und einengender Erziehungsstil, der möglicherweise durch soziale Ängstlichkeit und ein ausgeprägtes Harmoniebedürfnis sowie Perfektionismus aufseiten des Kindes gefördert wird.

Untersuchungen bezüglich des Zusammenhangs zwischen Essstörungen und **Persönlichkeitsfaktoren** weisen darauf hin, dass Perfektionismus, niedriges Selbstwertgefühl und zwanghafte Persönlichkeitszüge zur Krankheitsentwicklung prädisponieren. Im Rahmen von Fall-Kontroll-Studien wurden zahlreiche weitere Risikofaktoren für die Entwicklung einer anorektischen oder bulimischen Essstörung untersucht. Neben den allgemeinen Risikofaktoren weibliches Geschlecht, Adoleszenz und Leben in einer westlichen Industrienation konnten für BN Substanzmissbrauch und Adipositas in der Familie sowie frühe Menarche und Übergewicht in der Kindheit als individuelle Risikofaktoren identifiziert werden. Einige der Faktoren betreffen prämorbide Belastungen, die mit vielen psychiatrischen Erkrankungen im Allgemeinen assoziiert sind, wie z. B. sexueller Missbrauch in der Kindheit.

11.5 Therapie

Störungsspezifische Therapieansätze, die sowohl die Symptomatik als auch interpersonelle und intrapsychische Prozesse berücksichtigen, haben sich bei der Therapie der Essstörungen als erfolgversprechender erwiesen als die ausschließlich kognitiv-behaviorale oder psychodynamische Standardtherapie (APA 2006).

Dabei erfolgt eine Arbeit an der Essstörungssymptomatik ebenso wie die Arbeit an den der Störung zugrunde liegenden Konflikten (▶ Übersicht: Allgemeine Behandlungsziele).

Allgemeine Behandlungsziele bei anorektischen und bulimischen Essstörungen

- Abwendung akuter Lebensgefahr
- Aufbau einer ausreichenden Behandlungsmotivation
- Behandlung somatischer Komplikationen
- Gewichtsrehabilitation und Wiederaufbau eines angemessenen Essverhaltens
- Modifikation dysfunktionaler Schemata im Bereich Figur, Gewicht, Ernährung und Selbstbild
- Aufbau von Fertigkeiten im Bereich der Regulation von Gefühlen und Verhalten (z. B. emotionaler Ausdruck, soziale Kompetenzen)
- Bearbeitung von Lebensproblemen und Konflikten, die im Zusammenhang mit der Essstörung stehen (nötigenfalls Einbeziehung von Angehörigen)
- Behandlung komorbider psychiatrischer Erkrankungen
- Maßnahmen zur Rückfallprophylaxe

11.5.1 Indikation ambulante/stationäre Behandlung

Die erste Hürde, die bei der Behandlung der AN zu überwinden ist, ist die in der Regel **ambivalente Krankheitseinsicht** vieler Anorexiepatientinnen. Sucht eine Patientin selbst einen Arzt wegen ihrer anorektischen Beschwerden auf, so erwähnt sie die Essstörung dabei häufig nicht, da sie ihre Beschwerden in der Regel nicht mit der Diagnose einer Anorexie in Verbindung bringt. Vorgetragen wird üblicherweise die körperliche Symptomatik wie eine erhöhte Infektanfälligkeit, orthostatische Beschwerden, Obstipation oder Amenorrhö (▶ Übersicht). Der erste psychotherapeutische Kontakt erfolgt wie bei Frau A. (▶ Fallbeispiel, Teil 2) oft auf Drängen von Freunden oder der Familie, wobei viele Patientinnen die Diagnose der Anorexie zunächst nicht für sich akzeptieren können. Im Allgemeinen weisen Patientinnen mit einer BN einen höheren Leidensdruck als Anorexiepatientinnen auf und begeben sich eher als diese in Behandlung. Dennoch wird auch bei BN nicht selten erst Jahre nach dem Erkrankungsbeginn Hilfe aufgesucht.

Beschwerden, die zum Aufsuchen ärztlicher Behandlung führen

- Müdigkeit, Konzentrationsstörungen, orthostatische Beschwerden
- Erhöhte Infektanfälligkeit
- Verdauungsbeschwerden, Obstipation
- Menstruationsstörungen, z. B. Amenorrhö
- Zahnschäden (Patientinnen mit bulimischem Symptomverhalten)

Zu Beginn der Therapie ist die Indikation für eine ambulante oder stationäre Behandlung zu stellen. Hierzu sind das Gewicht der Patientin bzw. ihr Allgemeinzustand und ihre Behandlungsmotivation zu berücksichtigen. Bei einem sehr geringen Gewicht (BMI < 13) gelingt es in der Regel nur schwer, den Hungerkreislauf unter ambulanten Behandlungsbedingungen zu durchbrechen. Dies gilt auch für Patientinnen mit schnellem Gewichtsverlust (>20% in 6 Monaten). Je niedriggewichtiger und je reduzierter der Allgemeinzustand der Patientin, desto eher sollte eine stationäre Aufnahme erwogen werden. Auch chronifizierte Behandlungsverläufe können für eine baldige stationäre Aufnahme sprechen, ebenso wie ernsthafte körperliche Komplikationen, schwerwiegende Komorbiditäten oder längere ambulante Behandlungsversuche ohne Gewichtszunahme.

Die ambivalente Einstellung zur Notwendigkeit einer Behandlung führt dazu, dass viele Patientinnen mit einer AN oder BN zunächst eine dringend indizierte stationäre Aufnahme ablehnen. Sie beteuern, »es allein zu schaffen« und fürchten, mit der stationären Aufnahme zu einer Gewichtszunahme »gezwungen« zu werden und ihre Autonomie zu verlieren. In einer solchen Situation kann es hilfreich sein, dem Autonomiebedürfnis der Patientin entgegenzukommen und für einen bestimmten, mit ihr gemeinsam festzulegenden Zeitraum die ambulante Therapie durchzuführen, in der die Patientin dann »beweisen« kann, dass sie in der Lage ist, im ambulanten Rahmen zuzunehmen oder das bulimische Essverhalten zu unterbrechen. Gelingt ihr dies nicht, ist das auch für sie ein Hinweis darauf, dass die ambulanten Behandlungsbedingungen nicht ausreichen. Viele Patientinnen stimmen dann einer stationären Aufnahme zu. Dabei sollte der Zeitraum der »ambulanten Probetherapie« in Abhängigkeit vom Allgemeinzustand der Patientinnen vereinbart werden. Bei extrem niedriggewichtigen Patientinnen sollte der Spielraum nur wenige Tage umfassen. Regelmäßige Kontrollen des körperlichen Zustands der Patientinnen sind unerlässlich.

Die **stationäre Therapie** spielt in der Versorgung der AN eine größere Rolle als bei anderen Essstörungen. Es sollten heimatnahe Einrichtungen mit ausgewiesener Erfahrung in der Behandlung der Erkrankung bevorzugt werden. Bei schweren körperlichen Komplikationen sollte die Einweisung in eine internistische Abteilung oder eine psychiatrische Klinik mit gutem Zugang zu internistischer Versorgung erfolgen. Eine zwangsweise Unterbringung sollte, wenn möglich, vermieden werden, da sie sich negativ auf die eigene Änderungsmotivation der Patientin auswirken kann. Generell gilt, dass eine stationäre Behandlung immer als Vorbereitung einer sich anschließenden ambulanten Weiterbehandlung gesehen werden muss.

Bei der Indikationsstellung zu einer stationären Therapie muss bedacht werden, dass die Aufnahme in eine stationäre Einrichtung nicht nur eine Chance, sondern auch einen Eingriff in das Alltagsleben der Patientinnen bedeutet. Dabei werden die häufig jungen Patientinnen nicht nur ihren konflikthaften Lebensumständen entzogen, sondern auch den altersgerechten Erfahrungs-, Lern- und Unterstützungsmöglichkeiten ihres Umfeldes. Da eine Behandlung sehr niedriggewichtiger Patientinnen oder von Patientinnen mit ausgeprägt chronifizierter Essstörung einen mehrmonatigen stationären Aufenthalt erfordern kann, ist bei vielen Patientinnen die Möglichkeit einer stationären Intervalltherapie in Betracht zu ziehen, um sie ihrem alltäglichen Leben nicht zu sehr zu entfremden.

11.5.2 Phasen des Behandlungsprozesses

Die wesentlichen Phasen des Therapieprozesses werden im Folgenden am Beispiel der stationären Behandlung einer Anorexiepatientin dargestellt. Sie sind grundsätzlich auf den ambulanten Behandlungsrahmen übertragbar.

Beginn der Behandlung

Zu Behandlungsbeginn liegt ein Schwerpunkt auf der **Arbeit an der Essstörungssymptomatik**, d. h. auf Maßnahmen zur Verbesserung des körperlichen Zustands und der Normalisierung des Essverhaltens. Viele Patientinnen leiden unter kognitiven Einschränkungen wie Konzentrationsstörungen. Oft kreisen ihre Gedanken vorwiegend um Themen des Hungerns und Essens, sodass eine konfliktzentrierte Arbeit an den Ursachen der Erkrankung noch nicht möglich ist. Darüber hinaus zeigen Untersuchungen, dass ein Teil der Symptomatik bei einer Gewichtszunahme reversibel ist. Diese Erkenntnis ist u. a. einer viel zitierten, mittlerweile lange zurückliegenden Studie (Keys et al. 1950) zu verdanken. Untersucht wurden 36 gesunde junge Männer, die den Dienst in der US-Armee verweigert hatten und sich, bei Erlassung einer Gefängnisstrafe, zur 6-monatigen Aufnahme in ein »Hunger-Camp« bereit erklärt hatten. Sie erhielten in dieser Zeit lediglich 50% ihrer gewohnten Nahrungsmenge und entwickelten als Reaktion auf die restriktive Nahrungsaufnahme eine Vielzahl psychischer und physiologischer Symptome, die auch als **charakteristische Verhaltensmuster** bei essgestörten Patientinnen bekannt sind. Hierzu gehörten Heißhungerattacken, eine Störung des Sättigungsgefühls, aber auch Stimmungsschwankungen, Depressionen, Reizbarkeit und Nervosität, Wutausbrüche und Angstzustände sowie soziale Rückzugstendenzen, ein reduziertes sexuelles Interesse und Konzentrationsstörungen. Keys et al. konnten zeigen, dass die beschriebenen Symptome bei einer sich an die Hungerperiode anschließenden Gewichtszunahme reversibel waren.

Im Rahmen der Essstörungsbehandlung ist es sinnvoll, den Patientinnen die Zusammenhänge zwischen psychobiologischen Veränderungen ihres Körpers und der Mangelernährung mithilfe psychoedukativer Therapieelemente zu vermitteln. Einige weitere Therapieelemente fokussieren ebenfalls die therapeutische Arbeit an der Symptomatik. Um die angestrebte Gewichtszunahme zu erreichen, haben sich in der Behandlung von Essstörungen Therapievereinbarungen bewährt, die in einem **Therapievertrag** schriftlich festgehalten werden können. Hier wird die wöchentliche Gewichtszunahme (in der Regel 500–1000 g) vereinbart, es werden aber auch weitere Absprachen wie das Zielgewicht, das Führen eines Esstagebuchs und die Konsequenzen einer Nichteinhaltung des Behandlungsvertrags fixiert (► Fallbeispiel, Teil 3). Je erfahrener ein Therapeut in der Behandlung von Essstörungen ist, desto individueller können die Behandlungsvereinbarungen gestaltet werden.

Das **Esstagebuch** (▫ Tab. 11.3) dient der Übersicht über das tägliche Essverhalten und verhilft gleichzeitig zur besseren Wahrnehmung der einen Essanfall auslösenden Situationen und Gefühle. Die Patientin schreibt auf, in welchem Zeitraum sie welche Nahrungsmengen isst und trinkt. Sie protokolliert ihre Essanfälle und das Erbrechen und beschreibt Situationen und Gefühle vor und nach der Nahrungsaufnahme. Bei den regelmäßigen Besprechungen des Esstagebuchs kann zum einen zusammen mit der Patientin erarbeitet werden, in wieweit sie sich ausreichend und angemessen ernährt. Zum anderen können die die Symptomatik auslösenden Faktoren so leichter herausgearbeitet werden. Das Aufstellen einer **Liste verbotener und erlaubter Nahrungsmittel** kann dabei helfen, das Ausmaß der eingeschränkten Nahrungsauswahl zu verdeutlichen. Vielen Patientinnen ist nicht bewusst, wie einseitig sie sich ernähren, indem sie sich die meisten höherkalorischen (»dick machenden«) Nahrungsmittel versagen. Behandlungsziel ist es, die Anzahl »verbotener« (weil in der Regel kalorienhaltiger) Nahrungsmittel zu reduzie-

▫ **Tab. 11.3** Esstagebuch (Auszug)

Zeit	Speisen und Getränke	F	K	Gedanken vorher	Gedanken nachher
7:30–8:00 Uhr	1 Scheibe Knäckebrot ohne Belag			So wenig wie möglich	Hoffentlich war das nicht zu viel
11:00 Uhr	Joghurt, 2 Tassen Tee			Hoffentlich nehme ich nicht zu	Hatte keinen Hunger, hätte ich einsparen können
13:00–13:30 Uhr	1 Stück Fisch, 1 Kartoffel, Salat ohne Dressing, 2 Gläser Wasser		X	Will mich bemühen, zu essen	Habe mich fett gefühlt, nach dem Erbrechen war es besser

F »Fressanfall«, *K* »Kotzanfall«

ren und die Liste »erlaubter« Nahrungsmittel zu erweitern, damit sich die Patientin einem normalen Essverhalten annähert.

Das regelmäßige **Einhalten von Mahlzeiten** ist ebenfalls ein Teil des symptomorientierten Behandlungskonzepts. Patientinnen mit Essstörungen sind es nicht mehr gewohnt, sich regelmäßig zu ernähren. Oft meiden sie das Essen im Beisein anderer, essen nur heimlich, versuchen, nur einmal am Tag zu essen oder das Essen bis zum nächsten Heißhungeranfall hinauszuzögern. Ein weiterer Bestandteil zur Verbesserung des Ernährungsverhaltens ist die Teilnahme an der **»Kochgruppe«**, in der die Patientinnen selbst ausgewogene Mahlzeiten zusammenstellen, zubereiten und einnehmen. Auch hier werden die Patientinnen mit ihrer Liste »verbotener« Nahrungsmittel konfrontiert.

Fallbeispiel Frau A.: Teil 3 – Therapievertrag zwischen der Patientin und dem Stationsteam

Sie kommen zur Behandlung ihrer Essstörung zu uns. Dabei ist es wichtig, dass Sie einige Regeln einhalten, die Ihnen helfen sollen, wieder ein normales Essverhalten zu entwickeln. Die vereinbarte wöchentliche Gewichtszunahme beträgt mindestens 500 g.
Sie werden dienstags und freitags vor dem Frühstück gewogen, wobei der Stichtag für die Gewichtsvereinbarungen der Dienstag ist. Ihr Zielgewicht liegt bei 57 kg. Ihr Gewicht darf nicht unter 48 kg fallen. Sie führen ein Esstagebuch und besprechen dieses zu speziellen Zeiten regelmäßig mit einem Mitglied unseres Behandlungsteams. Sie nehmen regelmäßig zusammen mit den anderen Patienten der Station an den 4 Mahlzeiten teil. Darüber hinaus erhalten Sie 2 Zwischenmahlzeiten. Nach dem Essen sollten Sie eine Ruhezeit von 30 Minuten in Ihrem Zimmer einlegen. Sollten sich Heißhungerattacken oder der Wunsch zu erbrechen einstellen, melden Sie sich bitte beim Pflegeteam. Sofern Sie unter die festgelegte untere Gewichtsgrenze abnehmen, treten Sie in das Intensivprogramm ein.
Intensivprogramm: Sie haben lediglich 2 × 30 Minuten Ausgang am Tag und bleiben die restliche Zeit auf der Station, besuchen jedoch sämtliche Therapien und Untersuchungen. Ihre Portion besprechen Sie vor jeder Mahlzeit mit einem Mitglied des Pflegeteams. Das Intensivprogramm verlassen Sie, wenn Sie bis zum nächsten Stichtag das Gewicht wieder zugenommen haben, das Sie über den vereinbarten Spielraum hinaus abnahmen bzw. das ihre Therapeutin mit Ihnen vereinbart hat. Sollten Sie die vereinbarte Gewichtszunahme nicht erreichen, wird das Intensivprogramm um eine Woche verlängert. Wenn auch in der zweiten Woche die vereinbarte Gewichtszunahme nicht erreicht wurde, bedeutet dies die Entlassung aus der stationären Behandlung.

Wir wünschen Ihnen viel Erfolg!

Anorexiepatientinnen mit geringem Gewicht sind oft nicht dazu in der Lage, die Nahrung zu sich zu nehmen, die notwendig ist, um die vereinbarte wöchentliche Gewichtszunahme zu erreichen. Hier kann die Einnahme von hochkalorischer Flüssignahrung (2200–2500 kcal) hilfreich sein. In diesem Fall ist jedoch genau festzulegen, wie viel Nahrung die Patientin zu ebenfalls festgelegten Tageszeiten zu sich nimmt.

Ein wichtiges Ziel dieser ersten Behandlungsphase besteht darin, eine **tragfähige therapeutische Beziehung** zu der Patientin herzustellen und sie mit ihrer speziellen Dynamik kennenzulernen. Zu Beginn der Therapie ist die Patientin oft in ihren Essritualen gefangen, sie hat panische Angst vor Kontrollverlust, ist voller Misstrauen, ob sie sich anvertrauen und einlassen kann, und sieht in der Therapievereinbarung immer wieder ein Instrument der Unterwerfung, das sie z. B. durch Manipulationen zu bekämpfen versucht. Gleichzeitig testet sie dabei, ob ihr Therapeut sie ruhig und empathisch, aber auch konsequent und verlässlich begleitet, ohne sich zum Komplizen der Symptomatik zu machen und sich in unproduktive Auseinandersetzungen zu verwickeln.

Mittlere Behandlungsphase

In dieser Phase der Behandlung steht neben dem Erreichen oder Halten des Zielgewichts die **spezifische Konfliktdynamik** der jeweiligen Patientin im Vordergrund. Dazu sehen stationäre Therapiekonzepte häufig eine Kombination verbaler und nonverbaler Therapieverfahren vor. Bei entsprechender Familiendynamik ist es darüber hinaus sinnvoll, die Familienangehörigen in die Therapie einzubeziehen. Themen, die für viele Patientinnen bedeutsam sind, betreffen die Situation vor Krankheitsbeginn, die bisherige Gewichtsentwicklung und ihre Hintergründe, aber auch die eigene körperliche Erscheinung. Oft werden auch die Erfahrungen mit nahen Bezugspersonen thematisiert. Hierzu gehören die Wünsche nach verlässlichen vertrauensvollen Beziehungen ebenso wie der Umgang mit interpersonalen Grenzen. Dabei fällt es den Patientinnen schwer, die eigenen Affekte und Wünsche wahrzunehmen und zu differenzieren.

In dieser mittleren Therapiephase kommt es oft zunächst zu einer scheinbar ruhigen Zeit gleichmäßiger Gewichtszunahme. Trotz des engen Spielraums, den der Essvertrag der Patientin bietet, fühlt sie sich durch die darin geregelten Vorgaben zur Nahrungsaufnahme auch entlastet. Als positive Auswirkung der Gewichtszunahme erlebt sie nun die Zunahme ihrer Konzentrationsfähigkeit und ihrer körperlichen Leistungsfähigkeit. Gleichzeitig leidet sie unter den gewichtsbedingten Veränderungen und der Ablehnung des eigenen Körpers. Mit zunehmender Arbeit an den persönlichen, der Symptomatik zugrunde liegenden Konflikten kommt es nun manchmal zu einer Stagnation der Gewichtszunahme. Der psychodynamische Hintergrund der stagnierenden Gewichtszunahme besteht häufig darin, dass sich die Patientin in der Therapie mit Themen auseinandersetzt, die sie noch nicht bewältigen kann. Dies kann sie nicht verbal, sondern nur über eine Zunahme der Symptomatik äußern. Für den Fortgang der Therapie ist es wichtig, diese Inszenierungen zu erkennen und auch ihre Funktion als »Notbremse« anzusprechen.

Das Inkrafttreten des **Intensivprogramms** (▶ Fallbeispiel, Teil 3), dessen Vereinbarungen sowohl eine Unterstützung hinsichtlich der Essstörungssymptomatik bieten, aber durch die Einschränkung des Bewegungsspielraums auch mit einer engeren Anbindung an das Team verbunden sind, gewährleisten in einer solchen Situation Unterstützung bei der Arbeit an den aktuellen Themen. Durch einen wiederholten Wechsel ins Intensivprogramm kann es dazu kommen, dass über einen längeren Zeitraum keine Gewichtszunahme oder sogar eine Gewichtsabnahme erfolgt, wenn die Patientinnen z. B. in den Wochen zwischen den Intensivprogrammen mehr an Gewicht abnehmen, als sie in den Wochen des Intensivprogramms zunehmen. In diesem Fall ist eine Begrenzung der Anzahl der Intensivprogramme zu vereinbaren, um die Patientin mit ihrer Ambivalenz zu konfrontieren.

Erfolgt als Konsequenz der mangelnden Gewichtszunahme die Entlassung der Patientin, sollte überlegt werden, wie die Beziehung zur Patientin aufrechterhalten werden kann, um ihr zu einem späteren Zeitpunkt eine Wiederaufnahme zu ermöglichen. Je nach Motivationslage (und Gewicht) der Patientin kann es auch sinnvoll sein, bereits bei der Entlassung einen Wiederaufnahmetermin zu vereinbaren.

Schlussphase der stationären Behandlung

Ein Thema der letzten Therapiephase betrifft die **Ablösung von der Station**, die von der Patientin nun häufiger als geschützter Ort mit vertrautem Personal und vertrauten Regeln erlebt wird. Der Abschied rückt verstärkt in den Behandlungsfokus, auch frühere Abschiede und Trennungen können aktualisiert und bearbeitet werden. Ist das Zielgewicht erreicht, müssen die Patientinnen nun lernen, welche Nahrungsmittel sie selbst einkaufen, zubereiten und essen müssen, um ihr Gewicht zu halten und weiter zu normalisieren. Darüber hinaus müssen die Wohn- und Ausbildungs- bzw. Arbeitssituation, in die die Patientin entlassen wird, geklärt und eine ambulante psychotherapeutische Weiterbehandlung gesichert werden. Eine gleichzeitige verlässliche hausärztliche Betreuung ist anzustreben. Einen Einblick in die stationäre Behandlung einer Anorexiepatientin gibt das ▶ Fallbeispiel (Teil 4 und 5).

Fallbeispiel Frau A.: Teil 4 – Arbeit an der Symptomatik

Zu Beginn der Therapie wird ein Therapievertrag erarbeitet, der u. a. das während der Behandlung zu erreichende Zielgewicht sowie eine wöchentliche Mindestgewichtszunahme von 500 g umfasst, aber auch Vereinbarungen, die in Kraft treten (Intensivprogramm), wenn die vereinbarte Gewichtszunahme nicht erreicht wird. Frau A. nimmt an einem Therapieprogramm mit einem zunächst einzeltherapeutischen Behandlungsschwerpunkt teil. In den Therapiesitzungen steht die Arbeit an der Symptomatik im Vordergrund. Hierzu gehören die Aufklärung über eine gesunde Ernährung, aber auch die Korrektur kognitiver dysfunktionaler Gedanken und Gefühle, die mit der Essstörung im Zusammenhang stehen. Frau A. führt ein Esstagebuch (◘ Tab. 11.3), das sie zweimal wöchentlich mit einer Mitarbeiterin des Teams in einem Einzelgespräch bzw. in einer Gruppe anderer essgestörter Patientinnen bespricht. Darüber hinaus nimmt sie an einer Kochgruppe zusammen mit anderen essgestörten Patientinnen teil.

Bereits in der ersten Woche hat Frau A. die vereinbarte Gewichtszunahme nicht erreicht und stattdessen 1 kg an Gewicht abgenommen. Dem unterzeichneten Vertrag entsprechend setzen nun die Bedingungen des Intensivprogramms ein. Die Zeiten, in denen Frau A. die Station verlassen darf, sind eingeschränkt, darüber hinaus bespricht sie ihre Essensportionen vor jeder Mahlzeit mit dem Pflegeteam, um den Umfang einer normalen Mahlzeit besser einschätzen zu können. Mit dem reduzierten Bewegungsspielraum der Patientin ist auch eine Intensivierung des Kontakts zum Behandlungsteam verbunden, sodass Frau A. mehr Möglichkeiten erhält, die Hintergründe ihrer Gewichtsabnahme zu thematisieren. Im Fall von Frau A. zeigt sich hierbei, dass sie, anders als viele andere Anorexiepatientinnen, die Einschränkung ihres Bewegungsspielraums nicht bedauert. Sie erklärt, wenig Interesse daran zu haben, ihre Familie zu sehen, sich andererseits jedoch nicht zu trauen, ihren Angehörigen dies direkt zu sagen, da sie fürchte, die Eltern könnten dies als Zurückweisung und Kränkung erleben. In den Gesprächen wird Frau A. deutlich, wie schwer es ihr fällt, sich in wichtigen Beziehungen abzugrenzen, und dass die Essstörungssymptomatik hier die Funktion einer (neurotischen) Konfliktlösungsstrategie erfüllt.

In den nächsten Wochen gelingt Frau A. die vereinbarte regelmäßige Gewichtszunahme. Dabei zeigt sich, dass sie wenig Orientierung darüber hat, wie viel sie essen muss, um das vereinbarte Gewicht zuzunehmen. Kommt es in einer Woche zu einer Gewichtszunahme von 3 kg, so ist sie entsetzt und verzweifelt und meint, nicht weiter essen zu können, um nicht noch mehr zuzunehmen. Frau A. wird zweimal pro Woche (Dienstag und Freitag) gewogen, wobei der Stichtag für die zu erzielende Gewichtszunahme der Dienstag ist. Die Feststellung des Gewichts am Freitag dient lediglich einer Orientierung über den Gewichtsverlauf. Hat Frau A. dienstags das vereinbarte Gewicht erreicht, so nimmt sie regelmäßig bis zum Freitag wieder an Gewicht ab, wie um sich selbst zu beweisen, dass sie die Gewichtszunahme weiterhin kontrollieren kann.

Fallbeispiel Frau A.: Teil 5 – Arbeit an spezifischen Konflikten

In den Einzelgesprächen werden neben den Affekten, die für Frau A. mit der Gewichtszunahme in Verbindung stehen, auch die familiären Beziehungen thematisiert. Wie im Zusammenhang mit der Gewichtsabnahme im Verlauf der ersten Behandlungswoche kommt es auch bei der Arbeit an der Symptomatik immer wieder zu Berührungspunkten mit den der Symptomatik zugrunde liegenden Konflikten. Ein Wochenendbesuch der Schwester wird zum Anlass für Frau A., sich mit dieser Beziehung zu beschäftigen. Sie habe die Schwester umarmen wollen, woraufhin diese zurückgewichen sei. In diesem Zusammenhang werden die dysfunktionalen Kognitionen der Patientin (»Ich muss dünn sein, damit mich keiner sieht«) deutlich. Auch die Beziehung zum Vater wird Thema der Gespräche. Frau A. denkt, für den Vater sei es wichtig, dass sie »das kleine Mädchen« bleibe. Sie fürchtet, dass er sich von ihr abwenden könnte, wenn sie selbstständiger und erwachsener werde. Sie fühle sich ihm sehr verbunden und könne es kaum ertragen, dass sich der Vater wegen ihrer Erkrankung um sie sorge. Vorschläge der Therapeutin, die Familienangehörigen in die Therapie einzubeziehen, weist Frau A. zurück; diese hätten mit ihrer Therapie nichts zu tun. Es entsteht der Eindruck, als wolle sich Frau A. von der Familie abgrenzen, vielleicht auch weil sei sich einer direkten Auseinandersetzung zurzeit noch nicht gewachsen fühlt. In der 5. Behandlungswoche hat Frau A. die vereinbarte wöchentliche Gewichtszunahme nicht erreicht. Sie selbst erklärt, eine weitere Gewichtszunahme nicht ertragen zu können. Darüber hinaus erfolgt ein Symptomwechsel. So beginnt Frau A., fünfmal pro Tag lange und heiß zu duschen. Sie fühle sich durch die Nahrungsaufnahme unrein und versuche, dieses Gefühl durch den Duschvorgang zu kompensieren. Es wird vereinbart, dass sie das Duschverhalten ebenfalls als Symptomverhalten im Essprotokoll aufführt, um die auslösenden Faktoren besser bearbeiten zu können. In den Gesprächen wird deutlich, dass sich Frau A. in der Therapie überfordert fühlt. Sie hat einige Zusammenhänge zwischen konflikthaften Beziehungen und ihrer Symptomatik erkannt, sieht sich jedoch noch nicht dazu in der Lage, die hieraus resultierenden Schritte anzugehen. Die Gewichtsabnahme, die wieder mit einer Einschränkung des persönlichen Freiraums und einer stärkeren Anbindung an die Station verbunden ist, erkennt sie selbst als eine Bremse, die dazu diene, das Tempo in der Therapie zu drosseln. Hinzu kommt, dass sie sich mit einem weiteren schwierigen Thema beschäftigt. Sie erklärt, das Medizinstudium beenden zu wollen, da sie den Studiengang dem Wunsch des Vaters entsprechend aufgenommen habe, allerdings gäbe es für sie noch keine Alternativen. In den Einzelgesprächen setzt sich Frau A. intensiv mit ihrer beruflichen Thematik auseinander. In der folgenden Woche gelingt es ihr wieder, die angestrebte Gewichtszunahme zu erreichen. 3 Wochen später hat Frau A. das Zielgewicht erreicht. Sie hat die Entscheidung getroffen, zunächst ein soziales Jahr zu absolvieren und ist sehr erleichtert, als sich die Eltern mit ihrer Entscheidung einverstanden erklären. Die Entlassung erfolgt nach 2 ▼ weiteren Wochen, in denen es Frau A. gelungen ist, ihr Gewicht zu halten. Insgesamt hat sie während der 12-wöchigen Behandlung 7 kg an Gewicht bis zu einem BMI von 18,2 zugenommen. Sie selbst äußert, einige wichtige Konflikte in der Beziehung zu ihrer Ursprungsfamilie erkannt zu haben, sie wisse jedoch noch nicht, ob es ihr gelingen werde, die gewonnenen Einsichten im Alltag umzusetzen. Eine weitere ambulante Behandlung wird vereinbart, aber auch die Möglichkeit einer erneuten Aufnahme im Rahmen einer Intervallbehandlung angesprochen. Eine solche zweite Aufnahme soll dazu dienen, die Arbeit an den bisherigen Themen zu intensivieren und die erreichte Gewichtszunahme zu stabilisieren.

11

11.5.3 Intervalltherapie

Da insbesondere bei sehr niedriggewichtigen Anorexiepatientinnen oder Patientinnen mit einer über viele Jahre chronifizierten BN mit einem längeren Therapieverlauf zu rechnen ist, sollte bei diesen Patientinnen die Möglichkeit einer Intervalltherapie erwogen werden. Andernfalls würde die Patientin über viele Monate stationär in der Klinik behandelt und wäre in Gefahr, den Bezug zu ihrer alltäglichen Umgebung, d. h. ihren sozialen Hilfs- und Entwicklungsmöglichkeiten, zu verlieren. Im Rahmen einer Intervalltherapie ist es möglich, die Patientin nach einer Gewichtsstabilisierung für einen umschriebenen Zeitraum in die häusliche Umgebung zu entlassen. Dabei kann eine solche Vereinbarung den Autonomiebedürfnissen der Patientin entgegenkommen. Sie kann die sozialen Kontakte ihres häuslichen Umfelds wieder aufnehmen und für sich prüfen, wie gut sie im Alltag zurechtkommt, ohne einen Rückfall in die Symptomatik zu erleiden.

Eine solche vorübergehende Entlassung ist jedoch gut vorzubereiten. Mögliche konflikthafte Lebenssituationen sollten zusammen mit entsprechenden Handlungsoptionen antizipiert werden. So sollte z. B. mit der Patientin vereinbart werden, dass sie sich, wenn sie erneut in den Kreislauf des Hungerns und Abnehmens oder der regelmäßigen Essanfälle gerät, auch vor dem ursprünglich vereinbarten Aufnahmetermin wieder in stationäre Behandlung begeben sollte. Einen Einblick in die Intervallbehandlung von Frau A. gibt Teil 6 des ► Fallbeispiels.

Fallbeispiel Frau A.: Teil 6 – Intervallbehandlung

3 Monate nach der Entlassung aus der Klinik erscheint Frau A. zur zweiten Aufnahme. Mittlerweile hat sie 10 kg an Gewicht abgenommen. Aufforderungen ihrer Therapeutin, sich eher
▼

zu einer stationären Aufnahme zu entschließen, war sie nicht nachgekommen. Nach der Entlassung hatte sie ihr Gewicht zunächst für einige Wochen gehalten, dann jedoch wieder zu hungern begonnen. Das soziale Jahr begann Frau A. nicht, den Platz in einer weit entfernten Stadt sagte sie wegen des jetzigen zweiten stationären Aufenthalts ab. 4 Wochen vor der Aufnahme habe sie eine Partnerschaft zu einem Bekannten begonnen, den sie schon länger kenne. Bei der zweiten Aufnahme wiegt Frau A. 47 kg bei einer Körpergröße von 1,78 m, was einem BMI von 14,8 entspricht. Wieder wird ein Therapievertrag geschlossen. Die Patientin nimmt jetzt jedoch an der gruppentherapeutischen Behandlung der Station teil; diese besteht aus einem integrativen Therapieprogramm mit 4 Doppelstunden interaktioneller psychoanalytischer Gruppentherapie in Kombination mit Kunst-, Körper- und Musiktherapie. Darüber hinaus nimmt sie am Therapieprogramm für essgestörte Patienten teil sowie an einem Training sozialer Fertigkeiten. Im Vergleich zum ersten Aufenthalt liegen die Behandlungsschwerpunkte nun mehr auf einer konfliktbearbeitenden Therapie. Frau A. beschäftigt sich nun intensiv mit der Beziehung zum Vater, wobei deutlich wird, dass ihre Wünsche nach mehr Unabhängigkeit und Autonomie auch damit verbunden wären, die exklusive Position an der Seite des Vaters zu verlieren. Auch der Vater habe eigene Autonomiebestrebungen aufgrund seiner Biografie aufgeben müssen, um »zu funktionieren«. Dabei benennt Frau A. deutliche Parallelen zu ihrer eigenen Biografie. Sie erlebt sich zunehmend eingeengt durch die enge Beziehung zum Vater und berichtet z. B. in der Gruppentherapie, dass der Vater sie häufig nachts anrufe, um ihr seine Probleme mitzuteilen. Sie telefoniere dann mehrere Stunden mit ihm und versuche, ihn zu beruhigen. Es entlastet Frau A., von den Mitpatientinnen zu hören, dass sie dem Vater nicht helfen könne, ihr Verhalten lediglich die bestehende Situation festige und letztlich verhindere, dass der Vater sich professionelle Hilfe suche. Diesen Konfrontationen kann sich Frau A. mittlerweile stellen, ohne darauf mit einer erneuten Gewichtsreduktion zu reagieren. Sie erkennt, dass die Mutter und auch die Schwester durch die enge Beziehung von Frau A. zum Vater entlastet werden. Mit zunehmenden Loslösungstendenzen von Frau A. werden auch die autoaggressiven Impulse, die zuvor in der anorektischen Symptomatik gebunden waren, deutlich. Es kommt zum Auftreten von selbstverletzenden Handlungen, indem sich Frau A. am Bauch sowie an den Unterarmen großflächig oberflächliche Schnittverletzungen zufügt. Sie ist angespannt, berichtet von starkem Selbsthass und hat Schwierigkeiten, ihre Gefühle auszuhalten. Sie äußert wiederholt, es sich nicht gut gehen lassen zu dürfen, so etwas stehe ihr nicht zu. Eine vorübergehende beruhigende Medikation mit einem niederpotenten Neuroleptikum wird abgesprochen. Dennoch unternimmt Frau A. Schritte in die Autonomie. So beschäftigt sie sich damit, zusammen mit einer Studienfreundin aus dem Elternhaus aus- und in eine Wohngemeinschaft einzuziehen. Sie vereinbart Probetage in Institutionen, in denen sie das soziale Jahr absolvieren kann. Parallel hierzu berichtet sie wiederholt von ausgeprägten »negativen Gedanken« und erklärt, dass sie das Gefühl habe, als wenn ihr diese Schritte nicht zustünden. Parallel hierzu kommt es zunehmend zu Auseinandersetzungen mit einer zukünftigen Mitbewohnerin. Ebenso wie zuvor gegenüber den Eltern fällt es Frau A. auch hier schwer, sich abzugrenzen. Oft errät sie die Wünsche der Mitbewohnerin und verzichtet auf die eigenen Vorhaben. Durch eine konstante Gewichtszunahme hat Frau A. nun ihr Zielgewicht erreicht, sie kann dieses auch halten, und parallel dazu gelingt es ihr auch, die selbstverletzenden Impulse zu kontrollieren. Gegen Ende der Therapie kann sich auch Frau A. ihren Mitpatientinnen gegenüber besser äußern. Sie erkennt an ihrem restriktiven Essverhalten selbst, wenn sie sich in Situationen befindet, mit denen sie nicht zurechtkommt. Bisher war die Symptomatik der Essstörung in vielen Situationen die eigene Möglichkeit der Abgrenzung und Autonomie.

11.5.4 Medikamentöse Behandlung

Anorexia nervosa

Die psychische Symptomatik der AN, zu der auch depressive Stimmungsschwankungen gehören können, ist in der Regel mit dem Erreichen des Zielgewichts und der Normalisierung des Essverhaltens reversibel. Daher erfolgt eine psychopharmakotherapeutische Behandlung z. B. zur Therapie möglicher psychiatrischer Komorbiditäten erst dann, wenn die Gewichtszunahme erreicht wurde.

Eine medikamentöse Therapie bei AN kann nach heutigem Wissensstand **nicht empfohlen** werden. Für Antidepressiva liegen keine überzeugenden Wirksamkeitsnachweise vor. Selektive Serotoninwiederaufnahmehemmer (SSRI) zeigten in nur einer Studie einen positiven rückfallprophylaktischen Effekt nach bereits erfolgter Gewichtszunahme, in anderen Studien erbrachten sie keine Überlegenheit gegenüber Plazebo. Erste Untersuchungen mit atypischen Neuroleptika, z. B. Olanzapin, zeigten einen möglichen Effekt auf die Gewichtszunahme, jedoch stehen kontrollierte Studien noch aus. Des Weiteren wird in der Literatur die Notwendigkeit einer Hormonersatztherapie diskutiert. So werden Östrogene gelegentlich bei Patientinnen mit chronischer Amenorrhö eingesetzt, um den Kalziumverlust und das Osteoporoserisiko zu senken. In den bisher veröffentlichten Studien hat die Hormonersatztherapie bei Anorexiepatientinnen jedoch keinen signifikanten Einfluss auf die Knochendichte (Lennkh et al. 1999). Das einzige effektive Mittel zur Steigerung der Knochenmineraldichte ist die Gewichtsrestitution, sodass die therapeutischen Bemühungen auf eine Gewichtszunahme mit dem Ziel des Wiedereinsetzens der Menstruation zielen.

Bulimia nervosa

Im Gegensatz zur AN haben sich für die BN mehrere Antidepressiva in der Akutbehandlung als wirksam erwiesen.

Amitryptilin, Desipramin, Imipramin und Fluoxetin zeigten in plazebokontrollierten Studien einen positiven Effekt. Der Wirkmechanismus ist dabei noch unklar. Derzeit ist nur der SSRI Fluoxetin in Deutschland für diese Indikation zugelassen. In Studien führten SSRI zu einer Abnahme der Häufigkeit von Essattacken und Erbrechen und einer Verbesserung der Stimmung, sodass hier von einem »antibulimischen« Effekt gesprochen wird. Jedoch ist die Wirkung deutlich geringer als die Wirkung der kognitiven Verhaltenstherapie (KVT). Zudem gibt es Hinweise darauf, dass der Effekt nicht anhaltend ist. Eine antidepressive Medikation sollte daher bei BN nur im Rahmen eines Gesamtbehandlungsplans zusammen mit einer psychotherapeutischen Behandlung erfolgen. Erste Untersuchungen zur Behandlung mit dem Antikonvulsivum Topiramat deuten auf eine Wirksamkeit bei BN hin, jedoch kann die Behandlung nach jetzigem Wissensstand noch nicht empfohlen werden.

Binge-Eating-Störung

In Deutschland ist kein Medikament für die Behandlung der BES offiziell zugelassen. Die vorliegenden Studien zur pharmakologischen Behandlung der BES stellen sich im Hinblick auf die untersuchten Pharmaka heterogen dar und umfassen Antidepressiva wie SSRI (Citalopram, Fluoxetin, Fluvoxamin) und selektive SNRI (Serotonin-Noradrenalin-Wiederaufnahmehemmer; Sibutramin) sowie Antikonvulsiva (Topiramat, Zonisamid). Für den Vergleich der Post-Werte aus Interventions- und Kontrollgruppe ergaben sich in der Metaanalyse insgesamt mittelgroße Effekte für die Reduktion der Essanfallshäufigkeit und der Tage mit Essanfällen. Keine Effekte zeigten sich im Hinblick auf eine Gewichtsreduktion. Zu beachten sind die pharmakologischen Nebenwirkungen wie sexuelle Dysfunktionen (SSRI, SNRI) oder depressive Stimmungslage und Irritabilität bei der Medikation mit Antikonvulsiva.

11

11.6 Untersuchungen zur differenziellen Wirksamkeit und Prognose

Der **Krankheitsverlauf der AN** erstreckt sich in der Regel über mehrere Jahre und ist sehr variabel. Die mittlere Dauer bis zu einer Heilung betrug in einer Studie von Herzog et al. (1997) durchschnittlich 6 Jahre. Die vorliegenden Verlaufsstudien (▶ Box) bezogen sich allerdings auf Patientinnen, die medizinische oder psychologische Hilfe in Anspruch nahmen. Es liegen kaum Daten zu unbehandelten Fällen vor, die Rate an Spontanremissionen ist also weitgehend unklar. Während zur Behandlung der AN nur wenige kontrollierte, randomisierte Studien durchgeführt wurden, sodass sich Therapieempfehlungen überwiegend auf erfahrungsbasierte klinische Leitlinien stützen, wurde die Behandlung der BN innerhalb der letzten 20 Jahre gut beforscht. Es sind daher evidenzbasierte Therapieempfehlungen möglich, die sich allerdings vorwiegend auf verhaltenstherapeutische und pharmakologische Behandlungen beziehen. Ähnliches gilt für die BES.

Verlaufsstudien zur Anorexia nervosa

Der Verlauf der Erkrankung ist meist subchronisch bis chronisch. Verlaufsuntersuchungen mit sehr langer Laufzeit von bis zu 20 Jahren zeigten jedoch, dass bei immerhin 50% der von AN betroffenen eine Heilung eingetreten war. Etwa 30% der Erkrankten erreichen eine Besserung oder partielle Heilung der AN. Diese Patientinnen finden sich in der Gruppe der atypischen Essstörungen wieder, wenn einige, aber nicht mehr alle diagnostischen Kriterien einer AN erfüllt sind. In 20% der Fälle bleibt eine chronische AN bestehen. Die Mortalität der AN ist in allen Verlaufsstudien mit mindestens 5% bis maximal 20% sehr hoch. Die häufigsten Todesursachen sind dabei somatische Komplikationen wie Infektionen und Herz-Kreislauf-Versagen sowie Suizide. Die Suizidrate anorektischer Patientinnen ist 200-mal höher als in der Normalbevölkerung.

Eine Metaanalyse zum Krankheitsverlauf der behandelten AN über 119 Studien mit insgesamt 5590 Patientinnen zeigt, dass nach einem Zeitraum von 4–20 Jahren 46,9% der Patientinnen geheilt waren, 33,5% zeigten eine Besserung, während die Symptomatik bei 20,8% chronifizierte (Steinhausen 2002). Die Mortalität betrug 5%. Dabei verbesserte sich die Prognose der Patientinnen mit steigender Katamnesedauer, sofern sie überlebten. Eine signifikant geringere Mortalitätsrate fand sich für Patientinnen mit jüngerem Alter bei Behandlungsbeginn. Die Besserung einzelner Merkmale der Kernsymptomatik lag dabei etwas über der Rate der geheilten Patientinnen. So erreichten 60% der Patientinnen ihr Zielgewicht, bei 57% stellte sich die Menstruation wieder ein und 47% normalisierten ihr Essverhalten. Eine große Anzahl der Patientinnen wies psychiatrische Komorbiditäten zum Katamnesemesszeitpunkt auf.

Hinsichtlich der Identifikation von **Prädiktoren** für einen günstigen Verlauf der AN ergaben sich heterogene Befunde. Eine Reihe von Studien identifizierte ein jüngeres Alter und eine kurze Erkrankungsdauer bei Behandlungsbeginn als prognostisch günstige Faktoren (Steinhausen 2002). Ergänzend hinzuzufügen ist jedoch, dass Patientinnen mit einem Krankheitsbeginn vor der Pubertät bekanntlich eine besonders ungünstige Prognose haben. Als weitere prognostisch ungünstige Faktoren wurden darüber hinaus Erbrechen, die Chronifizierung der Erkrankung sowie Merkmale einer zwanghaften Persönlichkeitsstruktur (Steinhausen 2002) oder Alkoholabusus (Keel et al. 2003) genannt. Zu erwähnen ist jedoch auch, dass die hier referierten Prädiktoren zwar von einer größeren Anzahl Studien als für den Krankheitsverlauf bedeutsam identifiziert wurden, es aber dennoch auch eine Reihe von Studien gab, die diesen Faktoren keine Bedeutung für den Krankheitsverlauf zuschrieben.

Als prognostische Faktoren mit Hinweis auf einen ungünstigen **Krankheitsverlauf der BN** konnten komorbide psychische Störungen, Alkoholabhängigkeit, mehrfache Suizidversuche und extreme Störungen des Körperbildes identifiziert werden. Prädiktoren für einen ungünstigen längerfristigen Therapieerfolg scheinen neben affektiven Störungen und Alkoholabhängigkeit oder -missbrauch auch Essstörungen und Übergewicht in der Vorgeschichte sowie bei Verwandten ersten Grades zu sein, wobei stärkeres eigenes Übergewicht in der Vorgeschichte eine ungünstige langfristige Prognose zu prädizieren scheint (Fairburn et al. 1995).

Die derzeit vorliegenden Langzeituntersuchungen über maximal 10 Jahre zeigen für die BN einen etwas günstigeren Verlauf als für die AN. Bei 30–50% der Betroffenen besteht eine chronische Essstörung fort, wenn auch häufig in atypischer Form (Fairbun et al. 2000, Fichter u. Quadflieg 1997). Die Mortalität der BN wird mit 0,5–1% und damit deutlich niedriger als die der AN angegeben (Fichter u. Quadflieg 1997, Keel et al. 1999).

Auf der Basis retrospektiver Studien wird der Spontanverlauf der nichtbehandelten Patienten mit einer **BES** als chronisch und persistierend eingestuft. Die Annahme, dass eine Besserung psychischer Symptome wie auch der Essstörungssymptomatik eine Gewichtsabnahme zur Folge habe, bestätigte sich nicht. Ein Sistieren der BES zieht mittel- und langfristig keine Gewichtsreduktion nach sich, sodass wahrscheinlich andere Faktoren, wie z. B. ein hyperkalorisches Ernährungsverhalten auch zwischen den Episoden von Essanfällen, das Körpergewicht entscheidend beeinflussen.

Die vorliegenden Studien zur **Wirksamkeit von Psychotherapie bei der Behandlung der BES** beziehen sich ausschließlich auf Interventionen der KVT. Sowohl im Hinblick auf die Reduktion der Essanfallshäufigkeit als auch auf die Tage mit Essanfällen erwies sich die KVT als hoch wirksam. Allerdings ließen sich keine Effekte auf eine Gewichtsreduktion nachweisen.

Als ebenso wirksam gelten strukturierte **Selbsthilfeprogramme**, die ebenfalls kognitiv-verhaltenstherapeutisch ausgerichtet sind. Die Patienten erhalten entsprechende Arbeitsmaterialien (z. B. als Buch), in denen Informationen zur BES sowie die einzelnen therapeutischen Schritte zur Überwindung von Essanfällen dargestellt sind. In Bezug auf eine Gewichtsreduktion ließen sich jedoch auch hier keine Effekte nachweisen. Es ist jedoch zu beachten, dass die Anzahl der Studien zur Selbsthilfe sehr gering ist.

Die Prävalenz der BES liegt bei adipösen Patienten vor Adipositaschirurgie bei etwa 15–30%. Dabei stellt die BES keine Kontraindikation gegenüber der Adipositaschirurgie dar. Aufgrund der Komorbidität mit anderen psychischen Störungen ist jedoch präoperativ eine eingehende psychiatrische/psychologische/psychosomatische Diagnostik notwendig. Die überwiegende Mehrzahl der Studien zur Adipositaschirurgie, die Patienten mit einer BES einschloss, zeigt postoperativ eine Abnahme von Essverhaltensstörungen sowie von problematischen Einstellungen zu Essen, Gewicht und Figur. Auch die negative Einstellung zu Gewicht und Figur reduziert sich deutlich, und das bereits zu einem frühen postoperativen Zeitpunkt, wenn die Patienten noch immer deutliches Übergewicht zeigen. Bei einem kleinen Teil der Patienten entwickeln sich postoperativ wieder Essanfälle. Welche Patienten erneut Essanfälle aufweisen und bei welchen Patienten die Essanfälle dauerhaft ausbleiben, ist jedoch unklar. Die Diagnose einer BES vor einer Operation ist kein zuverlässiger Prädiktor für den postoperativen Gewichtsverlauf. Von daher stellt die BES keine absolute Kontraindikation gegenüber der Adipositaschirurgie dar (Vocks et al. 2009).

11.7 Schwierige Behandlungssituationen

Im Folgenden werden einige kritische Behandlungssituationen, die sich bei der Therapie von Essstörungen ergeben können, exemplarisch mit einer entsprechenden Behandlungsempfehlung dargestellt.

11.7.1 Mangelnde Krankheitseinsicht und Behandlungsmotivation

Eine anorektische Patientin hat nach 4-monatiger Nulldiät ca. 25 kg Gewicht (von 74 kg auf 49 kg) bei einer Größe von 172 cm abgenommen. Sie erlebt den Gewichtsverlust positiv, das pathologische Essverhalten, um das niedrige Gewicht zu halten, leugnet sie. Auch das Ausbleiben der Menstruation empfindet sie als positiv.

Empfehlung

Zunächst ist es sinnvoll, die Patientin über die körperlichen und psychischen Folgen ihres Hungerns und Nichtessens aufzuklären und mit ihr zu besprechen, welche Symptome sie hiervon an sich selbst erkennen kann. Häufig sind mehrere Gespräche dieser Art notwendig, um die

Patientin auch tatsächlich zu erreichen. Sollte sie sich dennoch nicht zu einer psychotherapeutischen Behandlung entschließen können, ist es nicht sinnvoll, den Kontakt ganz abzubrechen, sondern ihr Gespräche in niedriger Frequenz (z. B. 2- bis 4-Wochen-Rhythmus) anzubieten, um weiter an der Thematik der Krankheitseinsicht und Motivation zu arbeiten.

11.7.2 Verhandlungen über das Gewicht

Eine Patientin versucht über eine wöchentliche Gewichtszunahme von 500 g zu verhandeln. Sie meint, dies sei für sie zu viel, sie könne es nicht schaffen, 300 g seien doch genug.

Empfehlung

Die Grenze für die wöchentliche Gewichtszunahme ist immer eine willkürliche Festsetzung, allerdings sind zu niedrige wöchentliche Gewichtszunahmen kaum von den täglichen natürlichen Gewichtsschwankungen zu unterscheiden. Ein weiterer Nachteil einer zu langsamen Gewichtszunahme besteht in der zwangsläufig damit verbundenen (noch) längeren stationären Aufenthaltsdauer, was einen Übergang in das »normale« Leben nach der stationären Behandlung erschweren kann. Das Verhandeln über das Ausmaß der wöchentlichen Gewichtszunahme ist jedoch oft auch ein Ausdruck von Angst oder Vermeidung. Die Patientin glaubt, sich mit ihren Verhandlungsversuchen die für sie bedrohlichen Erfahrungen der Gewichtszunahme oder ihres Verlusts an Autonomie ersparen zu können oder zu mildern. Die Gründe, die für eine wöchentliche Gewichtszunahme von mindestens 500 g sprechen, sollten noch einmal erläutert werden. Darüber hinaus ist es sinnvoll, mit der Patientin zusammen zu überlegen, wie der Therapeut sie im Umgang mit ihren Ängsten unterstützen kann.

11.7.3 Intensivprogramm als Bestrafung

Eine Patientin meint, das Programm zur Gewichtszunahme sei eine Bestrafung. Sie werde eingesperrt, in der Behandlung gehe es nur um Essen und Gewicht und nicht um ihre »eigentlichen« Probleme.

Empfehlung

Der Therapeut sollte der Patientin noch einmal erklären, welche Bedeutung diese Regelung hat. Das Intensivprogramm z. B. dient einer Abschirmung von Außenreizen und soll der Patientin helfen, sich auf sich und ihre Thematik zu konzentrieren. So finden in dieser Zeit auch verstärkt Kontakte mit den therapeutischen Mitarbeitern statt, um sie in dieser Situation zu unterstützen. Zu bearbeitende Themen sind in dieser Zeit die Hintergründe der nicht erreichten Gewichtszunahme. Manche Patientinnen können es nicht ertragen, an Gewicht zuzunehmen, sie haben Angst davor, die Kontrolle zu verlieren. Andere signalisieren mit dem andauernden Hungern eine Überforderungssituation hinsichtlich der in der Therapie anstehenden Themen.

11.7.4 Mogeln

Die Patientinnen »tricksen« bezüglich der Gewichtszunahme, d. h., sie trinken z. B. größere Mengen Wasser vor dem Wiegen.

Empfehlung

Viele Patientinnen versuchen die Gewichtszunahme zeitweise zu manipulieren. Für manche ist dies häufig die »letzte« Möglichkeit, ihre Autonomie zu wahren oder zu erreichen. Grundsätzlich können auch ausgeklügelte Kontrollen, die darüber hinaus die therapeutische Beziehung belasten und die Gefahr eines unproduktiven Machtkampfs zwischen dem Therapeuten und der Patientin erhöhen, die Manipulationsversuche der Patientin nicht verhindern. Der Verdacht einer Gewichtsmanipulation sollte ausgesprochen werden. Letztlich sollte sich der Therapeut verdeutlichen, dass der Spielraum der Patientin, das Gewicht zu manipulieren, begrenzt ist. So wird es ihr z. B. kaum gelingen, durch das Trinken größerer Wassermengen eine erhebliche Gewichtszunahme vorzutäuschen, sodass nach einiger Zeit das Gewicht stagnieren wird.

11.7.5 Patientin strebt ein niedrigeres Zielgewicht an als mit ihr vereinbart

Viele Patientinnen versuchen, aus Angst vor der Gewichtszunahme über ein niedrigeres Zielgewicht mit dem Therapeuten zu verhandeln.

Empfehlung

Hier ist es notwendig, der Patientin zu erklären, dass das Zielgewicht vor einem medizinischen Hintergrund festgelegt wird und bei Vereinbarung eines zu niedrigen Gewichts die Symptome der Essstörung weiterhin bestehen bleiben bzw. die Essstörung diese aufrecht erhält (s. oben).

11.7.6 Ablehnung kurzfristiger Strategien zum Umgang mit Heißhungeranfällen

Eine bulimische Patientin fühlt sich den Heißhungeranfällen gegenüber hilflos ausgeliefert. Sie weiß nicht, was sie dagegen tun kann, lehnt alle Vorschläge in Richtung kurzfristiger Strategien zum Umgang mit den Heißhungeranfällen als nicht realisierbar ab.

Empfehlung
Bezüglich der Strategien im Umgang mit Heißhungeranfällen sollte die Patientin selbst immer zuerst konkrete Vorschläge machen. Die Aufgabe des Therapeuten besteht generell darin, der Patientin Hilfestellungen zu geben, jedoch nicht das Problem für sie zu lösen. Als weitere Strategie kann es sinnvoll sein, die möglichen positiven Konsequenzen bzw. die Funktionalität eines Festhaltens am gegenwärtigen Zustand zu diskutieren: Was trägt für die Patientin zur Aufrechterhaltung der aktuellen Situation bei? Welche Funktion hat ihr Festalten am gegenwärtigen Zustand, z. B. auch in interpersonellen Beziehungen? Ist die Patientin wirklich entscheiden, sich zum gegenwärtigen Zeitpunkt mit ihrer Symptomatik auseinanderzusetzen?

11.7.7 Gleichzeitige Reduktion von Heißhungeranfällen und Gewicht

Eine übergewichtige Patientin mit bulimischer Symptomatik möchte ihre Heißhungeranfälle reduzieren und gleichzeitig an Gewicht abnehmen.

Empfehlung
Der Therapeut sollte der Patientin erklären, dass eine Reduktion von Heißhungeranfällen und eine Diät zur Gewichtsreduktion gleichzeitig nicht möglich sind, da die Einschränkung der Nahrungsaufnahme Heißhungeranfälle zur Folge haben kann. Hat eine Patientin im Rahmen der Bulimie ihr Gewicht über einen längeren Zeitraum gesteigert, so ist damit zu rechen, dass sich ihr Gewicht, sofern ihr Essverhalten sich normalisiert und keine Heißhungeranfälle auftreten, langsam reduziert. Therapeutisch sollte immer die Reduktion der Heißhungerattacken im Vordergrund stehen und eine (langsame) Gewichtsabnahme erst erfolgen, wenn die Patientin über einen längeren Zeitraum symptomfrei ist.

11.8 Typische therapeutische Fehler

11.8.1 Zu niedrige oder zu hohe Gewichtszunahme aushandeln

Bei Festlegung einer zu geringen Gewichtszunahme besteht, wie bereits oben erwähnt, die Gefahr, dass diese einerseits von täglichen normalen Gewichtsschwankungen nicht zu unterscheiden ist und andererseits hiermit eine zu hohe Dauer des stationären Aufenthalts verbunden wäre. Eine vereinbarte zu hohe Gewichtszunahme (> 1 kg) bedeutet, ein in der Regel kaum zu erreichendes Ziel zu vereinbaren und in der Folge vorhersehbare Misserfolge zu planen. Hier ist es sinnvoll, die Patientin darauf hinzuweisen, dass es ihr frei steht, über die vereinbarte Gewichtszunahme hinaus zuzunehmen.

11.8.2 Zu viel mit sich handeln lassen

Sofern die Patientin die ausgehandelte Gewichtszunahme nicht erreicht hat und sich den vereinbarten Konsequenzen stellen müsste, wird in vielen Fällen mit vielfältigen Begründungen und Beschwörungen versucht, die vereinbarten Konsequenzen zu verhindern. Hier kann der Therapeut in eine Situation geraten, in der er sich unbarmherzig und grausam erlebt und aus diesem Gegenübertragungserleben heraus den Bitten der Patientin nachgibt. Auch wenn in Ausnahmesituationen ein Nachgeben einmal sinnvoll sein kann, ist es für die Patientin wichtig, sich in einer verlässlichen Beziehung zu befinden und von einem Therapeuten behandelt zu werden, der zu seinem Wort steht, ebenso wie dies auch von ihr erwartet wird. Solche Verhandlungsversuche werden auch als Beziehungstest verstanden. Für den Therapeuten ist es wichtig zu realisieren, dass ein essentielles Ziel der Therapie die Gewichtszunahme der Patientin ist. Lässt sich der Therapeut auf eine zu geringe Gewichtszunahme ein, kann dies zur Folge haben, dass die Patientin über einen längeren Zeitraum hinweg kaum an Gewicht zunimmt, womit ein wesentliches Therapieziel verfehlt würde.

11.8.3 Parteiergreifen in Familienkonflikten

Im Rahmen von familiären Konfliktsituationen ist es notwendig, eine neutrale Position einzunehmen und sich z. B. nicht im Rahmen einer Identifikation mit der Patientin und ihrem möglichen Autonomiebedürfnis parteiisch auf ihre Seite zu stellen.

11.8.4 Gewichtsverhandlungen

Eine Patientin hat 3 kg in einer Woche an Gewicht zugenommen und möchte, dass man ihr in der darauf folgenden Woche die Gewichtszunahme »erlässt«. Sie argumentiert, dass sie doch so in einer Woche das Gewicht für die folgenden 6 Wochen zugenommen habe und sie mehr nicht ertragen könne. Auch hier ist es wichtig, konsequent zu bleiben, da die überdurchschnittlich hohe Gewichtszunahme auch Ausdruck des mangelnden Gefühls der Patientin für die benötigte Nahrungsmenge ist. Darüber hinaus geht es ja nicht darum, dass die Patientin höchstens 500 g pro Woche zunimmt, sondern dass sie sich ihrem normalen Gewicht annähert.

Literatur

APA (2006) Practice Guideline for the treatment of patients with eating disorders. 3rd edn. American Psychiatric Association, Washington, DC

Braun DL, Sunday SR, Halmi KA (1994) Psychiatric comorbidity in patients with eating disorders. Psychol Med 24: 859–867

Brewerton TD, Lydiard RB, Herzog DB, Brotman AW, O'Neil PM, Ballenger JC (1995) Comorbidity of axis I psychiatric disorders in bulimia nervosa. J Clin Psychiatry 56: 77–80

Bulik CM, Sullivan PF, Kendler SK (2003) Genetic and environmental contributions to obesity and binge eating. Int J Eat Disord 33: 293–298

Fairburn CG, Norman PA, Welch SL, O'Connor ME, Doll HA, Peveler RC (1995) A prospective study of outcome in bulimia nervosa and the long-term effects of three psychological treatments. Arch Gen Psychiatry 52: 304–312

Fairburn CG, Cooper Z, Doll HA, Norman P, O'Connor M (2000) The natural course of bulimia nervosa and binge eating disorder in young women. Arch Gen Psychiatry 57: 659–665

Fichter MM, Quadflieg N (1997) Six-year course of bulimia nervosa. Int J Eat Disord 22: 361–384

Garner DM, Garfinkel PE, Schwartz D, Thompson M (1980) Cultural expectations of thinness in women. Psychol Ref 47: 483–491

Goldstein DJ, Wilson MG, Thomson VL, Potvin JH, Rampey AH (1995) Long-term fluoxetine treatment of bulimia nervosa. Br J Psychol 166: 660–666

Herzog W, Schellberg D, Deter HC (1997) First recovery in anorexia nervosa in the long-term course. J Consult Clin Psychol 65(1): 169–177

Kafka F (1924) Ein Hungerkünstler. Vier Geschichten. Die Schmiede, Berlin (Ausgabe von 2005 bei Goldmann TB, München)

Keel PK, Mitchell JE, Miller KB, Davis TL, Crow SJ (1999) Long-term outcome of bulimia nervosa. Arch Gen Psychiatry 56: 63–69

Keel PK, Dorer DJ, Eddy KT, Franko D, Charatan DL, Herzog DB (2003) Predictors of mortality in eating disorders. Arch Gen Psychiatry 60: 179–183

Keys A, Brozek J, Henschel A, Mickelsen O, Taylor HL (1950) The biology of human starvation. University of Minnesota Press, Minneapolis, MN

Krüger C, Reich G, Buchheim P, Cierpka M (2001) Essstörungen: Diagnostik – Epidemiologie – Verläufe. In: Reich G, Cierpka M (Hrsg) Psychotherapie der Essstörungen. Thieme, Stuttgart, S 26-43

Lennkh C, de Zwaan M, Bailer U et al (1999) Osteoporose bei Anorexia nervosa. Nervenarzt 70: 823–839

Rubinstein S, Caballero B (2000) Is Miss America an undernourished role model? JAMA 283: 1569

Srinivasagam NM, Kaye WH, Plottnicov KH, Greeno C, Weltzin TE, Rao R (1995) Persistent perfectionism, symmetry and exactness after long-term recovery from anorexia nervosa. Am J Psychiatry 152: 1630–1634

Steinhausen HC (2002) The outcome of anorexia nervosa in the 20th century. Am J Psychiatry 159: 1284–1293

Vize CM, Cooper PJ (1995) Sexual abuse in patients with eating disorder, patients with depression and normal controls: a comparative study. Br J Psychiatry 167: 80–85

Vocks S, Tuschen-Caffier B, Pietrowsky R, Rustenbach SJ, Kersting A, Herpertz S (2009) Meta-analysis of the effectiveness of psychological and pharmacological treatments for binge eating disorder Int J Eat Disord (epub ahead of print)

Weiterführende Literatur

Gaskill MA, McConaha C, Frank GK, LaVia M, Scholar L, Kaye WH (2003) Olanzapine treatment of anorexia nervosa: a retrospective study. Int J Eat Disord 33: 234–237

Halmi KA, Eckert E, Marchi P, Sampugnaru V, Apple R, Cohen J (1991) Comorbidity of psychiatric diagnosis in anorexia nervosa. Arch Gen Psychiatry 48: 712–718

Herpertz S, de Zwaan M, Zipfel S (Hrsg) (2008) Handbuch Essstörungen und Adipositas. Springer, Berlin Heidelberg New York Tokio

Jensen VS, Mejhede A (2000) Anorexia nervosa: treatment with olanzapine. Br J Psychiatry 177: 87

Katzmann DK, Lambe EK, Mikulies DJ, Ridgley JN, Goldbloom DS, Zipursky RB (1996) Cerebral gray matter and white matter volume deficits in adolescent girls with anorexia nervosa. J Pediatr 129: 794–803

Kingston K, Szmukle, G, Andrews D, Tress B, Desmond P (1996) Neuropsychological and structural brain changes in anorexia nervosa before and after refeeding. Psychol Med 26: 15–28

Lambe EK, Katumann DK, Mikulies DJ, Kennedy S, Zipursky RB (1997) Cerebral gray matter volume deficits after weight recovery from anorexia nervosa. Arch Gen Psychiatry 54: 537–542

La Via MC, Gray N, Kaye WH (2000) Case reports of olanzapine treatment of anorexia nervosa. Int J Eat Disord 27: 363–366

Powers PS, Santana CA, Bannon YS (2002) Olanzapine in the treatment of anorexia nervosa: an open label trial. Int J Eat Disord 32: 146–154

Swayze VW, Anderson A, Arndt S, Rajarethinam R, Flemming F, Sato Y, Andreasen NC (1996) Reversibility of brain tissue loss in anorexia nervosa assessed with a computerized Talairach 3-D proportinal grid. Psychol Med 26: 381–390

Weltzin TE, Fernstrom MH, Fernstrom JD, Neuberger SK, Kaye WH (1995) Acute tryptophan depletion and increased food intake and irritability in bulimia nervosa. Am J Psychiatry 152: 1668–1671

Zhu AJ, Walsh BT (2002) Pharmacologic treatment of eating disorders. Can J Psychiatry 47(3): 227–234

Störungsspezifische Psychotherapie der Zwangserkrankung

Ulrich Voderholzer und Anne Katrin Külz

12.1 Einführung – 270

12.2 Epidemiologie – 270

12.3 Diagnostik – 271

12.4 Differenzialdiagnostik und Komorbidität – 272

12.5 Therapie der Zwänge – 273
12.5.1 Wirksamkeit verschiedener Therapieansätze bei Zwang – 273
12.5.2 Prognostische Faktoren – 273
12.5.3 Besonderheiten der therapeutischen Beziehung – 273
12.5.4 Der diagnostische Prozess – 275

12.6 Einführung eines gemeinsamen Arbeitsmodells – 279
12.6.1 Das Zweifaktorenmodell – 279
12.6.2 Das kognitiv-behaviorale Modell – 279

12.7 Exposition und Reaktionsmanagement – 280
12.7.1 Vorbereitung auf die Exposition – 280
12.7.2 Erstellen einer Zwangshierarchie – 281
12.7.3 Zentrale Aspekte der Expositionsübung – 281
12.7.4 Kognitive Ansätze – 282
12.7.5 Unterstützende körperbezogene und achtsamkeitsorientierte Ansätze – 284
12.7.6 Einbeziehung von Angehörigen – 285
12.7.7 Rückfallprophylaxe – 285

12.8 Schwierige Behandlungssituationen – 286
12.8.1 Übertragung der Verantwortung auf den Therapeuten – 286
12.8.2 Übermäßige Angst während der Exposition – 286
12.8.3 Ausüben von Kontrolle durch das Zwangsverhalten – 287
12.8.4 Rückversicherungen – 287
12.8.5 Verhandeln über das Zielverhalten – 288
12.8.6 Unbearbeitete Funktionalität – 288

12.9 Kombination medikamentöser und psychotherapeutischer Behandlung von Zwängen – 288

12.10 Gesonderte Vorgehensweisen – 289

Literatur – 289

» Und wir: Zuschauer, immer, überall,
dem allen zugewandt und nie hinaus!
Uns überfüllts. Wir ordnens. Es zerfällt.
Wir ordnens wieder und zerfallen selbst. «

(Rainer Maria Rilke, Achte Duineser Elegie)

12.1 Einführung

Im Wissen um die Endlichkeit unseres Daseins versuchen wir alle, unserem Leben Sicherheit, Verlässlichkeit und Struktur zu geben. Im Straßenverkehr passen wir auf, dass wir niemanden überfahren, bei der Arbeit achten wir darauf, wichtige Akten sorgsam zu behandeln, und im Umgang mit unseren Kindern treffen wir Vorkehrungen, um sie nicht unnötiger Gefährdung auszusetzen. In der Regel stehen unsere Vorsichtsmaßnahmen in angemessenem Bezug zu der real existierenden Gefahr. Wenn wir aber eine Strecke mit dem Auto mehrmals abfahren, um sicherzugehen, niemanden verletzt zu haben, vor dem Verlassen des Arbeitszimmers jedes Mal 2 Stunden damit verbringen, unsere Unterlagen auf Ordentlichkeit zu überprüfen, unsere komplette Wohnungseinrichtung täglich mit Desinfektionsmitteln behandeln, um unsere Familie vor Keimen zu bewahren, liegt der Verdacht einer Zwangsstörung nahe.

12

Menschen mit Zwangserkrankung wissen zumeist um die Übertriebenheit oder Absurdität ihrer Befürchtungen und Verhaltensweisen. Gleichzeitig gelingt es ihnen in der Regel nicht, aus eigener Kraft davon abzulassen, auch wenn sie durch die Zwänge in ihrer Lebensqualität massiv eingeschränkt sind. Die Therapie der Zwangserkrankung bietet mittlerweile verschiedene Ansatzpunkte mit guten Aussichten auf eine langfristige Besserung der Symptomatik, denen dieses Kapitel gewidmet ist.

Fallbeispiel 1: Frau M.

Frau M., eine 36-jährige Lehrerin, muss sich nach jedem Toilettengang einem ausgiebigen Duschritual unterziehen, da sie fürchtet, Urinspuren an ihrem Körper hinterlassen zu haben. Um sicherzugehen, alle Rückstände beseitigt zu haben, trocknet sie sich nach jedem Duschgang mit mehreren Handtüchern ab und beseitigt verbleibende Feuchtigkeit im Intimbereich mit dem Haarfön. Auch WC und Badboden müssen nach jedem Toilettengang intensiv gereinigt und desinfiziert werden, sodass die Patientin täglich 3–4 Stunden im Bad verbringt. Da sie nach Benutzung öffentlicher Toiletten kein Reinigungsritual ausführen könnte, wagt sie immer nur für kurze Zeit das Haus zu verlassen und ist seit einigen Wochen krank geschrieben. Auch zwischen den Toilettengängen ist sie gedanklich stark von der Sorge über vermeintliche Verunreinigung absorbiert; ihre früheren Hobbys hat sie fast gänzlich aufgegeben. Wöchentliche Gespräche bei einem tiefenpsychologisch orientierten Psychotherapeuten haben ebenso wenig wie ein Entspannungskurs zur Besserung der Symptomatik beigetragen. Frau M. berichtet, zunehmend von Hoffnungslosigkeit und Selbstvorwürfen geplagt zu sein.

Die Zwangsstörung gilt als schwere psychische Erkrankung, die sich in wiederkehrenden Ideen, Vorstellungen oder Impulsen (Zwangsgedanken) oder ritualisierten Verhaltensweisen (Zwangshandlungen) äußert. Ähnlich wie Frau M. (▶ Fallbeispiel 1) erleben die meisten Betroffenen erhebliche Belastung und massive Beeinträchtigungen in der Alltagsgestaltung durch die Zwangssymptomatik (Moritz et al. 2005, Stengler-Wenzke et al. 2006). Fast immer nehmen Zwangserkrankungen einen chronisch fluktuierenden Verlauf (Maj et al. 2002); Spontanremissionen sind selten zu finden.

Wie im Rahmen einer eigenen Untersuchung von Patienten aus Nervenarztpraxen festgestellt wurde, werden nur 28% der Patienten mit Zwangserkrankung von ihren behandelnden Ärzten auch als solche erkannt. Der Hauptgrund ist vermutlich, dass die Erkrankung von den meisten Betroffenen lange Zeit aus Scham oder Unwissenheit verschwiegen wird. Die hohe Zahl unbehandelter Zwangserkrankungen ist besonders bedenklich, da mittlerweile bewährte Therapiemöglichkeiten für Zwangsstörungen bestehen.

Der Hauptteil dieses Kapitels ist der ausführlichen Beschreibung therapeutischer Techniken gewidmet, die sich in der Behandlung der Zwangserkrankung als sinnvoll und effektiv erwiesen haben. Vorab wird kurz das Bild der Zwangserkrankung nach heutigem Stand der Forschung dargestellt.

12.2 Epidemiologie

Die Zwangserkrankung tritt mit einer 6-Monats-Punktprävalenz von 1–2% und einer Lebenszeitprävalenz von 2,3% wesentlich häufiger auf als früher angenommen und gehört damit nach Depressionen, Sucht- und Angsterkrankungen zu den häufigsten psychischen Störungen. Der Erkrankungsbeginn liegt zumeist zwischen dem 20. und dem 36. Lebensjahr (Maj et al. 2002), wobei bereits in der Kindheit erste Anzeichen von Zwängen auftreten können. Ungefähr zwei Drittel aller betroffenen Erwachsenen berichten, schon vor dem 15. Lebensjahr unter Zwangssymptomen gelitten zu haben. Gleichzeitig sind in bestimmten Entwicklungsphasen ritualisierte oder abergläubische Verhaltensweisen (stereotyp wiederholte Spielabläufe, das vorsätzliche Vermeiden von Ritzen zwischen Bodenplatten zur Verhinderung von Unglück etc.) häufig anzutreffen, ohne dass daraus die Entwicklung einer Zwangserkrankung zu befürchten wäre. Das Ersterkrankungsalter liegt bei Männern etwas niedriger als bei Frauen. Insgesamt ist die Zwangserkrankung bei Männern und Frauen etwa gleich häufig anzutreffen (Maj et al. 2002).

Etwas mehr als die Hälfte der Patienten leidet lebenslänglich unter einer Zwangserkrankung; etwa 40% der Betroffenen sind aufgrund ihrer Zwangssymptomatik arbeitsunfähig. Die Weltgesundheitsorganisation zählt die Zwangserkrankung zu den 20 führenden Ursachen für Lebensjahre, die mit Behinderung verbracht werden (The World Health Report 2001).

12.3 Diagnostik

Die Zwangsstörung umfasst Zwangsgedanken und Zwangshandlungen. Für die Diagnose der Zwangserkrankung genügt das isolierte Auftreten eines der beiden Phänomene (ICD-10: F42.0 bzw. F42.1), zumeist findet man jedoch eine Kombination aus beiden (ICD-10: F42.2).

Zwangsgedanken sind Ideen, Vorstellungen oder Impulse, die sich gegen den Willen des Patienten aufdrängen und als sehr unangenehm oder quälend erlebt werden. Zwangsgedanken beinhalten

- anhaltende Befürchtungen, sich z. B. mit Krankheitskeimen oder Viren anzustecken (z. B. »Die Türklinke ist mit HIV verseucht«),
- aggressive Impulsive, die gegen sich selbst oder andere Menschen gerichtet sind (z. B. »Ich könnte meine Partnerin erwürgen«) oder
- Zweifel, einen Fehler begangen oder gar versehentlich eine Katastrophe ausgelöst zu haben (z. B. »Ich habe vielleicht eine Kerze brennen lassen und einen Hausbrand verursacht«),
- daneben finden sich weitere Bereiche wie etwa sozial unangemessene oder moralisch verwerfliche Vorstellungen (z. B. »Ich könnte eine verletzende Botschaft auf einem Zettel hinterlassen haben«).

Zumindest zeitweise werden die Gedanken als übertrieben, unsinnig oder gar absurd erkannt. Die Betroffenen leisten in der Regel vergeblich Widerstand gegen die Gedanken, indem sie diese zu unterdrücken, zu ignorieren oder mit gedanklichen oder offenen Ritualen zu »neutralisieren« versuchen. Bei jahrelang bestehenden Zwangsgedanken kann der Widerstand mitunter nur noch gering ausgeprägt sein. Anders als bei wahnhaften Erkrankungen werden die Befürchtungen nicht als von außen eingegeben erlebt. Da die Gedanken zumeist im Widerspruch zu dem Wertesystem des Betroffenen stehen, werden die Inhalte (z. B. »Ich könnte mein Gegenüber obszön beschimpfen«) als fremdartig und bedrohlich erlebt.

Zwangshandlungen sind wiederholte Verhaltensweisen, die meist in stereotyper, ritualisierter Art und Weise ablaufen und zu denen sich die Betreffenden gezwungen fühlen. Sie dienen dazu, Unwohlsein zu verhindern oder vermeintliche Gefahren zu beseitigen. Zwangshandlungen äußern sich am häufigsten als Wasch- und Kontrollzwänge (z. B. wiederholtes Kontrollieren von Elektrogeräten und Türen vor Verlassen des Hauses), sie können jedoch auch als exzessives Ordnen (z. B. symmetrisches Anordnen aller Schreibtischunterlagen), Wiederholen von Handlungsabläufen, Zählen, Berühren oder Sammeln von Gegenständen auftreten (Reinecker 1994). Einige Zwangsrituale laufen auch äußerlich unsichtbar auf gedanklicher Ebene ab (z. B. Betrituale zur Neutralisierung blasphemischer Zwangsgedanken). Die Handlungen dienen in der Regel dazu, Angst und Anspannung abzubauen und werden nicht an sich als angenehm erlebt. Im Allgemeinen stehen sie nicht in realistischem Bezug zu dem, was sie bewirken sollen.

Die wichtigsten Merkmale der Zwangserkrankung verdeutlicht die folgende ▶ Übersicht.

Zentrale Merkmale der Zwangserkrankung

- Zweifel
- Widerstand
- Attribution internal
- Einsicht in Irrationalität
- Negativer Affekt
- Geringe Kontrollierbarkeit
- Egodystonie

Neben der Angstreduktion durch Zwangshandlungen zeigen viele Zwangspatienten ein ausgeprägtes **Vermeidungsverhalten**. Einige betreten z. B. keine öffentlichen Gebäude, um Kontakt mit Bakterien zu vermeiden, oder sie umgehen es aus Angst vor Verschmutzung gänzlich, Türkliniken anzufassen. Andere vermeiden bestimmte Sozialkontakte aus Furcht, aggressiven Zwangsimpulsen nachzugeben. Bei Kontrollzwängen wird nicht selten aus Angst vor exzessiven Kontrollritualen der Handlungsradius so stark eingeschränkt, dass die Betroffenen nicht mehr das Haus verlassen. Gleichzeitig gibt es nicht wenige Zwangspatienten, die über Jahre hinweg mit viel zusätzlicher Anstrengung beruflichen und sozialen Anforderungen gerecht werden, indem sie ihre Zwangsrituale heimlich ausführen.

So prägte sich eine Zwangspatientin beispielsweise während des Tages genau ein, an welchen »kontaminierten« Orten sie sich aufgehalten hatte, um dann vor dem Zubettgehen je nach subjektivem Verschmutzungsgrad 4- bis 6-stündige, mit Zählritualen verknüpfte Waschhandlungen auszuführen, bis sie völlig erschöpft ins Bett fallen konnte.

Neben den dargestellten Zwangshandlungen ist in seltenen Fällen (< 10% der Zwangspatienten) das **Phänomen zwanghafter Langsamkeit** anzutreffen, bei dem die Betroffenen Alltagshandlungen wie Anziehen oder Essen quasi im Zeitlupentempo abwickeln.

Die Kriterien nach ICD-10 sind in der nachstehenden ► Übersicht zusammengefasst.

Kriterien der Zwangserkrankung nach ICD-10 (vereinfachte Darstellung)

Mindestens **2 Wochen** Zwangsgedanken oder -handlungen, die **quälend sind und normale Aktivitäten stören** und folgende Merkmale aufweisen:

1. Sie müssen **als eigene** Gedanken oder Impulse für den Patienten **erkennbar** sein.
2. Wenigstens einem Gedanken oder einer Handlung muss noch, wenn auch erfolglos, **Widerstand** geleistet werden, selbst wenn sich der Patient gegen andere nicht länger wehrt.
3. Der Gedanke oder die Handlungsausführung **dürfen nicht an sich angenehm sein.**
4. Die Gedanken, Vorstellungen oder Impulse müssen sich **in unangenehmer Weise** wiederholen.

12.4 Differenzialdiagnostik und Komorbidität

Viele Zwangspatienten leiden gleichzeitig unter einer weiteren psychischen Störung, wobei **komorbide depressive Erkrankungen** mit einer Punktprävalenz von 35% und einer Lebenszeitprävalenz von 55% der Betroffenen besonders häufig zu finden sind (Nestadt et al. 2001). Auch von Angststörungen, Essstörungen, Psychosen, sekundären Suchterkrankungen und neurologischen Erkrankungen sind viele Zwangspatienten betroffen.

Bei ca. 50% aller Zwangspatienten kommen **Persönlichkeitsstörungen** vor. Insbesondere die selbstunsichere oder dependente Persönlichkeitsstörung ist darunter anzutreffen, seltener auch die zwanghafte Persönlichkeitsstörung (► Übersicht), die differenzialdiagnostisch von der Zwangsstörung abgegrenzt werden muss. Einer neueren Übersichtsarbeit zufolge (Mancebo et al. 2005) erfüllen drei Viertel aller Patienten mit Zwangserkrankung nicht die Kriterien einer zwanghaften Persönlichkeitsstörung; 80% aller Menschen mit zwanghafter Persönlichkeitsstörung leiden nicht unter Zwängen.

Zwanghafte (anankastische) Persönlichkeitsstörung nach ICD-10

1. Gefühle von starkem Zweifel und übermäßiger Vorsicht
2. Ständige Beschäftigung mit Details, Regeln, Listen, Organisation etc.
3. Perfektionismus, der Fertigstellung von Aufgaben behindert
4. Übermäßige Gewissenhaftigkeit
5. Unverhältnismäßige Leistungsbezogenheit unter Vernachlässigung persönlicher Beziehungen
6. Übertriebene Pedanterie
7. Rigidität und Eigensinn
8. Unbegründetes Bestehen darauf, dass sich andere exakt eigenen Gewohnheiten unterordnen, oder unbegründete Abneigung dagegen, andere etwas machen zu lassen

Nicht immer müssen Zwangssymptome Ausdruck einer primären Zwangserkrankung sein. So finden sich im Rahmen einer depressiven Episode häufiger zwanghaftes Grübeln, Wasch- oder Kontrollzwänge, die nach Abklingen der depressiven Symptomatik in der Regel vollständig remittieren. Liegt eine primäre Zwangserkrankung vor, tritt diese dagegen auch außerhalb der depressiven Episoden auf, und die depressive Symptomatik kann häufig als Folge des zwangsbedingten Verstärkerverlusts und Hilflosigkeitserlebens begriffen werden.

Auch **schizophrene Erkrankungen** gehen in knapp einem Viertel der Fälle mit Zwangssymptomen einher, während sich primäre Zwangserkrankungen entgegen früherer Ansicht nicht als Risikofaktor für die Entwicklung einer Schizophrenie erwiesen haben.

Ebenso ist das **Gilles-de-la-Tourette-Syndrom**, bei dem die Betroffenen unter motorischen und vokalen Tics leiden, in 50–70% mit Zwangssymptomen verbunden. Häufig treten hierbei Gedanken und Impulse auf, Gegenstände berühren zu müssen, sowie Wasch- und Kontroll- und Symmetriezwänge.

Schließlich sind auch 13–16% der Patienten, die unter zwanghaftem Haareausreißen (**Trichotillomanie**) leiden, von einer primären Zwangserkrankung betroffen. Umgekehrt zeigt fast jeder 5. Patient mit schwerer Zwangsstörung Symptome einer Trichotillomanie (Stewart et al. 2005).

12.5 Therapie der Zwänge

Im folgenden Abschnitt wird das therapeutische Vorgehen bei der Zwangserkrankung näher erläutert. Neben spezifischen Strategien, die sich bei der Behandlung der Zwänge als wirkungsvoll erwiesen haben, werden übergeordnete Faktoren wie die therapeutische Beziehung oder die Einbeziehung von Angehörigen erörtert.

12.5.1 Wirksamkeit verschiedener Therapieansätze bei Zwang

Die Gegenüberstellung von **Expositionstherapie** (ET) und **kognitiven Techniken** (kognitive Verhaltenstherapie, KVT) erbrachte bislang noch keine einheitlichen Befunde. In einer kürzlich publizierten Übersichtsarbeit (Fisher u. Wells 2005) konnte gezeigt werden, dass ET dann am wirkungsvollsten ist, wenn erfasst wird, wie viele Patienten eine klinisch bedeutsame Symptombesserung (erhoben nach dem sog. Jacobsen-Kriterium) erlangen. Wird hingegen das Kriterium der weitgehenden Symptomfreiheit nach Therapieende herangezogen (ein Wert in der Y-BOCS [*Yale-Brown Obsessive Compulsive Scale*] von 7 oder weniger Punkten), weisen ET und KVT vergleichbare Erfolgsraten auf (ca. 25%). Die Untersuchung der differenziellen Wirksamkeit beider Therapieformen erfordert allerdings auch eine Berücksichtigung der jeweiligen Behandlungsformen. Van Oppen und Mitarbeiter (1995) fanden beispielsweise an einer randomisierten Stichprobe eine stärkere Besserung in der Y-BOCS bei den Patienten, die mit KVT behandelt wurden, verglichen mit denjenigen, welche ET erhielten. Allerdings beinhaltete die KVT-Bedingung auch das Durchführen von Verhaltensexperimenten, und die ET-Bedingung erforderte, dass sich die Patienten ausschließlich außerhalb der 45-minütigen Therapiesitzungen ohne Therapeutenbegleitung exponierten.

Im Praxisfall dürfte es schwierig sein, beide Verfahren strikt voneinander zu trennen. In Anbetracht der aktuellen Befundlage wird zumeist eine Kombination aus beiden Techniken als Methode der Wahl postuliert (Abramowitz 2006).

Nicht belegt ist die Wirksamkeit **psychoanalytischer oder gesprächspsychotherapeutischer Behandlung** der Zwangssymptomatik. Insbesondere auch die klinische Erfahrung zeigt, dass derartige Maßnahmen zumindest auf den Schweregrad der Zwänge in der Regel keinen positiven Einfluss ausüben. Auch zur Reduzierbarkeit der Zwänge durch Lektüre von Selbsthilferatgebern oder den Besuch von Selbsthilfegruppen lassen sich mangels kontrollierter, randomisierter Studien bislang keine verlässlichen Aussagen machen (Mataix-Cols u. Marks 2006).

Einzelne Hinweise gibt es auf leichte Besserung der Zwangssymptomatik durch verhaltenstherapeutisch ausgerichtete, computergestützte **Selbsttrainingsprogramme** gegen die Zwangssymptomatik (Greist et al. 2002) oder Yoga (Shannahoff-Kalsa et al. 1999). Die Ergebnisse der letztgenannten Studie sind allerdings aufgrund der kleinen Gruppengröße (n = 22) und spezieller Durchführungsbedingungen mit Vorsicht zu interpretieren. ◘ Abb. 12.1 stellt anhand einer Auswahl kontrollierter Studien Besserungsraten in der Y-BOCS bei verschiedenen Therapieverfahren dar.

12.5.2 Prognostische Faktoren

Als prognostisch günstig für den Erfolg kognitiver Verhaltenstherapie hat es sich erwiesen, wenn Patienten hauptsächlich unter Zwangshandlungen leiden, neben einer hohen Behandlungsmotivation nur ein geringfügiges Vermeidungsverhalten zeigen und die Symptome noch nicht lange bestehen. Auch eine gering ausgeprägte Depressivität sowie gut ausgebildete Problemlösefertigkeiten und soziale Integration gelten als prognostisch günstig.

Etwas geringer sind die Erfolgschancen neben einem frühen Erkrankungsbeginn bei überwertigen Ideen, ausgeprägtem magischem Denken oder komorbider schwerer depressiver Symptomatik oder bei Tic-Störungen; auch Patienten mit schizotypischen Zügen scheinen weniger gut von KVT zu profitieren (◘ Tab. 12.1).

12.5.3 Besonderheiten der therapeutischen Beziehung

Die Zwangserkrankung ist häufig mit **interaktionellen Besonderheiten** verbunden, die sich auch im therapeutischen Kontakt zeigen und spezielle Berücksichtigung verdienen. Wie oben beschrieben, empfinden viele der Patienten angesichts ihrer zwanghaften Vorstellungen und Verhaltensweisen Scham und Schuldgefühle. Etliche haben ihre Symptomatik bereits über viele Jahre verheimlicht und sprechen die Inhalte ihrer Zwänge im psychotherapeutischen Gespräch zum ersten Mal laut aus. Nicht selten kommt es vor, dass als besonders peinlich empfundene Zwangsinhalte zugunsten weniger belastender Symptome zunächst verschwiegen werden. Hier kann es hilfreich sein, die Selbstöffnung des Patienten zu erleichtern durch Formulierungen wie

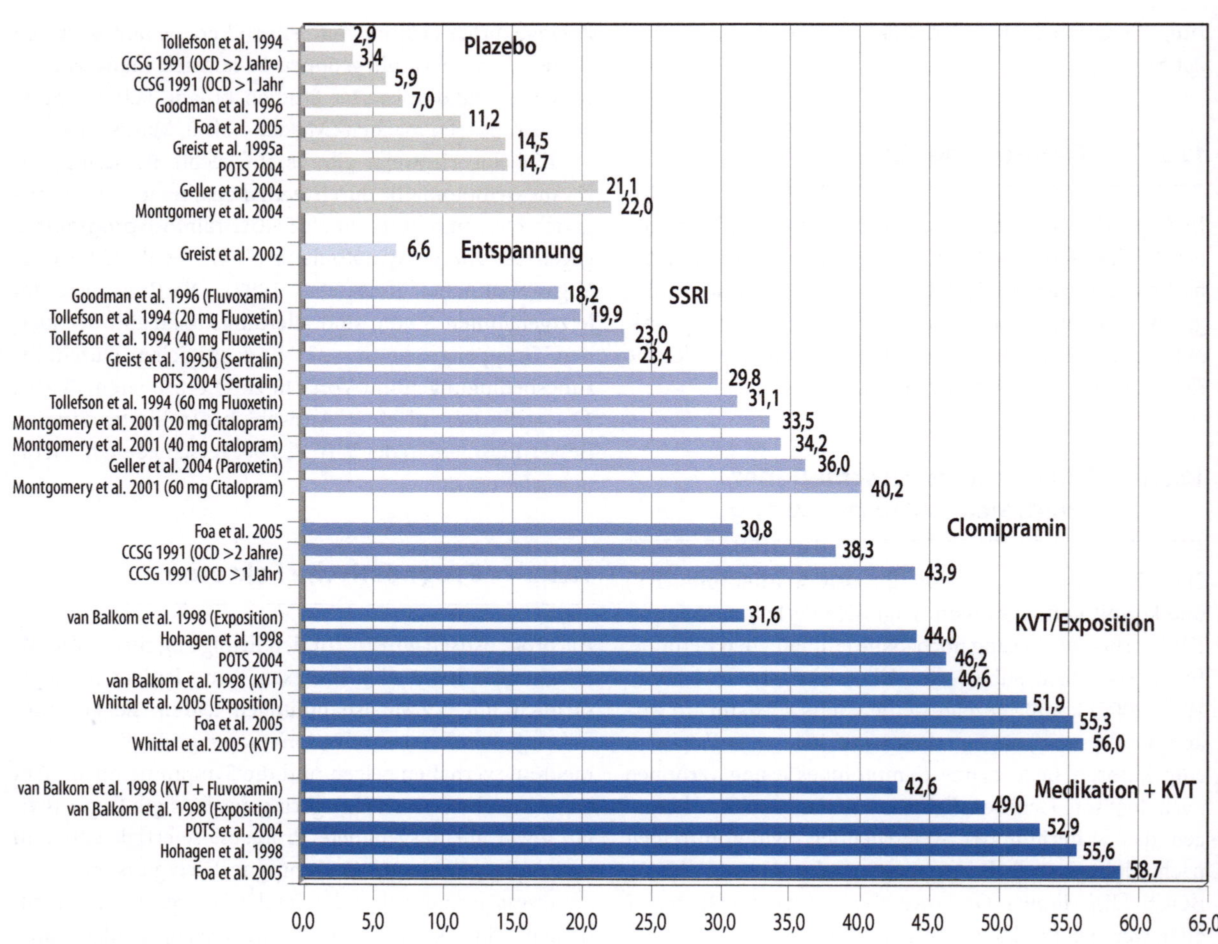

Abb. 12.1 Wirksamkeit verschiedener Therapien bei primärer Zwangsstörung; Besserung der Symptomatik in % (Y-BOCS). (Aus Voderholzer u. Hohagen 2008, mit freundlicher Genehmigung)

Tab. 12.1 Prädiktoren für die Wirksamkeit kognitiver Verhaltenstherapie (Abramowitz et al. 2003, Alonso et al. 2001, Mataix-Cols et al. 2005, Rufer et al. 2006)

Positive Prädiktoren	Negative Prädiktoren
Zwangshandlungen stehen im Vordergrund	Zwangsgedanken stehen im Vordergrund
Geringe depressive Symptomatik	Schwere depressive Symptomatik
Hohe Compliance	Sammelzwänge
Fehlen überwertiger Ideen	Sexuelle/religiöse Zwänge
Gute psychosoziale Einbindung	Überwertige Ideen, magisches Denken
	Schizotypische Züge
	Schizotypische Züge
	Generalisierte Angststörung
	Tic-Störung
	Früher Beginn
	Lange Erkrankungsdauer

»Häufig kommt es vor, dass …«
»Manche Patienten berichten auch, dass … Ist das bei Ihnen eventuell ähnlich? …«

! Eine empathische, wertschätzende Haltung des Therapeuten auch angesichts skurriler, emotional nur schwer nachvollziehbarer Rituale stellt eine nicht immer leichte, jedoch wichtige Aufgabe in der Interaktion mit Zwangspatienten dar.

Gelegentlich schließt die Zwangssymptomatik die Vorstellung mit ein, durch eingehende Beschäftigung mit der Problematik die Wahrscheinlichkeit des gefürchteten Ereignisses zu erhöhen, was mit Fingerspitzengefühl thematisiert werden sollte und ggf. therapeutisch genutzt werden kann, indem der Patient im Rahmen seiner Behandlung gegenteilige Erfahrungen macht. In anderen Fällen nimmt die Darstellung der Zwangsinhalte leicht den Charakter einer **Rückversicherung** an, wenn der Therapeut zu sehr geneigt ist, den Patienten bzgl. der Irrationalität seiner Befürchtungen kurzfristig zu beruhigen und damit unwillentlich dessen Abhängigkeit verstärkt.

! Um nicht ins Zwangssystem verstrickt zu werden, erweist es sich längerfristig als hilfreich, die Tendenz zur Rückversicherung mit dem Patienten zu thematisieren, sie in der Situation als solche zu benennen und den Patienten zu eigenständigen Einschätzungen anzuregen.

Manchmal ist die Interaktion des Patienten durch ein hohes Autonomie- und Kontrollbedürfnis geprägt. Dies erfordert besonderes therapeutisches Geschick darin, den notwendigen Raum zu gewähren, ohne die angst- und gewohnheitsbedingten Vermeidungstendenzen des Patienten zu unterstützen oder ihm den kontratherapeutischen Eindruck von Kontrolle über den Therapeuten zu vermitteln.

! Da Menschen mit Zwängen mitunter zu einem weitschweifigen Gesprächsstil neigen und sich nicht selten auf Details fixieren, ist eine frühzeitige Strukturierung der Sitzungsinhalte besonders wesentlich.

Weiterhin kann sich der Aufbau einer tragfähigen Vertrauensbeziehung zum Therapeuten dadurch verzögern, dass Patienten Schwierigkeiten damit haben, Emotionen zu zeigen; einige Zwangspatienten neigen zu einem stark »intellektualisierenden« Gesprächsstil. Auch dependente Interaktionsmuster sind anzutreffen, mit denen nicht selten ein intensiver Einbezug des Umfelds in die Zwangsrituale verbunden ist.

! Trotz der genannten Schwierigkeiten kann die therapeutische Arbeit mit Zwangspatienten sehr fruchtbar sein und Freude machen. Allerdings sollte vor der Hinführung zu intensiven Behandlungstechniken wie der Expositionstherapie besonderes Augenmerk auf die Entwicklung eines stabilen Vertrauensverhältnisses gerichtet und genügend Zeit für den Aufbau einer tragfähigen therapeutischen Beziehung eingeplant werden.

12.5.4 Der diagnostische Prozess

Ziele und Inhalte der Diagnostik

Die Diagnostik der Zwangserkrankung setzt sich aus mehreren Bausteinen zusammen, die mit unterschiedlicher Gewichtung in allen Phasen des therapeutischen Prozesses bedeutsam sind. Neben einem umfassenden Überblick und einer Basis für Zielvereinbarungen ermöglicht die Diagnostik manchmal indirekt erste kleine Veränderungsschritte. So kann beispielsweise die Erfassung von Häufigkeit und Dauer eines Zwangsrituals über ein bestimmtes Zeitintervall durch sein Bewusstwerden bereits dessen Auftreten verringern, selbst wenn dies nicht explizit angestrebt war.

Da viele Patienten mit Zwangserkrankung aus Scham oder Unwissenheit ihre Zwangssymptomatik nicht spontan schildern, empfiehlt es sich, **im Rahmen von Routineuntersuchungen** immer auch gezielt **nach Zwangssymptomen zu fragen** (► Übersicht). Zur ersten Orientierung haben sich weiterhin Fragen nach der zeitlichen Ausdehnung der Zwänge und dem subjektiven Leidensdruck bewährt.

Einfache Fragen zur Identifikation von Zwangserkrankungen

- Waschen oder reinigen Sie häufig?
- Überprüfen/kontrollieren Sie viel?
- Gibt es Gedanken, die Sie beunruhigen oder die Sie gerne loswerden möchten, aber nicht abschütteln können?
- Benötigen Sie längere Zeit, um Ihre täglichen Verrichtungen auszuführen?
- Beschäftigen Sie sich mit Ordentlichkeit und Symmetrie?

Zu Beginn der psychotherapeutischen Behandlung einer Zwangserkrankung steht das ausführliche Interview, das neben einem umfassenden Gesamteindruck und anamnestischen Informationen Einblicke in die **subjektive Krankheitssicht** des Patienten ermöglicht. Gelegentlich werten Patienten die Erkrankung als indirekte Bestrafung für ein Vergehen, das sie sich möglicherweise haben zu Schulden kommen lassen, andere sehen Zwänge als missglückten Versuch, Kontrolle über ein Leben aufrechtzuerhalten, das an anderer Stelle aus dem Gleichgewicht geraten ist. Wieder andere nehmen an, dass der Erkrankung eine zufällige Stoffwechselstörung zugrunde liegt, die rein pharmakotherapeutisch zu behandeln sei.

! Die Erfassung der Patientenperspektive ermöglicht es, bei der Verhaltensanalyse und der anschließenden Konzeption eines Arbeitsmodells gezielt an den Erwartungen des Patienten anzusetzen.

Um ein vergleichbares Maß für den Schweregrad der Zwänge und deren Besserung im Therapieverlauf zu erhalten, bietet sich ergänzend der Einsatz der international gebräuchlichen *Yale-Brown Obsessive Compulsive Scale* Y-BOCS (Goodman et al. 1989) an. Mithilfe dieses halbstrukturierten Interviews lassen sich sowohl die Art der Zwänge als auch deren Ausprägung im Alltag detailliert erfassen; Veränderungen der Symptomschwere im Therapieverlauf sind relativ zuverlässig quantifizierbar.

Weiterhin hat es sich bewährt, den Patienten möglichst frühzeitig dazu anzuleiten, zwischen den einzelnen Therapiesitzungen **Zwangsprotokolle** anzufertigen (◘ Tab. 12.2). In diesen sollten neben den auslösenden situativen Bedingungen auch begleitende Kognitionen und Emotionen sowie Konsequenzen des Zwangsverhaltens erfasst werden.

Schließlich ist es von großem Wert, eine **Verhaltensbeobachtung** durchzuführen (z. B. bei exzessivem, ritualisiertem Händewaschen). Idealerweise sollte die Verhaltensbeobachtung in der Wohnung des Patienten durchgeführt werden bzw. dort, wo die Zwänge auftreten. Dies erfordert allerdings eine sehr gute, vertrauensvolle Beziehung, die oft zu Beginn der Therapie noch nicht gegeben ist. Viele subtile Zwangsrituale erschließen sich erst aus der gezielten Beobachtung, da sie längst automatisiert ablaufen und dem Patienten mitunter gar nicht mehr bewusst sind. Auch der die Rituale begleitende Affekt wird häufig in der Situation direkt spürbar und besser benennbar als durch das alleinige Besprechen der Rituale im Therapieraum.

Außerdem hat es sich als aufschlussreich erwiesen, wenn der Patient über ein vereinbartes Zeitintervall die Auftretenshäufigkeit bestimmter Zwangsgedanken und -handlungen und/oder Neutralisierungsrituale in einem »Zwangstagebuch« vermerkt. Dies kann mithilfe einfacher Strichlisten geschehen; Häufigkeitsschwankungen können ersten Aufschluss über situative Auslöser und die mögliche Funktionalität der Zwänge geben. In Bezug auf die Ausübung zwangsbehafteter Routinetätigkeiten wie z. B. Zähneputzen, Anziehen, Toilettengang interessiert auch die benötigte Zeit. Auch indirekte Messgrößen wie z. B. die über eine Woche verbrauchte Menge an Desinfektionsmitteln oder Duschgel können herangezogen werden, um ein Bild von der Ausprägung der Zwangssymptomatik zu gewinnen.

◘ **Tab. 12.2** Exemplarisches Zwangsprotokoll

Situation	Essen gehen mit Arbeitskollegen
Was haben Sie gerade getan?	Leichenwagen gesehen, der an unserem Fenster vorbeifuhr
Welche Gedanken Sind Ihnen dabei durch den Kopf gegangen?	Das hat etwas Schlimmes zu bedeuten, ich muss dagegen angehen
Wie haben Sie sich verhalten?	Auf Restauranttoilette zurückgezogen, ausgiebig Hände gewaschen, dabei bis 78 gezählt (Alter der Großmutter), danach still gebetet
Wie haben Sie sich gefühlt? (0–10)	Angst (8), Scham (5)
Was haben Sie körperlich wahrgenommen?	Engegefühl in der Brust, Herzklopfen, Benommenheit
Wie hoch schätzen Sie das Risiko ein? (0–10)	6 (E. wird etwas zustoßen)
Wie stark war der Drang, dem Zwang nachzugeben? (0–10)	9
Welche Folgen hatte das Zwangsverhalten? (kurzfristig/langfristig)	*Kurzfristig*: Erleichterung (konnte mich wieder auf meine Kollegen konzentrieren, Angst hat abgenommen) *Längerfristig*: Selbstvorwürfe; ständige Ablenkung durch Achten auf »Todeszeichen«, Mitmenschen wundern sich, weil ich mich so oft »ausklinke«

12

Zur längerfristigen Verlaufsbeobachtung bietet es sich an, eine Verlaufskurve mit wöchentlichen Eintragungen des Ausmaßes von Zwangs- und Vermeidungsverhalten auszugeben. Die grafische Darstellung bereits gemachter Fortschritte kann sich auch bei schweren Zwängen motivationssteigernd auswirken, selbst wenn absolut betrachtet noch eine ausgeprägte Zwangssymptomatik vorliegt.

Inhalte der Diagnostik

- Organische Ausschlussdiagnostik (z. B. NMR Schädel)
- Klinisches Interview
- Biografische Anamnese
- Zwangsprotokolle
- Zwangstagebuch
- Verhaltensbeobachtung
- Selbstbeurteilungsbögen (z. B. OCI-R)
- Y-BOCS (halbstrukturiertes Interview zur Zwangssymptomatik)

Verhaltens- und Funktionsanalyse

Entscheidend für die erfolgreiche Behandlung ist eine umfassende Verhaltens- und Funktionsanalyse der Zwangssymptomatik.

Für die Entwicklung der Erkrankung aus der Längsschnittperspektive ist eine **ausführliche biografische Anamnese** unerlässlich; auch Informationen von Angehörigen können hilfreich sein, um gemeinsam mit dem Patienten ein plausibles ätiologisches Erklärungsmodell zu entwickeln.

Eine gute Unterstützung bei der Identifikation der vorangehenden, auslösenden und aufrechterhaltenden Bedingungen im alltäglichen Zwangsverhalten können die vom Patienten angefertigten Zwangsprotokolle bieten. Vielen Patienten fällt es erfahrungsgemäß am leichtesten, situative Auslöser und Verhaltensweisen zu benennen, die eng mit der Zwangssymptomatik in Zusammenhang stehen (z. B. der Anblick spitzer Gegenstände als Auslöser aggressiver Zwangsgedanken, Berührung von Fremden als Auslöser von Waschzwängen). Auch Vermeidungsverhalten spielt in diesem Zusammenhang eine große Rolle und sollte umfassend erhoben werden. Ebenso wichtig sind jedoch auch emotionale Faktoren. So können Zwänge beispielsweise verstärkt bei Einsamkeit, Anspannung, Angst, (unterdrücktem) Ärger oder unter Müdigkeit auftreten; auch Stimmungsveränderungen, die mit der Ausübung der Zwangssymptomatik einhergehen, sind von Interesse.

Kognitiv sollte die subjektive Bedeutung der Zwangsgedanken durch den Betroffenen genau erfasst werden. In diesem Zusammenhang können Fragen hilfreich sein wie:

»Was ging Ihnen durch den Kopf, als Sie diese Gedanken hatten/diese Verhaltensweisen ausführten?«
»Was hätte schlimmstenfalls passieren können, wenn Sie dem Zwang nicht nachgegeben hätten?«
»Was sagen die Gedanken/Verhaltensweisen Ihrer Meinung nach über Sie aus?«

Bei der Analyse der Zwangsgedanken selbst interessiert neben deren Inhalt auch die Form (z. B. Impulse, Bilder oder abstrakte Sätze). Bei Zwangshandlungen ist zusätzlich zur Identifikation offener Verhaltensweisen auf verdeckt ablaufende, mentale Rituale zu achten, da Patienten nicht selten versuchen, zwanghafte Gedanken durch positive »Gegengedanken oder -bilder« zu neutralisieren. So könnte beispielsweise ein Patient mit blasphemischen Zwangsgedanken jedes Mal im Geiste drei Kirchenlieder anstimmen, um die gotteslästerlichen Gedanken wieder »auszugleichen«. Auch das stumme Zählen bis zu einer bestimmten Zahl oder neutralisierende innere Bilder, die als Gegengewicht zu angstauslösenden Zwangsgedanken eingesetzt werden, können als mentale Zwangsrituale fungieren.

▫ Tab. 12.3 stellt exemplarisch eine **Mikroanalyse** dar.

Im Rahmen der Funktionsanalyse geht es schließlich darum herauszufinden, welchen individuellen Sinn die Zwänge im Leben des Patienten haben. Es wird hierbei zwischen **intrapsychischer und interpersoneller Funktionalität** unterschieden. Intrapsychisch könnten Zwänge beispielsweise dazu dienen, unangenehme Emotionen zu regulieren, Unzulänglichkeitsgefühle oder soziale Unsicherheit zu kompensieren; manchmal dienen Zwänge auch unbewusst als Fluchtmöglichkeit vor anstehenden Entwicklungsschritten oder zentralen Lebensaufgaben. Interpersonell haben Zwänge beispielsweise die Funktion der Nähe-Distanz-Regulierung, oder sie ermöglichen den Patienten, Zuwendung zu erhalten. Die Funktionalität wird neben der therapeutischen Beziehung mitunter als der Faktor betrachtet, der am stärksten bestimmt, wie mutig sich Patienten auf die nachfolgende Expositionstherapie einlassen können (Ecker 2005).

Motivations- und Zielanalyse

Im Rahmen der Zielanalyse ist zwischen **symptombezogenen Zielen** und **Zielen in anderen Lebensbereichen** zu unterscheiden.

Gerade bei chronifizierten Zwangserkrankungen kann es manchmal schwer für Patienten sein, angemessene Standards für ehemals zwanghaft besetzte Verhaltensweisen zu definieren. Eine Patientin mit ausgeprägten Waschzwängen wusste beispielsweise nicht mehr, wie viel Zeit

Tab. 12.3 Beispiel für die Verhaltensanalyse einer Patientin – Mikroebene

Stimulusbedingungen	Organismus	Reaktion	Konsequenzen
Situation mit Leistungsanspruch (z. B. Schulstunde), Gespräche mit wenig vertrauten Personen	Dispositionell hoher Perfektionsanspruch	*Kognitiv*: Ich muss dieses Wort in allen Facetten erfassen, sonst bin ich dumm	*Kurzfristig*: Spannungsreduktion
Lesen/Hören zusammengesetzter Wörter (z. B. Bankleitzahl)	Niedriges Selbstwertgefühl	*Physiologisch*: Herzrasen, Druck in der Magengegend	*Mittelfristig*: Schuldgefühle (dem Zwang wird nachgegeben), Depressivität
Interner Stimulus: Eindruck, den Anforderungen nicht zu genügen	Leistungsfähigkeit hatte in der Erziehung hohen Stellenwert	*Emotional*: Verunsicherung, Panik, Gefühl, »in ein schwarzes Loch zu fallen«	*Längerfristig*: Durch zwangsbedingte Ablenkung Nichterfüllen schulischer Anforderungen trotz überdurchschnittlicher Intelligenz
		Verhalten: Wiederholtes Aufschreiben und Deklinieren/Konjugieren des Begriffs in genau definierter Häufigkeit, Zerlegen des Wortes in seine Bestandteile	Weitreichendes Vermeidungsverhalten mit Verlust von Hobbys und Sozialkontakten

sie für das Haarewaschen anstreben sollte, nachdem sie die Haare jahrelang nur in Verbindung mit einem zweistündigen Ritual gereinigt hatte. War es »normal«, jedes Mal eine Spülung zu benutzen? Und wie viele Minuten benötigten andere Menschen, um chemische Rückstände auszuwaschen? Die Patientin erlebte es als hilfreich, verschiedene, als glaubwürdig erlebte Personen in ihrem Bekanntenkreis zu befragen und sich daraus eine neue Zielvorgabe zu schaffen.

Mitunter kann hier auch der Therapeut als Modell fungieren, wenn der Patient dies möchte und keine Abhängigkeitsproblematik dem Therapeuten gegenüber besteht. Allerdings sollte die Gefahr einer erneuten Ritualisierung der alternativen Verhaltensmaßstäbe berücksichtigt werden. Weiterhin kann es hilfreich sein, wenn sich der Betroffene erinnert, wie er die entsprechenden Verhaltensweisen vor Beginn der Zwangserkrankung ausgeführt hat. Um die Flexibilität zu fördern, können sich Patienten in der späteren Übungsphase ihrem Ziel auch spielerisch nähern, indem sie in der Übungsphase z. B. eine Weile Kärtchen mit jeweils leichten Abwandlungen des neuen Zielverhaltens ziehen oder sehr eingeschliffene Verhaltensmuster auf alternative Art und Weise durchzuführen versuchen (z. B. Haarekämmen mit der nichtdominanten Hand).

Beispiele für Ziele in anderen Lebensbereichen können beispielsweise die Stärkung von Selbstwerterleben, eine Verbesserung der partnerschaftlichen Kommunikation, berufliche Veränderungen oder die Entwicklung befriedigender Freizeitaktivitäten sein. Gerade letzteres kann von großer Bedeutung für den Patienten sein, wenn plötzlich viel freie Zeit zur Verfügung steht, die bislang für die Ausübung von Zwangsritualen beansprucht wurde.

Im Rahmen der **Motivationsanalyse** können folgende Fragen hilfreich sein (▶ Übersicht).

Fragen zur Motivationsanalyse

- Warum kommt der Patient gerade jetzt in die Therapie?
- War die Therapie eigener Wunsch, oder nimmt der Patient auf Bitte von nahen Bezugspersonen das Angebot wahr?
- Welche therapeutischen Vorerfahrungen bestehen?
- Was hat eventuell in der Vergangenheit zu Therapieabbrüchen geführt?
- Was erhofft sich der Patient von der Psychotherapie?
- Ist die Motivation durch sekundäre psychische Probleme (z. B. Substanzmissbrauch, Depressionen, Suizidalität) oder andere Folgen der Zwangserkrankung (z. B. Berufsunfähigkeit, Partnerschaftskonflikte, finanzielle Schwierigkeiten) mitbedingt?

Viele Patienten empfinden gerade in der Anfangsphase eine beträchtliche Ambivalenz bzgl. der Bekämpfung des Zwangsverhaltens. Diese gilt es zu validieren und geduldig auch kleine Schritte zur Reduktion der Zwangssymptomatik zu unterstützen.

12.6 Einführung eines gemeinsamen Arbeitsmodells

Die Entwicklung eines übergeordneten Arbeitsmodells für die Entstehung von Zwangsgedanken und -handlungen bildet eine wesentliche Basis für den gesamten Therapieverlauf. Zwei Modelle haben sich bewährt, die als Grundlage für die individuellen Bedingungsmodelle dienen können und dem Patienten vor dem Hintergrund seiner persönlichen Verhaltensanalyse die Entstehung und Aufrechterhaltung der Zwangserkrankung plausibel machen können.

12.6.1 Das Zweifaktorenmodell

Das Zweifaktorenmodell, ein ursprünglich von Mowrer (1947) entwickeltes Erklärungsmodell für die Entstehung von Angststörungen, ist v. a. dazu geeignet, die Wirkweise von Expositionsübungen zu verdeutlichen. Es geht davon aus, dass ursprünglich neutrale oder nur leicht negativ empfundene Reize nach dem Prinzip der klassischen Konditionierung durch Verknüpfung mit aversiven Reizen selbst zu angstauslösenden Stimuli werden. Im zweiten Schritt versucht der Patient im Sinne instrumenteller Konditionierung, dem nun angstauslösenden, ursprünglich neutralen Reiz durch Ausübung von Zwangshandlungen oder Vermeidungsverhalten vorzubeugen. Die Zwangsrituale und das Vermeidungsverhaltensweisen werden letztlich dadurch aufrechterhalten, dass die befürchtete Konsequenz ausbleibt (lerntheoretisch als negative Verstärkung bezeichnet) und es zu einem Abfall von Angst und Anspannung kommt. Das Modell kann mithilfe der Methode des **geleiteten Entdeckens** unter Bezug auf die individuelle Lerngeschichte des Patienten erarbeitet werden.

Zur Veranschaulichung sei das Beispiel von Frau B. genannt (► Fallbeispiel 2).

Fallbeispiel 2: Frau B.

Frau B. berichtet, als Erstklässlerin ihre Schulsachen häufig wahllos auf dem Schreibtisch verstreut zu haben (neutraler Stimulus). Als sie der Vater in angetrunkenem Zustand bei den Hausarbeiten angetroffen habe und auf die Unordnung auf ihrem Schreibtisch aufmerksam geworden sei, habe er alle Schulutensilien aus dem Fenster des 6. Stockwerks geworfen, sie eine nichtsnutzige Schlampe genannt und sie gezwungen, jeden Gegenstand einzeln unter den Blicken der neugierigen Nachbarn wieder nach oben zu tragen, was ausgeprägte Scham- und Schuldgefühle wegen ihres vermeintlichen Versagens in ihr ausgelöst habe (aversive Stimuli). In der Folge habe sie genau Ordnung gehalten und auch außerhalb des Schulbereichs verstärkt darauf geachtet, Gegenstände akkurat zu positionieren, um sich nicht mehr als Versagerin zu erleben (instrumentelle Konditionierung zur Vermeidung von Schulderleben). Im Rahmen eines späteren Partnerschaftskonflikts entwickelte die Patientin exzessive Ordnungszwänge, da sie gelernt hatte, negativen Emotionen und Selbstbewertungen durch übermäßige Ordnung entgegenzuwirken. So geriet sie u. a. in ausgeprägte Anspannung, wenn nicht alle Besteckteile exakt übereinander in der Schublade lagen. Jedes Ausräumen der Spülmaschine wurde schließlich mit einem mehrstündigen Ritual verknüpft.

Unter Anwendung des Zweifaktorenmodells auf die individuelle Situation der Patienten können diese häufig die entlastende Erfahrung machen, dass ihr Zwangsverhalten in sich schlüssig und angesichts ihrer persönlichen Erfahrung nachvollziehbar ist. Nicht immer jedoch sind Konditionierungsprozesse eindeutig identifizierbar. Insbesondere beim Vorliegen von Zwangsgedanken mit Stimuluscharakter empfiehlt sich die Anwendung eines weiteren Modells.

12.6.2 Das kognitiv-behaviorale Modell

Das kognitiv-behaviorale Modell von Salkovskis (Salkovskis u. Warwick 1988) eignet sich besonders gut, um die Entstehung und Aufrechterhaltung von Zwangsgedanken zu erklären. Ausgangspunkt des Modells ist die Erkenntnis, dass aufdringliche oder als unsinnig empfundene Gedanken per se nicht pathologisch sind, sondern bei der Mehrzahl der Menschen gelegentlich auftreten. Erst die **Bewertung** der Gedanken als sehr bedeutsam, bedrohlich und möglicherweise verwerflich, die der Betreffende aufgrund dysfunktionaler Grundüberzeugungen vornimmt, führt zu vermehrter Unruhe, zu Anspannung und häufig zu Angst. Dadurch entsteht beim Patienten ein Handlungsbedarf, den unangenehmen Zustand zu beenden, und es kommt zur Ausübung von Zwangshandlungen oder zu Neutralisierungsritualen auf gedanklicher Ebene.

Fatalerweise wirken diese nur kurzfristig und verweisen in ihrem Aufwand nochmals auf die vermeintliche Bedeutsamkeit des Gedankens; zudem kann der Patient nicht die Erfahrung machen, dass der Gedanke auch ohne seine Anstrengungen wieder verschwindet. Dies bedeutet, dass infolge der Neutralisierungen im Endeffekt die Auftretenswahrscheinlichkeit erneuter Zwangsgedanken erhöht wird (◘ Abb. 12.2). Darüber hinaus eignet sich das Modell, um den Einfluss von Depressivität auf die Zwangssymptomatik zu erklären. Depressivität ist mit verstärkten negativen Bewertungen verbunden und fördert somit den oben beschriebenen Mechanismus.

Das kurze Beispiel von Herrn W. soll das Gesagte veranschaulichen (▶ Fallbeispiel 3).

Fallbeispiel 3: Herr W.

Herr W. ist beruflich in seiner Funktion als Abteilungsleiter stark eingespannt und hat abends nach der Arbeit nur kurz Zeit, um mit den Kindern (2 und 4 Jahre alt) zu spielen. Als er eines Abends müde und gereizt von der Arbeit nach Hause kommt und die Kinder anhaltend lautstark miteinander streiten, geht ihm spontan der Gedanke durch den Kopf: «Ich würde sie am liebsten an die Wand klatschen, damit mal Ruhe ist« (ein in derartigen Situationen häufiger Gedanke von Eltern, der nichts über die tatsächliche Liebe zu den Kindern aussagt). Aufgrund seiner hohen Selbstansprüche und ungünstigen Überzeugungen zur Bedeutsamkeit von Gedanken setzt ein Bewertungsprozess ein (»Das ist ja fürchterlich, so etwas darf ich unter gar keinen Umständen denken! Ich muss in jedem Fall verhindern, dass ich meinen Kindern etwas antue!«). Je stärker Herr W. aggressive Gedanken gegen seine Kinder unterdrücken will, desto hartnäckiger tauchen sie jedoch auf. Neben der Entwicklung gedanklicher Neutralisierungsrituale (z. B. dreimaligem Beteuern der Liebe zu seinen Kindern im Geiste) vermeidet Herr W. es zunehmend, mit den Kindern alleine zu sein oder in Körperkontakt mit ihnen zu geraten, um sie nicht unnötiger Gefährdung auszusetzen. Schließlich ist der Gedanke ständig präsent, und Herr W. macht immer häufiger Überstunden, um seinen Kindern abends nicht mehr begegnen zu müssen.

Auch hier empfiehlt es sich, mit dem Patienten die einzelnen Komponenten des Modells bezogen auf dessen persönliche Situation gemeinsam zu erarbeiten. Um den verstärkenden Effekt der aktiven Gedankenunterdrückung zu verdeutlichen, bietet sich eine kleine Übung an, bei der der Patient gebeten wird, einmal 5 Minuten lang **nicht** an etwas Bestimmtes (z. B. einen geblümten Hasen) zu denken. Er wird mit sehr hoher Wahrscheinlichkeit die Erfahrung machen, dass genau dieser Gedanke immer wieder auftaucht, je stärker er versucht, ihn zu unterdrücken.

12.7 Exposition und Reaktionsmanagement

12.7.1 Vorbereitung auf die Exposition

Die meisten Patienten sind motiviert dazu, ihre Zwänge mithilfe von Expositionsübungen anzugehen, wenn sie ein plausibles Erklärungsmodell für ihre Erkrankung gefunden haben. Für die Erarbeitung des Expositionsrationales sollte ausreichend Zeit eingeplant werden, damit der Patient genügend Möglichkeiten hat, Fragen zu stellen und sich in die Planung und Umsetzung der Expositionsübungen aktiv einbringen kann. Die **Einführung in die Exposition** könnte in etwa wie folgt lauten:

» Wie wir gesehen haben, gibt es bestimmte Situationen wie z. B. ... (Beispiel einfügen), die immer wieder Anspannung bei Ihnen auslösen. Sie versuchen, die Anspannung durch Zwangsrituale wie z. B. ... (Beispiel einfügen) abzubauen. Kurzfristig gelingt das möglicherweise; längerfristig können Sie jedoch dadurch nicht die Erfahrung machen, dass die unangenehme Anspannung auch wieder von alleine abfällt. Genau an diesem Punkt setzen Expositionsübungen an. Hierbei suchen Sie gezielt Situationen auf, die

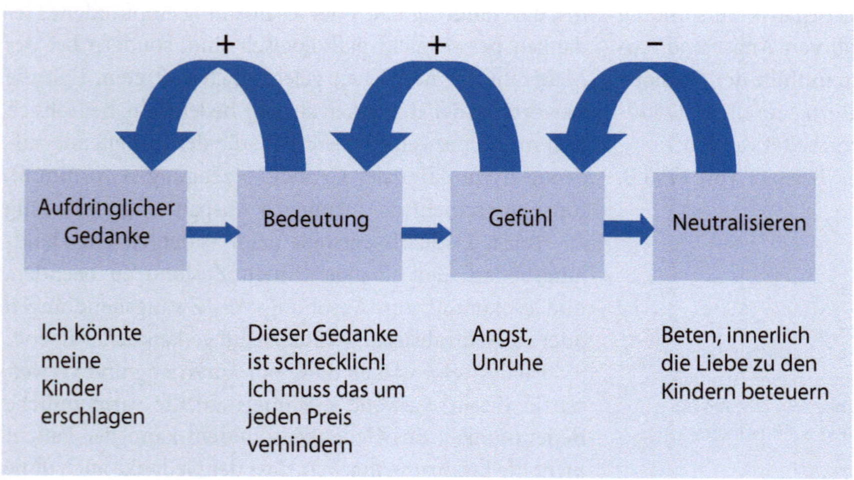

◘ **Abb. 12.2** Kognitives Modell der Zwangsstörung. (Mod. nach Reinecker 1994, mit freundlicher Genehmigung)

12

für Sie mit … (Angst, Anspannung, Ekel etc.) verbunden sind. Anders als sonst führen Sie Ihr Zwangsritual, nämlich … (Waschen, Kontrollieren, Ordnen, Zählen, neutralisierende Gegengedanken etc.), nicht aus und lassen gleichzeitig die dabei aufkommende Anspannung zu. Das kann besonders am Anfang eine richtige Herausforderung sein, weil die Anspannung zunächst noch recht hoch ist. Die Anspannung wird jedoch wieder von alleine abfallen, da es sich hierbei um eine erschöpfbare Reaktion handelt, die irgendwann ein Gipfelplateau erreicht, aber auch wieder nachlässt. Wenn Sie die Übungen mehrmals durchführen, kann die Anspannung von Mal zu Mal geringer werden. Ziel der Übungen ist, dass Sie wieder zunehmend Situationen bewältigen können, ohne Zwangsrituale ausführen zu müssen. «

Für den Patienten kann es hilfreich sein, mithilfe einer Grafik (◘ Abb. 12.3) zu verdeutlichen, dass die Anspannung nicht ins Unermessliche steigt. Gleichzeitig gilt es, möglicherweise bestehende Ängste des Patienten nicht »herunterzuspielen« oder ihn gar zur Durchführung eines Expositionstrainings zu überreden, sondern ihn – möglicherweise nach einer vereinbarten Bedenkzeit – frei für oder gegen eine Expositionsbehandlung entscheiden zu lassen.

12.7.2 Erstellen einer Zwangshierarchie

Haben sich die Patienten für die Aufnahme einer Expositionsbehandlung entschieden, wird eine **Zwangshierarchie** erarbeitet, indem die Patienten zwangsauslösende Situationen nach Schwierigkeitsgrad (in der Regel von 0–100) in eine Rangfolge bringen. Die Angsthierarchie sollte idealerweise 5–8 Items umfassen, um einerseits Übungen mit unterschiedlichem Schwierigkeitsgrad daraus ableiten zu können und andererseits nicht unnötig Verwirrung mit vielen Feinabstufungen zu stiften. Zu Beginn der Exposition einigt man sich auf eine mittelschwere Situation (Angststärke ca. 50–60%), die für den Patienten Alltagsrelevanz besitzt, auch wiederholt leicht aufgesucht werden kann und gut in begleiteter Exposition durchführbar ist.

12.7.3 Zentrale Aspekte der Expositionsübung

Voraussetzung für eine gelungene Expositionsbehandlung ist eine klare **Definition des Zielverhaltens** ▶ 12.5.4, Motivations- und Zielanalyse). Aufgrund der geringeren Belastung für den Patienten sowie der geringeren Gefahr kognitiver Vermeidung der Konfrontation (z. B. Ablenkung, Relativierung der bestehenden Gefahr etc.) empfiehlt sich ein graduiertes Vorgehen. Um den Patienten zu unterstützen und mit dem technischen Ablauf der Exposition vertraut zu machen, erfolgen die Expositionsübungen zunächst therapeutenbegleitet und später sukzessive in Eigenmanagement. Insbesondere für die Erstexposition ist genügend Zeit (ca. 2–3 h) einzuplanen; unnötige Belastungen am Tag der Erstexposition sollten vermieden werden.

Folgende Punkte sind für eine erfolgreiche Exposition zu berücksichtigen (▶ Übersicht).

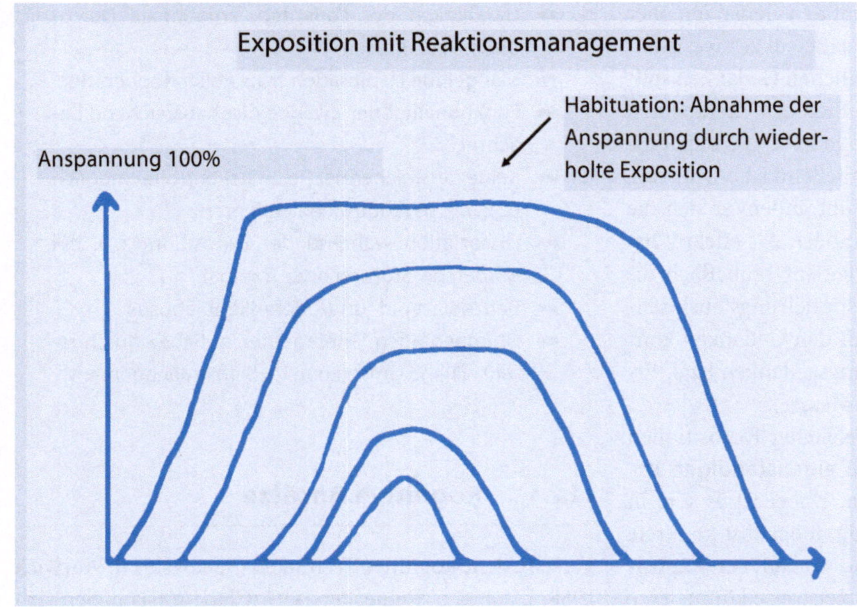

◘ **Abb. 12.3** Anspannungsverlauf bei Exposition

Faktoren für eine erfolgreiche Exposition

- Vor der Exposition auf Entscheidungsfreiheit und Eigenverantwortlichkeit hinweisen
- Patienten ermutigen, Emotionen in der Situation zuzulassen
- Während der Übung Risikoeinschätzung und momentane Anspannung einschätzen lassen
- Wiederholte Zentrierung auf das gegenwärtige Erleben (Sinneswahrnehmungen, Emotionen)
- Keine »Beschützerrolle« (»Der Therapeut wird schon aufpassen, dass nichts passiert …«) einnehmen; der Patient sollte Verantwortung übernehmen
- Im Vorfeld eine Belohnung für den Abend überlegen

Auch Zwangsgedanken können mittels Exposition angegangen werden. Als Zwangsgedanken bezeichnet man alle Impulse, Bilder und Vorstellungen, die Angst oder Anspannung verstärken (z. B. »Ich könnte jemanden mit dem Auto angefahren haben«), während gedankliche Zwangshandlungen der Angstreduktion dienen (z. B. die gefahrene Strecke im Geiste immer wieder durchgehen).

Bei der **Exposition der Zwangsgedanken** geht es darum, die Gedanken zuzulassen und dabei die Erfahrung zu machen, dass zum einen das Befürchtete nicht wirklich ausgeführt wird, zum anderen die Anspannung mit der Zeit nachlässt. Die Exposition findet statt, indem der Patient die Gedanken vielleicht zunächst aufschreibt, dann wiederholt auch laut ausspricht und zu Ende denkt; auch durch wiederholte Konfrontation mit den Gedanken über Walkman mit Endlosschleife kann eine sukzessive Habituation erreicht werden. Die bedrohlichen Gedanken sollten zunächst mehrmals in Anwesenheit des Therapeuten und unter Beachtung möglicher (kognitiver) Vermeidenstendenzen angehört werden. Anschließend ist es sinnvoll, wenn der Patient täglich ca. 1–2 h übt, indem er sich die Gedanken im Eigenmanagement anhört. Als effektiv hat es sich erwiesen, wenn sich der Patient schließlich als höchste Schwierigkeitsstufe in den speziell angstauslösenden Situationen über Kopfhörer mit den Gedanken konfrontiert (z. B. bei aggressiven Zwangsgedanken bzgl. Erstechen beim Hantieren mit einem Messer).

Nach den ersten therapeutengeleiteten Expositionen sollte der Patient möglichst bald zu **eigenständigen** Expositionsübungen ermutigt werden. Dabei ist es v. a. in der Anfangsphase besonders wichtig, möglichst konkrete Zielsetzungen bzgl. Häufigkeit und Ablauf der Expositionsübungen zu vereinbaren. Beispielsweise könnte eine therapeutengeleitete Exposition bei Kontrollzwängen beinhalten, dass ein Patient nach einer Autofahrt sein Fahrzeug abschließt, einmalig die Türen kontrolliert und danach den Abstellplatz ohne weitere Überprüfung der Schlösser verlässt. Als Hausaufgabe für die kommende Woche würde vereinbart, dass der Patient an 4 Tagen das Auto benutzt und ebenso verfährt. Wichtig ist, dass sich Patienten durch evtl. auftretendes Zwangsverhalten nicht entmutigen lassen, sondern sich reexponieren, wenn sie der Anspannung doch nachgegeben haben. In diesem Fall könnte der Patient nach unwillentlichem Ausführen seiner Kontrollrituale seinen Wagen nochmals starten, einige Meter entfernt parken und anschließend ohne weiteres Kontrollieren verlassen.

Für die Vertiefung des Lerneffekts und die Nachbesprechung der selbstständig durchgeführten Expositionsübungen hat es sich als hilfreich erwiesen, wenn der Patient Aufzeichnungen zu den gemachten Erfahrungen anfertigt. Im weiteren Verlauf der Therapie geht es darum, dass der Patient die erreichten Veränderungen auch auf andere Bereiche generalisiert, immer mehr Handlungsspielräume gewinnt und damit auch sein bisheriges Vermeidungsverhalten sukzessive abbaut.

Grundsätzlich sind bei der Exposition einige **Fehlermöglichkeiten und Risiken** zu beachten, die in der folgenden ► Übersicht aufgeführt sind.

Mögliche Fehler und Risiken bei der Exposition

- Expositionsdauer zu kurz
- Keine gute therapeutische Beziehung
- Kognitive Meidung beim Patienten
- Unfähigkeit des Patienten, emotionale Durchbrüche zuzulassen
- Mangelnde Habituation trotz voller Kooperation
- Funktionalität der Zwänge nicht ausreichend beachtet
- Keine ausreichende Realitätskontrolle möglich (z. B. bei psychotischen Patienten)
- Dissoziation während der Exposition (z. B. bei Borderline-Störung oder Trauma)
- Benzodiazepin- und/oder Alkoholabusus
- Übungen »dem Therapeuten zuliebe« durchgeführt (keine Umsetzung im Selbstmanagement)

12.7.4 Kognitive Ansätze

Verschiedene kognitive Techniken (Salkovskis u. Warwick 1988, Lakatos u. Reinecker 1999, Clark 2004) haben sich bewährt, in Kombination mit den Expositionsverfahren bzw. – wenn sich der Patient nicht auf Exposition einlassen kann oder will – auch alleinig, die Zwangssymptomatik zu reduzieren.

Modifikation der Gefahreneinschätzung

Die meisten Patienten mit Zwängen überschätzen die **Wahrscheinlichkeit,** mit der ein negatives Ereignis auftreten könnte. Dies geschieht insbesondere dann, wenn sie sich verantwortlich für das mögliche Eintreffen einer gefürchteten Situation sehen.

Aus diesem Grund kann es hilfreich sein, gemeinsam mit dem Patienten eine Risikoabschätzung der zwanghaften Befürchtungen vorzunehmen. Dazu sollten alle Faktoren in Betracht gezogen werden, die gleichzeitig vorliegen müssen, damit die erwartete Katastrophe eintritt. So könnte beispielsweise eine Patientin mit Kontrollzwängen zunächst auf einer Skala von 0–100 die Wahrscheinlichkeit einschätzen, mit der sie vergisst, ihre Haustüre abzuschließen (z. B. 10%). Dieses Ergebnis multipliziert sie mit der angenommenen Wahrscheinlichkeit, dass dies von jemandem entdeckt wird (z. B. 5%, d. h. insgesamt 0,05%). Anschließend überlegt sie sich die Wahrscheinlichkeit dafür, dass jemand einen Einbruch vornimmt, wenn er eine unverschlossene Hautüre vorfindet (z. B. 20%) und multipliziert auch diesen Wert hinzu (d. h. 0,001%) usw.

Einige Patienten sind überrascht darüber, wie viele Voraussetzungen in Kombination vorliegen müssen, damit das von ihnen gefürchtete Ereignis eintritt. Gleichzeitig wird deutlich, dass ein Restrisiko immer bestehen bleibt, was viele Patienten belastet.

Ausgehend von dieser Erkenntnis kann auf zweierlei Arten gearbeitet werden:

Leben bedeutet Eingehen von Risiken

Für Patienten kann es – auch im Hinblick auf Exposition – wichtig sein, sich bewusst damit auseinanderzusetzen, dass ein Leben ohne Risiko nicht möglich ist. Hilfreich sind u. U. folgende Gedankenspiele:

- Wie sähe ein Leben in vollkommener Absicherung mit allen Konsequenzen aus (vom Aufstehen bis zum Schlafengehen?)
- Was würde mir bei größtmöglicher Absicherung entgehen?
- Was habe ich in meinem bisherigen Leben durch Eingehen von Risiken schon erreicht?

! Wichtig ist es, den Patienten nicht zu bedrängen oder überreden, bestimmte Haltungen einzunehmen, sondern seine Eigeneinsicht – z. B. mithilfe der Technik des sokratischen Dialogs – zu fördern.

Die Zwänge selbst können mich in größere Gefahr bringen als das, was sie zum Inhalt haben

Viele Patienten nehmen häufig gerade durch Ausübung ihrer Zwangsrituale ein reales Risiko auf sich, das viel höher einzuschätzen ist als das zwanghaft befürchtete Ereignis. So läuft beispielsweise eine Patientin, die ständig im Rückspiegel kontrolliert, ob sie einen Autounfall verursacht hat, erhöhte Gefahr, tatsächlich einen Unfall zu verursachen, da sie nicht auf den Straßenverkehr vor ihr achtet. Ein Patient, der bei jeglicher Berührung durch seine Töchter aus Angst vor eigenen sexuellen Impulsen zurückschreckt, gefährdet deren natürliche psychosexuelle Entwicklung etc.

Nicht wenige Patienten können neue Energien gegen ihre Erkrankung mobilisieren, wenn sie sich vergegenwärtigen, wie sehr sie sich tatsächlich in Gefahr bringen, wenn sie sich der »Knechtschaft« des Zwangs unterwerfen.

Veränderung der Wahrnehmung von Verantwortung

Viele Menschen mit Zwängen fühlen sich extrem **verantwortlich** für das mögliche Eintreten negativer Ereignisse. Die gesteigerte Verantwortlichkeit kann mit einer Vielzahl von Techniken kritisch beleuchtet werden. Neben Übungen zum Wechsel der Perspektive (anderen Personen wird häufig eine wesentlich geringere Verantwortlichkeit zugeschrieben) eignet sich auch eine grafische Veranschaulichung eigener Verantwortlichkeitsanteile (z. B. in Form eines Kuchendiagramms, Clark 2004) im Verhältnis zu anderen Faktoren, die den Ausgang von Ereignissen bestimmen.

Eine lebendigere Methode stellt ein Zwiegespräch zwischen dem Zwang als »Ankläger« und dem gesunden Selbst des Patienten dar, das gemeinsam von Therapeut und Patient in wechselnden Rollen ausgeführt werden kann. Gerade wenn dem Patienten anfänglich Argumente gegen den fordernden Zwang fehlen, kann es hilfreich sein, dass die Verteidigerrolle zunächst vom Therapeuten übernommen wird. Die neu entdeckte »Munition« gegen den Zwang kann der Patient dann nach dem Rollenwechsel gemeinsam mit eigenen Einfällen aktiv austesten. Besonders hilfreiche Argumente können bei Bedarf nachträglich im Sinne positiver Selbstinstruktionen vom Patienten schriftlich festgehalten werden.

Emotionale Distanzierung von Zwangsgedanken

Für einige Patienten kann es leichter sein, innerlich Abstand von den Zwangsinhalten zu gewinnen, wenn sie über neurobiologische Wirkzusammenhänge der Erkrankung informiert werden (Schwartz 1997). So können die subjektiv bedrohlichen Zwangsgedanken für manche Betroffenen an Bedeutsamkeit verlieren, wenn sie als Ausdruck einer Fehlregulation im Schleifensystem zwischen frontalem Kortex, Thalamus und Basalganglien betrachtet werden: Die Vorstellung aufdringlicher Gedanken als lästige Fehlsteuerung verleitet deutlich weniger dazu, sich mit diesen zu identifizieren, sie schuldhaft zu verarbeiten oder als reale Bedrohung zu missinterpretieren. Dennoch sollte letztlich das Ziel bleiben, mit dem Patienten gemeinsam ein integratives Modell zur Entstehung und Aufrechterhaltung seiner Erkrankung zu entwickeln, das neben neurobiologischen Faktoren auch psychosoziale Aspekte berücksichtigt.

Hypothesentestung mit Verhaltensexperimenten

Menschen mit Zwängen haben mitunter irrationale Vorstellungen darüber, was tatsächlich das Eintreten des befürchteten Unglücks hervorrufen könnte. Diese lassen sich durch Verhaltensexperimente gemeinsam mit dem Betroffenen häufig gut widerlegen. So könnte z. B. ein Patient, der regelmäßig die Annahme entwickelt, den Herd durch zufälliges Berühren angeschaltet und dadurch einen Hausbrand verursacht zu haben, einmal gezielt versuchen, die Herdknöpfe durch absichtliches Vorbeistreifen zu verstellen. Er wird sicherlich die Erfahrung machen, dass sich selbst durch energisches Berühren der Knöpfe mit der Hüfte deren Position in der Regel noch nicht verschiebt. Ein anderer Patient könnte beim Nachstellen einer Tötungssituation, wie sie ihm ein aggressiver Zwangsgedanke nahe legt, die Entdeckung machen, dass er sich für die einzelnen Handlungsabläufe körperlich gar nicht in der Lage sieht oder ihm diese zumindest plötzlich fremd und unrealistisch erscheinen.

Umstrukturierung dysfunktionaler Grundannahmen

Hinter unrealistischen Annahmen zu eigener Verantwortlichkeit stehen häufig nochmals übergeordnete Standards und unrealistische Erwartungen an sich selbst, z. B. keine Fehler machen zu dürfen, niemanden enttäuschen zu dürfen etc. Zur Bearbeitung bieten sich eine Vielzahl von Möglichkeiten der kognitiven Psychotherapie an. Beispielsweise können die Patienten mittels »historischer Überprüfung« ihre dysfunktionalen Annahmen im biografischen Vergleich testen, mithilfe von Profilvergleichen oder Bildung von Kontinua realistische Selbsteinschätzungen auf subjektiv relevanten Dimensionen (z. B. Pflichtbewusstsein, Verantwortungsübernahme) gewinnen oder mithilfe von Positiv-Tagebüchern konkrete Gegenbeweise für die Angemessenheit der dysfunktionalen Annahmen finden (z. B. »Herr Seitz hat mich freundlich gegrüßt, obwohl ich mich in der letzten Sitzung kritisch geäußert habe« könnte als Gegenargument für die konditionale Annahme protokolliert werden, es nur immer allen recht machen zu müssen).

Eine besondere Bedeutung kommt dysfunktionalen Vorstellungen über Verantwortlichkeit zu (▶ Übersicht), die bei Menschen mit Zwängen häufig anzutreffen sind und mit kognitiven Techniken (z. B. sokratische Dialoge) kritisch hinterfragt werden können.

Typische dysfunktionale Vorstellungen von Zwangspatienten

- »An etwas zu denken ist dasselbe, wie etwas zu tun.«
- »Wenn ich das denke, bedeutet das, dass ich auch will, dass es passiert.«
- »Verantwortung lässt sich nicht dadurch reduzieren, dass etwas unwahrscheinlich ist.«
- »Beim Auftreten eines Zwangsgedankens diesen nicht zu neutralisieren, ist gleichbedeutend damit, den in der Vorstellung angedeuteten Schaden geschehen zu lassen.«
- »Man sollte (und kann) seine Gedanken kontrollieren; ansonsten ist das ein Hinweis, dass etwas falsch ist mit einem.«

12.7.5 Unterstützende körperbezogene und achtsamkeitsorientierte Ansätze

Anders als bei spezifischen Phobien, bei denen die Angstreaktion in der Regel auf eng umschriebene Stimuli reduziert ist, ist der von Zwängen Betroffene häufig permanent seinem Zwangssystem ausgesetzt: Auf jedem Gegenstand können Keime lauern, vor denen man sich schützen muss, ständig ist zu kontrollieren, dass man nichts Wichtiges (oder Peinliches) verloren hat, blasphemische Vorstellungen drängen sich möglicherweise fast ununterbrochen auf etc. Zwangserkrankungen zeichnen sich daher häufig durch eine geringe (z. B. aufgrund von Aufmerksamkeit absorbierenden Zwangsgedanken) oder sehr selektive (z. B. Fokussierung auf zwangsspezifische Stimuli wie etwa Schmutz etc.) Verankerung im gegenwärtigen Augenblick aus. Viele Patienten berichten, durch die Präokkupation mit Zwangsinhalten alltägliche Handlungen kaum bewusst wahrzunehmen; auch die Sensibilität für körperliche Regungen ist häufig vermindert oder durch Hyperfokussierung auf zwangsrelevante Details hin verzerrt.

Gleichzeitig erfordert insbesondere die Expositionsbehandlung eine Offenheit gegenüber Erfahrungen des gegenwärtigen Augenblicks, die sowohl die angstauslösenden situativen Reize als auch innere Regungen wie auftauchende Befürchtungen, aktuelle körperliche Empfindungen, gegenwärtige Emotionen etc. einschließen. Die im Hinblick auf Lebensqualität und Vorbereitung der Expositionstherapie gleichermaßen relevante **Stärkung der Wahrnehmung** umfasst drei Ebenen:

1. Sensibilisierung für körperliche Prozesse, Stabilisierung der Körperintegrität,
2. Förderung der Achtsamkeit für eine ganzheitliche Umgebungswahrnehmung,
3. Stärkung von Selbstwahrnehmung bzgl. emotionaler Prozesse und eigener Bedürfnisse.

Für den ersten Punkt bieten sich körperbezogene Übungen an wie der aus dem Mindfulness-based-Ansatz stammende *body-scan* (Kabat-Zinn 1990), bei welchem der Patient mit der Aufmerksamkeit zu einzelnen Teilen seines Körpers wandert und sich momentaner Empfindungen gewahr zu werden versucht, ohne sie zunächst bewerten oder ändern zu wollen. Diese Übung eignet sich nicht für alle Zwangspatienten, kann jedoch für einige Patienten mit therapeutischer Unterstützung und bei regelmäßigem Üben sehr hilfreich für einen verbesserten Zugang zu körperlichen Bedürfnissen und Reaktionen sein.

In einem weiteren Schritt kann die Konzentration auf körperliches Erleben in verschiedenen Alltagssituationen angewendet werden. Daneben kann sukzessive die unter Punkt 2 genannte Sensorik von Umgebungsreizen hinzugezogen werden, d. h. das in der jeweiligen Situation Seh-, Hör-, Riech- oder Spürbare. Insbesondere in Situationen, die mit Zwangsritualen verknüpft sind, kann die subjektive Veränderung des Erlebens durch Verschiebung des Aufmerksamkeitsfokus für den Patienten relativ eindrücklich sein. So spürte eine Patientin mit ausgeprägtem Waschzwang zum ersten Mal, wie angespannt sie die Schultern hochgezogen hatte, wenn sie vor dem Waschbecken stand. Das bewusste Spüren des kühlen Wassers und der glatten Seife auf der Haut, die Konzentration auf das Rauschen des Wassers, der sensorische Unterschied vor und nach dem Waschen der Hände etc. ermöglichten ihr erstmals, sich partiell von den stereotypen Zwangsritualen zu distanzieren.

In Bezug auf den dritten Punkt hat es sich als sinnvoll erwiesen, wenn der Patient als »Hausaufgabe« zu gemeinsam vereinbarten Zeitpunkten, z. B. nach dem Abendessen, eine Weile bewusst die Aufmerksamkeit darauf richtet, welche emotionalen Regungen er bemerkt und welche Bedürfnisse er bei sich wahrnimmt. Davon ausgehend kann er mit Unterstützung des Therapeuten Zielsetzungen für sich vereinbaren, z. B. einen Abendspaziergang zu machen, wenn er sich angespannt fühlt etc. Ausgehend von den gesammelten Erfahrungen kann sich der Patient ein Verhaltensrepertoire aneignen, das ihm auch langfristig als **Alternativverhalten** zu den früheren Zwangsverhaltensweisen dienlich sein kann.

12.7.6 Einbeziehung von Angehörigen

Ein wichtiger Punkt in der therapeutischen Arbeit mit Zwangspatienten stellt die Angehörigenarbeit dar. Die Zielsetzungen der Angehörigengespräche können in Abhängigkeit von der jeweiligen Situation des Patienten allerdings variieren. Wenn Patienten ihre Erkrankung selbst vor nächsten Angehörigen über lange Zeit hinweg verheimlicht oder bagatellisiert haben, können psychoedukative Maßnahmen in enger Absprache mit dem Patienten zunächst sehr hilfreich sein. Andere Angehörige sind seit geraumer Zeit in das Zwangssystem des Patienten stark involviert und machen sich unwillentlich zum »Komplizen« des Zwangs, indem sie Rückversicherungen geben, den Patienten durch Übernahme von Zwangsritualen zu entlasten versuchen oder sein Vermeidungsverhalten durch Erledigung zwangsbesetzter Alltagsaktivitäten unterstützen. Hier hat es sich bewährt, wenn der Patient gemeinsam mit den Angehörigen alternative Umgangsmöglichkeiten mit der Zwangssymptomatik erarbeitet. So könnte eine Patientin beispielsweise ihren Partner ermutigen, künftig in seinem eigenen Rhythmus die Dusche zu benutzen, während sie im Rahmen ihrer Zwangserkrankung bislang von ihm erwartet hat, dass er nach jedem Kontakt mit seiner Arbeitsstelle ausgiebig duscht.

! In jedem Fall ist es hilfreich, Angehörige über das Expositionsrationale aufzuklären. Ob und wieweit die Angehörigen auch praktisch in das Expositionstraining einbezogen werden sollen, ist jedoch im Einzelfall genau abzuwägen, um nicht Interaktionelle Schwierigkeiten, wie z. B. bestehende Abhängigkeiten, zu verstärken.

12.7.7 Rückfallprophylaxe

Die Möglichkeiten zur Rückfallprophylaxe sind so vielfältig wie die Patienten und ihre Zwangssymptome. Indirekte, jedoch wichtige Schritte zur Rückfallprophylaxe stellen die ausführliche **Bearbeitung der Funktionalität der Zwänge** sowie eine zunehmende **Übertragung der Expositionsübungen ins Eigenmanagement** des Patienten dar.

Manche Patienten erleben es bereits im Verlauf der Psychotherapie als hilfreich, wichtige Erkenntnisse in einem Therapietagebuch festzuhalten, das sie sich auch nach der Behandlung zur Unterstützung und gelegentlichen Auffrischung der gewonnenen Einsichten heranziehen können.

Ein unverzichtbarer Baustein der Rückfallprophylaxe ist das Bedenken möglicher (künftiger) **Stressoren**, die zu einer Reexazerbation der Zwangssymptomatik führen könnten. Neben Maßnahmen zur Minimierung möglicher Risikokonstellationen (z. B. alltagspraktische Strategien zum Schutz vor Überarbeitung, Möglichkeiten zur angemessenen Bewältigung negativer emotionaler Zustände) sollten anhand direkter Fragen möglichst konkrete Strategien zum Umgang mit zunehmenden Zwangssymptomen erarbeitet werden (▶ Übersicht).

Identifikation von Stressoren zur Rückfallprohylaxe von Zwangssymptomen

- An welchen Stellen könnte der Zwang zunächst ansetzen?
- Was kann ich mir sagen, wenn sich die aggressiven Zwangsvorstellungen wieder aufdrängen?
- Was kann ich tun, falls ich mich z. B. dabei ertappe, Zeitungsartikel wieder mehrmals lesen zu müssen, bestimmte Zahlen zu umgehen oder Türkliniken nur noch mit dem Ellenbogen zu berühren?
- Wie kann ich mich unterstützen, wenn ich merke, dass ich Fahrten mit öffentlichen Verkehrsmitteln wieder zu vermeiden beginne?

Manche Patienten profitieren hierbei gut davon, mögliche »Versuchungssituationen« gemeinsam mit dem Therapeuten als »Trockenübung« zu proben und dabei positive Selbstinstruktionen für sich zu entwickeln.

Daneben ist es hilfreich, wenn der Patient am Ende der therapeutischen Behandlung selbst nochmals zusammenfasst, welches »Werkzeug« gegen die Zwangssymptomatik er als nützlich empfunden hat und wie er es weiterhin in seinem Alltag anwenden möchte.

Zur längerfristigen Aufrechterhaltung der Symptomverbesserung sind zudem **Auffrischungssitzungen**, beispielsweise im Abstand von einem Monat, einem halben Jahr und schließlich einem Jahr sinnvoll.

Gute Erfahrungen haben schließlich auch Patienten mit regelmäßigen »**Selbsttherapiesitzungen**« rückgemeldet, die die Verfasser für die erste Zeit nach der Entlassung gelegentlich angeregt hatten. Die Patienten können hierbei in regelmäßigen Abständen (z. B. zweiwöchig) einen »Termin mit sich selbst« vereinbaren, bei dem sie Bilanz über erhaltene Fortschritte ziehen, sich für erreichte Veränderungen belohnen und ggf. neue Ziele bis zum folgenden Termin formulieren.

12.8 Schwierige Behandlungssituationen

12.8.1 Übertragung der Verantwortung auf den Therapeuten

▶ Fallbeispiel 4

Fallbeispiel 4: Frau H.

Frau H., eine 23-jährige Altenpflegerin, leidet unter wiederkehrenden zwanghaften Befürchtungen, die von ihr betreuten Patienten eines ambulanten Pflegedienstes zu verletzen oder gar zu töten. Oftmals grübelt sie abends stundenlang nach, um Handlungsabläufe gedanklich vollständig zu rekonstruieren und auszuschließen, ein Verbrechen begangen zu haben. Zur persönlichen Absicherung gegen nachträgliche Zweifel trägt sie heimlich stets ein Diktiergerät bei sich, das alle relevanten Interaktionen aufzeichnet. Als sie unter Anleitung ihres Therapeuten erstmals Hausbesuche ohne Diktiergerät durchführt, gerät sie kaum unter Anspannung und zeigt nachträglich keine Grübelneigung. Erst bei genauerem Nachfragen wird deutlich, dass Frau H. die Verantwortung unbewusst ihrem Therapeuten übertragen hat (»Wenn der das von mir will, muss ich mir keine Gedanken machen«).

Empfehlung

Der Therapeut sollte die Patientin bei der Vorbesprechung der Expositionsübung explizit fragen, ob sie bereit ist, das Risiko für ihr Verhalten selbst zu tragen. Darüber hinaus ist es zur Stärkung der Eigenverantwortlichkeit hilfreich, wenn die Patientin die Ausgestaltung der Exposition (genaue zeitliche und situative Umstände etc.) nach Erarbeitung des Expositionsrationales und ersten gemeinsamen Übungen zunehmend in eigene Regie übernimmt. Schließlich kann der Therapeut die Entwicklung einer eigenverantwortlichen Haltung unterstützen, indem er die Patientin durch geschicktes Nachfragen dazu bewegt, selbstständig Stellung zu beziehen (»Warum können Sie so sicher sein, dass Ihnen nicht doch etwas Schlimmes unterlaufen ist?« …).

12.8.2 Übermäßige Angst während der Exposition

▶ Fallbeispiel 5

12

Fallbeispiel 5: Frau P.

Frau P., eine 47-jährige Patientin mit Wiederholungszwängen in Verbindung mit magischen Denkinhalten, erlebt während der Exposition jeweils so große Angst, dass sie ihre Wiederholungsrituale nicht unterlassen kann. Mit Abstand weiß sie bestens über das Therapierationale Bescheid, kann sich jedoch in der Situation selbst nicht dazu überwinden, ihren Zwangsimpulsen Widerstand entgegenzusetzen.

Empfehlung

Bei großer Angst während der Durchführung der Reizkonfrontation empfiehlt es sich, nach Sammlung der die Exposition behindernden »Angstgedanken« gemeinsam mit dem Patienten positive Selbstinstruktionen zu erarbeiten, die er während der Übung anwenden kann. Darüber hinaus kann es wertvoll sein, eventuell auftretende Hindernisse vorher zu besprechen (»Was tue ich, wenn ...?«). Manche Patienten profitieren außerdem davon, die Expositionsübung zunächst erfolgreich in der Vorstellung durchlaufen zu haben. Dazu werden die Patienten instruiert, sich die Durchführung mit allen dabei auftauchenden Emotionen und körperlichen Reaktionen intensiv vorzustellen; dabei soll auch der anschließende allmähliche Spannungsabfall in die Vorstellung einbezogen werden.

12.8.3 Ausüben von Kontrolle durch das Zwangsverhalten

▶ Fallbeispiel 6

Fallbeispiel 6: Herr S.

Herr S., ein 37-jähriger Patient mit HIV-Angst und Waschzwängen, gibt zwangsbedingte Schwierigkeiten an, Gegenstände in der psychotherapeutischen Praxis, wie z. B. einen Kugelschreiber, zu benutzen. Nachdem der Therapeut mit ihm nach der 2. Sitzung vereinbart, zumindest den Tisch und Schreibutensilien zu berühren, erscheint er in den darauf folgenden Stunden nur noch mit Gummihandschuhen. Da er im Wartezimmer einen ihm kränklich erscheinenden Patienten erblickt hat, bedingt er sich weiterhin aus, künftig zur Vermeidung unerträglicher Anspannung stehend im Flur zu warten. Schließlich gibt er an, seine Therapie nur noch unter Vereinbarung früher Morgentermine fortsetzen zu können, da dann die Angst vor Kontamination durch andere Patienten geringer sei. Da der Therapeut den Patienten aus Rücksicht auf dessen schwere Zwangssymptomatik nicht vorzeitig konfrontieren möchte, eskaliert die Situation immer stärker.

Empfehlung

Zunächst ist es sinnvoll, wahrgenommenes Vermeidungsverhalten mit dem Patienten zu thematisieren. Dabei kann es angemessen sein, eingeschliffene Verhaltensmuster in gemeinsamer Absprache zu Beginn noch zu belassen. Möglichst frühzeitig empfiehlt es sich jedoch, mit dem Patienten offen die Probleme anzusprechen, die sich durch die Kontrolle des Zwangs über die Rahmenbedingungen ergeben. Bei drohender Eskalation sollten klare Grenzen definiert und Gründe für die Notwendigkeit der Grenzsetzung besprochen werden. Darüber hinaus ist die Entwicklung einer Veränderungsperspektive notwendig, indem Therapeut und Patient gemeinsam als »Verbündete gegen den Zwang« neue Zielsetzungen entwerfen und umsetzen.

12.8.4 Rückversicherungen

▶ Fallbeispiel 7

Fallbeispiel 7: Herr G.

Herr G. ist ein 33-jähriger Patient mit zwanghaften Vorstellungen, andere Menschen durch falsche Bemerkungen verletzen zu können. Um sich Erleichterung zu verschaffen, vergewissert er sich beim Therapeuten während der Stunde immer wieder, dass er ihn nicht vor den Kopf gestoßen hat. Nach einer ihm besonders problematisch erscheinenden Bemerkung ruft er den Therapeuten sogar an und erkundigt sich nach seinem Wohlergehen, um sich von seinen Befürchtungen zu entlasten.

Empfehlung

Rückversicherungen stellen in der Behandlung von Zwangspatienten ein besonders häufiges Problem dar. Da sie jeweils kurzzeitig Erleichterung bringen, neigen viele Patienten dazu, den Therapeuten durch ihre Gesuche um Beruhigung ungewollt in das Zwangssystem einzuspannen. Daher sollten Nachteile der Rückversicherung (Abhängigkeit von der Meinung des anderen, keine Habituationsmöglichkeit etc.) möglichst frühzeitig angesprochen werden. Es hat sich bewährt, wenn Patient und Therapeut beispielsweise ein Symbol oder gemeinsames Signal erfinden, das immer dann zur Anwendung kommt, wenn dem Patienten eine Rückversicherung unterläuft. Der Patient sollte dann ermutigt werden, seine Antwort selbst zu geben und sich so dem zwanghaften Teil aktiv entgegenzustellen.

12.8.5 Verhandeln über das Zielverhalten

▶ Fallbeispiel 8

Fallbeispiel 8: Frau A.

Frau A., eine 54-jährige Patientin mit Waschzwängen, neigt während der ersten beiden Expositionssitzungen stark dazu, über das Zielverhalten zu verhandeln. In der Vorbesprechung wurde gemeinsam vereinbart, dass sie nach Verschmutzung der Hände beim Waschen die Unterarme nicht mehr mit einbezieht, doch während der Übung zum Händewaschen erscheint ihr der Winkel, in dem sie dabei ihre Arme hält, als wesentlicher Einflussfaktor unberücksichtigt. Außerdem ist sie sich nicht sicher, wie weit sie den Hahn aufdrehen »darf« – ein geringer Wasserdurchlauf würde schließlich eine verlängerte Waschdauer zum Teil legitimieren. Da sie während der Übung viel nachfragt und kleine Zugeständnisse erbittet, gelingt es dem Therapeuten kaum, sie auf die Übung zu fokussieren.

Empfehlung

Bei der Vorbesprechung der Expositionsübung lässt sich das Zielverhalten im Wesentlichen definieren; dennoch ist kein Handlungsablauf bis ins kleinste Detail planbar. Patienten, die vor und während der Reizkonfrontation viel über Einzelheiten verhandeln, haben häufig Angst, sich ganz auf die Übung einzulassen, und wollen durch die rigide Festlegung ein Höchstmaß an Kontrolle aufrechterhalten. Hier sollte der Patient im Vorfeld dazu motiviert werden, im Zweifelsfall das Gegenteil von dem zu tun, was der Zwang vorgibt. Während der Übung ist es wichtig, den Patienten zur Konzentration auf sein Erleben zu ermutigen und sich nicht auf Diskussionen einzulassen.

12.8.6 Unbearbeitete Funktionalität

▶ Fallbeispiel 9

Fallbeispiel 9: Herr F.

Herr F., ein 23-jähriger Geografiestudent, begibt sich in stationäre Behandlung, da er aufgrund schwerer Kontrollzwänge kaum mehr das Haus verlassen kann. Nach einigen Expositionssitzungen im Klinikbereich und anschließend im häuslichen Umfeld erlebt er eine rasche Besserung der Symptomatik. Als er nach der Entlassung sein Studium wieder aufnehmen möchte, kommt es jedoch bald zu einer starken Reexazerbation der Zwangsrituale. Erst bei genauem Nachfragen wird deutlich, dass Herr F. unter uneingestandenen sozialen Ängsten leidet und fürchtet, dass ihn die Kommilitonen ablehnen oder sich bei Referaten über seine Nervosität lustig machen. Die Zwänge stellten für ihn unwissentlich einen Schutz dar, sich nicht in belastende soziale Situationen begeben zu müssen. Da das Thema für ihn noch schambesetzter als seine Kontrollrituale ist, hat er es während der Therapie nicht anzusprechen gewagt.

Empfehlung

Unabdingbar für eine erfolgreiche Psychotherapie ist die Berücksichtigung der Funktionalität der Zwangssymptomatik. Manchmal sind sich Patienten bestehender Zusammenhänge bereits bewusst, manchmal erscheint es notwendig, gemeinsam zu hinterfragen, ob mit der Zwangserkrankung möglicherweise auch Vorteile für den Patienten verbunden sind. Mitunter kann es hilfreich sein, eine Vorstellungsübung anzuleiten, bei der sich der Patient seinen Alltag gänzlich ohne Zwänge mit allen damit verbundenen Konsequenzen vorstellt. Die Funktionalität sollte dann im Behandlungsverlauf unbedingt mitbearbeitet werden.

12.9 Kombination medikamentöser und psychotherapeutischer Behandlung von Zwängen

In der medikamentösen Behandlung der Zwangserkrankung haben sich hauptsächlich Antidepressiva mit einer selektiven Inhibition der Serotoninwiederaufnahme wie z. B. Citalopram, Sertralin oder Paroxetin bewährt; auch das trizyklische Antidepressivum Clomipramin hat sich in vielen Studien als wirkungsvoll erwiesen (▶ Übersicht).

Durch eine **Kombinationstherapie** aus selektiven Serotoninwiederaufnahmehemmern und kognitiver Verhaltenstherapie mit Reizexposition und Reaktionsmanagement werden Responder-Raten bis zu 80% erreicht. Insbesondere Patienten mit komorbider depressiver Symptomatik sowie Patienten mit überwiegenden Zwangsgedanken profitieren von ergänzender pharmakologischer Behandlung. Alleinige Pharmakotherapie sollte hingegen nach Möglichkeit nicht angewandt werden; die Rückfallquote nach dem Absetzen medikamentöser Behandlung liegt mit 80–90% sehr hoch. Bei Patienten, die primär unter Zwangshandlungen leiden und bei denen keine aktuelle *major depression* besteht, ist die alleinige psychotherapeutische Behandlung gleich wirksam wie eine Kombinationstherapie.

Bei Therapieresistenz auf Serotoninwiederaufnahmehemmer kann durch zusätzliche Gabe sogenannter atypischer Neuroleptika (z. B. Olanzapin, Quetiapin, Risperidon) bei ca. 50% der Patienten eine Symptombesserung erreicht werden.

Pharmakologische Behandlung der Zwangserkrankung

Selektive Serotoninwiederaufnahmehemmer (SSRI)

- Fluvoxamin bis 300 mg[a]
- Paroxetin bis 60 mg[a]
- Fluoxetin bis 80 mg[a]
- Sertralin bis 200 mg[a]
- Citalopram bis 60 mg[a]
- Escitalopram bis 30 mg

Trizyklisches Antidepressivum

- Clomipramin bis 225 mg[a]

[a] Wirksamkeit in randomisierten klinischen Studien nachgewiesen

12.10 Gesonderte Vorgehensweisen

In Anbetracht der Vielzahl zwanghafter Erlebens- und Verhaltensweisen erscheint es besonders wichtig, trotz nachgewiesener Effektivität nicht zwanghaft am oben dargestellten Behandlungskonzept festzuhalten, sondern das Vorgehen flexibel auf den Einzelfall abzustimmen. So gibt es beispielsweise Hinweise darauf, dass bei Patienten mit vorrangigen **Sammelzwängen** das Einüben von spezifischen Strategien im Umgang mit Besitztümern wie z. B. das Kategorisieren angehäufter Gegenstände nach ihrem Erhaltungswert oder das Trainieren von Entscheidungs- und Ordnungstechniken möglicherweise effektiver sein könnte als die Expositionstherapie (zur Übersicht s. Steketee u. Frost 2003).

Auch das Vorliegen von **Zwangsspektrumserkrankungen** erfordert gesonderte Vorgehensweisen. Bei der o. g. Trichotillomanie hat es sich beispielsweise bewährt, das Habit-reversal-Training (Azrin u. Nunn 1977) anzuwenden. Hierbei handelt es sich um eine Kombination verschiedener Techniken, bei welcher der Hauptfokus auf dem Erwerb alternativer motorischer Verhaltensmuster liegt (Neudecker u. Rufer 2004).

Grundsätzlich lässt sich das oben beschriebene Behandlungskonzept der Zwangserkrankung gut im ambulanten Setting umsetzen. Für einige Patienten mit ausgeprägter und stark generalisierter Zwangssymptomatik oder massiver Einbindung des Umfeldes in die Zwangsrituale kann es jedoch hilfreich sein, die Psychotherapie **zunächst in stationärem Rahmen** durchzuführen. Neben dem Vorteil, dass Gruppenressourcen genutzt und ergänzende Therapieangebote (Ergo-, Musik- oder Körpertherapie, soziales Kompetenztraining etc.) wahrgenommen werden können, bietet ein stationärer Aufenthalt die Möglichkeit, Expositionsübungen intensiver zu betreuen und zeitnah nachzubesprechen. Auch in diesem Fall hat allerdings das Üben im häuslichen Setting einen hohen Stellenwert; »Probeentlassungen« am Ende des Aufenthalts zur Überprüfung des Transfers gemachter Fortschritte in den Alltag sind daher absolut erstrebenswert.

Literatur

Abramowitz JS (2006) The psychological treatment of obsessive-compulsive disorder. Can J Psychiatry 51: 407–416

Abramowitz JS, Schwarz SA, Franklin MC, Furr JM (2003) Symptom presentation and outcome of cognitive-behavioural therapy for obsessive-compulsive disorder. J Consult Clin Psychol 71: 1049–1057

Alonso P, Menchon JM, Pifarre J, Mataix-Cols D, Torres L, Salgado P, Vallejo J.(2001) Long-term follow-up and predictors of clinical outcome in obsessive-compulsive patients treated with serotonin reuptake inhibitors and behavioral therapy. J Clin Psychiatry 62: 535–540

Azrin NH, Nunn RG (1977) Habit control in a day. Simon & Schuster, New York

CCSG (The Clomipramin Collaborative Study Group) (1991) Clomipramine in the treatment of patients with obsessive-compulsive disorder. Arch Gen Psychiatry 48: 730–738

Clark DA (2004) Cognitive-behavioral therapy of obsessive compulsive disorder. Guilford, New York

Ecker W (2005) Therapeutische Fehler und Misserfolge in der kognitiv-behavioralen Therapie von Zwangserkrankungen aus der Perspektive der Klinischen Praxis. Verhaltensther Verhaltensmed 2: 239–260

Fischer PL, Wells A (2005) How effective are cognitive and behavioral treatments for obsessive-compulsive disorder? A clinical significance analysis. Behav Res Ther 43: 1543–1558

Foa EB, Liebowitz M, Kozak MJ et al (2005) Randomized, placebo-controlled trial of exposure and ritual prevention, clomipramine and their combination in the treatment of obsessive-compulsive disorder. Am J Psychiatry 162: 151–161

Geller DA, Wagner KD, Emslie G et al (2004) Paroxetine treatment in children and adolescents with obsessive-compulsive disorder: a randomized, mulitcenter, double-blind, placebo-controlled trial. J Am Acad Child Adolesc Psychiatry 43: 1387–1396

Goodman WK, Price, LH, Rasmussen SA et al (1989) The Yale-Brown Obsessive Compulsive Scale: I. Development, use, reliability. Arch Gen Psychiatry 46: 1006–1011

Goodman WK, Kozak MJ, Liebowitz M, White KL (1996) Treatment of obsessive-compulsive disorder with fluvoxamine: a multicentre, double-blind, placebo-controlled trial. Int Clin Psychopharmacol 11: 21–29

Greist J, Choiúinard G, DuBoff E et al (1995a) Double-blind parallel placebo comparison of three dosages of sertraline and placebo in outpatients with obsessive-compulsive disorder. Arch Gen Psychiatry 52: 289–295

Greist JH, Jefferson JW, Kobak KA, Katzelnick DJ, Serlin RC (1995b) Efficacy and tolerability of serotonin transport inhibitors in obsessive-compulsive disorder. A metaanalysis. Arch Gen Psychiatry 52: 53–60

Greist JH, Marks IM, Baer L et al (2002) Behavior therapy for obsessive-compulsive disorder guided by a computer or by a clinician compared with relaxation as a control. J Clin Psychiatry 63: 138–145

Hohagen F, Winkelmann G, Rasche-Raeuchle H et al (1998) Combination of behavior therapy with fluvoxamine in comparison with behavior therapy and placebo. Results of a multicentre study. Br J Psychiatry, Suppl 35: 71–80

Huppert JD, Franklin ME (2005) Cognitive behavioral therapy for obsessive-compulsive disorder: an update. Curr Psychiatry Rep 7: 268–273

Kabat-Zinn J (1990) Full catastrophe living. Delta, New York

Kordon A, Kahl KG, Broocks A, Voderholzer U, Rasche-Rauchle H, Hohagen F (2005) Clinical outcome in patients with obsessive-compulsive disorder after discontinuation of SRI treatment: results from a two-year follow-up. Eur Arch Psychiatry Clin Neurosci 255: 48–50

Lakatos A, Reinecker H (1999) Kognitive Verhaltenstherapie bei Zwangsstörungen. Ein Therapiemanual. Hogrefe, Göttingen

Maj M, Sartorius N, Okasha A, Zohar J (eds) (2002) Obsessive compulsive disorder, 2nd edn. Wiley, Chichester

Mancebo MC, Eisen JL, Grant JE, Rasmussen SA. (2005) Obsessive compulsive personality disorder and obsessive compulsive disorder: clinical characteristics, diagnostic difficulties, and treatment. Ann Clin Psychiatry 17:197–204 (review)

Mataix-Cols D, Marks IM (2006) Self-help with minimal therapist contact for obsessive-compulsive disorder: a review. Eur Psychiatry 21: 75–80

Mataix-Cols D, Rosario-Campos MC, Leckman JF (2005) A multidimensional model of obsessive-compulsive disorder. Am J Psychiatry 162: 228–238 (review)

Montgomery SA, Kapser S, Stein DJ, Bang Hedegaard K, Lemming OM (2001) Citalopram 20 mg, 40 mg and 60 mg are all effective and well tolerated compared with placebo in obsessive-compulsive disorder. Int Clin Psychopharmamacol 16(2): 75–86

Moritz S, Rufer M, Fricke S, Karow A, Morfeld M, Jelinek L, Jacobsen D (2005) Quality of life in obsessive-compulsive disorder before and after treatment. Compr Psychiatry 46: 453–459

Mowrer OH (1947) On the dual nature of learning – a reinterpretation of conditioning and problem-solving. Harv Educ Rev 17: 102–148

Nestadt G, Samuels J, Riddle MA et al (2001) The relationship between obsessive-compulsive disorder and anxiety and affective disorders: results from the Johns Hopkins OCD Family Study. Psychol Med 31: 481–487

Neudecker A, Rufer M (2004) Ambulante Verhaltenstherapie bei Trichotillomanie: Überblick, Störungsmodell und Fallbeispiel. Verhaltenstherapie 14(2): 90–99

POTS (The Pediatric OCD Treatment Study Team) (2004) Cognitive-behaviour therapy, sertraline, and their combination for children and adolescents with obsessive-compulsive disorder. JAMA 292: 1969–1976

Reinecker HS (1994) Zwänge. Diagnose, Theorien und Behandlung, 2. Aufl. Huber, Bern

Reinecker HS (2003) Verhaltenstherapie bei Zwangserkrankungen. Beschreibung, Klassifikation und theoretische Modelle. Psychother Dialog 4: 230–238

Rufer M, Hand I, Alsleben H, Braatz A, Ortmann J, Katenkamp B, Fricke S, Peter H (2005) Long-term course and outcome of obsessive-compulsive patients after cognitive-behavioral therapy in combination with either fluvoxamine or placebo. A 7-year follow-up of a randomized double-blind trial. Eur Arch Psychiatry Clin Neurosci 255: 121–128

Rufer M, Fricke S, Moritz S, Kloss M, Hand I. (2006) Symptom dimensions in obsessive-compulsive disorder: prediction of cognitive-behavior therapy outcome. Acta Psychiatr Scand 113: 440–446

Salkovskis PM, Warwick HM (1988) Cognitive therapy of obsessive-compulsive disorder. In: Perris C, Blackburn IM, Perris H (eds) Cognitive psychotherapy – theory and practice. Springer, Berlin Heidelberg New York Tokio

Schwartz J (1997) Zwangshandlungen und wie man sich davon befreit. Krüger, Frankfurt

Shannahoff-Khalsa DS, Ray LE, Levine S, Gallen CC, Schwartz BJ, Sidorowich JJ (1999) Randomized controlled trial of yogic meditation techniques for patients with obsessive compulsive disorders. CNS Spectr 4: 34–46

Steketee G, Frost R (2003) Compulsive hoarding: current status of the research. Clin Psychol Rev 23(7): 905–927

Stengler-Wenzke K, Kroll M, Matschinger H, Angermeyer M (2006) Subjective quality of life in patients with obsessive-compulsive disorder. Soc Psychiatry Psychiatr Epidemiol 23: 1–7

Stewart SE, Jenike MA, Keuthen NJ. (2005) Severe obsessive-compulsive disorder with and without comorbid hair pulling: comparisons and clinical implications. J Clin Psychiatry 66: 864–869

Tollefson GD, Rampey AH, Potvin JH et al (1994) A multicenter investigation of fixed-dose fluoxetine in the treatment of obsessive-compulsive disorder. Arch Gen Psychiatry 51: 559–567

The World Health Report (2001) Mental health: new understanding, new hope. World Health Organization, Genève

Van Balkom AJL, De Haan E, Van Oppen P, Spinhoven P, Hoogduin K, van Dyck R (1998) Cognitive and behavioural therapies alone versus in combination with fluoxetine in the treatment of obsessive-compulsive disorder. J Nerv Ment Dis 186: 492–499

Van Oppen P, de Haan E, van Balkom AJ, Spinhoven P, Hoogduin K, van Dyck R (1995) Cognitive therapy and exposure in vivo in the treatment of obsessive compulsive disorder. Behav Res Ther 33:379–390

Voderholzer U, Hohagen F (2008) Therapie psychischer Erkrankungen. State of the Art, 3. Aufl. Elsevier/Urban & Fischer, München, S 261

Whittal ML, Thodarson DS, Mc Lean PD (2005) Treatment of obsessive-compulsive disorder: cognitive behaviour therapy vs. exposure and response prevention. Behav Res Ther 43(12): 1559–1576

Psychotherapie somatoformer Störungen

Carl Eduard Scheidt

13.1 Einführung – 292

13.2 Klinisches Bild, Definition, Klassifikation – 292

13.3 Epidemiologie – 294

13.4 Diagnostik – 294

13.5 Entstehungs- und Verlaufsbedingungen – 295

13.5.1 Biografische Vulnerabilität und Traumatisierung – 296
13.5.2 Bindungstheoretische Aspekte – 297
13.5.3 Beeinträchtigung der Affektwahrnehmung – 297
13.5.4 Auslösung durch ein aktuelles Trauma – 297
13.5.5 Erhöhte physiologische Reaktionsbereitschaft und somatosensorische Amplifizierung – 298
13.5.6 Kognitive Fehlbewertung und Konfliktbewältigungsstrategien, somatische Beschwerdeattribution – 298
13.5.7 Kortikalisierung von Schmerz – 298
13.5.8 Komorbidität affektiver Störungen – 299
13.5.9 Weitere Chronifizierungsfaktoren – 299

13.6 Therapie – 300

13.6.1 Schlüsselstellung der Primärversorgung – 300
13.6.2 Allgemeine Leitlinien der Behandlung – 301
13.6.3 Differenzielle Indikationsstellung und Behandlungsplanung – 302
13.6.4 Häufige Probleme in der Behandlung – Fehler, die man vermeiden sollte – 302
13.6.5 Allgemeine Zielbereiche psychotherapeutischer Interventionen – 303

13.7 Wissenschaftliche Bewertung unterschiedlicher Behandlungsansätze – 304

13.7.1 Studienlage – 305
13.7.2 Methodenintegratives Vorgehen – 306

13.8 Beispiel eines methodenintegrativen Vorgehens im Rahmen einer psychodynamisch fundierten Einzelpsychotherapie somatoformer Störungen – 306

13.8.1 Eröffnung und Einleitung – 306
13.8.2 Hauptphase – 307
13.8.3 Beendigung – 310

13.9 Fazit – 310

Literatur – 311

In seiner Komödie *Le Malade Imaginaire* beschreibt Molière einen Patienten, der an Hypochondrie leidet: Der kerngesunde Monsieur Argan bildet sich ein, sterbenskrank zu sein, eine Vorstellung, in der ihn auch Béline, seine zweite Ehefrau bestärkt, die um ihr Erbe bangt. Argan glaubt, immer einen Arzt um sich haben zu müssen; deswegen hat er den albernen Thomas Diafoirus als Ehegemahl für seine Tochter Angélique ausersehen. Angélique aber liebt Cléanthe. Das Dienstmädchen Toinette überredet Argan, sich tot zu stellen, um die Heuchelei der selbstsüchtigen Béline zu entlarven. Der Plan gelingt. Argan erkennt die eigennützigen Absichten Bélines und die aufrichtige Trauer Angéliques um den vermeintlich toten Vater. Berührt stimmt Argan der Ehe Angéliques mit Cléanthe zu – allerdings unter der Voraussetzung, dass der neu erwählte Schwiegersohn auch ein tüchtiger Arzt werden müsse.

Molière nimmt in seiner Komödie nicht nur die Ängstlichkeit und die Selbsttäuschungen Argans aufs Korn. In der berühmten Klistier-Burleske treten im 3. Akt Ärzte und Apotheker auf, die sich in absurdem Latein fachsimpelnd an Argans vermeintlicher Krankheit zu bereichern versuchen. Der Spott gilt deswegen nicht nur der eingebildeten Krankheit selbst, sondern ebenso der Selbstsucht derer, die sich mit betrügerischen Mitteln an dieser Einbildung bereichern wollen.

Der Vergleich zwischen dem eingebildeten Kranken Molières und den körperlichen Symptomen ohne medizinische Ursache ist aber nur zum Teil stimmig. Während die Angst, an einer körperlichen Erkrankung zu leiden, in der Tat einen Grundzug somatoformer Störungen darstellt, ist die Realität der körperlichen Symptome nicht infrage zu stellen.

Ironie des Schicksals war es dagegen, dass Molière gerade die Rolle des Argan zum Verhängnis wurde: Als er am 17. Februar 1673 den Argan wie bei der Uraufführung eine Woche zuvor selbst spielte, brach er während des 3. Akts zusammen. Er wurde nach Hause geschafft, aber erholte sich nicht mehr, sondern verstarb kurz später an einer Hirnblutung.

13.1 Einführung

Somatoforme Störungen spielen in der heutigen Medizin aus verschiedenen Gründen eine wichtige Rolle. Die körperliche Symptomatik macht in jedem Fall eine gründliche Diagnostik erforderlich. Ist diese abgeschlossen und hat keine krankhaften Befunde erbracht, kommt es anstatt zur Erleichterung zum Problem: Zwischen den objektiven, durch den Arzt erhobenen Befunden und dem subjektiven Krankheitserleben des Patienten tritt eine nur schwer überbrückbare Kluft auf. Daraus entstehen Konflikte in der Arzt-Patient-Beziehung. Der Patient fühlt sich in seinem Leiden missverstanden, der Arzt beharrt darauf, dass keine körperliche Erkrankung vorliege. Eine auf Geschwindigkeit und Effizienz ausgerichtete Medizin wird vor beträchtliche Herausforderungen gestellt.

Für Psychiater und Psychotherapeuten ist die Konfrontation mit der subjektiven Realität ihrer Patienten vertrauter. Es fällt ihnen deswegen leichter, die Inkongruenz von körperlichem Befund und subjektiver Krankheitsvorstellung zu akzeptieren. Für sie besteht die Herausforderung jedoch darin, dass Patienten mit somatoformen Störungen oft nur wenig Zugang zu ihrem emotionalen Erleben haben. Die Konstruktion einer gemeinsamen Perspektive auf ein Leiden, das zwischen Körper und Seele oszilliert, ist deswegen eine der wichtigsten Aufgaben der Behandlung.

Fallbeispiel 1: Herr M.

Herr M., ein junger Mann Mitte 20, wird wegen einer unklaren Schmerzsymptomatik in den Beinen zur konsiliarischen Untersuchung überwiesen. Die inzwischen seit 3 Jahren bestehenden Schmerzen haben zu mehrmonatiger Arbeitsunfähigkeit geführt. Der Patient arbeitet nach Abschluss einer kaufmännischen Lehre als Verkäufer in einem Autohaus. Die umfangreichen neurologischen Untersuchungen haben zum Ausschluss peripherer oder zentral bedingter neurologischer Erkrankungen geführt. Der Patient selbst ist dennoch fest von dem Vorliegen einer körperlichen Krankheit überzeugt. Im Gespräch berichtet er, dass sich seine Eltern trennten, als er 17 Jahre alt war. Er blieb mit seiner 2 Jahre jüngeren Schwester bei der Mutter. Der Kontakt zum Vater brach in der Folge vollständig ab, nachdem der Vater mit seiner neuen Partnerin eine Familie gegründet hatte und an weiterem Kontakt kein Interesse mehr zu haben schien.

Der Psychiater empfindet Sympathie für den jungen Mann, der den Kontaktabbruch mit seinem Vater als Kränkung und Zurückweisung erfahren hat und sich seitdem passiv zu Hause zurückzieht. Der Patient ist im Gespräch kooperativ, wirkt angepasst, bemüht, entwickelt jedoch keinerlei eigene Initiative und betont, dass er zwischen seinen körperlichen Beschwerden und einem möglichen Kummer in seinem Leben keinerlei Zusammenhang sehen könne.

13.2 Klinisches Bild, Definition, Klassifikation

Als Somatisierung wird allgemein die Tendenz bezeichnet, körperliche Beschwerden als Antwort auf psychosoziale Belastungen zu erfahren und medizinische Hilfe dafür in Anspruch zu nehmen (Lipowski 1988). Es ist heute davon auszugehen, dass Somatisierung nicht als einheitlicher Krankheitsprozess, sondern als ein Zusammenspiel unterschiedlicher pathogenetischer Bedingungen aufgefasst werden muss.

In den diagnostischen Glossaren ICD-10 und DSM-IV werden die unter den somatoformen Störungen zusammengefassten Krankheitsbilder unterschiedlich definiert und klassifiziert. Nach der **Definition** des ICD-10 (▣ Tab. 13.1) ist für die Gruppe der somatoformen Störungen (ICD-10: F45) die wiederholte Darbietung körperlicher Symptome charakteristisch. Die Symptome stehen meist in Verbindung mit hartnäckig vorgetragenen Forderungen nach medizinischen Untersuchungen trotz wiederholter negativer Ergebnisse und der Versicherung des Arztes, dass die Symptome nicht körperlich begründbar sind. Nicht selten werden bei wiederholten sorgfältigen körperlichen Untersuchungen Zufallsbefunde und Normvarianten erhoben, die mit den Beschwerden des Patienten in Verbindung gebracht werden, jedoch die Art und das Ausmaß der Beschwerden nicht erklären können. Obwohl zu Beginn der Symptome ein enger zeitlicher Zusammenhang zu belastenden Lebensereignissen, Schwierigkeiten oder Konflikten nachweisbar sein muss, um die Diagnose stellen zu können, widersetzen sich die Patienten in der Regel dem Versuch, einen Zusammenhang zwischen dem Beginn ihrer Erkrankung und psychosozialen Konflikten in Betracht zu ziehen.

Nach ICD-10 werden bei den somatoformen Störungen im Wesentlichen vier **Störungsbilder** unterschieden:
1. die Somatisierungsstörungen (F45.0, F45.1),
2. die somatoforme Schmerzstörung (F45.4),
3. die somatoformen autonomen Funktionsstörungen (F44.3) und
4. die Hypochondrie (F45.2).

Klinisch gibt es zwischen diesen Subdiagnosen Überschneidungen. Aufgrund der Leitsymptomatik bereitet die Zuordnung jedoch in der Regel keine Probleme.

Bei den **Somatisierungsstörungen** steht ein komplexes, vielfältiges Bild von körperlichen Beschwerden im Vordergrund, das mit Symptomen in unterschiedlichen Körperregionen und Organsystemen verbunden ist. Schmerzen unterschiedlicher Lokalisation, sexuelle Funktionsstörungen, Schwindel und funktionelle Beschwerden im Bereich des Vegetativums treten gleichzeitig oder im Verlauf abwechselnd auf. Das Leitbild der Somatisierungsstörung im engeren Sinne ist in älteren Lehrbüchern der Psychiatrie unter der Bezeichung der sog. Briquet-Hysterie bekannt. Nach der Abtrennung der somatoformen Störungen vom Konzept der hysterischen Persönlichkeitsstörung sollte diese Bezeichung nicht mehr verwendet werden. Sie stellt jedoch eine klassische Beschreibung des Prototyps der Somatisierungsstörung dar, die nicht selten bei Frauen im jüngeren Lebensalter beobachtet wird.

Bei der **somatoformen Schmerzstörung** steht definitionsgemäß der Schmerz – häufig im Sinne einer Monosymptomatik – im Vordergrund. Die Schmerzen bestehen über längere Zeit (mindestens seit 2 Jahren), sind quälend, also krankheitswertig, und können nicht durch eine organische Ursache erklärt werden.

Bei den **somatoformen autonomen Funktionsstörungen** steht als Leitsymptom die Störung vegetativer Funktionen im Vordergrund. Betroffen sind häufig der Gastrointestinaltrakt (Colon irritabilie), das Herz-Kreislauf-System (Herzrhythmusstörungen, Herzneurose) und die Lunge (Hyperventilationssyndrom).

Die Zuordnung der **Hypochondrie** zu den somatoformen Störungen ist v. a. durch die Tatsache begründet, dass die übersteigerte Angst, an einer körperlichen Krankheit zu leiden, im Ergebnis oft zu einer intensiven Inanspruchnahme medizinischer Diagnostik und zu ähnlichen Problemen der Arzt-Patient-Beziehung führt wie bei den somatoformen Störungen. Auch sind hypochondrische Befürchtungen eine häufige Begleitsymptomatik bei anderen somatoformen Störungen und stellen insofern eine Grunddimension dieser Gruppe dar.

Die dissoziativen Störungen (F44) werden nach dem DSM-IV unter dem Begriff der Konversionsstörungen teilweise ebenfalls den somatoformen Störungen zugerechnet, während sie in der ICD-10 als gesonderte Gruppe definiert sind (▣ Tab. 13.1). Insgesamt ist zum Begriff der somatoformen Störungen kritisch anzumerken, dass es sich um eine Gruppe von Störungen handelt, die in Bezug

▣ Tab. 13.1 Klassifikation somatoformer Störungen nach ICD-10

Somatoforme Störungen	Dissoziative Störungen
Somatisierungsstörung	Dissoziative Amnesie
Undifferenzierte Somatisierungsstörung	Dissoziative Fugue
Somatoforme autonome Funktionsstörung	Dissoziativer Stupor
Somatoforme Schmerzstörung	Dissoziative Bewegungsstörungen
Hypochondrie	Krampfanfälle und Empfindungsstörungen
Nicht näher bezeichnet	Nicht näher bezeichnet

auf die Phänomenologie, die Entstehungsbedingungen und den Verlauf heterogen ist.

In den vergangenen Jahren hat sich im angloamerikanischen Schrifttum zunehmend der Begriff *medically unexplained symptoms* (MUS) eingebürgert. Dieser Begriff subsumiert die somatoformen Störungen, geht jedoch darüber hinaus und schließt alle körperlichen Beschwerden ein, mit denen Patienten in der primärmedizinischen Versorgung vorstellig werden und denen kein organisches Korrelat zugeordnet werden kann. Der Begriff ist wenig präzise, wird jedoch angesichts der Schwierigkeit einer validen Definition der Subkategorien somatoformer Störungen zunehmend verwendet.

13.3 Epidemiologie

Die **Prävalenzzahlen** somatoformer Störungen machen die beträchtliche gesundheitsökonomische Bedeutung dieser Patientengruppe deutlich. Es kann heute von einer Punktprävalenz somatoformer Störungen von etwa 12% in der Allgemeinbevölkerung ausgegangen werden (Simeon u. Korff 1991, Wittchen u. Jacobi 2005). Damit wurden frühere Schätzungen, die von einer Prävalenz von etwa 4,4% in der Allgemeinbevölkerung ausgingen (Escobar et al. 1987, 1989), deutlich nach oben korrigiert.

Nach den Ergebnissen der US-amerikanischen Epidemiologic-Catchment-Area-Studie des NIMH liegt der Anteil somatoformer Störungen in Allgemeinarztpraxen bei etwa 20–40%. Ähnliche Zahlen gelten für die verschiedenen Fachabteilungen von Krankenhäusern (Kirmayer u. Robbins 1991, Creed et al. 1990, Ewald et al. 1994). Etwa 20% aller Arztbesuche gehen auf Patienten mit somatoformen Störungen zurück. Entsprechend sind die Behandlungskosten im Vergleich zur Durchschnittsbevölkerung im stationären Bereich etwa um das 6-Fache und im ambulanten Bereich um etwa das 14-Fache erhöht. Frauen sind aufgrund der epidemiologischen Schätzungen deutlich häufiger betroffen als Männer.

In scharfem Kontrast zu den hohen Prävalenzzahlen somatoformer Störungen in der Primärversorgung ergibt sich bei der Analyse der Hauptdiagnosen von Patienten **in ambulanter Fachpsychotherapie** die Beobachtung, dass somatoforme Störungen hier deutlich unterrepräsentiert sind. In einer eigenen Untersuchung in 40 psychotherapeutischen Fachpraxen in einer ausgewählten Region in Süddeutschland (Südbaden) stellten Patienten mit der Hauptdiagnose einer somatoformen Störung unter insgesamt 800 Patienten in ambulanter Psychotherapie nur 6% (Scheidt et al. 1998). Dies bedeutet, dass Patienten mit somatoformen Störungen bislang nur in einem verschwindend geringen Ausmaß in eine ambulante fachpsychotherapeutische Behandlung kommen. Neben den Problemen der Abstimmung von primärmedizinischer Versorgung und Fachpsychotherapie und einem dadurch entstehenden Zuweisungsfilter dürfte der Mangel an klinisch erprobten und empirisch begründeten Behandlungskonzepten für die inadäquate fachpsychotherapeutische Versorgung eine wichtige Rolle spielen.

13.4 Diagnostik

Die Diagnose somatoformer Störungen erfolgt in zwei Schritten:
1. Ausschluss einer körperlichen Erkrankung,
2. Sicherung positiver Diagnosekriterien durch die Erhebung einer psychosozialen und biografischen Anamnese und eines psychischen Befundes.

Die **somatische Ausschlussdiagnostik** somatoformer Störungen kann diffizil sein. Sie orientiert sich an den Differenzialdiagnosen des jeweiligen Leitsymptoms der Störung und erfordert in der Regel eine enge interdisziplinäre Zusammenarbeit zwischen Psychosomatikern und den Ärzten des jeweiligen Fachgebiets, in das die somatische Leitsymptomatik fällt. Somatoforme Störungen sind in ihrer Symptomatik außerordentlich vielgestaltig und können fast alle Organsysteme betreffen. Häufig kann durch eine gründliche Anamnese und Untersuchung eine Inkongruenz der körperlichen Funktionsstörung mit anatomischen Grenzen oder physiologischen Funktionszusammenhängen festgestellt werden. Bei einzelnen Störungsbildern (z. B. psychogene Anfälle) kann die Diagnostik erhebliche Schwierigkeiten bereiten und den Einsatz einer aufwendigen apparativen Diagnostik (z. B. simultane Video-EEG-Diagnostik) erfordern.

Es gibt einige durch die Anamnese zu erhebende **positive Kriterien der Diagnose**, die überprüft werden sollten. Dazu gehören
- die auslösende psychosoziale Belastungs- oder Konfliktsituation,
- das Vorhandensein funktioneller Symptome in der Vorgeschichte,
- das Ausmaß biografischer Belastungsfaktoren (Misshandlung, Missbrauch, Deprivation),
- die Frage weiterer psychischer Störungen im Sinne einer Komorbidität,
- Besonderheiten der Persönlichkeitsentwicklung und schließlich
- der psychische Befund einschließlich der Beziehungsgestaltung in der Untersuchungssituation.

Die o. g. positiven Diagnosekriterien haben nur hinweisenden, keinen beweisenden Charakter. Die endgültige Diagnose kann nur in einer Zusammenschau der Befunde aus körperlicher, apparativer und Laboruntersuchung sowie der erweiterten psychosozialen Anamnese und psychischen Befunderhebung gestellt werden. Einige der **diagnostischen Kriterien der somatoformen Schmerzstörung**, die aufgrund der Anamnese zu überprüfen sind, sind in der folgenden ▶ Übersicht zusammengestellt.

Fragen, die bei der Diagnose einer somatoformen Schmerzstörung zu klären sind

- Zeitliche Charakteristika des Schmerzes (Dauer, Verlauf)?
- Weitere körperliche oder psychische Beschwerden (Komorbidität)?
- Schmerzbeschwerden in der Vorgeschichte?
- Schmerzauslösung und Modulation?
- Auslösende psychosoziale Belastungen?
- Biografische Risikofaktoren?

Wenn die Diagnose einmal mit ausreichender Sicherheit gestellt ist, sollte keine weitere somatische Diagnostik erfolgen, es sei denn, es treten neue Symptome auf. Ein Zuviel an Diagnostik birgt das Risiko, den Patienten in seiner Befürchtung, an einer körperlichen Erkrankung zu leiden, zu bestärken. Grundsätzlich ist davon auszugehen, dass sich die **Diagnosesicherheit** somatoformer Störungen, und zwar insbesondere in der Abgrenzung körperlicher Erkrankungen, in den vergangenen Jahren erheblich verbessert hat. Dazu hat neben der Verbesserung der somatischen Diagnostik auch die Operationalisierung diagnostischer Kriterien durch die psychiatrischen Klassifikationssysteme beigetragen.

Einige **Differenzialdiagnosen**, die auch mit differenzialtherapeutischen Konsequenzen verbunden sind, sind in der folgenden ▶ Übersicht aufgeführt.

Differenzialdiagnose somatoformer Störungen

- Vorübergehende, organisch unerklärte Körperbeschwerden, die nicht zum Anlass wiederholter Arztbesuche werden
- Körperlich ausreichend begründbare Körperbeschwerden
- Artifizielle Störungen, die durch Selbstschädigung zu organisch begründbaren Körperbeschwerden führen (Zufügung von Wunden, Infekten, Stoffwechselstörungen etc.)
- Simulation und Aggravation
- Andere psychische Störungen, v. a. Angststörungen und Depression
- Coenästhetische Psychosen

Klinisch relevant unter den oben aufgeführten Differenzialdiagnosen ist einerseits die Abgrenzung gegenüber organischen Erkrankungen, die aber eher selten verfehlt wird, weil die Patienten selbst auf der entsprechenden Abklärung insistieren. Das Erkennen einer artifiziellen Störung als Ursache etwa chronischer Schmerzen oder pathogenetisch unklarer medizinischer Symptome ist oft sehr schwierig, gleichwohl aber differenzialtherapeutisch wichtig, weil die Behandlung dann auf eine Unterbrechung der selbstschädigenden Verhaltensweisen ausgerichtet sein muss. Auch die Diagnose coenästethischer Psychosen ist differenzialtherapeutisch relevant, weil in diesen Fällen durch Einsatz einer neuroleptischen Medikation eine Besserung möglich ist, während die für somatoforme Störungen indizierten Behandlungsmaßnahmen keinen Erfolg versprechen. Simulation und Aggravation spielen als Differenzialdiagnosen v. a. im Zusammenhang sozialmedizinischer Begutachtungen zur Berufs- und Erwerbsfähigkeit eine Rolle. Bei der Simulation steht das bewusste Vortäuschen der Symptomatik zur Erlangung einer Gratifikation im Vordergrund. Auch bei der somatoformen Störung kann mithilfe des Symptoms eine Entlastung von sozialen Druck- und Konfliktsituationen angestrebt werden. Trotzdem ist das Symptom in der subjektiven Belastung den körperlichen Beschwerden aus anderer Ursache gleichgestellt. Es handelt sich nicht um eine »eingebildete Erkrankung«, auch wenn das erlebende Ich »Miturheber« der körperlichen Störung ist.

13.5 Entstehungs- und Verlaufsbedingungen

Die Entstehung somatoformer Störungen wird heute als komplexer, multifaktorieller Prozess angesehen, in dem psychodynamische, lerntheoretische, familiendynamische, systemische, soziologische, psychophysiologische, neurobiologische und genetische Aspekte ineinandergreifen (Kriebel et al. 1996; ▶ Fallbeispiel 2).

Fallbeispiel 2: Frau A.

Eine 62-jährige Patientin, Frau A., wird aus der Zahnklinik zur konsiliar-psychosomatischen Untersuchung überwiesen. Seit knapp 3 Jahren bestehen Schmerzen im Mund- und Zungenbereich, die sich nach dem Einsetzen einer Kieferprothese eingestellt haben. Ein Brennen im Zungenrandbereich sowie ein Wundheitsgefühl wird v. a. nachts so stark, dass die Patientin wegen Herzrasens aufwacht und Anzeichen eines erheblichen Blutdruckanstiegs verspürt. Versuche, die Beschwerden durch Einschleifen der Zähne zu beeinflussen, hatten keinen Erfolg, sodass es in der Folge zu erheblichen Vorwürfen der Patientin gegen die behandelnden Zahnärzte wegen angeblicher Kunstfehler gekommen war, die schließlich vor einem Schiedsgremium zugunsten der Ärzte geklärt wurden.

Der Beginn der Schmerzbeschwerden fiel in eine Zeit erheblicher psychischer Belastungen: Bei einem Sportunfall während des Urlaubs hatte die Patientin hilflos zusehen müssen, wie ihr Ehemann tödlich verunglückt war. Rückblickend wurde deutlich, dass der Unfall wahrscheinlich Folge eines zuvor eingetretenen subklinisch verlaufenen Herzinfarkts war. Für Frau A. stellte sich die mit Selbstvorwürfen verbundene Frage, ob sie den Unfall und damit den Tod des Ehemanns hätte verhindern können.

Etwa einen Monat nach dem Tod ihres Ehemanns hatte Frau A., immer noch in einem Schockzustand, zudem ihre Mutter verloren. Eine innere Verarbeitung beider Ereignisse war zu diesem Zeitpunkt nicht möglich gewesen. Stattdessen war es zu einer zunehmenden Verschlechterung ihrer Schmerzbeschwerden im Rahmen der parallel stattfindenden Zahnbehandlung gekommen.

In den **Vorgesprächen** offenbarte die Patientin eine Lebensgeschichte, die viele charakteristische Merkmale der Biografie von Patienten mit somatoformen Schmerzsyndromen aufweist. Sie hatte eine entbehrungsreiche Kindheit und Jugend erlebt, kam als Jüngste von 6 Geschwistern zur Welt und verbrachte einen wesentlichen Teil ihrer Kindheit und Jugend im Krieg. Die Mutter litt an wiederkehrenden Depressionen und war aufgrund ihrer psychischen Erkrankung kaum zu einem emotional tragfähigen Kontakt in der Lage gewesen. Zärtlichkeit oder körperlichen Kontakt vonseiten der Mutter konnte die Patientin nicht erinnern. Zum Vater bestand dagegen ein gutes und herzliches Verhältnis. Allerdings war der Vater kriegsbedingt während der Kindheit der Patientin von der Familie über mehrere Jahre getrennt gewesen.

Zweimal in ihrem Leben hatte die Patientin schwere und sehr schmerzhafte Eingriffe im Mund-Kiefer-Bereich durchgemacht: Zum ersten Mal im Alter von 10 Jahren eine Entzündung im Gaumen, verbunden mit einer Osteomyelitis des Kieferknochens, die über mehrere Wochen stationär behandelt werden musste. Diese Erkrankung war mit einer mehrwöchigen Trennung von zu Hause verbunden. Während des Aufenthaltes im Krankenhaus waren immer wieder schmerzhafte Verbandwechsel im Gaumen erforderlich gewesen, die nur unter Äthernarkose hatten durchgeführt werden können. Ein zweites Ereignis, das mit Schmerzen im Kieferbereich verbunden war, war die Vereiterung einer Zahnwurzel im Alter von 33 Jahren gewesen, die eine Wurzelspitzenresektion erforderlich gemacht hatte. Die Erinnerung – insbesondere an den Krankenhausaufenthalt – tauchte im Verlauf der Psychotherapie erst nach und nach wieder auf und war zunächst affektiv vollkommen isoliert.

Es wurde eine einstündige tiefenpsychologische Psychotherapie über 60 Stunden durchgeführt, die eineinhalb Jahre dauerte. Obwohl die unbewusste Konfliktthematik der Patientin, die mit der Phantasie eines eigentlich nicht erreichbaren, abgewandten inneren Objekts zusammenhing, in der Therapie nur ansatzweise bearbeitet werden konnte, kam es im Laufe der Behandlung zu einer deutlichen Verbesserung ihres Befindens und zu einer Rückbildung ihrer Schmerzbeschwerden. Die Beschwerden verschwanden jedoch nicht vollständig. Die Patientin konnte auf jegliche Medikation verzichten. Und sie nahm eine Reihe äußerer Veränderungen vor, die möglich geworden waren, nachdem sie sich innerlich so weit von ihrem Mann gelöst hatte, dass sie sich wieder anderen Menschen zuwenden konnte.

13.5.1 Biografische Vulnerabilität und Traumatisierung

In einer Reihe von Studien wurden insbesondere bei Patienten mit somatoformen Schmerzsyndromen **Kindheitsbelastungsfaktoren**, v. a. körperliche Misshandlung, sowie sexueller Missbrauch und emotionale Vernachlässigung belegt. Andere Beobachtungen sprechen dafür, dass chronische Krankheit bei Eltern oder Geschwistern in Kindheit und Jugend Krankheitsmodelle fördern, die die Beschwerdelokalisation und die Symptomwahl beeinflussen (Adler et al. 1989, Egle et al. 1991, Egle u. Nickel 1998). Die empirische Evidenz hinsichtlich der ätiopathogenetischen Bedeutung von Kindheitsbelastungsfaktoren differiert zwischen den Subdiagnosen der somatoformen Störungen. Für die somatoformen Schmerzstörungen und damit verwandte Schmerzsyndrome ist eine gegenüber organisch bedingten Schmerzsyndromen deutlich erhöhte Prävalenz von Misshandlung, Missbrauch und Deprivation belegt (Egle u. Nickel 2005). Für die Konversionsstörungen ebenso wie für die autonomen Funktionsstörungen ist die Datenlage weniger eindeutig. Klinisch findet sich in der Anamnese häufig eine Kumulation von miteinander vergesellschafteten Risikofaktoren. Dazu gehört die Kombination von traumatisierenden Ereignissen wie Misshandlung und Missbrauch mit ungünstigen sozialen und sozioökonomischen Verhältnissen und einem Milieu mit geringen sozialen Ressourcen. Das Familienklima ist durch einen Mangel an emotionalem Austausch gekennzeichnet. Häufig ist es durch Trennung, Scheidung, Tod oder Erkrankung eines oder beider Elternteile zu Abbrüchen in den Beziehungen gekommen. Vor dem Hintergrund dieser Belastungen entwickelt sich eine Vulnerabilität der Persönlichkeit, die sich insbesondere im Bereich der Bindungssicherheit manifestiert.

Im geschilderten ► Fallbeispiel 2 war die Kindheit und Jugend der Patientin durch die Kriegskindheit und die psychische Erkrankung der Mutter, die an einer Depression litt, gekennzeichnet. Bedingt durch den Krieg war der Vater während der ersten Lebensjahre der Patientin von zu Hause abwesend. Die Mutter war durch die Verantwortung für die große Kinderzahl praktisch und emotional vollkommen überfordert. Am Ende des Krieges kam es auf der Flucht zu mehreren für die Patientin traumatischen Eindrücken. Emotionale Zuwendung erhielt die Patientin, wenn überhaupt, durch eine ältere Schwester. Durch große Anstrengungen gelang es ihr später, die Grund- und Hauptschule zu absolvieren, eine Berufsausbildung zu machen und eine eigene Familie zu gründen. Sie kämpfte dabei jedoch immer wieder gegen ein Grundgefühl der Erschöpfung und der Überforderung an, das in Situationen, in denen sie sich nicht ausreichend unterstützt fühlte, zu einer depressiven Symptomatik führte.

13.5.2 Bindungstheoretische Aspekte

Aufgrund von Misshandlung, Deprivation und Zurückweisung kommt es zur Ausbildung **unsicherer oder desorganisierter Bindungsmuster**. Patienten mit somatoformen Schmerzstörungen weisen signifikant häufiger unsichere Bindungsmuster auf (Slasby 1995). Unsicher-vermeidendes Bindungsverhalten im Zusammenhang mit entsprechenden Stilen der Affektverarbeitung disponiert zu verstärkter Symptomklage (Kottler et al. 1994), während eine sichere Bindungsrepräsentation mit gesundheitserhaltenden Verhaltensweisen korreliert (Feeny u. Ryan 1994, Rothschild 1996). Unsichere oder sichere Bindungsrepräsentation prägen auch die Gestaltung der Arzt-Patient-Beziehung. Patienten mit einer unsicher-verwickelten Bindung neigen eher zu einer ängstlich-katastrophisierenden Verarbeitung körperlicher Beschwerden und zu häufigen Arztbesuchen (Simpson et al. 1992, Mikail et al. 1994). Die Bindungsorganisation bei somatoformen Störungen zeigt eine erhöhte Prävalenz unsicherer, insbesondere unsicher-vermeidender Bindungsrepräsentationen, die mit Problemen der Affektwahrnehmung assoziiert ist (Waller et al. 2004).

13.5.3 Beeinträchtigung der Affektwahrnehmung

Die Beeinträchtigung der Affektwahrnehmung wird von einigen Autoren als zentrale Komponente der Somatisierung angesehen (Bach u. Bach 1996). Die vorliegenden Untersuchungen weisen darauf hin, dass Patienten mit somatoformen Störungen Affekte weniger gut wahrnehmen und ausdrücken können als Vergleichsgruppen körperlich Kranker. Eine inverse Beziehung zwischen vermindertem Affektausdruck und erhöhter psychophysiologischer Erregung in Belastungssituationen wurde experimentell für Patienten mit Spannungskopfschmerz gesichert (Traue et al. 1986, Traue 1989). Einschränkungen der Fähigkeit zur Affektwahrnehmung können sehr unterschiedliche Ursachen haben. Sie können Folge traumatischer Erfahrungen sein, wenn ausgeprägte Dissoziation dazu führt, dass die unerträglichen, mit dem Trauma verbundenen Affekte gleichsam eingekapselt und vom übrigen Erleben getrennt gehalten werden. Auch bei depressiven Zuständen ist die Fähigkeit, unterschiedliche affektive Tönungen wahrzunehmen und auszudrücken, gestört. In der psychosomatischen Forschung wurden Störungen der Affektwahrnehmung und der Affektregulation unter dem Begriff der **Alexithymie** beschrieben. Dieser auf griechische Sprachwurzeln zurückgehende Begriff bedeutet wörtlich soviel wie »keine Worte für Gefühle«. Nemiah und Sifneos (1970), die diesen Begriff in die psychosomatische Forschung einführten, nahmen an, damit ein spezifisches Merkmal psychosomatischer Patienten zu beschreiben. Für die somatoformen Störungen ist gezeigt worden, dass Defizite in der Fähigkeit, Affekte wahrzunehmen und auszudrücken insbesondere im Zusammenhang mit den Besonderheiten der Bindungsentwicklung eine Rolle spielen (Waller u. Scheidt 2004).

Bei der im ► Fallbeispiel 2 geschilderten Patientin war auffällig, dass die Emotionen gerade im Kontext der traumatischen Erfahrungen durch die Operationen im Mund-Kiefer-Bereich der Patientin wenig zugänglich waren. Auch war sie nach dem Tod des Ehemanns lange Zeit unfähig gewesen, zu trauern. Stattdessen stellten sich in dieser Phase im Zusammenhang mit der Zahnbehandlung die beschriebenen Beschwerden und Schmerzen im Mundbereich ein.

13.5.4 Auslösung durch ein aktuelles Trauma

Somatoforme Störungen werden oft durch ein aktuelles Trauma getriggert. Dies kann eine körperliche Erkrankung, ein Unfall oder auch ein schwerer psychosozialer Konflikt sein. Nicht selten knüpft die besondere Art des Traumas an frühere Schmerzerfahrungen an. Diese klinisch häufig beobachtete Tatsache kann neurophysiologisch dadurch erklärt werden, dass durch intensive Schmerzerfahrungen Bahnungsprozesse in Gang gesetzt werden. Aufgrund dieses »**Schmerzgedächtnisses**« genügen später bereits geringere Schmerzreize, um eine vergleichsweise intensive Schmerzwahrnehmung auszulösen. Solche Bahnungsprozesse werden durch affektive Kontextbedingungen beeinflusst. Wenn die Schmerzerfahrung gleichzeitig mit emotional traumatisierenden sozialen Erfahrungen gekoppelt ist, können später analog zu den in der Traumaforschung beschriebenen Formen des *one-trial learning* einzelne Reize ausreichend sein, um die gesamte Kaskade der Stressreaktion einschließllich der Aktivierung des Schmerzgedächtnisses in Gang zu setzen.

Bei der im ► Fallbeispiel 2 geschilderten Patientin kamen gleich zwei ungünstige, für die Patientin traumatische Umstände zusammen. Das eine war der Verlust ihres Ehemanns bei einem Unfall, bei dem sie tatenlos zusehen musste, ohne selbst eingreifen zu können. Wenig später verstarb ihre Mutter, zu der ihr Verhältnis sehr zwiespältig war, weil sie die Mutter als kalt und wenig emotional erlebt hatte. Schließlich entwickelte sich im Zuge der Zahnbehandlung die chronische Schmerzsymptomatik. Diese Zahnbehandlung knüpfte an frühere, sehr schmerzhafte operative Eingriffe im Zahn-Kiefer-Bereich an und führte vermutlich zu einer Reaktivierung traumatischer Schmerzerfahrungen.

13.5.5 Erhöhte physiologische Reaktionsbereitschaft und somatosensorische Amplifizierung

Die erhöhte physiologische Reaktionsbereitschaft stellt im Sinne der »Somatisierung« möglicherweise das körperliche Substrat der Symptombildung dar. Neben einer erhöhten physiologischen Reaktionsbereitschaft (Craig u. Boadman 1990, Ehlert et al. 1994, Shaw 1996) kommt der Fehlbewertung körperlicher Signale (somatosensorische Amplifizierung, Pennebaker 1992, Barsky u. Klerman 1983) eine Bedeutung zu. Danach werden durch einen interozeptiven Wahrnehmungsstil normale körperliche Empfindungen intensiver wahrgenommen und als Zeichen einer Erkrankung fehlinterpretiert. Eine erhöhte physiologische Reaktionsbereitschaft ist insbesondere für die Pathogenese der früher als funktionell, heute unter der Bezeichnung der somatoformen autonomen Störungen geführten Krankheitsbilder anzunehmen.

13.5.6 Kognitive Fehlbewertung und Konfliktbewältigungsstrategien, somatische Beschwerdeattribution

Belastungen der Arzt-Patient-Interaktion, wie sie für somatoforme Störungen charakteristisch sind, sind wesentlich durch die somatische Beschwerdeattribution der Patienten bedingt. Der somatischen subjektiven Krankheitstheorie liegen kognitive Fehlbewertungen zugrunde, die u. a. auf der Fehlbewertung körperlicher Empfindungen und Signale beruhen (somatosensorische Amplifizierung). Darüber hinaus verfügen Patienten mit somatoformen Störungen oft über einen unrealistischen Gesundheitsbegriff mit einer geringen Toleranz für normale Beschwerden. Es bestehen übertriebene Erwartungen an die medizinische Behandlung (Rief u. Hiller 1998).

Belastungen der Arzt-Patient-Beziehung können jedoch auch Folge der Tatsache sein, dass die subjektive Seite des Erlebens von Schmerz und Krankheit sowie die individuelle Bedeutung, die ein Eingriff oder eine Operation vor dem Hintergrund der jeweiligen individuellen Lebensgeschichte haben kann, von den behandelnden Ärzten nicht ausreichend gesehen und berücksichtigt wird.

So wurde im geschilderten ► Fallbeispiel 2 übersehen, dass sich die Patientin zum Zeitpunkt ihrer Zahnbehandlung aufgrund der Verluste in einer schweren psychischen Krise befand und dass ferner aufgrund früherer Eingriffe im Zahn- und Kieferbereich mit einer erhöhten Sensibilität bei ausgedehnten Eingriffen gerechnet werden musste. Obwohl die Zahnbehandlung selbst korrekt durchgeführt worden war, waren die individuellen Voraussetzungen hinsichtlich der Bewältigung des Eingriffs nicht richtig erfasst und bei der Behandlung berücksichtigt worden.

13.5.7 Kortikalisierung von Schmerz

Die folgenden Ausführungen legen Zusammenhänge zwischen psychischen und neurobiologischen Vorgängen, wie sie für alle somatoformen Störungen gültig sind, am Beispiel des Schmerzes dar. Der Schmerz wird deshalb als Beispiel gewählt, weil die Modellbildung hier weit fortgeschritten ist und Schmerzstörungen besonders häufig sind.

Neuere Untersuchungen (Flor et al. 1995) deuten darauf hin, dass in der Pathogenese somatoformer Schmerzen die **kortikale Engrammierung** (kortikale Plastizität) früherer Schmerzerlebnisse eine Rolle spielt. Ereigniskorrelierte Potenziale bei Patienten mit Phantomschmerz weisen auf neuroplastische Vorgänge im ZNS hin, die an der Aufrechterhaltung des Schmerzes beteiligt sind.

Der **Gate-Control-Theorie** (Melzack u. Wall 1983) zufolge ist in den Hinterhornzellen des Rückenmarks ein »Tor-Mechanismus« wirksam, der dazu führt, dass über deszendierende Bahnen die Weiterleitung von Schmerzreizen auf Rückenmarksebene durch höhere Hirnzentren moduliert werden kann. Auf der Grundlage moderner neurophysiologischer und psychobiologischer Forschungsergebnisse arbeitete Melzack (1999a,b) in seiner »**Neuromatrixtheorie**« den engen Zusammenhang zwischen Schmerzverarbeitung und Stressverarbeitungssystem weiter aus, wobei v. a. neuronale Vernetzungen zwischen Teilen des limbischen Systems (Hippokampus, Amygdala), präfrontalem Kortex, sensomotorischem Kortex und Thalamuskernen bedeutsam sind. Der hier dargelegte Zusammenhang zwischen psychischen und neurophysiologischen Prozessen macht die Beobachtung erklärbar, dass gerade auch psychische Belastungen die Schmerzwahrnehmung beeinflussen können – eine Beobachtung, die zuvor bereits durch eine Vielzahl empirischer und klinischer Befunde belegt worden war (Egle 2002, S. 72).

In den vergangenen Jahren wurde das Verständnis der neurophysiologischen Grundlagen der Schmerzwahrnehmung durch **Bildgebungsuntersuchungen** der an der Schmerzverarbeitung beteiligten neuroanatomischen Strukturen und ihrer funktionalen Zusammenhänge weiter ausdifferenziert. Aufgrund des derzeitigen Wissensstandes ergibt sich folgendes Bild: Es können **drei Aspekte (Systeme) der Schmerzverarbeitung** unterschieden werden, die sich jeweils unterschiedlichen neuroanatomischen Strukturen zuordnen lassen. Dabei handelt es sich um

1. die sensorisch-diskriminative Dimension der Schmerzverarbeitung (primärer und sekundärer somatosensorischer Kortex; Gyrus cinguli posterior),
2. die affektiv-motivationale Schmerzdimension (Gyrus cinguli anterior; Insula) und
3. die Dimension der evaluativ-kognitiven Schmerzverarbeitung (Frontalkortex).

Die vielfältigen Verschaltungen zwischen diesen drei Funktionssystemen, die durch entsprechende interneuronale Vernetzungen gewährleistet werden, führen dazu, dass Schmerzwahrnehmung als hochkomplexes Zusammenspiel sensorischer, affektiver und kognitiver Funktionen abläuft, die gegenüber dem Einfluss durch biografische Erfahrungen offen ist. Hier wirken sich insbesondere frühere somatische Traumen und ungünstige Bindungserfahrungen mittels einer sensitivierten Schmerz- und Stressverarbeitung (HPA-Achse) auf eine durch Verarbeitungsprozesse höherer Ordnung unmodulierte Intensität des Schmerzerlebens aus (Egle 2002).

13.5.8 Komorbidität affektiver Störungen

Somatoforme Störungen weisen häufig eine Komorbidität mit affektiven Störungen, insbesondere Depression, auf. Die in neueren Metaanalysen beobachtete Wirksamkeit antidepressiver Medikamente bei psychogenen und somatoformen Schmerzstörungen (Häuser et al. 2009) ist teilweise unabhängig, teilweise über die stimmungsaufhellende Wirkkomponente vermittelt. Aus psychodynamischer Sicht ist mit dem Konzept der depressiven Somatisierung (Rudolf 1998) auf die Überschneidung von Depression und Schmerz hingewiesen worden.

Klinisch erweist sich das **Konzept der depressiven Somatisierung** für das Verständnis der biografischen Entwicklung und der der Schmerzentstehung zugrunde liegenden Psychodynamik als hilfreich. Viele Patienten berichten über eine Mangelerfahrung in den familiären Beziehungen. Die Abwehr dieser Mangelerfahrung vollzieht sich durch den Aufbau einer Grundhaltung von überkompensatorischem Bemühen um Liebe und Anerkennung. Diesem Streben nach Liebe und Anerkennung wird (unbewusst) höchste Priorität eingeräumt, und ihm fällt auch die Rücksichtnahme auf eigene körperliche und seelische Bedürfnisse zum Opfer. Dies ist der Grund, weshalb Patienten mit somatoformen Schmerzstörungen sich selbst chronisch überfordern. Solange das Ringen um Liebe und Anerkennung auf Resonanz stößt, kann die Entwicklung – wenn auch um den Preis einer ständigen Selbstüberforderung – klinisch unauffällig bleiben. Zur Dekompensation kommt es durch Kränkungserlebnisse, die nach außen geringfügig erscheinen können. Alle Anstrengungen, andere zufrieden zu stellen, erweisen sich als hinfällig und schlagen in Wut und Enttäuschung um. Da die Voraussetzungen für eine konstruktive Nutzung von Aggression zur Selbstbehauptung fehlt, kann die Enttäuschungswut nicht integriert werden.

13.5.9 Weitere Chronifizierungsfaktoren

Zur Chronifizierung tragen ferner iatrogene Faktoren wie multiple Abklärungen und die Überbewertung von Zufallsbefunden und Normvarianten bei. Die aus frustranen Behandlungsversuchen resultierenden Belastungen der Arzt-Patient-Beziehung führen zu Behandlungsabbrüchen und wiederholten Behandlungsversuchen. Aufseiten des Patienten sind v. a. der Wegfall positiver Verstärker (z. B. Erfolgserlebnisse) sowie die damit einhergehende affektive Beeinträchtigung und die Aufmerksamkeitsfokussierung auf körperliche Symptome bedeutsam (Rief u. Shaw 1998).

! An der Entstehung und Aufrechterhaltung somatoformer Störungen sind unterschiedliche pathogenetische Faktoren beteiligt. Diese umfassen psychische und psychosoziale Bedingungen (Bindungsverhalten, Affektverarbeitung, Krankheitsverhalten), psychophy-

siologische Faktoren (erhöhte physiologische Reaktionsbereitschaft, insbesondere bei den funktionellen Störungen) und neurobiologische Vorgänge (Kortikalisierung von Schmerz, insbesondere bei der somatoformen Schmerzstörung).

13.6 Therapie

13.6.1 Schlüsselstellung der Primärversorgung

Die Besonderheit somatoformer Störungen besteht darin, dass zumindest am Anfang kein psychischer, sondern ein körperlicher Leidenszustand im Mittelpunkt steht, bedingt durch Schmerz, Störungen vegetativer oder motorischer Funktionen, Schwindel etc. Bevor eine Psychotherapie beginnen kann, muss eine Weichenstellung erfolgen. Dies geschieht üblicherweise in der Primärversorgung, also beim Hausarzt, und hat zwei Komponenten, nämlich die Erstellung einer korrekten **Diagnose** und die Erarbeitung einer **Therapiemotivation**. Beide Schritte gehören zusammen.

Die Erstellung der Diagnose setzt ein Verständnis der aktuellen Lebenssituation und der biografischen Entwicklung voraus. Die Erarbeitung einer Therapiemotivation besteht darin, die organische Krankheitsvorstellung nach und nach um Aspekte der psychosozialen Entwicklung zu erweitern. Nur wenn dies gelingt, ist eine Überweisung an einen Psychiater oder Psychotherapeuten zur Mitbehandlung aussichtsreich. Die ausschließliche Mitteilung negativer somatischer Befunde ohne gleichzeitige ausdrückliche Anerkennung der körperlichen Symptomatik kann dazu führen, dass die Patienten sich mit ihrer Erkrankung allein gelassen fühlen und den Kontakt abbrechen.

Wegen der zentralen Rolle der primärmedizinischen Versorgung für die Therapie somatoformer Störungen sind in den vergangenen Jahren eine Reihe von Forschungsprojekten durchgeführt worden, die die Effekte von spezifischen Schulungsmaßnahmen und Interventionen in der Primärversorgung evaluierten. Die Interventionen zielten weniger auf eine Veränderung der körperlichen Symptomatik ab als auf eine Änderung des Krankheitsverständnisses und der Therapiemotivation. Sie erwiesen sich als effektiv und konnten zu einer Verbesserung der Überweisung in die Fachpsychotherapie beitragen.

Die Primärversorgung spielt noch aus anderen Gründen bei der Behandlung somatoformer Störungen eine Rolle. Viele Patienten mit somatoformen Störungen benötigen während der Psychotherapie weiterhin hausärztliche Betreuung. Dies gilt beispielsweise für Patienten mit somatoformen Schmerzsyndromen, aber ebenso bei psychogenen Lähmungen oder autonomen Funktionsstörungen. Die Kooperation zwischen den unterschiedlichen an der Behandlung beteiligten Parteien spielt für den Behandlungserfolg eine bedeutsame Rolle. Auch um für den Patienten selbst Transparenz zu schaffen, ist die Abstimmung der Behandlungsziele zwischen den an der Behandlung beteiligten Ärzten und Therapeuten notwendig: Ist beispielsweise geplant, die Schmerzmedikation heraufzusetzen, weitere ggf. invasive Formen der Schmerztherapie (Blockadebehandlungen, Pumpenimplantate) einzusetzen? Oder besteht Konsens darüber, diese Maßnahmen für die Dauer der Psychotherapie zurückzustellen? Nur wenn zwischen dem Patienten und den verschiedenen an der Behandlung beteiligen Ärzten ein gemeinsam abgestimmtes Konzept vereinbart ist, sollte man mit einer Psychotherapie beginnen.

Schließlich leitet sich die Bedeutung der Primärversorgung aus der Tatsache ab, dass wegen der hohen Prävalenz nicht alle Patienten mit einer somatoformen Störung in eine fachpsychotherapeutische Behandlung überwiesen werden können. Die Entwicklung eines stufenweise gegliederten Behandlungskonzepts im Sinne eines **Stepped-care-Modells** ist eine wichtige Zukunftsaufgabe. Neben der Frage, welche therapeutischen Interventionen im Rahmen der Primärversorgung durchgeführt werden können, geht es dabei um die Definition der Schnittstellen, d. h. um die Frage, welche Patienten wie lange in der Primärversorgung zu behandeln sind und welche Patienten frühzeitig in fachpsychotherapeutische Behandlung weitergeleitet werden sollten.

Fragen bei der Behandlungsplanung

- Ist die Ursache der körperlichen Symptomatik geklärt?
- Welche Vorstellung hat der Patient von seiner Erkrankung?
- Welches ist der Behandlungsauftrag?
- Wie sind Motivation und Introspektionsfähigkeit?
- Sind Konflikte in wichtigen Sozialbeziehungen an der Entstehung/Aufrechterhaltung der Symptomatik beteiligt?
- Läuft ein Rentenverfahren?
- Wie ist das Risiko der Chronifizierung?
- Liegt ein Medikamentenabusus (z. B. bei Schmerz) vor?
- Liegen andere körperliche oder psychische Erkrankungen i. S. einer Komorbidität vor?

13.6.2 Allgemeine Leitlinien der Behandlung

Obwohl die psychotherapeutische Behandlung somatoformer Störungen nicht unabhängig von der psychotherapeutischen Grundorientierung konzeptualisiert werden kann, hat sich in den vergangenen Jahren insbesondere durch die Erstellung von **Behandlungsleitlinien** (Henningsen et al. 2002) ein Konsens herausgebildet, welche Vorgehensweisen schulenübergreifend beachtet werden sollten (s. auch Henningsen et al. 2007).

Zunächst steht auch in der fachpsychotherapeutischen Behandlung das subjektive Krankheitsverständnis des Patienten – in der Regel ein somatisches Krankheitsmodell – im Mittelpunkt. Solange dieses aufrechterhalten wird, ist das Mandat für eine Psychotherapie eingeschränkt, auch wenn sich möglicherweise der Patient dem Druck von Angehörigen oder zuweisenden Ärzten gefügt und die Konsultation eines Psychotherapeuten in Anspruch genommen hat. Es ist deswegen notwendig, sich zu Anfang eine Vorstellung von der subjektiven Krankheitstheorie des Patienten zu machen. Die Krankheitstheorie somatoformer Patienten ist häufig durch folgende Merkmale charakterisiert:

- eine ausgeprägte **Leib-Seele-Dichotomie** und
- ein Gefühl der **Stigmatisierung**, d. h. des Abgeschoben-Werdens auf die »Psycho-Schiene«.

Es ist notwendig, das organische Krankheitsverständnis zu modifizieren, indem Informationen zur Verfügung gestellt werden, die zu einem differenzierteren Verständnis leib-seelischer Zusammenhänge beitragen. Die Wirksamkeit solcher Informationen resultiert einerseits daraus, dass sie zu einer **kognitiven Differenzierung** führen. Andererseits nimmt der Therapeut, indem er diese Informationen vermittelt, eine aktive und zugewandte Haltung dem Patienten und seinen Beschwerden gegenüber ein und erkennt die körperlichen Beschwerden an. Ein zu großes Maß an Zurückhaltung insbesondere in der Anfangsphase der Behandlung wird von den Patienten nicht selten als Zurückweisung erlebt.

Da Patienten mit somatoformen Störungen häufig negative Vorerfahrungen im medizinischen Versorgungssystem gemacht haben, die zu Kontaktabbrüchen führten, ist es erforderlich, der **Beziehungsgestaltung** besonderes Augenmerk zu widmen. Durch die körperliche Symptomatik kann beträchtlicher Handlungsdruck entstehen. Dies gilt besonders für Schmerzpatienten, die nonverbal durch ihr Verhalten signalisieren, dass sie massiv durch ihre Beschwerden beeinträchtigt sind. Wichtig ist eine klare Vereinbarung über regelmäßige Sitzungen und ihre Dauer. Die Sitzungen sollten nicht beschwerdekontingent, sondern als feste Termine durchgeführt werden, um eine Verstärkung des Symptomverhaltens zu vermeiden. Auch bei einer flexiblen Handhabung muss der Rahmen der Behandlungsvereinbarungen stabil sein. Änderungen der Sitzungsfrequenz oder der Sitzungsdauer können für den Patienten Anlass zu unterschiedlichsten Phantasien über sich selbst und den Therapeuten sein.

! Die Akzeptanz der Verknüpfungen zwischen Konflikten und körperlicher Symptomatik ist in hohem Maße von der Tragfähigkeit und Tiefe der therapeutischen Beziehung abhängig. Grundsätzlich kann man sagen, dass die »Repsychisierung« der in den Körper verschobenen Affekte von Kummer, Verzweiflung und Wut, nur in dem Maße gelingt, in dem es zu einer vertrauensvollen therapeutischen Beziehung und zu einer korrigierenden emotionalen Erfahrung kommt.

Den somatoformen Störungen liegt weder eine einheitliche Persönlichkeitsstruktur noch ein spezifisches Konfliktmuster zugrunde. Vielmehr handelt es sich um Patienten mit sehr unterschiedlichen Lebensgeschichten und Entwicklungsverläufen. Insbesondere unter wissenschaftlichen Gesichtspunkten ist es erstrebenswert, Risikokonstellationen und Vulnerabilitätsmodelle zu beschreiben, die das Auftreten dieser Störungen begünstigen. Klinisch ist es dagegen wichtig, sich der Heterogenität der Patienten bewusst zu sein. Dies bedeutet, dass bei der Therapieplanung in jedem Fall eine **verfahrensspezifische Einzelfalldiagnostik** notwendig ist, die über die Konstatierung der deskriptiven Diagnose hinausgeht. Zu dieser Diagnostik gehört im tiefenpsychologischen Behandlungsansatz eine Strukturdiagnose, die Aufschluss darüber gibt, ob eine Entwicklungsstörung vorliegt, die weitere Bereiche der Persönlichkeitsentwicklung (Affektwahrnehmung, Impulskontrolle etc.) betrifft. Im verhaltenstherapeutischen Behandlungsansatz würde dem eine detaillierte Analyse der Zielbereiche der Intervention sowie der Lerngeschichte der mit der Symptomatik verknüpften Problembereiche entsprechen. Hinter der deskriptiven Diagnose einer somatoformen Störung können sich sehr unterschiedliche Probleme verbergen. Ein Teil der Patienten, insbesondere mit Schmerzstörungen, weist beispielsweise ein erhebliches Maß an Traumatisierung auf. Die Behandlung kann sich in diesen Fällen nicht auf die Schmerzbewältigung als Therapieziel beschränken. Ähnlich ist es, wenn ausgeprägte interpersonelle Probleme oder eine Komorbidität mit Angst oder Depression eine Rolle spielen. In allen diesen Fällen kann der Behandlungsfokus nicht ausschließlich aus der im Vordergrund stehenden Körpersymptomatik abgeleitet werden, sondern erfordert eine erweiterte Diagnostik, um den Zusammenhang der Symptomatik mit der Persönlichkeitsentwicklung insgesamt zu verstehen.

13.6.3 Differenzielle Indikationsstellung und Behandlungsplanung

Bei der Behandlungsplanung stellen sich grundsätzlich zwei **Indikationsentscheidungen**:

- Die erste betrifft die Überweisung vom Hausarzt zum Facharzt (Psychotherapeut oder Psychiater).
- Die zweite betrifft die Indikation für eine ambulante oder eine stationäre (bzw. ggf. teilstationäre) Psychotherapie.

Für die beiden erstgenannten Indikationsentscheidungen spielen der Behandlungsverlauf sowie die Einschätzung der Schwere der Erkrankung die ausschlaggebende Rolle.

Nach den Leitlinien zur Diagnose und Behandlung somatoformer Störungen (Henningsen et al. 2002) gilt, dass nach einem Zeitraum von 6 Monaten der Behandlung in der Primärversorgung (psychosomatische Grundversorgung) eine **Überweisung in die Fachpsychotherapie** erfolgen sollte, wenn sich bis dahin keine deutliche Verbesserung eingestellt hat. Auch die Dauer der Krankschreibung kann als Entscheidungskriterium dienen. Nach einer Arbeitsunfähigkeitszeit von mehr als 4 Wochen sollte ebenfalls eine Überweisung zum Fachpsychotherapeuten erfolgen, wenn keine Besserung in Sicht ist.

Bei manchen Patienten ergibt sich aufgrund der biografischen Anamnese, dass die Körpersymptomatik nur die Spitze eines Eisbergs schwerer psychosozialer Probleme und Konflikte ist. Auch in diesen Fällen ist eine Überweisung zum Facharzt (Psychotherapeuten oder Psychiater) indiziert.

Die Indikation für eine **stationäre** Behandlung (► Übersicht) hängt ab

- vom Ausmaß der mit der körperlichen Symptomatik verbundenen Behinderung und Funktionseinschränkung,
- von der psychischen und ggf. auch körperlichen Komorbidität,
- von der Schwere und der Akuität psychosozialer Konflikte im Lebensumfeld.

Bei Patienten mit sehr geringer Introspektionsfähigkeit kann es zur Einleitung einer Psychotherapie auch sinnvoll sein, unterschiedliche Behandlungsverfahren zu kombinieren, wie dies üblicherweise in der stationären Psychotherapie geschieht. Durch erlebnisorientierte, nonverbale Therapieverfahren (Musiktherapie, Gestaltungstherapie, konzentrative Bewegungstherapie) kann insbesondere bei Patienten, die nur geringen Zugang zum emotionalen Erleben haben (Scheidt u. Waller 2005), der Einstieg in die Psychotherapie erleichtert werden. In diesen Fällen wird oft die stationäre Behandlung der anschließenden ambulanten Behandlung vorgeschaltet.

Längere Arbeitsunfähigkeitszeiten (mehr als 3 Monate) oder drohende Berufs- oder Erwerbsunfähigkeit machen es notwendig, auch rehabilitative Aspekte in die Behandlungsplanung einzubeziehen. Da somatoforme Störungen im mittleren Lebensalter (zwischen 40 und 60 Jahren) oft mit Arbeitsplatzkonflikten verbunden sind, spielt die Berücksichtigung dieses Aspekts in der Therapie eine große Rolle. Es kann sich als sinnvoll erweisen, nach einer stationären Behandlung des akuten Krankheitsbildes eine Rehabilitation anzuschließen, in der gezielt die Möglichkeiten der **beruflichen Reintegration** abgeklärt werden.

Indikationskriterien für die stationäre Behandlung somatoformer Störungen

- Schwere der körperlichen Symptomatik und Behinderung (funktionelle Einschränkungen)
- Akute Konfliktsituation im sozialen Umfeld
- Dauer der Erkrankung und Risiko der Chronifizierung (Verlust des Arbeitsplatzes, bevorstehende Berentung)
- Eine multimodale psychotherapeutische Behandlung ist erforderlich
- Medizinische Komorbidität macht gleichzeitige medizinische Behandlungen notwendig

! An den Schnittstellen der Versorgungsbereiche kommt es leider auch heute noch zu Problemen einer reibungslosen Behandlung. Unserer Erfahrung nach ist sowohl die Vermittlung von Patienten von der Primärversorgung in die Fachpsychotherapie wie auch umgekehrt von der stationären psychotherapeutischen Behandlung in die ambulante Psychotherapie schwierig. Neben Kapazitätsproblemen spielen dabei die Besonderheiten der Patientengruppe eine Rolle.

13.6.4 Häufige Probleme in der Behandlung – Fehler, die man vermeiden sollte

Der häufigste Fehler in der Behandlung somatoformer Störungen besteht darin, die Patienten in ihrem subjektiven Gefühl, dass »etwas nicht mit ihrem Körper stimmt« nicht ernst zu nehmen und sie zu rasch mit den auslösenden psychosozialen Belastungen und Konflikten zu konfrontieren. Die Mitteilung, dass »kein organischer Befund vorliegt«, führt in der Regel nicht zu einer Beruhigung, sondern verstärkt im Gegenteil die Verunsicherung der Patienten, da sie befürchten, nun, da keine körperliche Erkrankung festgestellt wurde, als Simulanten abgestempelt zu werden.

Psychotherapeuten fühlen sich durch das Beharren auf einer somatischen Ursache der Beschwerden in ihrem Bemühen, die subjektive Innenwelt der Patienten zu verstehen, »kalt gestellt«. In der Gegenübertragung entsteht Ärger und Hilflosigkeit. Wenn diese Gefühle nicht reflektiert und bearbeitet, sondern dem Patienten als Ausdruck seiner eigenen Affekte gespiegelt werden, kann es zu dramatischen Verschlechterungen der therapeutischen Beziehung kommen.

Eine ausschließlich **medikamentöse** Behandlung ist bei somatoformen Störungen nicht gerechtfertigt. Behandlungen mit Plazebo sollten unterbleiben. In der Regel sind somatoforme Störungen als krankheitswertiger Ausdruck einer Störung des seelischen Gleichgewichts zu verstehen, der eine umfassende, körperliche, seelische und soziale Aspekte einschließende Behandlung erforderlich macht. Auch wenn einzelne Störungen wie Konversionsstörungen in einem Teil der Fälle spontan remittieren, ist es in der überwiegenden Zahl der Fälle nicht zu rechtfertigen, einfach abzuwarten oder ausschließlich medikamentös (z. B. mit Analgetika oder Antidepressiva) zu behandeln.

Probleme der Behandlung ergeben sich ferner häufig aus dem **Wunsch nach Berentung**. Die Frage der Erwerbsunfähigkeit spielt bei einer nicht geringen Zahl von Patienten mit somatoformen Störungen eine Rolle. Die Sozialgerichtsrechtsprechung hat sich in den vergangenen Jahren dahin gehend verändert, dass aufgrund einer schweren somatoformen Störung auch die Anerkennung einer dauerhaften Erwerbsunfähigkeit möglich ist. Aufgrund der Schwere der Erkrankung und der funktionellen Behinderung, der körperlichen und der psychischen Komorbidität und eines therapierefraktären Verlaufs kann eine Erwerbsunfähigkeitsberentung indiziert sein. Die Erwartung, dass durch eine Berentung die Symptomatik positiv beeinflusst wird, ist dagegen klinisch nicht berechtigt.

Obwohl ein Rentenwunsch als negativer prognostischer Faktor für eine Therapie anzusehen ist, bedeutet er keine grundsätzliche Kontraindikation. Die Therapieziele sind aber anders zu formulieren. Die Veränderung eines einmal bestehenden Rentenwunschs als Therapieziel ist in der Regel nicht realistisch.

Psychologisch gesehen spiegelt sich im Wunsch nach sozialer Entlastung nicht selten der Anspruch, für in der Vergangenheit im eigenen Leben erlittenes Unrecht entschädigt zu werden. Diese Erwartung resultiert nicht selten aus den realen Erfahrungen verschiedenartiger Traumatisierung. Das Ziel der Psychotherapie, in einem Trauerprozess Verluste und Begrenzungen von Lebensmöglichkeiten zu verarbeiten, scheitert dann an der Erwartung, dass Verlust und Beschädigung durch äußere Kompensationen abgegolten werden sollen.

13.6.5 Allgemeine Zielbereiche psychotherapeutischer Interventionen

Die Zielbereiche psychotherapeutischer Interventionen leiten sich aus den in ► 13.5 dargestellten pathogenetischen Vorstellungen zur Entstehung somatoformer Störungen ab (► Übersicht).

Die Veränderung des somatischen Krankheitsmodells einschließlich des damit verbundenen engen Begriffs von Gesundheit und der Neigung zu katatrophisierenden Bewertungen unangenehmer Körpersensationen muss am Anfang stehen. Die Verknüpfung der Somatisierung mit den auslösenden psychosozialen Konflikt- und Belastungssituationen ist erst dann möglich, wenn sich eine tragfähige Beziehung entwickelt hat und die Patienten grundsätzlich die Bedeutung solcher Zusammenhänge verstehen und anerkennen. Dies ist in der Regel nur der Fall, wenn sich die Vorstellung hinsichtlich der Krankheitsentstehung aus der Dichotomie »körperlich oder psychisch« gelöst hat und ein Krankheitsmodell entwickelt werden konnte, das auch psychische und psychosoziale Faktoren als Einflussgrößen zulässt.

Zielbereiche der psychotherapeutischen Behandlung

- Somatisches Krankheitsmodell
- Katastrophisierende Bewertung von Körperempfindungen
- Zu enger Begriff von »gesund sein«
- Selektive Aufmerksamkeit auf Körperprozesse
- Wahrnehmung unbedeutender Körperempfindungen
- Burnout durch chronische Selbstüberforderung (depressive Somatisierung)
- Negatives Selbstkonzept und geringes Selbstvertrauen
- Verbesserung der Affektwahrnehmung
- Verständnis der funktionalen Bedeutung der Körpersymptome
- Körperbeschwerden zur interaktionellen und Selbstregulierung

Ein Thema, das bei fast allen somatoformen Störungen eine Rolle spielt, ist die Angst, an einer körperlichen Erkrankung zu leiden. Diese führt zur falschen Bewertung körperlicher Signale, die als Anzeichen von Krankheit missdeutet werden. Es kann sein, dass zur Beruhigung dieser Angst die Vervollständigung etwaiger medizinischer Diagnostik unumgänglich ist. In der Regel nimmt die Krankheitsangst mit einer sich vertiefenden therapeutischen Beziehung ab.

Im Mittelpunkt der Psychotherapie stehen die **interpersonellen Erfahrungen**, die der Entstehung der somatoformen Störung zugrunde liegen (Scott u. Russell 2006).

Die Befunde der klinischen Bindungsforschung zeigen, dass ein hoher Prozentsatz von Patienten mit somatoformen Störungen eine unsicher-vermeidende Bindung aufweist. Vor dem Hintergrund von Erfahrungen der verdeckten Zurückweisung durch die primären Bindungspersonen suchen die Patienten in der Therapeut-Patient-Beziehung nach Hinweisen auf eine Wiederholung einer solchen Beziehungsform. Die Therapie muss eine **korrigierende emotionale Erfahrung** anbieten, mit deren Hilfe die Patienten ihre Erwartung, in Beziehungen zurückgewiesen zu werden, infrage stellen können.

Ein weiterer Fokus liegt auf der **Verbesserung der Wahrnehmung von Emotionen**. Sowohl in der Selbst- wie in der Fremdwahrnehmung haben Patienten mit somatoformen Störungen Schwierigkeiten bei der Wahrnehmung von Affekten, v. a. wenn es sich um negative Affekte wie Ärger, Wut und Aggression handelt. Die Therapie zielt darauf ab, die Narrativierung der konflikthaften interpersonellen Beziehungen zu unterstützen und die Wahrnehmung der involvierten Affekte zu verbessern.

Um weitere Enttäuschungen zu vermeiden, sollte eine realistische **Absprache der Therapieziele am Anfang der Therapie** stehen. Leider ist es keine realistische Erwartung, dass durch die Thematisierung konflikthafter Beziehungserfahrungen eine rasche Veränderung somatoformer Symptome eintritt. Die Prognose der Psychotherapie ist vielmehr unterschiedlich. In der Regel erweisen sich Schmerzen als erheblich therapieresistenter als beispielsweise die pseudoneurologischen Symptome einer Konversionsstörung. Aufgrund der Unsicherheit der Prognose ist es sinnvoll, die Patienten auf einen Therapieverlauf vorzubereiten, der längere Zeit in Anspruch nehmen und bei dem es auch in späteren Abschnitten noch zu einer erneuten Verstärkung der Beschwerden kommen kann.

Wenn in der Vorgeschichte **Traumatisierungen** bestehen, was aufgrund der somatoformen Symptomatik nicht von Beginn an erkennbar sein muss, sind die Vorgehensweisen zu beachten, die bei der Psychotherapie traumatisierter Patienten zu berücksichtigen sind. Dazu gehören v. a. die Entwicklung einer sicheren und vertrauensvollen therapeutischen Beziehung und die nicht zu rasche aufdeckende Thematisierung traumatischer Erfahrungen.

Somatoforme Symptome spielen häufig eine wichtige Rolle in der **Selbstregulation** und in der **interpersonellen Interaktion**. Dies lässt sich sowohl bei Patienten mit Konversionsstörungen als auch bei somatoformen Schmerzstörungen beobachten. Das Verständnis, welche Funktion eine bestimmte Form des Schmerzverhaltens beispielsweise in der aktuellen Paar- oder Familienbeziehung eines Patienten hat, kann ein wichtiges Thema der Therapie sein. Gerade Schmerzpatienten vermitteln oft, dass sie ihrer Umgebung mit ihren Beschwerden nicht zur Last fallen wollen. Sie versuchen deswegen nicht, über ihre Schmerzen zu sprechen, kommunizieren aber durch ihr nonverbales Verhalten die Erwartung, dass andere ihr Leid bemerken und sie darauf ansprechen. Solche Formen der Kommunikation über die körperliche Symptomatik sind störanfällig und dysfunktional, da sie die interaktionelle Bestätigung »pathologischer Überzeugungen« begünstigen. Die Therapie ist darauf gerichtet, Einsicht in solche kommunikativen Verhaltsweisen zu vermitteln und dabei zu unterstützen, Ausdruckweisen zu finden, die eine bessere Realisierung eigener Bedürfnisse ermöglichen.

Vor allem bei Schmerzpatienten ist die Fähigkeit zur Wahrnehmung körperlicher Signale wenig ausgebildet. Viele Patienten sind stolz darauf, dass sie jahrelang ihre körperlichen Bedürfnisse zugunsten eines rigiden Pflicht- und Arbeitsethos zurückgestellt haben, bis schließlich ein psychophysischer Erschöpfungszustand eingetreten ist, der mit einem völligen Zusammenbruch der körperlichen und seelischen Leistungsfähigkeit verbunden ist. Die Fähigkeit zur **Selbstachtsamkeit** ist nicht entwickelt oder aus Gründen die mit der Abwehr eines depressiven Grundkonflikts zusammenhängen, unterdrückt worden. Dazu gehört auch die Vernachlässigung kreativer Ausdrucksformen in Musik und Gestaltung, die nicht allen, aber doch vielen Patienten früher einmal zur Verfügung gestanden hatten. Sowohl das Erlernen eines bewussteren Umgangs mit körperlichen Bedürfnissen und Signalen als auch die Wiederaneignung kreativer Ausdrucksformen kann ein wichtiges Ziel der Therapie sein, das durch Therapieformen wie konzentrative Bewegungstherapie (KBT), Gestaltungs- oder Musiktherapie gefördert wird.

13.7 Wissenschaftliche Bewertung unterschiedlicher Behandlungsansätze

Eine umfassende Übersicht über die wissenschaftlichen Studien zur Evaluation unterschiedlicher Behandlungsansätze bei somatoformen Störungen ist den Quellentexten zu den Leitlinien für somatoforme Störungen (Hennningsen et al. 2002) zu entnehmen. Eine neuere Übersicht geben Henningsen et al. (2007) sowie Sumathipala (2007). Im Folgenden wird die Befundlage vorwiegend für die **somatoforme Schmerzstörung** dargestellt, die die häufigste Erkrankung in der Gruppe der somatoformen Störungen ist.

13.7.1 Studienlage

Eine Übersicht über die vorhandenen Interventionsstudien auf der Grundlage einer systematischen Auswertung der Datenbanken Medline und PSYCLIT zwischen 1980 und 2000 ergibt 12 kontrollierte Psychotherapiestudien, in denen klinische Stichproben untersucht wurden, bei denen von einer Leitsymptomatik Schmerz ausgegangen werden kann. 7 der 12 Studien untersuchen die Effekte **verhaltenstherapeutischer** (▶ Box), 4 die **psychodynamischer** Interventionen (▶ Box).

Studien zur Verhaltenstherapie

Von den 7 verhaltenstherapeutischen Studien untersuchen 3 die Wirkung verhaltenstherapeutischer Einzeltherapie (Bergdahl et al. 1995, Blanchard et al. 1992, Corney et al. 1991) und 4 die Wirkung verhaltenstherapeutischer Gruppentherapie (Nicassio et al. 1997, Bennett et al. 1996, Van Dulmen et al 1996, Vlaeyen et al. 1996). In den Studien wurden unterschiedliche Kontrollgruppen verwendet (plazebobehandelte Kontrollgruppe, Bergdahl et al. 1995; Wartekontrollgruppe, Van Dulmen et al. 1996, Vlaeyen et al. 1996; Wartegruppen, Van Dulmen et al. 1996; konventionelle medizinische Behandlungen, Corney et al. 1991). Die Dauer der Intervention variiert zwischen 2 und 6 Monaten, die Gesamtzahl der Sitzungen liegt im Mittel etwa zwischen 12 und 15 Sitzungen und damit im kurztherapeutischen Bereich.

Die Ergebnisse der verhaltenstherapeutischen Studien lassen sich folgendermaßen zusammenfassen: In den Studien, in denen unbehandelte Kontrollgruppen bzw. Wartegruppen als Vergleichsstichprobe herangezogen wurden, ergab sich fast ausnahmslos eine signifikante Verbesserung der Therapiegruppen gegenüber der Vergleichsstichprobe (Nicassio et al.1997, Van Dulmen et al. 1996, Vlaeyen 1996, Bergdahl et al. 1995, Blanchard et al. 1992).

Beim Vergleich der spezifischen verhaltenstherapeutischen Behandlung mit Psychoedukation, supportiven Gruppengesprächen oder einer konventionellen medizinischen Behandlung (Nicassio et al. 1997, Vlaeyen et al. 1996, Corney et al. 1991) zeigten sich jedoch in mehreren Studien **keine** signifikanten Unterschiede in den Zielvariablen.

Einzelne Studien (Vlaeyen et al. 1996) berichten zwar über signifikante Therapieeffekte in den Interventionsgruppen, stellen jedoch nur mäßige Behandlungsergebnisse fest.

Studien zur psychodynamischen Psychotherapie

Zur **psychodynamischen Psychotherapie** somatoformer Störungen liegen 4 Studien vor, davon 2 zur psychodynamischen Einzeltherapie (Bassett u. Pilowsky 1985, Svedlund 1983) und 2 zur psychodynamisch orientierten Gruppentherapie (Guthrie et al. 1993, Pilowsky u. Barrow 1990). 2 der 4 Untersuchungen (Guthrie et al. 1993, Svedlund 1983) beziehen sich auf das Colon irritabile, die beiden übrigen Studien schließen Patienten mit chronischen Schmerzstörungen ohne organisches Substrat ein. Diese beiden letztgenannten Untersuchungen beziehen sich damit auf eine Patientengruppe, die am ehesten mit der somatoformen Schmerzstörung im engeren Sinne vergleichbar ist.
Es handelt sich ebenso wie bei der Verhaltenstherapie um Kurzzeitpsychotherapien mit einer mittleren Therapiedosis zwischen 6 und 12 Stunden. Als Kontrollstichproben wurden in 2 Studien (Guthrie et al. 1993, Bassett u. Pilowsky 1985) supportive Gruppentherapien herangezogen, in einer weiteren Studie (Svedlund 1983) eine medizinische Behandlung. Auch für die psychodynamischen Interventionen werden positive Therapieergebnisse hinsichtlich der somatischen Zielsymptomatik und der psychischen Beschwerden berichtet (Guthrie et al. 1991, Svedlund 1983). Weniger positive Ergebnisse werden dagegen von Bassett und Pilowsky (1985) und von Pilowsky und Barrow (1990) angegeben. In der letztgenannten Untersuchung zeigte sich im Hinblick auf die Zielsymptomatik Schmerz unter psychodynamischer Psychotherapie sogar tendenziell eine Verschlechterung der Symptomatik. Wegen erheblicher methodischer Mängel können die Ergebnisse dieser Studie jedoch nur als eingeschränkt gültig angesehen werden.

Für die funktionellen Schmerzsyndrome ergeben sich klare empirische Belege für die Wirksamkeit psychotherapeutischer Behandlungen (▶ Box). Diese beziehen sich v. a. auf verhaltenstherapeutische Interventionen. Beim primären Fibromyalgiesyndrom ist auch die Wirksamkeit körperlicher Aktivierung belegt. Die Wirksamkeit psychodynamischer Interventionen ist v. a. für das Colon irritabile nachgewiesen. Studien zur Wirksamkeit psychodynamsicher und interpersoneller Interventionen bei funktionellen Schmerzsyndromen stehen noch aus.

Es bleibt eine Reihe von Fragen offen. Hierzu gehört beispielsweise die **Frage der notwendigen Gesamtdosis therapeutischer Interventionen**, die in manchen der referierten Studien vermutlich zu gering war, um zu einer Veränderung der chronischen Schmerzproblematik zu führen (worauf einige Autoren auch selbst hinweisen, z. B. Pilowsky u. Barrow 1990).

Studien zur Behandlung des Fibromyalgiesyndroms

Zur Behandlung des primären Fibromyalgiesyndroms wurden in den vergangenen Jahren mehrere Übersichtsarbeiten und Wirksamkeitsstudien veröffentlicht. Sim und Adams (2002) schlossen in ihrer Übersicht 25 Studien mit RCT ein, die unterschiedliche nichtpharmakologische Interventionen untersuchten. Die Auswertung ergab eine mittlere Evidenz zugunsten moderater Effekte für körperliches Training. Eine Übersicht über kognitiv-behaviorale Interventionen (KVT; Bennett u. Nelson 2006) kommt zu dem Schluss, dass KVT zu Verbesserung der Schmerzbewältigung, der Selbstwirksamkeit und des allgemeinen Funktionsniveaus führt. Als isoliertes Behandlungsverfahren zeigte sich KVT jedoch nicht wirksamer als edukative Gruppenprogramme oder körperliches Training.
Die seit 2002 veröffentlichten Studien zur Psychotherapie des primären Fibromyalgiesyndroms untersuchten am häufigsten verhaltenstherapeutische Interventionen. In mehreren Studien fand sich unterstützende Evidenz zugunsten einer Wirksamkeit verhaltenstherapeutischer Therapieverfahren (Thieme et al. 2003, 2006, Garcia et al. 2006). Die Unterschiede zu den Kontrollbedingungen ließen in einigen Studien im Katamnesezeitraum jedoch nach (Williams et al. 2002, Redondo et al. 2004).

13.7.2 Methodenintegratives Vorgehen

Grawe (1997) postulierte, dass die Wirksamkeit psychotherapeutischer Behandlungsverfahren verbessert werden könnte, wenn die Wirkkomponenten unterschiedlicher Verfahren in einer wissenschaftlich begründeten Psychotherapie integriert würden. Diese Sichtweise führt weg vom Methodenvergleich und hin zu einer Integration unterschiedlicher therapeutischer Interventionen. Im Hinblick auf die somatoformen Störungen sprechen verschiedene Gründe für ein solches **methodenintegratives Vorgehen**:

- Wegen des somatischen Krankheitsverständnisses und des begrenzten Behandlungsauftrags sind in der Initialphase der Behandlung somatoformer Störungen **symptomorientierte Behandlungselemente** (Perspektive Mastery und Coping, Ressourcenaktivierung) indiziert. Ein rein konfliktorientiertes therapeutisches Vorgehen ist in seiner Wirkung auf die Symptomatik oft unzureichend und kann möglicherweise sogar zu einer Verschlechterung führen (z. B. Pilowsky u. Barrow 1990).
- Umgekehrt lässt ein rein symptomorientiertes Vorgehen die bei somatoformen Störungen sehr verbreiteten interpersonellen Probleme und die Defizite im Bereich der Persönlichkeitsentwicklung unberücksichtigt. Die psychotherapeutische Behandlung muss jedoch auch diese Aspekte einbeziehen.

Bei den oben dargestellten Interventionsstudien wurden überwiegend therapeutische Interventionen verhaltenstherapeutischer **oder** psychodynamischer Grundorientierung untersucht. Die unterschiedlichen Faktoren, die in der Pathogenese der somatoformen Störungen eine Rolle spielen, legen es nahe, dass durch eine Kombination von Interventionen die Effekte verbessert werden können. Ausgehend von dieser Überlegung sind in den vergangenen Jahren Therapiekonzepte entwickelt worden, die Interventionen unterschiedlicher therapeutischer Grundorientierung kombinieren. Nickel und Egle (2001) haben ein Gruppentherapiekonzept für Patienten mit somatoformen Schmerzstörungen erarbeitet, das in der Initialphase eine Fokussierung auf die Symptomatik vorsieht mit einem sukzessiven Übergang zur Thematisierung interpersoneller Konflikte. Ein analoges Konzept wurde für die Einzelpsychotherapie somatoformer Schmerzstörungen entwickelt (Scheidt 2002). Dieses Konzept wird im Folgenden zusammenfassend dargestellt.

13.8 Beispiel eines methodenintegrativen Vorgehens im Rahmen einer psychodynamisch fundierten Einzelpsychotherapie somatoformer Störungen

Das im Anschluss skizzierte einzeltherapeutische Behandlungskonzept sieht eine ambulante Kurzzeitpsychotherapie von 25 Stunden vor. Es basiert auf einem psychodynamischen Grundkonzept der Therapie und verlässt damit die oben angestrebte Schulenneutralität hinsichtlich der therapeutischen Vorgehensweisen. Es stützt sich auf die beschriebenen pathogenetischen Vorstellungen zur Entstehung somatoformer Störungen und die zentralen Zielbereiche der Therapie, die in ▶ 13.6.5 dargelegt wurden.

Es lassen sich folgende **Behandlungsphasen** unterscheiden:

1. Eröffnung und Einleitung (1.–6. Sitzung),
2. Hauptphase (7.–22. Sitzung),
3. Abschluss (23.–25. Sitzung).

13.8.1 Eröffnung und Einleitung

In der Eröffnungsphase geht es um den **Aufbau einer tragfähigen Arbeitsbeziehung.** Weitere Ziele dieser Phase sind:

- körperliche Reaktivierung,
- Aufbau aktiver Bewältigungsstrategien,
- Veränderung des Umgangs mit Medikamenten (z. B. Analgetika),

- Vermittlung von Information über physiologische Zusammenhänge der Symptomentstehung,
- Förderung der Entspannungsfähigkeit,
- erste Schritte der Verknüpfung der körperlichen Symptome mit dem affektiven und interpersonellen Kontext (Biografie und aktuelle Lebenssituation).

Die Entwicklung der Arbeitsbeziehung hängt wesentlich davon ab, ob der Therapeut sich hinlänglich mit der körperlichen Symptomatik und den Behandlungserfahrungen im medizinischen System beschäftigt. Der Therapeut muss im Anfangsstadium der Behandlung Techniken und Kompetenzen vermitteln, die eine bessere Bewältigung der körperlichen Beschwerden ermöglichen (Symptomorientierung). Andererseits darf er die zugrunde liegenden Konflikte und Problembereiche nicht aus den Augen verlieren.

Der Patient selbst kann zu Beginn der Behandlung durch das Führen eines Beschwerde-/Schmerztagebuchs einen eigenen aktiven Beitrag leisten. Die **Dokumentation der Beschwerden** macht auf Muster des Verhaltens aufmerksam, die zu unphysiologischen Belastungen (mangelnde Bewegung, körperliche/psychische Überlastung, »Teufelskreise« von muskulärer Verspannung und Schmerz etc.) und zu interpersonellen Problemen und Konflikten führen. Unter den Einflussfaktoren der Beschwerdeintensität werden neben Verhaltensgewohnheiten auch emotionale Einflüsse thematisiert, um Anknüpfungspunkte für den Übergang zur Bearbeitung interpersoneller Bedingungsfaktoren zu gewinnen.

Während der Therapeut in der ersten Phase der Behandlung in seinen Interventionen möglicherweise sehr aktiv ist, muss er sich auf der emotionalen Ebene gleichzeitig als »Container« für die Affekte zur Verfügung stellen, die in der Symptomatik gebunden sind und die im Verlauf der Behandlung in die Interaktion kommen. Affekte wie Wut und Enttäuschung können in dieser Phase der Behandlung meist nicht angesprochen werden.

Fallbeispiel 3: Eine typische Sitzung der Eröffnungsphase

Eine 48-jährige Patientin kommt zum zweiten Gespräch. Beim ersten Termin hatte sie eine sehr ausführliche und detaillierte Schilderung ihrer seit 6 Jahren bestehenden Rückenschmerzen gegeben. Die lange Liste von Therapieversuchen, die in dieser Zeit erfolgt waren, hatten die Beschwerden nicht gebessert und stattdessen zu intensiven Gefühlen der Enttäuschung geführt.

Der Therapeut hatte der Patientin in der ersten Sitzung für ihren Bericht viel Raum gegeben. Er hatte gleichzeitig in diesem Gespräch eindeutige Anzeichen einer Depression beobachtet, die die Patientin selbst nicht zu bemerken schien.

In dieser zweiten Sitzung fragt der Therapeut die Patientin, ob es sein könnte, dass sie sich sehr erschöpft fühle. Die Patientin bejaht dies und berichtet, dass ihr Ehemann aufgrund einer schweren Arthrose seines Hüftgelenks behindert sei und viel Unterstützung benötige. Trotzdem lehnt die Patientin einen möglichen Zusammenhang zwischen ihrer Erschöpfung und den Rückenschmerzen rundum ab. Der Therapeut kehrt daraufhin wieder zur Schilderung der Schmerzen zurück und bringt ein Schmerztagebuch als Möglichkeit ins Gespräch, die Intensität der Beschwerden besser beobachten zu können.

Bei der Behandlung somatoformer Störungen muss **zwischen körperlichen (somatoformen) Beschwerden**, **Krankheitsverhalten** und die Symptomatik aufrechterhaltenden **Kognitionen** unterschieden werden. Das Erleben der körperlichen Beschwerden und der Umgang mit ihnen wird durch die Eigenaktivität des Patienten beeinflusst. Dabei spielen Bewertungen sowohl hinsichtlich körperlicher Signale wie auch Vorstellungen über Krankheit und Gesundheit eine Rolle. Patienten mit somatoformen Störungen haben, wie in ▶ 13.2 bereits dargelegt, oft eine sehr enge Definition von Gesundheit und Krankheit, aus der eine Fehlbewertung eigener körperlicher Signale resultiert. Diese kann in der Therapie, beispielsweise anhand der Besprechung des Beschwerdetagebuchs, aufgegriffen werden.

13.8.2 Hauptphase

Das Ziel der Hauptphase besteht darin, die körperlichen Symptome zunehmend mit interpersonellen und intrapsychischen Konflikten zu verknüpfen. Das Tempo, in dem dies möglich ist, wird vom Patienten bestimmt und ist individuell sehr unterschiedlich. In den meisten Fällen wird die körperliche Symptomatik in dieser Phase noch weiter bestehen. Die Therapie sollte jedoch dem Patienten mehr Handlungsspielräume und eine aktivere Einstellung gegenüber der Krankheit und den Gestaltungsmöglichkeiten seiner Lebenssituation eröffnet haben. In der Hauptphase geht es um die Erkennung der dynamischen Funktion des Symptomverhaltens und die Bearbeitung der damit verbundenen interpersonellen und intrapsychischen Konflikte.

Wie erwähnt, spielen in der Pathogenese somatoformer Störungen Beeinträchtigungen der Affektwahrnehmung eine zentrale Rolle. Während die interpersonellen Problembereiche individuell variieren, betrachten wir die **Verbesserung der Wahrnehmung von Emotionen und**

ihre Verknüpfung mit interpersonellen Erfahrungen als einen übergreifenden Wirkaspekt in der Psychotherapie dieser Patienten. Im Hinblick auf die Symptomatik werden in diesem Behandlungsabschnitt folgende Differenzierungsschritte erwartet:

1. Veränderung der Bewertung des affektiven Erlebens, das mit Schwäche und Ohnmacht identifiziert wird,
2. differenziertere Wahrnehmung einzelner Affekte und Differenzierung zwischen Affekten und körperlichen Empfindungen (z. B. Schmerz),
3. Integration abgewehrter, angstauslösender negativer Affekte durch Rekonstruktion interpersoneller Beziehungsepisoden, in denen diese Affekte unterdrückt oder verschoben wurden,
4. Verknüpfung von affektivem Erleben und Episoden des Schmerzgedächtnisses,
5. Herstellen von Zusammenhängen mit der aktuellen Interaktion in der Therapie.

Fallbeispiel 4: Eine typische Sitzung der Hauptphase

Die Patientin eröffnet die Stunde mit Beschwerden über fortbestehende Schmerzen in der vergangenen Woche. Sie ist zwiespältig, ob sie darüber nachdenken will, ob es schmerzauslösende oder schmerzverstärkende Ereignisse gegeben hat. Der Therapeut hört ihrem Symptombericht eine Weile zu. Dann greift er den Inhalt der letzten Stunde auf, in der die Patientin über den Konflikt mit ihrer Tochter gesprochen hatte. Die Tochter hatte sich geweigert, ihrer Mutter ihr Kind zur Betreuung zu überlassen. Die Patientin möchte auf dieses Thema nicht eingehen und versucht, das Thema zu wechseln. Daraufhin deutet ihr der Therapeut, dass es für sie wohl extrem schmerzlich gewesen sei, dass die Tochter ihr das Kind nicht überlassen habe, weil sie sich dadurch so sehr zurückgewiesen gefühlt habe. Vermutlich beschäftige sie das immer noch so stark, dass sie hier in der Stunde nicht gerne an dieses schmerzliche Thema rühren wolle. Nach einigem Zögern nimmt die Patientin diese Deutung auf. Sie berichtet dann, dass sie selbst ihre Tochter kurz nach deren Geburt zu Verwandten fortgegeben habe, da sie selbst berufstätig gewesen sei und sich nicht um das Kind habe kümmern können. Dies sei möglicherweise einer der Gründe, weshalb das Verhältnis zur Tochter später so belastet gewesen sei.

Eine der Hauptschwierigkeiten der Kurztherapie besteht darin zu entscheiden, welche Themen und Problembereiche im Behandlungsverlauf bearbeitet werden können und welche nicht. Als Richtlinie gilt, dass im Mittelpunkt der oder die intrapsychischen/interpersonellen Konfliktbereiche stehen sollten, die mit der Symptomatik am engsten verbunden sind. Andere, von der Symptomatik weiter entfernte Problembereiche müssen dagegen wegen des begrenzten Behandlungsauftrags und des beschränkten zeitlichen Rahmens unberücksichtigt bleiben.

Evaluation des Behandlungsverlaufs

Zwischen der 6. und der 9. Sitzung – je nachdem, wie rasch die symptomorientierte Behandlungsphase verlassen werden kann – findet eine Evaluation des bisherigen Behandlungsverlaufs statt. Dabei werden die Ziele für den zweiten Behandlungsabschnitt vereinbart. Wenn der Patient auch nach 8 Stunden weiterhin an einem strikt organischen Krankheitskonzept festhält, kann ein Fazit der gemeinsamen Evaluation darin bestehen, sich auch in den verbleibenden Stunden vorrangig mit der körperlichen Symptomatik zu befassen. In der Regel haben sich im Verlauf von mehreren Gesprächen genügend Ansatzpunkte ergeben, die eine Verknüpfung der körperlichen Symptomatik mit dem interpersonellen Kontext ermöglichen. Die hierbei auftauchenden Themen werden nun eingegrenzt und mit der Formulierung einer Zielsetzung für den zweiten Behandlungsabschnitt verbunden. Die Formulierung der Behandlungsziele kann auf zwei Ebenen erfolgen, auf der **interpersonellen Ebene** etwa im Sinne der Fokusse der interpersonellen Psychotherapie oder auf der **intrapsychischen Ebene** etwa im Sinne des zentralen Beziehungskonflikts (Luborsky 1988).

Deutungen

Deutungen stellen den aktiven interventiven Beitrag des Therapeuten zur »Repsychisierung« und zur Reformulierung der somatoformen Symptomatik in der Sprache der Lebensgeschichte dar. Sie zielen darauf ab, die Symptome mit ihrer zwischenmenschlichen, interpersonellen Bedeutung zu verknüpfen. Deutungen können, wenn sie zum falschen Zeitpunkt kommen, jedoch auch zu einer Belastung der therapeutischen Beziehung werden. **Bevor der Therapeut Interventionen dieser Art gibt muss er sich des Behandlungsauftrags des Patienten vergewissern.** Wie oben ausgeführt, können bereits in der Einleitungsphase der Behandlung Deutungen gegeben werden, wenn der Patient dazu bereit ist. Charakteristischerweise finden Interventionen dieser Art jedoch in der Hauptphase statt. In Anlehnung an Luborsky (1988) lassen sich die Prinzipien dieser Interventionen folgendermaßen formulieren (► Übersicht).

Prinzipien deutender Interventionen nach Luborsky (1988)

1. Die Symptome müssen in einen Zusammenhang mit interpersonellen Beziehungen (gegenwärtigen oder vergangenen) gebracht werden.
2. Gefühls- und Stimmungsschwankungen des Patienten während der Sitzungen müssen beachtet und ggf. aufgegriffen werden.

▼

3. Die Symptomatik sollte im Zusammenhang mit dem zentralen Beziehungskonflikt verstanden und gedeutet werden.
4. Die Symptomatik sollte nicht nur als Abwehr, sondern als individueller Lösungsversuch verstanden werden.
5. Die Interventionen sollten sich klar auf den zentralen Beziehungskonflikt oder den interpersonellen Problembereich richten, der als Fokus gewählt wurde.
6. Interventionen sollen zeitlich darauf abgestimmt sein, inwieweit dem Patienten der Inhalt der geplanten Intervention bewusstseinsnah ist.

Deutungen bilden das Kernstück der therapeutischen Aktivität, mit dem die somatoforme Symptomatik mit dem gegenwärtigen und vergangenen Erleben des Patienten verknüpft wird. Deutungen und »Containing« (s. unten) müssen jedoch in einer sorgsam zu beachtenden Balance stehen. Wenn zuviel gedeutet wird, der Patient dafür jedoch wegen großer innerer Spannung nicht bereit ist, kann die Deutung unwirksam oder sogar schädlich sein.

Unterstützende therapeutische Beziehung

Die Aufrechterhaltung einer supportiven psychotherapeutischen Beziehung ist auch in der Hauptphase von entscheidender Bedeutung (Scott u. Russel 2006). Eine anfängliche Idealisierung sollte nicht zu rasch infrage gestellt werden. Der Therapeut sollte dem Patienten ein Gefühl von Verständnis und Akzeptanz vermitteln. Oft sind die Patienten nur schwer in der Lage, sich aus einer sicheren Distanz mit den eigenen Anteilen an der Entstehung interpersoneller Konflikte auseinanderzusetzen und benötigen dabei die Unterstützung des Therapeuten.

Supportive Interventionen sind darauf gerichtet, die therapeutische Beziehung zu stärken und Ressourcen zu aktivieren. Beispiele für solche Interventionen sind in der folgenden ► Übersicht zusammengefasst.

Beispiele für supportive Interventionen

- Ressourcen des Patienten in unterschiedlichen Bereichen seines Lebens und seiner Persönlichkeit sollten benannt und positiv konnotiert werden.
- Der Therapeut sollte Hoffnung in den Verlauf der Therapie und in die Entwicklung des Patienten ▼ haben und dies als Grundhaltung dem Patienten zu verstehen geben.
- Fortschritte in der Therapie sollten benannt und positiv bewertet werden.
- Reaktionen und Verhaltensweisen des Patienten, die auf Unzufriedenheit und Kritik an der Therapie und/oder der Person des Therapeuten schließen lassen, sollten in nichtvorwurfsvoller Weise aufgegriffen und erforscht werden.
- Gefühlsreaktionen des Therapeuten, die von der Einstellung einer wohlwollenden und von Sympathie getragenen Haltung abweichen, sollten Anlass zur Analyse der Gegenübertragung geben.

Containing-Funktion

Es wurde bereits darauf hingewiesen, dass eine zentrale Wirkkomponente der psychodynamischen Psychotherapie darin besteht, dass der Therapeut auf die affektiven Signale des Patienten achtet und diese in den aktuellen Beziehungkontext und das unbewusste Erleben einordnet. Diese Verstehensprozesse müssen nicht unbedingt immer in Deutungsvorschläge umgesetzt werden. Gerade die Kapazität des Therapeuten, heftige Affekte, wie sie etwa in den Symptomklagen somatoformer Patienten enthalten sind, nicht unmittelbar durch Handeln oder durch therapeutische »Gegenmaßnahmen« zu beantworten, sondern eine gleichbleibend wohlwollende Atmosphäre des Verstehens aufrechtzuerhalten und damit ein Modell für die Fähigkeit zum Tolerieren quälender und spannungsreicher Affekte zu geben, ist eine der zentralen Wirkkomponenten der Behandlung. Die Containing-Funktion ist das Gegenstück zu den Deutungen und den im Folgenden zu besprechenden systemischen Interventionen. Sie schafft den Raum für die Selbstexploration. Die Containig-Funktion beschreibt eine therapeutische Grundhaltung, die ein konstitutives Element der psychodynamischen Therapie ist.

Systemische Interventionen

Systemische, das familiäre Umfeld einbeziehende Interventionen sollten dann eingesetzt werden, wenn
1. das soziale Umfeld auf die Entstehung, den Verlauf oder die Aufrechterhaltung der Symptomatik einen unmittelbaren und starken Einfluss ausübt,
2. das soziale Umfeld eine Quelle starker Widerstände der Behandlung wird,
3. die Aussicht besteht, eine anderenfalls kaum oder nicht modifizierbare somatische Krankheitstheorie

durch die Einführung weiterer Perspektiven flexibler zu machen,
4. schwere Erkrankungen und Belastungen im Umfeld eine Erweiterung des therapeutischen Feldes erforderlich machen.

Häufige Probleme in der Hauptphase

Während der Hauptphase können folgende Probleme auftreten:

Die Symptomatik bleibt unverändert

Bei langjährig bestehenden somatoformen Störungen kann es sein, dass sich die Symptomatik im Behandlungszeitraum nicht wesentlich beeinflussen lässt. Es muss hierbei zwischen unterschiedlichen Aspekten der Symptomatik differenziert werden (körperliches/psychisches Befinden, Krankheitsverhalten etc.). Der Therapeut darf sich nicht in eine resignative Gegenübertragung verstricken lassen. Der Patient sollte verstehen, dass ein Rückfall der Beschwerden oder auch ihre zwischenzeitliche Verstärkung nicht bedeutet, dass »alles umsonst« gewesen ist. Vielmehr ist die Behandlung ein Beginn, bessere Kompetenzen im Umgang mit der Symptomatik und Lösungsmöglichkeiten im Hinblick auf Probleme und Schwierigkeiten im interpersonellen Bereich zu gewinnen.

»Nebenwirkungen« der Therapie

Bei der Bearbeitung der interpersonellen Schwierigkeiten können sowohl heftige Affekte frei werden, die zu einer vorübergehenden Verstärkung der Symptome führen wie auch zu einer Verstärkung interpersoneller Konflikte außerhalb der Therapie. Der Therapeut muss deswegen den realen interpersonellen Kontext außerhalb der Behandlungssituation im Auge behalten.

13.8.3 Beendigung

In dieser Phase geht es um **Trennung, Loslösung und Vorbereitung des weiteren Vorgehens**. Zur Beendigung gehört eine Bilanz des Therapieverlaufs mit Sichtung des Erreichten und der noch ungelösten, offen gebliebenen Themen. Die Abschlussphase ist ein wichtiger Bestandteil der Therapie. Sie kann Konflikte mobilisieren, die für Patienten mit somatoformen Störungen zentral sind: Bewältigung von Trennung und Ausformulierung dessen, was ungenügend und enttäuschend war. Die Hauptziele der Abschlussphase sind wiederum die Übernahme der therapeutischen Funktion v. a. im Hinblick auf die Wahrnehmung von Gefühlen sowie die Weichenstellung für die weitere Behandlungsplanung.

Fallbeispiel 5: Eine typische Sitzung der Abschlussphase

Die Patientin hat ein Geschenk mitgebracht, um dem Therapeuten für seine Hilfe zu danken.
Sie berichtet gleichzeitig, immer noch Schmerzen zu haben, wenn auch etwas weniger als am Anfang. Obwohl die Patientin in der Therapie eine positive Entwicklung durchlaufen hat, ist offensichtlich, dass ein Reihe von Problemen, einschließlich des Schmerzes, nur unvollständig gelöst sind.
Der Therapeut dankt der Patientin für das Geschenk und reflektiert über einige Aspekte der Situation der Patientin, die sich in der Therapie verändert haben, v. a. die Gefühle von Niedergeschlagenheit und Erschöpfung. Die Patientin greift dies auf, indem sie sagt, sie habe angefangen, einige Probleme anders zu sehen, besonders die Schwierigkeiten mit ihrer Tochter. »Es scheint andererseits, dass noch eine ganze Menge Schmerz und Trauer übrig ist« sagt der Therapeut. Die Patientin stimmt dem zu. Es beschäftige sie, ob sie mit ihrem Leben nun alleine zurechtkommen könne. Die Frage taucht auf, ob eine Fortsetzung der Behandlung sinnvoll wäre, aber die Patientin ist zwiespältig. Sie fragt, ob sie sich wieder melden könne, wenn sie alleine nicht zurechtkäme. Der Therapeut erklärt, dass er ihr ohnehin ein Nachgespräch in einigen Wochen angeboten hätte, aber dass sie sich auch früher melden könne, wenn dies notwendig erscheine.

Bei der Behandlungsplanung sollte von einem **Konzept der Therapieetappen** ausgegangen werden. Kurzzeitpsychotherapien müssen als Strategien zur Erreichung umschriebener Zielsetzungen angesehen werden (Problematisierung eines Alles-oder-Nichts-Denkens). Die Indikation für eine weitere Therapie oder die Umwandlung in eine Langzeittherapie sollte nicht zu einer Umgehung des notwendigen Trauerprozesses führen, der mit der Abschlussphase verbunden ist. Der Therapeut sollte auch nicht zu voreilig von sich aus Vorschläge hinsichtlich einer weiteren Therapie machen. Die Bilanzierung dessen, was im Therapieverlauf erreicht wurde und was nicht, kann eine Gelegenheit sein, Aspekte der therapeutischen Beziehung zu thematisieren, die zuvor unausgesprochen geblieben sind.

13.9 Fazit

Die Psychotherapie somatoformer Störungen stellt wegen ihrer hohen Prävalenz klinisch und sozialmedizinisch eine wichtige Aufgabe dar. Darüber hinaus erfordert die Art des Störungsbildes wegen der Mischung körperlicher und psychischer Symptome, der Störung des Krankheitsverhaltens, den häufig beteiligten affektiven Störungen und den Besonderheiten der biografischen Vulnerabilitätsfaktoren eine Psychotherapie, die breit genug angelegt ist, um diesen unterschiedlichen Themen gerecht zu werden. Dabei erweist es sich als unumgänglich, in der Initialphase der Behandlung symptomorientiert zu arbeiten, um die in Dichotomien festgefahrene, auf eine organische Störungsätiologie ausgerichtete, subjektive Krankheitstheorie der Patienten aufgreifen und sukzessive um psychosoziale Aspekte erweitern zu können. Erst dann eröffnet sich die Möglichkeit, die zugrunde liegenden lebensgeschichtlich begründeten, interpersonellen Konflikte intensiver zu erkunden und mit zugehörigen Affekten zu verknüpfen. Eine störungsspezifisch modifizierte Kurzzeitpsychotherapie kann für viele Patienten ein geeigneter Einstieg in die Behandlung sein. Angesichts langjähriger Chronifizierungsprozesse, wie sie bei somatoformen Störungen häufig anzutreffen sind, ist aber eine Therapie von 25 Stunden Dauer oft nicht ausreichend. Dies zeigen auch die Studien zur Evaluation von Kurzzeitinterventionen. Eine wichtige Zukunftsaufgabe besteht darin, geeignete Modelle einer stufenweisen Versorgung und Behandlung zu entwickeln, die fundierte Kriterien der Zuweisung zu den unterschiedlichen Behandlungsmodalitäten beinhalten. Zu diesen Behandlungsmodalitäten sollte das gesamte Spektrum der stationären, teilstationären und ambulanten Behandlungsangebote gehören, die zurzeit im deutschen Versorgungssystem verfügbar sind.

Literatur

Adler RH, Zlot S, Hürny C, Minder C (1989) Engel's »psychogener Schmerz und der zu Schmerz neigende Patient«: Eine retrospektive, kontrollierte klinische Studie. Psychother Psychosom Med Psychol 39: 209–218

Bach M, Bach M (1996) Alexithymia in somatoform disorder and somatic disease: a comparative study. Psychother Psychosom 65: 150–152

Barsky AJ, Klerman GL (1983) Overview: hypochondrias, bodily complaints, and somatic styles. Am J Psychiatry 140: 273–283

Bassett DL, Pilowski I (1985) A study of brief psychotherapy for chronic pain. Psychosom Res 29: 259–264

Bennett RM, Nelson D (2006) Cognitive behavioural therapy for fibromyalgia. Nature Clin Pract Rheumatol 2(8): 416–424

Bennett RM, Burckhardt CS, Clark SR, O'Reilly CA, Wiens AN, Campbell SM (1996) Group treatment of fibromyalgia: a 6 month outpatient program. J Rheumatol 23: 521–528

Bergdahl J, Anneroth G, Perris H (1995) Cognitive therapy in the treatment of patients with resistant burning mouth syndrome. A controlled study. J Oral Pathol Med 24: 213–215

Blanchard EB, Scharff L, Payne A et al (1992) Prediction of outcome from cognitive-behavioral treatment of irritable bowel syndrome. Behav Res Ther 30: 647–650

Corney RH, Stanton R, Newell R et al (1991) Behavioural psychotherapy in the treatment of irritable bowel syndrome. J Psychosom Res 35: 461–469

Craig TKJ, Boardman AP (1990) Somatization in primary care settings. In: Bass C (ed) Somatization: physical symptoms and psychological illness. Blackwell, Oxford, pp 73–103

Creed F, Frith D, Timol M, Metcalfe R, Pollock S (1990) Somatization and illness behavior in a neurology ward. J Psychosom Res 34: 427–437

Egle UT (2002) Psychosozialer Stress und Schmerz. In: Egle UT, Hoffmann SO, Nix WA (Hrsg) Handbuch Chronischer Schmerz. Schattauer, Stuttgart, S 69–76

Egle UT, Nickel R (1998) Kindheitsbelastungsfaktoren bei Patienten mit somatoformen Schmerzstörungen. Z Psychosom Med Psychoanal 44: 21–36

Egle UT, Nickel R (2005) Anhaltende somatoforme Schmerzstörung. In: Egle UT, Hoffmann SO, Joraschky P (Hrsg) Sexueller Missbrauch, Misshandlung, Vernachlässigung, 3. Aufl. Schattauer, Stuttgart, S 326–343

Egle UT, Kissinger D, Schwab R (1991) Eltern-Kind-Beziehung als Prädisposition für ein psychogenes Schmerzsyndrom im Erwachsenenalter: Eine kontrollierte, retrospektive Studie zu G. L. Engels »pain-proneness«. Psychother Psychosom Med Psychol 41: 247–256

Ehlert U, Locher P, Hanker J (1994) Psychoendokrinologische Untersuchung an Patientinnen mit chronischen Unterbauchsbeschwerden. In: Kentenich H (Hrsg) Psychosomatische Gynäkologie und Geburtshilfe. Springer, Berlin Heidelberg New York Tokio

Escobar JI, Burnam MA, Karno M, Forshythe A, Golding JM (1987) Somatization in the community. Arch Gen Psychiatry 44: 713–718

Escobar JI, Rubio-Stipec M, Caninoa G, Karno M (1989) Somatic Symptom Index (SSI): a new and abridged somatization construct. J Nerv Ment Dis 177: 140–146

Ewald H, Rogne T, Ewald K, Fink P (1994) Somatization in patients newly admitted to a neurological department. Acta Psychiatr Scand 89: 174–179

Feeny JA, Ryan SM (1994) Attachment style and affect regulation: relationships with health behavior and family experience of illness in a student sample. Health Psychol 13: 334–345

Flor H, Breitenstein C, Birbaumer N, Fürst M (1995) Psychophysiological analysis of spouse solicitousness towards pain behaviors, spouse interaction, and pain perception. Behav Ther 26: 255–272

Garcia J, Simon MA, Duran M, Canceller J, Aneiros FJ (2006) Differential efficacy of a cognitive behavioural intervention versus pharmacological treatment in the management of fibromyalgic syndrome. Psychol Health Med 11: 498–506

Grawe K (1997) Forschungsinformierte Psychotherapie. Psychother Res 7: 1–19

Guthrie E, Creed F, Dawson D, Tomenson B (1991) A controlled trial of psychological treatment for the irritable bowel syndrome. Gastroenterology 100: 450–457

Guthrie E, Creed F, Dawson D, Tomenson B (1993) A randomised controlled trial of psychotherapy in patients with refractory irritable bowel syndrome. Br J Psychiatry 163: 315–321

Häuser W, Bernardy K, Üceyler N, Sommer C (2009) Treatment of fibromyalgia syndrome with antidepressants. A meta-analysis. JAMA 301: 198–209

Henningsen P, Hartkamp N, Loew T, Sack M, Scheidt CE, Rudolf G (2002) Somatoforme Störungen. Leitlinie und Quellentext. Schattauer, Stuttgart

Henningsen P, Zipfel S, Herzog W (2007) Management of functional somatic syndromes. Lancet 369: 946–955

Kirmayer LJ, Robbins JM (1991) Three forms of somatization in primary care: prevalence, co-occurrence, and sociodemographic characteristics. J Nerv Ment Dis 179: 647–655

Kottler T, Buzwell S, Romeo Y, Bowald J (1994) Avoidant attachment as a risk factor for health. Br J Med Psychol 67: 237–245

Kriebel R, Paar GH, Staecker KH (1996) Somatisierung. Psychotherapeut 41: 201–214

Lipowski ZJ (1988) Somatization: the concept and its clinical application. Am J Psychiatry 145: 1358–1368

Luborsky L (1988) Einführung in die analytische Psychotherapie. Springer, Berlin Heidelberg New York Tokio

Melzack R (1999a) Pain – an overview. Acta Anaesthesiol Scand 43: 880–884

Melzack R (1999b) From the gate to the neuromatrix. Pain (Suppl 6): 121–126

Melzack R, Wall PD (1983) The challenge of pain. Exciting discoveries in the new science of pain control. Basic Books, New York

Mikail SF, Henderson PR, Tasca GA (1994) An interpersonally based model of chronic pain: an application of attachment theory. Clin Psychol Rev 14: 1–16

Nemiah JC, Sifneos PE (1970) Psychosomatic illness: a problem in communication. Psychother Psychosomat 18: 154–160

Nicassio PM, Radjevic V, Weisman MH, Schuman C, Kim J, Schoenfeld-Smith K, Krall T (1997) A comparison of behavioral and educational interventions for fibromyalgia. J Rheumatol 24: 2000–2007

Nickel R, Egle UT (2001) Manualisierte psychodynamisch-interaktionelle Gruppentherapie. Therapiemanual zur Behandlung somatoformer Schmerzstörungen. Psychotherapeut 46: 11–19

Pennebaker JW (1992) The psychology of physical symptoms. Springer, New York

Pilowski I, Barrow CG (1990) A controlled study of psychotherapy and amitriptyline used individually and in combination in the treatment of chronic intractable, »psychogenic« pain. Pain 40: 3–19

Redondo JR, Justo CM, Moraleda FV et al (2004) Long-term efficacy of therapy in patients with fibromyalgia: a physical exercise-based program and a cognitive.behavioural approach. Arthritis Rheum 51: 184–192

Rief W, Hiller W (1998) Somatisierungsstörung und Hypochondrie. Fortschritte der Psychotherapie. Hogrefe, Göttingen

13

Rief W, Shaw R (1998) Verhaltenstherapie bei somatoformen Störungen. In: Rudolf G, Henningsen P (Hrsg) Somatoforme Störungen. Theoretisches Verständnis und therapeutische Praxis. Schattauer, Stuttgart, S 143–154

Rothschild SL (1996) Mental representations of attachment: implications for health-promoting behavior and perceived stress. Unpublished doctoral dissertation, The Ohio State University, Columbus, OH

Rudolf G (1998) Der Prozess der depressiven Somatisierung. In: Rudolf G, Henningsen P (Hrsg) Somatoforme Störungen. Theoretisches Verständnis und therapeutische Praxis. Schattauer, Stuttgart, S 171–184

Scheidt CE (2002) Störungsspezifische psychodynamische Kurzzeitpsychotherapie somatoformer Schmerzstörungen. Ein Leitfaden für die ambulante Einzelpsychotherapie. Psychotherapeut 47: 110–123

Scheidt CE, Schlemper M (1996) Zur empirischen Validierung der Konversion – eine kritische Bestandsaufnahme. In: Seidler GH (Hrsg) Hysterie heute. Metarmophosen eines Paradiesvogles. Enke, Stuttgart, S 27–36

Scheidt CE, Waller E (2005) Schmerz, Affekt und Bindung. Psychother Forum 13: 154–163

Scheidt CE, Seidenglanz K, Dieterle W et al (1998) Basisdaten zur Qualitätssicherung in der ambulanten Psychotherapie. Ergebnisse einer Untersuchung in 40 psychotherapeutischen Fachpraxen. Teil 1: Behandlungsverlauf und Behandlungsergebnisse. Psychotherapeut 43: 102–110

Shaw R (1996) Psychologische und psychobiologische Aspekte somatoformer Störungen: Informationsverarbeitung, Coping-Strategien, Psychophysiologie und Cortisol bei Patientinnen und Patienten mit Somatisierungssyndrom und Hypochondrie. Dissertation aus dem Fachbereich Psychologie, Philipps-Universität Marburg

Scott S, Russel N (2006) Interpersonal psychotherapy for somatizing patients. Psychother Psychosom 75: 209–219

Sim J, Adams N (2002) Systematic review of randomized controlled trials of nonpharmacological interventions for fibromyalgia. Clin J Pain 18: 324–336

Simon GE, von Korff M (1991) Somatization and psychiatric disorder in the NIMH. Epidemiologic catchment area study. Am J Psychiatry 148: 1494–1500

Simpson JA, Rholes WS, Nelligan JS (1992) Support seeking and support giving within couples in an anxiety-provoking situation: the role of attachment styles. J Personal Soc Psychol 62: 434–446

Slasby EA (1995) Psychosocial factors of pain in chronic atypical facial pain. Unpublished doctoral dissertation, University of Massachusetts, Boston, MA

Sumathipala A (2007) What is the evidence for the efficacy of treatment for somatoform disorders? A critical review of previous interventions studies. Psychosom Med 69(9): 889–900

Svedlund J (1983) Psychotherapy in irritable bowel syndrome. A controlled study. Acta Pychiatr Scand 67(Suppl 306): 1-86

Thieme K, Gromnica-Ihle E, Flor H (2003) Operant behavioral treatment of fibromyalgia: a controlled study. Arthritis Rheum 49: 314–320

Thieme K, Flor H, Turk DC (2006) Psychological pain treatment in fibromyalgia syndrome: efficacy of operant behavioural and cognitive behavioural treatments. Arthritis Res Ther 8: R121

Traue HC (1989) Gefühlsausdruck, Hemmung und Muskelanspannung unter sozialem Stress. Verhaltensmedizin myogener Kopfschmerzen. Hogrefe, Göttingen

Traue HC, Bischoff C, Zenz H (1986) Sozialer Stress, Muskelanspannung und Spannungskopfschmerz. Z Klin Psychol 15: 57–70

Van Dulmen AM, Fennis JF, Bleijenberg G (1996) Cognitive-behavioral group therapy for irritable bowel syndrome: effects and long-term follow-up. Psychosom Med 58: 508–514

Vlaeyen JW, Teeken-Gruben NJ, Goossens ME, Rutten-van-Molken MP, Pelt RA, van Eek H, Heuts PH (1996) Cognitive-educational treatment of fibromyalgia: a randomized clinical trial. I. Clinical effects. J Rheumatol 23: 1237–1245

Waller E, Scheidt CE (2004) Somatoform disorders as disorders of affect regulation: a study comparing the TAS-20 with non-self-report-measures of alexithymia. J Psysom Res 57: 239–247

Waller E, Scheidt CE, Hartmann A (2004) Attachment representation and illness behavior in somatoform disorders. J Nerv Ment Dis 3(192): 200–209

Williams DA, Cary MA, Groner KH, Chaplin W, Glazer LJ, Rodrigues AM, Clauw DJ (2002) Improving physical functional status in patients with fibromyalgia: a brief cognitive behavioural intervention. J Rheumatol 29:1280–1286

Wittchen HU, Jacobi F (2005) Size and burden of mental disorder in Europe: a critical review and appraisal of 27 studies. Eur Neuropsychopharmacol 15: 357–376

Dissoziative Störungen

Ursula Gast und Sabine Drebes

14.1 Grundlagen – 314

14.1.1 Was sind dissoziative Symptome und Störungen? – 314

14.1.2 Klassifikation – 315

14.1.3 Geschichtlicher Überblick – 316

14.2 Epidemiologie – 316

14.2.1 Prävalenz – 316

14.2.2 Ätiologie und Pathogenese – 317

14.3 Das Modell der strukturellen Dissoziation – 317

14.4 Zur Diagnostik dissoziativer Symptome und Störungen – 318

14.4.1 Dell-Kriterien – 319

14.4.2 Standardisierte Messinstrumente – 320

14.4.3 Differenzialdiagnose – 322

14.4.4 Komorbiditäten – 323

14.4.5 Psychodynamik – 323

14.5 Therapie – 324

14.5.1 Therapie einfacher dissoziativer Störungen – 325

14.5.2 Zur Behandlung komplexer dissoziativer Störungen – 327

14.6 Wirksamkeit – 331

14.7 Schwierige Behandlungssituationen – 331

14.8 Techniken zum Durchbrechen dissoziativer Zustände – 331

14.9 Typische therapeutische Fehler – 332

Literatur – 332

» Es war kein normaler Mord: Die Misshandlungen und Schändungen, die ihn töteten, waren zwar real, sein Tod aber nicht. Tatsächlich starb aber nur seine Seele, und als sie starb, zersplitterte sie. Dann wurden die einzelnen Fragmente zu eigenständigen Seelen ... Und jede Seele, die in das Licht trat oder hineingezogen wurde, fand sich draußen wieder in Andy Gages Körper, ohne jede Erinnerung daran, wie sie dort hingeraten oder was seit ihrem letzten Ausstieg geschehen war ... ein beängstigendes, schreckliches Dasein ... «

Aus Matt Ruff (2003): *Ich und die anderen*

Die klinische Diagnose von Penny und Andy, den Protagonisten von Matt Ruffs Roman *Ich und die anderen* lautet dissoziative Identitätsstörung, auch multiple Persönlichkeitsstörung genannt. Andy hat für seine »Seelen« im Kopf ein Haus errichtet und versucht, sie dort unter Kontrolle zu halten. Das gelingt ihm halbwegs, bis er Penny trifft. Die tragischkomische Beschreibung dieser Begegnung zeigt einfühlsam das Erleben von Menschen mit dieser Diagnose.

14.1 Grundlagen

Im UNICEF-Bericht 2003 werden die Häufigkeit von **Kindesmisshandlung** in den reichen Industrieländern geschätzt und 2 Todesfälle pro Woche durch Misshandlungen in Deutschland angegeben. Das Todesrisiko ist bei kleineren Kindern bis zu 4-fach erhöht. Es wird eine enge Beziehung zu Armut, Sucht und psychischen Erkrankungen im Umfeld gesehen sowie auf das »Eisbergphänomen« hingewiesen. Für Deutschland wird angenommen, dass ca. 150.000 Kinder jährlich Opfer sexueller Gewalt werden.

Seelische, körperliche und sexuelle Misshandlungen von Kindern sind in Deutschland also keine Seltenheit. Diese Kinder haben ein hohes Risiko, später eine dissoziative Störung zu entwickeln. Die schwerste Erkrankung aus dem Spektrum der dissoziativen Störungen ist die **dissoziative Identitätsstörung** (DIS), deren Krankheitsbild im o. g. Roman beschrieben wird. In diesem Kapitel soll das gesamte Spektrum von Dissoziation dargestellt werden, doch liegt der Schwerpunkt auf der Beschreibung der DIS. Dies erscheint aus zwei Gründen sinnvoll:

1. Im Vollbild der DIS zeigen sich auch alle anderen Symptome dissoziativer Störungen.
2. Speziell die DIS stößt – trotz genereller Akzeptanz der dissoziativen Störungen an sich – immer noch auf professionelle Skepsis.

Die Akzeptanz dieser Diagnose ist jedoch Voraussetzung dafür, dass Menschen mit DIS von den bestehenden therapeutischen Möglichkeiten profitieren können (Gast et al. 2006). In diesem Beitrag wird daher die charakteristische Symptomatik der abgespaltenen Selbstzustände besonders beschrieben, weil hier die Weichenstellung zur störungsspezifischen Herangehensweise gestellt wird. Zudem soll der therapeutische Umgang mit dissoziativen Symptomen und dissoziierten Selbstzuständen veranschaulicht werden.

14.1.1 Was sind dissoziative Symptome und Störungen?

Dissoziation stellt eine unwillkürliche Reaktion des Menschen auf belastende oder traumatische Erfahrungen dar, die zu einer Veränderung bzw. einem Rückzug von Bewusstsein führt, die einströmenden Reize reduziert und den Effekt überwältigender Emotionen vermindert. Dies geht typischerweise mit dem Empfinden einher, zwar anwesend, sich seiner selbst und seiner Umgebung aber nicht voll bewusst zu sein, verbunden mit Erinnerungsverlust und Gefühlen des Losgelöstseins und der Unverbundenheit. Dissoziation wird somit als ein wichtiger **Schutzmechanismus** angesehen.

Kommt es zu wiederholten und länger anhaltenden Traumatisierungen, insbesondere in der Kindheit, kann sich die dissoziative Reaktion verfestigen und »einschleifen« und damit dysfunktional werden. Bereits bei weniger intensiven Belastungen kann der Organismus mit dissoziativen Reaktionen antworten. Dissoziative Symptome, insbesondere Depersonalisation (»neben sich stehen, sich nicht im Kontakt mit sich fühlen«), können bei vielen psychischen Erkrankungen auftreten, z. B. bei akuten Belastungsreaktionen, posttraumatischen Belastungsstörungen (PTBS), Borderline-Persönlichkeitsstörungen, Angststörungen, Depressionen etc.). Sie können aber auch einen subjektiven und objektiven Beeinträchtigungsgrad erreichen, der die Zuordnung als eigenständige manifeste dissoziative Störung rechtfertigt. Dies ist gegeben, wenn die dissoziative Symptomatik im Vordergrund steht, einen starken subjektiven Leidensdruck bewirkt sowie die Beziehungs- und Arbeitsfähigkeitsfähigkeit deutlich einschränkt.

Als dissoziative Störungen werden also alle diejenigen psychischen Erkrankungen bezeichnet, bei denen die normalerweise **integrierenden Funktionen des Bewusstseins** nachhaltig beeinträchtigt sind. Zu diesen zählt

1. das Gedächtnis,
2. die Wahrnehmung von sich und der Umwelt,
3. das Identitätserleben.

Alle drei Funktionen des Bewusstseins helfen normalerweise, erlebte Erfahrungen in einen persönlichen Gesamtzusammenhang zu integrieren (Reddemann et al. 2004).

14.1.2 Klassifikation

Im DSM und ICD-10 werden die dissoziativen Störungen unterschiedlich kategorisiert (◘ Tab. 14.1).

Aus klinischen und didaktischen Erwägungen wird hier der DSM-V-Vorschlag (Dell 2009, ▶ Übersicht) dargestellt, der die bisherigen Kategorisierungen vereinigt und vereinfacht. Danach erfolgt eine Einteilung in einfache und komplexe dissoziative Störungen. Unter den **einfachen dissoziativen Störungen** (▶ Übersicht: A-Kriterien) werden alle diejenigen subsumiert, bei denen klinisch relevantes dissoziatives Funktionieren im Bereich des **Gedächtnisses und/oder der Wahrnehmung** vorliegt. Es treten Gedächtnisprobleme mit dissoziativer Amnesie oder Depersonalisation, Derealisation, Trancezustände sowie somatoforme Dissoziation auf. Bei den **komplexen dissoziativen Störungen** sind neben dem Gedächtnis und der Wahrnehmung **auch das Selbsterleben** von dem dissoziativen Funktionieren betroffen. Hierbei werden unterschiedlich schwere Ausprägungen der Dissoziation in Form von voll- oder teilabgespaltenen Selbstzuständen unterschieden. Entsprechend würde man die Diagnose einer DIS oder ihrer Subform, der »nicht näher bezeichneten dissoziativen Störung« (NNBDS) stellen. Das Vorliegen voll- oder teildissoziierter Selbstzustände kann an bestimmten Kriterien (▶ Übersicht: B- und C-Kriterien) erkannt werden, die bei der Diagnosestellung in ▶ 14.4 aufgeführt werden.

Diagnostische Kriterien der dissoziativen Identitätsstörung. (Nach Dell 2009, Gast et al. 2006)

Durchgängiges Muster dissoziativen Funktionierens mit folgenden Symptomen:

A-Kriterien: Dissoziative Symptome des Gedächtnisses und der Wahrnehmung (mindestens 4 von 6)

- Gedächtnisprobleme, auffällige Erinnerungslücken
- Depersonalisation
- Derealisation
- Flashback-Erleben (Nachhall-Erinnerungen von traumatischen Erfahrungen)

▶

◘ **Tab. 14.1** Klassifikation von Dissoziation und Konversion in ICD-10 und DSM-IV. (Nach Gast 2004a)

ICD-10		DSM-IV	
F44.0	Dissoziative Amnesie	300.12	Dissoziative Amnesie
F44.1	Dissoziative Fugue	300.13	Dissoziative Fugue
F44.2	Dissoziativer Stupor		
F44.3	Dissoziative Trance- und Besessenheitszustände		
F44.4	Dissoziative Bewegungsstörungen	300.11	Konversionsstörung
F44.5	Dissoziative Krampfanfälle		
F44.6	Dissoziative Sensibilitäts- und Empfindungsstörungen		
F44.7	Dissoziative Störungen, gemischt		
F44.8	Sonstige dissoziative Störungen		
F44.80	Ganser-Syndrom		
F44.81	Multiple Persönlichkeit	300.14	Dissoziative Identitätsstörung
F44.88	Sonstige näher bezeichnete dissoziative Störungen		
F44.9	Nicht näher bezeichnete dissoziative Störung	300.15	Nicht näher bezeichnete dissoziative Störung
F48.1	Depersonalisations-/Derealisationsstörung (gehört zu neurotischen Störungen)	300.60	Depersonalisationsstörung (gehört zu den dissoziativen Störungen)

- Somatoforme Dissoziation (somatoforme oder pseudoneurologische Symptome, dissoziative Bewegungs- oder Empfindungsstörungen)
- Trancezustände

B-Kriterien: Anzeichen für die Manifestation teilweise abgespaltener Selbstzustände (mindestens 6 von 11)

- Hören von Kinderstimmen (Lokalisation im Kopf)
- Innere Dialoge oder Streitgespräche
- Herabsetzende oder bedrohende innere Stimmen
- Teilweise dissoziiertes (zeitweise als nicht zu sich gehörig erlebtes) Sprechen
- Teildissoziierte Gedanken: eingegebene, sich aufdrängende Gedanken, auch Gedankenentzug
- Teildissoziierte Emotionen: Gefühle werden als aufgedrängt oder eingegeben erlebt
- Teilweise dissoziiertes Verhalten: Handlungen werden als nicht unter der eigenen Kontrolle erlebt
- Zeitweise nicht zu sich gehörig erlebte Fertigkeiten oder Fähigkeiten: plötzlicher Wechsel im Funktionsniveau, z. B. »Vergessen«, wie man Auto fährt, Computer bedient etc.
- Irritierende Erfahrungen von verändertem Identitätserleben: sich wie eine ganz andere Person fühlen oder verhalten
- Unsicherheit über die eigene Identität (aufgrund wiederholter Ich-fremder Gedanken, Einstellungen, Verhaltensweisen, Emotionen, Fertigkeiten etc.)
- Vorhandensein teildissoziierter Selbstzustände: In der Untersuchungssituation tritt ein teildissoziierter Selbstzustand direkt auf, der angibt, nicht die zu untersuchende Primärperson zu sein, anschließend jedoch keine Amnesie der Primärperson

C-Kriterien: Objektive und subjektive Manifestationen vollständig abgespaltener Selbstzustände (mindestens 2)

- Wiederholte Amnesien für das eigene Verhalten:
  - Lückenhaftes Zeiterleben (Zeit verlieren, »zu sich kommen«, Fugue-Episoden)
- Nicht erinnerbares Verhalten:
  - Rückmeldung von anderen über eigenes Verhalten, an das man sich nicht erinnern kann
  - Dinge in seinem eigenen Besitz finden, an deren Erwerb man sich nicht erinnern kann
  - Notizen oder Zeichnungen von sich finden, an deren Anfertigung man sich nicht erinnern kann
  - Hinweise für kürzlich ausgeführte Handlungen, an die man sich nicht erinnern kann
  - Entdecken von Selbstverletzungen oder Suizidversuchen, an die man sich nicht erinnern kann
- Vorhandensein volldissoziierter Selbstzustände: In der Untersuchungssituation tritt ein volldissoziierter Selbstzustand direkt auf, der angibt, nicht die zu untersuchende Primärperson zu sein, anschließend Amnesie der Primärperson

14.1.3 Geschichtlicher Überblick

Bei den dissoziativen Störungen und insbesondere der DIS handelt es sich keineswegs um »neue« Krankheitsbilder. Das Problem der »gespaltenen« oder »multiplen Persönlichkeit« war zwischen 1840 und 1880 eines der von Psychiatern und Philosophen am häufigsten diskutierten Themen. Der französische Psychiater Pierre Janet (1859–1947) führte den Begriff der Dissoziation als Desintegration und Fragmentierung des Bewusstseins in die Fachwelt ein und benannte den Zusammenhang zwischen Trauma und Dissoziation. Er behandelte bereits Patientinnen, die das Symptomspektrum einer DIS aufwiesen.

Dies gilt auch für Freud und Breuer, die bei ihrer dissoziativen Patientin Anna O. jedoch eine hysterische Störung diagnostizierten. Durch den Einfluss der Theorien Freuds geriet das Konzept der Dissoziation in Vergessenheit.

Erst durch die Bürgerrechtsbewegung und die klinischen Erfahrungen mit Kriegsveteranen sowie durch die Frauenbewegung und die offensichtlicher werdenden Folgen familiärer Gewalt stieg das Interesse wieder. 1980 wurden die dissoziativen Störungen erstmals in das DSM-III aufgenommen und operationalisierte Diagnoseinstrumente entwickelt (APA 1980). Seither hat sich ein reges wissenschaftliches und klinisches Interesse entwickelt (Putnam 2003, Van der Hart u. Dorahy 2009).

14.2 Epidemiologie

14.2.1 Prävalenz

Die Ergebnisse neuerer internationaler Forschungsarbeiten sprechen dafür, dass dissoziative Störungen kulturübergreifend und regelhaft auftreten, oft jedoch übersehen und/oder fehldiagnostiziert werden. Danach liegen die Prävalenzzahlen für dissoziative Störungen in der Allgemeinbevölkerung in einem Bereich von 2–7%, bei stationären psychiatrischen Patienten im Bereich von 5–15% (Gast et al. 2001, Gast u. Rodewald 2003, Johnson et al. 2006).

Für die DIS gehen Studien von einer Prävalenz von 0,5–1% in der Gesamtbevölkerung und bis zu 5% in stationären psychiatrischen Patientenpopulationen aus. Die Studien wurden in kulturell unterschiedlichen Ländern durchgeführt (USA, Kanada, Niederlande, Schweiz, Norwegen, Bundesrepublik Deutschland, Türkei). Frauen sind mit einem Verhältnis 9:1 sehr viel häufiger betroffen als Männer. Insofern ist die Darstellung in der ICD-10 veraltet, die DIS sei selten und möglicherweise iatrogen oder kulturspezifisch (Dilling et al. 1993, S. 182), zumal die Prävalenz für DIS eine ähnliche Häufigkeit aufweist wie die der Borderline-Persönlichkeitsstörung.

14.2.2 Ätiologie und Pathogenese

Der **Zusammenhang zwischen Trauma und Dissoziation** ist durch retrospektive und prospektive Studien gut belegt (Nijenhuis et al. 2004, Gast 2003). Insbesondere kindliche Traumatisierungen in Form von emotionaler, körperlicher und sexueller Misshandlung begünstigen die Entwicklung dissoziativer Symptome und Störungen. Neben diesen Faktoren spielen aber auch emotionale Vernachlässigung und elterliches Fehlverhalten eine ähnlich gravierende Rolle. Die Bindungsforschung hat durch ihre unmittelbare Beobachtung der Interaktion zwischen dem Kind und seinen Beziehungspersonen wichtige Aufschlüsse zum Zusammenhang zwischen Bindung (insbesondere bei desorganisierter Form) und Dissoziation erbracht. So können auch traumatische Erinnerungen der Eltern durch ängstliches oder ängstigendes Verhalten in der Eltern-Kind-Interaktion transgenerational weitergegeben werden.

In retrospektiven Studien ist das Vorkommen kindlicher Traumatisierungen bei DIS-Patienten besonders hoch: Es werden in über 90% der Fälle traumatische Erfahrungen in der Kindheit in Form von schwerer Vernachlässigung, seelischer, körperlicher und sexueller Misshandlung angegeben (Gleaves 1996, Gleaves et al. 2001, Nijenhuis et al. 2004). Im Vergleich hierzu liegen die Prävalenzraten für Borderline-Patienten bei 50–75%. Gegebenenfalls ist aber auch eine andere Genese in Betracht zu ziehen, wie z. B. sehr gravierende traumatisch erlebte medizinische Eingriffe. Neurobiologisch weisen Patienten mit DIS abnorm kleine Hippokampi auf (Ehling et al. 2008). Diese Befunde werden als Ausdruck chronischer neurotoxischer Stressoren angesehen und stimmen mit der posttraumatischen Genese der Erkrankung überein.

14.3 Das Modell der strukturellen Dissoziation

Auf der Grundlage dieser Befunde, die einen engen Zusammenhang zwischen Trauma und Dissoziation belegen, entwickelten Nijenhuis, Van der Hart und Steele das Konzept der strukturellen Dissoziation (Nijenhuis et al. 2004). Danach vollzieht sich die Dissoziation nicht willkürlich, sondern an bestimmten »Spalten« bzw. »Sollbruchstellen« im Gehirn entlang biologisch vorgegebenen emotionalen Systemen. Durch traumatische Einflüsse kommt es in der Dissoziation zu einer Aufspaltung in einen »anscheinend normalen« Persönlichkeitsanteil (*apparently normal*, ANP) und einen »emotionalen« Persönlichkeitsanteil (EP). Während der ANP das emotionale System für das Überleben der Art und für die Alltagsbewältigung umfasst, beinhaltet der EP das emotionale Verteidigungssystem für das Überleben eines massiv bedrohten Individuums.

Bei der **primären strukturellen Dissoziation**, die für die Anpassungsstörung und einfache PTBS charakteristisch ist, kommt es zu einer Abspaltung des emotionalen Persönlichkeitsanteils, der das biologisch vorgegebene Verteidigungssystem in sich trägt. Bei komplexeren Formen der PTBS (so bei nicht näher bezeichneten dissoziativen Störungen) ist auch der emotionale Persönlichkeitsanteil in sich strukturell dissoziiert, was Nijenhuis et al. als **sekundäre strukturelle Dissoziation** bezeichnen. Es liegt eine mangelnde Integration der Verteidigungssubsysteme und anderer emotionaler Systeme vor, ausgelöst durch ein größeres Ausmaß an Traumatisierung als bei einfacher PTBS. Diese Subsysteme umfassen Besorgnis, Flucht, Freezing, Analgesie, Kampf und Unterwerfung mit Anästhesie. Bei der sekundären Dissoziation treten also verschiedene EP auf:
- So beinhaltet ein EP das Fluchtsystem,
- ein anderer das Freezing-Verhalten,
- ein weiterer Kampfimpulse und
- ein weiterer Unterwerfung mit Analgesie.

Bei der **tertiären Dissoziation** liegt nicht nur eine Fragmentierung des EP, sondern auch des ANP vor. Tertiäre strukturelle Dissoziation, die das Störungsbild der DIS charakterisiert, tritt in der Regel nicht während des Traumas auf, sondern dann, wenn spezielle unausweichliche Aspekte im Alltag mit dem vergangenen Trauma assoziiert, d. h. zu konditionierten Stimuli werden, die die traumatischen Erinnerungen aktivieren. Typische ANP-Subsysteme umfassen Bindung an den Nachwuchs, Berufstätigkeit sowie einen emotional tauben, depersonalisierten und vermeidenden Anteil der Alltagsbewältigung. Entsprechend finden sich bei DIS-Patienten in den verschiedenen Alltagsanteilen sehr charakteristische Aufteilungen:

- Ein ANP organisiert in meist depersonalisiertem Zustand den Alltag,
- ein anderer regelt die Kinderversorgung (Bindung an den Nachwuchs),
- ein dritter den beruflichen Alltag,
- ein weiterer lebt sexuelle Bedürfnisse etc. (▶ Fallbeispiel).

Krankheitsbilder, die sich durch primäre strukturelle Dissoziation auszeichnen, entsprechen in der Kategorisierung nach Dell (s. oben) den einfachen dissoziativen Störungen, Krankheitsbilder mit sekundärer und tertiärer struktureller Dissoziation entsprechen den komplexen dissoziativen Störungen, wobei die teilabgespaltenen Selbstanteile der sekundären, die vollabgespaltenen Selbstzustände der tertiären Dissoziation zuzuordnen sind.

Nijenhuis und Kollegen haben ihre Theorie in **neurobiologischen Studien** an DIS-Patientinnen überprüft. In funktionellen Hirnuntersuchungen fanden sie je nach aktiviertem Persönlichkeitszustand unterschiedliche psychobiologische Reaktionsweisen. Reinders et al. (2003) untersuchten Patientinnen mit DIS, die in der Lage waren, in der Untersuchungssituation kontrolliert aus dem Zustand eines »anscheinend normalen Anteils der Persönlichkeit« (ANP) in den eines »emotionalen Anteils der Persönlichkeit« (EP) zu wechseln. Gefunden wurden nicht nur zustandsabhängig unterschiedliche Herzraten, Blutdruckwerte und Herzratenvariabilitäten, sondern auch eine wechselnde Hirnaktivität im PET (Positronenemissionstomografie) auf Konfrontation mit traumatischen Erinnerungen. Im Zustand des ANP zeigte sich eine starke Aktivität in den inhibitorischen Hirnbereichen des rechten mediofrontalen Kortex. Der ANP reagierte also wie eine Patientin mit chronischer Depersonalisation. Im Zustand des EP – insbesondere bei Konfrontation mit traumatischen Erinnerungen – fand sich diese Hemmung jedoch nicht und führte zu einer signifikant geringeren Durchblutung dieser Kortexregion. Der EP reagiert bei Konfrontation mit dem Traumaskript also wie eine Patientin mit PTBS.

Die Autoren interpretieren die Befunde dahingehend, dass im Zustand des überwiegend im Alltag aktiven ANP emotionale Reaktionen auf bedrohliche Situationen und Stimuli stark gehemmt werden, was den Betroffenen dabei hilft, alltägliche Aufgaben relativ gut und unauffällig zu bewältigen. Eine Folgestudie von Reinders et al. (2006) bestätigte diese Befunde.

Waldvogel et al. (2007) beschreiben den eindrucksvollen Heilungsprozess einer DIS-Patientin, die »blind und sehend in einer Person« war: Nach 15-jähriger, als »kortikal« diagnostizierter Blindheit begann sie im Laufe einer Psychotherapie schrittweise wieder zu sehen. Zunächst betraf dies nur einige Selbstzustände, während andere weiterhin blind waren. Dies konnte durch elektrophysiologische Untersuchungen bestätigt werden, in denen die noch blinden Selbstzustände ausbleibende, die sehenden Zustände hingegen völlig unauffällige, reguläre evozierte Potenziale aufwiesen. Als neuronale Grundlage der **psychogenen Blindheit** vermuten die Autoren eine Top-down-Modulation der Aktivität der primären Sehbahn auf der Ebene des Thalamus oder des primären visuellen Kortex.

Diese ersten neurobiologischen Untersuchungen an DIS-Patientinnen zeigen, dass sich für das subjektive Erleben und die klinische Beobachtung verschiedener dissoziativer Phänomene signifikante psychophysiologische Korrelate finden lassen.

14.4 Zur Diagnostik dissoziativer Symptome und Störungen

Die meisten Patienten mit dissoziativen Störungen suchen nicht wegen der dissoziativen Kernsymptomatik (Amnesien, Depersonalisation, Derealisation, Trancezustände, Identitätsverunsicherung in Form von nicht zu sich gehörig empfundenem Denken, Sprechen, Fühlen, Handeln sowie Stimmenhören); evidente Hinweise für nicht erinnerbares Verhalten) therapeutische Hilfe. Vielmehr präsentieren sie in der Regel andere Sekundär- und Folgeprobleme wie z. B. Depressionen, Angst- oder Essstörungen, Suchterkrankungen oder Beziehungsprobleme. Die Diagnostik dissoziativer Symptome ist also dadurch erschwert, dass diese nicht spontan berichtet werden, sondern gezielt erfragt werden müssen. Dies hat verschiedene Gründe: Ein Teil der Betroffenen ist sich seiner dissoziativen Symptome nicht in vollem Umfang bewusst. Oft wird die Dissoziation als chronisches, über Jahre immer wieder erlebtes Symptom als eine Art Normalzustand wahrgenommen. Viele Betroffene versuchen, ihre Symptome gezielt zu verstecken oder zu bagatellisieren, oft aus der (z. T. berechtigten) Sorge heraus, aufgrund ihrer Symptomatik für »verrückt gehalten« und als schizophren diagnostiziert zu werden. Häufig haben Patienten aufgrund ihrer Vorgeschichte mit traumatischen Beziehungserfahrungen große Probleme, sich überhaupt einem anderen Menschen in einer Therapie anzuvertrauen (Steinberg 1994, Putnam 2003, Damann u. Overkamp 2004).

Deshalb ist der Aufbau einer vertrauensvollen Beziehung Voraussetzung für eine genaue Diagnosestellung dissoziativer Symptome. Hilfreich ist hierbei die häufig entlastende Information, dass dissoziative Symptome und Störungen nicht mit einer Psychose und »verrückt sein« gleichzusetzen sind. Ferner muss bei der Diagnostik bedacht werden, dass durch das Erfragen dissoziativer Symptome auch deren Auslöser, nämlich Erinnerungen an belastende und/oder traumatische Erfahrungen, mit angestoßen werden können. Es ist daher eine vorsichtige Herangehensweise notwendig, um ein Überfluten mit traumatischen Erinnerungen zu vermeiden.

14.4.1 Dell-Kriterien

Eine Orientierung zur **Diagnosestellung** bietet der schon erwähnte **Kriterienkatalog von Dell** (Dell 2009, Gast et al 2006, ▶ Übersicht: Diagnostische Kriterien), der für das DSM-V diskutiert wird. Funktionsstörungen im Bereich des Gedächtnisses und der Wahrnehmung äußern sich in den unter Kriterium A aufgeführten Symptomen. Hierzu gehören

- Gedächtnisprobleme,
- Depersonalisation,
- Derealisation,
- Trancezustände,
- Flashbacks,
- somatoforme Dissoziation.

Die Manifestation teilabgespaltener Selbstzustände (Kriterium B) mit der damit einhergehenden Dissoziation des Selbsterlebens äußert sich in permanenten Störungen der alltäglichen Funktionen: Patienten erleben u. a. nicht zu sich gehörig empfundenes Denken, Sprechen, Fühlen, Handeln sowie Stimmenhören). Diese dissoziierten, Ich-dystonen Wahrnehmungen einschließlich des Stimmenhörens haben – in Abgrenzung zur Schizophrenie – pseudohalluzinatorischen Charakter, d. h., die Patienten sind sich ihrer Trugwahrnehmung in der Regel durchaus bewusst.

Beim Vorliegen vollabgespaltener Selbstzustände (Kriterium C) finden sich wiederkehrende evidente Hinweise auf zurückliegendes Verhalten, an das man sich nicht erinnern kann. Die Betroffenen berichten über teilweise sehr drastische Erinnerungslücken – so wird z. B. die erst kurz zurückliegende eigene Examensprüfung, der gesamte Urlaub oder die Geburt des eigenen Kindes nicht mehr erinnert. Oder es ist – wie später in der Behandlung im ▶ Fallbeispiel von Frau K. – ein mehrwöchiger Aufenthalt in der Klinik vorübergehend nicht mehr erinnerbar. Auch berichten Patienten von Rückmeldungen aus dem Familien- und Bekanntenkreis über Verhalten, an das sie selbst keinerlei Erinnerungen haben. Amnesien für impulshaftes Verhalten wie Essanfälle, Selbstverletzungen oder Suizidversuche können wichtige Hinweise auf das Vorhandensein dissoziierter Selbstzustände geben. Weitere C-Kriterien finden sich in der o. g. ▶ Übersicht. Ist eine vorgegebene Mindestanzahl an A-, B- und C- Kriterien erfüllt, liegt das **Vollbild** einer DIS vor. Liegen weniger C-Kriterien vor, würde man die **Subform**, die nicht näher bezeichnete dissoziative Störung (NNBDS, Typ I), diagnostizieren. Der vorgestellte Kriterienkatalog von Dell spezifiziert die im DSM-IV und in der ICD-10 bislang abstrakt dargestellten Kriterien und stellt Entscheidungsmerkmale zur Verfügung, anhand derer das Vorhandensein abgespaltener Selbstzustände diagnostiziert werden kann.

Fallbeispiel Frau K.: Teil 1 – Aufnahmesituation in der Klinik

Zum Erstgespräch kommt eine freundliche, rundliche 45-jährige Frau in praktischer Kleidung herein. Sie wirkt bodenständig, zupackend und humorvoll, dabei sehr bemüht, einen kompetenten Eindruck zu machen; erst auf den zweiten Blick wird die vorsichtige und ängstliche Seite der Patientin sowie die schwere Symptomatik offenkundig: Seit über einem Jahr sei sie wegen Angstzuständen und Depressionen krank geschrieben und verlasse kaum noch das Haus. Der ambulante Therapeut, zu dem sie seit einem halben Jahr gehe, empfehle ihr dringend eine stationäre Behandlung, da sich im Laufe der Therapie eine immer komplexere Symptomatik entfalte. Ihr Therapeut habe zunächst von Angst und Depressionen, später von einer Borderline-Persönlichkeitsstörung und von Dissoziation gesprochen. Bei der Formulierung ihres Therapieziels schaut sie die Therapeutin flehentlich an: Sie möchte einfach wieder für ihre Familie und ihren Beruf funktionieren; ob sie – die Therapeutin – das wohl in 3 Monaten hinbekäme?
Frau K. ist 45 Jahre alt, verheiratet und Mutter von 2 Töchtern, die 6 und 8 Jahre alt sind. Mit kurzen Familienpausen war sie seit vielen Jahren halbtags als Gymnasiallehrerin tätig und unterrichtet Französisch und Biologie. Die bisherige gute Funktionalität und Lebensbewältigung der Patientin wird jedoch durch ihre Aussage relativiert, dass ihr das Leben »eigentlich schon immer wie ein Überlebenskampf« vorgekommen sei und sie sich – solange sie sie zurückdenken könne – »phasenweise nur wie ein Roboter funktionierend« wahrnehme. Auch sei es ihr nach der Geburt ihrer ersten Tochter psychisch sehr schlecht gegangen, es sei eine Wochenbettdepression diagnostiziert worden.
Für den Ausbruch der jetzigen schweren Angstsymptomatik beschreibt sie folgende Auslöser: Im Rahmen eines Schulausflugs mit Übernachtung im Zeltlager seien einige Kinder ihrer Klasse von einer Gruppe gewaltbereiter junger Männer bedroht worden. Obwohl sie in der Situation umsichtig und kompetent reagiert habe und keiner zu Schaden gekommen sei, entwickelte Frau K. massive Schuldge-

▼

fühle und eine deutliche Angstsymptomatik. Diese verstärkte sich nach Gesprächen mit ihrer Vorgesetzten, die ihr im Rahmen von Schulzusammenlegungen eine mögliche Versetzung ankündigte. Obwohl dies für sie berufliche Vorteile bedeutete, erlebte sie die Option als »Strafversetzung«. Bereits während des Gesprächs nahm sie eine besorgniserregende Veränderung an sich wahr: Sie »löste sich aus ihrem Körper« und beobachtete aus der Vogelperspektive, wie sie das Zimmer der Schuldirektorin verließ und das Treppenhaus zum Ausgang hinunterstieg. Für sie war es mit diesem Erlebnis zur Gewissheit geworden, jetzt endgültig »verrückt zu sein«. Seit dieser Vorfälle seien auch alte traumatische Erinnerungen aus der Kindheit wieder »aufgetaucht«: Sie leide wieder vermehrt unter Albträumen, Schlafstörungen, Ängsten und Flashbacks. Zudem klagt sie über massive innere Unruhe, Angst, es könne jederzeit etwas Schlimmes passieren, und »Zeitverluste«. Zurzeit könne sie es sich nicht vorstellen, den beruflichen Anforderungen gerecht zu werden, zumal sie nur mit großer Mühe die Kinderversorgung und den Haushalt regeln könne. Obwohl sie um der Kinder willen den Gedanken in sich nicht zulasse, verspüre sie zunehmend den Wunsch, Ruhe zu finden und zu sterben.

Auf Nachfragen berichtet sie ausführlicher über die »Zeitverluste«: Sie habe regelrechte Blackouts. An manche Unterrichtsstunden könne sie sich überhaupt nicht mehr erinnern. Auch die letzten Unterredungen mit ihrer Vorgesetzten seien »vollkommen weg«. Manchmal finde sie Spuren von Selbstverletzungen an sich, ohne sich erinnern zu können, wie sie sich diese zugefügt habe. Häufiger bekomme sie jedoch »wie in Trance« etwas davon mit, dass sie sich mit Rasierklingen schneide; es passiere ihr einfach, und sie sähe sich dann wie einer anderen dabei zu. Unter großer Scham berichtet sie zudem von dem Gefühl, meist »zu zweit« zu sein, vielleicht sogar zu »noch mehr«. Sie höre oft Stimmen und Schreien in ihrem Kopf, was in ihr schon länger die Befürchtung aufkommen ließ, verrückt zu werden.

14

Die Patientin im gezeigten ▶ Fallbeispiel zeigt also zunächst einmal Symptome einer Depression sowie einer Angststörung und PTBS. Auch finden sich verschiedene unspezifische Hinweise:

- 3 oder mehr Vordiagnosen wie Angststörung, Depression, Borderline-Persönlichkeitsstörung,
- traumatische Erfahrungen in der Kindheit,
- selbstverletzendes Verhalten.

Darüber hinaus wird eine Reihe **dissoziativer Symptome** erkennbar, die Frau K. spontan äußert:

- sich von einem Punkt außerhalb des eigenen Körpers beobachten,
- Flashbacks,
- Zeitverluste.

Ferner berichtet sie auf Nachfrage:

- Trancezustände,
- nicht erinnerte oder als nicht zu sich gehörig erlebte Selbstverletzung, wobei die Patientin sich selbst zuschaut,
- Stimmen hören,
- »zu zweit« oder »zu mehreren« sein.

Die beschriebenen dissoziativen Symptome lassen sich den Dell-Kriterien folgendermaßen zuordnen: Blackouts (Amnesien), Depersonalisation (sich wie eine Roboter fühlen), Flashbacks und Trancezustände erfüllen die A-Kriterien. Daneben gibt es aber auch Symptome, die das Vorliegen abgespaltener Selbstzustände (B- und C-Kriterien) anzeigen: Sich aus dem Körper lösen, nicht zu sich gehörig erlebtes oder nicht erinnerbares Handeln (Selbstverletzungen) sowie Stimmen hören und das Gefühl, zu zweit oder mehreren zu sein, gravierende Alltagsamnesien gehen deutlich über die Qualität einfacher dissoziativer Störungen hinaus.

14.4.2 Standardisierte Messinstrumente

An standardisierten Messinstrumenten liegt der **Fragebogen für dissoziative Symptome FDS** (Freyberger et al. 1999) als Screening-Instrument vor. Werte >15% weisen auf ein erhöhtes Risiko für eine dissoziative Störung hin, bei > 30% liegt ein erhöhtes Risiko für eine dissoziative Identitätsstörung vor. In diesen Fällen sollte die Symptomatik differenzialdiagnostisch weiter abgeklärt werden, z. B. mit einem klinischen oder einem strukturierten Interview. Im klinischen Alltag kann es eine pragmatische Lösung sein, mit dem Patienten den Fragebogen durchzusprechen und bei den hoch angekreuzten Items die Symptome genauer zu erfragen. Im Fall von Frau K. wies der FDS einen Wert von 27% auf.

Als Standardinstrument zur operationalisierten Diagnostik gilt das **strukturierte klinische Interview für dissoziative Störungen SKID-D** (Steinberg 1994, deutsche Fassung: Gast et al. 2000). Es enthält wichtige Fragen für dissoziative Symptome, die man auch im freien Interview verwenden kann, um mit dem Patienten über die dissoziativen Symptome ins Gespräch zu kommen. In den 5 Hauptkapiteln werden die dissoziativen Symptome aus den Bereichen Amnesie, Depersonalisation, Derealisation, Identitätsunsicherheit und -wechsel quantifizierend erfasst. Beispielfragen finden sich in der folgenden ▶ Übersicht.

Beispielfragen aus dem SKID-D

Amnesie:

- Haben Sie jemals das Gefühl gehabt, dass es größere Lücken in Ihrem Gedächtnis gibt?
  Wenn Ja: Können Sie beschreiben, wann so etwas vorgekommen ist und woran Sie diese Lücken gemerkt haben? Wie oft kommt das vor?
- Hat es jemals Stunden oder Tage gegeben, die zu fehlen schienen oder für die Sie sich keine Rechenschaft ablegen konnten?
  Wenn Ja: Wieviel Zeit fehlte? Wie oft passierte das?

Fugue:

- Haben Sie sich jemals an einem Ort wiedergefunden, ohne sich daran erinnern zu können, wie Sie dorthin gekommen sind?
  Wenn Ja: Können Sie mir beschreiben, was passierte? Wie oft kommt das vor?

Depersonalisation:

- Haben Sie sich jemals so gefühlt, als ob Sie sich von einem Punkt außerhalb Ihres Körpers beobachten (sich aus der Entfernung sehen oder einen Film über sich selbst sehen)?
  Wenn Ja: Können Sie beschreiben, was Sie erlebten? Wie oft haben Sie so etwas erlebt?

Derealisation:

- Haben Sie jemals das Gefühl gehabt, dass Ihnen vertraute Umgebungen oder Menschen ungewohnt oder unwirklich erscheinen?
  Wenn Ja: Was war das für eine Erfahrung? Wie oft haben Sie das erlebt?

Identitätsunsicherheit:

- Haben Sie jemals das Gefühl gehabt, dass in Ihrem Inneren ein Kampf stattfindet (darum stattfindet, wer Sie eigentlich sind)?
  Wenn Ja: Was ist das für eine Erfahrung? Wie oft kommt das vor?

Identitätswechsel:

- Haben Sie sich jemals so gefühlt oder so verhalten, als seien Sie ein Kind? Hat man Ihnen erzählt, dass Sie sich wie ein Kind verhalten?
  Wenn Ja: Was war das für eine Erfahrung? Können Sie die kindliche Rolle näher beschreiben? Wie oft kommt das vor?
- Haben Sie sich jemals so verhalten, als ob Sie eine völlig andere Person wären? Wurde Ihnen jemals von anderen gesagt, dass Sie eine andere Person zu sein scheinen?
  Wenn Ja: Was wurde Ihnen gesagt? Wie oft haben Sie das erlebt?

Fallbeispiel Frau K.: Teil 2 – Strukturiertes klinisches Interview für dissoziative Störungen

Zur weiteren Abklärung der dissoziativen Symptome bieten wir Frau K. an, das SKID-D durchzuführen. Wir erklären ihr, dass es hilfreich für die Therapie sei, ein umfassenderes Bild über das Ausmaß der Dissoziation zu erhalten. Da sie sich wieder eine bessere Funktionsfähigkeit in ihrem Alltag wünsche, würden wir gern herausfinden, wodurch diese beeinträchtigt sei, und das Interview sei hierfür besonders geeignet.

Im SKID-D zeigten sich folgende signifikante Ergebnisse:
Amnesie: Ihre Erinnerung an die Kindheit sei sehr lückenhaft und setze eigentlich erst ab dem 12. Lebensjahr ein. Bereits damals habe sie schon Blackouts im Alltag bemerkt. So sei sie in der Schule für Dinge getadelt worden (»frech sein«), an die sie selber keinerlei Erinnerung gehabt habe. Aber auch schöne Dinge seien ihr nicht mehr zugänglich, z. B. ihre Hochzeit und die anschließende Reise nach Ungarn. Rückblickend würden ihr immer wieder Tage, z. T. auch Wochen und sogar schon Monate in der Erinnerung fehlen. In letzter Zeit falle ihr zunehmend auf, dass sie sich an die Verrichtung ihrer alltäglichen Aktivitäten oft nicht erinnern könne. Sie wisse dann z. B. nicht mehr, ob sie schon mit ihren Kindern gegessen habe. Während der Arbeit habe sie nicht mehr gewusst, ob sie bereits mit ihrer Schulleiterin über bestimmte Probleme gesprochen habe oder nicht.

Fugue-Zustände hätten wiederholt zu schweren Verwirrungen geführt. So habe sie sich z. B. nach einem konfliktreichen Telefonat mit ihrer Mutter Stunden später am Hauptbahnhof wiedergefunden, ohne zu wissen, wie sie dorthin gekommen sei. Ihr sei sehr elend zumute gewesen, und sie habe die vage Vermutung, in suizidaler Absicht zum Bahnhof gegangen zu sein.

Nach **Depersonalisationen** befragt, berichtete Frau K. von dem Gefühl, nahezu ständig neben sich zu stehen oder sich gelegentlich selbst von oben zu beobachten. Dabei fühle sie sich ihrem Körper völlig entfremdet und könne zeitweise keinen Schmerz empfinden. Bereits als Kleinkind sei den Ärzten ihre Schmerzunempfindlichkeit aufgefallen, als sie sich den Arm gebrochen habe. Manchmal habe sie das Gefühl, dass ihr Körper sich verändere: ihre Arme und Beine würden kleiner und sich ihrer Kontrolle entziehen. Sie fühle sich dann handlungsunfähig, wie gelähmt, und könne den Boden unter ihren Füßen nicht mehr spüren.

Frau K. beschreibt zahlreiche Beispiele für schwere **Derealisationen**. Sie habe nahezu täglich das Gefühl, dass die Umgebung und Menschen um sie herum größer bzw. kleiner würden. Sie habe sich häufig in ihrem eigenen Stadtteil oder auf dem Weg zur Arbeit verlaufen, da sie die Umgebung nicht erkannt habe. Sie lebe mit einem chronischen Gefühl der Irritation und der Anforderung, sich ständig neu orientieren zu müssen. Im Umgang mit anderen Menschen gebe es oft Probleme und Verwirrungen, – sie erkenne Menschen nicht wieder, die vorgeben, sie gut zu kennen – sodass sie soziale Kontakte nach Möglichkeit meide.

Identitätsunsicherheit beschrieb Frau K. als quälende innere Kämpfe, wer sie eigentlich sei und ob sie nicht doch grund-

▼

sätzlich »falsch« sei. Außerdem habe sie so unterschiedliche Wünsche und Bestrebungen in sich, dass sie immer wieder in Zustände einer lähmenden Handlungsunfähigkeit verfalle, teilweise verbunden mit massiver Angst und starken Kopfschmerzen.
Als Anzeichen von **Identitätswechseln** nennt Frau K. eine Fülle von Beispielen.
Auf die Frage, ob sie manchmal eine ganz andere Person zu sein scheine oder entsprechende Rückmeldung von anderen erhalte, beschreibt sie Folgendes: In ihrer Bridge-Runde hätten die Freundinnen wiederholt irritiert oder besorgt reagiert, da sie sich sehr wechselhaft verhalten habe, plötzlich sehr aufbrausend oder völlig zurückgezogen und schweigsam. Sie selbst könne sich daran jedoch nicht erinnern. Von ihrem Ehemann bekomme sie wiederholt die Rückmeldung, sich wegen Kleinigkeiten erschrocken und wie ein kleines Kind in eine Ecke verkrochen zu haben. Auch daran habe sie keinerlei Erinnerung.
Sie bejaht extreme Schwankungen in ihren Fähigkeiten und Kenntnissen: An manchen Tagen schaffe sie ihren Unterricht in der Schule souverän, an anderen Tagen fühle sie sich wie verloren, sie wisse dann gar nicht mehr, was sie »in der Schule eigentlich soll«. In letzter Zeit wisse sie zeitweise nicht mehr, wie »Autofahren geht«: Wiederholt habe sie das Auto stehen lassen müssen, einmal sogar mitten auf einer Kreuzung, als sie sich an einer Ampel durch lautes Hupen erschreckt habe. Sie habe sich verwirrt, verzweifelt und vollkommen überfordert gefühlt.
Auf die Frage, Dinge in ihrem Besitz zu finden, an deren Erwerb sie sich nicht erinnern könne, berichtet sie von Kuscheltieren, Spielzeug und Kleidungsstücken, die sie in ihrer Tasche finde, sich aber nicht entsinnen könne, so etwas je gekauft zu haben.
Die Frage danach, jemals das Gefühl gehabt zu haben, aus mehreren Personen zu bestehen, beantwortet sie zunächst mit der Beschreibung, eigentlich schon immer, solange sie zurückdenken könne, »zu zweit« zu sein: Neben Silke gäbe es noch Klara, die cooler und härter sei als sie selbst. Sie seien wie Zwillinge, das würde den Alltag oft einfacher machen. Vielleicht seien da aber auch »noch Andere«. Die Bitte, mehr über »die Anderen« zu erzählen, bringt Frau K. in deutliche Bedrängnis. Nach kurzer Trance und sichtlichem Ringen berichtet sie von »fremden Personen, bestimmt 10 oder mehr« in ihr. Sie höre diese ständig in ihrem Kopf miteinander diskutieren oder schreien und weinen. Eine Person (Nora) sei für die Versorgung der Kinder und den Haushalt zuständig, eine andere (die schon erwähnte Klara) würde zur Arbeit gehen und wieder eine andere sich sportlich betätigen. Außerdem gebe es da eine Reihe von Kindern (Steffi, Anke, Cora), die z. T. sehr verängstigt seien, und andere, die immer wieder den Kontakt zur Mutter suchten, obwohl sie eigentlich mit dieser gebrochen habe. Von den »Anderen« habe sie schon länger eine Ahnung, spätestens seit der Geburt ihrer Tochter. Sie habe sie jedoch lange Zeit besser unter Kontrolle gehabt und bis vor kurzem nicht gewusst, dass es so viele seien.

14

Nach der **Auswertung des Interviews** liegt bei Frau K. in allen 5 erfragten Bereichen eine schwere Symptomatik mit entsprechenden Einschränkungen sowohl im subjektiven Erleben als auch im Bereich der sozialen Kontakte und der Arbeitsfähigkeit vor. Sie beschreibt ein umfassendes inneres Persönlichkeitssystem, wobei die einzelnen »Personen« als fremd und nicht zur eigenen Person gehörig und nicht unter der eigenen Kontrolle wahrgenommen werden. Während des Interviews wirkt Frau K. zeitweise unkonzentriert, fahrig und vergesslich mit »Mini-Amnesien«. So lässt sie sich verschiedene Fragen ein zweites Mal nennen. Auf manche Fragen reagiert sie emotional sehr bewegt oder wie in Bedrängnis, am deutlichsten bei der Frage nach dem Erleben, aus verschiedenen Personen zu bestehen. Hier ist – wie auch an anderen Stellen im Interview – eine Mini-Trance zu beobachten, außerdem ein »innerer Kampf«, der von Frau K. auch entsprechend bestätigt wird (»Sie haben im Interview von inneren Kämpfen gesprochen mit unterschiedlichen Bestrebungen in sich. Kann es sein, dass während des Interviews an manchen Stellen so ein innerer Kampf stattfand?«). Sie bestätigt zudem Stimmenhören während des Interviews und innere Kommentare zu manchen Fragen, die von »ihrer« Antwort deutlich abweichen.

Das unmittelbare Beobachten eines Wechsels der Identitätszustände (*switch*) ist für die Diagnosestellung im Interview nicht erforderlich. Zu Beginn der therapeutischen Beziehung, insbesondere beim diagnostischen Erstkontakt, wird dieses Kernphänomen eher selten beobachtet, da die Patienten zunächst sehr um Kontrolle bemüht sind und einen Wechsel in der Regel nicht zulassen. Die beschrieben Symptome von Frau K. reichen in ihrer schweren Ausprägung jedoch vollkommen aus, um die Diagnose einer DIS anhand des SKID-D sicher zu stellen (s. Gast u. Rodewald 2004).

Im Anschluss an das Interview wird der Mut von Frau K. gewürdigt, über ihr Erleben zu sprechen. Wir teilen ihr die Diagnose mit und erklären, dass wir die beschriebenen Symptome als mögliche Reaktion auf sehr belastende Lebenserfahrungen verstehen. Inzwischen stelle diese ehemalige Schutzfunktion allerdings eine ernst zunehmende Beeinträchtigung dar, ihr Leben aktiv zu gestalten. Wir würden mit ihr gern daran arbeiten, dies wieder besser unter Kontrolle zu bekommen.

14.4.3 Differenzialdiagnose

Differenzialdiagnostisch muss aufgrund der Symptomüberlappung der B-Kriterien nach Dell mit den Schneiderschen Symptomen eine **Schizophrenie ausgeschlossen** werden. Ausschlaggebend sind hierbei der pseudohalluzinatorische Charakter der dissoziierten Wahrnehmungen (insbesondere des Stimmenhörens) und die insgesamt erhaltene Realitätskontrolle. Bei der DIS fehlen also die meisten formalen Denkstörungen wie Wahnwahrnehmung und paranoide Symptome, während bei der Schizophrenie wiederum die C-Kriterien nach Dell in Form von gravierenden und charakteristischen Gedächtnisstörungen nicht vorhanden sind.

Ausgeschossen werden müssen auch eine Borderline-Persönlichkeitsstörung, affektive Störungen und Angsterkrankungen, welche jedoch auch zusätzlich zur DIS in komorbider Form vorliegen können (Putnam 2003). Die Abgrenzung zur Borderline-Persönlichkeitsstörung kann dadurch erschwert sein, das hier ebenfalls häufig ausgeprägte dissoziative Symptome vorliegen können. Die Beeinträchtigung des Identitätserlebens ist jedoch nicht derart tief greifend, dass das eigene Handeln, Wahrnehmen und Erinnern einer »anderen Person« zugeordnet wird, entsprechend fehlen auch hier die C-Kriterien nach Dell (▶ Übersicht: Diagnostische Kriterien). Differenzialdiagnostisch muss an die bislang seltene artifizielle oder vorgetäuschte DIS gedacht werden, bei der Symptome eines Persönlichkeitswechsels eher plakativ präsentiert werden (Gleaves 1996), ebenso an iatrogene Identitätsaufspaltung durch unsachgemäße Psychotherapie (▶ 14.9). Ferner sind Suchterkrankungen sowie Temporallappenepilepsien auszuschließen (Putnam 2003).

14.4.4 Komorbiditäten

Die beschriebene Phänomenologie ist oft durch komorbide Symptome und Störungen überlagert. Am häufigsten sind bei der DIS (Boon u. Draijer 1993, Johnson et al. 2006, s. auch Dammann u. Overkamp 2004):

- affektive Störungen, v. a. *major depression*,
- Angststörungen, v. a. Panikstörung,
- Substanzmissbrauch,
- somatoforme Störungen,
- Essstörungen, v. a. Bulimia nervosa.

Das DSM-IV nennt darüber hinaus posttraumatische Symptome, Konversionssymptome (Pseudoanfälle), eine ungewöhnliche Fähigkeit zur Kontrolle von Schmerzen sowie eine Vielzahl von körperlichen Beschwerden wie Kopfschmerzen, Reizkolon, Asthma oder Schlafstörungen als typische Begleitsymptome einer DIS. Im beschriebenen ▶ Fallbeispiel lassen sich bei Frau K. die komorbiden Diagnosen einer Depression (ICD-10 F32.1), einer Panikstörung (41.0) sowie einer PTBS stellen (F43.1), ebenso wie Schlafstörungen und ungewöhnliche Schmerzkontrolle.

14.4.5 Psychodynamik

Fallbeispiel Frau K.: Teil 3 – Biografischer Hintergrund

Die Anamneseerhebung ist durch die gravierenden Amnesien der Patientin erschwert und erschließt sich erst im Laufe des stationären Aufenthalts von 16 Wochen. Frau K. bezeichnet sich als »ungewolltes« Kind. Sie wuchs als Älteste mit zwei Schwestern und einem Bruder bei ihren Eltern und zeitweise bei ihrer Oma auf. Beschimpfungen, Herabsetzungen und Schläge seien alltäglich gewesen, nur bei der Oma sei es friedlich gewesen. Nach dem Auszug aus dem Haus der Oma und dem Umzug in eine andere Stadt im Alter von 5 Jahren nahm der Vater sexuelle Misshandlungen an ihr vor, vergewaltigte sie und gab sie an andere Männer im Bekanntenkreis weiter. Die Geschwister seien verschont geblieben, und sie habe es als ihre Aufgabe verstanden, diese zu beschützen. In der Schule sei sie als »Angsthase« stark gehänselt worden. Als die Patientin 10 Jahre alt war, trennten sich die Eltern – die Mutter habe ihr dafür die Schuld gegeben und mit Suizid gedroht, wenn sie ihr nicht helfe. Die Patientin habe sich entsprechend viel um ihre Geschwister und den Haushalt gekümmert. Die Mutter habe später einen neuen Partner gehabt, der sich ebenfalls an Frau K. verging. Als auch diese Beziehung scheiterte, wurde sie erneut dafür verantwortlich gemacht.

Daraufhin zog Frau K. mit 17 Jahren vorübergehend zu einer Freundin. Bei einem »Ausflug« mit ihr und »Bekannten« wurden sie von zwei Männern tagelang gefangen gehalten und mehrfach vergewaltigt. Von diesem Ereignis fehlen ihr weite Teile der Erinnerung.

Aufgrund des Auszugs verbot ihre Mutter ihr den Kontakt zu ihren Geschwistern. Mit 18 Jahren lernte sie ihren jetzigen Mann kennen und begann ihr Lehramtsstudium. Von da an habe sie lange Zeit »gut funktioniert« und ihre Traumatisierungen verdrängt. Erst mit der Geburt ihres ersten Kindes sei es ihr wieder schlechter gegangen, bis hin zu Suizidphantasien. Vor einem Jahr sei sie dann durch den geplanten Stellenwechsel und den Überfall völlig dekompensiert.

Bei der **psychodynamischen Entwicklung der DIS** wird davon ausgegangen, dass die bei chronischer Traumatisierung im Kindesalter auftretende mangelnde Vernetzung basaler emotionaler Systeme in der späteren kindlichen Entwicklung als Bewältigungs- und Abwehrmechanismus eingesetzt wird: Während in der normalen Entwicklung die natürlich auftretende Dissoziationsfähigkeit abnimmt, steigt sie bei traumatisierten Kindern weiter an. Es wird vermutet, dass die mangelnde Integrationsfähigkeit den psychodynamischen Bewältigungsmechanismus einer radikalen Verleugnung und Abspaltung begünstigt. Verleugnung und Spaltung ermöglicht einem traumatisierten Kind die Vorstellung, das erlittene Trauma sei nicht ihm, sondern »einem anderen« passiert. Die verschiedenen emotionalen Subsysteme können sich so im Laufe der kindlichen Entwicklung »emanzipieren« und autonome »Selbstkerne« bzw. Persönlichkeitszustände bilden. Die individuelle Phantasiefähigkeit und Vorstellungskraft des Kindes, insbesondere die Schaffung von Projektionsfiguren, geben den verschiedenen Persönlichkeitszuständen schließlich ihre individuelle Ausprägung. Der beschriebene Prozess wird bei Kindern mit innerfamiliären Traumatisierungen, insbesondere bei inzestuösem sexuellem Missbrauch noch verstärkt, da das extrem inkonsistente und widersprüchliche Verhalten der Beziehungspersonen und deren Verleugnung der vom Kind erlittenen Traumatisierungen die dissoziative Bewältigungsstrategie zusätzlich fördern (Putnam 2003).

Die unerträglichen traumatisierenden Erfahrungen können so mithilfe von Dissoziationen aus dem Bewusstsein ferngehalten werden. Durch Abspaltung und Abkapselung traumatischer Erinnerungen können die Betroffenen über längere Zeit eine ausreichende Alltagsfunktionalität aufrechterhalten, wenn auch mit erhöhtem Kraftaufwand. Der ursprüngliche Schutzmechanismus wird jedoch zunehmend dysfunktional. Oft führen dann relativ geringe Veränderungen zu schweren Einbrüchen, die das fragile Gleichgewicht des Innensystems zwischen ANP und EP ins Wanken bringt. Die Psychodynamik erschließt sich häufig erst durch Kenntnis des Innensystems:

Fallbeispiel Frau K.: Teil 4 – Auslösende Situation

Frau K. konnte die Dissoziation kompensieren, solange die Lebensumstände stabil blieben. Die Angstsymptomatik trat zunächst unmittelbar nach der Bedrohung ihrer Schüler durch alkoholisierte Männer auf und aktivierte alte Erinnerungen an traumatische Erfahrungen, die v. a. in »Steffi« und anderen traumatisierten inneren »Kindern« gespeichert waren. Der kurz darauf angekündigte Schulwechsel und Umzug verstärkte die Symptomatik massiv: Sie aktivierten Erinnerungen an den ersten Umzug mit ca. 5 Jahren, durch den sie die Halt gebende Beziehung zur Oma verlor und den sexuellen Traumatisierungen durch den Vater und andere Männer preisgegeben war. Auch der spätere Umzug zur Freundin mit 17 Jahren führte zu weiteren schweren Traumatisierungen.

Somit ist die bevorstehende Veränderung der lange Zeit stabilen Lebensumstände ein Auslöser, der die traumatisierten inneren »Kinder« in Panik versetzt und die suizidalen Tendenzen von »Jana« verstärkt. Die verzerrte Wahrnehmung dieser Selbstanteile über reale Zusammenhänge projiziert Gefühle von Gefahr und Bedrohung in die Umwelt, die nun feindselig und gefährlich erscheint. Wie erst im Laufe der Therapie deutlich wird, hatte zudem eine forcierte Kontaktaufnahme der Mutter der Patientin und sowie ein Insistieren auf Familienbesuch und Forderungen nach regelmäßigen Kontakten zu den Enkelkindern zur Dekompensation mit beigetragen. Die jüngste Tochter der Patientin ist zu der Zeit in dem Alter, in dem ihre eigenen sexuellen Traumatisierungen begannen.

14.5 Therapie

Bei der Behandlung dissoziativer Störungen wird ein **störungsspezifischer Ansatz** empfohlen, der sowohl die spezifische Symptomatik als auch interpersonelle und intrapsychische Prozesse berücksichtigt. Als generelles Ziel wird die Integration der verschiedenen voneinander dissoziierten gefürchteten mentalen Erlebnisinhalte bzw. Persönlichkeitszustände angestrebt. Aus psychodynamischer Perspektive bedeutet dies die Entwicklung eines integrierten psychischen Funktionierens durch Überwindung von Konflikten, aber auch von Entwicklungsdefiziten, die aus den wiederholten Traumatisierungen entstanden sind. Die Lösung dieser Konflikte und Nachreifung der Defizite reduziert die Notwendigkeit, die dissoziative Abwehr aufrechtzuerhalten oder auszuagieren. Sowohl psychodynamische (Kluft 2004) als auch kognitiv-behaviorale (Niejenhuis et al. 2004) Ansätze zielen darauf ab, abgespaltene Erinnerungen und Persönlichkeitszustände wahrzunehmen, die damit verbundenen Affekte und Ängste auszuhalten und die Integration zu einem einheitlichen Selbstempfinden zu ermöglichen (ISSD – *International Society for the Study of Dissociation*, Guidelines 2005 von Chu et al. [2005], deutsche Übersetzung von Huber und Mitarbeitern).

Als Therapie der Wahl gilt eine **individuelle ambulante Langzeitpsychotherapie**, doch haben sich auch kombinierte Therapieangebote von ambulanter und stationärer Intervalltherapie klinisch bewährt. Zudem liegen erste Erfahrungen von strukturierten Gruppenangeboten zur gezielten Stabilisierung in Kombination mit individuellen Einzeltherapien vor, die in Zukunft möglicherweise effizientere und ökonomischere Alternativen zur alleinigen Langzeitpsychotherapie darstellen können. Chronifizierte Verläufe bei einfachen und komplexen dissoziativen Störungen lassen sich durch vorgeschaltete stationäre Behandlungen aufgrund der multimodalen Angebote häufig schneller positiv beeinflussen und erleichtern die weitere ambulante Arbeit. Auch bietet das stationäre Setting durch die Beobachtungen im Alltag mehr Information zur Diagnosestellung, was insbesondere bei komplexen dissoziativen Störungen und DIS hilfreich sein kann. Für viele DIS-Patienten geht die Diagnosestellung und Akzeptanz der Diagnose häufig mit einer erheblichen Krise einher, für die der stationäre Rahmen mehr Sicherheit bietet. Grundsätzlich ist bei DIS-Patienten mit längeren mehrjährigen Behandlungen zu rechnen.

! Bei der Indikationsstellung für eine stationäre Behandlung bei einer DIS ist folgende Einschätzung hilfreich: Je höher das Funktionsniveau der Alltagsbewältigung, manifestiert in den ANP, umso eher ist ein

ambulantes Therapiesetting Erfolg versprechend. Liegt bei den ANP eher ein mittleres oder niedriges Funktionsniveau vor, muss der Behandlungsansatz verbreitert werden, und ggf. sind sozialpsychiatrische Maßnahmen zur Stabilisierung der sozialen Situation heranzuziehen. Auch kommt es bei mittlerem und insbesondere niedrigem Strukturniveau mit komorbiden Persönlichkeitsstörungen häufig zu Krisen mit psychiatrischen Notfallaufnahmen. Aufgabe der Behandlung ist dann die Krisenbewältigung, z. B. bei Suizidalität, akuten Suchtproblemen, schwerer Depression oder schweren Selbstverletzungen. Durch frühzeitige Diagnostik lässt sich die Krise wirkungsvoller und nachhaltiger behandeln, und die Patienten können zu einer Langzeit- und Intervalltherapie motiviert werden.

Fallbeispiel Frau K.: Teil 5 – Therapeutische Schritte

Frau K. war zunächst in einem ambulanten Setting behandelt worden, das sich jedoch als nicht ausreichend tragfähig erwies, um die komplexe dissoziative Symptomatik zu behandeln. Da sie ein grundsätzlich gutes Vertrauensverhältnis zu ihrem Therapeuten hat, möchte sie im Anschluss an die stationäre Behandlung diese ambulant fortsetzen. Vereinbart wird mit ihr auch die Möglichkeit einer erneuten späteren Aufnahme (Intervallbehandlung). Für den jetzigen stationären Behandlungsabschnitt soll es um die Klärung der Diagnose (s. oben) sowie und das Kartieren und die Stabilisierung des Innensystems gehen, damit sie mit diesen Kenntnissen in die ambulante Therapie zurückgehen kann. Der Ehemann wird in begleitenden Familiengesprächen mit einbezogen, um ihn über das Krankheitsbild und den zu erwartenden längeren Heilungsverlauf zu informieren. Zudem erfolgt eine gemeinsame Beratung darüber, wie sich die Familie stärker von der Herkunftsfamilie von Frau K. abgrenzen kann.
Die weiteren therapeutischen Schritte umfassen sowohl die Bearbeitung der Symptome, die den einfachen dissoziativen Störungen zugeordnet sind, als auch die Behandlung der abgespaltenen Selbstzustände: Als Ziel wird eine bessere Kontrolle über die dissoziativen Symptome vereinbart, um wieder mehr Sicherheit und Funktionalität im Alltag zu erlangen. Der Behandlungsplan für Frau K. umfasst modifizierte traumaadaptierte Einzeltherapie und Gruppentherapie sowie Kunsttherapie im Einzelsetting. Frau K. nimmt an übenden Verfahren wie Stressbewältigungstraining und Qigong teil. Zusätzlich erhält sie Aromatherapie und Paargespräche.
Da Frau K. immer wieder Suizidgedanken andeutet, wird mit ihr ein schriftlicher Antisuizid-Vertrag geschlossen, der im Laufe der Therapie immer wieder aktualisiert wird.

14.5.1 Therapie einfacher dissoziativer Störungen

Die Arbeit an den Auslösern

Therapie der Wahl bei dissoziativen Reaktionen und einfachen dissoziativen Störungen ist die Arbeit an den Auslösern. Dieser Technik liegt die Erfahrung zugrunde, dass Patienten mit dissoziativen Störungen bei Belastungen in Ermangelung anderer Bewältigungsmechanismen mehr oder weniger regelmäßig mit Dissoziation reagieren. Dieser durch physiologische Vorgänge gebahnte Prozess erfährt häufig im Laufe der weiteren Entwicklung eine psychologische Überformung und kann sich zu einem gewohnheitsmäßigen Mechanismus in Stresssituationen »einschleifen«. **Aus dem ehemaligen Schutzmechanismus wird somit ein Vermeidungsmechanismus**, der hinderlich ist, um eine Situation angemessen zu bewältigen. Auch verhindert eine habituelle Dissoziation z. B. in Form von Depersonalisation und Derealisation häufig die Integration neuer emotionaler Erfahrungen während einer Therapiestunde und schmälert somit therapeutische Fortschritte. Bei dissoziativen Amnesien kann die gesamte Therapiestunde schlichtweg vergessen und somit nicht integriert werden.

Dissoziative Reaktionen müssen daher aktiv angegangen und durch neue Lösungsstrategien ersetzt werden. Im Schutzraum der Therapie wird der Patient behutsam damit konfrontiert, den Bewältigungsmechanismus der Dissoziation nach und nach aufzugeben und durch andere Strategien zu ersetzen. Dabei ist es hilfreich zu vermitteln, dass die dissoziative Bewältigung in der traumatischen Situation als Notfallmaßnahme sinnvoll war, sich dann aber zunehmend verselbstständigte und für die aktuelle Lebenssituation dysfunktional geworden ist.

Wenn dissoziative Symptome bei Patienten wahrgenommen werden, ist es wichtig, diese genau zu beobachten:

- Wann, in welcher Situation, bei welchem Thema, bei welcher therapeutischen Intervention ist die dissoziative Reaktion aufgetreten?
- Was hat der Therapeut am Patienten beobachtet?
- Was hat der Patient an sich wahrgenommen?

Neben der unmittelbaren Beobachtung am Patienten können dissoziative Reaktionen aber auch in der Gegenübertragung spürbar werden: Gefühle von Langeweile und Abgelenktsein oder sich nicht mehr im Kontakt mit dem Patienten fühlen geben Hinweise auf Depersonalisations- und Derealisationsprozesse.

Dissoziative Reaktionen dienen häufig der Vermeidung schmerzhafter Affekte. Da die Patienten in der Regel keine Bezugspersonen hatten, die ihnen bei der Regulierung und Modulation ihrer Affekte zur Verfügung standen, haben sie den Umgang mit Affekten nicht gelernt. In traumatischen Situationen wurden Affekte als überwältigend und quälend erlebt, sodass Gefühle jeglicher Art häufig aus dem normalen Leben ausgeklammert und abgekapselt wurden. Damit stehen ihnen **Gefühle zur Regulation ihrer Bedürfnisse** häufig gar nicht mehr zur Verfügung. So können Gefühle häufig nur als »entweder-oder« bzw. »aus-oder-an« wahrgenommen werden, d. h. entweder als gar nicht vorhanden oder als überwältigend und quälend. Patienten haben oft gelernt, jegliches Gefühl aus der Alltagsbeziehung herauszuhalten.

In der therapeutischen Situation wird an diesem Defizit gearbeitet, indem der Therapeut seine eigenen, in der Interaktion mit dem Patienten entstandenen Gefühle reflektiert, benennt und somit dem Patienten zur Verfügung stellt. Hierbei ist es wichtig, auf »Umschlagpunkte« zu achten, in denen Gefühle »weg-dissoziiert« werden. Der Patient sollte zur Selbstbeobachtung ermutigt werden und lernen, diese gefühlsmäßigen Veränderungen an sich zunehmend besser und sicherer festzustellen.

! Die Arbeit an den Auslösern, das Benennen von Affekten sowie die Stärkung der Affekttoleranz sind wichtige Techniken zur Bearbeitung dissoziativer Symptome wie Depersonalisation, Derealisation und Trance und Amnesien.

Übungen zur Selbstbeobachtung

Bray Haddock (2001, nach Gast 2004b) nennt verschiedene Übungen zur Selbstbeobachtung, die den betroffenen Patienten bei der **Erarbeitung neuer Coping-Mechanismen** helfen können. Ziel dieser Übungen ist es, in der Situation »da zu bleiben«. Der erste Schritt hierfür ist die bewusste Selbstwahrnehmung und Selbstbeobachtung, ohne eine Beurteilung vorzunehmen. Wenn der Patient eine dissoziative Reaktion an sich beobachtet, sollte er einen Moment verharren und folgende Fragen beantworten (▶ Übersicht).

Fragen zur Selbstwahrnehmung und Selbstbeobachtung

1. Was ist gerade passiert, bevor die Dissoziation begann? In welcher Situation war ich gerade?
2. Was habe ich gerade gefühlt, körperlich und emotional?
3. Was ist das letzte, an das ich mich erinnern kann? (wichtige Frage bei dissoziativen Amnesien)
4. Woran habe ich die Dissoziation bemerkt?
   - Ich fing an, hin und her zu schaukeln – mich wie im Nebel zu fühlen – innerlich ganz weit weg zu gehen ...
   - Ich hörte auf, zu reden – klar zu denken – Blickkontakt herzustellen ...
   - Ich fing an, mir Gedanken zu machen bzw. nachzugrübeln, dass ich sterben könnte – man den Menschen nicht trauen kann – dass ich nie etwas richtig mache ...
5. Was habe ich versucht, zu vermeiden (z. B. Auseinandersetzung im Gespräch, sich zur Wehr setzen, sich abgrenzen; oder: Nähe zuzulassen)
6. Was hätte ich stattdessen tun können?

Zu Beginn der Therapie werden die Patienten viel therapeutische Unterstützung brauchen, um diese Fragen beantworten zu können. Ein wichtiges Zwischenziel ist erreicht, wenn im weiteren Verlauf der Patient die Fragen zunehmend selbst beantworten kann und somit Kontrolle über die Dissoziation erlangt (▶ Fallbeispiel).

Fallbeispiel Frau K.: Teil 6 – Auslöser erkennen

Mit Frau K. werden entsprechende Abmachungen vereinbart, um Depersonalisations- und Trancesymptome sowie Amnesien zu behandeln. Insbesondere wird die Vereinbarung getroffen, nicht »öffentlich« und offenkundig zu dissoziieren, weil andere dadurch geängstigt und erschreckt sein könnten. In der Gruppe hat Frau K. die Aufgabe, in Kontrolle zu bleiben, auf beginnende Anzeichen einer Dissoziation zu achten und sich zunächst nur darauf zu konzentrieren. Die Schutzfunktion der Dissoziation wird in der Gruppe benannt und das Ziel formuliert, daran zu arbeiten, etwas »noch Besseres« zu finden. Von anderen Gruppenmitgliedern erhält sie Ermutigung, wenn es ihr gelungen ist, bei belastenden Themen rechtzeitig »Stopp« zu sagen oder sich aus der Gruppe zurückzuziehen. Sie bekommt hilfreiche Rückmeldung von anderen Gruppenmitgliedern, die oft vor ihr die Dissoziation am abwesenden Blick bemerken und sie taktvoll ansprechen. Die Gruppe freut sich mit ihr, wenn es ihr schließlich möglich war, eine ganze Gruppenstunde lang präsent zu bleiben. Der sachliche und wohlwollende, aber auch Grenzen setzende Umgang der Therapeutin mit dem Symptom dient hierbei als hilfreiches Modell in der Gruppe. Eine Grenze wäre erreicht, würde die Patientin z. B. in einen nicht mehr ansprechbaren Trancezustand abgleiten. Dann müsste die Gruppe vorübergehend für einige Minuten unterbrochen werden, um die Patientin zu reorientieren (s. unten) und später die Indikation für die Gruppenteilnahme noch einmal überprüft werden.

14.5.2 Zur Behandlung komplexer dissoziativer Störungen

Sind von dem dissoziativen Funktionieren nicht nur das Gedächtnis und die Wahrnehmung, sondern **auch das Selbsterleben betroffen**, reicht die Arbeit an den Auslösern allein nicht aus, um die Dissoziation wirkungsvoll zu behandeln. Nach dem Modell der strukturellen Dissoziation haben wir es dann mit sekundärer und tertiärer Dissoziation zu tun, also mit einer Aufspaltung emotionaler Subsysteme, die sich im Laufe der Persönlichkeitsentwicklung »verselbstständigt« haben. Wie bei den einfachen dissoziativen Störungen (primäre Dissoziation) geht es auch hier um die Integration gefürchteter mentaler Inhalte. Da die Aufspaltung jedoch weitaus komplexer ist, muss die Behandlung sehr viel stärker an die momentanen integrativen Fähigkeiten der Patienten angepasst sein. Die Behandlung betrifft hauptsächlich die **Auflösung der strukturellen Dissoziation** der Persönlichkeit, indem der Therapeut sich als eine Art Mediator zur Verfügung stellt und den Patienten dabei ermutigt, die dissoziierten mentalen Systeme und deren Inhalte miteinander in Kontakt zu bringen.

In vorsichtig geplanten Schritten wird die Integration unterstützt und Redissoziation verhindert (hier und im Weiteren nach Nijenhuis et al. 2004). Therapeutisch geht es zunächst um die Überwindung der tertiären Dissoziation (voneinander dissoziierte ANP) und der sekundären Dissoziation (voneinander dissoziierte EP), bevor die Bearbeitung der primären Dissoziation möglich ist. Eine Exposition mit traumatischen Erfahrungen und Erinnerungen ist erst dann sinnvoll, wenn ein möglichst hoher mentaler Funktionsgrad erreicht worden ist.

Praktisch ausgedrückt, impliziert das Modell der strukturellen Dissoziation, dass die **Behandlung in Phasen** verläuft (Brown et al. 1998, Herman 1992, Van der Hart et al. 1989):

In **Phase 1** wird die Funktion der ANP erhöht, u. a. durch Überwinden von Phobien vor mentalen Inhalten, Phobien der ANP voreinander und vor den EP. Außerdem wird die Angst vor Bindung angesprochen, und es muss wenigstens ein Arbeitsbündnis und eine Kooperation zwischen den ANP, den EP und dem Therapeuten sicher bestehen. Wenn die Integrationsfähigkeit genügend gesteigert werden konnte, kann in **Phase 2** die Phobie vor den traumatischen Erinnerungen angegangen werden, indem u. a. eine schrittweise Exposition durchgeführt und gleichzeitig eine Redissoziation verhindert wird. In der letzten **Phase 3** sind die Integration der Persönlichkeit, die Überwindung der Angst vor intimer Bindung und die Lebensbewältigung ohne Dissoziation oder anderweitige Vermeidung die Schwerpunkte der Behandlung.

Für die Umsetzung dieser Schritte sind im ambulanten Rahmen häufig Stundenkontingente in einem Umfang erforderlich, wie sie im analytischen Setting üblich sind (ca. 240 Stunden), um eine mehrjährige Behandlung zu gewährleisten. Eine Kombination von stationärer und ambulanter Behandlung im Sinne einer Intervalltherapie ist häufig erforderlich.

Im ▶ Fallbeispiel von Frau K. soll v. a. die erste Phase dargestellt werden, in der es darum geht, eine vertrauensvolle therapeutische Beziehung aufzubauen, die Alltagsfunktionalität zu stärken, die dissoziierten Selbstanteile (ANP und EP) zu identifizieren und eine innere Kooperation zu etablieren. Erst wenn hierdurch die Integrationsfähigkeit der Patientin gestärkt ist, kann in der zweiten Behandlungsphase eine vorsichtige Exposition mit traumatischen Erinnerungen erfolgen, wie sie bei der Behandlung auch anderer Traumafolgestörungen beschrieben wird (▶ Kap. 15).

Stabilisierungsphase: Aufbau einer vertrauensvollen Beziehung – Überwindung der Angst vor Bindung

Fallbeispiel Frau K.: Teil 7 – Stabilisierung

Anfangs lässt Frau K. sich nur zögerlich und skeptisch auf ein therapeutisches Arbeitsbündnis ein und ringt viel um Kontrolle. Für die Therapeutin ist es hilfreich sich zu vergegenwärtigen, dass Frau K. schwere Beziehungstraumatisierungen erlitten hat. Das Ansprechen der damit einhergehenden Bindungsängste ist für beide Seiten entlastend. Auch das immer wieder aktive Benennen der vereinbarten Ziele sowie Psychoedukation über Dissoziation stärkt die therapeutische Beziehung. Durch ressourcenorientierte und stabilisierende Übungen (Tresorübung, Imagination, Dissoziations- und Flashback-Stopp, Affektregulation) erhält Frau K. eine Idee von eigener Selbstwirksamkeit und Vertrauen in therapeutische Interventionen. Allerdings werden therapeutische Fortschritte häufig durch selbstentwertende Haltungen gebremst. Dysfunktionale Kognitionen wie »Ich darf nicht sein« oder »Ich bin falsch und muss weg« machen es ihr zunächst schwer, ihre eigenen Belastungsgrenzen wahrzunehmen und selbstfürsorglich mit sich umzugehen. Wir unterstützen sie dabei, indem wir feste Termine mit dem Pflegepersonal vereinbaren und so Schritte einüben, sich bei emotionaler Bedrängnis Hilfe und Unterstützung zu holen. Alle diese Maßnahmen sowie die bereits oben beschriebenen Vereinbarungen in der Gruppenbehandlung dienen der Vertrauensbildung und der Stärkung der ANP.

Kartieren der inneren Landkarte und interne Kooperation

Die Ergebnisse des SKID-D-Interviews (▶ 14.4.2) erlaubten bereits einen ersten Einblick in das innere System von Frau K. In der Einzeltherapie wird sie weiter ermutigt, sich mit »den

▼

Anderen« zu beschäftigen, und »die Anderen« werden ausdrücklich eingeladen, sich an der Einzeltherapie aktiv zu beteiligen und ihre Meinung mitzuteilen. Frau K. nimmt diese Intervention – ähnlich wie die Diagnosestellung – mit gemischten Gefühlen zur Kenntnis: Einerseits entlaste es sie, nicht für verrückt erklärt und ernst genommen zu werden. Andererseits spüre sie dadurch einen großen Sog in sich, die Kontrolle abzugeben und »den anderen den Vortritt zu lassen«, was ihr große Angst und Scham verursache.
Die Einladung, Tagebuch zu schreiben oder sich in Briefen mitzuteilen, mildert diesen Sog. Dadurch können sich einige »Personen« ausdrücken, ohne sich zunächst im direkten Kontakt zeigen zu müssen. Im weiteren Verlauf kommen in einer Sitzung schließlich auch verschiedene »Personen« direkt zum Vorschein, und die Therapie gerät vorübergehend in turbulentes Fahrwasser. Dies soll an einem Stundenausschnitt gezeigt werden. Ergänzend zu dem Ablauf der Stunde sind kurze Briefe eingearbeitet, wie diese Stunde später von verschiedenen Persönlichkeitsanteilen kommentiert wurde:
Frau K. klagt zum wiederholten Male über massive Ängste, und ich biete ihr Möglichkeiten der Selbstberuhigung an: »Vielleicht können Sie zu sich nach innen sprechen, dass Sie hier keine Angst zu haben brauchen und im Krankenhaus sicher sind«. Danach kommt es zu mehreren abrupten Befundwechseln. Zunächst sackt Frau K. in sich zusammen, blickt mit verängstigtem Blick zu mir auf und fragt mit kindlich-tapferer Stimme, ob ihr jetzt der Bauch aufgeschnitten werde. Ich versichere ihr verblüfft, dass dies nicht der Fall sei und dass ich dazu da sei, ihr zu helfen. Wer sie denn sei und wie sie darauf komme. Ich erfahre, dass ich es mit der »Steffi« zu tun habe: »In meinem Bauch ist das Böse. Das wird im Krankenhaus rausgeschnitten, sagt der Papa, und der kommt auch gleich.« »Steffi« bleibt sehr skeptisch meinen Erklärungen gegenüber, dass der Papa inzwischen schon sehr alt sei und sie schon lange nicht mehr bei ihm wohne. Das könne nicht sein, denn sie sei doch erst 8 Jahre alt, und der Papa käme immer noch – jede Nacht.

» Brief von »Steffi«: Hallo Du, ich bin innen ganz verwirrt und habe jetzt dolle Angst. Du hast mir erklärt, weil ich nicht verstehe, dass der Papa schon alt ist, und ich bin noch klein. Und es ist viel Zeit vergangen, und ich hab das nicht gemerkt. Wenn der Papa lieb ist, tut das in echt weh und blutet viel. Der Papa hat recht, weil er sagt, mir wird niemand glauben. «

Bevor ich etwas erwidern kann, werde ich harsch unterbrochen, warum ich so lange mit dem Kind rede. Mir sitzt jetzt jemand breitbeinig mit verschränkten Armen gegenüber und schaut mich verächtlich an. Es stellt sich heraus, dass »Jörg« (16) sich eingeschaltet hat, der auf keinen Fall irgendetwas mit den »Schwachen« zu tun haben wolle. Er wolle alleine im Körper sein. Die Anderen seien »der letzte Dreck«, er sorge schon dafür, dass die weiter Angst hätten und irgendwann verschwinden.

» Brief von »Jörg«: Hallo, endlich hat mich auch mal jemand hören wollen. Doch ob Sie weiterhin freundlich bleiben, sei dahingestellt. Und überhaupt wollen Sie mich mit Ihrer Freundlichkeit nur um den Finger wickeln, um mich dann anschließend wegzumachen, aber ich weiß mich zu wehren. Irgendjemand muss doch die Wahrheit ans Licht bringen, dass Silke Scheiße ist. Sie werden an ihr nichts finden, dass ihr das Recht gibt, zu leben – sie ist dumm und faul und schmutzig. Ein Nichtsnutz, eine Fehlgeburt, ein Schwächling. Ich hasse dieses Miststück und will, dass sie leidet und zerstört wird. Ich will ja nicht den Körper zerstören, sondern nur die drinnen, die es echt nicht wert sind, da zu sein. Jana hat das ja wenigstens begriffen, auch wenn ihr jetzt noch der Mut fehlt, aber sie wird's schon noch irgendwann hinkriegen. Jörg «

Jetzt kommt es erneut zu einem Befundwechsel: Eine kühle, nüchterne »Klara« möchte mit mir die Diagnose diskutieren – ob ich mich da nicht täusche, »Silke« stelle sich nur an. Je mehr man sich mit Gefühlen beschäftige, desto schlechter gehe es einem. Ich solle dafür sorgen, dass sie bald wieder arbeitsfähig sei.
Und schließlich taucht die verzweifelte, lebensmüde »Jana« auf, die mir »beweisen« möchte, dass sie wirklich zu nichts zu gebrauchen und »ganz schlimm« sei, weil sie verbotene Dinge mit ihrem Vater gemacht habe. Sie bittet mich um Erlaubnis, sich umbringen zu dürfen, weil sie sich falsch und schmutzig fühle.

» Brief von »Jana«: ... mit dem Vertrag ist schwer, weil ich doch gar nicht leben darf. Und ich will doch auch nur, dass alles aufhört ... es ist nie vorbei, jeden Tag kommen sie und machen das Eklige überall hin, und mir ist dann immer so schlecht, und überall ist alles ganz schmutzig und im Gesicht und im Mund ... warum tun der Papa und die anderen mir so weh, und sie drücken mir das Gesicht zu, und ich schrei bestimmt nicht, das schreit nur in meinem Kopf. Und die sollen mich nicht mehr festbinden. Aber das muss so schlimm sein, weil ich schlimm bin und weil die wissen, dass das richtig ist, dass ich weg muss, zu Hause tut man ja auch Dreck wegmachen, und dann ist wieder sauber. Bitte mach, dass ich weg sein kann und das nicht mehr weh tut. Wie lange muss ich noch leben und ertragen, wenn es doch sowieso nicht gut ist? Jana «

Als sich zum Ende der Stunde wieder Frau K. als »Silke« zeigt, ist sie sehr verwundert, dass die Stunde schon zu Ende sein soll, es seien doch höchstens 10 Minuten vergangen. An die zurückliegenden lebhaften Dialoge hat sie keinerlei Erinnerung, aber sie fühlt sich erschöpft, jedoch weniger angespannt als zu Beginn der Stunde.
Der weitere Therapieverlauf ist sehr krisenhaft. Es braucht Zeit und einen guten Zusammenhalt im therapeutischen Team, um das Ausagieren der verschiedenen Innenpersonen zu begrenzen und diese zu einer Kommunikation und Kooperation zu motivieren. Frau K. bringt verschiedene Briefe mit, aus denen die unterschiedlichen Haltungen deutlich werden (s. oben). Am vordringlichsten zur Stabilisierung der Situation ist die Erneuerung des Antisuizid-Vertrags, der sich insbesondere auf »Jana« bezieht, sowie eine Vereinbarung mit »Jörg«, die Einschüchterungen nach innen zu unterlassen. Er lässt sich nur zögernd darauf ein, seine verächtliche Haltung aufzugeben – es fällt ihm leichter durch meine Anerkennung, dass er mit dieser Haltung offensichtlich sehr schwierige

▼

14

Zeiten gut überstanden habe. Auch können wir vereinbaren, dass er mir von seiner Wut erzählt oder schreibt und sie nicht mehr gegen »die Anderen« richtet. »Steffi« lässt sich nun besser beruhigen und schenkt den Erklärungen zunehmend Glauben, vor dem Vater sicher zu sein.
Nach Sitzungen, in denen ich mit verschiedenen Persönlichkeitsanteilen an unterschiedlichen Themen gearbeitet habe, gebe ich Frau K. als »Silke« Rückmeldung über die Dialoge mit den »Anderen«, da sie auch weiterhin dafür weitgehend amnestisch ist. Häufig klingen aber noch die Emotionen in ihr nach, die ich ihr als eine Art Fußstapfen oder Spuren der Andern erkläre. Hierdurch lockern sich die amnestischen Barrieren, sodass das Ko-Bewusstsein zu den abgespaltenen ANP und EP zunimmt. So entsteht schließlich eine Art »innere Landkarte«, wie sie in ◼ Abb. 14.1 dargestellt ist.
Innerhalb der Kunstpsychotherapie stehen ebenso die Kontaktaufnahme zu teil- und vollabgespaltenen Persönlichkeitsanteilen sowie eine Stärkung des Ko-Bewusstseins und eine Akzeptanz der Diagnose im Zentrum. Hierzu dient die bildnerische Gestaltung eines zukunfts- und lösungsorientierten Systembilds. Es entsteht ein »inneres Haus« – ähnlich wie es der Held Andy in dem anfangs erwähnten Roman von Matt Ruff für sich erstellt. Während des Gestaltens können verbindliche »Hausregeln« unter den verschiedenen Anteilen in einem längeren Prozess regelrecht ausgehandelt und ein konstruktiver innerer Dialog eingeübt werden. Mithilfe des »inneren Hauses« gelingt es Frau K., die Persönlichkeitswechsel – zunächst mit zusätzlicher Unterstützung der Therapeutin – zunehmend zu steuern.

Vorbereitung auf die Entlassung

Gegen Ende der stationären Therapie geht es Für Frau K. vor allem darum, sich mit den neu gewonnen Kenntnissen über sich auf die Anforderungen des Alltags einzustellen. Hinsichtlich der schweren Angstsymptome ist eine deutliche Entlastung eingetreten, seit sie als »Silke« beruhigend und tröstend auf »Steffi« eingeht und sie dabei unterstützt, sich angemessen von den Forderungen der Herkunftsfamilie abzugrenzen.
»Nadja«, die im Innensystem zunächst überhaupt keinen Kontakt hatte, sorgt bei einer Probebeurlaubung für Verwirrung: Sie hatte vom gesamten 11-wöchigen Klinikaufenthalt nichts mitbekommen und war sehr verwundert, als sie sich zu Hause in blühender Natur wiederfand, hatte sie sich doch gerade erst in tiefem Winter von den beiden Töchtern verabschiedet. Sie ruft verstört bei ihrem ambulanten Therapeuten an, der in Rücksprache mit uns die Situation klären kann und »Nadja« ermutigt, sich von »Silke« über den Klinikaufenthalt erzählen zu lassen. Dennoch kommt es zu einer erneuten schweren suizidalen Krise von »Jana«, die den Probeurlaub als vollkommenes Versagen erlebt. Es sind viele Interventionen durch das therapeutische Team erforderlich, um diese Krise zu bewältigen und bei der Patientin Ressourcen zur Überwindung der Krise zu aktivieren. Es tritt nun »Nadine« in den Vordergrund, die Verständnis und Ermutigung für Jana aufbringt und dies in einem Brief mitteilt.

» Brief von »Nadine«: Liebe Julia, es tut mir Leid, dass es Dir zurzeit so schlecht geht und Du unter so vielen schlimmen Gefühlen leidest und fürchtest, darunter kaputt zu gehen. Ich finde es traurig und schlimm, wenn Menschen anderen Menschen so etwas, wie Dir geschehen ist, antun. … Du fühlst Dich schuldig an dem, was passiert ist und denkst, du hast es verdient, so behandelt zu werden und bist wertlos? Nein! … Wenn ein Kind geboren wird, hat es das Recht dazu, in Liebe und Geborgenheit aufzuwachsen. Niemand hat Dir gesagt, dass Du wertvoll bist. Stattdessen haben andere Deinen Körper für sich missbraucht und beschmutzt. Sie haben Dich behandelt wie Dreck, und Du fühlst heute noch so. Aber Du bist kein Dreck. Du bist wertvoll und liebenswert! Bei allem, was Du Schlimmes erlebt hast, braucht es Zeit, das anzunehmen und etwas anderes zu fühlen und zu denken als bisher. Alles Liebe für Dich! Nadine «

Durch das **Kartieren des Innensystems** lassen sich also z. T. sehr rasche und verblüffende Entlastungen der Symptome erreichen. Gleichzeitig geht die Bewusstmachung des Innensystems – verbunden mit dem Gewahrwerden schwerer Traumatisierungen im Kindesalter – in der Regel mit einer tiefen Erschütterung einher. Auch die Erkenntnis, dass der insgesamt 4-monatige Klinikaufenthalt erst den Beginn einer mehrjährigen harten therapeutischen Arbeit darstellt, muss verarbeitet und in der weiteren Lebensplanung berücksichtigt werden. Im weiteren Therapieverlauf geht es um die Umsetzung der Stabilisierungstechniken im Alltag sowie die Einübung der inneren Kommunikation und Kooperation. Wenn dies sicher etabliert ist, kann eine intensivere Beschäftigung mit den traumatischen Erinnerungen erfolgen.

Ziel der **Traumabearbeitung** ist eine Transformation durch Entgiftung der traumatischen Erinnerungen und durch kognitive und emotionale Umstrukturierung. Die kausale Methode ist eine kontrollierte Traumaexposition. Bei sehr komplexen Traumatisierungen, wie dies in der Regel bei der DIS und bei der nicht näher bezeichneten dissoziativen Störung der Fall ist, kann die Traumabearbeitung einschließlich der Abreaktion nur in kleinen Schritten erfolgen und muss sehr gut vorbereitet sein (Kluft 1996). Vor der eigentlichen Traumaexposition müssen zusätzliche Techniken zur besseren Kontrolle über die traumatischen Erinnerungen eingeübt werden. Hierzu eignen sich besonders imaginative Techniken, wie sie in Deutschland von Reddemann und Sachsse (1996) bekannt gemacht wurden.

So wurde im Fall von Frau K. mit den traumatisierten Anteilen das Stoppen von Flashbacks, das Deponieren traumatischer Erfahrungen in einem Safe und immer wieder das Aufsuchen eines inneren sicheren Ortes geübt. Erst wenn Möglichkeiten zur Distanzierung und Selbsttröstung eingeübt sind und eine ausreichende Stabilität und Sicherheit im Alltag erreicht ist, kann eine Traumaexposition durchgeführt werden. Dadurch verlieren die

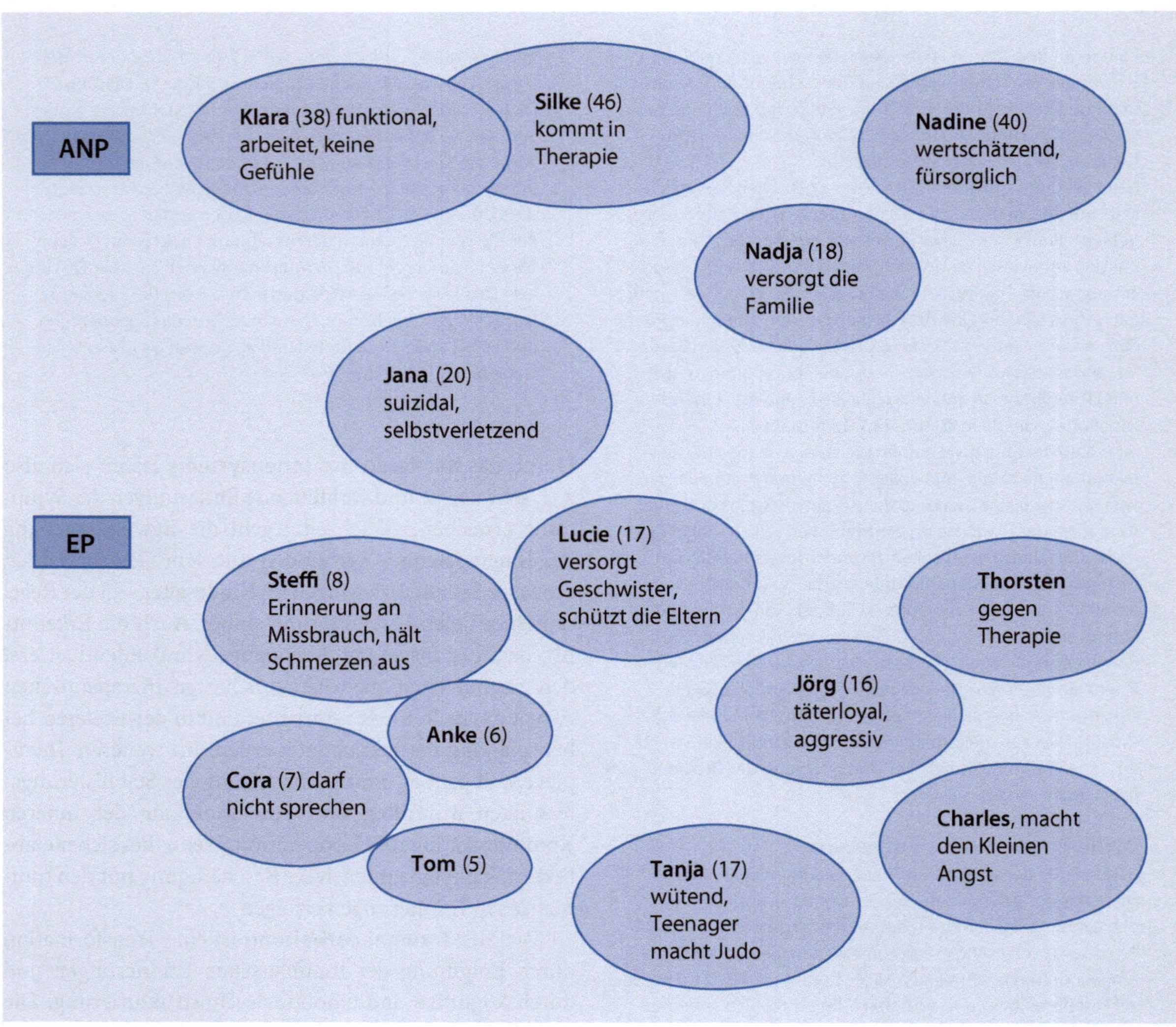

Abb. 14.1 Innere Landkarte von Frau K. (▶ Fallbeispiel)

traumatischen Erinnerungen ihre Tendenz zu spontanen und unkontrollierbaren Reassoziationen. Die Aufspaltung der Persönlichkeit als Abwehrmechanismus gegenüber traumatischen Erinnerungen verliert an Bedeutung. Eine Integration der verschiedenen Selbstzustände wird so möglich. Für Patienten mit extremen Traumatisierungen ist allerdings eine vollständige Integration häufig nicht machbar. Stattdessen kann eine bessere Kooperation der Anteile untereinander erreicht werden. Der Prozess der Integration bedeutet, dass die einzelnen Anteile sich allmählich annähern und ihre Erfahrungen und Eigenheiten schließlich so intensiv miteinander teilen, dass ein kohärentes Selbstempfinden entstehen kann.

Die nachintegrative Phase

In der nachintegrativen Therapiephase schließlich ist die Trauerarbeit um die zerstörte Kindheit und die erlebten Verletzungen ein wichtiges Thema. Die Patienten müssen außerdem in ihrem innerpsychischen Erleben und Reagieren sowie im sozialen Verhalten ein völlig verändertes Selbst- und Lebensgefühl gewinnen und hierbei neue Bewältigungsstrategien aufbauen. Häufig bleiben bestimmte Probleme der einzelnen Alternativ-Ichs (z. B. Ess- oder Schlafstörungen, eine Borderline-Persönlichkeitsstruktur etc.) auch nach der Integration noch bestehen und müssen psychotherapeutisch behandelt werden. Grundsätzlich ähnelt diese nachintegrative Phase stärker den sonst üblichen tiefenpsychologisch orientierten Psychotherapien.

14.6 Wirksamkeit

Das hier vorgestellte Behandlungskonzept stützt sich auf die *Treatment Guidelines for Dissociative Identity Disorder of the International Society for the Study of Trauma and Dissociation* (Chu et al. [2005], deutsche Übersetzung Huber und Mitarbeitern) Prospektive Behandlungsstudien sind rar und beziehen sich ausschließlich auf das Vollbild der DIS (Ellason u. Ross 1997). Kontrollierte, randomisierte Behandlungsstudien liegen bislang nicht vor.

Pharmakologische Behandlungsempfehlungen richten sich nach der komorbiden Begleitsymptomatik. Niedrig dosierte Neuroleptika als Basismedikation können eine sinnvolle Beruhigung bewirken, durch welche die Psychotherapie erst möglich wird. Die häufige depressive Gestimmtheit der Alltagspersönlichkeit ANP kann durch Antidepressiva, insbesondere selektive Serotoninwiederaufnahmehemmer, gemildert werden. Anxiolytika, Tranquilizer und Hypnotika sind in Krisen hilfreich, bergen aber gerade bei dissoziativen Patienten aufgrund der mangelnden Affektregulation ein hohes Missbrauchsrisiko und sollten daher nur mit großer Vorsicht gegeben werden.

14.7 Schwierige Behandlungssituationen

Grundsätzlich gilt die Behandlung komplexer dissoziativer Störungen als krisenreich. Krisen sind geradezu behandlungsimmanent, da jede Überwindung dissoziativer Barrieren eine Labilisierung bewährter Abwehr- und Coping-Strategien und damit eine plötzliche Bewusstwerdung zuvor abgespaltener Erinnerungen implizieren kann. Als **besonders kritische Phasen** in der Behandlung gelten:

- die Diagnosestellung,
- die Kartierung der täteridentifizierten oder täterloyalen Selbstanteile,
- das Gewahrwerden des Ausmaßes der erlittenen Traumatisierungen,
- Retraumatisierungen oder weiterhin bestehender Täterkontakt.

Wenn sich ein Behandlungsverlauf nicht beruhigt, sollte Täterkontakt oder das Vorliegen schädlicher oder gewalttätiger Beziehungen in Betracht gezogen werden. So kann der Therapeut fragen, ob der Patient zurzeit sicher ist oder ob er weiterhin schädlichen Kontakten oder gar Gewalt ausgesetzt ist. Wenn der Patient dies verneint, muss dies nicht unbedingt der Wirklichkeit entsprechen. Möglicherweise berichtet er von weiterhin bestehenden Traumatisierungen nicht, weil er zu diesen Ereignissen im Alltagsbewusstsein keinen Zugang hat oder weil er sich vor den Reaktionen des Therapeuten fürchtet. Dennoch senkt die Frage die Schwelle bei den Betroffenen, darüber zu sprechen, zumal der Therapeut durch seine Frage signalisiert, dass er solche Gegebenheiten grundsätzlich für möglich hält. Falls sich ein solcher Verdacht bestätigt, hat die Arbeit am **Lösen aus der Täterbeziehung** Vorrang vor allen anderen Themen. Kenntnisse über das Innensystem sind dabei notwendig, um diejenigen Anteile in die Therapie einzubinden, die weiterhin den Kontakt pflegen. Dabei ist es unerlässlich, deren Motive zu verstehen und Absprachen über die Beendigung des schädlichen Kontakts zu treffen. Bei Opfern von Tätergruppen, z. B. mit satanistischem Hintergrund, stoßen alleinige therapeutische Bemühungen an Grenzen; es wird dann eine Kooperation mit Sektenberatungsstellen empfohlen.

14.8 Techniken zum Durchbrechen dissoziativer Zustände

Bei schwerer Symptomatik muss der dissoziative Zustand möglicherweise zunächst durchbrochen werden, damit den Patienten nicht unkontrolliert in Trance oder in ein Flashback-Erleben hineingerät. Es ist sinnvoll, den Patienten freundlich und bestimmt anzusprechen und unterstützend Kontakt anzubieten, um eine **Reorientierung** in die aktuelle Situation zu ermöglichen. Hierbei geht es v. a. darum, mit einer unterstützenden Stimme Präsenz und eine Art Führungsseil anzubieten, mithilfe derer sich die Patientin aus der Trance oder einem Flashback in den Alltag zurücktasten kann. Beispiel:

» Hallo, Frau K.! Irgendetwas war – glaube ich – zu viel. Vielleicht können Sie alles, was zu viel war, innerlich nach hinten schieben und schauen, ob Sie sich wieder hier auf diesen Raum und auf diese Situation konzentrieren können. Schauen Sie, ob es geht, hierher zurückzukommen. Noch ein Stück weiter in diesen Raum zurück … an meiner Stimme entlang in diesen Raum zurück, in den Therapieraum bei Frau Dr. G. «

! Wenn eine Reorientierung aus einer schwereren Dissoziation nicht gelingt, ist es wichtig, die Ruhe zu bewahren, für Reizabschirmung zu sorgen und unnötige Aktionen zu vermeiden (z. B. invasive Diagnostik, Zwangseinweisungen). Sie sollten dem Patienten Zeit zu lassen und dabei immer wieder vorsichtig Kontakt und Reorientierung anbieten. Eventuell kann eine weitere Vertrauensperson hinzugezogen werden. Gegebenenfalls ist die Verabreichung von Tranquilizern

notwendig, in der Regel erfolgt jedoch auch bei schweren dissoziativen Reaktionen eine Spontanremission.

Hypnotherapeutische Techniken (»Dissoziationsstopp«) beschleunigen den Reorientierungsprozess, und Therapeuten, die regelmäßig mit hoch dissoziativen Patienten arbeiten, sollten damit vertraut sein. Erst wenn der Patient sicher und stabil reorientiert ist, kann rückwirkend (z. B. in der nächsten Therapiestunde) die Arbeit an der auslösenden Situation erfolgen. Bei häufigen Zwischenfällen dieser Art sollte auch hier an möglichen Täterkontakt gedacht werden.

14.9 Typische therapeutische Fehler

Der häufigste therapeutische Fehler ist zurzeit vermutlich das **Übersehen dissoziativer Symptome einschließlich dissoziierter Selbstzustände**. Dies lässt sich durch die Beachtung indirekter und direkter Hinweise und durch eine sorgfältige Diagnose vermeiden.

Ein weiterer häufiger Fehler ist die überwertige Faszination von Dissoziation und DIS. Suggestive Techniken sind bei der Diagnostik zu vermeiden, da dadurch auch Artefakte und Pseudodissoziationen von Persönlichkeitsanteilen iatrogen hervorgerufen werden können (z. B. durch »Innere-Kind-Arbeit« ohne ausreichende Erklärung des »Als-ob-Charakters«). Eine mögliche Artefaktbildung kann vermieden werden, wenn zunächst bei der Diagnostik **neutrale Begriffe für das Erfragen psychischer Strukturen** benutzt werden, wenn also nach »Seiten in Ihnen«, »einem Teil von Ihnen« oder »einer Ecke in Ihrem Kopf« gefragt wird. Günstig ist es auch, sich eng an die Terminologie der Patienten zu halten. Im Falle der o. g. Romanfigur könnte man z. B. sagen:

» Sie haben da gerade von »Seelen« in Ihrem Kopf gesprochen. Was meinen Sie damit? Können Sie mir mehr über diese »Seelen« erzählen? «

Andere Ausdrücke für abgespaltene Selbstzustände sind »Schatten« »Andere«, »Ichs« oder »Parts«, »Leute« oder wie bei Frau K. »die Anderen«.

! Wenn sich abgespaltene Selbstzustände zeigen, die sich als verschiedene Personen erleben und sich z. B. mit verschiedenen Namen bezeichnen, ist es wichtig, dieses subjektive Erleben ernst zu nehmen und darauf in der weiteren Therapie entsprechend einzugehen. Nur über eine wohlwollend annehmende Haltung des Therapeuten kann auch den Betroffenen selbst eine Annahme ihrer abgespaltenen Selbstzustände gelingen und dadurch eine Integration ermöglicht werden. Partei-Ergreifen oder Bevorzugen bestimmter »Innenpersonen« sollte vermieden werden.

Eine Überidentifikation mit angepassten Selbstanteilen verstellt oft den Blick für das Vorhandensein aggressiver Anteile oder von Täterintrojekten. Auch diese gehören jedoch zum Patienten dazu, müssen als Überlebensstrategie gewürdigt und in das »innere Haus« der Gesamtpersönlichkeit integriert werden. Insgesamt bleibt es ein therapeutischer Balanceakt, das subjektive Empfinden von »getrennten Personen« empathisch zu begleiten, aber gleichzeitig die äußere Realität eines einheitlichen Individuums mit einer einheitlichen Verantwortung immer wieder zum Thema zu machen. So ist am ehesten das Ziel einer Integration zu erreichen, um zu »einem Wissen und einer Person« zu verschmelzen (Huber 1995, S. 332).

» Damit bleibe nur ich übrig. Ich glaube, ich bin jetzt bereit, die Bürde auf mich zu nehmen. All diese Gefühle, die du hier unten weggepackt hast – ich glaube, ich könnte sie aushalten. … Es tut mir weh, dass unsere Mutter uns nicht geliebt hat – aber nicht so sehr, dass ich nicht lernen könnte, damit zu leben. «

Aus Matt Ruff (2003): *Ich und die anderen*

Literatur

APA (*American Psychiatric Association*) (1980) Diagnostic and statistical manual of mental disorders (3rd edn) (DSM-III). American Psychiatric Press, Washington, DC

APA (*American Psychiatric Association*) (1994) Diagnostic and statistical manual of mental disorders, 4th edn (DSM-IV). American Psychiatric Press, Washington, DC

Boon S, Draijer N (1993) Multiple personality disorder in The Netherlands: a clinical investigation of 71 patients. Am J Psychiatry 150: 489–494

Bray Haddock, D (2001) The dissociative identity disorder sourcebook. Chicago Contemporary Books, Chicago, IL

Brown D, Scheflin AW, Hammond C (1998) Memory, trauma, treatment and the law. An essential reference on memory for clinicians, researchers, attorneys and judges. Wiley, New York

Chu JA, Loewenstein R, Dell PF et al (2005) Guidelines for treating Dissociative Identity Disorder in adults (International Society for the Study of Dissociation). J Trauma Dissoc 6(4): 69–149. [dt. Übersetzung von Huber et al: http://www.vielfalt-info.de/mediapool/43/438672/data/ISSD-Richtlinien_2006.pdf]

Dammann G, Overkamp B (2004) Diagnose, Differentialdiagnose und Komorbidität dissoziativer Störungen des Bewusstseins. In: Reddemann L, Hofmann A, Gast U (Hrsg) Psychotherapie der dissoziativen Störungen. Krankheitsmodelle und Therapiepraxis – störungsspezifisch und schulenübergreifend. Lindauer Psychotherapiemodule. Thieme, Stuttgart, S 3–25

Dell PF (2009) The long struggle to diagnose multiple personality disorder (MPD): I. MPD. II. Partial forms. In: Dell PF, O'Neil JA (eds)

Dissociation and the dissociative disorders: DSM-V and beyond. Routledge, New York, pp 383–428

Dilling H, Mombour W, Schmidt MH (1993) Internationale Klassifikation psychischer Störungen ICD-10, 2. korr. Aufl. Huber, Bern

Ehling T, Nijenhuis ERS, Krikke AP (2008) Volume of discrete brain structures in complex dissociative disorders: preliminary findings. Progr Brain Res 167: 307–310

Ellason JW, Ross CA (1997) Two-year follow-up of inpatients with dissociative identity disorder. Am J Psychiatry 154: 832–839

Freyberger HJ, Spitzer C, Stieglitz RD (1999) Fragebogen zu dissoziativen Symptomen FDS. Huber, Bern

Gast U (2003) Zusammenhang von Trauma und Dissoziation. In: Seidler GH, Laszig P, Micka R, Nolting BV (Hrsg) Aktuelle Entwicklungen in der Psychotraumatologie. Theorie, Krankheitsbilder, Therapie. Psychosozial-Verlag, Gießen, S 79–102

Gast U (2004a) Die Dissoziative Identitätsstörung – valides und dennoch reformbedürftiges Konzept. In: Reddemann L, Hofmann A, Gast U (Hrsg) Psychotherapie der dissoziativen Störungen. Krankheitsmodelle und Therapiepraxis – störungsspezifisch und schulenübergreifend. Lindauer Psychotherapiemodule. Thieme, Stuttgart, S 3–25

Gast U (2004b) Borderline-Persönlichkeitsstörungen. Umgang mit Dissoziation. Persönlichkeitsstörungen, Theorie und Therapie 8: 23–30

Gast U, Rodewald F (2003) Prävalenz Dissoziativer Störungen. In: Reddemann L, Hofmann A, Gast U (Hrsg) Psychotherapie der dissoziativen Störungen. Krankheitsmodelle und Therapiepraxis – störungsspezifisch und schulenübergreifend. Lindauer Psychotherapiemodule. Thieme, Stuttgart, S 73–99

Gast U, Rodewald F (2004) Das strukturierte Klinische Interview für DSM-IV Dissoziative Störungen. In: Eckhardt-Henn A, Hoffmann SO (Hrsg) Dissoziative Bewusstseinsstörungen – Theorie, Symptomatik, Therapie. Schattauer, Stuttgart S 276–229

Gast U, Oswald T, Zündorf F (2000) Das Strukturierte Klinische Interview für DSM-IV Dissoziative Störungen (SKID-D). Deutsche Fassung. Interviewheft und Manual. Hogrefe, Göttingen [Original: s. Steinberg (1994)]

Gast U, Rodewald F, Nickel V, Emrich HM (2001) Dissociation in German psychiatric inpatients. J Nerv Ment Dis 189: 249–257

Gast U, Rodewald F, Hofmann A, Mattheß H, Nijenhuis E, Reddemann L, Emrich HM (2006) Die Dissoziative Identitätsstörung – häufig fehldiagnostiziert. Dtsch Ärztebl 103: 3193–3200

Gleaves DH (1996) The sociocognitive model of dissociative identity disorder: a reexamination of the evidence. Psychol Bull 120: 42–59

Gleaves DH, May CM, Cardena C (2001) An examination of the diagnostic validity of dissociative identity disorder. Clin Psychol Rev 21: 577–608

Hermann JL (1992) Trauma and recovery. Basic Books, New York [dt. Fassung: Hermann JL 1993 Die Narben der Gewalt. Traumatische Erfahrungen verstehen und überwinden. Kindler, München]

Huber M (1995) Multiple Persönlichkeiten – Überlebende extremer Gewalt. Ein Handbuch. Fischer, Frankfurt/Main

International Society for the Study of Dissociation (2005) Guidelines for treating dissociative identity disorder in adults. J Trauma Dissociation 6(4): 69–149

Johnson JG, Cohen P, Kasen S, Brook JS (2006) Dissociative disorders among adults in the community, impaired functioning, and axis I and II comorbidity. J Psychiatr Res 40: 131–140

Kluft RP (1996) Treating the traumatic memories of patients with dissociative identity disorder. Am J Psychiatry 153: 103–110

Kluft RP (2003) Die Behandlung der Dissoziativen Identitätsstörung aus psychodynamischer Sicht. Lindau-Modul. In: Reddemann L, Hofmann A, Gast U (Hrsg) Lindauer Psychotherapie-Module: Dissoziative Störungen. Thieme, Stuttgart S 73–99

Nijenhuis ERS, Van der Hart O, Steele K (2004) Strukturelle Dissoziation der Persönlichkeitsstruktur, traumatischer Ursprung, phobische Residuen. In: Reddemann L, Hofmann A, Gast U (Hrsg) Lindauer Psychotherapie-Module: Dissoziative Störungen. Thieme, Stuttgart, S 47–69

Putnam FW (2003) Diagnostik und Behandlung der Dissoziativen Identitätsstörung. Junfermann, Paderborn [Putnam FW (1989) Diagnosis and treatment of multiple personality disorder. Guilford, New York]

Reinders AA, Nijenhuis ERS, Paans AM, Korf J, Willemsen AT, den Boer JA (2003) One brain, two selves. NeuroImage 2: 2119–2125

Reinders AA, Nijenhuis ERS, Quak J et al (2006) Psychobiological characteristics of dissociative identity disorder: a symptom provocation study. Biol Psychiatry 60: 730–740

Reddemann L, Sachsse U (1996) Imaginative Psychotherapieverfahren zur Behandlung in der Kindheit traumatisierter Patientinnen und Patienten. Psychotherapeut 41: 169–174

Reddemann L, Hofmann A, Gast U (Hrsg) (2004) Lindauer Psychotherapie-Module: Dissoziative Störungen. Thieme, Stuttgart

Ruff M (2003) Ich und die anderen. Hanser, München

Steinberg M (1994) The Structured Clinical Interview for DSM-IV-Dissociative Disorders – Revised (SCID-D) and The Interviewer's Guide to the Structured Clinical Interview for DSM-IV-Dissociative Disorders – Revised. American Psychiatric Press, Washington, DC [dt. Fassung: Gast U, Oswald T, Zündorf F (2000) Das Strukturierte Klinische Interview für DSM-IV Dissoziative Störungen (SKID-D). Interviewheft und Manual. Hogrefe, Göttingen]

UNICEF-Innocenti Report Card Nr. 5 (2003) Child maltreatment deaths in rich nations. UNICEF Innocenti Research Centre, Florenz

Waldvogel B, Ullrich A, Strasburger H (2007) Blind und sehend in einer Person. Schlußfolgerungen zur Psychoneurobiologie des Sehens. Nervenarzt 78: 1303–1309

Van der Hart O, Dorahy MJ (2009) History of the concept of dissociation. In: Dell PF, O'Neil JA (eds) Dissociation and the dissociative disorders: DSM-V and beyond. Routledge, New York

Van der Hart O, van der Kolk BA, Boon S (1998) Treatment of dissociative disorders. In: Bremner JD, Marmar CR (eds) Trauma, memory, and dissociation. American Psychiatric Press, Washington, DC, pp 253–283

Traumatische Störungen

Guido Flatten

15.1 Einführung: Die aktuelle Situation – 336

15.2 Epidemiologie der posttraumatischen Belastungsstörung – 336

15.3 Traumareaktive Symptomatik und diagnostische Zuordnung – 337

15.4 Neurobiologische Grundlagen – 340

15.5 Besonderheiten im diagnostischen Umgang mit traumatisierten Menschen – 342

15.6 Therapeutische Strategien – 342
15.6.1 Das Dreiphasenmodell der Psychotraumatherapie – 342
15.6.2 Stabilisierung – 344
15.6.3 Traumabearbeitung – 347
15.6.4 Neuorientierung und psychosoziale Reintegration – 349
15.6.5 Pharmakotherapie der posttraumatischen Belastungsstörung – 350

15.7 Was ist wichtig für die tägliche Praxis? – 350

15.8 Schwierige Behandlungssituationen – 351
15.8.1 Auffällige Unauffälligkeit – 352
15.8.2 Traumatische Affektabspaltung – 352
15.8.3 Anhaltender Täterkontakt – 352
15.8.4 Fixierung auf Traumabearbeitung – 353

15.9 Stellung der Psychotraumatologie in der Öffentlichkeit und Weiterbildung – 353

Literatur – 354

Auch seelische Wunden brauchen Versorgung, und traumaspezifische Therapieansätze sind einem unspezifischen therapeutischen Vorgehen deutlich überlegen.

15.1 Einführung: Die aktuelle Situation

Als im Dezember 2004 der große Tsunami die Länder rund um den Indischen Ozean mit Hunderttausenden von Opfern konfrontierte, stellte sich auch bei uns die Frage, wie eine noch unbekannte Anzahl traumatisierter Überlebender nach ihrer Rückkehr nach Deutschland eine psychotraumatologische Versorgung erhalten kann. In nur 2 Tagen gelang es in einer Zusammenarbeit zwischen dem Bundesamt für Bevölkerungsschutz und Katastrophenhilfe und den psychotherapeutischen Fachgesellschaften, eine bundesweite Liste psychotraumatologisch ausgebildeter Psychotherapeuten zusammenzustellen, die bedarfsorientiert Betreuungsmöglichkeiten zur Akuthilfe zur Verfügung stellten. Man kann dies als schönen Erfolg nach einer längeren Lerngeschichte zur Notwendigkeit traumaspezifischer Therapieansätze ansehen.

Viele Ereignisse haben seit den 70er Jahren des 20. Jahrhunderts ein neues Bewusstsein innerhalb der Medizin und Psychotherapie dafür geweckt, dass traumatische Lebensereignisse behandlungsbedürftige psychische Folgen hervorrufen können und dass eine Akutbehandlung präventiv sinnvoll ist, um komplexe traumareaktive Langzeitfolgen zu vermeiden. In eine Aufzählung solcher Ereignisse gehören zahlreiche Kriege (am meisten gelernt wurde aus dem Vietnamkrieg) und öffentlichkeitswirksame Ereignisse wie die weltweit immer häufiger werdenden Terroranschläge (New York, Bali, Madrid, London, Djerba etc.), aber auch lokale technische Katastrophen wie die Grubenunglücke von Lengede und Borken, die Brandkatastrophe bei der Flugschau in Rammstein, das Zugunglück von Eschede und leider auch zahlreiche Entführungs- und Geiseldramen. Sie alle haben die öffentliche und die fachliche Sicht nachhaltig verändert. Meist war eine Vielzahl von Opfern zu versorgen, und immer häufiger fiel der Blick auch auf traumatisierte Helfer. Am wichtigsten jedoch ist, dass auch die vielen Opfer von Gewalt und sexuellen Übergriffen inzwischen ins öffentliche Bewusstsein gerückt sind, die – dies wird selbst in Fachkreisen mitunter übersehen – gerade aufgrund der Häufigkeit und der Komplexität der Traumafolgesymptomatik nach sexueller Gewalt im Kindes- und Jugendalter die größte Herausforderung für das therapeutische Versorgungssystem darstellen.

15.2 Epidemiologie der posttraumatischen Belastungsstörung

Traumafolgestörungen treten abhängig vom auslösenden Ereignis mit unterschiedlicher Häufigkeit auf:

- ca. 50% Prävalenz nach Vergewaltigung,
- ca. 25% nach anderen Gewaltverbrechen,
- ca. 20% bei Kriegsteilnehmern,
- ca. 5–15% bei Verkehrsunfallopfern,
- ca. 5–15% bei schweren Organerkrankungen (Herzinfarkt, Malignome).

Die Lebenszeitprävalenz für eine posttraumatische Belastungsstörung (PTBS) in der Allgemeinbevölkerung liegt zwischen 2% und 7%. Die Prävalenz subsyndromaler Störungsbilder ist wesentlich höher. Es besteht eine hohe Chronifizierungsneigung (Kessler et al. 1995, Flatten et al. 2004a). Für ein Gesamtverständnis der Traumafolgestörungen ist es wichtig zu berücksichtigen, dass das klassische Symptombild einer PTBS in der Regel nur als Folge einfacher Traumatisierungen im Erwachsenenalter entsteht. Bestehen keine psychischen Vorerkrankungen, kann typischerweise z. B. eine Unfalltraumatisierung das umschriebene Symptombild hervorrufen.

Wiederholte oder komplexere traumatische Erfahrungen, v. a. im Kindes- und Jugendalter, bedingen auch eine komplexere Traumafolgesymptomatik (Reddemann et al. 2005). Bezüglich schwerer sexueller Gewalterfahrung in der Kindheit belegt die derzeitige Studienlage eine Häufigkeit von 6–15% bei Mädchen und 1–9% bei Jungen (Lampe 2006). Wenn traumatische Erfahrungen in einer sehr sensiblen und damit auch vulnerablen Phase der Persönlichkeitsentwicklung einwirken, ist eine hohe Erkrankungsprävalenz anzunehmen. Klinisch finden sich dann typischerweise über die Merkmale der klassischen PTBS hinausreichende Symptome einer Persönlichkeitsänderung und Persönlichkeitsstörung. Aufgrund dieser komplexen Langzeitfolgen nach kindlicher Traumatisierung erlauben epidemiologische Studien zum Vorliegen einer einfachen PTBS auch keine zuverlässige Aussage über die tatsächliche Häufigkeit von Traumafolgeerkrankungen nach sexuellem Missbrauch in der Kindheit (Abb. 15.1).

Traumatische Ereignisse unterscheiden sich durch die Art ihrer Einwirkung in ihrer traumatogenen Wirksamkeit. Einer Einteilung nach Terr (1991) folgend, sind (einfache) Typ-I-Traumata charakterisiert durch ein einmaliges oder kurzfristiges Einwirken. Naturkatastrophen oder Unfallereignisse bieten zudem die Chance, dass sie als schicksalhaft attribuiert werden können. Dies ist bei den »Man-made-Traumata« nicht möglich. Als (komplexere) Typ-II-Traumata werden deshalb Ereignisse be-

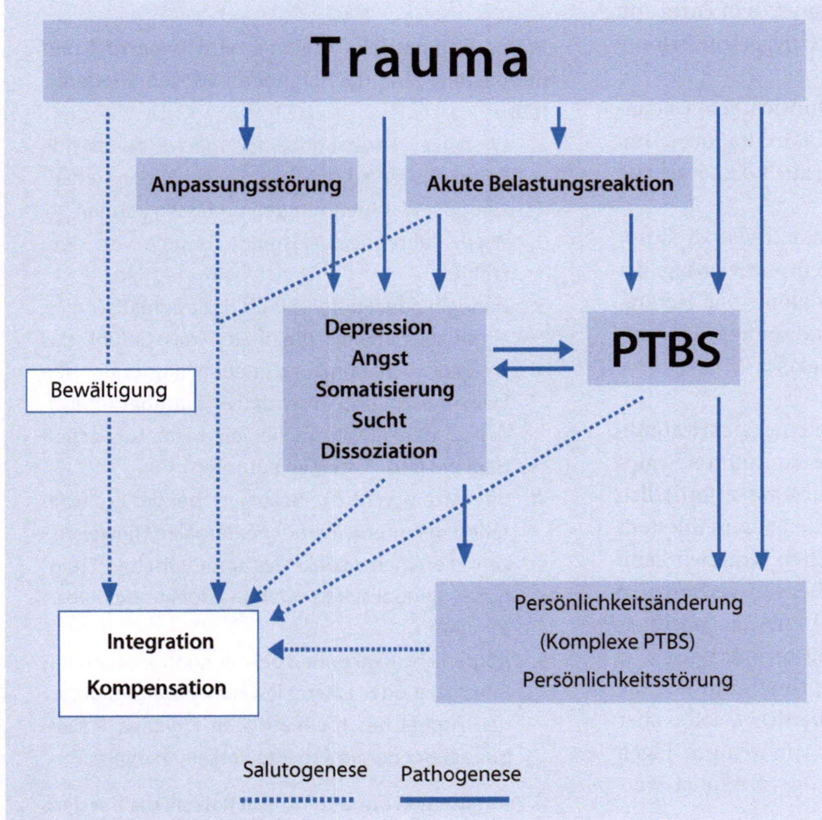

Abb. 15.1 Übersicht über die Traumafolgestörungen. (Aus Flatten et al. 2004a, mit freundlicher Genehmigung)

schrieben, die wiederholt oder über längere Zeiträume einwirken und typischerweise durch andere Menschen zugefügt werden (▶ Übersicht).

Einteilung der Traumatypen nach Terr (1991)

Kurz dauernde traumatische Ereignisse (Typ-I-Traumata)

- Naturkatastrophen
- Unfälle
- Technische Katastrophen
- Kriminelle Gewalttaten wie Überfälle, Schusswechsel

Länger dauernde, wiederholte Traumata (Typ-II-Traumata)

- Mehrfache Folter
- Geiselhaft
- Kriegsgefangenschaft
- KZ-Haft
- Wiederholte sexuelle oder körperliche Gewalt in Form von Kindesmissbrauch, Kindesmisshandlung sowie wiederholten Vergewaltigungen

15.3 Traumareaktive Symptomatik und diagnostische Zuordnung

Die PTBS wird definiert als eine mögliche Folgereaktion nach einem oder mehreren traumatischen Ereignissen – wie z. B. Erleben von körperlicher und sexualisierter Gewalt, auch in der Kindheit (sogenannter sexueller Missbrauch), Vergewaltigung, gewalttätige Angriffe auf die eigene Person, Entführung, Geiselnahme, Terroranschlag, Krieg, Kriegsgefangenschaft, politische Haft, Folterung, Gefangenschaft in einem Konzentrationslager, Naturkatastrophen oder durch Menschen verursachte Katastrophen, Unfälle oder Diagnose einer lebensbedrohlichen Krankheit –, die an der eigenen Person, aber auch an fremden Personen erlebt werden können. In vielen Fällen kommt es zum Gefühl von Hilflosigkeit und zu einer Erschütterung des Selbst- und Weltverständnisses durch das traumatische Erleben.

Diagnostisch ist das syndromale Störungsbild der PTBS auf vier Ebenen zu erfassen. Gefordert wird:

1. ein auslösendes Ereignis, das mit dem Erleben von Hilflosigkeit, Todesangst, Ohnmacht oder Entsetzen einhergeht,

2. intrusives Wiedererleben des Ereignisses in Form von Albträumen, Flashbacks oder getriggerten Erinnerungszuständen,
3. vermeidende Verhaltensmuster hinsichtlich Gedanken, Gefühlen und situativen Konfrontationen mit dem auslösenden Ereignis, häufig auch einhergehend mit sozialem Rückzug,
4. ein vegetativer Übererregungszustand als psychosomatischer Ausdruck der zentralen Aktivierung der Stressachsen; hierzu gehören Symptome wie Herzrasen, erhöhter Blutdruck, anhaltende innere Unruhe, Schlafstörungen und Schreckhaftigkeit.

Gemäß DSM-IV ist für die Diagnose einer **posttraumatischen** Belastungsstörung eine Mindestanzahl von Symptomen aus jeder diagnostischen Kategorie erforderlich und eine Persistenz der Symptomatik über mindestens 3 Monate (► Übersicht). Nach klinischen Kriterien kann ein Behandlungsbedarf jedoch auch bei subsyndromalen Störungsbildern gegeben sein, die eine volle Diagnosestellung nach DSM-IV oder ICD-10 nicht rechtfertigen. Die Diagnose einer **akuten** Belastungsstörung erfordert die gleichen inhaltlichen Kriterien (► Übersicht), sollte aber nur begrenzt auf das frühe Zeitfenster von wenigen Tagen bis Wochen nach der Traumatisierung verwendet werden.

Posttraumatische Belastungsstörung: Kriterien nach DSM-IV 309.81

A. Die Person wurde mit einem traumatischen Ereignis konfrontiert, bei dem die beiden folgenden Kriterien vorhanden waren:

1. Die Person erlebte, beobachtete oder war mit einem oder mehreren Ereignissen konfrontiert, die tatsächlichen oder drohenden Tod oder ernsthafte Verletzungen oder eine Gefahr der körperlichen Unversehrtheit der eigenen Person oder von anderen Personen beinhalteten. (Erlebnisse: kriegerische Auseinandersetzungen, gewalttätige Angriffe auf die eigene Person, Entführung, Geiselnahme, Terroranschlag, Folterung, Kriegsgefangenschaft, Gefangenschaft in einem Konzentrationslager, Natur- oder durch Menschen verursachte Katastrophen, schwere Autounfälle oder die Diagnose einer lebensbedrohlichen Krankheit)
2. Die Reaktion der Person umfasste intensive Furcht, Hilflosigkeit oder Entsetzen

▼

B. Das traumatische Ereignis wird beharrlich auf mindestens eine der folgenden Weisen wiedererlebt:

1. Wiederkehrende und eindringliche belastende Erinnerungen an das Ereignis, die Bilder, Gedanken oder Wahrnehmungen umfassen können
2. Wiederkehrende, belastende Träume von dem Ereignis
3. Handeln oder Fühlen, als ob das traumatische Ereignis wiederkehrt (beinhaltet das Gefühl, das Ereignis noch einmal zu erleben, Illusionen, Halluzinationen und dissoziative Flashback-Episoden, einschließlich solcher, die beim Aufwachen oder bei Intoxikationen auftreten)
4. Intensive psychische Belastung bei der Konfrontation mit internalen oder externalen Hinweisreizen, die einen Aspekt des traumatischen Ereignisses symbolisieren oder an Aspekte desselben erinnern
5. Körperliche Reaktionen bei der Konfrontation mit internalen oder externalen Hinweisreizen, die einen Aspekt des traumatischen Ereignisses symbolisieren oder an Aspekte desselben erinnern

C. Anhaltende Vermeidung von Reizen, die mit dem Trauma verbunden sind, oder eine Abflachung der allgemeinen Reagibilität (vor dem Trauma nicht vorhanden). Mindestens 3 der folgenden Symptome liegen vor:

1. Bewusstes Vermeiden von Gedanken, Gefühlen oder Gesprächen, die mit dem Trauma in Verbindung stehen
2. Bewusstes Vermeiden von Aktivitäten, Orten oder Menschen, die Erinnerungen an das Trauma wach rufen
3. Unfähigkeit, einen wichtigen Aspekt des Traumas zu erinnern
4. Deutlich vermindertes Interesse oder verminderte Teilnahme an wichtigen Aktivitäten
5. Gefühl der Losgelöstheit oder Entfremdung von anderen
6. Eingeschränkte Bandbreite des Affekts (z. B. Unfähigkeit, zärtliche Gefühle zu empfinden)
7. Gefühl einer eingeschränkten Zukunft (z. B. erwartet nicht, Karriere, Ehe, Kinder oder ein normal langes Leben zu haben)

D. Anhaltende Symptome erhöhten Arousals (vor dem Trauma nicht vorhanden). Mindestens 2 der folgenden Symptome liegen vor:

▼

1. Schwierigkeiten, ein- oder durchzuschlafen
2. Reizbarkeit oder Wutausbrüche
3. Konzentrationsschwierigkeiten
4. Übermäßige Wachsamkeit (Hypervigilanz)
5. Übertriebene Schreckreaktion

E. Das Störungsbild (Symptome unter Kriterium B, C und D) dauert länger als einen Monat.

F. Das Störungsbild verursacht in klinisch bedeutsamer Weise Leiden oder Beeinträchtigungen in sozialen, beruflichen oder anderen wichtigen Funktionsbereichen.

Bestimmung der PTBS nach Beginn und Dauer der Symptome:

- **Akut:** Die Symptome dauern weniger als 3 Monate an.
- **Chronisch:** Die Symptome dauern mehr als 3 Monate an.
- **Mit verzögertem Beginn:** Der Beginn der Symptome liegt mindestens 6 Monate nach dem Belastungsfaktor.

Akute Belastungsstörung: Kriterien nach DSM-IV 308.3

A. Die Person wurde mit einem traumatischen Ereignis konfrontiert, bei dem die beiden folgenden Kriterien erfüllt waren:

1. Die Person erlebte, beobachtete oder war mit einem oder mehreren Ereignissen konfrontiert, die den tatsächlichen oder drohenden Tod oder eine ernsthafte Verletzung oder Gefahr der körperlichen Unversehrtheit der eigenen Person der anderer Personen beinhalteten.
2. Die Reaktion der Person umfasste intensive Furcht, Hilflosigkeit oder Entsetzen.

B. Entweder während oder nach dem extrem belastenden Ereignis zeigt die Person mindestens 3 der folgenden Symptome:

1. Subjektives Gefühl von emotionaler Taubheit oder Fehlen emotionaler Reaktionsfähigkeit
2. Beeinträchtigung der bewussten Wahrnehmung der Umwelt (z. B. »wie betäubt sein«)
3. Derealisationserleben
4. Depersonalisationserleben
5. Dissoziative Amnesie (z. B. Unfähigkeit, sich an einen wichtigen Aspekt des Traumas zu erinnern)

▼

C. Das traumatische Ereignis wird ständig auf mindestens eine der folgenden Arten wiedererlebt: Wiederkehrende Bilder, Gedanken, Träume, Illusionen, Flashback-Episoden oder
das Gefühl, das Trauma wiederzuerleben oder
starkes Leiden bei Reizen, die an das Trauma erinnern

D. Deutliche Vermeidung von Reizen, die an das Trauma erinnern
z. B. Gedanken, Gefühle, Gespräche, Aktivitäten, Orte oder Personen

E. Deutliche Symptome von Angst oder erhöhtem Arousal
z. B. Schlafstörungen, Reizbarkeit, Konzentrationsschwierigkeiten, Hypervigilanz, übertriebene Schreckhaftigkeit, motorische Unruhe

F. Die Störung verursacht in klinisch bedeutsamer Weise Leiden oder Beeinträchtigung in sozialen, beruflichen oder anderen wichtigen Funktionsbereichen oder beeinträchtigt die Fähigkeit der Person, notwendige Aufgaben zu bewältigen, z. B. notwendige Unterstützung zu erhalten oder zwischenmenschliche Ressourcen zu erschließen, indem Familienmitgliedern über das Trauma berichtet wird

G. Die Störung dauert mindestens 2 Tage und höchstens 4 Wochen und tritt innerhalb von 4 Wochen nach dem traumatischen Ereignis auf.

H. Das Störungsbild geht nicht auf die direkte körperliche Wirkung einer Substanz (z. B. Droge, Medikament) oder eines medizinischen Krankheitsfaktors zurück, wird nicht besser durch eine kurze psychotische Störung erklärt und beschränkt sich nicht auf die Verschlechterung einer bereits vorher bestehenden Achse-I- oder Achse-II-Störung.

Während im amerikanischen DSM-IV die akute Belastungsstörung und die posttraumatische Belastungsstörung dem Kapitel der Angststörungen zugeordnet werden (*American Psychiatric Association* 1996), hat die ICD-10 mit der Klassifizierung F43 für die belastungsreaktiven Störungsbilder ein eigenes Kapitel geschaffen (Dilling et al. 1991). Die Belastungsreaktionen des Kapitels F43 sind damit die einzigen Störungsbilder, für die diagnostisch ein auslösendes ätiologisches Ereignis eingefordert wird. Eine diagnostische Schwäche bleibt jedoch im Bereich der psychischen Folgen von biografisch frühen Traumatisierungen bestehen, die regelhaft eine sehr breite

Symptomatik im Sinne einer gestörten Persönlichkeitsentwicklung bedingen. Diskutiert wird deshalb die eigenständige Diagnose einer **komplexen PTBS**, die derzeit am besten durch das **DESNOS-Konzept** (*disorder of extreme stress not otherwise specified*) des DSM-IV abgebildet wird (▶ Übersicht). Untersuchungen belegen, dass sich hier große Überschneidungen auch mit den Borderline-Persönlichkeitsstörungen finden. Die Diagnose F62 erfasst in der ICD-10 die andauernde Persönlichkeitsänderung nach Extrembelastung, wobei hier per definitionem eine bleibende Symptombelastung beschrieben wird und nicht mehr von einer Rückbildungsfähigkeit durch Therapieangebote auszugehen ist.

DESNOS-Kriterien nach DSM-IV

A. Störungen der Regulierung des affektiven Erregungsniveaus

1. Chronische Affektdysregulation
2. Schwierigkeit, Ärger zu modulieren
3. Selbstdestruktives und suizidales Verhalten
4. Schwierigkeiten im Bereich des sexuellen Erlebens, v. a. der Hingabefähigkeit
5. Impulsive und risikoreiche Verhaltensweisen

B. Störungen der Aufmerksamkeit und des Bewusstseins

1. Amnesie
2. Dissoziation

C. Somatisierung

D. Chronische Persönlichkeitsveränderungen

1. Änderung in der Selbstwahrnehmung: chronische Schuldgefühle; Selbstvorwürfe, Gefühle, nichts bewirken zu können; Gefühle, fortgesetzt geschädigt zu werden
2. Änderungen in der Wahrnehmung des Schädigers: verzerrte Sichtweisen und Idealisierungen des Schädigers
3. Veränderung der Beziehung zu anderen Menschen:
   a. Unfähigkeit, zu vertrauen und Beziehungen mit anderen aufrechtzuerhalten
   b. Tendenz, erneut Opfer zu werden
   c. Tendenz, andere zum Opfer zu machen

E. Veränderungen in Bedeutungssystemen

1. Verzweiflung und Hoffnungslosigkeit
2. Verlust der bisherigen Lebensüberzeugungen

15

15.4 Neurobiologische Grundlagen

Wie kaum ein anderes Störungsbild kann die **Ätiopathogenese der traumareaktiven Symptome** heute auf der Grundlage neurobiologischen Detailwissens erklärt werden, und dies erlaubt auch die Ableitung konkreter therapeutischer Vorgehensweisen. Der folgende Abschnitt soll deshalb der speziellen Neurobiologie der posttraumatischen Störungsentstehung gewidmet werden. In den nachfolgenden Ausführungen zum therapeutischen Vorgehen erfolgt dann eine themenbezogene Vertiefung.

Lernen findet auf der Grundlage der neuronalen Plastizität durch die Umformung von neuronalen Netzwerken statt (Hebb 1949). **Erinnerungsnetzwerke** unterscheiden sich dabei durch die Stabilität und Intensität ihrer synaptischen Kontakte. Lernvorgänge werden gefördert durch die häufige Wiederholung von Inhalten oder Tätigkeiten (Übung macht den Meister), aber auch durch die Beteiligung intensiver Gefühle wie Freude, Überraschung, Schreck, Ekel, Angst oder Hilflosigkeit. Je dichter wir bei eigenen Erfahrungen mit unseren Gefühlen dabei sind, umso selbstverständlicher ist uns die anschließende gute Erinnerungsfähigkeit. Diese Regel gilt für intensive positive Erfahrungen (der erste Kuss, ein bestandenes Examen etc.), sie gilt aber auch für das klassische Angstlernen. Ein einziges Erleben einer bedrohlichen Lage genügt, um eine bleibende Erinnerung und Konditionierung auf die angstauslösende Situation zu erfahren (LeDoux 2001).

Traumatische Erfahrungen gehen per definitionem (A2-Kriterium gemäß DSM-IV) mit intensivsten Gefühlen von Angst, Hilflosigkeit, Todesbedrohung oder Entsetzen einher. Die Vorverarbeitung der sensorischen Informationen findet in einem Netzwerk limbisch-thalamischer Kerngebiete statt, wobei die Mandelkerne (Amygdalae) im Sinne eines »zerebralen Feuermelders« die emotionale Bewertung neuer Situationen übernehmen (LeDoux 2002). Über neuroanatomisch gut bekannte Bahnsysteme (basolaterale limbische Schleife, Papezscher Schaltkreis) findet der Informationsaustausch zwischen limbischen Kernregionen und frontalen und präfrontalen Assoziationsarealen statt. Der Hippokampus wird dabei als Organisator des expliziten (deklarativen), bewusstseinsfähigen Gedächtnisses angesehen. Es ist jedoch wichtig festzuhalten, dass abhängig vom jeweiligen Erlebenskontext traumatische Erinnerungen auch ausschließlich im **impliziten** (nichtdeklarativen) Gedächtnissystem abgespeichert werden können (Kandel 2004). Sie sind dann einem bewussten Gedächtniszugriff entzogen, können sehr wohl aber unbewusst durch Triggerreize aktiviert werden.

Präfrontale und temporale Assoziationsgebiete sind zuständig für die kognitive Bewertung, den Vergleich mit vorbestehenden autobiografischen Erfahrungen und damit letztlich für die Beurteilung, ob die neue Erfahrung auch beim zweiten Blick noch als bedrohlich einzustufen oder ob Entwarnung erlaubt ist. Im letzteren Fall wird sich dies als Top-down-Hemmung der Amygdalae äußern, was als Angstminderung wahrgenommen wird. Wir erleben die Situation subjektiv dann wieder als unter Kontrolle (LeDoux 2001).

Präsentiert man angstbesetztes Bildmaterial in kurzen Zeitintervallen, die unter der bewussten Wahrnehmungsschwelle liegen (maskierte Reize), so finden sich in psychophysiologischen Untersuchungen trotzdem gut nachweisbare Arousal- und Alarmreaktionen (Morris et al. 1998). Hintergrund ist hier die enge Verschaltung der limbischen Informationsverarbeitung mit den beiden **Stressachsen**, über die bedarfsorientiert körperliche Notfallreaktionen zu einem Zeitpunkt eingeleitet werden, der deutlich vor der Bewusstwerdung liegt. Dies geschieht zum einen humoral über die Hypothalamus-Hypophysen-Nebennierenrinden-Achse und führt zur Freisetzung von Glukokortikoiden; eine zweite Stressachse führt über Bahnsysteme zu dem im Hirnstamm gelegenen Locus coeruleus und aktiviert das noradrenerg-adrenerge System und die vegetativen Zügel des Sympathikus-Parasympathikus-Systems (Förstl 2002).

Aus diesen neurobiologischen Zusammenhängen ist für die traumatische Informationsverarbeitung ableitbar, dass die intensiven Gefühlszustände der traumatischen Situation zu einer schon initial sehr stabilen neuronalen Repräsentation führen und typischerweise mit intensiven vegetativen Erregungszuständen einhergehen. Vom Noradrenalin ist bekannt, dass es neben seiner peripheren Wirkung ebenfalls als zentral wirksamer Neuromodulator zu einer verbesserten neuronalen Abspeicherung sowie zur Aufmerksamkeitsfokussierung (Tunnelblick) – und damit zu einer veränderten Wahrnehmung – führt. Dies scheint ein wichtiger Faktor zum Verständnis der für traumatische Ereignisse typischen Fragmentierung von Erinnerung und für das Nebeneinander von Hypermnesie und dissoziativer Amnesie zu sein (Van der Kolk et al. 1996, Flatten 2003, Flatten et al. 2003).

Die Speicherung von Erfahrungen im autobiografischen Gedächtnis wird als zeitabhängiger Prozess angesehen, bei dem, vom Hippokampussystem als Arbeitsspeicher ausgehend, Informationen in die kortikalen Assoziationsnetzwerke eingelesen werden. Studien mit funktioneller Bildgebung sprechen dafür, dass es durch die Besonderheiten des traumatischen Erlebens zu einer funktionellen Blockade in der Informationsvermittlung zwischen limbischen und kortikalen Arealen kommt, die die traumatische Information sozusagen in der Zwischenablage belässt, ohne dass eine kognitive Verarbeitung erfolgen kann (Flatten et al. 2004b, Lanius et al. 2001, 2003). Die für den traumareaktiven Prozess typischen **Wiedererlebensphänomene** können so einerseits als Ausdruck der sehr stabilen neuronalen Abspeicherung, andererseits als Versuch der Weiterverarbeitung bislang noch unverarbeiteten Materials angesehen werden. Der anhaltende vegetative Stresszustand ist damit Folge und gleichzeitig aufrechterhaltende Bedingung in einem Circulus vitiosus (LeDoux 1995). Die von einer Traumaverarbeitungsstörung Betroffenen erleben, dass eine biografische Erfahrung, die zeitlich der Vergangenheit angehört und somit abgeschlossen ist, im inneren Erleben frisch und gegenwärtig bleibt. Die Besonderheiten der traumatischen Informationsverarbeitung fasst die folgende ▶ Übersicht zusammen.

Besonderheiten der traumatischen Informationsverarbeitung

- Traumatische Erfahrungen gehen einher mit intensiven Gefühlen von Angst, ggf. Lebensbedrohung, Hilflosigkeit oder Entsetzen.
- Traumatische Erinnerungen zeigen eine weitgehende Löschungsresistenz und altern nicht.
- Traumatische Erinnerungen sind häufig charakterisiert durch übergroße Detailgenauigkeit (Hypermnesie bzgl. sensorischer Qualitäten), aber auch durch Fragmentierung (dissoziative Amnesie).
- Traumatischen Erinnerungen fehlt die angemessene Kontextualisierung.
- Traumatisches Wiedererleben ist durch Auslösereize leicht triggerbar und führt zu erneuter affektiver Überflutung.
- Traumatische Erinnerungen gehen meist mit anhaltender Übererregung und körperlichen Folgesymptomen einher.

Jeder Abruf von Informationen aus Erinnerungsnetzwerken verknüpft die alte Information mit den neuen Erlebensbedingungen und führt dann zu einer veränderten Wiedereinspeicherung der ursprünglichen Erfahrung. Deshalb entscheiden die äußeren Kontext- sowie die inneren affektiven Bedingungen des Wiedererlebens letztlich darüber, ob eine Wiedererinnerung von den Betroffenen als retraumatisierend oder als Schritt in Richtung Verarbeitung wahrgenommen wird.

Mit Blick auf die neurobiologisch gut verstehbaren Wiedererlebensphänomene, die als Kernsymptome der PTBS angesehen werden, lässt sich das als C-Kriterium klassifizierte Abwehr- und Vermeidungsverhalten leicht als psychodynamischer Versuch der Belastungsbegrenzung verstehen, indem möglichst viele der mit dem traumatischen Material assoziierten Situationen und Inhalte vermieden werden sollen.

Für die Therapieplanung sollte die Forderung gelten, dass sich die einzelnen therapeutischen Schritte in den dargestellten neurobiologischen Rahmen eingliedern lassen bzw. aus ihm ableitbar sind (Grawe 2004).

15.5 Besonderheiten im diagnostischen Umgang mit traumatisierten Menschen

Traumatische Ereignisse können beim Beobachter und Zeugen, aber auch beim professionellen Helfer zwei sehr unterschiedliche Verhaltensmuster bedingen:

- einerseits eine (voyeuristische) Neugierde, möglichst viele Details des Hergangs zu erfragen und zu erfahren (jeder kennt das Phänomen in Form der »Schaulustigen«, die sich rasch um ein dramatisches Ereignis ansammeln),
- andererseits in einer Hemmung, das Ereignis, das man selbst als sehr schrecklich einstuft, anzusprechen und einer angemessenen fachlichen Diagnostik zuzuführen.

Welcher Umgang ist richtig?

> **Gedächtnisnetzwerke**
>
> Auf der Grundlage der neurobiologischen Prozesse ist festzuhalten: Jede Wiederholung der traumatischen Erfahrung, die mit dem gleichen Erleben von Überflutung und Kontrollverlust einhergeht, verstärkt im Sinne eines Lernens durch Wiederholung und aufgrund der intensiven negativen Affekte das traumatische Erinnerungsnetzwerk und wirkt damit potenziell retraumatisierend. Gelingt es dagegen, traumatische Erfahrungen in einem angemessenen Kontext von Sicherheit und Verständnis anzusprechen, so erlaubt dies, dem Erlebten neue Bewertungen hinzuzufügen, die als positive Erfahrung in einem veränderten neuronalen Netzwerk abgespeichert werden.

Die allgemeingültige Funktionsregel über Gedächtnisnetzwerke (▶ Box) sollte beim diagnostischen Gespräch berücksichtigt werden. Im Regelfall sind die psychischen Reaktionen und die aktuell vorhandenen Beschwerden im Nachklang auf das Erlebte für den diagnostischen Prozess wichtiger als die Details des traumatischen Ereignisses. Erscheint es dennoch wichtig, Details zu erfragen, muss es zur Grundbedingung erhoben werden, den Betroffenen möglichst ein Gefühl von Sicherheit und Empathie zu ermöglichen: **Sicherheit**, um damit ein Gefühl einzubringen, das ursprünglich in der traumatischen Situation nicht erlebbar war, und **Empathie** seitens des Behandlers, um zu bestätigen, dass die innere Gefühlsantwort des Betroffenen verstehbar und richtig ist.

Bewährte, das Traumaopfer schonende Erzähltechniken, bestehen beispielsweise darin, das Erlebte nicht in der Ich-Form, sondern **aus einer Beobachterperspektive** zu beschreiben – als ob das Ereignis einer dritten Person geschehen wäre oder auf einem Bildschirm beobachtet und dabei verbalisiert werden könnte. Beide Vorgehensweisen können eine innere Distanz ermöglichen, die vor dem erneuten Erleben von überflutenden Gefühlen schützen soll und damit die Kontrollfähigkeit verbessert.

Diese Strategien sind beim Umgang mit akut Traumatisierten wichtig, haben aber durchaus auch bei länger zurückliegenden traumatischen Ereignissen Bedeutung. Im Umgang mit sexuellen Traumatisierungen sollte dem besonderen Schutzbedürfnis und den häufig vorhandenen Scham- und Schuldgefühlen Rechnung getragen werden. Dies darf jedoch nicht dazu führen, aus eigener Scheu und Scham das Vorliegen solcher Ereignisse in der Anamnese nicht zu erfragen. Vielmehr muss berücksichtigt werden, dass Opfer sexueller Traumatisierung gerade länger zurückliegende Ereignisse nicht spontan in die Anamnese einbringen. In diesem Fall fehlt ein zum Verständnis der Krankheitsdynamik unerlässlicher Baustein. Deshalb sollte routinemäßig das respektvolle Erfragen von Vortraumatisierungen im Erwachsenen sowie im Kindes- und Jugendalter fester Bestandteil jeder Anamnese sein.

15.6 Therapeutische Strategien

15.6.1 Das Dreiphasenmodell der Psychotraumatherapie

Mit dem zunehmenden Verständnis der traumareaktiven Beschwerdedynamik hat sich in der modernen Psychotraumatologie in den letzten 10 Jahren ein 3-stufiges Behandlungskonzept im Umgang mit posttraumatischen Störungsbildern etabliert. Dabei werden traumaadaptierte Behandlungstechniken aus unterschiedlichen Verfahren in ein schulenübergreifendes Gesamtkonzept integriert. Phasenspezifisch sollten folgende **Behandlungsziele** unterschieden werden:

1. Stabilisierung,
2. Traumabearbeitung,
3. Neuorientierung und psychosoziale Reintegration.

Die Phasen sind Bestandteil jeder Traumatherapie und werden in der Arbeit mit akut traumatisierten Patienten ebenso durchlaufen wie bei Patienten mit komplexen Traumafolgestörungen (Flatten 2006, Sachsse 2004). Ihre Umsetzung kann jedoch fallorientiert ein sehr unterschiedliches Vorgehen notwendig machen. Im Folgenden soll deshalb die Behandlungsplanung an zwei Fallbeispielen nebeneinander entwickelt werden; ► Fallbeispiel 1 beschreibt die Behandlung eines akut traumatisierten Patienten, ► Fallbeispiel 2 die einer komplex traumatisierten Patientin nach sexueller Gewalt in der Kindheit.

Fallbeispiel 1: Herr A.

Herr A. war seit 15 Jahren als Feuerwehrmann auf dem Gelände eines Kohlekraftwerks tätig. Kurz vor der Übergabe an die Morgenschicht traf eine Alarmmeldung ein, der er als Wachführer des Nachtdienstes mit zwei Kollegen nachging. Der durch das Meldezentrum angezeigte Ort befand sich auf einer nur über Leitern erreichbaren Hochebene von Verbindungsgängen. Als er im Begriff war, an einem Kabelschacht zur Absicherung die elektrischen Anlagen herunterzufahren, hörte er einen unbeschreiblichen Knall und bemerkte nur 20 Meter von sich entfernt den Feuerball einer Kohlestaubexplosion, der mit rasender Geschwindigkeit auf ihn zukam und ihn mit sich riss. Er wurde eine Etage tiefer geschleudert. Als er wenige Augenblicke später versuchte, sich zu orientieren, war es schwarz um ihn herum. Auf sein Rufen nach den Kollegen gab es keine Antwort. Trotz der Feuerschutzkleidung spürte er ein Brennen im Bereich der Hände und des Gesichts. Er versuchte, sich bis zu einer ihm bekannten Wasserstelle zu schleppen, um die Hände zu kühlen, und verlor im Weiteren das Bewusstsein. In kurzen Wachphasen im Sanitätsbereich des Kraftwerks sah er den Notarzt, der sich bemühte, ihm eine Infusion anzulegen. Beim Versuch, sich nachträglich zu erinnern, fehlten ihm dann 2 Tage, bis er sich auf der Intensivstation einer verbrennungschirurgischen Klinik wiederfand, wo er wegen zweit- bis drittgradiger Verbrennungen von ca. 20% der Hautoberfläche behandelt wurde. Als er sich nach den beiden mit ihm am Unfallort arbeitenden Kollegen erkundigte, erfuhr er, sie seien weniger verletzt und würden in einer anderen Klinik versorgt. Ungeachtet dessen war er fest von deren Tod überzeugt und glaubte, man versuche, ihn durch Lügen zu schützen. Er konnte diese Ansicht erst revidieren, als die Kollegen ihn nach der eigenen körperlichen Stabilisierung 2 Wochen später besuchten.
Noch während der stationären Behandlung begannen zunehmende Flashbacks und ein albtraumartiges Wiedererleben der Unfallszene, in der der Feuerball der Explosion, stets verbunden mit einem gewaltigen Knall, auf ihn zuraste. Am schlimmsten jedoch seien die Gefühle von Todesangst und Ohnmacht gewesen, die mit diesem Augenblick verbunden seien und die stets wiederkehrten. Trotz rascher körperlicher Stabilisierung kam es zu einer lang anhaltenden psychischen Verschlechterung. Neben den intrusiven Wiedererlebensphänomenen bemerkte der Patient eine anhaltende innere Unruhe. Alle Situationen, die an den Unfall erinnern konnten, waren für ihn jetzt angstbesetzt, und er entwickelte ein umfangreiches Vermeidungsverhalten. Eine Rückkehr an den Arbeitsplatz schien ihm, unabhängig von den körperlichen Verletzungen, undenkbar. Schlaf war kaum möglich, häufig wachte er schweißgebadet aus inneren Bildern auf. Sein Blutdruck blieb deutlich erhöht, die Herzfrequenz um 20/min erhöht. Er schreckte bei jedem lauteren Geräusch zusammen. Konzentration war kaum möglich; im Zusammensein mit anderen Menschen fühlte er sich durch mehrere Stimmen um ihn herum rasch überfordert. Zu Hause brauste er schon bei Kleinigkeiten auf, zeigte sich reizbar und immer wieder ungewohnt aggressiv, ohne die Wutausbrüche kontrollieren zu können.

Fallbeispiel 2: Frau B.

Frau B. suchte mit 35 Jahren zum ersten Mal psychotherapeutische Behandlung, als ihre Schwägerin tragisch bei einem Verkehrsunfall ums Leben kam und zwei Kinder im Alter von 4 und 6 Jahren zurückließ. Sie nahm diese Kinder als hilflos wahr und erlebte bei sich selbst, dass sie immer häufiger von kaum beschreibbaren Gefühlszuständen überwältigt wurde, die vom Bauchraum aufstiegen und Panik und Angst bei ihr auslösten. Nachts kam es zunehmend zu dunklen Albträumen, die zunächst für sie nicht verstehbare Bildfragmente enthielten. In ihrer Partnerschaft zog sie sich zurück. Während sie ihre Sexualität früher sehr impulshaft ausgelebt hatte, führte ein intimes Zusammensein jetzt häufig zu Gefühlen von innerer Leere und »sich selbst nicht mehr spüren können«, so »als ob ihr Körper nicht wirklich zu ihr gehöre«. Zunehmend kam es auch zu diffusen, sehr schmerzhaften und krampfartigen Unterbauchbeschwerden, die aber keinem gynäkologischen Befund zuzuordnen waren. Manchmal dauere es Stunden, bis sie aus diesem Trancegefühl wieder im Alltag zurückkomme und aus der inneren Apathie herausfinde. Während eines ersten stationären psychiatrischen Aufenthalts verdichteten sich bislang unverbundene Bildfragmente zunehmend zu einer Erinnerung an einen Kellerraum eines Mietshauses, in dem sie früher mit ihrer Familie gewohnt hatte. Sie sei 8 Jahre alt gewesen, und zusammen mit ihrer 2 Jahre jüngeren Schwester seien sie dort von größeren Jungen häufiger festgehalten worden. Sie wisse nur, dass sie ohne Kleidung gewesen sei und auf dem Rücken gelegen habe. Als der Vater plötzlich in der Kellertür erschienen sei, habe er gebrüllt, die Mädchen nach oben ins Badezimmer geholt und dort fürchterlich geschlagen. Monate nach dieser Erinnerung kamen weitere Szenen hinzu, die einen sexuellen Missbrauch im Alter von etwa 12 Jahren durch den Onkel väterlicherseits offenlegten. Klinisch fanden sich zunehmend eine depressive Stimmungslage, Schlaflosigkeit, ausgeprägte Konzentrationsstörungen, intrusive Wiedererlebenszustände mit Gefühlsüberflutung und dissoziative Zustände, in denen sie sich »wie von außen wahrnahm« und sich nicht mehr spüren konnte.

15.6.2 Stabilisierung

Die Phase der Stabilisierung ist in der Traumatherapie als Grundlage jeder weiteren Therapieplanung anzusehen. Wichtige Elemente sind der Aufbau der therapeutischen Beziehung, eine traumaspezifische Psychoedukation und das Bemühen um Sicherheit auf den beiden Ebenen der äußeren und inneren Sicherheit.

Die **Gestaltung der therapeutischen Beziehung** in der Arbeit mit Traumaopfern verdient insofern eine besondere Beachtung, als die Erfahrung einer schweren Beziehungstraumatisierung durch einen anderen Menschen regelhaft zu Beeinträchtigungen der Beziehungsfähigkeit führt. Gut verständlich ist eine aus einer solchen Erfahrung resultierende misstrauende Grundhaltung, die als Vorsichtsmaßnahme vor einem erneutem Opferwerden schützen soll. Häufig finden sich aber auch distanz- und grenzenlose Verhaltensmuster, mit der die Betroffenen die traumatische Beziehungskonstellation reinszenieren und so – als Gegenübertagungsgefühl wahrnehmbar – die Schutzlosigkeit aus der traumatisierenden Beziehungserfahrung spürbar machen.

Die therapeutische Arbeit mit Menschen, die Opfer komplexer Traumatisierungen wurden, braucht deshalb einen vorsichtigen und vertrauensvollen Beziehungsaufbau, der ihre Wahrnehmungsdefizite beachtet und daran arbeitet, sie zu verbessern. Dabei sollte das Misstrauen der Patienten als wichtige schützende Haltung respektiert werden. Dies muss unbedingt bei der Zeitplanung des Therapieprozesses beachtet werden.

Jede therapeutische Beziehung bietet sich auch an als Projektionsfläche für Übertragungsreaktionen. Da negative Übertragungsphänomene, wie die Übertragung von Täteranteilen auf den Therapeuten, eine Zusammenarbeit in der Bewältigung der Traumafolgen erheblich erschweren würde, erscheint es sinnvoll, Übertragungsphänomene in der Traumatherapie möglichst gering zu halten und frühzeitig klärend anzusprechen. Ein regressionsförderndes Setting sollte unbedingt vermieden werden. Vielmehr sollten Therapeut und Patient bemüht sein, auf der Ebene zweier Erwachsener zusammenzuarbeiten – als Verbündete im Kampf gegen die psychischen Folgen der erfahrenen Traumatisierung.

Psychoedukation im Rahmen eines psychotraumatologischen Behandlungsplans heißt, die Opfer traumatischer Ereignisse über die traumatypischen Folgeerscheinungen und ihre Behandlungsmöglichkeiten zu informieren. Psychoedukation soll so die Betroffenen in die Lage versetzen, eigene körperliche und seelische Reaktionen als »normale Reaktion auf ein unnormales Ereignis« wahrzunehmen. Gleichzeitig hat sie zum Ziel, die Patienten über Risikofaktoren und ungünstige Verhaltensmuster gut aufzuklären. Traumaopfer erleben häufig die posttraumatisch einsetzende Symptomatik als zusätzliche Verunsicherung, weil sie sowohl psychisch als auch körperlich mit neuen, vor dem Trauma nicht vorhandenen Phänomenen konfrontiert werden, die sie als fremd und ungewohnt wahrnehmen. Wir gehen heute davon aus, dass diese Übergangszeit eines Schwankens zwischen einer traumabezogenen Fixierung der Gedanken und Gefühle und einer nur phasenweisen Distanzierung Anzeichen eines normalen und zunächst gesunden Bewältigungsprozesses sind, der das Ziel hat, die traumatische Erfahrung in den biografischen Erfahrungsschatz zu integrieren (Horowitz 1974).

Die Zeitabhängigkeit dieses Prozesses wird heute auch über das neurobiologische Wissen zum Zeitbedarf einer normalen Gedächtniskonsolidierung gut verstanden. Wichtig erscheinen dabei die an Ruhe und Schlafphasen gebundenen Download-Vorgänge zwischen limbischen (hippokampalen) Arealen und kortikalen Assoziationsgebieten. Der Zeitbedarf dieser Integrationsarbeit ist unterschiedlich und variiert in Abhängigkeit von der traumatischen Potenz des erlebten Ereignisses (persönlich von einer Vergewaltigung betroffen zu sein wird schwerer wiegen als Zeuge eines Unfalls geworden zu sein) sowie von einer breiten Palette subjektiver und persönlicher Risiko- oder Schutzfaktoren, die eine individuelle Vulnerabilität oder Resilienz gegenüber traumatischen Erfahrungen begründen. ■ Abb. 15.2 verdeutlicht dies in einem Prozessmodell der traumarelevanten Einflussfaktoren.

Entscheidende Bedeutung kommt letztlich dem emotionalen Erleben während des traumatischen Ereignisses zu, dem Ausmaß der erlebten Hilflosigkeit und Ohnmacht. Wichtig sind auch die kognitiven Schemata, mit denen ein Ereignis als außerhalb der menschlichen Erfahrung liegend oder als schicksalhaft zufälliges, wenn auch schweres Ereignis wahrgenommen wird. Traumatische Ereignisse werden deshalb häufig auch als ein vitales Diskrepanzerleben beschrieben, das mit der bisher gewohnten Verstehbarkeit und Vorhersehbarkeit der Welt unvereinbar erscheint.

> **!** **Im Rahmen der Psychoedukation kann auf dem Wege der Informationsvermittlung erreicht werden, dass der Patient die Entwicklung nach dem traumatischen Ereignis nicht weiter unkontrollierbar und beängstigend erlebt. Psychoedukation hat das Ziel, die durch das traumatische Ereignis verletzte Autonomie und Kontrollfähigkeit wiederherzustellen. Dies beinhaltet nicht zuletzt, dass die Behandlungssituation als verstehbar und kontrollierbar wahrgenommen werden kann – nur so kann der Patient im Therapieverlauf über das weitere Vorgehen mitentscheiden.**

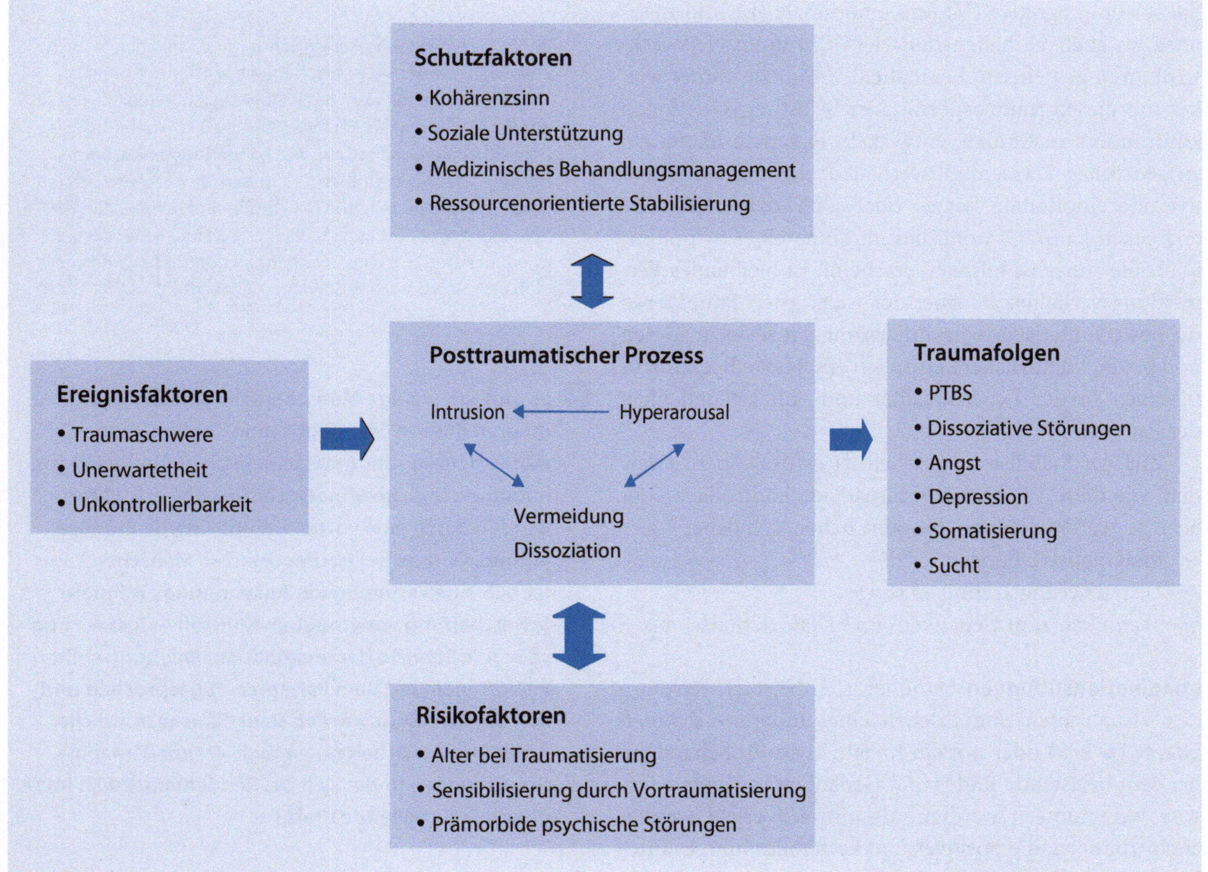

Abb. 15.2 Rahmenmodell posttraumatischer Prozesse (Maercker 1998)

Äußere Sicherheit in der Psychotraumatologie ist analog zur Absicherung in der Notfallmedizin zu verstehen, bei der alle Erstmaßnahmen darauf ausgerichtet sind, weitere Schadensentstehung zu vermeiden und den Betroffenen aus der Gefahrenzone zu bringen. Diese Prinzipien sind auch beim psychiatrischen Konsil bei einem unfallverletzten Patienten in der Unfall- oder Verbrennungschirurgie zu beachten. Das Herstellen von äußerer Sicherheit in der Psychotraumatologie kann deshalb beispielsweise für den akut traumatisierten Patienten mit körperlichen Verletzungen bedeuten, dass die körperliche Versorgung Vorrang bekommt und psychische Bearbeitungsprozesse so lange zurückgestellt werden, bis eine ausreichende Belastbarkeit gegeben ist.

Im Falle einer sich wiederholenden sexuellen Traumatisierung in einer abhängigen Beziehung muss äußere Sicherheit natürlich bedeuten, den Täterkontakt zu unterbrechen bzw. zu beenden, um weitere Traumatisierungen zu verhindern. Gerade in lang anhaltenden Beziehungstraumatisierungen können Opfer eine ambivalente Bindung an den Täter zeigen, die Ausdruck ihrer Wahrnehmungsdefizite und der schlechten Abgrenzungsfähigkeit ist. Interventionen auf dieser Ebene setzen selbstverständlich voraus, dass eine stabile und vertrauensvolle therapeutische Arbeitsbeziehung aufgebaut und die Wahrnehmung für diese Zusammenhänge gemeinsam gestärkt werden konnte. Das Bemühen um innere Sicherheit hat vorrangig zum Ziel, die traumabezogenen Erinnerungen und Gefühlszustände kontrollieren zu lernen.

Das Konzept der **inneren Sicherheit** bezieht sich direkt auf das traumatische Wiedererleben.

Entsprechend dem B-Kriterium der PTBS treten intrusive Wiedererinnerungen häufig in Form von Flashbacks, Albträumen oder durch Triggerreize ausgelöste Wiedererlebenssituationen auf. Patienten berichten dann häufig »wieder im alten Film« zu sein, was typischerweise bedeutet, dass sie neben den Wahrnehmungen der traumatischen Situation auch mit den dadurch erneut ausgelösten überflutenden Gefühlszuständen konfrontiert sind. Untersuchungen zur Neurobiologie der Gedächtnisbildung haben ergeben, dass Erinnerungsnetzwerke prinzipiell als sogenannte **KEV-Netzwerke** zu beschreiben sind, die sowohl kognitive (K) und emotionale (E) Informationen als auch Verhaltensmuster (V) in ihren Netzwerkstrukturen gemeinsam beinhalten. Um nicht immer wieder mit diesen traumaspezifischen Belastungssituationen konfrontiert zu werden, entwickeln Patienten häufig ein ausgedehntes Vermeidungsverhalten, das sich auf situative und emotionale Trigger oder auch soziale Kontakte erstrecken kann. Obwohl dies im Sinne einer Symptomkontrolle zunächst hilfreich erscheint, ist bleibendes Vermeidungsverhalten als einer der wichtigsten Prädiktoren für posttraumatische Chronifizierungsprozesse zu werten und bedingt natürlicherweise auch erhebliche Beeinträchtigungen in der Lebensqualität und Alltagstauglichkeit der Patienten.

Ziel der Stabilisierungsarbeit ist es deshalb zu erlernen, wie diese Wiedererlebenszustände kontrolliert oder beendet werden können. Bewährt haben sich dabei v. a.

- imaginative Übungen,
- Distanzierungstechniken sowie
- Techniken zum Gedanken- und Dissoziationsstopp.

Imaginationsübungen bemühen sich beispielsweise um das Visualisieren und Erleben eines inneren »sicheren Ortes« (▶ Box) oder um ein imaginatives Probehandeln, bei dem belastende Bilder und Gedanken in einem »Tresor« wegschlossen werden. Als hilfreich erlebt werden auch Übungen, die positives und kraftvolles inneres Erleben ermöglichen, wie die »Baumübung« oder die »Lichtstromübung« (Reddemann 2003). Allen imaginativen Übungen gemeinsam ist letztlich, dass sie auf die Aktivierung alternativer neuronaler Netzwerke mit möglichst positiven KEV-Mustern abzielen.

15

Anleitung zur Imaginationsübung »Sicherer Ort«

»Ich lade Sie ein, sich einen inneren sicheren Ort vorzustellen, an dem es Ihnen gut geht und an dem Sie sich sicher und geborgen fühlen können. Das kann eine Situation aus Ihrem früheren Leben sein, die Sie gerne und positiv erinnern und erneut wachrufen möchten; das kann aber auch ein Ort sein, den es nur in Ihrer Phantasie gibt … (Bei beziehungstraumatisierten Menschen ist es hilfreich darauf hinzuweisen, dass der sichere Ort nur für sie alleine da sein soll und andere Menschen keinen Zugang dorthin haben.) … Wenn Bilder auftauchen, die nicht der gewünschten Wahrnehmung entsprechen, lassen Sie sie ziehen und neue Bilder aufkommen … Wenn es Ihnen möglich ist, erzählen Sie mir von Ihrem sicheren Ort, damit ich Sie begleiten kann! … Wie ist Ihr sicherer Ort nach außen geschützt, sodass Sie sich sicher sein können, dass Sie nicht gestört werden? … (Lassen Sie sich die Sicherungsmaßnahmen schildern. Regen Sie bedarfsorientiert einen verbesserten Schutz an.) … Suchen Sie sich eine Stelle, an der Sie es sich bequem machen können! … Bitte spüren Sie mit allen Ihren Sinnesqualitäten nach, welche Wahrnehmungen mit Ihrem Ort der Sicherheit und Geborgenheit verbunden sind; was können Sie sehen, hören, riechen, schmecken, fühlen? … Spüren Sie nach, wie sich Ihr Körper an diesem sicheren Ort anfühlt und nehmen Sie sich Zeit, Ihre Kräfte dort aufzutanken … Bedanken Sie sich bei Ihrem sicheren Ort, dass er sich Ihnen gezeigt hat, und vereinbaren Sie, dass Sie wiederkommen werden.

! Es gibt nur wenige Menschen, die keinen Zugang zu inneren Bildern oder Tagträumen haben, jedoch können Patienten sehr unterschiedlich geübt im Umgang mit ihnen sein. Imaginationen können erleichtert werden durch eine vorbereitende Entspannungsanleitung. Gerade bei traumatisierten Menschen kann jedoch eine verbleibende Anspannung als innere Schutzhaltung vor erneutem Kontrollverlust wichtig sein. Alle Schritte der Imaginationsanleitung sollten im Vorhinein mit dem Patienten abgesprochen und von ihm bestätigt worden sein! (Eine ausführliche Anleitung zur Arbeit mit stabilisierenden Imaginationsübungen findet sich bei Reddemann 2001: Imagination als heilende Kraft.)

Da gerade chronisch traumatisierte Menschen häufig keine spontanen positiven Erinnerungen und Bilder zur Verfügung haben, bedeutet imaginative Stabilisierungsarbeit auch das ressourcenorientierte Einüben dieser Vorstellungsbilder, was entsprechend den neuronalen Lernprinzipien zur Stabilisierung auch der zugrundeliegenden neuronalen Netzwerke führt. Stabile neuronale Netzwerke lassen sich leichter aktivieren als noch wenig geübte Denk- und Handlungsschemata.

Distanzierungstechniken wie die »Beobachtertechnik« oder die »Screentechnik« arbeiten ebenfalls auf einer imaginativen Ebene mit Kontroll- und Verfremdungstechniken. Bei der Beobachtertechnik wird der Perspektivenwechsel zur dritten »beobachtenden« Person als Möglichkeit einer zumindest teilweise emotionalen Distanznahme genutzt. Bei der Screentechnik wird der Patient dazu aufgefordert, sich den inneren Film als projizierten Film auf einer Leinwand oder als Video auf einem Bildschirm vorzustellen. Verfremdungen der Filmwiedergabe wie ein Herunterregulieren der Lautstärke, ein Unscharfstellen oder Abdunkeln der Bilder oder auch die Möglichkeit, ein Video anzuhalten und die Videokassette auswerfen zu lassen, sind aufgrund der täglichen Medienbenutzung meist in der Vorstellung leicht abrufbare Gewohnheiten und damit auch im Umgang mit traumatischem

Material erstaunlich leicht und unkompliziert zu praktizieren.

Beim **Dissoziationsstopp** sind es v. a. sensorische Wahrnehmungsübungen mit Bezug zur aktuellen Realität, die dabei helfen sollen, den inneren Film zu beenden und wieder auf die Realität umzuschalten (Reddemann 2004).

Stabilisierung im Fallbeispiel 1

Im Fall des traumatisierten Feuerwehrmanns im ▶ Fallbeispiel 1 entspricht die anfängliche Rettung und medizinische Versorgung dem Herstellen von äußerer Sicherheit, womit eine weitere vitale Gefährdung abgewendet wird. In der psychotherapeutischen Begleitung konnte es deshalb vornehmlich um Informationsvermittlung und Psychoedukation gehen, wie die mit der körperlichen Erholung zunehmenden psychischen Beschwerden verstanden und angegangen werden können. Wichtig war es, bedarfsorientiert durch ausreichende Analgesie (v. a. bei den extrem schmerzhaften Verbandswechseln) zusätzliche und potenziell retraumatisierende Momente von erneuter Hilflosigkeit zu vermeiden, wie sie häufig bei intensivmedizinischen Behandlungsmaßnahmen entstehen. Als Überlebender einer schweren Unfallsituation sind psychisch traumatisierte Patienten sensibilisiert und deshalb in diesen Punkten besonders verletzlich. Auch die Begleitung und Psychoedukation des chirurgischen Teams, das über diese Zusammenhänge häufig nicht ausreichend informiert ist, gehört zu den Konsiliaraufgaben in der psychotherapeutischen Versorgung. Zur psychischen Abschirmung wurde zusätzlich ein Antidepressivum eingesetzt, um sowohl eine Affektdämpfung zu erreichen als auch um den Schlaf- und Wachrhythmus zu unterstützen. Dies kann gerade in der Akutphase eine wichtige Stabilisierungshilfe sein.

Stabilisierung im Fallbeispiel 2

Im Fall der durch sexuelle Gewalt in der Kindheit komplex traumatisierten Patientin im ▶ Fallbeispiel 2 war es das Ziel der psychoedukativen Phase, einen Verständnisansatz für die möglichen Zusammenhänge zwischen den frühen, z. T. Jahrzehnte zurückliegenden traumatischen Ereignissen und der aktuellen Beschwerdeentwicklung im seelischen und körperlichen Bereich zu entwickeln. Wichtig war, gemeinsam zu überprüfen, ob in den aktuellen Lebensbedingungen oder Beziehungen Aspekte der traumatischen Erfahrung überdauern, z. B. ob weiterer Täterkontakt oder Bedrohungsszenarien bestehen. Patientinnen mit biografisch frühen sexuellen Übergriffen haben es häufig nicht gelernt, ihre Grenzen und ihren individuell notwendigen Schutzraum wahrzunehmen und abzustecken. So hatte Frau B. keine Wahrnehmung dafür, was ein Gefühl von Sicherheit und Geborgenheit bedeutet oder wie sich ein klares Nein anhört und ausspricht. Sie erlebte sich immer wieder, für sie selbst unvorhersehbar, in dissoziativen oder überflutenden Gefühlszuständen, ohne Bewusstsein für mögliche situative Zusammenhänge oder triggerhafte Auslöser. Die Imaginationsübungen zum »sicheren Ort« halfen ihr dabei, erstmals ein Gefühl und eine Körperwahrnehmung für innere Sicherheit und Geborgenheit zu entwickeln und auf dieser Basis auch das alltägliche Erleben im jeweiligen situativen Kontext zu hinterfragen. Übungen zum Dissoziationsstopp, zur Tresor- und zur Screentechnik waren hilfreich, um bei den weiter auftretenden Gefühlen, »im alten Film« zu sein, entweder eine bessere Distanzierung, eine Verkürzung oder sogar ein Beenden dieses Zustands erreichen zu können. Dieser sich über viele Monate hinziehende Prozess hatte für Frau B. viele Änderungen in der Alltags- und Beziehungsgestaltung zur Folge. Er ging aber auch mit einer deutlich verbesserten Kompetenz einher – zum einen, erneute Symptome und Verschlechterungen im situativen Zusammenhang erkennen zu können, zum anderen, zunehmend auch Symptomkontrolle erreichen zu können.

15.6.3 Traumabearbeitung

Traumatische Erinnerungen zeigen im Vergleich zum normalen autobiografischen Gedächtnis eine hohe Detailgenauigkeit und Löschungsresistenz. Neben dieser **Hypermnesie** für sensorische Informationen und Gefühlszustände finden sich häufig Gedächtnislücken im Sinne eines nur bruchstückhaft zur Verfügung stehenden szenischen Ablaufs, die als Fragmentierung oder **dissoziative Amnesie** bezeichnet werden. Traumatische neuronale Netzwerke sind qualitativ wahrscheinlich vergleichbar zu neuronalen Netzwerken, wie wir sie für eine gut erlernte Fähigkeit angelegt haben, die uns weitgehend automatisiert (implizit), d. h. ohne besondere Aufmerksamkeitsleistung, zur Verfügung steht. Beispielhaft könnten hier die Fähigkeiten, Fahrrad zu fahren, zu schwimmen oder ein Instrument zu spielen genannt werden. Selbst nach langer Pause stehen uns diese Fähigkeiten meist »wie automatisch« zur Verfügung. Sie können jedoch durch erneute Aufmerksamkeit und Übung verfeinert und verbessert werden, was dann einer Veränderung der sie repräsentierenden neuronalen Netzwerke entspricht.

Das Übertragen dieser Grundlagen auf die Arbeit mit traumatischen Erinnerungen ergibt, dass durch das Prinzip Traumakonfrontation alleine nicht mit einer Änderung der traumatischen Netzwerkstruktur gerechnet werden kann, im Gegenteil: eine Wiederbelebung der traumabezogenen überflutenden Gefühlszustände führt nur zu einer erneuten, noch stabileren Abspeicherung der traumatischen Erfahrung. Habituationseffekte sind zwar auch im Umgang mit traumatischen Erinnerungen zu erwarten, haben aber gegenüber der damit verbundenen Belastung und Verfestigung keine ausreichende Wirksamkeit. Beschrieben sind damit auch das Prinzip und die Gefahr der **Retraumatisierung durch inadäquates therapeutisches Vorgehen.**

Daraus ergibt sich, dass die Bearbeitung der traumatischen Inhalte zu assoziativen Veränderungen der emotionalen und kognitiven Bewertung innerhalb des traumatischen Netzwerks führen muss. Die heute gängigen Verfahren zur Traumabearbeitung (*eye movement desensitation and reprocessing* EMDR, kognitiv-behaviorale Therapie, psychodynamisch-imaginative Therapie mit Screen-/Beobachtertechnik) integrieren deshalb neben den konfrontierenden Techniken auch Methoden der kognitiven Umstrukturierung, verbunden mit Entspannungsverfahren bzw. Techniken zur Regulierung des emotionalen und vegetativen Arousals. Die nachstehende 7 Übersicht fasst die wichtigsten Grundelemente einer traumabearbeitenden Technik zusammen. Die darauf folgende 7 Übersicht gibt einen Überblick über die relativen und absoluten Kontraindikationen.

! Als Grundsatz gilt: Jede Traumakonfrontation ohne ausreichende Stabilisierung und affektive Distanzierungsfähigkeit ist eine potenzielle Retraumatisierung.

Grundelemente eines traumabearbeitenden Vorgehens

- Eine stabile und verlässliche therapeutische Beziehung
- Nur als Teil eines Gesamtbehandlungsplans
- Beachtung des besonderen Zeitbedarfs für traumabearbeitende Sitzungen
- Ausreichende Information über das methodische Vorgehen vor Beginn der Traumabearbeitung
- Ausreichende Distanzierungsfähigkeit
- Keine Traumarekonfrontation gegen den Willen des Betroffenen
- Vereinbarung eines Stopp-Signals für den Patienten (falls im Laufe der Traumabearbeitung die Verbalisierungsfähigkeit erschwert ist)
- Gute Abrufbarkeit eines stabilen inneren Ortes mit positiven Affekten
- Beachtung und Bearbeitung dysfunktionaler Kognitionen
- Beachtung und Integration körperlicher traumabezogener Symptome
- Beherrschen von Entspannungstechniken
- Standardisiertes Vorgehen bei der Traumarekonfrontation
- Möglichkeiten der Verlaufskontrolle und Nachsorge

Relative und absolute Kontraindikationen für die Traumabearbeitung

Relative Kontraindikationen

- Instabile psychische und körperliche Situation
- Mangelnde Affekttoleranz
- Anhaltende schwere Dissoziationsneigung
- Unkontrolliert autoaggressives Verhalten
- Mangelnde Distanzierungsfähigkeit zum traumatischen Ereignis

Absolute Kontraindikationen

- Psychotisches Erleben
- Akute Suizidalität
- Anhaltender Täterkontakt

Traumabearbeitung im Fallbeispiel 1

Im Fall des Feuerwehrmanns im ► Fallbeispiel 1 erstreckte sich die Stabilisierungsphase über etwa 3 Monate. Grund war unter anderem die lang anhaltende körperliche Beeinträchtigung und die notwendige verbrennungschirurgische Versorgung. Nach Abschluss der insgesamt 6-wöchigen stationären chirurgischen Behandlung konnten einige der imaginativen Stabilisierungsübungen (»Sicherer Ort«, »Tresorübung«, »Gepäck ablegen«) in einer Kleingruppe mit den beiden ebenfalls verunfallten Kollegen erlernt werden. Als Methode zur Traumarekonfrontation wurde danach EMDR im Einzelsetting angewandt. In insgesamt drei EMDR-Sitzungen konnten die wesentlichen Unfallszenen bearbeitet und eine ausreichende Minderung der Belastung erreicht werden. Begleitend erfolgte, unterstützt durch den Berufshelfer der BG und durch Kollegen, eine stufenweise Begehung des Arbeitsplatzes und Unfallorts. Während am Anfang das gesamte Betriebsgelände angstauslösend wirkte, reduzierte sich das Angsterleben durch die Übungen vor Ort auf den tatsächlichen Unfallort und seine unmittelbare Umgebung. In Begleitung war zuletzt ein einige Minuten dauernder Aufenthalt am Unfallort aushaltbar, ein erneuter Einsatz als Feuerwehrmann vor Ort blieb für den Patienten jedoch ausgeschlossen. Hinzu kam als Folge der erlittenen Rauchinhalation eine Ateminsuffizienz, die das Tragen von Atemschutzmasken und damit den Einsatz als Feuerwehrmann in der vordersten Linie für die Zukunft unmöglich machte.

Traumabearbeitung im Fallbeispiel 2

Frau B. aus ▶ Fallbeispiel 2 zeigte während der Stabilisierungsphase einen sehr wechselhaften Verlauf, der u. a. durch die inzwischen eingeleitete Trennung vom Ehemann und den Partnerstreit über das Sorgerecht für die drei gemeinsamen Kinder kompliziert wurde. Belastungen des Alltags führten immer wieder zu Verschlechterungen, auch im Umgang mit den anflutenden Erinnerungen aus der Kindheit. In Gesprächen mit der damals mitbetroffenen Schwester und den Eltern fand sie nur ein teilweises Verständnis, weil die Ereignisse zwar nicht geleugnet, aber doch als unerwünscht weggeschoben und bagatellisierend behandelt wurden. Gemeinsam konnte erarbeitet werden, dass für den Versuch einer Traumabearbeitung das intensivere und auch besser schützende Setting einer stationären Behandlung vorzuziehen sei. In der Fachklinik konnten in mehreren traumabearbeitenden Sitzungen relevante Szenen der Kindheitserinnerung angegangen werden. Dabei zeigten sich auch neue Erinnerungsdetails, die zuvor nicht bewusst abrufbar waren. Bezüglich einzelner Szenen erfuhr die Patientin zwar eine subjektive Entlastung, ihr Gesamtbefinden verschlechterte sich aber bald. Der Versuch, die zunehmenden dissoziativen Zustände medikamentös abzufangen, zeigte keinen ausreichenden Erfolg. Erst in der nachfolgenden ambulanten Weiterbetreuung konnte mithilfe der zuvor schon erlernten imaginativen Verfahren wieder eine ausreichende Stabilisierung und Kontrolle der Symptomatik erreicht werden. Von weiteren traumabearbeitenden Sitzungen wurde zunächst Abstand genommen, da auch in der alltäglichen Lebenssituation erneute Belastungen anstanden.

Wie im ▶ Fallbeispiel 2 verdeutlicht, ist die Traumabearbeitung auch innerhalb einer psychotraumatologischen Behandlung ein fakultativer Bestandteil, für den geeignete Rahmenbedingungen im persönlichen Lebensumfeld, v. a. aber auch in der Selbstregulationsfähigkeit bestehen müssen. Gerade im Umgang mit den komplexen Folgen früher Traumatisierungen bedeutet es schon einen großen therapeutischen Gewinn, mithilfe gut erlernter Stabilisierungstechniken eine verbesserte Distanzierungsfähigkeit und Symptomkontrolle zu erreichen. Wesentlich ist auch, dass die therapeutische Arbeit an einer angemessenen Selbstwahrnehmung, dem subjektiven Schutzbedürfnis und einer verbesserten Abgrenzungsfähigkeit wichtige Veränderungen in der Lebensführung ermöglichen kann, die sich wiederum positiv auf die subjektive Lebensqualität auswirken. Erfahrungen in der langjährigen klinischen Arbeit mit komplex traumatisierten Frauen zeigen, dass nur bei etwa 40–50% der Betroffenen die Phase der Traumabearbeitung möglich wird.

! Traumatherapie heißt nicht Traumabearbeitung um jeden Preis. Entscheidend ist letztlich ein psychotraumatologischer Gesamtbehandlungsplan, der die individuell möglichen Therapieansätze integriert.

15.6.4 Neuorientierung und psychosoziale Reintegration

Traumatisierungen finden meist in komplexen sozialen Situationen statt oder haben komplexe Auswirkungen auf das psychosoziale Umfeld. Dies trifft auch für Typ-I-Traumata zu. Betroffen sind häufig die Beziehungen zu Partnern und innerhalb der Familie sowie meist auch die berufliche Arbeitsfähigkeit. Traumatisierungen bedingen häufig, dass Menschen aus ihrem gewohnten Lebensumfeld komplett herausfallen. Die Phase der Stabilisierung und ggf. Traumabearbeitung konzentriert sich auf persönliche Bewältigungsmöglichkeiten im Umgang mit der traumatischen Erfahrung. Unbedingt sollte beachtet werden, dass wieder Fuß zu fassen in der alten oder auch vielleicht in einer radikal veränderten neuen sozialen Realität gerade nach der erfahrenen Traumatisierung die individuellen Anpassungsfähigkeiten überfordern kann. Die Begleitung und Unterstützung in einer Phase der psychosozialen Reintegration sollte deshalb integraler Bestandteil jeder psychotraumatologischen Behandlungsplanung sein. Die hier zu lösenden Aufgaben haben jedoch meist keine Traumaspezifität mehr, sodass für die Phase der Reintegration die Auftragsklärung und Behandlungsplanung gemäß allgemeinen psychodynamischen oder verhaltenstherapeutischen Prinzipien anzuwenden ist (▶ Übersicht).

Evidenzbasierung traumatherapeutischer Verfahren und Interventionen (nach Rudolf u. Eich 1999)

EMDR:
Evidenzstufe I

Kognitiv-behaviorale Therapie:	Evidenzstufe I
Psychodynamische Therapie:	Evidenzstufe I

Ressourcenorientierte Interventionen:

Distanzierungstechniken:	Evidenzstufe III
Imaginative Verfahren:	Evidenzstufe III

▼

Evidenzstufe I bedeutet Evidenz aufgrund mindestens einer adäquat randomisierten kontrollierten Studie.

Evidenzstufe III bedeutet Meinungen von respektierten Experten gemäß klinischer Erfahrung, beschreibenden Studien oder Berichten von Expertengruppen.

15.6.5 Pharmakotherapie der posttraumatischen Belastungsstörung

Als mögliche Spezifität der neurohumoralen Befunde bei Traumafolgestörungen werden noradrenerge sowie serotonerge Dysregulationen, ebenso wie auffällige Befunde der Kortisol- und Opioidregulation, diskutiert. Die hohe Komorbidität der PTBS mit depressiven Störungen und Angststörungen hat zudem vielfältige pharmakotherapeutische Behandlungsansätze angeregt. Belegt ist eine selektive Wirksamkeit bestimmter Substanzen auf einzelne Symptomgruppen wie Intrusionen und Hyperarousal. Daraus ergibt sich derzeit eine Indikationsstellung zur Pharmakotherapie im Sinne einer **symptomorientierten Begleittherapie**. In der klinischen Erprobung sind dabei Substanzen aus der Gruppe der trizyklischen Antidepressiva, Monoaminoxidasehemmer, Serotoninwiederaufnahmehemmer und ß-Blocker. Für Tranquilizer besteht, bis auf eine kurzfristige Anwendung, gerade aufgrund der erhöhten Suchtgefährdung traumatisierter Patienten eine weitgehende Kontraindikation.

15

Konsens besteht darüber, dass eine reine Pharmakotherapie als Behandlung der PTBS insuffizient ist und stets von psychotherapeutischen Maßnahmen begleitet werden sollte. Indiziert ist eine psychopharmakologische Behandlung als adjuvante Begleittherapie zur Psychotherapie bei Koexistenz mit psychiatrischen Störungsbildern und bei therapierefraktärem Verlauf. In der Akutphase kann eine medikamentöse Dämpfung zur Unterstützung der psychischen Abschirmung und zum Umgang mit noch nicht kontrollierbarer Intrusions- und Hyperarousal-Symptomatik sinnvoll sein.

Im Rahmen von Studien werden derzeit auch Hypnotika zur Induzierung einer medikamentösen Amnesie untersucht, die in der Akutphase nach einer stattgehabten Traumatisierung zum Einsatz kommen. Diese Überlegungen beruhen darauf, dass die frühe Phase der Gedächtniseinspeicherung neurobiologisch die störanfälligste Phase ist. Über die Wirksamkeit solcher Maßnahmen auf den posttraumatischen Verlauf liegen jedoch noch keine übereinstimmenden und zuverlässigen Befunde vor (► Box: Übersicht relevanter Review-Studien zur Pharmakotherapie der PTBS).

Übersicht relevanter Review-Studien zur Pharmakotherapie der PTBS

Solomon SD, Gerrity ET, Muff AM (1992) Efficacy of treatments for posttraumatic stress disorder. An empirical review. JAMA 268: 633–638

Gerrity ET, Solomon SD (1996) The treatment of PTSD and related stress disorders: current research and clinical knowledge. In: Marsella AJ, Friedman MJ, Gerrity ET, Scurfield RM (eds) Ethnocultural aspects of posttraumatic stress disorder. American Psychological Association, Washington, DC, pp 87–104

Ebbinghaus R, Bauer M, Priebe S (1996) Behandlung der posttraumatischen Belastungsstörung. Fortschr Neurol Psychiatr 64: 433–443

Shalev AY, Bonne O, Eth SP (1996) Treatment of posttraumatic stress disorder: a review. Psychosom Med 58: 165–182

Van Etten M, Taylor S (1998) Comparative efficacy of treatments for posttraumatic stress disorder: a meta-analysis. Clin Psychol Psychother 5: 126–144

Cyr M, Farrar MK (2000) Treatment for posttraumatic stress disorder. Ann Pharmacother 34: 366–376

Schoenfeld FB, Marmar CR, Neylan TC (2004) Current concepts in pharmacotherapy for posttraumatic stress disorder. Psychiatr Serv 5: 519–531

Davidson JRT (2006) Pharmacologic treatment of acute and chronic stress following trauma. J Clin Psychiatry 627(Suppl 2): 34–39

15.7 Was ist wichtig für die tägliche Praxis?

Es mag einfach klingen, aber die **wichtigste Forderung für den Umgang mit traumatischen Störungen** besteht darin, bei der psychiatrischen Diagnostik an die mögliche Traumagenese eines Störungsbildes zu denken und diese Aspekte bei der Anamnese und biografischen Befragung besonders zu berücksichtigen. Traumatische Störungen zeigen unbehandelt eine hohe Chronifizierungsneigung und sind oft verdeckt durch komorbide psychische Störungsbilder (■ Abb. 15.1), hinter deren Leitsymptomatik der traumatische Zusammenhang erst erfragt werden muss. Ergeben sich Hinweise auf relevante Belastungserfahrungen, so empfiehlt es sich – v. a. bei einer komplexen Traumafolgesymptomatik – zur besseren Übersicht mit dem Patienten zusammen eine »Traumalandkarte« zu erarbeiten. In der grafischen Darstellung wird dabei auf der x-Achse das Lebensalter aufgetragen, in welchem ein bestimmtes Ereignis geschah; auf der y-Achse wird die aktuelle Belastung, die mit der Erinnerung an das jeweilige Ereignis verbunden ist, anhand einer Zehnerskala dokumentiert (◘ Abb. 15.3). Für Patient und Arzt ergibt sich so ein guter Überblick, der für die Erstellung eines Gesamtbehandlungsplans von großem Nutzen ist. Nicht jede traumatische Erfahrung bedarf einer Traumatherapie, und umgekehrt finden sich immer wieder Fälle, bei denen sich ein therapeutischer Fortschritt erst nach einer spezifischen Traumabearbeitung einstellt.

Besondere Erwähnung verdient an dieser Stelle auch nochmals die **Arzt-Patient-Beziehung**, die in der Ausgestaltung des therapeutischen Arbeitsbündnisses traumaspezifische Besonderheiten zeigen sollte. Anders als in einem klassisch psychodynamischen oder tiefenpsychologischen Behandlungssetting sollten regressionsfördernde Techniken vermieden werden, um die therapeutische Beziehung möglichst klar im Hier und Jetzt zu verankern. Ziel ist es, damit einer Übertragungsdynamik vorzubeugen, die zu einer Übertragung von Täteranteilen auf den Therapeuten führen könnte und damit auch zu einer Reinszenierung von Traumatisierungserfahrung in der therapeutischen Beziehung. Frühzeitige Klärungsarbeit ist deshalb dringend anzuraten. Aus dem Gesagten ergibt sich auch, dass für die Bearbeitung traumatischer Erfahrungen ein unmodifiziertes analytisches Setting kontraindiziert ist, ebenso wie verhaltenstherapeutische Konfrontationstechniken nur in spezifisch modifizierten Strategien bei der Traumatherapie Anwendung finden sollten.

Der wahrscheinlich **häufigste Fehler** in der Behandlungsplanung ist eine nicht ausreichende Stabilisierung, die jedoch als unbedingt notwendige Voraussetzung für eine gelingende Traumabearbeitung zu fordern ist. Gerade für den therapeutischen Anfänger erscheint es verlockend, mit spezifischen Rekonfrontationstechniken möglichst rasch eine Entlastung des Patienten und damit auch einen therapeutischen Fortschritt erreichen zu wollen. Diese Hoffnung erfüllt sich in der Regel nicht und erst recht nicht bei komplexen Traumafolgestörungen. Die Dynamik und Gefahr einer Destabilisierung und Retraumatisierung wurde in ► 15.4 bereits mit ihrer neurobiologischen Grundlage dargestellt.

15.8 Schwierige Behandlungssituationen

Die folgenden Abschnitte zeigen exemplarisch einige schwierige Behandlungssituationen und Fallen auf, wie sie im Umgang mit traumatisierten Patienten auftreten können, und erläutern, welche therapeutischen Strategien dabei zu empfehlen sind.

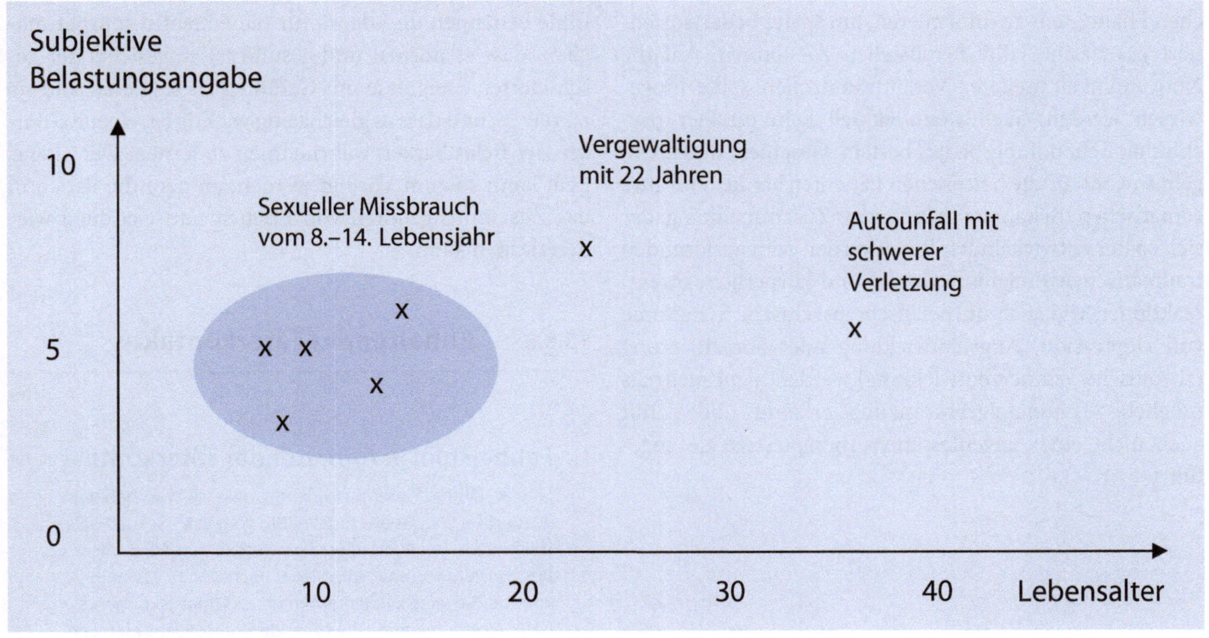

◘ **Abb. 15.3** Traumalandkarte

15.8.1 Auffällige Unauffälligkeit

Fallbeispiel 3: Auffällige Unauffälligkeit

Die chirurgischen Kollegen bitten um ein psychiatrisches Konsil bei einem schwer unfallverletzten Patienten. Sie berichten, der Patient sei in der Nacht unruhig, er zeige auffällig hohe Pulswerte und es erscheine selbst aus chirurgischer Sicht merkwürdig, dass der Patient ein wirklich schwerwiegendes und dramatisches Unfallereignis scheinbar unauffällig wegstecke. Bei der ersten psychiatrischen Exploration findet sich ein chirurgisch schwerverletzter Patient, der aber alle Fragen nach einer psychischen Betroffenheit durch das Unfallereignis verneint.

Gerade bei schwer unfallverletzten Patienten findet sich in der unmittelbaren Phase der chirurgischen Unfallnachsorge häufig ein Phänomen, bei dem (unbewusst) psychische Belastungssymptome zugunsten einer Konzentration auf die körperliche Genesung zurückgestellt werden. Man kann dies als Effizienzstrategie verstehen, da der Kampf ums Überleben es gerade bei schwerer körperlicher Verletzung notwendig macht, alle Kräfte zu bündeln. Häufig kommt es dann jedoch Wochen bis Monate nach der chirurgischen Behandlung zum Auftreten einer verzögerten Belastungsreaktion (*late-onset PTSD*), da die psychische Auseinandersetzung mit dem Unfallerleben zwar hinausgeschoben, aber nicht regelhaft übergangen werden kann. Es ist deshalb wichtig, sowohl den Patienten als auch die chirurgischen Kollegen über die Möglichkeit eines solchen Phänomens zu informieren, um später bedarfsorientiert psychische Hilfe bereitstellen zu können. Auf die Notwendigkeit weiterer Verlaufskontrollen sollte hingewiesen werden, auch wenn aktuell kein direkter psychischer Behandlungsbedarf besteht. Geschieht dies nicht, geht sowohl für die betroffenen Patienten als auch für ihre somatischen Behandler häufig der Zusammenhang der sich später entwickelnden Beschwerden zum auslösenden traumatischen Ereignis verloren, und körperliche Stressreaktionen wie auch unspezifische psychische Symptome von Depression, Angstentwicklung oder Somatisierung (chronische Schmerzentwicklung) werden nicht mehr als mögliche Traumafolgeerkrankung erkannt und damit auch nicht einer angemessenen Therapiestrategie zugeführt.

15.8.2 Traumatische Affektabspaltung

Fallbeispiel 4: Traumatische Affektabspaltung

Eine Patientin stellt sich zu diagnostischen Gesprächen vor und berichtet mit aller Offenheit, dass sie über längere Zeit Opfer von sexuellem Missbrauch in der Kindheit war. Ohne Aufforderung gibt sie detaillierte Situationsschilderungen und zeigt dabei auch kaum gefühlsmäßige Betroffenheit. Es entsteht der Eindruck, verbale Schilderung und mimischer Ausdruck passen nicht zueinander. In der weiteren Exploration wird deutlich, dass sie sich in vielfältigen und unangemessenen Lebenssituationen, wie z. B. am Arbeitsplatz gegenüber Kollegen oder auch bei flüchtigen Bekannten, stets über ihre Traumageschichte darstellt und damit auf Verunsicherung und Ablehnung stößt.

Die Selbstdarstellung der Patientin in ▶ Fallbeispiel 4 spiegelt eine Überlebensstrategie wider, bei der der traumazugehörige Affekt abgespalten wurde, da er in seiner Intensität wahrscheinlich nicht aushaltbar gewesen ist und dissoziiert werden musste. Hier sollte der in der Gegenübertragung wahrgenommene Affekt »dass diese Ereignisse doch schrecklich und kaum im Kopf aushaltbar sind« handlungsleitend sein. Der Therapeut sollte begrenzend einwirken und benennen, dass ihm diese Fülle an traumatischen Details zu viel erscheint und er selbst einen dosierteren und geschützteren Umgang mit so schwerwiegenden traumatischen Erfahrungen braucht. Er sollte seine Gefühle benennen und damit für die Patientin spürbar machen, dass es normal und gesund ist, angesichts der geschilderten Ereignisse mit Gefühlen zu reagieren und sie zu zeigen, und dass es gleichzeitig wichtig ist, eigene Grenzen der Belastbarkeit wahrnehmen zu lernen. Der Therapeut kann so zum Vorbild werden, an dem die Patientin das Zusammengehören von Erleben und Gefühlen wiedererlernen kann.

15.8.3 Anhaltender Täterkontakt

Fallbeispiel 5: Anhaltender Täterkontakt

Eine 22-jährige Patientin berichtet, dass sie zwischen dem 10. und 14. Lebensjahr regelmäßig vom Vater sexuell belästigt worden sei. Auch heute komme es unter Alkoholeinfluss noch manchmal vor, dass er nachts in ihr Zimmer komme. Sie leide seit längerem unter Schlafstörungen, habe Albträume und zunehmende Unterbauchbeschwerden. Sie vermute einen Zusammenhang mit den sexuellen

▼

Übergriffen und suche deshalb eine Traumatherapie. Da sie aufgrund ihrer Ausbildungssituation noch über wenig Geld verfüge, habe sie aber beschlossen, zunächst noch weiter zu Hause wohnen zu bleiben.

Eine traumabearbeitende Therapie bei weiter bestehendem Täterkontakt ist kontraindiziert und zum Scheitern verurteilt, wenn potenziell mit weiteren Grenzüberschreitungen und damit Retraumatisierung zu rechnen ist. Die therapeutische Beziehung sollte hier genutzt werden, um ein Gefühl für die notwendigen Grenzen und das persönliche Schutzbedürfnis zu unterstützen und wachsen zu lassen. Aufgrund der typischerweise komplexen familiären Beziehungen und Abhängigkeiten, aber auch aufgrund einer pathologischen Täterbindung kann die Loslösung aus dem traumatisierenden Kontext für ein Opfer aus eigener Kraft schwer bis unmöglich sein. Die therapeutischen Bemühungen sollten deshalb unter Einbeziehung von zusätzlichen Beratungsmöglichkeiten zunächst an der Herstellung von äußerer und innerer Sicherheit orientiert sein, bevor in einem späteren Schritt auch die Bearbeitung durchlebter traumatischer Erfahrungen angegangen werden kann.

15.8.4 Fixierung auf Traumabearbeitung

Gerade die wachsenden öffentlichen Informationen zu psychischen Traumafolgen und ihrer guten Behandelbarkeit durch traumabearbeitende Techniken wie z. B. EMDR bringen Patienten dazu (häufig auch nach Beratung durch somatisch tätige Kollegen), beim Psychiater und Psychotherapeuten vorstellig zu werden und eine möglichst rasche Bearbeitung ihrer traumatischen Erfahrung wie eine Spritzenbehandlung beim Orthopäden einzufordern.

Hier sollte es Aufgabe einer umfassenden diagnostischen Abklärung sein, mit dem Patienten eine Diagnose und einen Gesamtbehandlungsplan zu erarbeiten, und – je nach aufgedecktem Material – gegebenenfalls einen ganz anderen psychodynamischen Fokus zu setzen, als dies ursprünglich vom Patienten gesucht wurde. Nicht selten findet man so, dass neben einer durch Laienwissen bedingten Fehleinschätzung die Fixierung auf eine Traumabearbeitung der Versuch einer Abwehr zentraler Konfliktdynamiken ist, deren Nichtbeachtung jedes traumatherapeutische Vorgehen scheitern lassen würde. Bestätigt sich ein Behandlungsbedarf bezüglich traumatischer Erfahrungen, ist unbedingt an der Forderung nach einem stabilen therapeutischen Beziehungsaufbau und einer ausreichenden Stabilisierungsarbeit festzuhalten, auch wenn der geäußerte Wunsch nach einer raschen Traumabearbeitung auch einen raschen Therapieerfolg versprechen könnte.

15.9 Stellung der Psychotraumatologie in der Öffentlichkeit und Weiterbildung

Als glückliche Tatsache ist anzuerkennen, dass es in den letzten Jahren zu einer umfangreichen öffentlichen Diskussion und Bewusstseinsbildung zur Bedeutung traumatischer Lebenserfahrungen und ihrer Behandelbarkeit gekommen ist. Zu erhoffen ist, dass dies mit dazu beiträgt, langjährige Chronifizierungsprozesse zu vermeiden. Diese kamen in der Vergangenheit zustande, entweder weil Patienten sich nicht rechtzeitig mit ihrer Beschwerdesymptomatik mitteilten oder weil von ärztlicher Seite nur unspezifische Behandlungsmaßnahmen eingeleitet wurden. Gerade eine undifferenzierte und zeitlich nicht eng begrenzte Medikation mit Tranquilizern ist hier als Kunstfehler und Chronifizierungsfaktor zu benennen.

Für eine sachgerechte traumaspezifische Behandlungsplanung bedarf es einer differenzierten Indikationsstellung, die mit dem Patienten gemeinsam zu erarbeiten ist. Zu überlegen ist dabei, welche Störungsanteile im Rahmen einer ambulanten Psychotherapie bearbeitet werden können und welche einer intensivierten und traumaspezifisch ausgerichteten stationären Behandlung zuzuführen sind. Entscheidend ist für diese Differenzialindikation nicht nur die klinische Stabilität des Patienten, sondern auch seine häuslich-familiären oder beruflichen Rahmenbedingungen und Belastungen. Stationäre Traumatherapie in einer Fachklinik kann hier die notwendige inhaltliche und räumliche Distanzierung bereitstellen. Inzwischen haben viele Kliniken im Akut- und auch im Reha-Bereich spezialiserte psychotraumatologische Abteilungen aufgebaut.

Während Akut- und Einfachtraumatisierungen bei rechtzeitiger Diagnostik und Behandlung eine sehr gute Prognosestellung erlauben, ist für komplexe Traumafolgestörungen nach früher Traumatisierung zwar eine deutliche Besserung und Stabilisierung zu erwarten, eine abgeschlossene Traumabearbeitung kann aber nur bei einem Teil der betroffenen Patienten erreicht werden. Erforderlich ist dann meist eine mehrjährige ambulante Behandlung, die bedarfsorientiert mit Phasen einer stationären Intervalltherapie zu kombinieren ist. Beim derzeitigen Wissensstand ist einer pharmakologischen Behandlung nur eine adjuvante und symptomorientierte Bedeutung zuzuweisen, während eine psychotraumatologischen Behandlungsplanung die Therapie der Wahl darstellt.

Es sei an dieser Stelle darauf hingewiesen, dass die hier im Überblick dargestellten Behandlungsstrategien im Umgang mit traumatischen Störungen für eine fachgerechte Anwendung einer speziellen Ausbildung bedürfen. Dies gilt sowohl für die imaginativen Stabilisierungstechniken als auch für die hochwirksamen Techniken zur Traumarekonfrontation, die bei unsachgemäßer Anwendung erheblichen Schaden und eine daraus resultierende klinische Verschlechterung verursachen können. Von der deutschsprachigen Gesellschaft für Psychotraumatologie (*www.degpt.de*) wurde in den letzten Jahren ein zertifiziertes Weiterbildungscurriculum entwickelt, das als Zusatzweiterbildung auf einer abgeschlossenen Psychotherapieausbildung aufbaut. Für die psychiatrische Facharztweiterbildung scheint aufgrund der klinischen Bedeutsamkeit von Traumafolgeerkrankungen die Verankerung psychotraumatologischen Basiswissens unbedingt erforderlich. Seit 1999 fasst die AWMF-Leitlinie zur posttraumatischen Belastungsstörung die wichtigsten Behandlungsprinzipien und ihre Evidenzbewertung zusammen (*www.leitlinien.net*).

Literatur

American Psychiatric Association (1996) Diagnostisches und Statistisches Manual psychischer Störungen DSM-IV. Hogrefe, Göttingen

Dilling H, Mombour W, Schmidt M (1991) Internationale Klassifikation psychischer Störungen: ICD-10, Kap. V(F); klinisch-diagnostische Leitlinien/Weltgesundheitsorganisation. Huber, Bern

Flatten G (2003) Neurobiologie der Posttraumatischen Belastungsstörung. In: Schiepeck G (Hrsg) Neurobiologie der Psychotherapie. Schattauer, Stuttgart

Flatten G (2006) Stand der psychodynamischen Therapie posttraumatischer Störungen. In: Maercker A, Rosner R (Hrsg) Therapie der Posttraumatischen Belastungsstörung. Thieme, Stuttgart

Flatten G, Schiepek G, Hansch D, Perlitz V, Petzold E (2003) Die Wirkung von traumatischem Stress auf biopsychische Selbstorganisationsprozesse. Ein Beitrag zum Verständnis der Posttraumatischen Belastungsstörung aus der Perspektive der Synergetik. Psychotherapeut 48: 31–39

Flatten G, Gast U, Hofmann A et al (2004a) Posttraumatische Belastungsstörung – Leitlinie der AWMF und Quellentext, 2. Aufl. Schattauer, Stuttgart, New York

Flatten G, Perlitz V, Pestinger M et al (2004b) Neural processing of traumatic events in subjects suffering PTSD: a case study of two surgical patients with severe accident trauma. GMS Psycho-Social-Medicine 1:doc06(20040701)

Förstl H (2002) Biologische Korrelate psychotherapeutischer Interventionen. Psychotherapie 7: 184–188

Grawe K (2004) Neuropsychotherapie. Hogrefe, Göttingen

Hebb D (1949) The organization of behaviour. Wiley, New York

Horowitz MJ (1974) Stress response syndromes. Character style and dynamic psychotherapy. Arch Gen Psychiatry 31: 768–781

Kandel E (2004) Auf der Suche nach dem Gedächtnis. Siedler, München

Kessler RC, Sonnega A, Bromet E et al (1995) Posttraumatic stress disorder in the National Comorbidity Survey. Arch Gen Psychiatry 52: 1048–1060

Lampe A (2006) Frauenspezifische Traumatisierungen. In: Reddemann L (Hrsg) Psychotraumata. Deutscher Ärzte Verlag, Köln, S 64–71

Lanius RA, Williamson PC, Densmore M et al (2001) Neural correlates of traumatic memories in posttraumatic stress disorder: a functional MRI investigation. Am J Psychiatry 158: 1920–1922

Lanius RA, Williamson PC, Hopper JW et al (2003) Recall of emotional states in posttraumatic stress disorder: an fMRI investigation. Biol Psychiatry 53: 204–210

LeDoux, JE (1995) Setting «stress" into motion: brain mechanisms of stimulus evaluation. In: Friedman MJ, Charney DS, Deutch AY (eds) Neurobiological and clinical consequences of stress: from normal adaptation to post-traumatic stress disorder. Lippincott-Raven, Philadelphia, PA, pp 125–134

LeDoux JE (2001) Das Netz der Gefühle. dtv, München

LeDoux JE (2002) Synaptic self. How our brains become who we are. Viking Pinguin, New York

Maercker A (Hrsg) (1998) Therapie der posttraumatischen Belastungsstörungen, 2. Aufl. Springer, Berlin Heidelberg New York Tokio

Morris J, Öhman A, Dolan R (1998) Concious and unconscious emotional learning in the human amygdale. Nature 393: 467–470

Reddemann L (2003) Imagination als heilsame Kraft. Pfeiffer bei Klett-Cotta, Stuttgart

Reddemann L (2004) Psychodynamisch-Imaginative Traumatherpie – Das Manual. Pfeiffer bei Klett-Cotta, Stuttgart

Reddemann L, Wöller W, Kruse J (2005) Opfer traumatischer Gewalt. In: Wöller W, Kruse J (Hrsg) Tiefenpsychologisch fundierte Psychotherapie – Basisbuch und Praxisleitfaden. Schattauer; Stuttgart

Sachsse U (2004) Traumazentrierte Psychotherapie. Schattauer, Stuttgart

Terr L (1991) Childhood Traumas: an outline and overview. Am J Psychiatry 148(1): 10–20

Van der Kolk BA, Fisler RE, Bloom SL (1996) Dissociation and the fragmentary nature of traumatic memories: overview. Br J Psychother 12: 352–366

Sucht

Clemens Veltrup

16.1 Einführung – 356

16.2 Epidemiologie – 356

16.2.1 Alkohol – 357

16.2.2 Medikamente – 357

16.2.3 »Illegale Drogen« – 357

16.2.4 Tabak – 357

16.3 Diagnostische Merkmale – 357

16.4 Psychologische Erklärungsansätze – 358

16.5 Behandlungssystem – 359

16.6 Psychotherapeutische Ansätze – 360

16.6.1 Psychotherapeutische Grundhaltungen – 361

16.6.2 Psychotherapeutische Interventionen zur Förderung von Änderungsbereitschaft – 362

16.6.3 Psychotherapeutische Interventionen zur Förderung von Änderungskompetenz – 364

16.7 Pharmakotherapie bei Alkoholabhängigkeit – 366

16.8 Therapiekonzepte – 367

16.8.1 Stationäre medizinische Rehabilitation – 367

16.8.2 Programme für Alkoholmissbraucher – 367

16.8.3 Programme zur Behandlung der Tabakabhängigkeit – 368

Literatur – 369

Der Trinker, dieser Roman von Hans Fallada (postum 1950 veröffentlicht) wurde 1995 mit Harald Juhnke in der Hauptrolle verfilmt. In den Medien wurde damals betont, dass es Harald Juhnke sehr gut gelungen sei, die Rolle des Alkoholabhängigen Erwin Sommer authentisch zu spielen. Immer wieder wurde auf mögliche Zusammenhänge mit der eigenen Suchtkarriere des Schauspielers hingewiesen. Weniger bekannt wurde allerdings, dass auch der Autor der Erzählung, Hans Fallada, an schweren Suchtproblemen gelitten hat. Bei ihm bestand eine polyvalente Substanzmittelabhängigkeit, er konsumierte missbräuchlich Alkohol, Tabak, Medikamente, Morphium und Kokain. Hans Fallada wurde straffällig, versuchte dann mithilfe der Guttempler alkoholabstinent zu werden, lernte in dieser Gruppe auch seine spätere erste Frau kennen, wurde aber immer wieder rückfällig und musste mehrfach in verschiedenen Nervenkliniken behandelt werden. Er erlebte extreme Entzugssyndrome, litt unter (komorbiden) depressiven Störungen und versuchte, im volltrunkenen Zustand seine geschiedene Frau zu erschießen. *Der Trinker* entstand 1944 innerhalb von 14 Tagen während eines Aufenthaltes des Autors auf einer geschlossenen Station der Landesirrenanstalt Neustrelitz. Der Roman hatte eine zumindest kurzfristige »kathartische« Wirkung, Hans Fallada schaffte es, vorübergehend abstinent zu leben, bis er dann 1947 im Zusammenhang mit seiner Suchterkrankung verstarb.

Auch bei Harald Juhnke ergab sich nach seinem Filmauftritt in *Der Trinker* eine Besserung seiner Alkoholproblematik. Er wurde dann aber 2001 nach einem erneuten schweren Rückfall in einem Pflegeheim im Land Brandenburg untergebracht, wahrscheinlich wegen einer alkoholbedingten Demenz. Die in der Presse breit dargestellten vorausgegangenen mehrfachen stationären Behandlungen in der Psychiatrie konnten keine psychische Stabilität und keine Bewältigung des problematischen Alkoholkonsums bewirken. Harald Juhnke starb 2004 im Alter von 75 Jahren.

Hans Fallada und Harald Juhnke: Es bleibt die Frage, ob eine »suchtbezogene Psychotherapie« den beiden bei der Bewältigung ihrer substanzbezogenen Störungen hätte wirksamer helfen können.

16.1 Einführung

Psychoaktive Substanzen konsumieren Menschen, um Genuss zu erleben und Wohlbefinden zu erzeugen oder zu fördern. Der Gebrauch solcher zentralnervös wirkender Substanzen birgt für einen Teil der Konsumenten aber auch das Risiko eines schädigenden Gebrauchs oder der Entwicklung einer Suchterkrankung. Zu den **psychotropen Stoffen**, die eine psychische Störung oder eine Verhaltensbeeinträchtigung bewirken können, gehören gemäß ICD-10 (Dilling et al. 1991):
- Alkohol,
- Opioide,
- Cannabinoide,
- Sedativa,
- Hypnotika,
- Kokain,
- Halluzinogene,
- Tabak,
- flüchtige Lösungsmittel und
- sonstige Stimulanzien (z. B. Koffein).

Vielfach werden unter den Suchterkrankungen auch Störungen des Essverhaltens (»Magersucht«, »Esssucht«) subsumiert. Die Klassifikationssysteme ICD-10 bzw. DSM-IV ordnen diese Störungsbilder, ebenso wie den Missbrauch von Laxanzien und anderen nichtpsychotropen Substanzen, der Oberkategorie »Verhaltensauffälligkeiten mit körperlichen Störungen« zu. Auch das pathologische Spielen als Störung der Impulskontrolle wird häufig als »süchtiges Verhalten« bezeichnet, an dieser Stelle aber nicht besprochen.

16.2 Epidemiologie

Die Erfassung von Prävalenzwerten zum Suchtmittelmissbrauch bzw. zur Abhängigkeit von psychotropen Substanzen ist über repräsentative Bevölkerungsumfragen nur schwer möglich. Die vorliegenden Schätzungen (▣ Tab. 16.1) basieren auf unterschiedlichen Verfahren und Berechnungsmodellen, in denen Daten aus der Polizeistatistik, den Verkaufsstatistiken der herstellenden Industrie und aus klinisch-epidemiologischen Studien bzw. Behandlungsstatistiken mit einfließen. Die veröffentlichten Zahlen waren in den letzten Jahren relativ stabil; größere Veränderungen sind auch in naher Zukunft nicht zu erwarten.

Tab. 16.1 Prävalenz der Substanzabhängigkeit in Deutschland. (Nach Merfert-Diete 2006)

Substanzabhängigkeit von	Anzahl
Alkohol	1.700.000
Medikamenten	1.900.000
Illegalen Drogen (ohne Cannabis)	170.000
Cannabis	240.000
Tabak	4.300.000

16.2.1 Alkohol

In Deutschland betrug der Pro-Kopf-Verbrauch alkoholischer Getränke 145,5 l, dies entspricht einem Verbrauch an reinem Alkohol von 10,1 l. Der Anteil der alkoholbezogenen Todesfälle an allen Todesfällen liegt bei 13% bei den Frauen und bei 25% bei den Männern im Altersbereich der 35- bis 65-Jährigen. Holly et al. (1997) haben eine repräsentative Untersuchung an über 3000 deutschen Jugendlichen und jungen Erwachsenen im Alter von 14–24 Jahren durchgeführt. Sie fanden in dieser Gruppe eine Lebenszeitprävalenz für Alkoholmissbrauch von 9,7%, weiterhin erfüllten 6,2% der untersuchten Stichprobe die Kriterien für eine Alkoholabhängigkeit. John et al. (1996) haben in einer Studie die Prävalenz von Alkoholmissbrauch und -abhängigkeit in der medizinischen Basisversorgung abgebildet: So sind 12,7% der Patienten im Allgemeinkrankenhaus alkoholabhängig, in den Allgemeinarztpraxen fanden sie 7,2% Alkoholabhängige und weitere 3,5% mit einem aktuellen schädlichen Gebrauch von Alkohol.

16.2.2 Medikamente

4–5% aller verordneten Arzneimittel in Deutschland haben ein Missbrauchs- und Abhängigkeitspotenzial. In den letzten Jahren ist die Zahl der Benzodiazepinverschreibungen deutlich zurückgegangen, die der gesamten Wirkstoffmengen seit 1993 um 25%. Etwa. 1,1 Mio. Deutsche werden damit »versorgt«.

16.2.3 »Illegale Drogen«

Deutschland nimmt wegen seiner geografischen Lage eine bedeutende Funktion als Transitland für den internationalen Drogenhandel ein. In den letzten Jahren kam es zu einem leichten Anstieg der Beschaffungskriminalität und zur Zunahme der sichergestellten Rauschgiftmengen, gleichzeitig aber zu einem Rückgang der Drogentoten im Jahr 2004 auf den niedrigsten Stand seit 1989 (1385 im Jahr 2004 vs. 1477 im Jahr 2003), die Zahl der erstauffälligen Konsumenten von harten Drogen (20.230 im Jahr 2002) nahm 2003 ab, stieg aber 2004 auf 21.100 Personen an und erreichte damit fast wieder den bislang höchsten Wert aus dem Jahr 2000. Bei den erstauffälligen Konsumenten ist ein Anstieg der **Amphetaminkonsumenten** zu verzeichnen, hingegen finden sich rückläufige Entwicklungen bei Heroin, aber auch bei Ecstasy.

Die Zahl der Cannabiskonsumenten war in Deutschland noch nie so hoch wie zurzeit (Kraus et al. 2005); 18,3% aller Frauen und 30,5% aller Männer im Alter zwischen 18 und 59 Jahren haben zumindest einmal Erfahrungen mit dem Konsum von Cannabis gemacht. Jeder vierte aktuelle Cannabiskonsument betreibt einen (fast) täglichen Gebrauch, wobei Frauen mit durchschnittlich 7,3 Tagen pro Monat eine niedrigere Konsumfrequenz aufweisen als Männer mit durchschnittlich 10,5 Tagen pro Monat. Ein Viertel der aktuellen Cannabiskonsumenten nimmt weitere illegale Substanzen zu sich.

16.2.4 Tabak

Der Zigarettenkonsum ist in Deutschland in den Jahren 1993–2002 um fast 13% angestiegen; seither lässt sich aber ein deutlicher Rückgang des Zigarettenkonsums um 15,8% im Jahr 2004 gegenüber 2003 verzeichnen bei einer Steigerung des Zigarren- und Zigarilloverkaufs um 17%. Der höchste Raucheranteil findet sich in der Gruppe der 35- bis 40-Jährigen (etwa 46% der Männer und 35% der Frauen) mit einem durchschnittlichen Tageskonsum von 15 Zigaretten. Eine systematische Untersuchung zur Prävalenz der abhängigen erwachsenen Raucher (nach Kriterien des DSM-IV 1996) unter den regelmäßigen Tabakkonsumenten in der allgemeinärztlichen Praxis zeigt, dass über 50% der regelmäßigen Raucher nikotinabhängig sind. In Deutschland geht man jährlich von etwa 140.000 tabakbedingten Todesfällen aus. Im Vergleich zu anderen Ländern der Europäischen Union haben in Deutschland erst relativ wenige Raucher (43%) bereits versucht, ernsthaft das Rauchen aufzugeben, in Schweden waren es etwa 80%.

16.3 Diagnostische Merkmale

Die Klassifikationssysteme DSM-IV und ICD-10 beschreiben eine Vielzahl von **Störungen durch psychotrope**

Substanzen (Entzugssyndrom, Delir, psychotische Störung, amnestisches Syndrom, Restzustand oder verzögert auftretende psychotische Störung). Zentrale psychische und Verhaltensstörungen durch psychotrope Substanzen sind der Missbrauch bzw. der schädliche Gebrauch und die Abhängigkeit (▶ Übersicht). Für eine detaillierte Analyse des Störungsbildes oder als Grundlage für die Therapieplanung sind diese wenigen Kriterien allerdings keinesfalls ausreichend. Während die Merkmale für die Abhängigkeit in den beiden genannten Klassifikationssystemen sehr ähnlich sind, gilt dies nicht für den Missbrauch bzw. die Abhängigkeit von psychotropen Substanzen. So nennt das DSM-IV weitere Kriterien, die die Diagnose eines Substanzmissbrauchs begründen und sich im Wesentlichen auf psychosoziale Folgen beziehen (negative soziale Folgen, juristische Konsequenzen).

Diagnostische Leitlinien: Schädlicher Gebrauch und Abhängigkeit gemäß ICD-10

Schädlicher Gebrauch
- Substanzkonsum verantwortlich für körperliche, psychische, interpersonale Konsequenzen
- Klar beschreibbare Schädigung
- Dauer: mindestens einen Monat oder mehrfach über 12 Monate
- Ausschluss einer Abhängigkeit

Abhängigkeit
Mindestens 3 Merkmale über mindestens einen Monat oder mehrfach über 12 Monate:
- Craving
- Verminderte Kontrollfähigkeit
- Entzugssyndrom
- Toleranzentwicklung
- Einengung auf Substanzgebrauch
- Konsum trotz schädlicher Folgen

Diagnostik bei Störungen durch Alkohol

Vor allem in der **Alkoholismusdiagnostik** sind verschiedene Typologien bekannt, die versuchen, ätiologische Aspekte, Aussagen zum Schweregrad der Störung sowie Verlaufs- und Prognosekriterien einzubeziehen. Auch werden Subtypen von Alkoholikern beschrieben, die sich deutlich voneinander unterscheiden und möglicherweise unterschiedliche Behandlungsformen benötigen.

Mittlerweile gibt es auch im deutschsprachigen Raum eine Vielzahl von **Screening-Instrumenten**. Davon sind einige Verfahren – wie z. B. der CAGE-Test, der AUDIT-Fragebogen, v. a. aber auch der LAST (Lübecker Alkoholismus Screening Test) – in Deutschland für die Erfassung alkoholbezogener Störungen gut validiert. Für die Erfassung von Tabakabhängigkeit hat sich im deutschsprachigen Raum der *Fagerström Test for Nicotine Dependence* durchgesetzt. Über das Internet lassen sich Screening-Verfahren für die Erfassung von Störungen durch psychotrope Substanzen finden, die mit dazu beitragen, Betroffenen zu vermitteln, dass eine änderungsbedürftige Suchtmittelproblematik vorliegt.

Es ist sinnvoll, in der Suchtdiagnostik mehrere diagnostische Quellen zu verwenden, u. a. chemisch-toxische Analysen (z. B. Blutalkoholkonzentration, CO-Atemluftanalyse für Nikotin, bestimmte Blut- und Leberwerte, Urinproben für Drogen und Medikamente), Fragebögen und Testverfahren, klinische (strukturierte) Interviews, Beobachtungsverfahren (z. B. äußere Symptomatik) und auch die Befragung Angehöriger.

Für die konkrete Behandlungsplanung sind folgende **diagnostische Aspekte** zu erfassen:
1. Art und Schweregrad der substanzbezogenen Störung,
2. Erfassung von (komorbiden) psychischen Störungen und körperlichen Beeinträchtigungen,
3. Screening der kognitiven Leistungsfähigkeit,
4. Erhebung der Änderungsbereitschaft,
5. Rückfallrisikodiagnostik.

Eine gute Übersicht der in Deutschland verwendeten diagnostischen Verfahren in der Suchtbehandlung findet sich unter *http://wwwpsy.uni-muenster.de/institut1/ehes/startseite.htm* (Glöckner-Rist et al. 2003).

16.4 Psychologische Erklärungsansätze

Die wichtigsten psychologischen Beiträge zur Entwicklung und Aufrechterhaltung von Sucht sind von der Psychoanalyse und von der Lerntheorie entwickelt worden.

Die **Psychoanalyse** unterscheidet drei Erklärungsmodelle:
1. Im **Triebmodell** ist Sucht der Versuch, einen Triebkonflikt zu lösen. Das Trinken wird als eine Regression auf die orale Phase definiert. Der gesteigerte Alkoholkonsum dient dazu, Unlust zu verhindern und Lust zu maximieren.
2. Nach dem **Ich- oder strukturpsychologischen Modell** der Sucht wird die Droge (unbewusst) eingesetzt, um einen Defekt in der Persönlichkeitsstruktur zu kompensieren. Dem Suchtmittel kommt somit Selbstheilungscharakter zu, wobei die wesentliche Selbstheilungsfunktion des Suchtmittels in der Affektdämpfung und -regulierung liegt.

3. Das **objektpsychologische Modell** stellt den Selbstzerstörungscharakter der Sucht in den Mittelpunkt. Der Abhängige entwickelt selbstdestruktive Aggressionen gegen das Ich als Bestrafung für aggressive Impulse, die er als für sich nicht akzeptabel erlebt.

Aus **lern- bzw. verhaltenstheoretischer** Sicht ist Sucht ein erlerntes Verhalten. In der Entwicklung und Aufrechterhaltung von Alkoholmissbrauch und -abhängigkeit greifen viele Bedingungen ineinander:
- klassisches und operantes Konditionieren,
- durch Modelle vermittelte Verhaltensweisen,
- später auch selbst erlebte bzw. erwartete positive Wirkungen (z. B. Spannungsreduktion, Selbstsicherheit, Gefühl der Zugehörigkeit usw.),
- zustandsabhängiges Lernen,
- emotional-kognitive Prozesse.

Bei einer **körperlichen Abhängigkeit** führt das Fehlen der Droge zu einem Stoffwechselmangel im Körper und zum Entzugssyndrom. Durch Drogenkonsum können diese Folgen beseitigt werden. Langfristig kann es zu einem völligen Zusammenbruch des alltäglichen Verhaltensrepertoires kommen; die Beseitigung der Entzugserscheinungen durch erneuten Konsum einer psychotropen Substanz steht im Vordergrund.

Der Stellenwert des Paradigmas der **klassischen Konditionierung** ist auch im Zusammenhang mit dem Verlangen (Craving) und dem Rückfall von Bedeutung. So können neutrale Stimuli – spezifische Situationen oder Gedanken – wegen ihrer zeitlichen Kopplung mit dem Alkoholkonsum selbst zu Auslösern für das Trinken werden. Diese Alkoholreagibilität ist als klassisch-konditionierte Entzugssymptomatik, als klassisch-konditionierte Kompensationsreaktion und als klassisch-konditionierte Appetenz zu verstehen. Weiterhin führen die klassisch-konditionierten Reaktionen zur Behinderung von Bewältigungsfertigkeiten, die physiologische Erregung reduziert die Steuerungsfertigkeiten von Abhängigen und begünstigt automatisierte Verhaltensweisen. Auch führen die klassisch-konditionierten Reaktionen zu einer geringen Selbstwirksamkeitsüberzeugung, welches die Empfänglichkeit für die positiven Wirkungen der psychotropen Substanzen erhöht (Lindenmeyer 1999).

16.5 Behandlungssystem

Das **Versorgungssystem** für Menschen mit Suchtproblemen lässt sich wie folgt einteilen:
1. medizinische Basisversorgung (v. a. niedergelassene Ärzte, Allgemeinkrankenhäuser),
2. psychosozial-psychiatrische Basisversorgung (u. a. sozialpsychiatrische Dienste, psychiatrische Kliniken),
3. das suchtspezifische Unterstützungssystem, u. a. bestehend aus Fachberatungsstellen, Fachkliniken der medizinischen Rehabilitation (Entwöhnungseinrichtungen), Einrichtungen der Eingliederungshilfe gemäß SGB XII und Selbsthilfegruppen.

Die niedergelassenen Hausärzte sind in der Regel die ersten professionellen Helfer, die Kontakt zu Substanzmissbrauchern und Abhängigen bekommen. Mittlerweile liegen auch Modelle vor, wie in einem Praxissetting geeignete Kurzinterventionen zur Förderung der Änderungsbereitschaft durchgeführt werden können. Die Wirksamkeit solcher Kurzmaßnahmen kann als empirisch abgesichert gelten.

In den letzten Jahren sind auch verstärkt Suchtkonsiliar- und -liaisondienste in Allgemeinkrankenhäusern eingerichtet worden, welche v. a. Beratungen in Anlehnung an das *motivational interviewing* (Miller u. Rollnick 2001, ► 16.6.2) durchführen, um die Behandlungsbereitschaft von Menschen mit substanzbezogenen Störungen (Schwerpunkt: Störungen durch Alkohol und Drogen) zu fördern.

Im Rahmen der suchtspezifischen Hilfe stehen gemeindenah psychosoziale Dienste zur Verfügung. Die Entzugsbehandlungen für Suchtmittelabhängige werden in Allgemeinkrankenhäusern durchgeführt, in den psychiatrischen Kliniken gibt es zunehmend »qualifizierte Entzugsbehandlungen«, welche neben der körperlichen Entgiftung auch soziale Angebote zur Stabilisierung der Lebenssituation und psychologische Interventionen zur Förderung der Änderungsbereitschaft (»Motivationsarbeit«) umfassen.

Für die medizinische Rehabilitation stehen ambulante, teilstationäre und vollstationäre Behandlungsangebote für Menschen mit Abhängigkeit von Alkohol und Drogen zur Verfügung. Die durchschnittliche Verweildauer beträgt bei Alkoholabhängigen 12 Wochen (Spannweite: ca. 6–16 Wochen), bei Drogenabhängigen beträgt die Behandlungsdauer ca. 6–9 Monate. Chronisch mehrfach geschädigte Abhängige und Klienten mit schweren psychischen Störungen und einer Suchtmittelproblematik werden in soziotherapeutischen Spezialeinrichtungen betreut. Im Rahmen der Substitutionsbehandlung von Drogenabhängigen werden kontinuierliche psychosoziale Betreuungsangebote vorgehalten. Es ist auch möglich, als substituierter Drogenabhängiger unter bestimmten Voraussetzungen eine medizinische Rehabilitation anzutreten.

Menschen mit Tabakabhängigkeit finden bei verschiedenen Trägern vor Ort geeignete (ambulante) Angebote zur Bewältigung des problematischen Rauchens.

Studien zur Wirksamkeit psychotherapeutischer Maßnahmen

Im Bereich der Therapie von Abhängigen »illegaler Drogen« liegen nur sehr wenige Daten zum Erfolg der verschiedenen Interventionen vor. Bühringer (1998) gibt einen Überblick über die Effektivität der Behandlung von Drogenabhängigen in Deutschland. Demnach beenden im Mittel 28%, bei einer Schwankungsbreite von 10–60%, ihre stationäre Entwöhnungsbehandlung planmäßig. Bei 50% der Abstinenten kann die Therapie ein Jahr nach Beendigung weiter als erfolgreich bewertet werden. Nach 4 Jahren ist der Anteil der »Erfolgreichen« bei noch 27%. Mittlerweile führen einige Rehabilitationskliniken für Drogenabhängige eigene katamnestische Studien durch, welche die o. g. Ergebnisse bestätigen.

Eine Metaanalyse von Süß (1995) zur Effektivität von psychologischen Interventionen bei Alkoholabhängigen (54 Studien) ergab, dass nach einer mittleren Katamnesedauer von 14,4 Monaten (und einer Mindestkatamnesedauer von 6 Monaten) 37,3% der behandelten Patienten abstinent gelebt haben. In Deutschland wurde im Rahmen einer multizentrischen Studie von Missel et al. (1997) an 3000 stationär entwöhnungsbehandelten Alkoholabhängigen gefunden, dass 86,8% regulär entlassen wurden und insgesamt 47,0% aller Patienten über ein Jahr nachklinisch abstinent gelebt haben.

Die vorliegenden ersten Ergebnisse aus dem *Project Match* (*Project MATCH Research Group* 1997) belegen, dass die durchgeführten unterschiedlichen Therapieformen zur Alkoholabhängigkeit ähnliche »Erfolgsquoten« erzielen. Verglichen wurde ein kognitiv-behavioraler Ansatz (12 ambulante Sitzungen) mit der 12-Stufen-Therapie (in Anlehnung an das Konzept der Anonymen Alkoholiker) sowie der *Motivational Enhancement Therapy*, einem Programm, welches die Überlegungen von Miller und Rollnick (2001) zur motivationalen Beratung umsetzt (4 Sitzungen verteilt über einen Zeitraum von 12 Wochen). Die Ergebnisse zeigen allerdings auch, dass eine zumindest kurze (teil-)stationäre Behandlung mit einer ambulanten Nachsorge deutlich erfolgreicher ist als eine ausschließliche ambulante Behandlung. Nicht nachweisen ließ sich, dass bestimmte Subgruppen von alkoholabhängigen Patienten von einer Therapieform besonders profitieren.

Loeber und Mann (2006) haben die wirksamen psychotherapeutischen Verfahren in der Behandlung der Alkoholabhängigkeit noch einmal zusammengestellt. Neben Kurzinterventionen wird die *Motivational Enhancement Therapy* (vgl. *Project Match*) sowie das Programm *Community Reinforcement Approach* (Meyers u. Smith 1995) in unterschiedlichen Metaanalysen als besonders wirksam hervorgehoben. Darüber hinaus verfügen Trainings zur sozialen Kompetenz, paar- und familientherapeutische Maßnahmen sowie Reizexpositionsverfahren über nachgewiesene Evidenz.

Ein umfassender Überblick über die Wirksamkeit von sozio- und psychotherapeutischen Interventionen bei Abhängigen findet sich bei Berglund et al. (2003), welche zusammenfassend alle publizierten psycho- und pharmakotherapeutischen Studien zur Behandlung von Alkohol- und Drogenabhängigkeit darstellen, die bestimmten minimalen methodischen Standards genügt haben.

Auch die Tabakabhängigkeit kann erfolgreich behandelt werden. In Studien erzielen multimodale verhaltenstherapeutische Programme, wenn sie mit einer passageren Nikotinsubstitution zur Unterdrückung der initialen Entzugssymptome kombiniert werden, langfristige Abstinenzraten (über 12 Monate) von bis zu 35%. Programme, die auf die individuellen Bedürfnisse der Raucher abgestimmt werden (z. B. für Koronarpatienten, Schwangere), erreichen auch höhere Erfolgsquoten, nämlich langfristig etwa 50%.

Sehr gute Zusammenstellungen wichtiger Studien zum Therapieerfolg bei Suchtmittelmissbrauchern und -abhängigen finden auch in den entsprechenden AWMF-Leitlinien zur Suchtbehandlung (Schmidt et al. 2006).

16.6 Psychotherapeutische Ansätze

Die erfolgreiche Bewältigung von Suchterkrankungen setzt in der Regel eine adäquate Kombination medizinischer, psychiatrischer und psychotherapeutischer Behandlungsverfahren sowie psychoedukativer und soziotherapeutischer Interventionen voraus. Die Bedeutung verhaltenstherapeutischer Verfahren in der Suchtbehandlung hat in den letzten Jahren deutlich zugenommen, in der Raucherentwöhnung wird fast ausschließlich verhaltenstherapeutisch gearbeitet.

Die zentralen **Ziele der Behandlung von Störungen durch psychotrope Substanzen** sind:

1. Wiederherstellung der Arbeitsfähigkeit,
2. Sicherung der Erwerbsfähigkeit,
3. Teilhabe am Leben in der Gemeinschaft.

Neben der Suchtmittelabstinenz werden v. a. folgende **Konsumänderungen** angestrebt:

1. schadensbegrenzender Suchtmittelkonsum,
2. moderater, kontrollierter, risikoarmer Gebrauch von psychotropen Substanzen,
3. Substitution.

In Deutschland wird eine umfassende Suchtbehandlung, welche neben medizinisch-psychiatrischen und psychotherapeutischen auch arbeits-, kreativ und sporttherapeutische sowie sozialarbeiterische und sozialtherapeutische Interventionen umfasst, durch die **Entwöhnungsbehandlung im Rahmen der medizinischen Rehabilitation** realisiert In diesem Versorgungssystem kommen v. a. tiefenpsychologische und verhaltenstherapeutische Verfahren in der Einzel- und Gruppentherapie zur Anwendung. Die psychotherapeutische Arbeit in diesem Setting setzt nicht nur eine profunde Kenntnis der entsprechenden Psychotherapieverfahren voraus, sondern eine entsprechende Ausbildung unter fachlicher Supervision. Die psychoanalytisch ausgerichtete Therapie der Sucht zielt v. a. auf eine grundlegende Strukturveränderung ab. Dabei wird in der Suchttherapie auf das klassische Setting verzichtet. In Deutschland ist die psychoanalytisch-interaktionelle Methode (Heigl-Evers 1978) in der medizinischen Rehabilitation von Alkoholabhängigen weit verbreitet. Wegen der Notwendigkeit von länger dauernder Therapie ist dieses Verfahren für die Psychotherapie der Sucht im Rahmen der Psychiatrie eher nicht geeignet.

Im Rahmen der AWMF-Leitlinien zur evidenzbasierten Suchtmedizin (Schmidt et al. 2006) wird der psychiatrischen Akutbehandlung eine wichtige Rolle eingeräumt. Aber nicht nur im Rahmen der (qualifizierten) Entzugsbehandlung, sondern auch bei der kontinuierlichen Behandlung von psychiatrischen Patienten mit komorbiden Störungen durch psychotrope Substanzen können psychotherapeutische Interventionen hilfreich sein.

Das psychiatrische Versorgungssystem ist für die Suchtbehandlung von großer Wichtigkeit. Neben den Suchtkranken im engeren Sinne, die bis zu 50% der stationären Patienten in den psychiatrischen Kliniken ausmachen, bestehen auch bei Patienten mit Angsterkrankungen, depressiven oder affektiven Störungen **komorbide Störungen durch psychotrope Substanzen** (schädlicher Gebrauch oder Abhängigkeit), welche behandlungsbedürftig sind. Viele psychiatrische Patienten leiden unter einer chronischen Tabakabhängigkeit; diese Störung wird im Rahmen der Akutbehandlung oft nicht diagnostiziert und überwiegend nicht behandelt.

Im Folgenden werden anhand des dargestellten ▶ Fallbeispiels drei Aspekte einer speziellen Psychotherapie der Sucht in der Psychiatrie behandelt:

1. psychotherapeutische Grundhaltungen und -bedingungen (▶ 16.6.1),
2. psychotherapeutische Interventionen zur Förderung von Änderungsbereitschaft (▶ 16.6.2),
3. Psychotherapiemaßnahmen zur Entwicklung von Änderungskompetenz (▶ 16.6.3).

Fallbeispiel Herr P.: Teil 1 – Psychotherapeutische Ansätze

Herr P. konsumiert seit Jahren überhöhte Mengen von Alkohol. Seine Trinkmengen liegen bei etwa 2 l Bier täglich, zusätzlich trinkt er regelmäßig in der Woche ein oder zwei Gläser Cognac, am Wochenende auch bis zu eine Flasche Wein in geselliger Runde oder beim Fernsehen. Der wöchentliche Konsum beträgt bis zu 700 g reinen Alkohol. Aufgefallen ist Herr P. im Rahmen einer Verkehrskontrolle (1,4 Promille). Es ▼ kam zum Entzug der Fahrerlaubnis. Herr P. stellt sich daraufhin bei seinem Hausarzt vor, der den Verdacht einer Alkoholabhängigkeit äußert und eine »Entgiftungsbehandlung« in der psychiatrischen Klinik vorschlägt. Der Hausarzt von Herrn P. hat eine Weiterbildung »suchtmedizinische Grundversorgung« besucht. Damit kennt er sich mit den zentralen Grundhaltungen und Techniken zur Förderung von Änderungsbereitschaft gut aus.

Die Klinik führt eine »qualifizierte Entzugsbehandlung« durch. Das bedeutet, die Mitarbeiter sind geschult, sich im Umgang mit Patienten um eine vertrauensvolle Beziehung zu bemühen und vermitteln den Patienten auch, dass eine erfolgreiche Bewältigung der Sucht möglich ist. Auch im Rahmen der qualifizierten Entzugsbehandlung ist die Einhaltung psychotherapeutischer Grundhaltungen wichtig. Herr P. hat sich nach Abklingen der Entzugssymptome für die Teilnahme an den Einzel- und Gruppengesprächen entschieden. Auch die Informationsvorträge gefallen ihm gut. Neben der Entzugsbehandlung im engeren Sinne werden auch psychotherapeutische Interventionen innerhalb der Gesamtbehandlungszeit von ca. 3 Wochen durchgeführt.

Herr P. schätzt in der stationären psychiatrischen Entzugsbehandlung insbesondere das Einzelgespräch mit dem Bezugstherapeuten. Hier kann er persönliche Themen ansprechen, v. a. aber auch eine verbindliche Änderungsentscheidung entwickeln. Im Rahmen der Entzugsbehandlung nimmt Herr P. an themenzentrierten Gruppentherapien teil. Er lernt eine Menge über die Entwicklung und Aufrechterhaltung seiner Alkoholabhängigkeit, erkennt für sich die Notwendigkeit eines Lebens ohne Alkohol und entscheidet sich auch, weiterführende psychotherapeutische Hilfen zur Entwicklung von Abstinenzkompetenz in Anspruch zu nehmen. Regelmäßig liest er spezifische Kapitel aus den Informationsmaterialien auf der Station. Dazu gibt es Hausaufgaben, die er täglich zu bearbeiten hat.

Herr P. entscheidet sich, nach Abschluss der stationären Behandlung in der Psychiatrie eine ambulante Therapie im Sinne einer medizinischen Rehabilitation in Anspruch zu nehmen. Diese muss beim zuständigen Rentenversicherungsträger beantragt werden. In der Regel beträgt die Behandlungsdauer 12 Monate mit wöchentlichen Gruppensitzungen und zusätzlichen Einzelgesprächen. Die Gruppentherapie orientiert sich zum einen an den aktuellen Bedürfnissen der Teilnehmer, ein wichtiger Bestandteil sind aber strukturierte Maßnahmen zur Rückfallprävention.

16.6.1 Psychotherapeutische Grundhaltungen

Ein zentraler Wirkfaktor der Psychotherapie ist die vertrauensvolle, kooperative und hilfreiche Beziehung zwischen dem einzelnen Patienten und dem Therapeuten. Die Beziehung beginnt mit dem ersten Kontakt, d. h., auch bei bestehender Intoxikation oder bei bereits erkennbaren Entzugssymptomen ist eine Grundhaltung zu wählen, welche den Prozess der Förderung von Änderungsbereitschaft »eröffnet«. Miller und Rollnick (2001) gehen davon aus, dass Menschen über ein konstruktives Potenzial für Veränderung verfügen und benennen die folgenden vier zentralen Grundhaltungen bzw. **Prinzipien, um Änderungsentwicklungen anzustoßen**:

1. Vermittlung von Empathie,
2. Aufbau von Diskrepanz,
3. konstruktiver Umgang mit Widerstand,
4. Förderung von Selbstwirksamkeit.

Diese vier Prinzipien sind auch zentraler Bestandteil des *motivational interviewing* (Miller u. Rollnick 2001), welches sich zu einer der erfolgreichsten evidenzbasierten Interventionen in der Suchtbehandlung entwickelt hat (► 16.6.2). Die deutsche Ausgabe der revidierten zweiten Version liegt unter dem Titel »motivierende Gesprächsführung« vor (Miller u. Rollnick 2005).

Eine Vielzahl von Therapiemaßnahmen bei Suchtmittelabhängigen wird in Gruppen durchgeführt. Dafür werden u. a. folgende Gründe angeführt:

- Die Gruppe ermöglicht Solidaritätserfahrungen,
- vermittelt Erfahrungen und Empfehlungen,
- fördert Entscheidungsprozesse und
- ermöglicht Hoffnung und Zuversicht.

Als notwendige (instrumentelle) **Wirkfaktoren** von erfolgreichen Therapiegruppen gelten (Grawe 1980):

1. Gruppenkohäsion,
2. Offenheit,
3. Vertrauen,
4. konstruktive Arbeitshaltung.

Nach Fiedler (2005) ist darüber hinaus das Erleben, dass Patienten mit ihrer Beeinträchtigung nicht allein stehen (»Universalität des Leidens«), eine zentrale Erfahrung, die für den Behandlungserfolg bedeutsam ist. Ferner sind Rekapitulation, Katharsis und Hoffnungsvermittlung sowie die Erarbeitung »existenzieller Einsichten« hilfreiche Techniken im Gruppensetting. Die Therapeuten haben dafür Sorge zu tragen, dass die genannten Wirkfaktoren in der Patientengruppe erlebt werden können.

16.6.2 Psychotherapeutische Interventionen zur Förderung von Änderungsbereitschaft

Lange Zeit wurde in der Suchtbehandlung die Bedeutung von Einzelgesprächen unterschätzt. Die meisten strukturierten Therapiemaßnahmen erfolgten in Form von Gruppengesprächen. Gerade der Prozess der Förderung von Änderungsbereitschaft und der Entscheidung für konkrete Verhaltensänderungen ist aber im Einzelkontakt deutlich verbindlicher zu gestalten. Dazu bietet sich die **motivierende Gesprächsführung** (*motivational interviewing*, MI) als Intervention an. MI ist ein sowohl klientenzentrierter als auch direktiver Ansatz zur Erhöhung der intrinsischen Motivation zur Änderung eines problematischen Suchtmittelkonsums. Grundlage des Vorgehens ist die Annahme, dass die Patienten in der Regel nicht »unmotiviert«, sondern ambivalent sind (»Soll ich etwas ändern oder nicht?«). Dementsprechend vollzieht sich die Motivationsarbeit entlang der Exploration und Reduzierung von Ambivalenzen des Patienten. Neben den bereits beschriebenen vier Prinzipien (► 16.6.1) sind es folgende Gesprächstechniken, mit denen ein Änderungsprozess in Gang gesetzt wird.

1. offene Fragen stellen,
2. bestätigen,
3. reflektierendes Zuhören und
4. zusammenfassen.

Im Rahmen von *change talk* werden folgende Techniken angewendet:

Erkennen der Nachteile des aktuellen Verhaltens und Aufbau von Zuversicht bezüglich der Veränderung z. B. durch das Abwägen von Extremen, dem Erarbeiten von wichtigen Zielen und Werten sowie der Entscheidungsfindung durch den Vergleich von Pro- und Kontra-Argumenten. So werden in der motivierenden Gesprächsführung 2 Phasen unterschieden:

- In Phase 1 steht der Aufbau von Änderungsbereitschaft im Vordergrund.
- Phase 2 widmet sich der Erarbeitung und Vereinbarung persönlich verbindlicher Ziele und Wege zur Veränderung, die in einen konkreten Änderungsplan münden.

Begleitend zum MI bietet es sich an, über Vorträge und Eigenarbeit die Bearbeitung der suchtmittelbezogenen Realität zu vertiefen. Für den Alkoholbereich stehen hier die sehr strukturierten Informationshandbücher »Lieber schlau als blau« von Lindenmeyer (2006) sowie die Suchtfibel von Schneider (1998) zur Verfügung, deren Einsatz sich seit Jahren sehr bewährt hat.

Die Gruppenprogramme zur Förderung von Änderungsbereitschaft enthalten psychoedukative sowie Selbstmanagement- und Skill-Elemente (z. B. zur Rückfallprophylaxe). Neben der Berücksichtigung von Grundprinzipien des MI wird das **transtheoretische Modell der Änderung** von Prochaska und DiClemente (Prochaska et al. 1997) als Orientierungsrahmen herangezogen. Zusammenfassend beschreibt das Modell, dass Menschen sich bezüglich ihrer Bereitschaft, ein problematisches (gesundheitsschädigendes) Verhalten zu verändern, in unterschiedlichen Phasen befinden können. Die Anfangsphase (*precontemplation*) ist dadurch gekennzeichnet, dass der Betroffene sein Verhalten als weitgehend unproblematisch erlebt; hier sind bewusstseinserweiternde Interventionen sehr hilfreich, um eine Nachdenklichkeit (*contemplation*) zu erzeugen. In dieser zweiten Phase besteht der Interventionsschwerpunkt darin, emotional bedeutende Gründe für eine Veränderung zu erarbeiten, sodass dann in einer Phase der Vorbereitung die Umsetzung von Änderungsabsichten gelingen kann. Weitere Änderungsstadien sind die Phase der Aufrechterhaltung, aber auch das Wiederauftreten des problematischen Verhaltensmusters (»Rückfall«).

Im Therapieprogramm zur **Integrierten Qualifizierten Akutbehandlung bei Alkohol- und Medikamentenproblemen** (TIQAAM) von Lippert (2006) sind, aufbauend auf den Kerngedanken des MI, 15 Therapiesitzungen für Patienten mit Störungen durch Alkohol- und Medikamente entwickelt worden mit dem Ziel, eine allmähliche Einstellungsänderung mit Herstellung von Änderungsbereitschaft und -kompetenz zu erreichen. Die Gruppenstärke sollte 10 Patienten nicht übersteigen, jede Gruppensitzung dauert 60 Minuten, es wird unter offenen Gruppenbedingungen gearbeitet. Ähnlich wie bei der Gruppentherapie zur Abstinenz- und Motivationsstärkung bei opiatabhängigen Patienten (GAMOA, s. unten) gibt es einen allgemeinen Stundenablauf, der in jeder Therapiesitzung umgesetzt wird (Blitzlicht, Einführung in das Thema, Besprechung der Arbeitsblätter, neuer Themenblock, Abschlussrunde). Als Besonderheit sind die Arbeitsmaterialien klassifiziert (leicht, auch für kognitiv beeinträchtigte Patienten bearbeitbar, bis zu einem höheren Niveau, welches für gut reflektierte Patienten geeignet ist oder vertieft in Einzelkontakten nachbesprochen werden sollte). Die Gruppentherapie ist als Pflichtveranstaltung konzipiert, die praktische Erfahrung hat gezeigt, dass auch initial extrinsisch motivierte Patienten zunehmend Interesse an der Maßnahme entwickeln. Patienten lernen somit auch, Ängste vor weiterführender Behandlung abzubauen. Das Programm umfasst folgende **Themenschwerpunkte** (▶ Übersicht).

TIQAAM – Themenschwerpunkte

1. Kriterien für eine Abhängigkeitserkrankung, Basisinformation
2. Problemanalyse: typische Konsumsituationen und Förderung von Alternativverhalten
3. Kosten-Nutzen-Analyse von Abstinenz, Reduzieren der Nachteile von Abstinenz
4. Rückfall: Einführung, Erarbeitung von typischen »High-risk-Situationen«
5. Rückfall: Modell von Marlatt und Gordon (1985), Entpathologisierung von Rückfällen
6. Umsetzung des Modells von Marlatt und Gordon, Ablehnungstraining
7. Was tun, wenn man rückfällig wird? Rückfallbegrenzung, evtl. mit Erstellung eines Notfallplans
8. Rückfällen vorbeugen: Umgang mit Suchtdruck
9. Rückfällen vorbeugen: Umgang mit Anspannungs- und Stresszuständen
10. Tagesstrukturierung und Alltagsanalyse
11. Aufbau euthymer Tätigkeiten
12. Förderung und Aufbau eines sozialen Netzwerks
13. Zielbestimmung, Stärkung der Abstinenzmotivation
14. Problemlösetraining: Problemlöseschema nach D'Zurilla und Goldfried (1991)
15. Problemlösetraining: Fortsetzung und Vertiefung

Auch für die qualifizierte Entzugsbehandlung von Opiatabhängigen liegt mittlerweile ein Manual vor. Die **Gruppentherapie zur Abstinenz- und Motivationsstärkung bei opiatabhängigen Patienten** (GAMOA) von Franke und Schildberg (2004) umfasst 5 Themenbereiche:

1. Psychoedukation (»Was ist Abhängigkeit?«, Informationen zur Hepatitisbehandlung, Weiterbehandlungsmöglichkeiten),
2. Aufbau von Veränderungsmotivation (Pro und Kontra Veränderung, Konsumziele),
3. Umgang mit Suchtdruck/Craving,
4. Rückfallprophylaxe,
5. abstinente Zielaufrechterhaltung (Freizeitgestaltung, soziales Netz).

Therapieziele des Programms sind u. a.:

- Vermittlung von Krankheitseinsicht,
- Stärkung von Veränderungsfähigkeit,
- Klärung persönlicher Therapieziele und der Selbstwirksamkeitserwartung
- Förderung der Bewältigungskompetenz bei Hochrisikosituationen.

Die Dauer jeder Sitzung umfasst 60 Minuten, optimal ist eine Teilnehmerzahl von 6–8 Patienten unter offenen Gruppenbedingungen. Insgesamt bietet das Manual Anregungen für 27 Therapieeinheiten, zumeist liegen für die Sitzungen auch spezifische Arbeitsmaterialien für die Teilnehmer vor. Begleitend zur Gruppe wird eine kontinuierliche Selbstbeobachtung durchgeführt.

Ein weiteres Gruppenprogramm, welches im Rahmen der psychiatrischen Versorgung entstanden und durchgeführt wurde, ist das **Psychoedukative Gruppenprogramm bei problematischem Alkoholkonsum** (PEG-PAK) (Wessel u. Westermann 2002). Es wurde entwickelt für Patienten mit einem (hoch)riskanten Alkoholkonsum, die schädlich-missbräuchliche und z. T. abhängige Diagnoseklassifikationen einschließen können. In einer geschlossenen ambulanten Gruppe mit bis zu 18 Teilnehmern werden 9 Themenbereiche (◘ Tab. 16.2) erarbeitet. Diese Intervention wurde an einer kleinen Gruppe evaluiert. Als überraschendes Resultat ergab sich, dass sich trotz der Zieloffenheit drei Viertel der Teilnehmer für Abstinenz entschieden.

16.6.3 Psychotherapeutische Interventionen zur Förderung von Änderungskompetenz

Es lassen sich eine Vielzahl von psychotherapeutischen Ansätzen zur Suchtbehandlung nennen. Neben der psychodynamischen Therapie sowie der Verhaltenstherapie werden auch familientherapeutische und systemische Interventionsformen durchgeführt. Die konkrete Umsetzung der psychotherapeutischen Methoden hängt stark

◘ **Tab. 16.2** Psychoedukatives Gruppenprogramm bei problematischem Alkoholkonsum

	Thema	Hausaufgaben
1	Einführung, Vorstellungsrunde, Kontraktvereinbarung Informationen zu den allgemeinen Grundlagen problematischen Alkoholkonsums	Standortbestimmung und Selbstdiagnose
2	Information zu Bedingungen problematischen Alkoholkonsums und darauf bezogenen sozialen Wertungen Erklärungsmodell: Struktur und Dynamik des problematischen Alkoholkonsums	Nachbesprechung Trinksituationen, Wirkungserfahrungen und Folgen riskanten Alkoholkonsums
3	Information zu langfristigen Folgen problematischen Alkoholkonsums und darauf bezogenen Konsumveränderungsversuchen Präsentation des »Waage-Modells« (Ambivalenz) und des »Zug-Modells« (Veränderungsprozess) Selbstmanagement in den verschiedenen Änderungsphasen	Nachbesprechung Bilanz bisheriger Konsumkontrollversuche, Motivationsanalyse mit entsprechender Abwägung von Vor- und Nachteilen
4	Zielbestimmung und Zielaktivierung zur Veränderung von problematischem Alkoholkonsum	Nachbesprechung Persönliche Zielbestimmung
5	Selbstmanagement für die Zielsetzung »Nullkonsum/Abstinenz« Selbstmanagement für die Zielsetzung »risikoarmer, gesundheitsverträglicher Alkoholkonsum«	Nachbesprechung Zielsetzungsorientierte Selbstregistrierung von »Nullkonsum« bzw. »risikoarmem, gesundheitsverträglichem Konsum« und Aufbau von Selbstbelohnungssystemen
6	Information zur Wahrnehmung von Risikosituationen Selbstmanagement für individuelle Risikosituationen	Nachbesprechung Bestimmung von individuellen Risikosituationen und darauf bezogenen Bewältigungsstrategien
7	Informationen und Übungen zum Umgang mit dem spezifischen »Craving«, Depressivität, Angst und Anspannung, mangelnde Selbstvertrauen	Nachbesprechung Selbstregistrierung von Craving-Situationen, Aufgabe zur Stärkung von sozialer Unterstützung
8	Informationen zu Problemlösestrategien im Alltag Informationen zur Veränderung des alkoholbezogenen Lebensstils	Nachbesprechung Praktische Anwendung der Problemlösungsstrategien, Aufbau von alternativen Aktivitäten zum Alkoholkonsum
9	Informationen zur zielsetzungsorientierten Krisenvorbeugung Abschließende Feedbackrunde	Nachbesprechung »Ausrutscher Vertrag« »Persönlicher Krisenplan«

vom Behandlungssetting und der Therapiedauer ab. Gerade tiefenpsychologische Verfahren setzen einen Rahmen voraus, der in der psychiatrischen Akutbehandlung zumeist nicht realisiert werden kann. Die meisten psychotherapeutischen Ansätze finden daher in der postakuten Behandlungsphase statt.

In der stationären Drogentherapie hat sich die Beachtung der **Prinzipien der behandlungsorientierten therapeutischen Gemeinschaft** bewährt. Dazu gehören die Umsetzung von Erlebnissen in der Gemeinschaft, die Mitentscheidung der Patienten in ausgewählten (therapeutischen und organisatorischen) Feldern sowie die Übernahme von spezifischen Aufgaben für die Gemeinschaft durch einzelne Patienten. Vor diesem Hintergrund kommen die psychotherapeutischen Maßnahmen zum Tragen.

Die **zentralen Methoden** der suchtbezogenen Verhaltenstherapie sind u. a. die Verhaltensanalyse, die Stimuluskontrolle, Rollenspiele und Kompetenzgruppen.

Burian (2000) benennt folgenden Ablauf bei einer psychodynamischen Psychotherapie von Suchtmittelabhängigen, der sich v. a. bei Drogenabhängigen bewährt hat (▶ Übersicht).

Psychodynamische Psychotherapie von Suchtmittelabhängigen – Phasen

1. Diagnostik und Einleitung der Behandlung
2. Entzugsphase
3. Einleitung der Psychotherapie (Aufbau einer hilfreichen Beziehung)
4. Erkennen der zentralen Konflikte (Adoleszenzkrise, süchtige Phantasie, süchtige Beziehung)
5. Krise in der Behandlung (Umgang mit Regression)
6. Abschluss der Psychotherapie

Der Autor weist auf die lange Behandlungsdauer psychotherapeutischer Maßnahmen hin sowie auf die Notwendigkeit, ggf. auch eine pharmakotherapeutische Behandlung sowie gezielte psychosoziale Maßnahmen flankierend zur Psychotherapie einzusetzen. Die psychotherapeutische Behandlung sollte ausschleichend beendet werden.

Von Burtscheid (2001) beschreibt ein **ambulantes Psychotherapieprogramm** für Alkoholabhängige, welches im Anschluss an eine stationäre Entzugsbehandlung durchgeführt wird. Das Programm umfasst 20 Sitzungen, wird als geschlossene Gruppe mit 4–8 Patienten durchgeführt und findet einmal wöchentlich (jeweils 100 Minuten) unter Anleitung von zwei Therapeuten statt. Die Therapiesitzungen sind stark strukturiert, sowohl was den Ablauf der Sitzung (Rückmeldung über die Zeit seit der letzten Sitzung, Stimmungscheck, Besprechen der Hausaufgaben, Einführung in das Thema der aktuellen Sitzung, Erarbeitung der Richtlinien, Erprobung und Umsetzung im Rollenspiel/Bearbeitung der Thematik mit kognitiven Techniken, Besprechen der Hausaufgaben für die nächste Sitzung, Feedback von Patienten und Therapeuten) als auch die Inhalte betrifft, die in vier Module (▫ Tab. 16.3) aufgeteilt sind.

Durch Marlatt und Gordon (1985) sind **Programme zur Rückfallprävention** sehr populär geworden. Das Modell der beiden Autoren legt nahe, auf unterschiedlichen Ebenen anzusetzen, um das Auftreten eines Rückfalls zu verhindern.

Der erste Ansatzpunkt zur Rückfallvermeidung wäre die Erreichung eines ausgeglichenen Lebensstils und von Lebenszufriedenheit. Als verhaltenstherapeutische Techniken bieten sich je nach individueller Problemlage des Patienten an:
- Übungen zur sozialen Kompetenz,
- Stressbewältigungsprogramme,
- Lebensstilberatung (Entwicklung von sportlichen Aktivitäten, »positiven« Süchten, Bewerbungstraining),

▫ Tab. 16.3 Integrative Verhaltenstherapie der Alkoholabhängigkeit

Modul 1: Alkoholbezogene Probleme	Gedanken an Alkohol Umgang mit Rückfällen Trinkangebote ablehnen Scheinbar unbedeutsame Entscheidungen Umgang mit dem Vorwurf, rückfällig geworden zu sein
Modul 2: Basistechniken der Kommunikation	Ein Gespräch beginnen Positive Rückmeldung geben und erhalten Nonverbale Kommunikation Über Gefühle sprechen Kritik äußern Kritik entgegennehmen Anforderungen zurückweisen
Modul 3: Komplexe Aufgaben	Enge und intime Beziehungen Soziales Netzwerk wieder aufbauen Angenehme Aktivitäten Bewältigung fortbestehender Probleme
Booster-Sitzung (nach 6 Monaten)	Förderung von Selbstwirksamkeit Unterstützung bei alten und neuen Schwierigkeiten

- Genusstraining,
- Paarberatung (z. B. bei Vorliegen sexueller Funktionsstörungen).

Von Körkel und Schindler (2003) liegt ein **strukturiertes Rückfallpräventionsprogramm** für die Nutzung in Gruppen vor. Es fördert das verhaltensbezogene und kognitive Umlernen und besteht aus 15 Einheiten mit folgenden Inhalten:
- Information über Rückfälligkeit,
- Abstinenzentscheidung,
- Hochrisikosituationen (soziale Situationen, unangenehme Gefühle, Craving, kontrollierter Konsum),
- ausgewogener Lebensstil,
- Ausrutscher und Rückfall sowie
- Gesprächsmöglichkeiten mit Angehörigen und Freunden über den Rückfall.

Das Manual ist von erfahrenen Trainern leicht umzusetzen, es eignet sich v. a. für die Arbeit mit Alkoholabhängigen, einzelne Module sind aber auch in der Drogentherapie einsetzbar.

Wichtig ist auch, mit den Patienten konstruktive **Bewältigungstechniken bei eingetretenen Rückfällen** zu erarbeiten. Vellerman (1992) schlägt vor, mit Alkoholabhängigen Kognitionen einzuüben, die sie nach dem ersten Alkoholkonsum nutzen können, um das Weitertrinken zu erschweren oder zu verhindern. Diese Gedanken sollen Gefühlen und Bewertungen, die bei Alkoholikern häufig auftreten, entgegenwirken bzw. diese ersetzen. So soll der Betroffene sich nach dem Trinken beispielsweise sagen:
- »Jetzt noch weiter zu trinken bedeutet, eine Katastrophe bewusst auszulösen und in Kauf zu nehmen«.
- »Ich kann mein Trinken jetzt noch kontrollieren«.

Der Patient soll sich die entscheidenden Vorteile der Abstinenz vor Augen führen (z. B. »Wenn ich weiter abstinent lebe, werde ich befördert«). Es werden nur solche Gedanken und Vorstellungen beschrieben, die die Vorteile des Nichtweitertrinkens betonen. Angstauslösende Gedanken (»Wenn ich nun weiter trinke, werde ich bald sterben«) sind für die erfolgreiche Bewältigung von ambivalent besetzten Handlungen wenig hilfreich.

Marlatt und Gordon (1985) schlagen vor, den Patienten ein Set versiegelter »Erinnerungskarten« auszuhändigen, die sie immer bei sich tragen müssen. Nach dem ersten erneuten Alkoholkonsum wird der Umschlag geöffnet. Der Betroffene findet Botschaften, wie sie oben bereits beschrieben wurden, nämlich Gedanken, die mit dem Weitertrinken nicht vereinbar sind. Diese Karten können während der Behandlung von dem Patienten selbst erarbeitet werden.

Eine nächste Möglichkeit der Rückfallbewältigung ist das Verfassen eines **Abstinenzbeendigungsvertrags**. Die Patienten sollten sich nach Erreichen von Abstinenz mit einer relevanten Bezugsperson zusammensetzen und gemeinsam festlegen, was im Falle eines Wiedertrinkens geschehen sollte. Die gemeinsam verabredeten Vorgehensweisen werden schriftlich fixiert und von beiden »Vertragspartnern« unterschrieben. Alle Beteiligten erhalten einen Durchschlag. Wichtig ist, dass **konkrete** Verabredungen getroffen werden.

16.7 Pharmakotherapie bei Alkoholabhängigkeit

Eine gezielte Pharmakotherapie alkoholbezogener Störungen verfolgt folgende Ziele:
1. Vermeidung des Rückfalls (d. h. Aufrechterhaltung von Abstinenz,
2. Minderung der Schwere des Rezidivs.

Somit soll erreicht werden, dass Patienten in der Lage sind, die (ambulanten) psycho- und soziotherapeutischen Maßnahmen ohne den störenden Einfluss von schwerwiegenden Alkoholrückfällen zu nutzen (▶ Fallbeispiel, Teil 2).

Fallbeispiel Herr P.: Teil 2 – Pharmakotherapie

Leider wird Herr P. nach 3 Monaten rückfällig. Das ambulante Setting scheint nicht ausreichend, um die dauerhafte Abstinenz sicherzustellen. Zwar hat Herr P. ein erfolgreiches Rückfallmanagement umgesetzt, er ist aber verunsichert und sieht sich zunehmend als chronisch rückfallgefährdet. Zunächst spricht er mit seinem Hausarzt, ob ihm nicht Medikamente (»Pille gegen die Pulle«) helfen könnten, das Rückfallrisiko zu senken.

Herr P. ist von den Gefahren im Zusammenhang mit der Einnahme von Disulfiram abgeschreckt. Er kann sich aber zur Einnahme von Acamprosat entscheiden, »als Basisschutz für Rückfälle«. Gleichzeitig erfolgt in Absprache mit dem ambulanten Psychotherapeuten und mit Unterstützung des Hausarztes die Beantragung einer stationären medizinischen Rehabilitation (»Entwöhnungsbehandlung«) beim Rentenversicherungsträger, v. a. um die »eigenen« Rückfallpräventionskompetenzen zu stärken.

Folgende Substanzen haben sich in der Behandlung von Alkoholabhängigen »bewährt«:
- Acamprosat,
- Naltrexon,
- Disulfiram.

Für **Acamprosat** gilt, dass dieses die Rückfallwahrscheinlichkeit signifikant verringert und bei rückfälligen Patienten bei kontinuierlicher Einnahme die Zahl alkoholfreier Tage (kumulative Abstinenz) signifikant erhöht. Außerdem konnte für Acamprosat gezeigt werden, dass die Substanz einen positiven Effekt auf das Verbleiben von Alkoholabhängigen in der ambulanten Therapie hat. Prädiktoren des Behandlungserfolgs mit Acamprosat konnten bislang nicht gefunden werden. In den AMWF-Leitlinien wird die Behandlung mit Acamprosat als adjuvante Pharmakotherapie bei Alkoholabhängigkeit im Rahmen eines psychosozialen Gesamtbehandlungsplans über 12 Monate empfohlen.

Die Substanz **Naltrexon** ist in Deutschland für die Indikation Behandlung der Alkoholabhängigkeit nicht zugelassen. In den meisten der durchgeführten kontrollierten Studien wurden Hinweise auf eine positive Wirkung gefunden.

Die Vergabe von **Disulfiram** wird heute nicht generell empfohlen, im Rahmen spezifischer Behandlungsprogramme (z. B. *Community Reinforcement Approach*) kann Disulfiram allerdings sinnvoll sein.

16.8 Therapiekonzepte

16.8.1 Stationäre medizinische Rehabilitation

Bei der stationären medizinischen Rehabilitation (▶ Fallbeispiel, Teil 3) handelt es sich um eine Komplexbehandlung mit einem starken psychotherapeutischen Schwerpunkt (Lindenmeyer 1999). Es finden Bezugsgruppen und einzeltherapeutische Gespräche statt.

Fallbeispiel Herr P.: Teil 3 – Stationäre medizinische Rehabilitation

Herr P. wird in eine Klinik vermittelt, die u. a. Expositionsverfahren einsetzt, um die Rückfallgefährdung zu minimieren. Er entschließt sich noch während der stationären Entwöhnungsbehandlung, auch die bestehende Tabakabhängigkeit behandeln zu lassen. In Absprache mit seinem Therapeuten nimmt er an der indikativen Gruppe teil.
Nach 8 Wochen beendet Herr P. die stationäre Entwöhnungsbehandlung. Er schließt sich einer Selbsthilfegruppe an. Bei der Nachbefragung betont er, dass es ihm zunehmend leichter falle, Rückfallgefährdungssituationen zu bewältigen. Die Alkoholabstinenz würde für ihn zunehmend einfacher, der Verzicht auf Zigaretten sei im Alltag viel schwerer durchzuhalten. Er sei aber froh, »beide Süchte los zu sein«.

Dem *cue exposure* zur Rückfallprävention liegt die Vorstellung zugrunde, dass Verlangen nach einem Suchtmittel auf bestimmte Situationen konditioniert und durch eine erhöhte Reagibilität auf diese Droge vermittelt wird. Die **Expositionsbehandlung** wird zunehmend bei Alkoholmissbrauchern und -abhängigen eingesetzt. Nach einer umfassenden kognitiven Vorbereitung werden dem Patienten seine »Lieblingsgetränke« als Stimuli zur Hervorrufung von Craving eingesetzt. Durch visuelle, olfaktorische und z. T. durch gustatorische Stimulation kommt es zu einem Anstieg des Craving, welches allerdings nicht mehr durch nachfolgenden Alkoholkonsum verstärkt und idealtypisch deshalb gelöscht wird. Zunächst werden Standardexpositionen durchgeführt, im Laufe der Behandlung werden hochindividuelle Risikosituationen eingeübt (Lindenmeyer 1999).

16.8.2 Programme für Alkoholmissbraucher

Auch **für Alkoholmissbraucher** liegen Therapieprogramme vor. Körkel et al. (2001) haben ein strukturiertes verhaltenstherapeutisches ambulantes Gruppenprogramm zum kontrollierten Trinken für risikoreiche Alkoholkonsumenten oder Trinker mit einem schädlichen Alkoholkonsum entwickelt. Nach einer diagnostischen Vorphase werden in 10 wöchentlichen Gruppensitzungen (von jeweils 135 Minuten Dauer) die Fertigkeiten zu einem risikoarmen, an einem festen Trinkplan und klaren Trinkregeln ausgerichteten Gebrauch von Alkohol entwickelt und gefördert. Die Komponenten dieses **Selbstkontrolltrainings** sind in der folgenden ▶ Übersicht zusammengefasst.

Selbstkontrolltraining für Alkoholmissbraucher

- Grundinformationen zum Alkohol
- Beobachtungsverfahren zum aktuellen Trinkverhalten
- Förderung der Änderungsbereitschaft
- Festlegung der Konsumziele
- Auswahl von Strategien zur Konsumbegrenzung
- Aufbau entsprechender sozialer Kompetenzen und eines Selbstverstärkungssystems
- Förderung von alkoholfreien Formen der Freizeitgestaltung sowie von Kompetenzen zur Bewältigung von Belastungen ohne Alkohol
- Hinweise zum Umgang mit Ausrutschern und Rückfällen

Ein ganz anderes Therapiekonzept für Alkoholmissbraucher wurde von Lindenmeyer (2001) entwickelt. Im Rahmen einer halboffenen Gruppe (mit bis zu 10 Teilnehmern) soll in 4–14 Sitzungen und zusätzlichen 2–5 Einzelkontakten die Umsetzung von Punktabstinenz erlernt werden, d. h.

- kein Alkohol am ungeeigneten Ort,
- kein Alkohol zum ungeeigneten Zeitpunkt und
- kein Alkohol für bestimmte Personengruppen (z. B. im Rahmen der Berufstätigkeit).

16.8.3 Programme zur Behandlung der Tabakabhängigkeit

Die meisten Psychotherapieverfahren zur Behandlung der Tabakabhängigkeit verbinden die Techniken der klassischen, verstärkerorientierten Verhaltenstherapie und der modernen kognitiven Therapie. Bei der **Reduktionsmethode**, die eine Abstinenz durch eine allmähliche Reduktion der täglich konsumierten Zigaretten anstrebt, werden die Situationen, Bedingungen und Modalitäten des Rauchens eingeengt. Zu bevorzugen ist allerdings die **Punkt-Schluss-Methode**, die eine Abstinenz ohne vorherige Reduktionsphase anstrebt. Zunächst wird während einer Selbstbeobachtungsphase die Wahrnehmungsschärfung für rückfallgefährliche Situationen angestrebt. Stimuluskontrolle, -einengung und -beseitigung dienen einer Reduktion und Aufgabe des Rauchverhaltens. Mithilfe von Selbstkontrolltechniken werden rückfallgefährliche Auslöser (*cues*) vermieden bzw. die Bewältigungskompetenz für rückfallgefährliche Situationen erhöht. Problemlösetechniken, der Einsatz sozialer Kontrakte, aber auch Entspannungstechniken sind ebenfalls Teil der meisten verhaltenstherapeutischen Programme. In das Repertoire der Selbstkontrolltherapie gehen außerdem die operante (Selbst-)Verstärkung und Bestrafung ein. In Rollenspielen werden rückfallgefährliche Situationen durchgespielt und Coping-Strategien eingeübt. Die Bestimmung des Kohlenmonoxidgehalts der Ausatemluft dient nicht nur der Abstinenzkontrolle, sondern lässt sich zudem als Feedback-Instrument zur Stärkung der Abstinenzmotivation einsetzen: Der Raucher erhält eine anschauliche Rückmeldung über die gesundheitlichen Verbesserungen, die sich unmittelbar mit Beginn der Tabakabstinenz einstellen.

Neuere Behandlungsprogramme erhöhen die **Eingangsmotivation** durch gezielte Informationen zu den Vorteilen des Nichtrauchens und verzichten weitgehend auf eine Darstellung der negativen Konsequenzen des Rauchens. Die damit verbundene kognitive Dissonanz kann durch zusätzliche Informationen zu den Gefahren des Rauchens, die bislang ohnehin verleugnet wurden, nicht wirksam erhöht oder besser umgesetzt werden. Durch den Aufbau alternativer Verhaltensweisen wird berücksichtigt, dass sich mit der Abstinenz oftmals auch Lebensgewohnheiten ändern. Hilfreich sind neue Hobbys und sportliche Aktivitäten, die mit dem Rauchen nicht vereinbar sind und durch positive Veränderungen der Lebenssituation wiederum verstärkend wirksam werden. Stresssituationen, die allzu häufig rückfallgefährdend sind, können durch den Einsatz von Entspannungstechniken (vorzugsweise das Muskelentspannungstraining nach Jacobson, das einfach und schnell zu erlernen ist) entschärft werden. Eine passagere medikamentöse Unterstützung (z. B. durch Nikotinsubstitution) für die Dauer von 2 bis maximal 3 Monaten kann Entzugssymptome wirkungsvoll unterdrücken und das Rauchverlangen mindern.

Die Behandlung erfolgt im Rahmen von verhaltenstherapeutischen Gruppentherapien, als Einzeltherapie oder mithilfe von Selbsthilfemanualen.

Das verhaltenstherapeutische **Raucherentwöhnungsprogramm** von Batra und Buchkremer (2004) ist als 6-wöchige Entwöhnungsbehandlung mit wöchentlichen Einzel- oder Gruppensitzungen konzipiert. Es umfasst einschließlich einer vorbereitenden Veranstaltung 7 Sitzungen (► Übersicht).

Verhaltenstherapeutisches Raucherentwöhnungsprogramm (Batra u. Buchkremer 2004)

1. Vorbereitung/Informationsveranstaltung
2. Motivationsförderung, Stärkung des Abstinenzvorhabens
3. Selbstbeobachtung und Festlegung des Nichtrauchertages
4. Einführung von operanter Verstärkung, Vereinbarungen
5. Rückfälle und rückfallkritische Situationen
6. Entspannungstraining
7. Feedback und Rückfallprophylaxe

Beispielhaft ist hier das Vorgehen im Rahmen der 4.–6. Sitzung zur Stärkung der Änderungsbereitschaft und Förderung der Änderungskompetenz dargestellt (Veltrup u. Batra 2006):

1. **Feedbackphase: Überprüfung der Abstinenz**
   Aufgabe (wenn verfügbar): Bestimmung des Kohlenmonoxidgehalts der Ausatemluft.
   Fragen: Schwierigkeiten bei der Abstinenz? Nebenwirkungen der Nikotinsubstitution? Erfolgreiche Selbstbelohnung? Vorstellung und Überprüfung der Wirksamkeit der Verstärker.

16

2. **Motivationskontrolle**
   Aufgabe: Rekapitulation der Gründe zur Tabakabstinenz und der selbsterarbeiteten Vorteile des Nichtrauchens.
3. **Selbstverstärkung**
   Frage: Welche positiven Veränderungen (Fitness, Geschmacksempfinden usw.) haben Sie bislang schon feststellen können?
   Aufgabe: Erstellen einer Liste von Belohnungen, die den einzelnen Abstinenzzielen (30., 60., 90. und 365. Nichtrauchertag) zugeordnet werden.
4. **Einsatz von Entspannungsverfahren, Abstinenzvereinbarungen und Kurshelfern**
5. **Rückfallprophylaxe**
   Aufgabe:
   - Protokoll der Versuchungssituationen und des praktizierten Alternativverhaltens,
   - Durchspielen von schwierigen Versuchungssituationen im Rollenspiel.

Herr P. – Was tun und was nicht tun?

1. **Jeder neue Patient sollte im Rahmen der »Anfangsphase« der Behandlung (beim Hausarzt, beim Psychiater oder beim Psychotherapeuten) bezüglich seines Suchtmittelkonsums gescreent werden. Dazu können Selbstbeurteilungsinstrumente genutzt werden.**
2. **Bei der Feststellung eines problematischen Suchtmittelkonsums sollten mit dem Patienten konkrete Änderungsschritte besprochen werden.**
3. **Dass Patienten zunächst ambivalent bezüglich der Notwendigkeit einer Änderung sind, ist völlig normal. Dies sollte Behandler nicht davon abhalten, systematisch die (noch gering ausgeprägte) Änderungsbereitschaft mittels geeigneter Interventionen (*motivational interviewing*) zu erhöhen. Konfrontative Beratungs- und Behandlungsstrategien sind eher schädlich.**
4. **Bei Vorliegen einer Abhängigkeit sollten Akutbehandlungsstrategien (z. B. qualifizierte Entzugsbehandlung) durchgeführt werden.**
5. **Die Bewältigung einer Suchterkrankung umfasst häufig den Zeitraum eines Jahres. Bei der Behandlungsplanung sollte dieser Zeitraum immer berücksichtigt werden.**
6. **Bei der Wahl der psychotherapeutischen Behandlungsstrategien sollte man sich an den mittlerweile vielfältig vorhandenen Manualen orientieren.**
7. **Die (disziplinarische) Beendigung der Behandlung bei eingetretenen Rückfällen ist kontraproduktiv. Es gibt Erfolg versprechende psycho- und pharmakotherapeutische Strategien der Rezidivbewältigung.**
8. **Die Behandlung der Suchtmittelabhängigkeit sollte immer mit der Formulierung klarer konsumbezogener Ziele verbunden sein. Die vorhandenen Leitlinien unterstützen die Sinnhaftigkeit und die Notwendigkeit der Aufrechterhaltung von Abstinenz.**
9. **Trotz eines zunächst umfassenden Beantragungsverfahrens ist bei Alkohol-, Medikamenten- und Drogenabhängigen die Durchführung von Maßnahmen der medizinischen Rehabilitation in der Regel das Mittel der Wahl.**
10. **Ein zentraler Fehler in der Suchtbehandlung ist die Misserfolgserwartung der Behandler, die völlig unbegründet ist. Es gibt auch keine individuell gültigen »Prognosekriterien«, an denen sich zu Beginn der Behandlung der Therapieerfolg abschätzen lässt.**
11. **Vor dem Hintergrund des biopsychosozialen Störungsmodells sollte auch die Therapie multimodal unter Einschluss medizinischer Maßnahmen (psychiatrische Behandlung, Pharmakotherapie), psychotherapeutischer Interventionen und sozialer Unterstützung (Sozialarbeit, Soziotherapie) erfolgen.**
12. **Die Suchtbehandlung setzt spezifische Kenntnisse voraus. Ärzte sollten die suchtmedizinische Grundversorgung als Weiterbildungsangebot nutzen, eine ähnliche Fortbildung gibt es auch für psychologische Psychotherapeuten.**

Literatur

Batra A, Buchkremer G (2004) Tabakentwöhnung – ein Leitfaden für Therapeuten. Kohlhammer, Stuttgart

Berglund M, Thelander S, Jonsson E (eds) (2003) Treating alcohol and drug abuse. An evidence-based review. Wiley-VCH, Weinheim

Bühringer G (1998) Schädlicher Gebrauch und Abhängigkeit von illegalen Drogen. In: Reinecker H (Hrsg) Lehrbuch der Klinischen Psychologie, 3. Aufl. Hogrefe, Göttingen, S 389–416

Burian W (2000) Psychodynamische Psychotherapie bei Suchterkrankungen. In: Thomasius R (Hrsg) Psychotherapie der Suchterkrankungen. Thieme, Stuttgart, S 90–101

Burtscheidt W (2001) Integrative Verhaltenstherapie bei Alkoholabhängigkeit. Ein Therapiemanual. Springer, Berlin Heidelberg New York Tokio

Diagnostisches und statistisches Manual psychischer Störungen DSM-IV (1996). Hogrefe, Göttingen

Dilling H, Mombour W, Schmidt MH (Hrsg) (1991) Internationale Klassifikation psychischer Störungen. ICD-10. Kapitel V (F). Klinisch-diagnostische Leitlinien. Huber, Bern

D'Zurilla TJ, Goldfried MR (1991) Problem solving and behavior modification. J Abnorm Psychol 78: 107–126

Fallada H (1950) Der Trinker. Aufbau-Verlag, Berlin (Auflage von 2002 bei Rowohlt Taschenbuch, Reinbek)

Fiedler P (2005) Verhaltenstherapie in Gruppen. Psychologische Psychotherapie in der Praxis. Beltz PVU, Weinheim

Franke P, Schildberg F (2004) Gruppentherapie zur Abstinenz- und Motivationsstärkung bei opiatabhängigen Patienten. Ein verhaltenstherapeutisches Praxismanual. Dgvt-Verlag, Tübingen

Glöckner-Rist A, Rist F, Küfner H (Hrsg) (2003) Elektronisches Handbuch zu Erhebungsinstrumenten im Suchtbereich (EHES; Version 3.0). Institut für Umfragen, Methoden und Analysen (ZUMA) e. V., Mannheim

Grawe K (1980)Verhaltenstherapie in Gruppen. Urban & Schwarzenberg, München

Heigl-Evers A (1978) Konzepte der analytischen Gruppenpsychotherapie. Vandenhoeck & Ruprecht, Göttingen

Holly A, Türk D, Nelson CB, Pfister H, Wittchen H-U (1997) Prävalenz von Alkoholkonsum, Alkoholmissbrauch und -abhängigkeit bei Jugendlichen und jungen Erwachsenen. Z Klin Psychol 26: 171–178

John U, Hapke U, Rumpf H-J, Hill A, Dilling H (Hrsg) (1996) Prävalenz und Sekundärprävention von Alkoholmissbrauch und -abhängigkeit in der medizinischen Versorgung. Schriftenreihe des Bundesministeriums für Gesundheit (Bd 71). Nomos, Baden-Baden

Körkel J und Projektgruppe kT (2001) Trainer-Manual für das »Ambulante Gruppenprogramm zum kontrollierten Trinken (AkT)«. GK Quest Akademie, Heidelberg

Körkel J, Schindler C (2003) Rückfallprävention mit Alkoholabhängigen. Das strukturierte Trainingsprogramm S.T.A.R. Springer, Berlin Heidelberg New York Tokio

Kraus L, Augustin R, Orth B (2005) Illegale Drogen, Einstiegsalter und Trends. Ergebnisse des Epidemiologischen Suchtsurvey 2003. Sucht 51 (Sonderheft 1): 19–28

Lindenmeyer J (1999) Alkoholabhängigkeit. Hogrefe, Göttingen

Lindenmeyer J (2001) Der springende Punkt. Stationäre Kurzintervention bei Alkoholmissbrauch. Pabst, Lengerich

Lindenmeyer J (2006) Lieber schlau als blau. Beltz PVU: Weinheim

Lippert A (2006) Therapieprogramm zur Integrierten Qualifizierten Akutbehandlung bei Alkohol- und Medikamentenproblemen. TIQAAM. Ein verhaltenstherapeutisches Praxismanual. Dgvt-Verlag, Tübingen

Loeber S, Mann K (2006) Entwicklung einer evidenzbasierten Psychotherapie bei Alkoholismus. Eine Übersicht. Nervenarzt 77: 558–566

Marlatt GA, Gordon JR (1985) Relapse prevention. Maintenance strategies in the treatment of addictive behaviors. Guilford, New York

Merfert-Diete C (2006) Zahlen und Fakten in Kürze. In: Deutsche Hauptstelle für Suchtfragen, Jahrbucht Sucht 06. Neuland, Geesthacht, S 7–22

Meyers RJ, Smith JE (1995) Clinical guide to alcohol treatment. The Community Reinforcement Approach. Guilford, New York

Miller WR, Rollnick S (2001) Motivational Interviewing. Preparing people for change, 2nd edn. Guilford, New York

Miller R, Rollnick S (2005) Motivierende Gesprächsführung, 2. Aufl. Lambertus, Freiburg

Missel P, Braukmann W, Buschmann H et al (1997) Effektivität und Kosten in der Rehabilitation Abhängigkeitskranker. Ergebnisse einer klinikübergreifenden Katamnese. Sucht aktuell 3: 10–22

Prochaska J, Norcross J, DiClemente C (1997) Jetzt fange ich neu an. Das revolutionäre Sechs-Schritte-Programm für ein dauerhaft suchtfreies Leben. Knaur, München

Project MATCH Research Group (1997) Matching alcoholism treatments to client heterogeneity: Project MATCH posttreatment drinking outcomes. J Stud Alcohol 58: 7–29

Schmidt LG, Gastpar M, Falkai P, Gaebel W (Hrsg) (2006) Evidenzbasierte Suchtmedizin. Behandlungsleitlinie Substanzbezogene Störungen. Deutscher Ärzte-Verlag, Köln

Schneider R (1998) Die Suchtfibel. Informationen zur Abhängigkeit von Alkohol und Medikamenten für Betroffene, Angehörige und Interessierte. Schneider Verlag Hohengehren, Baltmannsweiler

Süß H-M (1995) Zur Wirksamkeit der Therapie bei Alkoholabhängigen: Ergebnisse einer Metaanalyse. Psychol Rundsch 46: 248–266

Vellerman R (1992) Counselling for alcohol problems. Sage, London

Veltrup C, Batra A (2006) Suchterkrankungen. In: Batra A, Wassmann R, Buchkremer G (Hrsg) Verhaltenstherapie. Grundlagen – Methoden – Anwendungsgebiete. Thieme, Stuttgart, S 295–313

Wessel T, Westermann H (2002) Problematischer Alkoholkonsum. Entstehungsdynamik und Ansätze für ein psychoedukatives Schulungsprogramm. Lambertus, Freiburg

Störungen der Sexualität und der Geschlechtsidentität

Hertha Richter-Appelt

17.1 Grundlagen – 372

17.2 Sexuelle Funktionsstörungen – 373
17.2.1 Klassifikation der sexuellen Funktionsstörungen (ICD-10: F52; DSM-IV TR: 302) – 374
17.2.2 Indikationen und Kontraindikationen für Einzel- oder Paartherapie bei sexuellen Funktionsstörungen – 376
17.2.3 Spezifische Therapieansätze bei sexuellen Funktionsstörungen – 377
17.2.4 Kombination mit anderen Therapieverfahren – 377

17.3 Störungen der Sexualpräferenz/Paraphilien – 378
17.3.1 Klassifikation der Störungen der Sexualpräferenz /Paraphilien – 379
17.3.2 Beurteilung des Schweregrades – 379
17.3.3 Unterschiedliche Symptombedeutungen – 380
17.3.4 Psychotherapie bei Perversionen/Paraphilien – 380
17.3.5 Spezifische Therapieansätze bei Paraphilien – 380
17.3.6 Kombination verschiedener Therapieverfahren – 381

17.4 Störungen der Geschlechtsidentität/Transsexualität – 381
17.4.1 Klassifikation der Geschlechtsidentitätsstörungen (F64.0 Transsexualismus; 302.85) – 382
17.4.2 Indikation für Psychotherapie vs. Behandlung im Sinne einer Betreuung – 383

17.5 Typische therapeutische Fehler – 383
17.5.1 Mangelnde Reflexion eigener Wertvorstellungen – 383
17.5.2 Zu geringe Beachtung allgemeiner Stressfaktoren – 383
17.5.3 Parteiergreifen bei Paartherapie – 383

17.6 Empfehlung für Therapeuten – 384

Literatur – 384

Psychische Erkrankungen gehen häufig mit einer Beeinträchtigung der Sexualität einher. Das Wissen über sexuelle Störungen wird oft überschätzt.

Nicht jede Beeinträchtigung der Sexualität sollte als Störung angesehen werden. Nur wenn die Person selbst darunter leidet oder anderen Leid zugefügt wird, sprechen wir von einer Störung der Sexualität.

17.1 Grundlagen

Beeinträchtigungen und Auffälligkeiten der sexuellen Funktion, der sexuellen Präferenz und der Geschlechtsidentität werden unter Störungen der Sexualität zusammengefasst. Die ► Fallbeispiele 1–3 sollen die Vielfalt an möglichen Problemen deutlich machen.

Fallbeispiel 1: Beeinträchtigung der sexuellen Funktion

Zum Erstgespräch meldet sich ein Mann, der berichtet, die Trennung von seiner Partnerin nicht verkraften zu können und Schwierigkeiten zu haben, sich auf eine neue Partnerschaft einzulassen. Die wenigen Versuche, sich Intimität zu erlauben, seien daran gescheitert, dass er nicht genügend sexuell erregt gewesen sei, um einen Geschlechtsverkehr auszuüben. Er könne dabei auch seine Frau nicht vergessen, die ihn wegen eines anderen Mannes verlassen habe. Und dennoch empfinde er immer noch Schuldgefühle ihr gegenüber.

Fallbeispiel 2: Auffälligkeiten der sexuellen Präferenz

Eine Frau sucht einen Therapeuten auf, da sie auf dem Computer ihres Mannes Pornofilme gefunden habe. Sie fühle sich nicht nur betrogen, da sie das Verhalten ihres Mannes als Fremdgehen erlebe, sondern befürchte außerdem, dass ihr Mann auch bei der Arbeit »Pornos« herunterladen und seinen Job verlieren könnte.

Fallbeispiel 3: Störung der Geschlechtsidentität

Es meldet sich zum Erstgespräch eine junge Frau, die nicht gleich als solche zu erkennen ist. Sie ist groß gewachsen und trägt ein männliches Outfit. Seit Jahren binde sie sich die Brüste ab, sodass sie nun schon chronisch Hautverletzungen aufweise. Auch leide sie extrem unter ihrer Menstruation. Der Hausarzt, den sie nun erstmals wegen ihrer Geschlechtsidentität angesprochen hatte und um die Verschreibung von männlichen Hormonen bat, hatte sie jedoch zur psychologischen und v. a. auch endokrinologischen Diagnostik weiterverwiesen.

Probleme im Bereich der Sexualität können viele verschiedene Formen annehmen. Sexuelle Verhaltens- und Erlebensweisen oder Beeinträchtigungen sollten nur dann als Störung bezeichnet werden, wenn entweder der oder die Betroffene selbst darunter leidet, oder wenn andere, die in unmittelbarem Kontakt mit der betroffenen Person stehen, in Mitleidenschaft gezogen werden. Eine Beeinträchtigung der sexuellen Funktionsfähigkeit kann eine adäquate Reaktion auf bestimmte Lebensumstände sein; eine eingehende Diagnostik soll eine Entscheidung ermöglichen, ob eine Therapie indiziert ist.

Zu wenig Beachtung bei der Klassifikation von sexuellen Störungen findet die Tatsache, dass sexuelles Funktionieren für sich betrachtet noch kein Zeichen von sexueller Gesundheit sein muss und das Auftreten einer sexuellen Funktionsstörung kein Zeichen von psychischer Erkrankung. Die Weltgesundheitsorganisation hat daher in Abgrenzung zur Definition sexueller Funktionsstörungen **sexuelle Gesundheit** definiert.

» Sexuelle Gesundheit ist der Zustand körperlichen, emotionalen, geistigen und sozialen Wohlbefindens bezogen auf die Sexualität. Sie ist nicht primär das Nichtvorhandensein einer Krankheit, Dysfunktion oder Behinderung. Sexuelle Gesundheit erfordert sowohl eine positive, respektvolle Herangehensweise an Sexualität und sexuelle Beziehungen als auch die Möglichkeit für lustvolle und sichere sexuelle Erfahrungen frei von Unterdrückung, Diskriminierung und Gewalt. Um sexuelle Gesundheit zu erreichen und aufrechtzuerhalten, müssen die sexuellen Rechte aller Personen respektiert, bewahrt und erfüllt werden. «
(WHO 2006, übersetzt durch die Autorin).

Störungen im Bereich der Sexualität werden heute üblicherweise in den internationalen Klassifikationssystemen des ICD-10 und DSM-IV zusammengefasst unter Störungen

- Störungen der sexuellen Funktion (F52),
- Störungen der sexuellen Präferenz (Paraphilien; F65),
- Störungen der Geschlechtsidentität (Transsexualität; F64).

Eine Beeinträchtigung der Reproduktionsfähigkeit fällt in den Klassifikationssystemen psychischer Störungen nicht unter die Störungen der sexuellen Funktion und Geschlechtsidentität.

In letzter Zeit werden oft auch Störungen in Folge sexueller Traumatisierungen zu den sexuellen Störungen gerechnet, sexueller Missbrauch ist aber keine Diagnose (Richter-Appelt 1997).

Bei den **sexuellen Funktionsstörungen** steht im Vordergrund eine Beeinträchtigung des Koitus, die zu einer Störung der sexuellen Funktion in der partnerschaftlichen Sexualität führt. Therapieziel ist daher die Beseitigung einer Negativsymptomatik. In vielen Fällen geht es dabei um den Abbau von Hemmungen bzw. die Fähigkeit, die sexuelle Funktion kontrollieren zu können. Der Leidensdruck der betroffenen Person oder von deren Partner veranlassen das Aufsuchen eines Therapeuten.

Bei den Störungen der Sexualpräferenz (**Paraphilien**) handelt es sich um die Richtung der sexuellen Neigungen auf Personen oder Gegenstände, die entweder subjektiv Leiden hervorrufen, ein sexuelles Zusammenleben beeinträchtigen oder eine traumatisierende Wirkung auf andere haben, wie etwa Sexualität mit Kindern. Im Zentrum der Behandlung steht einerseits die Behandlung der mangelnden Einsichtsfähigkeit bzw. die Änderung der sexuellen Präferenzen. Es geht hier somit um eine Einschränkung bzw. Beseitigung einer Symptomatik. Gerade hier ist es wichtig, zwischen Neigungen mit und ohne Krankheitswert zu unterscheiden.

Bei **Störungen der Geschlechtsidentität** schließlich steht die Verbesserung der Lebensqualität in einem angestrebten Geschlecht im Vordergrund der Behandlung. Der Wunsch der Anpassung an den gewünschten Körper wird in der Therapie reflektiert und in seinen Folgen bei Realisierung einer Angleichung des körperlichen Geschlechts thematisiert. Dies kann, muss aber nicht zwangsläufig zur Indikation für geschlechtskorrigierende Maßnahmen führen, wie Hormonbehandlung und entsprechende Operationen der inneren und äußeren Geschlechtsorgane. Eine Unterstützung bei der juristischen Regelung der Namens- und Personenstandsänderung in Form von Gutachten kann entweder vom Therapeuten selbst erfolgen oder an externe Gutachter vermittelt werden.

Wenngleich es sich bei dieser Klassifikation um eine reduktionistische Betrachtung der (Psycho-)Sexualität und der (Geschlechts-)Identität handelt, ist es für Psychotherapeuten unerlässlich, Grundkenntnisse dieser Symptomatologie zu erwerben.

Begriffe wie **Impotenz**, **Frigidität** und **Perversion** kommen in den Klassifikationssystemen nicht vor. Sie beschreiben umfassend Beeinträchtigungen bzw. Varianten der Sexualität, sagen aber nichts über spezifische Störungsbilder wie etwa eine Orgasmusstörung oder einen Fetischismus aus. Gerade diese Begriffe finden aber in tiefenpsychologischen, v. a. psychoanalytischen Texten Verwendung (Richter-Appelt 2001). Es besteht somit eine deutliche Diskrepanz zwischen den internationalen Klassifikationskriterien psychischer Störungen im Bereich der Sexualität und der Diagnostik in tiefenpsychologischen Therapien. Hier werden primär Konflikte und Strukturniveau beschrieben und erst in einem nächsten Schritt die Symptomdiagnostik. Dies hat allerdings dazu geführt, dass v. a. sexuelle Funktionsstörungen oft gar nicht diagnostiziert und nicht selten nur indirekt behandelt werden.

17.2 Sexuelle Funktionsstörungen

Unter sexuellen Funktionsstörungen wird eine Beeinträchtigung der sexuellen Funktionsfähigkeit beim (heterosexuellen) Geschlechtsverkehr (Koitus) verstanden. Sie beschreiben

- einen Mangel oder eine Verminderung des sexuellen Verlangens,
- eine Behinderung des Durchführens eines Koitus mit Penetration (Eindringen),
- ein Ausbleiben bzw. eine fehlende Kontrolle über das Auftreten des Orgasmus,
- nicht organisch bedingte Schmerzen beim Koitus,
- eine mangelnde Befriedigung bei ungestörtem Ablauf des Koitus.

In der Symptomgruppe F52 des ICD-10 werden nur diejenigen sexuellen Funktionsstörungen beschrieben, die nicht Ursache einer organischen Störung oder Erkrankung sind.

Die Klassifikation der sexuellen Funktionsstörung sagt nichts über die **Partnerbeziehung** der betreffenden Person aus. Die Diagnose kann sowohl bei gelegentlich stattfindendem Geschlechtsverkehr in Zufallsbekanntschaften als auch in einer lang anhaltenden Partnerbeziehung, in manchen Fällen auch ohne Vorhandensein von Partnerbeziehungen bzw. Kontakten vergeben werden (z. B. Erektionsstörung beim Mann oder Orgasmusstörung bei der Frau).

Sexuelle Funktionsstörungen können **primär organisch oder seelisch bedingt** sein. Es ist jedoch davon auszugehen, dass eine Beeinträchtigung der Sexualität immer auch seelische Auswirkungen hat. Während in den 1970er und 1980er Jahren angenommen wurde, dass um die 80% der sexuellen Funktionsstörungen v. a. beim Mann psychogen seien, wurde in letzter Zeit dem organischen Faktor wieder eine größere Bedeutung beigemessen. Weder eine Überschätzung des psychischen Faktors noch eine Überbetonung des organischen Faktors wird dem Phänomen der sexuellen Funktionsstörungen gerecht.

Es muss ferner erwähnt werden, dass sexuelle Funktionsstörungen bei den verschiedensten Formen der Persönlichkeitsstruktur auftreten können und immer in Beziehung zu diesen gesehen werden müssen. Vor allem aber ist hervorzuheben, dass eine funktionierende sexuelle Funktion kein Zeichen von zufriedenstellender Sexualität, aber auch nicht einer gesunden Persönlichkeit ist. (Bei einer Vergewaltigung ist die sexuelle Funktion zumindest beim Täter in der Regel nicht gestört.) Eine Beeinträchtigung der sexuellen Funktion etwa nach Verlust eines Partners kann eine adäquate Reaktion auf eine Situation sein und hat nicht in jedem Fall Krankheitswert. Es ist daher sinnvoll, zwischen physiologischen und psychologischen Aspekten sexueller Erregung zu unterscheiden. Für alle Funktionsstörungen gilt, dass die oder der Betroffene oder in manchen Fällen andere Personen unter **Leidensdruck** stehen müssen, damit das Phänomen als Störung klassifiziert werden kann. In jedem Fall sollten jedoch die Einnahme von Medikamenten erfragt und eventuelle Nebenwirkungen bedacht werden.

Die **Einteilung der sexuellen Funktionsstörungen** erfolgt in Anlehnung an den zeitlichen Ablauf des sexuellen Reaktionszyklus nach Masters und Johnson (1966) bzw. des Geschlechtsverkehrs. Es wird dabei auf den heterosexuellen Geschlechtsverkehr Bezug genommen. Sexuelle Funktionsstörungen können aber auch in einer homosexuellen Beziehung auftreten. Die Störungen werden beim Mann und bei der Frau zeitlich analog differenziert und kommen bei Personen beiden Geschlechts vor. Nur der Vaginismus (Scheidenkrampf) der Frau und Störungen im Zusammenhang mit dem Samenerguss sind geschlechtsspezifisch. Beim Mann müsste zwischen Orgasmus und Ejakulation (Samenerguss) unterschieden werden, da es einen Orgasmus ohne Ejakulation und eine Ejakulation ohne Orgasmus (v. a. auch unter Psychopharmaka) geben kann. In den Klassifikationssystemen werden diese Phänomene jedoch synonym verwendet.

17

17.2.1 Klassifikation der sexuellen Funktionsstörungen (ICD-10: F52; DSM-IV TR: 302)

Mangel oder Verlust von sexuellem Verlangen (F52.0/302.71)

Hauptmerkmal der **sexuellen Appetenzstörung** ist ein Mangel oder das Fehlen sexueller Phantasien und sexuellen Verlangens. Diese Symptomatik wird häufig auch als sexuelle Lustlosigkeit bezeichnet.

! Die Diagnose sexuelle Lustlosigkeit sollte nur gestellt werden, wenn sie nicht Folge einer anderen sexuellen Funktionsstörung ist. Eine Störung der sexuellen Appetenz schließt sexuelle Befriedigung oder Erregung bei sexuellen Aktivitäten nicht aus.

Der Annahme, dass diese Störung eine typisch weibliche Störung sei, muss widersprochen werden, wenngleich sie bei Frauen häufiger zu beobachten ist als bei Männern.

Die Beeinträchtigung der Appetenz kann organisch bedingt sein, v. a. wenn sie von Anfang an besteht oder plötzlich oder schleichend ohne ersichtlichen Grund auftritt. Häufig kommt sie nach einschneidenden Lebensereignissen wie etwa nach der Geburt eines Kindes, dem Verlust einer bedeutsamen Bezugsperson oder dem Auftreten einer Krankheit vor, die jedoch in keinem unmittelbaren Zusammenhang mit der Sexualität stehen müssen. Sie kann auch als Nebenwirkung einer Medikation beobachtet werden.

Sexuelle Aversion (F52.10; 302.79)

Unter sexueller Aversion versteht man eine Abneigung gegenüber genitalen Kontakten mit einem Sexualpartner und eine damit einhergehende Vermeidung solcher Situationen bei bestehendem Leidensdruck des Betroffenen oder von dessen Lebenspartner.

Von der sexuellen Aversion lässt sich eine **Sexualphobie** unterscheiden. Hier lösen nicht die Annäherung oder Berührung unangenehme Gefühle aus, sondern es bestehen im klassischen Sinn phobische Ängste, berührt oder sexuell stimuliert zu werden.

Diese Differenzierung fehlt jedoch in den Klassifikationssystemen.

Mangelnde sexuelle Befriedigung (F52.11; 302.79)

Bei einer Störung der sexuellen Befriedigung führen sexuelle Aktivitäten trotz ungestörter sexueller Reaktionsfähigkeit und der Fähigkeit der Durchführung des Geschlechtsverkehrs nicht zu einer Befriedigung. Hier sind in der Regel psychische Konflikte die Ursache. So kann etwa infolge von sexuellen Übergriffen sexuelle Erregung erlebt werden, ohne dass es zu einer Befriedigung kommt.

Versagen genitaler Reaktionen

Die Erregungsstörung der Frau und die Erektionsstörung beim Mann werden im ICD-10 unter F52.2 zusammengefasst.

Störung der sexuellen Erregung bei der Frau (F52.2; 302.72)

Als Erregungsstörung der Frau wird eine anhaltende und wiederkehrende Unfähigkeit verstanden, eine adäquate

Lubrikation (Feuchtwerden der Scheide) und ein Anschwellen der äußeren Genitalien bei sexueller Erregung zu erlangen und aufrechtzuerhalten.

Häufig handelt es sich hier um eine psychisch bedingte Hemmung sexueller Erregbarkeit, die biografisch erklärt werden kann. Sie kann aber auch hormonelle Ursachen haben, etwa im Zusammenhang mit zyklusbedingten Hormonstörungen, einer Veränderung des Hormonstatus im Klimakterium oder als Folge der Einnahme bestimmter Hormonpräparate. Die Annahme, die Einnahme hormoneller Kontrazeptiva führe zu einer Beeinträchtigung der sexuellen Erregbarkeit, gilt in dieser allgemeinen Form nicht. In Einzelfällen können derartige negative Nebenwirkungen beobachtet werden.

Erektionsstörung beim Mann (F52.2; 302.72)

Unter einer Erektionsstörung wird die anhaltende oder wiederkehrende Unfähigkeit verstanden, eine adäquate Erektion zu erreichen oder bis zur Beendigung der sexuellen Aktivität aufrechtzuerhalten.

Gerade bei diesem Störungsbild ist es wichtig, differenzialdiagnostisch organische Ursachen auszuschließen.

! Die Exploration nächtlicher und morgendlicher Erektionen sowie der Erektionsfähigkeit bei Masturbation und bei eventuellen sexuellen Erfahrungen außerhalb einer bestehenden Partnerschaft müssen bei der Diagnose der Erektionsstörung Berücksichtigung finden.

Handelt es sich um eine komplette Erektionsstörung in allen Situationen, sollte auf jeden Fall eine organmedizinische Diagnostik indiziert werden. Tritt die Störung nur beim Sexualverkehr mit der Partnerin auf, kann man mit hoher Wahrscheinlichkeit von einer psychogenen Erektionsstörung ausgehen. Nebenwirkungen von Medikamenten und andere Erkrankungen müssen ebenfalls berücksichtigt werden.

Weibliche Orgasmusstörung (F52.3; 302.73)

Unter der weiblichen Orgasmusstörung wird eine anhaltende oder wiederkehrende Verzögerung oder ein Fehlen des Orgasmus nach einer normalen sexuellen Erregungsphase verstanden.

Das Störungsbild muss deutliches Leiden oder zwischenmenschliche Schwierigkeiten verursachen.

Das wichtigste Sexualorgan der Frau für das Erleben sexueller Erregung ist die **Klitoris**. In Anlehnung an Freuds Ausführungen wurde lange Zeit zwischen einem »unreifen« Orgasmus, ausgelöst durch Reizung der Klitoris, und einem »reifen« Orgasmus bei vollzogenem Geschlechtsverkehr und Stimulierung der Vagina durch die Penetration unterschieden. Damit wurde dem wichtigsten Erregungsorgan der Frau eine mindere Bedeutung beigemessen.

! Falls eine Frau nur durch Reizung der Klitoris zum Orgasmus kommt, nicht aber durch Penetration, sollte auf keinen Fall eine Orgasmusstörung klassifiziert werden.

Nicht selten steckt hinter einer derartigen Problematik eine unrealistische Vorstellung von weiblicher Sexualität der Frau oder des Partners, der es als narzisstische Kränkung erlebt, die Frau nicht durch das Einführen des Penis in die Vagina, sondern durch Reizung der Klitoris beim Geschlechtsverkehr zum Höhepunkt zu bringen. Wichtig ist es, zu unterscheiden, ob eine Frau Schwierigkeiten hat, bis zum Höhepunkt erregt zu werden, obwohl sie es möchte, oder ob unrealistische Vorstellungen über weibliche Sexualität bestehen.

Eine **organisch bedingte** Orgasmusstörung bei der Frau ist extrem selten. Sie tritt vielmehr als Zeichen sexueller Hemmung oder als Folge sexuell traumatisierender Erfahrungen auf.

Männliche Orgasmusstörungen (F52.3; 302.74)

Unter der Orgasmusstörung des Mannes wird eine anhaltende oder wiederkehrende Verzögerung oder ein Fehlen des Orgasmus nach einer normalen sexuellen Entwicklung verstanden.

Genau genommen handelt es sich um ein Fehlen der Ejakulation und des Orgasmus. Diese Störung wird daher häufig als **Ejaculatio deficiens** bezeichnet. Hier sollte genau abgeklärt werden, ob es sich um eine Ejakultionsstörung oder wirklich um eine Orgasmusstörung handelt. Auch muss an Nebenwirkungen von Medikamenten gedacht werden.

Ejaculatio praecox (F52.4; 302.75)

Frühzeitiger Samenerguss (Ejaculatio praecox) bezeichnet ein anhaltendes oder wiederkehrendes Einsetzen (des Orgasmus und) der Ejakulation bereits bei minimaler Stimulierung vor (*ante portas*), bei oder kurz nach der Penetration und bevor die Person es wünscht. Wenngleich dieses Problem sehr oft in Kombination mit einer Erregungsstörung auftritt, sollte es auf jeden Fall getrennt diagnostiziert werden. Es handelt sich um das bei Männern am häufigsten zu beobachtende Problem, das v. a. bei jungen Männern auftritt und mit zunehmendem Alter abnimmt.

Dyspareunie (nicht aufgrund eines medizinischen Krankheitsfaktors; F52.6; 302.76)

Als Dyspareunie werden **genitale Schmerzen** verstanden, die mit dem Geschlechtsverkehr einhergehen. Hier handelt es sich um Schmerzen, die unmittelbar beim Einführen des Penis oder einige Zeit danach auftreten, nicht um diffuse Schmerzen im Unterleib und nicht um Schmerzen im Zusammenhang mit einer Verkrampfung.

! Bei Krankheitsbild der Dyspareunie sollte auf jeden Fall eine medizinische Untersuchung angeordnet werden, um Pilzinfektionen oder andere Erkrankungen, wie etwa das Vorhandensein eines HP-Virus, auszuschließen, das auch ansteckend sein kann.

Nicht selten sind die Schmerzen beim Geschlechtsverkehr die Folge von zu geringer Erregung und daraus resultierender mangelnder Lubrikation.

Vaginismus (nicht aufgrund eines medizinischen Krankheitsfaktors; F52.5. 306.51)

Unter einem **Scheidenkrampf** (Vaginismus) wird die wiederkehrende oder anhaltende unwillkürliche Kontraktion der perinealen Muskulatur im äußeren Drittel der Vagina verstanden, wenn eine vaginale Penetration mit dem Penis, dem Finger, einem Tampon oder einem Spekulum versucht wird. In diesem Fall handelt es sich nicht um Schmerzen durch Berührung oder Reizung der Haut, sondern um durch eine Verengung der Scheide bedingte Schmerzen. Diese Problematik ist in den meisten Fällen psychisch bedingt, nur in seltenen Fällen liegt eine organische Ursache zugrunde.

! Besonders wichtig ist zu berücksichtigen, dass Frauen mit einer vaginistischen Symptomatik in der Regel nicht unter Lustlosigkeit leiden, meist in länger andauernden Partnerbeziehungen leben und eine aktives Sexualleben mit anderen Formen der Sexualität (Petting) leben.

Oft suchen Paare mit einer derartigen Problematik erst dann um therapeutische Hilfe an, wenn Kinderwunsch vorliegt.

17

Gesteigertes sexuelles Verlangen (F52.7)

Hierunter wird eine Zunahme des sexuellen Verlangens verstanden, die psychisch bedingt ist und nicht als Folge einer anderen (psychischen) Erkrankung auftritt.

Differenzialdiagnostisch ist es wichtig zu prüfen, ob es sich um ein suchtartiges Verhalten handelt, d. h., ob es im Falle des Nichtauslebens sexueller Aktivitäten zu Impulsdurchbrüchen, Angstzuständen oder Aggressivität gegen andere kommt. Tritt ein gesteigertes sexuelles Verlangen plötzlich auf, ist immer an eine organisch bedingte Veränderung des Verlangens (z. B. durch einen Tumor der Nebennierenrinde) zu denken. Wenngleich derartige Verhaltensweisen häufiger bei Männern zu beobachten sind, finden sie sich auch bei Frauen.

17.2.2 Indikationen und Kontraindikationen für Einzel- oder Paartherapie bei sexuellen Funktionsstörungen

Eine Reihe wichtiger Faktoren sind dafür ausschlaggebend, welche Form der Therapie einer Person mit einer sexuellen Funktionsstörung empfohlen werden soll. Diese Faktoren beziehen sich auf die Therapeuten, die Patienten und deren Partner, Fragen der Chronifizierung der Störung und Komorbidität.

Es ist von Bedeutung, ob eine Person mit einer sexuellen Funktionsstörung alleine oder mit Partner einen Therapeuten aufsucht. Von Sexualtherapeuten, die primär verhaltenstherapeutisch orientiert sind, wurden lange Zeit Personen mit sexuellen Funktionsstörungen nur dann behandelt, wenn diese einen Partner hatten. Dies übersieht aber die Gruppe derjenigen Personen, die wegen ihrer Funktionsstörung Schwierigkeiten haben, einen Partner zu finden. Gerade für diese Patienten ist oft eine psychodynamische Therapie zu empfehlen, allerdings bei einem Therapeuten mit zusätzlichen Kenntnissen in der Behandlung sexueller Störungen. Frühkindliche unbewusste Konflikte mögen der Grund für die Schwierigkeiten sein, sich auf eine Beziehung einzulassen, und sich in der sexuellen Funktionsstörung manifestieren.

Kommt ein Paar gemeinsam zur Beratung, so kann es sein, dass einer der beiden schon lange vor der gegenwärtigen Beziehung eine sexuelle Funktionsstörung entwickelt hatte und der Grund für das Kommen die Angst ist, die Störung könnte zu einer Trennung vom Partner führen. Dauert die gegenwärtige Beziehung erst einige Wochen, sollte dem Symptomträger empfohlen werden, eine **Einzeltherapie** zu machen. Besteht die Beziehung jedoch schon länger und ist ein allzu nicht großes Ungleichgewicht die psychischen Probleme der beiden Partner und ihre Biografien hinsichtlich traumatischer Erfahrungen betreffend zu beobachten, empfiehlt sich eine **Paartherapie.** Diese kann entweder von einem oder von zwei Therapeuten unterschiedlichen Geschlechts angeboten werden. Handelt es sich um eine relativ isolierte Störung der sexuellen Funktion, sollte möglichst eine Therapie bei einem für Sexualtherapie ausgebildeten Spezialisten durchgeführt werden.

Kommt ein Paar in Beratung oder Therapie, das bereits beim Erstkontakt den Eindruck von ungleichen Lebensgeschichten vermittelt, d. h., entweder einer der beiden Partner oder beide berichten eine Biografie mit vielen belastenden Lebensereignissen und schwierigen Beziehungserfahrungen, oder sie lassen dies vermuten, empfiehlt es sich zunächst, die Indikation für **eine bzw. zwei Einzeltherapien** zu stellen, selbst wenn eindeutig eine sexuelle Funktionsstörung diagnostiziert werden konnte. Diese Indikationsstellung sollte in zwei unabhängigen Einzelgesprächen mit jedem der Partner gestellt werden. Nicht selten stellt sich dabei heraus, dass ein Partner traumatische Erlebnisse des anderen gar nicht kennt und auch nicht möchte, dass dieser davon erfährt. Dies muss respektiert werden, es ist sehr schwierig, wenn nicht sogar unmöglich, eine Paartherapie durchzuführen, wenn man mit einem der Patienten »ein Geheimnis« hat. Daher empfiehlt sich eine Einzeltherapie. Bei Vorliegen einer sexuellen Funktionsstörung ist es in manchen Fällen sinnvoll, im Anschluss an die Einzeltherapien noch eine **Paartherapie anzuschließen**. In vielen Fällen verlaufen die Einzeltherapien allerdings gut, und es erübrigt sich eine Paartherapie.

Bei Vorliegen bestimmter **Begleiterkrankungen** wie Angststörungen, Alkoholmissbrauch, akuter Psychose muss zunächst diese Grunderkrankung behandelt werden, bevor die Störungen im Bereich der Sexualität aufgegriffen werden können.

17.2.3 Spezifische Therapieansätze bei sexuellen Funktionsstörungen

Nicht selten werden Patienten nach abgeschlossenen Psychoanalysen oder anderen Psychotherapien an Sexualtherapeuten überwiesen, um die nicht behobene sexuelle Funktionsstörung behandeln zu lassen (1996 waren es in der Hamburger Abteilung für Sexualforschung unter einer Stichprobe von 700 Patienten 23,4%). Inwiefern bzw. wann sexuelle Funktionsstörungen tiefenpsychologisch behandelt werden können, lässt sich nicht hinreichend beantworten, da dazu keine systematischen Studien vorliegen. Wenn nach Abschluss einer Langzeittherapie immer noch eine sexuelle Funktionsstörung vorliegt, kann dies an der Symptomatik liegen, aber auch am Umgang des Therapeuten mit der Sexualität. Auch wenn in der psychodynamischen Behandlung nicht das Symptom im Vordergrund steht, sollte der Therapeut dennoch über sexuelle Symptome so weit informiert sein, dass entsprechende Deutungen geben werden können, und v. a. sollte er wissen, wann eine Indikation für eine organmedizinische Untersuchung angezeigt ist. Das Bearbeiten von Konflikten und Widerständen in der Übertragung sollte nicht als ein Übersehen von Symptomen verstanden werden.

! Ein wichtiger Unterschied zwischen dem psychodynamischen und dem eher verhaltenstherapeutisch orientierten Ansatz in der Behandlung von Patienten mit sexuellen Funktionsstörungen besteht hinsichtlich der Indikation für eine Einzel- oder Paartherapie.

Für den psychoanalytischen Ansatz stellt eine Paartherapie die Ausnahme dar, Verhaltenstherapeuten empfehlen bei Vorhandensein einer Partnerschaft möglichst eine Paartherapie. Sie nehmen also eine enge Verflechtung der gegenwärtigen Störung mit der Partnerschaft an. In der Psychoanalyse wird implizit angenommen, dass die Bearbeitung der sexuellen Hemmung eines Partners zu einer Verbesserung der partnerschaftlichen Sexualität führt.

17.2.4 Kombination mit anderen Therapieverfahren

Als das immer noch aktuelle Buch von Arentewicz und Schmidt (1996) über das **Hamburger Modell der Paartherapie bei sexuellen Funktionsstörungen** 1980 erstmals erschien, wurde das Vorgehen – eine Weiterentwicklung des Konzepts von Masters und Johnson – der verhaltenstherapeutisch ausgerichteten Therapeuten, die jedoch psychodynamische Konzepte in ihr Therapieprogramm aufgenommen hatten, von Psychoanalytikern heftig kritisiert. Dieses Vorgehen könne nicht zu einer Verbesserung der zugrunde liegenden konfliktreichen Partnerdynamik führen, da nicht wirklich psychodynamisch vorgegangen werde.

Diese Kritik erscheint nach weiteren 30 Jahren Erfahrung bei weit mehr als 600 Paaren allein in Hamburg noch ungerechtfertigter als damals. Es gilt heute als belegt, dass mit diesem Ansatz in vielen Fällen eine deutliche Besserung bzw. Heilung herbeigeführt werden kann (Hauch 2006). Nach einer Paartherapie nach dem Hamburger Modell, das übende Verfahren in Form von »Hausaufgaben« als zentralen therapeutischen Ansatz zur Anwendung bringt, kann bei einer Besserung der sexuellen Symptomatik eine »gestörte« Partnerdynamik weiterhin bestehen, die jedoch für Therapeuten nur dann von Interesse sein sollte, wenn die Partner darunter leiden (s. auch Schmidt 2001). Es kann aber auch sein, dass gewisse Beeinträchtigungen der Sexualität nicht behoben werden konnten, Paare jedoch besser damit umgehen können und eine zufriedenere Sexualität leben, die nicht nur auf die Durchführung des Koitus konzentriert ist.

Folgende Grundelemente (► Übersicht) spielen bei diesem therapeutischen Ansatz eine Rolle und lassen sich auch in eine tiefenpsychologisch orientierte Paartherapie einbauen. Die Punkte 1–3 werden den Patienten als sogenannte »Hausaufgaben« aufgegeben.

Grundelemente des Hamburger Modells der Paartherapie bei sexuellen Funktionsstörungen

1. **Koitusverbot:** Die Patienten werden aufgefordert, jeden Versuch, einen Koitus durchzuführen, zunächst zu unterlassen. Es wird betont, dass es sich dabei nicht um eine paradoxe Intervention handelt, die übertreten werden kann, sondern dass vielmehr der Gedanke im Hintergrund steht, wiederholte Misserfolgserlebnisse zu vermeiden, die durch intermittierende Verstärkung bereits auftretende Verbesserungen des körperlichen Umgangs wieder zunichte machen könnten.
2. **Erkundendes (nichtsexuelles) Streicheln:** Beide Partner werden aufgefordert, sich gegenseitig abwechselnd zunächst unter Ausklammerung der Genitalien und Brüste am ganzen Körper zu streicheln, dabei auf aktive und passive Wünsche zu achten und diese dem Partner mitzuteilen. Neben der Erfahrung eines gleichberechtigten Umgangs miteinander ist es ein Ziel, Wünsche wahrzunehmen und zu äußern sowie herauszufinden, welche Körperteile, aber auch welche Art von Berührungen als angenehm bzw. sexuell erregend und welche als unangenehm empfunden werden. Dabei geht es auch um die Erfahrung, dass nicht jede sexuelle Erregung (v. a. beim Mann) zu einem Orgasmus führen muss.
3. **Erkunden des eigenen Körpers:** Patienten werden aufgefordert, den Körper allein zu erkunden, zu betrachten und zu berühren. Dabei geht es einerseits darum, das Aussehen des eigenen Körpers kennenzulernen (viele Patientinnen und Patienten haben sich z. B. noch nie nackt im Spiegel betrachtet), aber auch herauszufinden, welche Berührungen angenehm und welche unangenehm sind. Falls Patienten keine Erfahrung mit Selbstbefriedigung haben, können sie auch aufgefordert werden, dies auszuprobieren.
4. **Informationsvermittlung über Sexualität:** Sexuelle Funktionsstörungen können oft bei Personen beobachtet werden, die durch mangelndes Wissen über den Körper und die Sexualität zusätzlich verunsichert sind. Es scheint hier durchaus angebracht, auch in einem tiefenpsychologischen Setting Fragen zu beantworten und Patienten aufzufordern, sich um weitere Informationen zu bemühen.

17

! Diese Ansätze (► Übersicht) können bei sexuellen Schwierigkeiten helfen, ersetzen aber noch keine Sexualtherapie bei Vorliegen einer manifesten Funktionsstörung, für deren Durchführung eine spezielle Ausbildung erforderlich ist.

Medikamente spielen bei der Behandlung sexueller Funktionsstörungen in erster Linie als Verursacher von Nebenwirkungen eine Rolle. Einen Überblick über mögliche Nebenwirkungen gibt Sigusch (2001). Wichtig ist dabei zu unterscheiden, ob die Beeinträchtigung durch die Krankheit (z. B. bei Diabetes) oder durch die Medikamente (z. B. Antihypertensiva) bedingt sind.

In den letzten Jahren fanden verschiedene Medikamente große Verbreitung, v. a. zur Behandlung von Erektionsstörungen beim Mann. Man hoffte, die psychotherapeutische Behandlung dieser sexuellen Funktionsstörungen ersetzen zu können. Die Erfahrungen der letzten Jahre haben aber gezeigt, dass in vielen Fällen die medikamentöse Behandlung zwar zu einer Verbesserung der Erektionsfähigkeit führt, aber bei Absetzen des Präparats die Störung weiterhin besteht.

17.3 Störungen der Sexualpräferenz/Paraphilien

Während sich die Begriffe der **Sexualdelinquenz und -devianz** auf abweichendes Verhalten beziehen, handelt es sich bei dem psychodynamischen Begriff der **Perversion** um die Bezeichnung innerpsychischer Prozesse, die zu Symptombildungen führen, die von der Norm abweichen. Deviantes Verhalten kann zu einem Straftatbestand werden, Perversionen können unter bestimmten Umständen Krankheitswert erhalten. In den letzten Jahren haben sich unter dem Einfluss der internationalen Klassifikationssysteme die Begriffe Störungen der Sexualpräferenz (ICD-10) und Paraphilien (DSM-IV) zunehmend durchgesetzt (F65). Dabei handelt es sich allein um Kategorisierungsmuster, nicht um theoretische Erklärungsansätze, wie etwa die psychoanalytischen Perversionstheorien.

Einleitend muss hervorgehoben werden, dass auch die Paraphilien bei den unterschiedlichsten Persönlichkeitsstrukturen auftreten können. Das Organisationsniveau der im Sexualverhalten enthaltenen Objektbeziehungen ist von Bedeutung. Die Abwehrmechanismen der Spaltung, Sexualisierung und des Agierens stehen im Vordergrund.

17.3.1 Klassifikation der Störungen der Sexualpräferenz/Paraphilien

Nach dem DSM-IV sind die Hauptmerkmale einer Paraphilie wiederkehrende sexuell erregende Phantasien sowie sexuell dranghafte Bedürfnisse oder Verhaltensweisen, die sich i. Allg. auf

1. nichtmenschliche Objekte,
2. das Leiden oder die Demütigung von sich selbst oder seines Partners oder
3. Kinder oder andere nicht einwilligende oder nicht einwilligungsfähige Personen

beziehen und die über einen Zeitraum von mindestens 6 Monaten auftreten.

Bei Paraphilien handelt es sich um Störungen, die fast ausschließlich bei **Männern** vorkommen.

Die dranghaften Phantasien oder Bedürfnisse führen in klinisch bedeutsamer Weise zu Leiden oder Beeinträchtigungen in sozialen, beruflichen oder anderen wichtigen Funktionsbereichen. Es kommt vor, dass Personen mit Paraphilie wegen ihrer Neigungen festgenommen und inhaftiert werden, wenn sie sich selbst oder andere schädigen.

Fetischismus und fetischistischer Transvestitismus (F65.0, F65.1; 302.81)

Das Hauptinteresse beinhaltet den Gebrauch von unbelebten Objekten (den »Fetisch«, meist Teile von Frauen oder des weiblichen Körpers) zur Erreichung sexueller Erregung.

Die Person mit Fetischismus masturbiert häufig, während sie den Fetisch festhält, ihn reibt oder an ihm riecht oder den Sexualpartner darum bittet, beim sexuellen Kontakt das jeweilige Objekt zu tragen. Beim fetischistischen Transvestitismus führt das Tragen von Kleidern des anderen Geschlechts zur sexuellen Erregung, wobei jedoch die Geschlechtsidentität nicht infrage gestellt wird.

Exhibitionismus (F65.2; 302.4)

Es besteht ein dranghaftes Zur-Schau-Stellen der eigenen Genitalien vor meist gegengeschlechtlichen Fremden.

In der Regel wird kein Versuch zu weiteren sexuellen Handlungen unternommen. Exhibitionistisches Verhalten muss nicht mit einer Erektion einhergehen und im Zusammenhang mit Masturbation auftreten. Die Betroffenen zeigen das Verhalten mit der Intention, andere damit zu erschrecken, obwohl sie wissen, dass es strafrechtlich verfolgt werden kann.

Frotteurismus (F65.8; 302.89)

Das Hauptinteresse zur Erlangung von sexueller Erregung beinhaltet das Berühren und Sich-Reiben an einer nicht einwilligenden Person, in der Regel an überfüllten Orten.

Pädophilie (F65.4; 302.2)

Das Hauptinteresse beinhaltet sexuelle Handlungen mit einem präpubertären gleichgeschlechtlichen oder gegengeschlechtlichen Kind. Die Person mit Pädophilie muss definitionsgemäß 16 Jahre oder älter sein und mindestens 5 Jahre älter als das Kind. Es können Kinder aus der eigenen Familie ausgewählt werden, aber auch fremde Kinder. Wichtig ist, dass die pädophilen Handlungen geheim gehalten werden. Oft wird versucht, die Kinder durch besondere Formen der Erpressung (Geschenke) zur Geheimhaltung zu zwingen. Der Begriff Pädophilie wird v. a. von feministischen Autorinnen scharf kritisiert. Sie schlagen den Begriff der Pädosexualität vor, da es sich ja nicht um die Liebe zum Kind, sondern um Sexualität mit einem Kind handelt.

Sexueller Sadomasochismus (F65.5; 302.83 und 302;84)

Das Hauptinteresse beinhaltet entweder den realen Akt der Demütigung, des Geschlagen- bzw. Gefesseltwerdens oder sonstigen Leidens oder reale Handlungen, welche für die Person durch psychisches oder physisches Leiden des Opfers (einschließlich Demütigung) sexuell erregend sind.

Wenn dieser sexuelle Sadismus mit einer antisozialen Persönlichkeitsstörung verbunden ist, können Personen mit sexuellem Sadismus ihre Opfer ernstlich verletzen oder töten.

Voyeurismus (F65.3; 302.9)

Das Hauptinteresse beinhaltet die Beobachtung nichts ahnender Personen, üblicherweise Fremder, die nackt sind, sich gerade ausziehen oder sexuelle Handlungen ausführen.

Das Zuschauen (»Spannen«) erfolgt, um sexuell erregt zu werden.

Nicht zu den eigentlichen Paraphilien gehören die mit den Paraphilien verwandten Störungen, die meist durch ihr dranghaftes suchtartiges Verhalten bestimmt sind:

- zwanghafte Masturbation,
- ausgedehnte hetero- oder homosexuelle Promiskuität,
- Abhängigkeit von Pornografie, Telefonsex, Internetbenutzung im Zusammenhang mit Pornografie.

17.3.2 Beurteilung des Schweregrades

Bei Vorliegen einer Paraphilie sollte zusätzlich eine Beurteilung des Schweregrads der Störung erfolgen. Dabei spielen einerseits die Frage der **Progredienz**, aber auch das **Sadismuskriterium** eine entscheidende Rolle. Nach Schorsch et al. (1985) sollten dabei folgende Aspekte Berücksichtigung finden:

- periodische Akzentuierung eines dranghaft gesteigerten sexuellen Verlangens mit innerer Unruhe,
- starke sexuelle Phantasiebesetzung,
- Progression im Längsschnitt,
- kürzere Abstände zwischen den entsprechenden Manifestationen,
- signalhafte Auslöser der sexuellen Handlungen,
- autoerotische Fixierung mit hoher Masturbationsfrequenz,
- Wunsch nach Behandlung.

17.3.3 Unterschiedliche Symptombedeutungen

Schorsch et al. (1985) unterschieden 3 Gruppen von Symptombedeutungen:

1. Das perverse Symptom analog zum neurotischen Symptom ist gekennzeichnet durch **feste Rituale**. Es ist isoliert vom übrigen Erleben und stabilisiert das Ich. Es kommt ihm eine reparative Funktion zu.
2. Es liegt eine destruktive Dynamik bei **geringer Impulskontrolle** mit sexualisierten, polymorph perversen Durchbrüchen vor.
3. Die Perversion hält die fragmentarische Struktur zusammen. Die **perverse Charakterstruktur** kennzeichnet die ganze Persönlichkeit.

Ferner soll mit dem perversen Ritual ein intensives Gefühl von Potenz und Männlichkeit einhergehen können. Dahinter würden Männlichkeitsprobleme ein regressives Ausweichen von der genitalen Sexualität widerspiegeln, v. a. wenn diese mit »Aggressivität, Zerstörung, Kastrations- und Auflösungsphantasien« assoziiert sind. Auch seien in unterschiedlichem Ausmaß Aggressionsprobleme, narzisstisches Selbsterleben und Beziehungsschwierigkeiten zu beobachten.

17

17.3.4 Psychotherapie bei Perversionen/Paraphilien

! Das Hauptproblem bei der Behandlung von Perversionen besteht darin, dass bei den Betroffenen oft wenig Leidensdruck und wenig Motivation für eine Behandlung bestehen, selbst wenn andere darunter leiden.

Die Betroffenen suchen entweder aus anderen Gründen einen Therapeuten auf oder mit gerichtlicher Auflage, da sie straffällig geworden sind. Es gibt aber auch Personen, die unter ihrer Symptomatik leiden, mit ihr in Konflikt geraten und deshalb um Hilfe ansuchen. Bei dieser Problematik muss das Augenmerk auf das Symptom gelegt werden, da ein Weiterbestehen des Symptoms zu Strafverfolgung führen kann. Es werden aber auch die dem Symptom zugrunde liegende Struktur bzw. die Konflikte behandelt. Das Besondere ist, dass bei diesen Patienten in erhöhtem Maße mit Agieren innerhalb und außerhalb der Übertragung gerechnet werden muss, d. h., es wird in der Übertragung gehandelt und nicht erlebt und bearbeitet.

17.3.5 Spezifische Therapieansätze bei Paraphilien

Das perverse Symptom ist eine **Kompromissbildung zwischen Verdrängtem und dem Durchbruch von verdrängten Triebimpulsen**. Die Kompromissbildung im Symptom stabilisiert dabei das Ich, oder wie Morgenthaler (1974) schrieb, es hat eine Plombenfunktion. Die Abwehrmechanismen sind oft so festgefahren, dass die Person mit einer Perversion eine Therapie beginnt, um unbewusst vom Therapeuten bestätigt zu bekommen, dass ihre perverse Handlung richtig und die einzig mögliche sei. Auf die Schwierigkeiten der Therapie mit diesen Patienten, v. a. auf die Balance zwischen Missbrauch und Gebrauch, hat Reiche (2001) hingewiesen. Er beschreibt idealtypische Behandlungsschritte der Behandlung von Patienten mit perversen Symptomen (▶ Übersicht).

Behandlungsschritte für Patienten mit perversen Symptomen nach Reiche (2001)

1. **Enthüllung im Erstinterview:** Oft erzählt der Patient im Erstinterview das erste Mal überhaupt von seiner sexuell perversen Symptomatik. Dabei kann es bereits zu einer Sexualisierung der Gesprächssituation kommen.
2. **Angewiesensein auf die Perversion:** Dem Patienten wird im Laufe der Behandlung bewusst, wie sehr er auf sein Symptom angewiesen ist, dass es eine Überlebensstrategie darstellt. Diese Erkenntnis führt zu Scham- und Schuldgefühlen, die wiederum häufig Suizidimpulse auslösen. In dieser Zeit kommt es zu einer »existenziellen Desillusionierung des Selbst«.
3. **Überleben als Entspannung:** Diese führt entweder zu einer produktiven Weiterarbeit oder zu Stagnation und Therapieabbruch.

▼

4. **Idealisierung des Analytikers:** Der Analytiker wird zum auserwählten Objekt, für das es sich lohnt, weiterzumachen. In der Gegenübertragung kann es im Gegenzug zu einer Idealisierung des Patienten kommen.
5. **Sexualisierte wechselseitige Idealisierung:** Die Übertragung der Perversion kann sich in eine »Perversion der Übertragung« verwandeln und dadurch zu einer Entgleisung der Therapie führen.
6. **Sexualisierte Übertragung als zerstörerischer Angriff auf die Therapie:** In der sexuell aufgeladenen Situation kann es dazu kommen, dass der Therapeut seine «deutende Potenz« verliert, im übertragenen Sinne kastriert wird, da er zu sehr in die Übertragung verwickelt wird.

17.3.6 Kombination verschiedener Therapieverfahren

In den letzten Jahren hat sich v. a. in der Behandlung von Sexualstraftätern eine Kombination von psychodynamischen mit verhaltenstherapeutischen Ansätzen durchgesetzt (Berner et al. 2004). Im Zentrum der Behandlung steht ein **Rückfallverhütungsprogramm**, das auf kognitiv-verhaltenstherapeutischen Ansätzen beruht. Zum Verständnis der Problematik kommen psychodynamische Ansätze zur Anwendung.

Eine Zusammenfassung der Studien zum Therapieerfolg bei verschiedenen therapeutischen, auch medikamentösen, Ansätzen bei Sexualstraftätern findet sich bei Berner et al. (2004). Auf die Besonderheiten der Therapie mit gerichtlicher Behandlungsauflage soll hier nicht weiter eingegangen werden.

In Abhängigkeit insbesondere vom Rückfallrisiko haben sich verschiedene **Medikamente** in der Behandlung v. a. von Sexualstraftätern bewährt.

Bei starken devianten Phantasien, Impulsen oder dem Risiko für Straftaten wurden in zunehmendem Maße Serotoninwiederaufnahmehemmer (SSRI) empfohlen. Ist es das Ziel, die Erektionsfähigkeit herabzusetzen, wurde häufig das Antiandrogen Cyproteronacetat (CPA) empfohlen, das jedoch nicht bei Vorliegen von Leberschäden verabreicht werden kann. Zur Verminderung der sexuellen Phantasietätigkeit und der sexuellen Begierde werden zurzeit im Heilversuch GnRH- und LHRH-Antagonisten erprobt (eine ausführliche Beschreibung der medikamentösen Behandlung findet sich bei Berner et al. 2004).

17.4 Störungen der Geschlechtsidentität/ Transsexualität

Einleitend sei hervorgehoben, dass bei keiner anderen Störung im Bereich der Sexualität so viel Unklarheit hinsichtlich der Begriffsbestimmung herrscht wie bei der Transsexualität. Die Hauptfrage, die bei der **Definition der Transsexualität** in den letzten Jahren auftauchte, ist, inwieweit der Wunsch nach (und die Durchführung) einer geschlechtsumwandelnden oder -angleichenden Operation (meist sind es chirurgische Operationen) bzw. die Erfüllung dieses Wunsches als eine notwendige und hinreichende Bedingung verstanden werden soll, um von Transsexualität zu sprechen.

Vor allem Betroffene wehren sich in zunehmendem Maße gegen den Begriff Transsexualität, da sie meinen, ihre Identität und nicht die Wahl ihres Sexualpartners sei anders als bei Nichtbetroffenen. Sie sprechen daher lieber von **Transidentität oder Transgender** als von Transsexualität. Es gibt aber auch Betroffene, die meinen, sie hätten kein Problem mit ihrer Identität, sondern nur einen falschen Körper. Sie sprechen sich verstärkt dagegen aus, dass Transsexualität überhaupt als psychische Krankheit angesehen wird. Im DSM-IV werden weder die Begriffe Transsexualität noch Transidentität verwendet, sondern Störung der Geschlechtsidentität. Hier ist auch der Wunsch nach geschlechtsangleichenden Operationen kein Kriterium für die Diagnose. Anders im ICD-10, wo Transsexualität in unmittelbarem Zusammenhang mit dem Anstreben der geschlechtsangleichenden Operationen gesehen wird. Erst in den letzten Jahren wurde die Vielfalt an möglichen transsexuellen Entwicklungen deutlich, die mit unterschiedlichen organmedizinischen Maßnahmen einhergehen.

Der Umgang mit Patienten mit Geschlechtsidentitätsstörungen hat immer wieder heftige Diskussionen ausgelöst. Waren die einen empört über zu schnelles Handeln bei Vorliegen eines Operationswunschs, warfen andere v. a. tiefenpsychologisch orientierten Psychotherapeuten vor, sie würden das Umwandlungsbegehren nicht ernst nehmen, würden zu lange mit der Befürwortung medizinischer Maßnahmen warten. Diese Diskussion lässt jedoch die Vielfalt verschiedener Erlebensweisen von Geschlecht außer Acht, die erst in den letzten Jahren deutlich wurden, nachdem Betroffene sich in zunehmendem Maße gegen vorgegebene Bedingungen für die Anerkennung ihrer subjektiven Erlebensweise von Geschlecht gewehrt haben. Ein Beispiel ist die frühere Annahme, es gebe nur »heterosexuelle« Transsexuelle, d. h., nur wenn sie im neuen Geschlecht einen Partner des Gegengeschlechts wählten, seien sie wirklich transsexuell – eine Auffassung, die sich nicht mehr vertreten lässt.

Von der Deutschen Gesellschaft für Sexualforschung, der Akademie für Sexualmedizin und der Gesellschaft für Sexualwissenschaft wurden in Anlehnung an die *Standards of Care* der *Harry Benjamin International Gender Dysphoria Association* für deutsche Verhältnisse »Standards der Behandlung und Begutachtung von Transsexuellen« festgelegt (Becker et al. 1997, 2001). Diese müssen dringend überarbeitet werden.

Im Fall einer Behandlung von Personen mit Transsexualität ist eine kritische Auseinandersetzung mit den einzelnen Behandlungsschritten unerlässlich. Die **Behandlungsstandards** sollen den Wildwuchs an Behandlungsansätzen reglementieren, auch wenn das Festlegen von Standards sicherlich immer Probleme mit sich bringt. In den Standards müsste klarer zwischen Psychotherapie und Behandlung getrennt werden. Nicht alle Betroffenen wünschen Psychotherapie, ihnen sollte ein Beratungsangebot vorgehalten werden. Die einzelnen medizinischen Behandlungsmaßnahmen werden hier nicht weiter erläutert (Sigusch 2001). Die Betreuung von Personen mit Transsexualität beinhaltet die Indikationsstellung für Hormonbehandlung und geschlechtsangleichende Operationen. Das Transsexuellen-Gesetz regelt die rechtliche Grundlage für Namens- und Personenstandsänderung. Hierfür sind Gutachten von zwei Experten nötig. Es wird unterschiedlich gehandhabt, ob diese Gutachten von dem Betreuer bzw. Psychotherapeuten und/oder unabhängigen Experten durchgeführt werden.

- Der Verdacht auf **Intersexualität** wird geäußert, wenn bei Personen entweder
- geschlechtstypische Merkmale eines Geschlechts fehlen (z. B. Vaginalagenesie = Fehlen einer Scheide bei Personen mit einem 46,XX-Chromosomensatz),
- diese zu stark ausgeprägt sind (z. B. Klitorishypertrophie = Vergrößerung der Klitoris bei 46,XX-Karyotyp) oder
- Merkmale beider Geschlechter mehr oder minder gleichzeitig bei einer Person vorkommen (z. B. äußere weibliche Geschlechtsmerkmale und männliche Keimdrüsen bei 46,XY-Frauen).

Unter den Begriff Intersexualität werden viele unterschiedliche Phänomene mit jeweils sehr speziellen Ursachen subsumiert. Bei allen diesen Phänomenen ist es während der **pränatalen Differenzierung** des Körpergeschlechts zu einer untypischen Entwicklung bzw. Veranlagung gekommen, die sich früher oder später, d. h. entweder bereits bei oder unmittelbar nach der Geburt oder v. a. in der Zeit der Pubertät, bemerkbar macht (Richter-Appelt 2007).

17

17.4.1 Klassifikation der Geschlechtsidentitätsstörungen (F64.0 Transsexualismus; 302.85)

Um von einer Geschlechtsidentitätsstörung zu sprechen, muss ein starkes und andauerndes **Zugehörigkeitsgefühl zum anderen Geschlecht** vorliegen, d. h. das Verlangen oder auch das Bestehen darauf, dem anderen Geschlecht anzugehören.

Außerdem muss der Befund eines andauernden Unbehagens im Geburtsgeschlecht vorliegen oder das Gefühl, dass die Geschlechtsrolle dieses Geschlecht für die Person nicht die richtige ist. Die Diagnose wird nicht bei Vorliegen eines somatischen Intersexsyndroms gestellt. Auch muss die betroffene Person in klinisch bedeutsamer Weise darunter leiden bzw. müssen Beeinträchtigungen in sozialen, beruflichen oder anderen wichtigen Funktionsbereichen bestehen.

Im ICD-10 wird zusätzlich klassifiziert

- **Transvestitismus** unter Beibehaltung beider Geschlechtsrollen (F64.1),
- **Störung der Geschlechtsidentität im Kindesalter** (F64.2; 302.6),
- **sonstige Störungen der Geschlechtsidentität** (F64.8).

Im Folgenden soll nicht auf das Geschlecht des Transsexuellen (weder auf das biologische noch auf das angestrebte) näher eingegangen werden, und es wird nur die männliche Form gewählt. Dies geschieht einzig und allein, um Sprachverwirrung zu vermeiden.

Zunächst sei hervorgehoben, dass transsexuelle Wünsche bei Personen mit ganz unterschiedlicher Persönlichkeitsstruktur auftreten können. Es finden sich Transsexuelle mit einer vorwiegend neurotischen oder Borderline-Persönlichkeit, bei Personen mit einer Suchtstruktur genauso wie bei Schizophrenen oder solchen, die mit dem Gesetz in Konflikt geraten sind.

Wichtig ist, zwischen **primären, bereits im Kindesalter auftretenden transsexuellen Symptomen** und **sekundärem Transsexualismus** zu unterscheiden. Biologisch männliche primäre Transsexuelle berichten häufig, die Kleider der Mutter, manchmal auch der Schwester, angezogen zu haben; ein entsprechendes Phänomen wird bei weiblichen Kindern bezüglich der Kleidung des Vaters sehr viel seltener beobachtet. Auch wenn sehr viele unterschiedliche Faktoren zur Entwicklung von Transsexualität beitragen, kann man dennoch sagen, dass häufig Verlust- und Trennungsängste zu beobachten sind und in manchen Fällen Spaltung als ein wesentlicher Abwehrmechanismus angesehen werden muss.

17.4.2 Indikation für Psychotherapie vs. Behandlung im Sinne einer Betreuung

Nur bei einer bestimmten Gruppe von Patienten ist eine Psychotherapie angebracht, wobei bei der gegebenen Problematik eine tiefenpsychologisch orientierte Behandlung die Therapie der Wahl ist. In manchen Fällen wird es sich eher um eine Begleitung auf dem Umwandlungsprozess handeln. Die in den Standards geforderte Psychotherapie entspricht meist nicht der Realität, und in vielen Fällen erscheint es daher angebrachter, von Begleitung oder Betreuung zu sprechen.

Ein besonderes Problem bei der Behandlung dieser Patienten stellt die im Raum stehende Befürchtung dar, geäußerte Bemerkungen könnten die Entscheidung des Therapeuten beeinflussen, einer geschlechtskorrigierenden Operation zuzustimmen oder diese abzulehnen. Erst wenn der Patient merkt, dass er Phantasien über das abgelehnte Geschlecht, ja sogar über sich selbst in seinem biologischen Geschlecht, äußern kann, ohne dass dies dazu führt, dass der Therapeut dies als einen Heilungsschritt in dem Sinne ansieht, dass es ihm gelungen sei, den Patienten von einer Umwandlung abzubringen, wird der Patient auch seine Ängste, Wünsche, Verletzungen hinsichtlich des Geschlechts, das für ihn als unmögliche Alternative erscheint, äußern können.

! Ziel der Behandlung kann in keinem Fall die Heilung von Transsexualität sein – was sowohl ein Leben im biologischen Geschlecht als auch im angestrebten Geschlecht bedeuten könnte. Die Behandlung kann nur eine Erleichterung des sehr schwierigen Lebens mit dieser Problematik bewirken.

Das heißt, wie in anderen psychodynamischen Therapien auch, es müssen Konflikte, Übertragung und Widerstände bearbeitet werden. Diese therapeutische Arbeit kann dazu führen, dass der Patient davon ablässt, geschlechtsumwandelnde Maßnahmen durchführen zu lassen und den transsexuellen Wunsch als Phantasie zu akzeptieren (Richter-Appelt 1997). Es kann heißen, nach Bearbeitung der vorliegenden Konflikte mit dem Patienten den Weg der Umwandlung zu gehen und die für den Patienten am sinnvollsten erscheinende Lebensgestaltung zu akzeptieren. Es kann aber auch heißen, dass nur manche Schritte der Geschlechtsumwandlung vollzogen werden und nicht alle.

Zu dieser Arbeit gehört in jedem Fall eine Bearbeitung der Idealisierung des Gegengeschlechts und der Entwertung der Geschlechtsrolle des biologischen Geschlechts. Konnte der Patient in seinem biologischen Geschlecht keine Identität entwickeln oder wurde sein Selbstbild so unwiderruflich zerstört, wird es Aufgabe der Therapie sein, mit dem Patienten zu einer neuen Identität, einem neuen Selbst zu gelangen, und dies kann im biologischen, abgelehnten Geschlecht, aber auch im neuen angestrebten Geschlecht realisiert werden. In vielen Fällen wird nur eine stützende Begleitung der Patienten mit einer transsexuellen Problematik angebracht sein. In diesem Fall sollte man dann allerdings nicht von Psychotherapie sprechen, sondern sich mit dem bescheideneren Begriff der Behandlung zufrieden geben.

Für die meisten Patienten mit einer Störung der Geschlechtsidentität ist die Behandlung mit gegengeschlechtlichen **Sexualhormonen** wesentlicher Bestandteil ihrer organmedizinischen Behandlung. Näheres dazu findet sich bei Sigusch (2001).

17.5 Typische therapeutische Fehler

17.5.1 Mangelnde Reflexion eigener Wertvorstellungen

Nicht selten beurteilen Therapeuten sexuelle Auffälligkeiten nach ihren eigenen Wertvorstellungen, ohne dabei Gegenübertragungsreaktionen zu beachten. Bei der Behandlung sexueller Störungen sollte jedoch das Leiden der Patienten selbst bzw. das Leiden anderer im Vordergrund stehen und nicht die moralischen Vorstellungen des Therapeuten.

17.5.2 Zu geringe Beachtung allgemeiner Stressfaktoren

Bei Exploration sexueller Schwierigkeiten wird häufig die partnerschaftliche Situation für das Auftreten sexueller Störungen verantwortlich gemacht. Nicht selten spielen jedoch allgemeine Stressfaktoren für die Entstehung und Aufrechterhaltung dieser Störungen eine übergeordnete Rolle, wie etwa die Belastungen am Arbeitsplatz, Erkrankungen naher Angehöriger etc.

17.5.3 Parteiergreifen bei Paartherapie

Bei der Behandlung von Paaren tragen meist beide Partner den Wunsch an den Therapeuten heran, doch ihre Partei in dem Konflikt oder dem Verständnis der sexuellen Symptomatik zu ergreifen. Wichtig ist es jedoch, hier beide Partner im Blick zu haben und die Partnerschaft als System zu sehen, in dem die Störung eine bestimmte Funktion hat, und zu überlegen, was das Verhalten des einen Partners beim anderen auslöst.

17.6 Empfehlung für Therapeuten

Es ist immer noch nicht selbstverständlich, in Psychotherapieausbildungen unterschiedlicher Schulen sexuelle Probleme zu thematisieren. Daher ist es wichtig, dass der Therapeut bei Auftauchen eines Problems, mit dem er nicht vertraut ist, in einer Supervision mit einem spezialisierten Therapeuten zu klären versucht, ob es sich empfiehlt, den Patienten abzugeben oder zu behandeln. Ausschlaggebend mögen dabei die Erfahrung des Therapeuten, sein Geschlecht, sein Alter, Erfahrungen mit Sitten und Gebräuchen anderer Kulturen sein.

Fort- und Weiterbildungen werden von der Deutschen Gesellschaft für Sexualforschung in Form von zwei unterschiedlichen Ausbildungsgängen angeboten (Deutsche Gesellschaft für Sexualforschung 1997):
- **Curriculum I** ist kürzer und erfordert keine besonderen Voraussetzungen.
- **Curriculum II** gilt für Therapeuten mit abgeschlossener Psychotherapieausbildung.

Nach Abschluss erhält man ein Zertifikat von der Deutschen Gesellschaft für Sexualforschung. Auch die Akademie für Sexualmedizin bietet curriculare Fortbildungsgänge an. Zwischen den beiden Fachgesellschaften besteht ein Abkommen der gegenseitigen Anerkennung (Kockott u. Fahrner 2004).

Literatur

Arentewicz G, Schmidt G (Hrsg) (1993) Sexuell gestörte Beziehungen. Konzept und Technik der Paartherapie, 3. Aufl. Enke, Stuttgart

Becker S, Bosinski HAG, Clement U et al (1997) Standards der Behandlung und Begutachtung von Transsexuellen der Deutschen Gesellschaft für Sexualforschung, der Akademie für Sexualmedizin und der Gesellschaft für Sexualwissenschaft. Z Sexualforsch 10: 147–156

Becker S, Berner W, Dannecker M, Richter-Appelt H (2001) Stellungnahme zur Anfrage des Bundesministeriums des Innern (V 5a-133 115-1/1) vom 11. Dezember 2000 zur Revision des Transsexuellengesetzes. Z Sexualforsch 14: 258–268

Berner W, Hill A, Briken P, Kraus C (2004) Störungen der Sexualpräferenz – Paraphilien. In: Kockott G, Fahrner EM (Hrsg) Sexualstörungen. Thieme, Stuttgart, S 107–151

Deutsche Gesellschaft für Sexualforschung (1997) Weiterbildung: Sexuelle Störungen und ihre Behandlung. Curricula zum Erwerb sexuologischer Basiskompetenzen und zur sexualtherapeutischen Weiterbildung für Ärzte/Ärztinnen, Psychologen/Psychologinnen und andere Berufsgruppen. Z Sexualforsch 10: 52–58

Hauch M (Hrsg) (2006) Paartherapie bei sexuellen Störungen. Das Hamburger Modell: Konzept und Technik. Thieme, Stuttgart

Kockott G, Fahrner EM (2004) Sexualstörungen. Thieme, Stuttgart

Masters W, Johnson V (1966) Human sexual response. Little Brown, Boston, MA (dt. Ausgabe von 1970: Die sexuelle Reaktion. Rowohlt, Reinbeck)

Morgenthaler F (1974) Die Stellung der Perversion in Metapsychologie und Technik. Psyche 28: 1077–1098

Reiche R (2001) Psychoanalytische Therapie sexueller Perversionen. In: Sigusch V (Hrsg) Sexuelle Störungen und ihre Behandlung, 3. Aufl. Thieme, Stuttgart, S 439–464

Richter-Appelt H (1997) Sexueller Mißbrauch ist keine Diagnose. Eine kritische Auseinandersetzung mit der aktuellen Diskussion. In: Buchheim P, Cierpka M′, Seifert T (Hrsg) Sexualität – zwischen Phantasie und Realität. Springer, Berlin Heidelberg New York Tokio, S 77–89

Richter-Appelt H (2001) Psychoanalyse und sexuelle Funktionsstörungen. In: Sigusch V (Hrsg) Sexuelle Störungen und ihre Behandlung, 3. Aufl. Thieme, Stuttgart, S 261–279

Richter-Appelt H (2007) Intersexualität – Störungen der Geschlechtsentwicklung. Bundesgesundheitsbl – Gesundheitsforsch – Gesundheitsschutz 50(1): 52–61

Schmidt G (2001) Paartherapie bei sexuellen Funktionsstörungen. In Sigusch V (Hrsg) Sexuelle Störung und ihre Behandlung. Thieme, Stuttgart, S 280–302

Schorsch E, Galedary G, Haag A, Hauch M, Lohse H (1985) Perversion als Straftat. Dynamik und Psychotherapie. Springer, Berlin Heidelberg New York Tokio

Sigusch V (Hrsg) (2001) Sexuelle Störungen und ihre Behandlung, 3. Aufl. Thieme, Stuttgart

WHO (2006) The WHO Reproductive Health Library No. 9. Oxford: Update Software, 2006. *www.rhlibrary.com* (accessed July 5, 2006)

Weiterführende Literatur

Becker S (2004) Transsexualität – Geschlechtsidentitätsstörung. In: Kockott G, Fahrner EM (Hrsg) Sexualstörungen. Thieme, Stuttgart, S 153–201

Richter-Appelt H, Moldzio A (2004) Sexuelle Traumatisierungen: Sexueller Missbrauch – Folgen von sexueller Gewalt. In Kockott G, Fahrner EM (Hrsg) Sexualstörungen. Thieme, Stuttgart, S 77–106

Schmidt G (2004) Beziehungsbiographien im Wandel. Von der sexuellen zur familiären Revolution. In: Richter-Appelt H, Hill A (Hrsg) Geschlecht zwischen Spiel und Zwang. Psychosozial-Verlag, Gießen, S 275–294

Psychotherapie in unterschiedlichen Settings

Kapitel 18 **Stationäre integrative Psychotherapie – 387**
Manfred E. Beutel und Claudia Subic-Wrana

Kapitel 19 **Tagesklinische Behandlung – 405**
Joachim Küchenhoff

Kapitel 20 **Ambulante Psychotherapie und Antragsverfahren – 417**
Uta-Susan Donges

Kapitel 21 **Psychotherapie im psychiatrischen Konsiliardienst – 429**
Samuel Elstner, Holger Gläser und Albert Diefenbacher

Stationäre integrative Psychotherapie

Manfred E. Beutel und Claudia Subic-Wrana

18.1 Historische Entwicklung – 388

18.2 Versorgungssituation stationärer Psychotherapie – 388

18.3 Zielsetzungen, Indikationen und Kontraindikationen stationärer Psychotherapie – 389

18.4 Konzeptionen, Verfahren und Wirkprinzipien stationärer Psychotherapie – 390

18.4.1 Psychosomatisch-psychotherapeutische Komplexbehandlung – 391
18.4.2 Integratives Behandlungskonzept – 392
18.4.3 Psychotherapeutische Behandlungsverfahren – 392
18.4.4 Somatische Versorgung – 395
18.4.5 Störungs- und problemorientierte Behandlungsansätze – 396
18.4.6 Behandlung somatoformer Störungen im Gruppensetting (Mainzer Modell) – 396

18.5 Prozess- und Ergebnisstudien zu Wirksamkeit stationärer psychosomatisch-psychotherapeutischer Behandlung – 399

18.5.1 Wirksamkeit und Kosteneffektivität – 399
18.5.2 Prädiktoren des Therapieerfolgs – 399
18.5.3 Hilfreiche Faktoren in stationärer psychosomatisch-psychotherapeutischer Behandlung – 400
18.5.4 Übergang stationäre-ambulante Behandlung – 401

Literatur – 402

Der Begriff »integrative Psychotherapie« wird vielfältig und eher unscharf gebraucht. Meist wird darunter verstanden, dass in ein Behandlungskonzept auf der Grundlage einer bestimmten Therapieschule Elemente aus anderen Therapieverfahren eingebunden werden. Speziell in der stationären Psychotherapie bezieht sich ein weiterer Begriffsgebrauch darauf, dass unterschiedliche Beziehungserfahrungen von Patienten in verschiedenen Bezugsgruppen auf Station im Team zusammengeführt werden. Mit dem Begriff »integrativ« wird in diesem Beitrag ein Kernmerkmal stationärer Psychotherapie bezeichnet: verschiedene therapeutische Verfahren mit z. T. unterschiedlicher schulenbezogener Herkunft, vertreten durch unterschiedliche Berufsgruppen und problem- oder störungsbezogen werden in einem stationären Gesamtbehandlungskonzept zusammengeführt.

18.1 Historische Entwicklung

Anfänge der psychosomatisch-psychotherapeutischen Behandlung gehen in Deutschland bis in die 20er und 30er Jahre des vergangenen Jahrhunderts zurück (Hartkamp u. Hildenbrand 2009, Tress 2005): Ansätze zur integrierten psychosomatischen Medizin wurden von Internisten und Neurologen u. a. in Heidelberg (Ludolf von Krehl, Richard Siebeck, Viktor von Weizsäcker) und Berlin (Ernst von Bergmann, Kurt Goldstein) eingeführt, geprägt durch die Psychoanalyse; stationäre psychotherapeutische Einrichtungen wurden von Ernst Simmel in Berlin-Tegel, Georg Groddeck in Baden-Baden und Frieda Fromm-Reichmann in Heidelberg begründet. Nach deren Zerstörung im Nationalsozialismus wurden neue Ansätze nach dem Zweiten Weltkrieg wiederum von Internisten und Psychoanalytikern begründet.

Grundpositionen der psychosomatischen Medizin waren die Einführung eines ganzheitlichen, biopsychosozialen Krankheitsmodells in die Krankenversorgung und die Überzeugung von der Wirksamkeit von Psychotherapie auf der Grundlage einer guten, gleichberechtigten Arzt-Patient-Beziehung. Gründe für den Ausbau psychosomatischer Medizin und Psychotherapie in der Krankenversorgung, der Lehre und der ärztlichen Weiterbildung lagen v. a. in dem durch die Psychiatrie Enquete 1975 dokumentierten Fehlbedarf psychotherapeutischer Angebote in der Krankenversorgung und der Erkenntnis der hohen Prävalenz psychischer und psychosomatischer Störungen in der Bevölkerung (Einjahresprävalenz von 26–32%; Wittchen u. Jacobi 2001), die sich auch in einem hohen Anteil psychotherapeutisch behandlungsbedürftiger Patienten in Krankenhäusern und medizinischen Praxen widerspiegelt (Arolt u. Diefenbacher 2004).

Beispielsweise im Bereich der medizinischen Rehabilitation wurde erkannt, dass somatische Überdiagnostik und Fehlbehandlung nicht erkannter psychischer und psychosomatischer Störungen zu Chronifizierung und hohen Folgekosten beitrugen, was zum Ausbau psychosomatischer Rehabilitation führte; ambulant kam es zur Einführung psychosomatischer Grundversorgung in die ärztliche Weiterbildung. Auch die Weiterentwicklung komplexer medizinischer Behandlungsverfahren (z. B. Knochenmarkstransplantation), verbunden mit zunehmenden Belastungen und Anforderungen für Patienten und Angehörige, trug zum Ausbau psychosomatisch-psychotherapeutischer Konsiliar- und Liaisondienste bei.

18.2 Versorgungssituation stationärer Psychotherapie

Nach § 39 SGB V ist der Anspruch auf vollstationäre Behandlung im Krankenhaus an die Bedingung geknüpft, dass das Behandlungsziel nicht durch ambulante, teilstationäre oder häusliche Behandlung erreicht werden kann. In Deutschland existiert ein international einmaliges, dichtes Netz zur stationären Versorgung von Patienten mit psychischen und psychosomatischen Störungen. Psychiatrisch-psychotherapeutische und psychosomatisch-psychotherapeutische Versorgungssysteme haben traditionell eine Reihe von Besonderheiten und Schwerpunkten entwickelt.

Im Jahr 2002 gab es 396 Fachabteilungen für Psychiatrie und Psychotherapie mit 53.915 Betten; nach den Daten des Statistischen Bundesamtes erfolgten 692.911 vollstationäre Behandlungsepisoden. Die drei **häufigsten Erstdiagnosen** waren

- Störungen im Zusammenhang mit der Einnahme psychotroper Substanzen,
- Schizophrenie, schizotype und andere wahnhafte Erkrankungen sowie
- affektive Störungen.

Patienten mit Schizophrenie und affektiven Störungen wurden stationär am längsten (durchschnittlich ca. 40 Tage) behandelt. Im gleichen Jahr existierten in Deutschland 81 Fachabteilungen für Psychosomatik und Psychotherapie bzw. Psychotherapeutische Medizin mit 2996 Betten; behandelt wurden 24.418 Patienten mit psychischen Störungen. Es bestand ein vergleichsweise hoher Anteil von Patienten mit affektiven und neurotischen Störungen; Suchterkrankungen und Schizophrenie waren deutlich seltener als im psychiatrischen Versorgungssystem.

Im Bereich der **psychosomatischen Rehabilitation** existierten 2001 ca. 175 Fachabteilungen mit 15.421 Betten (Suchterkrankungen bilden ein spezifisches Teilsystem, auf das hier nicht näher eingegangen wird; ▶ Kap. 16). Auch hier stellten die affektiven Störungen (37%) eine sehr häufige Erstdiagnose dar, weitere waren schwere Belastungs- und Anpassungsstörungen (24%), somatoforme (11%) und Angst- bzw. Zwangsstörungen (11%). Die durchschnittliche Verweildauer in den psychosomatischen Fachkliniken betrug 43,3 Tage, in den Rehabilitationskliniken 38,2 Tage (Zusammenfassung bei Schulz et al. 2006).

Stationäre psychiatrische Behandlungen waren traditionell stärker pharmakotherapeutisch, psychosomatische Behandlungen stärker psychotherapeutisch ausgerichtet. Mit der verstärkten Einbeziehung psychotherapeutischer Behandlung in das psychiatrische Versorgungssystem (bzw. der stärkeren korrespondierenden Gewichtung pharmakologischer Behandlungen im psychosomatisch-psychotherapeutischen System) entstanden Kontroversen über den zunehmenden Überlappungsbereich der Versorgungssysteme, v. a. bzgl. der affektiven, »neurotischen« und Persönlichkeitsstörungen (nach ICD-10; Berger 2004, Schulz et al. 2006, Hildenbrand u. Janssen 2005).

Im Unterschied zur Krankenhausbehandlung, die auf Besserung und Heilung ausgerichtet ist, ist eine Rehabilitationsbehandlung v. a. auf die Bewältigung von Krankheitsfolgen, Behinderungen und die Teilhabe am sozialen und Erwerbsleben ausgerichtet. Angesichts der häufig komplexen, chronisch verlaufenden Krankheitsbilder sind Teilziele, die der längerfristigen Stabilisierung dienen (verbesserte berufliche, soziale und alltagsbezogene Teilhabe), allerdings oft schwer eindeutig von Zielsetzungen abzugrenzen, die dem System der medizinischen Rehabilitation zugeordnet werden.

Dieses Kapitel wurde aus Sicht der psychosomatisch-psychotherapeutischen Krankenhausbehandlung verfasst. Die z. T. heftig geführten Kontroversen würden den Rahmen dieses Kapitels sprengen, daher wird auf die einschlägige Literatur verwiesen (s. oben).

Auch auf vielfältige und lohnende Verbindungen der dargestellten therapeutischen Zugänge zu neueren neurowissenschaftlichen Forschungsansätzen kann hier nicht näher eingegangen werden (Beutel 2009a,b).

18.3 Zielsetzungen, Indikationen und Kontraindikationen stationärer Psychotherapie

Zielsetzungen stationärer Psychotherapie umfassen insbesondere die folgenden Aspekte (▶ Übersicht).

Zielsetzungen stationärer Psychotherapie

- »Heilung« durch Überwindung einer akuten Krisensituation oder tief greifende Veränderung psychischer Strukturen, die Patienten ermöglichen soll, dauerhaft ohne die akute Störung leben zu können
- Besserung der akuten Störung, sodass zur völligen Wiederherstellung eine ambulante oder teilstationäre psychotherapeutische Behandlung angeschlossen oder weitergeführt werden kann
- Diagnostische Abklärung psychischen oder psychosomatischen Krankheitsgeschehens (Initial- und Differenzialdiagnostik, Indikationsstellung für weiterführende Therapie)
- Motivierung zu ambulanter Psychotherapie durch Kurzzeittherapie (z. B. bei fehlender Krankheitseinsicht)
- Bessere Krankheitsbewältigung im Rahmen kooperativer Behandlung komplexer somatopsychischer Krankheitsbilder
- Aufbau sozialer Ressourcen unter Einbeziehung der Familie/des sozialen Umfelds, der v. a. im Bereich wohnortnaher Versorgung möglich ist

Indikationen und Kontraindikationen für stationäre Psychotherapie dürften je nach Versorgungsbereich differieren (▶ 18.2). Für die stationäre psychosomatisch-psychotherapeutische Behandlung umfassen diese v. a. die folgenden störungsbezogenen Indikationen (▶ Übersicht).

Störungsbezogene Indikationen für stationäre psychosomatisch-psychotherapeutische Behandlung

- Psychosomatische Störungen i. e. S., bei denen psychosoziale Faktoren für Auslösung und Verlauf eine wesentliche Rolle spielen, z. B. Essstörungen wie Anorexia nervosa, Bulimie, Neurodermitis, Kolitis ulzerosa etc. (nach ICD-10 F5.-)
- Somatoforme Störungen, z. B. chronische Schmerzstörungen (F4.-)
- Somatopsychische Störungen (z. B. Anpassungsstörungen bei chronischen körperlichen Erkrankungen) (F43.2)
- »Psychoneurotische« Störungen wie Angst- (F4.-), affektive (F3.-), Anpassungs-, Belastungs- und posttraumatische Störungen (F4.-)
- Persönlichkeitsstörungen (F6.-)

Störungsschwere, Komplexität der Erkrankung und Behandlungsbedürftigkeit lassen sich aus ICD-10-Diagnosen in der Regel aber nicht ermitteln. Die Zuordnung zu einer bestimmten Diagnosegruppe ist daher für die stationäre Indikationsstellung nicht ausreichend und greift somit auch als alleiniges Kriterium zur Unterscheidung verschiedener Versorgungsbereiche zu kurz. Innerhalb der – in sich sehr heterogenen – Diagnosegruppen können daher die Schweregrade der Störung, die Behandlungsbedürftigkeit und die möglichen therapeutischen Zugänge sehr variieren. Bei der Stellung einer stationären Behandlungsindikation sind daher im Einzelfall die folgenden Kriterien zu beachten (▶ Übersicht).

Indikationskriterien für stationäre Psychotherapie im Einzelfall

- **Art und Schwere der Störung:** Psychische und/oder somatische Instabilität, Komplexität der Störung, Komorbidität, sozial-interaktionelle Symptomatik
- **Akutheit der Störung:** Seelische und/oder körperliche Krisen mit der Gefahr der Verschlimmerung oder Eskalation interpersoneller Probleme
- **Fehlende Voraussetzungen für ambulante Behandelbarkeit:**
  - Grenzen beim Patienten: Fixierung an ein rein organisches Krankheitsmodell, unzureichende Motivation, mangelnde Selbstwahrnehmung
  - Grenzen im sozialen Umfeld: Pathogene familiäre, berufliche oder Wohnsituation
  - Grenzen im ambulanten Behandlungsangebot:
    - Fehlen geeigneter und aussichtsreicher ambulanter Behandlungsmöglichkeiten, die den besonderen Anforderungen gerecht werden
    - Versagen ambulanter Behandlung oder Krisen in ambulanter Behandlung, die eine vorübergehende stationäre Aufnahme erfordern
- **Erfordernis multimodaler und interdisziplinärer stationärer Diagnostik** (einschließlich Verlaufsbeobachtung), **Differenzialdiagnostik und Therapie**

  Gerade die Kombinationstherapie ermöglicht einen diagnostischen und therapeutischen Zugang zu vielen Patienten und Störungsbildern (z. B. somatoforme Störungen), der ambulant mit rein verbalen oder übenden Verfahren nicht möglich wäre. Das stationäre Setting schafft ein einmaliges und geschütztes Übungsfeld für Exposition und Konfrontation. Im Unterschied zur stationären medizinischen Rehabilitation bestehen hier hohe Anforderungen an Struktur, Frequenz, Dichte der Behandlung und ständige ärztliche Überwachung.

Kontraindikationen sind auf den offenen psychotherapeutischen Stationen i. Allg. akute Selbst- und Fremdgefährdung (ohne Absprachefähigkeit), akute Psychosen und Suchterkrankungen sowie hirnorganische Erkrankungen.

18.4 Konzeptionen, Verfahren und Wirkprinzipien stationärer Psychotherapie

Der multimodale Therapieansatz soll an ▶ Fallbeispiel 1 veranschaulicht werden.

Fallbeispiel 1: Frau M. – Teil 1

Frau M., eine 47-jährige leitende Angestellte wirkt äußerst erschöpft, niedergeschlagen, motorisch und mimisch auffällig starr. Emotional erscheint sie schwer zugänglich, misstrauisch und kontrollierend. Sie beklagt einen quälenden Ganzkörperschmerz (Kopf, Nacken/Schultern, Lumbalbereich, Hüften, Extremitäten mit wechselnder Seitenlokalisation). Die aktuelle Schmerzstärke gibt sie mit 8–10 auf einer Skala von 0–10 an (■ Abb. 18.1). Sie könne sich nur mit Mühe bewegen, schlafe kaum noch und müsse sich zunehmend tageweise krank melden, wenn sie es überhaupt nicht mehr schaffe. Auch leide sie unter häufigen Durchfällen, Bauchschmerzen und gelegentlichen Panikattacken. Zur aktuellen Lebenssituation gibt sie an, dass sie ihrem Ehemann nicht mehr vertrauen könne und sich dem Haushalt (2 erwachsene Söhne) nicht mehr gewachsen sehe. Aufgrund des schlechten psychischen und Allgemeinzustands wird eine stationäre psychosomatisch-psychotherapeutische Behandlung eingeleitet, zumal sich ihre Schmerzzustände in 2½ Jahren ambulanter Psychotherapie nicht gebessert haben.

Ihre Familie sei durch die chronische Krankheit des Vaters sozial abgestiegen, von einem gut gehenden mittelständischen Betrieb zu sozialer und finanzieller Not. Ihre Kindheitserinnerungen sind geprägt durch Vernachlässigung, häufige Selbstmorddrohungen und Schläge durch die Mutter, die sich nach Ausbruch der Krankheit des Vaters von der Familie abwandte. Heillos überfordert und geängstigt musste

▼

die Patientin daher ab dem 10. Lebensjahr ihre 4 Geschwister und den todkranken Vater versorgen. Mit 14 Jahren sei es zu einem verschwiegenen sexuellen Missbrauch durch den Onkel gekommen. Schmerzen traten erstmals bei der ausbildungsbedingten Trennung vom Elternhaus mit 17 Jahren auf, massivere und anhaltende Schmerzen mit 21 Jahren, nachdem sie auf Drängen ihres späteren Mannes einen Schwangerschaftsabbruch hatte vornehmen lassen. Ihr gemeinsam mit dem Ehemann begründetes Geschäft sei durch Mutter und Schwager als Mitinhaber durch betrügerischen Bankrott ruiniert worden. Sie verloren ihr Haus und mussten zu den Schwiegereltern ziehen, von denen sie sich abgelehnt fühlte. Der Ganzkörperschmerz trat auf, als sie durch ein Schreiben des Jugendamts von einem unehelichen Kind ihres Mannes erfuhr. In ihrer Persönlichkeit zeigten sich neben den Kindheitsbelastungen viele Merkmale, die für chronisch Schmerzkranke charakteristisch sind, hohe Leistungsorientierung, perfektionistische Ansprüche an sich und Aufopferung für andere; verbunden mit einer deutlichen Aggressionshemmung.

18.4.1 Psychosomatisch-psychotherapeutische Komplexbehandlung

Charakteristisch für die stationäre Behandlung ist der **multimodale Ansatz**, der psychische, biologische und soziale Zusammenhänge auf den verschiedenen Ebenen berücksichtigt und damit erst einen diagnostischen und therapeutischen Zugang in den beschriebenen Indikationsbereichen ermöglicht. Multiple Therapieverfahren kommen parallel zur Anwendung, die (nach gezielter individueller Indikation) von Angehörigen verschiedener Berufsgruppen vertreten und durchgeführt werden. Unter Aufsicht des DIMDI (Deutsches Institut für Medizinische Dokumentation und Information 2008) wurde die **psychosomatisch-psychotherapeutische Komplexbehandlung** definiert und zertifiziert. Als Beispiel sei aus dem Operationenschlüssel (OPS, Version 2008, 9-402.0) zitiert (▶ Übersicht).

Psychosomatisch-psychotherapeutische Komplexbehandlung (OPS, Version 2008, 9-402.0)

Psychodynamisches oder kognitiv-verhaltenstherapeutisches Grundverfahren als reflektierter Mehrpersonen-Interaktionsprozess mit schriftlicher Behandlungsplanung:

- Ärztlich-psychologische Einzeltherapie 100 Minuten/Woche
- Gruppenpsychotherapie 120 Minuten/Woche (maximal 10 Patienten)
- Einsatz spezifischer psychotherapeutischer Techniken (360 Minuten/Woche) im standardisierten Setting nach den Regeln der psychosomatischen und psychotherapeutischen Medizin

Wesentlicher Bestandteil ist die individuelle Behandlungsplanung: Um die begrenzte Verweildauer zu nutzen und einer unkontrollierten Regression entgegenzuwirken, empfiehlt sich die Festlegung von definierten **Behandlungszielen** bzw. einem **Behandlungsfokus.** Unter einem Fokus versteht man i. Allg. einen mit der Symptomatik verbundenen Konfliktbereich, der zum Thema der Be-

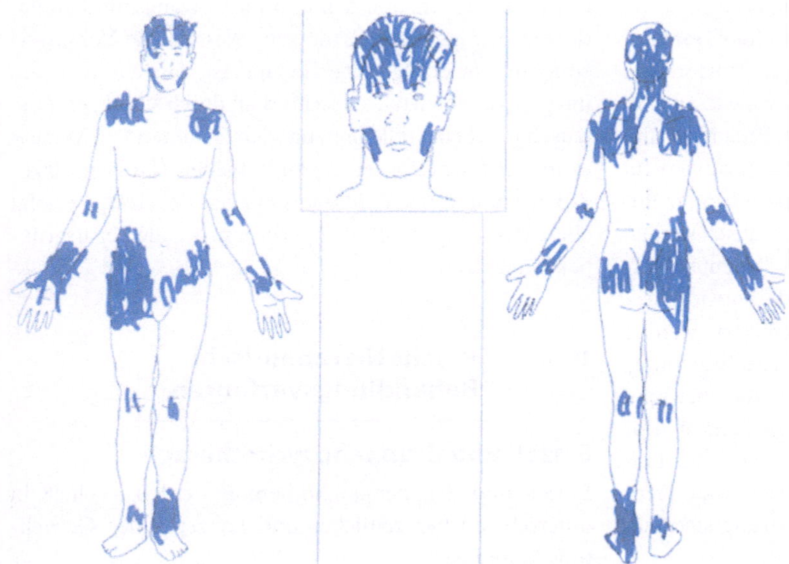

Abb. 18.1 Schmerzlokalisation von Frau M. (▶ Fallbeispiel 1)

handlung wird. Aus psychodynamischer Sicht geht die Fokusformulierung über die Klage des Patienten, sein Symptom oder Thema hinaus und schließt auch Hypothesen über die unbewussten Hintergründe, die Übertragungsmanifestationen, infantile Konfliktkonstellationen oder auch maladaptive interpersonale Beziehungsmuster ein. Die Formulierung eines Behandlungsfokus erleichtert auch die Abstimmung der Therapeuten in einem multiprofessionellen Team. Beispiele gibt das OPD-2 (Operationalisierte Psychodynamische Diagnostik; Rudolf u. Grande 2006).

18.4.2 Integratives Behandlungskonzept

Mit der Aufnahme auf eine Psychotherapiestation wird der Patient den alltäglichen Verpflichtungen, denen er nicht mehr gewachsen ist, vorübergehend enthoben. An die Stelle des sozialen Umfelds tritt die soziale Welt der psychotherapeutischen Klinik bzw. Station mit vielfältigen sozialen Beziehungsangeboten, Klein- und Großgruppenformationen. Wie diese sozialen Erfahrungen in den Therapieprozess eingebunden werden, wird aber unterschiedlich konzeptualisiert (Janssen 2004):

- Anfänglich wurden ambulante Therapiekonzepte in die Klinik transferiert, beispielsweise bei der ersten psychoanalytischen Krankenhausgründung von Ernst Simmel, der »Psychoanalytischen Klinik« in Berlin-Tegel. Dieses geschützte Behandlungssetting ermöglichte es auch sozial und interpersonell schwer gestörten Patienten, eine psychotherapeutische Behandlung zu machen. Die Klinik übernahm versorgende und schützende Funktionen; psychotherapeutischer Prozess und alltägliche Lebensvollzüge waren jedoch völlig getrennt (sog. **»Hotelpsychotherapie«**).
- Grundannahme der sog. **therapeutischen Gemeinschaft** hingegen ist, dass Probleme von Patienten in zwischenmenschlichen Beziehungen wurzeln, die in Gruppengesprächen analysiert werden. Ereignisse und Veränderungen werden in Großgruppensitzungen auf Station unter Teilnahme aller Patienten und von therapeutischem Personal besprochen; systematisch werden Lernsituationen geschaffen, in denen Patienten Verantwortung übernehmen und Ich-Stärke entwickeln.
- Nach dem sog. **bipolaren Therapiekonzept** werden »Therapieraum«, d. h. die therapeutische Beziehung, und »Realraum« (Pflegepersonal, Stationsmilieu) getrennt, der soziale Lernprozesse ermöglichen soll. Das letztgenannte Konzept wurde zugunsten eines integrativen Therapiekonzepts verlassen, da eine strikte Trennung von Therapie und sozialer Erfahrung stationär ohnehin nicht möglich ist.
- Im sog. **integrativen Konzept** nimmt der Patient nicht nur an dem multipersonalen Bezugsfeld der Station teil, sondern er gestaltet es aktiv mit. In der Art der Gestaltung seiner vielfältigen Interaktionen im stationären Rahmen kommen seine individuellen Beziehungsmuster zum Tragen. Für Patienten entsteht ein multipersonales Beziehungsfeld mit vielfältigen Beziehungsmöglichkeiten zu der Patientengruppe (Gruppentherapie, Stationsgruppe), den ärztlichen und psychologischen Psychotherapeuten, den Spezialtherapeuten und dem Pflegepersonal. Anders als im alltäglichen Umfeld haben soziale Verhaltensdefizite, wiederkehrende Konfliktmuster oder Inszenierungen pathologischer Objektbeziehungen jedoch nicht schwerwiegende schädliche Folgen, sondern sie werden von definierten therapeutischen Rahmenbedingungen eingegrenzt und können vom Behandlungsteam aufgenommen und bearbeitet werden. Dies kann z. B. psychisch schwerer gestörten Patienten ermöglichen, Übertragungsprozesse auf verschiedene Akteure aufzuspalten und sich damit überhaupt erst auf eine stationäre Psychotherapie einzulassen. Aus psychodynamischer Sicht entstehen durch Reinszenierung der intrapsychischen Konflikte und zwischenmenschlichen Beziehungsmuster und Konflikte vielgestaltige, multidimensionale Übertragungsmuster.

Eine zentrale Rolle bei der Umsetzung eines integrativen psychotherapeutischen stationären Behandlungsangebots kommt daher dem Behandlungsteam zu, das die Integration der therapeutischen Ansätze und Erfahrungen in regelmäßigen gemeinsamen Sitzungen gewährleistet. Integrativ bedeutet in diesem Modell, die vielfältigen Methoden und Interaktionen der verschiedenen Berufsgruppen in ein Setting einzubinden und im Umgang mit dem Patienten therapeutisch zu nutzen. Wesentliche Voraussetzung für eine erfolgreiche Therapie ist, dass das Team ein integratives Potenzial aufrechterhält durch ständigen Austausch und Selbstreflexion, um den Gefahren von Verstrickung und Überforderung zu entgehen (Janssen 2004). Zur Erhaltung der Funktionsfähigkeit des Teams erfolgt eine externe regelmäßige Supervision, die alle Berufsgruppen einbezieht.

18.4.3 Psychotherapeutische Behandlungsverfahren

Einzel- und Gruppenpsychotherapie

Einzel- und Gruppenpsychotherapie werden regelhaft in unterschiedlicher zeitlicher und konzeptueller Gewichtung kombiniert:

- **Einzelpsychotherapien** werden von ärztlichen oder psychologischen Psychotherapeuten durchgeführt mit einer Häufigkeit von 1–3 Sitzungen pro Woche mit jeweils 30–50 Minuten Dauer. Die Ausrichtung ist in der Regel tiefenpsychologisch oder verhaltenstherapeutisch. Meist ist der Einzeltherapeut zugleich der Bezugstherapeut für den Patienten, der mit diesem wesentliche Behandlungsabsprachen (Therapiedauer, -setting, Teilnahme an bestimmten Behandlungsangeboten, spezielle Vereinbarungen) trifft.
- **Gruppenpsychotherapie** wird von speziell ausgebildeten Ärzten oder Psychologen mit 2–4 Sitzungen pro Woche bei einer Sitzungsdauer von jeweils 50–100 Minuten durchgeführt (halboffene Gruppen, die durch neue Patienten immer wieder aufgefüllt werden, oder geschlossene Gruppen mit definierter Dauer), wiederum mit psychoanalytischer bzw. verhaltenstherapeutischer Ausrichtung. Neben der Gruppentherapie (meist 8–10 Patienten) werden häufig nach individueller Indikationsstellung störungs- oder symptombezogene Gruppen angeboten, z. B. soziales Kompetenztraining, in der Rehabilitation häufig auch sozialmedizinisch ausgerichtete, berufsbezogene Gruppen (Beutel et al. 2006a) etc.

Paar- und Familiengespräche

Meist werden im Laufe der stationären Behandlung auch nahe Angehörige wie Partner, Eltern oder Kinder von Patienten im Rahmen von einzelnen oder wiederholten, **Paar- oder Familiengesprächen** einbezogen, um konflikthafte Beziehungskonstellationen zu klären, den Transfer des Erarbeiteten ins häusliche Umfeld sicherzustellen oder auch Rückfällen vorzubeugen.

Kreativtherapeutische Verfahren

Gestaltungs- oder Kunsttherapie

Ähnlich wie in der Ergotherapie können Menschen durch Gestaltungs- und Kunsttherapie (Olbrich 2006) in Beziehung zu sich treten, durch unterschiedliche Materialien sensorische Erfahrungen (z. B. Einsatz von Kraft und Widerstand bei verschiedenen Materialien) machen bzw. Affekte ausdrücken (▶ Fallbeispiel 1, Teil 2). Auf vielfältige Weise können Ich-Funktionen gefördert werden: sich für Material oder Form entscheiden, sich im kreativen Prozess führen lassen, eine Arbeit planen, beenden oder Grenzen bestimmen (Handlungsplanung, Realitätsprüfung). **Gestaltungs- oder Kunsttherapie** wird als Einzel- oder Gruppentherapie mit bildnerischen Mitteln (Zeichnen, Malen, Modellieren) durchgeführt. Im Unterschied zu der stärker strukturierten, an konkreten Vorgaben oder Ergebnissen orientierten Ergotherapie stehen Ziele wie kreatives Handeln für therapeutische Zwecke, Erleichterung des Zugangs zur Emotionalität, Selbstdarstellung, Förderung von Selbstentfaltung und Individuation im Vordergrund. Die symbolische Darstellung durch Materialien bietet indirekte und damit oft weniger bedrohliche Ausdrucksmöglichkeiten von bewusstem oder unbewusstem seelischem Erleben. Dies ermöglicht die psychische Integration von abgewehrten Konflikten oder Persönlichkeitsanteilen und den Zugang zu inneren Ressourcen.

> **Fallbeispiel 1: Frau M. – Teil 2**
>
> Frau M. fiel es sehr schwer, sich auf einen therapeutischen Prozess einzulassen: Die Einzeltherapie erlebte sie als äußerst quälend, als sie begann, erstmals ihre traumatischen Erfahrungen und Ängste zu schildern. Gegenüber der Patientengruppe zeigte sie sich sehr misstrauisch und verschlossen. In der Kunsttherapie konnte sie darstellen, wie verwundbar sie sich in dieser Therapiephase erlebte (■ Abb. 18.2). Ein wesentlicher Wendepunkt in der Therapie kam, als sie begann, sich unter dem Eindruck für sie äußerst erschreckender gewalttätiger Träume mit ihrer unterdrückten Wut auseinanderzusetzen. In ■ Abb. 18.3 zeigt sich die Patientin als großes Strichmännchen, der »geifernden« Gruppe Umstehender ausgesetzt, von denen sie durch einen Kreis getrennt ist, der sie schützt, aber auch isoliert (zur Bedeutung sozialer Isolation bei chronischen Schmerzstörungen s. Beutel et al. 2006b). Erstmals kam es zu einer deutlichen Besserung ihrer Schmerzen, und sie begann in Paargesprächen die bislang vermiedene Auseinandersetzung mit ihrem Mann zu suchen.
> Die Patientin wurde nach 10 Wochen nahezu schmerzfrei aus der stationären Behandlung entlassen; angesichts der fortbestehenden Beziehungsstörungen und -konflikte und ihrem nach wie vor labilen Gesamtzustand wurde eine ambulante analytische Langzeitbehandlung eingeleitet.

Wie mit einem Übergangsobjekt kann der Patient mit dem gestalteten Objekt in verschiedenster Weise umgehen, es mit auf sein Zimmer nehmen, verändern, für sich behalten oder anderen zeigen. Damit kommt wesentlich der interpersonelle Aspekt ins Spiel: Es ist möglich, sich durch das gestaltete Objekt anderen in der Gruppe, dem Therapeuten oder dem Lebenspartner mitzuteilen, Rückmeldungen oder Anregungen zu erhalten und in einen gemeinsamen kreativen Prozess einzutreten.

Bewegungs-, Körper- und Tanztherapie

Das Körperselbst ist ein integraler Bestandteil des Selbst. Vielfältige Beeinträchtigungen des Körperempfindens, des Körperbildes (z. B. verzerrte Körperwahrnehmung bei essgestörten Patientinnen), Blockaden von Bewegungsabläufen (z. B. Konversionsstörungen) bzw. Ängste im Körperausdruck und Körperkontakt bilden wesentliche Störungsanteile. Häufig stellt man klinisch fest, dass Patienten ihre Aufmerksamkeit völlig auf symptomatische

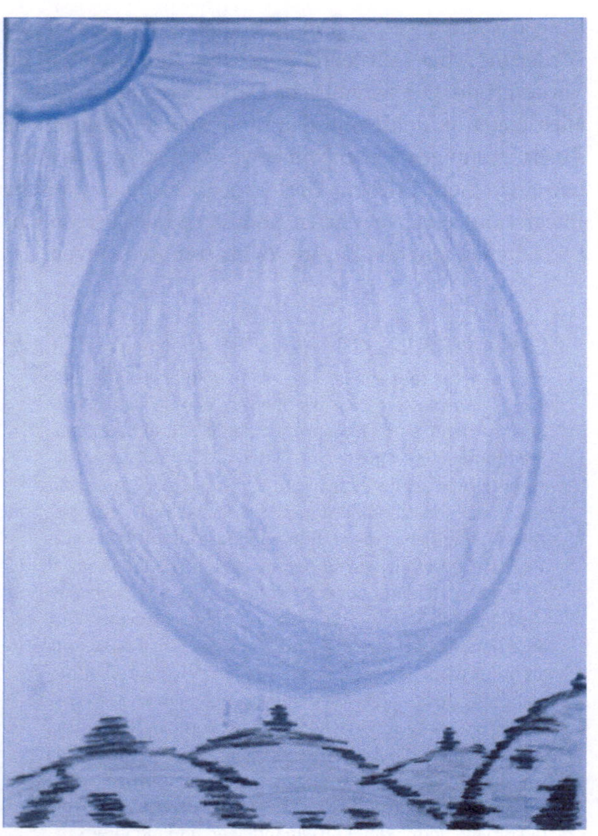

■ **Abb. 18.2** Innen – Außen (► Fallbeispiel 1)

(schmerzhafte, juckende, vermeintlich verunstaltete) Körperpartien konzentrieren und ihnen andere Körperregionen oder auch andersartige, nichtschmerzhafte Körpererfahrungen kaum psychisch präsent scheinen.

Zur Entwicklung der Körperpsychotherapie

Bereits in den 1920er Jahren fiel dem Psychoanalytiker Wilhelm Reich auf, dass dauerhafte Muskelverspannung einen Ausdruck von Affektabwehr darstellte. Lockerung der körperlichen Blockaden förderte auch den Affektausdruck. Daher richtete sich die sog. **Bioenergetik** darauf, durch Massagen und aktive Übungen Blockaden zu ermitteln und zu lösen (Übersicht über die verschiedenen Schulen und Verfahren in Trautmann-Voigt u. Voigt 2006). Von Fritz Perls, dem Begründer der Gestalttherapie, wurde der Begriff *awareness* für sorgfältiges Erspüren und Wahrnehmen körpereigener Prozesse geprägt. Die Suche nach eigenen Ausdrucksmöglichkeiten für körperliche Erfahrungen führte zur Entwicklung der **konzentrativen Bewegungstherapie.** In der **analytischen Bewegungs- und Tanztherapie** (Elaine V. Siegel) wurden Verbindungen zwischen psychoanalytischen Konzepten und Beobachtungen von körperlicher Erfahrung in analytischen Therapien mit Elementen des Ausdruckstanzes kombiniert. Zugrunde liegt die Annahme, dass Bewegung in verdichteter Weise Spuren der Lebenserfahrung und damit verknüpfte innere Konflikte zum Ausdruck bringt.

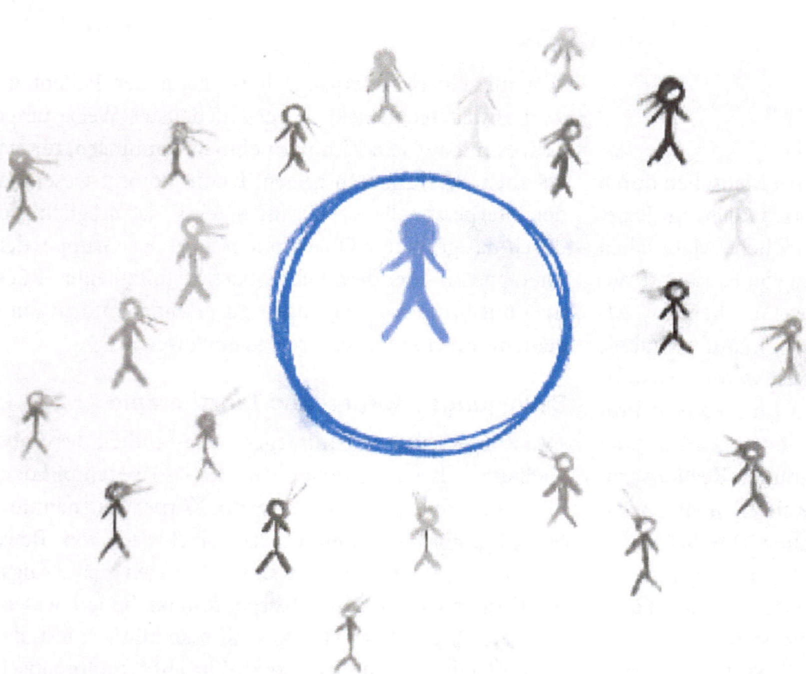

■ **Abb. 18.3** Wutbild (► Fallbeispiel 1)

Körpertherapie kann grundsätzlich **funktional** und **übungsorientiert** (z. B. Stabilisierung vegetativer Regulation durch funktionelle Entspannung) sein oder auf **Konfliktaufdeckung und -bearbeitung** (z. B. Zusammenhang zwischen bestimmten Körpersensationen, Affekten und Übertragungsentwicklung in der Gruppe) abzielen. Durchgeführt werden können Körpertherapien je nach Art der Störung und Therapieprozess mehr

- Wahrnehmungsprozesse fokussierend (z. B. unterstützt durch Übungen mit Spürerfahrungen mit Steinen, Kugeln, Bällen oder Bändern),
- auf Bewegung und Handlung hin orientiert (z. B. persönlicher Ausdruck durch Bewegung) bzw.
- beziehungsorientiert (z. B. Erfahrungen mit Körperkontakt, Nähe-Distanz, Selbstbehauptung etc. in der Gruppe).

Da gerade durch die Kombination von vorsprachlichen Körpererfahrungen, Körperkontakt und körperlicher Nähe starke Affekte ausgelöst werden können, können diese Verfahren Patienten mit stark eingeschränkter Affektregulation überfordern.

Musiktherapie

An manchen Kliniken wird Musiktherapie als Alternative zu Körpertherapie angeboten; bisweilen in die Körpertherapie integriert, beruht Musiktherapie auf der Wirkung von Musik auf psychovegetative Regulation und affektive Gestimmtheit, kommunikative Funktion und Gruppenerleben beim gemeinsamen Musizieren oder Erleben von Musik.

Kranken- und Bezugspflege

Das **Pflegepersonal** repräsentiert die alltäglich-mitmenschliche Beziehungsrealität und – durch die ständige Präsenz – basale haltende und strukturgebende Aspekte des Behandlungssettings (Hausordnung, Krisengespräche, Tagesstruktur). Das Pflegepersonal gibt eine dosierte affektive Rückmeldung, ermöglicht realitätsorientiertes Probehandeln und zielt auf Verbesserung der sozialen Kompetenz und Ich-Stärkung. In vielen psychosomatischen Kliniken wird das Prinzip der **Bezugspflege** praktiziert, d. h., es gibt eine feste Zuordnung von Patienten zu einzelnen Pflegekräften, was für viele Patienten Hürden für die Kontaktaufnahme verringert und eine Beziehungskonstanz schafft als Voraussetzung, sich emotional zu öffnen. Das Pflegepersonal übernimmt in vielen Kliniken auch **kotherapeutische Funktion**, indem beispielsweise übende Verfahren wie Entspannungstechniken (autogenes Training, progressive Muskelentspannung, Biofeedback), spezielle Behandlungstechniken (Angstkonfrontation unter Anleitung, Selbstbeobachtungsverfahren) oder strukturierte Angebote (Genussgruppe, Psychoedukation) durchgeführt werden.

Stationsgruppe

Meist als Großgruppe organisiert und durch das Pflegepersonal alleine oder mit Therapeuten durchgeführt, dient die Stationsgruppe als wichtiger Teil des Stationsmilieus der Selbstorganisation der Patienten auf Station (Stationsaktivitäten, Stationsregeln und Regelverstöße, Planung von Küchendienst etc.) oder auch der Konfliktlösung.

Weitere therapeutische Angebote

Je nach therapeutischer Ausrichtung der Klinik und ihrem jeweiligen Behandlungsschwerpunkt wird ein breites Spektrum weiterer, spezieller Therapieangebote vorgehalten. Weitere Beispiele sind:

- **Entspannungsverfahren** wie autogenes Training und progressive Muskelrelaxation (PMR) werden regelhaft Patienten zur besseren Selbstregulation vermittelt, auch Biofeedback hat sich klinisch als Element der Psychotherapie von Schmerzstörungen bewährt.
- **Selbstbeobachtungsverfahren**, z. B. Schmerz- oder Angsttagebücher oder Essprotokolle, dienen Patienten zur Verlaufsbeobachtung, zur Realitätskontrolle sowie zur Ermittlung symptomabschwächender oder -verstärkender Faktoren.
- **Körperliche Aktivierung** und **Training** in der Gruppe (z. B. Ergometertraining, Laufgruppe, Sport und Spiel) dienen der körperlichen Rekonditionierung, der Erweiterung der sozialen Kompetenzen etc.
- **Psychoedukative Verfahren** vermitteln meist in der Gruppe Informationen und stärken Kompetenzen von Patienten z. B. im Bereich von Stress und Stressbewältigung, leiten zur Selbstbeobachtung und Selbstreflexion an und ermöglichen Patienten, ein biopsychosoziales Krankheitsmodell zu entwickeln, das ihnen Ansatzpunkte zu Selbstbeobachtung, Selbstreflexion und gesundheitsförderndem Verhalten (z. B. Stressreduktion) bietet.

18.4.4 Somatische Versorgung

Die somatische Diagnostik und Therapie stellt eine wesentliche Säule stationärer Psychotherapie dar. Viele Patienten – v. a. mit somatoformen Störungen – werden erst nach zahllosen organbezogenen Abklärungen in stationäre Psychotherapie überwiesen, wenn von anderen Fachdisziplinen keine somatischen Befunde erhoben werden, die die Leitsymptomatik erklären. Eine Schlüsselrolle spielen daher das Ernstnehmen der Verunsicherung dieser Patienten durch den **Wechsel von einer organzen-**

trierten zu einer psychosomatischen Sichtweise der Erkrankung, eindeutige Absprachen über erforderliche und nicht erforderliche Untersuchungen und Therapieansätze. Bei den häufig komplexen Krankheitsbildern hat sich ein interdisziplinärer Zugang mit kooperierenden somatischen Fachdisziplinen bewährt (z. B. interdisziplinäre Schmerzambulanz) zur sorgfältigen Differenzialdiagnose möglicher organischer Ursachen psychischer Störungen oder Körperbeschwerden.

Die leitlinienorientierte Behandlung mit **Psychopharmaka** ist gleichfalls ein wesentlicher Bestandteil (z. B. schwere depressive Störungen). Befürchtungen, dass eine rasche symptomatische Besserung durch psychopharmakologische Behandlung die Psychotherapiemotivation beeinträchtigen könnte, haben sich als unhaltbar erwiesen. Dennoch erscheint es wie bei anderen therapeutischen Verordnungen wesentlich, Auswirkungen der Verordnung von Psychopharmaka auf Arbeitsbeziehung und Übertragung zu reflektieren (z. B. warum ein Patient zu einem bestimmten Zeitpunkt der Therapie auf weitere Abklärungen, Verordnung oder Absetzen von Medikation drängt, welche Bedeutung dies für die Übertragung hat, ob er den Behandlungserfolg auf die Medikamenteneinnahme oder eigene Aktivitäten wie Angstkonfrontation attribuiert etc.).

18.4.5 Störungs- und problemorientierte Behandlungsansätze

Sogenannte **störungs- oder problemorientierte Settings** fokussieren bestimmte Merkmale, wie sie in bestimmten Störungsgruppen bevorzugt vertreten sind. Störungsbezogene Ansätze sind v. a. für Störungsgruppen entwickelt worden, die

- wegen ihrer Psychopathologie schwer in ein allgemeines Setting zu integrieren sind (Borderline-Persönlichkeitsstörungen mit erheblicher Affektregulationsstörung),
- besonderen Schutz oder Stabilität benötigen (posttraumatische Belastungsstörungen; Kriseninterventtion; Beutel et al. 2005) oder
- spezieller Therapieangebote, Betreuung oder Überwachung bedürfen (Anorexia nervosa, Tinnitus etc.).

Problemorientierte Angebote beziehen sich auf bestimmte Problemlagen (z. B. berufliche Belastungserprobung bei sozialmedizinischen Problemlagen in der Rehabilitation; Migranten). Ein Vorteil störungsbezogener Ansätze liegt darin, dass Therapieangebote auf die Besonderheiten bestimmter Patientengruppen zugeschnitten werden können. Andererseits können, wie Erfahrungen mit gemischten Gruppen aus Anorexie- und Bulimiepatientinnen zeigen, gemischte Gruppen unterschiedlicher Störungsbilder ein breites Spektrum an Lernmöglichkeiten bereitstellen.

Der Differenzierungsgrad der Angebote hängt aber auch wesentlich von der Größe der Einrichtung und ihren Schwerpunkten ab. Universitäre Kliniken und Fachabteilungen für Psychosomatische Medizin und Psychotherapie an Allgemeinkrankenhäusern haben in der Regel zwischen 12 und 40 Betten, während überregionale Krankenhäuser in privater Trägerschaft bzw. im Rehabilitationsbereich z. T. weit über 100–200 Betten vorhalten und dadurch mehr Differenzierungen anbieten können. Exemplarisch wird im Folgenden ein spezifisches Setting für somatoforme Störungen dargestellt.

18.4.6 Behandlung somatoformer Störungen im Gruppensetting (Mainzer Modell)

Beispielhaft für eine störungsspezifisch ausgerichtete, multimodale stationäre Behandlung ist die an der Klinik für Psychosomatische Medizin und Psychotherapie angebotene **Gruppenpsychotherapie für somatoforme Störungen**. Dieses von Hoffmann und Mitarbeitern (Nickel u. Egle 1999) eingeführte, von Beutel und Mitarbeitern mit Bezug auf die entwicklungspsychologischen Konzepte der Mentalisierung (Fonagy et al. 2004) und der *reflective emotional awareness* (Lane u. Garfield, 2005) erweiterte Behandlungssetting richtet sich an Patienten mit somatoformen Störungen (somatoforme Schmerz- und Schwindelstörungen, Somatisierungsstörungen, autonome somatoforme Funktionsstörungen) und chronischem Schmerzsyndrom mit körperlicher und psychischer Komorbidität (Beutel et al. 2008).

Neben den Diagnosen verbindet die Patienten eine meist mehrjährige Krankheitsgeschichte mit langjährigen, letztlich erfolglosen Behandlungen, ökonomischen Einbußen und Kränkungen, die zu sozialem Rückzug geführt haben. Meist kam es im mittleren bis höheren Erwachsenenalter (meist 40–65 Jahre bei Aufnahme) zu einer psychosomatischen Dekompensation, die die stationäre Behandlung unumgänglich machte. Ähnlich sind vielfach **Entwicklungserfahrungen**: Traumatisierungen in Kindheit und Jugend (z. B. Inzest; sexueller Missbrauch im Umfeld der Familie, der den Eltern nicht offenbart werden konnte; körperliche Misshandlung), Aufwachsen in einem Umfeld ohne protektive Faktoren. Auch die nicht offen traumatisierten Patienten haben die Eltern meist als hart, ihren Gefühlen und Bedürfnissen gegenüber als »blind« oder ablehnend erlebt und eine sozialverträgliche Regulierung von zwischenmenschlichen Konflikten nicht kennengelernt (Nickel u. Egle 1999).

Vermutlich infolge dieser defizitären Entwicklungsangebote sind sie nur sehr eingeschränkt zur Mentalisierung fähig, d. h. zur Konzeptualisierung der eigenen und anderer Personen als denkend, wollend und fühlend. Insbesondere der Zugang zum eigenen Gefühlsleben ist diesen Patienten meist versperrt – affektkorrelierte Körpersensationen können nicht als Hinweise auf Gefühlszustände »gelesen« werden (Alexithymie), sondern verstärken die Angst, krank zu sein. Gemeinsamkeiten in der Lebensgeschichte und Schwierigkeiten im Umgang mit sich selbst und anderen bedingen ein die Patienten verbindendes, über die Symptomreduzierung hinausgehendes Behandlungsziel – die Differenzierung der Mentalisierungsfunktion – die einen gruppentherapeutischen Behandlungsansatz sinnvoll machen. Die Komponenten der angestrebten **Verbesserung der Mentalisierungsfunktion** sind in der nachstehenden ▶ Übersicht dargestellt.

Differenzierung der Mentalisierungsfunktion – Komponenten

1. Etablierung eines psychosomatischen Krankheitsverständnisses
2. Differenzierung der Affektwahrnehmung, welche sich oft im Krankheitsverlauf durch die innere Zentrierung auf das Schmerzgeschehen eingeengt hat
3. Ermittlung von Zusammenhängen zwischen vergangenen und aktuellen belastenden Situationen und Verstärkung der Symptomatik
4. Reduktion der Medikation bei Patienten, die mit hoher Kombination peripher und zentral wirkender Schmerzmittel, häufig Opiate, aufgenommen werden

Im Zentrum dieses Behandlungssettings steht eine psychoanalytisch orientierte Gruppenpsychotherapie (3-mal wöchentlich 60 Minuten), die mit Gestaltungstherapie in der Gruppe (einmal wöchentlich 60 Minuten) und körperzentrierter Psychotherapie in der Gruppe (einmal wöchentlich 60 Minuten) kombiniert wird (▶ Übersicht zum Basissetting). Die Aufnahme neuer Gruppenmitglieder erfolgt nach dem »**Slow-open-Prinzip**«: Wird ein Patient nach 8- bis 12-wöchiger Behandlung entlassen, rückt ein neu aufgenommener Patient auf seinen Platz. Vom unterschiedlichen Stand in der Behandlung profitieren alle Gruppenmitglieder – die neuen Mitglieder erfahren am Beispiel der »erfahrenen« Mitpatienten, dass eine Verbesserung ihrer Symptome durch Psychotherapie möglich ist, die »erfahrenen« Patienten sehen ihre anfängliche Skepsis gegenüber der Psychotherapie in der Haltung der »Neuen« gespiegelt und werden sich so der bereits durchlebten Veränderung bewusster.

Basissetting für somatoforme und Schmerzerkrankungen bezogen auf eine Behandlungswoche

- 3 × 60 Minuten analytische Gruppe
- 1 × 60 Minuten Gestaltungstherapie in der Gruppe
- 1 × 60 Minuten Tanztherapie in der Gruppe
- 2 × 50 Minuten tiefenpsychologisch fundierte Psychotherapie, einzeln
- Somatische Sprechstunde und Visiten
- Gespräche mit der Bezugspflegeperson

Die Patienten sind fünfmal in der gleichen Gruppenzusammensetzung zusammen, die analytische Gruppe wird intensiviert durch psychotherapeutische Angebote, die andere Ausdrucksebenen als das Gespräch anzielen.

Der gruppenzentrierte Schwerpunkt dieses Settings wird ergänzt durch zwei wöchentliche Einzelgespräche beim Bezugstherapeuten, eine in den ersten Wochen nach Aufnahme erfolgende manualisierte Informationseinheit über Entstehungsbedingungen und aufrechterhaltende Faktoren bei somatoformen Störungen sowie weitere Therapiebausteine, die auf die individuelle Problematik des Patienten abgestimmt sind (▶ Übersicht zu Ergänzungen des Basissettings).

Ergänzungen des Basissettings

- 3 Einheiten »Schmerzinformation« (obligatorisch zu Behandlungsbeginn)
- Sport und Spiel
- Tanz- und Gestaltungstherapie in der Kleingruppe oder im Einzelsetting
- Krankengymnastik
- Soziales Kompetenztraining
- Genussgruppe (Zentrierung auf anregende Sinneswahrnehmungen)
- Boxsack (Strukturierungshilfe bei der Äußerung aggressiver Impulse)
- Entspannungsverfahren: autogenes Training oder progressive Muskelrelaxation
- Biofeedback

Zum Behandlungssetting gehört neben den obligaten und fakultativen Therapiebausteinen, bei denen Teammitglieder mit den Patienten arbeiten, der regelmäßige, an feste Tage und Zeiten gebundene **Austausch des Teams** über die Patienten (◘ Abb. 18.3). Nur über diese Vernetzung ist es möglich, die Erfahrungen mit den Patienten in den einzelnen psychodynamischen und verhaltenstherapeutischen Modulen vor dem Hintergrund eines psychoanalytischen Verständniskonzepts zusammenzuführen, ein gemeinsames Verständnis über den aktuellen Behandlungsstand der Patienten zu erarbeiten und von dort aus die weiteren Behandlungsziele festzulegen. Im Austausch des Teams kann der Weg des einzelnen Patienten hin zu mehr Affektdifferenzierung und verbesserter Mentalisierungsfähigkeit nachverfolgt werden, z. B. werden angstbesetzte Themen, die der Patient in der analytischen Gruppe noch nicht in Worte fassen kann, oft zunächst bildnerisch in der Gestaltungstherapie ausgedrückt, Veränderungen mit krank machenden Lebens- und Beziehungsproblemen bahnen sich oft durch neue Erfahrungen mit dem Körper in der Tanztherapie an. Das Behandlungsteam beschäftigt sich mit der Patientengruppe ausführlich einmal wöchentlich im Gesamtteam, 3-mal wöchentlich gibt es darüber hinaus die Möglichkeit, Gruppenpatienten im Team anzusprechen. Weitere Elemente sind regelmäßige Chefvisite mit Vor- und Nachbesprechung, interne Supervision für die Stationstherapeuten (wöchentlich) und externe Supervision für das Gesamtteam (14-tätig).

Am Beispiel einer **analytisch orientierten Gruppensitzung** (► Fallbeispiel 2) soll das Vorgehen detaillierter beschrieben werden.

Fallbeispiel 2: Verlauf einer Gruppensitzung

Die Gruppensitzung beginnt mit gedrücktem Schweigen. Als erster ergreift ein junger Patient, Herr D., das Wort, um sich wortreich für ein Geschenk zu bedanken, das ihm die Mitpatienten gestern gemacht haben. Er spricht stockend, ohne freudigen Affekt in der Stimme, die Gruppenstimmung bleibt gedrückt. Der Analytiker benennt die Diskrepanz zwischen dem verbal mitgeteilten »freudigen Ereignis« und dem gedämpften Affekt in der Gruppe, dies führt zu verklausulierten Hinweisen einiger Patienten auf einen Streit, der ebenfalls am Vortag stattgefunden hat. Frau P., deren Schmerz im Kopf sitzt, verzerrt das Gesicht und nimmt eine Schonhaltung ein, die es ihr unmöglich macht, Herrn A. anzusehen, der Schmerzen im Gesäß hat und unruhig auf seinem Stuhl hin und her rückt. Nachfragen führen dazu, dass zuerst die anderen Gruppenmitglieder, dann auch Herr A. und Frau P. vom gestrigen Streit berichten: Herr A. hatte zornig herumgeschrieen, als er »wieder einmal« einen dreckigen Teller im Schrank in der Patientenküche entdeckt hatte; Frau P., die in der Küche stand, hatte den Ausbruch von Herrn A. auf sich bezogen und sich ungerecht behandelt gefühlt.

Im Gespräch über den Konflikt kann Frau P. die Schonhaltung aufgeben, sich zu Herrn A. drehen und ihn direkt ansehen, um ihm zu erklären, dass sein Schreien für sie gewesen sei wie das Schreien ihres jähzornigen Stiefvaters, unter dem sie sehr gelitten habe. Herr A. kann seine Abneigung gegen Schmutz mit der Erziehung durch seinen Stiefvater, einem überzeugten Nationalsozialisten, zusammenbringen, der jedes kleine Vergehen von Herrn A. sadistisch bestrafte. Er weint, als er davon spricht, wie sehr er unter Schuldgefühlen leide, wenn er merke, dass er andere so behandle, wie er vom Stiefvater behandelt worden ist.

Aufgabe des Gruppentherapeuten ist es, durch seine Interventionen einen Raum zu eröffnen, in dem Affekte symbolisiert werden und die einzelnen Gruppenmitglieder über sich nachdenken können. Die Gruppe wird als psychische Entität gesehen, in der sich sowohl ein Gruppenthema als auch der Widerstand, sich mit diesem Thema zu beschäftigen, durch die Beiträge der einzelnen Gruppenmitglieder entfaltet. Der Widerstand gegen das Gruppenthema wird als Ausdruck der Angst verstanden, von den damit verbundenen negativen Affekten – Hilflosigkeit, Trauer und Wut – überflutet zu werden. Bei den diese Affekte auslösenden Themen handelt es sich um Erzählungen über die erfahrenen, oft traumatisierenden Härten und deren Auswirkungen auf wichtige vergangene und aktuelle Beziehungen. Im ► Fallbeispiel 2 hat Herr D. mit dem Dank für das Geschenk der Mitpatienten zunächst die Aufgabe für die Gruppe übernommen, vom Streit zwischen Herrn A. und Frau P., der alle Gruppenmitglieder sehr erschreckt hat, abzulenken und stattdessen die positiven Kräfte der Gruppe zu beschwören. Sowohl seine freudlose Stimme als auch die gedrückte Stimmung der Gruppe verweisen darauf, dass die Gruppe untergründig mit »etwas anderem« – nämlich dem gestrigen Streit – beschäftigt ist; indem der Therapeut die Diskrepanz zwischen Gruppenaffekt und Verbalisierung benennt, kann Raum für die Betrachtung des Streits zwischen Herrn A. und Frau P. geschaffen werden. Die Einbettung des aktuellen Streits in lebensgeschichtlich wichtige Erfahrungen beider Patienten hilft, die Intensität des Streits zu verstehen. Alle Gruppenmitglieder machen im Hier und Jetzt die Erfahrung, dass es im Umgang mit Ärger und Wut andere Wege als das Verschleiern und Harmonisieren gibt.

Wirkfaktoren im Mainzer Modell

- Mentalisierung und Affektdifferenzierung werden möglich durch das Ineinandergreifen von Körperarbeit, Gestaltung und verbaler Symbolisierung auf dem Boden der Erfahrung des »geteilten Schicksals und Leidens« in der Gruppe.
- Das »Slow-open-Prinzip« der Gruppenbehandlung führt dazu, dass die neu Hinzugekommenen von den Erfahrungen der Patienten profitieren, die schon länger da sind. Das Argument »Keiner hat solche Schmerzen und kann sich vorstellen, wie es mir geht«, mit dem häufig die Suche nach Zusammenhängen der Störung mit Lebensgeschichte und Lebenssituation abgewehrt wird, verliert seine Kraft.

Die Darstellung des Behandlungsmodells zeigt beispielhaft, wie störungs- oder problemorientierte Ansätze die Wirkkraft multimodaler, integrativer stationärer Psychotherapie verstärken können. Die Arbeit an den der Störung unterliegenden Themen zieht sich durch alle therapeutischen Angebote. Der damit verbundene »Synergieeffekt« ist geeignet, die Hintergründe einer Störung plastisch vor Augen zu führen. Die Erfahrung, dass bei den Mitpatienten vergleichbare Probleme zu vergleichbaren Beschwerden geführt haben, unterstützt die Etablierung eines psychosomatischen Krankheitsmodells nachhaltig.

18.5 Prozess- und Ergebnisstudien zu Wirksamkeit stationärer psychosomatisch-psychotherapeutischer Behandlung

18.5.1 Wirksamkeit und Kosteneffektivität

Seit 1994 liegt eine standardisierte Basisdokumentation (Psy-BaDo) der psychosomatischen Fachgesellschaften vor (Heuft u. Senf 1998), die inzwischen als Standard in der Qualitätssicherung in den meisten Psychosomatischen Kliniken eingesetzt wird. Im Bereich der Rehabilitation wird zusätzlich das umfangreiche Qualitätssicherungsprogramm der deutschen Rentenversicherung umgesetzt. Es liegen zahlreiche, z. T. multizentrische Evaluationsstudien mit langen Katamnesezeiträumen von 1–5 Jahren vor; in diese Untersuchungen wurden bisher über 100.000 Patienten einbezogen. Die vorliegenden Studien ergaben eine klinische Besserung bei 75–90% der Patienten, eine hohe Behandlungszufriedenheit und Besserung der Lebensqualität).

Am häufigsten wird in aktuellen Katamnesestudien die standardisierte, international gebräuchliche Symptomcheckliste (**SCL 90 R**) angewandt. Dieses Verfahren erfasst mit 90 Items eine breite Spanne psychischer und körperlicher Beschwerden (Angst, Somatisierung, Depression, Psychotizismus etc.) in den vergangenen 7 Tagen. Da es sich um ein umfassendes und nicht symptomspezifisches Maß der Selbstbeschreibung handelt, sind mit dem Summenscore GSI (Index der globalen Schwere) Vergleiche zwischen Kliniken und Patientengruppen möglich, aber keine sehr großen Effektstärken zu erwarten. Die vorliegenden Studien mit der Symptomcheckliste ergaben durchweg mittlere bis große **Effektstärken** (zusammengefasst in Beutel et al. 2005, Franz et al. 2002):

- Aufnahme bis Entlassung: 0,8–1,2
- Entlassung bis Einjahreskatamnese: 0,8–1,1
- Langzeitstabilität nach 3 Jahren: 0,6–1,2.

Zur **Kosteneffektivität** stationärer psychosomatischer Therapie liegen zwei große Studien vor (Zielke 1999, AHG-DAK-Studie 2004: *http://www.presse.dak.de*) (▶ Box).

Studien zur Kosteneffektivität stationärer psychosomatischer Therapie von Zielke

In der aktuellen Untersuchung, der AHG-DAK-Studie von 2004, wurden 338 DAK-Versicherte untersucht, die zwischen 1999 und 2000 in drei Psychosomatischen Kliniken behandelt worden waren. Subtrahiert man die Krankheitskosten der 2 Jahre vor Behandlung von den Krankheitskosten im Zeitraum 2 Jahre nach Behandlung, ergibt sich eine Einsparung von 21.550,00 € pro Fall. In Relation zu den Behandlungskosten von 5.680,00 € besteht eine Kosten-Nutzen-Relation von 1:3,79 – d. h., dass für 1,00 € Investition in die Behandlung 3,79 € an direkten und indirekten Krankheitskosten eingespart werden. Diese Einsparung kam zustande durch den Rückgang der Arbeitsunfähigkeitszeiten (– 62,3%), der Krankengeldzahlungen (– 71,5%), aber auch durch eine drastische Abnahme der Behandlungszeit im Krankenhaus (– 45,4%), des Medikamentenkonsums (– 40,0%) und der ambulanten Arztkontakte (– 25,0%). Diese Studie bestätigt die Ergebnisse der älteren Studie von Zielke (1999) und zeigt, dass das Einsparpotenzial durch psychosomatisch-psychotherapeutische Behandlung auch in dem gegenwärtig von Umbrüchen gekennzeichneten Gesundheitssystem auf hohem Niveau stabil geblieben ist.

18.5.2 Prädiktoren des Therapieerfolgs

Untersucht wurden v. a. Einflüsse von sozialmedizinischen, störungsbezogenen Merkmalen und Behandlungsdauer. In einigen Studien (Geiser et al. 2003, Irle et al. 1998) war eine lange Krankschreibung ein negativer Prädiktor des Behandlungsergebnisses (Schäfer et al. 2008). Andere fanden einzelne Maße der Komorbidität oder der Persönlichkeit als Prädiktoren für spezifische Ergebnismaße (Fliege et al. 2002). Vor allem in ambulanten Psychotherapiestudien wurden die **Qualität der Objektbeziehungen** und **interpersonelle Beziehungen** als Prädiktoren des Therapieerfolgs herausgearbeitet (Orlinsky et al. 2004).

Katamnesestudien

In einer Katamnesestudie über 3 Jahre versuchten die Autoren zu bestimmen, welche Merkmale einen langfristig positiven Therapieerfolg vorhersagen. Auch in dieser Studie mit insgesamt 166 Patienten, die je zur Hälfte an stationärer Kurzzeit- (Krisenintervention von 4 Wochen) oder Langzeitbehandlung (intensive Therapie von 8–12 Wochen) teilgenommen hatten, erwiesen sich als Erfolgsprädiktoren in beiden Settings v. a. interpersonale Merkmale und soziale Einbindung (feste Partnerschaft, vertraute Person); Schwierigkeiten in der Gestaltung sozialer Kontakte waren negative Prädiktoren (sozial vermeidende, abweisend-kalte Haltung), bei den Kurzzeitpatienten auch negative berufliche Ereignisse während der Katamnese (Schäfer et al. 2008).

Wenige Daten gibt es zum Zusammenhang zwischen Behandlungsdauer und Therapieerfolg. Einflussgrößen für die Behandlungsdauer werden exemplarisch an drei aktuellen Katamnesestudien mit über 40.000 Patienten dargestellt:

1. Zielke et al. (1997): N = 17.000,
2. Borgart u. Meermann (1999): N = 1100,
3. von Heymann et al. (2003): N = 22.000.

Die Behandlungsspanne liegt in den genannten Studien in der Regel zwischen 28 und 84 Tagen, verbunden mit einer großen Streuung. **Prädiktoren für eine längere Behandlungsdauer** sind

- ledige/geschiedene vs. verheiratete (1–3), jüngere (1–3), nicht erwerbstätige, arbeitslose (2, 3) Patienten,
- Patienten mit folgenden Krankheitsmerkmalen:
  längere Krankheitsdauer (1–3),
  multiple ambulante psychotherapeutische/stationäre Vorbehandlungen (1–3),
  mehr psychische Komorbidität (1–3),
  Persönlichkeits-, Zwangs-, Essstörungen (2, 3),
  höhere psychische Beeinträchtigung bei Aufnahme (2, 3),
  längere Arbeitsunfähigkeit (2, 3).

Auch die dargestellten Katamnesestudien (▶ Box) zeigen, dass für die erforderliche Behandlungsdauer nicht die Diagnosen maßgeblich sind, sondern vielmehr Indikatoren der Krankheitsschwere, sozialmedizinische Variablen u. ä. – also Merkmale, die für ein chronisches Krankheitsverhalten oder auch für eine größere Krankheitsschwere sprechen. Die Studie von Nosper (1999) deutete darauf, dass eine bestimmte Mindestbehandlungsdauer für den Therapieerfolg nötig sein dürfte; Behandlungen unter 3 Wochen zeigten beispielsweise deutlich weniger Erfolg als Behandlungen, die mindestens 4 und mehr Wochen dauerten. Vermutlich ist es erforderlich, klarer zwischen verschiedenen Behandlungssettings zu differenzieren, wie der Vergleich zwischen einem 4-wöchigen Kurzzeittherapiesetting mit einem Langzeittherapiesetting (mit durchschnittlich 12 Wochen) ergab (Beutel et al. 2005): Kurzzeittherapiepatienten litten unter ausgeprägterem Distress; Langzeitpatienten hatten aber einen stark chronifizierten Krankheitsverlauf (durchschnittliche Krankheitsdauer von 79 gegenüber 25 Monaten) mit einer hohen somatischen Komorbidität (59% vs. 31%) und häufigeren Persönlichkeitsstörungen (41% vs. 19%) – also Prädiktoren für ein anscheinend schlechteres Ansprechen auf die Therapie. Vermutlich sind im Rahmen der Intervention bei akuten Krisen eher kurzzeittherapeutische Ansätze gegenüber Langzeitbehandlungen vorzuziehen, Patienten mit chronifizierten und multimorbiden Störungsbildern hingegen benötigen eine deutlich längere stationäre Therapie.

Obgleich die große Mehrzahl psychosomatischer Fachkliniken tiefenpsychologisch oder verhaltenstherapeutisch ausgerichtet ist, wurden Vergleiche zwischen verschiedenen Behandlungssettings nur selten durchgeführt. In einer eigenen Studie zur stationären psychosomatischen Behandlung der Adipositas per magna (definiert als BMI > 35 kg/m²) mit psychischer Komorbidität (meist Depressionen, somatoforme Störungen) konnten 267 Patienten durch externe Randomisierung in einen störungsspezifischen verhaltenstherapeutischen und einen psychodynamischen Arm mit gemischten Therapiegruppen aufgeteilt werden. Auch über den Katamnesezeitraum von 3 Jahren hinweg ließen sich aber keine Unterschiede zwischen den beiden Behandlungsansätzen feststellen, obgleich sich das therapeutische Vorgehen in den beiden Armen deutlich unterschied (Wiltink et al. 2007).

18.5.3 Hilfreiche Faktoren in stationärer psychosomatisch-psychotherapeutischer Behandlung

Eine breite wissenschaftliche Literatur liegt zu generellen psychotherapeutischen Wirkfaktoren wie hilfreiche therapeutische Beziehung oder Gruppenkohäsion vor, die auch für stationäre Psychotherapie Gültigkeit haben dürften (Orlinsky et al. 2004). ◘ Abb. 18.4 zeigt ein Beispiel aus einer Patientenbefragung der o. g. Katamnesestudie, unterschieden nach der Behandlung in einem Kurzzeit- und einem Langzeitbehandlungssetting (Beutel et al. 2005). Wie ◘ Abb. 18.4 zeigt, wurden in beiden Behandlungssettings die Gespräche mit Mitpatienten am hilfreichsten eingeschätzt (87,7% insgesamt), dicht gefolgt von Einzel-

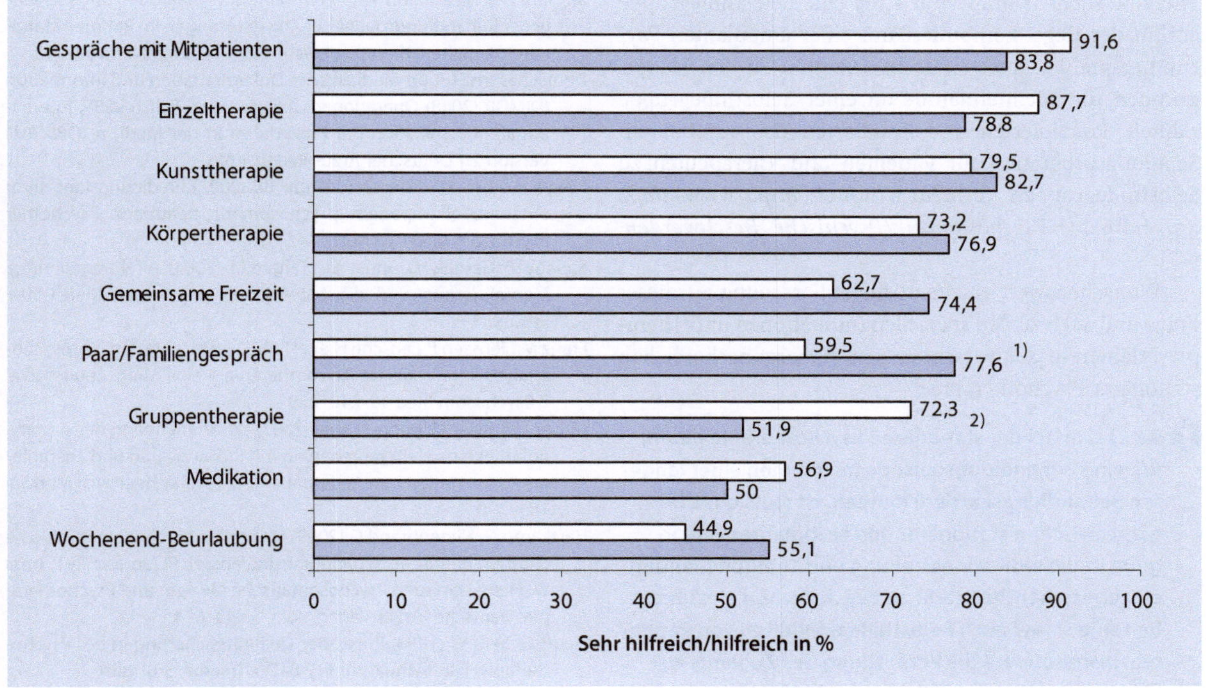

Abb. 18.4 Welche Behandlungskomponenten erleben die Patienten als hilfreich in den beiden Behandlungssettings Kurzzeittherapie (*weiß*) bzw. Langzeittherapie (*grau*)? Dargestellt wird der Anteil positiver Einschätzungen (4 und 5 in einer 5-Punkte-Skala, d. h. hilfreich bzw. sehr hilfreich) getrennt für Kurz- und Langzeitbehandlung; Musiktherapie ist nicht enthalten, da nicht im Kurzzeitsetting durchgeführt.
1) $\chi 2(1) = 3{,}79$; $p < .10$; *2)* $\chi 2(1) = 7{,}28$; $p < .01$

(83,3%) und Kunsttherapie (81,1%) sowie Körpertherapie (75,1%). Gemeinsame Freizeit mit Mitpatienten wurde hilfreicher erlebt als Wochenendbeurlaubung oder Medikation. Unterschiede zwischen den beiden Behandlungssettings ergaben sich bei der Gruppentherapie, die in dem Kurzzeitsetting als hilfreicher bewertet wurde, und Paar- und Familiengesprächen, die im Langzeitsetting tendenziell als hilfreicher angesehen wurden. Dass Gespräche mit Mitpatienten am hilfreichsten eingeschätzt wurden, unterstreicht die Bedeutung des therapeutischen Milieus. Dass Patienten Einzelgespräche sehr positiv bewerten, illustriert die Bedeutung der therapeutischen Beziehung. Dass Medikation deutlich seltener als hilfreich bewertet wurde, dürfte zum einen daran liegen, dass viele Patienten erst nach einem erfolglosen medikamentösen Behandlungsversuch stationär aufgenommen worden waren. Die Unterschiede zwischen den beiden Settings lagen vermutlich darin, dass das Kurzzeitsetting stärker gruppenorientiert war und häufig akute Konflikte im familiären Umfeld zur Aufnahme beigetragen hatten; bei Langzeitbehandlungen bestanden überdies mehr Möglichkeiten, das soziale Umfeld auch wiederholt einzubeziehen.

18.5.4 Übergang stationäre-ambulante Behandlung

Wesentlich erscheint auch die Schnittstelle zur ambulanten Therapie: In der eigenen Studie (Beutel et al. 2005) hatten knapp 50% bereits eine ambulante Psychotherapie gemacht, jeder Vierte kam aus einer laufenden ambulanten Psychotherapie. Im Anschluss an die stationäre Therapie absolvierten 77% eine ambulante Psychotherapie, davon 80% unmittelbar nach Entlassung, 20% später. Wesentlich erscheint ebenfalls, dass ein späterer poststationärer Therapiebeginn mit schlechterem Langzeitverlauf einherging. Die Patienten, die in den 3 Jahren nach stationärer Therapie keine ambulante Psychotherapie machten, hatten längerfristig den besten Verlauf, könnten also als »geheilt« gelten.

Anders als etwa bei der Suchttherapie fand die Teilnahme an **Selbsthilfegruppen** bisher kaum Beachtung in Katamnesestudien. In einer aktuellen Erhebung an ca. 4.000 Patienten in stationärer psychosomatischer Therapie erwies sich, dass über 11% bereits an Selbsthilfegruppen teilgenommen hatten. Im Jahr nach einer stationären

Therapie suchten immerhin 7,6% eine Selbsthilfegruppe auf, in der Regel kombiniert mit einer ambulanten Psychotherapie. Da mangelnde Information zu den Hauptgründen für Nichtteilnahme an einer Selbsthilfegruppe zählten, konzipierten und evaluierten die Autoren ein Schulungsprogramm für Patienten und Therapeuten zu Selbsthilfegruppen (erhältlich unter *http://www.klinik.uni-mainz.de/Psychosomatik/Psychische_Beschwerden.pdf*).

Wünschenswert erscheint mehr Forschung zu dieser Frage und auch zu den speziellen Indikationen und Therapieverläufen in den verschiedenen Versorgungsbereichen stationärer Psychotherapie.

! Da es sich bei der stationären Psychotherapie häufig um eine Behandlungsepisode im Rahmen einer längeren Behandlungskarriere handelt, ist stets der Übergang zwischen stationärer und ambulanter Versorgung in die Indikationsstellung und Therapieplanung einzubeziehen. Verstärkt zu beachten und einzubeziehen sind sicher auch Selbsthilfeaktivitäten von Patienten, insbesondere die Vermittlung des Zugangs zu Selbsthilfegruppen (Höflich et al. 2005, Meyer et al. 2004). Häufig bestehen Versorgungsdefizite, was Angebot und lückenlose Vermittlung in teilstationäre oder ambulante Weiterbehandlung betrifft (sog. Schnittstellenproblem).

18

Literatur

Arolt V, Diefenbacher A (Hrsg) (2004) Psychiatrie in der klinischen Medizin. Steinkopff, Darmstadt, S 133–140

Berger M (2004) Bettenführende Abteilungen für Psychotherapeutische Medizin und ihre Auswirkungen auf die stationäre Psychiatrisch-psychotherapeutische Versorgung. Nervenarzt 75: 832–843

Beutel ME (2009a) Neurowissenschaften und Psychodynamische Psychotherapie. Z Psychiatr Psychol Psychother 57: 87–96

Beutel ME (2009b) Einige neurobiologische Grundlagen in der Psychotherapie. In: Janssen PL, Joraschky P, Tess W (Hrsg) Leitfaden Psychosomatische Medizin und Psychotherapie. Deutscher Ärzte-Verlag, Köln, S 98–101

Beutel ME, Höflich A, Kurth R et al (2005) Stationäre Kurz- und Langzeitpsychotherapie – Indikationen, Ergebnisse. Prädiktoren. Z Psychosom Psychother 51: 145–162

Beutel ME, Dippel A, Szczepanski M, Thiede R, Wiltink J (2006a) Mid-term effectiveness of behavioral and psychodynamic inpatient treatments of severe obesity based on a randomized study, Psychother Psychosom 75: 337-345

Beutel ME, Lausberg H, Subic-Wrana C (2006b) Warum Zurückweisung schmerzt – neuere neurobiologische Ergebnisse. Psychotherapeut 51: 245–247

Beutel ME, Michal M, Subic-Wrana C (2008) Psychoanalytically-oriented inpatient psychotherapy of somatoform disorders. J Am Acad Psychoanal Dynam Psychiatry 36: 125–142

Borgart E-J, Meermann R (1999) Bedingungsfaktoren unterschiedlicher Behandlungsdauer bei Angststörungen im Rahmen stationärer Verhaltenstherapie. Psychother Psych Med 49: 109–113

Deutsches Institut für Medizinische Dokumentation und Information (DIMDI) (2008) Operationenschlüssel nach § 301 SGBV, Internationale Klassifikation der Prozeduren in der Medizin (OPS 301) Version 2.1 Deutscher Ärzte-Verlag, Köln

Fliege H, Rose M, Bronner E, Klapp BF (2002) Predicting long-term outcome of in-patient psychosomatic treatment. Psychother Psychosom Med Psychol 52: 47–55

Fonagy P, Gergely G, Jurist EL, Target M (2004) Affektregulierung, Mentalisierung und die Entwicklung des Selbst. Klett-Cotta, Stuttgart

Franz M., Janssen P, Lensche H et al (2002) Effekte stationärer psychoanalytisch orientierter Psychotherapie – eine Multizenterstudie. Z Psychosom Med 46: 242–258

Geiser F, Bassler M, Bents H et al (2003) Zusammenhang der Arbeitsunfähigkeit vor Therapiebeginn mit Störungsgrad und Therapieerfolg bei stationären Angstpatienten. Psychother Psych Med 53: 185–190

Hartkamp N, Hildenbrand G (2009) Stationäre psychosomatisch-psychotherapeutische Behandlung. In: Janssen PL, Joraschky P, Tress W (Hrsg) Leitfaden Psychosomatische Medizin und Psychotherapie. Deutscher Ärzte-Verlag, Köln, S 663–674

Heuft G, Senf W (1998) Praxis der Qualitätssicherung in der Psychotherapie: Das Manual zur Psy-BaDo. Thieme, Stuttgart

Heymann F v, Zaudig M, Tritt K (2003) Die diagnosebezogene Behandlungsdauer in der psychosomatischen und psychotherapeutischen Medizin: Eine homogene Größe? Erste Ergebnisse der Multicenter-Basisdokumentation (Psy-BaDo-PTM) als Grundlage qualitätssichernder Maßnahmen in der stationären Psychosomatik. Prax Klin Verhaltensmed Rehabil 62: 209–221

Hildenbrand G, Janssen PL (2005) Aktuelle Probleme der Krankenhausplanung in der Psychosomatischen Medizin und Psychotherapie. Psychotherapeut 50: 229–235

Höflich A, Meyer F, Matzat J et al (2005) Inanspruchnahme von Selbsthilfegruppen durch Patienten einer psychosomatischen Klinik. Z Psychosom Med Psychother 51: 373–387

Irle H, Klosterhus H, Grünbeck P (1998) Sozialmedizinische Prognose nach stationärer medizinischer Rehabilitation in der Angestelltenversicherung. Prax Klin Verhaltensmed Rehab 42: 240–245

Janssen PL (2004) Berufsgruppen- und methodenintegrierende Teamarbeit in der stationären psychodynamischen Psychotherapie. Psychotherapeut 49: 217–226

Lane RD, Garfield AS (2005) Becoming aware of feelings: integration of cognitive-developmental, neuroscientific and psychoanalytic perspectives. Neuro-Psychoanalyis 7(1): 5–30

Meyer F, Matzat J, Höflich A, Scholz S, Beutel ME (2004) Self-help groups for psychiatric and psychosomatic disorders in Germany – themes, frequency and support by self-help advice centres. J Publ Health 12: 359–364

Nickel R, Egle UT (1999) Therapie somatoformer Schmerzstörungen. Manual zur psychodynamisch-interaktionen Gruppenpsychotheraie. Schattauer, Stuttgart

Nosper M (1999) Der Erfolg Psychosomatischer Rehabilitation in Abhängigkeit von der Behandlungsdauer. Psychother Psych Med 49. 354–360

Olbrich D (2006) Kreative Verfahren (Kreativtherapien). In: Janssen PL, Joraschky P, Tress W (Hrsg) Leitfaden Psychosomatische Medizin und Psychotherapie. Deutscher Ärzte-Verlag, Köln, S 431–437

Orlinsky DE, Rønnestad MH, Willutzki U (2004) Fifty years of psychotherapy process-outcome research: continuity and change. In

Lambert MJ (ed) Bergin and Garfield's handbook of psychotherapy and behavior change, 5th edn. Wiley, New York, pp 307–389

Rudolf G, Grande T (2006) Fokusbezogene psychodynamische Psychotherapie. Hauptergebnisse und praktische Implikationen einer internationalen Langzeitstudie. Psychotherapeut 51: 276–289

Schäfer A, Gieler W, Kurth R et al (2008) Long-term outcomes of short-term and long-term psychosomatic inpatient treatment and their predictors. J Psychosom Res 65: 329–336

Schulz H, Barghaan D, Harfst T, Dirmaier J, Watzke B, Koch U (2006) Versorgungsforschung in der psychosozialen Medizin. Bundesgesundheitsbl Gesundheitsforsch Gesundheitsschutz 49: 175–187

Trautmann-Voigt S, Voigt B (2006) Körper-, Bewegungs- und Tanztherapie. In: Janssen PL, Joraschky P, Tress W (Hrsg) Leitfaden Psychosomatische Medizin und Psychotherapie. Deutscher Ärzte-Verlag, Köln, S 438–445

Tress W (2005) Zur Geschichte der Psychosomatischen Medizin. Z Psychosom Psychother 51: 19–26

Wiltink J, Dippel A, Szczepanski M, Thiede R, Alt C, Beutel ME (2007) Long-term weight loss maintenance after inpatient psychotherapy of severely obese patients based in a randomized study: predictors and maintaining factors of health behaviour. J Psychosom Res 62: 691–698

Wittchen H-U, Jacobi F (2001) Die Versorgungssituation psychischer Störungen in Deutschland. Bundesgesundheitsbl Gesundheitsforsch Gesundheitsschutz 44: 993–1000

Zielke M (1999) Kosten-Nutzen-Aspekte in der Psychosomatischen Rehabilitation. Psychother Psych Med 49: 361–367

Zielke M, Dehmlow A, Wülbeck B, Limbacher K (1997) Einflussfaktoren auf die Behandlungsdauer bei psychischen und psychosomatischen Erkrankungen in der stationärer Verhaltenstherapie. Prax Klin Verhaltensmed Rehab 37: 22–56

Tagesklinische Behandlung

Joachim Küchenhoff

19.1 Kosten-Nutzen-Relation – 406

19.2 Tagesklinische und vollstationäre Psychotherapie im Vergleich – 406

19.2.1 Gemeinsame Vorteile stationärer und teilstationärer Psychotherapie – 406

19.2.2 Vorteile tagesklinischer Psychotherapie – 407

19.2.3 Nachteile tagesklinischer Psychotherapie – 410

19.2.4 Schlussfolgerungen aus dem Vergleich der teilstationären und vollstationären Psychotherapie – 410

19.3 Stand der empirischen Erforschung psychotherapeutischer Tageskliniken – 411

19.4 Behandlungsprobleme – 413

19.4.1 Keine Arbeit an der »geschützten Mangelerfahrung« – 413

19.4.2 Kein Containing in der Beziehung – 413

19.4.3 Keine Verbindung von Erfahrungen – 414

Literatur – 414

Teilstationäre Psychotherapie ist weder ein »aufgeplustertes« ambulantes noch ein »abgespecktes« stationäres Setting. Vielmehr stellt sie ein eigenständiges Setting neben ambulanter und vollstationärer Psychotherapie dar, welches eigenen Gesetzmäßigkeiten folgt.

19.1 Kosten-Nutzen-Relation

Die Reform des Gesundheitswesens zwingt alle Bereiche der Medizin dazu, sich Kosten-Nutzen-Analysen zu unterziehen, dies gilt auch für Psychotherapien. Auf diese Herausforderung lassen sich verschiedene Antworten finden:

1. Eine Möglichkeit ist die Intensivierung empirischer Forschung, die zeigen soll, dass auch länger dauernde Verfahren effektiv und effizient sind.
2. Eine andere Antwort besteht darin, Therapiezeiten zu verkürzen und kurzpsychotherapeutischen Verfahren den Vorzug gegenüber lang dauernden Verfahren zu geben.
3. Eine dritte Alternative ist es, kostengünstige Therapieverfahren anzubieten, ohne dass gravierende Abstriche am psychotherapeutischen Gehalt des Angebots gemacht werden müssen.

Zeitverkürzung ist nicht die einzig denkbare Sparmaßnahme.

In diesem Zusammenhang ist das Konzept einer psychotherapeutischen Tagesklinik besonders interessant. Sie stellt keine Alternative zu langfristigen Psychotherapien, aber auch keine Alternative zu vollstationären psychotherapeutischen Behandlungen dar. Da eine Tagesklinik räumlich und personell bescheidener sein kann, ist sie kostengünstiger. Ihre besondere und eigentümliche Struktur hat einige Nachteile, aber auch viele Vorteile gegenüber der vollstationären Behandlung.

19.2 Tagesklinische und vollstationäre Psychotherapie im Vergleich

19.2.1 Gemeinsame Vorteile stationärer und teilstationärer Psychotherapie

Sicherlich haben teil- und vollstationäre Psychotherapie viele Gemeinsamkeiten, die sie auszeichnen und sie in der Versorgungslandschaft unentbehrlich machen.

Temporäre Entlastung von der gewohnten Lebenswelt

Teilstationäre und stationäre Therapie erlauben den Patienten, sich (in allerdings unterschiedlichem Ausmaß) temporär aus dem eingespielten Umfeld – sei es beruflich, sei es sozial und familiär – zu verabschieden.

Ausweitung des Indikationsspektrums

In beiden Settings können psychotherapeutische Angebote für Patienten gemacht werden, die ambulant nicht oder noch nicht behandelbar sind. Die Gründe sind vielfältig und werden in den folgenden Punkten differenziert.

»Handlungsdialog« und »Agieren« als positive Therapiefaktoren

Stationäre und teilstationäre Settings sind eingerichtet auf Patienten, die sich sprachlich nicht immer, v. a. in affektiv hochgespannten Situationen, artikulieren können. Diese Patienten weichen auf Handlungs- und Verhaltensweisen aus, die ihnen Entlastung verschaffen oder die die seelische Not oder den psychischen Konflikt anzeigen oder sogar darstellen, der nicht formuliert werden kann. Solche »Handlungsdialoge« lassen sich, v. a. wenn sie destruktiven Charakter haben, besser auffangen; sie lassen sich aber auch leichter beobachten und in ihrem Aussagegehalt, ihrer appellativen Funktion etc. entschlüsseln.

Integration verschiedener Therapien

(Teil)Stationäre Einrichtungen werden geführt von einem multiprofessionellen Behandlungsteam, das nicht nur Gespräche, sondern auch körperorientierte Verfahren (z. B. konzentrative Bewegungstherapie KBT) oder Kreativtherapien anbietet, das Therapiesitzungen im Einzel- oder im Gruppensetting durchführt etc. So entsteht ein Summationseffekt aus der Zusammenarbeit der verschiedenen Therapeuten (► Fallbeispiel 1).

Fallbeispiel 1: Frau D.

Eine durch wiederholte sexuelle Missbrauchserfahrung schwer traumatisierte junge Frau nimmt am Gruppengespräch teil, in dem andere Patientinnen über Missbrauchserfahrungen mit großer Betroffenheit berichten. Frau D. spricht in gelassenem und ruhigem Ton darüber, dass sie sich bemüht habe, sich in die Vergewaltiger hineinzuversetzen, für sie Verständnis zu empfinden. Aber das könne sie wohl nur deshalb, weil sie es nicht so schlimm wie andere erlebt habe, vielleicht sei es bei ihr nur um eine »kleine Vergewaltigung« gegangen. Während der Gruppensitzung hält sie an dieser affektverleugnenden Position fest. Am nächsten Behandlungstag geht sie in die Musiktherapie. Sie schlägt auf die Trommel ein, hört nicht auf Mitpatienten, stört das Spiel der

anderen, kann erst nach einigen Konfrontationen damit aufhören. Der Musiktherapeut weist sie darauf hin, dass sie keine Verbindung zu den anderen aufnimmt und dass ihre Trommelschläge einen gewaltsamen Unterton hätten. Die Patientin entwickelt ein panikartiges Gefühl, erlebt sich leer, entfremdet, verlassen und verlässt die Therapie. Sie hat ein Einzelgespräch am gleichen Tag. Hier wird es möglich, die Behandlungs- und Erlebnisfrequenz miteinander zu verknüpfen. Die Vorstellungen waren affektisoliert in der Gruppe geäußert worden, die Affekte ebenso isoliert in dem Musikraum geschafft worden; so standen affektive Gewaltsamkeit und Entsetzen neben einer rationalisierenden Haltung. Die Verbindung ermöglicht es der Patientin zum ersten Mal, zu weinen und positives Selbstmitleid aufzubringen.

Therapeutische Nutzung des Abteilungsmilieus

Spezialisierte Angebote sind nur der eine Wirkfaktor (teil)stationärer Therapie; auf der anderen Seite steht das Milieu, in das die definierten Therapiebereiche eingelassen sind und das alle die Einflussfaktoren bereit hält, die in der Psychotherapieforschung als allgemeine Wirkfaktoren bekannt sind und die auch in der Forschung als wirksam erkannt worden sind (▶ Box: Die therapeutische Wirkung der Teamarbeit).

Die therapeutische Wirkung der Teamarbeit: Verbindung von Erfahrungen (die therapeutische Arbeit an der Spaltung und ihren Folgen)

Erfahrungen sind keine Einzeltatbestände des Seelenlebens. Vielmehr werden sie in ein komplexes Netz von Repräsentationen eingebunden, die sich aus anderen Erfahrungen, aber auch aus Wünschen, Triebimpulsen etc. speisen. Diese Netzwerke sind dynamisch; sie werden in der Erinnerung neu gestaltet und bearbeitet. Von dieser Aktivität repräsentativer Netzwerke weiß – und das ist eine merkwürdige, wissenschaftsgeschichtlich spannende Konvergenz – die zeitgenössische Neurobiologie ebenso wie der frühe Freud. Wenn Gedankenassoziationen es erlauben, sich unbewussten Erfahrungskomplexen zu nähern, so ist dies nur möglich, wenn bewusste und unbewusste Erfahrungen miteinander vernetzt sind. Psychoanalytische Psychotherapie nutzt diese repräsentative Vernetzung und fördert sie zugleich. Dies ist besonders schwierig bei traumatischen Erfahrungen, die gerade dadurch definiert sind, dass sie nicht vernetzt, überschrieben, umgeschrieben werden können (Küchenhoff 1998).

Stationäre und teilstationäre Psychotherapien haben eine besondere Chance dadurch, dass durch die Vielfalt unterschiedlicher therapeutischer Erfahrungen diese miteinander vernetzt werden. Einzelgespräche werden mit Gruppengesprächen verbindbar, kreative Methoden mit sprachlicher Aufarbeitung, die Gestaltung des Alltagslebens mit biografischer Reflexion usw. Dabei ist ferner die Fähigkeit eines Behandlungsteams, die jeweils erlebten Bausteine in der gemeinsamen Reflexion des Behandlungsverlaufs miteinander zu verbinden, die Voraussetzung dafür, dass die Patienten selbst Verknüpfungen herstellen können.

19.2.2 Vorteile tagesklinischer Psychotherapie

Die stationäre Psychotherapie ist seit fast 80 Jahren als ein gut eingeführtes therapeutisches Instrument bekannt; warum ist darüber hinaus eine psychotherapeutische Tagesklinik sinnvoll? Welche Vorteile hat eine tagesklinische Psychotherapie? Dabei müssen therapeutische und versorgungspolitische Faktoren unterschieden werden.

Therapeutische Faktoren

Entlastung von dem starken Binnendruck vollstationärer Psychotherapieeinrichtungen

Sowohl vollstationäre als auch teilstationäre psychotherapeutische Behandlungen ermöglichen intensive Beziehungserfahrungen. Die dichten Kontaktangebote der Station können für Menschen mit schweren Persönlichkeitsstörungen, die unter Nähe-Distanz-Konflikten leiden, zu groß werden (Heigl-Evers et al. 1986). In der Tagesklinik ist dieser »Binnendruck« geringer; die Patienten können sich abends wieder distanzieren und aus den dynamischen Beziehungsangeboten zurückziehen.

Verringerung der durch Regression entstehenden Risiken

Die Struktur der Tagesklinik zwingt den Patienten dazu, sozial verantwortlich zu bleiben; der erwachsene Persönlichkeitsanteil kann nicht »vergessen« werden, der Patient muss jeden Abend seinen normalen alltäglichen Lebensraum wieder betreten; so wird eine unerwünschte, d. h. zu starke Regression vermieden. Nur wenn sie sich im Rahmen eines definierten Therapiesettings begrenzen lassen, können regressive Prozesse bearbeitet werden. Andernfalls verlieren Patient und Therapeut den gemeinsamen Außenstandpunkt, von dem aus sie die ablaufenden regressiven Prozesse gemeinsam reflektieren können. Die Begrenzung der Regression ist also eine wesentliche Voraussetzung für ihre Bearbeitung, sie wird in der psychotherapeutischen Tagesklinik durch das Setting gefördert.

Ständiges Durcharbeiten von Trennungserfahrungen

Patienten mit schweren seelischen Störungen hatten in der Regel besonders schmerzhafte und harte Verluste oder Abschiede zu ertragen. Patienten einer psychotherapeutischen Tagesklinik haben die Last, sich jeden Tag verabschieden zu müssen; so belastend dies auch ist, so ist es doch eine Chance, die Trennungserfahrungen bewusst zu halten und die mit ihnen verbundenen Schmerzen während der Therapie in kleinen Stücken Schritt für Schritt zu bearbeiten – und nicht etwa erst nach der Entlassung allein unter ihnen zu leiden (▶ Box: Die therapeutische Arbeit an der Bindungsfähigkeit).

Die therapeutische Arbeit an der Bindungsfähigkeit

Die Arbeit an und mit der therapeutischen Beziehung ist ein Wesensmerkmal aller, v. a. aber der psychoanalytischen Therapien. Sie wird in der teilstationären Therapie genutzt, und zwar besonders in der Behandlung von strukturell gering integrierten Menschen, deren Bindungsprobleme es noch nicht erlauben, mit einer ambulanten Therapie allein auszukommen. Tagesklinische psychotherapeutische Arbeit hat wesentlich damit zu tun, die Bindungsfähigkeit wiederherzustellen. Die tiefen Verletzungen und die aus ihnen resultierenden negativen Vorstellungen und Affekte werden aufgeklärt, die die innere Sicherheit konstanter Objektbeziehungen erschüttern oder zerstören und die therapeutische Beziehung gefährden. Oft genug sind die Verletzungen aus unangemessenen, traumatischen, der Entwicklung nicht adäquaten Trennungserfahrungen entstanden.

Tagesklinische Psychotherapie hat ihre besondere Bedeutung für die Erfahrungsbildung dort, wo Trennungs- oder Mangelerfahrungen therapeutisch konstruktiv genutzt werden. Erinnert sei an die entwicklungspsychologische Perspektive. Für die »psychische Geburt« des Kindes ist es nicht einfach nur die Erfüllung von Bedürfnissen, sondern auch die Erfahrung des Mangels, die psychische Differenzierung ermöglicht (Bion 1962/1995, 1984). Mangelerfahrungen, Erfahrungen von Trennung und Differenzierung sind jeder menschlichen Entwicklung notgedrungen eingeschrieben. Diese kann nur dann zufriedenstellend verlaufen, wenn die zwangsläufigen Enttäuschungen, die an das Erleben von Trennung gebunden sind, erträglich bleiben. Konstruktiv wird der Mangel nur als eine erträgliche, **geschützte Mangelerfahrung**.

Die therapeutischen Beziehungen in der Tagesklinik sind immer Beziehungen unter dem Zeichen täglicher Trennung; diese kann und soll nicht verleugnet werden, an ihr wird hingegen gearbeitet. Sie wird zum Wirkfaktor. Der täglich wiederholte Abschied kann Gefühle, fallengelassen zu werden, allein und schutzlos zu sein, mobilisieren. Die Patienten erleben, dass die Therapeuten, anders als manche regressive Phantasie dies wünscht, niemals »alles« sein können, sie sorgen sich nicht immer und überall, sind nicht immer ansprechbar. Das Setting konfrontiert die Patienten so mit der ambivalenten Erfahrung, einerseits gehalten und angenommen zu sein, andererseits auch allein sein zu müssen, nicht vollständig versorgt zu werden.

Die Therapeuten selbst müssen es lernen, einerseits den Patienten gehen zu lassen, andererseits aktiv daran zu arbeiten, die Beziehung zum Patienten zu wahren oder wiederherzustellen und dafür zu sorgen, dass der Patient am nächsten Tag wiederkommt, ihm nachzugehen, ihn per Telefon abzuholen, sodass er einen Neubeginn wagen kann, und mit ihm zusammen auch zu verstehen, warum der therapeutische Rahmen überschritten oder verletzt werden musste.

Bindungen herstellen, Trennungen zulassen und bearbeiten: dies ist kein Gegensatz, sondern ein Verhältnis wechselseitiger Bedingung. Nur wenn Bindungen gut genug sind, können Trennungen und Neubeginn erlebt werden; nur wenn die inneren Bilder verlässlicher Bindungen stark genug sind, Beziehungswünsche und -hoffnungen auch über reale Trennungen hinwegzutragen, kann Trennung betrauert und neue Erfahrung gesucht werden. Es gilt aber auch die Umkehrung: die konstruktive Arbeit an Trennungen vermag es, die Bindungsfähigkeit zu stärken (▶ Fallbeispiel 2).

! Bindung entsteht nicht durch die Vermeidung von Trennungen, sondern durch ihre Verarbeitung, die emotionale Einsicht etwa, dass Trennung nicht total oder ein Abschied nicht bösartig intendiert sein muss.

Fallbeispiel 2: Frau A.

Frau A. ist durch schlecht organisierte frühkindliche Adoption und durch intrafamiliären sexuellen Missbrauch schwerwiegenden Traumatisierungen ausgesetzt gewesen. Sie leidet unter emotionaler Instabilität, schlechter Steuerungsfähigkeit, die zu wiederholten Selbstverletzungen führt, außerdem unter Bulimie und unter Neurodermitis des ganzen Körpers. Während der stationären Psychotherapie, die der Zeit in der psychotherapeutischen Tagesklinik vorausgeht, fühlt sie sich in Sicherheit, sie reduziert das Schneiden und die Essanfälle, bleibt aber zurückgezogen und einsam, beschreibt sich als emotional abgeschottet. In der Tagesklinik setzt sie sich damit auseinander, dass sie zunächst genau wie auf der Station tagsüber »mitläuft« und es erträglich gut hat, abends zu Hause aber unerträglich scheinenden Gefühlen von Einsamkeit und Angst ausgeliefert ist. Sie erkennt mithilfe der Therapiegespräche, dass sie sich nicht traut, die (therapeutischen) Beziehungen, die sie aufbaut, mit ihren (negativen) Emotionen zu belasten. Die »mittlere Sicherheit« der Station macht einem emotional engagierten, allerdings auch risikoreichen Auf und Ab der Gefühle Platz. Sie übt die Fähigkeit, negative Affekte aus der Einsamkeit in die Beziehungen zu transferieren, regelrecht ein; sie korrigiert nach und nach die Vorstellung, die Therapeuten wollten sie allabendlich loswerden, da sie unerträglich sei. Sie entwickelt erstes Vertrauen in die Therapeuten und ist sogleich in Panik darüber, dass sie doch irgendwann wieder entlassen und so in die Einsamkeit zurückgestoßen wird, die nur noch schlimmer ist. Tag für Tag, Wochenende um Wochenende lernt sie, das erlebte »Alles oder Nichts« in ihren Wünschen und Ängsten, die Präsenz wichtiger Bezugspersonen betreffend, zu relativieren.

Containing in der Beziehung

Für jede Psychotherapie spielt die Containing-Funktion eine wichtige Rolle. Für die Tagesklinik kann sie in besonderer Weise genutzt werden. Was die Patienten nicht sagen, nur im Handlungsdialog zeigen können, was sie dem einen vermitteln, dem anderen gegenüber verstecken müssen, wo sie den einen gegen den anderen ausspielen müssen: diese für den Patienten oft unverständlich und fragmentiert bleibenden Erfahrungsbestandteile müssen im Team und vom Team gesammelt werden (▶ Box: Die Halt gebende Funktion und ihre Bedeutung für die Erfahrungsbildung).

Die Halt gebende Funktion und ihre Bedeutung für die Erfahrungsbildung

Wenn die Containing-Funktion für die Therapie von Menschen mit geringer Integration der Persönlichkeitsstruktur hervorgehoben wird, wird ein in der frühen Entwicklung des Kindes vorgezeichneter Weg der intersubjektiven Bereitstellung psychischer Repräsentation wiederholt und genutzt. Je weiter zurück wir in der Lebensgeschichte gehen, umso wichtiger wird der Interaktionszusammenhang für die Erfahrungsbildung. Das Kleinkind benötigt seine Umwelt nicht nur, um physisch zu überleben, sondern auch für die Verstoffwechselung der eigenen Erfahrungen. Die Mutter oder eine andere primäre Bezugsperson muss erst einmal in einer Art »Reverie« (Bion 1984), einem träumerischen Ahnungsvermögen, stellvertretend für das Kind oder mit ihm gemeinsam Erfahrungen machen, diese benennen und dem Kind wieder zurückvermitteln. Der viel verwendete Begriff des »Containing« ist bewusst doppeldeutig und meint einmal dieses Umfassen oder Auffangen, aber auch das Begrenzen. Repräsentation von Erfahrung entsteht durch Beziehung, und zwar durch zwei Beziehungsaspekte: das **empathische Verstehen**, das das Ertragen negativer Affekte umschließt, und die **Rückvermittlung** des Verstandenen an den Patienten.

Die Containing-Funktion kann in der Tagesklinik besonders gut ausgeübt werden, und dies aus mehreren Gründen:

- Das therapeutische Team der Tagesklinik ist klein. Damit ist eine Voraussetzung zur Kohärenzbildung erleichtert.
- In einem kleinen Team spielt die Spezialisierung der Funktionen und die kompetente Vertretung des eigenen Aufgabenbereichs eine besondere Rolle. Es gibt keine Möglichkeit, sich hinter dem Rücken eines anderen Teammitglieds zu verstecken, es gibt keine Möglichkeit zur Stellvertretung innerhalb der gleichen Funktion. Diese Notwendigkeit zur Autonomie in der tagesklinischen Struktur fördert Selbstbewusstheit, die eine wesentliche Voraussetzung von Kooperation ist.
- Tageskliniken wissen aus eigenen Erfahrungen um die Notwendigkeit der Einbettung in größere Versorgungszusammenhänge. Tagesklinische Strukturen sind sensible Strukturen, gerade weil sie nach allen Seiten hin offen sind. Tageskliniken können sich keine Illusionen darüber machen, dass sie abhängig sind, sie können nicht autark agieren, sie sind dringend angewiesen auf Notbetten in Krisensituationen etc. Deshalb ist die tagesklinische Arbeit immer vom Bewusstsein geprägt, dass ein *holding environment* in eigener Sache notwendig ist. Tageskliniken sind durch das Setting selbst für die Notwendigkeit, ein *holding environment* zu schaffen, sehr stark sensibilisiert.

Bessere Verknüpfung von Psychotherapie mit sozialer Rehabilitation

Die seelischen Probleme psychisch schwer belasteter Psychotherapiepatienten haben soziale Folgeprobleme verursacht, die mitbehandelt werden müssen. Die Rückkehr in ein sozial belastendes Umfeld nach der Entlassung kann den Psychotherapieerfolg gefährden. Tageskliniken bleiben näher am sozialen Alltag der Patienten; diese müssen ihren Tagesrhythmus nicht aufgeben, mit der Familie sind sie allabendlich konfrontiert. Das soziale Umfeld wirkt auf die Therapie unmittelbar ein – der Anreiz, an ihm zu arbeiten, bleibt intensiv. Tagesklinische Psychotherapie ist mit sozialer Rehabilitation leichter zu verbinden als vollstationäre Psychotherapie. Familien- oder Paargespräche werden sich für die Behandlung schneller und spontaner ergeben, ebenso Arbeitsversuche, Behördengänge etc.

Intensivierte Beziehungsarbeit am Behandlungsrahmen

Die klare Rahmensetzung spielt in der Therapie mit schweren Persönlichkeitsstörungen eine besondere Rolle (Clarkin et al. 2001). Sie hilft, das soziale Agieren oder die Impulskontrollstörung zu verhindern bzw. sie erst sichtbar zu machen. Der Rahmen stärkt aber auch die Kommunikation, weil er die Verbindlichkeiten beider Seiten, der Therapeuten ebenso wie des Patienten, regelt. Er legt schließlich fest, was überhaupt als »Beobachtungsdatum« für die Psychotherapie zugelassen wird.

Die Arbeit am Rahmen ist in der Tagesklinik Arbeit an der Beziehung, da der Halt ganz über die Verbindlichkeit von Beziehungen, nicht über den Schutz durch Räume oder Häuser, vermittelt wird (▶ Fallbeispiel 3).

Bestandteile dieser Arbeit am Rahmen sind z. B.

- das Ringen um den pünktlichen gemeinsamen Beginn des Tages (»Morgenrunde«),
- das Bestehen auf der Teilnahme an allen Therapien,
- das Einhalten besonderer Verträge (Gewichtszunahme bei Magersucht),

- der Verzicht auf Drogen und nichtverordnete Medikamente,
- der Verzicht auf Zusatztherapien ohne Absprache.

Fallbeispiel 3: Frau B.

Frau B. wird wegen einer Borderline-Persönlichkeitsstörung in teilstationäre Psychotherapie überwiesen. Sie ist 21 Jahre alt. Die Biografie ist durch früh beginnende, fortgesetzte Heimaufenthalte belastet. Frau B. hat viele soziale Kompetenzen, ist im Umgang freundlich, im Äußeren gepflegt, das Gesicht ist allerdings maskenartig dick geschminkt. Sie kann in den ersten Wochen die Therapieangebote nur rein kognitiv nutzen, ist emotional unbeteiligt und uninteressiert. Im Kontrast zu dieser scheinbar problemlosen Angepasstheit bleibt die Patientin wiederholt der psychotherapeutischen Tagesklinik fern; mehrere Male reagiert sie auch nicht auf telefonisches Nachfragen. Die Teammitglieder sind alarmiert und besorgt; jedes Mal muss eine Mitarbeiterin des Pflegebereichs, einmal auch der Sozialdienst der Polizei, zu Hause nach ihr schauen. In der Bearbeitung dieser Rahmenverletzungen wird deutlich, wie sehr Frau B. hinter der Fassade resignativer Gleichgültigkeit ebenso große Angst vor Verlassenheit wie Sehnsucht nach persönlicher Fürsorge hat – Gefühle, die sie erst durch die Reaktion der Teammitglieder erfahren kann.

Die Förderung von Autonomie und Rücksicht

Tagesklinische Psychotherapie fordert und fördert die Selbstständigkeit und Selbstverantwortung ebenso sehr wie die Berücksichtigung anderer, die Absprache und die Kommunikation. Im Vergleich zu einer Station können Tageskliniken, da ein Bettentrakt fehlt, mit wenig Raum auskommen; Rückzug und Alleinsein sind innerhalb der Abteilung erschwert. Dazu ist auch wenig Zeit; die Therapiepläne müssen in einem recht engen Zeitrahmen umgesetzt werden. Abgrenzung muss insofern erarbeitet werden. Der größere Teil der Therapien findet in Gruppen statt; nicht nur die Organisation des Alltags, sondern v. a. das Therapieangebot erfordert Kommunikation. Einige Elemente des Alltagslebens müssen von den Patienten selbst organisiert werden: Das Mittagessen wird gemeinsam vorbereitet und eingenommen, es wird selbst finanziert, deshalb muss eine Kasse verwaltet werden. An einem Nachmittag in der Woche wird gemeinsam etwas unternommen, ein Museumsbesuch, sportliche Aktivitäten etc.

Verschiedene Ich-Funktionen werden auf diese Weise herausgefordert: die Fähigkeit zu planen, negative Affekte zu beherrschen, Konflikte mit anderen in adäquater Weise auszutragen. An Solidarität mit anderen wird ebenso appelliert wie an die Fähigkeit, gemäß den eigenen Wünschen und Notwendigkeiten eigenständig zu sein, nicht nur mit den anderen, sondern gelegentlich auch ohne sie zu sein.

Versorgungspolitische Faktoren

Kostenvorteile

Eine Tagesklinik kann kostengünstiger arbeiten als die vollstationäre psychotherapeutische Einrichtung. Da die Patienten in der Klinik nicht übernachten, werden keine Betten benötigt. Damit fällt auch die ständige Versorgung nachts und an den Wochenenden weg, auf diese Weise kann Personal eingespart werden.

Soziale Einbindung und Akzeptanz

Die Tagesklinik wird von den Patienten in der Regel als therapeutische Institution leichter akzeptiert, da sich der formale Tagesablauf für sie nicht wesentlich verändern muss: Der alltägliche Weg zur Tagesklinik gleicht dem Gang zur Arbeit und ist darum sozial unauffällig.

19.2.3 Nachteile tagesklinischer Psychotherapie

Natürlich stehen den Vorteilen tagesklinischer Psychotherapie auch Nachteile gegenüber, die nicht übersehen werden sollten.

Die persönliche Überforderung der Patienten

Patienten, die ein persönliches Kontaktangebot auch am Abend oder am Wochenende brauchen, die die Bindung, die zu den Therapeuten entsteht, nicht bis zum nächsten Tag oder zum nächsten Wochenbeginn bewahren können, werden durch die Tagesklinik überfordert sein. So ist die Indikation für die tagesklinische Behandlung eingeschränkt. Das Setting kommt zwar den Distanzierungswünschen von Patienten mit Nähe-Distanz-Konflikten entgegen, frustriert aber auch Wünsche nach Nähe oder die reale Angewiesenheit auf real vorhandene Bezugspersonen.

Geringere Flexibilität bei Kriseninterventionen

Psychische Krisen können in einer Tagesklinik schlechter aufgefangen werden. Tageskliniken sind per definitionem offene Strukturen, sie sperren sich gegen Kontrollmaßnahmen, die bei schweren suizidalen oder psychotischen Krisen unumgänglich werden können. Ergänzende Kriseninterventionsangebote z. B. von Nachbarinstitutionen sind vital für die Funktionsfähigkeit der Tageskliniken.

19.2.4 Schlussfolgerungen aus dem Vergleich der teilstationären und vollstationären Psychotherapie

Tagesklinische und vollstationäre Psychotherapie stellen jeweils spezifische Behandlungskonzepte dar. Es empfiehlt sich, die tagesklinische Behandlung als eine eigenständige psychotherapeutische Behandlungsform zu verstehen, für die ein charakteristischer, besonderer Rahmen gilt, der u. U. spezifische therapeutische Konsequenzen hat. Ob sich die Vorzüge tagesklinischer Therapie auch in der klinischen Wirklichkeit bewähren, muss sich empirisch erweisen.

19.3 Stand der empirischen Erforschung psychotherapeutischer Tageskliniken

»Tagesklinik« ist nicht in erster Linie ein psychotherapeutisches, sondern ein psychiatrisches Konzept; aus wirtschaftlicher Not heraus 1932 in Moskau (Matakas 1992) und später im England der Nachkriegszeit begründet (Finzen 1986), bot sich das Konzept rasch für eine Sozialpsychiatrie an, die für die Auflösung der starr und kustodial gewordenen Institution Psychiatrische Klinik eintrat. 1962 wurde die erste psychiatrische Tagesklinik der Bundesrepublik Deutschland in Frankfurt eingerichtet; 1982 gab es bereits 60 Tageskliniken in der Bundesrepublik. **Tageskliniken als psychotherapeutische Spezialeinrichtungen** sind später als psychiatrische Tageskliniken geschaffen worden. 1982 wurde als Pioniertat die Düsseldorfer Tagesklinik für Psychotherapie und Psychosomatik (Heigl-Evers et al. 1986) begründet. 1991 wurde in Basel die Psychotherapeutische Tagesklinik PTK eröffnet, deren Konzept ebenfalls in Buchform beschrieben worden ist (Küchenhoff 1998). Sowohl die Düsseldorfer als auch die Basler Tagesklinik sind zum Vorbild für viele Neugründungen von Tageskliniken in Deutschland und in der Schweiz geworden. Teilstationäre psychotherapeutische Angebote werden für Versorgung und Forschung zunehmend wichtiger (von Wietersheim et al. 2005).

Global betrachtet, haben sich in der empirischen Behandlungsforschung psychiatrische Tageskliniken als effizient und gegenüber **vergleichbaren** vollstationären Behandlungsformen als ebenbürtig erwiesen (▶ Box: Effizienz psychiatrischer Tageskliniken).

Effizienz psychiatrischer Tageskliniken

Eine systematische Übersichtsarbeit und die Metaanalyse 9 randomisiert-kontrollierter Studien zeigte im Durchschnitt keine Unterschiede in der Effektivität stationärer und tagesklinischer Behandlungen bei psychischen Störungen (Marshall et al. 2001), jedoch eine Kostenersparnis von 20–35% bei tagesklinischer Therapie (Kallert et al. 2004). Depressive und persönlichkeitsgestörte Patienten profitierten nach der Basler Vergleichsstudie (Agarwalla u. Küchenhoff 2004) gleich gut von beiden Settings. Ebenso wie stationäre Psychotherapie ist die tagesklinische Psychotherapie wirksam in der Behandlung psychisch schwer belasteter Menschen (Agarwalla u. Küchenhoff 2004, Zeeck et al. 2003, 2005a).

Spezifischer ist die Frage, welche **Therapiefaktoren** in den Tageskliniken wirksam sind und ob die Tagesklinik ein besonderes »Wirkprofil« aufweisen kann, das sie zu einer Behandlungsform sui generis macht, nicht nur zu einer wirtschaftlich günstigeren Alternative. Tatsächlich lassen sich Hinweise auf die spezifische Wirkweise der Tagesklinik finden; die tagesklinisch wirksamen Faktoren legen die Vermutung nahe, dass es gerade die Verbindung zwischen Autonomieförderung und dem Angebot institutioneller Sicherheit und Tagesstruktur ist, die positive und typische Effekte hervorruft (Hoge et al 1988).

Die sich ständig intensivierende empirische Evaluationsforschung zeigt, dass stationäre und tagesklinische Psychotherapie effektiv und effizient ist in der Behandlung psychisch schwer beeinträchtigter Patienten (Agarwalla u. Küchenhoff 2004, Reisch et al. 2002, Zeeck et al 2005b). Insbesondere die methodisch anspruchsvollen Untersuchungen von Bateman und Fonagy (1999, 2001) haben die Wirkung teilstationärer psychodynamischer Therapie eindrücklich erwiesen (▶ Box).

Die Untersuchungen von Bateman und Fonagy (1999, 2001)

Teilstationär behandelte Borderline-Patienten verbesserten sich im Vergleich zu Patienten der Kontrollgruppe (psychiatrische Standardbehandlung) signifikant stärker, sie litten weniger unter depressiven Symptomen, suizidale und selbstverletzende Handlungen nahmen signifikant stärker ab, nach 6 Monaten hatten sich die sozialen bzw. zwischenmenschlichen Beziehungen signifikant stärker verbessert. Diese deutlichen Fortschritte waren auch 18 Monate nach Ende der Behandlung noch nachweisbar.

Zur **Effektivität der psychiatrisch-psychotherapeutischen Behandlung** einiger Krankheitsbilder im tagesklinischen Setting liegen empirische Daten vor: Essstörungen können in intensiven gruppentherapeutischen Behandlungen erfolgreich behandelt werden, und zwar auch männliche Patienten mit Essstörungen (Woodside u. Kaplan 1994). Patienten mit chronifizierten Angststörungen und Depressionen schneiden u. U. in der tagesklinischen, problemorientierten Psychotherapie besser ab als in der ambulanten Therapie (Dick et al 1991). Bei Patienten mit chronifizierten Neurosen und somatoformen Störungen konnte eine 12 Wochen dauernde Psychotherapie, die psychoedukativ und psychodynamisch vorging, zeigen, dass sich unmittelbar nach der Therapie der Befund verbesserte und dass katamnestisch (bis zu 2 Jahre später) die Fähigkeit zur sozialen Interaktion zunahm (Sims et al. 1993). In der tagesklinischen gruppentherapeutischen und psychodynamischen Therapie von 163 Patienten mit Borderline- und affektiven Störungen zeigten sich zwei Prädiktoren des Therapieerfolgs, nämlich **Introspektionsfähigkeit** und die **Qualität der Objektbeziehungen** (Piper et al. 1994). Ein dritter Prädiktor kommt hinzu, nämlich die **Fähigkeit zur Mitarbeit in der Gruppe**. Einen bedeutsamen heuristischen Forschungsbeitrag leistet die Studie von Seulin und Dazord (1995) (▶ Box).

Die Studie von Seulin und Dazord (1995)

Diese Studie weist darauf hin, dass von den 121 während des Zeitraums von 3 Jahren behandelten Patienten die unterschiedlichen Diagnosegruppen von unterschiedlichen Therapien profitierten; Patienten mit Borderline-Störungen konnten ihre Therapien v. a. dann erfolgreich beenden, wenn die sich auf die Gruppengespräche einließen, während neurotische Patienten stärker von der Abgrenzung gegenüber den Gruppenmitgliedern und von der Entwicklung ihrer persönlichen Kreativität profitierten.

Die empirische Forschung hat bislang noch keine gesicherten Daten zur **Differenzialindikation** zwischen vollstationärer und teilstationärer Psychotherapie erbracht; eine Multicenterstudie, die gegenwärtig von Freiburg, Ulm und Basel aus koordiniert wird, will diese Lücke schließen.

Das nachfolgend beschriebene Konzept (▶ Box) beschreibt die Basler Psychotherapeutische Tagesklinik PTK, wie sie unter Leitung des Verfassers (bis November 2007) aufgebaut worden ist.

Das Konzept der tagesklinischen Psychotherapie – am Beispiel der Basler Psychotherapeutischen Tagesklinik (PTK)

Die Basler PTK verfügt über 12 Behandlungsplätze. Die Patienten kommen zu 2–3 Vorgesprächen in die Vorschaltambulanz. Nach den Vorgesprächen findet eine Indikationskonferenz statt, in der die Eignung der PTK für den betreffenden Patienten diskutiert und ein erster Behandlungsschwerpunkt vorformuliert wird. Die Behandlungsdauer ist zunächst auf 4 Monate festgelegt, sie kann in begründeten Fällen um 2 Monate, selten auch darüber hinaus verlängert werden. Innerhalb der ersten 2 Wochen nach Eintritt findet eine erste Eintrittsbesprechung statt; in ihr wird der Behandlungsfokus festgelegt. Nach 2 Monaten und zum Zeitpunkt der Entlassung wird in ausführlichen Fallkonferenzen der Fokus überprüft.

Behandelt werden vorwiegend Patienten mit schweren Persönlichkeitsstörungen, aber auch Angststörungen, Zwangsstörungen, Depressionen und Dysthymien, somatoforme Störungen und Essstörungen (Bulimie, Anorexie) finden sich als Diagnosen.

Die PTK ist von 8:15–17 Uhr geöffnet. Die Nachbehandlung wird durch die niedergelassenen Psychotherapeuten gewährleistet.

Zum Team gehören der Leitende Arzt, die Psychologin (90%), die Assistenzärztin (75%), ein Musiktherapeut und eine Kunsttherapeutin (je 50%) sowie zwei Mitarbeiter vom Pflegeteam (je 100%) und eine Sozialarbeiterin (30%). Die Gruppentherapie wird nach der gruppenanalytischen Methode von Foulkes durchgeführt, die Einzelgespräche sind psychoanalytisch orientierte dynamische Psychotherapien. Kunst- und Musiktherapie stellen auf psychoanalytischen Konzepten basierende kreative Therapieverfahren dar. Die Mitarbeiter des Pflegebereichs übernehmen nicht nur die Rahmengestaltung, sondern führen auch Pflegegespräche zu fest vereinbarten Zeiten mit den Patienten durch.

Der Therapiealltag beginnt für die Patienten mit einer Morgen- und schließt mit einer Schlussrunde, die vom Pflegepersonal geführt wird. So erhält das tägliche Therapieprogramm einen Rahmen, an den die Patienten sich halten können. Das Mittagessen wird von den Patienten gemeinsam vorbereitet. Soziale Aktivitäten werden für einen Nachmittag in der Woche gemeinsam vorbereitet und durchgeführt (Küchenhoff 1998).

Das psychoanalytische Grundkonzept prägt die therapeutische Haltung des Teams, gibt eine gemeinsame theoretische Basis für die Arbeit und eine gemeinsame Sprache für die Verständigung der Teammitglieder untereinander und findet in spezifischen therapeutischen Techniken der Einzel- und Gruppenpsychotherapie seinen Niederschlag. Allerdings wird nicht nur und ausschließlich psychoanalytisch gearbeitet. Andere therapeutische Maßnahmen oder Techniken werden in das Grundkonzept integriert. Eine solche Integration von Therapiebausteinen, die aus verschiedenen Therapieschulen kommen, stellt für die therapeutische Praxis, gerade wenn sie (teil)stationär durchgeführt wird, eine pragmatische Notwendigkeit dar; Integration ist aber keine Aneinanderreihung heterogener Verfahrensweisen. In der PTK ist das theoretische Grundmodell die Psychoanalyse, das psychoanalytische Verständnis von Interaktionsprozessen steht im Zentrum der therapeutischen Aufmerksamkeit und bildet die therapeutische Haltung. Sie erlaubt eine Zusammenführung heterogener Verfahren zu einer ganzheitlichen therapeutischen Struktur.

Symptomzentrierte übende Verfahren werden in der PTK dort eingesetzt, wo die Symptomatik ein Hindernis für den Behandlungsbeginn darstellt und der Patient rasche Hilfe für die Symptomreduktion braucht (Angststörung, Essstörung). Für Patienten mit Borderline-Störungen ist ein Training der

▼

sozialen Kompetenz wichtig. Auch psychiatrisch-psychopharmakologische Behandlungen müssen integriert werden. Die Therapie von Borderline-Patienten hat mit krisenhaften Zuspitzungen zu rechnen – sei es im Sinne depressiver Stimmungseinbrüche, sei es im Sinne einer temporären Ich-Regression bzw. eines temporären Integrationsverlusts der psychischen Struktur – gegen die eine medikamentöse Abschirmung gegen Reizüberflutung oder eine Abbremsung der Dynamik, die die Struktur labilisiert (Janzarik 1988), hilfreich ist (Küchenhoff 2005).
Weil die Familien durch das Setting ohnehin indirekt am Therapiegeschehen beteiligt sind, liegt es nahe, die relative Nähe zu den Angehörigen therapeutisch als Chance zu begreifen und zu nutzen. In der Regel werden orientierende oder begleitende Gespräche mit den Patienten und den Angehörigen gemeinsam geführt. Wenn irgend möglich, führt der Einzeltherapeut oder die Einzeltherapeutin das Gespräch mit einem gegengeschlechtlichen Kollegen.
Wie arbeitet das Behandlungsteam zusammen? An der Baseler PTK wurde als Kooperationsgrundlage das **pluripolare Modell** konzipiert (Küchenhoff 1998). Einzeltherapie, Gruppentherapie, Kunst- und Musiktherapie sowie Sozio- und Pflegetherapie stellen verschiedene Pole dar, die von den jeweiligen Experten übernommen werden. Sie bringen ihre speziellen Erfahrungen in den Teamprozess ein. Gemeinsam werden also Informationen und Eindrücke ausgetauscht, zugleich aber ereignen sich innerhalb des Teams zunächst unbewusste gruppendynamische Prozesse, die durch eine Selbstreflexion des Teams aufgeklärt werden können. Das Team hat eine doppelte Aufgabe: Es ist der Brennpunkt der aus den funktional aufgeteilten Therapien kommenden Informationen, es ist aber auch der Spiegel unbewusster Prozesse, die von einzelnen Patienten oder von der Patientengruppe ausgelöst werden. Das pluripolare Modell unterscheidet so zwischen einem Therapiezentrum, das das Behandlungsteam darstellt, und der Behandlungsperipherie, an der die verschieden spezialisierten, eigenständigen Therapiepole angesiedelt sind. Dadurch, dass alle Teammitglieder im Zentrum des Teams mitarbeiten, sind alle auch an der Rahmenplanung, also an der Planung des »Realitätsraums«, beteiligt. Funktional differenziert ist auf der anderen Seite die Vertretung dieses Realitätsraums dem Patienten gegenüber, eine Aufgabe, die v. a. den Mitarbeitern des Pflegedienstes obliegt.

19.4 Behandlungsprobleme

19.4.1 Keine Arbeit an der »geschützten Mangelerfahrung«

! Eine besonders empathische oder besonders fürsorgliche therapeutische Haltung kann zum Problem werden, insofern sie den unbewussten Wunsch der Therapeuten ausdrückt, die Mangelerfahrungen oder die Trennungsbelastungen aufzuheben oder möglichst zu überdecken.

Klinisches Beispiel

Die Therapeutin stellt Frau A. ihre private Telefonnummer zur Verfügung. Frau A. ruft sie auch jeden Abend an. Die Therapeutin ist zunehmend überfordert. Frau A. bleibt dennoch – oder gerade deshalb – unzufrieden und fühlt sich schlecht versorgt. Erst als die Therapeutin ihr privates Angebot in der Supervision reflektiert, kann sie mit Frau A. an dem alltäglichen Abschied arbeiten; die Anrufe bleiben seither aus.

Empfehlung

Der Versuch, durch eine besonders empathische oder fürsorgliche therapeutische Haltung die Mangelerfahrungen oder die Trennungsbelastungen zu kompensieren, kann sich in unterschiedliche Formen kleiden. So kann sich ein solcher Wunsch in konzeptuelle Diskussionen einnisten. Die Diskussion um den therapeutischen Umgang mit schwer traumatisierten Menschen kann sich in eine Richtung verzerren. Traumatisierte Patienten, so heißt es dann, brauchten ein allein empathisches therapeutisches Vorgehen. Auf diese Weise wird die Verinnerlichung traumatischer Gewalt nicht bearbeitbar.

Die eigenen Schwierigkeiten des Therapeuten, mit Abschieden umzugehen, können zu Gegenübertragungsproblemen führen. Eigene Bindungswünsche können zu einer allzu fürsorglichen und allzu lang fortgesetzten Behandlung beitragen. Der Wunsch des Therapeuten kann dann sein, wenigstens der Patient solle es besser haben als er selbst. Dann kann es das Begehren des Therapeuten sein, den anderen so zu stützen, wie er selbst gestützt werden möchte, und dieses Begehren kann seine Wurzeln in psychologischen Voraussetzungen haben, aber auch in dem ja weit verbreiteten Gefühl beruflicher Überarbeitung und Frustration.

19.4.2 Kein Containing in der Beziehung

! Das therapeutische Team braucht selbst Halt, es braucht eine Containing-Funktion.

Klinisches Beispiel

Die Qualität der Behandlung nimmt ab, und die Unzufriedenheit der Patienten nimmt messbar zu, als schwierige und mühselige Tagessatz-Verhandlungen das Team verunsichern und enttäuschen, zumal auch die Stellenbesetzung daran hängt.

Empfehlung

Zur Containing-Funktion des Teams gehört die äußere Absicherung; wenn z. B. die Finanzierung der Therapien fraglich ist, ist die Existenz der Institution immer gefährdet. Damit ist ein grundlegender Halt infrage gestellt, was die therapeutische Arbeit erschwert. Wenn von außen zu wenige narzisstische Gratifikationen erfolgen, die Arbeit nicht anerkannt wird, hat dies einen ähnlichen Effekt. Die Folgen sind gruppendynamisch typisch: Wenn die Containing-Funktion des Teams versagt, bildet die Patientengruppe einen Ersatz-Container aus. Dies ist kein »Pseudo-Container«. Tatsächlich schließen sich die Patienten zusammen, sie arbeiten als Gruppe effektiv zusammen, errichten miteinander eine antiregressive Selbstschutzfunktion. Gerade in Krisenzeiten ist die Therapie besonders effektiv, z. B. auch in Zeiten, wenn das Team über Wochen unvollständig ist. Erst wenn das Team wieder belastungsfähig wird, werden Vorwürfe vonseiten der Patienten laut, und in gewisser Weise kann man sagen: zu Recht, denn eine Gefährdung der Containing-Funktion des Teams führt zu einer tendenziellen »Parentifizierung« der Patientengruppe.

19.4.3 Keine Verbindung von Erfahrungen

Das therapeutische Team muss darauf achten, dass Informationen und Einschätzungen ohne Hindernisse kommunizierbar bleiben.

Klinisches Beispiel

Frau C. bespricht mit dem Musiktherapeuten ihre quälenden Zwangsgedanken. In der Einzeltherapie redet sie über ihre Paarkonflikte. Die bevorstehende Pensionierung des pflegerischen Abteilungsleiters belastet das Team; die Kommunikation wird schwieriger. Die Teamsitzungen bleiben unproduktiv. Frau C. bricht die Behandlung ab, sie fühlt sich von der Einzeltherapeutin nicht verstanden – letztendlich hat sie Recht, da ein wesentlicher Teil ihrer Sorgen ausgeklammert blieb.

Empfehlung

Teamkonflikte, die die Zusammenarbeit erschweren, verunmöglichen die Vernetzungsfunktion, z. B. wenn das Team ein Autoritätsproblem hat oder wenn es unausgesprochene ungeklärte Teamkonflikte gibt, die über längere Zeit hinweg anhalten und nicht bearbeitet werden können. Spaltungsprozesse im Team sind also immer in zwei Richtungen zu hinterfragen: Gehen sie von den Patienten selbst aus oder werden sie vom Team induziert (Küchenhoff 2008)? Spaltungen aber machen die Vernetzung unmöglich. Eine schwächere Version der Spaltung, die wahrscheinlich häufiger ist und weniger deutlich sichtbar, ist die Abschottung der Therapiebereiche gegeneinander. Die akzeptabelste Form ist der Rückzug sowohl der Patienten wie auch der Therapeuten auf die besondere Bedeutung der Einzeltherapie.

Literatur

Agarwalla P, Küchenhoff J (2004) Teilstationäre Psychotherapie – Ergebnisse, Katamnese. Einflussfaktoren. Psychotherapeut 49: 261–271

Bateman A, Fonagy P (1999) Effectiveness of partial hospitalization in the treatment of borderline personality disorder: a randomized controlled trial. Am J Psychiatry 156(10): 1563–1569

Bateman A, Fonagy P (2001) Treatment of borderline personality disorder with psychoanalytically oriented partial hospitalization: an 18-month follow-up. Am J Psychiatry 158(1): 36–42

Becker H, Senf W (Hrsg) (1988) Praxis der stationären Psychotherapie. Thieme, Stuttgart

Bion WR (1962/1995) Eine Theorie des Denkens. In: Bott-Spillius E (Hrsg) Melanie Klein heute. Verlag Internationale Psychoanalyse, Stuttgart, S 225–235

Bion WR (1984) Learning from experience. Karnac, London

Clarkin J, Yeomans F, Kernberg O (2001) Psychotherapie der Borderline-Persönlichkeit. Schattauer, Stuttgart

Dick P, Sweeney M, Crombie I (1991) Controlled comparison of day-patient and out-patient treatment for persistent anxiety and depression. Br J Psychiatry 158: 24–27

Finzen A (1986) Tags in die Klinik – abends nach Hause. Die Tagesklinik. Psychiatrie-Verlag, Bonn

Heigl–Evers A, Henneberg–Mönch U, Odag C, Standke G (1986) Die Vierzigstundenwoche für Patienten. Konzept und Praxis teilstationärer Psychotherapie. Vandenhoeck & Ruprecht, Göttingen

Hoge MA, Farrell SP, Munchel ME, Strauss JS (1988) Therapeutic factors in partial hospitalization. Psychiatry 51: 199–210

Janzarik W (1988) Strukturdynamische Grundlagen der Psychiatrie. Enke, Stuttgart

Kallert T, Matthes C, Glöckner M, Eichler T, Koch R, Schützwohl M (2004) Akutpsychiatrische tagesklinische Behandlung: ein effektivitätsgesichertes Versorgungsangebot?. Psychiatr Prax 31: 409–419

Küchenhoff J (1998) Teilstationäre Psychotherapie. Schattauer, Stuttgart

Küchenhoff J (2005) Psychotherapeutische Beziehung und Psychopharmakotherapie. Schweiz Arch Neurol Psychiatrie 156: 13–19

Küchenhoff J (2008) Fallzentrierte Teamsupervision als Unterstützung der gemeinsamen Beziehungsarbeit. In: Küchenhoff J, Mahrer Klemperer R (Hrsg) Beziehungsarbeit im psychiatrischen Alltag. Schattauer, Stuttgart

Marshall M, Crowther R, Almarez-Serrano A et al (2001) Systematic reviews of the effectiveness of day care for people with severe mental disorders: (1) acute day hospital versus admission; (2) vocational rehabilitation: (3) day hospital versus outpatient care. Health Technol Assess 21: 1–75

Matakas F (1992) Neue Psychiatrie. Integrative Behandlung: psychoanalytisch und systemisch. Vandenhoeck & Ruprecht, Göttingen

Piper W, Joyce A, Azim H, Rosie J (1994) Patient characteristics and success in day treatment. J Nerv Ment Dis 182: 381–386

Reisch T, Thommen M, Csontos Z, Tschacher W (2002) Die Berner Psychotherapie-Tagesklinik; Evaluation und Einordnung in die psychiatrische Versorgungskette. Psychother Psych Med 52: 56–63

Seulin C, Dazord A (1995) Processus psychothérapique dans un hôpital de jour. L'Encéphale XXI: 181–190

Sims A, Heard D, Rowe C, Gill M, Maddock V (1993) »Neurosis« and the personal social environment: the effectiveness of a time-limited course of intensive day care. Br J Psychiatry 162: 369–374

Wietersheim v J, Zeeck A, Küchenhoff J (2005) Status, Möglichkeiten und Grenzen der Therapie in psychosomatischen Tageskliniken. Psychother Psychosom Med Psychol 55: 79–83

Woodside D, Kaplan A (1994) Day hospital treatment in males with eating disorders – response and comparison to females. J Psychosm Res 38: 471–475

Zeeck A, Scheidt C, Hartmann A, Wirsching M (2003) Stationäre oder teilstationäre Psychotherapie? Psychotherapeut 48: 420–425

Zeeck A, Sandholz A, Hipp W, Schmidt A (2005a) Stationäre und teilstationäre Bulimietherapie – das Freiburger Konzept. Psychotherapeut 50(1): 43–51

Zeeck A, Hartmann A, Kuhn K (2005b) Psychotherapy in a psychotherapeutic day clinic: results of a 1.5-year follow-up. Psychiatr Quart 76(1): 1–17

Weiterführende Literatur

Faller H, Wagner RF, Weiss H, Lang H (2002) Therapists' relationships with their patients in the intake interview: an empirical comparison of psychodynamically and cognitive-behaviorally oriented psychotherapists. J Am Acad Psychoanal 30(3): 451–461

Kern C, Küchenhoff J (2000) Zur Evaluation der Psychotherapie im teilstationären Setting. In: Bassler M (Hrsg) Wirkfaktoren von stationärer Psychotherapie. Psychosozial-Verlag Gießen, S 24–56

Küchenhoff J (2001) Tagesklinische Psychotherapie – eine Alternative zur vollstationären Behandlung. In: Klussmann R, Gross M, Kuse-lsingschulte M (Hrsg) Perspektiven einer integrierten Psychosomatischen Medizin. Verlag Wissenschaft & Praxis, Sternenfels, S 233–260

Küchenhoff J (2002) Die tagesklinische Behandlung von Patienten mit Borderline-Persönlichkeitsstörungen. Persönlichkeitsstörungen 1: 27–41

OPD (2004) Arbeitskreis OPD (Hrsg) Operationalisierte Psychodynamische Diagnostik, 3. Aufl. Huber, Bern

Waddell KL, Demi AS (1993) Effectiveness of an intensive partial hospitalization program for treatment of anxiety disorders. Arch Psychiatr Nurs 7: 2–10

Ambulante Psychotherapie und Antragsverfahren

Uta-Susan Donges

20.1 Allgemeines zur ambulanten Krankenbehandlung – 418

20.2 Rechtliche Voraussetzungen für die Durchführung ambulanter Psychotherapie – 418

20.2.1 Entwicklung der rechtlichen Strukturen in der kassenärztlichen Versorgung – 418

20.2.2 Betrachtung der rechtlichen Strukturen in der Privatbehandlung – 420

20.3 Praktische Umsetzungen – 420

20.3.1 Wesentliche Aspekte einer individualisierten Therapieplanung – 420

20.3.2 Krisenmanagement im ambulanten Setting – 421

20.3.3 Der formale Rahmen: Die Antragsmodalitäten und das Gutachterverfahren – 422

20.3.4 Die Abrechnung – 426

Literatur – 426

Für die ambulante Krankenversorgung in Deutschland steht seit vielen Jahren bislang – trotz aller Bemühungen um Kooperation – paradigmatisch die Einzelpraxis eines Arztes bzw. eines Psychotherapeuten als die bevorzugte Organisationsform. Der »Vertragsarztsitz« stellt für den niedergelassenen Arzt die Berechtigung dar, im Rahmen der gesetzlichen Krankenkassenversorgung zu behandeln und abzurechnen. Die Verfahrens- und Abrechnungsmodalitäten sind durch detaillierte, formal notwendige und verbindliche Richtlinienbestimmungen, die auch mit einer Begrenzung der Kassenleistung einhergehen, geregelt. Dadurch müssen sich ärztliche und psychologische Psychotherapeuten in ihrer Berufsausübung, neben ihrem Interesse an der individuellen Problemlage des Patienten und seinem Bedürfnis nach ausreichender psychotherapeutischer Versorgung, an spezifischen rechtlichen Prämissen orientieren, z. B. an der Gebührenordnung und dem Antragsverfahren. Die Kunst und auch der Konflikt des ambulant tätigen Psychotherapeuten bestehen darin, dies patientenorientiert miteinander in Einklang zu bringen.

20.1 Allgemeines zur ambulanten Krankenbehandlung

Nach dem 5. Sozialgesetzbuch (SGB V) organisieren die regionalen **Kassenärztlichen Vereinigungen** (KV) als Selbstverwaltungsorgane der niedergelassenen Vertragsärzte und ambulanten Psychotherapeuten die ambulante ärztliche Versorgung. Sie sind Körperschaften des öffentlichen Rechts unter Aufsicht der Sozial- oder Gesundheitsministerien der Länder. Den Kassenärztlichen Vereinigungen übergeordnet ist die Kassenärztliche Bundesvereinigung (KBV), die im stärkeren Ausmaß als die regionalen Kassenärztlichen Vereinigungen eine Interessenvertretung der niedergelassenen Ärzte im öffentlichen und politischen Raum darstellt und deren Aufsichtsbehörde das Bundesministerium für Gesundheit und soziale Sicherung (BMGS) ist. Die Kassenärztlichen Vereinigungen sind zuständig für die sachgerechte Aufteilung der von den Krankenkassen jährlich pauschal nach Versichertenzahlen überwiesenen Budgets. In ihrer Hand liegt einerseits das **Monopol für die ambulanten ärztlichen Behandlungen**, andererseits besteht auch ein **Sicherstellungsauftrag** für eine ausreichende vertragsärztliche Versorgung.

Die Vergütung der ärztlichen Tätigkeit im Rahmen der Gesetzlichen Krankenkassenbehandlung gründet sich nach der Honorarreform zum 1.1.2009 auf Euro-Gebührenordnung als Preisliste in Verbindung mit Regelleistungsvolumina.

20.2 Rechtliche Voraussetzungen für die Durchführung ambulanter Psychotherapie

20.2.1 Entwicklung der rechtlichen Strukturen in der kassenärztlichen Versorgung

Die ersten Psychotherapierichtlinien (1967–1987)

Die Einführung der ambulanten Psychotherapie in die kassenärztliche Versorgung begann, als 1964 die Neurose als behandlungsbedürftige Erkrankung im Sinne des Sozialrechts vom Bundessozialgericht anerkannt wurde und damit auch die wachsende Bedeutung der Psychotherapie sowohl in der Öffentlichkeit als auch in der therapeutischen Anwendung dokumentiert wurde. Als weiterer Meilenstein in dieser Entwicklung ist dann das Inkrafttreten der **ersten Psychotherapierichtlinien 1967** zu werten, in denen versucht wurde, ätiologisch orientierte Psychotherapie mit der damals gültigen Rechtsnorm der Reichsversicherungsordnung in Verbindung zu bringen. Psychische Krankheiten wurden in der Reichsversicherungsordnung definiert als

> » aktuelle seelische Störungen, bei denen ein zeitlich und ursächlich abgrenzbarer Zusammenhang der Psychodynamik der Neurose mit einer gegenwärtig wirksamen Konfliktsituation angenommen werden muß. «

Ausgeschlossen aus dem kassenärztlichen Versorgungssystem wurde damit die therapeutische Veränderung der neurotischen Persönlichkeitsstruktur des Patienten. Diese gesetzlich verankerte Ausgrenzung konterkarierte einerseits wesentlich das gewachsene und systematisierte Therapie- und Krankheitsverständnis der Psychoanalyse, das gerade die strukturelle Veränderung des kranken Menschen implizierte, andererseits generierte es neue theoretische Entwicklungslinien für die psychoanalytisch begründeten Verfahren, die sich in der Krankenbehandlung als fruchtbar erwiesen. So wurden z. B. dadurch der Begriff und die Theorie der »tiefenpsychologisch fundierten Psychotherapie« erst geschaffen, und die Psychoanalyse wurde zur analytischen Psychotherapie modifiziert. Trotz verschiedener kritischer Bedenken (Aufgabe der Eigenfinanzierung der Therapie durch den Patienten, Eingriff in die therapeutische Dyade durch die Krankenkassen) gelang es, die ambulante Psychotherapie als kassenärztliche Versorgungsleistung erfolgreich zu etablieren.

Die **Neufassung der Psychotherapierichtlinien 1976** trug im Wesentlichen dem 1974 geschaffenen Gesetz über die Angleichung der Leistungen zur Rehabilitation Rechnung, das die Krankenkassen beauftragte, auch Behinderte zur Besserung ihres Zustands und zur Wiedereingliederung in die Gesellschaft psychotherapeutisch zu behandeln. Um diesen Anforderungen gerecht zu werden, mussten sowohl die Leistungsgrenzen als auch der Indikationsumfang der Richtlinien deutlich erweitert werden.

! In den Psychotherapierichtlinien wird der Begriff der seelischen Krankheit definiert als krankhafte Störung der Wahrnehmung, des Verhaltens, der Erlebnisverarbeitung, der sozialen Beziehungen und der Körperfunktionen. Es gehört zum Wesen dieser Störungen, dass sie der willentlichen Steuerung durch den Patienten nicht mehr oder nur zum Teil zugänglich sind.

Integration der Verhaltenstherapie und der psychosomatischen Grundversorgung (1987–1998)

Die **lerntheoretisch begründete Verhaltenstherapie** wurde in die Richtlinien vom 1.10.1987 als ein Verfahren aufgenommen, dem

» ein umfassendes Theoriesystem der Krankheitsentstehung zugrunde liegt und dessen spezifische Behandlungsmethoden in ihrer therapeutischen Wirksamkeit belegt sind. «

Vorausgegangen war 1980 die Aufnahme der Verhaltenstherapie in den Leistungskatalog der Ersatzkassen. Diese Entwicklung forderte vom verhaltenstherapeutischen Krankheits- und Therapiemodell wesentliche Modifikationen insbesondere im Hinblick auf die theoretische Ausformulierung einer ätiologisch orientierten Diagnostik und Therapiemethodik psychischer Erkrankungen.

! Die Psychotherapierichtlinien fordern von den Erbringern der psychotherapeutischen Kassenleistung, dass sie ausschließlich notwendige, zweckmäßige und wirtschaftliche psychotherapeutische Leistungen erbringen. Zugelassen zur Anwendung sind nur Verfahren, die über ein umfassendes ätiologisches Theoriesystem verfügen und für deren Behandlungsmethodik ein Wirksamkeitsnachweis vorliegt. Derzeit sind das nur die analytische Psychotherapie, die tiefenpsychologisch fundierte Psychotherapie und die Verhaltenstherapie.

Als wesentliche Ergänzung zur kassenärztlichen Psychotherapie wurde als ein Aufgabenbereich der Ärzte grundsätzlich aller Gebietsbezeichnungen die **psychosomatische Grundversorgung** in die Richtlinien vom 1.10.1987 eingeschlossen. Mit dieser Maßnahme wurde die Notwendigkeit betont, die medizinische Versorgung der Bevölkerung auf eine biopsychosoziale Basis im Sinne eines ganzheitlichen Menschenbildes zu stellen, was die Integration psychosozial reflektierender Erkenntnisse und Erfahrungen in ein traditionell eher organmedizinisch-naturwissenschaftlich orientiertes Arztbild implizierte.

Das Psychotherapeutengesetz 1998

Die Verabschiedung des Psychotherapeutengesetzes 1998 (▫ Tab. 20.1) stellte einen **Paradigmenwechsel in der vertragsärztlichen Versorgung** dar: erstmalig erhielten ne-

▫ **Tab. 20.1** Die wichtigsten Artikel des Psychotherapeutengesetzes. (Mod. nach Rüger et al. 2003)

Artikel	Inhalt
Artikel 1: Gesetz über die Berufe des Psychologischen Psychotherapeuten und des Kinder- und Jugendlichenpsychotherapeuten	Berufsausübung; Approbation, Rücknahme, Widerruf und Ruhen der Approbation, Verzicht; Befristete Erlaubnis; Ausbildung und staatliche Prüfung; Ausbildungsstätten; Gebührenordnung; Zuständigkeiten; Wissenschaftliche Anerkennung; Übergangsvorschriften
Artikel 2: Änderung des Fünften Buches Sozialgesetzbuch	Sozialrechtliche Integration der Psychotherapeuten in die GKV
Artikel 4: Änderung des Strafgesetzbuchs	Schutz der Berufsbezeichnungen Psychologischer Psychotherapeut, Kinder- und Jugendlichenpsychotherapeut, Psychotherapeut
Artikel 5: Änderung der Strafprozessordnung	Zeugnisverweigerungsrecht für Psychologische Psychotherapeuten, Kinder- und Jugendlichenpsychotherapeuten
Artikel 7: Änderung der Zulassungsverordnung für Vertragsärzte	Rechte und Pflichten, wie Präsenzpflicht, Geeignetheit, Entzug der Zulassung, Altersregelung, Praxiskooperationen, Verfahren bei Über- und Unterversorgung u. a.

GKV gesetzliche Krankenversicherung

ben den Ärzten zwei neue Heilberufe die Approbation. Psychologische Psychotherapeuten und Kinder- und Jugendlichenpsychotherapeuten konnten von nun an im psychotherapeutischen Bereich selbstständig und eigenverantwortlich tätig werden. Die Ärzte verloren damit zum einen ihre Monopolstellung als einziger selbstständig handelnder Heilberuf, zum anderen wurde ihre berufliche Autonomie und Selbstregulierung für einen bestimmten Bereich entscheidend eingeschränkt. Beide neuen Heilberufe können mit entsprechender beruflicher Qualifikation eine Zulassung zur vertragsärztlichen Versorgung, verbunden mit einer Mitgliedschaft in den kassenärztlichen Selbstverwaltungsstrukturen, beantragen und erhalten. Dies beinhaltet dann auch die Wählbarkeit in die Vertreterversammlungen und ein Mitspracherecht in den entsprechenden Gremien (s. auch Psychotherapierichtlinien 1998).

20.2.2 Betrachtung der rechtlichen Strukturen in der Privatbehandlung

Auch die ambulante psychotherapeutische Versorgung von Wahlleistungspatienten findet in einer definierten rechtlichen Struktur statt, die sich aber von der kassenärztlichen Versorgung unterscheidet.

Die **Gebührenordnung für Psychotherapeuten** (GOP), die im Wesentlichen auf die Gebührenordnung für Ärzte (GOÄ) verweist, stellt die Grundlage für die Honorarforderungen des psychotherapeutischen Leistungserbringers dar und ist verbindlich anzuwenden bei Selbstzahlern, Privatpatienten und bei Patienten mit Anspruch auf staatliche Fürsorgeleistungen. Festgelegt ist weiterhin ein Rahmen von Mindestsätzen (einfach) und Höchstsätzen (das 3,5-Fache) des Honorars. Das Überschreiten des 2,3-fachen Satzes ist dem »Zahlungspflichtigen verständlich und nachvollziehbar schriftlich zu begründen« (GOÄ § 12 Abs. 3).

! Bei der Behandlung von Privatpatienten ist es empfehlenswert, vor Behandlungsbeginn zur Klärung der gegenseitigen Rechte und Pflichten einen Behandlungsvertrag schriftlich zu fixieren. Im Vorfeld sollte sich der Patient über seine spezifischen Versicherungs- und Tarifbedingungen informieren, da diese je nach privater Krankenversicherung sehr variieren können und u. U. keine oder nur sehr begrenzte Kostenerstattung für psychotherapeutische Leistungen vorsehen.

Neben den gesetzlichen und privaten Krankenversicherungen stellt die Beihilfe als eigenständige beamtenrechtliche Krankenfürsorge das dritte Krankenversorgungssystem in Deutschland dar. In den **Beihilfevorschriften** (Allgemeine Verwaltungsvorschriften für Beihilfen in Krankheits-, Pflege-, Geburts- und Todesfällen) wird die Beihilfefähigkeit psychotherapeutischer Leistungen in der Anlage 1 in Anlehnung an die Psychotherapierichtlinien geregelt. Vertragspartner des Psychotherapeuten ist der Patient selbst.

20.3 Praktische Umsetzungen

20.3.1 Wesentliche Aspekte einer individualisierten Therapieplanung

In den letzten 20 Jahren rückte der Wirksamkeitsnachweis von spezifischen Behandlungsformen auf unterschiedliche psychische Störungen in den Mittelpunkt des klinischen und wissenschaftlichen Interesses (Nathan u. Gorman 2002). Einige Autoren belegen, dass die therapeutische Ausrichtung und Vorgehensweise keinen wesentlichen Einfluss darauf hat, wie sehr der Patient sich verändern wird (z. B. Luborsky et al. 2002, Wampold 2001). Diese Forscher fokussieren besonders die therapeutische Beziehung und schreiben dieser eine zentrale Rolle bei der Initiierung von Veränderungen zu. Sie weisen auf Studien hin, die zeigen, dass die Qualität der therapeutischen Allianz einen signifikanten und konsistenten, wenn auch kleinen Anteil des Therapieerfolgs erklärt (Beutler et al. 2004).

Verschiedene Untersuchungen zu **Prädiktoren für den Behandlungserfolg** bei Patienten mit psychischen Störungen wurden von Beutler et al. (2000) zusammengefasst. Die Autoren formulierten vier Klassen von Prädiktoren:

1. die Patientendispositionen,
2. Familien ähnlicher therapeutischer Vorgehensweisen,
3. die Qualität der therapeutischen Beziehung,
4. die Passung zwischen Patient und Behandlungsart.

In ihrer Untersuchung fanden sie drei **Patientenmerkmale**, die die Effekte verschiedener Therapiestrategien moderierten und daher für die Behandlungsplanung eine wesentliche Rolle spielen:

- der Coping-Stil,
- das Ausmaß des persönlichkeitstypischen Widerstands gegen Autoritäten und
- das Ausmaß an subjektiver Belastung des Patienten.

Die sich daraus ergebenden wesentlichen **Behandlungsprinzipien** werden im Folgenden dargestellt:

1. Der **Coping-Stil** eines Patienten kann als internalisierend (Ursachen für Probleme werden im persönlichen Versagen gesehen) oder externalisierend (Probleme werden durch Umgebungseinflüsse kausalisiert) identifiziert werden. Dabei zeigen sich therapeutische Strategien, die auf eine direkte Symptomreduktion fokussieren, bei Patienten mit einem externalisierenden Coping-Stil besonders wirksam. Patienten mit internalisierendem Bewältigungsstil profitieren dagegen von einsichtsfördernden und beziehungsorientierten Vorgehensweisen. Als allgemeine Regel lässt sich formulieren, dass der Therapeut, nachdem Hochrisiko- und Selbstdestruktionsverhalten kontrolliert werden können, einen Übergang von eher externalen symptomorientierten Interventionen zu mehr einsichts- und bewusstseinsfokussierten Interventionen vornehmen sollte.
2. Das **Ausmaß des persönlichkeitstypischen Widerstands gegen Autoritäten** sollte das Ausmaß der therapeutischen Direktivität beeinflussen: auf nichtdirektive und paradoxe Strategien sprechen besonders Patienten mit einem hohen persönlichkeitstypischen Widerstand an. Ein hohes Reaktanzniveau beim Patienten kann sich u. a. ausdrücken in Misstrauen gegenüber anderen, in oppositionellem Verhalten und in der Freude, Verantwortung zu übernehmen und zu konkurrieren. Patienten mit einem geringen Ausmaß dieser Eigenschaften sollten eher in den Genuss von Interventionen mit einem großen Maß an Struktur, Führung und Instruktion kommen.
3. Das **Ausmaß des Leidens** des Patienten, das klinisch-anamnestisch identifiziert werden kann, entscheidet differenziell über den Gebrauch von eher konfrontierenden vs. supportiven Interventionen. Allgemein lässt sich formulieren, dass ein extrem hohes und ein extrem niedriges Ausmaß an subjektiver Belastung hinderlich für den therapeutischen Progress sind. Interventionen für stark leidende Patienten sollten sich daher auf die Reduktion von Erregung konzentrieren. Hilfreich können dabei kathartische Methoden, kognitive Strategien und Entspannungsübungen sein. Patienten mit geringem Leidensdruck und niedriger emotionaler Erregung sollten mit den vermeidenden Erfahrungen konfrontiert werden, um die Bewusstheit für innere Konflikte zu erhöhen.
4. Die **therapeutische Beziehung** ist für eine erfolgreiche Therapie entscheidend. Positiv auf den therapeutischen Prozess wirkt sich aus, wenn der Therapeut dem Patienten Kompetenz, Akzeptanz, Vertrauenswürdigkeit, Respekt und das Gefühl von Kooperation vermitteln kann. Darüber hinaus ist es wichtig, den Patienten auch zum Eingehen von veränderungsinduzierenden Risiken zu animieren. Dies gelingt in der Regel am besten, wenn der Patient angemessen über die Behandlung hinsichtlich der zu erwartenden Rollen und Verantwortlichkeiten, der Ziele, Dauer und Wirkungsweise informiert wird.

20.3.2 Krisenmanagement im ambulanten Setting

Die psychotherapeutische Beziehung stellt eine konflikt- und spannungsreiche Partnerschaft dar, die regelhaft neurotische Konflikte aktualisieren und durcharbeiten muss, um eine Neuformulierung von bestehenden Konfliktneigungen (Morgenthaler 1986) zu ermöglichen. Die behandlungstechnische Kunst des Therapeuten besteht darin, diese Konfliktdimension in einem dialektischen Prozess in eine hilfreiche Beziehung zu integrieren. Behandlungskrisen entstehen dann, wenn dieser Integrationsprozess scheitert, d. h. wenn der Therapeut zugunsten der »guten« Beziehung Störvariablen heraushält und sich damit eine regressiv fixierte therapeutische Beziehung etabliert, die zunächst vom Patienten als sehr befriedigend und wunscherfüllend erlebt wird. Die Nichtbearbeitung aggressiv getönter Themen wie Ärger, Rivalität, Neid und Enttäuschung, aber auch die vermiedene Auseinandersetzung mit der Begrenztheit der therapeutischen Situation und der therapeutischen Ziele provozieren letztlich unabhängig vom gewählten psychotherapeutischen Zugang eine negative therapeutische Reaktion als Ausdruck der krisenhaften destruktiven Dynamik (■ Tab. 20.2).

> **Jede Symptomverstärkung mit Anzeichen einer Krise innerhalb einer bestehenden therapeutischen Beziehung wird nach Champbell (1989) als negative therapeutische Reaktion definiert.**

Nachlassende oder fehlende Offenheit, zunehmende Realitätsverleugnung und einseitige Fokussierung auf intrapsychische Prozesse können vom Therapeuten als versteckte Anzeichen einer regressiv getönten Stagnation im therapeutischen Prozess identifiziert werden. Als komplementäre Gegenübertragungsgefühle erleben Therapeuten häufig eine zunehmende narzisstische Bedürftigkeit bei gleichzeitigen Überforderungs- und Ohnmachtsgefühlen. Patienten sprechen oft ihre Resignation und Hilflosigkeit nicht an, um ihre Therapeuten zu schützen und die therapeutische Allianz nicht zu gefährden. Diese Beziehungskonstellation muss daher oft vom Therapeuten in respektvoller, nichtstrafender Haltung im Sinne einer Aufarbeitung der Gegenübertragung aufgegriffen werden (z. B. »Ich habe den Eindruck, dass unsere Situation hier zurzeit

Tab. 20.2 Behandlungskrisen infolge negativ-therapeutischer Reaktion und Behandlungsunterbrechung. (Mod. nach Simmich u. Milch 2001)

Krisen infolge negativ-therapeutischer Reaktion bei	Krisen infolge einer Behandlungsunterbrechung bei
Gemeinsamer Verleugnung von Konflikten	Mangelnder Vorbereitung auf die Trennung
Überforderung der Empathiefähigkeit	Hoher emotionaler Bedürftigkeit
Mangelnder Realitätskonfrontation	Mangelnder Reizkonfrontation
Einseitiger Historisierung und Parteinahme	Therapeutischem Überengagement
Fixierung auf die intrapsychische Ebene	Ängsten vor Trennung und Hilflosigkeit
Zu geringer Fokussierung von Veränderung	
Mangelnder Hilfestellung bei der Lösung der regressiven Fixierung	
Fehlender Übung in Reizkonfrontation	

eine unbefriedigende Entwicklung nimmt und es meines Erachtens wichtig ist, dass wir darüber sprechen …«).

Die konstruktive Überwindung einer Krise in der therapeutischen Beziehung kann als korrigierende emotionale Erfahrung (Alexander 1956) implizites Beziehungswissen des Patienten zugänglich und damit veränderbar machen.

Damit bieten Krisen im psychotherapeutischen Behandlungsprozess immer auch eine **kreative Chance zur Veränderung**, da oft erst die krisenimmanente affektive Beteiligung bestehende Strukturen verändern kann (Kast 1987).

20.3.3 Der formale Rahmen: Die Antragsmodalitäten und das Gutachterverfahren

In den Psychotherapierichtlinien wurde vertraglich verankert, dass bei psychoanalytischer Psychotherapie, tiefenpsychologischer Psychotherapie und Verhaltenstherapie vom behandelnden Psychotherapeuten ein **anonymisierter Bericht** zu erstellen ist, der von einem bestellten Gutachter geprüft wird und nach den Voraussetzungen der Richtlinien bewertet wird. Ergänzend dazu wird in den Psychotherapievereinbarungen (1998) vom Gutachter die Einschätzung gefordert, ob das beantragte Psychotherapieverfahren nach den Richtlinien anerkannt und im konkreten Therapiefall indiziert ist und ob die Prognose einen ausreichenden Behandlungserfolg erwarten lässt.

Diagnostik und Behandlungsplanung vor Einleitung des Gutachterverfahrens

Dem Psychotherapeuten stehen vor der Initiierung des Antragsverfahrens und dem damit verbundenen, gemeinsam mit dem Patienten antizipierten Behandlungsbeginn **probatorische Sitzungen als nichtantragspflichtige psychotherapeutische Leistungen** im Umfang von maximal 5 bei tiefenpsychologisch fundierter Psychotherapie und Verhaltenstherapie und von bis zu 8 bei analytischer Psychotherapie zur Verfügung. Diese probatorischen Sitzungen werden nicht auf die genehmigten Psychotherapiesitzungen angerechnet und sind auch kein Therapiebestandteil, sondern dienen zur diagnostischen Einschätzung auch im Hinblick auf die Verlässlichkeit, Motivation und das Problembewusstsein des Patienten. Die Erhebung des psychodynamischen Status zur prognostischen Einschätzung und Behandlungsplanung erfordert die ausführliche Exploration der **biografischen Anamnese**, die einmal im Krankheitsfall abgerechnet werden kann.

Vor Behandlungsbeginn erfolgt die Aufklärung des Patienten über die Grundzüge des jeweiligen Verfahrens.

» Psychotherapeuten sollen den Patienten in einer sorgfältig auf deren Befindlichkeit und Aufnahmefähigkeit abgestimmten Form Befund, Diagnose, Therapieplan und mögliche Behandlungsrisiken mitteilen. «
(§ 12 **Aufklärungspflicht** in der Berufsordnung der Berliner Psychotherapeutenkammer)

Der Patient sollte sorgfältig über das Antrags- und Gutachterverfahren einschließlich des Leistungsumfangs, der einzelnen Bewilligungsschritte und dem Schutz der Anonymität durch die Chiffrierung der Berichte informiert werden. Die Aufklärungspflicht umfasst auch die Information über die Rahmenbedingungen der psychotherapeutischen Behandlung, insbesondere Honorarabsprachen, Sitzungsdauer und -frequenz und die voraussichtliche Behandlungsdauer. Ein Nichterscheinen des Patienten zum festgesetzten Termin (Annahmeverzug) begründet einen zivilrechtlichen Anspruch des Arztes bis zur Höhe des tatsächlich zu fordernden Honorars (§ 615 BGB). Der Anspruch auf eine Kostenerstattung an den Therapeuten entfällt, wenn der Termin rechtzeitig abgesagt wurde.

! Vor Behandlungsbeginn empfiehlt es sich, einen Behandlungsvertrag auch schriftlich zu vereinbaren. Dieser sollte v. a. die Frist für die Terminabsage und die Höhe des Ausfallhonorars bei nicht fristgerechter Absage enthalten. Weiterhin sollte sich der Patient verpflichten, dem Therapeuten einen Krankenkassenwechsel rechtzeitig mitzuteilen.

Die Beantragung der Kurzzeittherapie

Nach Erhebung der biografischen Anamnese, den probatorischen Sitzungen und der Aufklärung des Patienten über die Voraussetzungen des Antragsverfahrens muss der Patient selbst einen **Antrag auf Psychotherapie** stellen. Nach den Psychotherapierichtlinien besteht auch für Kurzzeittherapien die Notwendigkeit einer vorherigen Begutachtung. Der Therapeut kann von dieser Begutachtungspflicht befreit werden, wenn er eine definierte Anzahl von Gutachterbefürwortungen für Erstanträge von gutachterpflichtigen Psychotherapien seiner kassenärztlichen Vereinigung nachweisen kann. Für die Begründung der Kurzzeittherapie bestehen eigene Anforderungen, die in einem entsprechenden Informationsblatt beschrieben sind. Entscheidend für die Beantragung einer Kurzzeittherapie ist, dass eine tiefenpsychologisch fundierte Psychotherapie oder eine Verhaltenstherapie konzipiert wurde. Die Kurzzeittherapie stellt keine Form der Beratung oder der supportiven Therapie dar. Dies muss im Antrag vom Psychotherapeuten deutlich gemacht werden.

Allgemeine Voraussetzungen des Antragsverfahrens

Nach den Psychotherapierichtlinien müssen folgende Anträge einer **Begutachtung** zugeführt werden:
- Anträge auf verhaltenstherapeutische Langzeittherapie,
- Anträge auf eine Überführung einer Kurzzeittherapie in eine Langzeittherapie,
- Anträge auf Durchführung einer Kurzzeittherapie, die vor Ablauf von 2 Jahren nach Abschluss einer Kurzzeittherapie oder einer Langzeittherapie beantragt wird,
- Anträge auf Kurzzeittherapie.

In einem geschlossenen roten (Formblatt PT 8) oder gelben Briefumschlag (Formblatt VT 8) werden der Krankenkasse die Unterlagen für den Gutachter übermittelt. Der vom Therapeuten erstellte Bericht an den Gutachter soll die Fragestellungen der jeweiligen Informationsblätter (◘ Tab. 20.2 und Tab. 20.3) beantworten. Neben dem Bericht des Therapeuten müssen dem Gutachter das Formblatt PTV 2, das Formblatt PTV 3 bzw. PT 3 (K) oder das Formblatt VT 3 sowie der Durchschlag des Konsiliarberichts (bei Durchführung der Therapie durch Psychologische Psychotherapeuten oder Kinder- und Jugendlichenpsychotherapeuten) zugesandt werden.

◘ Tab. 20.3 Bericht zum Erst- oder Umwandlungsantrag

Tiefenpsychologisch fundierte Therapie und analytische Therapie	Verhaltenstherapie
Spontanangaben des Patienten	Angaben zur spontan berichteten und erfragten Symptomatik
Kurze Darstellung der lebensgeschichtlichen Entwicklung	Lebensgeschichtliche Entwicklung des Patienten und Krankheitsanamnese
Krankheitsanamnese	Psychischer Befund zum Zeitpunkt der Antragstellung
Psychischer Befund zum Zeitpunkt der Antragstellung	Somatischer Befund bzw. Konsiliarbericht
Somatischer Befund bzw. Konsiliarbericht	Verhaltensanalyse
Psychodynamik der neurotischen Erkrankung	Diagnose zum Zeitpunkt der Antragstellung
Neurosenpsychologische Diagnose zum Zeitpunkt der Antragstellung	Therapieziele und Prognose
Behandlungsplan und Zielsetzung der Therapie	Behandlungsplan
Prognose der Psychotherapie	

Vor einer endgültigen Entscheidung besteht für den Gutachter die Möglichkeit, den Therapeuten zu kontaktieren und Ergänzungen zum Bericht einzuholen. Bestehen für den Gutachter dann weiterhin Zweifel bezüglich der Indikation und der prognostischen Einschätzung, liegt es in seinem Ermessen, ob er eine Probetherapie mit 25 Einzelsitzungen bei einem psychoanalytischen Verfahren oder mit 15 Sitzungen bei einem verhaltenstherapeutischen Verfahren anregt oder den Antrag ablehnt. Da in den Psychotherapierichtlinien keine spezifischen **Indikationsstellungen** nach den Therapieverfahren definiert wurden, sollte der Gutachter in der Regel kein anderes Therapieverfahren empfehlen, selbst wenn er ein anderes Verfahren präferiert. Die Stellungnahme des Gutachters kann lediglich das Fehlen einer hinreichenden differenzialindikatorischen Erörterung kritisieren. Dabei gilt es auch zu bedenken, dass ein Wechsel des Therapieverfahrens in der Regel mit einem Behandlerwechsel einhergeht und damit den Patienten zusätzlich belasten und verunsichern würde. Sollte allerdings das gewählte Behandlungsverfahren als evident ineffizient und unökonomisch imponieren, dann muss der Gutachter es ablehnen. Kommt es zu einer **Nichtbefürwortung des Antrags** durch den Gutachter, hat der Patient die Möglichkeit, ein Obergutachten zu beantragen. Die Gründe für die Ablehnung müssen konkret und umfassend benannt werden. Letztendlich stellt die Entscheidung des Gutachters jedoch eine Empfehlung an die Krankenkasse dar.

! Formale Defizite des Berichts (fehlende Unterschrift, fehlendes Datum, Nichteinhaltung der Gliederung) dürfen nicht zu einer Ablehnung durch den Gutachter führen. Entweder fordert der Gutachter den Antragsteller auf, die Mängel zu korrigieren, oder er akzeptiert diese.

Lehnt die Krankenkasse den Antrag ab, teilt sie dies dem Versicherten und dem Therapeuten mit. Die mit einer Ablehnung verbundene Verunsicherung des Patienten lässt sich aus kassenrechtlichen Gründen nicht vermeiden. Solange jedoch die endgültige Entscheidung noch nicht gefallen ist, sollte der Patient möglichst nicht in die Erörterung fachlicher Fragen einbezogen werden, um ihn nicht unnötig zu belasten und eventuell zu traumatisieren. Dies ist insbesondere der Fall, wenn die Krankheitswertigkeit und Behandlungsbedürftigkeit des Patienten nicht zur Debatte stehen, sondern v. a. Fragen des Behandlungsplans und der psychodynamischen Einschätzung.

Besonderheiten des Antragsverfahrens bei psychoanalytisch begründeten Therapien

Sowohl die analytische Psychotherapie als auch die tiefenpsychologisch fundierte Psychotherapie basieren auf den Theorien und Grundannahmen der Psychoanalyse, wie der Existenz des Unbewussten, der Konflikt- und Objektbeziehungspsychologie und psychoanalytischen Forschungsergebnissen über intra- und interpersonelle Konflikte. Behandlungskonzeptionen orientieren sich an spezifischen Besonderheiten, insbesondere an der Nutzung regressiver Prozesse, dem Unbewussten, dem dynamischen Geschehen von Übertragung/Gegenübertragung und dem Phänomen des Widerstands.

Unter **tiefenpsychologisch fundierter Psychotherapie** werden psychodynamische Behandlungen mit begrenzten, modifizierten oder alternativen Konzepten subsumiert, die sich von der Psychoanalyse durch eine niedrigere Behandlungsfrequenz und ein anderes Setting unterscheiden und die die systematische Bearbeitung der neurotischen Psychodynamik fokussieren. Die Vorgehensweise der tiefenpsychologisch fundierten Psychotherapie bleibt trotz der Wahrung des psychoanalytischen Rahmens mit Abstinenz und vorsichtiger Nutzung von Übertragung und Gegenübertragung an Teilzielen orientiert. Erst die sichere Identifikation aktueller pathogenetisch relevanter v. a. interpersoneller Konflikte erlaubt die Indikationsstellung für dieses Verfahren. Das psychotherapeutische Vorgehen sollte sich dann auf die Bearbeitung dieser Konflikte auch im Hinblick auf die therapeutische Steuerung regressiver Tendenzen beschränken. Störungsbilder mit einer akuten Symptomatik, die spezifisch ausgelöst wurde und in der Folge unbewusste Konflikte reaktualisierte, sollten bevorzugt tiefenpsychologisch fundiert behandelt werden. Aber auch Patienten mit strukturellen Störungen, die v. a. aufgrund von bisher Ich-syntonen Verhaltensweisen unter Beziehungsstörungen leiden, können von einer begrenzten Therapie profitieren. Im Vordergrund steht dann nicht – in Abgrenzung zur psychoanalytischen Therapie – die globale strukturelle Veränderung bzw. Nachreifung, sondern die Konfrontation mit diesen pathogenen Persönlichkeitsanteilen, um in definierten psychosozialen Konfliktbereichen neue und adäquatere Coping-Mechanismen zu erreichen.

Benannt werden in den Psychotherapierichtlinien explizit vier **Sonderformen der tiefenpsychologisch fundierten Psychotherapie:**

1. die dynamische Psychotherapie nach Dührssen (1988),
2. die psychoanalytische Kurztherapie,
3. die Fokaltherapie (Balint et al. 1973),
4. die niederfrequente Therapie in einer längerfristig Halt gewährenden therapeutischen Beziehung.

Die **Fokaltherapie** stellt die klassische Form der analytischen Kurztherapie dar, in der die Behandlungssituation so strukturiert werden muss, dass Patient und Therapeut einen gemeinsamen bewusstseinsfähigen Fokus, einen neurotischen Konfliktkern, finden und bearbeiten. Entscheidende Weiterentwicklungen haben kurztherapeutische Ansätze insbesondere durch die Methode des zentralen Beziehungskonfliktthemas (ZBKT) von Luborsky (1995), das Konzept der zwischenmenschlichen Transaktionsmuster von Strupp und Binder (1991) sowie die konkrete Erarbeitung eines Behandlungsfokus mithilfe eines Fokalsatzes durch Lachauer (1992) erfahren.

Fokaltherapie mit 25–30 Sitzungen stellt angesichts des zunehmenden Wirtschaftlichkeits- und Effizienzgebots sicherlich nicht per se die Behandlungsmethode der Wahl dar, sondern muss in ihrer Differenzialindikation kritisch überprüft werden. Geeignet sind insbesondere Patienten, bei denen bereits in den probatorischen Sitzungen der prognostische Eindruck entsteht, dass sie auch von einer kurzen therapeutischen Beziehung ausreichend profitieren können. Zur diagnostischen Identifizierung dieser Patienten sollte nach Strupp und Binder (1991) auf folgende Punkte geachtet werden:

- emotionales Unbehagen und Leidensdruck,
- Vertrauen in und Motivation für eine Therapie,
- die Bereitschaft und Fähigkeit, Konflikte als zwischenmenschliche Vorgänge zu betrachten, Gefühle bei sich zu untersuchen und reife Beziehungen einzugehen.

! Bei der therapeutischen Arbeit mit fokal aufdeckenden psychodynamischen Verfahren muss auf das Auftreten von Gefahren geachtet werden, die durch die Labilisierung der Abwehr oder/und durch eine zu intensive Entwicklung der Übertragungsbeziehung und Regression ausgelöst werden können.

Die **analytische Psychotherapie** als Abkömmling der Psychoanalyse hat sich in der vertragsärztlichen Versorgung als Krankenbehandlung mit einer längeren Behandlungsdauer bei einer höheren Behandlungsfrequenz (◘ Tab. 20.4) behauptet. Diese aufwendigere Therapiemethode hat insbesondere in der ambulanten Behandlung von Patienten mit Persönlichkeitsstörungen (v. a. narzisstische, anankastische, dependente und schizoide) und chronifizierten psychischen Erkrankungen, denen eine tiefer greifende strukturelle Störung zugrunde liegt, einen hohen Stellenwert erlangt. Die Indikation zu einer **unmodifizierten analytischen Psychotherapie** stellt sich bei Patienten mit einem mittleren Strukturniveau, deren Biografie durch repetitive weitgehend Ich-syntone dysfunktionale Konfliktlösungsmechanismen gekennzeichnet ist, deren zugrunde liegende, tief in der Persönlichkeit verwurzelte Objektbeziehungsmuster für den Patienten nur in einem regressiven Prozess, der die Ebene dieser Grundkonflikte erreicht, verstehbar und modifizierbar werden. Muss aufgrund der schweren strukturellen Defizite in der Selbststeuerung, im Abwehrniveau und der Kommunikationsfähigkeit meist infolge kumulativer Traumata eine starke therapeutische Regression vermieden werden, stellt sich die Indikation zu einer **modifizierten analytischen Psychotherapie** mit z. B. niedriger Stundenfrequenz und einem Setting im Gegenübersitzen.

Besonderheiten des Antragsverfahrens bei Verhaltenstherapien

Die Verhaltenstherapie wurde 1987 in die vertragsärztliche Versorgung aufgenommen (◘ Tab. 20.5), nachdem konstatiert wurde, dass ihre ätiologisch orientierten spezifischen Behandlungsmethoden ihre Wirksamkeit nachweisen konnten. Basis einer Verhaltenstherapie im Sinne der Psychotherapierichtlinien ist die ausführliche Analyse der ursächlichen und aufrechterhaltenden Bedingungen des Krankheitsgeschehens (**Verhaltensanalyse**), bezogen sowohl auf das beobachtbare Verhalten als auch auf kogni-

◘ Tab. 20.4 Leistungsumfang bei tiefenpsychologisch fundierter Psychotherapie und analytischer Psychotherapie. (Mod. nach Rüger et al. 2003)

	Tiefenpsychologisch fundierte Psychotherapie	Analytische Psychotherapie
Behandlungsdauer	0,5–3 Jahre, bei in der Regel einer Sitzung pro Woche	1–4 Jahre, bei in der Regel 2–3 Sitzungen pro Woche
1. Bewilligungsschritt im Normalfall	25–50 Einzelsitzungen (50 Minuten) oder 40 Doppelstunden Gruppenbehandlung	160 Einzelsitzungen (50 Minuten) oder 80 Doppelstunden Gruppenbehandlung
2. Bewilligungsschritt in besonders begründeten Fällen	30 Einzelsitzungen (50 Minuten) oder 20 Doppelstunden Gruppenbehandlung	80 Einzelsitzungen (50 Minuten) oder 40 Doppelstunden Gruppenbehandlung
3. Bewilligungsschritt bis zur Höchstgrenze in Ausnahmefällen	20 Einzelsitzungen (50 Minuten) oder 20 Doppelstunden Gruppenbehandlung	60 Einzelsitzungen (50 Minuten) oder 30 Doppelstunden Gruppenbehandlung

Tab. 20.5 Leistungsumfang bei Verhaltenstherapie. (Mod. nach Rüger et al. 2003)

	Bei Erwachsenen
Behandlungsdauer	1–2 Jahre, bei in der Regel einer Sitzung pro Woche
1. Bewilligungsschritt im Normalfall	45 Einzelsitzungen (50 Minuten) oder 90 Einzelsitzungen (25 Minuten)
2. Bewilligungsschritt in besonders begründeten Fällen	15 Einzelsitzungen (50 Minuten) oder 30 Einzelsitzungen (25 Minuten)
3. Bewilligungsschritt bis zur Höchstgrenze in Ausnahmefällen	20 Einzelsitzungen (50 Minuten) oder 40 Einzelsitzungen (25 Minuten)

tive, emotionale, motivationale und physiologische Vorgänge. Diese dysfunktionalen Verhaltensmuster durchziehen häufig die Biografie des Patienten (**Lerngeschichte**) und lassen sich interaktionell in der Gesprächssituation (**Makroanalyse**) und in der aktuellen Symptomatik (**Mikroanalyse**) wiederfinden. Um im Antragsbericht ein individuelles **Störungsmodell nach Kanfer** zu entwickeln (Kanfer et al. 2000), das auch der Komplexität des Krankheitsgeschehens gerecht wird, ist es notwendig, die Symptomatik in Beziehung zu den vorausgehenden kausalen Zusammenhängen (**Bedingungsanalyse**) und den nachfolgenden Konsequenzen (**Funktionsanalyse**) vor dem Hintergrund der spezifischen Lerngeschichte zu betrachten. Erst dann ist es möglich, ein **übergeordnetes Behandlungskonzept** zu beschreiben, in dem die einzelnen eingesetzten Behandlungsverfahren ein in sich stimmiges, strategisch sinnvolles Muster erkennen lassen und nicht nur eine Aufzählung von gut evaluierten verhaltenstherapeutischen Techniken darstellen.

Die psychosomatische Grundversorgung

Ergänzend zu den psychotherapeutischen Verfahren kann die psychosomatische Grundversorgung im Rahmen einer übergeordneten somatopsychischen Behandlungsstrategie als Gesprächsintervention durch einen entsprechend qualifizierten Arzt eingesetzt werden. Die übenden und suggestiven Techniken (z. B. autogenes Training in Einzel- und Gruppenbehandlung, progressive Muskelentspannung nach Jacobson, Hypnose in Einzelbehandlung) können auch von Psychologischen Psychotherapeuten mit entsprechender Qualifikation erbracht werden. Grundsätzlich lässt sich die Psychosomatische Grundversorgung qualitativ etwa in der Mitte eines Kontinuums zwischen ärztlicher Beratung und gezielter Psychotherapie einordnen. Sie stellt eine Art Basistherapie mit begrenzter Zielsetzung (Steigerung der Introspektionsfähigkeit und des psychosomatischen Krankheitsverständnisses des Patienten) dar und setzt beim Arzt ein hohes Maß an Empathie und Selbstreflexion voraus.

20.3.4 Die Abrechnung

Die Abrechnung der geleisteten Arbeit erfolgt durch die KV quartalsweise und muss spätestens 5 Tage nach Quartalsende eingereicht werden. Die Diagnosen müssen nach ICD-10 kodiert sein, ansonsten kann die KV die Abrechnungsscheine zurückweisen. Nach Abgabe der Quartalsabrechnung dauert es in der Regel 4–5 Monate, bis das Gesamthonorar überwiesen wird. Zwischenzeitlich erfolgt eine Abschlagszahlung an den Therapeuten, die sich an den bisherigen Honoraren orientiert.

Literatur

Alexander F (1956) Psychoanalysis and psychotherapy. Developments in theory, technique and training. Norton, New York

Balint M, Ornstein PH, Balint E (1973) Fokaltherapie. Suhrkamp, Frankfurt/Main

Beutler LE, Clarkin FE, Bongar B (2000) Guidelines for the systematic treatment of the depressed patient. Oxford University Press, New York

Beutler LE, Malik M, Alimohamed S, Harwood TM, Talebi H, Noble S, Wong E (2004)Therapist variables. In: Lambert MJ (ed) Bergins and Garfields handbook of psychotherpy and behavior change, 5th edn. Wiley, New York, pp 227–306

Champbell RJ (1989) Psychiatric dictionary, 6th edn. Oxford University Press, New York

Dührssen A (1988) Dynamische Psychotherapie. Springer, Berlin Heidelberg New York Tokio

Kanfer F, Reinecker H, Schmelzer D (2000) Selbstmanagement-Therapie. Springer, Berlin Heidelberg New York Tokio

Kast V (1987) Der schöpferische Sprung, vom therapeutischen Umgang mit Krisen. Walter, Freiburg

Lachauer R (1992) Der Fokus in der Psychotherapie. Pfeiffer, München

Luborsky L (1984) Principles of psychoanalytic psychotherapy: a manual for supportive-expressive treatment. Basic Books, New York

Luborsky L (1995) Einführung in die analytische Psychotherapie. Vandenhoeck & Rupprecht, Göttingen

Luborsky L, Rosenthal R, Diguer L et al (2002) The dodo bird verdict is alive and well-mostly. Clin Psychol Sci Pract 9: 2–12

Morgenthaler F (1986) Zur Dialektik der psychoanalytischen Praxis. Syndikat, Frankfurt/Main

Nathan PE, Gorman JM (eds) (2002) A guide to treatments that work, 2nd edn. Oxford University Press, New York

Simmich T, Milch W (2001) Behandlungskrisen ambulanter Psychotherapien aus der Sicht einer Krisenstation. Psychotherapeut 4: 252–258

Strupp HH, Binder JL (1991) Kurzpsychotherapie. Klett-Cotta, Stuttgart

Psychotherapierichtlinien des Bundesausschusses der Ärzte und Krankenkassen in der Fassung vom 23.10.1998, in Kraft getreten am 01.01.1999 (1998) Dtsch Ärztebl 51–52: 3308–3314

Rüger U, Dahm A, Kallinke D (2003) Faber-Haarstrick: Kommentar Psychotherapie-Richtlinien. Urban & Fischer, München

Vereinbarung über die Anwendung von Psychotherapie in der Vertragsärztlichen Versorgung (Psychotherapie-Vereinbarung), Fassung vom 07.12.1998 (1998) Dtsch Ärztebl 51–52: 3315–3322

Wampold BE (2001) The great psychotherapy debate. Models, methods and findings. Lawrence Erlbaum, Hillsdale, NJ

Psychotherapie im psychiatrischen Konsiliardienst

Samuel Elstner, Holger Gläser und Albert Diefenbacher

21.1 Einführung – 430

21.2 Der psychiatrisch-psychotherapeutische Konsultationsprozess – 430

21.3 Psychotherapie im Konsiliardienst – 432

21.3.1 Externe Einflüsse – einfache Störung – 433

21.3.2 Interne Einflüsse – isolierte/einfache Störung – 434

21.3.3 Interne Einflüsse – komplexere Störung – 435

21.3.4 Externe Einflüsse – komplexere Störung – 436

21.4 Hypnose – psychotherapeutisches Instrument im psychiatrischen Konsiliar-/Liaisondienst? – 437

Literatur – 439

» Wer Krankenbesuche macht, sollte ein Gespräch mitbringen. «

(Anonymus)

21.1 Einführung

Psychotherapeutische Techniken sind nicht nur bei psychisch kranken Menschen hilfreich und indiziert, sondern auch bei Patienten, die gleichzeitig an körperlichen und psychischen Erkrankungen leiden (Bronheim 2006, Bengel et al. 2007). Es liegt eine umfangreiche Literatur vor – von Kasuistiken bis hin zu randomisierten, kontrollierten Studien mit einer Vielfalt von unterschiedlich eingesetzten psychotherapeutischen Techniken bei unterschiedlichen körperlichen Krankheiten, die auf den Nutzen psychotherapeutischer Techniken bei solcher Komorbidität hinweisen (Faller 2005).

Psychiatrische Komorbidität bei somatischen Grunderkrankungen führt zu komplizierteren Verläufen und schlechterer Prognose der körperlichen Grunderkrankung. Die Wirksamkeit psychotherapeutischer Techniken bei dieser Klientel konnte nicht nur bei der Reduktion von präoperativer Angst oder der Bekämpfung von Schmerzen gezeigt werden, sondern in diesem Zusammenhang ebenfalls in einem Beitrag zur möglichen Reduktion von durch solche Komorbidität verlängerten Krankenhausverweildauern und andere Kosteneinsparungen. Auf diese Effekte somatopsychischer Komorbidität wird im Folgenden nicht näher eingegangen; hier sei auf die einschlägige vorliegende Literatur verwiesen (Diefenbacher 1999, Grawe et al. 1994, Diefenbacher et al. 2009).

In diesem Kapitel wird keine Übersicht über diesen großen Bereich angestrebt (Kaupp et al. 2005, Levenson u. Hales 2005, Lipsitt 2005, Spira 1997), sondern in drei Abschnitten werden Handreichungen im Einsatz von psychotherapeutischen Techniken im psychiatrisch-psychotherapeutischen Konsiliardienst gegeben. Dabei erfolgt zunächst die Darstellung des »generischen psychiatrischen Konsultationsprozesses«. Im zweiten Abschnitt wird versucht, eine Systematik psychotherapeutischen Vorgehens im psychiatrischen Konsiliardienst zu entwickeln. Schließlich wird auf eine spezielle Methode, die Hypnose, eingegangen. Sie soll exemplarisch für Methoden stehen, an die man normalerweise im psychiatrischen Konsiliardienst nicht denken würde, die sich aber im ambulanten und eben auch im stationären Setting schnell und einfach einsetzen lassen, wenn auch in einem eng umgrenzten Indikationsspektrum.

21.2 Der psychiatrisch-psychotherapeutische Konsultationsprozess

Um psychiatrisch-psychotherapeutische Interventionen im körpermedizinischen Setting erfolgreich initiieren zu können, muss sich der Psychiater über unterschiedliche Formen psychiatrischer Konsultationen und deren Abläufe bewusst sein. So kann es beispielsweise sein, dass eine Konsilanforderung lediglich die Hilflosigkeit des behandelnden Teams, somatischer Ärzte sowie des Pflegepersonals ausdrückt und sich dies in einer unpräzisen Konsilanforderung (»Suizidalität?«, »Psychose?«) äußert. Es könnte fast als ein Charakteristikum eines nicht geringen Teils psychiatrischer Konsultationen bezeichnet werden, dass es in solchen Fällen zunächst zur primären Aufgabe des Konsiliarpsychiaters gehört, zusammen mit den das Konsil anfordernden Ärzten bzw. dem Pflegepersonal die Fragestellung, weswegen ein Patient überhaupt dem Psychiater vorgestellt wird, zunächst einmal gemeinsam zu erarbeiten. Es wäre hier vielleicht sogar als Behandlungsfehler zu bezeichnen, wenn der Konsiliarpsychiater schriftliche Anforderungen wie die eben genannten für bare Münze nähme und darauf verzichtete, die unterliegende Agenda bewusst zu machen. Soll dann eine psychiatrische Intervention erfolgen, muss sich – anders als etwa in der Praxis eines niedergelassenen Psychiaters – diese nicht nur an den Patienten richten, sondern auch das umgebende System berücksichtigen, also z. B. Stationsärzte, Stationspflegepersonal und ggf. auch Angehörige. Werden diese beiden Aspekte missachtet, besteht die Gefahr des Misslingens einer noch so gut gemeinten psychiatrisch-psychotherapeutischen Intervention (Diefenbacher 1999).

Der amerikanische Konsiliarpsychiater Lipowski (1996) hat vier **Prototypen konsiliarpsychiatrischer Tätigkeit** definiert.

1. Am häufigsten ist die klassische **patientenzentrierte psychiatrische Konsultation**: Der Patient wird vorgestellt, es erfolgt eine psychiatrische Exploration, die einen psychopathologischen Befund, eine Einschätzung des Persönlichkeitsstils und Hypothesen über die Art der Reaktion des Patienten auf seine Krankheit berücksichtigt – unter Einbeziehung relevanter Angaben aus der psychosozialen Geschichte des Patienten (Bibring 1956).
2. Die **psychiatrische Krisenintervention** erfordert eine schnelle Evaluation des aktuellen Hauptproblems im Abgleich mit den dem Patienten zur Verfügung stehenden Coping-Strategien. Der Patient wird vom Psychiater beim Durchschreiten der unterschiedlichen Phasen seiner Erkrankung unterstützt und erhält Hilfe bei der Bewältigung des von ihm als überwältigend

erlebten Stressors (Groves 2004, Burian u. Diefenbacher 2006, Golombek u. Diefenbacher 2005, Saupe u. Diefenbacher 1996).
3. Der dritte Ansatz konzentriert sich ausschließlich auf den überweisenden Arzt und nicht auf den Patienten: Lediglich der **überweisende Arzt wird beraten**, wie er mit einer schwierigen Situation bei einem seiner Patienten umgehen könnte. Ein solches Vorgehen wird manchmal für spezielle liaisonpsychiatrische Programme empfohlen (für eine Definition von Konsiliar- vs. Liaisonpsychiatrie s. Diefenbacher 1999).
4. Schließlich gibt es den **situationalen Ansatz**, der die Interaktionen von Patient, überweisendem Arzt und Stationsteam berücksichtigt und in die Planung der Intervention einbezieht.

Der letztgenannte situationale Ansatz kann als generisches Modell des Mechanismus einer psychiatrischen Konsultation betrachtet werden. Dieser Ansatz ist von den amerikanischen Psychiatern Meyer und Mendelson (1961) in einer qualitativen Analyse von 60 konsekutiven Überweisungen an einen psychiatrischen Konsiliardienst entwickelt worden. Diese Autoren beschreiben die psychiatrische Konsultation als einen schrittweisen Prozess, der sich über drei **Stufen** erstreckt, wobei der Psychiater auf jeder Stufe eine spezielle Aufgabe zu bewältigen hat:
1. Die Initiation einer psychiatrischen Konsultation kann auf eine Unsicherheit aufseiten des überweisenden Arztes bzw. Stationsteams hinweisen, die sich nicht länger in der Lage fühlen, z. B. mit dem ungewöhnlichen Verhalten eines Patienten umzugehen. Meyer und Mendelson (1961) weisen darauf hin, dass von den »Überweisungsdiagnosen« an einen Konsiliarpsychiater nur ein geringer Teil der von den Anfordernden formulierten Diagnose korrekt ist und schlagen entsprechend vor, dass es zunächst – in dieser ersten Stufe – die Aufgabe des Psychiaters sein müsse, zusammen mit den Überweisern überhaupt die Fragestellung des Konsils und damit die Auftragsstellung zu klären.
2. Der zweite Schritt wäre dann die klassische Aufgabe des Psychiaters, nämlich Exploration und psychopathologische Befunderstellung.
3. Schließlich sollte sich die psychiatrische Intervention nicht nur auf den Patienten erstrecken, sondern ggf. und soweit als möglich, das gesamte involvierte System mit einbeziehen, also überweisende Ärzte, Pflegepersonal und ggf. Angehörige des Patienten. Meyer und Mendelson (1961) nennen dieses aus drei Polen bestehende System **»operationale Gruppe«** und schlagen vor, dass der Konsiliarpsychiater bei seinen Empfehlungen diese operationale Gruppe als zu beeinflussendes System berücksichtigt.

Ramchandani und Kollegen (1997) haben in einer Multicenterstudie in US-amerikanischen Konsiliardiensten versucht, die Aktivität des Konsiliarpsychiaters weiter zu erhellen. Sie beschreiben als wesentliche Bestandteile psychiatrisch-psychotherapeutischer Interventionen den Einsatz supportiver Techniken, die Verschreibung von Psychopharmaka und die Unterstützung von nachfolgender psychiatrischer Behandlung als die am häufigsten von Konsiliarpsychiatern eingesetzten Methoden. Dabei unterscheiden sie drei **Kernelemente der psychiatrischen Konsultation**.
- **Fazilitation:** Der Einsatz supportiver psychotherapeutischer Techniken soll zur Beseitigung von Symptomen führen; gleichzeitig kann der Psychiater als »Mittelsmann« zwischen Psychiatrie und Körpermedizin agieren.
- **Herbeiführen von Konsens:** Der Konsiliarpsychiater hilft bei der Erarbeitung einer gemeinsamen Sichtweise der bei der Behandlung des Patienten beteiligten unterschiedlichen beruflichen Gruppen.
- **Interpretation ungewöhnlichen (aus dem Rahmen fallenden) Verhaltens des Patienten:** Gerade dieser Aspekt spielt eine wesentliche Rolle, wenn z. B. bei plötzlichem unkontrolliertem Verhalten eines Patienten (z. B. postoperativ im Sinne eines »Durchgangssyndroms«) Unsicherheit und nachfolgende Angst beim Stationspersonal entsteht, die sich diese »erstaunliche Wesensänderung« nicht erklären können. Der Konsiliarpsychiater kann – hier durch die Diagnose eines akuten Verwirrtheitszustands, einer Diagnose die nicht selten den Primärbehandlern entgeht – dazu beitragen, dass ein problematisches Verhalten mit einer Diagnose benannt und damit einer Behandlung zugänglich gemacht werden kann. Hier trägt der Konsiliarpsychiater gewissermaßen zur »Neuverhandlung« des Behandlungsvertrags zwischen Patient und Stationspersonal bei.

Ramchandani und Kollegen (1997) beschreiben, anders als Meyer und Mendelson (1961), kein stufenweises Vorgehen im Konsultationsprozess, sondern verschiedene Bereiche konsiliarpsychiatrischer Tätigkeit, die sich überlappen können. Gerade mit Blick auf den ersten Bereich, Fazilitation, kann unterstrichen werden, dass ein wesentlicher Bestandteil konsiliarpsychiatrischer Interventionen supportive psychotherapeutische Techniken sind.

Supportive Psychotherapie ist unter Betrachtung von Parametern wie z. B. Angstreduktion, Reduktion von Depressivität, Verbesserung von Anpassungsfähigkeit und Coping-Strategien sowie Verbesserung von Lebensqualität mindestens genauso effektiv wie aufwendigere therapeutische Strategien und in jedem Falle hilfreicher als keine entsprechende Behandlung (Rockland 1995). Im Folgenden soll beispielhaft auf zwei interessante deutschsprachige Studien eingegangen werden, die den Einsatz supportiver Psychotherapie im konsiliarpsychiatrisch-psychotherapeutischen Setting in Allgemeinkrankenhäusern zum Thema hatten (▶ Box).

> **Studien zur supportiven Psychotherapie in Allgemeinkrankenhäusern**
>
> Zunächst ist eine Untersuchung im Rahmen der Lübecker Allgemeinkrankenhausstudie von Arolt und Kollegen (1997) zu nennen, die versucht haben, die Häufigkeit von Indikationen zur Einleitung von Psychotherapie bei Patienten mit somatopsychischer Komorbidität zu schätzen. Sie fanden, dass bei 28,5% der von ihnen untersuchten, wegen einer körperlichen Erkrankung im Allgemeinkrankhaus befindlichen Patienten ein psychotherapeutisches Vorgehen während der Indexbehandlung angezeigt war, wobei die überwiegende Mehrheit dieser Patienten supportive Psychotherapie erhalten sollte.
>
> Die zweite Studie stammt von Leiberich und Kollegen (1991) und belegt, dass Psychotherapie im Allgemeinkrankenhaus als Kurzzeitpsychotherapie möglich ist, mit Patientenkontakten von 1–6 Sitzungen, wobei jede Sitzung eine durchschnittliche Dauer von 22 Minuten hatte.

Sicherlich stellt sich die Frage, inwieweit bei einer **Verkürzung von Krankenhausliegedauern**, wie sie nicht zuletzt in beschleunigter Form durch die Einführung des Fallpauschalensystems auch in Deutschland stattfindet, der Konsiliarpsychiater überhaupt noch genügend Zeit für entsprechende Interventionen hat. Hier muss festgehalten werden, dass, trotz der allgemeinen Verkürzung von Krankenhausliegedauern, Patienten mit somatopsychischer Komorbidität häufig noch immer eine doppelt so lange Verweildauer wie Patienten ohne eine derartige Komorbidität haben. Dies zeigte sich bei einer Analyse einer 10-jährigen Periode in der Arbeit eines konsiliarpsychiatrischen Dienstes in New York, in der deutlich wurde, dass die Gesamtzeit der pro Konsultation aufgewandten Minuten über diesen Zeitraum gleich blieb, mit einer Verkürzung einzelner Folgekontakte auf eine durchschnittliche Dauer von 15–30 Minuten, die aber andererseits in der Frequenz über diesen Zeitraum von 3 auf 5 Folgekonsile zunahmen (Diefenbacher 2002).

Abschließend werden, in Anlehnung an David Spiegel (persönliche Mitteilung), vier **Basiskomponenten** aufgezeigt, die als Eckpfeiler der Psychotherapie bei körperlich kranken Patienten gelten können:

1. **Emotionale Unterstützung:** Die Patienten werden ermutigt, ihre Gefühle im Zusammenhang mit ihrer Erkrankung auszudrücken. Gefühle wie Furcht, Angst, Traurigkeit, niedergedrückte Stimmung und Ärger oder Wut werden weniger bedrohlich und erscheinen besser handhabbar, wenn sie direkt in der Therapie angesprochen werden.
2. **Soziale Unterstützung:** Gerade wenn sich im Rahmen einer Erkrankung der Patient vom normalen »Lebensstrom« abgeschnitten fühlt und möglicherweise Freunde und Bekannte sich mit einem Gefühl aus Angst und Beklommenheit von ihm zurückziehen, kann psychotherapeutische Unterstützung das dringend benötigte Gefühl vermitteln, dennoch sozial eingebunden zu sein.
3. **Kognitive Umstrukturierung:** Der Patient soll lernen, von dem passiven Standpunkt des »Was macht die Krankheit mit mir?« zu einem aktiveren Ansatz zu gelangen: »Was kann ich in meiner Situation aktiv zur Bewältigung beisteuern?« Dies soll dazu beitragen, dass etwa lebensbedrohliche Erkrankungen nicht mehr verleugnet werden, sie sich andererseits aber auch als weniger überwältigend darstellen.
4. **Verbesserung von Bewältigungsmechanismen:** Der Patient soll dabei unterstützt werden, wie er mit seiner Erkrankung umgeht. Die Unterweisung in und die Entwicklung von Coping-Mechanismen können die Unterstützung beim Vorgehen hinsichtlich der Beschaffung von medizinischen Informationen, der Verbesserung der Kommunikation des Patienten mit seinen behandelnden Ärzten und dem Pflegeteam und der Mobilisierung von familiärer oder andersgearteter sozialer Unterstützung umfassen (Muthny 2004). Zusätzlich können hier weitere Methoden wie Selbsthypnose, Meditation, Biofeedbeck oder progressive Muskelentspannung vermittelt werden, die dem Patienten dabei helfen, Kontrolle über sein Leben zurückzugewinnen.

21.3 Psychotherapie im Konsiliardienst

! Der Konsiliarpsychiater muss sowohl ein »Generalist« als auch ein »Subspezialist« sein, der über ein breites Instrumentarium von psychotherapeutischen Werkzeugen verfügen sollte (Lipsitt 2005). Der psychiatrisch-psychotherapeutische Konsiliardienst stellt ein spannendes Feld dar, das allerdings von den in ihm tätigen Therapeuten Flexibilität verlangt und die Bereitschaft, auch über die Grenzen orthodoxer Methodenbeherrschung hinaus im konkreten Einzelfall tätig zu werden. Wichtig bleibt das Memento von Georg Henry (1929): Befunde und Handlungsanweisungen sollten für den Nichtpsychiater einfach und verständlich und ohne »psychoanalytischen Jargon« formuliert werden.

Der psychiatrische Konsiliarius wird mit vielerlei Faktoren in einer konsiliarpsychiatrischen Situation konfrontiert. So muss er gemäß dem modernen psychiatrischen Behandlungsverständnis sowohl die Möglichkeiten einer kurz- und langfristigen Psychopharmakotherapie schnellstmöglich innerhalb der knappen Konsilzeit erfassen als auch die Notwendigkeit des sinnvollen Einsatzes psychotherapeutischer Maßnahmen überprüfen.

Ob und welche Maßnahmen geeignet erscheinen, hängt zum einen von den störungsfördernden Faktoren ab, zum anderen von der Komplexität der Störung und des damit verbundenen nötigen Ausmaßes der psychotherapeutischen Intervention.

Gemäß den Kriterien störungsbedingende Faktoren und Komplexität der Störung wird im Folgenden versucht, durch eine – sicher künstliche – Strukturierung in vier **Subtypen** dem konsiliarisch tätigen Psychiater zu helfen, den Einsatz möglicher psychotherapeutischer Maßnahmen schneller zu erfassen und bereits während des Konsils entsprechende Maßnahmen einzuleiten. Zum besseren Verständnis wird jeder Subtyp mit einem Fallbeispiel eingeführt. Dann werden entsprechende Möglichkeiten psychotherapeutischer Interventionen dargestellt. Dies kann bei der Fülle der angebotenen Therapien nur exemplarisch erfolgen, wobei einigen, in Studien erfolgreich untersuchten Psychotherapieverfahren der Vorzug gegeben wird. Als grafische Orientierungshilfe dient ◻ Tab. 21.1.

! Die unter aufgeführte schematische Einteilung ist der Versuch einer Strukturgebung für den psychiatrischen Konsiliarius, die sicher künstlich ist und in der praktischen Umsetzung variabel gehandhabt werden muss. Sie orientiert sich jedoch an schnell zu ermittelnden Eckpunkten – nämlich den vermuteten auslösenden Faktoren und der eingeschätzten Komplexität der Problematik. Je nach Problemtyp werden einige Interventionsstrategien als Orientierungshilfe angegeben, die weiter ergänzt werden können und nur einen Teil möglicher therapeutischer Strategien aufführen.

21.3.1 Externe Einflüsse – einfache Störung

Eher kurze Interventionsdauer: Die Störung ist wahrscheinlich durch einen externen Einfluss begünstigt worden, das Therapieziel erscheint schnell erreichbar.

Fallbeispiel 1: Einfache Störung durch externe Einflüsse

Eine 44-jährige Patientin mit einer seit Jahren bestehenden Epilepsie fällt durch zunehmende Gereiztheit auf. Sie fährt bei kleinsten Dingen aus der Haut, schreit Mitpatienten an. Die Situation spitzt sich zu, als sie ihrer Bettnachbarin verbal Schläge androht. Der psychiatrische Konsiliarius wird wegen der diagnostischen Überprüfung nach Bestehen einer psychiatrischen Störung in Form einer »Manie« oder einer »psychotischen Symptomatik« gerufen. Valproat wurde bereits als Antimanikum angesetzt und seit 7 Tagen verabreicht. Um eine Übernahme wird gebeten.
Bei Übernahme ist die Patientin unauffällig, zeigt keine Hinweise auf eine manische Symptomatik, sodass das Medikament wieder abgesetzt werden kann. Bereits vor der Übernahme berichtete die Patientin, sie fühle sich in ihrem Zimmer nicht mehr wohl, seitdem eine Mitpatientin ins Zimmer gelegt wurde. Diese sei aufgeregt, ängstlich und sehr laut gewesen, habe sie nachts geweckt, sei an ihre Sachen gegangen und habe ihr einige Dinge weggenommen. Dies habe die Patientin in starke Wut gebracht. Sie habe sich nicht getraut, etwas zu sagen, weil sie Mitleid mit der Mitpatientin gehabt habe. Alle Versuche, miteinander auszukommen, hätten keinen Erfolg gezeigt, sodass sie immer wütender geworden sei. Sie sei selbst über sich sehr erschrocken gewesen, es täte ihr Leid. Aufgrund ihres langjährigen Epilepsieleidens sei sie immer reizbarer geworden, ihre Frustrationsschwelle sei deutlich gesunken.

▶ Fallbeispiel 1 ist ein typisches Beispiel, wie durch Veränderung eines externen Einflusses – in diesem Fall des äußeren Milieus – ein scheinbar pathologisches Verhalten einfach und schnell in den Griff zu bekommen ist. Dadurch können psychopathologisch auffällige Zustände, hinter denen eine psychiatrische Erkrankung vermutet

◻ **Tab. 21.1** Subtypen von Störungen als Orientierungshilfe für den psychiatrischen Konsiliarius

	Äußere Faktoren	Innere Faktoren
Isolierte Störung	Typ 1: Kurzintervention → Milieutherapie	Typ 2: Kurz- bis mittelfristige Intervention → Exposition
Komplexere Störung	Typ 4: Mittel- bis langfristige Interventionen → z. B. systemische Therapie, Soziotherapie	Typ 3: Mittel- bis langfristige Interventionen → KVT, IPT, PDP

KVT kognitiv-behaviorale Therapie, *IPT* interpersonelle Therapie, *PDP* psychodynamische Kurzzeittherapien

wird, unkompliziert und effektiv behoben werden. Vor allem in der Pflegewissenschaft sind solche Ansätze unter den Begriff **Milieutherapie** bekannt.

Milieutherapeutische Prinzipien werden bereits seit Jahren v. a. auf gerontopsychiatrischen Stationen angewandt (Mermolja 2005) und finden zunehmend auch in anderen Bereichen Anwendung. Im Rahmen der Milieutherapie im Krankenhaus gibt es eine Vielzahl von Ansätzen: angefangen bei der Farbgestaltung einer Krankenstation, der architektonischen Planung, der Anordnung der einzelnen Zimmereinheiten zueinander oder der Zimmerbelegung, um nur einige Beispiele zu nennen, bis hin zu sehr kreativen Konzepten wie z. B. einer Tier- oder Clowntherapie (Wheeler u. Houston 2005).

Für den psychiatrisch-psychotherapeutischen Konsiliarius gilt es, solche Dinge im Rahmen seines Konsiliargesprächs mit im therapeutischen Blick zu behalten bzw. einen solchen zu entwickeln. Angst und Unsicherheit kann mit einer fehlenden oder nur schwer erreichbaren Klingelanlage zum Pflegepersonal verbunden sein. Gereiztheit verbunden mit Schlafstörungen kann an einem schnarchenden Zimmernachbarn liegen. Appetitmangel kann mit der Qualität des Klinikessens zusammenhängen. Dies sind nur einige Beispiele für Störfaktoren, die sich mehr oder weniger schnell und einfach beheben lassen. Sicher kann jeder medizinisch Tätige eine Vielzahl solcher Beispiele nennen. So klein die Veränderungen auch sein mögen, so groß kann ihre Wirkung sein bzw. kann Schlimmes sogar verhindert werden. So wurde z. B. berichtet, dass ein Patient von einem Mitpatienten mit einem Kissen erstickt wurde, weil er zu laut geschnarcht hatte (Berliner Tagesspiegel vom 08.08.2004).

Natürlich kann auch der **Umgang mit dem Patienten** erheblich zum Milieu betragen. Hier ist es besonders wichtig sicherzustellen, inwieweit der Patient über den Aufenthaltsgrund im Krankenhaus informiert ist. Fühlt er sich ausreichend aufgeklärt? Bietet ihm die Station ausreichend Schutz oder Trost? Kann er den eventuell gesprochenen Dialekt verstehen? Hat er akustische Verständnisschwierigkeiten wegen einer eventuell bestehenden Schwerhörigkeit?

Folgende Fragen können dem Konsiliarius als Anregung dienen, sich einen schnellen Überblick vom Befinden des Patienten im Stationsmilieu zu machen:

- Wie fühlen Sie sich auf der Station?
- Wie fühlen Sie sich in Ihrem Zimmer?
- Wie kommen Sie mit dem Zimmernachbarn zurecht?
- Wie fühlen Sie sich von den Ärzten/dem Pflegepersonal behandelt?
- Gibt es Probleme mit dem Essen, mit den Bedürfnissen des täglichen Lebens, den sanitären Einrichtungen?
- Vermissen Sie etwas?

21

21.3.2 Interne Einflüsse – isolierte/einfache Störung

Eher kurze Interventionsdauer: Die Störung wurde wahrscheinlich durch einen internen Faktor begünstigt, das Therapieziel erscheint kurz- bis mittelfristig erreichbar.

> **Fallbeispiel 2: Isolierte/einfache Störung durch interne Einflüsse**
>
> Sie werden als psychiatrischer Konsiliarius zu einem Patienten gerufen, weil er die übliche Blutentnahme verweigert. Bei ihrem Gespräch stellen sie fest, dass alle Kriterien nach ICD-10 für das Vorliegen einer spezifischen Phobie, in diesem Fall einer Blut-/Spritzenphobie, vorliegen. Er verweigert die Blutentnahme vehement, weil er in solchen Situationen bereits die Erfahrung gemacht hat, dabei regelmäßig in Ohnmacht gefallen zu sein.

► Fallbeispiel 2 ist ein klassisches Beispiel einer psychiatrischen Störung, die innerhalb kurzer Zeit stationär konsiliarpsychiatrisch behandelt werden kann: Bei kurzen Interventionen innerhalb von 2–4 Therapiestunden (Köllner 2005) durch Aufbau einer guten therapeutischen Beziehung, Motivation zur Verhaltensänderung, kognitive Bearbeitung der Problematik und Einsatz von Expositionsübungen konnte dem Patienten geholfen werden. Er machte zum ersten Mal die Erfahrung, eine Blutentnahme ohne vagovasale Synkope überstanden zu haben und seine körperlichen Reaktionen in diesem Fall kontrollieren zu können. Angst ist ein häufiges Phänomen im medizinischen Bereich, gut bekannt aus der Zahnmedizin, wo es inzwischen gute Konzepte gibt, damit umzugehen (de Jongh et al. 2005).

Grundlegende therapeutische Mechanismen sind neben dem Aufbau einer zumindest kurzzeitigen vertrauensvollen therapeutischen Beziehung das **Erreichen einer Veränderungsmotivation**. Zuerst muss durch Informationsvermittlung die Angst des Patienten wahrgenommen und validiert werden. Danach wird mit dem Patienten abgewogen, welche Wichtigkeit der angstauslösende Eingriff für seine Gesundheit hat. Was hätte er von diesem Eingriff? Welche Risiken oder Gefahren wären mit dem Unterlassen der Maßnahme verbunden? Ist eine Veränderungsmotivation erreicht, folgt die kognitive **Bearbeitung der angstauslösenden Gedanken**. Was genau macht dem Patienten Angst? Was sind seine Befürchtungen? Was könnte im schlimmsten Fall passieren?

In der Praxis können diese beiden Teile nicht wirklich getrennt werden. Als ein gutes Hilfsmittel zur Motivationsänderung ist die **Vier-Felder-Tafel** zu nennen, auf der die negativen und positiven Folgen einer Handlung oder

Tab. 21.2 Vier-Felder-Tafel. (Nach Kanfer et al. 1996)

Problemstellung anhand des ▶ Fallbeispiels 2: Lasse ich mir Blut abnehmen?	Handlung durchführen	Handlung unterlassen
Positive Folgen	Ich erhalte Informationen über meine Laborwerte und sehe dann möglicherweise klarer	Ich habe eine gefährliche Situation vermieden und bin noch bei Bewusstsein
Negative Folgen	Ich habe Angst, werde aufgeregt und falle wieder in Ohnmacht	Möglicherweise verpasse ich wichtige Hinweise zur Klärung meiner körperlichen Beschwerden

des Unterlassens einer Handlung gut tabellarisch visualisiert werden können (Tab. 21.2; Kanfer et al. 1996). Hier greifen Veränderungsmotivations- und kognitive Bearbeitungsstrategien der spezifischen Phobie ineinander.

Ist der Patient nach dieser Vorarbeit zur Konfrontation mit seinem angstauslösenden Stimulus bereit, kann in Form einer bloßen Imagination einer Nadel bis hin zur Blutentnahme sowie dann auch der tatsächlichen Präsentation einer Nadel bis hin z. B. zum Zuschauen bei einer Blutentnahme die Phase der Exposition im Rahmen der systematischen Desensibilisierung durchgeführt werden. Zusätzlich können unterstützend Entspannungsverfahren, Atemtechniken, Biofeedback-Training oder auch spezielle Anspannungsübungen zur vasovagalen Gegenregulation nach Öst (Öst et al. 1991, Öst 1996) durchgeführt werden.

21.3.3 Interne Einflüsse – komplexere Störung

Eher längere Interventionsdauer: Die Störung wurde wahrscheinlich durch einen internen Faktor begünstigt, das Therapieziel erscheint eher mittel- bis langfristig erreichbar.

Fallbeispiel 3: Komplexere Störung durch interne Einflüsse

Der psychiatrische Konsiliarius wird von der Inneren Abteilung zu einem Konsil mit der Frage nach dem Vorliegen einer Depression gerufen. Die Patientin könne kaum schlafen, wirke matt und teilnahmslos. Teilweise würde sie unvermittelt weinen, sie esse kaum. Die Diagnose einer Depression kann bestätigt werden. Neben einer medikamentösen Therapie wird auch eine Psychotherapie vorgeschlagen. Die Patientin ist das erste Mal mit der Diagnose konfrontiert, kann sich nur wenig darunter vorstellen. Eine Übernahme zur stationären Behandlung wird von ihr abgelehnt. Es stellt sich bei der Exploration heraus, dass sie bereits mehrere depressive Phasen in ihrem Leben durchgemacht hat. Jedes Mal sei die Symptomatik nach ungefähr einem halben Jahr von selbst zurückgegangen. Sie glaube, sie müsse nur durchhalten und einfach mehr arbeiten, um sich abzulenken. Sie habe hohe Ansprüche an sich selbst, bemerke jedoch, diese nicht gut erfüllen zu können, sie würde deswegen immer wieder depressiv werden.

Häufig wird der psychiatrische Konsiliarius gerufen und findet wie im ▶ Fallbeispiel 3 eine zugrunde liegende psychiatrische Störung vor, die neben einer psychopharmakologischen Therapie auch eine längerfristige psychotherapeutische Unterstützung benötigt. Viele dieser Patienten sind jedoch noch nie vorher bei einem Psychiater gewesen noch dachten sie jemals daran, an einer psychiatrischen Erkrankung zu leiden. Selbstverständlich kann im Rahmen einer Konsiliar- und auch einer Liaisonarbeit eine fundierte Psychotherapie – und sei es auch ein Kurzzeitprogramm bestehend aus 12–20 Stunden – bei den heutigen kurzen Liegedauern der somatischen Fächer nicht erfolgen. Sehr wohl kann der Konsiliarius jedoch entsprechende Vorarbeit leisten. Hierbei steht v. a. im Fokus, inwieweit der Patient bereit ist, die zugrunde liegende psychiatrische Erkrankung in sein eigenes Krankheitskonzept zu integrieren. Nach geglücktem, vertrauensvollem Beziehungsaufbau können psychoedukative Maßnahmen, also Aufklärung über Symptome, Ursachen, Verlauf und Behandlungsmöglichkeiten, oftmals einen guten Zugang schaffen. Zusätzliche Motivationsstrategien durch Aufzeigen von Veränderungsmöglichkeiten mit dem wahrscheinlichen Ziel einer Besserung können letztlich dem Patienten den Akzeptanzprozess einer psychiatrischen Grundlage seiner Beschwerden erleichtern (Hegerl et al. 2004).

Falls doch Zeit für die Anwendung eines kompletten psychotherapeutischen **Kurzverfahrens** aufgrund einer längeren Liegedauer bleiben sollte, haben sich einige Verfahren in wissenschaftlichen Studien als wirksam erwiesen (Bea u. Deleon 2004, Clemens 2004), wovon drei exemplarisch genannt werden sollen:

1. **Kognitiv-behaviorale Therapie** (KVT) (Beck et al. 1991, Hautzinger 2003): Diese Therapieform zielt auf die Bearbeitung der Kognitionen bei z. B. depressiven Patienten. Diese sind typischerweise durch depressiv veränderte Denkmuster und Grundannahmen geprägt. Durch u. a. Selbstbeobachtungsprotokollierung dieser Gedanken und nachfolgender Besprechung in der Therapie entwickelt der Patient die Fähigkeit, diese durch Alternativgedanken zu ersetzen und somit dem depressiven ungünstigen Anpassungsprozess entgegenzuwirken.
2. **Interpersonelle Therapie** (IPT) (Klerman et al. 1984, Rudolf u. Schult 2006a,b): In der IPT liegt der Behandlungsschwerpunkt auf der Bearbeitung von Anpassungsfehlleistungen an Veränderungen in interpersonellen Beziehungen wie (z. B. sozialer) Rollenwechsel, Verlusterlebnisse und Trauer, interpersonelle Konflikte und interpersonelle Defizite. Hierbei sollen u. a. Ängste und ungünstige Gedanken genauer analysiert und bearbeitet werden.
3. **Psychodynamische Kurzzeittherapien** (PDP) (Leichsenring et al. 2004): Diese Therapieform ist tiefenpsychologisch orientiert und bearbeitet eher zugrunde liegende Persönlichkeitsmuster, -ansichten und unbewusste Konflikte, die in der Kindheit erworben wurden und auf die Gegenwart starken Einfluss nehmen. Den Therapierahmen bietet hierbei u. a. die sich entwickelnde Therapeut-Patient-Beziehung. Die PDP ist weniger direktiv und problemorientiert als die beiden zuvor genannten Verfahren.

Je nach zeitlichen und personellen Interventionsmöglichkeiten ist es sogar vorstellbar, dass Teile oder gar die gesamte Therapie bereits im Rahmen einer konsiliar-/liaisonpsychiatrisch-psychotherapeutischen Arbeit begonnen bzw. durchgeführt werden.

21.3.4 Externe Einflüsse – komplexere Störung

Eher längere Interventionsdauer: Die Störung wurde wahrscheinlich durch einen externen Einfluss begünstigt, das Therapieziel erscheint eher mittel- bis langfristig erreichbar.

Fallbeispiel 4: Komplexere Störung durch externe Einflüsse

Der psychiatrische Konsiliarius wird auf die internistische Intensivstation zur Beurteilung von Suizidalität gerufen. Eine Patientin hat in suizidaler Absicht Tabletten eingenommen. Der Hintergrund ist, dass Sie erfahren hat, dass Ihr Mann, der arbeitslos ist, das von ihr verdiente Geld nicht zur Begleichung der Miete überwiesen, sondern für Alkohol ausgegeben hat. Da er sich ihr gegenüber seit langer Zeit so verhält und es immer wieder deswegen zu Streitereien gekommen war, habe sie keine Hoffnung mehr auf Änderung gesehen, fühlte sich hintergangen und habe deshalb sterben wollen.

Am ▶ Fallbeispiel 4 ist erkennbar, dass die konsiliarisch zu beurteilende Patientin letztlich eine psychiatrische Auffälligkeit zeigt, die nicht nur von inneren Einstellungen, sondern auch von externen Einflüssen abhängig ist. Solche Einflussfaktoren können sowohl sozialer als auch interpersoneller Natur sein und treten vielfältig auf: Enttäuschungen in der Partnerschaft, Verschuldung, Arbeitslosigkeit oder mangelndes Einfühlungsvermögen der Angehörigen für die Beschwerden des Patienten sind hierbei beispielhaft zu nennen.

Charakteristisch für diesen Interventionstyp ist, dass mit der Behandlung des Patienten nur ein Teil der Störung beeinflusst werden kann. So gilt es zuerst für den Konsiliarius, mit dem Patienten die für seinen Zustand mitverantwortlichen Einflussfaktoren zu identifizieren. In einem weiteren Schritt können dann Interventionsmöglichkeiten gesucht werden. Diese können z. B. in einer Paartherapie bestehen, einer Schuldnerberatung, einer Unterstützung bei Behördengängen durch den Sozialdienst oder einer eventuell aufklärenden, psychoedukativen Gesprächsführung nicht nur mit dem Patienten, sondern eben auch mit den Angehörigen, um ihr Verständnis und das Wissen um den adäquaten Umgang mit den Problemen des Patienten zu fördern. Ebenso können komplexere Therapiemaßnahmen, wie der Beginn einer systemischen Therapie oder eines familientherapeutischen Konzepts, nötig sein, um dem Patienten in geeigneter Weise zu helfen. Dem Konsiliarius kommt die Aufgabe zu, diese Schritte zusammen mit dem Patienten vorzubereiten und ihm damit zumindest alternative Lösungswege zu seinem bisherigen, nicht erfolgreichen Verhalten aufzuzeigen. So stehen auch hier sowohl Motivationsarbeit, die darauf abzielt, einen anderen Ausweg als den ursprünglich gewählten anzunehmen, und das Erarbeiten alternativer Lösungswege sowie psychoedukative Elemente mit an erster Stelle der konsiliarpsychotherapeutischen Arbeit. Hinzu kommt die Einleitung eventuell nötiger, ambulant zu führender Therapieverfahren. Interdisziplinäre Arbeit mit dem Sozialdienst ist v. a. bei sozialen Einflussfaktoren nötig.

Praktische Hinweise zum Umgang mit konsilarpsychiatrisch-psychotherapeutischen Patienten

- **Formulieren Sie die Anliegen/Ziele für eine psychotherapeutische Maßnahme zusammen mit dem Patienten genau aus.**
- **Treffen Sie eine klare Differenzierung, was stationär möglich und machbar ist und was ambulant (weiter)erfolgen muss.**
- **Haben Sie nicht den Anspruch, alles regeln zu können!**
- **Definieren Sie Einzelschritte!**
- **Machen Sie sich immer klar, dass sich Konsiliardienst und Psychotherapie nicht automatisch ausschließen.**
- **Im Falle einer ablehnenden Haltung vonseiten des Patienten gegenüber einem »Psycho-Konsil« fragen Sie bei dem konsilanfordernden Arzt nach, inwieweit der Patient über das bevorstehende psychiatrische Konsil aufgeklärt wurde. 40% der Patienten beklagen nämlich, nicht ausreichend über ein solches Konsil informiert worden zu sein, wobei 46% dann in der Folge ein solches Konsil als hilfreich und nur 10% als eher unangenehm erleben (Windgassen et al. 1997). Ratsam ist im Falle einer solchen Ablehnung die erneute Vermittlung durch den konsilanfordernden Kollegen, dem ggf. individuelle Formulierungshilfen angeboten werden können. Erst dann sollte das Konsil durchgeführt werden.**

21.4 Hypnose – psychotherapeutisches Instrument im psychiatrischen Konsiliar-/Liaisondienst?

Der Abschnitt ► 21.4 orientiert sich an Kossak (2004).

Über die Anwendung von Hypnose finden sich in der Literatur Berichte über eine gute **Wirksamkeit** dieser Verfahren in Psychotherapie und somatischer Medizin (inklusive Zahnheilkunde). Die wissenschaftliche Evidenz dieser Aussagen wird bei genauerer Betrachtung durch eine Reihe methodischer Probleme allerdings erheblich eingeschränkt. Für ein Gutachten zur wissenschaftlichen Anerkennung der Hypnotherapie als Psychotherapieform in Deutschland wurde im März 2006 (Bekanntmachungen 2006) eine Reihe von Studien eingereicht, die die Wirksamkeit von Hypnose nachweisen sollten. Dies ist eine der gegenwärtig umfangreichsten Sammlungen. Trotz Ablehnung der Hypnotherapie als eigenständiges psychotherapeutisches Verfahren (wegen Mangel an methodisch ausreichenden Studien bei einer Mindestzahl von psychischen Störungen) wurde akzeptiert, dass Hypnose bei »psychischen und sozialen Problemen bei somatischen Krankheiten« sowie bei »Abhängigkeit und Missbrauch von Tabak und Methadon« sicher wirksam sei. Im Einzelnen wurden Studien zur Wirksamkeit von Hypnose bei folgenden Störungen als methodisch überzeugend anerkannt, die in der Konsiliar-/Liaisonpsychiatrie und Psychotherapie von Bedeutung sind (► Übersicht).

Anerkannte Wirksamkeit von Hypnose bei psychiatrischen Störungen

- Posttraumatische Belastungsstörungen
- Reizdarm
- Insomnie
- Bewältigung von Geburtsschmerzen und Nebenwirkungen der Chemotherapie
- Migräne und Spannungskopfschmerz
- Perioperative und Verbrennungsschmerzen
- Ulcus duodeni
- Methadon- und Tabakabhängigkeit sowie -missbrauch

Die Anwendung hypnotherapeutischer Verfahren ist in der deutschsprachigen Konsiliar- und Liasonpsychiatrie wohl sehr an die Verfügbarkeit interessierter Einzelpersonen geknüpft und dürfte eher selten als Interventionsmöglichkeit wahrgenommen werden (Kessler 2005). Spezielle Publikationen finden sich v. a. im angloamerikanischen Spachraum (Kaye u. Schindler 1990, Wain 1993, Maldonado u. Spiegel 2000, mit Fallbeispielen aus der Konsiliarpsychiatrie). Aufgrund der doch guten Wirksamkeit dieser zeitökonomischen Behandlung soll sie als für den psychiatrischen Konsiliar-/Liaisondienst potenziell relevante Therapieform kurz dargestellt werden.

Als **Hypnose** wird entweder das Verfahren zum Erreichen einer hypnotischen **Trance** bezeichnet, die durch vorübergehend geänderte Aufmerksamkeit und meist tiefe Entspannung gekennzeichnet ist; oder der Begriff bezeichnet den Zustand der hypnotischen Trance, der durch eine hypnotische Induktion erreicht wird. Die Begriffe Hypnose und Trance werden häufig synonym verwendet, wobei Trance nur für den Zustand steht, Hypnose hingegen den Zustand sowie das Verfahren bezeichnen kann. Der Begriff Hypnose stammt vom griechischen Wort *hypnos*, da man in der Anfangszeit der Forschung davon ausging, dass es sich um einen schlafähnlichen Zustand handele.

Hypnotische Phänomene sind Veränderungen psychophysiologischer Parameter, die dem Anwender eine Abschätzung erlauben sollen, inwieweit der hypnotische Zustand erreicht ist. Letztlich ist Simulation von Hypnose nicht abzugrenzen, sodass allein die Veränderung der therapeutischen Zielvariablen (z. B. Schmerzreduktion, Vermeidungsverhalten) über die Effektivität des Verfahrens Auskunft gibt. Unter Hypnose lassen sich **physiologische Veränderungen** von Herzfrequenz, Blutdruck, peripherer Durchblutung, Hauttemperatur und Speichelfluss nachweisen. Bekannt sind immunologische Veränderungen (Leukozytenpopulationen, Zytokine, allergische Reaktionen), Veränderungen von EEG und evozierten Potenzialen, vermehrte rechtshemisphärische oder globale zerebrale Aktivität. Unter Hypnose lassen sich **Wahrnehmungsveränderungen** wie positive und negative Halluzinationen aller Sinnesmodalitäten, (hypnotische Analgesie, Anästhesie, Blindheit, Taubheit etc.) erzeugen. Beschrieben werden Veränderungen des Zeiterlebens, des Gedächtnisses, der somatopsychischen Einheit (Dissoziationen). **Kognitive Veränderungen** betreffen die sog. posthypnotischen Suggestionen und die »Trance-Logik«, die Vermengung von realen und suggerierten Wahrnehmungen.

Der übliche Ablauf einer Hypnose gliedert sich in folgende Abschnitte (▶ Übersicht).

Ablauf einer Hypnose

- Im Rahmen der üblichen psychiatrischen und somatischen **Diagnostik** erfolgen die Indikationsstellung einer Behandlung durch Hypnose im Rahmen eines Gesamtbehandlungsplans sowie die Aufklärung über Hypnose, Vorbereitungsübungen und der Vertrauensaufbau.
- Im **Einleitungsgespräch** bzw. einer Einleitungsgeschichte (*cover story*) erhebt der Therapeut durch eine eher beiläufige Unterhaltung Informationen über die folgende Ruheszene und leitet allmählich in die Hypnoseprozedur über. Damit wird auf zunehmende Konzentration und Entspannung abgezielt.
- Durch die **Induktion** geschieht übergangslos die formale Hypnoseeinleitung mittels ähnlicher, z. T. individuell abgestimmter Formulierungen.
- Durch eine ggf. individuell notwendige **Vertiefung** lassen sich Entspannung, Kooperation und Imagination durch Atem- und Zähltechniken, *pacing*, »differenzielle Verstärkung« etc. verstärken.
- Eine **»Ruheszene«** schafft durch die Suggestion einer z. B. entspannenden Urlaubslandschaft einen »Sicherheitsraum« für die nun folgende **Therapie- und Interventionsphase.** Abhängig von Störungsbild und angestrebter Veränderung werden spezifische Suggestionen angewandt.
- Durch **Rückführung** kommt es zu einer Rückorientierung und Auflösung der Hypnose. Dies geschieht durch z. B. Rückwärtszählen, Suggestion von Wachheit und Frische.

Die **Nachbesprechung** dient der Auswertung der Erlebnisse unter Hypnose und ggf. der **Vereinbarung von Hausaufgaben.**

Fallbeispiele 5 und 6: Spezifische Suggestion unter Hypnose

Spezifische Suggestion zur Schmerz- und Angstreduktion in der Operationsvorbereitung (Bejenke 2000)

… wenn Sie aufwachen und einen Druck unter dem Verband spüren, dann wissen Sie, dass die Operation schon vorbei ist und Sie in Sicherheit sind … So können Sie sich zurücklehnen und entspannen, dann diese Gefühle unter dem Verband lassen. Sie wissen, … dass die Heilung bereits begonnen hat.

Schmerzbehandlung: Spezifische Suggestion zur Analgesie einer Hand (Hartland 1973)

… Sie sind nun so tief eingeschlafen, … dass nun alle Gefühle aus Ihrer linken Hand weichen. Sie werden dann in der Lage sein, nichts mehr in Ihrer linken Hand zu spüren … Denken Sie einfach an Ihre linke Hand, wie sie ganz taub wird … so als ob sie eingeschlafen ist. Allmählich … wird sie tauber und tauber … und alle Gefühle sind daraus gewichen. Und während ich zu Ihnen spreche, fühlt sich Ihre linke Hand nun noch kälter und kälter an, als ob sie mit Eis umgeben ist … (*es folgt eine Vertiefung durch Zählen*) … Ihre Hand ist vollkommen taub … kalt … und gefühllos … und Sie fühlen überhaupt keinen Schmerz darin …

Von ihren Anwendern wird die Hypnose wegen ihres relativ schnellen und nebenwirkungsarmen Effekts geschätzt.

Angaben über unerwünschte Wirkungen beschränken sich in der Fachliteratur auf Kopfschmerzen und Benommenheit bei 8–25% der Patienten. Methodisch gute Untersuchungen fanden in der Hypnosegruppe jedoch auch signifikant weniger Nebenwirkungen als in Vergleichsgruppen. Als Kontraindikationen gelten im allgemeinen Störungen aus dem Gebiet der sog. »endogenen« Erkrankungen, d. h. mit produktiv-psychotischen Symptomen und schweren affektiven Störungen, bestimmten Persönlichkeitsstörungen (emotional-instabile, histrionische), erheblichen Konzentrations- und Aufmerksamkeitsstörungen, mit Krankheitsgewinn sowie negativen Überzeugungen bezüglich des Wirkens von Hypnose. Statistisch sind diese Forderungen nicht ausreichend untermauert, sie scheinen aber aufgrund der besseren Wirksamkeit somatischer und anderer (Psycho-)Therapieverfahren plausibel. Vorsicht ist geboten bei der Suggestion von aversiven Symptomen, die dann als Nebenwirkungen auftreten könnten. Auch z. B. durch »Altersregression« induzierte (Pseudo-)Erinnerungen an aversive Ereignisse, z. B. sexuellen Missbrauch, führen in der Regel nicht zu einer Verbesserung des Zustands der Patienten und können haftungsrechtliche Konsequenzen haben.

Literatur

Arolt V, Driessen M, Schürmann A (1997) Indikation zu psychotherapeutischen Interventionen bei somatisch Kranken – Ergebnisse der Lübecker Allgemeinkrankenhausstudie. In: Mundt C, Linden M, Barnett W (Hrsg) Psychotherapie in der Psychiatrie. Springer, Wien, S 269–273

Bea SM, Deleon M (2004) All stressed up with no place to go: a brief guide to psychotherapy referrals for primary care providers, including obstetricians and gynecologists. Clin Obstetr Gynecol 47(3): 597–607

Beck AT, Rush AJ, Shaw BF, Emery G (1991) Kognitive Therapie der Depression. Beltz, Weinheim

Bejenke, CJ (2000) Benefits of early intervention with cancer patients. A clinicians 15-year observation. Hynpos, Swed J Hypnosis Psychother Psychosom Med 27(2): 78

Bekanntmachungen (2006) Wissenschaftlicher Beirat Psychotherapie nach § 11 PsychThG – Gutachten zur wissenschaftlichen Anerkennung der Hypnotherapie. Deutsch Ärztebl 103 (Ausgabe 21 vom 26.05.2006, Seite A-1481/B-1265/C-1217)

Bengel J, Barth J, Härter M (2007) Körperlich Kranke. In: Strauß B, Hohagen F, Caspar F (Hrsg) Lehrbuch Psychotherapie, Teilbd 2. Hogrefe, Göttingen, S 837–859

Bibring GL (1956) Psychiatry and medical practice in a general hospital. New Engl J Med 254: 366–372

Bronheim H (2006) Psychotherapy. In: Blumenfield M, Strain JJ (eds) Psychosomatic medicine. Lippincott Williams & Wilkins, Philadelphia, PA, pp 801–815

Burian R, Diefenbacher A (2006) Krisenintervention bei suizidalen Patienten in der interdisziplinären Notaufnahme eines Allgemeinkrankenhauses anhand zweier Fallbeispiele. Suizidprophylaxe 33(1): 35–42

Clemens NA (2004) Depression, psychotherapy and primary care. J Psychiatr Pract 10(2): 127–129

De Jongh A, Adair P, Mejerink-Anderson M (2005) Clinical management of dental anxiety: what works for whom? Int Dent J 55: 73–80

Diefenbacher A (1999) Konsiliar- und Liaisonpsychiatrie. In: Helmchen H et al (Hrsg) Psychiatrie der Gegenwart, 4. Aufl, Bd II, Allgemeine Psychiatrie. Springer: Berlin Heidelberg New York Tokio, S 433–456

Diefenbacher A (2002) Konsiliarpsychiatrie im Allgemeinkrankenhaus – Geschichte, Aufgaben und Perspektiven eines psychiatrischen Arbeitsbereichs. Habilitationsschrift, Medizinische Fakultät Charité der Humboldt-Universität zu Berlin (*http://edoc.hu-berlin.de/habilitationen/diefenbacher-albert-2002-07-02/HTML/*)

Diefenbacher A, Burian R, Messe C, Härter M (2009) Konsiliar- und Liaison-Dienste für psychische Erkrankungen. In: Berger M (Hrsg) Psychische Erkrankungen. Klinik und Therapie, 3. Aufl. Urban & Fischer, München, S 1025–1050

Faller H (Hrsg) (2005) Psychotherapie bei somatischen Erkrankungen. Thieme, Stuttgart

Grawe K, Donati R, Bernauer F (1994) Psychotherapie im Wandel. Hogrefe, Göttingen

Golombek, U, Diefenbacher A (2005) Persönlichkeitsstörungen – die schwierigen Patienten. In: Madler C et al (Hrsg) Das NAW-Buch Akutmedizin der ersten 24 Stunden, 3. Aufl. Elsevier, München, S 774–783

Groves JE (2004) Difficult patients. In: Stern TA et al (eds) Massachusetts General Hospital Handbook of general hospital psychiatry, 5th edn. Mosby, St. Louis, MO, pp 293–312

Hartland J (1973) Medical and dental hypnosis. Bailiere-Tindall, London, p 144f

Hautzinger M (2003) Kognititve Verhaltenstherapie bei Depressionen, 6. Aufl. Psychologie Verlagsunion, Weinheim, S 37–46

Hegerl U, Pfeiffer-Gerschel T, Althaus D (2004) Depressions-Screening im Wartezimmer. MMW – Fortschritte der Medizin Sonderheft 2: 469-473

Henry GW (1929-1930) Some modern aspects of psychiatry in general hospital practice. Am J Psychiatry 96: 481–499

Kanfer FH, Reinecker H, Schmelzer D (1996) Selbstmanagement-Therapie, 2. Aufl. Springer, Berlin Heidelberg New York Tokio, S 193–232

Kaupp JW, Rapoport-Hubschman N, Spiegel D (2005) Psychosocial treatments. In: Levenson JL (ed) Textbook of psychosomatic medicine. American Psychiatric Publishing, Arlington, VA, pp 923–956

Kaye JM, Schindler BA (1990) Hypnosis on a consultation-liason-service, Gen Hosp Psychiatry 12(6): 379–383

Kessler R (2005) Treating psychological problems in medical settings: primary care as the de facto mental health system and the role of hypnosis. Int J Clin Exp Hypn 53: 290–305

Klerman GL, Weissman MM, Rounsaville BJ, Chevron ES (1984) Interpersonal psychotherapy of depression. Basic Books, New York, pp 71–182

Köllner V (2005) Ängste. In: Köllner V, Broda M (Hrsg) Praktische Verhaltenstherapie. Thieme, Stuttgart, S 142

Kossak HC (2004) Hypnose. Lehrbuch für Psychotherapeuten und Ärzte, 4. Aufl. Beltz, Weinheim

Leiberich P, Kreuzer E, Olbrich E, Kalden JR (1991) Psychosomatische Gespräche mit Krebskranken – bewältigungsorientierte Kurzzeittherapie. Onkologie 14: 524–528

Leichsenring F, Rabung S, Leibing E (2004) The efficacy of short-term psychodynamic psychotherapy in specific psychiatric disorders. A meta-analysis. Ach Gen Psychiatry 61: 1208–1216

Levenson H, Hales RE (2005) Brief psychodynamically informed therapy for medically ill patients. In: Stoudemire A, Fogel BS (eds) Medical psychiatric practice, Vol 2. American Psychiatric Press, Washington, DC, pp 3–37

Lipowski ZJ (1996) History of consultation-liaison psychiatry. In: Rundell JR, Wise MG (eds) The American Psychiatric Press textbook of consultation-liaison psychiatry. American Psychiatric Press, Washington, DC, pp 2–11

Lipsitt DR (2005) Psychotherapy. In: Wise MG, Rundell JR (eds) Textbook of consultation liaison psychiatry, psychiatry in the medically ill, 2nd edn. American Psychiatric Publishing, Washington, DC, pp 1027–1051

Maldonado JR, Spiegel D (2000) Medical hypnosis. In: Stoudemire A, Fogel BS, Greenberg DB (eds) Psychiatric care of the medical patient, 2nd edn. Oxford University Press, Oxford, pp 73–90

Mermolja E (2005) Mit Milieutherapie die Lebensqualität erhöhen. Krankenpflege 98(10): 21–22

Meyer E, Mendelson M (1961) Psychiatric consultations with patients on medical and surgical wards: Patterns and process. Psychiatry 24: 197–220

Muthny FA (2004) Krankheitsverarbeitung bei körperlichen Erkrankungen und Erfordernisse des psychosozialen Konsiliardienstes. In: Arolt V, Diefenbacher A (Hrsg)Psychiatrie in der klinischen Medizin. Steinkopff, Darmstadt, S 100–121

Öst LG (1996) Spezifische Phobien. In: Margraf J (Hrsg) Lehrbuch der Verhaltenstherapie. Springer, Berlin Heidelberg New York Tokio, S 29–42

Öst LG, Fellenius J, Sterner U (1991) Applied tension, exposure in-vivo and tension only in the treatment of blood-phobia. Behav Res Ther 23: 263–281

Ramchandani D, Lamdan RM, O'Dowd MA et al (1997) What, why, and how of consultation-liaison psychiatry – an analysis of the consultation process in the 1990s at five urban teaching hospitals. Psychosomatics 38: 349–355

Rockland LH (1995) Advances in supportive psychotherapy. Curr Opin Psychiatry 8: 150–153

Rudolf G, Schult D (2006a) Wissenschaftlicher Beirat Psychotherapie nach § 11 PsychThG – Gutachten zur wissenschaftlichen Anerkennung der Hypnotherapie. Deutsch Ärztebl 103(21): A-1481/B-1265/C-1217

Rudolf G, Schult D (2006b) Wissenschaftlicher Beirat Psychotherapie nach § 11 PsychThG – Gutachten zur wissenschaftlichen Anerkennung der Interpersonellen Psychotherapie (IPT). Psychotherapeutenjournal 3: 282–285

Saupe R, Diefenbacher A (1996) Gesprächsführung und Psychotherapie in der Konsiliarpsychiatrie. In: Saupe R, Diefenbacher A (Hrsg) Praktische Konsiliarpsychiatrie und -psychotherapie. Enke, Stuttgart, S 40–50

Spira JL, (1997) Group therapy for medically ill patients. Guilford, New York

Wain HJ (1993) Medical hypnosis. In: Stoudemire A, Fogel BS (eds) Medical-psychaitric practice, Vol 2. American Psychiatric Press, Washington, DC, pp 39–66

Wheeler SL, Houston K (2005) The role of diversional activities in the general medical hospital setting. Holist Nurs Pract 19(2): 87–89

Windgassen K, Weißen PH, Schmidt K (1997) Vorurteile und Urteile: Die psychiatrische Konsiliaruntersuchung aus Sicht des Patienten. Psychiatr Prax 24: 134–137

21

Spezifische Problemkonstellationen

Kapitel 22 **Krisenintervention und Suizidprävention – 443**
Manfred Wolfersdorf, Michael Purucker und Christoph Franke

Kapitel 23 **Die Bewältigung von Verlusten – normale und pathologische Trauerprozesse – 467**
Anette Kersting

Kapitel 24 **Psychotherapie von mütterlichen Erkrankungen im Zusammenhang mit Schwangerschaft und Geburt – 479**
Christiane Hornstein und Patricia Traumann-Villalba

Kapitel 25 **Psychotherapie im Alter – 497**
Meinolf Peters

Kapitel 26 **Psychotherapie in der medizinischen Rehabilitation – 519**
Michael Linden

Kapitel 27 **Psychotherapie unter den Bedingungen einer zwangsweisen Unterbringung – 531**
Matthias Rothermundt

Kapitel 28 **Psychotherapie in der forensischen Psychiatrie – 539**
Norbert Leygraf

Kapitel 29 **Psychopharmakotherapie in der Psychotherapie – 555**
Peter Zwanzger und Julia Diemer

Kapitel 30 **Neurobiologische Grundlagen von Psychotherapie – 563**
Thomas Suslow und Volker Arolt

Kapitel 31 **Die Bedeutung der Ethik in der Psychotherapie – 577**
Christian Reimer

Kapitel 32 **Operationalisierte Diagnostik in der Psychotherapie – 585**
Harald J. Freyberger

Kapitel 33 **Testdiagnostik – 595**
Thomas Suslow

Krisenintervention und Suizidprävention

Manfred Wolfersdorf, Michael Purucker und Christoph Franke

22.1 Einführung – 444

22.2 Theoretische Grundlagen – 444

22.2.1 Epidemiologie und Versorgungssituation – 444

22.2.2 Krise – Begriffsbestimmung und Abgrenzung – 446

22.3 Psychotherapeutische Krisenintervention – 451

22.4 Krisenintervention bei Suizidalität/Suizidprävention – 455

22.5 Anmerkungen zu einigen besonderen psychiatrisch-psychotherapeutischen Krisensituationen – 457

22.6 Einrichtungen der Krisenintervention – 460

22.7 Aufbau der Krisenintervention – 461

22.8 Probleme und Fehler bei der Krisenintervention – 462

22.8.1 Überaktivismus – 462

22.8.2 Rechtliche Fragen – 463

22.8.3 Dokumentation – 463

22.8.4 Krisenintervention im Team – 463

22.8.5 Aktivierung von Ressourcen – 463

Literatur – 464

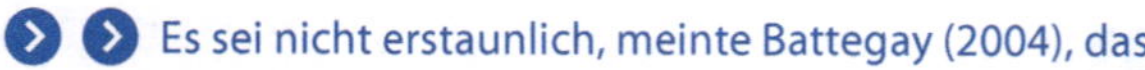

Es sei nicht erstaunlich, meinte Battegay (2004), dass

> » die Menschen im Allgemeinen, insbesondere jene mit erhöhter psychischer Vulnerabilität, die heutzutage stets notwendigen Anpassungsleistungen oft nicht mehr zu erbringen vermögen und in eine Lebenskrise hineingeraten. «

Die moderne Psychiatrie müsse sich damit auseinandersetzen.

22.1 Einführung

In einer Zeit des raschen Wandels, der zunehmenden wirtschaftlichen und gesundheitlichen Belastungen und der einseitigen Betonung ökonomisch-wirtschaftlicher Prinzipien ist es nicht verwunderlich, dass Gefühle von Hilflosigkeit und Ausgeliefertsein zunehmen und Menschen unter objektivem oder subjektiv erlebtem Belastetsein leiden. Nun ist menschliches Leid keine »Krise«, und nicht jede »Krise« führt auch zu oder ist Ausdruck von »psychischer oder psychosomatischer Erkrankung«. Der folgende Beitrag zeigt, was die heutige Psychiatrie unter den Begriffen Krise und Krisenintervention versteht, welcher psychiatrisch-psychotherapeutische Auftrag sich daraus ableitet und wie dies klinisch umgesetzt werden kann (▶ Fallbeispiel 1).

Fallbeispiel 1: Psychotherapeutische Krisenintervention

Ein 39-jähriger Bankangestellter in mittlerer leitender Funktion, verheiratet, 2 Söhne in einer höheren Schule, bisher psychisch und somatisch unauffällig und gesund, hat sich auf Aktiengeschäfte eingelassen und innerhalb weniger Tage etwa 70.000 Euro verloren. Die Ehefrau, Sekretärin eines leitenden Verwaltungsbeamten, weiß bisher nichts davon, der Ehemann will sie auch nicht informieren, obwohl nahezu die gesamten Spareinlagen verloren gegangen sind. Er entwickelt Schlafstörungen, wird unkonzentriert bei der Arbeit, ist übermüdet, gereizt, wirkt auf die Familie, als stünde er neben sich. In einem von Ehefrau und Kindern erzwungenem Familiengespräch gesteht er den Verlust. Es kommt zu einer Auseinandersetzung zwischen den Ehepartnern, wobei die Ehefrau – für den Partner völlig unerwartet – Trennungsabsichten und eine seit längerer Zeit bestehende Liebesbeziehung zu ihrem Chef bekennt. Der Ehemann sperrt sich in seinem Arbeitszimmer ein, spricht nicht, verschwindet in der Nacht und wird von Passanten auf einer Brücke über der Autobahn beobachtet und festgehalten, bevor er, wie er später erklärt, hinunter springen konnte, um sich zu suizidieren. Die Polizei bringt ihn in die Klinik für Psychiatrie und Psychotherapie.

Im Gespräch in der psychiatrischen Ambulanz wird als Erstes geklärt, ob und inwieweit eine akute Krisensituation bzw. eine akute psychische Erkrankung, z. B. eine depressive Erkrankung mit Suizidimpulsen, vorliegt. Psychische Erkrankungen können ausgeschlossen werden. Im beschützten Rahmen von 2 Tagen stationärem Aufenthalt in der Klinik für Psychiatrie, Psychotherapie und Psychosomatik mit mehreren Gesprächen unter Einbeziehung der Söhne, letztendlich nach Stabilisierung des Patienten auch unter Einbeziehung der Ehefrau, nach pharmakotherapeutischer Herbeiführung von Schlaf und Entspannung und Klärung des weiteren Prozedere hinsichtlich der finanziellen Situation – die Familie ist zwar nicht verarmt, aber der Patient hat einen großen Verlust zu verantworten – und der Entwicklung eines Arrangements bezüglich der aktuellen Beziehungssituation – die Ehefrau zieht kurzfristig aus und zu ihrem Freund, die rüstige Mutter des Patienten kümmert sich vorerst um den Patienten und die Söhne – und mit Planung einer weiteren psychotherapeutischen Begleitung nach abgeschlossener Krisenintervention geht der Patient nach Hause und beginnt in der Woche darauf, wieder zu arbeiten.
Alternativ zu dieser kurzfristigen 2-tägigen stationären Behandlung wäre auch die Unterbringung des Patienten bei einem befreundeten Ehepaar möglich gewesen, bis die Ehefrau ausgezogen gewesen wäre und die Mutter des Patienten vorerst die Organisation des Haushalts übernommen gehabt hätte. Der Patient hat sich jedoch für den stationären Rahmen entschieden.

Diagnose nach ICD-10

Anpassungsstörung (F43.2) aufgrund einer identifizierbaren psychosozialen Belastung von einem nicht außergewöhnlichen oder katastrophalen Ausmaß, relativ kurzfristiger Beginn der Symptomatik innerhalb von einer Woche, fehlende Krankheitsbelastung in der Vorgeschichte oder Familienanamnese, ein eher ängstlich-depressives Bild mit zeitweise dissoziativen Zuständen; auf dem Höhepunkt der Krise akute Suizidgefahr (durch Passanten unterbrochener, begonnener Suizidversuch).
Therapeutische Maßnahmen: Krisenintervention (Beziehung, Assessment von psychischer Störung und Suizidalität, Management der aktuellen Situation, Herausnahme aus der belastenden psychosozialen Situation, »sichernde Fürsorge«, Organisation des weiteren Ablaufs auf der Basis der Ressourcen der Familie; kurzfristige Psychopharmakotherapie mit Tranquilizer und Hypnotikum, längerfristiges Angebot psychotherapeutischer Begleitung.

22.2 Theoretische Grundlagen

22.2.1 Epidemiologie und Versorgungssituation

Die **Behandlung von Menschen in Krisen und mit psychischer Erkrankung** hat sich in den letzten 3 Jahrzehnten in Deutschland grundlegend verändert. Dies bildet sich nicht nur in der heutigen, vielgestaltig wirkenden Versorgungsstruktur ab, sondern auch in großen epidemiologischen Bevölkerungsstudien, z. B. im Bundesgesundheitssurvey mit einer 12-Monats-Prävalenz für psychische Störungen von über 30% bei 18- bis 65-jährigen Menschen (nach DSM-IV; Wittchen u. Jacobi 2000, 2001).

Insgesamt zeichnet sich ein Trend zur Zunahme leichter und mittelschwerer psychischer Störungen ab, v. a. im Bereich der depressiven Erkrankungen, der Anpassungs- und Belastungsstörungen, der Angst-, der Ess-, der Persönlichkeits- oder auch der somatoformen Störungen sowie der psychischen Störungen (Angst, Depression, Sucht) bei körperlichen Erkrankungen, insbesondere bei chronisch somatisch Kranken (Wells et al. 1988). Von 250.000 Einwohnern brauchen nach Wing (1992) etwa 50–150 eine Akut- bzw. Krisenbehandlung, Goldberg und Huxley (1980) schätzen, dass sich von 1000 Einwohnern im Jahr 6 Patienten in stationäre psychiatrische Behandlung begeben müssen.

Nach der **AOLG-Umfrage** (Arbeitsgruppe Psychiatrie der Obersten Landesgesundheitsbehörden im Auftrage der Gesundheitsministerkonferenz: Bestandsaufnahme zu den Entwicklungen in der Psychiatrie in den letzten 25 Jahren. 76. Gesundheitsministerkonferenz, Chemnitz 2./3. Juli 2003. BMGS, Bonn/Berlin; unveröffentlichtes Manuskript) betrug

- die vollstationäre Bettenkapazität in der Psychiatrie am 1.1.2003 in Deutschland 52.019 Betten sowie 9170 teilstationäre Plätze,
- die Anzahl der Nervenärzte/Psychiater im Jahr 2000 insgesamt 3836 (1 pro 16.292 Einwohner),
- der Anzahl der Psychotherapeuten (in 9 der alten Bundesländer) insgesamt 12.282 (3971 Ärztliche und 8312 Psychologische Psychotherapeuten; 1 pro 4837 Einwohner),
- die Anzahl der Psychiatrischen Institutsambulanzen (alle Bundesländer) 304,
- die Anzahl der Sozialpsychiatrischen Dienste (15 Bundesländer) 586,
- die Anzahl der Kliniken für Psychiatrie und Psychotherapie im Jahr 2000 noch 422 (202 Fachkrankenhäuser, 220 Abteilungen) (Wolfersdorf 2005, Wolfersdorf u. Fritze 2002).

Über die Anzahl der **Krisen- und Notfalldienste in Deutschland** liegen bundesweit kaum Zahlen vor (Bramesfeld 2003, Witte 2000).

Eine Untersuchung zum **Leistungsprofil der Sozialpsychiatrischen Dienste** (SPDi) in Bayern (Neubauer 1987) zeigt, dass sich

- immerhin 41% der Patienten aus Eigeninitiative an den SPDi wandten – was als Einsicht in die Notwendigkeit psychosozialer Unterstützung interpretiert werden darf, bevor es zur »Krise« kommt, bzw. um ein ausreichendes Funktionsniveau aufrechterhalten zu können,
- 21% über Angehörige, Bekannte, Nachbarn,
- 13% über andere psychosoziale Einrichtungen,
- 12% der Patienten wurden von Psychiatern geschickt,
- 6% von Allgemeinärzten.

Bei 22% der Patienten ging es um soziale und psychologische Beratung, bei je 10% um nachgehende Betreuung bzw. beschütztes Wohnen, bei 9% um Freizeitgestaltung.

Psychiatrische Krisenintervention und Notfallpsychiatrie findet in jeder nervenärztlichen/psychiatrischen Praxis im niedergelassenen Bereich und in allen Psychiatrischen Institutsambulanzen statt, allein schon bei akuter Suizidalität oder drohender psychotischer Dekompensation. Die Psychiatrische Institutsambulanz (PIA) der Universität Ulm berichtet für den Zeitraum 1989 bis einschließlich 1990 von einer steigenden Anzahl von Patienten in der Krisenintervention: 1989 waren es 296 Patienten, davon 65 nach Suizidversuch und wegen akuter Suizidgefahr, 1991 waren es bereits 409, davon 80 Menschen nach Suizidversuch und mit akuter Suizidgefahr. Bei den Einweisungen im Zentrum für Psychiatrie Weissenau im Februar 1992 handelte es sich um 49% definierte Notaufnahmen wegen akuter Suizidgefahr, Fremdgefährdung, Hilflosigkeit, Verwirrtheit, psychotischer Dekompensation oder Selbstgefärdung (Wolfersdorf u. Herforth 1993).

Nach Schohe und Weber (1995) gibt es in Deutschland 89 **Telefonseelsorge-Einrichtungen** und 11 Angebote »Offene Tür« (niederschwellige kirchliche Beratungsangebote mit Anonymität und ohne Wartezeit). Daten zur Inanspruchnahme der Telefonseelsorge (TS) sind in Deutschland schwer erhältlich. Eigene Untersuchungen fanden bei 58% der Anrufer Partnerschaftsprobleme, familiäre Konflikte, Depressivität und Einsamkeit (Wolfersdorf et al. 1992a); die angebotene Hilfe/Krisenintervention bestand bei 68% der Anrufer in »aktivem Zuhören« (im Sinne der klientenzentrierten Gesprächspsychotherapie nach Rogers) und bei 6% in direkter Beratung. Eine weitere Untersuchung (Wolfersdorf 1995) bei 581 Erstanrufern ergab:

- 4% der Anrufer wiesen bereits einen Suizidversuch in ihrer Vorgeschichte auf,
- bei 10% wurde vom Telefonberater die aktuelle Suizidalität als »mittel/hoch« eingeschätzt,
- bei weiteren 4% erschien die Wahrscheinlichkeit eines Suizidversuchs in den nächsten 24 Stunden als »mittel/hoch«,
- 10% äußerten Suizidideen am Telefon,

- 1% der Anrufer hatte bereits Vorbereitungen zu einem Suizidversuch getroffen,
- von je 1% der Anrufer wurde ein bereits begonnener Suizidversuch mit niedrigem bzw. hohem Versterbensrisiko angegeben.

Die Deutsche Gesellschaft für Suizidprävention e.V. (DGS) (Witte 2000) wies 1998 in ihrer Übersicht insgesamt 79 speziell der **»Suizidprävention« zugeordnete Institutionen** unterschiedlicher Trägerschaft aus; benannt sind dabei aber nur diejenigen Einrichtungen, die zum einen zur DGS gehören, zum anderen die Aufgabe »Suizidprävention und Krisenintervention« eindeutig in ihrem Programm benennen.

Im Bereich der niedergelassenen **Nervenärzte/Psychiater** bzw. der Ärztlichen oder Psychologischen Psychotherapeuten fehlen Untersuchungen zur Notfall- bzw. Krisenintervention. Die Häufigkeit psychiatrischer **Notfälle im ärztlichen Rettungsdienst** haben König et al. (1996) mit bis zu 30% beziffert und hier insbesondere auf die Zustandsbilder mit Angst, Verwirrtheit, Erregungszuständen oder suizidalen Krisen aufmerksam gemacht.

! Es gibt eine große Anzahl von Einrichtungen/Strukturen, die sich mit »Krisen und Krisenintervention« beschäftigen, vom intensivmedizinischen und psychiatrischen Notfall bis hin zum psychosozialen nichtmedizinischen Bereich. Die Datenlage dazu, wie viele »Krisenfälle/Notfälle« dieser Art es wirklich gibt, ist unbefriedigend, was u. a. mit dem Fehlen einer eindeutigen Definition von Krise und Notfall zusammenhängt. Hinzu kommt, dass in Deutschland die ärztliche Versorgung den »Krisen- und Notfalldienst« einer Region zu sichern hat. Krisendienst darf nicht mit »mobiler Beratung/Pflege/psychosozialer Begleitung« verwechselt werden.

22.2.2 Krise – Begriffsbestimmung und Abgrenzung

Die Begriffe »Krise« oder auch »Notfallpsychiatrie« und »Krisenintervention« dürfen nicht auf das Merkmal »erhöhte Suizidgefahr« reduziert werden, auch wenn es dort am offensichtlichsten um Lebensgefahr und sofortigen Handlungsbedarf geht. Genauso ernst zu nehmen wie z. B. interaktionelle Störungen sind als »Krise« in der Therapie:

- jede akute extrapyramidalmotorische Dystonie als Nebenwirkung von Neuroleptika (z. B. eine Patientin mit Magenbeschwerden nimmt Metoclopramid und erleidet einen Augenkrampf),
- jede kardiologische Nebenwirkung (z. B. eine Rhythmusstörung bei einem trizyklischen Antidepressivum) oder auch
- ein psychopharmakologisch bedingter Ileus,
- ein akutes metabolisches Syndrom (z. B. eine Hypoglykämie im Rahmen einer Behandlung einer somatoformen Störung mit einem atypischen Neuroleptikum),
- eine innere Unruhe im Zusammenhang mit der Medikation,
- eine Akathisie.

Schwarz (2002) spricht dann von »psychischer Krise«, wenn ein Mensch mit solchen Lebensveränderungen oder traumatischen Ereignissen konfrontiert wird, die er im Augenblick nicht bewältigen könne, sodass er sein seelisches Gleichgewicht verliere; ▶ Box zur Begriffsbestimmung von Krise in Abgrenzung vom psychiatrischen Notfall (▶ nachstehende Übersicht).

Krise – Begriffsbestimmung

Unter »Krise« verstehen wir ein bei einem bisher psychisch gesunden Menschen oder bei einem Menschen mit bekannter und derzeit nicht aktueller psychischer Erkrankung sich akut entwickelndes und verschlechterndes, meist buntes Symptombild als Ausdruck des Verlusts des psychophysischen Gleichgewichts, das dann entsteht, wenn ein Mensch sich mit einer Thematik oder Situation konfrontiert sieht, die er bei bestehendem Lösungs- und Handlungsdruck mit seinen lebensgeschichtlich erworbenen und aktuell vorhandenen Ressourcen und Hilfen nicht bewältigen kann.
»Krise« ist kein Krankheitskonzept, keine Syndrom- oder Psychodynamik-Benennung, sondern meint einen durch Anlass und Handlungsdruck, erfolglosen Ressourceneinsatz und kurzzeitige Symptomentwicklung gekennzeichneten Zustand. Krisen sind meist zeitlich befristet, können aber in unterschiedliche Ausgänge münden.

Notfallpsychiatrische Krisenintervention

- **Typische Notfallsituation**
  Der psychiatrische Notfall ist ein akuter psychischer Ausnahmezustand, der mit Selbst- und Fremdgefährdung, meist mit auffälliger psychischer Symptomatik und auffälligem Verhalten sowie meist unzureichender Eigenverantwortlichkeit und eingeschränkter Geschäftsfähigkeit einhergeht und sofortiger Hilfe (Notfallpsychiatrie, notfallpsychiatrische Krisenintervention) bedarf. Der psychiatrische Notfall kann am Beginn

▼

einer psychischen Erkrankung stehen oder auch Teil einer Exazerbation einer zugrunde liegenden psychischen Störung, z. B. einer Schizophrenie oder Manie, sein.

- **Typische Notfälle**
  - Psychomotorische Erregungszustände, insbesondere wenn mit Fremdaggression oder Selbstverletzung
  - Suizidales Verhalten, z. B. Intoxikation, drohender Sturz aus Höhe, Suizidankündigung
  - Schwere Selbstverletzungen
  - Delirante Zustandsbilder, z. B. Verwirrtheit, Verkennung, Desorientiertheit
  - Bewusstseinsstörungen jeglicher Art
  - Akute Angstzustände, insbesondere wenn in paranoidem Zusammenhang
  - Akute Paranoia mit bedrohlichem Verhalten
  - Drogen- oder alkoholinduzierte Zustände
  - Bedrohliche Nebenwirkungen von Medikamenten, z. B. Psychopharmaka

Allerdings gelingt eine scharfe Abgrenzung des Konstrukts Krise vom Konstrukt Notfallpsychiatrie nur unzureichend, ein Grund, weswegen der bisher überwiegend in der psychosozialen nichtmedizinischen Versorgung (z. B. an Beratungsstellen) verwendete Krisenbegriff im letzten Jahrzehnt Eingang in die psychiatrisch-psychotherapeutischen Lehrbücher gefunden hat (Gaebel u. Müller-Spahn 2002, Katschnig u. Konieczna 1986). Der »psychiatrische Notfall« setzt das Vorliegen einer psychischen Erkrankung und die »krisenhafte« Zuspitzung von Symptomatik und Verhalten voraus, aus der heraus der Betroffene der notfallmäßigen Behandlung innerhalb kürzester Zeit bedarf. Etzersdorfer (2008) hat vor Kurzem Krisenintervention als psychosozial definiert und die Notfallpsychiatrie und Psychotherapie dem eher medizinischen Fachbereich zugewiesen.

Nach Katschnig und Konieczna (1986) gilt als psychiatrischer Notfall ein seelischer Leidenszustand bei psychotischen Erkrankungen und bei Vorliegen einer medizinischen Komponente, der der sofortigen Hilfe bedarf. Als Krise wird ein psychischer Zustand definiert, der sich bei Bedrohung und Behinderung eines wichtigen Lebensziels einstellt und die aktuellen Bewältigungsmöglichkeiten des Individuums überfordert. Krisenanlass und Bewältigungsnotwendigkeit führen rasch zu einer Destabilisierung des psychophysischen Gleichgewichts, zu einer Einengung der Denkprozesse auf den die Krise auslösenden Inhalt, der in einem Prozess der kognitiven Generalisierung und Maximierung das Beherrschende im aktuellen Leben wird, zunehmend mit Handlungsdruck/Lösungszwang einhergeht, psychische Symptomatik und auffällige Verhaltensweisen entwickeln (»Krisenpsychopathologie«) und eigene und fremde, innere und äußere Hilfsmöglichkeiten verkennen lässt.

Der **psychiatrische Notfall** (Müller-Spahn u. Hoffmann-Richter 2002) dagegen ist ein akuter psychischer Ausnahmezustand, der mit Selbst- und Fremdgefährdung, meist mit auffälliger psychischer Symptomatik und auffälligem Verhalten sowie meist unzureichender Eigenverantwortlichkeit und eingeschränkter Geschäftsfähigkeit einhergeht und der sofortigen Hilfe (Notfallpsychiatrie, notfallpsychiatrische Krisenintervention) bedarf.

Nach dem **Dringlichkeitsgrad** der Versorgung wird wie folgt unterschieden: Unmittelbares Eingreifen charakterisiert den Notfall, eine Wartezeit von bis zu 2 Tagen eine Krise; was länger warten könne, seien alltägliche Probleme, so Häfner und Helmchen (1978).

Typisch für den psychiatrischen Notfall ist auch, dass er häufig zunächst vom engeren Umfeld definiert wird, dann von einem einweisenden Arzt, während der Patient oder auch andere dies selbst noch verleugnen; in Krisen dagegen suchen Menschen häufig auch selbst Hilfe.

In der Literatur zu Krise und Krisenintervention werden viele **unterschiedliche Begriffe** verwendet:

- psychosoziale Krise (Sonneck 1985),
- »normale« bzw. »psychiatrische« Krise (Schwarz 2002),
- »pathologische« Krise (Häfner u. Helmchen 1978, Ahrens 2002),
- Veränderungskrise (Caplan 1964),
- »traumatische« Krise (Cullberg 1978),
- emotionale oder psychosoziale oder auch suizidale Krise (Wolfersdorf 2000).

Konsequenterweise wird bei der Intervention/Therapie dann von »Krisenintervention« bzw. Kurzpsychotherapie (Reimer 1996) bzw. von notfallpsychiatrischer Krisenintervention und Notfallpsychiatrie (Katschnig u. Konieczna 1986) gesprochen.

Symptomatisch gehen Krisen auf ihrem Höhepunkt einher mit

- Schlaf- und Appetitstörungen,
- Unruhezuständen,
- Angst und Panikattacken,
- Gefühlen von Hilf- und Hoffnungslosigkeit,
- Herz- und Kreislaufbeschwerden,
- Phasen von Verzweiflung und psychomotorischer Hemmung bzw. Überaktivität bis hin zur
- kognitiven Einengung mit paranoid anmutenden Ideen und Schuldzuweisungen bis hin zu
- dissoziativen Zuständen.

Dabei sind Wahrnehmung, Erkennung und Definition des anstehenden Problems gestört, und es fehlt an der Kraft, eine als Lösung erkannte Strategie umzusetzen. Eine **Typologie von Krisen** ist in der folgenden ▶ Übersicht zusammengestellt.

Typologie von Krisen

Nach vorherrschender Psychopathologie (Syndrome)

- Depressive Krisen (depressiv-adynam, stuporös)
- Ängstlich-agitierte Krisen
- Erregt-maniforme Syndrome
- Desorganisiert-(prä)psychotische Krisen
- Aggressiv-gespannte Krisen

Nach Vorhandensein von Aggression/Impulskontrollverlust (psychosenahe Erlebnisse)

- Gereizt-gespannte Krisensyndrome, Fremdaggression
- Selbstverletzung, suizidale Krisen

Nach Genese

- Beziehungskrisen, narzisstische Krisen (z. B. Problem Autonomie-Anpassung)
- Krise im Zusammenhang mit Bewältigung von Krankheit und Unfall (posttraumatische Belastungsstörung)
- Krisen nach Todesfall (Existenzunfähigkeit)
- Krisen nach/bei Trennung (z. B. Partnerschaft)

Nach Darstellung der initialen Situation

- »Leise« Krisen (Ruhe-, Todeswünsche, Suizidalität, Depressivität, Rückzug u. ä.)
- »Laute« Krisen (z. B. bei Borderline-Persönlichkeitsstörung, bei Konversion, Dissoziation, Aggression, Angst)
- Krisen mit dissoziativen Zuständen (Selbstverletzungen)
- Krisen mit somatoformem Zustandsbild

Schwarz (2002) hat zwischen psychiatrischem Notfall, psychiatrischer Krise und Lebensveränderungskrise unterschieden und damit nicht zwischen »psychosozialer Krise« und »traumatischer Krise« getrennt, sondern beides unter dem Begriff der »psychiatrischen Krise« pragmatisch zusammengefasst. Die Unterscheidung der Begriffe in ◘ Tab. 22.1 orientiert sich an Sonneck (1985), der im Sinne von Cullberg bzw. Caplan (s. oben) traumatische und Lebensveränderungskrisen trennt.

Nach Cullberg (1978) verläuft eine **traumatische Krise** in vier Phasen (▶ Übersicht).

Phasen der traumatischen Krise nach Cullberg (1978)

1. Schockphase
2. Reaktionsphase
3. Bearbeitungsphase
4. Neuorientierung

Eine traumatische Krise ist dabei eine psychische Situation von allgemein anerkannter, äußerst schmerzlicher Natur, durch welche sich der Mensch in seiner psychischen Existenz, seiner sozialen Identität und Sicherheit sowie auch in seinen zugrunde liegenden Lebensmöglichkeiten bedroht sieht. Beispiele sind

- plötzliche Invalidität,
- plötzliche Beziehungsbedrohung,
- Tod eines nahe stehenden Menschen,
- Bekanntwerden einer Krankheit oder einer Diagnose,
- äußere Katastrophen,
- auffällige soziale Verlustsituationen.

Caplan (1964) hat ebenfalls 4 Phasen bei seinen **Lebensveränderungskrisen** (auch Entwicklungskrisen genannt) beschrieben (▶ Übersicht).

Phasen der Lebensveränderungskrise nach Caplan (1964)

1. Konfrontation mit dem Ereignis
2. Misslungene Lösung mit Gefühl des Versagens
3. Mobilisierung aller Bewältigungskapazitäten, was zu Lösung und Bewältigung oder zu Rückzug mit Resignation mit Chronifizierungsgefahr führt
4. Abschluss des Vollbilds der Krise mit entsprechender Symptomatik, danach Neuanpassung mittels konstruktiver oder auch mittels destruktiver selbstschädigender, chronifizierender Strategien

◘ Abb. 22.1 zeigt den **Ablauf einer Krise,** beginnend mit dem Krisenanlass als Ausgangsbedingung mit Bewältigungsdruck, letztlich einmündend in die Symptomatik (»Krisenpsychopathologie«) und den möglichen Ausgang einer Krise unter Intervention/Behandlung/Hilfe. Als **Ausgangsformen von Krisen** werden hier formuliert:

Tab. 22.1 Differenzialtypologie »psychiatrischer Notfall« – »psychosoziale Krise« – »Entwicklungs-/Lebensveränderungskrise« – »traumatische Krise«. (Mod. nach Schwarz 2002, ergänzt)

	Psychiatrischer Notfall	Psychosoziale Krise	Traumatische Krise	Entwicklungs-/ Veränderungskrise
Paradigma	Akute Suizidalität bei wahnhafter Depression, Intoxikation, Selbstverletzung	Akute depressive Reaktion bei Trennung, abnorme Trauerreaktion	Akute Belastungsreaktion bei Unfall, Vergewaltigung, »Trauma«	Emotionale Belastung bei Pensionierung, bei Umzug, bei biologischen Reifungsprozessen
Grad der Gefährdung	Hoch, bis zu akuter Lebensgefahr	Kurzzeitige, vorübergehende Selbst- oder Fremdgefährdung	Kurzzeitige Selbst- oder Fremdgefährdung, Chronifizierung	Gering
Psychosoziales Funktionsniveau	Extrem »gestört«, oft auch Bewusstseinslage gestört	Kurzzeitig deutlich beeinträchtigt, Kommunikationsfähigkeit erhalten	Deutlich beeinträchtigt, auch längerfristig, Kontaktfähigkeit erhalten	Wenig, nur kurzzeitig gestört
Bedeutung psychosozialer Faktoren für Zustand	Akut, Lebenserhaltung im Vordergrund	Wichtige Krisenauslöser	Bedeutsam für Auslösung und Verlauf	Bedeutsam als Auslöser
Therapiekonzept	Medizinisch-psychiatrisch-psychotherapeutisch, Psychopharmakologie	Krisenintervention	Psychotherapie, Psychopharmakologie	Beratung, hilfreiche Unterstützung

- die Symptomfreiheit und die Neuorientierung,
- die Chronifizierung mit einem anhaltenden Krankheitsbild, meist vor dem Hintergrund einer chronischen narzisstischen Kränkung,
- die Auslösung einer psychischen Erkrankung im engeren Sinne,
- das Auftreten von Impulskontrollstörungen und aggressiven Handlungen, z. B. als Fremdaggression, aber auch als Selbstverletzung und als Suizidalität,
- süchtiges Verhalten.

Goll (1985) beschreibt als **Gefahr von Krisen**
- Aggressions- und Kurzschlusshandlungen,
- die Auslösung einer psychischen Erkrankung,
- Somatisierung im Sinne der Verwendung des Körpers als Ausdrucksmittel für die anderweitig nicht formulierbare Not,
- Chronifizierung.

Risikofaktoren für letztere sind nach Goll (1985)
- materieller Krankheitsgewinn (z. B. anerkannte Berufsunfähigkeit ermöglicht finanzielle Existenzsicherung),
- sozialer Krankheitsgewinn (soziale Einordnung, anerkannter Status als Patient wird möglich),
- psychischer Krankheitsgewinn (Patient ist befreit von persönlicher Verantwortung, erhält Zuwendung),
- Auftreten von Vermeidungsverhalten (zur Beherrschung von Angst, Panik).

Chronische Krisen entstehen, wenn Veränderungskrisen durch Vermeidungsverhalten oder destruktive Bewältigungsmuster gelöst werden bzw. wenn traumatische Krisen in der Reaktionsphase festgefahren sind, weil eben keine Bearbeitung stattgefunden hat, sondern schädliche Strategien wie Alkohol- und Medikamentenmissbrauch, Rückzug aus sozialen Beziehungen, soziale Isolation die Folge waren. Bei den traumatischen Krisen ist auch an die Entwicklung einer posttraumatischen Belastungsreaktion (PTBS) zu denken, die in eine Wesensänderung der Person (z. B. depressiv-paranoid) einmünden kann.

Häfner und Helmchen (1978) haben diese Aspekte mit dem **Modell einer pyramidenförmigen Staffelung** – von »normaler« Krise über die »pathologische« Krise hin zum psychiatrischen Notfall – grafisch zusammengefasst und mit Vorschlägen zur professionellen und nichtprofessionellen Hilfe verbunden, die die Krisendynamik und Gefährdungsgrade berücksichtigen (Abb. 22.2).

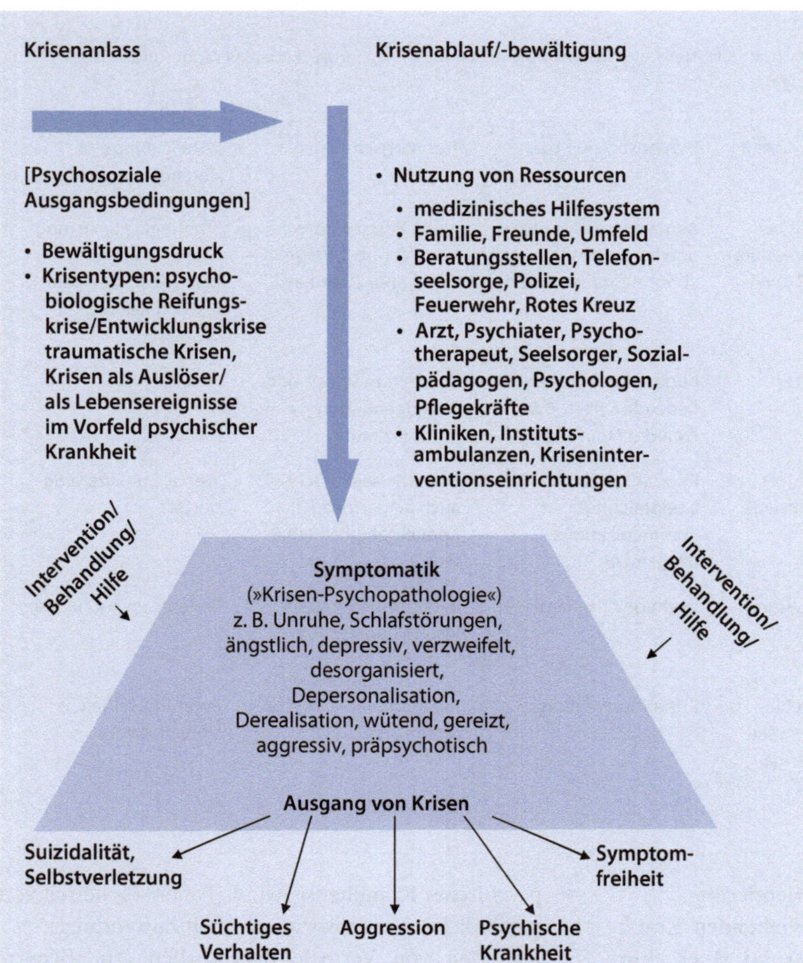

Abb. 22.1 Krise – Ablauf. (Mod. nach Wolfersdorf 2000, mit freundlicher Genehmigung)

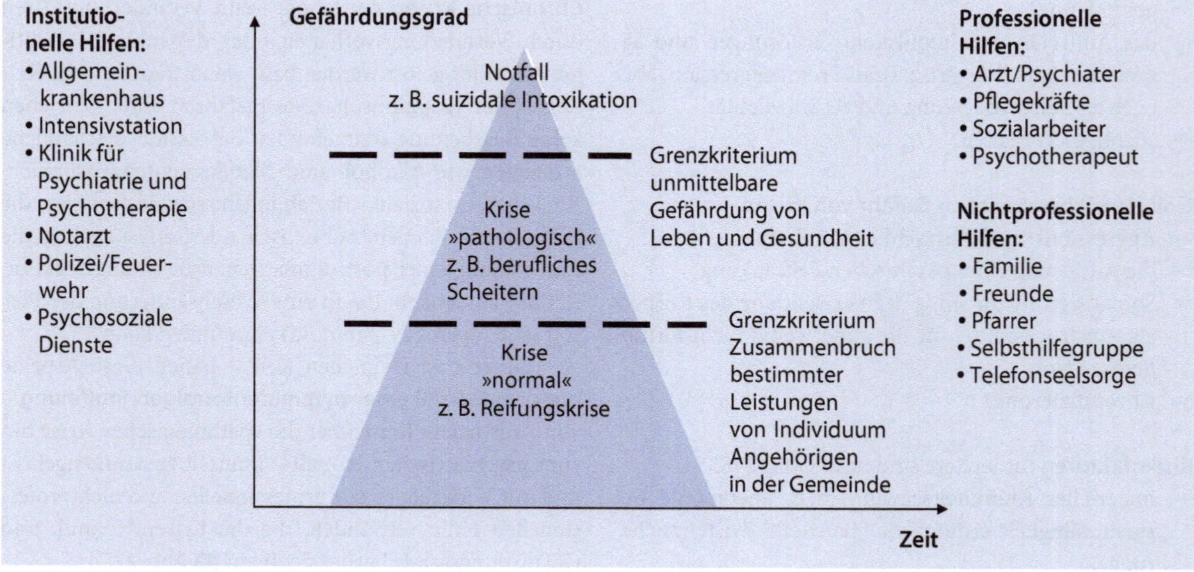

Abb. 22.2 Konzept der adäquaten Versorgung von Krisen und psychiatrischen Notfällen nach Häfner und Helmchen. (Mod. nach Ahrens 2002, mit freundlicher Genehmigung)

22.3 Psychotherapeutische Krisenintervention

Wenn nachfolgend von »**Krisenintervention**« gesprochen wird, dann wird in Abgrenzung von Notfallpsychiatrie, bei der die medizinische Interventionsnotwendigkeit betont wird, auf die in ◘ Tab. 22.1 unterschiedenen Krisen: psychosoziale Krise, traumatische Krise, Veränderungskrise abgehoben. Die Unterschiede sind hier fließend, zumal für alle 3 Formen in Abhängigkeit von Symptomatik, Gefährdungsgrad und psychosozialem Funktionsniveau hilfreiche Beratung/Unterstützung/Psychotherapie, evtl. mit Psychopharmakotherapie, notwendig sein können.

»Krisenintervention« meint kurzfristige psychologisch-psychotherapeutische oder psychosoziale oder auch ärztlich-psychiatrische Soforthilfe mit den **Zielen** (Wieners 1995)

1. Symptomerleichterung,
2. Wiederherstellung des psychischen und des somatischen Gleichgewichts,
3. Verstehen der krisenauslösenden Lebenssituation,
4. Erkennen der persönlichen Problematik.

Die ärztlich-psychotherapeutische Planung und Durchführung einer Krisenintervention sollte die Ablaufphasen nach Cullberg (1978; s. oben) berücksichtigen. ◘ Tab. 22.2 stellt die vom Therapeuten anzusprechenden Themen in Abhängigkeit von der Krisenphase dar. ◘ Tab. 22.3 gibt das Behandlungssetting wieder, und die darauffolgende ▶ Übersicht (Stufenmodell einer pragmatischen Krisenintervention, nach Schwarz 2002) zeigt die inhaltlichen Abschnitte einer pragmatischen Krisenintervention (Kurz u. Möller 1984, Schwarz 2002, Wolfersdorf 2000). Die klinisch-praktische Durchführung und Umsetzung mit interaktionell und fachlich orientiertem Gesprächsaufbau und flexibler Interventionstechnik werden im ▶ Fallbeispiel 2 erläutert.

Fallbeispiel 2: Klinisch-praktische Durchführung und Umsetzung einer psychotherapeutischen Krisenintervention

Der Patient, ein 52-jähriger selbstständiger Versicherungskaufmann, wird notfallmäßig von seinem Hausarzt angemeldet und erhält umgehend ein ambulantes Gespräch. Anlass der aktuellen Krise ist die Mitteilung der Bank des Patienten, sie habe seinen Kredit an eine andere Bank verkauft. Der Patient fühlt sich existenziell bedroht, erlebt Angst, sorgt sich, wie es weitergehen soll, ist hoffnungslos, erregt und

◘ **Tab. 22.2** Prinzipien der Krisenintervention. (Mod. nach Cullberg 1978, Sonneck 1985, Schwarz 2002)

Ablaufphasen psychischer Krisen	Intervention (keine spezifische Therapie/Psychotherapie, sondern syndromspezifisch und polypragmatisch)
Belastung: z. B. Trennung von Partnerschaft, Arbeitsplatzverlust	**Fokussierung auf traumatische Belastung:** »Hier und Jetzt«, Beziehung herstellen, sofortiger Beginn, hohe Aktivität der Helfer, Methodenflexibilität, Entlastung
Schock: z. B. innere Lähmung, emotionale Starre, Dissoziation, ungesteuerte Aktivität, vegetative Symptome, Panik, Depression	**Schutz des Betroffenen:** Vermeidung von Selbst- und Fremdschädigung und Katastrophisierung, Herausnahme aus belastendem Umfeld, Symptombehandlung, Ich-Stützung, Regressionsvermeidung
Reaktion: z. B. Versuch, die Situation gemeinsam anzuschauen, Aktivität, Chronifizierungsgefahr	**Annäherung an und beginnende Auseinandersetzung mit Realität,** Aktivierung von eigenen Ressourcen und Integrationsfähigkeiten
Bearbeitung: z. B. konkrete Lösungsschritte, evtl. konfliktzentriert psychodynamisch, Angehörige anderer Fachkompetenz	**Analyse von Trauma/Belastung und Reaktion:** Einbeziehung offensichtlicher psychodynamischer Zusammenhänge, Stabilisierung des Selbstwertgefühls, Lösung vom Trauma und Geschehenem, Förderung von Hoffnung auf Änderung, Einbeziehung anderer
Neuorientierung: z. B. Abschluss, Evaluation spezifische Therapie	**Abschließende Bewertung und Beurteilung von Krisenablauf und -ergebnissen:** Wiedererkrankungsprophylaxe, Indikationsstellung und Einleitung weiterführender psychotherapeutisch-psychiatrischer Behandlung

verzweifelt, will lieber tot sein, verneint aber glaubhaft konkrete Suizidideen und -absichten. Er fühlt sich durch seine beiden schulpflichtigen Kinder – der Sohn steht vor dem Abitur – und die Ehefrau nach knapp 30-jähriger Ehe gebunden.
Psychopathologisch besteht eine akute depressive Reaktion, psychodynamisch ein Gefühl der existenziellen Bedrohtheit sowie der Hilflosigkeit: »Ich kann arbeiten soviel ich will, ich kann machen was ich will, es ist aus«.
Im Erstgespräch erscheint der Patient depressiv-verzweifelt, unruhig und erregt, vorwurfsvoll; er kommt kaum zur Ruhe, zeigt hohen Rededrang (fast 1½ Stunden). Von Therapeutenseite erfolgt aktives, empathisches Zuhören, Nachfragen nach Details (um sich selbst den Vorgang klarer zu machen), Nachfragen nach Ressourcen (u. a. Möglichkeiten von Verständnis, Unterstützung, vonseiten der Ehefrau, Vorhandensein von Freunden, Beratung durch einen Anwalt). Der Patient ist am Ende des sehr langen Gesprächs entspannt, wenngleich die Situation unverändert ist. Eine notfallmäßige stationäre Aufnahme wird diskutiert, erscheint aber nicht nötig, da die Ehefrau als unterstützend und die Familie als verständnisvoll vom Patienten erlebt und beschrieben werden. Der Patient wird dann auch von der Ehefrau abgeholt. Suizidideen oder -absichten werden glaubhaft verneint, es gab keine suizidalen Krisen in der Vorgeschichte. Aktuell gibt es kein psychotisches Erleben, keine paranoiden Beziehungsideen, keine Halluzinationen, keine Hinweise auf süchtiges oder auf zwanghaftes Verhalten.
Der Patient kommt 2 Tage später zum zweiten Gespräch. Er berichtet von Schlafstörungen und Grübelzuständen, er liege nachts wach. Er habe mit einem befreundeten Anwalt gesprochen, man könne wohl nichts gegen den Kreditverkauf tun. Er erzählt auf Nachfragen, dass er sich seit mehreren Jahren nach einem Kreislaufkollaps mit Bewusstlosigkeit (transitorische ischämische Attacke?) nicht mehr belastbar fühle, bereits ein Drittel seiner Kundschaft abgegeben habe und deshalb kaum mehr Gewinne mache. Neue Kunden zu gewinnen, falle ihm sehr schwer. Die Bank habe wohl seine Kredite weitergegeben, weil er keine Einkünfte mehr gehabt habe. Auf Nachfragen beschreibt der Patient eine schleichende depressive Entwicklung seit 1–2 Jahren mit Leistungseinbußen, zunehmender Freudlosigkeit und Reizbarkeit, Kopfdruck und Konzentrationsstörungen. Er ist besorgt wegen Merkfähigkeitsstörungen, kann sich nicht daran erinnern, was in seinen Akten steht. Eine antidepressive Medikation wird besprochen, jedoch vorerst von ihm abgelehnt.
Die Gespräche entlasten. Besprochen wird die Notwendigkeit von juristischer Abklärung (befreundeter Rechtsanwalt), Schuldnerberatung, Anpassung des Versicherungsstatus (Berufsunfähigkeit), Möglichkeit der akuten stationären Aufnahme. Letzteres wird vom Patienten abgelehnt.
Die beiden folgenden kurzfristigen Gesprächstermine fokussieren auf die »Erschöpfung«, das »Burnout«, wie der Patient es nennt. Psychopathologisch imponiert ein apathisch-avitales depressives Syndrom bei einem stark leistungsorientierten, ansonsten lebensfrohen Mann, der seit 1–2 Jahren nach der (wahrscheinlichen) transitorischen ischämischen Attacke einen Leistungseinbruch mit nachfolgendem sozialem Rückzug und depressiver Herabgestimmtheit erlebt.
Diagnostisch wird (auf Wunsch des Patienten) ein dementieller Prozess (Liquor, Testpsychologie) in 3 Tagen teilstationärer Aufnahme ausgeschlossen. Eine ambulante Therapie (Antidepressiva, tiefenpsychologische Psychotherapie, Mitarbeit einer Sozialpädagogin der PIA, Einbeziehung von Ehefrau und Rechtsanwalt) schließen sich an. Die Regelung der Finanzprobleme übernimmt der Rechtsanwalt, die Schuldnerberatung wird über die PIA angeregt.
Der Patient lehnt eine ambulante tiefenpsychologisch orientierte Richtlinienpsychotherapie ab, fortgeführt werden ambulant regelmäßig psychiatrisch-psychotherapeutische Gespräche, zuerst in 1-, später 2- bis 3-wöchentlichem Abstand. Die aktuelle Krisensituation ist abgeklungen, der Patient empfindet sich jedoch weiterhin als arbeitsunfähig. Eine Rehabilitation in einer entsprechenden Klinik wird angestrebt. Sollte es dort nicht zu einer Wiederherstellung der Berufsfähigkeit kommen, zumindest »zu 80%, nicht mehr zu 150%«, wie der Patient selbst formuliert, wird er Antrag auf 50% Berufsunfähigkeit stellen. Die Ehefrau und der befreundete Rechtsanwalt sind mit dieser Regelung einverstanden, die finanzielle Situation und insbesondere die Schuldensituation des Patienten hat sich in ein von ihm bewältigbaren Ausmaß stabilisieren lassen.

Stufenmodell einer pragmatischen Krisenintervention. (Nach Schwarz 2002)

1. Kontaktherstellung
   - Klärung des Settings, supportive Interventionen, Validierung
2. Problemanalyse
   - Analyse von Krisenanlass und -vorfeld
   - Disponierende Umfeldfaktoren
   - Personelle und soziale Ressourcen
3. Problem- und Zieldefinition
   - Konzipierung eines Konsensmodells zur Krisendynamik
   - Entwicklung realistischer Therapieziele
4. Problembearbeitung
   - Individuell angepasste Interventionen (supportive, konfliktzentrierte und konfrontative)
   - Aktivierung personeller und sozialer Ressourcen
   - Pharmakotherapie
5. Abschluss
   - Prozess- und Ergebnisevaluation
   - Krisenantizipation
   - Indikation zu weiterführender Therapie

Tab. 22.3 Strukturelle und behandlungstechnische Merkmale von Kriseninterventionen. (Nach Kurz und Möller 1984, aus Wolfersdorf 2000, mit freundlicher Genehmigung)

Setting	Sitzung, Blickkontakt
Sitzungsfrequenz	Engmaschig, regelmäßig, nach Bedarf
Zeitdauer insgesamt	1–10 Sitzungen (Kurzpsychotherapie)
Zeitdauer pro Sitzung	30–40 Minuten, d. h. bis Patient ausreichend stabil
Fokus	Gegenwärtiges Hauptproblem, definiert, eng (Kränkung, Verletzung, Verlust, Unrecht, Krankheit etc.)
Ziele	Symptomreduktion, Stabilisierung der Persönlichkeit (»ambulante Lebensfähigkeit«, sonst stationäre Einweisung), Beziehungsherstellung, Stützung; Problemanalyse, Reflexion; Initiative, Zukunftsperspektive, Ablösung und Weiterbetreuung
Stützung	Maximale Ich-Stützung
Aktivität	Hoch von Therapeutenseite, besonders anfangs direkter
Beziehung	Eng, positiv, empathisch, patientenbezogen
Deutung	In der Phase der Sicherung des Patienten anfangs keine Interpretation, später vorsichtig
Bezugspersonen	Obligatorisch einbeziehen (Kränkungspartner anfangs nicht)
Medikation	Sofern psychisch krank: ja; bei psychosozialen Krisen überwiegend nicht nötig, außer befristete Anxiolyse, Sedation (Schlafstörung!)
Anderes	Einbeziehung von Sozialarbeitern, Telefonseelsorge (TS), Arbeitskreisen Leben (AKL), Behörden etc.

Die Krisenintervention folgt immer den folgenden **Schritten** (▶ Box: Psychotherapeutische Gesprächstechnik):

1. Herstellung einer hilfreichen Beziehung,
2. Diagnostik der aktuellen Krisenpathologie und -psychodynamik, einer zugrunde liegenden psychischen Erkrankung einschließlich des Vorhandenseins von Selbst- (Suizidalität) und Fremdgefährdung sowie der Notwendigkeit einer somatischen Akutbehandlung (z. B. Suizidversuch mit Medikamentenintoxikation, intensivmedizinpflichtig),
3. interaktionelle Aufarbeitung der Krisendynamik und dadurch Annäherung bzw. Beschreibung des persönlichen Grundproblems (Problemanalyse, Zieldefinition, aktueller Krisenanlasses im Hier und Jetzt),
4. Behandlung der aktuellen Symptomatik, mit Psychopharmakotherapie, sofern notwendig,
5. Einbeziehung äußerer und sozialer Ressourcen (z. B. nicht negativ erlebte Beziehungspartner/Kränkungspartner),
6. Aktivierung personeller Ressourcen,
7. Besprechung des weiteren Verlaufs und der meist notwendigen weiterführenden psychiatrisch-psychotherapeutischen Behandlung.

Für eine solche Krisenintervention ist eine Dauer von bis zu ca. 15 Sitzungen anzunehmen (bei mehr Sitzungen Übergang in Kurzpsychotherapie nach Richtlinie).

Psychotherapeutische Gesprächstechnik

Für die Realisierung der Teilschritte empfiehlt sich grundsätzlich folgender Gesprächsaufbau, der abhängig vom psychischen Befund und der Zuweisungssituation individuell zu variieren ist, insbesondere wenn die Krisenintervention in einer Ambulanz oder Klinik stattfindet. Da der interaktionelle Dialog für Problemfokussierung und -bearbeitung von zentraler Bedeutung ist, stellt der skizzierte Phasenablauf jedoch keine fixierte Abfolge, sondern ein Gerüst für den Therapeuten dar, um alle wesentlichen Aspekte zu bearbeiten. Im Gesamtverlauf oder auch in einer Sitzung kann das Gespräch zwischen den Phasen springen. Es ist insbesondere für klinisch erfahrene Therapeuten gut möglich, aus der Zuweisungssituation, dem Verhalten des Patienten, seiner erzählten Geschichte, dem psychischen Befund und seiner therapeutisch reflektierten Gegenübertragung eine szenische Gesamtinformation zu gewinnen, die von Beginn an zu einer diagnostisch und therapeutisch relevanten Arbeitshypothese führt. Da aber häufig wichtige diagnostische Informationen erst im Verlauf mehrerer Gespräche erfasst werden können, kommt dem Offenhalten der Arbeitsdiagnose und der inneren Flexibilität besondere Bedeutung zu.

1. Eröffnungsphase

- Vorstellen des Therapeuten einschließlich seiner Funktion und des zu erwartenden Gesprächsrahmens (z. B. Hinweise auf Zeitrahmen, medizinische oder therapeutische Verantwortung, Zielstellung des Gesprächs für erste Schritte zu Entlastung oder Gefährdungsabwehr);

▼

kurze Erläuterung der diagnostischen und therapeutischen Schritte (Fokuszentrierung durch »Gespräch über die Entwicklung zur Krise hin« sowie auf die psychosozialen, psychologischen oder pharmokotherapeutischen Behandlungsoptionen, so weit notwendig oder gewünscht), dabei Betonung des interaktionellen Prozesses (Therapeut entscheidet in Abstimmung mit dem Patienten/Klienten, welche nächsten Schritte sinnvoll sind). Das erläuternde Vorgehen ist insbesondere dann von Bedeutung, wenn Schritte zur Gefährdungsabwehr nötig sind oder Unterbringung unumgänglich wird.

- Bereits in dieser Phase ist eine Beobachtung des Patienten hinsichtlich seiner verbalen und nonverbalen Signale sowie seiner affektiven Schwingungsfähigkeit, kognitiven Response und der Akzeptanz der Behandlungssituation notwendig, um im Binnenraum des Therapeuten die Handlungsoptionen und das notwendige Behandlungssetting zu entwickeln.

2. Diagnostisch-orientierende Phase

- Das vom Patienten aufseiten des Behandlers erlebte und gespürte Interesse an der Krisendynamik wirkt im Regelfall für den Patienten entlastend und reflexionsfördernd; direkte Fragen nach dem unmittelbaren persönlichen Anlass der Vorstellung mit dem Ziel, den psychischen Befund vor der Behandlung und die Dynamik der Krisenentwicklung zu eruieren, die sowohl empathie- als auch klärungsorientiert sind (z. B. »Um zu verstehen, was Sie heute hierher führt, würde ich gerne wissen, was genau geschehen ist bzw. Sie belastet hat?«).
- Konkrete Nachfragen zu den im Vorfeld subjektiv maßgeblichen Belastungsfaktoren, dabei in der Anamneseerhebung Trennen der subjektiv geschilderten psychosozialen Probleme und der Angaben zum psychischen Befinden (z. B. »Sie schilderten Ihre persönlichen Belastungen und dass Sie schon länger schwierige Umstände zu tragen hatten; welche Gedanken und Gefühle hatten Sie dabei; wie hat sich Ihr Befinden entwickelt; was hat Sie persönlich und Ihr Selbstgefühl aus dem Gleichgewicht gebracht; wie entwickelte sich die jetzige Stimmung?«). Diese oder ähnliche Fragen regen im Patienten/Klienten einen reflexiven Prozess an oder zeigen gleichzeitig, wie sehr eine Distanzierung von der Krisendynamik möglich oder nicht mehr möglich ist (z. B. suizidale Gestimmtheit, weil der Patient anführt, sein Leben ohne Partnerin sei sinnlos).
- Abhängig von Vorerkrankungen anamnestisch-psychopathologische Fragen, die den subjektiv bedeutsamen Anlass einer z. B. paranoid-halluzinatorischen oder maniformen Krise näher detektieren.

3. Intersubjektiv orientierte, dialogische Phase

- Abhängig vom Verlauf der diagnostischen Phase erfolgt die Rekonstruktion des Krisenablaufs und das Benennen der Auslöser vor dem Hintergrund eines meist bereits zuvor häufigen defizitären Selbsterlebens, davon ausgehend die Bearbeitung der Hilfeerwartung und -möglichkeiten bzw. auch -notwendigkeiten: z. B. ausgehend vom Wunsch, dass die Partnerin zurückkehren möge, die empathische Benennung, dass deren Verlust – obgleich schwer zu ertragen – dennoch nicht reversibel sein wird und die nun auftauchenden Veränderungen z. B. Ängste, Depression, Leere usw. auslösen und hier eine Unterstützung möglich ist. Zugleich sind in dieser Phase die häufige schuldhafte Situationsverarbeitung und das Erleben von Insuffizienz- und Schamgefühlen anzusprechen.

4. Phase der interaktionellen Vereinbarung von Therapiezielen

- Die Vorstellungen bzw. Erwartungen eines in psychische Not geratenen Menschen können abhängig von Lebensalter, Lebenssituation, äußeren Lebensumständen und Krankheitsgeschichte extrem differieren, sodass der individuelle Erwartungshorizont geklärt werden muss, wobei unrealistische Erwartungen häufig das Ausmaß von Fixierung auf Konflikte, narzisstische Kompensationen oder regressive Erwartungen widerspiegeln.

5. Phase der Problembearbeitung

- In dieser Phase stellt der Therapeut die vom Patienten angesprochenen Probleme in den gemeinsam inhaltlich festgelegten Themenrahmen und fokussiert so weit wie möglich auf die für die jetzige Situation notwendige Problembearbeitung und die zugehörigen therapeutischen und psychosozialen Lösungsschritte. Aufgrund der vom Patienten häufig eingenommenen depressiven Position bedarf es nicht nur einer stellvertretenden Einnahme der hoffnungsvollen Position, sondern auch einer vorsichtigen, aber wiederholten Konfrontation mit der Notwendigkeit eines zureichenden Realitätsbezugs, um autonome Anpassungsschritte zu induzieren. Wenn bestimmte problematische Haltungen oder Verhaltensmuster vorliegen und für den Patienten nachvollziehbar eruiert werden konnten, sollte in dieser Phase auf die Motivation zur Änderung dysfunktionaler Muster fokussiert werden.

6. Ausleitungsphase der Krisenintervention

- Die Intensität dieser Phase wird durch die Dauer der Krisenintervention und den Übergang in eine eventuell nachfolgende Psychotherapie beeinflusst. Für solche Personen, die eine eingreifende Krise erlebt haben und oder das erste Mal in psychiatrisch-psychotherapeutischer Behandlung sind, kann diese einschneidende Erfahrung zu schwerer narzisstischer Kränkung, Selbstunsicherheit und im ungünstigen Fall zu anhaltenden Identitätsproblemen führen. Diese möglichen Komplikationen der Krisensituation sollten während der Ausleitungsphase der Krisenintervention aktiv exploriert und aufgegriffen werden, um daraus die Motivation für eine mögliche Nachbehandlung abzuleiten. Im anderen Fall, wenn der Patient (z. B. bei narzisstischer oder schizoider Struktur) die Behandlung ohne weitere eigene Reflexion über die eigenen Anteile der Krisendynamik verlässt, sollte unbedingt eine ausführliche psychoedukativ orientierte, beratende Aufklärung über die Vulnerabilität und das Risiko erneuter, auch später auftretender Krisen erfolgen, verbunden mit dem Hinweis auf die Möglichkeit der erneuten und raschen psychosozialen oder psychiatrischen Krisenintervention.

Die in der ▶ Box: »Psychotherapeutische Gesprächstechnik« genannten interaktionell orientierten Gesprächsinterventionen sind v. a. bei klinisch zu behandelnden Krisensituationen wichtig, da die Inanspruchnahme einer psychiatrischen Institution zunächst häufig ängstliche Phantasien über den Verlust der eigenen Selbstbestimmung und das Gefühl des persönlichen Scheiterns hervorruft, dann aber aus diesen Gründen rasch zu einer Ambivalenz gegenüber dieser Behandlung führt, die zur offenen Ablehnung oder zum vorzeitigen Behandlungsende führen kann. Gelingt es dem Behandlungsteam, dem Klienten die mit diesen Widerständen und Ängsten assoziierten Probleme als Ausdruck einer reaktualisierten früheren oder persönlickeitsstrukturellen Problematik zu spiegeln, besteht die Chance, einen weiterführenden Reflexionsprozess einzuleiten. Problematisch erweist sich die Behandlung im Fall einer sehr narzisstisch strukturierten Persönlichkeit, da diese bis zum Ausbruch der Krise häufig eigene Bedürftigkeiten und Defizite durch eine betont pseudoautonome Lebensführung kompensiert hat. In solchen Fällen stößt die spiegelnde Gesprächstechnik an Grenzen, da die Benennung von Emotionen bereits als Kritik empfunden wird und für den Therapeuten eine schwer auszuhaltende Gegenübertragung entsteht, weil sein Versuch, eine deutende Verbindung zwischen Krise und früherem Einstellungs- oder Lebensmuster herzustellen, vom Patienten unter Betonung der Gewissheit über eigene Überzeugungen schroff abgelehnt wird.

22.4 Krisenintervention bei Suizidalität/Suizidprävention

Wie oben bereits ausgeführt (▶ 22.2.2) sollten Krise und Krisenintervention nicht primär mit Suizidprävention gleichgesetzt werden, allerdings ist der Ausgang einer **Krise in Suizidalität** eine der schwersten Verlaufsformen.

Im Jahr 2003 verstarben in Deutschland 8179 Männer und 2971 Frauen durch Suizid; die **Suizidrate** betrug damit für Männer 20,3 und für Frauen 7,04 auf 100.000 Einwohner (Schmidtke et al. 2005). Die Häufigkeit von Suizidversuchen muss, da offizielle statistische Angaben nicht vorliegen, für Deutschland auf der Basis der Würzburger Daten hochgerechnet werden; die geschätzte **Suizidversuchsrate** der Bevölkerung im Alter von 50 Jahren und älter beträgt geschätzt für das Jahr 2002 für Männer 116 und für Frauen 185 Fälle auf 100.000.

Die Intention des Suizidversuchs kovariiert nach Schmidtke et al. (2005) signifikant mit dem Alter, wobei die jüngeren Altersgruppen bei beiden Geschlechtern mehr Suizidversuche im Sinne der parasuizidalen Geste durchführen, während ältere Personen signifikant mehr suizidale Handlungen mit Selbsttötungsziel umsetzen. Das bedeutet u. a., dass bei jüngeren Menschen eher die problem- und konfliktbezogenen, in Beziehung, sozialer Situation, Wohn- und Lebenssituation angesiedelten suizidalen Handlungen als Hinweise, so nicht weiterleben zu können (aber eigentlich zu wollen, dazu aber Hilfe und Veränderung zu benötigen), vorherrschen, während mit zunehmendem Lebensalter die Intensität des Todeswunsches und damit das Ziel, tot zu sein, stringenter verfolgt wird. Ein höheres Risiko für Suizidversuche findet sich z. B. bei Menschen mit sozialer Instabilität, für geschiedene und allein lebende Menschen sowie für Personen mit einem Zusammenbruch der sozialen Infrastruktur. **Gruppen mit erhöhtem Risiko für suizidales Verhalten** sind in der folgenden ▶ Übersicht zusammengefasst; weitere Risikogruppen sind auch Anorexiepatientinnen sowie Personen mit Persönlichkeitsstörungen (v. a. emotional-instabile Persönlichkeitsstörungen, 7–10% suizidales Verhalten).

Gruppen mit erhöhtem Risiko für suizidales Verhalten

1. **Menschen mit psychischen Erkrankungen**
   - Depression (primäre Depression, depressive Zustände, reaktive Depression)
   - Suchterkrankungen (Alkoholkrankheit, illegale Drogen)
   - Schizophrenie (in stationärer Behandlung, Rehabilitation)
   - Angststörungen
   - Persönlichkeitsstörungen, insbesondere vom emotional-instabilen Typus
2. **Menschen mit bereits vorliegender Suizidalität**
   - Suizidankündigungen (Appell in der Ambivalenz), suizidale Krise
   - Nach Suizidversuch (10% Rezidiv mit Suizid)
3. **Alte Menschen**
   - Mit Vereinsamung, mit schmerzhaften, chronischen einschränkenden Krankheiten, nach Verwitwung
   - Mit psychischer und körperlicher Erkrankung (Komorbidität)
4. **Junge Erwachsene, Jugendliche mit**
   - Entwicklungskrisen, Beziehungskrisen (innerer Vereinsamung)
   - Drogenproblemen
   - Familiären Problemen, Ausbildungsproblemen

▼

5. **Menschen in traumatisierten Situationen und Veränderungskrisen**
   - Beziehungskrisen, Partnerverlust, Kränkungen
   - Verlust des sozialen, kulturellen, politischen Lebensraums
   - Identitätskrisen
   - Chronische Arbeitslosigkeit
   - Kriminalität, Zustand nach Verkehrsdelikt (z. B. mit Verletzung, Tötung eines Anderen)
6. **Menschen mit**
   - Schmerzhaften, chronischen, lebenseinschränkenden, verstümmelnden, körperlichen Erkrankungen, insbesondere des Bewegungs- und des zentralnervösen Systems
   - Terminalen Erkrankungen mit Siechtum und extremer Pflegebedürftigkeit

Bei der **Suizidprävention** werden heute eine nationale/internationale und eine individuelle Ebene unterschieden.

Zu ersterer zählen z. B. die nationalen Suizidpräventionsprogramme sowie die Aktivitäten nationaler und internationaler Gesellschaften für Suizidprävention (z. B. Deutsche Gesellschaft für Suizidprävention e. V. DGS), wobei international gemeinsame Indikatoren zur Identifikation erhöht suizidgefährdeter Personen und Gruppen festgelegt und definiert werden (z. B. psychisch Kranke, Menschen in Krisen, Menschen nach Suizidversuch).

Auf der individuellen Ebene von Krisenintervention und Suizidprävention geht es einmal um das **Herstellen einer tragfähigen und hilfreich erlebten positiven Beziehung**, die charakterisiert ist durch

- Akzeptanz und Verständnis für Suizidalität als ein mögliches Notsignal für eine besondere Lebens- und Beziehungssituation,
- das Angebot von Raum, Zeit und Zuwendung und
- das Angebot einer stabilen Beziehungsbegleitung durch die Krise hindurch.

Zur **diagnostischen Ebene** kommt dann das **fürsorgliche Management**, das bis zum Schutz des Patienten vor sich selbst (Unterbringung in einer Klinik für Psychiatrie und Psychotherapie, Kriseninterventionsraum, engmaschige Betreuung bis Einzelbetreuung, im seltenen Einzelfall auch Fixierung z. B. bei dranghafter Suizidalität) reichen kann (Sonneck 1985, Goll 1985, Kurz u. Möller 1984, Sonneck u. Etzersdorfer 1992, Wolfersdorf 2000, Wolfersdorf et al. 1999b) (► nachstehende Übersicht und ► Fallbeispiel 3). Ein Flussdiagramm für die Versorgung eines Menschen in einer Krise ist in Abb. 22.3 dargestellt.

Prinzipien der Krisenintervention bei Suizidalität/Suizidprävention. (Nach Wolfersdorf 2000)

- **Sicherung der somatischen Situation/Notfallmedizin** (z. B. bei Suizidversuch mit Intoxikation oder Strangulation, abgebrochenem Suizidversuch, aktueller Verletzungsgefahr u. a.)
- **Sicherung der psychiatrisch-psychotherapeutischen Situation** (psychosoziale Krise/psychiatrischer Notfall)
  - **Herstellen einer Beziehung:** Patient in einer psychischen Notsituation (intrapsychisch, objektiv): Suizidalität als Notsignal, (so) nicht (mehr) leben zu können; Empathie und Verständnis, Solidarität
  - **Diagnostik/Assessment von Suizidalität:**
    - **Psychosoziale Krise**, akute psychiatrische Erkrankung; Psychopathologie mit weiterer Gefährdung, Psychodynamik jetziger (und wenn möglich früherer) Interaktion
    - **Suizidalität:** Ruhe-, Todeswunsch, konkrete Suizidhilfe; erklärte Suizidabsicht; Suizidversuch jetzt abgebrochen; frühere Suizidversuche, impulsive Selbstverletzung und Suizidhandlungen; Modelle im aktuellen Umfeld, fehlende soziale Entlastung, weiterhin hoher Handlungsdruck; Hoffnung auf Hilfe und Veränderung; offene bzw. nichtoffene Suizidalität beachten
  - **Management der akuten Gefährdungssituation:**
    - **Ambulant:** »Fürsorgliche Sicherung« durch Bezugspersonen, raschen therapeutischen Kontakt, Einbeziehung positiv erlebter Personen; Problem-/Konfliktdefinition und sozialpädagogisch-beraterische Hilfe; kurzfristige Termine (auch telefonisch); wiederholte Abklärung von Suizidgefahr vor stationärer Behandlungsbedürftigkeit
    - **Stationär:** Engmaschige »fürsorgliche Sicherung« durch Kontakte mit Pflegepersonal, Therapeuten; bei Weglaufgefahr Sicherung durch Einzelkontakt, sog. Sitzwache, Unterbringung in Überwachungszimmer, geschlossener Station, im Extremfall Fixierung (in Absprache mit Patient); Ausgang nur mit Fachpersonal, definierter Zeit- und örtlicher Rahmen, solange Suizidalität besteht, Ausschluss von Besuch durch Konfliktpartner, häufige Abklärung (evtl. mehrfachtäglich in Kurzkontakten) von suizidalem Handlungsdruck

▼

- **Therapie: Krisenintervention der suizidalen Krise und Basistherapie einer zugrunde liegenden psychosozialen Krise/psychiatrischen Erkrankung:**
  - **Suizidalität:** Emotionale und psychomotorische Beruhigung, Entspannung von Gespannt- und Gereiztheit, Schlafförderung, Anxiolyse, Reduzierung von Handlungsdruck durch Tranquilizer, Hypnotika, sedierend-anxiolytische Neuroleptika (zusätzlich zur Basistherapie); psychotherapeutische Krisenkontakte (s. oben, Management/»fürsorgliche Sicherung«)
  - **Psychische Erkrankung/Krise:** Psychiatrisch-psychotherapeutische Störung unter Berücksichtigung der Suizidalität: Vermeidung von Überaktivierung, belastenden Nebenwirkungen (Unruhe, Akathisie, Denkstörungen u. a.) und medikamentös bedingter sozialer Stigmatisierung; adäquate Langzeittherapie zur Rezidivvermeidung (**cave:** Hoffnungslosigkeit bei Langzeitverlauf in Psychoedukation)

Fallbeispiel 3: Krisenintervention bei narzisstischer Krise mit Zustand nach Suizidversuch

Aufgenommen wird eine 19-jährige Patientin nach Suizidversuch mit Tabletten. Es wird eine stationäre Entgiftung in der eigenen neuropsychiatrischen Intensivstation durchgeführt, gefolgt von konsilpsychiatrischer Diagnostik und Beziehungsaufnahme. Die Patientin wird wegen fehlender Distanzierung von Suizidalität und Hoffnungslosigkeit stationär auf die Psychotherapiestation aufgenommen. Psychopharmakotherapie, auch zur Krisenintervention, erscheint nicht nötig. Anlass des Suizidversuchs ist »Verletztheit, ein Gefühl des Verstoßenwordenseins durch die Mutter«. Nach der Trennung der Eltern war die Patientin zum Vater gezogen, der Bruder zur Mutter. Nun wollte die Patientin zurück zur Mutter, was diese ablehnte. Die Patientin entwickelte eine depressive Symptomatik und Schulversagen (in der Klasse vor dem Abitur), fügte sich oberflächliche Selbstverletzungen zu und machte einen Suizidversuch.

Diagnose

Akute Belastungsreaktion, Verdacht auf emotional-instabile Persönlichkeitsstörung; psychopathologisch depressive Symptomatik, kein Wahn, kein Hinweis auf psychotische Symptomatik, bei Aufnahme nicht von Suizidalität distanziert, aber glaubhaft nicht weglaufgefährdet. Die Patientin will sich auf »Hilfe« einlassen, sie »weiß ja sowieso nicht wohin«. Nach 2 Tagen erfolgt die Verlegung von der neurologischen Intensivstation in die Abteilung Psychotherapie der Klinik für Psychiatrie, Psychotherapie und Psychosomatik.

22.5 Anmerkungen zu einigen besonderen psychiatrisch-psychotherapeutischen Krisensituationen

Der Übersicht zu den Typen von Krisen (▶ 22.2.2) ist bereits zu entnehmen, dass die suizidale Krise zwar eine besonders schwerwiegende und gefährliche innerhalb des psychiatrischen-psychosozialen Versorgungsfeldes darstellt, dass es daneben aber auch andere Formen von Krisen gibt. Eine Auswahl ist in der folgenden ▶ Übersicht zusammengestellt (s. auch ▶ Fallbeispiele 4 und 5). Hier werden verschiedene Formen der »narzisstischen Krise« (mit/ohne Suizidalität), wie sie im klinischen Alltag auftreten, angesprochen. Ein zweiter klinisch wichtiger Bereich sind die Krisen von Menschen mit emotional-instabilen Persönlichkeitsstörungen vom Borderline-Typus, weil hier schwankende und zeitweise instabile Impulskontrolle, emotionale Instabilität, Einsatz der Selbstverletzung des eigenen Körpers bis hin zur suizidalen Handlung zur Überprüfung von Beziehung, zur Objektstabilisierung und zur Spannungsabfuhr verwendet werden. Derartige Verhaltensweisen werden rasch missverstanden und können zu schwierigen Beziehungssituationen zwischen Therapeuten/Pflegepersonal und Patienten führen. Ähnliches gilt auch für Krisen bei Menschen mit Essstörungen, bei denen das »Agieren um das Gewicht herum« ein Beziehungsinhalt sein kann und immer wieder zu somatischen und psychischen Krisen führt. Dabei hat die Sicherstellung der somatischen Situation häufig einen gewaltsamen Charakter (Zwangsernährung), wodurch die therapeutische Beziehung belastet wird. Dann werden Menschen mit hier so bezeichneten »existenziellen Krisen« angeführt, wobei es sich um den Verlust subjektiv bedeutsamer und lebenserhaltender Objekte handelt. Hierzu gehört z. B. die »Selbstaufgabe«, die »stille suizidale Krise«, wie sie bei Altenheimbewohnern zu finden ist, genauso wie das Erstarrtsein nach plötzlichem Kindstod oder bei einem dramatischen Unfall mit Verlust der Kinder oder des Partners.

Psychiatrisch-psychotherapeutische Krisen – Auswahl ambulanter und klinischer Beispiele

1. **Die »narzisstische Krise« (»Selbstwertkrise«) mit und ohne Suizidalität,** z. B.
   - Suizidalität/Suizidversuch in Trennungssituationen (psychodynamisch am häufigsten als »narzisstische Kränkung«)

▼

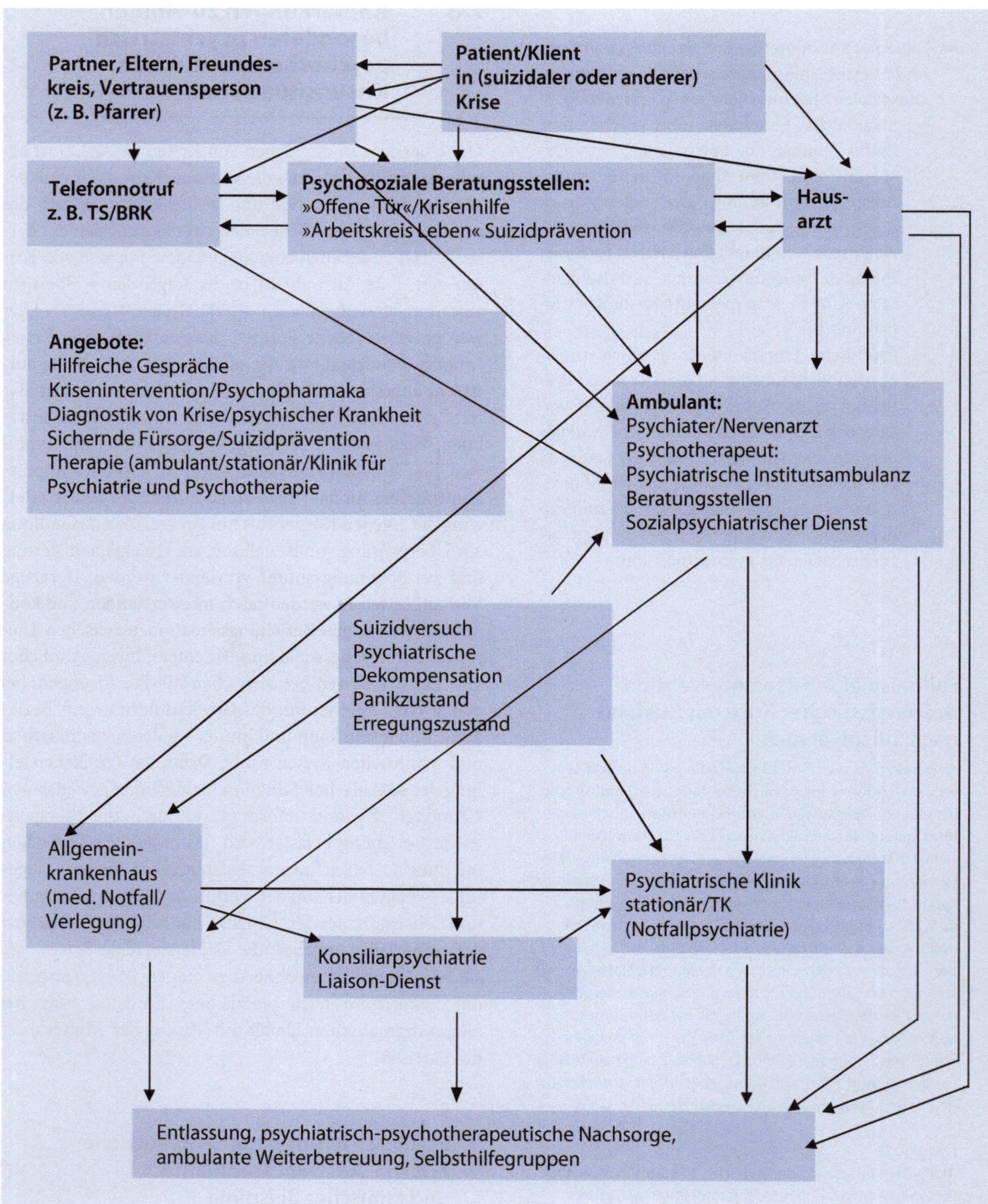

■ **Abb. 22.3** Schema zur Versorgung eines Menschen in Krise. (Mod. nach Wolfersdorf 1995)

- Krise des alternden Menschen (Mannes) infolge zunehmender körperlicher Einschränkungen (Zusammenbruch des »narzisstischen Selbst«, »mit zunehmendem Alter wird das Ich somatischer«)
- Krise bei chronischer, nicht selbstverschuldeter (Mobbing? paranoide Idee?) sozialer Situation, z. B. anhaltende Arbeitslosigkeit, Asylantenstatus/drohende Ausweisung (chronisch kränkende Situation mit existenzieller Bedrohung)
- Krise durch Frustration geheimer Größenphantasien und -wünsche sowie überhöhter Zuwendungsansprüche bei narzisstischer Persönlichkeitsstörung, z. B. durch Ablehnung von Übernahme als Therapeut, durch Grenzen setzen, durch Aufforderung zur Sozialhilfe u. ä.

2. **Die Krisen von »emotional-instabilen Menschen mit Persönlichkeitsstörung«** insbesondere vom Borderline-Typus
   - Suizidale Impulse und Selbstverletzungen sowie entsprechende Äußerungen i. R. von Kränkungserleben (z. B. sich zurückgewiesen fühlen) oder Patient-Therapeut-Interaktionen zur Objektsicherung
   - Situation von psychomotorischer Anspannung: Selbstverletzung zur Spannungsabfuhr als Appell an Fürsorge als Selbst- und Fremdbestrafung
   - Verweigerung jeglicher therapeutischer Intervention, z. B. Teilnahme an Gruppen, Zusammenarbeit mit Sozialpädagogen zur Arbeitsbeschaffung
   - »Krisenankündigung«, z. B. Selbstverletzung, Suizidversuch als agierendes Interaktionsverhalten
3. **Die Krisen bei Menschen mit Essstörungen** (Anorexie, Bulimie)
   - Psychosomatische Krisen bei Untergewicht bzw. BMI unter verabredeter Grenze, dann Infusion, Zwangsernährung, Verhaltenskontrolle, somatische Intervention
   - Agierendes Verhalten mit Erbrechen und Überessen zum Erhalt der Gewichtskontrolle (Selbstbild)
4. **Die »existenziellen Krisen« von Menschen nach/durch Verlust subjektiv bedeutsamer (lebenserhaltender) Objekte** (Menschen, Gegenstände, Lebenskonzepte)
   - »Narzisstische Krise« und Existenzbedrohung durch Partnerverlust (Trennung, Tod), Verlust eines Kindes (Kindstod, Unfall, Krankheit, Suizid), oft auch »psychosomatische Krise« mit Krankheit als Folge (z. B. Depression, pathologische Trauer, somatoforme Störung)
   - Krise durch Verleugnung, Verdrängung, Nichtwahrnehmenwollen/-können eines subjektiv inakzeptablen Zustands, z. B. unerwünschte Schwangerschaft, Erkrankung mit schlechter Prognose wie Hirntumor (»dissoziative Krisen«)
   - Akute stuporöse und Verwirrtheitszustände durch selbstverschuldetes oder erlittenes Trauma, z. B. Jagdunfall mit Tod eines Jägers durch Fehlschuss, plötzlicher Tod des Partners, Verkehrsunfall
   - Akute Hilf- und Hoffnungslosigkeitserfahrungen z. B. von Menschen im höheren Lebensalter, mit Autonomieverlust (»Selbstaufgabe«, »stille suizidale Krisen«) durch Pflegebedürftigkeit: Vereinsamung, Abhängigkeit, Schmerz (»Selbstaufgabe«, »stille suizidale Krisen«)
   - Chronisch Schmerzkranke mit Verlust der Selbstverfügbarkeit, der Autonomie und Hoffnung

Fallbeispiel 4: Krisenintervention bei psychotischem Erregungszustand

Ein 42-jähriger Ingenieur wird notfallpsychiatrisch stationär aufgenommen wegen eines Erregungszustands, der in einen Angstzustand mit paranoiden Verfolgungsideen überging: Er werde bedroht und sein Leben sei in Gefahr. Dem Patienten war eine angedachte Kündigung durch seinen allseits gehassten zweiten Geschäftsführer mitgeteilt worden. Am selben Tag entwickelte er den Angst- und Erregungszustand. Unter neuroleptischer Medikation zeigt sich eine rasche und deutliche Symptombesserung. Der Patient kann nach 4 Tagen entlassen werden, er beginnt umgehend eine ambulante tiefenpsychologisch fundierte Psychotherapie. Die Frage für ihn ist: »Warum habe ich so reagiert?« Nach 2 Monaten wird die Medikation (atypisches Neuroleptikum zum Abend) ausgeschlichen. Der Patient wird nicht gekündigt, die Firma entlässt den stellvertretenden Geschäftsführer.

Diagnose

Akuter Angstzustand/psychotischer Erregungszustand, narzisstische Strukturanteile.

Fallbeispiel 5: Psychotherapeutische Krisenintervention bei akuter Belastungsreaktion

Eine 24-jährige Studentin, seit einem Jahr Mutter eines außerehelichen Kindes, stellt sich notfallmäßig selbst in der Psychiatrischen Institutsambulanz vor. Sie studierte bis vor einem Jahr Betriebswirtschaft, ist jetzt im 3. Semester. Im Zusammenhang mit Schwangerschaft, Geburt und Fürsorge für das Kind sowie der Partnerbeziehung (sie »lebt mit dem Vater des Kindes zusammen«, so ihre eigene Formulierung, aber in getrennten Wohnungen) ist sie überfordert. Beim Erstkontakt erscheint sie verzweifelt, vorwurfsvoll, sie berichtet von Suizidideen und auch von Gedanken, sich gemeinsam mit dem Kind umzubringen, über aggressive Impulse, Gefühle der Erschöpftheit, massive Schlafstörungen durch das Schreikind, Enttäuschung über den sich entziehenden Kindsvater, der sich um sein eigenes Studium kümmere und zur Entlastung der jungen Mutter wenig beitrage. Er sorge für die finanzielle Absicherung, kümmere sich zwischendurch auch um das Kind, halte sich regelmäßig bei der Patientin auf. Dem geheimen Wunsch der Patientin auf eine eheliche Absicherung komme er nicht nach, wenngleich dies von ihr angesprochen worden sei. Sie sei deswegen gekränkt, enttäuscht, fühle sich als Partnerin entwertet, zumal ihr eigenes Studium durch die Mutterschaft gefährdet sei. Im Gespräch ist sie anklagend, vorwurfsvoll bis aggressiv gestimmt, sowohl dem Partner wie auch dem Kind gegenüber. Darüber ist sie selbst erschrocken und hat deswegen die Psychiatrische Institutsambulanz direkt aufgesucht.

Diagnose

Psychopathologisch eine Mischung aus einem gereizt-depressiven und verzweifelt-aggressiven Zustandsbild, akute Belastungsreaktion, Suizidideen mit Gedanken der Einbeziehung des Kindes.

Das in der PIA geführte Erstgespräch führt zur Entlastung der Patientin, sie akzeptiert eine antidepressive Medikation mit einem SSRI und einem atypischen Neuroleptikum in niedriger Dosierung, weitere kurzfristige Gesprächstermine werden verabredet, des Weiteren die Einbeziehung der Sozialpädagogin zur Klärung der Lebenssituation. Angehörige, Freunde oder sonstige positive Ressourcen sind nicht einbeziehbar.

2 Tage später, vor dem abgesprochenen nächsten Termin, erscheint die Patientin erneut notfallmäßig, sie ist aufgelöst, erregt und verzweifelt, hoffnungslos, verneint jedoch auf direktes Nachfragen Suizidideen glaubhaft. Allerdings habe ihr Freund ihr angekündigt, dass er den Studienort wechseln möchte, was sie als angekündigte Trennung empfinde. Anamnestisch wird eine mehrjährige anorektische Episode postpubertär bekannt, verbunden mit einer ambulanten kinder- und jugendpsychiatrischen Behandlung, wobei eine Tendenz zur Gewichtskontrolle durch zeitweises selbst herbeigeführtes Erbrechen bekannt wird – möglicherweise einer der Gründe, warum der Kindsvater, obwohl langjähriger Freund der Patientin, sich zurückziehen möchte. Die Patientin selbst vermutet als Grund eine andere Beziehung.

Wegen dieser akuten Zuspitzung wird die Patientin stationär aufgenommen, es erfolgt eine antidepressiv-neuroleptische Medikation verbunden mit einer intensiven Einzel- und Gruppenpsychotherapie, anfänglich mit Schwerpunkt auf der antidepressiven Symptombehandlung, dann die Verlegung auf die Psychotherapie-/Psychosomatik-Station. Dort schließt sich eine mehrmonatige Mutter-Kind-Behandlung an, d. h., das einjährige Kind wird mit in die Klinik aufgenommen, um von der Mutter betreut zu werden und um die Mutter-Kind-Beziehung aufrechtzuerhalten.

Bei Entlassung zeigt sich eine Stabilisierung der Beziehung zu ihrem Freund, geplant ist das Zusammenziehen der beiden, wenngleich ohne Ehestatus, ferner die Wiederaufnahme des Studiums durch die Patientin. Die Organisation der Versorgung des Kindes soll gemeinsam mit dem Partner und äußeren Hilfen bewerkstelligt werden. Die anorektische Problematik war nicht Gegenstand der Therapie und besteht weiterhin.

22.6 Einrichtungen der Krisenintervention

In Deutschland haben sich Einrichtungen für die psychosoziale Krisenintervention und für die psychiatrisch-psychotherapeutische Notfallpsychiatrie/notfallpsychiatrische Krisenintervention nebeneinander entwickelt. Die erstgenannte Linie umfasst z. B.

- die Telefonseelsorgeeinrichtungen,
- die Psychosozialen Beratungsstellen, auch für Suchtkranke,
- die Psychosozialen Beratungsstellen an den Arbeits- und Gesundheitsämtern,
- spezifisch der Krisenintervention bzw. der Suizidprävention zugewandte Einrichtungen wie
- »Die Arche« in München oder
- »NEUhland« in Berlin oder
- das »Therapiezentrum für Suizidgefährdete« (TZS) in Hamburg oder
- die »Arbeitskreise Leben« in Baden-Württemberg.

Diese Einrichtungen werden im Wesentlichen von Menschen mit sozialpädagogischer und psychotherapeutischer Kompetenz getragen und decken ein breites Feld ab (dessen Umfänglichkeit nicht bekannt ist).

Die Schnittstelle zu den Sozialpsychiatrischen Diensten, die von der Grundidee her der tagesstrukturierenden Versorgung und Freizeitgestaltung chronisch psychisch kranker Menschen in der Gemeinde verpflichtet sind, und zu den Psychiatrischen Institutsambulanzen sowie zu den niedergelassenen Psychiatern/Nervenärzten, Ärztlichen und Psychologischen Psychotherapeuten besteht dort, wo von psychosozialen Einrichtungen betreute Menschen im

Rahmen des Gesundheitssystems der Diagnostik, der Klassifikation und der Abrechnungsmöglichkeit zur Leistungsgewährung bedürfen.

Die Schnittstelle zu den Kliniken für Psychiatrie und Psychotherapie oder auch zu den Kliniken für Psychosomatische Medizin liegt bei akuter Selbst- und Fremdgefährdung, bei Somatisierung, bei Chronifizierung und bei der Entwicklung einer körperlichen Erkrankung.

So lässt sich das Angebot für Krisenintervention im deutschen Gesundheitssystem nach **drei Anbietergruppen** formieren (► Übersicht):

1. die psychosozialen Einrichtungen,
2. im engeren Sinne psychiatrisch/sozialpsychiatrisch und psychotherapeutisch arbeitende Einrichtungen der Gemeindepsychiatrie,
3. die psychiatrisch-psychotherapeutischen und psychosomatischen-psychotherapeutischen Akutkliniken.

Einrichtungen der Krisenintervention/ Notfallpsychiatrie/Suizidprävention bei psychiatrischen Krisen/Notfällen

- »Hausärzte« (Allgemeinarzt, z. B. auch Gynäkologe, Onkologe, Arzt für Innere Medizin)
- Arzt für Psychiatrie und Psychotherapie/Nervenarzt, Arzt für Psychosomatische Medizin und Psychotherapie, Ärztliche Psychotherapeuten, alle Ärzte mit Zusatzbezeichnung »Psychotherapie«
- Diplom-Psychologen in eigener Praxis, insbesondere »Psychologische Psychotherapeuten«
- Psychiatrische Institutsambulanz (Psychiater, Sozialpädagogen, Pflegepersonal, Diplom-Psychologen) an der Klinik für Psychiatrie und Psychotherapie mit regionalem Versorgungsauftrag (dort auch jeweilige Ärzte vom Dienst!)
- Sozialpsychiatrische Dienste, Psychosoziale Beratungsstellen und Suchtberatungsstellen für spezifische Klientel
- Spezifische Beratungs- und Therapieeinrichtungen wie Suizidentenberatungs- und Kriseninterventionseinrichtungen (z. B. »Arche« – München, »NEUhland« – Berlin, »Arbeitskreise Leben« (AKL) – Baden-Württemberg, »Therapiezentrum für Suizidgefährdete« (TZS) – Hamburg) oder für Menschen mit Essstörungen oder Depressionen (z. B. »ANAN« – München, »Depressionsambulanz Bayreuth«)
- Stationäre psychiatrisch-psychotherapeutische Krisenintervention und Suizidprävention (allgemein auf psychiatrischen Allgemeinstationen, ansonsten in spezialisierten Stationen/Abteilungen für Psychotherapie/Psychosomatik/Depression/Boderline-Patienten u. ä.)
- Krisenintervention in Allgemeinkrankenhäusern bei Zustand nach Suizidversuch oder Selbstverletzung (Kriseninterventionsteams, Liaisonpsychiatrie/Psychotherapie)

22.7 Aufbau der Krisenintervention

Die beschriebenen vielseitigen Dimensionen der Krisentypologie und -dynamik erfordern für die praktische und klinische Behandlung die gleichzeitige Berücksichtigung der handlungs- und interaktionsrelevanten diagnostischen und therapeutischen Achsen und ein daraus abgeleitetes individuelles Vorgehen. Die suizidpräventiven Aspekte bedürfen einer besonderen Berücksichtigung. Die für eine zuverlässige Einschätzung relevanten Items können den **4 Achsen**

1. explorativer und helfender Erstkontakt mit Diagnostik von
2. Psychopathologie und
3. des Störungsbildes sowie
4. psychotherapeutische Maßnahmen

zugeordnet werden, wobei sich die diagnostische Exploration und der Gesprächsaufbau an der genannten Reihenfolge orientieren sollte, um einen interaktiven Prozess zu ermöglichen (► Übersicht); zur näheren Erläuterung der interaktionellen Teilschritte ► Box: »Psychotherapeutische Gesprächstechnik« (► 22.3).

Krisenintervention – relevante diagnostische und therapeutische Achsen

1. **Erstkontakt mit psychiatrisch-psychotherapeutischer Exploration und helfendem Beziehungsangebot**
   - Exploration des Krisenanlasses und der Krisendynamik durch psychosoziale und psychiatrische Anamnese
   - Ermittlung des Hilfebedarfs (unter Berücksichtigung von Psychopathologie und Diagnostik) mit Differenzialindikation zur ambu-

▼

lanten bzw. stationären psychiatrischen oder ambulanten sozialpsychiatrischen oder psychologischen Behandlung

2. **Psychopathologie, Einschätzung der führenden Psychopathologie**
   - Starke, aber beherrschbare emotionale Reaktion (aggressiv/depressiv/ängstlich)?
   - Psychische Dekompensation mit psychopathologischen Befunden wie affektiver Labilität und kognitiver Einengung mit ernsthaften Einschränkungen der Handlungsfähigkeit (Gestimmtheit z. B. resignativ/verzweifelt/ausweglos) oder mit Risikopsychopathologie (wahnhaft/suizidal/fremdaggressiv)?
3. **Diagnostik des Störungsbildes**
   - Psychische Krise als Labilisierung einer zuvor stabilen oder kompensierten emotionalen und psychosozialen Situation im Sinne der Anpassungsstörung (ICD-10 F43.1X)?
   - Krise als Erstmanifestation einer psychischen Störung oder Ausdruck von Dekompensation bzw. Rezidiv einer bereits vorbestehenden (und evtl. nicht oder nicht ausreichend behandelten) Störung?
4. **Psychotherapeutisches Vorgehen**
   - Angebot zur Fürsorge und eines therapeutischen Arbeitsbündnisses zur Krisenbewältigung
   - Bei Risikofaktoren für Suizidalität oder Fremdaggressivität: Berücksichtigung der fürsorglich-sichernden Aspekte
   - Interaktionelle Bearbeitung der Krisenauslöser und -dynamik und der ggf. fürsorglich sichernden Therapiemaßnahmen einschließlich psychoedukativer Elemente
   - Beachtung der psychodynamischen und systemischen Dimensionen einer Krisenentwicklung, d. h. der individuell relevanten Persönlichkeits- bzw. Krankheitsmerkmale einschließlich des zu erwartenden Handlungs- und Reaktionsspielraums für eine eher stützende oder evtl. vertiefte Krisenbewältigung
   - Während und nach Akutphase der Krisenbewältigung Klärung, ob und inwieweit eine parallele und weiterführende psychiatrische und oder psychotherapeutische Therapie (z. B. bei psychischer Grunderkrankung) notwendig ist

22.8 Probleme und Fehler bei der Krisenintervention

Wie in jedem anderen medizinischen Fach können auch in der Psychiatrie und Psychotherapie Fehler geschehen und Probleme auftreten, die letztlich zulasten der betroffenen Patienten gehen, z. B. in die Durchführung eines Suizidversuchs im Rahmen einer akuten psychischen Krise führen. Dabei muss grundsätzlich festgestellt werden, dass es eine absolute Suizidprävention und Verhütung suizidalen Verhaltens auch unter optimalen Bedingungen von Kompetenz, Sicherung und medizinisch-pflegerischer Qualifikation nicht gibt. Angestrebtes Ziel jeglicher Krisenintervention ist es, die Eskalation in Richtung einer fremd- und selbstgefährdenden Entwicklung zu verhindern und nach Klärung der Situation und Diagnostik der Psychopathologie eine Symptombesserung, eine Entspannung von fremd- und selbstaggressiven Impulsen, eine Entwicklungsperspektive bzw. Veränderung der Krisen- und Lebenssituation in Gang zu bringen. Häufig ist dabei die aktuelle Krisensituation eingebettet in ein bereits längerfristiges Störungsgeschehen, d. h., dass auch in der akuten Krisenintervention eine möglicherweise zugrunde liegende längerfristige Erkrankung mit einbezogen werden muss. Deswegen wird häufig aus der akuten Krisenintervention eine mittel- bis langfristige psychiatrisch-psychotherapeutische und psychosoziale Betreuung.

22.8.1 Überaktivismus

Gemeint ist damit, dass Menschen in akuten Krisen ihr Gegenüber häufig unter dem Druck des Leidens und der Notsituation zu aktivistischen Maßnahmen verleiten, z. B. übermäßigen Schutz aufzubauen, sehr rasch fürsorglich-schützende (und damit auch inaktivierende) Behandlungsettings einzuführen, dem Krisenpatienten jegliche eigene Aktivität abzunehmen und auch dessen Ressourcen im eigenen Umfeld zu vernachlässigen.

Empfehlung

Natürlich ist in der Krisenintervention der psychotherapeutisch orientierte Psychiater heutigen Gepräges nicht in seiner zurückhaltenden und sich enthaltenden Position als Spiegel der Patientenproblematik gefordert, sondern der handelnde, empfehlende, beratende Arzt und Psychotherapeut, der in der Notsituation auch schützende und beschützende Funktionen hat. Krisenintervention erfordert also vom jeweiligen Therapeuten die Bereitschaft, auch rasch einen Rollenwechsel von sich enthaltender Einstellung zu aktivem Handeln auszuführen.

22.8.2 Rechtliche Fragen

Krisenintervention und insbesondere Krisenintervention in suizidalen Krisen betrifft immer auch rechtliche Fragen, so haftungsrechtliche und strafrechtliche Aspekte auf Therapeutenseite. Die Handlungsweise des Therapeuten muss dabei hilfreich, fürsorglich und schützend sein, sie muss aber auch die Autonomie eines Patienten, sofern diesem eine solche zuweisbar ist, mit einbeziehen. So sind ambulante Behandlungen auch bei suizidalen Patienten durchaus möglich, sofern sie sinnvoll und in der Abschätzbarkeit des suizidalen Risikos auf der Basis einer tragenden therapeutischen Beziehung vernünftig erscheinen.

Empfehlung

Bei Äußerungen von Patienten z. B. hinsichtlich suizidaler Tendenzen oder hinsichtlich fremdaggressiver Impulse ist immer von der Möglichkeit des »Worst Case« auszugehen, anders gesagt, die Äußerungen eines Patienten sind immer ernst zu nehmen, unabhängig von der Deutung, die ihr unterlegt werden. Wenn ein Patient suizidale oder fremdaggressive Impulse äußert, auch wenn er sie dann selbst als lächerlich, nicht ernst gemeint oder banal abtut, sind diese ernst zu nehmen und entsprechend fürsorglich-schützend zu behandeln, unabhängig von der Deutung, die von therapeutischer Seite im vertieften Verstehen erfolgt.

22.8.3 Dokumentation

Krisen von Patienten sind ausführlich zu dokumentieren. Dokumentation hat nicht nur haftungs- und strafrechtliche Bedeutung, sondern dient auch der Klarifizierung einer Situation durch den Zwang, diese in Worte auszudrücken.

22.8.4 Krisenintervention im Team

Krisenintervention ist Teamarbeit. Wenn es sich um eine Krisenintervention in der einzeltherapeutischen ambulanten Situation handelt, dann sollte diese zumindest in die Supervision oder Balint-Gruppenarbeit eingebracht werden, um weitere Perspektiven, Klarifizierung und Ergänzung durch Beobachtungen anderer Berufsgruppen zu erhalten. Das Scheitern von Krisenintervention, z. B. durch den Suizid eines Patienten oder eine fremdaggressive Handlung, ist nur mithilfe von Supervision, möglichst von externer Seite, aufzuarbeiten, wobei erneut die Klärung der Abläufe bis zum tragischen Ereignis, die Bearbeitung von Schuld und Schuldgefühlen und die Wiederherstellung der Arbeitsfähigkeit durch Trauerarbeit sowie die Rückführung narzisstischer therapeutischer Phantasien Ziel sein müssen.

22.8.5 Aktivierung von Ressourcen

Krisenintervention bedarf immer der Einbeziehung von (positiv erlebten) Ressourcen. Dies können Angehörige, freundschaftlich verbundene Menschen des Umfelds, aber auch Behörden wie Polizei, Staatsanwaltschaft oder Gerichte sein.

Empfehlung

In der Krisenintervention darf man sich nicht scheuen, jenseits der individuellen dualen Interaktion zwischen Patient und Therapeut sämtliche anderen psychosozialen Hilfen in Anspruch zu nehmen. Dazu gehören letztendlich auch Einweisungen in eine psychiatrisch-psychotherapeutische Klinik.

! Die wichtigsten Fehler in der Krisenintervention bestehen darin, eine akute Krise nicht zu erkennen, sie zu bagatellisieren, fremd- oder selbstaggressive Impulse unzureichend ernst zu nehmen, die eigene therapeutische Kompetenz und auch die Fähigkeit, den Patienten durch eine Krise hindurchzutragen, zu überschätzen – also die Begrenztheit der eigenen Möglichkeiten nicht ins Auge zu fassen. Dazu gehört auch, die Frage nach fremdaggressiven oder suizidalen Krisen zu vermeiden, etwa in einem stillschweigenden Übereinstimmen, dass z. B. bei der vorliegenden Erkrankung die suizidale Selbsttötung durchaus angebracht wäre, im Sinne eines inneren Konsens zwischen Patient und Therapeut, der für den Patienten gefährlich wird. Ein weiterer Fehler wäre, bei entsprechender Indikation die notwendigen Schritte – auch wenn sie »böse« sind (z. B. die Polizei einzuschalten, einen Patienten mit der Polizei aus einer schwierigen Situation holen zu lassen, Angehörige oder die Staatsanwaltschaft einzubeziehen) – zu vermeiden, aus einem falsch verstanden Verpflichtungsgefühl gegenüber dem Patienten. Schaden für den Patienten und Schaden für andere Menschen muss unbedingt verhindert werden, dies steht im Einzelfall auch über der einzeltherapeutischen Schweige- und Fürsorgepflicht. Fürsorge und Schutz des Patienten vor sich selbst bzw. Schutz anderer vor einem Patienten sind oberste Richtlinie, an die sich ärztliche und psychologische Psychotherapeuten und Psychiater zu halten haben.

Schlussbemerkung

Die Begriffe »Krise« sowie »Krisenintervention« decken ein breites Feld psychosozialer Bedürftigkeit nach Beistand, Unterstützung und Begleitung, aber auch nach fachlicher Diagnostik und Therapie ab. Das Spannungsfeld erstreckt sich hierbei von Menschen in belastenden Lebenssituationen, die leiden, die einsam sind, die einen Gesprächspartner benötigen, über die Notwendigkeit sozialer Unterstützung bis hin zur Diagnostik und Therapie von schweren psychischen Erkrankungen. In diesem Spannungsfeld besteht ein großes Maß an Überforderung durch Komplexität und Schweregrade von psychischer Störung und auch die Gefahr, in einem zunehmend ökonomisch-wirtschaftlich ausgerichteten Gesundheitssystem die hohe Bedeutung der menschlichen Begleitung in Krisen zu unterschätzen.

Literatur

Ahrens B (2002) Depressive Syndrome. In: Berzewski H, Nickel B (Hrsg) Neurologische und psychiatrische Notfälle. Die Erstversorgung. Urban & Fischer, München, S 373–391

Battegay R (2004) Geleitwort. Psychiatrisch-psychotherapeutische Krisenintervention. In: Riecher-Rössler A, Berger P, Tarikyilamz A, Stieglitz R-D (Hrsg) Psychiatrisch-psychotherapeutische Krisenintervention. Hogrefe, Göttingen, S 9–10

Bramesfeld A (2003) Wie gemeindenah ist die psychiatrische Versorgung in der Bundesrepublik Deutschland? Psychiatr Prax 30: 256–265

Caplan G (1964) Principles of preventive psychiatry. Basic Books, New York

Cullberg J (1978) Krisen und Krisentherapie. Psychiatr Prax 5: 25–34

Goldberg G, Huxley P (1980) Mental illness in the community. The pathway to psychiatric care. Tavistock, London

Goll H (1995) Was sind psychosoziale Krisen? In: Sonneck G (Hrsg) Krisenintervention und Suizidverhütung. Facultas, Wien, S 11–20

Häfner H, Helmchen H (1978) Psychiatrischer Notfall und psychiatrische Krisen. Nervenarzt 49: 82–87

König F, König E, Wolfersdorf M (1996) Zur Häufigkeit des psychiatrischen Notfalls im Notarztdienst. Notarzt 12: 12–17

Kurz A, Möller H-J (1984) Zur Wirksamkeit suizidprophylaktischer Versorgungsprogramme. In: Faust V, Wolfersdorf M (Hrsg) Suizidgefahr. Stuttgart, Hippokrates, S 110–122

Müller-Spahn F, Hoffmann-Richter U (2002) Psychiatrische Notfälle. In: Gaebel W, Müller-Spahn F (Hrsg) Diagnostik und Therapie psychischer Störungen. Kohlhammer, Stuttgart, S 1114–1142

Neubauer G (1987) Effektivität und Effizienz der Sozialpsychiatrischen Dienste in Bayern. Forschungsbericht im Auftrage des Bayerischen Staatsministeriums für Arbeit und Sozialordnung. Universität der Bundeswehr München, München

Reimer C (1996) Krisen und Krisenintervention, Kurzpsychotherapie. In: Reimer C, Eckert J, Hautzinger M, Wilke E (Hrsg) Psychotherapie. Ein Lehrbuch für Ärzte und Psychologen. Springer, Berlin Heidelberg New York Tokio, S 497–508

Schmidtke A, Sell R, Wohner J, Löhr C (2005) Epidemiologie von Suizid und Suizidversuch in Deutschland. Suizidprophylaxe 32(123): 87–99

Schohe ST, Weber T (1995) Telefonseelsorge in Deutschland – Verbreitungen und Organisationsstruktur. In: Wieners J (Hrsg) Handbuch der Telefonseelsorge. Vandenhoeck & Ruprecht, Göttingen, S 92–103

Schwarz M. (2002) Krisenintervention. In: Gaebel W, Müller-Spahn F (Hrsg) Diagnostik und Therapie psychischer Störungen. Kohlhammer, Stuttgart, S 107–1113

Sonneck G (Hrsg) (1985) Krisenintervention und Suizidverhütung. Ein Leitfaden für den Umgang mit Menschen in Krisen. Facultas, Wien

Sonneck G, Etzersdorfer E (1992) Krisenintervention. In: Wedler H, Wolfersdorf M, Welz R (Hrsg) Therapie bei Suizidgefährdung. Roderer, Regensburg, S 57–70

Wells KB, Goldney JM, Burnam MA (1998) Psychiatric disorder in a sample of the general population with and with out chronic medical conditions. Am J Psychiatry145: 976–981

Wieners J (Hrsg) (1995) Handbuch der Telefonseelsorge. Vandenhoeck & Ruprecht, Göttingen

Wing GJ (1992) Epidemiologically based needs assessment, mental illness. NHSME, London

Wittchen H-U (2000) Schlussbericht Zusatzsurvey »Psychische Störungen« (Bundesgesundheitssurvey 1998): Häufigkeit, psychosoziale Beeinträchtigungen und Zusammenhänge mit körperlichen Erkrankungen. Bundesministerium für Bildung und Forschung, Bonn

Wittchen HU, Jacobi F (2001) Die Versorgungssituation psychischer Störungen in Deutschland – Eine klinisch-epidemiologische Abschätzung anhand des Bundesgesundheitssurveys ´98. Bundesgesundheitsblatt 44: 993–1000

Witte M (2000) Entwicklung von Krisendiensten. Von Einzelinitiativen zu flächendeckenden Versorgungskonzepten. In: Wolfersdorf M, Franke C (Hrsg) Suizidforschung und Suizidprävention am Ende des 20. Jahrhunderts. Roderer, Regensburg, S 103–110

Wolfersdorf M (1995) Bedeutung und Funktionen der Telefonseelsorge im Rahmen psychosozialer Versorgung. In: Wieners J (Hrsg) Handbuch der Telefonseelsorge. Vandenhoeck & Ruprecht, Göttingen, S 171–188

Wolfersdorf M (2000) Der suizidale Patient in Klinik und Praxis. Wissenschaftliche Verlagsgesellschaft, Stuttgart

Wolfersdorf M (2005) Die ehemaligen »Sonder«-, »Groß«- oder heutigen Fachkrankenhäuser. Derzeitiger Stand. In: Mitteilungen aus der Bundesdirektorenkonferenz Deutscher Kliniken für Psychiatrie und Psychotherapie (BDK). Krankenhauspsychiatrie 16: 45–46

Wolfersdorf M, Fritze J (2002) Psychiatrisch-psychotherapeutische Versorgungsstrukturen und die Stellung der Suizidprävention in Deutschland. Suizidprophylaxe 29(3): 78–93

Wolfersdorf M, Herforth D (1993) Patientenaufnahme in der klinischen Psychiatrie. Jede 2. Einweisung ist ein Notfall. Therapiewoche 43/45: 2386–2295

Wolfersdorf M, Koros G, Blattner J (1992a) Inanspruchnahme und Stellung der Telefonseelsorge in der psychosozialen Versorgung. Ergebnisse einer Studie an der Telefonseelsorge Oberschwaben/ Ravensburg. Krankenhauspsychiatrie 3: 107–113

Wolfersdorf M, Steinert T, Herrlen-Pelzer S (1992b) Psychiatrische Notfall- und Krisenintervention. Therapiewoche 42/43: 2502–2509

Weiterführende Literatur

Freytag R, Giernalczyk T, Rausch K, Schuldt K-H, Wedler H, Witte M (1998) Leitlinien der Deutschen Gesellschaft für Suizidprävention zur Organisation von Krisenintervention. In: Giernalczyk T,

Freytag R (Hrsg) Qualitätsmanagement von Krisenintervention und Suizidprävention. Vandenhoeck & Ruprecht, Göttingen, S 195–237

Giernalczyk T (2003) Perspektiven der professionellen Krisenarbeit. In: Giernalczyk T (Hrsg) Suizidgefahr – Verständnis und Hilfe, 2. Auf. DGVT, Tübingen, S 9–22

Götze P (2005) Indikation zur Krisenintervention und Psychotherapie bei Suizidalität. In: Etzersdorfer E, Fartaczek R, Götze P, Wolfersdorf M (Hrsg) Fallstudien zur Suizidalität. Roderer, Regensburg, S 127–143

Henseler H (1974) Narzisstische Krisen/zur Psychodynamik des Selbstmords. Rowohlt TB, Reinbek

Mühlbacher K (1994) Die Betreuung suizidaler Patienten in der Medizinischen Klinik der Universität Ulm. Eine katamnestische Studie. Dissertation, Medizinische Fakultät der Universität Ulm, Ulm

Reimer C, Arentewicz G (1993) Kurzpsychotherapien nach Suizidversuch. Springer, Berlin Heidelberg New York Tokio

Riecher-Rössler A, Berger P, Tarikyilamz A, Stieglitz R-D (Hrsg) (2004) Psychiatrisch-psychotherapeutische Krisenintervention. Hogrefe, Göttingen

Schnyder U, Sauvant JD (Hrsg) (1993) Krisenintervention in der Psychiatrie. Huber, Bern

Wedler H (1990) Übersicht über derzeitige Formen institutionalisierter Krisenhilfe. In: Freytag R (Hrsg) Grenzgänge zwischen Selbstzerstörung und Selbstbewahrung. Suizidprävention als Hilfe in Lebenskrisen. Olms, Hildesheim, S 172–181

Wolfersdorf M (Hrsg) (1991) Suizidprävention und Krisenintervention als medizinisch-psychosoziale Aufgabe. Roderer, Regensburg

Wolfersdorf M, Purucker M (2003) Suizidprävention in der Notfallpsychiatrie. In: Giernalczyk T (Hrsg) Suizidgefahr – Verständnis und Hilfe. DGVT, Tübingen, S 157–182

Wolfersdorf M, Mauerer C, Franke C, Schiller M, König F (1999) Krisenintervention bei Suizidalität im ambulanten und stationären psychiatrisch-psychotherapeutischen Bereich. Psychotherapie 4(2): 146–153

Wolfersdorf M, Franke C, Mauerer C, Dobmeier M (2002) Krisenintervention bei Suizidalität. In: Bronisch T (Hrsg) Psychotherapie der Suizidalität. Thieme, Stuttgart, S 16–29

Die Bewältigung von Verlusten – normale und pathologische Trauerprozesse

Anette Kersting

23.1 Was ist Trauer? – 468

23.1.1 Der Trauerprozess – 468

23.1.2 Trauer: unterschiedliche Gefühlsqualitäten – 468

23.2 Psychische und physische Folgen von Verlusterlebnissen – 470

23.3 Prolongierte Trauerverläufe – 471

23.3.1 Differenzialdiagnostik – 472

23.3.2 Diagnose der prolongierten Trauer – Pro und Kontra – 473

23.4 Geschlechtsspezifische Aspekte – 473

23.4.1 Verlust eines Partners – 473

23.4.2 Verlust eines Kindes – 473

23.5 Begleitung und Behandlung akuter und prolongierter Trauerverläufe – 475

23.5.1 Begleitung akuter Trauerprozesse – 475

23.5.2 Behandlung prolongierter Trauerverläufe – 476

23.5.3 Internet-Therapie – 476

23.6 Schwierige Behandlungssituationen – 477

23.6.1 Flucht des Therapeuten in die Aktivität, um den Trauergefühlen auszuweichen – 477

23.6.2 Es war das Beste für ihn – 477

23.7 Wie erging es Oskar Kokoschka? – 478

Literatur – 478

Oskar Kokoschka, ein Maler des Expressionismus, hatte eine leidenschaftliche Liebesbeziehung zu Alma Mahler, der Witwe des Komponisten Gustav Mahler. Der Entschluss der Geliebten, die Beziehung zu beenden, stürzt Kokoschka in eine schwere Lebenskrise. Er leidet unter depressiven Verstimmungen, Arbeitsstörungen und entscheidet sich, als Freiwilliger in den Ersten Weltkrieg zu ziehen. Nach einer Verletzung vom Kriegsdienst suspendiert, gibt er den Bau einer lebensgroßen Puppe nach dem Vorbild Alma Mahlers in Auftrag. Bis zur Ankunft der Puppe phantasiert er den Puppenkörper, der die Formen Alma Mahlers tragen sollte, in allen Einzelheiten und hält so eine imaginäre Beziehung zu Alma Mahler aufrecht.

23.1 Was ist Trauer?

23.1.1 Der Trauerprozess

Trauer ist die emotionale Antwort auf einen Verlust. Der Trauerprozess dient dazu, sich an eine Welt anzupassen, die tief greifend und unwiderruflich durch den Tod eines nahe stehenden geliebten Menschen verändert wurde. Generell ist Trauer eine normale menschliche Erfahrung, mit der die meisten Menschen zurechtkommen.

Die Aufgaben des Trauerprozesses bestehen darin, die Realität des Verlusts zu akzeptieren, den Trauerschmerz zu erleben, sich an eine Umwelt ohne den Verstorbenen anzupassen, die Beziehungen zum Verstorbenen neu zu ordnen und sich wieder dem aktuellen Leben zuzuwenden. Innerhalb dieses andauernden Prozesses verändern sich die kognitiven und affektiven Komponenten ebenso wie die emotionale Intensität des Trauerprozesses. Somit ist der Trauerprozess selbst auch als ein Übergangszustand zwischen dem Wissen, dass eine geliebte nahe Person lebt, und der Akzeptanz, dass diese Person gestorben ist, zu verstehen.

Obwohl Trauerprozesse ubiquitäre Phänomene sind, mit denen die meisten Menschen im Verlauf ihres Lebens konfrontiert werden, ist das Wissen in der allgemeinen Bevölkerung heute gering. Dies zeigt sich auch an weit verbreiteten Missverständnissen und Mythen (▶ Übersicht).

Trauer: Missverständnisse und Mythen

- Trauern bedeutet, jemanden gehen zu lassen, um selbst weitergehen zu können.
- Trauer-»Arbeit« ist notwendig, um den Verlust zu überwinden.
- Menschen, die nach einem Verlust nicht ausreichend trauern, werden später mit Krankheit dafür bezahlen müssen.
- Je intensiver die Trauergefühle, desto effektiver ist der Trauerprozess.
- Wenn man einmal effektiv getrauert hat, braucht man nie wieder zu trauern.
- Es gibt einen bestimmten Zeitraum, in dem Trauerprozesse abgeschlossen sind.
- Komplizierte Trauerprozesse betreffen in der Regel Menschen, die eine ambivalente Beziehung zum Verstorben hatten.

23.1.2 Trauer: unterschiedliche Gefühlsqualitäten

Trauer besteht nicht aus einer einzelnen Emotion, sondern betrifft eine Reihe unterschiedlicher Gefühlsqualitäten, die sowohl positive als auch negative Aspekte beinhalten. Fast alle Trauernden erleben Angst, Schuld, Ärger und Scham als Antwort auf den Verlust. Viele trauernde Menschen haben **Angst vor der Zukunft**, sie fragen sich z. B., ob dieser Schmerz jemals nachlassen wird. Andere haben Sorgen, ob es ihnen gelingen kann, Situationen allein zu bewältigen, die sie stets mit der verstorbenen Person zusammen bewältigt hatten. Vielen fällt es auch schwer, sich vorzustellen, ohne den Verstorbenen zurechtzukommen. Hinzukommen können Gedanken darüber, ob es ihnen jemals gelingen könnte, wieder Gefühle des Glücks zu spüren, oder ob sie sich jemals wieder werden wohl fühlen können ohne die Person, die sie verloren haben.

Einen anderen Aspekt betreffen **Schuldgefühle**. Nach dem Verlust eines nahen Angehörigen denken viele Menschen darüber nach, ob sie den Verstorbenen zu Lebzeiten angemessen behandelt haben. Auch Gedanken des Bedauerns, nicht in der Lage gewesen zu sein, dem Sterbenden die Situation so angenehm wie möglich gemacht zu haben, werden von vielen Trauernden berichtet. Andere Trauernde denken darüber nach, ob sie etwas hätten tun können, um den Tod zu verhindern. Häufig berichten Trauernde auch von einer sogenannten »Überlebensschuld«, da sie grundsätzlich weiterhin die Möglichkeit haben zu leben und das Leben zu genießen, wohingegen der Verstorbene dies nicht länger kann.

Eine weitere Emotion, die zum Trauerprozess dazugehört, ist **Ärger**. Ärger kann einem Gefühl, betrogen worden zu sein, folgen, aber auch mit dem Gedanken, dass es unfair ist, dass die so geliebte Person verstarb, verbunden sein. Andere Trauernde verspüren Ärger bei dem Gedanken daran, dass der Verstorbene nicht genug auf seine Gesundheit geachtet hat. Ärger kann sich auch gegen behandelnde Ärzte richten, die vermeintlich nicht alle medizinischen Möglichkeiten genutzt haben, um den Tod hinauszuzögern.

Auch **Scham** ist ein wesentlicher emotionaler Aspekt menschlicher Trauer. Insbesondere Menschen, die das Erleben von Gefühlen als Schwäche empfinden, wie z. B. viele Männer in unserem Kulturkreis, können diese Gefühle als schambesetzt empfinden.

Zu den schmerzlichen Folgen des Trauerprozesses gehört die **Enttäuschung**, dass nun Vieles nicht mehr möglich ist. Der Trauernde wird den Klang der Stimme, den Anblick des Gesichts und die Berührung durch die Hand des Verstorbenen nie wieder erleben. Viele Trauernde beschreiben nach dem Verlust einer ihnen sehr nahe stehenden Person eine intensive Sehnsucht nach diesen Erfahrungen, bevor es ihnen möglich ist, zu akzeptieren, dass sie dieses nie wieder erleben werden.

Es ist bedeutsam, zu realisieren, dass Trauer üblicherweise auch in der frühen Periode des Trauerprozesses aus einer **Mischung positiver und negativer Gefühle** besteht. In ihren Erinnerungen können Trauernde glückliche Zeiten zurückrufen, sie erzählen auch mit Stolz Anekdoten, die sich auf die verstorbene Person beziehen. Sie erinnern sich an die menschliche Wärme und Zuneigung, die sie erlebt haben. Insbesondere zu Beginn des Trauerprozesses tendieren viele Menschen dazu, bevorzugt an die guten Aspekte des Erlebens zu denken. Dies kann die internalisierte Beziehung mit der verstorbenen Person stärken und dazu führen, dass man sich weiterhin mit dem Verstorbenen verbunden fühlt und so die nun anstehenden Dinge angeht. Auch die Erinnerung, wie der Verstorbene mit bestimmten Dingen umgegangen ist, kann in diesen Situationen hilfreich sein. Manche Menschen machen es sich zu einer Angewohnheit, mit dem Verstorbenen zu sprechen, insbesondere, wenn schwierige Situationen oder Probleme zu bewältigen sind.

Wenn der Tod, wie z. B. nach einer schweren Erkrankung, als sehr belastend erlebt wurde, sind auch Gefühle der Erleichterung anlässlich des Todes angemessen und nachvollziehbar. Allerdings fühlen sich viele Trauernde in diesen Situationen schuldig oder schämen sich ihrer positiven Gefühle.

Häufig müssen sich Trauernde auch mit ihrem Selbstkonzept bezüglich ihrer Alltagsaktivitäten auseinandersetzen. Die zuvor geplante Zukunft muss überdacht werden, oft wird auch die Vergangenheit nun in einem neuen Licht gesehen. Praktische Probleme verlangen nach einer Lösung, andererseits sind Entwicklungen, die vielleicht aus Respekt für die Wünsche des Verstorbenen vermieden wurden, jetzt möglich.

Trauer umfasst eine Mischung von Gedanken, Gefühlen und Verhaltensweisen, die für den Einzelnen sehr spezifisch ist. In einem solchen Zustand ist es schwer, effektiv mit dem Alltagsleben fortzufahren, sodass letztlich mit dem Trauerprozess eine Auszeit verbunden ist. Dies zu erkennen und zu respektieren, ist für den Trauernden wichtig. In vielen Kulturen sind Trauerphasen kulturell verankert und werden z. T. auch durch bestimmte Verhaltensweisen, wie z. B. das Tragen schwarzer Kleidung, für einen bestimmten Zeitraum angezeigt.

In der Literatur werden verschiedene Modelle des Trauerprozesses beschrieben, die einen phasenhaften Verlauf der Bewältigung des Verlusts nahe legen (z. B. Kübler-Ross u. Kessler 2006). Diese Modelle legen nahe, dass die einzelnen Phasen ineinander übergehen und voneinander abgrenzbar sind. Aktuelle Studien zeigen hingegen, dass z. B. eine intensive Sehnsucht nach dem Verstorbenen über einen längeren Zeitraum des Trauerprozesses (1–23 Monate nach dem Verlust) als vorherrschendes Erleben nachweisbar ist. Ein Beispiel für die Bewältigung eines Verlusts zeigt ► Fallbeispiel 1.

Fallbeispiel 1: Herr A. – Normaler Trauerverlauf

Herr A., 70 Jahre, verliert seine Frau nach einer schweren Krebserkrankung. Während der langen Krankheit hat er häufig an die Zeit nach dem Tod seiner Frau gedacht, auch mit ihr darüber gesprochen und während des langsamen Sterbeprozesses Abschied von ihr genommen. Trotz dieser Auseinandersetzung mit dem bevorstehenden Abschied erlebt er den Tod seiner Frau als großen Schock. Er beschreibt, dass sich das Leben unwirklich anfühlt, und hat den Eindruck, sich in einem Film zu befinden, der gleich zu Ende sein müsse. Nach einigen Tagen wechseln Phasen intensiven Trauerschmerzes mit Gefühlen von Taubheit und emotionaler Leere. Die Beerdigung seiner Frau organisiert er zusammen mit seiner Tochter, was ihm Halt gibt. In den darauf folgenden Wochen beschreibt er intrusive Erinnerungen, die durch den Anblick vertrauter Gegenstände, die ihn an die gemeinsame Zeit mit seiner verstorbenen Frau erinnern, ausgelöst werden. Oft sind es Erinnerungen an schöne Erlebnisse. Er besucht häufig das Grab seiner Frau, wo er Zwiegespräche mit ihr hält. Immer wieder erlebt er Situationen, in denen er z. B. bei einem Einkauf in der Stadt eine Frau von hinten sieht

▼

und ihm plötzlich der Gedanke durch den Kopf schießt: »Ach, da ist sie ja«. Wenn diese Frau sich dann umdreht, realisiert er, dass es sich um eine Verwechslung handelt. Es fällt Herrn A. schwer, soziale Kontakte zu knüpfen, die zuvor über seine Ehefrau erfolgten. Schließlich entscheidet er sich dazu, Kontakt zu seiner Kirchengemeinde aufzunehmen und die dort regelmäßig stattfindenden Nachmittage für ältere Menschen zu besuchen. 6 Monate nach dem Verlust seiner Frau beschreibt Herr A. weiterhin Phasen intensiven Trauererlebens; die Zeiten, in denen Herr A. nicht an seine Frau denkt und sich mit seinem Alltag und den zu bewältigenden Aufgaben befasst, werden länger. Insgesamt kommt er im Alltag angemessen zurecht.

Einem Teil der Menschen, die einen Trauerprozess zu bewältigen haben, gelingt es nicht, den Tod des Menschen, der ihnen nahe stand, zu akzeptieren. Schmerzliche Emotionen, Gedanken und Gefühle, die mit dem Verlust verbunden sind, können nicht bewältigt werden, und die Trauernden bleiben quasi im Trauerprozess stecken. Eine prolongierte Trauersymptomatik, psychische oder körperliche Erkrankungen können die Folge sein.

Im Folgenden soll ein Einblick in die Vielfältigkeit von Trauerprozessen gegeben werden. Dabei werden die für die klinische Arbeit bedeutsamen Unterschiede zwischen normalen und prolongierten Trauerverläufen beschrieben. Vor dem Hintergrund der internationalen wissenschaftlichen Literatur werden empirisch validierte Kriterien für die Diagnostik prolongierter Trauerprozesse dargestellt. Ein weiterer Abschnitt beschäftigt sich mit klinisch relevanten, geschlechtsspezifischen Unterschieden von Trauerverläufen. Ein Überblick über psychotherapeutische Strategien und deren Wirksamkeit beendet das Kapitel.

23.2 Psychische und physische Folgen von Verlusterlebnissen

Große epidemiologische Studien zeigen, dass der Verlust eines nahen Angehörigen mit einem erhöhten **Mortalitätsrisiko** des Trauernden einhergeht. In einer schwedischen Studie (Lichtenstein et al. 1998) wurden 1993 Zwillingspaare untersucht. Insbesondere in den ersten 4 Jahren nach dem Verlust eines Partners wies der Trauernde im Vergleich zu dem weiter in einer Beziehung lebenden Zwilling ein erhöhtes Mortalitätsrisiko auf. In einer anderen Studie wurden über 21.000 Eltern untersucht, die ein Kind verloren hatten. Insbesondere die Mütter hatten in den ersten 3 Jahren nach dem Verlust ein erhöhtes Mortalitätsrisiko (Li et al. 2003). Todesursachen waren insbesondere Unfälle, aber auch gewaltsame Tode wie Suizide).

Andere Studien zeigen, dass mit dem Trauererleben auch ein erhöhtes **Risiko für körperliche Erkrankungen** verbunden sein kann. Hierzu gehören neben Schlaflosigkeit und Gewichtsverlust auch weitere allgemeine körperliche Beschwerden und Schmerzsymptomatik. Einige Studien weisen eine gesteigerte Medikamenteneinnahme und erhöhte Hospitalisierungsraten nach einem Verlust auf (Stroebe et al. 2007). Andere Studien zeigen, dass ein Teil der Trauernden trotz körperlicher Einschränkungen, wie z. B. einer bestehenden Hypertonie, dennoch keine erhöhte ärztliche Konsultationsrate aufweisen. Es scheint somit eine Gruppe von Trauernden zu geben, die trotz Behandlungsbedürftigkeit keine spezifische Behandlung ihrer körperlichen Beschwerden erhält.

Die Ergebnisse einer eigenen Untersuchung zeigen, dass 16,7% der Frauen, die ein Kind in der Spätschwangerschaft durch einen Schwangerschaftsabbruch aus medizinischer Indikation verloren haben, 14 Monate nach dem Verlust ihres Kindes unter einer manifesten psychischen Erkrankung leiden. Dabei verändert sich das Diagnosespektrum im Zeitverlauf: 2 Wochen nach dem Verlust waren vorherrschende Erkrankungen affektive Erkrankungen, Angststörungen, Essstörungen und akute Belastungsreaktionen, 14 Monate nach dem Verlust des Kindes wurden ausschließlich Depressionen und Angsterkrankungen diagnostiziert. Darüber hinaus litten 14 Monate nach dem Verlust 13,7% der Mütter unter der Diagnose einer prolongierten Trauerreaktion (▶ 23.3) (Kersting et al. 2007, 2009a).

Einen Einblick in einen Trauerverlauf, der in eine psychische Erkrankung mündet, gibt ▶ Fallbeispiel 2.

Fallbeispiel 2: Frau C. – Psychische Erkrankung nach Verlust

Drei Tage vor dem errechneten Geburtstermin wird der intrauterine Fruchttod des Kindes von Frau C. (30 Jahre) festgestellt. Die Geburt wird eingeleitet, und Frau C. bringt ein totes Kind zur Welt. Frau C. beschreibt in der akuten Situation nach dem Verlust dissoziative Phänomene, sie kann das Geschehen zunächst nicht als Realität begreifen. Sie berichtet von intensivem Trauerschmerz, der mit Gefühlen von Leere und Betäubung wechselt. Am Tag nach dem Verlust beschreibt sie Trauerhalluzinationen in der Weise, dass sie erklärt, obwohl sie wisse, dass ihr Kind nicht lebe, sie es im Nebenraum weinen höre. 14 Tage nach dem Verlust weint sie jeden Abend zu der Zeit, zu der die Wehen eingeleitet wurden. Der Ehemann, der ebenfalls durch den Verlust erschüttert ist, beginnt, sich in seine Arbeit zu stürzen. Freunde und Bekannte von Frau C. sind in der ersten Zeit

▼

sehr mitfühlend, ziehen sich jedoch nach wenigen Wochen von Frau C. zurück, da sie mit ihrem Bedürfnis, wiederholt über den Verlust des Babys zu sprechen, nicht zurechtkommen. Frau C. übernimmt die Organisation des Hausbaus für die Familie. Hiermit gelingt es ihr auch, sich eine Zeitlang abzulenken. Nach dem Einzug beschreibt sie jedoch einen zunehmenden Interessenverlust, Freudlosigkeit und Antriebsschwäche, Schlafstörungen und Konzentrationsstörungen, die sich zum Vollbild einer Depression steigern. Intensive Trauer erlebt Frau C. weiterhin beim Anblick anderer schwangerer Frauen. Eine Patenschaft für das Baby einer Freundin lehnt sie ab, da sie den Anblick von Säuglingen nicht erträgt. Auch Frau C. sucht nach Erklärungen und fragt sich, ob der Verlust ihres Kindes eine Strafe Gottes sei.

Das Verlusterleben einer Mutter während der Schwangerschaft kann auch Auswirkungen auf die spätere Gesundheit ihres Kindes haben. Kashan et al. (2008) untersuchten eine dänische Kohorte von 1,38 Mio. Müttern, die zwischen 1973 und 1950 ein Kind zur Welt brachten. Dabei zeigte sich, dass Kinder, deren Mütter während des ersten Trimesters den Tod eines nahen Angehörigen erlebt hatten, ein höheres Risiko aufwiesen, später an einer Schizophrenie zu erkranken. Wenn diese epidemiologischen Studien auch zeigen, dass der Verlust eines nahen Angehörigen mit einem erhöhten Morbiditäts- und Mortalitätsrisiko einhergeht, ist doch festzuhalten, dass es bisher keine epidemiologischen Untersuchungen zur Prävalenz einer spezifischen prolongierten Trauersymptomatik gibt. Geschätzt wird die Prävalenz prolongierter Trauerverläufe mit einer spezifischen Trauersymptomatik (▶ 23.3) auf 9–20%.

Risikofaktoren

Die Studienlage in Bezug auf Risikofaktoren für pathologische Trauerverläufe ist heterogen. In empirischen Studien wurden psychosoziale Stressoren, wie z. B. ökonomische Ressourcen, d. h. finanzielle Schwierigkeiten, aber auch die Todesumstände (z. B. unerwartete oder traumatische Todesumstände) als Risikofaktoren identifiziert. Als protektive Faktoren sind Optimismus, ein stabiles Selbstwertgefühl sowie ein sicheres Bindungsverhalten zu nennen. Unklar ist die Studienlage bezüglich des protektiven Einflusses religiöser Überzeugungen und der Qualität einer z. B. abhängigen oder ambivalenten Beziehung zur verstorbenen Person (Stroebe et al. 2007).

Die in den ▶ Fallbeispielen 1 und 2 dargestellten unterschiedlichen Trauerverläufe zeigen, dass die akute Trauer der Betroffenen nach dem Verlust eines nahen Angehörigen in einen normalen Trauerverlauf mit einer angemessenen Bewältigung, aber auch in eine psychische Erkrankung münden kann. Wenn es dem Trauernden nicht gelingt, die Realität des Verlusts zu akzeptieren, den Trauerschmerz zu erleben und sich an eine Umwelt ohne den Verstorbenen anzupassen, kann auch eine spezifische prolongierte Trauersymptomatik mit Krankheitswert die Folge sein.

23.3 Prolongierte Trauerverläufe

Sowohl aus der klinischen Arbeit als auch aus wissenschaftlichen Studien ist bekannt, dass intensives Trauererleben auch noch Jahre und Jahrzehnte nach einem Verlust bestehen kann. In einer eigenen Studie wiesen 75,9% der Frauen, die 2–7 Jahre zuvor durch einen Schwangerschaftsabbruch aus medizinischer Indikation in der Spätschwangerschaft ein Kind verloren hatten, Trauerwerte auf, die denen von Frauen, die ihr Kind vor 14 Tagen verloren hatten, entsprachen oder sogar noch darüber lagen (Kersting et al. 2005).

In der ICD-10 werden Kontakte mit medizinischen Diensten bei normalen Trauerreaktionen, die als kulturspezifisch angesehen werden und in der Regel nicht länger als 6 Monate andauern, unter Z63.4 als Faktoren, die den Gesundheitszustand beeinflussen (»Verschwinden oder Tod eines Familienangehörigen«) kodiert. Trauerreaktionen, die in Art oder Inhalt abnorm sind, werden unter F43.22–25 kodiert, während sehr heftige oder anhaltende Trauerreaktionen als F43.21 (längere depressive Reaktion) klassifiziert werden. Alternativ ist auch eine Klassifizierung unter F43.28 (andere spezifische Anpassungsstörung) zu erwägen.

Im DSM-IV wird die Trauer der Kategorie »weitere klinisch relevante Probleme« zugeordnet (V62.82). Sind auch 2 Monate nach dem Verlust noch Symptome wie Schuldgefühle, die sich auf Handlungen des Überlebenden beziehen, Gedanken an den Tod, eine krankhafte Beschäftigung mit Gefühlen von Wertlosigkeit, verlängerte und ausgeprägte Funktionsbeeinträchtigungen und halluzinatorische Erlebnisse vorhanden, schlägt das DSM-IV die Diagnose der *major depression* vor.

Aktuell wird eine Aufnahme des Krankheitsbildes der prolongierten Trauer in das DSM-V diskutiert. Prolongierte Trauer wird als eine Abweichung von normalen Trauerverläufen beschrieben, die sich hinsichtlich zeitlicher Kriterien und/oder ihrer Intensität von normalen Trauerverläufen unterscheidet. Zwei Arbeitsgruppen (Prigerson et al. 1999, Horowitz et al. 1997) entwickelten empirisch begründete **diagnostische Kriterien**, deren Aufnahme in das DSM-V diskutiert wird (▶ Übersicht).

Prolongierte Trauer – empirische Kriterien

A-Kriterium: chronische, intensive, verzehrende Sehnsüchte

B-Kriterium: mindestens vier der folgenden Punkte:

1. Schwierigkeiten, den Tod zu akzeptieren
2. Unvermögen, anderen zu trauen
3. Bitterkeit und Ärger im Zusammenhang mit dem Tod
4. Emotionale Taubheit, Abgetrenntsein
5. Bedeutungslosigkeit des Lebens ohne den Verstorbenen
6. Perspektivlose Zukunft
7. Agitiertheit

C-Kriterium: erhebliche und anhaltende Beeinträchtigungen in sozialen, beruflichen und anderen wichtigen Bereichen.

D-Kriterium: Dauer der Symptomatik mindestens 6 Monate

Einen Einblick in eine prolongierte Trauersymptomatik gibt ▶ Fallbeispiel 3.

Fallbeispiel 3: Frau B. – Prolongierte Trauer

Der 60-jährige Ehemann von Frau B. (45 Jahre) erleidet auf einer Sportveranstaltung einen Herzinfarkt und verstirbt im Krankenhaus. Frau B. eilt, nachdem sie von dem Unglück benachrichtigt wurde, in das Krankenhaus, trifft dort ihren Ehemann jedoch tot an. Die aktuelle Verlustsituation von Frau B. ist durch intensives dissoziatives Erleben gekennzeichnet, sie hat das Gefühl, sich in einem Albtraum zu befinden, aus dem sie bald erwachen müsste. Das Gefühl, dass das Geschehene nicht real sein könne, weicht nach 2 Tagen intensiven schmerzhaften Trauergefühlen, die Frau B. als unerträglich erlebt, im Wechsel mit Gefühlen von Taubheit und dem Empfinden, nichts fühlen zu können. Die Beerdigung bewältigt Frau B. mithilfe von Tranquilizern, die ihr der Hausarzt verschrieben hat. Nach der Beerdigung leidet sie unter Schlafstörungen und einer inneren Unruhe. Intensives Trauererleben ist mit quälenden Gedanken nach der Frage, warum der Ehemann jetzt habe sterben müssen, verbunden. Frau B. überlegt, ob der Tod des Mannes eine Strafe Gottes für frühere Verfehlungen ihrerseits sei. Es gelingt Frau B. nicht, die Realität des Verlusts zu akzeptieren. Den Trauerschmerz zu erleben, ist für sie unerträglich. 6 Monate nach dem Tod ihres Mannes leidet sie weiterhin sehr unter dem Verlust. Frau B. kann den Tod ihres Ehemanns nicht akzeptieren, sie quält sich mit Fragen, warum der Ehemann so früh verstorben sei, und es gelingt ihr nicht, sich wieder dem aktuellen Leben und den Beziehungen zu ihren Freunden und Bekannten zuzuwenden. Sie zieht sich zurück, hadert mit dem Schicksal, fühlt sich emotional »wie tot« und von der Welt getrennt. Die Zukunft erscheint ihr sinnlos ohne ein Leben mit ihrem Mann. Darüber hinaus beschreibt sie weiterhin intensive Schlafstörungen, die zu einem häufigen Gebrauch von Tranquilizern geführt haben.

23.3.1 Differenzialdiagnostik

Grundsätzlich ist das Krankheitsbild der prolongierten Trauersymptomatik von dem Symptomkomplex der **posttraumatischen Belastungsstörung** (PTBS) abzugrenzen. Wurde in einer früheren Terminologie (1997–2001) pathologische Trauer als traumatische Trauer bezeichnet, so wurde aktuell der Begriff prolongierte Trauer favorisiert, um die Unterschiedlichkeit der pathologischen Trauersymptomatik von der Symptomatik einer PTBS hervorzuheben und das »Steckenbleiben« im Trauerprozess auszudrücken.

Bei der PTBS gelten das Wiedererleben, die Vermeidung und die Übererregbarkeit als die drei diagnostischen Symptomkategorien. Bezüglich der Intrusionen bestehen qualitative Unterschiede zwischen Patienten, die eine prolongierte Trauersymptomatik erleben, im Vergleich zu Patienten mit einer PTBS. Bei der PTBS betreffen die Inhalte der Intrusionen Erinnerungen an das Trauma, während sich die Intrusionen von kompliziert Trauernden auf Erinnerungen an den Verstorben beziehen, die häufig positive Inhalte haben. Bezüglich des Vermeidungskriteriums ist zu bemerken, dass dieses zunächst als diagnostisches Kriterium zur Klassifizierung einer pathologischen Trauersymptomatik hinzugezogen wurde, dann jedoch bei einer vorläufigen Fassung des Trauermessinstruments ICG (*Inventory of Complicated Grief*) nur eine geringe Spezifität bei der Vorhersage von prolongierten Trauererkrankungen zeigte, sodass angenommen wird, dass es sich hierbei nicht um ein fundamentales Kriterium bei kompliziert Trauernden handelt, wie dies bei Patienten mit PTBS der Fall ist. Aus diesem Grund wurde es aus den Symptomkriterien Z für prolongierte Trauer ausgeschlossen.

Das Erleben von Trauer schließt häufig depressive Symptome ein, auch Komorbiditäten von prolongierter Trauersymptomatik und Depression kommen vor. Allerdings beschreibt die Symptomatik der Depression die Symptomatik der prolongierten Trauer nicht ausreichend. Wie empirische Studien nachweisen konnten, weisen prolongierte Trauerverläufe und Depressionen unterschiedliche Symptomprofile, Risikofaktoren und Verläufe auf. So konnte gezeigt werden, dass zunächst eine Remission der depressiven Symptomatik, später eine Remission der Trauersymptomatik auftrat. Prolongierte Trauer und Depression treten häufig komorbid, aber auch unabhängig voneinander auf. Prigerson et al (1995) fanden in ihrer Untersuchung, dass 46% der Patienten mit prolongierter Trauer nicht die Kriterien einer Depression erfüllten. Darüber hinaus weisen Studien darauf hin, dass eine medikamentöse Behandlung mit trizyklischen Antidepressiva Auswirkungen auf die depressive Symptomatik, jedoch nicht auf die Trauersymptomatik hat.

23.3.2 Diagnose der prolongierten Trauer – Pro und Kontra

Kritiker der Diagnose einer prolongierten Trauersymptomatik wenden ein, dass auf diese Weise eine natürliche emotionale Reaktion pathologisiert werden könnte. Allerdings könnte das 6-Monats-Zeitkriterium, das zur Stellung der Diagnose prolongierte Trauer erfüllt sein müsste, dabei helfen, Menschen, die vorübergehende Trauerreaktionen erleben, von denen zu unterscheiden, die unter einer pathologischen prolongierten Trauer leiden. Auch wird eingewendet, dass individuelle und kulturelle Besonderheiten die Diagnose einer pathologischen Trauerreaktion erschweren könnten. Allerdings muss dieser Einwand auch für alle anderen psychischen Erkrankungen geltend gemacht werden. Darüber hinaus weisen Kritiker darauf hin, dass mit einer Diagnose der prolongierten Trauer auch erhöhte Ausgaben des Gesundheitssystems verbunden sein könnten. Befürworter einer solchen Diagnose halten dem entgehen, dass die prolongierte Trauersymptomatik häufig fehldiagnostiziert werde, was zur Folge habe, dass Betroffene keine adäquate Behandlung erhielten. Da eine prolongierte Trauersymptomatik mit einem erhöhten Risiko für psychische Erkrankungen sowie auch für körperliche Erkrankungen 13 und 25 Monate nach dem Verlust verbunden ist, seien Fehldiagnosen der prolongierten Trauersymptomatik ebenfalls mit erhöhten finanziellen Belastungen des Gesundheitssystems verbunden.

23.4 Geschlechtsspezifische Aspekte

23.4.1 Verlust eines Partners

Im klinisch-psychotherapeutischen Alltag kann der Eindruck entstehen, dass Frauen eine größere Vulnerabilität im Umgang mit Verlusten zeigen. Dies kann darin begründet sein, dass sich Frauen im Vergleich zu Männern häufiger wegen psychischer Erkrankungen, die in zeitlichem Zusammenhang mit einem Verlusterlebnis auftreten, in psychische Behandlung begeben. Allerdings ist grundsätzlich zu bedenken, dass das Risiko von Frauen, Verluste zu erleben, im Vergleich zu dem der Männer deutlich erhöht ist. So haben Frauen eine höhere Lebenserwartung, die mit einem höheren Risiko möglicher Verlusterlebnisse einhergeht. Darüber hinaus heiraten Frauen häufiger ältere Männer, die wiederum aufgrund ihrer geringeren Lebenserwartung ein höheres Risiko haben, vor ihren Partnerinnen zu versterben.

Viele Studien weisen darauf hin, dass geschlechtsspezifische Aspekte bei der Verarbeitung von Verlusten bedeutsam sind. So haben verwitwete Männer (im Vergleich zu gleichaltrigen verheirateten Männern) ein höheres Mortalitätsrisiko als Witwen (ebenfalls im Vergleich mit verheirateten Frauen gleichen Alters). Als Erklärung für die unterschiedlichen Mortalitätsraten nach einem Verlust werden geschlechtsunterschiedliche Copingstrategien genannt. Frauen seien konfrontativer und neigten eher dazu, ihre Emotionen auszudrücken als Männer. Allerdings sind diese unterschiedlichen Copingstile in ihrer Bedeutung für die generelle »Trauerarbeitshypothese«, die davon ausgeht, dass die Trauerarbeit mit dazu beiträgt, dass Frauen das Verlusterlebnis besser bewältigen können als Männer, bisher nicht ausreichend validiert. Auch die Bedeutung der Wahrnehmung sozialer Unterstützungsmöglichkeiten, die vielfach zur Erklärung dieser Ereignisse hinzugezogen wird, kann bisher nicht auf eine ausreichende Datenbasis zurückgreifen.

Bei der Durchführung der Studien zur Klärung dieses Phänomens muss ein möglicher geschlechtsspezifischer Unterschied bei der Bewältigung eines Verlusts (*gender bias*) bei der Datenerhebung diskutiert werden. So zeigte sich in Studien zur Verarbeitung von Verlusten, dass insbesondere Witwer im Vergleich zu Witwen weniger bereit waren, an Studien teilzunehmen, wenn es sich bei dem Erhebungsinstrument um ein Interview handelte. Es fiel ihnen deutlich schwerer, einem Interviewer gegenüber ihre Gefühle auszudrücken, als dies bei Witwen der Fall war. So verweigerten Witwer häufiger die Teilnahme an einer mit einem Interview durchgeführten Untersuchung, stimmten jedoch einer Fragebogenerhebung zu, während das umgekehrte Verhalten bei Witwen beschrieben wurde. Diese waren eher dazu bereit, an einem Interview teilzunehmen, als ein Selbsteinschätzungsinstrument wie z. B. einen Fragebogen auszufüllen (Stroebe 1998).

23.4.2 Verlust eines Kindes

Insbesondere bei dem Verlust eines Kindes sind Frauen von Komplikationen des Trauerverlaufs häufiger betroffen als Männer. In einer bevölkerungsbasierten Kohortenstudie, in der alle Dänen der Jahrgänge 1952–1999 untersucht wurden, die mindestens ein Kind unter 18 Jahren hatten, zeigte sich, dass nach dem Tod eines Kindes vor dem 18. Lebensjahr insbesondere die Mütter belastet waren. Ihr Risiko, wegen einer psychischen Erkrankung hospitalisiert zu werden, war gegenüber vergleichbaren Müttern ohne Verlust eines Kindes um 78% erhöht. Auch die Väter wurden häufiger stationär behandelt, allerdings war das Risiko mit einer 38%igen Erhöhung deutlich geringer. Auch wenn das Risiko im ersten Jahr nach dem Tod eines Kindes am höchsten war, wurden Eltern auch 5 Jahre nach dem Verlust noch signifikant häufiger hospitalisiert als Eltern, die kein Kind verloren hatten (Li et al. 2005). Die häufigsten Aufnahmediagnosen waren depressive Erkrankungen. In einer anderen Untersuchung, die 21.062 Eltern betrafen, konnte die Autorengruppe zeigen, dass der Verlust eines Kindes insbesondere für die Mütter in den ersten 3 Jahren nach dem Verlust auch mit einer erhöhten Mortalität verbunden war (Li et al. 2003).

Vance et al. (1995) untersuchten 194 Mütter und 143 Väter nach dem perinatalen Verlust ihres Kindes im Vergleich zu Müttern und Vätern, die ein gesundes Kind bekommen hatten hinsichtlich des Trauerverlaufs 2, 8, 15 und 30 Monate nach dem Verlust. Die trauernden Väter unterschieden sich hinsichtlich der Angstsymptomatik und der Depression lediglich 2 Monate nach der Totgeburt signifikant von Vätern eines gesunden Kindes, allerdings gaben Väter perinatal verstorbener Kinder im Vergleich zu Vätern gesunder Kinder signifikant häufiger sowohl 2 als auch 30 Monate nach dem Verlust einen erhöhten Alkoholkonsum an. Zwischen den trauernden Müttern und Vätern zeigten sich zu allen Messzeitpunkten signifikante Geschlechtsunterschiede – so das beschriebene Ausmaß an Angst und Depression, hiervon waren Frauen signifikant häufiger betroffen. Für die Trauerforschung sind diese Ergebnisse insofern bedeutsam, als dass sie auf die Manifestation geschlechtsspezifischer Copingstrategien im Trauerprozess hinweisen. Werden lediglich Parameter wie Angst und Depression erhoben, scheinen Frauen durch den Verlust eines Kindes schwerer betroffen zu sein. Wird der exzessive Genuss von Alkohol einbezogen, verringern sich die Unterschiede zwischen den Geschlechtern. Eine Interpretationsmöglichkeit dieser Befunde könnte darin bestehen, dass Männer rollenspezifischen Erwartungen gemäß versuchen, ihre Gefühle mithilfe eines erhöhten Alkoholkonsums zu kontrollieren.

Wenn ein Elternpaar den Verlust eines Kindes zu bewältigen hat, können diskordante weibliche und männliche Copingstrategien auch zu einer Belastung für die Partnerschaft werden. Während Frauen das Bedürfnis haben, über den Tod ihres Kindes zu sprechen (Swanson et al. 2003), fällt es vielen Männern schwer, ihre Gefühle auszudrücken. Im Vergleich zu Frauen neigen Männer eher dazu, den Verlust zu verleugnen (Stinson et al. 1992) oder sich durch ein erhöhtes Arbeitsengagement abzulenken (Beutel et al. 1996). Dies kann zu Fehlinterpretationen aufseiten der Frauen führen, wenn sie die Zurückhaltung ihres Partners, über den Verlust zu sprechen, als Ausdruck mangelnder Emotionalität und Empathie deuten. Viele Männer hingegen fühlen sich aufgrund der größeren Intensität und längeren Dauer der Trauerreaktion ihrer Frauen verunsichert. Um ihre Partnerinnen nicht zusätzlich zu belasten, versuchen sie, ihre eigenen Gefühle zu kontrollieren. Häufig wird eine offene Kommunikation vermieden, um dem Partner keinen weiteren Schmerz zuzufügen, wie ► Fallbeispiel 3 zeigt.

Fallbeispiel 3: Ehepaar M. – Trauernde Eltern

Auf Anraten ihres Hausarztes sucht ein Ehepaar unsere Ambulanz für trauernde Eltern in der Psychiatrischen Universitätsklinik Münster auf, nachdem beide 3 Monate zuvor ein Kind durch eine Totgeburt verloren haben. Frau M. komme mit dem Verlust ihres Kindes nicht zurecht, sie denke häufig an das Kind, dem beide Eltern den Namen »Nina« gegeben haben. Sie weine viel und frage sich, warum das Kind nicht habe leben dürfen. In den ersten Wochen nach der Totgeburt habe sie die Unterstützung ihrer Familie als hilfreich erlebt, nun spüre sie jedoch Ungeduld aufseiten ihrer Familienangehörigen. Sie habe den Eindruck, dass ihre Eltern und Freunde ihre Trauer nicht mehr ertragen könnten. Wiederholt sei sie mit gut gemeinten Äußerungen konfrontiert worden, dass es sie doch trösten müsse, bereits zwei gesunde Kinder zu haben. Sie fühlt sich durch solche Hinweise unverstanden und reagiert auch verärgert. Andererseits fragt sie sich, ob ihre intensive Trauer noch als »normal« zu bezeichnen sei. Sie habe den Eindruck, dass ihr Ehemann besser damit zurechtkomme. Bald nach dem Verlust habe er sich wieder seiner Arbeit und seinem Alltag zugewendet, während sie selbst das Gefühl habe, den Anschluss an ihr früheres Leben nicht zu bekommen. Gerne würde sie mit ihrem Ehemann über ihr Erleben sprechen, sie fürchte jedoch, dass er ihre Gefühle nicht verstehen könne. Sie spüre eine zunehmende Distanzierung zu ihrem Mann.

Im Fall des Ehepaares M. vereinbarten wir mehrere Paargespräche in 1- bis 2-wöchigem Abstand. Inhalt der Gespräche war zunächst ein gemeinsamer Rückblick auf die Schwangerschaft, die Geburt und den Abschied vom Kind. Es zeigte sich, dass beide Eltern auf die Möglichkeit, dass das Kind intrauterin versterben könnte, nicht vorbereitet gewesen seien, die Diagnose habe sie »aus heiterem Himmel« getroffen. Die Situation des Abschieds sei für beide nicht leicht gewesen. Frau M. habe ihr totes Kind noch einmal sehen wollen, während Herr M. zunächst gezögert habe. Er habe Angst davor gehabt, den Anblick »nicht mehr loszuwerden«, zumal er zuvor noch nie einen toten Menschen gesehen habe. Rückblickend denke er jedoch, dass es richtig gewesen sei, das Kind zu sehen und zu berühren. Ein weiteres Thema betraf die Auseinandersetzung mit der Bandbreite normaler und pathologischer Trauerverläufe. Hier lag ein besonderer Schwerpunkt der Gespräche auf dem unterschiedlichen Erleben beider Partner. Nachdem Frau M. in den Gesprächen offen von ihrem Erleben berichtet hatte, begann Herr M. nach anfänglichem Zögern, über seine Gefühle zu sprechen. Zur Überraschung von Frau M. dachte auch er noch häufig an seine Tochter. So hatte er ein Foto seines toten Kindes auf den Nachtschrank gestellt, weil er sich durch das Betrachten des Fotos im Gedanken mit seinem verstorbenen Kind verbunden fühlte. Frau M. jedoch hatte es in die Schublade gelegt, da sie den Anblick nicht habe ertragen können. Auf die Frage von Frau M., warum er seine Gefühle vor ihr verberge, erklärte Herr M., dass er es als seine Aufgabe sehe, seine Frau zu unterstützen und ihr zu helfen. Für eigene Trauer sei wenig Raum. »Ich wollte für meine Frau stark sein und habe sie getröstet, wenn sie geweint hat. Danach habe ich mich ins Auto gesetzt, bin in den Wald gefahren und habe selbst geweint.« Im Verlauf der Gespräche wurde Frau und Herrn M. deutlich, dass beide intensiv um das verstorbene Kind trauerten, dabei jedoch über unterschiedliche Bewältigungsstrategien verfügten. Es gelang beiden zunehmend, die Perspektive des anderen einzunehmen. Dies führte zu mehr gegenseitigem Verständnis und gemeinsamem Erleben.

23.5 Begleitung und Behandlung akuter und prolongierter Trauerverläufe

In der therapeutischen Arbeit mit Trauernden ist grundsätzlich zwischen der Begleitung akuter Trauerprozesse und der Behandlung prolongierter Trauerverläufe zu unterscheiden.

23.5.1 Begleitung akuter Trauerprozesse

Die meisten Menschen bewältigen einen Verlust ohne therapeutische Hilfe. Sollte eine therapeutische Begleitung sinnvoll sein, zielt diese in der Regel darauf ab, den Trauernden bei der Trauerarbeit zu begleiten und ihn beim Wiederaufbau seiner sozialen Beziehungen zu unterstützen. Dabei kann es hilfreich sein, im Gespräch noch einmal ausführlich über die Abfolge des Todes zu sprechen und die Beziehung zum Verstorbenen zu rekonstruieren (▶ Übersicht). In der Regel sind auch psychoedukative Elemente, die auf die Vielfältigkeit unterschiedlicher Gefühlsqualitäten hinweisen (▶ 23.1.2) und die individuelle Vielfalt normaler Trauerverläufe betreffen, hilfreich.

Therapeutische Strategien zur Begleitung akuter Trauer

- Abfolge kurz vor, während und nach dem Tod beschreiben lassen
- Beziehung zum Verstorbenen rekonstruieren
- Damit verbundene Gefühle explorieren
- Möglichkeiten finden, auf andere Menschen zuzugehen

Themen, die bei der Begleitung akut trauernder Menschen von Bedeutung sind, sind der Wunsch nach Wiedervereinigung, der sich in Sehnsüchten und Erinnerungen ausdrückt, aber auch der Umgang mit aggressiven Gefühlen. Auch Suizidgedanken können geäußert werden. Diese können Ausdruck der Sehnsucht nach Nähe zum Verstorbenen sein. Suizidgedanken können aber auch für die Betreffenden einen vermeintlich letzten Ausweg darstellen, wenn der Trauerschmerz eine Intensität erreicht, die die Betreffenden fürchten nicht mehr ertragen zu können. Eine akute Suizidalität kann aber auch mit einer im Trauerverlauf einsetzenden depressiven Symptomatik einhergehen. Grundsätzlich sind alle Suizidäußerungen detailliert abzuklären. Die verschiedenen Trauersymptome führen nicht selten zu einer Verunsicherung, insbesondere wenn beunruhigende Erfahrungen, wie z. B. Trauerhalluzinationen, auftreten. Hier besteht eine Aufgabe des Therapeuten darin, diese Symptomatik zu erklären und zu bestätigen, dass Trauerhalluzinationen Ausdruck der intensiven Sehnsucht nach dem Verstorbenen und nicht ein Symptom einer schwerwiegenden psychiatrischen Erkrankung sind. Oft werden Verstorbene nach dem Tod idealisiert und negative Gefühle verdrängt oder nur unter Schuldgefühlen geäußert. Weitere Aspekte der akuten Trauerbegleitung betreffen die Pflege bzw. den Wiederaufbau von sozialen Beziehungen und hiermit im Zusammenhang stehende Rollenwechsel und Konflikte. Manchen Trauernden fällt es nicht leicht, Aufgaben, die bisher der Partner übernommen hat, nun selbst anzugehen. Gehörte die Regelung der wirtschaftlichen und finanziellen Situation des Paares bisher zum Aufgabenbereich des verstorbenen Ehemannes, muss nun die Ehefrau diese Aufgaben übernehmen. Nach dem Tod seiner Frau, die sich um die sozialen Kontakte des Paares bemühte, muss nun der Mann lernen, auf andere Menschen zuzugehen. Die therapeutischen Interventionen haben bei der akuten Trauerbegleitung in der Regel supportiven Charakter.

23.5.2 Behandlung prolongierter Trauerverläufe

Es gibt nur wenige manualisierte Behandlungskonzepte, die symptomorientiert prolongierte Trauer betreffen. Ein auch auf seine Wirksamkeit hin empirisch untersuchtes Behandlungskonzept stammt aus der Arbeitsgruppe von Katherine Shear (Shear et al. 2005). In diesem Behandlungskonzept wurden kognitiv-verhaltenstherapeutische Expositionsübungen mit Methoden der interpersonellen Therapie kombiniert.

Die **manualisierte Behandlung** (Shear et al., unveröffentlichtes Manuskript) beginnt mit einer Anamnese des Verlusts und der nachfolgenden Zeit, wobei die Gründe für den Psychotherapiewunsch unter Berücksichtigung der Veränderungsmotivation erhoben werden. Insbesondere eine möglicherweise ambivalente Einstellung bezüglich der Psychotherapie wird thematisiert. Im Folgenden werden Informationen über den Trauerprozess gegeben, die Trauer noch einmal als eine natürliche Reaktion beschreiben, die bei der Bewältigung eines Verlusts hilft, sowie als eine Mischung unterschiedlicher Gedanken, Gefühle und Verhaltensweisen, zu der negative und positive Gefühle und Gedanken gehören. Ein Aspekt der Behandlung betrifft die Einbeziehung einer aktuellen Bezugsperson. Dies wird als hilfreich empfunden, um eine Außenperspektive der Probleme zu erhalten und auch eine Bezugsperson in die tatsächliche Lösungssuche einzubinden. Dabei wird diese Bezugsperson in bestimmte therapeutische Gespräche einbezogen mit dem Ziel einer direkten emotionalen Unterstützung und einer Hilfestellung bei den täglichen Übungen. Im weiteren Verlauf werden die Trauernden angeregt, ein Trauertagesbuch zu führen, in dem täglich der höchste, niedrigste und durchschnittliche Trauerwert verzeichnet wird. Ziel eines solchen Tagebuchs besteht darin, die Aufmerksamkeit der Trauer zuzuwenden und sich dabei auch der Zeiten bewusst zu werden, in denen sich die Trauernden gut fühlen. Hiermit suggeriert der Therapeut, dass beides zu einem normalen Trauerverlauf gehört. Dabei werden die Patienten ermutigt, über die Einzelheiten ihres Trauererlebens zu sprechen, gleichzeitig wird auch das Interesse des Therapeuten an den Trauergefühlen der Patienten deutlich.

Als weitere kognitiv-verhaltenstherapeutische Elemente werden Übungen täglicher Aktivitäten im Rahmen einer In-vivo-Exposition mit den Patienten vereinbart. Hier sollen sie 5–10 Situationen definieren, die sie aktuell vermeiden, um die Trauersymptomatik nicht zu intensiveren. Es handelt sich hierbei in der Regel um das Aufsuchen von Orten, die an den Verstorbenen erinnern, aber auch um soziale Aktivitäten, die vermieden werden, oder Aufgaben von praktischer Relevanz wie z. B. der Verkauf eines Autos. Die Ziele dieser Exposition bestehen in der Reduzierung der Emotionen, insbesondere der Trauersymptomatik, und der Verringerung der sozialen Isolierung. Die Übungen werden nach der Hierarchie der Schwierigkeiten aufgelistet, dabei wird das Ausmaß der Belastung bei der Durchführung der Übungen protokolliert mit dem Ziel, diese zu reduzieren.

Ein weiteres Therapieelement betrifft das Wiedererzählen der Geschichte des Todes, um die Trauerintensität zu reduzieren und die Akzeptanz des Todes zu erhöhen. Oft erinnern sich Patienten nun an Einzelheiten, die bisher nicht im Fokus der Aufmerksamkeit standen. Auch während des Erzählens wird die psychische Belastung eingeschätzt und protokolliert und auf maladaptive Überzeugungen hin untersucht. Zu beobachten ist häufiger, dass sich beim Wiedererzählen ein kognitiver Shift ereignet. Das Wiedererzählen des Todes kann durch Imaginationsübungen unterstützt werden (»Wenn Sie möchten, können Sie die Augen schließen und zur Szene der Beerdigung zurückkehren … sich Zeit nehmen, um sich zu verabschieden …«). Die Bearbeitung der Trauersymptomatik kann auch die Arbeit mit Bildern und Geschichten betreffen, so können die Patienten angeregt werden, ein Lieblingsbild mitzubringen und zu beschreiben. Dies kann hilfreich sein, um positive Erinnerungen wiederzubeleben und zu konsolidieren. Auch ein imaginäres Gespräch kann ein wichtiges Therapieelement sein. Im Rahmen eines imaginären Rollenspiels, in dem der Trauernde beide Rollen nacheinander einnimmt, können wichtige Themen bearbeitet werden. Erste Ergebnisse einer empirischen Überprüfung der Wirksamkeit des Behandlungsprogramms ergaben für 49 Patienten, die an diesem Behandlungsprogramm teilnahmen, einen signifikant größeren Behandlungseffekt als für Patienten, die an einer Behandlung mit interpersoneller Psychotherapie teilnahmen.

23.5.3 Internet-Therapie

Erst seit kurzer Zeit wird das Potenzial des Internets auch für den psychotherapeutischen Bereich genutzt. Die Internet-Therapie richtet sich an Menschen, die regelmäßig die Möglichkeiten des Internets nutzen und deren Lebenssituation den Zugang zu einer herkömmlichen Face-to-face-Therapie erschwert. Einen Überblick zur Wirksamkeit der Internet-Therapie geben Kersting et al. (2009b). Um einen Einblick in den Ablauf einer Internet-Therapie zu ermöglichen, wird im Folgenden ein Behandlungskonzept zur Behandlung von Eltern nach dem Verlust eines Kindes in der Schwangerschaft vorgestellt.

Ein wesentliches Ziel dieser derzeit im Rahmen einer Förderung des BMBFSFJ evaluierten Behandlung besteht darin, durch die Verarbeitung des traumatischen Verlusts in der Schwangerschaft dem Kind einen angemessenen Platz im Leben der Eltern einzuräumen, sodass diese sich nach einer Zeit des Trauerns wieder anderen Lebensaufgaben zuwenden können. Das Behandlungsmanual umfasst 3 Module, die folgende Bereiche betreffen:

1. Selbstkonfrontation,
2. kognitives Wiedererleben und
3. Social Sharing (andere am Erlebten teilhaben lassen)

Die Behandlung besteht aus 10 strukturierten Schreibaufgaben à 45 Minuten, die in einem Zeitraum von 5 Wochen durchgeführt werden. Nach einer Schreibeinheit von zwei Texten erhalten die Teilnehmer innerhalb eines Werktags eine Rückmeldung und Instruktionen für die nächsten Schreibaufgaben. Der Therapeut und die Patienten kommunizieren dabei ausschließlich per E-Mail. Instruktionen, die die Patienten als Antwort auf ihre Schreibaufgaben erhalten, basieren auf dem Behandlungsprotokoll, sind aber darüber hinaus zu einem großen Teil individuell auf die Bedürfnisse der Patienten und die spezifischen Umstände des Verlusts zugeschnitten.

In der **Selbstkonfrontation** (1. Behandlungsphase) setzen sich die Patienten in vier Texten detailliert mit dem Verlusterlebnis auseinander, indem sie eine besondere Situation konkret und ausführlich beschreiben. Im Mittelpunkt der **kognitiven Umstrukturierung** (2. Behandlungsphase) steht die Veränderung unangemessener, mit dem Verlust verbundener Gedanken. Die Patienten werden aufgefordert, einen unterstützenden Brief an eine fiktive Freundin zu schreiben, die das Gleiche erlebt hat und mit ähnlichen Gefühlen beschäftigt ist, wie die Patientin selbst. Auf diese Weise sollen die Patienten die eigenen automatisierten Gedanken infrage stellen, um so eine neue Perspektive bezüglich des Verlusts einnehmen zu können. Ziel des Moduls **Social Sharing** (3. Behandlungsphase) ist es, das soziale Netzwerk der Eltern zu reaktivieren und die Möglichkeiten der sozialen Unterstützung zu verbessern.

Mittlerweile liegen auch erste Ergebnisse des durch den Erstantrag finanzierten Pilotprojekts vor. Insgesamt haben 54 Patienten (52 Frauen und 2 Männer) die Behandlung beendet, davon 33 aus der Behandlungsgruppe und 21 aus der Wartelistenkontrollgruppe. Die vorläufigen Ergebnisse zeigen nach Abschluss der Behandlung bei den Klienten der Behandlungsgruppe signifikante Verbesserungen auf allen Symptomebenen. Gemessen auf den Ebenen Trauer, traumatisches Erleben, allgemeine psychische Belastungen, Depressivität, Ängstlichkeit und Somatisierung ging es den Klienten nach der Behandlung signifikant besser als vorher. Somit können die ersten Hinweise auf die Wirksamkeit des Präventionskonzepts aus dem Zwischenbericht bestätigt werden. Darüber hinaus sind die Veränderungen in der Behandlungsgruppe auf den Symptomebenen Trauer, traumatisches Erleben, allgemeine psychische Belastungen und Depressivität im Vergleich zu den Veränderungen in der Wartelistenkontrollgruppe signifikant stärker, sodass die Verbesserungen auf diesen Symptomebenen in der Behandlungsgruppe spezifisch auf die Behandlung zurückgeführt werden können.

23.6 Schwierige Behandlungssituationen

23.6.1 Flucht des Therapeuten in die Aktivität, um den Trauergefühlen auszuweichen

Nach dem Tod ihres Mannes vor 4 Wochen spricht eine 70-jährige Patientin ausschließlich über die vergangenen gemeinsamen Jahre. Dabei wechseln angenehme Erinnerungen mit schmerzlichen Trauergefühlen. Anregungen ihres deutlich jüngeren Therapeuten, sie könne sich doch vermehrt um mögliche soziale Aktivitäten bemühen, ignoriert die Patientin und fühlt sich unverstanden. Der Therapeut reagiert mit einer Intensivierung seiner Vorschläge.

Empfehlung

Machen Therapeuten fällt es schwer, ihre Patienten in der akuten Trauer zu begleiten und die Gefühle ihrer Patienten auszuhalten, ohne auf eine konkrete aktionistische Ebene auszuweichen, die sie von den für sie in dieser Situation schwer aushaltbaren Gefühlen wegführt. Es ist wichtig, zu realisieren, dass gerade in der Phase der akuten Trauer der Therapeut eine stützende Position einnimmt. Das bedeutet zuhören, begleiten und aushalten, dass auch der Therapeut nichts dazu tun kann, dass das, was sich der Patient wünscht (den Angehörigen zurückzuerhalten), eintrifft.

23.6.2 Es war das Beste für ihn

Frau B. verstarb nach langer schwerer Krankheit, Herr B. spricht von seiner Trauer und der gemeinsamen Zeit und auch davon, wie sehr seine Frau ihm fehle. Der Therapeut versucht, Herrn B. zu trösten: »Ihre Frau hat doch eine lange Zeit starke Schmerzen aushalten müssen. Vielleicht war es nach einer so langen Leidenszeit für sie das Beste«. Herr B. schaut den Therapeuten ungläubig an.

Empfehlung

Für viele Trauernde ist die Bemerkung des Therapeuten nicht hilfreich, da sie sich in ihrem Gefühl der Trauer abgewiesen fühlen. Insbesondere, wenn es noch nicht gelingt, den Tod der Partnerin zu akzeptieren, sondern die Sehnsucht nach der Verstorbenen im Vordergrund steht, wird der Hinweis auf eine lange Leidenszeit vor dem Tod nicht als Trost empfunden.

23.7 Wie erging es Oskar Kokoschka?

Ermöglichten die Gedanken und Vorstellungen von der Puppe Oskar Kokoschka noch einmal eine – zwar nur phantasierte – intensive Beziehung zu Alma Mahler, so erfolgt die Konfrontation mit der Realität in dem Augenblick, in dem Oskar Kokoschka die ihm zugesendete Puppe auspackt und den »elenden Fetzenbalg« erblickt. Jetzt beginnt allerdings die Verarbeitung des Trennungstraumas mithilfe des künstlerischen Schaffensprozesses. Die Puppe dient Kokoschka als Modell für eine Reihe von Zeichnungen und Gemälden. Im letzten Bild, es zeigt ihn zusammen mit der Puppe, ist im Hintergrund eine Stadtansicht auf Dresden und die Elbe zu erkennen. Dieses Motiv, der Ausblick seines Ateliers, wird Kokoschka bald in vielen Variationen malen. Mittlerweile hat er auch eine Professur an der Dresdener Kunstakademie angenommen.

Literatur

Beutel M, Willner H, Deckhardt R, von Rad M, Weiner H (1996) Similarities and differences in couples' grief reactions following a miscarriage: results from a longitudinal study. J Psychosom Res 40: 245–253

Horowitz MJ, Siegel B, Holen A, Bonnano GA, Milbrath C, Stinson MD (1997) Diagnostic criteria for complicated grief disorder. Am J Psychiatry 154: 904–910

Khashan AS, Abel KM, McNamee R et al (2008) Higher risk of offspring schizophrenia following antenatal maternal exposure to severe adverse life events. Arch Gen Psychiatry 65(2):146–152

Kersting A, Kroker K, Steinhard J et al (2009a) Psychological impact on women after second and third trimester termination of pregnancy due to fetal anomalies versus women after preterm birth – a 14-month follow up study. Arch Womens Ment Health 12(4): 193–201

Kersting A, Schlicht S, Kroker K (2009b) Internettherapie: Möglichkeiten und Grenzen. Nervenarzt 80(7): 797–804

Kersting A, Kroker K, Steinhard J et al (2007) Complicated grief after traumatic loss – A 14-month follow up study. Eur Arch Psychiatry Clin Neurosci 257(8): 437–443

Kersting A, Dorsch M, Kreulich C, Reutemann M, Ohrmann P, Baez E, Arolt V (2005) Trauma and grief 2–7 years after termination of pregnancy because of fetal anomalies – a pilot study. J Psychosom Obstet Gynecol 26(1): 9–14

Kübler-Ross E, Kessler D (2006) Dem Leben neu vertrauen. Kreuz Verlag, Stuttgart

Li J, Precht DH, Mortensen PB, Olsen J (2003) Mortality in parents after death of a child in Denmark: a nationwide follow-up study. Lancet 361(1): 363–367

Li J, Laursen TM, Precht DH, Olsen J, Mortensen PB (2005) Hospitalization for mental illness among parents after the death of a child. N Engl J Med 352(12): 1190–1196

Lichtenstein P, Gatz M, Berg S (1998) A twin study of mortality after spousal bereavement. Psychol Med 28(3): 635–643

Prigerson HG, Frank E, Kasl SV et al (1995) Complicated grief and bereavement-related depression as distinct disorders: preliminary empirical validation in elderly bereaved spouses. Am J Psychiatry 152(1): 22–30

Prigerson HG, Shear MK, Jacobs SC et al (1999) Consensus criteria for traumatic grief. Br J Psychiatry 174: 67–73

Shear K, Frank E, Houck PR, Reynolds CF 3rd (2005) Treatment of complicated grief: a randomized controlled trial. JAMA 1; 293(21): 2601–2608

Stinson K, Lasker J, Lohmann J, Toedter L (1992) Parent's grief following pregnancy loss: a comparison of mothers and fathers. Fam Relat 41: 218–223

Stroebe M (1998) New directions in bereavement research: exploration of gender differences. Palliat Med 12: 5–12

Stroebe M, Schut H, Stroebe W 2007) Health outcomes of bereavement. Lancet 8;370(9603): 1960–1973

Swanson KM, Karmali ZA, Powell SH, Pulvermakher F (2003) Miscarriage effects on couples. Interpersonal and sexual relationships during the first year after loss: women's perceptions. Psychosom Med 65(5): 902–910

Vance JC, Boyle FM, Najman JM, Thearle MJ (1995) Gender differences in parental psychological distress following perinatal death or sudden infant death syndrome. Br J Psychiatry 167: 806–811

Psychotherapie von mütterlichen Erkrankungen im Zusammenhang mit Schwangerschaft und Geburt

Christiane Hornstein und Patricia Trautmann-Villalba

24.1 Grundlagen – 480

24.2 Epidemiologie und Diagnostik – 480

24.2.1 Psychische Störungen während der Peripartalzeit – 480

24.2.2 Infantizid und Suizidalität – 481

24.2.3 Symptomatik und Klassifikationskriterien – 481

24.3 Die Mutterschaft – 482

24.4 Die Mutter-Kind-Beziehung – 482

24.4.1 Die Mutter-Kind-Interaktion – 483

24.4.2 Die mütterliche Bindung an das Kind – 484

24.4.3 Das Erleben von Selbstwirksamkeit – 485

24.5 Psychotherapie postpartaler psychischer Störungen – 485

24.5.1 Interpersonelle Psychotherapie – 486

24.5.2 Kognitive Verhaltenstherapie – 486

24.5.3 Stationäre Mutter-Kind-Behandlung – 486

24.6 Interaktionales Therapieprogramm – 487

24.6.1 Ein- und Ausschlusskriterien – 487

24.6.2 Therapiemodule – 488

24.7 Schwierige Behandlungssituationen – 492

24.7.1 Inobhutnahme des Kindes – 492

24.7.2 Die Unterstützung durch den Partner – 493

24.8 Typische Behandlungsfehler – 493

24.8.1 Feinfühligkeit überschätzen – 493

24.8.2 Wer ist die bessere Mutter? – 493

24.8.3 Spannungsfeld Stillen – 494

Literatur – 494

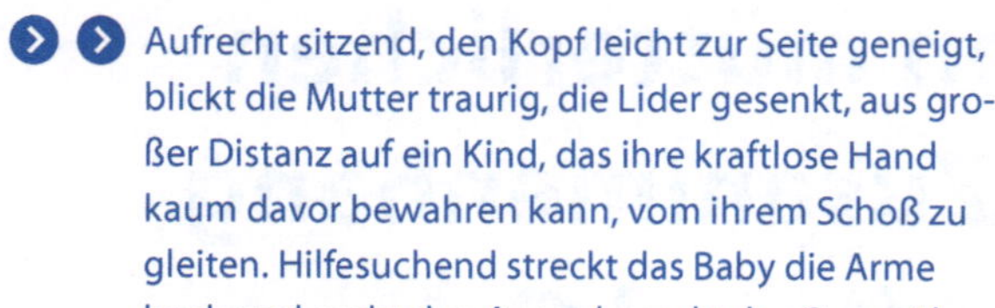

Aufrecht sitzend, den Kopf leicht zur Seite geneigt, blickt die Mutter traurig, die Lider gesenkt, aus großer Distanz auf ein Kind, das ihre kraftlose Hand kaum davor bewahren kann, vom ihrem Schoß zu gleiten. Hilfesuchend streckt das Baby die Arme hoch und sucht den Augenkontakt des Gegenübers.

Sandro Botticelli (1445–1510): Thronende Maria mit dem Kind und den beiden Johannes.
Gemäldegalerie, Berlin

24.1 Grundlagen

Die Geburt eines Kindes ist ein gesellschaftlich fest verankertes Sinnbild von Glück und Freude. Wenn sich jedoch Mutterglück nicht selbstverständlich einstellt, die Freude über die Mutterschaft unter den Strapazen des Alltags mit dem Baby versiegt und manche hochgesteckte Erwartung an die Mutterrolle relativiert werden muss, geraten viele junge Mütter unter Druck und sind in ihrer Anpassungsfähigkeit an die Mutterschaft überfordert. Aus Scham und Schuldgefühlen ziehen sie sich zurück und verbergen ihre Empfindungen selbst vor den nächsten Angehörigen.

Nicht wenige Mütter leiden um die Geburt herum unter psychischen Beschwerden. Für Frauen mit einer erhöhten Vulnerabilität ist die Geburt eines Kindes ein Risikofaktor, der eine psychische Störung auslösen kann. Die biologischen und hormonellen Umstellungen, die mit der Geburt verbunden sind, ebenso wie die psychischen und sozialen Belastungen der frühen Mutterschaft, sind bei prädisponierten Frauen für den Ausbruch der Erkrankungen verantwortlich.

Im Umgang mit dem Kind übersehen sie dessen Signale oder verstehen diese nicht, sie können nicht adäquat reagieren oder sind zudringlich und überfordern das Baby mit zu viel Nähe und Anregung. Die Säuglinge reagieren mit Passivität und Rückzug, was den depressiven Affekt und die **negativen Kognitionen der Mütter** verstärkt, eine schlechte Mutter zu sein und dem Kind zu schaden. Die Kognition kann sich zu überwertigen Ideen und zum Wahn verfestigen und Suizidalität oder erweiterte Suizidalität zur Folge haben, aus der eine Gefährdung des Säuglings erwächst (► Übersicht).

Beispiele für typische Kognitionen einer postpartal erkrankten Mutter

- Es war ein Fehler, ein Kind zu bekommen.
- Mein Leben kommt nie wieder in Ordnung. Ich werde nie wieder glücklich.
- Ich kann meinem Kind nichts bieten.
- Mein Kind wird sich schlecht entwickeln. Ich bin ein schlechtes Beispiel.
- Ich bin eine schlechte Mutter. Schlechter als die anderen.
- Gott bestraft mich und das Baby, wenn ich etwas falsch mache.
- Mein Baby spürt meine Gedanken. Wenn sie schlecht sind, schreit es. Es wird verdorben durch meine Gedanken.
- Mein Baby ist böse, ist Judas, der Satan, der Teufel.
- Mein Baby ist ein Geschenk Gottes, etwas Besonderes, ich darf es nicht aus den Augen lassen.

Postpartale psychische Erkrankungen werden in ihrer Häufigkeit und Tragweite in der Allgemeinbevölkerung und der Fachöffentlichkeit oft unterschätzt und sind hoch stigmatisiert. Sie bleiben unerkannt und werden nicht behandelt. Oft erhalten sie nur eine bedauerliche negative Publizität durch den Suizid oder Infantizid einer psychisch kranken Mutter.

24.2 Epidemiologie und Diagnostik

24.2.1 Psychische Störungen während der Peripartalzeit

Psychische Störungen, die in der Peripartalzeit auftreten, sind heterogen und können das ganze Spektrum psychiatrischer Erkrankungen beinhalten. Fast die Hälfte aller Mütter entwickelt in den ersten Wochen nach der Geburt eine kurze depressive Verstimmung, den sogenannten **Baby-Blues**, der im Allgemeinen innerhalb weniger Tage spontan abklingt.

Nicht selten geht der Baby-Blues einer **postpartalen Depression** voraus. Die Prävalenz einer länger anhaltenden depressiven Störung variiert – abhängig von den Erhebungsmethoden, dem Zeitraum (4 Wochen bis 12 Monate) und der Art der Stichprobe – zwischen fast keinen registrierten Fällen (z. B. in Dänemark oder Malta) und 35–60% (z. B. in Taiwan, Costa Rica oder Portugal) (Übersicht in Halbereich u. Karkum 2006). In Deutschland konnte eine Prävalenzrate postpartaler Depressionen von 6% festgestellt werden, jedoch war die Prävalenzrate von **Angststörungen** mit 11% hoch (Reck et al. 2008), möglicherweise als Ausdruck der hohen Komorbidität beider Störungen in der Postpartalzeit.

Zwangsstörungen sowie **Anpassungsstörungen** manifestieren sich auch unabhängig von Depressionen in der Peripartalzeit. Einer schwedischen Studie zufolge weisen über 6% aller erstgebärenden Frauen eine Persönlichkeitsstörung auf (Börjesson et al. 2005), unter denen diejenigen mit einer Borderline-Störung aus klinisch-therapeutischer Sicht besonders relevant sind. **Psychotische Störungen** entwickeln nur 1–2 von 1000 Frauen nach der Geburt (Brockington 2004). Jedoch sind diese meist mit hoher Erregung und affektiver Beteiligung verlaufenden Erkrankungen besonders dramatisch für die Mütter, deren inadäquates Verhalten dem Baby gegenüber für Angehörige erschreckend und belastend ist. Die Mütter beziehen ihre Kinder fast immer in ihre Gedanken und Wahrnehmungen ein.

24.2.2 Infantizid und Suizidalität

Selbst Gedanken, dem Kind etwas anzutun, sind offenbar bei Müttern in der Postpartalzeit keine Seltenheit. In einer standardisierten Befragung bejahten 41% der depressiven Mütter und 7% der Kontrollmütter solche Gedanken, jedoch nur die depressiven Mütter hatten Angst, mit ihrem Kind allein zu sein oder waren unfähig, ihr Kind alleine zu versorgen (Jennings et al. 1999). Ähnlich hohe Raten (43%) wurden bei stationär behandelten schwer depressiven oder psychotischen Frauen für infantizidale Vorstellungen, das Kind schwer zu verletzen oder zu töten, ermittelt. Ein entsprechendes Verhalten hatten 36% der Frauen gezeigt (Chandra et al. 2002).

Ein weiteres Phänomen in der Postpartalzeit ist Suizidalität. Suizid steht an erster Stelle der postpartalen mütterlichen Mortalität in Großbritannien. Entgegen den Suizidcharakteristika von Frauen zu anderen Lebenszeitpunkten verwendeten Mütter vorwiegend harte Suizidmethoden (Erhängen oder Sprung aus der Höhe), und es überwogen gut ausgebildete Frauen aus privilegierten Sozialschichten. Die meisten Frauen, die sich nach der Entbindung das Leben nahmen, litten an einer schweren psychischen Erkrankung (Psychosen und Depressionen). Nach Appleby et al. (1998) haben 5% der Mütter, die sich das Leben nahmen, auch ihr Kind mit in den Tod genommen (erweiterter Suizid). Bei einem hohen Anteil der Frauen, die sich postpartal suizidiert hatten, waren bereits psychiatrische Erkrankungen bekannt und behandelt worden. 46% der Frauen befanden sich zur Zeit des Suizids im Kontakt mit psychiatrischen Diensten.

Die letztgenannten Befunde zu Infantizid und Suizidalität zeigen in bedrückender Weise, dass die Früherkennung und Behandlung postpartaler psychischer Erkrankungen verbesserungsbedürftig ist. Entscheidend für den besonderen therapeutischen Stellenwert der postpartalen Störung sind nicht die Prävalenzraten, die außer bei der postpartalen Depression nicht signifikant über denen altersgleichen Frauen liegen, sondern die **Folgen für die Mutter-Kind-Dyade**.

24.2.3 Symptomatik und Klassifikationskriterien

Postpartale psychische Störungen unterscheiden sich in Symptomatik und Verlauf nicht von denjenigen, die zu anderen Lebensabschnitten auftreten. Spezifische pathogenethische Mechanismen ließen sich nicht identifizieren (Brockington 2004). In den aktuellen internationalen Klassifikationen (DSM-IV oder ICD-10) wird das unmittelbare Auftreten der Störung nach der Entbindung kodiert. In der ICD-10 wird empfohlen, die Erkrankung nach den Kriterien der bestehenden psychischen Störung zu klassifizieren und den Zusammenhang mit ihrem Auftreten in der Postpartalzeit durch eine zusätzliche Kodierung anzugeben (O99.3: psychische Störungen und Erkrankungen des Nervensystems, die zu Komplikationen im Wochenbett führen). Es besteht auch die Möglichkeit, psychische Auffälligkeiten, die innerhalb von 6 Wochen nach der Geburt beginnen, unter F53 (psychische oder Verhaltensstörungen im Wochenbett, nicht andernorts klassifizierbar) zu klassifizieren, wenn diese die Kriterien für andere im Kapitel V (F) klassifizierte Störungen nicht erfüllen (▶ Übersicht). Trotz fehlender Spezifika ist es jedoch typisch für postpartale Störungen, dass die Mutterschaft und die Beziehung zu dem neugeborenen Kind das klinische Zustandsbild prägen und sich in den Inhalten der unterschiedlichen Symptome wiederfinden.

ICD-10-Klassifikation für postpartale psychische Erkrankungen

F53: Psychische oder Verhaltensstörungen im Wochenbett, nicht andernorts klassifizierbar

F53.0: Leichte psychische und Verhaltensstörungen im Wochenbett, nicht andernorts klassifizierbar

Dazugehöriger Begriff:

- Nicht näher bezeichnete postnatale Depression
- Nicht näher bezeichnete Postpartumdepression

F53.1: Schwere psychische und Verhaltensstörungen im Wochenbett, nicht andernorts klassifizierbar

Dazugehöriger Begriff:

- Nicht näher bezeichnete Puerperalpsychose

▼

F53.8: Andere psychische und Verhaltensstörungen im Wochenbett, nicht andernorts klassifizierbar
F53.9: Nicht näher bezeichnete psychische Störung im Wochenbett
O99: Andere Erkrankungen der Mutter, die andernorts klassifizierbar sind, die jedoch Schwangerschaft, Wehen, Entbindung und Wochenbett komplizieren
O99.3: Psychische Störungen und Erkrankungen des Nervensystems, F00-F99 und G00-G99

24.3 Die Mutterschaft

Die Geburt eines Kindes ist mit der größten Umstellung im Leben einer Frau verbunden. Sie zwingt die Mutter zu einer tief greifenden Neuanpassung ihrer psychischen Organisation sowie aller Handlungsebenen. Die Charakteristika dieses psychischen Prozesses hat Stern (1995) als **Mutterschaftskonstellation** bezeichnet. Ihm zufolge erfüllt die Frau in diesem einzigartigen Lebensabschnitt eine einzigartige kulturelle Rolle und eine einzigartige und unverzichtbare Funktion für das Überleben des Kindes. Zu den psychologischen Aufgaben der Postpartalzeit gehören nach Stern die Anpassung einer Mutter an das reale Baby sowie der Abschied von den inneren Repräsentanzen des imaginierten Wunschbabys. Das Identitätsgefühl einer Frau entwickelt sich weg von dem Zustand, die Tochter ihrer Mutter zu sein, und dahingehend, die Mutter ihres Babys zu sein. Aus der Zweisamkeit mit dem Partner hat sie die Aufgabe, die triadische Beziehung Mutter-Vater-Kind zu schaffen.

Stern definiert vier Themenkreise, die die psychische Aktivität einer Mutter in hohen Maß in Anspruch nehmen (▶ Übersicht).

Themenkreise zur psychischen Neuorganisation einer Mutter (Stern 1995)

1. Das Thema des Lebens und Wachstums
   »Kann ich das Überleben und Gedeihen des Babys gewährleisten?«
2. Das Thema der primären Bezogenheit
   »Kann ich eine für mich selbst authentische Beziehung zu meinem Baby aufnehmen?«
3. Das Thema der unterstützenden Matrix
   »Werde ich das Unterstützungssystem schaffen und tolerieren können, das zur Erfüllung dieser Funktion notwendig ist?«
4. Das Thema der Reorganisation und Identität
   »Werde ich in der Lage sein, meine Selbstidentität so zu transformieren, dass ich diese Funktion unterstützen und fördern kann?«

Jedes dieser Themen umfasst eine organisierte Gruppe von Ideen, Wünschen, Ängsten, Erinnerungen, die auf die Gefühle der Mutter, ihre Handlungen, Interpretationen, interpersonelle Beziehungen und andere adaptive Verhaltensweisen Einfluss nehmen.

Stern geht von psychobiologischen, insbesondere **hormonellen** Einflüssen aus, die die Sensibilität und Strebungen junger Mütter so vorbereiten, dass sie irgendeine Form der Mutterschaftskonstellation entwickeln, während soziokulturelle Bedingungen, z. B. gesellschaftliche Erwartungen, entscheidend dafür seien, wie und ob die psychobiologischen Einflüsse zum Tragen kommen. Das Konzept der Mutterschaftskonstellation bietet einen geeigneten psychodynamischen Verständnishintergrund für die Psychotherapie postpartaler Störungen.

24.4 Die Mutter-Kind-Beziehung

Aus der Säuglings- und Kleinkindforschung ist bekannt, dass Neugeborene und Säuglinge bereits über eine **gut entwickelte Wahrnehmungs- und Integrationsfähigkeit** verfügen. Aus dem angeborenen Bedürfnis nach Kommunikation, nach Beziehung zur Umwelt und deren Exploration ist das Baby in der Lage, Interaktionen zu seinen Eltern zu initiieren und Zusammenhänge zwischen seinem Verhalten und den Reaktionen der Interaktionspartner herzustellen. Solche »Kontingenzerfahrungen« ermöglichen erste Wahrnehmungen von Kausalität und Selbstwirksamkeit. Ebenso verfügt der Säugling über eine angeborene Wahrnehmung von Stimme, Mimik und zeitlichem Ablauf, und er ist in der Lage, seine eigene Erregung zu registrieren und sich mit Lautgebung und motorischen Reaktionen seiner Umwelt mitzuteilen. In den alltäglichen sich wiederholenden Interaktionen mit seinen Bezugspersonen bilden sich beim Säugling Erwartungshaltungen aus und ein Erfahrungshintergrund als Vorläufer der kindlichen Persönlichkeitsentwicklung.

Dem Bedürfnis des Säuglings nach Kommunikation und Interaktion entsprechen **elterliche Verhaltensmuster**, die der entwicklungsabhängigen Wahrnehmungs- und Integrationsfähigkeit des Säuglings angepasst sind.

Diese intuitiven Verhaltensweisen der elterlichen Fürsorge unterstützen bei den alltäglichen Abläufen zur Befriedigung der physiologischen Grundbedürfnisse die Entwicklung von Aufmerksamkeit und Affektregulation, von Kommunikation und Sprache sowie von Vorläufern der interpersonellen Bindung.

Selbst wenn Mütter mit postpartalen psychischen Erkrankungen meist in der Lage sind, ihre Babys ausreichend zu versorgen, ihre Grundbedürfnisse zu erkennen und diese adäquat zu erfüllen, sind doch ihre intuitiven Kompetenzen beeinträchtigt, wie die Förderung der Erfahrungsintegration, die Regulation von Aufmerksamkeit und affektiver Erregung und die Unterstützung von kommunikativen Fähigkeiten ihres Babys. Die angemessene Gestaltung der Mutter-Kind-Beziehung droht zu misslingen (Papousek 2002).

Die Mutter-Kind-Beziehung entwickelt sich altersabhängig, dynamisch auf verschiedenen Ebenen der Gegenseitigkeit. In der Postpartalzeit hat es sich aus klinischer Sicht bewährt, im Wesentlichen drei für die Therapie relevante **Beziehungsebenen** zu unterscheiden:

1. das Verhalten zwischen Mutter und Kind, die Interaktion,
2. die emotionale Beziehung der Mutter zum Kind, die Bindung,
3. das Erleben von Selbstwirksamkeit.

Mütterliche Defizite in diesen Beziehungsbereichen können zu einer negativen Spirale von Fehlpassungen zwischen Mutter und Kind führen und hierdurch die affektive und kognitive Entwicklung des Kindes nachhaltig beeinträchtigen.

24.4.1 Die Mutter-Kind-Interaktion

Die Interaktion zwischen einer Mutter und ihrem Baby konnte mit objektiven Untersuchungsmethoden (z. B. videogestützten Beobachtungsskalen) gut beschrieben werden.

Das interaktionale Verhalten psychisch kranker Mütter wurde am häufigsten **bei Depressiven** untersucht. Im Vergleich zu psychisch unauffälligen Müttern verhielten sich Depressive im Kontakt mit ihren Säuglingen häufig passiv, mangelnd responsiv oder intrusiv, sie zeigten weniger emotionale Beteiligung oder Interesse an der Interaktion mit dem Kind und äußerten mehr negative Gefühle und Feindseligkeit (Papousek 2002). Die Säuglinge zeigten vermehrt negativen Affekt, ein niedriges Aktivitätsniveau, sie blickten weniger auf ihre Mütter (Field 1998) und vermieden oft den Blickkontakt zu ihnen (Murray u. Cooper 1997).

Die Beziehung zwischen psychotischen Symptomen wie Wahnphänomenen, Ich-Störungen oder Sinnestäuschungen und dem mütterlichen Verhalten in der Interaktion mit dem Kind ist wenig untersucht worden. Vielmehr interessierte sich die Forschung für die Entwicklungsdefizite von Kindern psychotischer Eltern und für die Einbeziehung der Babys in die mütterliche Symptomatik als Risikofaktor für Vernachlässigung, Missbrauch und Infantizid. Bezüglich der **Interaktion psychotischer Mütter** mit ihren Säuglingen ist zu erwarten, dass schizophrene Positivsymptomatik mit Überexpressivität (z. B. Intrusivität oder Überstimulation) einhergeht, Negativsymptomatik mit einem Mangel an Interaktion (wie z. B. kontingentes Verhalten oder positive Affekte). Sowohl Riordan und Mitarbeiter (1999) als auch die Arbeitsgruppe um Snellen (Snellen et al. 1999) haben jedoch gezeigt, dass psychotische Frauen unabhängig von der Symptomatik in der Interaktion mit ihren Säuglingen mangelnd reaktiv und aufmerksam sind, ihre Kinder wenig stimulieren und sich vermehrt negativ äußern. Außerdem sind sie nicht oft in synchrone und reziproke Interaktionssequenzen involviert, und sie zeigen selten einen positiven Affekt. Ähnlich wie bei depressiven Frauen ist bei psychotischen Müttern die Störung der Interaktion umso ausgeprägter, je höher der Schweregrad der mütterlichen Pathologie ist.

In einer von den Autorinnen durchgeführten Untersuchung (Hornstein et al. 2006) konnte beim **Vergleich depressiver und psychotischer Mutter-Kind-Paare** festgestellt werden, dass nicht die Mütter, sondern die Kinder diejenigen waren, die sich signifikant anders in der Interaktion verhielten: Während die Responsivität bei beiden Gruppen, ebenso wie andere Aspekte des Interaktionsverhaltens (z. B. Geduld, Stimulation etc.), ähnlich beeinträchtigt war, wendeten Kinder psychotischer Mütter vermehrt ihren Blick von der Mutter ab. Wie aus der Literatur bekannt, ist sowohl bei depressiven als auch bei Müttern mit einer Störung aus dem schizophrenen Spektrum die Interaktion durch mangelnde Sensitivität und emotionale Unerreichbarkeit gekennzeichnet. Das Verhalten der Mütter ist offensichtlich mehr durch unspezifische interaktive Defizite geprägt als durch die krankheitsspezifische Psychopathologie. Diese Befunde waren wegweisend für die Konzeption eines interaktional, nicht krankheitsspezifischen Therapieprogramms für postpartal erkrankte Frauen.

Das Kind als Interaktionspartner

Bereits das Neugeborene ist aktiver Kommunikationspartner und gestaltet die Mutter-Kind-Beziehung mit. Seine Verhaltensweisen sind Mittel zur Kommunikation: Sie sind Signale, die das Kind sendet mit dem Ziel, eine Antwort zu erhalten. Die Antwort der Mutter hängt jedoch davon ab, wie sie das Signal interpretiert. Typischerweise sind die Interpretationen postpartal erkrankter Frauen negativ, manchmal inadäquat. Sie finden sich in Aussagen wieder wie: »Mein Kind schaut mich nicht an. Ich bin langweilig für mein Kind.« »Mein Baby tritt mich in den Bauch. Es will mich ärgern.«

Solche Fehlinterpretationen führen zu entsprechenden Verhaltensreaktionen der Mutter: Im ersten Fall wird die Mutter ihr Kind mit ständig neuen Anregungen überstimulieren, das Baby wird zur Entlastung erst recht den Kopf zur Seite wenden. Im zweiten Fall wird der Gesichtausdruck der Mutter ärgerlich, und sie wird ihr Kind von sich wegschieben, das durch vermehrtes Strampeln den Körperkontakt und die Aufmerksamkeit der Mutter suchen wird. Solche Fehlinterpretationen können einen **Teufelskreis von Fehlpassungen zwischen Mutter und Kind** im Gang bringen, der die Beziehung zum Kind, die Bindung der Mutter und ihr Selbstwirksamkeitserleben belastet. Diese Zusammenhänge sollten in einer Therapiekonzeption berücksichtigt werden.

Interaktionsverhalten als Transmissionsweg für spätere kindliche Auffälligkeiten

Störungen der Mutter-Kind-Interaktion wurden als Transmissionsweg für spätere Entwicklungsdefizite der Kinder identifiziert. Studien haben gezeigt, dass z. B. depressive Symptomatik über verminderte mütterliche Kontingenz oder mangelnde Responsivität während der Interaktion mit dem Säugling von Generation zu Generation weitergegeben werden kann. Diese Form **transgenerationaler Transmission** kann durch verschiedene Mechanismen entstehen: Entweder führt das apathische, mangelnd responsive Verhalten der Mutter zu desinteressiertem, unreaktivem Verhalten des Kindes, oder das überstimulierende, intrusive, nichtkontingente Verhalten mancher depressiven Mutter verursacht ein interaktionsvermeidendes Verhalten des Kindes. Langfristige Effekte wie internalisierende oder externalisierende Verhaltensauffälligkeiten lassen sich bis in die Adoleszenz verfolgen.

Dass die frühe Mutter-Kind-Interaktion für die Entwicklung des Kindes Weichen stellt, zeigte eine Untersuchung der Mannheimer Arbeitsgruppe (Laucht et al. 2002, ▶ Box).

Die Mannheimer Risikokinderstudie (Laucht et al. 2002)

Im Rahmen dieser Studie, in der die Entwicklung von über 350 Kindern von der Geburt an bis zum jungen Erwachsensalter begleitet wurde, konnte gezeigt werden, dass sich Kinder postpartal depressiver Frauen im Alter von 3 Monaten bis zum Alter von 8 Jahren deutlich ungünstiger entwickelten als Kinder postpartal unauffälliger Mütter. Obwohl diese Unterschiede sowohl bei der kognitiven als auch bei der sozioemotionalen Entwicklung zu allen Erhebungszeitpunkten zu beobachten waren, waren die Defizite der sozioemotionalen Entwicklung ausgeprägter. Insbesondere im Alter von 8 Jahren war die Rate der Auffälligkeiten im letztgenannten Bereich um mehr als das 3-Fache gegenüber der Vergleichsgruppe erhöht.

Ein weiterer wichtiger Aspekt der Studie war der Nachweis, dass die Entwicklungsbeeinträchtigungen von der Qualität der Mutter-Kind-Interaktion im Säuglingsalter abhängig waren. So entwickelten sich Kinder depressiver Mütter günstiger, wenn diese sich in der Interaktion reaktiver verhielten und mehr Ammensprache verwendeten. Dagegen waren die negativen Folgen der mütterlichen Erkrankung deutlicher, wenn die Mütter mit ihrem Säugling nicht so positiv interagierten.

Der protektive Effekt einer gelungenen Mutter-Kind-Interaktion für die Entwicklung von Kindern postpartal depressiv erkrankter Mütter ist unter primär präventiven Gesichtspunkten das entscheidende Argument dafür, **interaktionsfördernde Interventionen** in ein Therapieprogramm für postpartal erkrankte Frauen zu integrieren.

24.4.2 Die mütterliche Bindung an das Kind

Eine weitere Beziehungsebene, die durch die psychische Erkrankung der Mutter beeinträchtigt werden kann, ist die emotionale Beziehung zum Kind, die Bindung. Die **postpartale Bindungsstörung** wurde von Kumar (1997) und Brockington et al. (2001) konzeptualisiert. Das Störungskonzept beinhaltet einen plötzlichen Beginn, Entfremdung vom Kind, Ablehnung des Kindes, Indifferenz dem Kind gegenüber, Mangel an Liebe, Ärger, Feindseligkeit, Wut und Hass dem Kind gegenüber und schließlich den Impuls, dem Kind schaden zu wollen.

Der Zusammenhang zwischen postpartaler Depression und Bindungsstörung ist inzwischen mehrfach belegt. Bei einer Prävalenz von 7% aller gebärenden Frauen wiesen 2 Wochen nach der Geburt depressive Mütter signifikant häufiger eine verzögerte Bindung auf (17% vs. 6%) (Reck et al. 2006). Dass eine in der frühen Postpartalzeit einsetzende Bindungsauffälligkeit selbst bei leicht depressiven Müttern die emotionale Beziehung zum Kind ein Jahr lang beeinträchtigen kann, wurde in einer Verlaufsstudie deutlich. Möhler et al. (2006), die Mütter 2 und 6 Wochen, 4 und 14 Monate postpartal untersuchten, fanden eine Stabilität der Assoziation zwischen depressiver Symptomatik und gestörter Bindung über die ersten 3 Untersuchungszeitpunkte. Der Zusammenhang war 6 Wochen postpartal besonders ausgeprägt. Demnach scheinen bei depressiven Müttern Bindungsstörungen zu einem frühen Zeitpunkt postpartal aufzutreten und möglicherweise durch weitere Aspekte der Mutter-Kind-Beziehung, z. B. durch die Interaktion oder die negativen Kognitionen, aufrechterhalten zu werden.

In einer Untersuchung an einer Gruppe schwer erkrankter Mütter mit Depressionen und Störungen aus dem schizophrenen Spektrum, die von der eigenen Arbeitsgruppe durchgeführt wurde (Hornstein et al. 2006), konnten Bindungsauffälligkeiten signifikant häufiger bei den depressiven als bei den psychotischen Frauen festgestellt werden. Das beobachtbare Verhalten der zuerst Genannten in der Interaktion mit dem Kind war geprägt von mangelnder Responsivität, Abwertung des Kindes und abrupten Stimulationsabbrüchen, während die wenigen schizophrenen Mütter mit Bindungsstörungen eher ihre Kinder überstimulierten. Diese Befunde legen nahe, dass sich die emotionale Bindung der Mutter auf ihr Verhalten dem Kind gegenüber auswirkt.

24.4.3 Das Erleben von Selbstwirksamkeit

Das psychologische Konzept der Selbstwirksamkeit ist im Übergang zur Mutterschaft fragil, da Selbstwertgefühl und Selbstsicherheit durch die Versorgungsverantwortung für den Säugling immer wieder infrage gestellt werden. Das Erleben von Selbstwirksamkeit ist unverzichtbar für eine gelungene Mutter-Kind-Beziehung. Selbstwirksamkeit beinhaltet die **subjektive Bewertung der Interaktion** unter dem Gesichtspunkt der effektiven, zielerreichenden Kontrolle. Beispielsweise fühlen sich Mütter kompetent, wenn sie ihr Ziel erreichen, das Baby zu beruhigen, zum Lächeln oder zum Einschlafen zu bringen. Dies gelingt umso besser, je kompetenter eine Mutter tatsächlich ist, d. h. je feinfühliger sie Signale erkennt, richtig interpretiert, prompt und adäquat beantwortet. Dagegen ist objektive interaktionale Kompetenz keine Bedingung für Selbstwirksamkeitserleben: Hohe Feinfühligkeit von Eltern kann sich an kindlichen Eigenschaften wie einem schwierigem Temperament oder Verhaltensregulationsstörungen erfolglos abmühen und in Verzweiflung und Depression münden. Umgekehrt erleben sich z. B. schizophrene Mütter im Gegensatz zu depressiven als kompetent und selbstwirksam, trotz objektiver massiver Interaktions- und Versorgungsdefizite (Hornstein et al. 2006). Die therapeutische Akzeptanz dieser Diskrepanz zwischen individuellem Erleben von Selbstwirksamkeit, objektiver Kompetenz und Bindung ist eine Grundregel und Voraussetzung für Therapiemotivation.

24.5 Psychotherapie postpartaler psychischer Störungen

Die Psychotherapie der postpartalen psychischen Störungen nimmt Bezug auf einen Lebensabschnitt, der durch die Geburt des Kindes und die damit verbundenen psychischen, biologischen und sozialen Umstellungen charakterisiert ist. Auf der Basis eines biopsychosozialen Krankheitsmodells sind verschiedene **therapeutische Schwerpunkte** relevant, z. B.

- interpersonelle Themen,
- die Auseinandersetzung mit Rollenbildern und -erwartungen,
- Stressfaktoren und Stressbewältigungsstrategien,
- die Unterstützung der Mutter-Kind-Beziehung.

Außerdem sind **klinische Aspekte** zu integrieren, die den Verlauf postpartaler psychischer Erkrankungen häufig kennzeichnen, wie Rezidivrisiko und Chronifizierungsgefahr. Diese Verlaufsparameter gelten insbesondere für affektive und psychotische Störungen. Daher gehört auch in der Postpartalzeit die krankheitsspezifische, psychiatrisch-psychotherapeutische Behandlung zum Therapiestandard. Additiv hierzu ist gerade bei schweren psychischen Erkrankungen die **Psychopharmakotherapie** unverzichtbar und hat sich bewährt, weil sie den häufig verzweifelten jungen Müttern am schnellsten Entlastung bringt.

Ein weiterer Fokus der Therapie sollte die **Arbeit mit Partnern oder nächsten Angehörigen** sein, wobei psychoedukative Gesichtspunkte und der Aufbau einer unterstützenden familiären Matrix eine Basis für die Umorganisation der Familie und die Entwicklung einer triadischen Beziehung sein können.

Verschiedene Psychotherapieprogramme, deren wenigstens kurzfristige Wirksamkeit bei postpartalen psychischen Erkrankungen überprüft wurde, sind bekannt (Übersicht bei Dennis 2004). Cuijpers und Mitarbeiter (2008) stellten in einer neuen Metaanalyse fest, dass eine Vielzahl von Therapien einen positiven therapeutischen Effekt aufwies (wie z. B. Reduktion der depressiven Symptome), und zwar unabhängig von der Therapierichtung und der Ausbildung der Therapeuten. Aufgrund der nicht einheitlichen Behandlungsziele und Evaluationsprozedere war es in dieser Metaanalyse nicht möglich festzustellen, ob sich die Wirksamkeit der Therapieverfahren signifikant voneinander unterscheidet.

Zwei Therapieverfahren, die sich bei der Behandlung psychischer Störungen insbesondere von Depression und Angststörungen bewährt haben, die **interpersonelle Psychotherapie** und die **kognitive Verhaltenstherapie**, wurden auf die Behandlung postpartaler Depressionen adaptiert und werden als evidenzbasierte Therapieverfahren in Einzel- und Gruppentherapie eingesetzt.

24.5.1 Interpersonelle Psychotherapie

Die interpersonelle Psychotherapie (IPT) wurde als Kurzzeittherapie für die ambulante Behandlung von Patienten mit depressiven Störungen entwickelt. In der Behandlung für postpartale psychische Erkrankungen fokussiert sie auf die Beziehungskonflikte, die mit den Übergängen in die neue Rolle assoziiert sind. **Rollenübergänge und -wechsel** gehören zu den typischen Anpassungsleistungen der Postpartalzeit, die jedoch misslingen, wenn sie als Bedrohung von Selbstwert und Identitätsgefühl oder als Verlust und Versagen erlebt werden und interpersonelle Beziehungen nicht mehr rollenkongruent gestaltet werden können. Depression, Angst und Rollenkonflikte sind die Folge. Der klärungsorientierte Ansatz der IPT wird für die Behandlung postpartaler Störungen genutzt, um Rollenerwartungen zu identifizieren, zwischen Eigen- und Fremderwartungen zu differenzieren und Rollenstereotype bezüglich der Mutterschaft zu korrigieren mit dem Ziel, zu einer positiven Bewertung der Mutterrolle zu finden. Realistische Einschätzungen und soziale Fertigkeiten werden gefördert und sollen der Mutter helfen, Rollenkonflikte zu lösen und soziale Unterstützungssysteme aufzubauen.

Die **Wirksamkeit** der IPT zur Behandlung der postpartalen Depressionen (*major depression*) ist sowohl in Vergleich zur Pharmakotherapie als auch zu nichtbehandelten Kontrollen überzeugend nachgewiesen worden (O'Hara et al. 2000, Übersicht bei Weissman 2006). Ob sich durch die Depressionsbehandlung auch die Mutter-Kind-Interaktion verbessert, blieb bisher unklar, da interaktionale Parameter nicht untersucht worden waren. Diese Frage hat Forman (Forman et al. 2007) inzwischen beantwortet und festgestellt

> »… eine wirksame Depressionsbehandlung genügte nicht, um die Mutter-Kind-Beziehung und kindliche entwicklungspsychologische Parameter (Bindungssicherheit, Verhaltensauffälligkeiten und Temperament) zu verbessern. «

Die mit IPT behandelten Mütter waren noch 6–18 Monate später weniger responsiv, hatten mehr Erziehungsstress und erlebten ihre Kinder negativer als die nichtdepressiven Mütter.

24.5.2 Kognitive Verhaltenstherapie

Die KVT bzw. Techniken der KVT kommen in der Behandlung von postpartalen psychischen Erkrankungen oft zum Einsatz, sowohl im Einzel- als auch im Gruppensetting. In der Therapie wird vorwiegend an den **verzerrten, depressiogenen kognitiven Schemata** gearbeitet, die die Mutterschaft betreffen – wie mütterliche Selbstwirksamkeit, Erziehungskompetenz und Wahrnehmung des Kindes – mit dem Ziel, depressive Symptomatik und Funktionsfähigkeit im Alltag zu verbessern. Wie z. B. in den Therapieprogrammen von Milgrom et al. (1999) und Hofecker-Fallahpour et al. (2003) werden Module zur Alltagsbewältigung, zur Aktivitätsplanung und zur Stressbewältigung eingeführt. Auch für die KVT in der Peripartalzeit gilt die Einschränkung des mangelnden Wirksamkeitsnachweises auf interaktionale und kindliche Parameter.

Eine **modifizierte Form** der KVT mit psychoedukativen Elementen, die auch zur Therapie von Verhaltensregulationsstörungen im Säuglingsalter eingesetzt wird (*Interactional Guidance*, McDonough 1993), zeigte bei depressiven Müttern im Vergleich zu Kontrollen eine raschere Rückbildung der Depression und kurzfristig eine Verbesserung der Einstellung der Mutter zum Kind, aber keinen Effekt auf die mütterliche Sensitivität und Interaktion und ebenfalls keinen langfristigen Einfluss auf die kindlichen Parameter (Murray et al. 2003).

24.5.3 Stationäre Mutter-Kind-Behandlung

Bei postpartal schwer erkrankten Müttern ist häufig eine stationäre psychiatrisch-psychotherapeutische Behandlung indiziert. Die Regelversorgung in Deutschland besteht bis heute darin, dass nur die Mutter aufgenommen wird. Die für die Mutter schmerzhafte und die Beziehung zum Kind bedrohende Trennung führte in das therapeutische Dilemma, dass um der Mutter-Kind-Beziehung willen die Mutter zu früh und oft gegen ärztlichen Rat entlassen wurde. Rezidive, Wiederaufnahmen und insgesamt längere stationäre Behandlungsdauern bei schlechter Compliance und schlechten Behandlungsresultaten waren oft unvermeidbar.

Mit dem Aufbau von **Mutter-Kind-Einheiten** (MKE) ist dieses Dilemma gelöst worden. Zusätzlich bieten Mutter-Kind-Einheiten, die den Vorbildern in Großbritannien entsprechen, die Möglichkeit, neben der Behandlung der Mutter auch die Mutter-Kind-Beziehung zu fördern und kindlichen Entwicklungsrisiken vorzubeugen.

Erste Versuche einer gemeinsamen stationären Aufnahme von Mutter und Kind in psychiatrischen Kliniken sind in Großbritannien schon Ende der 1940er Jahre unternommen worden. In Deutschland setzte sich dieses Behandlungsangebot erst in den letzten Jahren durch. Inzwischen wurden umfangreiche klinische Erfahrungen z. B.

aus Heppenheim, Heidelberg und Wiesloch berichtet. Die Entwicklung der deutschen MKE erfolgte im europäischen Vergleich spät, u. a. wegen der nicht gedeckten höheren Behandlungskosten, die aus der Therapie der Mutter-Kind-Beziehung entstehen. Dass das Konzept der stationären Mutter-Säuglings-Therapie allmählich Anerkennung bekommt, ist auch dem gesundheits- und familienpolitischen Kontext der führen Prävention von kindlichen Entwicklungsstörungen und Kindeswohlgefährdung geschuldet.

24.6 Interaktionales Therapieprogramm

Das interaktionale Therapieprogramm wurde für Frauen konzipiert, die im Zusammenhang mit der Schwangerschaft und Geburt eines Kindes psychisch erkrankt sind. Der Übergang in die Mutterschaft mit ihren typischen Anforderungen war für die Frauen der spezifische Stressor, der die Erkrankung auslöste. Daher steht die Mutterschaft im Zentrum des Therapieprogramms, um Ressourcen zu fördern und Verhaltensstrategien zu vermitteln, die den Frauen helfen, die Mutterschaft positiv zu erleben. Im Sinne einer Rückkopplung und Generalisierung tragen die positiven Gefühle und Erfahrungen, die die Mütter z. B. in der Beziehung zu ihrem Kind erleben, zu einer Verbesserung ihres psychischen Befindens bei. Die Mutterschaft ist somit die individuelle Problemsituation, auf die sich die therapeutische Intervention bezieht.

Das Therapieprogramm **integriert therapeutische Verfahren** wie die KVT, die IPT und die Psychoedukation, die für die Behandlung von unterschiedlichen psychischen Störungen, z. B. von affektiven Störungen und von Störungen aus dem schizophrenen Spektrum, etabliert sind. Ferner enthält das Therapieprogramm Elemente der **interaktionsbezogenen Eltern-Säuglings-Beratung und -Therapie**, die sich bei der Behandlung von Verhaltensregulationsstörungen in der frühen Kindheit bewährt haben.

Das Therapieprogramm für Mütter mit psychischen Störungen hat zwei **Schwerpunkte**:

1. die individuelle Auseinandersetzung mit den Anforderungen, Rollenbildern und Stressoren der Mutterschaft,
2. die Unterstützung der Mutter-Kind-Beziehung.

Die psychotherapeutischen Interventionen sind auf folgende **Therapieziele** ausgerichtet:

- die emotionale Entlastung der Mutter auf dem Boden eines individuellen Krankheitskonzepts,
- die Auseinandersetzung mit ihrer Mutterrolle,
- die Vermittlung von Stressbewältigungsstrategien und Alltagsfertigkeiten,
- die Förderung mütterlicher Kompetenzen.

Durch die Sensibilisierung für kindliche Signale und Bedürfnisse und durch die Vermittlung entwicklungspsychologischer Kenntnisse sollen die Patientinnen zu Expertinnen ihrer Mutterschaft werden. Krankheitsauslösende und aufrechterhaltende Belastungen sollen reduziert und die auf die Mutterschaft bezogene Symptomatik gebessert werden. Die Mütter sollen Kompetenzen für das Krankheitsmanagement entwickeln, die zur Rückfallvorbeugung beitragen. Ein überdauerndes, tragfähiges Unterstützungssystem soll gemeinsam mit dem Partner entwickelt werden.

Das Therapieprogramm wurde zunächst für die stationäre Behandlung postpartal erkrankter Frauen und ihrer Kinder in der Mutter-Kind-Behandlungseinheit einer allgemeinpsychiatrisch-psychotherapeutischen Klinik entwickelt und klinischen Behandlungsbedingungen angepasst. Diese unterscheiden sich von einem ambulanten Setting dadurch, dass vorwiegend schwer erkrankte oder bisher therapieresistente Patientinnen mit unterschiedlichen Diagnosen zur Behandlung kommen. Es wird additiv zur psychiatrisch-psychotherapeutischen Standardbehandlung angewandt.

24.6.1 Ein- und Ausschlusskriterien

Das Gruppentherapieprogramm ist niederschwellig, sodass sowohl leicht als auch schwer gestörte Patientinnen teilnehmen können. Voraussetzung ist, dass ihre Konzentrationsleistung und ihr Durchhaltevermögen ausreichen, die einstündige Gruppentherapie zu absolvieren. Als Richtgröße kann ein CGI-Wert (CGI: *Clinical Global Impression Scale*) von 4–7 (leicht bis schwer krank) bzw. ein GAF-Wert (GAF: *Global Assessment of Functioning Scale*) von 31–70 (einige leichte Symptome, z. B. depressive Stimmung, bis zu starker Beeinträchtigung in mehreren Bereichen, z. B. familiäre Beziehungen, Denken oder Stimmung) angenommen werden (▶ Übersicht).

Ein- und Ausschlusskriterien für das interaktionale Therapieprogramm

Einschlusskriterien

- Psychische Erkrankung nach ICD-10-Spektren F2, F3, F4, F6
- Alter des Kindes bis 24 Monate

▼

- Therapiemotivation
- Subjektive bzw. objektive Schwierigkeiten im Umgang mit dem Kind

Ausschlusskriterien

- Akute Eigengefährdung bzw. akute Fremdgefährdung
- Primäre Substanzabhängigkeit
- Unzureichende Deutschkenntnisse
- Minderbegabung

Auch Patientinnen mit fehlender Einsicht in ihre Erkrankung und geringer Therapiemotivation können teilnehmen. Somit können auch Patientinnen partizipieren, die institutionell zur Abklärung ihrer Erziehungsfähigkeit überwiesen werden. Suizidgedanken oder fremdgefährdende Impulse, selbst wenn sie sich gegen das Kind richten, sind keine absolute Kontraindikation für Aufnahme in die Therapie, da sie Teil der postpartalen bzw. Mutter-Kind-Beziehungsstörung sind. Es ist Aufgabe des Behandlungsteams, die Grenze zur akuten Eigen- oder Fremdgefährdung (Kontraindikation) kontinuierlich zu überprüfen.

24.6.2 Therapiemodule

Modul 1: Gruppentherapie für Mütter

In der Müttergruppe werden überwiegend **verhaltenstherapeutische Techniken** angewandt wie:

- Instruktionen,
- Modelllernen,
- Verhaltensübung,
- Wiederholung,
- Rückmeldung,
- Verstärkung.

Folgende **kognitive Techniken** werden eingesetzt:

- Analyse und Veränderung problemrelevanter Bereiche,
- Selbstinstruktionen,
- Übungen zur sozialen Wahrnehmung und zu sozialen Fertigkeiten und zu interpersoneller Problemlösung.

Durch **psychoedukative Techniken** wird ein biopsychosoziales Krankheitsmodell vermittelt. In Stunden mit entwicklungspsychologischen Inhalten beobachten und analysieren die Teilnehmerinnen der Gruppe gemeinsam mit dem Therapeuten Videografien von Mutter-Kind-Interaktionen und erhalten die dazugehörigen entwicklungspsychologischen Informationen.

Die Müttergruppe ist für 10 Stunden konzipiert, mit einer Frequenz von 2 Wochenstunden à 60 Minuten. Maßgeblich für die Beschränkung auf 10 Themen ist die durchschnittliche kassenfinanzierte 6-wöchige Behandlungsdauer, z. B. für affektive Störungen. Für die Auswahl der 5 Mutterschaftsthemen wie auch der 5 interaktionsbezogenen Themen ist entscheidend, dass deren Relevanz für die Patientinnen unmittelbar plausibel ist. Dies gilt insbesondere für die interaktionalen Themen, hinter denen jeweils ein theoretisches Konzept zur Grundlage der psychischen und kognitiven Entwicklung in der frühen Kindheit steht, wie die Entwicklung von Aufmerksamkeit, Affektregulation, Selbstwirksamkeit, Autonomie und Explorationsverhalten, Affektspiegelung und Bindung. Die Erfahrung hat gezeigt, dass die in den Gruppensitzungen bearbeiteten interaktionalen Themen auch für schwer erkrankte Patientinnen verständlich in das eigene Verhaltensrepertoire übertragbar und generalisierbar sind.

Während der Gruppenstunde werden die Kinder durch Erzieherinnen bzw. das Pflegeteam betreut. Die Trennung von Mutter und Kind lässt sich therapeutisch nutzen: Die Mütter lernen, sich zu entlasten, indem sie ihre Kinder zeitlich begrenzt abgeben. Die 60-minütige Trennungszeit ist auch für Säuglinge zu verkraften und wird durch langsames Eingewöhnen vorbereitet.

Das Gruppensetting ist halb offen. Entsprechend dem halb offenen Setting bauen die Themen der einzelnen Stunden nicht aufeinander auf, sie überlappen sich jedoch durch themenbezogene Übungen (► Übersicht).

Charakteristika der Gruppentherapie für Mütter

- Anzahl der Stunden: 10
- Frequenz: 2 Stunden pro Woche
- Dauer: 60 Minuten
- Setting: halb offen
- Gruppengröße: 5–8 Teilnehmerinnen
- Leitung der Gruppe: 2 Therapeuten
- Kinderbetreuung während der Therapiestunde durch ein Pflegeteam bzw. durch Erzieherinnen
- In den 10 Gruppenstunden werden folgende **Themen** bearbeitet:
  - Rollenbilder,
  - Wahrnehmung positiver Gefühle,
  - Stressfaktoren,
  - Stressbewältigungsstrategien,
  - Krisenmanagement,
  - Wecken von Neugier an der Beobachtung des Kindes,

▼

- Bedeutung der beschreibenden Sprache,
- Kindlichen Signalen ein Echo geben,
- Beruhigungstechniken,
- Führen und Folgen.

- Alle 10 Gruppensitzungen haben den gleichen **Aufbau**; jede Einzelstunde besteht aus 5 Teilen:
  1. Einstiegsrunde,
  2. Besprechung der Übung zum Thema der letzten Stunde,
  3. Thema der Stunde,
  4. Übung zum Thema der Stunde,
  5. Blitzlicht zum Abschluss.
- Zu jeder Gruppenstunde erhalten die Teilnehmerinnen ein Informationsblatt zum Thema der Stunde und ein Arbeitsblatt.

Der Ablauf der Müttergruppe soll beispielhaft an der Stunde »Die Bedeutung der beschreibenden Sprache« veranschaulicht werden (▶ Box). Konsensbezogenes Benennen von Objekten, Personen und Tätigkeiten stellt eine Form der elterlichen Früherziehung dar, die beim Kind entsprechend seinem Entwicklungsstand zur Förderung der Sprachentwicklung, zur Ausbildung von innerer Sprache und Problemlösestrategien beiträgt. Bereits ab dem Neugeborenenalter wird durch beschreibende Sprache der Mutter die Aufmerksamkeitsentwicklung unterstützt, und die mütterliche Ansprache trägt zur Affektregulation des Säuglings bei.

»Die Bedeutung der beschreibenden Sprache« – Definition des Themas und Ziel der Stunde

In der Stunde soll die mütterliche Verhaltensbereitschaft zur verbalen Kommunikation wiederbelebt und eine positive Kommunikation zwischen Mutter und Kind angebahnt bzw. eine dekompensatorische Entgleisung verhütet werden. Die Mutter kann – dem Entwicklungszustand und der Situation angemessen – dem Kind beschreiben, was sie tut, oder auch ihre emotionale Anteilnahme ausdrücken und Handlungen, Wahrnehmung und Gefühle des Kindes kommentieren. Hierdurch wird ihre Wahrnehmung und Aufmerksamkeit für ihr Kind geschult. Fehlinterpretationen kindlicher Signale oder eines mütterlichen Affektausdrucks können am Beispiel des Lehrvideos oder im Rollenspiel korrigiert werden. Die Anwendung beschreibender Sprache hilft psychisch kranken Müttern, auch ihre eigenen Handlungen mit dem Kind zu organisieren und zu strukturieren und ihre eigenen Gefühlszustände im Umgang mit dem Kind differenziert und getrennt von kindlichen Affekten wahrzunehmen.
In der Einstiegsrunde erhält jede Patientin Raum, über ihr Befinden und das ihres Kindes zu berichten, bevor die Übung zum Thema der letzten Stunde besprochen wird und jede Mutter von Erfahrungen, aber auch Schwierigkeiten bei der Umsetzung berichtet. Im Anschluss wird das Thema der Stunde erläutert und an Videobeispielen veranschaulicht, die gemeinsam in der Gruppe analysiert werden. Fehlinterpretationen der Videosequenzen werden korrigiert. Dann bittet der Therapeut die Patientinnen, über ihre bisherigen Erfahrungen mit »beschreibender Sprache im Umgang mit dem Kind« zu berichten und fragt nach Veränderungen ihres Sprachverhaltens durch die Erkrankung. Im Anschluss erarbeitet der Therapeut nochmals die generelle Bedeutung und deren allgemeine Regelhaftigkeit und Konsequenzen für die kindliche Entwicklung. Im Rollenspiel einer typischen Alltagssituation wird das Thema in der Gruppe bearbeitet. Das Kind bekommt eine Stimme, um die Empathie der Mütter zu fördern.
Die Patientinnen erhalten ein Informationsblatt zum Thema der Stunde sowie ein Übungsblatt, auf dem sie bis zur nächsten Stunde ihr sprachliches Verhalten dem Kind gegenüber festzuhalten und zu beobachten, in welchen Situationen sie beschreibende Sprache für ihr Kind anwenden.
Mit dem Blitzlicht zum Abschluss wird nochmals jede Patientin zu ihrem Erleben in der Gruppensitzung angesprochen.

Modul 2: Videogestützte Einzelpsychotherapie der Mutter-Kind-Beziehung

Videoaufnahmen werden derzeit in vielen ambulanten und klinischen Beratungs- und Therapieangeboten für Eltern mit Säuglingen oder Kleinkindern angewandt. Während bisher v. a. Erfahrungen bei der Behandlung postpartaler Depressionen, von Angst- und Anpassungsstörungen sowie bei Persönlichkeitsstörungen existieren, ist der Einsatz von Videotherapie bei Frauen mit psychotischen Störungen neu.

Die **videoanalytische Therapie** besitzt als therapeutische Technik einige Vorteile gegenüber solchen Therapien, die auf bildliche Darstellung verzichten. Dem Therapeuten erschließt sich bei der detaillierten Beobachtung einer Videoaufzeichnung die Fülle der schnell wechselnden Prozesse des interaktiven Austauschs zwischen Eltern und Säugling und deren Bedeutung für den emotionalen Gehalt der Beziehung besser als in der »Live-Situation«. Wiedergabetechniken wie Wiederholung, Standbildeinblendung, Auflösung im Sekundenbereich ermöglichen die genaue Analyse eines Interaktionsverhaltens. Der Blick aus der Perspektive des Beobachters erleichtert den Eltern die Selbstwahrnehmung. Die Therapie betont die trotz der Erkrankung noch vorhandenen Ressourcen einer Mutter in der Interaktion mit ihrem Kind und nutzt diese zum Aufbau mütterlicher Kompetenzen im emotionalen Austausch mit dem Baby. Für die Behandlung postpartal affektiv oder psychotisch erkrankter Mütter ist sie gut geeignet, da durch das Medium Bild ein unmittelbarer emotionaler Zugang gelingt. Ebenso können durch die Visualisierung kognitive Störungen und Wahrnehmungsbeeinträchtigungen teilweise kompensiert werden.

Über die gemeinsame Analyse des Bildes lässt sich der Therapiefokus rasch klären und dadurch das Arbeitsbündnis zwischen Eltern und Therapeuten stärken. Voraussetzung für das Gelingen therapeutischer Interventionen ist ein gutes Arbeitsbündnis, das sich durch die konsequente Betonung und Wertschätzung des »Positiven« in der Eltern-Kind-Interaktion erreichen lässt.

Die individuelle videomikroanalytische Therapie wird in einer 50-minütigen Sitzung einmal pro Woche durchgeführt.

Aus dem vielfältigen Verhaltensrepertoire des interaktiven Austauschs wurden für die Therapie die folgenden Elemente ausgewählt, die sich für die Behandlung psychisch schwer kranker Mütter als geeignet erwiesen haben:

- **Kontakt der Interaktionspartner zueinander** (*connection*)
  Connection beschreibt die zeitliche Dimension, innerhalb derer Interaktionsangebote des Säuglings durch das Gegenüber beantwortet werden müssen, damit das Baby bei seiner noch eingeschränkten Aufmerksamkeitsspanne einen Zusammenhang zwischen seiner Aktion und der Reaktion der Umgebung herstellen kann.
- **Sprache**
  Die Ansprache der Mutter unterstützt die kognitive und emotionale Entwicklung des Kindes. Die Differenzierung zwischen »beschreibender« und »vorschreibender« Sprache der Mutter findet im Kontext der alltäglichen Interaktionen mit dem Kind statt. »Beschreibt« die Mutter, was sie macht oder welche positiven Gefühle sie gegenüber ihrem Kind hat bzw. was das Kind macht, fühlt oder wahrnimmt, unterstützt sie die Aufmerksamkeit des Babys sowie sein Verständnis für Handlungsabläufe und Geschehnisse in der Umwelt.
- **Organisation von Zeit und Raum**
  Wie viel Raum und Zeit die Mutter für die Interaktion mit dem Baby schafft, ob Handlungsabläufe durch Anfang und Ende charakterisiert sind und in angemessener Zeitspanne und Rhythmus durchgeführt werden, wie Gesicht und Körper von Mutter und Baby zu- oder auseinander positioniert sind, sich mit- oder gegeneinander bewegen, ist häufig eine Voraussetzung für und Ausdruck von kontingentem Interaktionsverhalten. Mit der zeitlich-räumlichen Organisation von Interaktion werden unbewusste Körpermikropraktiken und individuelle biophysiologische Zeitgeber vermittelt, die beim Kind zur Entwicklung von Vorläufern der Körperselbstwahrnehmung und von Körpergrenzen beitragen.
- **Führen und Folgen**
  Wenn Eltern ein Kind »führen«, geben sie den Rahmen einer Interaktion vor und verfolgen ein Ziel. Wenn die Eltern ihrem Kind »folgen«, gibt das Kind das Ziel vor, und die Eltern übernehmen eine begleitende Rolle. Sie unterstützen dabei das kindliche Explorationsverhalten, während beim Führen Vorläufer dessen vermittelt werden, was als »Grenzen setzen« später wichtig wird. Der gelungene Wechsel zwischen Interaktionen des Führens durch die Eltern und solchen, in denen diese den kindlichen Impulsen folgen, sind Voraussetzung dafür, dass das Kind Neugier an der Umwelt entwickelt und Sozialverhalten erlernt.
- **Autonomie**
  Bereits im ersten Lebensjahr werden kindliche Verhaltensweisen zur Exploration der Umgebung aktiviert, indem Eltern Initiativen ihres Kindes unterstützen, während sie im Hintergrund als sichere Basis fungieren. Hierdurch vermitteln sie Selbstwirksamkeitserfahrungen, die das Vertrauen des Kindes in seine eigenen Fähigkeiten fördern. Exploration und Selbstwirksamkeit auf der Basis einer sicheren Bindung zu den Bezugspersonen sind Voraussetzung für die spätere Entwicklung von Autonomie und Selbstwert.

Für eine Therapiesitzung wählt der Therapeut aus einer 10-minütigen Videoaufzeichnung eine Sequenz von 1–2 Minuten aus, die die signifikanten Momente der Mutter-Kind-Interaktion enthält. Im **ersten Teil** betrachten Mutter und Therapeut ein positives Interaktionsmuster, das gemeinsam entsprechend den oben beschriebenen Interaktionselementen analysiert wird. Erst wenn der Mutter kompetentes Verhalten – selbst wenn es sich um eine einzige positive Ausnahme handelt – bestätigt worden ist, kann eine negative Interaktionssequenz thematisiert werden, womit der *working point* definiert ist. Im **zweiten Teil** der Sitzung kann der Therapeut mit der Mutter verschiedene konkrete Möglichkeiten erarbeiten, wie sie das zuvor definierte positive Verhalten häufiger zeigen kann. Hierbei kommen Kognitionen und Gefühle der Mutter zu Sprache. Kognitiv-verhaltenstherapeutische Maßnahmen der Umstrukturierung wie z. B. Selbstinstruktion, imaginative Verfahren, aber auch Rollenspiele, in denen die Mutter die Perspektive des Kindes übernimmt, sowie die Vermittlung entwicklungspsychologischer Informationen gehören zum Spektrum der Therapie. Ebenso können Körpererfahrungen exploriert und Körperwahrnehmungsübungen eingesetzt werden. Der Therapeut stellt sich flexibel auf die Bedürfnisse und Ressourcen der Patientin bei der Themenauswahl wie auch dem Bearbeitungsmodus ein (▶ Fallbeispiel 1).

Fallbeispiel 1: Videogestützte Einzelpsychotherapie der Mutter-Kind-Beziehung

Frau E. wird mit ihrem 7 Monate alten Säugling Lukas über das Jugendamt zugewiesen, nachdem Nachbarn aufgefallen war, dass die alleinstehende Mutter seit Tagen nicht mehr ihre Wohnung verlassen hatte. Bei einem Hausbesuch durch das Jugendamt waren Mutter und Kind in körperlich gesundem Zustand angetroffen worden, jedoch die Wohnung, insbesondere um das Kinderbettchen herum, voll gestellt mit Flaschen und Schüsseln mit verschimmelten Nahrungsmitteln, v. a. Milchflaschen. Die Mutter, die bereits – ihren Angaben zufolge – vor 2 Jahren in einer psychiatrischen Klinik behandelt worden war, willigte in eine stationäre Aufnahme gemeinsam mit ihrem Kind ein. Trotz der von Frau E. bestätigten Diagnose einer paranoiden Schizophrenie lehnte sie eine Pharmakotherapie ab, da sie ihren Sohn weiterhin voll stillen wollte. Am Therapieprogramm nahm sie jedoch teil, ohne sich in der Müttergruppe aktiv zu beteiligen. Bei Anamneseerhebung hatte sie lediglich zu ihrer psychischen Verfassung berichtet, dass sie erschöpft gewesen sei und die Nahrungsmittel aufgestellt habe, um ihr Kind vor bösen Geistern zu schützen. Dysphorisch und leicht gereizt zog sie sich mit ihrem Kind, das sie nicht aus den Augen ließ und schon gar nicht in andere Hände gab, vorwiegend in ihr Zimmer zurück. Der altersgemäß entwickelte Junge nahm gerne Blick- und verbalen Kontakt zu seiner Umgebung auf. Die alltägliche Versorgung des Kindes und auch der affektive Austausch zwischen Mutter und Kind, z. B. beim Spiel, waren gut, was Frau E. auch durch das Team immer wieder bestätigt wurde.

In der ersten Video-Einzelsitzung erhält Frau E. zunächst Raum, ihren Widerstand gegen diese Therapieform zu äußern, wobei deutlich wird, dass sie befürchtet, über das Video mit ihrem äußeren Erscheinungsbild konfrontiert, sich mit verletzenden biografischen Inhalten auseinandersetzen zu müssen (die v. a. Scham bei ihr auslösen). Dies betrifft insbesondere die Trennung von ihrem Ehemann, einem Arzt, den sie als Krankenschwester kennen gelernt hatte. Nachdem nochmals der Therapiefokus geklärt wird – nämlich die Stabilisierung einer entwicklungsfördernden und befriedigenden Mutter-Kind-Beziehung – und vereinbart, dass der Arbeitsschwerpunkt in dieser Sitzung auf der Analyse des kindlichen Verhaltens liegen sollte, ist Frau E. motiviert, sich die Videoaufzeichnung einer Spielsituation anzuschauen: Hierbei initiiert sie mit ihrem Baby ein einfallsreiches Spiel mit den Händen und Füßen des Kindes, das – vom Kind aufgenommen, von ihr fortgesetzt – beide in einen hoch vergnügten Affektaustausch bringt. Unvermittelt erstarrt Frau E. in Mimik und Haltung, sie nimmt die Hand vor die Augen, wendet den Kopf zur Seite und verstummt. Aufmerksam beobachtet der Junge die Mutter und beginnt erst lächelnd, dann lautierend, schließlich durch Bewegung und dann quengelnd, auf sich aufmerksam zu machen, um seine Mutter ins Spiel zurückzuholen. Als ihm dies nicht gelingt, wendet auch er den Kopf ab und versucht, sich durch Lutschen und Nesteln selbst zu beruhigen, bis er zu weinen beginnt.

Nach Analyse der positiven Sequenz kann Frau E. sich unmittelbar als feinfühlige, selbstwirksame Mutter erleben und über ihre Zuneigung und Liebe zu ihrem Kind sprechen. Als Arbeitsschwerpunkt für den weiteren Verlauf der Stunde wählen Frau E. und die Therapeutin die Beschreibung des kindlichen Verhaltens, nachdem die Mutter aus dem Spiel ausgestiegen ist. Zum ersten Mal berichtet anschließend Frau E., dass sie das Spiel abbrach, da sie in diesem Moment Stimmen sexuell getönten Inhalts hörte und ihren Sohn davor schützen wollte, diese mitzuhören.

Indem Frau E. die enttäuschte Reaktion ihres Kindes erkennt und sich in die Gefühlslage des Kindes einfühlen kann, beginnt sie abzustillen und Medikamente einzunehmen. Im weiteren Verlauf des Therapieprogramms gelingt es Frau E., eine realistische Einschätzung ihrer durch die Erkrankung deutlich reduzierten Belastbarkeit zu gewinnen und ohne Schuldgefühle, im Bewusstsein der stabilen Beziehung zwischen ihr und Lukas, ein Unterstützungssystem durch Tagespflege so aufbauen, dass sie in den Zeiten, in denen sie ihr Kind versorgt, diesem auch gerecht werden kann.

Modul 3: Unterstützung der Mutter-Kind-Beziehung im Alltag

Die Mütter werden von hierfür speziell geschulten und supervidierten Erzieherinnen sowie vom Pflegeteam bei der Versorgung der Kinder unterstützt. Die Erzieherinnen fungieren als Modell für positives, proaktives mütterliches Verhalten. Sie bestätigen z. B. positive Verhaltensweisen der Mütter, machen sie auf kindliche Signale aufmerksam und helfen ihnen bei einer adäquaten Interpretation und angemessenen Reaktionen. Einmal wöchentlich findet eine angeleitete Babymassage-Sitzung statt, die die mütterliche Sensitivität und die emotionale Beziehung zum Kind fördert.

Modul 4: Arbeit mit Vätern und Angehörigen

Durch die postpartale psychische Erkrankung der Mutter gestaltet sich für den Partner der Rollenübergang in die Elternschaft und das Hineinwachsen in die vielfältigen Beziehungsaspekte der Vaterschaft oft abrupt. Entweder werden die Partner hochintensiv mit Versorgungsaufgaben für das Baby konfrontiert, die die Mütter nicht mehr übernehmen können, oder die Mütter versuchen mit aller noch verbliebenen Kraft, sich um die Versorgung ihres Kindes zu bemühen, während für den Partner in ihrer Überforderung oft nur Gereiztheit, Kritik und Rückzug übrig bleibt. Durch die psychische Erkrankung der Mutter ist die Paarbeziehung in der vulnerablen postnatalen Periode angespannt. Häufig entwickeln auch die Partner körperliche und psychische Symptome als Ausdruck von Stressbelastung. Die stationäre Aufnahme in der Mutter-Kind-Einheit entlastet zunächst den Partner von zahlreichen Versorgungsverantwortungen, die er oft neben dem Beruf während der Krankheitsphase seiner Partnerin geleistet hat.

Das Ziel der Angehörigenarbeit ist die emotionale Entlastung des Partners von Schuldgefühlen und Befürchtungen, die sich immer auch auf die Auswirkung der Erkrankung auf das Kind oder auf die Vererbbarkeit beziehen. Um Vater und Mutter in ihrer elterlichen Verantwortung zu stärken, wird die **störungsspezifische Psychoedukation**, die zum Standard einer psychiatrischen Behandlung gehört, **als Paargespräch** geführt.

Die Partner sind immer willkommene Gäste in der Mutter-Kind-Einheit und können hier übernachten. Durch einen alltagsähnlichen Kontakt wird nicht nur die Beziehung erhalten und modifiziert, sondern es werden auch Lücken deutlich, die vor der Entlassung der Mutter gefüllt werden müssen, um das Unterstützungsnetz im häuslichen Umfeld stabil zu gestalten. Um ein übereinstimmendes Beziehungs- und Erziehungsverhalten zwischen Mutter und Partner zu fördern, werden in einem **Angehörigenseminar** die gleichen entwicklungspsychologischen Themen bearbeitet, die auch Inhalte der interaktionalen Mutter-Kind-Therapie sind. Durch Video-Beispiele von Vater-Kind-Interaktionen, die die Identifikation mit der Vaterrolle unterstützen, sollen spezifische väterliche Kompetenzen und Ressourcen gestärkt werden. Ziel ist es, den Vater dafür zu gewinnen, dem Kind kompensatorisch Beziehungserfahrungen zu vermitteln, zu denen die Mutter durch die Erkrankung nicht in der Lage ist. Die **Gestaltung der triadischen Beziehung zwischen Vater, Mutter und Kind** bildet während des Therapieprogramms den Schwerpunkt, während die Paarbeziehung und eventuelle Konflikte, die nicht den akuten Versorgungsalltag mit dem Kind betreffen, im Rahmen der verfügbaren zeitlichen und personellen Ressourcen nicht bearbeitet werden können.

Fallbeispiel 2: Arbeit mit Vätern und Angehörigen

Über die Geburt ihrer Tochter waren Frau K. und ihr Partner überglücklich, nachdem in der seit Jahren bestehenden Partnerschaft ein Kinderwunsch unerfüllt und mehrere In-vitro-Fertilisationen erfolglos geblieben waren. Frau K. versorgt ihr Baby alleine, da ihr Partner, verheiratet und finanziell gebunden, weiter mit seiner Ehefrau kinderlos zusammenlebt. In der Beziehung hatte sich Frau K. gut arrangiert mit dem Wechsel von kurzer intensiver Gemeinsamkeit und der Selbstständigkeit einer beruflich erfolgreichen Frau, die auch Zeit hat für die Pflege ihrer körper- und gesundheitsbewussten Hobbys. Ungefähr 2 Monate postpartal wird sie mit einer mittelschweren Depression stationär aufgenommen. Sie trauert ihrer Selbstständigkeit nach, leidet darunter, sich dem Rhythmus ihres Babys anpassen zu müssen, und fühlt sich von ihrem Partner verlassen, obwohl dieser seit Geburt des Babys häufiger da war, sich aber nach ihrem Empfinden mehr mit dem Kind als mit ihr beschäftigte. Ihr Verhältnis zu dem Kind ist gespalten, manchmal ablehnend. Der Partner ist hilflos und selbst subdepressiv. Während der Partner bei den täglichen, vom Behandlungsteam fast unbemerkten Besuchen liebevoll und zugewandt, aber auch praktisch und kompetent mit dem Baby umgeht, hat Frau K. anfangs wenig interaktiven oder emotionalen Austausch. Je deutlicher ihre Therapiefortschritte werden, umso offener und unbefangener treten die Partner als Eltern gemeinschaftlich in Erscheinung, und die Tochter wird von ihr nicht mehr als Rivalin um die Aufmerksamkeit und Gunst des Partners erlebt. Nachdem im Paargespräch die Erkrankung, auslösende Stressoren und v. a. die Unveränderlichkeit der derzeitigen Beziehungskonstellation validiert worden sind, avanciert der Partner zu einer in ihren Augen unterstützenden und sie entlastenden Bezugsperson für die Tochter, der kompensierend dem Kind Beziehungserfahrungen vermitteln kann. Frau K. ist hoch motiviert, in einer Einzelpsychotherapie ihre Beziehung zum Partner in der triadischen Konstellation für sich zu klären, während Herr P. zunächst seine finanziellen Verhältnisse regelt, um zumindest materiell Mutter und Kind langfristig abzusichern.

24.7 Schwierige Behandlungssituationen

24.7.1 Inobhutnahme des Kindes

Der Behandlungsauftrag für Mutter-Kind-Behandlung geht von der Mutter aus. Ihre psychische Störung, ihre Symptome und ihr Verhalten dem Kind gegenüber sind Ziel der therapeutischen Interventionen. Implizit besteht jedoch auch eine individuelle ethische Verantwortung für das Wohl des Kindes. Dieser impliziten Verantwortung kann sich das Behandlungsteam nicht dadurch entziehen, dass laut Aufnahmevereinbarung die Mutter für die Versorgung des Kindes zuständig ist. Die Therapeuten haben die Aufgabe, zu prüfen, wann mütterliches Handeln zu einem Risiko für das Kind wird. Dann wirkt der Schutzauftrag für das Kind, der die ärztliche Schweigepflicht aufhebt, wenn nach Ermessen des Therapeuten eine Gefährdung für das Wohl des Kindes entsteht.

Empfehlung
Um den rechtlichen Behandlungsrahmen beim Therapeutenteam zu sichern, empfiehlt es sich, eine schriftliche Vereinbarung bei Aufnahme mit dem Erziehungsberechtigten zu treffen, die das Behandlungsteam ermächtigt, das Kind vorübergehend in Obhut zu nehmen.

Fallbeispiel 3: Inobhutnahme des Kindes

Frau H. hat gerade mit 19 Jahren ihr Baby bekommen und wird direkt nach der Entbindung mit dem Neugeborenen auf der Mutter-Kind-Station aufgenommen. Seit ihrem 14. Lebensjahr war sie immer wieder durch das Jugendamt betreut worden, wenn sie bei ihrem Vater und ihrer Mutter ausgezogen und in Jugendgruppen Unterschlupf gefunden hatte. Die Realschule hat sie abgeschlossen. Sie war jedoch sofort danach von ihrem Freund schwanger geworden, mit dem sie unter chaotischen Verhältnissen zusammengelebt hatte, bis das Jugendamt Abhilfe schuf. Wegen Drogenkonsum und dem Verdacht einer hebephrenen Schizophrenie war sie in der Schwangerschaft zum ersten Mal psychiatrisch behandelt worden, ohne dass diese Diagnose hätte gesichert werden können. Dem Antrag des Kindsvaters auf Sorgerecht war vom Jugendamt widersprochen worden, nachdem dieser wegen Drogen-, Alkoholkonsum und Aggressivität auffällig geworden war. Frau H. ist motiviert zur Mutter-Kind-Aufnahme gekommen, um anschließend, in ihrer Mutterrolle gefestigt, mit ihrem Baby in ein Mutter-Kind-Heim zu gehen. Bald nach Aufnahme bedrängt der Kindsvater Frau H. durch Anrufe und schließlich durch Besuche. Diese kann seinen Versprechungen nicht widerstehen und will abrupt die Behandlung abbrechen. In dieser Situation wird der Säugling in Obhut genommen und der Mutter freigestellt, ohne das Kind die Station zu verlassen. Über dieses Vorgehen wird das zuständige Jugendamt informiert, das bei Gericht einen Antrag stellt auf Amtsvormundschaft für das Kind.

24.7.2 Die Unterstützung durch den Partner

Mangelnde Unterstützung durch den Partner ist als ein konsistenter Risikofaktor für die postpartale Depression bestens bekannt, wobei das subjektive Erleben der Mutter zählt. In der Depression fühlen sich die Mütter erst recht vom Partner allein gelassen. Diese depressiven partnerbezogenen Kognitionen klingen im Laufe der Behandlung ab und werden relativiert, je mehr sich der Partner während des Behandlungsprozesses in die triadische Beziehung eingebracht hat. Nach den belastenden Erfahrungen der Erkrankung ist das Harmoniebedürfnis zwischen den Partnern groß, besonders dann, wenn sie gemeinsam die künftige Verantwortung für die Familie angenommen haben. Die Vorbereitung auf die Entlassung kann, insbesondere bei depressiven Müttern, frühere Beziehungsprobleme aktualisieren, die erneut zu depressiven Kognitionen führen. Die Unterstützung des Partners ist wieder infrage gestellt. Versagensängste und akute Suizidalität können die Folge sein.

Empfehlung
Intensive Exploration der subjektiven Einstellung der Mutter zur Partnerschaft und dem sozialen Netzwerk in der Entlassungsvorbereitung, im Wissen, dass gerade jetzt Krisen auftreten können.

24.8 Typische Behandlungsfehler

24.8.1 Feinfühligkeit überschätzen

Mütterliche Feinfühligkeit ist »ansteckend«. Es besticht auch jeden Therapeuten, wenn Mutter und Kind im Einklang sind, sei es im Alltag oder auf der Videoaufzeichnung. Trotzdem erschöpfen sich mütterliche Kompetenzen nicht in Feinfühligkeit, die z. B. bei jungen Müttern mit Persönlichkeits- bzw. Borderline-Störungen oft intuitiv aufbricht, aber nur kurzfristig durchgehalten wird. Eigene Bedürfnisse der Mutter, die sich nicht mit der Versorgung des Kindes in Einklang bringen lassen, jedoch mehr den Alltag der Mutter bestimmen, werden dann leicht in ihren langfristigen Auswirkungen auf das elterliche Fürsorgeverhalten unterbewertet.

Empfehlung
Es hat sich bewährt, alle Informationen aus dem Behandlungsteam in einer Fallkonferenz zusammenzutragen, da die unterschiedlichen Sichtweisen des multiprofessionellen Teams einander ergänzen. Konträre Beurteilungen ergeben häufig ein umfassendes Bild und sind meist ein Spiegelbild der ambivalenten Haltung der Mutter gegenüber dem Kind. Die Ambivalenz der Mutter muss im therapeutischen Prozess zur Sprache kommen und bearbeitet werden. Sie kann mit der Gefahr von Impulsdurchbrüchen dem Kind gegenüber einhergehen und schließlich eine Trennung von Mutter und Kind notwendig machen.

24.8.2 Wer ist die bessere Mutter?

Am Anfang der Behandlung genießt die Mutter die Entlastung durch die Erzieherinnen und das Pflegeteam bei der Versorgung des Kindes. Mit der Besserung der klinischen Symptomatik und den ersten Erfahrungen von mütterlicher Kompetenz und Selbstwirksamkeit erlebt sie diese Unterstützung zunehmend als ambivalent und gerät in Konkurrenz v. a. mit den Erzieherinnen, die sie abwertet und kritisiert. Destruktives Agieren ist keine Seltenheit, z. B. wenn die Mutter, die eben der Erzieherin das Kind überlassen hat, um sich zu erholen, ihr beim Abholen des Kindes Nachlässigkeit vorwirft und das Kind anschreit. Das Team könnte sich spalten lassen, denn die Beziehung zu den Ärzten und Therapeuten ist durch die Behandlungserfolge positiv geprägt.

Empfehlung
Die Wahrnehmung und Validierung der beiden unterschiedlichen Beziehungsformen als individueller und situativ bedeutsamer Anteil des Behandlungsprozesses bereitet den Weg zur konstruktiven Bearbeitung der Rivalität in der Psychotherapie und zur professionellen, nicht konfliktstimulierenden Haltung der Erzieherin im Umgang mit dem Kind und im Kontakt mit der Mutter.

24.8.3 Spannungsfeld Stillen

Oft ist für psychisch kranke Mütter, denen die emotionale Bindung zum Kind und intuitive mütterliche Kompetenzen fehlen, die Brust die letzte Verbindung zum Kind und das Stillen die einzige verbliebene Erfahrung von Selbstwirksamkeit. Aus Therapeutensicht ist gerade bei diesen schwer kranken Frauen eine hoch dosierte und kombinierte Pharmakotherapie (z. B. auch wegen akuter Suizidalität) indiziert, deren Auswirkung auf das Kind nicht unbedenklich ist, weshalb aus medizinischer Sicht das Abstillen empfohlen werden müsste. Damit würde der Mutter der letzte Rest mütterlicher Identität genommen. Im Konflikt zwischen der ärztlichen Verantwortung für den Schutz von Mutter und Kind und dem Wissen um den positiven Effekt des Stillens für die Mutter-Kind-Beziehung wird die emotionale Bedeutung des Stillens für die Mutter unterschätzt. Der Arzt entscheidet sich in diesem Konflikt oft für die Priorität der Pharmakotherapie und damit für das Abstillen.

Empfehlung
Das gesamte Team ist gefordert, über wenige Tage, eventuell unterstützt durch Angehörige, die Mutter engmaschig zu betreuen und bei minimaler Pharmakotherapie die Zeit zu nutzen, der Mutter (z. B. in der Videotherapie) neue Bindungs- und Beziehungserfahrungen zum Kind zu ermöglichen.

Literatur

Appleby L, Mortensen P, Faragher E (1998) Suicide and other causes of mortality after post-partum psychiatric admission. Br J Psychiatry 173: 209–211

Brockington I (2004) Postpartum psychiatric disorders. Lancet 363: 303–310

Brockington IF, Oates J, George S et al (2001) A screening questionnaire for mother-infant bonding disorders. Arch Womens Ment Health 3: 133–140

Börjesson K, Ruppert S, Bågedahl-Strindlund M (2005)A longitudinal study of psychiatric symptoms in primiparous women: relation to personality disorders and sociodemographic factors. Arch Womens Ment Health 8: 232–242

Chandra P, Venkatasubramanian G, Thomas T (2002) Infanticidal ideas and infanticidal behavior in Indian women with severe postpartum psychiatric disorders. J Nerv Ment Dis 190: 457–461

Cuijpers P, Brännmark JG, van Straten A (2008) Psychological treatment of postpartum depression: a meta-analysis. J Clin Psychol 64: 103–118

Dennis CL (2004) Treatment of postpartum depression. Part 2: A critical review of nonbiological interventions. J Clin Psychiatry 65: 11252–1265

Field T (1998) Maternal depression effects on infants and early interventions. Prev Med 27: 200–203

Forman D, O'Hara M, Sturat S, Gorman L, Larsen K, Coy K (2007) Effective treatment for postpartum depression is not sufficient to improve the developing mother-child relationship. Dev Psychopathol 19: 585–602

Halbereich U, Karkum S (2006) Cross-cultural and social diversity of prevalence of postpartum depression and depressive symptoms. J Aff Dis 91: 97–111

Hofecker-Fallahpour M, Zinkernagel-Burri C, Stöckli B, Wüsten G, Stieglitz RD, Riecher-Rössler A (2003) Gruppentherapie bei Depression in der frühen Mutterschaft. Erste Ergebnisse einer Pilotstudie. Nervenarzt 74: 767–774

Hornstein C, Trautmann-Villalba P, Hohm E, Rave E, Wortmann-Fleischer S, Schwarz M (2006) Maternal bond and mother-child interaction in severe postpartum psychiatric disorders: Is there a link? Arch Womens Ment Health 9(5): 279–284

Jennings K, Ross S, Popper S, Elmor M (1999) Thoughts of harming infants in depressed and nondepressed mothers. J Aff Dis 54: 21–28

Kumar C (1997) Anybody's child: severe disorders of mother-to-infant bonding. Br J Psychiatry 171: 175–181

Laucht M, Esser G, Schmidt MH (2002) Heterogene Entwicklung von Kindern postpartal depressiver Mütter. Z Klin Psychol Psychother 31: 127–134

McDonough S (1993) Interaction Guidance: understanding and treating early infant-caregiver relationship disturbances. In: Zeanah C (ed) Handbook of infant mental health. Guilford, New York, pp 414–426

Möhler E, Brunner A, Wiebel A, Reck C, Resch F (2006) Maternal depressive symptoms in the postnatal period are associated with long-term impairment of mother-child bonding. Arch Womens Ment Health 9: 273–278

Murray L, Cooper P (1997) Postpartum depression and child development. Psychol Med 27: 253–260

Murray L, Cooper P, Wilson A, Romaniuk H (2003) Controlled trials of the short- and long-term effect of psychological treatment of postpartum depression. B J Psychiatry 182: 420–427

Milgrom J, Martin PR, Negri LM (1999) Treating postnatal depression. A psychological approach for health care practitioners. Wiley, Chichester

O'Hara MW, Stuart S, Gorman LL, Wenzel A (2000) Efficacy of interpersonal psychotherapy for postpartum depression. Arch Gen Psychiatry 57: 1039–1045

Papousek M (2002) Wochenbettdepression und ihre Auswirkung auf die kindliche Entwicklung. In: Braun-Scharm H (Hrsg) Depressionen und komorbide Störungen bei Kindern und Jugendlichen. Wissenschaftliche Verlagsgesellschaft, Stuttgart, S 1–22

Reck C, Klier C, Pabst K, Stehle E, Steffenelli U, Struben K, Backenstraß M (2006) The German version of the Postpartum Bonding Instrument: psychometric properties and association with postpartum depression. Arch Womens Ment Health 9: 265–271

Reck C, Struben K, Backenstraß M et al (2008) Prevalence, onset and comorbidity of postpartum anxiety and depressive disorders. Acta Psychiatr Scand 118: 459-68

Riordan D, Appleby L, Faragher B (1999) Mother-infant interaction in post-partum women with schizophrenia and affective disorders. Psychol Med 29: 991–995

Snellen M, Mack K, Trauer T (1999) Schizophrenia, mental state and mother-infant interaction: examining the relationship. Aust N Z J Psychiatry 33: 902–911

Stern D (1995) Die Mutterschaftskonstellation. Klett-Cotta, Stuttgart

Weissman M (2006) Recent non-medication trials for interpersonal psychotherapy for depression. Int J Neuropsychopharmacol 10: 117–122

Wortmann-Fleischer S, Downing G, Hornstein C (2006) Postpartale psychische Störungen. Ein interaktionszentrierter Therapieleitfaden. Kohlhammer, Stuttgart

Weiterführende Literatur

Grace SL, Evindar A, Stewart D (2003) The effect of postpartum depression on child cognitive development and behavior: a review and critical analysis of the literature. Arch Womens Ment Health 6: 263–274

Hornstein C, Trautmann-Villalba P, Hohm E, Rave E, Wortmann-Fleischer S, Schwarz M (2007) Interaktionszentriertes stationäres Therapieprogramm. Nervenarzt 78: 679–684

Riecher-Rössler A, Rohde A (2005) Diagnostic classification of perinatal mood disorders. In: Riecher-Rössler A, Steiner M (eds) Perinatal stress, mood and anxiety disorders. Karger, Basel, pp 6–27

Stuart S, O'Hara M (2005) The use of interpersonal psychotherapy for perinatal mood and anxiety disorders. In: Riecher-Rössler A, Steiner M (eds) Perinatal stress, mood and anxiety disorders. Karger, Basel, pp 150–166

Vesga-López O, Blanco C, Keyes K, Olfson M, Grant BF, Hasin DS (2008) Psychiatric disorders in pregnant and postpartum women in the United States. Arch Gen Psychiatry 65: 805–815

Psychotherapie im Alter

Meinolf Peters

25.1 Psychotherapie im Alter – ein vernachlässigtes Arbeitsfeld – 498

25.2 Gerontologische und epidemiologische Grundlagen – 499
25.2.1 Demografische und gesellschaftliche Aspekte – 499
25.2.2 Gerontopsychologische Grundlagen – 500
25.2.3 Epidemiologie psychischer Störungen im Alter – 501
25.2.4 Versorgungsepidemiologische Aspekte – 502

25.3 Zum Beitrag therapeutischer Schulen – 502
25.3.1 Psychoanalyse – 502
25.3.2 Verhaltenstherapie – 503
25.3.3 Systemische Therapie – 504
25.3.4 Kombinierte Ansätze – 504

25.4 Besondere Aspekte der Psychotherapie Älterer – 504
25.4.1 Indikation – 504
25.4.2 Diagnostische Aspekte – 505
25.4.3 Motivation und Behandlungsbündnis – 508
25.4.4 Kommunikation und Beziehung – 509
25.4.5 Besondere Aufgaben und Therapieziele – 510

25.5 Unterschiedliche therapeutische Settings – 510
25.5.1 Milieutherapie – 510
25.5.2 Einzeltherapie – 511
25.5.3 Gruppentherapie – 511
25.5.4 Kreativtherapie – 512
25.5.5 Angehörigenarbeit – 512

25.6 Schwierige Behandlungssituationen – 513
25.6.1 »Müssen Sie das wirklich alles wissen?« – 513
25.6.2 »Verstehen Sie überhaupt etwas von Geschichte?« – 513
25.6.3 »Ich bin einfach mit meiner Kraft am Ende« – 514
25.6.4 »Ich werde von Angst überschwemmt« – 514
25.6.5 »Ich konnte meine Liebe niemandem geben« – 515
25.6.6 »Ich habe erneut ein Rezidiv« – 515

25.7 Evaluation – 516

25.8 Ausblick – 516

Literatur – 517

Wenn der Leser sich einen Augenblick Zeit nimmt, sich an diejenigen alten Menschen seiner Kindheit und Jugend zu erinnern, die bei ihm Spuren hinterlassen haben, dann wird möglicherweise ein Bild vor seinen Augen erscheinen, das folgendem ähnlich ist: Eine alte Frau vielleicht, mit runzeliger Haut, die Haare hinten zu einem Dutt zusammen gebunden und von einem Haarnetz zusammengehalten, schwarz gekleidet, vielleicht von ein paar Grautönen durchsetzt. In dem gebeugten Gang zeigen sich deutlich die Spuren eines arbeitsreichen Lebens. Dieses unscheinbare Äußere mag den Leser dann auch an ein unauffälliges Leben älterer Menschen erinnern, das sich gleichförmig auf ein baldiges Ende hinzubewegen schien. In einem solchen Bild müssen alte Menschen als erstarrt und unflexibel, zu keiner Veränderung mehr fähig erscheinen, und tatsächlich bot das Leben im Alter in früheren Zeiten auch kaum Gestaltungsmöglichkeiten.

25.1 Psychotherapie im Alter – ein vernachlässigtes Arbeitsfeld

Viele Therapeuten werden ein Altersbild wie das eingangs beschriebene in sich entdecken, das durch nachfolgende Erfahrungen überlagert sein mag, aber dennoch seine unbewusste Wirkung nicht gänzlich verloren hat. Es ist ein Bild, in dem das Alter als Restlebenszeit erscheint. Wie sollte da eine Vorstellung von Veränderungsmöglichkeiten im höheren Lebensalter entstehen können?

Durch ein ähnliches Bild mag auch Sigmund Freud geprägt gewesen sein. Die Anmerkung Freuds, der zufolge Psychotherapie bei Älteren – und er meinte damit über 50-Jährige – wenig sinnvoll sei, hat bis heute Spuren hinterlassen. Bei älteren Menschen könne nicht mehr die Flexibilität erwartet werden, die für eine psychotherapeutische Behandlung erforderlich sei, zudem sei das zu bearbeitende Material zu umfangreich, so die Argumentation Freuds. Demgegenüber verhallte die Äußerung seines Zeitgenossen Karl Abraham, nicht das Lebensalter, sondern das Alter der Neurose sei ausschlaggebend, lange Zeit ungehört. Der Grund hierfür dürfte weniger in der Person Freuds als vielmehr in der Tatsache zu suchen sein, dass dessen Aussage eher dem Bild eines im Alter reduzierten, eingeschränkten Lebens entsprach und das den Zeitgeist widerspiegelte, der Ältere zur marginalen Gruppe erklärte, erstarrt, unproduktiv und nicht mehr veränderungsfähig. Zwar wurde das Alter mit der endgültigen Festlegung der Berentung mit 65 Jahren im Jahre 1956 zu einem sozial geregelten und abgesicherten Lebensabschnitt, doch gleichzeitig war damit eine zwangsweise Marginalisierung Älterer als gesellschaftliche Gruppe verbunden. Und der Begriff des Ruhestands verdeutlicht gleich in doppelter Weise ein soziales Stereotyp: »Ruhe« und »Stand«. Der Gedanke an eine Entwicklungsfähigkeit älterer Menschen war damit in weite Ferne gerückt.

Doch das Alter hat sich bis heute nicht nur zeitlich weiter ausgedehnt, sondern auch differenziert. Wir finden gegenwärtig unterschiedlichste Formen und Facetten des Altwerdens, die kein Stereotyp zu erfassen vermag. Die Mehrzahl der Älteren weisen in Befragungen hohe Werte für Wohlbefinden und Lebenszufriedenheit auf, nicht wenige brechen noch einmal zu neuen Ufern auf, holen Versäumtes nach und entfalten bisher nicht genutzte Ressourcen. Dennoch bleiben Ältere bis heute aus manchen Bereichen unseres gesellschaftlich-kulturellen Lebens ausgeschlossen, dazu zählt auch die Psychotherapie. **Psychotherapie mit Älteren ist bis heute ein vernachlässigtes Arbeitsfeld** (Peters 2008).

Alle Erhebungen aus den 1990er Jahren haben nachgewiesen, dass Ältere in psychotherapeutischen Praxen in eklatanter Weise unterrepräsentiert sind (Heuft et al. 2006, Peters 2006); in keiner der Untersuchungen war der Anteil der über 60- bzw. 65-Jährigen größer als 1% bzw. 2%. In psychosomatischen Kliniken ist der Anteil Älterer zwar etwas höher als im ambulanten Bereich, doch die im Jahre 2001 durchgeführte Wiederholung einer Befragung von 1993 konnte keine Veränderung ihres Anteils nachweisen. Auch in der Gerontopsychiatrie wird bis heute eine Psychotherapieindikation kaum gestellt, so stuften bei einer Umfrage durch Hirsch (1999) gerontopsychiatrische Kliniken nur 1% ihrer Patienten als Psychotherapiepatienten ein. Selbst wenn man bedenkt, dass bei zahlreichen gerontopsychiatrischen Patienten Psychotherapie allenfalls als begleitendes Behandlungsverfahren einbezogen werden kann, scheint die Indikation hier doch sehr eng gefasst zu sein. Insgesamt zeichnet sich ein äußerst diskrepantes Bild: Zwischen dem zu vermutenden Behandlungsbedarf und der tatsächlichen Inanspruchnahme von Psychotherapie durch Ältere klafft nach wie vor eine große Lücke.

Die Frage nach den Gründen führt wiederum zu dem **negativen Altersbild**, das sich in manchen Bereichen ausdifferenziert und auch verändert hat, in anderen Bereichen jedoch bis heute fortwirkt; hierzu zählt zweifellos auch die Psychotherapie. Zivian et al. (1994) befragten Menschen aller Altersjahrgänge danach, welche Gruppe wohl besonders von einer Psychotherapie profitieren könne, und alle waren der Auffassung, dass Ältere weniger als Jüngere profitieren würden. Vor diesem gesellschaftlichen Hintergrund scheint ein Bündnis zu bestehen, das bis heute trägt und zu einem Fortbestehen der Nichtinanspruchnahme von Psychotherapie durch Ältere beiträgt.

Woraus besteht dieses Bündnis, und was macht diese ungute Koalition so stabil (▶ Übersicht)?

Gründe für die Nichtinanspruchnahme von Psychotherapie durch Ältere

- Psychotherapeuten scheuen sich weiterhin, Ältere in Behandlung zu nehmen. Sie sind darauf wenig vorbereitet, sie meiden die Besonderheiten der therapeutischen Beziehung, die mit der Altersdifferenz gegeben sind, und gehen oft selbst davon aus, dass Psychotherapie bei Älteren wenig Erfolg versprechend ist (Heuft et al. 2006, Zank et al. 2009).
- Die Älteren selbst wissen wenig über die Möglichkeiten einer Psychotherapie und stehen ihr skeptisch gegenüber. In der erwähnten Untersuchung von Zvian waren es nicht zuletzt auch die Älteren selbst, die die vorgefundene skeptische Haltung teilten. Infolgedessen zeigen sie wenig eigenen Antrieb, einen Psychotherapeuten aufzusuchen.
- Schließlich müssen auch die Kostenträger erwähnt werden, die nicht frei von entsprechenden Vorurteilen sind. So werden wesentlich mehr Anträge auf eine psychosomatische Rehabilitationsbehandlung bei älteren als bei jüngeren Patienten von den medizinischen Diensten abschlägig beschieden.

Nun wurde bereits seit Längerem prognostiziert, dass diese Koalition der Ablehnung aufbrechen müsste, aber erst eine Erhebung aus dem Jahre 2008 lässt erste zaghafte Anzeichen erkennen, die auf ein Bröckeln der Front hinweisen könnten (Imai et al. 2008): Der Anteil der Älteren in psychotherapeutischen Praxen war jetzt auf 5,6% über 60-Jähriger und 2,4% über 65-Jähriger gestiegen, was immer noch bedeutet, dass diese Altersgruppe unterrepräsentiert ist, aber doch auch ein Wandlungsprozess erkennbar wird. Auch Therapeuten zeigen zunehmendes Interesse an der Psychotherapie Älterer, mehrere Tagungen, die sich mit der Thematik befassen, haben sich etabliert, und auch aufseiten der Kostenträger wird eine zunehmende Aufgeschlossenheit erkennbar, psychotherapeutisch orientierte Behandlungsschwerpunkte im stationären und teilstationären Bereich zu unterstützen. Nicht zuletzt verändert sich das negative Altersbild, und insbesondere den jungen Alten wird heute eher Kompetenz und Veränderungsfähigkeit zugebilligt. Infolge dieser Entwicklung dürfte das Arbeitsfeld »Psychotherapie älterer Menschen« zukünftig wesentlich an Bedeutung gewinnen. Dennoch, die Vorbehalte haben sich keineswegs aufgelöst, vielmehr wirken sie oft in subtiler Form fort, v. a. aber haben sie sich nach oben, auf das betagte Alter, verschoben. Ältere Menschen jenseits des 80. Lebensjahres tauchen im gesamten Feld der psychotherapeutischen Versorgung so gut wie nicht auf, und auch in Pflegeheimen findet Psychotherapie nicht statt. Dennoch, die zurzeit schon beobachtbare Aufwertung und zu erwartende Ausweitung der Psychotherapie im Alter sollte Anlass sein, dieses Arbeitsfeld genauer zu betrachten. Es wird in diesem Kapitel darum gehen, einige grundlegende gerontologische Kenntnisse darzulegen, die Besonderheiten in der Behandlung dieser Patientengruppe hervorzuheben sowie auf die Chancen, aber auch Schwierigkeiten, die sich daraus ergeben, hinzuweisen.

25.2 Gerontologische und epidemiologische Grundlagen

25.2.1 Demografische und gesellschaftliche Aspekte

Psychotherapie im Alter entwickelt sich in einem dynamischen demografischen und gesellschaftlichen Kontext. Lag die Lebenserwartung um 1900 für Jungen noch bei lediglich 45 und für Mädchen bei 48 Jahren, sind es heute 76 bzw. 82 Jahre. Bevölkerungswissenschaftler, die von einer weiteren Steigerung der Lebenserwartung ausgehen, glauben, dass von den heute geborenen Mädchen bereits ca. 50% über 100 Jahre alt werden. Wichtiger als die durchschnittliche Lebenserwartung, die immer auch von der Säuglingssterblichkeit abhängt, ist die Frage nach dem Anteil über 60-Jähriger an der Gesamtbevölkerung: Dieser betrug 1900 lediglich 7,8%, 1996 bereits 21,4% und wird für das Jahr 2040 auf 37% prognostiziert. Erst diese Zahlen verdeutlichen, welch enorme Relevanz die demografische Revolution für das Gesundheitswesen, in dem über 65-Jährige 43% der Kosten verursachen, und für unsere gesamte gesellschaftliche Entwicklung mit sich bringt.

Das Methusalem-Komplott

Im Jahre 2004 sprang ein Buch an die Spitze der Bestsellerlisten, das der Alterung der Gesellschaft eine zuvor nicht gekannte Aufmerksamkeit verschaffte und dessen Autor durch alle Talkshows gereicht wurde. Zur allgemeinen Beachtung trug bei, dass sich die Botschaft des Buches nicht in die Klagen über unbezahlbar gewordene Renten und die Kostenexplosion im Gesundheitswesen einfügen wollte. Mit dem Buch *Das Methusalem-Komplott* des FAZ-Herausgebers

▼

25

Frank Schirrmacher wurde eine breite Öffentlichkeit mit den Folgen konfrontiert, die die Alterung der Gesellschaft für alle hat. Schirrmacher argumentiert, dass wir uns die Diskriminierung, wie sie bislang den gesellschaftlichen Umgang mit älteren Menschen geprägt hat, zukünftig nicht werden leisten können. Unsere Gesellschaft könne nicht überleben, wenn ein Drittel ihrer Bevölkerung als störend, verbraucht und als Boten des Todes denunziert würden. Für die Zukunft sei nichts so notwendig wie ein neues Selbstbewusstsein älterer Menschen. Die Generation der Babyboomer, die jetzt auf ein höheres Lebensalter zugeht, wird ein solches neues Selbstbewusstsein mitbringen, so Schirrmacher, sie wird sich nicht den überkommenen Altersschablonen fügen und mehr denn je gesundheitsfördernde Maßnahmen und Anti-Aging-Mittel einfordern. Ein neues Altersbild sei Voraussetzung für die Bewältigung der enormen gesellschaftlichen Probleme, die auf uns alle zukommen.

Über die demografischen Veränderungen hinaus werden sich aber auch veränderte Einstellungen zukünftiger Kohorten und sich verändernde Lebensformen im Alter im Bereich der Psychotherapie auswirken. **Nachrückende Kohorten werden mit einer anderen Einstellung zur Psychotherapie in ein höheres Lebensalter vorstoßen,** sie wurden sozialisiert in der Zeit des Aufbruchs der 1960er Jahre, dadurch haben sie einen anderen Umgang mit ihren eigenen inneren Konflikten und eine andere Einstellung zur Psychotherapie erworben. Sie werden diese vermutlich als ein selbstverständliches Behandlungsverfahren betrachten und entsprechend auch für sich einfordern. Sie werden hierzu vermutlich auch deshalb vielfachen Anlass haben, weil auch Ältere mehr und mehr vom gesellschaftlichen Modernisierungsprozess erfasst werden. Dieser führt zu mehr Freiheiten, doch die späte Freiheit (Rosenmayr 1983), die heutigen Älteren bereits offen steht, ist zugleich auch eine riskante Freiheit (Beck u. Beck-Gernsheim 1994), verbunden mit erheblichen Unsicherheiten und psychischen Anforderungen.

Ältere werden zunehmend Hilfen zur Lösung der damit verbundenen Identitätskrise des Alters suchen. Veränderungen sind auch im Falle von Hilfs- oder Pflegebedürftigkeit zu erwarten, stehen doch im Alter weniger Kinder zur Verfügung als in früheren Zeiten, und infolge wachsender Mobilität leben diese Kinder häufig in so großer Entfernung, dass alltägliche Hilfen schwer zu erbringen sind. Als Folge einer stärker ausgeprägten hedonistischen Einstellung zeigen Studien darüber hinaus eine nachlassende Pflegebereitschaft bei erwachsenen Kindern. Die Lockerung oder gar Auflösung familiärer und nachbarschaftlicher Beziehungen und sozialer Milieus infolge des Individualisierungsprozesses führen auch dazu, dass alte Menschen weniger selbstverständlich in soziale Netze eingebunden leben, die im Krisen- oder Krankheitsfall als soziale Puffer fungieren können. Die Kombination von Singularisierung und Hochaltrigkeit als **Strukturmerkmale des Alters** (Naegele u. Tews 1993), von der zudem vornehmlich Frauen betroffen sind (Feminisierung), führt vielfach zu problematischen und fragilen Lebenslagen – ein Prozess, der sich weiter fortsetzen wird. Die immer weiter steigende Lebenserwartung hat eine oft ausgeblendete Kehrseite, wird doch zumindest ein Teil der hinzu gewonnenen Jahre von Abhängigkeit und Pflege geprägt sein, selbst dann, wenn Prognosen, jedes zusätzliche gesunde Lebensjahr werde 3,5 Jahre in Gebrechlichkeit hinzufügen, zu pessimistisch sein mögen.

25.2.2 Gerontopsychologische Grundlagen

Die postmoderne Lebensweise fordert von uns immer mehr Veränderungs- und Anpassungsfähigkeiten; Flexibilität ist zur vorrangigen Sekundärtugend geworden. Ältere sind jedoch noch oft mit der Vorstellung aufgewachsen, dass das Leben in festen, vorgeformten Bahnen verläuft, sie haben eine Identität entwickelt, die auf Kontinuität und Kohärenz aufbaut (Erikson 1973). Die Vorstellung von Unflexibilität und Rigidität, die in Form des Altersstereotyps von außen an Ältere herangetragen wird, verdoppelt gewissermaßen diese Eigenschaftsformen, Selbst- und Fremdbild fallen zusammen und schaffen eine Basis, die die Frage nach der Veränderungs- und Entwicklungsfähigkeit älterer Menschen aufwirft.

Diese Frage muss an die Gerontopsychologie gerichtet werden. Die dort vorrangig vertretene Defizittheorie sah das Altern allein durch einen stetigen Abbauprozess und zunehmende Verluste gekennzeichnet, wodurch Veränderungs- und damit auch Interventionsmöglichkeiten kaum mehr zu bestehen schienen. Als Beleg angeführte Befunde, die auf Vergleichen mit Jüngeren basierten und in denen Ältere meist schlechter abschnitten, wurden diesen aber oft nicht gerecht. **Die daraus resultierende Kritik hat zur Ablösung der Defizittheorie durch die Kompetenztheorie geführt, die den Blick für Veränderungsmöglichkeiten auch im Alter geöffnet hat.** Die Kompetenztheorie plädiert dafür, die besonderen Anforderungen des Alters zu betrachten und darauf zu fokussieren, wie ältere Menschen diesen begegnen. Dabei zeigt sich, dass Ältere eigene Formen der Lebensbewältigung und Lebensgestaltung entwickeln, dabei erstaunliche Kompetenzen an den Tag legen und Neues hinzulernen. **Die Lernprozesse älterer Menschen unterscheiden sich jedoch in einigen Aspekten von denen jüngerer.** Um den gleichen Lerneffekt zu erreichen, müssen etwa Lernvorgänge bei älteren Menschen langsamer erfolgen, es bedarf häufigerer Wiederholungen, der Stoff muss klar gegliedert sein, und dem älteren Menschen muss die Bedeutung dessen, was gelernt werden soll, transparent sein, d. h. dass Motivationsfaktoren eine größere Rolle spielen (Lehr 2000). Dies alles sind wesentliche Überlegungen auch im Hinblick auf eine effektive psychotherapeutische Arbeit mit älteren Menschen.

Plastizität im Alter

Mit dem Begriff der Plastizität werden Veränderungsprozesse im Zentralnervensystem bezeichnet, indem neue synaptische Verbindungen entstehen und noch intakte Hirnregionen Leistungseinbußen in anderen kompensieren. Ging man noch vor nicht allzu langer Zeit davon aus, dass eine solche Plastizität im Alter verloren gehe, zeigt die neuere neurophysiologische Forschung, dass sie erhalten bleibt. Auch wenn sich die Nervenleitungsgeschwindigkeit verlangsamt, so bleiben doch das Dendritenwachstum sowie die Möglichkeit, neue synaptische Verbindungen herzustellen, bestehen. Damit ist der neurologische Beleg für die Veränderungsfähigkeit im Alter erbracht. Allerdings scheint eine kontinuierliche Stimulation durch Sinnesreize und geistige Aktivität erforderlich zu sein, um diese Fähigkeit zu erhalten, ansonsten kommt es rasch auch hier zu einem Abbauprozess (*use it or loose it*). Wir können somit von einem Potenzial ausgehen, das zu nutzen Aufgabe eines aktiven Alterns ist (Kruse 1990).

Die grundlagenwissenschaftlichen Befunde belegen also die Veränderungsfähigkeit älterer Menschen, beschreiben aber auch Bedingungen, die dazu notwendig sind. Wenn wir somit bereit sind, in der ja zweifellos bei älteren Menschen häufig zu beobachtenden Unflexibilität, Rigidität und Ablehnung des Neuen nicht unvermeidliche Altersveränderungen zu sehen, können wir deren Abwehrfunktion untersuchen. Die nicht selten anzutreffende mangelnde Veränderungsbereitschaft oder auch -fähigkeit Älterer erscheint somit in einem anderen Licht. Wir sind dann aufgefordert, uns auf die Biografie und die innere Welt des einzelnen älteren Menschen einzulassen, um die Hintergründe zu verstehen, die zur Ausbildung und Verstärkung erstarrt scheinender Persönlichkeitszüge geführt haben. Wir werden dann auch darauf stoßen, dass diese möglicherweise im Alter verstärkt werden, um das eigene Selbst vor den Zumutungen des Alters zu schützen. Erst auf der Basis einer solchen Sichtweise können sich psychotherapeutische Zugangswege öffnen.

Die Notwendigkeit, den Blick auf das individuelle Schicksal des Einzelnen zu richten, ergibt sich gleichermaßen aus der wachsenden Unterschiedlichkeit der Menschen im Alter, ein Befund, auf den die gerontologische Forschung immer wieder hinweist. Die Varianzen in Stichproben Älterer fallen in der Regel größer aus als in Stichproben Jüngerer. Die Tatsache des **differenziellen Alterns** aber hat eine hohe klinische Relevanz, gilt es doch, in der Versorgung und Behandlung älterer Menschen dieser Unterschiedlichkeit Rechnung zu tragen. Wir brauchen differenzierte Versorgungsangebote und altersangepasste, individuell zugeschnittene Behandlungskonzepte, um das Potenzial und die Ressourcen, über die Ältere verfügen, im Hinblick auf die Bewältigung ihrer Krisen und Konflikte mobilisieren und nutzen zu können. Der Verzicht auf altersangepasste Behandlungskonzepte führt hingegen zu einer Benachteiligung älterer Menschen.

25.2.3 Epidemiologie psychischer Störungen im Alter

Die Frage nach dem Psychotherapiebedarf bei älteren Menschen hängt natürlich zunächst einmal vom Vorliegen psychischer Beeinträchtigungen ab. Danach zeichnet sich auf den ersten Blick ein vergleichsweise günstiges Bild ab. **In den etablierten gerontopsychiatrischen Lehrbüchern wird von einem Abflachen der Prävalenzraten bei den reversiblen psychischen Störungen, d. h. außerhalb der Demenzen, im Alter ausgegangen.** Insgesamt kommen vorliegende Studien relativ übereinstimmend zu dem Resultat, dass etwa ein Viertel der über 65-Jährigen an einer krankheitswertigen psychischen Störung leiden. Zu annähernd gleichen Teilen entfallen diese Störungen auf demenzielle Erkrankungen unterschiedlichen Schweregrades und auf funktionelle psychische Beeinträchtigungen, unter denen die affektiven Störungen dominieren (Bickel 2003, Riedel-Heller et al. 2005). Der Berliner Altersstudie – einer aufwendigen interdisziplinären Studie an über 70-Jährigen – zufolge ist jedoch weniger als die Hälfte (44%) der über 70-Jährigen frei von jeglichen psychischen Störungen (Helmchen et al. 1996). Zusätzlich zu dem Viertel, das nach den Kriterien des DSM-III-R als psychisch krank zu beurteilen ist, zeigen sich bei weiteren 33% subdiagnostische Störungen, die zwar nicht die formalen Krankheitskriterien erfüllen, aber die Lebensqualität beeinträchtigen und Anlass zu Behandlungsmaßnahmen geben können.

Wurde also die Prävalenz psychischer Störungen im Alter in der Vergangenheit unterschätzt? Für eine solche Unterschätzung könnten unterschiedliche Gründe verantwortlich sein, so der Ausschluss von Heimbewohnern in fast allen Studien oder der Einfluss der Mortalität, was beispielsweise die Prävalenzraten bei Suchterkrankungen, aber wahrscheinlich auch bei anderen Störungsbildern abflachen lässt. Des Weiteren wird die Unzulänglichkeit der diagnostischen Klassifikationssysteme diskutiert, in

25

denen nicht ausreichend die Altersveränderungen der Störungsbilder berücksichtigt werden. So wird der **»Somatisierung der Neurosen«**, die etwa das Erscheinungsbild der Depressionen verändern kann, nicht genügend Rechnung getragen. Ähnlich kritisch sind die Persönlichkeitsstörungen im Alter zu betrachten, die – folgt man den epidemiologischen Studien – in diesem Lebensabschnitt ebenfalls seltener vorkommen bzw. unterschwellig bleiben. Auch dieser Befund könnte auf die **Altersunspezifität der diagnostischen Kriterien** zurückzuführen sein. So sind etwa die Kriterien für die Diagnose einer Borderline-Persönlichkeitsstörung deutlich auf junge Patienten zugeschnitten, wenn etwa impulsives und agierendes Verhalten oder Instabilität von Beziehungen als diagnostische Kriterien herangezogen werden. Aus dem selteneren Auftreten dieser und ähnlicher Verhaltensweisen im Alter ist aber kaum der eindeutige Schluss zu ziehen, dass sich die Pathologie abschwächt, genauso gut könnte ein Symptomwandel vorliegen.

Bis zur Erarbeitung altersbezogener diagnostischer Kriterien empfiehlt Abrams (2000) die kreative Auslegung diagnostischer Standardkriterien durch das Auffinden »geriatrischer Äquivalente«; so benennt er im Hinblick auf eine Borderline-Persönlichkeitsstörung als Beispiel die Gleichsetzung des Missbrauchs verschreibungspflichtiger Medikamente mit dem phasenweisen Missbrauch von Straßendrogen eines jüngeren Menschen. Allerdings ist damit zweifellos eine erhebliche Unsicherheit im Hinblick auf die Diagnostik von Persönlichkeitsstörungen gegeben, zumal diese meist in Verbindung mit depressiven Symptomen auftreten (Abrams 2000). Auch bei anderen Störungsbildern besteht eine erhebliche diagnostische Unsicherheit; so ist es schwierig, funktionelle Körpersymptome (Gunzelmann et al. 1996) von Anzeichen körperlichen Alterns bzw. körperlicher Erkrankungen abzugrenzen. Dennoch müssen wir heute davon ausgehen, dass die Prävalenz funktioneller Körpersymptome in der Vergangenheit ebenso unterschätzt wurde wie das Ausmaß an Angststörungen (Börner 2004). Die aktuelle Diskussion zeigt, dass der Bedarf an Psychotherapie möglicherweise viel höher ist als bisher angenommen.

25.2.4 Versorgungsepidemiologische Aspekte

Die derzeitige Versorgungsrealität ist durch eine unübersehbare Diskrepanz gekennzeichnet. Auf der einen Seite haben wir es mit einer großen Zahl behandlungsbedürftiger älterer Menschen zu tun, und vermutlich ist diese Zahl noch höher, als bislang angenommen. Auf der anderen Seite finden wir in den psychotherapeutisch ausgerichteten Versorgungseinrichtungen – besonders in den Praxen der niedergelassen tätigen Psychotherapeuten – kaum Ältere, und wenn, dann handelt es sich um jüngere Ältere, Ältere jenseits des 80. Lebensjahres sind hier quasi nicht mehr vertreten. Auch in den Praxen niedergelassener Psychiater sind Ältere unterrepräsentiert. Wo also werden psychisch kranke Ältere behandelt? Die Befunde hierzu lassen an Eindeutigkeit nichts zu wünschen übrig: **Es sind die Hausärzte, die 90% dieser Gruppe behandeln.** Des Weiteren leiden in geriatrischen Kliniken ein Drittel der Patienten zusätzlich unter psychischen Störungen oder sogar an Krankheiten, die eine psychische Erstdiagnose gerechtfertigt erscheinen lassen. Gleiches gilt für die internistischen Abteilungen der Akutkrankenhäuser, wo in erheblichem Maße eine psychische Komorbidität bei Älteren vorliegt (Arolt u. Driessen 1997). Eine ganz ähnliche Situation findet sich in Pflegeheimen. Die Versorgungsrealität ist also durch eine deutliche Schieflage gekennzeichnet, die zu einer Verschiebung von psychotherapeutisch ausgerichteten Versorgungseinrichtungen hin zu somatisch orientierten Einrichtungen geführt hat. Schütz, einer der führenden deutschen Geriater, sprach deshalb von den **»somatisch versprengten psychisch kranken Älteren«** (Schütz 1993).

25.3 Zum Beitrag therapeutischer Schulen

25.3.1 Psychoanalyse

Auch die Psychoanalyse folgte lange Zeit dem Defizitmodell des Alterns, wobei sie eine Regression hin zu frühen Abwehrmechanismen wie Spaltung, Projektion u. a. sowie eine Triebinvolution als unvermeidlich ansah. Zwar wird damit eine zentrale Seite des Altersprozesses thematisiert, doch auch die Psychoanalyse konnte nicht darüber hinweggehen, dass sich Altern darin nicht erschöpft. Die **Regression** wird heute eher in ihrem Abwehrcharakter gesehen, d. h. als Reaktion auf andernfalls nicht zu bewältigende Bedrohungen, die das Alter zweifellos mit sich bringt. Daneben sind aber ebenso reife Formen der Abwehr (z. B. Sublimierung) bzw. des Coping zu berücksichtigen. Auch die These von einer **Triebinvolution** ist heute ebenfalls sehr viel differenzierter zu sehen, was auch die empirischen Befunde zur Sexualität im Alter belegen.

Die neuere Auffassung innerhalb der Psychoanalyse geht denn auch von der Kontinuität triebhafter und narzisstischer Wünsche bis ins hohe Alter aus, wobei die narzisstischen Konflikte besonders hervorgehoben werden. Einbußen in der eigenen Leistungsfähigkeit, die Preisgabe gesellschaftlichen Einflusses, eine als beschädigt empfundene Attraktivität oder Einbußen der eigenen Selbstständigkeit, wenn die Gebrechen des hohen Alters einsetzen und Hilfen erforderlich werden, können als narzisstische Kränkung erlebt werden. Schließlich spielen auch Triebkonflikte – anders als früher angenommen – bis ins hohe Alter eine Rolle, wobei sich diese nicht immer auf der Ebene einer reifen Sexualität abspielen, sondern bei regredierten Patienten oftmals um orale und anale Themen kreisen.

»Sag nie, ich bin zu alt dafür« – Erotik und Sexualität im Alter

Das Vorurteil, ältere Menschen hätten kein Interesse mehr an Sexualität, muss heute als widerlegt gelten. Das Interesse bleibt insgesamt auf einem sehr hohen Niveau erhalten, und nur 0,8% der Männer und 2,9% der Frauen gaben in der Schweizer Untersuchung zur Sexualität im Alter an, überhaupt keinen Wunsch mehr nach Geschlechtsverkehr und kein sexuelles Verlangen zu verspüren sowie keine sexuellen Phantasien mehr zu haben. Eine Abnahme ist allerdings in der sexuellen Aktivität festzustellen, wobei immerhin 60% der 70- bis 74-jährigen Männer angaben, in den letzten 3 Monaten Geschlechtsverkehr gehabt zu haben, von den über 75-Jährigen noch 34%; bei den Frauen waren es allerdings nur 33% bzw. 8,1% (Bucher 2005). Die Kluft zwischen Wünschen und Aktivitäten wurde als *interest-activity-gap* bezeichnet, wobei die nachlassenden Aktivitäten unterschiedliche Gründe haben können. Das Fehlen eines Partners ist häufiger bei Frauen als bei Männern als Grund anzunehmen, auch unbefriedigende sexuelle Erfahrungen in der Biografie spielen bei den heute älteren Frauen eine größere Rolle. Ebenso bedeutend dürfte ein negatives Altersstereotyp sein, das Sexualität Älterer in einen negativen Kontext rückt und das von den Älteren selbst übernommen wird. Schließlich spielen auch gesundheitliche Gründe eine Rolle, wobei von Frauen vornehmlich Schmerzen beim Geschlechtsverkehr, bei Männern erektile Dysfunktion benannt werden. Bei beiden Gründen sind häufig auch psychische Anteile wirksam, sodass die Sexualität auch ein zentrales Thema für die Psychotherapie Älterer darstellt.

Als Grund für die bis ins hohe Alter fortbestehenden bewussten und unbewussten Konflikte wird die schon von Freud formulierte **These von der Zeitlosigkeit des Unbewussten** angeführt. Das Unbewusste ist, so Freud (1915) in seiner kleinen Arbeit *Zeitgemäßes über Krieg und Tod*, von seiner eigenen Unsterblichkeit überzeugt, weil es im Es nichts gibt, was der Zeitvorstellung entspricht (Peters 2004, Zank et al. 2009). Wünsche und damit verbundene Konflikte, die dem menschlichen Leben ihren Stempel aufdrücken, sind Teil dieses Gefühls von Zeitlosigkeit. Auf jeder Entwicklungsstufe entsteht die Notwendigkeit, diese unbewussten Konflikte angesichts veränderter Anforderungen erneut durchzuarbeiten. Eine Sichtweise, die allein die frühkindlichen Lebensphasen als entwicklungsrelevant betrachtet, ist damit obsolet geworden. Entwicklung ist in der heutigen Sicht der Psychoanalyse ein lebenslanger Prozess. Indem den Entwicklungsmöglichkeiten älterer Menschen Rechnung getragen wird, überwand die Psychoanalyse auch die einseitige Defizitsicht des Alters.

25.3.2 Verhaltenstherapie

Ebenso wie die Psychoanalyse hat sich auch die Verhaltenstherapie nur zögernd der Behandlung älterer Menschen angenähert (Maerker 2001, Zank et al. 2009). Dabei standen zunächst operante Methoden im Vordergrund, die die Umweltbezogenheit des Verhaltens betonen. Diese Betrachtungsweise bot die Möglichkeit, Verhaltensdefizite älterer Menschen nicht allein auf Abbauprozesse, sondern ebenso auf eine anregungsarme Umwelt, die keine diskriminierenden Stimuli oder positive Verstärker, sondern eher negative Konsequenzen bereithält, zurückzuführen. Die Verhaltensgerontologie trug somit zur näheren Beleuchtung altersspezifischer Umwelten bei – ein bis heute zentraler Gesichtspunkt.

Zwar haben die klassischen Methoden der Verhaltenstherapie ihre Bedeutung nicht gänzlich verloren, im Vordergrund stehen heute allerdings die Methoden der kognitiven Verhaltenstherapie wie Selbstkontrolltechniken und Methoden der kognitiven Umstrukturierung. Damit wird nicht mehr allein die Außensteuerung des Verhaltens betont, sondern auch dessen Selbststeuerung und Zielgerichtetheit. **Die Modifikation dysfunktionaler Kognitionen steht dabei im Vordergrund.** Solche finden sich bei Älteren häufig etwa in Form von »Soll-Sätzen«, deren normative Wirkung die Flexibilität und Anpassungsfähigkeit älterer Menschen einschränken. Auch Übergeneralisierungen als eine andere Form dysfunktionaler Kognitionen führen bei Älteren nach Verlusten oder Kränkungen häufig zu einem Empfinden von Wertlosigkeit und nachfolgendem sozialem Rückzug. Externale Attributionen, die das Schicksalhafte betonen, treten ebenso häufig auf wie eine negative Zukunftserwartung. Das negative Altersstereotyp fördert Übergeneralisierungen und andere dysfunktionale Kognitionen. Die Methoden der kognitiven Verhaltenstherapie können geeignet sein, diese zu modifizieren.

Die moderne Verhaltenstherapie hat inzwischen spezifische Konzepte und Ansätze zur Behandlung Älterer entwickelt, die sich allerdings vornehmlich auf Depressionen beziehen. Zu erwähnen sind im deutschsprachigen Raum das Programm zur Behandlung von Depressionen im Alter von Hautzinger (2000) sowie das von Adler (2005) entwickelte standardisierte Programm »Verhaltens-Einzelpsychotherapie von Depressionen im Alter«

(VEDIA). Letzteres wird im Gegensatz zu dem zuvor genannten als Einzeltherapie durchgeführt und behandelt die Themen Angst, körperliche Beschwerden, Inaktivität, Verluste, Wohnungswechsel und problematisch erlebte Veränderungen durch das Alter. Weitere spezifische Behandlungsansätze können in mehr oder weniger modifizierter Form auch bei Älteren angewendet werden (Übersicht bei Zank et al. 2009).

Einige **technische Besonderheiten**, die das Vorgehen der Verhaltenstherapeuten kennzeichnen, eignen sich besonders für die Behandlung Älterer (Peters 2006):

- Die aktive Gesprächsführung des Verhaltenstherapeuten kommt zurückhaltenden Älteren entgegen und vermittelt ihnen die gewünschte Orientierung und Sicherheit.
- Die direktivere Art und Symptomorientierung entspricht eher den bisherigen Erfahrungen im Umgang mit Ärzten.
- Die Transparenz, um die sich der Verhaltenstherapeut bemüht, erhöht das Selbstkontrollerleben, wodurch Abhängigkeitsängsten Älterer entgegengewirkt werden kann.
- Die psychoedukative Komponente vermag eine schicksalsbetonte oder durch ein medizinisches Krankheitsmodell geprägte Haltung zu modifizieren.

25.3.3 Systemische Therapie

Die systemische Therapie hat sich bisher nur wenig mit der Behandlung Älterer befasst. Dennoch stellen einige der Techniken des lösungsorientiert-systemischen Arbeitens auch für die Behandlung Älterer eine sinnvolle Ergänzung dar. Die positive Konnotation der Symptome, die das Problemverhalten als bestmögliche Lösung unter den Bedingungen sieht, unter denen es aufgetreten ist, bringt nicht nur die Achtung vor der Abwehrleistung des Älteren zum Ausdruck, sondern erleichtert es auch, neue Lösungen ins Auge zu fassen. Zukunftsfragen oder Konditionalfragen (»Was wäre, wenn …«) können geeignet sein, fatalistische Auffassungen oder eine pessimistische Sicht der Zukunft aufzulockern. Eine lösungsorientierte Sicht verstärkt das Zutrauen zu den eigenen Problemlöse- und Entwicklungsmöglichkeiten, die Orientierung hin auf Progression wirkt einer weiteren Regression entgegen.

25.3.4 Kombinierte Ansätze

Insbesondere in stationären Einrichtungen scheint sich immer mehr eine Kombination unterschiedlicher Behandlungsansätze durchzusetzen. Auch bei tiefenpsychologischer Grundorientierung werden beispielsweise häufig verhaltenstherapeutische Ansätze oder systemisches Gedankengut einbezogen. Ein solches Vorgehen entspricht auch den besonderen Anforderungen bei der Behandlung Älterer. Die große Unterschiedlichkeit älterer Patienten macht es notwendig, einen individuell abgestimmten **Gesamtbehandlungsplan** zu entwerfen, in dem unterschiedliche Ansätze kombiniert werden.

> **Ein multimodales stationäres Behandlungskonzept**
>
> In der Klinik am Hainberg in Bad Hersfeld wurde ein gerontopsychosomatischer Funktionsbereich eingerichtet, dem ein umfassendes wissenschaftliches Konzept zugrunde gelegt wurde. Die psychoanalytische Grundausrichtung wird dabei ergänzt durch verhaltenstherapeutische und systemische Elemente. Während die Verstehenskompetenz der Psychoanalyse weiterhin die Basis der diagnostischen und therapeutischen Überlegungen bildet, wird die Veränderungskompetenz der Verhaltenstherapie und der systemischen Therapie genutzt, in der begrenzten Zeit eines stationären Aufenthalts Veränderungsprozesse in Gang zu setzen. Dieser Prozess wird durch die zahlreichen aktivierenden, kreativitäts- und entspannungsfördernden Angebote ergänzt (Peters et al. 2006, Gehle u. Jeising 2009).

Aber auch die Behandlungstechnik sollte den besonderen Bedürfnissen älterer Patienten angepasst werden. Abstinenz und Neutralität des Psychoanalytikers sollten durch eine stärkere persönliche Präsenz modifiziert werden, welche die Herstellung eines tragfähigen Behandlungsbündnisses erleichtert. Notwendig sind weiter eine größere Aktivität des Therapeuten, mehr Transparenz und Klarheit und eine eindeutigere Zielgerichtetheit. Das Verhalten nähert sich dem zuvor beschriebenen Therapieverhalten der Verhaltenstherapeuten an. Andererseits sind auch in der Verhaltenstherapie Techniken und Manuale nur modifiziert bzw. zurückhaltender anzuwenden, um der Beziehungsgestaltung mehr Aufmerksamkeit schenken zu können. Die Therapie Älterer führt demnach zu einer gewissen Konvergenz des in den unterschiedlichen Schulen begründeten Therapieverhaltens.

25.4 Besondere Aspekte der Psychotherapie Älterer

25.4.1 Indikation

Häufig ist bereits das fortgeschrittene Lebensalter eines Patienten ausschlaggebend für die Ablehnung einer Psychotherapie. Auch wenn dies bei den jüngeren Älteren heute seltener wird, besteht die **»Indikationszensur«** (Heuft u. Schneider 2001) bei den betagten Älteren unverändert fort. Die Gerontologie hat jedoch vielfach belegt, dass das kalendarische Alter ein höchst unzulängliches Kriterium zur Einschätzung der Fähigkeiten älterer Menschen darstellt, da es in geringerem Maße mit unterschiedlichen Merkmalen der Person korreliert als andere Einflussgrößen. Insofern bietet das kalendarische Alter auch kaum einen sicheren Anhaltspunkt dafür, über die Indikation für eine Psychotherapie zu entscheiden.

! Das kalendarische Alter hat nur eine geringe Aussagekraft im Hinblick auf die Psychotherapieindikation, es aktiviert Altersstereotypien, die dem einzelnen Älteren nicht gerecht werden.

Die Kriterien für eine Indikation zu einer Psychotherapie unterscheiden sich nicht grundsätzlich von denen, die bei jüngeren Patienten zugrunde gelegt werden. Dabei ist das Vorliegen einer behandelbaren psychischen Störung nur als erster Schritt zu sehen, dem weitere Überlegungen folgen. Von einer behandelbaren psychischen Störung ist in folgenden Fällen auszugehen (Radebold 1992):

- innerpsychische, intra- oder intergenerationeller Konflikt,
- Traumareaktivierung/Retraumatisierung,
- pathologische Trauerreaktion oder
- Überforderungsreaktion bei eingeschränkten Ich-Funktionen.

Posttraumatische Belastungsstörungen

Ein noch relativ junges Thema in der gerontopsychosomatischen Forschung ist die Bedeutung von posttraumatischen Belastungsstörungen (PTBS) im Alter. Dabei kann es sich einerseits um aktuell hervorgerufene Störungen handeln, etwa bei Trauerreaktionen, deren diagnostische Bedeutung heute neu diskutiert wird (Kersting et al. 2001) und die in manchen Fällen durchaus das Ausmaß einer PTBS annehmen können. Eine PTBS kann ebenso Folge von Gewaltanwendungen gegen einen Älteren sein – ein bisher vernachlässigtes Thema. Andererseits kommt dem Thema der Traumareaktivierung eine besondere Bedeutung zu, wobei es sich um die Reaktivierung früherer Gewalterfahrungen, etwa bei sexuellem Missbrauch, handeln kann, oder – wie in der Generation der jetzt Alten besonders relevant – um die Folgen früherer Kriegs- oder Fluchterfahrungen (▶ 25.4.2, Biografische Dimension). Die vermutete Anzahl von ca. 100.000 Vergewaltigungen beim Einmarsch russischer Soldaten in Berlin zeigt den Zusammenhang beider traumatischer Erfahrungen. Untersuchungen konnten zeigen, dass noch heute bei 5% der ehemals aus den Ostgebieten Vertriebenen und heute Älteren ein voll ausgebildetes Symptombild und bei weiteren 25% einzelne Symptome einer PTBS vorliegen. Diese haben teilweise dauerhaft bestanden, sind aber in größerer Zahl erst im Alter erneut aufgetreten.

Weitere Faktoren wie Einstellung zur Psychotherapie, Behandlungsmotivation, Ausmaß der Multimorbidität und Chronizität des Krankheitsbildes sowie die Einstellung des familiären und sozialen Umfelds (▶ 25.4.2, Soziale und dinglich-materielle Umwelt) sind bei der Indikationsstellung zu berücksichtigen, insbesondere die Frage der erhalten gebliebenen Ich-Funktionen stellt ein wichtiges Kriterium dar. Dabei sind nicht nur eingeschränkte kognitive Funktionen zu berücksichtigen, sondern auch die Umstellungs- und Anpassungsfähigkeit, auf die die bisherige Art des Umgangs mit Belastungen im Lebenslauf ebenso Rückschlüsse zulässt wie eine chronifizierte Abwehrhaltung (z. B. Rigidität oder Neigung zur Projektion). Eine wichtige Ergänzung bildet die Frage vorhandener Interessen, Fähigkeiten und Kompetenzen. **Insofern ist die krankheitsbezogene Diagnose immer durch die Abklärung vorhandener Ressourcen zu erweitern.** Dabei können auch »verschüttete«, im Lebenslauf aufgegebene Vorlieben und Neigungen von Interesse sein, die Rückschlüsse auf ein vorhandenes Entwicklungspotenzial zulassen.

Die genannten zusätzlichen Kriterien dienen jedoch nicht vornehmlich zur Klärung der Frage, ob überhaupt eine psychotherapeutische Behandlung stattfinden soll. Wichtiger ist die Frage der **differenziellen Therapieindikation** (Heuft et al. 2006), d. h. einer Entscheidung darüber, welche Form der Psychotherapie geeignet sein könnte, einen konstruktiven Prozess in Gang zu bringen, oder welchen Stellenwert Psychotherapie im Rahmen eines Gesamtbehandlungsplans haben soll. Der Vorteil einer stationären Behandlung liegt ohne Zweifel u. a. darin, dass Psychotherapie hier in sehr »dosierter« Form, gewissermaßen »nebenbei« – ein Gespräch mit einer Pflegekraft kann schon eine solche Funktion erfüllen – erfolgen kann. Damit kann der Widerstand vieler Älterer gegenüber Psychotherapie (▶ 25.4.3) umgangen werden, und u. U. erfolgen wichtige Entwicklungsanstöße.

25.4.2 Diagnostische Aspekte

Beschwerden und Symptome

Ein besonderes Problem in der Diagnostik und Differenzialdiagnostik älterer Patienten stellt in der Regel die Vielzahl vorliegender Beschwerden und Symptome dar. **Der Begriff der Multimorbidität bezeichnet die Tatsache des Vorliegens mehrer Krankheiten.** Von besonderer Bedeutung ist dabei auch die körperliche Komorbidität. Der Berliner Altersstudie zufolge (Steinhagen-Thiessen et al. 1996) weisen 96% der über 70-Jährigen mindestens eine und 30% sogar mehr als 5 somatische Diagnosen auf. Auch wenn dabei Krankheiten eingeschlossen sind, die keiner andauernden Behandlung bedürfen (Polypathie), so liegen doch in den meisten Fällen auch chronisch verlaufende oder akute Erkrankungen vor, die eine internistische Mitbehandlung erforderlich machen. Für den Psychotherapeuten resultiert daraus nicht allein die Notwendigkeit der Zusammenarbeit mit Ärzten unterschiedlicher Fachrichtungen, sondern es entstehen zudem diagnostische Probleme durch die Schwierigkeit der Abgrenzung körperlicher Erkrankungen von psychogen bedingten Symptomen. Als Beispiel für die fehlende Spezifität kann der Schwindel angeführt werden, der sowohl im Rahmen von Panikattacken auftreten als auch Ausdruck alters- oder krankheitsbedingter Veränderungen des Vestibularsystems sein kann. Eine eindeutige Zuordnung wird einerseits durch die Zunahme körperlicher Beschwerden, andererseits dadurch erschwert, dass beispielsweise Depressionen »körpernäher« werden. **Die Schwierigkeiten der Differenzialdiagnostik auf der Ebene der psychischen Störungsbilder nehmen ebenfalls zu, verlieren diese doch im Alter oft an Eindeutigkeit und Klarheit.** So sind Depressionen und Angsterkrankungen oft schwer voneinander zu unterscheiden und gehen in ca. 50% der Fälle Hand in Hand; die Diagnose »Angst und depressive Störung gemischt« wird bei Älteren häufiger als bei Jüngeren gestellt.

! Die Probleme in der Diagnostik verlangen nicht nur klinische Erfahrung, sondern auch die enge Zusammenarbeit unterschiedlicher Fachdisziplinen, v. a. von Psychotherapeuten, Psychiatern und Internisten.

Ein besonderes Problem ist die Differenzialdiagnostik **zwischen Depression und Demenz.** Lange wurden kognitive Defizite, die im Rahmen einer Depression auftreten, als Pseudodemenz bezeichnet und wenig beachtet. Heute ist dieser Begriff in die Kritik geraten, weil auch nach Abklingen der Depression vielfach die kognitiven Defizite fortbestehen, und die erhöhte Gefahr einer sich nachfolgend entwickelnden Demenz gegeben ist (Stoppe 2005). Besondere Aufmerksamkeit finden heute auch die leichten kognitiven Einbußen, womit solche Defizite gemeint sind, die zwischen dem normalen kognitiven Altern und einer Demenz liegen. Diese, auch im Hinblick auf eine Frühdiagnostik der Demenz wichtigen Symptome, verdienen bei älteren Psychotherapiepatienten besondere Beachtung.

! Ältere umgehen es oft, wichtige Beschwerden oder Einschränkungen mitzuteilen, sodass eine sorgfältige Exploration, gegebenenfalls ergänzt durch fremdanamnestische Befunde, wichtig für die Diagnosestellung ist.

Fallbeispiel 1: Die Angst vor dem körperlichen Altern

Der 71-Jährige, sich jugendlich gebende Patient hatte bereits mehrere Suizidversuche hinter sich und war zuletzt, veranlasst durch seine Frau, in die Psychiatrie eingeliefert worden, nachdem diese ihn verlassen wollte und er sich in der Wohnung verbarrikadiert hatte. Seine Frau war deutlich jünger, beide hatten einen 12-jährigen Sohn, für den er sorgte, nachdem er seine Hühnerfarm aus gesundheitlichen Gründen aufgeben musste. Der Vater war Offizier gewesen und entstammte einer wohlhabenden Gutsbesitzerfamilie. Doch dem Vater gelang es nicht, das Anwesen zu erhalten, sodass der Patient bereits in bescheidenen Verhältnissen aufgewachsen war. Eng mit dem Vater verbunden, versuchte er zeitlebens, das Versagen des Vaters zu kompensieren. Doch sein beruflicher Erfolg stellte ihn nicht zufrieden, und eine erste narzisstische Krise war nach dem ersten Herzinfarkt aufgetreten, die er mit Hilfe seiner jungen Familie, die ihm selbst ein Gefühl von Jugendlichkeit erhielt, kompensieren konnte. Ein zweiter Herzinfarkt, mehrere Bypassoperationen und angebliche 28 Herzkatheteruntersuchungen schufen einen Zustand ständiger Bedrohung und ein äußerst labiles narzisstisches Gleichgewicht. Die 28 Katheteruntersuchungen hob er immer wieder hervor, wie ein Krieger, der stolz seine Narben als Nachweis seines Mutes und seiner Tapferkeit vorzeigt. Daraus zog er einen narzisstischen Gewinn, der ihm half, das Selbst aufzuwerten und das Gefühl des Bedrohtseins abzumildern, ja seine Überlebensfähigkeit unter Beweis zu stellen.
Der therapeutische Umgang mit ihm bleibt mit seiner körperlichen Erkrankung und durch seine Großspurigkeit, die den Therapeuten rasch zum Widerspruch veranlassen kann, erschwert. Ihn jedoch aus einem solchen Gegenübertragungsgefühl mit der Bagatellisierung seines körperlichen Bedrohtseins zu konfrontieren, würde vermutlich rasch zur Dekompensation des Patienten bzw. zum Abbruch der therapeutischen Beziehung führen, zumal das narzisstische Gleichgewicht äußerst labil war und jeder Zeit in eine suizidale Krise umschlagen konnte. Der Therapeut würde dadurch aber möglicherweise selbst der Nähe des Todes durch eine forcierte Haltung begegnen. Auch die alleinige Beschäftigung mit den objektiven medizinischen Befunden würde dazu dienen, mehr Sicherheit zu gewinnen. Wichtig war es in dieser Situation, den Schutzcharakter seiner grandiosen Fassade zu erkennen und ihn in vorsichtiger, positiv konnotierender Weise damit zu konfrontieren. Dies setzt voraus, dass der Therapeut in der Lage ist, die vom Patienten verleugnete Todesangst aufzunehmen und zu ertragen, nur dann kann der Patient sich mit ihm identifizieren und seinerseits die narzisstische Abwehr lockern.

! Die Angst vor dem körperlichen Altern (▶ Fallbeispiel 1) stellt auch für den Therapeuten eine große Herausforderung dar, der er oft genug auszuweichen versucht. Dies führt häufig dazu, dass ältere Patienten als Psychotherapiepatienten abgelehnt werden oder voreilig auf die medizinische Dimension fokussiert wird.

Psychotherapie bei Demenz?

Sich Gedanken über psychotherapeutische Möglichkeiten bei einer demenziellen Erkrankung zu machen, ruft immer noch mancherorts Erstaunen hervor, insbesondere bei niedergelassenen Ärzten, die in dem Glauben, man könne ohnehin nichts tun, über demenzielle Entwicklungen oft viel zu lange hinwegsehen. Doch der Umgang mit Demenzen hat sich in jüngster Vergangenheit grundlegend gewandelt. Psychologische Therapie bei Demenz beschränkte sich noch vor einem oder zwei Jahrzehnten allenfalls auf das verhaltenstherapeutische Realitäts-Orientierungs-Training, doch die Ergebnisse fielen ernüchternd aus, nicht nur, weil die Erfolge meist nur von kurzer Dauer waren, die Patienten wurden auch depressiver, weil sie ihre Situation klarer wahrnahmen. Heute hat sich eine andere Haltung zur Demenz entwickelt, und es geht mehr darum, den Dementen in seiner Welt zu belassen und ihn darin zu begleiten. Dabei können auch therapeutische Methoden hilfreich sein. Im Anfangsstadium der Demenz kann dabei durchaus auch auf herkömmliche therapeutische Vorgehensweisen zurückgegriffen werden, um die Krankheitsverarbeitung zu verbessern und die Begleitsymptome wie Angst und Depression zu mildern. Im fortgeschritteneren Stadium, wenn die kognitiven Funktionen stärker eingeschränkt sind, kommen dann mehr körperorientierte Verfahren oder Musiktherapie zum Einsatz. Doch erst allmählich setzt sich eine größere Bereitschaft durch, Psychotherapie bei Demenz als ergänzendes Behandlungsverfahren zu akzeptieren (Hirsch 1994, Stoppe 2005).

Soziale und dinglich-materielle Umwelt

Die diagnostischen Aufgaben sind mit einer Abklärung der Beschwerden und Symptome aber noch keineswegs hinreichend benannt, da das Krankheitsbild regelhaft engstens mit der sozialen und dinglich-materiellen Umwelt des Patienten verknüpft ist. **Häufig kommt es zu einer Problemkumulation, bei der körperliche, psychische und soziale Probleme eng miteinander verflochten sind.**

Fallbeispiel 2: Verknüpfung von Krankheitsbild und Lebenswelt des Patienten

Eine 64-jährige Patientin war nach einem Suizidversuch in die Psychiatrie gekommen und nach 2 Wochen in eine psychosomatische Klinik verlegt worden. Sie hatte immer wieder depressive Phasen durchgemacht und zahlreiche körperliche Erkrankungen (v. a. einen Schlaganfall vor einigen Jahren), auch hatte sie in erheblichem Maße getrunken. Der Suizidversuch war unmittelbar nach einem Streit mit der Tochter erfolgt, die ihre große Stütze war; von den 3 anderen Kindern war eines verstorben, eines drogenabhängig und eines behindert. Die Lebenssituation war dramatisch: Ihr Ehemann, der sie häufig geschlagen hatte und von dem sie sich immer wieder erfolglos hatte trennen wollen, war nach einem Schlaganfall in ein Pflegeheim eingewiesen worden. Ihr war gerichtlich die Betreuung übertragen worden, mit der sie aufgrund der zerrütteten Ehebeziehung emotional völlig überfordert war. Der große Bauernhof, den die Eheleute bewirtschaftet hatten, stand zum Verkauf, doch auch damit war sie überfordert. Sie war inzwischen in eine eigene Wohnung gezogen, wo sie jedoch völlig isoliert lebte. Zudem bestätigte eine testpsychologische Untersuchung kognitive Defizite, die für eine beginnende vaskuläre Demenz sprachen.

Die Therapie Älterer sollte immer auch die konkrete Lebenswelt des Patienten mit im Auge haben. Die psychotherapeutisch zu behandelnde Symptomatik ist wie bei der in ▶ Fallbeispiel 2 geschilderten Patientin davon nicht zu trennen. Eine unzureichende soziale Einbettung oder soziale Konflikte können ebenso von Bedeutung sein wie Fragen der Wohnraumanpassung oder die Wahl einer geeigneten, altersgerechten Wohnform. Wie das Beispiel zeigt, geht es keineswegs immer um eine Heimunterbringung, obwohl auch dies häufig der Fall ist. Es kann dann ein wichtiges Thema in der Psychotherapie sein, den Patienten in seiner Trauer und beim Abschied von seiner bisherigen Lebenswelt zu unterstützen, um ihm die Beschäftigung mit geeigneten Wohnmöglichkeiten zu erleichtern. Dabei ist die Aufklärung über neue Formen altengerechten Wohnens, etwa das betreute Wohnen, oft ein wichtiger erster Schritt. Eine Psychotherapie kann dann nicht ausschließlich auf das innerpsychische Erleben fokussieren, sondern verlangt eine enge Zusammenarbeit mit Sozialarbeitern bzw. mit Einrichtungen der ambulanten Altenhilfe. Die Problemkumulation, die bei vielen älteren Patienten vorliegt, kann als wesentlicher Grund für eine stationäre Behandlung angeführt werden, weil nur hier ein multimodaler Behandlungsansatz realisiert werden kann, wie er beispielsweise bei der geschilderten Patientin erforderlich war.

! Der Therapeut ist oftmals aufgefordert, die Grenzen seines psychotherapeutischen Handelns zu erweitern und der konkreten Lebenswelt des älteren Menschen besondere Beachtung zu schenken.

Biografische Dimension

Ältere sind durch die Zeit geprägt, in der sie aufgewachsen sind. Durch die Generationenzugehörigkeit haben sie ihre Identität gewonnen, verbunden mit Einstellungen, Werthaltungen und Verhaltensgewohnheiten. Für den Therapeuten ist es unerlässlich, diese Welt kennenzulernen und zu verstehen. **Von besonderer Bedeutung für die jetzige**

25

Kohorte Älterer sind dabei jene prägenden und oft genug auch traumatischen Erfahrungen, die mit Hunger und Not, Bombennächten, dem Verlust nahe stehender Personen oder Flucht und Vertreibung infolge des Zweiten Weltkrieges in Zusammenhang stehen. Diese Erfahrungen wirken häufig nach oder werden im Alter erneut im Sinne einer Traumareaktivierung wach gerufen. Sie sind als wichtige Dimension in die Therapie einzubeziehen; Radebold plädiert deshalb für eine historische Dimension in der Diagnostik mit Älteren (Radebold 2005).

! Die Psychotherapie Älterer fordert den Therapeuten zu einer Auseinandersetzung mit der eigenen Familiengeschichte und der politischen Biografie der Familie auf.

Testpsychologische Untersuchung

Eine testpsychologische Untersuchung älterer Patienten hat sich heute bei Demenzverdacht etabliert, jedenfalls dann, wenn entsprechende gerontologische und gerontopsychiatrische Kenntnisse vorhanden sind. Da dies in der ambulanten, insbesondere auch hausärztlichen Versorgung in der Regel nicht der Fall ist, werden Demenzen häufig viel zu spät diagnostiziert. **In einer Klinik aber gehört eine testpsychologische Abklärung bei Verdacht auf kognitive Defizite als erster Schritt zum Standard,** wobei hier unterschiedliche Testverfahren zum Einsatz kommen. Am weitesten verbreitet ist nach wie vor der Mini-Mental-State (MMS), der jedoch gerade im Anfangsstadium einer Demenz zu wenig diskriminiert, sodass andere, aufwendigere Verfahren vorzuziehen sind. Als Screening-Instrument kommt beispielsweise SIDAM (Strukturiertes Interview für die Diagnose einer Demenz vom Alzheimer-Typ, der Multiinfarkt- (oder vaskulären) Demenz und Demenzen anderer Ätiologie nach DSM-III-R, DSM-IV und ICD-10) in Betracht. Bei einer umfangreicheren Testuntersuchung kann das Nürnberger Altersinventar herangezogen werden (Überblick bei Gunzelmann 2005). Bestätigt sich der Verdacht kognitiver Defizite, sollte eine umfassende Demenzdiagnostik veranlasst werden (Stoppe 2005).

Weniger etabliert hat sich bislang der Einsatz von Testverfahren, die andere Persönlichkeitsbereiche oder Symptome und Beschwerden erfassen. Ein Grund liegt darin, dass in der Vergangenheit nur bei wenigen Testverfahren Normwerte für Ältere vorlagen. Heute hat sich die Situation allerdings gewandelt, und es findet sich eine ausreichende Anzahl an Testverfahren, die diese Voraussetzung erfüllen. In diesem Zusammenhang sei auf die Monografie von Gunzelmann (2005) verwiesen, in der die vorliegenden Testverfahren, die für Ältere geeignet sind, vorgestellt und erläutert werden.

! Eine testpsychologische Untersuchung erfordert in besonderem Maße die Berücksichtigung des veränderten Lernverhaltens älterer Menschen.

25.4.3 Motivation und Behandlungsbündnis

Die Einschätzung der Psychotherapiemotivation des älteren Patienten ist eine wichtige Aufgabe, die den gesamten diagnostischen Prozess begleitet und als wichtiges Indikationskriterium herangezogen werden sollte. Die Entwicklung einer stabilen Behandlungsmotivation und eines Behandlungsbündnisses stellt sich dann als vorrangige Aufgabe am Beginn der Therapie.

! Da ältere Menschen meist wenig über Psychotherapie wissen, sollte unbedingt ein Informationsgespräch geführt werden.

Ältere wissen nicht nur nachweislich weniger über psychosoziale Hilfsmöglichkeiten als jüngere Menschen, sie haben diesen gegenüber häufiger auch eine skeptische Einstellung, sie äußern Ängste vor einer Stigmatisierung und bevorzugen ein medizinisches Krankheitskonzept (Zank 2002). Allerdings ist auch hier die große Unterschiedlichkeit der Älteren zu berücksichtigen. In der Untersuchung von Peters et al. (2000) an Patienten einer psychosomatischen Klinik war zwar bei den älteren Patienten der Anteil nichtmotivierter deutlich größer als bei jüngeren, immerhin waren jedoch ca. 60% der Älteren motiviert oder doch zumindest ambivalent motiviert. Demzufolge ist es nicht angebracht, von vornherein eine geringe Motivation zu unterstellen, sondern es findet sich auch in diesem Einstellungsbereich eine Bestätigung der wachsenden Unterschiedlichkeit der Menschen im Alter. In nahezu allen Skalen der eingesetzten Fragebögen waren die Varianzen in den Stichproben Älterer größer als in denen der jüngeren Patienten. Auch um dieser Unterschiedlichkeit gerecht werden zu können, sind wir zu einer sorgfältigen, den einzelnen Patienten betrachtenden Indikationsstellung angehalten.

! Ältere erwarten meist eine besondere Form des Respekts und der Höflichkeit, etwa bei der Begrüßung. Ihnen diesen entgegenzubringen, trägt zur Entwicklung der therapeutischen Beziehung bei. Dabei sollte allerdings auch darauf geachtet werden, nicht in eine unterwürfige Haltung zu verfallen.

In der häufiger anzutreffenden negativen oder skeptischen Einstellung gegenüber der Psychotherapie dürften sich Einflüsse der Sozialisation der Älteren widerspiegeln, die zu einem strengeren Über-Ich geführt hat, welches die

Selbstöffnung erschwert. Auch Scham angesichts des Gefühls, die Kontrolle über das eigene Leben verloren zu haben, ist für die Ablehnung von Psychotherapie von Bedeutung. Die Ablehnung von Hilfen kann dann als Kränkungsschutz verstanden werden, der dazu dient, eine befürchtete weitere Bloßstellung zu vermeiden. Eine selbstwertschützende Haltung des Therapeuten ist deshalb für die Schaffung einer positiven Motivation und für die Entwicklung eines Behandlungsbündnisses unerlässlich. Es bedarf einer vorsichtigen, schrittweisen Heranführung des älteren Patienten, damit er sich auf einen psychotherapeutischen Prozess einlassen kann.

! Ältere sind meist gute Erzähler, ihnen mit Zeit und Geduld zuzuhören kann ein wichtiger Schritt zur Entwicklung des Arbeitsbündnisses sein.

25.4.4 Kommunikation und Beziehung

Therapie findet immer im Rahmen einer Beziehung statt, von der der Erfolg wesentlich abhängt. Dies gilt umso mehr für die Arbeit mit Älteren, da die Beziehung zwischen älterem Patienten und jüngerem Therapeuten durch ein anfängliches Ungleichgewicht gekennzeichnet ist. Beide befinden sich in unterschiedlichen Lebensabschnitten, sie gehören unterschiedlichen Generationen an und unterscheiden sich in der Regel auch in soziologischen Merkmalen. Asymmetrische Kommunikationsdyaden wie die zwischen Patient und Therapeut stehen insbesondere bei der erstmaligen Begegnung vor der Aufgabe, die Situation zu definieren und die Rollen auszuhandeln (Peters 2006).

Die Sprechweise Jüngerer

Das Konzept des **Patronisierens**, das in der Sprachpsychologie und der Linguistik entwickelt wurde, beschreibt ein grundlegendes Kommunikationsmuster zwischen Alt und Jung. Es bezieht sich auf eine Überanpassung Jüngerer in der Kommunikation mit Älteren aufgrund stereotyper Annahmen über deren Inkompetenzen und Abhängigkeit. Es weist u. a. folgende **Merkmale** auf (Thimm 2000):

- vereinfachtes Vokabular und Diminutiva,
- vereinfachte Grammatik,
- eine eingeschränkte Themenwahl, d. h. solche Themen, die oft oberflächlich bleiben, übermäßig persönlich oder ausschließlich vergangenheitsorientiert sind,
- verschiedene para- und nonverbale Merkmale wie hohe Stimmlage, übertriebene Intonation oder erhöhte Lautstärke.

Patronisieren kann dazu dienen, Distanz herzustellen und das Ausmaß an Kontrolle in einer Beziehung zu erhöhen, die aufgrund des Altersunterschiedes durch Diskrepanzen geprägt ist und in der sich der Therapeut oft unsicher, eventuell unterlegen fühlt, was er zu kompensieren versucht.

Kommunikationsprobleme sind aber nicht losgelöst von unbewussten Austauschprozessen zu sehen, wie sie die Psychoanalyse im Konzept der Übertragung und Gegenübertragung beschreibt. In der Arbeit mit Älteren werden im Patienten nicht allein Elternimagines aktiviert, sondern innere Bilder, die mit den realen oder phantasierten Kindern zu tun haben und die nun auf den Therapeuten übertragen werden. Diese **Sohn- bzw. Tochter-Übertragung** bringt den Berater in eine häufig irritierende und verunsichernde Position, kann er doch weniger aus der Position der Überlegenheit und des Erfahrungsvorsprungs handeln (Radebold 1992). Auch seine eigenen bewussten und unbewussten Bilder vom Alter fließen in die Beziehung ein und können die Reaktionen und Umgehensweisen mit dem älteren Patienten beeinflussen. Diese Zusammenhänge reflektieren zu können, trägt entscheidend zum Erfolg oder Misserfolg einer Therapie bei (▶ Fallbeispiel 3).

Fallbeispiel 3: Sohn-Übertragung

Die 70-jährige Patientin kam in die Therapie, weil sie immer wieder unter Depression litt und nun zu der Überzeugung gelangt war, dass diese mit ihren traumatischen Erfahrungen während der Flucht aus Ostpreußen zusammenhingen. Darauf ging der Therapeut nicht sofort ein, er begnügte sich zunächst mit der Frage, ob und wie ihr diese Erinnerungen denn heute zu schaffen machten. Seinen Kenntnissen über Traumatherapie folgend wollte er es vermeiden, gleich zu Beginn des Erstgesprächs das traumatische Erlebnis selbst anzusprechen. Gleich am Anfang mit diesem Thema konfrontiert zu werden, weckte in ihm wohl auch den Verdacht, die Patientin könnte etwas aufgegriffen haben, was derzeit breiten Raum in den Medien einnimmt; möglicherweise wollte er sich aber auch vor der Wucht dieser Ereignisse schützen. Doch das Ergebnis war, dass der Therapeut den Eingangtest nicht bestanden hatte und sich bei der Patientin sogleich Enttäuschung breit machte, die im Verlauf spürbar wurde. Das weitere Gespräch verlief stockend, und als sie schließlich über die enttäuschenden Kinder sprach und den Sohn erwähnte, als ob dieser imaginär anwesend sei, und sie mit dem Finger auf ihn zeigte, um ihre Verachtung zum Ausdruck zu bringen, fühlte sich der Therapeut mit dem Sohn solidarisch. Der Sohn arbeite in einem Fitnesscenter – sie selbst war Gymnasiallehrerin gewesen – und lebe in einem von seiner Frau gesponnenen Kokon, aus dem er sich nicht zu befreien vermöge. Die Handbewegung schien auch dem Therapeuten zu gelten, als ob sie von diesem enttäuscht sei und auch ihm ihre Verachtung gelte, so wie sie lange über ihre vorherigen enttäuschenden Erfahrungen bei männlichen Therapeuten sprach. Auch der Therapeut hatte sich offenbar sogleich in einem Kokon verfangen. Sie kam noch zu einem zweiten Gespräch, doch dann brach sie die noch gar nicht begonnene Behandlung ab.

Gerade der Beginn einer Behandlung ist meist durch eine umgekehrte Übertragung gekennzeichnet, während im Verlauf der Behandlung die regelhafte Übertra-

gung parallel läuft oder die Eingangsübertragung ablöst. Damit ist der Behandlungsbeginn durch eine zusätzliche Schwierigkeit gekennzeichnet, die zum frühzeitigen Scheitern führen kann, oft aber auch der Grund der Zurückhaltung von Therapeuten ist, Ältere in Behandlung zu nehmen. Die Fähigkeit des Therapeuten, eine solche Beziehungskonstellation zu reflektieren, ist Voraussetzung dafür, sie aufzulösen, auch wenn dies im vorliegenden Fall nicht gelang. Doch nicht immer handelt es sich um eine negative Übertragung, ebenso häufig steht am Beginn eine idealisierende, durch hochgesteckte Erwartungen geprägte Übertragung, die den Therapeuten rasch in die Position eines idealisierten Kindes bringen kann oder in der er sich mit der Erwartung nach Wiedergutmachung erlittener Enttäuschungen konfrontiert sieht. Diese Beziehungskonstellationen sind nicht minder schwierig zu handhaben, sie erschweren manchmal die Aufrechterhaltung der therapeutischen Distanz, können aber ebenso häufig zu einer überzogenen Abgrenzung oder einem patronisierenden Verhalten führen. Die darin zum Ausdruck kommende Distanzierung dient dazu, nicht erneut Erwartungen von Elternfiguren ausgesetzt zu sein, von denen sich ein jüngerer Therapeut u. U. gerade erst befreit hat. Nur eine die Altersthematik einbeziehende Selbsterfahrung und Supervision kann auf den Umgang mit den Besonderheiten in der Beziehungsgestaltung vorbereiten.

! Gegenübertragungsgefühle sind besonders sorgfältig zu registrieren und zu analysieren, weil sie ansonsten zu unreflektierten Handlungen veranlassen können. Insbesondere die erfahrene Unsicherheit durch die umgekehrte Übertragung erfordert Selbsterfahrung und Supervision als Voraussetzung für die Therapie mit Älteren.

25.4.5 Besondere Aufgaben und Therapieziele

Die Schwierigkeiten, ältere Patienten für eine psychotherapeutische Behandlung zu motivieren und ein stabiles Behandlungsbündnis zu etablieren, lassen es ratsam erscheinen, damit verbundene Ängste ernst zu nehmen, das psychotherapeutische Angebot zu erläutern und transparent zu machen sowie klare Behandlungsziele zu finden und mit dem Patienten zu besprechen. **Das Finden eines gemeinsamen Ziels kann die Zusammenarbeit festigen und die Selbstverpflichtung des Patienten stärken.** Es werden Transparenz hergestellt, die Ängste reduziert und das Gefühl verstärkt, an einem gemeinsamen Prozess gleichberechtigt beteiligt zu sein. Dadurch lassen sich auch das Gefälle in der therapeutischen Beziehung reduzieren und negative Konsequenzen der umgekehrten Übertragung mindern.

Die Zielfindung hat natürlich von der vorliegenden Symptomatik, den zugrunde liegenden Konflikten und der auslösenden Situation auszugehen. Somit sind Therapieziele Ergebnis der diagnostischen Phase der Behandlung, sollten aber auch im Verlauf immer wieder überprüft, ggf. modifiziert und unterstrichen werden. Zweifellos setzt das Definieren altersangemessener Ziele ein fundiertes gerontologisches, geriatrisches und gerontopsychiatrisches Wissen des Therapeuten voraus. So laufen jüngere Therapeuten immer wieder Gefahr, die Bedeutung des körperlichen Alters zu unterschätzen oder jugendzentrierte Vorstellungen von Autonomie an den älteren Patienten herantragen. Obgleich Selbstständigkeit sicherlich auch im Alter von herausgehobener Bedeutung ist, gilt es doch ebenso, die Fähigkeit zu verbessern, Hilfen annehmen zu können und ein gewisses Maß an Abhängigkeit zu ertragen. Nur vor dem Hintergrund ausreichender Kenntnisse über das Leben, Denken und Fühlen älterer Menschen wird der Therapeut in der Lage sein, sich auf die Besonderheiten des Alters einfühlsam einzustellen.

! Das Finden der Therapieziele sollte von den Vorstellungen und Erwartungen der Älteren selbst ausgehen, die sich dadurch als Partner ernst genommen fühlen und sich leichter auf die Therapie einlassen können.

Fortbildungsmöglichkeiten für Ärzte und Psychologen

Da die therapeutische Arbeit mit Älteren eine hohe fachliche und persönliche Kompetenz erfordert, ist eine fundierte Fortbildung unerlässlich. Hierzu bestehen heute verschiedene Möglichkeiten. Neben den regelmäßigen Fachtagungen in Kassel, Münster und Münsterlingen (Schweiz) sowie den regelmäßigen Tagungen der Deutschen Gesellschaft für Gerontopsychiatrie und -psychotherapie bietet das Institut für Alterspsychotherapie und Angewandte Gerontologie (*www.alternspsychotherapie.de*) regelmäßige Weiterbildungen an. Die Gesellschaft für Gerontopsychiatrie und -psychotherapie hat die Deutsche Akademie für Gerontopsychiatrie und -psychotherapie (*www.dggpp.de*) gegründet, an der Ärzte und Psychologen gerontopsychiatrische Kompetenz erwerben können.

25.5 Unterschiedliche therapeutische Settings

25.5.1 Milieutherapie

Hier soll lediglich auf die besondere Bedeutung der Milieutherapie für Ältere hingewiesen werden. Dabei kann von der »**Umwelt-Gefügigkeits-Hypothese**« ausgegangen werden, die besagt, dass der Einfluss der Umwelt umso größer wird, je mehr die persönliche Kompetenz abnimmt. Dies gilt im besonderen Maße für demenzielle Patienten und solche mit beginnender oder schon fortgeschrittener Gebrechlichkeit. Nicht nur eine altengerechte räumliche Gestaltung, sondern auch die Gestaltung des sozialen Milieus ist jedoch von Bedeutung. Viele Ältere sind besonders am Beginn einer stationären Behandlung verunsichert und ängstlich, ihnen fällt es schwerer als Jüngeren, sich in einer fremden Umgebung zurechtzufinden. Ältere fühlen sich in besonderer Weise mit ihrer gewohnten Umgebung verbunden und entwickeln teilweise einen ausgeprägten Widerstand, sich auf eine neue Umgebung einzulassen. Sie reagieren mit Passivität und Rückzug, die weniger als Verweigerung denn als Schutz vor Unsicherheit und Kränkung zu verstehen ist. Der Rückzug erfolgt oft aus dem Gefühl heraus, mit der Informationsfülle und den vielen neuen Eindrücken am Beginn einer Behandlung überfordert zu sein; auf die Gestaltung der Aufnahmephase ist deshalb besonders Wert zu legen. Nicht alle Älteren legen allerdings anfänglich eine besondere Zurückhaltung oder Scheu an den Tag, manche befinden sich bereits im Stadium fortgeschrittener Regression, die zum Abbau von Schamgrenzen und zu Distanzlosigkeit geführt hat. Doch auch dahinter mag sich ein Gefühl des Verlorenseins verbergen, das ein beschützendes, mütterliches und Ich-stützendes Milieu erforderlich macht, um dem Patienten die notwendige Sicherheit und Orientierung zu vermitteln.

25.5.2 Einzeltherapie

Therapeutische Einzelgespräche werden in stationären Einrichtungen oft nur fakultativ angeboten, was sich bei Älteren häufiger als unzureichend erweist. In einer eigenen Untersuchung auf einer gerontopsychosomatischen Station zeigte sich, dass Ältere selbst die Bedeutung der Einzelgespräche noch höher einschätzen als jüngere Patienten (Peters et al. 2002). **Die Einzelgespräche sind der Ort, an dem sich das Behandlungsbündnis etablieren kann, das eine wesentliche Basis der Behandlung darstellt.** Die Sicherheit der einzeltherapeutischen Beziehung verschafft dem Älteren das Gefühl, mit dem komplexen sozialen Geschehen auf einer Station nicht überfordert zu sein. Ein Gefühl der Überforderung verstärkt den therapeutischen Widerstand, während ein Gefühl der Sicherheit die Bereitschaft zur Selbstöffnung erhöht. Ältere suchen auch mehr als Jüngere den Kontakt zum Pflegepersonal, weil sie hier die Sicherheit und Geborgenheit des Einzelkontakts finden.

25.5.3 Gruppentherapie

In stationären Behandlungen steht oft die Gruppentherapie im Vordergrund, wobei nicht immer nur sorgfältige konzeptuelle Überlegungen zugrunde liegen, sondern häufiger auch die Ökonomie des Verfahrens den Ausschlag gibt. In der Behandlung Älterer ist jedoch skeptisch zu fragen, inwieweit eine solche Schwerpunktsetzung dem Behandlungsziel dient. Einerseits hat eine Gruppenteilnahme auch in der Behandlung Älterer wichtige Funktionen wie Entlastung, Identifikation mit anderen oder Stärkung eines guten Objekts. Gruppenerfahrungen können ebenso dazu beitragen, die Kontakt- und Beziehungsfähigkeit bei denjenigen zu verbessern, die sich nach Verlusten zurückgezogen haben. Auch erhält in einer Gruppe Gleichaltriger das Gegenüber die Bedeutung eines Alter Ego, was zur Überarbeitung der altersbezogenen Identität angeregt (Kipp u. Peters 2005). Diesen positiven Wirkungen steht allerdings die Einschätzung der Älteren selbst gegenüber, die die Gruppentherapie keineswegs in der gleichen Weise schätzen, wie es die theoretischen Überlegungen und Konzepte vorsehen mögen. In einer eigenen Befragung rangierte die Gruppentherapie bei der Frage danach, als wie hilfreich verschiedene Behandlungselemente erlebt wurden, bei jüngeren Patienten auf den oberen Rangplätzen, bei den Älteren jedoch erst auf dem 8. Rangplatz (Peters et al. 2002). Diese Zurückhaltung wird verständlich, wenn man die Gruppenerfahrungen heutiger Älterer berücksichtigt, die in einem anderen, autoritären gesellschaftlichen Klima gewonnen wurden, in dem Gruppen in der Regel straff geführt waren und Selbstöffnung vor anderen eher verpönt war. Es ist davon auszugehen, dass nachrückende Kohorten über positivere Gruppenerfahrungen verfügen werden.

Allerdings bezog sich die o. g. Befragung auf die Teilnahme an einer interaktionellen Gruppentherapie, die ein hohes Maß an Selbstöffnung erfordert, um davon profitieren zu können. Alternativ bieten sich stärker strukturierte, aufgabenorientierte Gruppen wie etwa ein Gedächtnistraining an, in dem sich die Älteren geschützter fühlen, sich eher aktiv beteiligen können und gleichwohl eine Gruppenerfahrung machen.

Ressourcenorientierte Gruppentherapie

In der stationären Gruppentherapie mit Älteren finden sich inzwischen zahlreiche Arbeiten, die einen gewissen Pragmatismus und Schulenunabhängigkeit erkennen lassen. Als Beispiel hierfür kann die auf dem Bochumer Gesundheitstraining (Beitel 1996) basierende ressourcenorientierte Gruppentherapie genannt werden, die sowohl in geronto-

▼

psychiatrischen Abteilungen wie in gerontopsychosomatischen Schwerpunkten erprobt wurde (Gehle u. Jeising 2009). Dabei handelt es sich ursprünglich um ein verhaltenstherapeutisches Programm, das vor dem Hintergrund eines tiefenpsychologischen Ansatzes modifiziert wurde. Im Zentrum stehen Imaginationsübungen, auf die sich Ältere gut einlassen können, kombiniert mit Entspannungsübungen, Reflexions- und Diskussionsabschnitten, psychoedukativen Anteilen und Elementen aus der Gestaltungstherapie. Dabei kann je nach Bedarf eine Reduktion der Komplexität vorgenommen werden.

25.5.4 Kreativtherapie

Eine psychotherapeutische Behandlung Älterer sollte auch dann, wenn sie konfliktaufdeckend arbeitet, nie vornehmlich defizitorientiert sein, sondern immer zum Ziel haben, die Ressourcen des Patienten zu wecken und zu fördern. Hierzu sind kreativtherapeutische Verfahren wie Gestaltungstherapie, Musiktherapie oder Tanztherapie, die im stationären Rahmen wichtige begleitende Behandlungsangebote darstellen, besonders geeignet. Während die Gestaltungstherapie allerdings manchmal negative Erinnerungen an die frühere Schulzeit weckt, knüpft insbesondere die Tanztherapie an positive Erfahrungen aus anderen Lebensabschnitten an und erscheint besonders geeignet, verloren gegangene Vitalität zurückzugewinnen (Bäurle et al. 2005).

25.5.5 Angehörigenarbeit

Ältere sind in besonderer Weise auf ein unterstützendes soziales Umfeld angewiesen. Häufig ist dieses aber nach Verlusten reduziert oder durch Konflikte belastet. Oftmals sind Ältere zur Projektionsfläche für ungelöste familiäre Konflikte geworden, wodurch Ausgrenzungsprozesse, die sowohl zu Krankenhaus- wie auch Heimeinweisungen führen können, begünstigt wurden (Weakland u. Herr 1984). Dabei können sowohl Paarkonflikte (Riehl-Emde 2005) als auch Konflikte mit Kindern von Bedeutung sein. In diesen Fällen kann es erforderlich werden, in die notwendigen Familien- oder Angehörigengespräche auch weitere Bezugspersonen wie andere Verwandte oder Nachbarn einzubeziehen, die häufig im sozialen Netz des Älteren wichtige Funktionen und Aufgaben übernommen haben (▶ Fallbeispiel 4).

Fallbeispiel 4: Bedeutung von Angehörigenarbeit

Der 76-jährige Herr B. wirkte körperlich sehr hinfällig, er war deutlich verlangsamt und gebrechlich. Vor einigen Jahren hatte er einen Schlaganfall erlitten, jetzt war eine koronare Herzerkrankung sowie eine depressive Symptomatik, v. a. gekennzeichnet durch Unruhe und Agitiertheit, hinzugekommen, die sich nach dem Tod der Ehefrau vor einem Jahr erheblich verstärkt hatte. Aus der empfundenen Hilflosigkeit und Verlustangst heraus suchte er unentwegt Kontakt zu anderen, um dadurch seine Angst zu mildern, aber auch die alte Identität eines angesehenen Mannes für einen Moment wieder aufzurichten. Dazu verhalf ihm auch seine Eloquenz, jedoch schien er andere durch seine Anhänglichkeit zu überfordern. Zum Erstkontakt erschien er im weißen Hemd und akkurat gebügelter Hose und überreichte sogleich seine Visitenkarte, mit der er sich in seiner Identität als Fuhrunternehmer einführte. Er berichtete, dass das Fuhrunternehmen von seinen »Jungs« weitergeführt werde. Doch er vermochte sich nicht ohne Weiteres davon zu lösen. Da er in einer Wohnung lebte, die oberhalb der Büroräume lag, konnte er jeden Morgen zunächst einmal in den Betrieb gehen und nach dem Rechten sehen. Auch dadurch konnte er immer wieder für Augenblicke seine alte Identität aufleben lassen. Einerseits hatte diese Wohnlage, gewissermaßen sein Lebenswerk unter sich wissend, eine narzisstisch stabilisierende Wirkung, andererseits nutzte er zweifellos die Situation, ständig im Kontakt mit anderen zu sein, weil er das Alleinsein nicht aushielt. Doch die »Jungs« waren davon weniger begeistert, völlig entnervt lieferten sie den Vater in der Klinik ab. Er habe zu Hause seiner Frau einen Altar errichtet, damit sei jetzt Schluss; kaum war der Vater aus dem Haus, hatten sie den Altar abgebaut. Sie lieferten ihn mit dem Kommentar ab, der Vater habe nichts und sei völlig gesund.
Diese Situation wurde zunächst mit Herrn B. in vorsichtiger Weise besprochen, um Einsicht in die angespannte familiäre Situation herzustellen. In einem Angehörigengespräch ging es dann darum, bei den Söhnen Krankheitseinsicht herzustellen, aber auch Grenzen klarer zu ziehen und Regeln des Zusammenlebens zu finden. Im weiteren Verlauf der Behandlung von Herrn B. ging es um eine bessere Bewältigung seiner Trauerarbeit, um eine Überarbeitung seiner bisherigen Identität und die Schaffung alternativer Kontakt- und Unterstützungsmöglichkeiten.

Die Angehörigenvisite

Neuerdings wird in einigen gerontopsychiatrischen Abteilungen Angehörigen regelmäßig die Gelegenheit gegeben, an Visitengesprächen teilzunehmen, um die Kontinuität des Kontakts zu erhalten, was dem Älteren selbst, der sich auf seine nächsten Angehörigen besonders angewiesen fühlt, wiederum Sicherheit verleiht. Für Therapeuten bietet sich die Chance, fremdanamnestische Informationen einzuholen und

▼

familiäre Konflikte, aber auch das Unterstützungspotenzial, besser abschätzen zu können. Die Angehörigen können die Motivation des Älteren unterstützen, und nachsorgende Maßnahmen können rechtzeitig eingeleitet werden. Die sog. Angehörigenvisite stellt mithin einen wichtigen Schritt hin zur Öffnung und systemischen Erweiterung einer stationären Behandlung dar.

25.6 Schwierige Behandlungssituationen

25.6.1 »Müssen Sie das wirklich alles wissen?«

Eine 78-jährige Patientin kam mit einer depressiven Erkrankung und Verdacht auf eine Polyneuropathie, die sich in erheblichen Gangproblemen ausdrückte, in die Klinik. Sie war mürrisch und schien wenig motiviert. Sie ließ sich dennoch auf ein ausführliches Erstgespräch mit der behandelnden Therapeutin ein, um am Ende die überraschende Frage zu stellen, ob sie, die Therapeutin, denn das wirklich alles wissen müsse.

Empfehlung

Die gestellte Frage könnte die Therapeutin als reine Informationsfrage auffassen und sachlich antworten, dass das alles notwendige Informationen seien, schließlich sei man hier in einem Krankenhaus. Vielleicht würde sie das sogar etwas ungeduldig sagen, weil sie über die Unwissenheit der Patientin verärgert ist oder sich abgelehnt fühlt. Sie könnte rasch den Schluss ziehen, dass die Patientin ja gar keine Behandlung wolle, und eine solche Reaktion würde die Behandlung schnell zu einem frühen Ende bringen. Ist die Therapeutin hingegen in der Lage, eine solche Äußerung auf sich wirken zu lassen, wird sie feststellen, dass diese auch auf Unwissenheit darüber gründen kann, was denn Psychotherapie ist und was sie bedeutet. Auch könnte sie dann erkennen, dass sich dahinter sogar ein verstecktes Interesse verbergen kann, das sich aufgrund der Unsicherheit, ob denn das alles die Therapeutin wirklich interessiert, nicht offen äußert, hat die Patientin doch nie zuvor so viel über sich gesprochen. Wichtig ist es in diesem Fall für die Therapeutin, ihre **Gegenübertragung** zu registrieren und behutsam nachzufragen, etwa in der Art: »Ja, für mich ist das wichtig, damit ich sie kennenlerne, aber vielleicht ist es für Sie ungewohnt und irritierend, so viel von sich preiszugeben.« Man würde so zunächst die Frage beantworten, aber zugleich den zusätzlichen Bedeutungsgehalt thematisieren und damit die Frage der Therapiemotivation ins Spiel bringen. Es kann sich dann zeigen, dass vorhandene Vorbehalte rasch geklärt werden können und durchaus eine positive, aber zu fördernde Therapiemotivation vorhanden ist. Die geringe Eingangsmotivation vieler älterer Patienten sollten Therapeuten sorgfältig registrieren und einen behutsamen Umgang wählen, damit sich eine eventuell vorhandene, wenn auch zunächst verborgene positive Motivation allmählich zeigen kann.

25.6.2 »Verstehen Sie überhaupt etwas von Geschichte?«

Eine 69-jährige Akademikerin hatte sich intensiv mit der Geschichte Ostpreußens beschäftigt. Unter traumatischen Umständen hatte sie ihre Heimat kurz vor Kriegsende verlassen müssen. Nun, nach ihrer Pensionierung wollte sie sich wieder intensiver mit Geschichte beschäftigen, wurde aber durch eine depressive Erkrankung daran gehindert. Am Ende des Erstgesprächs fragte sie die jüngere weibliche Therapeutin, ob sie denn etwas von Geschichte verstehe, was diese sehr verunsicherte.

Empfehlung

Auch hier steht das **Gegenübertragungsproblem der Therapeutin** im Vordergrund, die sich durch die Nachfrage der Patientin nicht nur verunsichert, sondern auch gekränkt fühlt. Sie fragt sich, ob sie der Patientin überhaupt gewachsen sein kann, und damit entsteht in ihr ein Insuffizienzgefühl. Dieses ist jedoch auch das Gefühl der Patientin, die sich zurzeit daran gehindert fühlt, ihr Vorhaben anzugehen, dieses aber auf die Therapeutin projiziert. Dabei spielt natürlich die Altersdifferenz eine große Rolle bzw. der Zweifel Älterer darüber, ob sich Jüngere in ihre Erfahrungswelt hineinversetzen können. Wichtig ist für die Therapeutin auseinanderzuhalten, dass ja die Patientin nicht Hilfe bei der Erörterung historischer Fragen, sondern bei ihrem psychischen Problem braucht, und da ist die Therapeutin die Expertin. Dieser professionellen Haltung sollte sich die Therapeutin bewusst sein. Dann kann sie auch zugestehen, dass in historischen Fragen die Patientin die Expertin ist, und dass sie auch bereit ist, hier etwas von ihr zu lernen. Voraussetzung ist allerdings, Interesse an historischen Fragen und ein Grundverständnis für historische Zusammenhänge zu haben. Wenn der Therapeutin dies bewusst ist, kann sie geduldig die Frage der Patientin aufgreifen und etwa antworten: »Sie fragen sich, ob ich Sie als Jüngere ausreichend verstehen kann, und möchten sich vergewissern.« Dann könnte man sich darauf einigen, dass es gut ist, sich Zeit zu geben, damit sich ein solches Verständnis entwickeln kann.

25.6.3 »Ich bin einfach mit meiner Kraft am Ende«

Eine 73-jährige Patientin wurde mit einer Angststörung vor dem Hintergrund einer Dysthymie, d. h. einer schon lange Zeit bestehenden depressiven Erkrankung, stationär aufgenommen. Bereits in einem telefonischen Vorgespräch hatte sie ihre Erschöpfung und Kraftlosigkeit betont. Sie sei körperlich erkrankt, habe erst gerade einen Stent implantiert bekommen, vor allem sei sie mit der Pflege des Ehemannes völlig überfordert. Von den Kindern fühle sie sich im Stich gelassen, ergänzt sie vorwurfsvoll.

Empfehlung

Die Schilderungen der Patientin rufen im Therapeuten widersprüchliche Gefühle hervor: Zum einen empfindet er Mitgefühl angesichts der erheblichen Belastungen, unter denen die Patientin leidet, zum anderen löst die untergründige Vorwurfs- und Erwartungshaltung, mit der die Patientin ihm begegnet, Unbehagen aus. Er fragt sich, ob ein ähnliches Gefühl auch in ihren Kindern entsteht, die sich deshalb wenig an der Pflege beteiligen. Wie kann er mit dieser Situation umgehen? Hier ist nun, wie bei vielen älteren Patienten, deren Situation durch eine Fülle von Problemen geprägt ist, ein **doppelter Fokus** erforderlich. Zum einen muss der Lebensrealität der Patientin Rechnung getragen werden, was in einem stationären Rahmen leichter möglich ist als in der ambulanten Therapie. Diese Situation erfordert aufgrund der organmedizinischen Erkrankung eine internistische Mitbehandlung. Im Vorbericht ist auch die Rede davon, dass die Patientin überfordert sei, die Betreuungssituation zu organisieren, ja dass sie manchmal wie verwirrt erscheine, ein neuropsychiatrischer Status aber bisher nicht erhoben worden sei. Diese Hinweise sind Anlass, eine neuropsychologische Testuntersuchung durchzuführen, die den Verdacht leichter kognitiver Einbußen bestätigt. Schließlich ist eine Sozialberatung sinnvoll, um die Pflegesituation bzw. die Möglichkeit weiterer Hilfen zu klären. Eine solche, auf die gesundheitliche und soziale Realität bezogene Klärung ist notwendig, um entsprechende Entlastungs- bzw. Behandlungsmaßnahmen einzuleiten, wie beispielsweise ein Gedächtnistraining aufgrund der kognitiven Einbußen. Zudem ist aber auch zu klären, inwieweit die Schilderung der Patientin subjektiv verzerrt ist, was aufgrund der deutlich spürbaren emotionalen Konfliktspannung zu vermuten wäre. Der innere Konflikt der Patientin muss zum zweiten Fokus werden, wobei Ausgangspunkt eine bereits in einem telefonischen Vorgespräch mit der behandelnden Hausärztin gefallene Bemerkung ist, dass sie ihren Ehemann wohl loswerden möchte. Die Patientin ist, wie sich rasch herausstellt, in einem Dilemma zwischen Loyalität und Pflichterfüllung einerseits und Trennungswünschen andererseits gefangen. Indem sie diesen Konflikt externalisierte, wurden andere in die Spannung, die die Konfliktspannung der Patientin war, einbezogen. Auch konnte man vermuten, dass die stationäre Behandlung ihr die Möglichkeit einer vorübergehenden Trennung und damit Entlastung ohne Schuldgefühle bot. Der Therapeut könnte sich in einer solchen Situation rasch missbraucht fühlen, eingespannt in eine neurotische Konfliktlösung. Hier ist es nun erneut notwendig, die eigene Gegenübertragung zu registrieren, aber auch zu kontrollieren, um nicht der Gefahr zu erliegen, sich mit den sich distanzierenden Kindern zu identifizieren. Besonders wichtig ist in diesem komplexen Gefüge eine Haltung der Neutralität, wie sie für die psychodynamische Therapie grundlegend ist. Eine wohlwollende Neutralität und Über-Ich-entlastende Haltung kann der Patientin erst den Weg öffnen, sich mit ihrem inneren Dilemma auseinanderzusetzen und eine Lösung zu finden.

25.6.4 »Ich werde von Angst überschwemmt«

Eine 65-jährige Patientin wurde nach dem Tod ihres Mannes, den sie täglich zweimal auf dem Friedhof besuchte, stationär aufgenommen. Sie kam aus sehr begrenzten sozialen Verhältnissen, wirkte ungepflegt und eingeschränkt in ihren verbalen Ausdrucksmöglichkeiten. Aufgewachsen unter desolaten familiären Verhältnissen hatte sie in ihrem Leben nie eine dauerhafte Stabilität gefunden. Bei ihr selbst wie bei ihrem Mann hatte Alkohol eine große Rolle gespielt, häufig war es auch gewalttätig zugegangen, zu den beiden Kindern bestand nur sehr spärlicher Kontakt.

Empfehlung

Der aufnehmende Therapeut war zunächst ratlos, wie er dieser Patientin helfen könnte. Blieb vielleicht keine andere Möglichkeit als eine dauerhafte institutionelle Unterbringung? Borderline-Patienten, die in ein höheres Lebensalter kommen, dekompensieren häufig dann, wenn die äußeren strukturierenden Lebensverhältnisse wegbrechen. Auch die schwierige Ehe hatte durchaus einen äußeren Halt gegeben, sie bot die Möglichkeit des Ausagierens und der Projektion destruktiver Impulse, gleichzeitig wurden diese Impulse in lautstarken Auseinandersetzungen aber auch immer wieder begrenzt. Ohne diese Möglichkeit fühlte sich die Patientin von einer existenziellen Angst bedroht, auch in der Klinik ließ sie nachts immer die Zimmertür offen, zu Hause hielt sie es nicht allein aus. Kann bei einer solchen älteren Patientin Psychotherapie sinnvoll sein? Zunächst einmal ist ein verstehender psychodynamischer Zugang geeignet, die innere Lebenswelt der Patientin nachzuvollziehen, um die Patientin erreichen zu können und auch geeignete Therapieziele zu finden. Dabei ist zu bedenken, dass bei zahlreichen älteren Patienten jugendzentrierte Therapieziele, die auf mehr Autonomie abzielen, ungeeignet sind. Auch bei dieser Patientin ging es weniger darum, ihr mehr Autonomie zu verschaffen, sondern darum, sie einzubinden und ihr äußeren Halt zu vermitteln. Dazu zählte auch, die Friedhofsbesuche positiv als tagesstrukturierende Maßnahmen zu konnotieren. Des Weiteren wurde die Anbindung an ein Patientencafé einer der Wohnung nahe gelegenen psychiatrischen Klinik sowie ein niederfrequentes Gesprächsangebot in einer Beratungsstelle oder einem sozialpsychiatrischen Dienst angebahnt. Ziel war es, nicht nur einen verlässlichen Rahmen und eine Tagesstruktur zu schaffen, sondern auch eine zuverlässige Objektbeziehung. Eine solche kann leichter entstehen, wenn zwischen den Gesprächen Kontinuität geschaffen wird. Dies kann beispielsweise durch kleine zu erledigende Aufgaben erreicht werden oder wenn etwa prägnante Formulierungen noch einmal besonders hervorgehoben werden, um wie als Leitspruch bis zum nächsten Gespräch im Gedächtnis zu bleiben – also alles das, was Verbindung schafft und geeignet ist, die innere Objektrepräsentanz zu stabilisieren. Ein psychodynamisches Verständnis ist damit Grundlage einer flexibel und kreativ eingesetzten sozialtherapeutischen Strategie, die sich auch der Angebote der ambulanten Altenhilfe bedienen kann.

25.6.5 »Ich konnte meine Liebe niemandem geben«

Die 75-jährige Patientin kam nach einem Suizidversuch in die psychotherapeutische Behandlung. Sie hatte alles minutiös vorbereitet, traute sich aber dann doch nicht, aus dem Fenster zu springen und wurde durch ihren Mann in letzter Minute gerettet. Doch sie fand nur schwer ins Leben zurück, sie erlebte es als Versagen, nicht gesprungen zu sein, und die innere Freiheit, die ihr im Leben immer wieder Trost gegeben hatte – nämlich dann, wenn es gar nicht mehr weitergehe, sich ja das Leben nehmen zu können –, diese Freiheit hatte sich aufgelöst. Ihr Leben hatte sich verschlossen, sie befand sich in einem Zustand der inneren Verzweiflung und existenziellen Einsamkeit.

Empfehlung

Die Patientin war gebildet und kam aus guten sozialen Verhältnissen, als junge Frau war sie in den Westen geflohen und damit einer Inhaftierung zuvorgekommen. Doch sie war nie ganz heimisch geworden und hatte das Gefühl, in einem Wartesaal zu leben und noch auf den richtigen Zug zu warten, nie ganz abgelegt. Doch nun, so ahnte sie, würde dieser Zug nie mehr kommen. Auch war sie körperlich erkrankt, was mit der politischen Verfolgung und frühen Entbehrungen zusammenhing, aufgrund derer sie keine Kinder bekommen konnte. Vor diesem Hintergrund früher Erschütterungen war ihre Heirat keine ausgesprochene Liebesheirat gewesen, sondern von dem Wunsch geprägt, einen zuverlässigen, ihr Halt und Sicherheit gebenden Partner zu finden. Doch dies empfand sie zunehmend als Defizit, und in ihr hatte sich ein Gefühl eingestellt, voller Liebe zu sein, die sie niemandem habe geben können. Sie haderte mit ihrem Leben, aber vermochte dennoch nicht von ihren Lebensträumen Abschied zu nehmen und eine versöhnlichere Haltung zu entwickeln. Vor diesem Hintergrund erhielt die Beziehung zu der Therapeutin bald einen großen Stellenwert, und manchmal erschien es dieser, als hätte sie die Rolle der phantasierten Tochter übernommen, in der sich die enge Beziehung, die die Patientin zu der vor einigen Jahren verstorbenen Mutter gehabt hatte, umgekehrt fortsetzte. Die Therapeutin scheute sich manchmal, sich auf eine intensive, längerfristige Therapie einzulassen. In diesen Fällen ist eine gute Supervision unerlässlich, um gewissermaßen ein triangulierendes Objekt zu haben, das immer wieder dazu verhilft, den notwendigen Abstand zu finden. Dann aber ist es erforderlich, in einer langfristigen Therapie den Versuch zu wagen, in das Gefühl des Eingeschlossenseins hineinzugehen, um dieses Lebensgefühl ausleuchten und den Raum öffnen zu können für die Trauer um die Versäumnisse und die nicht erfüllten Lebenswünsche, aber auch für die Anerkennung dessen, was möglich gewesen war, um eine versöhnlichere, angstfreiere Haltung im Alter zu finden.

25.6.6 »Ich habe erneut ein Rezidiv«

Die 79-jährige Patientin nahm seit einiger Zeit eine ambulante Psychotherapie in Anspruch. Ihr Mann war vor einiger Zeit verstorben, und sie bemühte sich nun, die Trauer zu nutzen, um zurückzublicken auf ein schwieriges Leben – nicht zuletzt auch auf eine keineswegs befriedigende Ehe – und sich noch ein Stück eigenes Leben zu verschaffen. Doch dieser Prozess wurde jäh unterbrochen durch ein Rezidiv einer bereits vor Jahren aufgetretenen Krebserkrankung, und schnell wurde klar, dass die Prognose nicht sehr günstig sein würde.

Empfehlung

Nicht nur die Patientin war über diese Nachricht erschüttert, auch für den Therapeuten war sie schockierend, und es stellte sich die Frage, ob er nicht die Therapie unterbrechen sollte, um der medizinischen Behandlung Vorrang einzuräumen. Doch er registrierte selbst, dass dieser Gedanke eher der Vermeidung diente und er ihm nicht nachgeben sollte. Er spürte, dass er gerade jetzt für die Patientin als »Container« für deren aufgewühlte Gefühle zur Verfügung stehen sollte. In der Supervision wurde rasch deutlich, welche emotionale Belastung er empfand, was allein mit der Tatsache zusammenhing, dass nun das Thema Tod und Sterben in die Therapie Eingang gefunden hatte, da rasch die ungünstige Prognose deutlich wurde. Häufig können sich Ältere selbst diesem Thema viel vorbehaltloser und angstfreier nähern, als dies Therapeuten möglich ist, mithin ist es unabdingbar, darauf vorbereitet zu sein, diesem Thema in der Behandlung Älterer häufiger als sonst zu begegnen. Doch im vorliegenden Fall war es nicht die Scheu des Therapeuten, hatte dieser doch vor kurzem in seinem privaten Umfeld selbst mit einem Todesfall zu tun gehabt und sich intensiv damit auseinandergesetzt, es spielte noch etwas anderes eine Rolle: Die Patientin war von der Ehe enttäuscht, und auch zum Sohn hatte sie nur spärlichen Kontakt. Der männliche Therapeut hatte mehr und mehr das Gefühl entwickelt, endlich das ersehnte männliche Objekt zu sein und dem phantasierten Sohn zu entsprechen, den sie sich gewünscht hatte, aber das empfand er durchaus als Belastung. Er konnte sich zwar vorstellen, die Patientin auch im Krankenhaus aufzusuchen, um dort mit ihr Gespräche zu führen (diese werden neuerdings auch vergütet), d. h., eine Flexibilität aufzubringen, die in der Behandlung Älterer manchmal vonnöten ist. Vornehmlich war es die Sorge, für die Patientin in einer existenziell bedrohlichen Situation eine solche Bedeutung zu erlangen, dass er den notwendigen Abstand verlieren könnte. Er musste also ein für ihn selbst akzeptables Maß an Nähe und Distanz finden, eine Aufgabe, die in der Behandlung Älterer häufig schwerer fällt als sonst. Dabei spielt auch eine in unserer Kultur bewusste oder unbewusste Verantwortung für die alten Eltern eine nicht unerhebliche Rolle. Er musste also eine Abgrenzung herstellen und dies auch in einfühlsamer, aber doch auch klarer Form mit der Patientin thematisieren.

25.7 Evaluation

In der Vergangenheit wurden die Sinnhaftigkeit und der Erfolg der Behandlung Älterer v. a. durch klinische Einzeldarstellungen untermauert (Radebold 1992). Einzigartige Einblicke in die psychoanalytische Behandlung einer älteren Patientin bietet das Buch *Der mühselige Aufbruch*, das H. Radebold zusammen mit einer Patientin verfasst hat (Radebold u. Schweitzer 2001). Der Veränderungs- und Selbstfindungsprozess, den die Patientin durchläuft, wird hier einfühlsam von zwei Seiten beschrieben, also durch den Analytiker und die Patientin selbst. So unverzichtbar klinische Studien sind, so wenig reichen sie doch aus, im Rahmen der Legitimationsforschung die Wirksamkeit der psychotherapeutischen Behandlung bei einer Patientengruppe nachzuweisen, die stärker in das psychotherapeutische Versorgungssystem einbezogen werden soll. Wirksamkeitsnachweise liegen inzwischen jedoch nicht nur für den englischsprachigen, sondern auch für den deutschsprachigen Raum vor, wenn auch noch nicht in ausreichender Zahl (zusammengefasst in Heuft u. Schneider 2001). **Die berichteten Befunde lassen keinen Unterschied in der Wirksamkeit von Psychotherapie von Jüngeren und Älteren erkennen.** Die Behandlungsergebnisse in der stationären Behandlung liegen sogar oberhalb derer für jüngere Patienten (Peters 2004: Stationäre Gerontopsychosomatik – Ergebnisse zur Qualitätssicherung. Vortrag auf der 10. wissenschaftlichen Arbeitstagung Gerontopsychosomatik und Alterspsychotherapie vom 19.–20. 3. 2004 in Münster). Die in einer ersten Metaanalyse im deutsprachigen Raum von Pinquart (1998) berichteten Ergebnisse zeigen zwar einen solchen Unterschied in der kognitiven Verhaltenstherapie, allerdings können diese dem Autor zufolge auf die geringere Anzahl an durchgeführten Therapiesitzungen bei Älteren zurückgeführt werden. Der Behandlungserfolg ist besser, wenn der Therapeut bereits über Erfahrungen in der Behandlung Älterer verfügt, auch liegen die gemessenen Effektstärken für die Einzeltherapie oberhalb derer für die Gruppentherapie.

25.8 Ausblick

Die Gerontopsychiatrie durchläuft einen Wandel, der auch zu einer stärkeren Einbeziehung psychotherapeutischer Behandlungsansätze führt (Bäurle et al. 2000, Wormstall u. Wilhelm 2005). Eine noch stärkere Berücksichtigung psychotherapeutischer Ansätze findet sich allerdings in den gerontopsychiatrischen Tageskliniken, denen inzwischen eine wichtige Funktion in der Versorgung psychisch kranker, aber nicht dementer älterer Menschen zukommt, obwohl eine flächendeckende Versorgung bei Weitem noch nicht gegeben ist. Wichtig in der psychotherapeutischen und psychosozialen Versorgung Älterer sind zunehmend sowohl die psychosomatischen Kliniken als auch die Seniorenberatungstellen (Peters 2006). Damit sind die Weichen für diesen expandierenden

Versorgungssektor gestellt. Doch einer allzu optimistischen Prognose steht die Tatsache gegenüber, dass den betagten Älteren Psychotherapie weiterhin gänzlich vorenthalten wird. Die Vorbehalte gegenüber Psychotherapie mit Älteren sind somit nicht aufgehoben, sondern lediglich nach oben, auf das betagte, abhängige Alter verschoben. Dass hierin eine Form von Altersdiskriminierung (*agism*) zu sehen ist, belegen die von Pinquart (1998) zusammengetragenen Befunde, denen zufolge Interventionen im Altenheim z. T. sogar größere Effektstärken aufweisen als in Kliniken.

Literatur

Abrams RC (2000) Persönlichkeitsstörungen im Alter: Zusammenhänge zwischen Cluster-B-Störungen und Depression. In: Kernberg OF, Dulz B, Sachsse U (Hrsg) Handbuch der Borderline-Störungen. Schattauer, Stuttgart, S 803–810

Adler G (2005) Verhaltens-Einzelpsychotherapie von Depressionen im Alter (VEDIA). Schattauer, Stuttgart

Arolt V, Driessen M (1997) Depressive Störungen bei älteren Patienten im Allgemeinkrankenhaus. In: Radebold H, Hirsch RD, Kipp J et al (Hrsg) Depressionen im Alter. Steinkopff, Darmstadt, S 83–86

Bäurle P, Radebold H, Hirsch RD, Studer K, Schmid-Furstoss U, Struwe B (Hrsg) (2000) Klinische Psychotherapie mit älteren Menschen. Huber, Bern

Bäurle P, Förstl H, Hell D, Radebold H, Riedel I, Studer K (2005) Spiritualität und Kreativität in der Psychotherapie mit älteren Menschen. Huber, Bern

Beck U, Beck-Gernsheim E (1994) Riskante Freiheiten. Suhrkamp, Frankfurt/Main

Beitel E (1996) Das Bochumer Gesundheitstraining. Verlag Modernes Lernen, Dortmund

Bickel H (2003) Epidemiologie psychischer Störungen im Alter. In: Förstl H (Hrsg) Lehrbuch der Gerontopsychiatrie und -psychotherapie, 2. Aufl. Thieme, Stuttgart, S 11–27

Börner RJ (2004) Pathologische Angstformen im Alter – eine vergessene Störung. Psychother Alter 2: 103–117

Bucher T (2005) Sexualität nach der Lebensmitte: Wünsche, Wirklichkeit und Wege. Psychother Alter 3: 79–95

Eriskon EH (1973) Identität und Lebenszyklus. Suhrkamp, Frankfurt/Main

Freud S (1915) Zeitgemäßes über Krieg und Tod. GW IX, Frankfurt: Fischer

Gehle B, Jeising A (2009) Etablierung eines gerontopsychosomatischen Schwerpunktes in einer psychosomatischen Rehabilitationsklinik. In: Peters M., Lindner J (Hrsg) Psychische Gesundheit im Alter – Neue Herausforderungen für die Prävention und psychosomatische Rehabilitation. Verlag für Akademische Schriften, Frankfurt/Main

Gunzelmann T (2005) Gerontologische Diagnostik und Assessment. Kohlhammer, Stuttgart

Gunzelmann T, Schumacher J, Brähler E (1996) Körperbeschwerden im Alter: Standardisierung des Giessener Beschwerdebogens GBB-24 bei über 60jährigen. Z Gerontol Geriatr 29: 110–119

Hautzinger M (2000) Depression im Alter. Psychologie Verlags Union, Weinheim

Helmchen H, Baltes MM, Geiselmann B et al (1996) Psychische Erkrankungen im Alter. In: Mayer KU, Baltes PB (Hrsg) Die Berliner Altersstudie. Akademie-Verlag, Berlin, S 185–221

Heuft G, Schneider G (2001) Gerontopsychosomatik und Alterspsychotherapie. Gegenwärtige Entwicklung und zukünftige Anforderungen. In: Deutsches Zentrum für Altersfragen (Hrsg) Gerontopsychiatrie und Alterspsychotherapie in Deutschland. Expertisen zum Dritten Altenbericht der Bundesregierung, Bd 4. Leske & Buderich, Opladen, S 210–305

Heuft G, Kruse A, Radebold H (2006) Lehrbuch der Gerontosychosomatik und Alternspsychotherapie, 2. Aufl. Reinhardt (UTB), Heidelberg

Hirsch RD (1994) Psychotherapie bei Demenzen. Steinkopff, Darmstadt

Hirsch RD (1999) Gegenwärtige Grenzen und notwendige Entwicklungen der Alterspsychotherapie. Spektrum Psychiatr Psychother Nervenheilk 4: 94–97

Imai T, Telger K, Wolter D, Heuft G (2008) Versorgungssituation älterer Menschen hinsichtlich ambulanter Richtlinien-Psychotherapie. Z Gerontol Geriatr 41: 486–496

Kersting A, Reutermann M, Ohrmann P et al (2001) Traumatische Trauer – ein eigenständiges Krankheitsbild? Psychotherapeut 46: 301–308

Kipp J, Peters M (2005) Praxis der Gruppentherapie mit älteren Menschen – Eine Übersicht. Psychother Alter 2: 11–31

Kruse A (1990) Die Bedeutung von seelischen Entwicklungsprozessen für die Psychotherapie im Alter. In: Hirsch RD (Hrsg) Psychotherapie im Alter. Steinkopff, Darmstadt, S 11–29

Lehr U (2000) Psychologie des Alterns, 9. Aufl. Quelle & Meyer, Heidelberg

Maerker A (2001) Alterspsychotherapie und klinische Gerontopsychologie. Springer, Berlin Heidelberg New York Tokio

Naegele G, Tews HP (1993) Lebenslagen im Strukturwandel des Alters. Leske & Buderich, Opladen

Peters M (2004) Klinische Entwicklungspsychologie des Alters. Vandenhoeck & Ruprecht, Göttingen

Peters M (2006) Psychosoziale Beratung und Psychotherapie im Alter. Vandenhoeck & Ruprecht, Göttingen

Peters M (2008) Alter und Psychotherapie – Von der Annäherung zweier Fremder. Ein klinisches Feld gewinnt Konturen. Psychother Dialog 9: 5–12

Peters M, Lange C, Radebold H (2000) Psychotherapiemotivation älterer Patienten in der Rehabilitationsklinik. Z Psychosom Med Psychother 46: 259–273

Peters M, Radebold H, Hübner S (2002) Stationäre Gerontopsychosomatik. Z Gerontopsychol Gerontopsychiatr 15: 33–45

Peters M, Gehle B, Lindner J (2006) Identität im Alter – Aufgabe für die gerontopsychosomatische Rehabilitation. Psychother Alter 3: 97–111

Pinquart M (1998) Das Selbstkonzept im Seniorenalter. Beltz, Weinheim

Radebold H (1992) Psychodynamik und Psychotherapie Älterer. Springer, Berlin Heidelberg New York Tokio

Radebold H (2005) Die Schatten der Vergangenheit. Kriegskinder im Alter. Klett-Cotta, Stuttgart

Radebold H, Schweitzer R (2001) Der mühselige Aufbruch, 2. Aufl. Reinhardt, München

Riedel-Heller SG, Busse A, Angermeyer MC (2005) The state of mental health in old-age across the «old" European Union – a sytematic review. Acta Psychiatr Scand 113: 388–401

Riehl-Emde A (2005) Paartherapie – Warum nicht auch für Ältere. Familiendynamik 27: 43–73

25

Rosenmayr L (1983) Die späte Freiheit. Severin und Siedler, Berlin

Schirrmacher F (2004) Das Methusalem-Komplott. Blessing, München

Schütz R-M (1993) Die somatisch versprengten psychisch kranken Alten. In: Möller A-J, Rohde A (Hrsg) Psychische Krankheit im Alter. Springer, Berlin Heidelberg New York Tokio, S 480–484

Steinhagen-Thiessen E, Borchelt M (1996) Morbidität, Medikation und Funktionalität im Alter. In: In Mayer KU, Baltes PB (Hrsg) Die Berliner Altersstudie. Akademie-Verlag, Berlin, S 151–183

Stoppe G (2005) Demenz: Diagnostik – Beratung – Therapie. Reinhardt (UTB), Heidelberg

Thimm H (2000) Alter – Sprache – Geschlecht. Sprach- und Kommunikationswissenschaftliche Perspektiven auf das höhere Lebensalter. Campus, Frankfurt/Main

Weakland JH, Herr JJ (1984) Beratung älterer Menschen und ihrer Helfer. Huber, Bern

Wormstall H, Wilhelm HJ (2005) Alterspsychiatrie im Wandel. Athena, Oberhausen

Zank S (2002) Einstellungen alter Menschen zur Psychotherapie und Prädiktoren der Behandlungsbereitschaft bei Psychotherapeuten. Verhaltensther Verhaltensmed 23: 181–195

Zank S, Peters M, Wilz G (2009) Klinische Psychologie und Psychotherapie des Alters. Kohlhammer, Stuttgart (im Druck)

Zivian MT, Gekoski W, Larsen W, Hatchette V (1994) Psychotherapy for the elderly: Publ Opin Psychother 31: 492–502

Psychotherapie in der medizinischen Rehabilitation

Michael Linden

26.1 Definition von Rehabilitation – 520

26.1.1 Formen der Rehabilitation – 520

26.1.2 Medizinische Rehabilitation bei chronischer Krankheit – 520

26.1.3 Kostenträger der medizinischen Rehabilitation – 521

26.2 Organisationsformen rehabilitativer Psychotherapie – 521

26.2.1 Psychosoziale Selbsthilfe – 522

26.2.2 Hausärztliche Psychotherapie – 522

26.2.3 Ambulante und stationäre fachärztliche Psychotherapie – 522

26.2.4 Spezielle psychotherapeutische Interventionen – 522

26.3 Psychotherapeutische Behandlungsziele in der medizinischen Rehabilitation – 523

26.3.1 Psychodynamische oder verhaltensanalytische Diagnostik – 523

26.3.2 Psychotherapeutische Intensivtherapie – 524

26.3.3 Krankheitsbewältigung – 524

26.3.4 Salutotherapie – 524

26.3.5 Sozialmedizinische Begutachtung und Behandlung – 525

26.4 Spezielle Verfahren der Rehabilitationspsychotherapie – 526

26.4.1 Palliativpsychotherapie – 526

26.4.2 Verlaufsorientierte Therapie – 526

26.4.3 Fähigkeitsorientierte Psychotherapie – 526

26.4.4 Partizipationsorientierte Psychotherapie – 527

26.4.5 Behinderungsorientierte Psychotherapie – 527

26.4.6 Stationäre komplexe Psychotherapie – 528

26.5 Ausblick – 528

Literatur – 528

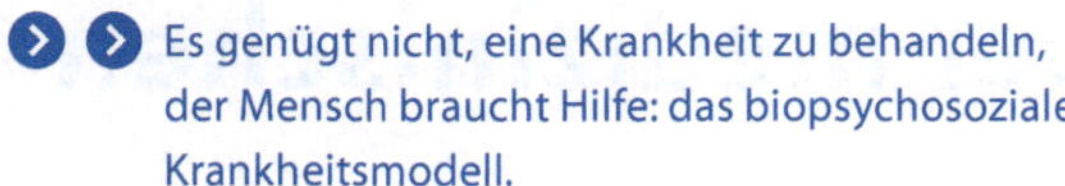

Es genügt nicht, eine Krankheit zu behandeln, der Mensch braucht Hilfe: das biopsychosoziale Krankheitsmodell.

26.1 Definition von Rehabilitation

26.1.1 Formen der Rehabilitation

Eine Darstellung der Rolle der Psychotherapie in der Rehabilitation setzt zunächst eine Begriffsbestimmung von »Rehabilitation« voraus. Das Sozialgesetzbuch IX (SGB IX) unterscheidet in § 5

- Leistungen zur Teilhabe am Arbeitsleben (Maßnahmen zur Erhaltung oder Erlangung eines Arbeitsplatzes wie technische Arbeitshilfen, Berufsbildung oder Zuschüsse für Arbeitgeber),
- unterhaltssichernde Leistungen,
- Leistungen zur Teilhabe am Leben der Gemeinschaft und
- medizinische Rehabilitation (wozu nach § 3 auch Vorsorgeleistungen gehören).

26.1.2 Medizinische Rehabilitation bei chronischer Krankheit

Die medizinische Rehabilitation hat nach § 2 SGB IX die Aufgabe, Menschen medizinisch zu betreuen, deren

» … seelische Gesundheit mit hoher Wahrscheinlichkeit länger als 6 Monate von dem für das Lebensalter typischen Zustand abweicht und deren Teilhabe am Leben in der Gesellschaft daher beeinträchtigt ist … bzw. wenn eine Beeinträchtigung zu erwarten ist. «

Für den Bereich der psychischen Störungen bedeutet dies, dass eine große Zahl an Patienten und Behandlungen als Rehabilitationsfälle zu verstehen sind (Rössler 2006, Linden 2006a).

Die **Ziele** der medizinischen Rehabilitation sind nach § 26 SGB IX

» … chronische Krankheiten abzuwenden (d. h. Primärprophylaxe), zu beseitigen (d. h. kurative Behandlung), zu mindern (d. h. palliative Behandlung), auszugleichen (d. h. kompensatorische Behandlung), eine Verschlimmerung zu verhüten (d. h. Sekundär- bzw. Rezidivprophylaxe) oder Einschränkungen der Erwerbsfähigkeit und Pflegebedürftigkeit zu vermeiden, zu überwinden, zu mindern (d. h. Tertiärprophylaxe) oder eine Verschlimmerung zu verhüten (d. h. Progressionsprophylaxe). «

Während der Auftrag der Akutmedizin die Behandlung von Krankheitsepisoden ist, kann die Rehabilitationsmedizin als medizinische Spezialdisziplin für die Behandlung chronischer Erkrankungen bzw. die Behandlung von Krankheitsentwicklungen definiert werden, was immer auch das Bemühen um eine Verbesserung der sozialen Integration chronisch kranker Menschen einschließt (Delbrück u. Haupt 1998, Paar u. Kriebel 1999, Linden 2003). Medizinische Rehabilitation kann als eine mehrdimensionale sozialpsychiatrische Behandlung verstanden werden (► Fallbeispiel 1).

Fallbeispiel 1: Krankheit unter einer biopsychosozialen Perspektive

Herr B. litt im Alter von 48 Jahren erstmals an einer schweren depressiven Episode mit ausgeprägten Insuffizienz- und Schuldgefühlen. Er hatte das Gefühl, am Arbeitsplatz überfordert zu sein und insbesondere auch nicht mehr den beruflichen Anforderungen genügen zu können. Er fühlte sich von seiner Umgebung und seiner Frau unverstanden. Er kündigte seine Stellung in der Hoffnung, dadurch Entlastung zu finden, und zog sich immer mehr in sich zurück, was für seine Frau eine schwere Belastung darstellte. Er wurde schließlich mehrere Wochen stationär mit verschiedenen Antidepressiva behandelt. Es kam zu einer deutlichen Besserung. Es blieb jedoch ein Rest an Antriebsmangel, an pessimistischer Weltsicht und v. a. die Erinnerung an sein Insuffizienzerleben, als er noch auf der Arbeit war. Es blieb ein distanziertes Verhältnis zu seiner Frau, die seinen emotionalen Rückzug als Ausdruck nachlassender Liebe verstanden hatte.
Unter einer biopsychosozialen Perspektive ist die Aufgabe der medizinischen Rehabilitation (a) die Besserung der unterschwelligen depressiven Restsymptomatik durch eine intensivierte, längerfristig angelegte und mehrdimensionale Therapie, (b) die Behandlung der Arbeitsplatzängste, (c) die Unterstützung bei der beruflichen Neuorientierung und (d) die Klärung und Besserung der familiären Situation.

In § 26 SGB IX sind als **Maßnahmen** der medizinischen Rehabilitation explizit aufgelistet:

- die ärztliche Behandlung,
- die Arzneimitteltherapie,
- die ärztliche und psychologische Psychotherapie,
- Verbandmittel,
- Heilmittel,
- Hilfsmittel,
- Belastungserprobung und Arbeitstherapie,
- Unterstützung bei der Krankheitsverarbeitung,
- Beratung von Partnern oder Kollegen,
- Förderung der Selbsthilfe,
- Förderung der sozialen Kompetenz,
- Training lebenspraktischer Fertigkeiten,
- Förderung der Compliance.

Aus dieser Auflistung wird erkennbar, dass die medizinische Rehabilitation ohne Ausnahme alle Formen der Krankenbehandlung umfasst und dass Psychotherapie in ihren verschiedenen Formen ein zentraler Bestandteil rehabilitativer Maßnahmen ist.

26.1.3 Kostenträger der medizinischen Rehabilitation

Rehabilitation wird nicht darüber definiert, **wer** für eine bestimmte Maßnahme die Kosten übernimmt (► Übersicht).

Rehabilitation und Kostenträger im Gesundheitswesen

- Nach SGB III ist Rehabilitation eine Aufgabe der Bundesagentur für Arbeit, um die Erwerbsfähigkeit zu erhalten, zu bessern, wiederherzustellen oder die Teilhabe am Arbeitsleben zu sichern.
- Nach SGB V ist sie eine Aufgabe der Krankenversicherung, um Behinderungen, chronische Krankheiten oder Pflegebedürftigkeit abzuwenden, zu beseitigen, zu mindern, auszugleichen oder eine Verschlimmerung zu verhüten.
- Nach SGB VI sowie dem ALG (Alterssicherung der Landwirte) ist sie eine Aufgabe der Rentenversicherung, um die Erwerbsfähigkeit zu sichern, ein Ausscheiden aus dem Arbeitsleben zu verhindern oder eine Wiedereingliederung in das Erwerbsleben zu fördern.
- Nach SGB VII ist Rehabilitation eine Aufgabe der Unfallversicherung.
- Nach dem BVG ist sie eine Aufgabe der Versorgungsverwaltung zur Beseitigung der Folgen eines Arbeitsunfalls.
- Nach dem SGB VIII ist sie eine Aufgabe der Jugendhilfe, um Behinderungen, chronische Krankheiten und Pflegebedürftigkeit abzuwenden, zu beseitigen, zu mindern, auszugleichen oder eine Verschlimmerung zu verhüten.
- Nach SGB XII ist sie schließlich auch eine Aufgabe der Sozialhilfe.

Rehabilitation ist also eine Aufgabe aller Kostenträger im Gesundheitswesen und darf nicht mit Aktivitäten der Rentenversicherung gleichgesetzt werden. Dies gilt auch für Psychotherapie im Kontext verschiedener Anwendungsbereiche.

26.2 Organisationsformen rehabilitativer Psychotherapie

Wird unter medizinischer Rehabilitation die Prävention, Behandlung und Kompensation chronischer Krankheiten verstanden, dann ergibt sich daraus, dass sie eine Aufgabe vieler Akteure ist, die über die Jahre hin parallel oder sukzessiv mit eingeschaltet sind (Linden 2003). Dies gilt auch für Psychotherapie und psychotherapeutische Betreuung im weiteren Sinne. Die folgende ► Übersicht fasst die wichtigsten Beteiligten und ihre jeweiligen Aufgaben unter Bezug auf psychotherapeutische Interventionen im engeren und weiteren Sinne zusammen.

Stufenplan der medizinischen Rehabilitation unter besonderer Berücksichtigung psychotherapeutischer Leistungen

Selbsthilfe und vorprofessionelle psychische Unterstützung

- Selbstkontrolle
- Änderung des Lebensstils (Schlaf, Aktivitäten)
- Beratung und Unterstützung durch Freunde
- Selbsthilfegruppen

Primärmedizinische supportive Psychotherapie

- Beratung und Patientenführung
- Hilfe bei der Belastungsbewältigung
- Supportive Psychotherapie/psychosomatische Grundversorgung

Fachärztliche Psychotherapie

- Beratung und Patientenführung
- Hilfe bei der Belastungsbewältigung
- Supportive Psychotherapie
- Frührehabilitation im Rahmen einer Krankenhausbehandlung

Zeitlich befristete spezielle Rehabilitationsmaßnahmen

- Richtlinienpsychotherapie
- Disease-Management-Programme
- Ambulante, teilstationäre und vollstationäre Spezialrehabilitation

Daraus ergibt sich, dass ein besonderes Problem in der Behandlung chronischer Erkrankungen und damit der medizinischen Rehabilitation die **Behandlungskoordinierung** ist (Klose et al. 2006). Im Verlauf einer Krankheitsentwicklung von Jahrzehnten kommen verschiedenen Behandlern und Behandlungen zu unterschiedlichen Zeitpunkten jeweils unterschiedliche Bedeutungen zu (▶ Fallbeispiel 2).

26.2.1 Psychosoziale Selbsthilfe

Der Patient selbst ist gefordert, im Sinne einer Selbstmodifikation alles zu tun, damit seine Krankheit eine positive Entwicklung nimmt. Dies erfordert z. B. die Einübung von Selbstkontrolle, um notwendige Diätvorschriften umsetzen zu können. Eine wichtige Rolle bei der Bewältigung chronischen Krankseins spielt auch die Beratung und psychische Unterstützung durch Angehörige und Freunde.

Eine besondere Bedeutung in der Selbsthilfe kommt den **Selbsthilfegruppen** zu. Es handelt sich um strukturierte Begegnungen von chronisch Kranken. Teilweise werden sie auch von Professionellen begleitet. Zentral ist jedoch, dass gleichsinnig Betroffene in diesen Gruppen zusammenkommen, um sich über den Umgang mit ihrer Erkrankung auszutauschen und bei der Bewältigung ihrer Langzeiterkrankungen zu unterstützen. Diese Selbsthilfegruppen werden auch von den Krankenkassen und Rentenversicherungsträgern finanziell unterstützt.

26.2.2 Hausärztliche Psychotherapie

Eine wesentliche Säule der professionellen Rehabilitationspsychotherapie stellt die hausärztliche Psychotherapie (*psychotherapeutic guidance, counseling*) dar (Linden 2001). Ärzte für Allgemeinmedizin behandeln den größten Teil der Patienten mit psychischen Langzeiterkrankungen. Sie führen die Patienten über Jahre hinweg und betreuen sie v. a. auch dann weiter, wenn Therapieversuche von Spezialisten zu keiner Vollremission geführt haben. Sie steuern in einem rehabilitationsmedizinischen Sinn die Langzeitentwicklung von Krankheiten, die Krankheitsbewältigung der Patienten über Jahre und koordinieren auch die sozialmedizinischen Hilfen für die Patienten, von der Unterstützung der sozialen und beruflichen Partizipation bis hin zur Einleitung von Rentenverfahren oder zur Betreuung unter Heimbedingungen. Die zum Einsatz kommenden psychotherapeutischen Interventionen umfassen die allgemeine ärztliche Gesprächsführung, Krisengespräche, gezielte Beratung, supportive Psychotherapie, die psychosomatische Grundversorgung, Familientherapie und bei gegebener Zusatzweiterbildung auch die Durchführung von Richtlinienpsychotherapien. Ergänzt wird dies auch durch Beratungsangebote, Krisengespräche und supportive Psychotherapie durch Arzthelferinnen (Hemmings 2000, Bower et al 2002). Wegen der Bedeutung der hausärztlichen Psychotherapie wird in der ärztlichen Weiterbildungsordnung auch zwingend für den Erwerb des Facharztes für Allgemeinmedizin eine curriculare Weiterbildung in der »psychosomatischen Grundversorgung« verlangt.

26.2.3 Ambulante und stationäre fachärztliche Psychotherapie

Die Therapie durch Fachärzte für Psychiatrie und Psychotherapie bzw. Psychosomatik und Psychotherapie ist über weite Strecken sowohl in der Aufgabenstellung als auch in den angewendeten Methoden den Allgemeinärzten gleichzusetzen, wobei allerdings von einer speziellen Erfahrung im Umgang mit psychischen Krankheiten auszugehen ist.

Schließlich haben auch die Krankenhäuser mit voll- und teilstationären Versorgungsangeboten und ihren Institutsambulanzen einen rehabilitativen Auftrag. Selbst die Behandlung eines akut Psychosekranken muss den Langzeitverlauf der Erkrankung und die Wiedereingliederung des Patienten vom ersten Tag an als wichtigen Behandlungsauftrag verstehen, und somit muss auch die Akutbehandlung unter Berücksichtigung des Langzeitverlaufs gestaltet werden. So ist z. B. zu verhindern, dass Zwangsmaßnahmen in der Akutphase das Vertrauen des Patienten in Ärzte und Arzneimittel nachhaltig negativ beeinflussen und auf diese Art zwar das Akutproblem überwunden wird, die **Langzeit-Compliance** des Patienten und damit der Krankheitsverlauf aber negativ beeinflusst werden. Selbstverständlich gehört zu jeder Akutbehandlung auch die Berücksichtigung der familiären und beruflichen Wiedereingliederung, d. h. eine **sozialpsychiatrische Orientierung.** Konzeptionell kann ein Blick in die Neurologie helfen, wo eine sog. »Frührehabilitation« fachlich und institutionell als spezieller Behandlungsabschnitt ausgewiesen ist (Stier-Jarmer et al. 2002).

26.2.4 Spezielle psychotherapeutische Interventionen

Ergänzend zu diesen allgemeinen gibt es auch spezielle Rehabilitationsmaßnahmen. Deren Kennzeichen ist, dass sie in der Regel auf ein eng definiertes Ziel bezogen, beantragt, begutachtet, bewilligt und kontingentiert und zumeist auch Ermessensleistungen der Kostenträger sind. Beispiele sind Disease-Management-Programme, ambulante Psychotherapien oder die Behandlung in speziellen Rehabilitationskliniken.

Beispiele für **Formen der ambulanten Rehabilitationspsychotherapie** sind:

- die Gruppentherapie im Sinne der »intensivierten Rehabilitationsnachsorge (IRENA)«,
- das »Curriculum Hannover« (Kobelt et al. 2002),
- die psychotherapeutische Langzeitbehandlung von Abhängigkeitserkrankungen oder auch
- ein wesentlicher Teil der Richtlinienpsychotherapie.

Patienten, die eine Richtlinienpsychotherapie beantragen, leiden in aller Regel unter Langzeiterkrankungen. Nur so ist auch das mehrwöchige Antrags- und Bewilligungsverfahren zu rechtfertigen, die Arbeitsweise von Richtlinienpsychotherapeuten (keine offene Sprechstunde, Anrufbeantworter), die Begrenzung des Stundenkontingents von Beginn an und die Beendigung der Therapie unabhängig vom erreichten Zustand des Patienten. Diese Prinzipien gelten in gleicher Weise für die Aufnahme in eine Rehabilitationsklinik. Während eine Krankenhausbehandlung so lange dauert, wie es medizinisch erforderlich ist (Weig 2006), steht für eine stationäre Rehabilitationsbehandlung von Beginn an nur eine festgelegte Anzahl von Tagen zur Verfügung, in denen auf ein vorab definiertes Rehabilitationsziel hinzuarbeiten ist.

Fallbeispiel 2: Multiple Behandler und Behandlungskoordinierung in der medizinischen Rehabilitation

Die Patientin hat ein Studium als Sozialarbeiterin abgeschlossen. Der weitere berufliche Lebensweg gestaltet sich unstet mit häufigem Wechsel der Arbeitsstelle. Gleiches gilt für die familiäre Entwicklung mit wechselnden Partnerschaften und zwei unehelichen Kindern. Sie kommt erstmals in Therapie, nachdem sie auf Initiative der Krankenkasse und des MdK nach § 51 SGB V wegen längerer Krankschreibung in eine Rehabilitationsklinik eingewiesen wird.

Dort wird erstmals die Diagnose einer Borderline-Störung gestellt und bei der Patientin ein Problembewusstsein für eine Behandlungsnotwendigkeit entwickelt. Vor allem wird mit ihr ein Verständnis für ihre Behinderung i. S. einer grundsätzlichen emotionalen Instabilität geweckt, die die Ursache ihrer vielfältigen Beziehungs- und Lebensprobleme ist, während die Patientin bislang das Konzept hatte, die Umwelt sei für ihre Probleme verantwortlich.

Im Anschluss wird die Patientin zu einem niedergelassenen Nervenarzt vermittelt, der das weitere, auf Jahre hin angelegte Case-Management übernimmt. Ihm obliegen v. a. auch Kriseninterventionen bei parasuizidalen Handlungen oder akuten Problemen.

Gleichzeitig wird eine ambulante Richtlinienpsychotherapie eingeleitet. Dort lernt die Patientin im Verlauf einer befristeten Psychotherapie von 2 Jahren, sich und ihr emotionales Problem besser zu beschreiben sowie Methoden einer besseren Selbstkontrolle und Emotionsregulation.

▼

Danach findet sie Anschluss an eine Selbsthilfegruppe von alleinerziehenden Müttern. Der niedergelassene Nervenarzt verhindert inadäquate multiple Therapien, von der überflüssigen Zwangseinweisung nach parasuizidalen Handlungen bis hin zu nichtindizierten medikamentösen Therapien. Er hat auch ein Auge auf Suchtentwicklungen. Wichtig ist hierbei die Koordinierung mit dem Hausarzt und mit Chirurgen, in deren Behandlung sich die Patientin immer wieder aus unterschiedlichen Gründen, darunter auch wegen Selbstverletzungen, begeben muss. Er sammelt auch alle Informationen über die verschiedenen im Verlauf der Jahre durchgeführten Interventionen.

Da die Patientin aufgrund ihrer Interaktionsprobleme langfristig nicht in ihrem Primärberuf weiterarbeiten kann und im Wesentlichen nur Gelegenheitsjobs hat, wird sie darin unterstützt, sich um eine Umschulung bzw. um »Leistungen zur Teilhabe am Arbeitsleben« zu bemühen.

Die medizinische Rehabilitation war erfolgreich, wenn die Patientin über 20 Jahre ohne Suizid, ohne schwere Folgeschäden durch Selbstverletzungen, arbeitsfähig, erfolgreich ihre Kinder großgezogen hat. Der Erfolg der Akuttherapie bemisst sich an der Besserung einer Krankheitsepisode eines akuten Erkrankungszustands, der Erfolg der medizinischen Rehabilitation an der Krankheitsentwicklung und Teilhabe am sozialen und beruflichen Leben bei einem chronischen Krankheitszustand.

26.3 Psychotherapeutische Behandlungsziele in der medizinischen Rehabilitation

Die ◼ Abb. 26.1 gibt einen Überblick über die Behandlungsziele, die sich in der medizinischen Rehabilitation generell stellen, aber in besonderer Weise auch für Psychotherapie in der Rehabilitation gelten (Linden 2005).

26.3.1 Psychodynamische oder verhaltensanalytische Diagnostik

Zunächst ist zu klären, warum die vorliegende Erkrankung einen chronischen Verlauf nimmt oder nehmen könnte. Dies erfordert eine vertiefte Diagnose, um die Bedingungsfaktoren der Chronifizierung zu klären als Voraussetzung für gezielte Interventionen (Thase u. Howland 1994). So ist bekannt, dass Persönlichkeitsakzentuierungen, biografische Traumaerfahrungen oder strukturell belastende Lebenssituationen wichtige Chronifizierungsfaktoren sind. Es bedarf also z. B. einer erweiterten Diagnostik auch unter neurosenpsychologischen Gesichtspunkten.

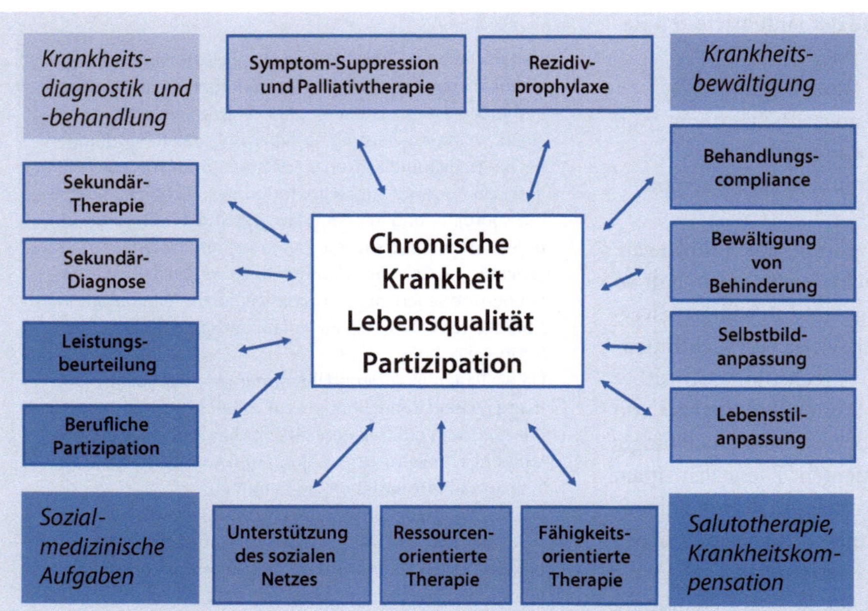

Abb. 26.1 Behandlungsziele in der medizinischen Rehabilitation

26.3.2 Psychotherapeutische Intensivtherapie

Wenn sich neue Ansätze zum Verständnis und der Erklärung des chronifizierenden Krankheitsverlaufs ergeben, dann gilt auch in der Rehabilitationsmedizin, dass »Behandlung« gemäß § 26 SGB IX und eine Krankheitsbeseitigung vor Krankheitsbewältigung zu gehen hat. Es ist eine sog. »Pseudochronizität« auszuschließen, d. h. ein unbefriedigender Behandlungsverlauf, bei dem jedoch noch nicht alle Therapieoptionen ausgeschöpft wurden (Thase u. Rush 1997). In der Regel sind in solchen Fällen aber die Behandlungsoptionen der ersten Linie nicht hinreichend, sondern spezialisierte Interventionen erforderlich. Aus diesem Grund sind Rehabilitationskliniken häufig spezialisierte Psychotherapiekliniken für ausgewählte Krankheitsbilder.

26.3.3 Krankheitsbewältigung

Wenn sichergestellt ist, dass es sich um einen unbeeinflussbaren Krankheitszustand handelt, dann ist der nächste Schritt in der Rehabilitationsmedizin die Krankheitsbewältigung. Hierzu gehören die Themen:

- Förderung der Patienten-Compliance bei Langzeitbehandlungen,
- Bewältigung von Behinderung,
- Selbstbildanpassungen an die bestehenden Leistungseinschränkungen und
- Erwerb eines krankheitsangemessenen Lebensstils.

Dies sind Therapieziele, die nur psychotherapeutisch angegangen werden können. Die Anpassung des Selbstbildes eines Menschen, der sich bis dahin als unverwüstlich gehalten hatte, an die Tatsache, dass er aufgrund eines Herzinfarkts oder einer Panikerkrankung nun eine »andere« Person mit verändertem Leistungsvermögen ist, erfordert eine gezielte Psychotherapie.

26.3.4 Salutotherapie

Der nächste große Aufgabenbereich in der Behandlung chronischer Erkrankungen ist die Salutotherapie (Duetz et al. 2003, Linden u. Weig 2008). Ein großes Problem bei Langzeiterkrankungen ist der »Kuckucksei-Effekt«. Bei chronischen Erkrankungen, seien sie somatischer oder psychischer Natur, besteht die Gefahr, dass sie zunehmend zum Lebensmittelpunkt werden. Die gesamte Lebensorganisation und vor allen Dingen auch die Aufmerksamkeit des Patienten und seiner Angehörigen zentrieren sich auf die Erkrankung. In der Folge wird das »gesunde« Leben zunehmend vernachlässigt. Die Patienten haben keine Freunde mehr, verlassen das Haus nicht mehr, gehen keinen kulturellen Interessen mehr nach, pflegen keine Hobbys mehr und haben letztlich keinen Lebensbereich, der nicht über die Krankheit definiert ist. In der Langzeitentwicklung sieht man dann Patienten, bei denen die Erkrankung selbst, z. B. der Zustand nach Herzinfarkt, vergleichsweise gut kompensiert ist. Das eigentliche lebenseinschneidende Problem ist die **Abwesenheit von Gesundheit**. Gezielte Maßnahmen zum Aufbau eines gesunden Lebens und zur Förderungen von Ressourcen können unter dem Stichwort der »Salutotherapie« zusammengefasst werden. Dabei handelt es sich wesentlich auch um psychotherapeutische Interventionen.

26.3.5 Sozialmedizinische Begutachtung und Behandlung

Ein weiteres wichtiges Aufgabenfeld der Rehabilitation ist die Bearbeitung sozialmedizinischer Fragen. Dies betrifft einerseits gutachterliche Fragen, beispielsweise zu Einschränkungen der Leistungsfähigkeit und damit der Arbeits- und ggf. Erwerbsfähigkeit (Linden u. Weidner 2005). Soweit es sich hierbei um psychische Erkrankungen und insbesondere auch »Neurosen und Persönlichkeitsstörungen« handelt, ist eine solche Begutachtung nur mit guten neurosenpsychologischen und damit auch psychotherapeutischen Kompetenzen möglich. Andererseits sind jedoch auch Maßnahmen zur medizinischen beruflich-orientierten Rehabilitation ebenso wichtig (Müller-Fahrnow et al. 2006). Dies umfasst alle Interventionen, die dazu beitragen, die Partizipation des Patienten am sozialen und beruflichen Leben zu fördern und zu sichern. Neben den »Leistungen zur Teilhabe am Arbeitsleben« im o. g. Sinne gehören dazu auch psychotherapeutische Interventionen, die unmittelbar darauf abzielen, die bestehende Krankheit, daraus folgende Leistungseinbußen und berufliche oder familiäre Anforderungen aufeinander abzustimmen. Dies kann auch einen systemischen Behandlungsansatz erforderlich machen, in den nicht nur der Patient, sondern eben auch seine Sozialpartner und Berufskollegen einbezogen werden.

Im Folgenden werden beispielhaft einige psychotherapeutische Interventionen näher dargestellt, die zur Erreichung der vorgenannten Behandlungsziele Verwendung finden. Dies beschreibt zugleich auch prototypisch, was unter »Rehabilitationspsychotherapie« zu verstehen ist (▶ Fallbeispiel 3).

Fallbeispiel 3: Mehrdimensionale Psychotherapie in einer Rehabilitationsklinik

Ein Patient mit Agoraphobie ist ambulant nervenärztlich und richtlinienpsychotherapeutisch behandelt worden. Es kam zu einer leichten Besserung, letztlich vermeidet der Patient jedoch weiterhin, alleine auf die Straße zu gehen. Er hat deswegen auch seine Arbeit als Verwaltungsbeamter nicht mehr ausüben können und ist deswegen seit einem Dreivierteljahr arbeitsunfähig. Es stellt sich die Frage nach einer Frühberentung. Deswegen wird er von der Krankenkasse aufgefordert, einen Antrag auf stationäre Rehabilitation zu stellen. Da die Erwerbsfähigkeit infrage gestellt ist, übernimmt die Rentenversicherung den Antrag. Die beratenden Ärzte der Rentenversicherung suchen aus einer bundesweiten Liste eine Rehabilitationsklinik aus, die einen verhaltenstherapeutischen Schwerpunkt und spezielle Therapieprogramme für Agoraphobiepatienten hat.

In der Klinik wird zunächst in Rücksprache mit den ambulanten Vorbehandlern geklärt, warum es trotz adäquater Therapie zu keiner überzeugenden Besserung kam. Unter stationärer Beobachtung zeigt sich, dass der Patient aus Angst vor Nebenwirkungen die verordnete Medikation nicht eingenommen hat. Des Weiteren hat er die ambulant durchgeführten Expositionsübungen wie Mutproben durchgestanden, jedoch keine Angstkontrolle gelernt.

In der Einzelpsychotherapie wird die Nebenwirkungsangst behandelt, und der Patient ist bereit, sich unter den geschützten stationären Bedingungen auf eine Medikation einzulassen. Es wird ein Angstmanagementtraining mit Reaktionsexposition eingeleitet unter sorgfältiger Beachtung des Selbstwirksamkeitserlebens des Patienten. Dazu erhält der Patient vorbereitete »Hausaufgaben«.

In der Gruppentherapie sieht sich der Patient mit acht anderen Agoraphobiepatienten konfrontiert. Sie haben unterschiedliche Erfahrungen und erkennen auch sofort, wenn ein Patient sich vor der Angst davonstiehlt. Es werden gemeinsam unter therapeutischer Führung die multiformen Symptome der Angst, die angstbegleitenden Kognitionen, Selbstkontrollstrategien und auch Zukunftsperspektiven erarbeitet. Ergänzend zur therapeutengeleiteten Gruppentherapie trifft sich die Gruppe auch als »Selbsthilfegruppe«. Die Patienten machen gemeinsam Expositionsübungen bzw. arbeiten zusammen in Verhaltensproben das nach, was in der Gruppe theoretisch vorbereitet wurde.

Der Patient nimmt an der Bewegungstherapie teil. Dort wird er körperlich gefordert und lernt Toleranz gegenüber körperlichen Symptomen wie z. B einem erhöhten Herzschlag. In der Ergotherapie nimmt er an der »Freizeitkompetenz-Gruppe« teil. Dabei wird erkennbar, dass das Leben des Patienten unter seiner Agoraphobie inzwischen deutlich verarmt ist, d. h. keine Kinobesuche mehr, reduzierte Sozialkontakte und sogar reduzierter Sex. Unter einer salutotherapeutischen Perspektive erfolgt eine Bestandsaufnahme seines »normalen« Lebens, dem Patienten wird die Bedeutung von Alltagsaktivitäten für das seelische Befinden verdeutlicht, und es werden mit ihm Lebensinteressen reaktiviert bzw. neu entwickelt.

In Zusammenarbeit mit Sozialarbeitern wird Kontakt zu seinem Arbeitgeber aufgenommen und geklärt, mit welcher Situation der Patient rechnen müsste, würde er wieder an seinen Arbeitsplatz zurückkehren. Seine Aufgaben wurden inzwischen an einen anderen Mitarbeiter übertragen. In Kooperation mit dem Betriebsarzt wird überlegt, wie ein »leidensgerechter« Arbeitsplatz aussehen könnte und wie nach § 84 SGB IX ein »betriebliches Eingliederungsmanagement« aussehen könnte. Es ergibt sich die Möglichkeit, den Patienten in eine andere Abteilung zu versetzen, deren Dienstgebäude näher bei seiner Wohnung liegt, sodass der Patient auch an schlechteren Tagen und ohne Vollremission dort hingelangen kann.

▼

Nachdem der Patient wieder in der Lage ist, weitere Strecken alleine zurückzulegen, wird er in die Behandlung seines ambulanten Psychotherapeuten zurückgegeben und dieser über den Ablauf und die Besonderheiten der Behandlung in der stationären Rehabilitation informiert.

26.4 Spezielle Verfahren der Rehabilitationspsychotherapie

26.4.1 Palliativpsychotherapie

Eine Palliativtherapie ist eine **symptomsuppressive** Behandlung bei unbehandelbarem Krankheitszustand (Husebö u. Klaschik 2006). Ein Anwendungsbereich sind Schmerzerkrankungen (Basler 2004). Dabei geht es weniger um die somatoformen Schmerzstörungen, bei denen das Problem primär in einer ängstlichen und beschwerdenintoleranten Umgangsweise mit dem eigenen Körper liegt, sondern um Erkrankungen mit chronischen und belastenden Schmerzen, die über die Zeit zu psychischen Belastungsreaktionen führen. Wenn das Primärproblem, d. h. die Schmerzen und ihre Ursachen, nicht zu beseitigen sind, wird in der Regel eine palliative Pharmakotherapie durchgeführt, die von Beginn an die jahrelange Behandlungsnotwendigkeit mit in Rechnung stellen muss und sich daher vielfältig von einer akuten Schmerzpharmakotherapie unterscheidet.

Analog dazu gibt es auch eine palliative Psychotherapie, deren Ziel ist, das Schmerzerleben bei andauerndem Schmerz zu verändern. Dies kann durch eine Veränderung der Wahrnehmung z. B. durch Übungen zur Lenkung von Aufmerksamkeit erfolgen, aber auch durch eine Veränderung der Schmerzverarbeitung. Im Bereich von chronischen Migräneerkrankungen ist in einer Reihe von Fällen das eigentliche Problem nicht die einzelne Migräneattacke, sondern ein »Migräneärger« oder eine »Migränephobie«, d. h. eine psychologische Reaktion, die das Schmerzerleben amplifiziert. Eine Psychotherapie muss daher auf die Beseitigung des Ärgers über die ständige unvorhersehbare Beeinträchtigung des eigenen Wohlbefindens oder die ängstliche Erwartung einer neuen Attacke hinarbeiten.

26.4.2 Verlaufsorientierte Therapie

Eine typische Form der Rehabilitationspsychotherapie sind z. B. psychoedukative Therapiemaßnahmen bei schizophrenen Erkrankungen (Wiedemann et al. 2003). Sie haben keinen unmittelbaren Einfluss auf den akuten Krankheitszustand. Psychotherapeutische Ziele sind die Veränderung von Krankheitskonzepten und die Förderung einer Akzeptanz der Notwendigkeit einer medikamentösen Langzeitbehandlung. Soweit möglich und erforderlich, werden auch Angehörige in diese Therapie mit aufgenommen. Das Ziel ist nicht, den akuten Erkrankungszustand zu bessern, sondern die **Krankheitsentwicklung zu beeinflussen**, indem Faktoren psychotherapeutisch bearbeitet werden, von denen bekannt ist, dass sie die Langzeitprognose einer Erkrankung wesentlich mitbestimmen. Das ist in diesem Fall die Bereitschaft, bei einer jahrelangen Neuroleptikatherapie mitzuwirken. Die hierbei erforderliche Modifikation von Krankheitskonzepten und ggf. auch vom Selbstbild eines jungen Mannes erfordert ein gezieltes und kompetentes psychotherapeutisches Vorgehen.

26.4.3 Fähigkeitsorientierte Psychotherapie

Mit der Herausgabe der *International Classification of Functioning, Disability and Health* (ICF) durch die Weltgesundheitsorganisation (WHO1995) hat die **Krankheitsfolgenproblematik** verstärkte Aufmerksamkeit gefunden. Die Schwere einer Krankheit definiert sich nicht nur über die aktuelle Symptomatik, sondern ebenso über die daraus folgenden Fähigkeitsstörungen (Linden u. Baron 2005, Linden et al. 2010). Diese Störungen beziehen sich auf die

- Fähigkeit zur Anpassung an Regeln und Routinen,
- Fähigkeit zur Tagesstrukturierung,
- Flexibilität,
- Kompetenz,
- Durchhaltefähigkeit,
- Selbstbehauptungsfähigkeit,
- Fähigkeit zur Teilnahme an öffentlichen Rollen,
- Kontaktfähigkeit zu Dritten,
- Fähigkeit zu familiären Beziehungen,
- Fähigkeit zu außerberuflichen Aktivitäten,
- Fähigkeit zur Selbstversorgung,
- Wegefähigkeit.

Ein Patient, der an einer dysthymen Grundstimmung leidet, mag im Querschnitt psychopathologisch wenig beeindrucken. Diese Dysthymie führt jedoch dazu, dass er in sozialen Kontakten nicht über die Fähigkeit verfügt, andere begeistern und mitreißen zu können. Diese Fähigkeitseinschränkung ist dann das eigentliche Problem, weil sie verhindert, dass der Betreffende beispielsweise als Verkäufer oder in einer Leitungsposition erfolgreich wirken kann. Beispiele für Fähigkeitsstörungen, die sich als Folge psychopathologischer Beeinträchtigungen zeigen lassen, sind Einschränkungen in der Fähigkeit, Arbeiten und Zeitabläufe zu strukturieren, die Unfähigkeit zur Selbstbehauptung, die Unfähigkeit zur Integration in Gruppen usw.

Es ist seit jeher ein besonderer Arbeitsschwerpunkt in der Psychotherapie, sich jenseits aller Psychopathologie auf die Förderung von Ressourcen und Fähigkeiten zu konzentrieren. Ein geradezu klassisches Beispiel ist das **Selbstsicherheitstraining** (Assertiveness-Training). Dass es sich dabei um keine Krankheitsbehandlung handelt, kann daran abgelesen werden, dass solche Interventionsformen auch z. B. im Managertraining Verwendung finden. Sie werden aber auch nutzbringend eingesetzt bei depressiven Erkrankungen, schizophrenen Erkrankungen oder Angsterkrankungen. In Assertiveness-Trainingsgruppen können Patienten mit unterschiedlichen Erkrankungen gemeinsam behandelt werden. Es geht darum, die Fähigkeit der Kontaktaufnahme zu anderen Menschen und die Fähigkeit zur Selbstbehauptung zu entwickeln oder zu optimieren. Unter dem Konzept der ICF ist daher Assertiveness-Training eine »Krankenbehandlung« und keine »Krankheitsbehandlung«.

26.4.4 Partizipationsorientierte Psychotherapie

In der Diktion des ICF führen Fähigkeitsstörungen (Aktivitäts- oder Kapazitätsstörungen) zu Partizipationsstörungen. Von einer **Partizipations- oder Teilhabestörung** ist immer dann zu sprechen, wenn die krankheitsbedingten Fähigkeitseinschränkungen es nicht mehr erlauben, wichtige Rollenanforderungen etwa in der Familie oder im Beruf zu erfüllen. In diesen Fällen sind dann unter Rehabilitationsgesichtspunkten partizipationsorientierte Psychotherapien erforderlich. Dies bedeutet, dass unter einer erweiterten systemischen Betrachtung Maßnahmen ergriffen werden, wie sich der Patient mit seinem verbleibenden Restleistungsvermögen an unveränderbare Rollenerfordernisse adaptiert, oder aber auch, wie Rollenerfordernisse so modifiziert werden können, dass sie mit dem gegebenen Leistungsvermögen zu erfüllen sind. Ein Beispiel ist die arbeitsplatzorientierte Psychotherapie nach Koch et al. (2006). Dies ist eine spezielle Gruppentherapie, in der mit Patienten Belastungen an ihrem Arbeitsplatz bearbeitet werden, um einen Abgleich zwischen eigener Leistungsfähigkeit und beruflichen Anforderungen zu erreichen oder um neue Bewältigungskompetenzen zu erlernen. Hierdurch kann die Arbeitsfähigkeit erhalten oder wiederhergestellt werden.

26.4.5 Behinderungsorientierte Psychotherapie

Ein besondere Form der Rehabilitationspsychotherapie sind Interventionen, die auf die Bewältigung von »Behinderung« abzielen. Diese Art von Therapie hat zwei wesentliche Elemente: Das eine ist die **Akzeptanz von Unabänderlichem**.

So ist es beispielsweise bei Persönlichkeitsstörungen, die ihrer Natur nach chronische Zustände sind, wichtig, mit dem Patienten ein »Behinderungsmodell« zu erarbeiten, d. h., er lernt, wo er Probleme im Umgang mit anderen Menschen und sich selbst hat, welche emotionalen Teilleistungsstörungen bestehen und welche Konsequenzen das für seine Lebensführung hat (Linden 2006b). In einem zweiten Schritt wird dem Patienten dann vermittelt, dass diese Behinderung ihn absehbar für den Rest seines Lebensweges begleiten und auch charakterisieren wird. In einem dritten Schritt ist dann unter Bezug auf das SOC-Modell (Selektion, Optimierung, Kompensation, ▶ Übersicht; Freund u. Baltes 1998) mit dem Patienten zu erarbeiten, wo er Stärken hat und wie diese zu verbessern sind (**Optimierung**). Seine Lebensführung ist dann auf diese Stärken hin auszurichten, also das zu tun, was man kann, und nicht zu tun versuchen, was man nicht kann (**Selektion**).

Psychotherapie bei Behinderung in Anlehnung an das SOC-Modell

- Toleranz gegen Unveränderliches, Abbau von Ärger u. a.
- Problemsektorisierung
- Verhaltensbeschreibung
- Beschreibung von Defiziten und Fertigkeiten (Modell der Teilleistungsstörung)
- Behinderung als Stärke
- Isolierung von Defiziten
- Training von Defiziten
- Umgehen von Funktionsstörungen
- Fokussierung auf Stärken (Förderung verbliebener Fähigkeiten)
- Kompensation von Defiziten (Aufbau kompensatorischer Fähigkeiten)
- Anspruchsniveauanpassung
- Anpassung des Selbstbildes
- Anpassung der Selbstdarstellung
- Verantwortungsübernahme für die eigene Behinderung im Umgang mit anderen Personen und in der Lebensgestaltung

Gleichzeitig sind Strategien zu entwickeln, wie die eigenen Schwächen hinsichtlich ihrer Negativfolgen kompensiert werden können (**Kompensation**).

26.4.6 Stationäre komplexe Psychotherapie

Ein Kennzeichen der Rehabilitationsmedizin ist, dass es neben wohnortnahen Angeboten auch viele Kliniken mit einem überregionalen Versorgungsauftrag gibt, in die Patienten über eine zentrale Steuerung je nach klinischer Fragestellung bundesweit zugewiesen werden. Dies ermöglicht den Aufbau spezieller Therapieangebote (Linden 2005). So ist es in Rehabilitationskliniken möglich, z. B. mehrere Stationen nur für Anorexiepatienten oder speziell für Lehrer oder für fremdsprachige Patienten vorzuhalten. Eine solche Spezialisierung ermöglicht auch die Entwicklung und Anwendung von Behandlungsformen, die in dieser Art in anderen Versorgungsbereichen nicht verfügbar sind.

Die Besonderheit der stationären Psychotherapie, wie sie in Rehabilitationskliniken entwickelt wurde, ist eine **mehrdimensionale und interdisziplinäre Therapie**, in der psychotherapeutische Interventionen durch verschiedene Berufsgruppen nach einem abgestimmten Behandlungsplan erbracht werden (▶ Übersicht für das Beispiel einer Angsterkrankung).

Mehrdimensionale und interdisziplinäre Therapie bei einer Angsterkrankung
(▶ auch Fallbeispiel 3)

- Der behandelnde Arzt klärt eventuell somatische Ursachen der Angstanfälle ab und leitet ggf. eine Pharmakotherapie ein.
- Der ärztliche oder psychologische Psychotherapeut führt in der Einzeltherapie eine individuelle Verhaltensanalyse und darauf aufbauend eine Reaktionsexposition durch.
- In der Psychotherapiegruppe wird die Fähigkeit zum Angstmanagement vertieft und v. a. durch Interaktion zwischen den Patienten eine Änderungsmotivation gefördert.
- Im Rahmen der Bewegungstherapie wird dem Patienten unter körperlicher Belastung vermittelt, eine Tachykardie nicht mehr für bedrohlich zu halten und eine Symptomtoleranz zu entwickeln.
- Ergotherapeuten bringen den Patienten in Gruppen und lehren dabei, Ängstlichkeit vor der Nähe zu anderen Personen oder vor Leistungsanforderungen zu bewältigen.
- Sozialarbeiter unterstützen den Patienten in Kontakten zum Arbeitgeber oder zur Rentenversicherung und Arbeitsverwaltung dabei, einen leidensgerechten Arbeitsplatz zu finden, sodass z. B. der Dachdecker nicht mehr auf Gerüste steigen muss und dennoch weiterarbeiten kann.
- Physio- und Balneotherapeuten helfen dem Patienten, muskuläre Verspannungen zu reduzieren.

26.5 Ausblick

Die Rehabilitationspsychotherapie ist so alt wie die Psychotherapie selbst. Gleichzeitig gilt aber auch, dass sie bislang konzeptionell noch wenig durchstrukturiert ist (Lueger 2004). In der täglichen Praxis ist zu beobachten, dass viele Psychotherapieinterventionen deswegen letztlich nicht zielführend sind, weil Patient wie Therapeut sich auf die Behandlung von akuten Krankheitsepisoden und -problemen konzentrieren und die ggf. viel wichtigere Aufgabe der Behandlung einer Krankheitsentwicklung dabei vernachlässigen. Diesbezüglich wäre sicherlich ein Paradigmenwechsel von großem Nutzen. Da ein Großteil der psychischen Erkrankungen ihrer Natur nach Langzeiterkrankungen und damit Behinderungen darstellen, ist der rehabilitative Ansatz in Psychiatrie und Psychosomatik von großer Bedeutung. Die Psychiatrie hat mit der Sozialpsychiatrie eine lange Tradition in der medizinischen Rehabilitation. Dennoch werden die wissenschaftliche Aufmerksamkeit, die diesem Thema gewidmet wird, die Zahl der Publikationen, die Forschungsmittel und auch die Personalentwicklung der Bedeutung dieses Themas nicht gerecht. Hier besteht ein wichtiges Entwicklungsfeld. Dies gilt auch für die Weiterentwicklung psychotherapeutischer Konzepte von der Behandlung von Krankheitsepisoden bis hin zur Behandlung von Krankheitsentwicklungen.

Literatur

Basler HD (2004) Schmerz-Psychotherapie. Springer, Berlin Heidelberg New York Tokio

Bower P, Rowland N, Mellor C, Heywood P, Godfrey C, Hardy R (2002) Effectiveness and cost effectiveness of counselling in primary care. Cochrane Database Syst Rev (1): CD001025

Delbrück H, Haupt E (Hrsg) (1998) Rehabilitationsmedizin. Urban & Schwarzenberg, München

Duetz MS, Abel T, Niemann S (2003) Health measures. Eur J Publ Health 13: 1–7

Freund A.M. Baltes PB (1998) Selection, optimization, and compensation as strategies of life management: correlations with subjective indicators of successful aging. Psychol Aging 13: 531–543

Hemmings A (2000) Counselling in primary care: a review of the practice evidence. Br J Guidance Counselling 28: 233–252

Husebö S, Klaschik E (Hrsg) (2006) Palliativmedizin. Praktische Einführung in Schmerztherapie. Ethik und Kommunikation. Springer, Berlin Heidelberg New York Tokio

Klose C, Matteucci-Gothe R, Linden M (2006) Die Vor- und Nachbehandlung in der stationären psychosomatischen Rehabilitation. Rehabilitation 45: 359–368

Kobelt A, Grosch EV, Lamprecht F (2002) Ambulante psychosomatische Nachsorge. Schattauer, Stuttgart

Koch S, Hedlund S, Rosenthal S, Hillert A (2006) Stressbewältigung am Arbeitsplatz: Ein stationäres Gruppentherapieprogramm. Verhaltenstherapie16: 7–15

Linden M (2001) Psychiatric disorders in primary care. In: Henn F, Sartorius N, Helmchen H, Lauter H (eds) Contemporary psychiatry, Vol 1. Foundations of psychiatry. Springer, Berlin Heidelberg New York Tokio, pp 229–252

Linden M (2003) Der Bedarf an medizinischer Rehabilitation bei depressiven Erkrankungen. Prax Klin Verhaltensmed Rehab 63: 285–291

Linden M (2005) Stationäre »psychosomatische Rehabilitationen« gemäß Sozialgesetz. In: Frieboes RM, Zaudig M, Nosper M. (Hrsg) Rehabilitation bei psychischen Störungen. Urban & Fischer, München

Linden M (2006a) Rehabilitation bei Depression. In: Stoppe G, Bramesfeld A, Schwartz FW (Hrsg) Volkskrankheit Depression. Bestandsaufnahme und Perspektiven. Springer, Springer, Berlin Heidelberg New York Tokio, S 447–462

Linden M (2006b) Minimal emotional dysfunctions (MED) in personality disorders. Eur J Psychiatry 21: 325–332

Linden M, Baron S (2005) Das »Mini-ICF-Rating für Psychische Störungen (Mini-ICF-P)«. Ein Kurzinstrument zur Beurteilung von Fähigkeitsstörungen bei psychischen Erkrankungen. Rehabilitation 44: 144–151

Linden M, Weidner C (2005) Arbeitsunfähigkeit bei psychischen Störungen. Nervenarzt 76: 1421–1431

Linden M, Weig W (2008) Salutotherapie. Deutscher Ärzteverlag, Köln

Linden M, Baron B, Muschalla B (2010) Mini-ICF-Rating für Aktivitäts- und Partizipationsstörungen bei psychischen Erkrankungen (Mini-ICF-APP). Ein Kurzinstrument zur Fremdbeurteilung von Aktivitäts- und Partizipationsstörungen bei psychischen Erkrankungen in Anlehnung an die Internationale Klassifikation der Funktionsfähigkeit, Behinderung und Gesundheit, ICF, der Weltgesundheitsorganisation. Hogrefe, Göttingen, in Vorbereitung

Lueger S (2004) Psychotherapie in der medizinischen Rehabilitation. Ein zukunftsträchtiges Feld in der multidimensionalen Gesundheitsversorgung. Psychotherapeutenjournal 3: 221–227

Müller-Fahrnow W, Hansmeier T, Karoff M (Hrsg) (2006) Wissenschaftliche Grundlagen der medizinisch-beruflich orientierten Rehabilitation. Papst, Lengerich

Rössler W (2006) Psychiatric rehabilitation today: an overview. World Psychiatry 5: 151–157

Paar GH, Kriebel R (1999) Psychosomatische Rehabilitation. Selbstverständnis, rehabilitative Konzepte, psychotherapeutische Ausrichtungen, Bedarfs- und Indikationsfragen. Psychother Psychosom Med Psychol 49: 295-301

Stier-Jarmer M, Koenig E, Stucki G (2002) Strukturen der neurologischen Frührehabilitation (Phase B) in Deutschland. Phys Rehab Kur Med 12: 260–271

Thase ME, Howland RH (1994) Refractory depression: relevance of psychosocial factors and therapies. Psychiatr Ann 24: 232–240

Thase ME, Rush AJ (1997) When at first you don't succeed: sequential strategies for antidepressant nonresponders. J Clin Psychiatry 58: 23–29

Weig W. (2006) Definition der Krankenhausbehandlungsbedürftigkeit nach BSG. Nervenarzt 77: 847–851

Wiedemann G, Klingberg S, Pitschel-Walz G (2003) Psychoedukative Interventionen in der Behandlung von Patienten mit schizophrenen Störungen. Nervenarzt 74: 789–808

WHO (World Health Organization) (1995) International classification of impairments, disabilities and handicaps (ICIDH). WHO, Geneva

Psychotherapie unter den Bedingungen einer zwangsweisen Unterbringung

Matthias Rothermundt

27.1 Situation – 532

27.2 Auswirkungen einer zwangsweisen Unterbringung auf Betroffene und Behandler – 533

27.3 Therapeutische Beziehung – 533

27.4 Therapeutische Beziehung im Rahmen einer zwangsweisen Unterbringung – 534

27.5 Tipps für die Praxis – 535

Literatur – 536

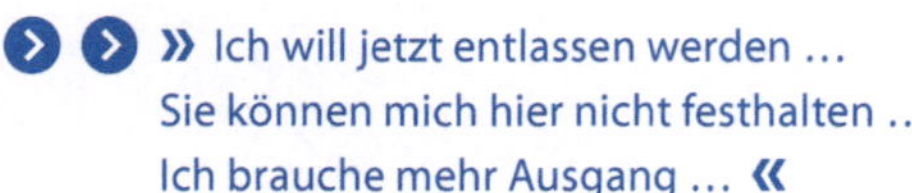

» Ich will jetzt entlassen werden …
Sie können mich hier nicht festhalten …
Ich brauche mehr Ausgang … «

Mit derartigen Forderungen werden Therapeuten konfrontiert, die zwangsweise untergebrachte Patienten behandeln. Ist psychotherapeutische Arbeit unter diesen Bedingungen möglich?

27.1 Situation

Krisen können bei jeglicher Art psychischer Erkrankungen auftreten. Die meisten Krisen sind durch eine entsprechende fachliche Intervention so weit entschärfbar, dass eine bedrohliche Zuspitzung abgewendet werden kann. Gelingt dies nicht und eine akute Selbst- bzw. Fremdgefährdung entsteht oder bleibt bestehen, finden sich die therapeutisch Tätigen in der Situation wieder, dass sie Sicherungsmaßnahmen – auch gegen den Willen der Betroffenen – ergreifen müssen. Dies ist in länderspezifischen Gesetzen (**PsychKG**: Gesetz über Hilfen und Schutzmaßnahmen bei psychischen Krankheiten, in einigen Bundesländern auch Unterbringungsgesetz oder Freiheitsentziehungsgesetz genannt) eindeutig geregelt und basiert auf der Annahme, dass psychisch Kranke insbesondere in einer krisenhaften Zuspitzung nicht zu einer ausgewogenen Willensentscheidung in Bezug auf eine Selbst- oder Fremdgefährdung in der Lage sind. Zwangseinweisungen werden am häufigsten bei Patienten mit schizophrenen Psychosen verfügt, in abnehmender Häufigkeit gefolgt von Patienten mit Depression, Manie, organischen Psychosen, Persönlichkeitsstörungen, Suchterkrankungen und Anpassungsstörungen (Sanguineti et al. 1996).

Es besteht eine **Verpflichtung** für den Therapeuten, suizidale Handlungen notfalls auch gegen den Willen des Patienten nach Kräften zu verhindern. Neben Suizidalität können auch z. B. Orientierungsstörungen und desorganisiertes Verhalten eine Eigengefährdung darstellen. Wesentlich seltener sind fremdgefährdende Impulse oder Handlungen psychisch Kranker, für die jedoch die gleiche gesetzliche Grundlage gilt. In Deutschland erfolgen zwischen ca. 5% und 15% aller stationär psychiatrischen Aufnahmen gegen den Willen der Betroffenen (Riecher-Rössler u. Rössler 1992, Richter u. Reker 2003).

Unversehens findet sich der Therapeut also in einer Situation wieder, die den meisten psychotherapeutischen Grundsätzen widerspricht. Während psychotherapeutisches Denken und Handeln zum Ziel hat, den Patienten zu befähigen, die Verantwortung für sich selbst zu übernehmen und Strategien zu entwickeln, um die eigene psychische Situation zu verbessern, ist der Therapeut nun gezwungen, für den Patienten zu handeln und sich über den aktuellen Willen des Patienten hinwegzusetzen.

Welche Auswirkungen hat eine solche Situation auf die aktuelle und zukünftige therapeutische Beziehung und damit auf die psychotherapeutischen Arbeitsmöglichkeiten? (► Fallbeispiele 1 und 2)

Fallbeispiel 1: Teil 1 – Zwangseinweisung nach Suizidversuch

Ein 25-jähriger Mann begeht einen Suizidversuch, nachdem sich seine Freundin am Tag zuvor von ihm getrennt hat. Zunächst leitet er mittels eines Schlauches Abgase in sein Auto. Als er nach einiger Zeit keine Wirkung verspürt und befürchtet, dass diese Methode nicht zum Tod führen wird, nimmt er mehrere frei verkäufliche Schmerz- und Beruhigungstabletten zu sich und fügt sich Längsschnitte am linken Unterarm zu. Nachdem er bewusstlos von Spaziergängern aufgefunden wird, erfolgt die internistische und chirurgische Versorgung im Krankenhaus. Noch am selben Tag wird ein Psychiater zur Konsultation hinzugezogen. Der Patient erklärt sich zunächst mit einer stationär-psychiatrischen Krisenintervention einverstanden. Am darauf folgenden Tag bagatellisiert der Mann gegenüber den Behandlern die suizidalen Handlungen als Kurzschlussreaktion und versichert, dass er nie wieder einen Suizidversuch begehen werde, da er nun wisse, dass dies nicht funktioniere, und drängt auf Entlassung. Der Psychiater schätzt den Mann trotz dessen Äußerungen als weiterhin akut suizidal ein und veranlasst eine Unterbringung nach PsychKG, da der Mann nicht zu einer weiteren freiwilligen stationären psychiatrischen Behandlung bereit ist.

Fallbeispiel 2: Teil 1 – Suizidale Krise während ambulanter Psychotherapie

Eine 39-jährige Frau befindet sich seit einigen Monaten wegen einer depressiven Störung in ambulanter psychiatrischer und psychotherapeutischer Behandlung. Nach einer deutlichen Besserung der Symptomatik in den ersten Behandlungswochen treten im Rahmen der intensiven psychotherapeutischen Bearbeitung und einer zusätzlichen äußeren Belastung Suizidgedanken auf. Die Patientin thematisiert die Suizidgedanken in den psychotherapeutischen Sitzungen. Trotz aller Bemühungen der Psychotherapeutin werden die Suizidgedanken immer drängender, sodass die Therapeutin die dringende Notwendigkeit für eine stationäre Krisenintervention sieht. Auf diese Einschätzung reagiert die Patientin einerseits gekränkt, andererseits mit Selbstbezichtigungen. Da die Patientin eine freiwillige stationäre Behandlung rigoros ablehnt, sieht sich die Psychotherapeutin schließlich gezwungen, eine Einweisung nach PsychKG zu veranlassen.

27.2 Auswirkungen einer zwangsweisen Unterbringung auf Betroffene und Behandler

Eine Zwangseinweisung kann bei den Betroffenen eine Vielzahl von Gefühlen auslösen. Es werden Angst, Furcht und Panik ebenso wie Trauer und Versagensgefühle berichtet. Es können Ärger und Wut entstehen, das Gefühl des Ausgeliefertseins, der Machtlosigkeit und des Kontrollverlusts. Die Patienten leiden unter Ungewissheit und fühlen sich verwirrt (Joseph-Kinzelmann et al. 1994).

Auch für die Versorger (Pflegende, Ärzte, Psychologen) stellt eine Zwangseinweisung eine besondere Situation dar. Sie sind besonders wachsam, befürchten Gefahr und sehen sich in einer speziellen Verantwortung, verbunden mit der Angst vor Konsequenzen bei Versagen. Es können Mitleid und Verständnis entstehen, aber auch Gefühle der Überlegenheit und der Macht. Manche Behandler werden ärgerlich und reagieren entnervt in der speziellen und häufig unerwünschten Behandlungskonstellation.

Die Interaktion zwischen Patient und Therapeuten ist nicht gleichberechtigt. Die Therapeuten müssen Vorgaben machen und Grenzen setzen, sicherstellen, dass der Patient bleibt. Der Patient hingegen möchte gehen, sieht sich seiner Autonomie beraubt. Er fühlt sich unverstanden, opponiert und leistet Widerstand oder zieht sich aus der Beziehung zurück. Manche Patienten beugen sich auch und fügen sich. Das Verhalten des Patienten bringt den Therapeuten zusätzlich in die Notwendigkeit, restriktiver zu werden, was eine Eskalation in Gang setzt. Die einseitige Kommunikation wird verstärkt, die Behandler fragen nur noch sicherheitsrelevante Dinge ab und interessieren sich nicht offen für die Sorgen des Patienten. Diese weitere Eskalation verhindert, dass eine Arbeitsbeziehung entsteht und mündet so in einem **therapeutischen Dilemma**.

Hierbei sind auch **Gegenübertragungsphänomene** zu beachten. Der Patient weigert sich, die stationäre Behandlungsentscheidung des Therapeuten zu akzeptieren. Dadurch fordert der Patient die Autorität des Behandlers heraus, der Behandler reagiert verärgert und narzisstisch gekränkt. Oder der Behandler möchte durch Einrichtung einer Zwangsunterbringung einen schwierigen Patienten kontrollieren oder bestrafen. Möglich ist außerdem, dass der Therapeut den Patienten übermäßig beschützen möchte, der tatsächlich selbstständig entschieden hat, sich von jemand anderem versorgen zu lassen (Eisenberg et al.1980).

In einer solchen Situation bekommt der bekannte Satz von Michael Balint, dass »das therapeutische Bündnis einen eigenen therapeutischen Effekt« hat, eine besondere Bedeutung und stellt eine spezielle Herausforderung dar.

27.3 Therapeutische Beziehung

Die therapeutische Beziehung wird neben der therapeutischen Technik schulenübergreifend als der wichtigste Faktor für den Erfolg einer Psychotherapie gewertet (Horvath u. Symonds 1991). Ursprünglich wurde dieser Begriff durch die psychoanalytische Schule geprägt, die eine bewusste, kollaborative, rationale Vereinbarung zwischen Therapeut und Patient als Voraussetzung für eine erfolgreiche Therapie erkannte (Freud 1940, Zetzel 1956). Später wurde das Verständnis dahingehend erweitert, dass die therapeutische Beziehung selbst **kurative Bedeutung** hat, indem der Patient in der Therapie eine »gesündere« Beziehung erlebt, als er sie aus der Vergangenheit kennt (Bowlby 1988, Gittleson 1962). In der humanistischen Tradition wird diesem Aspekt noch weit größere Bedeutung zugemessen, wird doch die therapeutische Haltung (Empathie, unbedingte Wertschätzung und Kongruenz) als hinreichend für den therapeutischen Erfolg angesehen (Rogers 1951). Auch aus der Perspektive der kognitiv-behavioralen Therapie wird betont, wie die Wahrnehmung des Therapeuten als glaub- und vertrauenswürdigem Experten durch den Patienten dessen Einfluss stärkt und so dazu beiträgt, dass der Patient von der Behandlung profitiert (Strong 1968, LaCrosse 1980). Schulenübergreifend formulierte Horvath die folgenden drei Aspekte, die die **therapeutische Beziehung charakterisieren** (Horvath et al. 1993):

1. Die Wahrnehmung des Patienten, dass die angebotene Intervention relevant und hilfreich ist,
2. die Verständigung des Patienten mit dem Therapeuten auf wichtige und vernünftige Erwartungen an die Therapie kurz- und mittelfristig,
3. die Fähigkeit des Patienten, kognitiv wie emotional eine persönliche Bindung zum Therapeuten einzugehen und die Fähigkeit des Therapeuten, sich für den Patienten als sorgende, empfindsame, verständnisvolle und hilfreiche Person darzustellen.

Auf Basis einer Vielzahl von empirischen Studien identifizierten Ackerman und Hilsenroth (2003) die folgenden **persönlichen Eigenschaften des Therapeuten** als hilfreich für die Etablierung einer therapeutischen Beziehung:

- Flexibilität,
- Erfahrung,
- Ehrlichkeit,
- Respekt,
- Vertrauenswürdigkeit,
- Zuversicht,
- Interesse,
- Aufmerksamkeit,

- Freundlichkeit,
- Wärme,
- Offenheit.

Das Gefühl einer positiven Verbindung in der frühen Phase der Therapie entsteht auf Basis der nonverbalen Gesten (z. B. Blickkontakt, Zuwendung), des verbalen Verhaltens, der Konsistenz und der Aufrechterhaltung des therapeutischen Rahmens. Selbstverständlich wird die therapeutische Beziehung nicht nur durch den Therapeuten, sondern maßgeblich auch durch die Fähigkeiten des Patienten, eine tragfähige und fruchtbare Beziehung einzugehen, bestimmt. Je ausgeprägter die psychische Störung und je fragiler der Patient, desto wichtiger sind die Anteile, die der Therapeut in die Beziehung einbringt (Bond et al. 1998). Patienten, die in einer Krisensituation gegen ihren Willen in eine Behandlungssituation gebracht werden, sind anfänglich besonders labil und kaum in der Lage, ihrerseits etwas zur Etablierung einer guten therapeutischen Beziehung beizutragen. Folglich kommt hier der Haltung und dem Verhalten des Therapeuten besondere Bedeutung zu. Der Therapeut muss in dieser Situation seine ganze Energie dafür aufwenden, eine therapeutische Beziehung mit dem Patienten zu erarbeiten. Häufig muss das Beziehungsangebot mehrfach gemacht werden, da der Patient initial gar nicht in der Lage ist, sich auf das Angebot einzulassen. Viele Patienten verharren zunächst in ihrer gekränkten Haltung, empfinden Angst, Ärger oder Versagen, äußern ihre Wut gegenüber dem Therapeuten oder ziehen sich zurück.

Vonseiten des Therapeuten scheinen die folgenden **therapeutischen Interventionen** geeignet, die Qualität der therapeutischen Beziehung zu verbessern:

- Eine freundliche, verständnisvolle Haltung gegenüber dem Patienten (Adler 1988, Kokotovic u. Tracey 1990),
- die Ermutigung zu einer gemeinschaftlichen Beziehung (Horvath u. Greenberg 1989),
- Interventionen des Therapeuten, die die negativen Gefühle des Patienten gegenüber dem Therapeuten thematisieren (Reandeu u. Wampold 1991),
- direkte Aufmerksamkeit gegenüber der innertherapeutischen Beziehung (Foreman u. Marmar 1985).

Erfahrene Psychotherapeuten werden von Patienten nicht zwangsläufig als empathischer und vertrauenswürdiger angesehen als unerfahrene. Allerdings kann die Erfahrung dabei helfen, Interventionen auch in Bezug auf die therapeutische Beziehung zum richtigen Zeitpunkt gemessen an den Fähigkeiten des Patienten und dessen Entwicklung innerhalb der Therapie anzubringen und so eine produktive Arbeitsbeziehung zu fördern.

27.4 Therapeutische Beziehung im Rahmen einer zwangsweisen Unterbringung

Folglich ist es von ungeheurer Bedeutung, dass sich der Therapeut der speziellen Situation einer zwangsweisen Behandlung stellt und die Verantwortung für die Zwangsmaßnahme nicht auf andere abwälzt. Therapeuten sehen sich immer wieder in der Versuchung, im Gespräch mit dem Patienten darauf hinzuweisen, dass nicht sie es sind, sondern der Richter, der die Entscheidung für die Zwangsmaßnahme fällt, oder dass nicht sie es waren, sondern der Vorbehandler, der die Zwangsunterbringung initiiert hat. Wenngleich diese Aussagen formal richtig sein mögen, so nimmt der Patient mit Recht wahr, dass der Therapeut sehr wohl seinen Einfluss geltend machen kann, die Zwangsmaßnahme zu beenden (Thiel u. Paul 2007). Formal ist der Therapeut ja auch verpflichtet, die Notwendigkeit der Zwangsmaßnahme fortwährend zu überprüfen und deren Beendigung zu initiieren, sobald die Voraussetzungen dafür nicht mehr gegeben sind. Der Patient nimmt den Therapeuten in der Rolle des Mächtigen wahr, und der Therapeut sollte seine Macht nicht leugnen.

Durch ein ehrliches Beziehungsangebot, das immer wieder erneuert wird, auch wenn es zunächst vom Patienten nicht angenommen wird, verhilft der Therapeut dem Patienten dazu, eine **Beziehungserfahrung** zu machen, die er aus seiner Vorgeschichte möglicherweise nicht kennt. Ein Beziehungsangebot wird aufrechterhalten, auch wenn dies ausgeschlagen wird. Der Therapeut bleibt ehrlich zugewandt, auch wenn er immer wieder abgewiesen wird. Das Beziehungsangebot basiert nicht darauf, dass Konflikte ausgeklammert werden, sondern diese werden offen angesprochen mit dem Ziel, Lösungen zu erarbeiten. Hier kann der Therapeut dem Patienten vermitteln, dass sie sich zwar derzeit in einer ungleichen Machtsituation befinden, dass er aber die Möglichkeit hat, wieder Verantwortung für sich zu übernehmen und so die Selbstbestimmung zurückzuerhalten (Thiel u. Paul 2007). Der Patient kann wahrnehmen, dass das gemeinsame Interesse von ihm und dem Therapeuten darin besteht, die ungleiche Konstellation aufzulösen und dem Patienten die Autonomie zurückzugeben. So kann sich eine primär konfrontativ angelegte Situation in eine Kollaboration umwandeln. Gelingt dies nicht, erschöpfen sich Patient und Therapeut häufig über viele Tage in einem unproduktiven Machtkampf, in dem der Patient Freiheiten fordert und der Therapeut diese verweigert. Auch eine Eskalation bis hin zu körperlicher Gewalt kann entstehen.

27.5 Tipps für die Praxis

In der praktischen Arbeit ist es immer wieder erstaunlich, wie gut Patienten im Verlauf der Krisenintervention in der Lage sind, schrittweise die Verantwortung für sich selbst wieder zu übernehmen. Dies sei anhand des zweiten Teils von ▶ Fallbeispiel 1 erläutert.

Fallbeispiel 1: Teil 2 – Schrittweises Übernehmen von Eigenverantwortung

In den ersten Tagen der stationär-psychiatrischen Behandlung nimmt der Patient eine konfrontative Haltung ein und fordert häufig seine Entlassung oder wenigstens Bewegungsspielraum außerhalb der Station. In mehreren therapeutischen Interventionen, die anfangs durch den Patienten schon nach kurzer Zeit abgebrochen werden, gelingt es schließlich, ihm zu verdeutlichen, dass nur er allein die Verantwortung für sein Leben übernehmen kann. Der Therapeut spricht offen an, dass alle Sicherungsmaßnahmen nicht ausreichen würden, würde der Patient sich tatsächlich umbringen wollen. Er sei sich der Grenzen seiner Macht sehr wohl bewusst und bevorzuge, mit dem Patienten gemeinsam einen Ausweg aus der für beide Seiten unerfreulichen Situation zu finden. Er könne sehr gut nachvollziehen, dass der Patient seine persönliche Freiheit und Autonomie schnellstmöglich zurückhaben wolle. Auf die Forderung des Patienten nach Ausgang von der Station signalisiert der Therapeut Verständnis und fragt den Patienten, wie viel Ausgang er sich zutrauen würde, ohne dass die Gefahr bestünde, dass er seinen suizidalen Impulsen nachgebe. Der Patient schlägt daraufhin vor, den Ausgang zunächst auf 15 Minuten zu begrenzen und in unmittelbarer Nähe der Station zu bleiben. Auf Basis der mittlerweile entstandenen therapeutischen Beziehung kann sich der Therapeut auf dieses Risiko einlassen, und der Patient kann seine Verlässlichkeit unter Beweis stellen. So wandelt sich die Konfrontation in eine Kollaboration um, und Therapeut und Patient können sich im Folgenden der Bearbeitung der Kränkungen widmen, die zur Suizidalität geführt haben. Eine freiwillige Arbeitsbeziehung kann etabliert und die Zwangsmaßnahme aufgehoben werden.

Ein Vorgehen wie in ▶ Fallbeispiel 1 ist natürlich stark abhängig von der Fähigkeit des Patienten, in eine therapeutische Beziehung einzutreten. Diese Fähigkeit ist bedingt durch die Schwere der zugrunde liegenden psychischen Störung: Je schwerer die psychische Störung, desto schwieriger der Prozess der Beziehungsgestaltung. Prinzipiell ist dieses Vorgehen jedoch auch geeignet für Patienten mit schweren Störungen (Persönlichkeitsstörung, Schizophrenie, hirnorganische Störung), wobei das Tempo und das Ausmaß der Übernahme von Eigenverantwortung individuell angepasst werden müssen.

In ▶ Fallbeispiel 2 muss ein weiterer Aspekt berücksichtigt werden. Hier entsteht die Krisensituation innerhalb einer etablierten therapeutischen Beziehung. Die Krise überfordert aber offensichtlich die therapeutischen Möglichkeiten innerhalb dieser Beziehung und führt zu einer erheblichen Störung der therapeutischen Allianz, zumal letztlich sogar eine zwangsweise Unterbringung durch die Therapeutin eingeleitet wird. Hier muss also nicht nur ein (in der Regel anderer) Therapeut, wie im ▶ Fallbeispiel 1, in der akuten Krise eine Beziehung aufbauen, sondern die ambulante Psychotherapeutin sollte versuchen, möglichst schnell die Störung mit der Patientin zu bearbeiten. Auch hierbei ist das offene Ansprechen der Schwierigkeiten und Kränkungen, der Hilflosigkeit und Machtlosigkeit auf beiden Seiten notwendig (▶ Fallbeispiel 2, Teil 2).

Das Vorspiegeln nicht vorhandener Stärke wirkt auf Patienten in der Regel unglaubwürdig, sie fühlen sich verschaukelt und nicht respektiert. Die Fähigkeit von Therapeuten, Schwächen zuzugeben und eigene Grenzen aufzuzeigen, wird letztlich eher als Stärke empfunden. Dadurch behält der Therapeut seine Glaubwürdigkeit und sein Ansehen.

Fallbeispiel 2: Teil 2 – Die Krise als therapeutischer Fortschritt

Die Patientin fühlt sich möglicherweise verraten und verlassen, wurde sie doch von der Therapeutin, der sie alles anvertraute, sogar ihre Suizidgedanken, im Stich gelassen und ausgeliefert. Auch könnte sich die Patientin selbst bezichtigen, dass sie noch nicht einmal in einer guten therapeutischen Beziehung in der Lage ist, ihre Suizidalität zu kontrollieren, oder sie könnte die Therapeutin beschuldigen, dass sie unfähig ist, in der ambulanten Therapie mit ihrer Suizidalität umzugehen. Auch aufseiten der Therapeutin sind sowohl Selbstbezichtigungen als auch aggressive Gefühle gegenüber der Patientin denkbar:

» Es ist mir nicht einmal innerhalb der stabilen therapeutischen Beziehung gelungen, die Suizidalität abzuwenden. Ich habe die frühen Anzeichen aufkommender Suizidalität nicht ausreichend wahrgenommen und nicht adäquat reagiert. Ich habe die Patientin in der Therapie überfordert und so die Suizidalität ausgelöst. Ich habe der Patientin Gewalt angetan, wo ich sie doch hätte beschützen müssen. Wie kann die Patientin mich nur in eine solche Lage bringen, dass ich ihr Gewalt antun muss? Was hat sie bloß mit mir gemacht, dass ich so macht- und hilflos war? «

Bei der Bearbeitung der Störung der therapeutischen Beziehung ist es sehr hilfreich, wenn es beiden Seiten gelingt, ihre Frustration, ihre Hilf- und Machtlosigkeit, ihren Ärger und ihr Versagensgefühl zuzulassen und anzusprechen. Die Patientin wird ihre Therapeutin als ehrlich und offen erleben. Die Sorge aufseiten der Therapeutin, sich der Patientin als schwach und inkompetent zu präsentieren, ist meist unbegründet. Gelingt es der ambulanten Psychotherapeutin und der Patientin, an die vorbestehende tragfähige Beziehung anzuknüpfen und wieder eine gute Arbeitsbeziehung herzustellen, kann die Krise letztlich zu einer Stärkung der therapeutischen Allianz führen und einen therapeutischen Fortschritt bedeuten.

27

Literatur

Ackerman SJ, Hilsenroth MJ (2003) A review of therapist characteristics and techniques positively impacting the therapeutic alliance. Clin Psych Rev 23: 1–33

Adler JV (1988) A study of the working alliance in psychotherapy. Doctoral dissertation thesis (unpublished), University of British Columbia, Vancouver, BC

Bond M, Banon E, Grenier M (1998) Differential effects of interventions on the therapeutic alliance with patients with personality disorders. J Psychother Pract Res 7: 301–318

Bowlby J (1988) A secure base: clinical applications of attachment theory. Routledge, London

Eisenberg GC, Barnes BM, Gutheil TG (1980) Involuntary commitment and the treatment process: a clinical perspective. Bull Am Acad Psychiatry Law 8: 44–55

Foreman S, Marmar RC (1985) Therapist actions that address initially poor therapeutic alliance in psychotherapy. Am J Psychiatry 142: 922–926

Freud S (1940) The technique of psychoanalysis. In: Strachey J (ed) Standard edition of the complete psychological works of Sigmund Freud. Hogarth, London

Gittleson M (1962) The curative functions in psychotherapy. Int J Psychoanal 43: 194–205

Horvath AO, Greenberg LS (1989) The development and validation of the working alliance inventory. J Consult Clin Psychol 36: 223–233

Horvath AO, Symonds BD (1991) Relation between working alliance and outcome in psychotherapy: a meta-analysis. J Consult Clin Psychol 38: 139–149

Horvath AO, Gaston L, Luborsky L (1993) The therapeutic alliance and its measures. In: Miller NE, Luborsky L, Barber JP, Docherty JP (eds) Psychodynamic treatment research: a handbook for clinical practice. Basic Books, New York

Joseph-Kinzelman A, Taynor J, Rubin WV, Ossa J, Risner PB (1994) Clients' perceptions of involuntary hospitalization. J Psychosoc Nurs Ment Health Serv 32: 28–32

Kokotovic AM, Tracey TJ (1990) Working alliance in the early phase of conselling. J Couns Psychol 37: 16–21

LaCrosse MB (1980) Perceived counsellor social influence and counselling outcomes: validity of the counsellor rating form. J Consult Clin Psychol 27: 320–327

Reandeu SG, Wamplod BE (1991) Relationship of power and involvement to working alliance: a multiple case sequential analysis of brief therapy. J Consult Clin Psychol 38: 107–114

Richter D, Reker T (2003) Unterbringungen nach dem PsychKG-NW in ein psychiatrisches Krankenhaus – Entwicklungen über 19 Jahre. Krankenhauspsychiatrie; 14:8–13

Riecher-Rössler A, Rössler W (1992) Die Zwnagseinweisung psychiatrischer Patienten im nationalen und internationalen Vergleich – Häufigkeiten und Einflussfaktoren. Fortschr Neurol Psychiatr 60: 375–382

Rogers CR (1951) Client-centered therapy. Riverside Press, Cambridge, MA

Sanguineti VR, Samuel SE, Schwartz SL, Rebeson MR (1996) Retrospective study of 2200 involuntary psychiatric admissions and readmissions. Am J Psychiatry 153: 392–396

Strong SR (1968) Counselling: an interpersonal influence process. J Consult Clin Psychol 15: 215–224

Thiel A, Paul T (2007) Zwangsbehandlung bei Anorexia nervosa. Psychother Psych Med 57: 128–135

Zetzel ER (1956) Current concepts of transference. Int J Psychoanal 37: 369–376

Psychotherapie in der forensischen Psychiatrie

Norbert Leygraf

28.1 Einführung – 538

28.2 Rechtliche Voraussetzungen und Rahmenbedingungen – 538

28.3 Grundprobleme der Psychotherapie im Maßregelvollzug – 540

28.3.1 Geringe primäre Behandlungsmotivation – 540

28.3.2 Parallelität von Behandlung und Prognose – 540

28.3.3 Eingeschränkte Überprüfungsmöglichkeit des Behandlungserfolgs – 541

28.4 Grundprinzipien forensischer Psychotherapie – 542

28.5 Psychotherapieverfahren – 543

28.5.1 Schizophren erkrankte Rechtsbrecher – 544

28.5.2 Persönlichkeitsgestörte Rechtsbrecher – 545

28.5.3 Sexualstraftäter – 547

28.5.4 Psychotherapie bei suchtkranken Rechtsbrechern (§ 64 StGB) – 549

28.6 Schwierige Behandlungssituationen – 551

28.6.1 Der Patient bestreitet das Vorliegen einer Abhängigkeitsstörung – 551

28.6.2 Querulatorisches Verhalten – 551

28.6.3 Therapeutenwechsel – 551

28.6.4 Der Patient bestreitet wesentliche Tataspekte – 551

28.6.5 Missbrauch von Vollzugslockerungen – 552

28.7 Ambulante forensische Psychotherapie – 552

Literatur – 553

28

Forensische Psychotherapie war lange Zeit durch eine geringe Zielorientierung und Systematik gekennzeichnet. Im Rahmen der Begutachtung einer Maßregelklinik gab ein Psychologe auf die Frage nach der psychotherapeutischen Ausrichtung der Einrichtung an: »Wir machen hier praktisch alles.« Tatsächlich bedeutete dies nichts anderes als das Fehlen jeglicher systematischer und auf den individuellen Patienten ausgerichteter Behandlung (Rasch 1984). Welcher Patient mit welchen Therapieverfahren behandelt wurde, hing weniger von der Indikation als von zufälligen Faktoren ab; entscheidend war nicht der spezielle Bedarf des Patienten, sondern die jeweilige Weiterbildung des aktuell für ihn zuständigen Therapeuten. Wechselte der Therapeut oder der Patient die Station, wechselte auch die Behandlung. Zuweilen änderte sich diese auch auf derselben Station bei gleichbleibendem Therapeuten, wenn dieser nämlich gerade eine neue Therapieausbildung absolvierte.

28.1 Einführung

Nicht nur in der psychotherapeutischen Praxis nahm die forensische Psychiatrische lange Zeit eine Schlusslichtposition ein. Eine von 1984–1986 erfolgte bundesweite Studie zur Situation des Maßregelvollzugs kam zusammenfassend zu der Feststellung (Leygraf 1988):

> Die Unterbringungs- und Behandlungsbedingungen psychisch kranker Straftäter sind in den meisten Einrichtungen der Bundesrepublik desolat. Die baulichen Voraussetzungen und die menschliche Atmosphäre sind in den meisten Einrichtungen ebenso unzulänglich wie die personelle Ausstattung und die therapeutische Aktivität.

Dieser unhaltbare Zustand gehört inzwischen weitgehend der Vergangenheit an.

Eine Reihe von Abteilungen wurde völlig neu gebaut, andere wurden entsprechend den milieutherapeutischen Erfordernissen modernisiert. Es erfolgte eine erhebliche Aufstockung des therapeutischen Personals, zugleich wurden aktive Therapiekonzepte entwickelt und ihre Umsetzung im Rahmen wissenschaftlicher Begleitforschungen evaluiert. Es entstanden Spezialstationen, in denen nach konzeptionellen Vorüberlegungen fest umrissene therapeutische Angebote für bestimmte Patientengruppen vorgehalten werden.

Zwar gibt es in den einzelnen Maßregelkliniken durchaus Unterschiede in den therapeutischen Grundkonzepten. Einigkeit herrscht jedoch darüber, dass psychotherapeutische Behandlungsprogramme im Maßregelvollzug

- mit einer klaren Indikationsstellung und definierten Methoden erfolgen, die auf die individuellen kriminogenen Faktoren abzielen,
- sich am Leistungsvermögen der Maßregelpatienten orientieren, die überwiegend der Unterschicht entstammen, wenig zu verbaler Reflexion neigen und oft intellektuell unterdurchschnittlich begabt sind,
- Externalisierungsprozessen und Schuldverschiebungen nicht weiter Vorschub leisten.

28.2 Rechtliche Voraussetzungen und Rahmenbedingungen

Die strafgerichtliche Unterbringung in ein psychiatrisches Krankenhaus setzt nach § 63 StGB voraus, dass der Patient infolge einer der im § 20 StGB genannten Störungen bei Begehung einer Straftat vermindert schuldfähig oder schuldunfähig war und von ihm aufgrund seiner psychischen Störung auch in Zukunft erhebliche rechtswidrige Taten zu erwarten sind (Einzelheiten zu den psychiatrischen Voraussetzungen: s. Leygraf 2007). Entscheidend ist hier also nicht die therapeutische Notwendigkeit einer stationären Behandlung, sondern der Schutz der Öffentlichkeit. Die Anordnung dieser Maßregel hat eine überwiegende **Sicherungsfunktion**, weshalb sie auch unabhängig von den Behandlungsaussichten erfolgt und keiner zeitlichen Befristung unterliegt.

Die Entlassung aus dem Maßregelvollzug ist ebenfalls nur durch eine strafrichterliche Entscheidung möglich. Die hierfür zuständigen Strafvollstreckungskammern sind verpflichtet, zumindest einmal im Jahr zu überprüfen, ob eine Entlassung des Patienten verantwortet werden kann. Voraussetzung ist die begründete Annahme,

> dass der Untergebrachte außerhalb des Maßregelvollzugs keine rechtswidrigen Taten mehr begehen wird.
> (§ 67 d Abs. 2 StGB)

Die Entlassung erfolgt stets als Aussetzung der Unterbringung zur Bewährung. In der Bewährungszeit, die bis zu 5 Jahre betragen oder sogar unbefristet ausgesprochen werden kann, unterliegt der Patient einer »Führungsaufsicht«. Diese dient u. a. der Kontrolle, ob der Patient die ihm erteilten Auflagen (z. B. die Fortsetzung einer bestimmten Behandlung) erfüllt. Ein Verstoß gegen die Auflagen kann zu einem Widerruf der Bewährungsaussetzung, also zu einer Wiederaufnahme in den Maßregelvollzug, führen.

Die nachfolgenden Ausführungen beziehen sich überwiegend auf diese gemäß § 63 StGB im psychiatrischen

Krankenhaus untergebrachten Patienten. Für Straftäter, deren Delinquenz im Zusammenhang mit einer Suchtproblematik erfolgte, ist eine gesonderte Maßregel der »Unterbringung in der Entziehungsanstalt« (§ 64 StGB) vorgesehen, die eine überwiegend therapeutische Aufgabe hat, an eine positive Behandlungsprognose geknüpft und auf 2 Jahre befristet ist. Auf die Besonderheiten der Psychotherapie bei dieser Patientengruppe wird in ▶ 28.5.4 eingegangen.

Die Durchführung des Maßregelvollzugs liegt in der Zuständigkeit der Bundesländer. Entsprechend unterschiedlich sind die rechtlichen Rahmenbedingungen, die in den jeweiligen Psychisch-Kranken-Gesetzen (PsychKG) oder in speziellen Maßregelvollzugsgesetzen geregelt sind, sowie die organisatorische Ausgestaltung. Einige Bundesländer verfügen über zentral zuständige forensische Großkliniken, in anderen Bundesländern finden sich forensische Abteilungen, die allgemein-psychiatrischen Krankenhäusern angegliedert sind. Sofern eine forensische Abteilung eine regionale Vollversorgung übernehmen soll, muss sie über hinreichende bauliche Sicherungsmöglichkeiten und eine genügend hohe Anzahl an Behandlungsplätzen verfügen, um therapeutische Differenzierungen durchzuführen. Hierzu bedarf es spezieller Bereiche für die Aufnahme und Diagnostik, für die Behandlung von Psychosekranken, für persönlichkeitsgestörte sowie für geistig behinderte Patienten.

Der psychiatrische Maßregelvollzug weist seit Jahren erhebliche Zuwachsraten auf, woran eine zunehmende Einweisungsrate und sinkende Entlasszahlen in gleicher Weise beteiligt sind. Im Hintergrund dieser Entwicklung scheinen neben dem vermehrten Sicherheitsbedürfnis der Öffentlichkeit auch Veränderungen in der allgemeinpsychiatrischen Versorgung von Bedeutung zu sein (Leygraf 2007). Bundesweit waren am 31.03.2008 insgesamt 8943 Patienten nach § 63 StGB untergebracht (Statistisches Bundesamt 2008). Der Anteil weiblicher Patienten ist traditionell gering (2008: 6,9%), was der Situation in den Justizvollzugsanstalten entspricht.

Bei den **Unterbringungsdelikten** hat sich, mit gewissen regionalen Unterschieden, eine Zunahme gewalttätiger Deliktformen ergeben. Jeweils ca. 30% der Patienten haben ein Tötungs- oder Sexualdelikt begangen, jeweils ca. 15% ein Körperverletzungs- oder Eigentumsdelikt. Bei den restlichen 10% handelt es sich überwiegend um Brandstiftungen. **Diagnostisch** liegt im Mittel bei ca. 40% der Maßregelpatienten eine funktionelle, in der Regel schizophrene Psychose vor; mit etwa gleicher Häufigkeit findet sich als Hauptdiagnose eine Persönlichkeitsstörung, oft verbunden mit einer intellektuellen Minderbegabung oder einer sexuellen Fehlentwicklung. Die restlichen 20% der Patienten leiden unter einer hirnorganischen Störung, einer geistigen Behinderung oder einer Suchterkrankung (Leygraf 2006).

Patienten des Maßregelvollzugs weisen teils deutliche Unterschiede zu den Patienten der allgemeinen Psychiatrie auf, die sich auch in der **besonderen Ausgestaltung ihrer Unterbringung und Behandlung** widerspiegeln (▶ Übersicht).

Besonderheiten der Unterbringung und Behandlung von Maßregelpatienten

- Erfolgen stationäre psychiatrische Behandlungen überwiegend freiwillig, ist die psychiatrische Maßregelbehandlung eine freiheitsentziehende Zwangsmaßnahme. Die Unterbringung dient primär dem Schutz der Öffentlichkeit vor der vom Patienten ausgehenden Deliktgefahr, woraus sich weitergehende Sicherungserfordernisse im baulichen und organisatorischen Bereich ergeben.
- Während stationäre Behandlungen in der Allgemeinpsychiatrie immer stärker in Richtung kurz dauernder Krisenintervention tendieren, bemisst sich die durchschnittliche Unterbringungszeit im psychiatrischen Maßregelvollzug in Jahren bis Jahrzehnten mit weiter steigender Tendenz (Leygraf u. Schalast 2005, Seifert 2007). Zusätzlich zu den speziellen Behandlungsverfahren muss daher innerhalb eines gesicherten Unterbringungsbereichs ein Lebensfeld mit Arbeits-, Ausbildungs-, Freizeit- und Kontaktmöglichkeiten geschaffen werden.
- Patienten des Maßregelvollzugs weisen oft neben ihrer psychischen Erkrankung eine lang dauernde dissoziale Entwicklung und/oder eine massive Aggressionsproblematik auf. Bei mehr als der Hälfte der Patienten findet sich zudem eine komorbide Suchtproblematik, überwiegend in Form eines Alkoholmissbrauchs. Diese Kombination von psychischer Krankheit mit dissozialer und Suchtproblematik stellt besondere Behandlungsanforderungen, die allgemein-psychiatrische Abteilungen sowohl fachlich als auch organisatorisch kaum erfüllen können.
- Die Sicherungsaufgabe der Maßregel erfordert eine ständige Paralleleinschätzung von psychischer Verfassung und aktueller Gefährlichkeit, insbesondere bei der Beurteilung von Lockerungs- und Entlassmöglichkeiten.

28

28.3 Grundprobleme der Psychotherapie im Maßregelvollzug

28.3.1 Geringe primäre Behandlungsmotivation

Die Aufnahme in den Maßregelvollzug erfolgt unabhängig vom Willen des Patienten; der Zwangscharakter der Maßnahme begleitet die Behandlung oft jahrelang. Primäres Behandlungsziel der Patienten stellt somit weniger eine innere Veränderung dar, sondern eine möglichst baldige Entlassung. Da diese aber in der Entscheidung des Gerichts liegt, ist der Entlassungszeitpunkt eine unbekannte und von Arzt und Patient nur bedingt beeinflussbare Größe, was den Aufbau einer Behandlungsmotivation erschwert.

Die Bedeutung von Freiwilligkeit, innerem Leidensdruck und Eigenmotivation als Voraussetzung für den Erfolg psycho- und soziotherapeutischer Behandlungsmaßnahmen wurde in der Vergangenheit aber eher überschätzt, ihre Betonung ist mehr ideologisch als empirisch begründet. Geringe primäre Motivation und die Einleitung einer Behandlung unter den Bedingungen äußeren Zwangs finden sich nicht nur im Maßregelvollzug, sondern sind Bestandteil vieler psychosozialer Interventionsprogramme, insbesondere bei Suchterkrankungen. Das klassische Konzept der Therapiemotivation, das allein auf einem innerseelischen Leidensdruck basiert, geht im Wesentlichen zurück auf Behandlungserfahrungen mit neurotisch-gestörten Patienten mittlerer und höherer Sozialschichten und lässt sich auf eine straffällig gewordene Zielgruppe nicht übertragen (Dahle 1998).

Neben einem geringen inneren Leidensdruck erweisen sich in der Maßregelbehandlung v. a. Wissensdefizite über und Zweifel an den Möglichkeiten der Therapie als wesentliche Motivationshindernisse. Zur Behebung dieses **skepsisbegründeten Motivationsdefizits** sollten die Patienten eingehend über Ablauf, Inhalt und Ziele der Therapie informiert werden. Bei zeitlich befristeten Behandlungsprogrammen empfiehlt es sich, durch Behandlungsverträge die Entscheidung des Patienten zur Therapie und seine hierdurch eingegangene Verpflichtung zur Teilnahme hervorzuheben.

Je stärker der Umgang mit dem Patienten unter therapeutischen Gesichtspunkten ausgestaltet und das Alltagsleben der Einrichtung in ein therapeutisches Gesamtkonzept einbezogen ist, umso weniger Bedeutung bekommen der Zwangscharakter der Therapie und die anfänglich oft geringe Änderungsbereitschaft der Patienten. Insofern ist die **Ausgestaltung eines entwicklungsfördernden Stationsmilieus** eine wesentliche Grundlage dafür, dass der Patient seine Unterbringung nicht nur unter dem Aspekt von Zwang und Freiheitsentzug ansieht. Dies gilt v. a. für diejenigen Patienten, die bereits über langjährige Erfahrungen aus dem Strafvollzug verfügen und dazu tendieren, das dortige subkulturelle Regelwerk auf die Maßregeleinrichtung zu übertragen. Das Stationsklima sollte therapeutisch aufgeschlossen, zwischenmenschlich sensibel und zugleich normorientiert sein. Auf Regelverstöße ist rasch und eindeutig, aber nicht moralisierend zu reagieren. Die Handlungsräume für selbstbestimmtes und selbstverantwortliches Handeln der Patienten sind im Maßregelvollzug tendenziell klein, ihr Alltag ist reglementiert. Dadurch werden aber genau diejenigen Inhalte konterkariert, die in der Behandlung gefördert werden sollen, nämlich ein positives Selbstwertgefühl und ein realistisches Selbstbild, das durch Selbstverantwortung und Selbstwirksamkeit gekennzeichnet ist. Das Ausmaß an Fremd- und Selbstkontrolle ist deshalb unter prognostischen wie therapeutischen Aspekten immer wieder abzuwägen.

28.3.2 Parallelität von Behandlung und Prognose

Die doppelte Aufgabe der Maßregel, nämlich den Patienten zu behandeln und die Gesellschaft vor erneuten Taten zu schützen, gilt nicht nur für die Einrichtung selbst, sondern setzt sich auf alle in ihr tätigen Mitarbeiter fort. Das Gefährlichkeitspotenzial ist untrennbarer Teil sowohl der therapeutischen Arbeit als auch der Beziehung zum Patienten. Damit ist die Frage der **Schweigepflicht** für im Maßregelvollzug tätige Therapeuten tangiert, da diese stets auch in sicherheitsrelevante Entscheidungen mit einbezogen sind, z. B. hinsichtlich der Verantwortbarkeit von Vollzugslockerungen. Denn ohne Einbeziehung der in der Psychotherapie gewonnenen Erkenntnisse ist eine fundierte Gefährlichkeitsprognose vielfach nicht möglich.

Zwar wird zuweilen die Meinung vertreten, der Therapeut solle die Erkenntnisse aus seinen therapeutischen Sitzungen nicht in den Behandlungsprozess einbringen, sich also v. a. nicht zu prognostischen Fragen äußern (Böllinger 2003). Dahinter steht die Vorstellung, dass es dem Patienten nur dann möglich sei, schambesetzte oder ängstigende Themen zur Sprache zu bringen, wenn er sich sicher sein könne, dass das Wissen darum bei seinem Therapeuten bleibt. Ob diese Realitätskonstruktion aber auch den Sichtweisen der Patienten entspricht, in deren Biografien häufig konflikthafte Beziehungen zu Institutionen und Autoritätspersonen mit einem entsprechenden Misstrauen zu finden sind, ist zu bezweifeln.

Insbesondere bei der Behandlung sexueller Deviationen befindet sich der Maßregelpatient daher in einem Konflikt, der nicht ganz auflösbar ist (Elsner 2006). Gestattet er dem Therapeuten Zugang zu seinem psychischen Innenraum, seinen Ängsten und Phantasien, löst das nicht nur Scham aus, sondern auch ganz reale Angst davor, wegen ihrer Preisgabe vielleicht nicht oder erst nach langer Zeit entlassen zu werden. Verschließt er sich jedoch in der Psychotherapie oder bestreitet er relevante Aspekte seiner Störung, wird ihm ebenfalls keine günstige Prognose gestellt. In der Praxis hat sich bewährt, diese Problematik zu Beginn der Behandlung mit dem Patienten offen und realistisch zu thematisieren und ihn klar darüber zu informieren, inwieweit Therapieeinhalte in Lockerungsentscheidungen und sonstige prognostische Stellungnahmen einbezogen und somit offenbart werden. In welchem Ausmaß sich ein Patient dann seinem Therapeuten zu öffnen vermag, wird entscheidend von der Qualität der therapeutischen Beziehung bestimmt, insbesondere von der im Verlauf der Behandlung gemachten Erfahrung des Patienten, seinem Therapeuten vertrauen zu können.

28.3.3 Eingeschränkte Überprüfungsmöglichkeit des Behandlungserfolgs

Psychotherapie im Maßregelvollzug erfolgt zumindest zu Behandlungsbeginn unter besonderen Sicherungsbedingungen. Dies ist zuweilen durchaus vorteilhaft, wenn z. B. durch bauliche und organisatorische Bedingungen Suchtmittelfreiheit hergestellt wird. Bei Patienten mit sexueller Devianz lassen sich deren Ängste und Konflikte sehr viel direkter und offener thematisieren, wenn keine Sorgen bestehen müssen, dass der Patient im Rahmen einer krisenhaften Zuspitzung erneut deliktrückfällig werden könnte. Andererseits findet Psychotherapie aber nicht nur auf einer innerpsychischen Ebene statt. Die therapeutisch bedingten Veränderungen sollen ja im konkreten Verhalten der Patienten Niederschlag finden, sollen ihm also ermöglichen, außerhalb des Maßregelvollzugs ein deliktfreies Leben zu führen.

Entsprechende Veränderungen in deliktrelevanten Verhaltensbereichen lassen sich auch unter geschlossenen Behandlungsbedingungen erkennen. Die Probleme der Maßregelpatienten zeigen sich nicht erst in ihren Straftaten, sondern auch im alltäglichen Miteinander auf der Station. Insofern kann das Verhalten des Patienten im Zusammenleben mit den Mitpatienten und im Kontakt zu den Stationsmitarbeitern durchaus Aufschluss darüber geben, ob sich hinsichtlich seiner Frustrationstoleranz, seiner Affektregulation oder seiner Impulskontrolle Verbesserungen ergeben haben. Ist das der Fall, bedarf es jedoch der Überprüfung, ob die positiven Veränderungen auch unter den Belastungen eines größeren Freiheitsraums konstant bleiben.

Für eine solche Belastungserprobung bedarf es zunehmender **Vollzugslockerungen** (begleitete und nachfolgend unbegleitende Ausgänge, Beurlaubungen). Dies gilt insbesondere im Rahmen der Entlassungsvorbereitung. Der Übergang von der streng strukturierten Unterbringung in ein weitgehend selbstbestimmtes Leben wird durch Vollzugslockerungen in kleine Einzelschritte untergliedert, was die Gefahr einer Überforderung des Patienten verringert und noch vorhandene Risikofaktoren frühzeitig erkennen und bearbeiten lässt.

Dabei bedeutet »Erprobung« aber nicht etwa eine experimentelle Überprüfung, ob der Patient wieder straffällig wird, sobald man ihm durch entsprechende Freiheiten die Möglichkeit dazu gibt. Erprobt werden sollen vielmehr Veränderungen in den deliktspezifischen Erlebens- und Verhaltensbereichen. Sofern sich dabei Hinweise auf einen Rückfall in alte Verhaltensmuster ergeben, ist die Lockerung zurückzunehmen, bevor es zu einer erneuten Gefährdung der Öffentlichkeit kommt. Die besondere Zuverlässigkeit von Lockerungsprognosen basiert darauf, dass die Vorhersage hier nur über einen kurzen Zeitraum erfolgt, für den die störungsbedingten, situativen und sozialen Einflussvariablen bekannt sind. Neben einer sorgsamen Prüfung der Voraussetzungen einer Lockerung kommt es entscheidend darauf an, den Verlauf der Lockerung und die Konstanz der psychischen Verfassung des Patienten zu kontrollieren. Sollten sich dabei Hinweise auf eine veränderte prognostische Einschätzung ergeben, d. h. auf eine erhöhte Gefährdung, sind die Lockerungen wieder einzuschränken bzw. zurückzunehmen (ausführlichere Hinweise zum Vorgehen bei Lockerungsentscheidungen und zur Überprüfung des Lockerungsverlaufs finden sich bei Leygraf 2006).

! Rücknahme von Vollzugslockerungen therapeutisch nutzen

Bei der Rücknahme von Vollzugslockerungen ergeben sich nicht selten Situationen, die einen gewissen Mut erfordern, wenn z. B. ein verändertes Befinden des Patienten auf ein beginnendes psychotisches Rezidiv hindeutet, der Patient sich aber innerhalb der Lockerung bislang beanstandungsfrei verhalten hat. Wegen des hohen Stellenwerts solcher Lockerungen wird der Patient verständlicherweise gegen die Rücknahme protestieren, u. a. mit dem Hinweis darauf, dass er im bisherigen Lockerungsverlauf seine Zuverlässigkeit durchgehend unter Beweis gestellt habe. Gerade dieser Auseinandersetzung mit dem Patienten sollte man

nicht aus dem Wege gehen, schon gar nicht mit einer Art entschuldigendem Hinweis darauf, dass man nicht selbst, sondern eine hierarchisch höherstehende Stelle oder »das Team« den Lockerungsentzug beschlossen habe. Vielmehr gilt es, diese Auseinandersetzung therapeutisch zu nutzen, zumal hier in der Regel der Kernbereich des Unterbringungsgrunds berührt wird. So wäre dem Patienten z. B. zu verdeutlichen, dass er sich eigentlich selbst wegen seiner Befindensänderung an den Therapeuten hätte wenden müssen, um die Gefahr einer erneuten psychotisch motivierten Tat zu verhindern.

28.4 Grundprinzipien forensischer Psychotherapie

Hinsichtlich der Wirksamkeit psychotherapeutischer Interventionen bei Rechtsbrechern liegt mittlerweile eine Vielzahl empirischer Nachweise vor. Als wesentlich für die Behandlungseffizienz gilt eine Orientierung an den in der folgenden ► Übersicht dargestellten **Hauptprinzipien** (Andrews u. Bonta 2004).

Hauptprinzipien psychotherapeutischer Interventionen bei Rechtsbrechern

- **Risikoprinzip:** Intensität und Dauer therapeutischer Maßnahmen müssen auf das jeweilige Rückfallrisiko abgestimmt werden. Bei schwer gestörten Rechtsbrechern ist von kurzzeitigen Trainings oder gruppenpädagogischen Maßnahmen kein Erfolg zu erwarten. Bei Tätern mit geringem Rückfallrisiko hingegen sind intensive Therapieprogramme nicht nur unökonomisch, sondern auch unproduktiv.
- **Bedürfnisprinzip:** Die Behandlung fokussiert nicht auf allgemeine Persönlichkeitsmerkmale, sondern auf diejenigen Aspekte, die sich in einer spezifischen Risikodiagnose als für das individuelle delinquente Verhalten des Patienten bedeutsam erwiesen haben. Als relativ häufig auftretende kriminogene Faktoren gelten u. a.:
  - antisoziale Einstellungen,
  - Identifikation mit kriminellen Rollenmodellen und Eingebundensein in eine kriminelle Subkultur,
  - Substanzmittelmissbrauch,
  - Egozentrik,
  - Mangel an Empathievermögen,
  - Unfähigkeit zur längerfristigen Handlungsplanung,
  - geringe Handlungskontrolle,
  - schlechte Problemlösefähigkeiten.
- **Ansprechbarkeitsprinzip:** Die Behandlungsmethode entspricht dem konkreten Therapieziel und der individuellen Fähigkeit, von bestimmten Therapieformen zu profitieren. Im psychiatrischen Maßregelvollzug untergebrachte Patienten weisen in der Regel eine Reihe therapieerschwerender Faktoren auf. Neben der Grunderkrankung finden sich oft ein komorbider Suchtmittelmissbrauch, eine intellektuelle Minderbegabung sowie dissoziale Persönlichkeitszüge. Viele Patienten entstammen einem familiären Milieu, das durch Dissozialität und einen aggressiven Verhaltensstil geprägt war. Statt einsichtsorientierter Therapiemethoden sind hier eher handlungsorientierte, den Patienten aktiv einbeziehende Programme erfolgversprechend.

Vor allem stellt die **therapeutische Ausgestaltung der Station** eine wichtige Grundlage dar für eine intensive Wahrnehmung der Problematik des Patienten und eine Orientierung der Arbeit an individuellen Therapiezielen. Hier ist der Raum, in dem Beziehungs- und Konfliktfähigkeiten erlebt, entwickelt, ausprobiert und verändert sowie bisherige Beziehungserfahrungen und Selbstkonzepte korrigiert werden können. Die therapeutische Gestaltung der Station oder Wohngruppe ist ein eigenständiges therapeutisches Mittel. Wie die Mitarbeiter miteinander umgehen, wie sie auf Konflikte mit Patienten und Konflikte der Patienten untereinander reagieren, gibt diesen modellhaft die Möglichkeit, situationsadäquatere Verhaltensmöglichkeiten zu erlernen. Wesentlicher Aspekt eines therapeutisch orientierten Stationsmilieus ist ein aktives Zugehen auf den Patienten, der möglichst wenig sich selbst überlassen bleibt, sondern immer wieder in Aktivitäten und soziale Kontakte eingebunden wird.

Entscheidend für die Wirksamkeit des soziotherapeutischen Umgangs ist die möglichst zeitnahe Spiegelung und Bearbeitung der störungsrelevanten Erlebens- und Verhaltensweisen der Patienten, die innerhalb des Stationsalltags deutlich werden (Wahrnehmungsverzerrungen, mangelnde Affekt- und Impulskontrolle, Frustrationsintoleranz, Verletzungen von Stationsregeln und Beeinträchtigung von Mitpatienten). Insbesondere dissozial geprägte Patienten verfügen oft über eine hohe Fähigkeit, das Behandlungsteam zu spalten und einzelne Teammitglieder zu manipulieren. Um dies zu verhindern, bedarf es einer gut abgestimmten und professionell supervidierten Zusammenarbeit aller Berufsgruppen.

Ein Aspekt einer angemessenen Grundhaltung in der Behandlung von Rechtsbrechern wird mit der Formel *firm but fair* umschrieben (Ross u. Fabiano 1985). Die Mitarbeiter sollen als Modell fungieren, indem sie in gleicher Weise Selbstachtung wie Respekt gegenüber anderen zum Ausdruck bringen. Auch kleinere Grenzüberschreitungen sollten nicht übergangen werden, weil Patienten sonst den Einsatz der Mittel steigern, um eine Wirkung zu erzielen. Wenn Patienten ihre Therapeuten nicht respektieren, können sie bei ihnen auch keinen therapeutischen Halt finden. Dabei kommt es in der Auseinandersetzung um Grenzen nicht auf die Demonstration von Härte an. Wesentlich ist vielmehr, den Umgang der Mitarbeiter untereinander und mit den Patienten klar, transparent, eindeutig und verlässlich zu gestalten.

28.5 Psychotherapieverfahren

Nachfolgend werden für vier Patientengruppen die im Maßregelvollzug erprobten Psychotherapieverfahren dargestellt. Drei Patientengruppen bilden jeweils eine diagnostische Einheit (schizophren erkrankte, persönlichkeitsgestörte bzw. suchtkranke Patienten). Die vierte Gruppe ist deliktspezifisch orientiert (Sexualstraftäter). Sofern die psychotherapeutischen Verfahren den in der allgemeinen Psychiatrie gebräuchlichen Behandlungsformen entstammen, wird ihr Einsatz im Maßregelvollzug nur kurz skizziert und hinsichtlich Einzelheiten auf die jeweiligen speziellen Kapitel dieses Handbuchs verwiesen. Etwas eingehender dargestellt werden hingegen diejenigen Therapieprogramme, die primär in der Behandlung straffällig gewordener Menschen entwickelt wurden. Sie wurden bislang überwiegend im angloamerikanischen bzw. kanadischen Raum evaluiert, wobei primär auf die Psychotherapie von Straftätern in Justizvollzugsanstalten abgestellt wurde. Sie haben sich aber in modifizierter Form in den letzten Jahren auch in der psychiatrischen Maßregelbehandlung etabliert.

Psychodynamisch orientierte Einzeltherapien sind in der Maßregelbehandlung kaum mehr von praktischer Bedeutung. Selbstreflexive, einsichtsorientierte Verfahren lassen sich auf die Behandlung der überwiegend schwer gestörten Maßregelpatienten kaum übertragen. Die wesentliche Zielrichtung der Behandlung straffällig gewordener Patienten liegt mittlerweile auch nicht mehr in grundsätzlichen Veränderungen ihrer Persönlichkeit, die in der Regel ohnehin nicht erreichbar sind. Vielmehr zielt die Psychotherapie auf konkrete Veränderungen kriminogen bedeutsamer Verhaltensweisen und deren Kontrolle ab. Dem Patienten sollen Verhaltensstile vermittelt werden, die ihm trotz eventuell weiterbestehender spezifischer Schwierigkeiten und Mängel eine bessere soziale Anpassung ermöglichen.

Dennoch sollte zumindest der Versuch unternommen werden, das Verhalten des Patienten auch unter psychodynamischen Aspekten verständlich werden zu lassen. Dies trägt zum Aufbau einer stabilen therapeutischen Beziehung bei. Eine Reihe empirischer Befunde verweist darauf, dass ein konfrontativer Stil, mit dem zuweilen auch nur eine abwertende Haltung der Therapeuten verkleidet wird, negative Auswirkungen auf das Erreichen relevanter Therapieziele hat. Eine auf Akzeptanz aufbauende, tragfähige und vertrauensvolle therapeutische Beziehung ist unabhängig von den speziell eingesetzten Therapieverfahren eine wesentliche Voraussetzung erfolgreicher Straftäterbehandlung (Marshall u. Serran 2004).

Neben den **psychoedukativen Verfahren**, die vorwiegend bei schizophren erkrankten Rechtsbrechern von Bedeutung sind, haben sich in der forensischen Psychotherapie v. a. diejenigen Behandlungsprogramme als erfolgversprechend gezeigt, die **verhaltenstherapeutische und kognitive Behandlungselemente** kombinieren. Sie haben zumeist einen modularen Aufbau und erfolgen als Gruppentherapien. Eine besondere Bedeutung wird dabei der Sicherstellung der Behandlungsintegrität zugemessen. Hier kann die Orientierung an sorgfältig ausgearbeiteten Therapiemanualen hilfreich sein. Dies darf jedoch nicht zu einer puristischen Programmerfüllung führen, da die Fähigkeit des Therapeuten, empathisch und flexibel auf die individuellen Probleme des Patienten einzugehen, auch bei manualisierten Behandlungsprogrammen den Therapieerfolg maßgeblich beeinflusst (Marshall 2005). Je intensiver die Beziehung zwischen Patient und Therapeut, umso eher können auch identifikatorische Prozesse ablaufen, die über eine reine Verhaltensänderung hinaus auch die Persönlichkeitsreifung des Patienten fördern.

! Fallstricke kongnitiv-behavioraler Therapieprogramme

Die in der Straftäterbehandlung eingesetzten Behandlungsprogramme zielen unter dem englischen Schlagwort *no cure but control* durchweg darauf ab, dem Betroffenen die Möglichkeit zu geben, sein Verhalten besser zu steuern und delinquente Verhaltensimpulse zu kontrollieren. Ein erfolgreiches Durchlaufen dieser Programme bedeutet jedoch nicht, dass der Betroffene von seiner vorhandenen Steuerungsfähigkeit später auch tatsächlich Gebrauch macht. Prognostische Vorsicht ist v. a. bei stark dissozial geprägten Rechtsbrechern geboten. Sie zeigen sich oft sehr ein-

sichtig und motiviert und arbeiten an den jeweiligen Therapieprogrammen aktiv mit, ohne jedoch ihr tatsächliches Verhalten in anderen Rahmenbedingungen zu ändern.

28.5.1 Schizophren erkrankte Rechtsbrecher

Generell orientiert sich die Behandlung schizophrener Patienten im Maßregelvollvollzug an den üblichen Therapieprinzipien bei dieser Erkrankung. Es gelten hier natürlich auch die gleichen allgemein zu beachtenden Regeln über den Umgang mit schizophrenen Patienten (▶ Kap. 8).

Ein wesentlicher Unterschied besteht aber in der Dauer der stationären Unterbringung. Die Notwendigkeit einer längerfristigen stationären Behandlung ergibt sich zum einen aus speziellen therapeutischen Schwierigkeiten, die bei Maßregelpatienten häufig vorliegen. Dies sind u. a. eine geringe Compliance, ein geringes Ansprechen auf die medikamentöse Behandlung und insbesondere eine zusätzliche Sucht- oder dissoziale Problematik. Da die Mehrzahl der schizophrenen Patienten wegen Tötungs- oder Körperverletzungsdelikten untergebracht sind, ist auch zur gefährlichkeitsprognostischen Einschätzung eine längerfristige stabile Remission erforderlich, um eine Entlassung verantworten zu können. Dies führt in der Regel zu mehrjährigen stationären Unterbringungszeiten, die gerade bei schizophrenen Patienten die Gefahr bergen, durch Inaktivierung und Unterstimulierung zusätzliche **Hospitalisierungsschäden** hervorzurufen. Von daher ist hier ganz besonders auf ein aktivierendes Stationsmilieu zu achten sowie auf ein differenziertes Angebot von Beschäftigungs- und Arbeitstherapie, Sport und Möglichkeiten der Freizeitgestaltung.

Die speziellen psychotherapeutischen Maßnahmen, einschließlich der psychoedukativen Trainingsprogramme, entsprechen den auch sonst in der Schizophreniebehandlung eingesetzten Verfahren und zielen im Wesentlichen auf die Verbesserung von Grund- und Negativsymptomen der Erkrankung sowie auf eine Erhöhung der Compliance in der Langzeitbehandlung ab. So hat das in der **psychoedukativen Schizophreniebehandlung** entwickelte PEGASUS-Konzept (Psychoedukative Gruppenarbeit mit schizophren und schizoaffektiv Erkrankten) auch im Maßregelvollzug Verbreitung gefunden (Hofstetter 2002).

Für die Rehabilitationsbehandlung schizophrener Maßregelpatienten sind v. a. kognitiv-behaviorale Behandlungs- und Trainingsprogramme von Bedeutung, die auf eine Veränderung der sozialen Fertigkeiten und Problemlösekompetenzen abzielen. Es handelt sich in der Regel um modular aufgebaute Gruppentherapieprogramme, die entsprechend der jeweiligen Belastbarkeit des Patienten eingesetzt werden können. Als im Maßregelvollzug erfolgreich erprobt gilt das **Integrierte Psychologische Therapieprogramm** (Roder et al. 1995). Es zielt zunächst auf eine Verbesserung kognitiver Basisfähigkeiten ab, um darauf aufbauend die sozialen Fähigkeiten wiederherzustellen. Es ist in 5 Unterprogramme gegliedert (kognitive Differenzierung, soziale Wahrnehmung, verbale Kommunikation, soziale Fertigkeiten, interpersonelles Problemlösen) und legt besonderen Wert auf einen unmittelbaren Bezug zum Alltag des Patienten. Somit bildet es gute Voraussetzungen für die Anwendung im Maßregelvollzug, da der Lerneffekt im konkreten Leben auf der Station erkennbar ist.

Erhebliche Vorsicht ist dagegen geboten hinsichtlich der im Maßregelvollzug häufig in den Vordergrund gestellten **»Tatbearbeitung«** (▶ Fallbeispiel 1). Sie ist bei schizophren erkrankten Rechtsbrechern in der Regel nicht indiziert, zumal bei wahnhaft motivierten Taten gegenüber nahen Angehörigen. Solche Taten lassen sich nicht »aufarbeiten«. Vielmehr ist es zur Verminderung der Suizidgefahr wesentlich, dass der Patient die Tat als krankheitsbedingt und nicht als Ergebnis eigener Entscheidung und Schuld begreift. Dies schließt natürlich nicht aus, die Tat selbst in der Therapie insofern zu thematisieren, als sie dem Patienten eine besondere Verantwortung dafür auferlegt, durch eine zuverlässige Compliance in der Langzeitprophylaxe und durch sofortige Inanspruchnahme von Hilfsmöglichkeiten beim Auftreten von Frühsymptomen die Gefahr einer Tatwiederholung zu minimieren.

Fallbeispiel 1: Schizophrene Maßregelpatientin

Eine erstmals an einer Schizophrenie erkrankte Patientin hatte in der akuten Wahnsymptomatik ihren 3-jährigen Sohn rituell »geopfert« und dabei zu Tode gequält. Nach Abklingen des akut-psychotischen Krankheitsbildes wurde zu Beginn der Maßregelbehandlung mehrfach versucht, eine angeblich ambivalente Beziehung der Patientin zu dem Kind herauszuarbeiten und der Tat eine symbolische Bedeutung zu geben (Rache am Vater des Kindes, der die Patientin noch während der Schwangerschaft verlassen hatte). Dies führte zu verschiedenen Suizidversuchen und erneuten akut-psychotischen Dekompensationen. Nach einem Therapeutenwechsel gelang es der Patientin, die Tat als das zu begreifen, was sie tatsächlich war: eine schreckliche, schicksalhafte Handlung, die im Zusammenhang mit einer schwerwiegenden Erkrankung stand und keine ursächliche Beziehung zu ihrer eigentlichen Persönlichkeit hatte. Sie verblieb in den folgenden Unterbringungsjahren unter einer neuroleptischen Prophylaxe rezidivfrei und konnte schließlich in ein psychiatrisches Übergangswohnheim entlassen werden.

28.5.2 Persönlichkeitsgestörte Rechtsbrecher

Alle Untersuchungen des Straf- und Maßregelvollzugs ergaben stets einen hohen Anteil persönlichkeitsauffälliger Insassen. Das dürfte kaum überraschen, da das wiederholte Begehen schwerwiegender Straftaten ein auffälliges Merkmal einer Persönlichkeit darstellt und wiederholtes normverletzendes Verhalten zur Symptomatik insbesondere der antisozialen bzw. dissozialen Persönlichkeitsstörung gerechnet wird. Bei den gemäß § 63 StGB im Maßregelvollzug untergebrachten Straftätern machen Persönlichkeitsstörungen mit etwa 40–50% den größten Anteil der Hauptdiagnosen aus. Repräsentative Erhebungen über den jeweiligen Anteil spezifischer Persönlichkeitsstörungen liegen jedoch bislang nicht vor. Untersuchungen an einzelnen Stichproben (Leygraf 2009, Leygraf u. Schalast 2005) lassen annehmen, dass weit mehr als die Hälfte der persönlichkeitsgestörten Patienten in der Maßregel dem Cluster B zuzuordnen sind, mit etwa gleicher Häufigkeit von emotional-instabiler bzw. Borderline- und antisozialer Persönlichkeitsstörung. In den letzten Jahren zugenommen hat die Diagnose einer narzisstischen Persönlichkeitsstörung oder zumindest einer zusätzlichen »narzisstischen Problematik«. Jeweils ca. 10–20% der persönlichkeitsgestörten Patienten weisen Störungen der Cluster A oder C auf.

! Diagnostik vor Behandlung

Dass die Indikation für eine Psychotherapie eine eingehende Diagnostik voraussetzt, klingt banal, ist aber im Maßregelvollzug nicht immer selbstverständlich. Schließlich wurden die Patienten bereits vor der Aufnahme sachverständig begutachtet, was eine eigenständige Eingangsdiagnostik verzichtbar erscheinen lassen könnte. Das Ergebnis einer Begutachtung entspricht jedoch häufig mehr den individuellen diagnostischen Gewohnheiten des Sachverständigen als der tatsächlichen Problematik des Patienten. Dies gilt insbesondere für die Diagnosen einer Borderline- sowie einer narzisstischen Persönlichkeitsstörung. So wird von Gutachtern, die bislang überwiegend Erfahrungen mit bürgerlich geprägten Patienten gesammelt haben, das sprunghafte und bunte Leben eines dissozialen Menschen allzu schnell mit der Vielfalt der Symptomatik einer Borderline-Störung verwechselt. Die Diagnose einer narzisstischen Persönlichkeitsstörung erklärt sich oft durch eine Tendenz, jedwede Art von Selbstwertproblematik mit dieser Störung gleichzusetzen. Dies gilt auch für die Diagnostik innerhalb des Maßregelvollzugs. Die äußeren Rahmenbedingungen einer solchen Unterbringung bieten in der Regel hinreichenden Anlass für Kränkungen des Selbstwertgefühls. Nicht jeder Versuch eines Patienten, innerhalb dieser belastenden Lebenssituation die Bedeutung der eigenen Person für sich selbst aufrechtzuerhalten und nach außen hin geltend zu machen, ist schon Hinweis auf einen »pathologischen Narzissmus«. Der scheinbar mangelnde Behandlungserfolg und die hiermit begründete lange Unterbringungsdauer im Maßregelvollzug erklärt sich nicht selten dadurch, dass eine entsprechende Störung beim Untergebrachten gar nicht vorliegt und mithin auch nicht erfolgreich behandelt werden kann.

Entsprechend dem **Ansprechbarkeitsprinzip** (▶ 28.4) gelten in der Behandlung persönlichkeitsgestörter Rechtsbrecher v. a. diejenigen therapeutischen Strategien als effektiv, die eine klare Struktur aufweisen, eine kognitiv-behaviorale Ausrichtung haben und den Betreffenden aktiv in eine Reihe verschiedener Behandlungsmodule einbeziehen. Hierzu wurde in den letzten Jahren eine Vielzahl hoch strukturierter **multimodaler Therapieprogramme** entwickelt. Darin werden in der Regel zahlreiche Techniken kombiniert, z. B. Selbstverstärkungs- und Selbstkontrollverfahren, Training sozialer und interpersoneller Problemlösefähigkeiten, Ärgermanagement-Trainings, Gruppendiskussionen zur Vermittlung prosozialer Werte, kognitive Umstrukturierung dysfunktionaler Denkmuster, Modifikation von Externalisierungs-, Verleugnungs- und Bagatellisierungstendenzen sowie Methoden zur verbesserten Emotionsregulation.

Bei **emotional-instabilen, in ihrer Impulskontrolle beeinträchtigten Rechtsbrechern** haben sich übende Verfahren bewährt, die sich auch in eine stationäre Unterbringung gut integrieren lassen (McMurran et al. 2001). Die Behandlung soll den Patienten ermöglichen, Probleme in aufeinander aufbauende Einzelschritte zu gliedern und schrittweise zu lösen (▶ Übersicht).

Gliederung und schrittweise Lösung der Probleme emotional-instabiler Rechtsbrecher

1. Zunächst gilt es, affektive oder situative Auslöser für problematisches Verhalten frühzeitig zu erkennen und das Vertrauen auf die Fähigkeit zur Problemlösung zu verstärken.
2. Es folgt unter Vermeidung genereller Vorannahmen eine genaue Definition des tatsächlich vorliegenden Problems sowie
3. eine hierauf gerichtete Zieldefinition.

▼

4. Nachfolgend werden unterschiedliche Lösungsmöglichkeiten erarbeitet und
5. hinsichtlich ihrer jeweiligen Vor- und Nachteile in Bezug auf die Zielsetzung verglichen.
6. Nach der Entscheidung über die beste Lösungsmöglichkeit erfolgt
7. eine Planung ihrer Umsetzung und
8. schließlich die Umsetzung selbst,
9. wird deren Effizienz rückblickend bewertet.

Die Psychotherapie von Patienten, die im Rahmen einer **Borderline-Persönlichkeitsstörung** straffällig geworden sind, richtet sich v. a. auf eine Verbesserung der Impulskontrolle und der Affektregulation. Eingesetzt werden hier im Maßregelvollzug die gleichen Verfahren, die auch in der allgemeinen Psychiatrie zur Behandlung von Borderline-Patienten Anwendung finden (▶ Kap. 9). Insbesondere die dialektisch-behaviorale Therapie (DBT) ist mittlerweile auch im forensischen Kontext erprobt (Evershed et al. 2003).

Für die Behandlung von **Patienten mit geringer sozialer Kompetenz** hat sich im Maßregelvollzug eine adaptierte Form des *Reasoning and Rehabilitation Program* (R&R) bewährt (Gretenkord 2002). Es handelt sich um eine Art Intensivschulung, bei der in einem Gruppenprozess kognitive Fertigkeiten eingeübt werden, die generell der Problembewältigung dienen und delinquente Problemlösungsstrategien ersetzen sollen. Bis dahin fest verankerte Denkmuster, die delinquentes Verhalten fördern, sollen durch sozial akzeptable Entscheidungen und nichtkriminelles Handeln ersetzt werden. Das Programm besteht aus insgesamt 35 vorstrukturierten Gruppensitzungen, in denen mittels Rollenspielen und Gruppendiskussionen mit Video-Feedback, audiovisuellen Präsentationen, Spielen und Denkaufgaben, teilweise mit zusätzlichen Hausaufgaben zur Vor- und Nacharbeit, folgende Fertigkeiten eingeübt werden:
- Problemlösen,
- soziale Fertigkeiten,
- Umgang mit Emotionen,
- kreatives Denken,
- Entwicklung von Werten und Rücksicht auf die Belange anderer Menschen,
- kritisches Urteilen.

Das Programm wird von den Patienten in der Regel gut akzeptiert, sofern die Sitzungen in einer die Neugier und das Lernverhalten der Teilnehmer angemessen fördernden Weise gestaltet werden. Es wird den Patienten nicht erklärt, was sie denken sollen, sondern sie sollen durch Erläuterungen und in den Übungen erfahren, wie sie bislang gedacht haben und welche negativen Konsequenzen dies zur Folge hatte. In der Interaktion mit den Gruppenteilnehmern und Therapeuten sollen sie alternatives Entscheidungsverhalten erlernen und erleben, wie sie auf diese Weise in der zwischenmenschlichen Interaktion besser zurechtkommen. Kriminalpräventiv wirksam ist das Programm v. a. bei Patienten, deren Delinquenz wesentlich auf eine geringe soziale Kompetenz zurückzuführen war. Auch intellektuell minderbegabte Patienten können von diesem Programm gut profitieren, wobei jedoch zur Erzielung von Entwicklungsfortschritten stärkere Modifizierungen v. a. der zeitlichen Dichte der Sitzungen erforderlich sind (Gretenkord 2002).

Als besonders problematisch gilt die Behandlung von **Patienten mit dissozialer Persönlichkeitsstörung**, insbesondere im Zusammenhang mit dem angloamerikanischen »Psychopathy-Konzept«, das von Hare (2003) in der insgesamt 20 Items umfassenden Psychopathy-Checkliste (PCL-R) operationalisiert wurde. Hinsichtlich der zugrunde liegenden Struktur dieses Konstrukts wurde von Hare ein **Zwei-Faktoren-Modell** postuliert:
- Faktor 1 beschreibt affektive/interpersonelle Merkmale (z. B. betrügerisches, manipulatives Verhalten, oberflächlicher Charme, Mangel an Mitgefühl und Schuldgefühl, pathologisches Lügen),
- Faktor 2 betrifft Merkmale eines chronisch instabilen, antisozialen Verhaltens (z. B. Impulsivität, frühe Verhaltensauffälligkeiten, Jugendkriminalität, Verantwortungslosigkeit, parasitärer Lebensstil, Missachtung von Weisungen und Auflagen).

Es ist jedoch bislang nicht belegt, dass es sich beim *psychopath* tatsächlich um ein valides Konstrukt einer nosologischen Entität handelt. Zu warnen ist insbesondere vor der häufigen Gleichsetzung eines hohen PCL-R-Werts mit der Annahme einer fehlenden therapeutischen Beeinflussbarkeit. Dass habituelle Unehrlichkeit, manipulatives Verhalten, Empathiemangel, Oberflächlichkeit und Gewissenlosigkeit keine günstigen Voraussetzungen für eine erfolgversprechende Psychotherapie darstellen, entspricht ständiger klinischer Erfahrung. Dies berechtigt jedoch nicht zu der Annahme, man könne mittels einer Punktwertmethode die generelle Aussichtslosigkeit therapeutischer Bemühungen im Einzelfall ermitteln. Sowohl für kognitiv-behaviorale als auch für psychodynamisch orientierte Behandlungsverfahren haben sich positive Behandlungseffekte auch bei Straftätern mit hohen Psychopathy-Werten zeigen lassen (Übersicht s. Salekin 2002). Ungünstige Ergebnisse fanden sich hingegen bei denjenigen Behandlungsformen, die einen niedrigen professionellen Interventionsgrad und eine geringe Kontaktdichte zwischen Therapeuten und Patienten aufwiesen. Insbesondere auf dem Konzept der therapeutischen Gemeinschaft basierende Programme mit einer geringen Strukturierung und hohen Permissivität erwiesen sich für die Kerngruppe antisozialer Straftäter als unangemessen.

Als wesentlicher kriminogener Faktor bei dissozialer Persönlichkeitsstörung gilt u. a. ein Mangel an Empathie. Insofern beinhaltet fast jedes Programm ein Modul zum **»Empathietraining«**, in dem z. B. durch konkrete Informationen, gemeinsame Diskussionen oder Besprechung von Opferberichten über die bei Tatopfern kurz- und langfristig ausgelösten Folgen informiert wird, der Täter in Rollenspielen die Perspektive des Opfers einnehmen soll, einen fiktiven Entschuldigungsbrief an seine Opfer schreiben und diesen Brief wieder aus der Perspektive der Opfer beantworten muss. Inwieweit sich hierdurch eine tatsächliche Verbesserung des Empathievermögens erreichen lässt, ist bislang ungeklärt. Es ist zu befürchten, dass allenfalls auf einer kognitiven Ebene das Wissen darüber vermehrt wird, wie sich ein Opfer wohl fühlen mag, ohne dass dies zu einem veränderten Erleben oder einer Änderung im Umgang mit dem nächsten Opfer führt. Bei in ihrer Emotionalität besonders stark gestörten und/oder intellektuell minderbegabten Tätern wird dies zumeist schon in ihrer Darstellung des angeblichen Behandlungserfolgs deutlich, wie ▶ Fallbeispiel 2 zeigt.

Fallbeispiel 2: Dissozial gestörter Maßregelpatient

Ein wegen einer Reihe sadistisch motivierter Vergewaltigungen untergebrachter Patient teilte dem Prognosegutachter bereits vor der Exploration in einem mehrseitigen Schreiben die Erfolge des von ihm im letzten Jahr absolvierten R&R-Programms mit. Darin führte er u. a. aus:

» Ein großes Thema war Empathie. Jeder sollte sich in seine Opfer hineinversetzen, um aus deren Sicht die Straftat zu erzählen und zu erleben. Ich fühlte mich gut und meldete mich als Erster. Ich konnte mich so gut in meine Opfer hineinversetzen, dass ich alles Leid und die Qualen rüberbringen konnte. Nach einer Dreiviertelstunde waren sämtliche Gruppenmitglieder und Psychologen so befangen und geschockt und ich am Ende meiner Kräfte, dass die Gruppe abgebrochen werden musste. Erst in der nächsten Sitzung konnten Fragen gestellt werden. Ich war danach erleichtert, dieses schwierige Thema gemeistert zu haben. «

Problematischer wird die Beurteilung eines eventuellen Behandlungserfolgs dagegen bei dissozial geprägten Patienten mit durchschnittlichen bis überdurchschnittlichen intellektuellen Fähigkeiten. Hier verbessern solche Programme möglicherweise sogar eher die manipulativen Fähigkeiten dieser Täter und somit in gleicher Weise ihre kriminellen Erfolgsaussichten wie ihre Chancen, eine scheinbar prognostisch positive Veränderung glaubhaft zu vermitteln. Empathiemangel ist gerade nicht gleichzusetzen mit einer fehlenden Fähigkeit, das Erleben anderer Menschen zu erfassen und das eigene Verhalten darauf einzustellen. Insbesondere chronische Rückfalltäter sind darin oft recht begabt und nutzen diese Fähigkeit gezielt für ihre Delinquenz (z. B. bei Betrugsdelikten oder pädosexuellen Handlungen). Es fehlt ihnen nicht an Einfühlungsvermögen, sondern an **Mitgefühl**. Dies dürfte kaum durch spezifische Interventionsprogramme verbessert werden, sondern allenfalls langfristig behandlungsbegleitend durch die selbst erfahrene empathische (nicht permissive!) Grundhaltung des Therapeuten.

28.5.3 Sexualstraftäter

Sexualstraftäter bilden keine diagnostische Einheit. Auch im psychiatrischen Maßregelvollzug handelt es sich um eine **heterogene Patientengruppe** (einen eingehenden Überblick gibt Elsner 2006). Zum einen handelt es sich um Patienten mit der Hauptdiagnose einer Persönlichkeitsstörung. Bei einer weiteren Patientengruppe bestimmt eine intellektuelle Beeinträchtigung unterschiedlichen Ausmaßes die Problematik, teils mit massiven Verhaltensstörungen und sozialen Auffälligkeiten, die nicht zuletzt in langjährigen Heimaufenthalten erworben wurden. Ihre Verhaltensstörungen zeigen sich v. a. in einer eingeschränkten Fähigkeit zur Affektregulation und Impulskontrolle, in einer eingeschränkten sozialen Handlungskompetenz und darauf basierenden Kontakt- und Beziehungsschwierigkeiten, wobei sich nicht selten auch noch zusätzliche Suchtprobleme finden. Die zahlenmäßig kleinste Gruppe wird von denjenigen Patienten gebildet, bei denen eine sexuelle Deviation selbst im Vordergrund der Problematik steht. Dabei handelt es sich v. a. um pädosexuell fixierte Täter, aber auch um Patienten mit einer sadistischen Deviation.

Ursprünglich wurden bei Sexualstraftätern im Maßregelvollzug v. a. **psychodynamische Therapiekonzepte** verfolgt. Dahinter stand die Annahme, dass die sexuelle Delinquenz eine Ausdrucksform und Verdichtung ungelöster psychischer Konflikte und Störungen des Patienten darstelle. Ziel der Behandlung war, die hinter den sexuell devianten Impulsen stehenden Konflikte bewusst zu machen und zu bearbeiten und die Bereiche der Sexualität und Aggressivität adäquat in die Gesamtpersönlichkeit zu integrieren. Eine solche Arbeit an und mit den mehrdimensionalen Prozessen von Übertragung und Gegenübertragung in einer vertrauensvollen therapeutischen Beziehung ist aber allenfalls bei einer sehr kleinen Anzahl der im Maßregelvollzug untergebrachten Sexualstraftäter überhaupt denkbar. Zum einen besteht bei den meisten Sexualstraftätern gar keine umschriebene sexuelle Deviation, zum anderen bringen die intellektuelle Minderbegabung oder die Schwere der Persönlichkeitsdefizite wesentliche Einschränkungen in den Möglichkeiten mit sich, von einer solchen Therapiemethode zu profitieren.

Ein psychodynamisches Verstehen der hinter den sexuellen Delikten stehenden Persönlichkeitsproblematik kann aber – unabhängig vom individuellen therapeutischen Vorgehen – ganz wesentlich den Gesamtumgang mit den Patienten bestimmen. Korrigierende Erfahrungen können die Patienten nicht nur durch soziale Interaktionen in der therapeutischen Beziehung erhalten, sondern auch durch Mitwirkung bei stationsinternen Angelegenheiten oder durch Kompetenzerfahrungen in außerstationären Bereichen wie der qualifizierten Freizeitgestaltung oder den Maßnahmen zur sozialen Reintegration.

! Psychotherapie bei Sexualstraftätern ist Teamarbeit

Der therapeutische Umgang mit Sexualstraftätern bringt spezifische Probleme mit sich. Ihre Delinquenz steht im Fokus der öffentlichen Diskussion, Deliktrückfälle sind medienträchtig; auch innerhalb der kriminellen Subkultur gelten insbesondere pädosexuelle Täter als vogelfrei. Aber auch dann, wenn man diesen Tätern primär vorurteilsfrei begegnet, kann die in den Delikten realisierte Destruktivität Gefühle von Abscheu und Wut hervorrufen, die bei mangelnder Reflexion zu einer feindseligen Haltung den Patienten gegenüber führen können. In gleicher Weise problematisch sind Prozesse, die bei langjährig verlaufenden Einzeltherapien zu einer Kollusion mit den Patienten und zu einer Unterschätzung ihrer noch vorhandenen Gefährlichkeit führen. Wird die psychotherapeutische Behandlung jedoch von einem multiprofessionellen Team getragen, werden nicht nur in der direkten therapeutischen Beziehung, sondern auch in den Beziehungen zu den Teammitgliedern die mit der Delinquenz verwobenen Störungen der Patienten, aber auch ihre Ressourcen deutlich. Das Team stellt ferner ein Korrektiv für kontraproduktive Haltungen gegenüber den Patienten dar, erhöht die innere Sicherheit im Umgang mit ihnen und gewährleistet eine Berücksichtigung möglichst aller relevanten Beurteilungsaspekte bei Lockerungs- oder Entlassungsprognosen.

Trotz der diagnostischen Unterschiede erscheint es sinnvoll, die Besonderheiten der Psychotherapie dieser Tätergruppe in einem eigenen Abschnitt zusammenzufassen. Dies liegt nicht allein an der besonderen Problematik der Art ihrer Delinquenz (s. oben, Tip). Wie schon betont, ist die Behandlung im Maßregelvollzug ausgesprochen symptomorientiert. Ihr Hauptziel liegt darin, dem Patienten ein deliktfreies Leben im Anschluss an die Unterbringung zu ermöglichen. Aus diesem Grund haben sich auch in der Behandlung von Sexualstraftätern **kognitiv-behaviorale Therapieprogramme** etabliert, die im Kern eine strukturierte Methode zur selbstkontrollierten Vermeidung von Deliktrückfällen darstellen. Sie werden unabhängig vom diagnostischen Hintergrund der sexuellen Delinquenz eingesetzt, müssen im Maßregelvollzug aber natürlich den individuellen intellektuellen Fähigkeiten der jeweiligen Behandlungsgruppe angepasst werden. Sie sind letztlich weniger psychotherapeutisch als psychoedukativ ausgerichtet, weisen aber in Metaanalysen durchaus akzeptable Behandlungsergebnisse auf (Übersicht s. Schmucker 2004).

Die meisten Programme unterscheiden zwischen **tatspezifischen und tatverwandten Behandlungsinhalten** (Marshall et al. 1999). Als tatspezifisch gelten z. B.

- ein geringes Selbstwertgefühl,
- kognitive Verzerrungen,
- fehlende Empathie mit dem Opfer,
- sexuell deviante Phantasien,
- inadäquate Beziehungsmuster und
- die Entwicklung rückfallpräventiver Strategien.

Diese Inhalte stehen in einem direkten Zusammenhang mit dem Tatverhalten und sind deshalb bei allen Sexualstraftätern Gegenstand der Behandlung. Tatverwandte Inhalte (u. a. soziale Kompetenzen, Affektregulation, Problemlösefähigkeiten, Suchtmittelmissbrauch, sexuelle Aufklärung, selbst erlebter Missbrauch) sind dagegen nur bei denjenigen Tätern einzubeziehen, bei denen eine entsprechende Problematik auch tatsächlich vorliegt.

Wesentlicher Bestandteil aller Therapieprogramme ist eine möglichst realitätsgerechte **Deliktrekonstruktion**. Dabei gilt es, möglichst alle Faktoren zu erfassen, die zu den Sexualstraftaten geführt haben. In einer ausführlichen Problemanalyse wird mit dem Patienten sein innerer und äußerer Weg hin zu seinen Delikten in allen einzelnen Facetten aufgegliedert. Im Vordergrund stehen dabei zunächst die Realitätskonstruktionen des Patienten, seine Sicht der Straftaten und der damit einhergehenden psychischen Prozesse. Diese sind aber sorgsam mit den objektiv bekannten Fakten abzugleichen. Insofern erfordert die Deliktrekonstruktion eine sorgfältige und eingehende Analyse der Aktenunterlagen, wobei stets die gesamte Ermittlungsakte und ggf. auch die Akten früherer Verfahren hinzugezogen werden sollten. Im Idealfall liegt damit ein relativ umfassendes und detailliertes Muster der jeweiligen Delinquenzproblematik vor.

Die in dieser Deliktrekonstruktion deutlich gewordenen **kognitiven Verzerrungen** sind Gegenstand eines zweiten Behandlungsabschnitts. Solche Verzerrungen dienen dazu, die Verantwortung für die Delikte zu externalisieren oder diese zu entschuldigen. Dies sind z. B. bagatellisierende Gedanken über Sexualität mit Kindern oder Vergewaltigung, wie:

»Haben die alten Griechen doch auch schon gemacht.«

»Frauen sagen immer erst mal nein.«

»Die Frau hat sich nicht gewehrt, also wollte sie es doch auch.«

Das Behandlungsziel der kognitiven Umstrukturierung besteht darin, solche kognitiven Verzerrungen zu identifizieren, einen angemessenen Realitätsbezug herzustellen und dem Patienten zu ermöglichen, eigene Verantwortung für sein Handeln zu übernehmen.

Die Zielsetzung der nachfolgenden Behandlungsmodule besteht in der Regel darin, die Patienten für die schädlichen Folgen ihrer sexuellen Gewalthandlungen zu sensibilisieren und ihre emotionalen Fähigkeiten zu erhöhen, sich nicht nur in ihre Opfer einzufühlen, sondern mit ihnen auch **Mitgefühl** zu haben, mit ihn mit zu leiden. Auf die bislang engen therapeutischen Grenzen zur Verbesserung dieser Fähigkeit wurde bereits hingewiesen (▶ 28.5.2).

Im letzten Behandlungsabschnitt wird versucht, **Strategien zur Rückfallprävention** zu erarbeiten und einzuüben. Diese Behandlungsmodule wurden aus Rückfallpräventionsprogrammen entwickelt, die der Suchtbehandlung entstammen und die Selbstkontrollfähigkeiten des Patienten erhöhen sollen. Zunächst werden die individuellen Hochrisikosituationen erarbeitet, in denen die Selbstkontrolle beeinträchtigt und die Wahrscheinlichkeit für einen Rückfall erhöht ist. Dies können z. B. ein erneuter Substanzmissbrauch, eine depressive Verstimmung, situativ bedingte Gefühle von Wut oder Enttäuschung sowie deviante sexuelle oder Gewaltphantasien sein.

Für solche Situationen werden dann angemessene Bewältigungsstrategien entwickelt. Je nach Einzelfall können dies Vermeidungsstrategien sein, die im Wesentlichen Methoden zur Stimuluskontrolle beinhalten, oder Bewältigungsstrategien, etwa zum Ärgermanagement oder zur Impulskontrolle. Letztlich sollten immer auch Fluchtstrategien erarbeitet werden, um unvorhergesehene Hochrisikosituationen schnell verlassen zu können. Daneben sind natürlich alle diejenigen Kompetenzen zu fördern, die ein sozial angemessenes Erleben von Sexualität ermöglichen.

Zusammengefasst sind diese kognitiv-verhaltenstherapeutischen Programme **sehr ziel-, also deliktorientiert**. Sie sind sehr pragmatisch, stark strukturiert und leicht vermittelbar. Aber sie setzen in aller Regel voraus, dass auch der Patient das will, was therapeutisch von ihm gewollt wird, er also nicht mehr deliktrückfällig werden will. Man kann alle diese Behandlungsmodule ausgesprochen erfolgreich hinter sich bringen, ohne dass sich innerlich wirklich etwas verändert hat.

28.5.4 Psychotherapie bei suchtkranken Rechtsbrechern (§ 64 StGB)

Die Psychotherapie suchtkranker Straftäter unterscheidet sich von den bisherigen Ausführungen insbesondere durch eine andere Rechtsgrundlage, die unterschiedliche Rahmenbedingungen der Behandlung mit sich bringt. Die »Unterbringung in der Entziehungsanstalt« gemäß § 64 StGB ist als »Maßregel der Besserung und Sicherung« zwar auch nicht allein aus therapeutischen Gründen zulässig. Im Vergleich zur Unterbringung nach § 63 StGB steht hier aber der Behandlungszweck im Vordergrund. So ist eine solche Unterbringung nur zulässig, wenn »eine hinreichend konkrete Aussicht« auf einen Behandlungserfolg besteht. Zudem darf die Dauer der Unterbringung 2 Jahre nicht überschreiten (§ 67d Abs. 1 StGB), wobei sich diese Frist durch eine neben der Unterbringung angeordnete Freiheitsstrafe erhöhen kann. Stellt sich im Verlauf der Unterbringung heraus, dass ein positiver Abschluss der Behandlung nicht zu erreichen ist, wird die Unterbringung für erledigt erklärt (§ 67d Abs. 5 StGB). Diese Möglichkeit der nachträglichen »Erledigung« ist mittlerweile die häufigste Form der Beendigung einer solchen Maßregel (von der Haar 2007). Viele Patienten nutzen sie als Chance, sich den Belastungen der Suchtbehandlung durch konstante therapeutische Verweigerung zu entziehen, wodurch die Maßnahme ihren ursprünglichen Zwangscharakter fast völlig verloren hat.

Die Zahl entsprechend untergebrachter Patienten ist in den letzten 30 Jahren stetig angestiegen. Im Jahr 2008 waren in Deutschland insgesamt 2656 suchtkranke Straftäter gemäß § 64 StGB untergebracht, davon 1593 wegen einer Drogen- und 1063 wegen einer Alkoholabhängigkeit (Statistisches Bundesamt 2008). Dennoch sind zweifellos die meisten Straftäter mit Suchtproblemen weiterhin in den Einrichtungen des Strafvollzugs zu finden (Schalast 2006).

Die im Maßregelvollzug untergebrachten Suchtkranken unterscheiden sich erheblich von der üblichen Klientel einer Entwöhnungsbehandlung. Hinsichtlich ihrer Vorgeschichte gleichen sie eher den dissozialen Rückfalltätern im Strafvollzug: fehlende Schul- und/oder Berufsausbildung, allenfalls kurzfristige Phasen beruflicher Tätigkeit, weitreichende Störungen in der Beziehungsgestaltung und früh einsetzendes delinquentes Verhalten. Vor der Unterbringung haben die Patienten oft schon teils langjährige Freiheitsstrafen verbüßt und sind somit durch die antitherapeutische Subkultur des Strafvollzugs geprägt. Vielfach erscheint es fraglich, ob die Delinquenz tatsächlich in einem wesentlichen kausalen Zusammenhang mit der Suchtproblematik stand. Bei jedem zweiten Untergebrachten wird zusätzlich eine Persönlichkeitsstörung diagnostiziert, überwiegend vom dissozialen Typ (von der Haar 2007). Es handelt sich hier also zumeist um Täter, bei denen dissoziales Verhalten und Suchtmittelmissbrauch parallele Entwicklungen darstellen, die möglicherweise vor dem gleichen Hintergrund entstanden, ohne dass aber die dissoziale Entwicklung auf die Suchtproblematik monokausal zurückgeführt werden könnte.

Bei diesen Patienten erweist sich die Gestaltung einer tragfähigen therapeutischen Beziehung als besonders schwierig. Im Umgang mit ihnen gilt der Grundsatz »alle Suchtkranken lügen« (Schalast 2006, hier findet sich auch eine eingehende Darstellung zur Behandlung suchtkranker Rechtsbrecher). Unaufrichtigkeit kann im Laufe einer süchtigen Entwicklung zu einem wichtigen Mittel werden, um den kritischen Reaktionen nahe stehender Menschen zu begegnen und die Versorgung mit dem Suchtmittel sicherzustellen. Hinzu kommen die bei Maßregelpatienten gehäuft vorliegende dissoziale Persönlichkeitszüge. Sofern sich in der Behandlung Hinweise auf eine Unehrlichkeit des Patienten ergeben, sollten diese frühzeitig ernst genommen und eine klärende Auseinandersetzung gesucht werden. Dabei kann die Hinzuziehung äußerer und objektiver Informationsquellen (z. B. Alkohol- bzw. Drogen-Screening) wichtig sein. Hierdurch soll der Patient nicht entlarvt oder beschämt, sondern die Chance für eine therapeutisch produktive Begegnung verbessert werden. Zuweilen klärt sich somit auch frühzeitig, ob ein therapeutisches Arbeitsbündnis überhaupt erreicht werden kann.

Zentrales Ziel einer Suchtbehandlung ist zunächst der Aufbau und die Stärkung einer »Änderungsmotivation«. Eine allzu konfrontierende Motivierungsstrategie bewirkt jedoch meist nur eine Verhärtung des Abwehrverhaltens. Vielmehr sollte der Therapeut darum bemüht sein, die therapiebezogenen Hoffnungen des Patienten und seine Zuversicht darin zu stärken, dass er durch eigene Anstrengungen und Verhaltensänderungen eine befriedigendere Lebenssituation erreichen kann (Schalast 2000).

Mit der Suchtentwicklung geht eine weitgehende Einengung der Erlebens- und Verhaltensmöglichkeiten einher. Alles Denken und Handeln dreht sich um die Beschaffung und Handhabung des Suchtmittels und um die Bewältigung der mit dem Konsum einhergehenden Folgen. Daher ist in der Behandlung alles das wichtig, was dieser Einengung entgegenwirkt und geeignet ist, Verhaltensalternativen aufzubauen. In der Arbeit mit Straftätern ist dies von besonderer Bedeutung, weil es sich häufig um früh auffällige Menschen mit desolatem Hintergrund und bereits primär dürftigen Verhaltensressourcen handelt. Alle Aktivitäten, die zu einer modernen multimodalen Suchttherapie gehören (▶ Kap. 16), können daher auch für suchtkranke Straftäter wichtig sein. Grundlegende Bedeutung hat bei ihnen v. a. das Training von Funktionen im Rahmen von Arbeit und sportlicher Betätigung. Im Gemeinschaftsleben auf der Station und in spezifischen Gruppenaktivitäten können soziales Miteinander und Alternativen zur Selbstbetäubung als Reaktion auf Konflikte entwickelt werden.

! Einbezug konkreter Alltagsprobleme

In der Behandlung suchtkranker Straftäter sollten keineswegs nur eine psychotherapeutische Binnenschau betrieben und die Patienten von Alltagsproblemen entlastet werden. Sie sind vielmehr dazu anzuhalten, persönliche Angelegenheiten zu regeln und zu klären. Dies verringert die Gefahr einer unkritischen Fehleinschätzung der Möglichkeiten, die Patienten sich für die Zeit nach der Entlassung ausmalen. So ist z. B. für das Anschreiben von Gläubigern der Patient selbst zuständig, nicht der Sozialdienst. Bei manchen Patienten werden in solchen Zusammenhängen große Unsicherheiten, Informationsmängel und zuweilen auch die fehlende Beherrschung von Kulturtechniken deutlich. Nur wenn in der Therapie entsprechende Defizite offensichtlich werden, kann auch der Versuch unternommen werden, sie durch Unterstützung und Förderung auszugleichen.

Die in ▶ 28.4 beschriebenen Grundprinzipien in der Psychotherapie von Straffälligen gelten in gleicher Weise auch für den Umgang mit suchtkranken Rechtsbrechern. Neben der Behandlung der Suchtproblematik gilt es hier vor allem, die Normakzeptanz und Wertorientierung der Patienten zu verbessern. Neben den in vielen Behandlungsprogrammen vorgesehenen Modulen zur Veränderung deliktfördernder Haltungen und Einstellungen ist hier ein entsprechendes institutionelles Klima von Bedeutung. Die Entwicklung eines Rechtsbewusstseins der Patienten wird u. a. dadurch angeregt, dass die Mitarbeiter sich um faire und nachvollziehbare Entscheidungen bemühen und sich mit den Patienten über Werte und Entscheidungen auseinandersetzen. Therapeuten sollten ihre eigenen Werturteile nicht durchgängig zurückhalten, sondern die Patienten durchaus damit konfrontieren. Die Entwicklung von Normorientierung ist ohne das Erfahren von Grenzen und Werten bei wichtigen Anderen nicht vorstellbar. Wenn das Verhalten eines Patienten eine Mitarbeiterin empört, »gehört dies zunächst in die Interaktion – und vielleicht später in die Supervision« (Schalast 2006).

28.6 Schwierige Behandlungssituationen

28.6.1 Der Patient bestreitet das Vorliegen einer Abhängigkeitsstörung

Der alkoholabhängige Patient befindet sich gemäß § 64 StGB in einer Entziehungsanstalt. Anlass waren Gewalttätigkeiten gegenüber der Partnerin im Alkoholrausch. In der Behandlung bagatellisiert er seinen Alkoholmissbrauch und bestreitet die Notwendigkeit einer Suchtbehandlung.

Empfehlung

Die Frage, ob ein Untergebrachter ein »richtiger« Alkoholiker oder Drogenabhängiger ist, ist in der Behandlung irrelevant. Mit ihr eröffnet der Patient einen Nebenkriegsschauplatz. Mit dem Patienten sollten sein faktisches Konsumverhalten und die daraus erwachsenden Probleme untersucht werden. Dabei können beide Bereiche vom Patienten in abgemilderter Intensität erinnert und dargestellt werden. Es ist daher sinnvoll, Informationen und Erkenntnisse, die sich aus vorliegenden Unterlagen, Gutachten oder auch Ermittlungsakten ergeben, in die Betrachtung einzubeziehen. Die Konfrontation mit Diskrepanzen sollte taktvoll erfolgen und nicht mit dem Impetus, Lügen des Patienten zu entlarven.

28.6.2 Querulatorisches Verhalten

Der Patient verfasst Eingaben und Proteste (bei Klinikleitung, Krankenhausträger, Gerichten und Petitionsausschüssen), um sich gegen als ungerecht erlebte Restriktionen zu wehren und vermeintliche Rechte einzuklagen.

Empfehlung

Tendenzen, die Umgebung misstrauisch zu beäugen und überall Anfeindungen und Kränkungen zu vermuten, werden in einer Zwangsgemeinschaft mit durchweg ebenfalls verhaltensauffälligen Mitpatienten und unter räumlich beengten Bedingungen eher gefördert. Fühlt sich der Therapeut durch die nach außen vorgetragenen Beschwerden des Patienten persönlich gekränkt und reagiert er in gleicher Weise rigide, wird eine solche Dynamik weiter angeheizt. Nicht jeder Versuch eines Patienten, sich Hilfe bei äußeren Instanzen zu suchen, stellt sogleich schon den Aufbau einer therapeutischen Beziehung infrage. Stattdessen gilt es, Verständnis für die Besorgnisse und die Verärgerung des Patienten zu signalisieren, mit ihm zugleich aber auch die Notwendigkeit der von ihm kritisierten Maßnahmen eingehend zu besprechen. Ein gleichermaßen korrekter wie gelassener und flexibler Umgang mit den Beschwerden des Patienten trägt dazu bei, eine Chronifizierung querulatorischer Tendenzen zu vermeiden.

28.6.3 Therapeutenwechsel

Der Therapeut, zu dem der Patient eine vertrauensvolle Beziehung aufgebaut hat, wechselt die Abteilung, sodass ein neuer Therapeut die Behandlung weiterführen muss. Daraufhin fühlt sich der Patient gekränkt und kündigt an, die Therapie nicht weiter fortsetzen zu wollen.

Empfehlung

Viele psychisch kranke Rechtsbrecher haben in ihrer Entwicklung keine wohlwollende, vertrauensvolle und verlässliche Beziehung erleben können. Daher reagieren sie auf den Verlust des vertrauten Therapeuten besonders empfindlich. Angesichts der langjährigen Unterbringungszeiten im Maßregelvollzug ist aber eine Therapeutenkonstanz nicht immer zu gewährleisten. Über einen Therapeutenwechsel sollte der Patient möglichst frühzeitig informiert werden, damit er seine Verlassenheitsängste und Kränkungsgefühle noch mit seinem bisherigen Therapeuten bearbeiten kann. In einem gemeinsamen Übergabegespräch beider Therapeuten sind mit dem Patienten Ziele und Inhalte der weiteren Behandlung zu besprechen. Dem Patienten ist zu verdeutlichen, dass er nun nicht etwa in der Behandlung »vor vorne« beginnen müsse, sondern dass auf ihn ein neuer Therapieabschnitt zukommt, der auch die Möglichkeit neuer Erfahrungen und Entwicklungsschritte bietet.

28.6.4 Der Patient bestreitet wesentliche Tataspekte

Der wegen sexueller Missbrauchshandlungen untergebrachte Patient beschreibt die Taten deutlich weniger schwerwiegend als die Opfer, wobei er laut Urteil die Angaben der Opfer vor Gericht bestätigt hat. Dies begründet er nun mit dem damaligen Rat seines Verteidigers, das Gericht durch ein Geständnis milde zu stimmen.

Empfehlung

Bei divergierenden Angaben zur Tat ist zunächst deren Hintergrund zu untersuchen. Erhofft sich der Patient durch eine Verharmlosung der Tat eine günstigere Prognosestellung und frühere Entlassung, sollte ihm deutlich gemacht werden, dass nicht seine neuen Angaben, sondern stets die Urteilsfeststellungen der Prognose zugrunde gelegt werden. Es ist mit ihm zu besprechen, dass ein Bestreiten wesentlicher Tatabläufe und damit auch wesentlicher Aspekte seiner Störung mögliche Behandlungsfortschritte und somit auch eine spätere Entlassung allenfalls verzögert oder gar ganz fraglich machen kann. Die Auseinandersetzung mit dem Patienten hierüber kann durchaus konfrontativ erfolgen, jedoch ohne moralisierende Vorwurfshaltung. Gerade bei sexuellen Missbrauchshandlungen an kleinen Kindern können verharmlosende Tatschilderungen aber auch der Scham des Patienten entstammen, der deswegen über seine Handlungen, aber auch über seine entsprechenden Phantasien und Wunschvorstellungen nicht zu sprechen vermag. Dieses Problem stellt sich v. a. bei gruppentherapeutischen Behandlungen. Oft muss der Patient erst in einer Einzeltherapie in die Lage versetzt werden, sich in diesem Bereich zu öffnen. Dabei kann es hilfreich sein, die spezielle sexuelle Problematik nicht bereits zu Behandlungsbeginn zu thematisieren, sondern zunächst auf der Beziehungsebene bei dem Patienten einen »Beziehungskredit« zu erwerben, von dem im weiteren Verlauf bei notwendigen Konfrontationen gezehrt werden kann.

28.6.5 Missbrauch von Vollzugslockerungen

Ein Patient mit einer Borderline-Persönlichkeitsstörung, der wegen Körperverletzungsdelikten gemäß § 63 StGB untergebracht ist, hat während einer Beurlaubung regelwidrig Alkohol getrunken. Er verweist darauf, dass er in der Vergangenheit keinen Alkoholmissbrauch betrieben und seine Taten auch nicht unter Alkoholeinfluss begangen hat.

Empfehlung

Da die meisten Maßregelpatienten neben ihrer eigentlichen psychischen Erkrankung noch eine komorbide Suchtproblematik aufweisen, kann das generelle Verbot von Alkohol und Drogen in der Einrichtung, aber auch während Vollzugslockerungen, nicht zur Diskussion stehen. Im Gespräch mit dem Patienten sollte weniger darauf abgehoben werden, dass er Alkohol getrunken hat, sondern warum er dies getan und damit eine klare Regel verletzt und die Gefahr entsprechender Sanktionen (zeitweilige Rücknahme der Lockerungen) in Kauf genommen hat. Hintergrund könnten z. B. fortbestehende Probleme der Affektregulation und Impulssteuerung gewesen sein. Zuweilen zeigt sich hier aber auch eine trotzige Auflehnung gegen Vorschriften, die der Patient als für sich nicht sinnvoll ansieht. Dann wäre mit ihm zu erörtern, dass das Leben in einer Gemeinschaft auch ein verantwortliches Handeln für andere, aktuell also die potenziell alkoholgefährdeten Mitpatienten, voraussetzt.

28.7 Ambulante forensische Psychotherapie

Primär ambulante psychotherapeutische Behandlungen erfolgen bei psychisch gestörten Rechtsbrechern in der Regel nur im Zusammenhang mit einer weniger schwerwiegenden Delinquenz (z. B. wiederholter Ladendiebstahl, exhibitionistische Handlungen). Solche Behandlungen beziehen sich auf die hinter der Delinquenz stehende psychische Störung. Im Zusammenhang mit kleptomanem Verhalten findet sich z. B. oft eine Essstörung (Anorexie oder Bulimie) oder eine lang anhaltende depressive Symptomatik. Die hier erforderlichen psychotherapeutischen Maßnahmen bedürfen keiner speziellen forensischen Erfahrung, sondern können in der allgemeinpsychiatrischen Ambulanz oder Praxis durchgeführt werden.

Die ambulante Nachbetreuung von Patienten des psychiatrischen Maßregelvollzugs setzt dagegen ein Wissen um die Besonderheiten dieser Patientengruppe und die speziellen Anforderungen einer **forensischen Nachsorge** voraus. Sie zielt weniger auf eine weitere Verbesserung noch bestehender Krankheitssymptome oder kriminogen bedeutsamer Persönlichkeitsaspekte ab. Dieser Behandlungsabschnitt sollte schon während der stationären Behandlungszeit abgeschlossen sein. Aufgabe der ambulanten Nachsorge ist es vielmehr, den Übergang von den strukturierten Lebensbedingungen der Unterbringung in das offenere und somit auch belastendere Leben außerhalb des Krankenhauses stützend zu begleiten. Nachfolgend sollen die in der Unterbringung erreichten Verbesserungen stabilisiert sowie der Patient in eventuellen Krisensituationen unterstützt werden. Hierzu bedarf es nicht so sehr spezieller psychotherapeutischer Interventionen. Entscheidend ist vielmehr der Aufbau einer tragfähigen Beziehung zum Patienten, um den Kontakt zu ihm auch in Krisenzeiten aufrechtzuerhalten.

Der rückfallpräventive Effekt einer spezialisierten forensischen Nachsorge ist empirisch gesichert (Seifert et al. 2003). Dabei werden Deliktrückfälle nicht nur durch eine professionelle Betreuung der einzelnen Patienten vermieden. Zumindest ebenso von Bedeutung ist es, die Patienten kontinuierlich auch unter gefährlichkeitsprognostischen Aspekten zu beobachten, um auf sichtbar werdende Gefahren schnell und konsequent reagieren zu können. Der für die ambulante Behandlung zuständige Therapeut sollte daher über spezielles forensisch-psychiatrisches Wissen verfügen und in der Lage sein, beginnende Krisen zu erkennen, hinsichtlich ihrer gefährlichkeitsprognostischen Bedeutung zu beurteilen und entsprechend frühzeitig zu reagieren. Der Behandler hat neben dem Aspekt der individuellen Hilfe stets in gleicher Weise Sicherungsaufgaben zu erfüllen. Seine Arbeit hat somit auch einen begrenzenden und kontrollierenden Charakter und setzt die Bereitschaft zu einer Zusammenarbeit mit strafjustiziellen Einrichtungen (Strafvollstreckungskammern, Bewährungshelfer) voraus.

Insgesamt sollte eine forensisch-psychiatrische Nachsorge aktiv, strukturierend und kontrollierend ausgestaltet sein. Folgende Aspekte sind dabei zu berücksichtigen (► Übersicht):

Prinzipien der forensisch-psychiatrischen Nachsorge

- Die Überleitung aus dem Maßregelvollzug in die ambulante Nachsorge sollte möglichst frühzeitig alle für den Patienten künftig zuständigen Stellen (z. B. Strafvollstreckungskammer, Bewährungshelfer, Betreuer, Ambulanz, komplementäre Wohneinrichtung) einbeziehen. Dabei ist auf umfassende Information über die psychiatrische und forensische Vorgeschichte des Betroffenen zu achten, und die jeweiligen Zuständigkeiten sollten eindeutig geklärt sein. Der für den Nachbetreuten erarbeitete Therapieplan sollte u. a. einen konkreten Interventionsplan für eventuelle Krisensituationen beinhalten.
- Auch im weiteren Verlauf ist auf regelmäßigen Informationsaustausch zu achten. Dies kann z. B. im Rahmen sogenannter Helferrunden erfolgen, in denen alle am Reintegrationsprozess Beteiligten zusammenkommen, den bisherigen Verlauf reflektieren, das weitere Vorgehen abstimmen und insbesondere eine Einschätzung eventueller Gefährdungsmomente vornehmen.
- Im Vordergrund der Behandlung steht zunächst der Aufbau einer tragfähigen therapeutischen Beziehung. Anzustreben ist eine wohlwollende, respektvolle und hilfsbereite Grundhaltung dem Patienten gegenüber, auch wenn dies von dissozial geprägten Tätern durch ihre Tendenz zu impulsivem Handeln oft auf eine harte Probe gestellt wird.
- Gerade in Krisenzeiten haben viele forensische Patienten Schwierigkeiten, von sich aus Betreuung in Anspruch zu nehmen. Bleibt ein Patient einem vereinbarten Behandlungstermin fern, ist dies bis zum Beweis des Gegenteils als Hinweis auf eine kritische Situation zu werten. Deshalb sollte der Patient möglichst zeitnah aufgesucht werden, um eventuelle Krisensituationen vor Ort einschätzen und darauf reagieren zu können.

Literatur

Andrews DA, Bonta J (2004) The psychology of criminal conduct. Anderson, Cincinnati,OH

Böllinger L (2003) Kontrolle der Innenwelt statt Resozialisierung. Zur Offenbarungspflicht der Therapeuten im Strafvollzug. Werkstattschr Forens Psychiatr Psychother 10: 17–45

Dahle K-P (1998) Therapiemotivation und forensische Psychotherapie. In: Wagner E, Werdenich W (Hrsg) Forensische Psychotherapie. Facultas, Wien, S 97–112

Evershed S, Tennant A, Boomer D, Rees A, Barkham M, Watson A (2003) Practice-based outcomes of dialectical behaviour therapy (DBT) targeting anger and violence, with male forensic patients: a pragmatic and non-contemporaneous comparison. Crim Behav Men Health 13: 198–213

Elsner K (2006) Sexuell deviante Rechtsbrecher. In: Kröber H-L, Dölling D, Leygraf N, Sass H (Hrsg) Handbuch der Forensischen Psychiatrie. Bd 3: Psychiatrische Kriminalprognose und Kriminaltherapie. Steinkopff, Darmstadt, S 305–325

Gretenkord L (2002) Das Reasoning and Rehabilitation Programm (R & R). In: Müller-Isberner R, Gretenkord L (Hrsg) Psychiatrische Kriminaltherapie Bd 1. Pabst, Lengerich, S 29–40

Hare RD (2003) Manual for the Hare Psychopathy Checklist – Revised. Multi-Health Systems, Toronto

Hofstetter V (2002) Psychoedukation. In: Müller-Isberner R, Gretenkord L (Hrsg) Psychiatrische Kriminaltherapie Bd 1. Pabst, Lengerich, S 41–47

Leygraf N (1988) Psychisch kranke Straftäter. Epidemiologie und aktuelle Praxis des psychiatrischen Maßregelvollzuges. Springer, Berlin Heidelberg New York Tokio

Leygraf E (2009) Das Trierer Integrierte Persönlichkeitsinventar (TIPI): Ein diagnostisches Instrument bei persönlichkeitsgestörten Patienten in der klinischen und forensischen Psychiatrie? Dissertation, Aachen

Leygraf N (2006) Psychiatrischer Maßregelvollzug (§ 63 StGB). In: Kröber H-L, Dölling D, Leygraf N, Sass H (Hrsg) Handbuch der Forensischen Psychiatrie. Bd 3: Psychiatrische Kriminalprognose und Kriminaltherapie. Steinkopff, Darmstadt, S 193–221

Leygraf N (2007) Die Maßregeln der Besserung und Sicherung – Anmerkungen aus psychiatrischer Sicht. In: Kröber H-L, Dölling D, Leygraf N, Sass H (Hrsg) Handbuch der Forensischen Psychiatrie. Bd 1: Strafrechtliche Grundlagen der Forensischen Psychiatrie. Steinkopff, Darmstadt, S 289–298

Leygraf N, Schalast N (2005) Wodurch wird ein Maßregelpatient »schwer entlassbar«. In: Rode I, Kammeier H, Leipert M (Hrsg) Neue Lust auf Strafen. LIT, Wiesbaden, S 85–104

Marshall WL (2005) Therapist style in sexual offender treatment: influence on indices of change. Sex Abuse 109–116

Marshall WL, Serran GA (2004) The role of the therapist in offender treatment. Psychol Crime Law 10: 309–320

Marshall WL, Anderson D, Fernandez YZ (1999) Cognitive behavioural treatment of sexual offenders. Wiley, Chichester

McMurran M, Fyffe S, McCarthy L, Duggan C, Latham A (2001) »Stop & Think!«: social problem-solving therapy with personality-disordered offenders. Crim Behav Ment Health 11: 273–285

Rasch W (1984) Krank und/oder kriminell? Maßregelvollzug in Westfalen-Lippe. Landschaftsverband Westfalen-Lippe (Hrsg). Pressestelle Münster

Roder V, Brenner HD, Kienzle N, Hodel B (1995) Integriertes Psychologisches Therapieprogramm für schizophrene Patienten (ITP). Psychologie Verlags-Union, Weinheim

Ross RR, Fabiano E (1985) Time to think: a cognitive model of delinquency prevention and offender rehabilitation. Institute of Social Sciences and Arts, Johnson City, TN

Salekin RT (2002) Psychopathy and therapeutic pessimism – clinical lore or clinical reality? Clin Psychol Rev 22: 79–112

Schalast N (2000) Motivation im Maßregelvollzug gemäß § 64 StGB. Fink, München

Schalast N (2006) Suchtkranke Rechtsbrecher. In: Kröber H-L, Dölling D, Leygraf N, Sass H (Hrsg) Handbuch der Forensischen Psychiatrie. Bd 3: Psychiatrische Kriminalprognose und Kriminaltherapie. Steinkopff, Darmstadt, S 326–349

Schmucker M (2004) Kann Therapie Rückfälle verhindern? Metaanalytische Befunde zur Wirksamkeit der Sexualstraftäterbehandlung. Centaurus, Herbolzheim

Seifert D (2007) Gefährlichkeitsprognosen. Eine empirische Untersuchung über Patienten des psychiatrischen Maßregelvollzugs. Steinkopff, Darmstadt

Seifert D, Schiffer B, Leygraf N (2003) Plädoyer für die forensische Nachsorge – Ergebnisse einer Evaluation forensischer Ambulanzen im Rheinland. Psychiatr Prax 30: 235–241

Statistisches Bundesamt (2008) Fachserie 10, Reihe 4.1 Strafvollzug. Statistisches Bundesamt, Wiesbaden

Von der Haar M (2007) Stichtagserhebung im Maßregelvollzug nach § 64 StGB. Ergebnisse der bundesweiten Erhebung – Ausgabe 2006. Eigenverlag, Fachabteilung Bad Rehburg des NLKH Wunstorf

Psychopharmakotherapie in der Psychotherapie

Peter Zwanzger und Julia Diemer

29.1 Einführung – 556

29.2 Grundsätzliche Überlegungen zur Kombination pharmakologischer und psychotherapeutischer Verfahren in der Therapie psychiatrischer Störungen – 556

29.3 Vor- und Nachteile einer kombinierten psychotherapeutisch-psychopharmakologischen Therapie – 557

29.3.1 Mögliche Vorteile einer Kombinationstherapie – 557

29.3.2 Mögliche Nachteile einer Kombinationstherapie – 557

29.4 Psychodynamische Implikationen der Einführung von Medikamenten in die Psychotherapie – 558

29.5 Empfehlungen für die Praxis – 559

29.5.1 Therapieplanung – 559

29.5.2 Zusammenarbeit von pharmakologisch und psychotherapeutisch arbeitenden Kollegen – 559

29.5.3 Psychoedukation im Hinblick auf Pharmakotherapie – 560

29.6 Bewertung und Ausblick – 560

Literatur – 560

Nicht immer fanden psychotherapeutische Verfahren sowie medikamentöse Verfahren in der Therapie psychischer Störungen gleichermaßen Berücksichtigung. Vielmehr ist die historische Entwicklung geprägt durch Behandlungsphilosophien, bei denen lange Zeit biologische und psychotherapeutische Maßnahmen einander polarisierend gegenübergestellt wurden. Sowohl klinische Erfahrungen als auch Erkenntnisse aus den unterschiedlichen Bereichen neurowissenschaftlicher Forschung zeigen jedoch, dass eine strikte Trennung zwischen biologischen und psychosozialen Aspekten wenig sinnvoll ist.

29.1 Einführung

Gerade das Wissen um das Zusammenspiel neurobiologischer und psychosozialer Faktoren in der Entstehung psychischer Störungen sowie die Erkenntnis, dass Psychotherapie z. T. ähnlich wie pharmakologische Interventionen neurobiologische Systeme in erheblichem Maße zu beeinflussen vermag (DeRubeis et al. 2008), tragen immer weiter dazu bei, dass wir hinsichtlich unserer ätiopathogenetischen Modellvorstellungen zu einem **mehrdimensionalen Konzept** gelangen. Dies hat Auswirkungen auf die Gestaltung der Therapie und spricht für die Implementierung sogenannter »multimodaler« Therapiemodelle.

In vielen Bereichen der psychiatrisch-psychotherapeutischen Versorgung ist dies mittlerweile therapeutischer Standard. So spielt die Pharmakotherapie häufig in der Anfangsphase der Erkrankung eine wichtige Rolle, um zunächst akute Symptome wie beispielsweise Angst, Unruhe oder Schlafstörungen zu bessern. Mittel- und langfristig gewinnt die Psychotherapie zunehmend an Bedeutung, so kann z. B. im weiteren Verlauf durch Modifikation dysfunktionaler Denkprozesse ein günstiger Einfluss auf die Krankheitsentwicklung und die Lebensführung erreicht werden (Herpertz u. Mundt 2007).

Insofern handelt es sich bei dem **Konzept der Kombinationstherapie** um ein der klinischen Erfahrung nach plausibles, sinnvolles und in der Regel effektives Vorgehen. Wissenschaftlich ist die Strategie der Kombination von Psychotherapie und Pharmakotherapie allerdings nicht durchgängig gut untersucht und daher bei den einzelnen Störungsbildern noch unzureichend untermauert.

In diesem Kapitel sollen grundsätzliche Überlegungen zur Frage der Kombination von pharmakologischen und psychotherapeutischen Verfahren mit Vor- und Nachteilen erörtert werden. Hinsichtlich der Evidenzlage zu den Effekten einer Kombinationstherapie bei bestimmten Störungen wird auf die Kapitel zu den einzelnen Erkrankungen verwiesen. Der Beitrag schließt mit praktischen Aspekten und Empfehlungen zur Anwendung der Kombinationstherapie in der psychiatrischen oder psychotherapeutischen Praxis.

29.2 Grundsätzliche Überlegungen zur Kombination pharmakologischer und psychotherapeutischer Verfahren in der Therapie psychiatrischer Störungen

Grundsätzlich sollte die Option einer Kombinationstherapie wie jede andere therapeutische Entscheidung sorgfältig überlegt und abgewogen werden. Dabei muss geprüft werden, inwieweit die kombinierte Strategie für den Patienten von Vorteil ist, und welche Nachteile das Vorgehen mit sich bringt. In den meisten Fällen sollen mit der Kombinationstherapie eine bessere Wirkung und ein nachhaltigerer Effekt erreicht werden. Obwohl nicht grundsätzlich davon ausgegangen werden kann, dass eine Kombinationsbehandlung die Wirkung beider Therapiearme in sich vereint und zu »additiven« Effekten führt, mehren sich jedoch die Hinweise darauf, dass in bestimmten Indikationen diese Form der Therapie in der Tat wirksamer ist als die jeweilige Monotherapie.

Häufig entscheiden Akuität und Schwere der Erkrankung darüber, ob zunächst eine Pharmakotherapie oder ein psychotherapeutisches Verfahren zum Einsatz kommt. Während bei Vorliegen einer leichten bis mittelgradigen Störung mit noch ausreichend guter sozialer Adaptation eine ausschließlich psychotherapeutische Behandlung möglich und sinnvoll ist, sprechen z. B. das Vorliegen einer komplexen Komorbidität, ein ausgeprägter Schweregrad oder ein hohes Maß an Chronizität gegen einen alleinigen psychotherapeutischen Ansatz (Kapfhammer 2007).

Eine medikamentöse Monotherapie ist sinnvoll bei Patienten mit mäßiggradig bis schwer ausgeprägter Symptomatik, die eine gute psychosoziale Adaptation vorweisen können. Auch kann eine alleinige Pharmakotherapie sinnvoll sein bei Patienten, die dezidiert eine solche Behandlungsform wünschen. Faktoren, die im Rahmen der Therapie depressiver Störungen auf ein gutes Ansprechen auf eine Pharmakotherapie hinweisen sind in der folgenden ▶ Übersicht aufgeführt (Karasu 1993). Gegen eine alleinige Pharmakotherapie sprechen hingegen ein anamnestisch bekanntes hohes Rezidivrisiko nach Absetzen der Medikation, Compliance-Probleme, unzureichende Response auf die Therapie oder geringe Problemlösekompetenz (Kapfhammer 2007).

Depressionstherapie: Faktoren für gutes Ansprechen auf Pharmakotherapie

- Chronische Depression
- Melancholie
- Fehlende Persönlichkeitsstörung
- Synthyme Wahninhalte
- Hoher Schweregrad
- Depressiver Stupor
- Hyperphagie
- Hypersomnie
- Interpersonale Kränkungsempfindlichkeit
- Deutliche Angst- und Zwangssymptome
- Frühere günstige Medikamentenresponse
- Positive Familienanamnese

Schlussendlich müssen auch Aspekte von Kapazitäten und Ressourcen in die Überlegungen einbezogen werden. Dies gilt in Anbetracht vielerorts begrenzter Verfügbarkeit von Psychotherapieplätzen und angesichts immer knapper werdender finanzieller Ressourcen und Budgetproblematiken sowohl für die Psychotherapie als auch für die medikamentöse Behandlung.

29.3 Vor- und Nachteile einer kombinierten psychotherapeutisch-psychopharmakologischen Therapie

Die Kombination von Psychotherapie und Pharmakotherapie ist vielerorts auch heute noch Gegenstand intensiver und z. T. kontroverser Diskussionen. Im Folgenden sollen aus Sicht der klinischen Praxis die wichtigsten möglichen Vorteile sowie mögliche Nachteile der Kombination beider Verfahren dargestellt werden.

29.3.1 Mögliche Vorteile einer Kombinationstherapie

Zu den unbestrittenen Vorteilen der Kombination einer Psychotherapie mit Medikamenten zählt gerade bei schwerer erkrankten Patienten die Möglichkeit, durch die **Reduktion von Akutsymptomen** den Patienten soweit zu stabilisieren, dass er einer psychotherapeutischen Intervention zugänglich wird. Ohne eine entsprechende Symptomkontrolle ist es für viele Patienten mit einem gewissen Schweregrad an Symptomen zunächst nicht möglich, in den therapeutischen Prozess einzutreten. Des Weiteren ist die durch die Symptomkontrolle wiedererreichte Selbstsicherheit des Patienten ebenfalls wichtig, um die notwendige Stabilität für den therapeutischen Prozess herzustellen. Darüber hinaus kann eine medikamentöse Therapie auch angesichts der vergleichsweise langen Wirklatenz der Psychotherapie sinnvoll sein.

Wie bereits oben beschrieben, ist die Evidenzlage zur **Verstärkung des therapeutischen Effekts** durch die Kombination beider Verfahren insgesamt noch als unzureichend einzustufen. Allerdings gibt es mittlerweile zunehmend Evidenz dafür, dass bei einzelnen Störungen – z. B. bei affektiven Störungen – die Kombination **additive Wirkeffekte** zeigt (Berger et al. 2009, Kay 2007). Ebenso mehren sich bei Angststörungen die Hinweise, dass die Kombinationstherapie günstige Effekte auf das Outcome hat (Bandelow et al. 2007, Zwanzger et al. 2009).

Auch hinsichtlich **sozialer Adaptation und Coping-Verhalten** bietet die Kombinationstherapie Vorteile. Dies gilt insbesondere in den Fällen, in denen eine bestehende Pharmakotherapie durch Psychotherapie ergänzt wird. Zahlreiche Studien belegen, dass überdies die Psychotherapie das Compliance-Verhalten verbessert (Paykel 1995). So kann eine psychotherapeutische Behandlung helfen, die Compliance im Hinblick auf eine notwendige Pharmakotherapie zu stärken und ein zu frühzeitiges Absetzen der Pharmaka zu verhindern (Marcus et al. 2007). Ebenso konnte gezeigt werden, dass Psychotherapie v. a. bei sehr schwer kranken Patienten die Wahrscheinlichkeit eines Rezidivs vermindert (Kay 2001). Ferner kann die psychotherapeutische Behandlung wegen ihrer nachhaltigen Effekte (Wiborg u. Dahl 1996, Teasdale et al. 2001) auch beim Absetzen einer Pharmakotherapie (z. B. nach ausreichend lang durchgeführter Prophylaxe und Erhaltungstherapie) hilfreich sein.

29.3.2 Mögliche Nachteile einer Kombinationstherapie

Trotz dieser vielen Vorteile werden aber auch immer wieder mögliche Nachteile einer Kombinationstherapie diskutiert. So ist beispielsweise möglich, dass Patienten die im Rahmen des therapeutischen Prozesses erfahrene Besserung eher der medikamentösen Intervention als der psychotherapeutischen Behandlung zuschreiben und hierdurch eine gewisse **»Abhängigkeit vom Medikament«** entsteht, während gleichzeitig die Entwicklung von Selbstwirksamkeit behindert wird. Die in diesem Zusammenhang stattfindende »Abwertung« der Psychotherapie und Idealisierung der medikamentösen Behandlung insbesondere zu Beginn des therapeutischen Prozesses wird häufig als Abwehrmechanismus interpretiert gegenüber krankheitsrelevanten Themen und Aspekten, die eigentlich der weiteren Exploration und Bearbeitung bedürften.

Ein weiterer häufig angeführter Aspekt ist die im Rahmen einer verhaltenstherapeutischen Expositionsbehandlung (beispielsweise bei Angststörungen) erforderliche Fähigkeit der Wahrnehmung von Angst und somatischen Sensationen. Bei dieser Form der Therapie muss der Patient in der Lage sein, die mit der Konfrontation mit dem phobischen Stimulus einhergehenden psychischen und physischen Symptome wahrzunehmen und sowohl das Anfluten als auch das Abebben von Symptomen zu erleben. Dieses Phänomen gilt aus verhaltenstherapeutischer Sicht als Conditio sine qua non für den Therapieerfolg. Im Falle einer zeitgleich stattfindenden medikamentösen Behandlung könnte aufgrund einer teilweisen oder völligen Symptomsuppression die Entwicklung einer solchen psychophysiologischen Reaktion verhindert und so der Therapieerfolg gestört werden (Foa et al. 2002).

Aus pharmakologischer Sicht gilt dies aber nicht für alle Substanzen in gleicher Weise. Eine rasche und vollständige Symptomsuppression ist v. a. beim Einsatz von Benzodiazepinen zu erwarten, die mit ihrem schnellen und raschen Wirkeintritt sowie ihrer starken anxiolytischen Potenz sowohl im Hinblick auf körperliche als auch auf psychische Angstsymptome eine psychophysiologische Aktivierung unterbinden können (Zwanzger et al. 2009). Aus diesem Grund wird empfohlen, bei einer Expositionstherapie auf den begleitenden Einsatz von Benzodiazepinen zu verzichten (Margraf 2003). Somit eignet sich diese Substanzgruppe nicht als medikamentöser Behandlungsarm im Rahmen eines kombinierten psychotherapeutischen und pharmakologischen Vorgehens. Der Einsatz dieser Substanzgruppe sollte daher der Therapie akuter Dekompensationen im Rahmen schwerer psychischer Erkrankungen vorbehalten bleiben. Die im Wesentlichen in der Therapie von Angststörungen derzeit empfohlenen modernen Antidepressiva (Bandelow et al. 2007) führen zu Beginn der Behandlung z. T. eher noch zu einer Verstärkung der psychophysiologischen Symptomatik, sodass diese Substanzgruppe in der Kombination mit Verhaltenstherapie im Vergleich zu Benzodiazepinen als etwas weniger problematisch eingestuft werden muss.

29.4 Psychodynamische Implikationen der Einführung von Medikamenten in die Psychotherapie

Es ist unbestritten, dass die Einführung einer psychopharmakologischen Behandlung im Rahmen einer formalen Psychotherapie gravierende **Einflüsse auf die therapeutische Beziehung** haben kann (Kapfhammer 2007). Die Einflüsse sind vielfältig und komplex und sollen hier nur auszugsweise beleuchtet werden.

Grundsätzlich sollte bei entsprechender Indikation vor Beginn der Psychotherapie eine umfassende Aufklärung über die therapeutischen Möglichkeiten stattfinden, in deren Rahmen auch die Option einer psychopharmakologischen Behandlung genannt wird. Durch dieses Vorgehen wird ein günstigerer Einfluss auf die therapeutische Beziehung erwartet (Kapfhammer 2007), als wenn die Option der medikamentösen Behandlung erst im Therapieverlauf angesprochen wird. Das an dieser Stelle entstehende Risiko für ausgeprägte Übertragungs- und Gegenübertragungsphänomene ist fast nicht zu umgehen, selbst wenn die Indikation zur pharmakologischen Therapie klar objektivierbar ist (Kapfhammer 2007, Kaplan 2004, Roose 1990).

Im Weiteren schwierig kann die Interpretation der aus ärztlicher Sicht bestehenden Non-Compliance des Patienten sein: So wird das Medikament vom Patienten möglicherweise als invasive, von innen kontrollierende und potenziell verletzende oder zerstörende fremde Substanz erlebt (Kapfhammer 2007).

Eine besondere Situation entsteht dann, wenn die psychopharmakologische Therapie und die Psychotherapie aufgrund unterschiedlicher therapeutischer Kompetenz nicht durch denselben Therapeuten durchgeführt werden können, was in der Praxis nicht selten der Fall ist (**therapeutisches Dreieck**). In der Regel wird ein Patient im Falle einer erforderlichen Pharmakotherapie an einen diesbezüglich erfahrenen Kollegen weitergeleitet. Beim Patienten könnte eine solche Intervention, selbst wenn sie behutsam vorbereitet wird, durchaus verschiedene Ängste und Unsicherheiten auslösen. Die Sorge, vom Therapeuten aufgegeben zu werden, hoffnungslos krank zu sein oder beim Therapeuten eine vermeintliche Hilflosigkeit zu erkennen, ist in vielen Fällen beobachtbar. Dies gilt insbesondere dann, wenn die Psychotherapie schon fortgeschritten ist und die Überweisung aus einem therapeutischen Engpass heraus erfolgt (Kapfhammer 2007). In diesem Prozess kann es dann zur Idealisierung des pharmakologisch arbeitenden Arztes sowie zur Entwertung des Therapeuten kommen. Die Situation kann hinsichtlich ihrer Komplexität insofern weiter zunehmen, als der Patient die psychotherapeutische Behandlung ganz abbricht, vom pharmakologisch arbeitenden Arzt beides einfordert, diesen im Verlauf entwertet etc. Dabei besteht die Gefahr, dass der pharmakotherapeutisch arbeitende Arzt durch den Kontakt zu dem Patienten unwillkürlich in diesen Prozess einbezogen wird und darauf achten muss, nicht mit der negativen therapeutischen Übertragungsreaktion des Patienten zu kollidieren, etwa mit dem Psychotherapeuten zu konkurrieren oder gar Überlegenheitsgefühle zu entwickeln.

Ein von gegenseitigem hohem Respekt und Vertrauen geprägtes Verhältnis zwischen pharmakologisch und psychotherapeutisch arbeitenden Kollegen ist daher als absolute Grundvoraussetzung für einen erfolgreichen therapeutischen Gesamtprozess anzusehen. Dies erfordert bei beiden Therapeuten ein hohes Maß an Offenheit, Bereitschaft zur Kommunikation sowie einen gewissen Sachverstand und Grundkenntnisse der jeweils anderen Disziplin. Eine kritische oder ambivalente Grundeinstellung gegenüber der komplementären Therapieform wird – auch wenn sie nicht ausgesprochen wird – zu Konflikten führen und langfristig den erfolgreichen therapeutischen Prozess unterminieren. Gerade Patienten mit psychischen Störungen sind mit ihrer z. T. ausgeprägten Ambivalenz, ihrer Neigung zur Verunsicherung, ihrer Ängstlichkeit, ihren Schutz- und Abhängigkeitsbedürfnissen gefährdet, in diesem Spannungsfeld die Orientierung zu verlieren und so von keiner der beiden Therapieformen zu profitieren.

29.5 Empfehlungen für die Praxis

Neben den bereits in ▶ 29.2 genannten Empfehlungen zu den klinischen Voraussetzungen für eine erfolgreiche kombinierte Pharmakotherapie und Psychotherapie sollten in der Praxis Wert gelegt werden auf

- eine sorgfältige zeitliche Planung der Therapie,
- eine enge Zusammenarbeit und gute Absprache zwischen pharmakologisch und psychotherapeutisch arbeitenden Kollegen,
- eine im Hinblick auf die pharmakologische Therapie spezifische Psychoedukation.

29.5.1 Therapieplanung

Die oft gestellte Frage nach der zeitlichen Planung des kombinierten Vorgehens ist nicht einheitlich zu beantworten und bedarf der Analyse im Einzelfall. Wie bereits angeführt, ist bei schweren Erkrankungen, die mitunter gerade zu Beginn eine stationäre Behandlung erfordern, vielfach die Fähigkeit zur Aufnahme einer psychotherapeutischen Behandlung beim Patienten nicht gegeben. Insofern entspricht es dem pragmatischen Vorgehen, in der Initialphase z. B. bei schweren depressiven Störungen zunächst pharmakotherapeutisch zu behandeln, bis der Patient in der Lage ist, die aktuelle Situation zu reflektieren und sich auch für einen psychotherapeutischen Ansatz zu öffnen.

Umgekehrt kann es bei leichten oder mittelgradigen Störungen sinnvoll sein, initial eine psychotherapeutische Behandlung zu beginnen und hinsichtlich der medikamentösen Therapie noch abzuwarten. Manchmal erübrigt sich dabei im weiteren Verlauf die Notwendigkeit zur medikamentösen Behandlung, da der Patient bereits von der Psychotherapie allein erheblich profitiert. Dennoch sollte bei entsprechender Indikation zu Anfang der Therapie zumindest die Möglichkeit einer zusätzlichen pharmakologischen Behandlung angesprochen werden.

29.5.2 Zusammenarbeit von pharmakologisch und psychotherapeutisch arbeitenden Kollegen

Die Problematik des therapeutischen Dreiecks wurde bereits beschrieben. Die Frage, inwieweit die Kombinationstherapie durch einen oder mehrere Therapeuten durchgeführt werden kann oder muss, ist im Wesentlichen abhängig von der Kompetenz des einzelnen Therapeuten. Ein sowohl psychotherapeutisch als auch pharmakologisch erfahrener Therapeut kann zweifelsohne die Therapie in einer Hand durchführen. Dieses Vorgehen bietet insofern Vorteile, als es für den Therapeuten vergleichsweise leicht ist, psychopathologische Veränderungen und Schwankungen im Krankheitsverlauf (Verbesserungen oder Verschlechterungen), die im Kontext der psychotherapeutischen Behandlung zu erwarten oder gar erwünscht sind, von Medikamenteneffekten zu differenzieren. Jeder psychopharmakologisch erfahrene Arzt weiß, dass es im Rahmen einer medikamentösen Therapie zu Veränderungen des psychischen Befindens sowie zu physiologischen und psychovegetativen Veränderungen kommen kann, die im Wesentlichen auf dem Wirkungs- und Nebenwirkungsprofil der applizierten Substanz beruhen und die für einen Unerfahrenen in der Regel nicht zu unterscheiden sind von psychischen und vegetativen Veränderungen, die der Patient im Rahmen der Krankheit erlebt. Beispielsweise kann die Aufdosierung eines selektiven Serotoninwiederaufnahmehemmers (SSRI) bei einem Patienten mit Panikstörung ebenso mit einer Verstärkung von Panikattackenfrequenz, Schwitzen, Unruhe, Übelkeit und Unwohlsein verbunden sein wie die bevorstehende Expositionsübung oder die im Rahmen einer Überlastungssituation erlebte Überforderung. Die Möglichkeit der parallelen Beurteilung von psychopathologischen Veränderungen und direkten Effekten pharmakologischer Interventionen ist insofern im »Ein-Therapeuten-Modell« am besten möglich.

Allerdings ist es nicht selten so, dass psychotherapeutisch erfahrene Kollegen weniger Erfahrung haben in der

Anwendung psychopharmakologisch wirksamer Substanzen, und Mediziner mit entsprechender pharmakologischer Expertise vielfach nur über begrenzte psychotherapeutische Kompetenz verfügen. Insofern ist in der praktischen Versorgung das Zwei-Therapeuten-Modell das sicherlich häufiger anzutreffende. Die sich hieraus ergebenden interaktionellen Schwierigkeiten, die von praktisch-organisatorischen bis hin zu psychodynamischen Aspekten reichen, wurden bereits einleitend ausführlich referiert. Entscheidend für den therapeutischen Erfolg ist daher in diesen Fällen neben einer hohen Kommunikationsbereitschaft und engen Absprache zwischen den beiden Therapeuten der gegenseitige Respekt vor der Kompetenz des jeweilig anderen Therapiearms.

29.5.3 Psychoedukation im Hinblick auf Pharmakotherapie

Gerade hinsichtlich der **Compliance** in Bezug auf die medikamentöse Therapie ist eine enge Allianz sowohl zwischen den Therapeuten als auch zwischen Therapeut, Patient und dessen familiärem Umfeld erforderlich. Dabei spielen besonders psychoedukative Maßnahmen, die auf ein verbessertes Verständnis der Erkrankung, deren Entstehung und Verlauf abzielen, eine wichtige Rolle.

Vor allem aber ist für alle Beteiligten eine gezielte und genaue Information über die medikamentöse Behandlung, deren Wirkung und Nebenwirkungen notwendig. So ist entscheidend, dass Patient, Angehöriger und Psychotherapeut über den zu erwartenden Wirkeintritt, Art der Wirkung der Substanz und die zu erwartenden Nebenwirkungen genau informiert sind. Die klinische Erfahrung zeigt, dass entgegen den Befürchtungen gerade das Antizipieren möglicher Nebenwirkungen eher dazu beiträgt, die Compliance zu fördern, als diese zu verhindern. So ist es beispielsweise hilfreich, Patienten, bei denen eine Behandlung mit SSRI begonnen wird, über die in einem Teil der Fälle zu erwartende initiale und vorübergehende Symptomverschlechterung zu unterrichten.

In der Praxis ist empfehlenswert, dass der Patient zunächst über die Möglichkeit einer initialen Symptomverschlechterung mit Zunahme der Panikattackenfrequenz und Angstzuständen, Schwitzen und Unruhesymptomen informiert wird. Es sollte zeitgleich darüber aufgeklärt werden, dass dies nur für einen Teil der behandelten Patienten zutrifft und dass diesen vorübergehenden Nebenwirkungen gut begegnet werden kann. Die klinische Erfahrung zeigt, dass aufgeklärte Patienten weniger häufig die Therapie abbrechen, wohingegen Therapieabbrecher sich häufiger unter denen finden, die über Nebenwirkungen nichts wussten und von diesen »überrascht« wurden.

Ähnliches gilt auch für das Absetzen der Medikation. Oftmals setzen die Patienten aus Unwissenheit die medikamentöse Behandlung von einem Tag auf den anderen ab, meist dann, wenn die Medikation aufgebraucht ist. Vielfach entwickelt sich dann ein sogenanntes **Absetzphänomen**, welches durch eine langsame Dosisreduktion hätte verhindert werden können. Von den Patienten wird die auftretende Symptomatik dann vielfach als Rezidiv missinterpretiert. Patienten sollten daher auch in dieser Phase der Therapie durch psychoedukative Maßnahmen über die Zusammenhänge zwischen körperlichen Reaktionen und Absetzen der Medikation informiert werden.

29.6 Bewertung und Ausblick

Insgesamt stellt sich die Kombination von Pharmakotherapie und Psychotherapie als ein in vielen Fällen effektives, hilfreiches, aber nicht grundsätzlich unproblematisches Vorgehen dar. Unter Beachtung der wesentlichen Voraussetzungen ist die Kombinationstherapie jedoch eine wichtige und in manchen Fällen sogar für den Therapieerfolg entscheidende Strategie. Dies gilt insbesondere bei komplexen und langwierigen psychiatrischen Erkrankungen. Die grundsätzliche Sorge, dass es bei gleichzeitiger Applikation der Verfahren zu einer negativen Interferenz kommt, ist aus heutiger Sicht unberechtigt, so lange die wesentlichen für diesen Prozess relevanten Aspekte beachtet werden. So ist zu hoffen, dass die wenigen, aber z. T. vielversprechenden Ergebnisse aus Studien zur Kombinationstherapie bei einzelnen Erkrankungen weiter untermauert und ergänzt werden durch große klinische Studien, sodass alsbald auch dieser Therapieansatz in die entsprechenden Therapiealgorithmen für einzelne Erkrankungen Eingang finden kann.

Literatur

Bandelow B, Seidler-Brandler U, Becker A, Wedekind D, Ruther E (2007) Meta-analysis of randomized controlled comparisons of psychopharmacological and psychological treatments for anxiety disorders. World J Biol Psychiatry 8: 175–187

Berger M, Brakemeier EL, Klesse C, Schramm E (2009) Affective disorders. The significance of psychotherapeutic approaches. Nervenarzt 80: 540, 542–540, 548

DeRubeis RJ, Siegle GJ, Hollon SD (2008) Cognitive therapy versus medication for depression: treatment outcomes and neural mechanisms. Nat Rev Neurosci 9: 788–796

Foa EB, Franklin ME, Moser J (2002) Context in the clinic: how well do cognitive-behavioral therapies and medications work in combination? Biol Psychiatry 52: 987–997

Herpertz S, Mundt C (2007) Kombination von Psychotherapie und Psychopharmakotherapie. In: Herpertz S, Caspar F, Mundt C

(Hrsg) Störungsorientierte Psychotherapie. Urban & Fischer, München

Kapfhammer HP (2007) Zur Kombination von Psychotherapie und Pharmakotherapie bei Depressionen. In: Schauenburg H, Hofmann B (Hrsg) Psychotherapie der Depression. Thieme, Stuttgart

Kaplan M (2004) Psychoanalysis and psychopharmacology: art and science of combining paradigms. In: Panskepp J (ed) Textbook of biological psychiatry. Wiley-Liss, Hoboken, NJ

Karasu TB (1993) Depression: the relative merits of pharmacotherapy and psychotherapy: Curr Opin Psychiatry 6: 184–190

Kay J (2001) Integrated treatment: an overview. In: Kay J (ed) Integrated treatment in psychiatric disorders: review of psychiatry Vol 20, 1–29. American Psychiatric Press, Washington, DC

Kay J (2007) Psychotherapy and medication. In: Gabbard GO, Beck JS, Holmes J (eds) Oxford textbook of psychotherapy. Oxford University Press, New York

Marcus SM, Gorman J, Shear MK et al (2007) A comparison of medication side effect reports by panic disorder patients with and without concomitant cognitive behavior therapy. Am J Psychiatry 164: 273–275

Margraf J (2003) Lehrbuch der Verhaltenstherapie. Springer, Berlin Heidelberg New York Tokio

Paykel ES (1995) Psychotherapy, medication combinations, and compliance. J Clin Psychiatry 56(Suppl 1): 24–30

Roose SP (1990) The use of medication in combination with psychoanalytic psychotherapy or psychoanalysis. In: Michels R (ed) Psychiatry. Lippincott, New York

Teasdale JD, Scott J, Moore RG, Hayhurst H, Pope M, Paykel ES (2001) How does cognitive therapy prevent relapse in residual depression? Evidence from a controlled trial. J Consult Clin Psychol 69: 347–357

Wiborg IM, Dahl AA (1996) Does brief dynamic psychotherapy reduce the relapse rate of panic disorder? Arch Gen Psychiatry 53: 689–694

Zwanzger P, Diemer J, Jabs B (2009) Comparison of combined psycho- and pharmacotherapy with monotherapy in anxiety disorders: controversial viewpoints and clinical perspectives. J Neural Transm 116: 759–765

Weiterführende Literatur

Benkert O, Hippius H (2009) Kompendium der Psychiatrischen Pharmakotherapie, 7. Aufl. Springer, Berlin Heidelberg New York Tokio

DeRubeis RJ, Hollon SD, Amsterdam JD et al (2005) Cognitive therapy vs medications in the treatment of moderate to severe depression. Arch Gen Psychiatry 62: 409–416

Maat de SM, Dekker J, Schoevers RA, de JF (2007) Relative efficacy of psychotherapy and combined therapy in the treatment of depression: a meta-analysis. Eur Psychiatry 22: 1–8

Thase ME (1997) Integrating psychotherapy and pharmacotherapy for treatment of major depressive disorder. Current status and future considerations. J Psychother Pract Res 6: 300–306

Thase ME, Greenhouse JB, Frank E et al (1997) Treatment of major depression with psychotherapy or psychotherapy-pharmacotherapy combinations. Arch Gen Psychiatry 54: 1009–1015

Wittchen H, Hoyer J (2006) Klinische Psychologie und Psychotherapie. Springer, Berlin Heidelberg New York Tokio

Neurobiologische Grundlagen von Psychotherapie

Thomas Suslow und Volker Arolt

30.1 Einführung – 564

30.2 Neuronales Substrat der Emotionen – 564

30.3 Bildgebende Verfahren – 566

30.3.1 Positronenemissionstomografie und funktionelle Magnetresonanztomografie – 566

30.3.2 Forschungsmethoden zur Erfassung der emotionalen Informationsverarbeitung in der funktionellen Bildgebung – 567

30.4 Hirnfunktionelle Auffälligkeiten von Patienten mit depressiven Störungen bei der emotionalen Informationsverarbeitung – 568

30.5 Effekte von Psychotherapie auf Hirnfunktionen – 571

30.6 Prognose-Prädiktion durch bildgebende Verfahren – 573

30.7 Resümee und Ausblick – 574

Literatur – 575

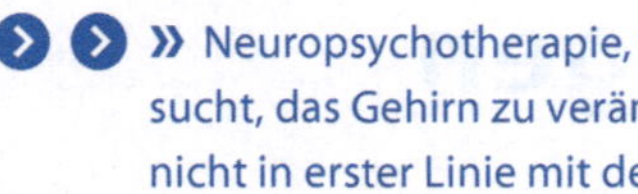

» Neuropsychotherapie, wie ich sie verstehe, versucht, das Gehirn zu verändern, aber sie befasst sich nicht in erster Linie mit dem Gehirn, sondern mit Lebenserfahrungen, die ein Mensch macht. Das Gehirn ist darauf spezialisiert, Lebenserfahrungen zu verarbeiten. Lebenserfahrungen haben Bedeutungen in Hinblick auf die Bedürfnisse, die jedem Menschen mit seinen Hirnstrukturen mitgegeben sind. Von der Erfüllung dieser Bedürfnisse hängt das Glück des Menschen ab. «

(Klaus Grawe 2004, S. 448, aus dem Resümee seines Buches *Neuropsychotherapie*)

30.1 Einführung

Trotz der in vielen Fällen unschwer zu beobachtenden »körperlichen« Veränderungen bei Psychotherapiepatienten (z. B. der vegetativen Reaktionen oder des Ausdrucksverhaltens) wurden die psychologischen Interventionsmethoden traditionell nicht als biologische Therapien angesehen. Aus der Perspektive der kognitiven Neurowissenschaften liegen psychischen Funktionen und Prozessen neuronale Vorgänge zugrunde. Aus dieser Sicht sind und waren psychotherapeutische Behandlungen (zumindest implizit) stets Versuche, dauerhafte Veränderungen von neuronalen Prozessen und Strukturen zu bewirken, womit sie auch eine biologische Dimension hatten. Rasante technologische Entwicklungen bei den sogenannten bildgebenden Verfahren haben neue Möglichkeiten eröffnet, die funktionelle Organisation des Gehirns zu untersuchen. Die Anwendung der funktionellen Bildgebung im Bereich der Psychotherapie erscheint vielversprechend, um die zerebralen Mechanismen und Bedingungen von Wirkungen und Veränderungen im Erleben und Verhalten, aber auch von Therapieversagen zu ergründen. Die biologische Forschung zur Identifikation der involvierten zerebralen Prozesse und Strukturen wird sich hierbei mit psychologischen Methoden der Veränderungsmessung kombinieren und ergänzen müssen.

Der Berner Psychotherapieforscher Klaus Grawe hat den Begriff der **Neuropsychotherapie** populär gemacht, der eine zu entwickelnde Fachrichtung bezeichnet, welche sich mit der Anwendung der Erkenntnisse aus verschiedenen neurowissenschaftlichen Disziplinen auf die Psychotherapie unter Berücksichtigung der empirischen Resultate der Psychotherapieforschung beschäftigt. Neben diesem therapieschulenübergreifenden Ansatz existieren auch innerhalb einzelner therapeutischer Richtungen Bestrebungen, neurowissenschaftliche Erkenntnisse in Therapiekonzepte und -modelle einzubinden. So ließ der einsetzende Dialog zwischen Psychoanalyse und Neurowissenschaft **neuropsychoanalytische** Ansätze entstehen. Eine solche Annäherung wurde u. a. durch den Umstand befördert, dass ein wesentlicher Befund der neueren Hirnforschung darauf verweist, dass ein Großteil des mentalen Lebens außerhalb des Bewusstseins stattfindet.

Im vorliegenden Beitrag bilden emotionale Prozesse mit ihren Störungen und ihrem neuronalen Substrat einen Schwerpunkt der Darstellung. Viele psychische Erkrankungen sind primär durch emotionale Störungen gekennzeichnet, die es im Rahmen von Psychotherapie zu beheben oder zu mildern gilt. Psychotherapeutische Veränderungsprozesse aktivieren Emotionen, und therapeutische Beziehungen bestehen in wesentlichen Anteilen aus emotionaler Kommunikation (Schiepek et al. 2003). Von daher stellt das Verständnis der emotionsrelevanten neuronalen Netzwerke eine zentrale Voraussetzung der neurobiologischen Psychotherapieforschung dar.

Am Beispiel der unipolaren affektiven Störungen wird auf hirnfunktionelle Auffälligkeiten der emotionalen Informationsverarbeitung eingegangen. Zuvor werden die Grundprinzipien und Vorzüge von zwei funktionellen Bildgebungsverfahren kurz erläutert, die in der derzeitigen psychiatrischen und psychotherapeutischen Forschung verbreitet sind. Hierbei wird ein Einblick in neurowissenschaftliche Forschungsmethoden zur Erfassung von emotionaler Informationsverarbeitung gegeben. Natürlich helfen Neuroimaging-Verfahren nur, einen Teil der für psychotherapeutische Veränderungen und Effekte relevanten neurobiologischen Faktoren abzubilden. Auf andere im Zusammenhang mit Psychotherapie wichtige neurobiologische Forschungsgebiete wie beispielsweise die Psychoneuroimmunologie kann hier aus Platzgründen nicht eingegangen werden.

30.2 Neuronales Substrat der Emotionen

Emotionen haben für das Verständnis der Entstehung, Aufrechterhaltung und Behandlung psychischer Störungen große Bedeutung, da jede psychische Störung auch eine Störung der Emotionalität ist. Im Falle einiger Störungen wird bereits im Namen deutlich, dass emotionale Funktionsauffälligkeiten die herausragenden Kernmerkmale des Störungsbildes sind – so etwa bei den Angst- und affektiven Erkrankungen. Die **Emotionen** des Menschen können als **komplexe organismische Reaktionsmuster** aufgefasst werden. Die verschiedenen Komponenten beziehen sich auf physiologische, tonische Haltungs-, instrumentelle bzw. expressive motorische sowie subjektive Gefühlsreaktionen. Für die verschiedenen Basis- oder primären Emotionen (z. B. Freude, Traurigkeit, Furcht, Wut und Ekel), die angeboren bzw. ontogenetisch früh erworben sind, wurden unterschiedliche Reaktionsmuster nachgewiesen. Emotionen werden als adaptiv angesehen, da sie die Anpassungsleistung des Organismus im Sinne von situationsadäquaten Reaktionen steigern. Sie werden im Alltag zunächst überwiegend **automatisch** ausgelöst, also ohne Vermittlung von willentlichen bzw. bewussten Prozessen.

In frühen emotionstheoretischen Ansätzen wurde angenommen, dass viszerale Reaktionen die Grundlage des emotionalen Erlebens bilden. Im Laufe des letzten Jahrhunderts wurden Emotionstheorien entwickelt, die sich differenziert mit den Voraussetzungen und den kognitiven Prozessen der **Auslösung von emotionalen Reaktionen** auseinandersetzen (Reisenzein et al. 2003). Es ist heutzutage weitgehend unstrittig, dass **kognitiv-evaluative Prozesse** den eigentlichen emotionalen Zuständen vorauslaufen und über ihre Intensität und Qualität entscheiden. Die Ausprägung von Emotionen wird von einem dynamischen Zusammenspiel von automatischen und kontrollierten Prozessen bestimmt. So kann ein Reiz spontan als bedrohlich interpretiert werden und Angst auslösen. Die bewusste Reflexion über den Reiz und die eigenen Bewältigungsressourcen könnten aber im weiteren Verlauf die Angst zu einer Ärgerreaktion mutieren lassen, wenn dem Betroffenen bewusst wird, dass er die Situation beherrscht und ein kompetitives Vorgehen im Eigeninteresse opportun ist.

Es ist jedoch anzunehmen, dass sich emotionale Umlern- oder Umbewertungsprozesse im Gegensatz zur kortikal-kognitiven Informationsverarbeitung relativ langsam vollziehen. In den für die Emotionsverarbeitung besonders relevanten limbischen Zentren gehen die neuronalen Umverknüpfungen vergleichsweise langsam vor sich. Ontogenetisch betrachtet erscheinen sehr frühe emotionale Erlebnisse von besonderer Nachhaltigkeit und Wirksamkeit (Roth 2003). Während der Individualentwicklung gibt es **sensible Phasen für limbische Lern- und Gedächtnisbildungsprozesse**, wie sie aus der Verhaltensbiologie aus Prägungsprozessen bekannt sind. Hier werden Netzwerkstrukturen und -funktionen so geformt, dass sie gegen spätere Veränderungen relativ resistent sind.

Der **Prozess der Emotionsauslösung** bzw. -entwicklung kann folgendermaßen schematisch skizziert werden (◘ Abb. 30.1, linker Bildteil): Zunächst wird ein Reiz auf seine emotionale Bedeutung hin beurteilt. Diese basalen Bewertungsprozesse, die die organismische Relevanz des

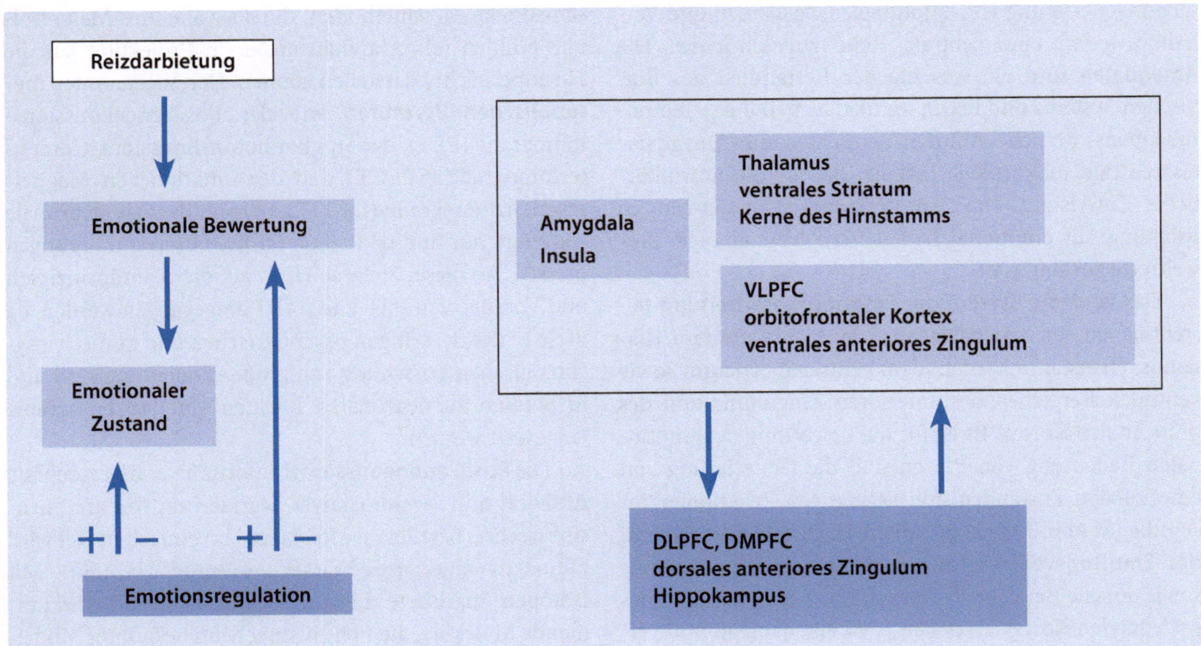

◘ **Abb. 30.1** Schematische Darstellung der zerebralen Strukturen, die für die 3 zentralen Prozesse der emotionalen Informationsverarbeitung relevant sind: Identifikation und Bewertung der emotionalen Bedeutung eines Reizes, Produktion eines emotionalen Zustands und Regulation des emotionalen Zustands, welche auch eine Modulation der Reizbewertung umfassen kann. Ein ventrales System ist für die Reizbewertung, die Auslösung von Emotionen und die vegetative Antwortregulation zuständig. Demgegenüber ist ein dorsales System für die situationsadäquate Kontrolle und Modulation der emotionalen Zustände und Bewertungen verantwortlich (weitere Erläuterungen s. Text). *VLPFC* ventrolateraler präfrontaler Kortex, *DLPFC* dorsolateraler präfrontaler Kortex, *DMPFC* dorsomedialer präfrontaler Kortex. (Mod. nach Phillips et al. 2003b, mit freundlicher Genehmigung von Elsevier)

Stimulus überprüfen, können sehr schnell und effizient ablaufen. Nach der initialen Beurteilung kommt es ggf. zur Entwicklung einer emotionalen Reaktion, zu der neben dem subjektiven Gefühl vegetative Reaktionen und die Bahnung motorischer Handlungsbereitschaften zählen. Der emotionale Zustand kann mittels emotionsregulatorischer Prozesse verändert werden, sodass sich beispielsweise eine Reaktion in ihrer Intensität abschwächt oder verstärkt. Sie kann sich aber aufgrund etwa eines Abgleichs mit sozialen Gefühls- oder Ausdrucksregeln in ihrer Qualität wandeln. Es wird angenommen, dass die Prozesse der Emotionsregulation auch die Bewertung (*appraisal*) von Umweltreizen modifizieren können (◘ Abb. 30.1, linker Bildteil).

Welche zentralnervösen Prozesse und Strukturen sind an der Entstehung und Modulation spezifischer Emotionen beteiligt? Befunde aus der neurobiologischen Emotionsforschung an Mensch und Tier geben Hinweise auf eine funktionale Spezialisierung zerebraler Strukturen. Hierbei kann ein ventrales von einem dorsalen System der Emotionsverarbeitung differenziert werden (Phillips et al. 2003a). Die Amygdalae (auch Mandelkerne genannt), aber auch die Insula erscheinen sehr bedeutsam für die Identifikation und die Bewertung von emotigenen Stimuli. Weiterhin wird diesen Strukturen auch bei der spontanen Generierung von emotionalen Zuständen und Verhaltensweisen eine zentrale Rolle zugeschrieben. Die **Amygdalae** sind ein wesentlicher Bestandteil des limbischen Systems und liegen im medialen Teil des Temporallappens. Manche Autoren betrachten die Amygdalae als zentrale subkortikale Instanz, die für die unwillkürliche Zuweisung von Aufmerksamkeitsressourcen in Richtung auf emotional bedeutsame bzw. ambige Umweltreize zuständig ist.

Das **ventrale System der Emotionsverarbeitung** besteht neben den Amygdalae und der Insula aus dem Thalamus, Hirnstammkernen, dem ventralen Striatum sowie ventralen Bereichen des anterioren Zingulums und des präfrontalen Kortex. Es ist für die Bewertung der emotionalen Bedeutung von Reizen und die Generierung von emotionalen Zuständen und vegetativen Reaktionen zuständig (◘ Abb. 30.1, rechter Bildteil). Das **dorsale System der Emotionsverarbeitung** umfasst den Hippokampus sowie dorsale Bereiche des anterioren Zingulums und des präfrontalen Kortex, in denen es zu einer Integration verschiedener kognitiver Prozesse kommt, die durch emotionale Informationen beeinflusst werden kann. Das dorsale System ist für die Ausrichtung selektiver Aufmerksamkeitsprozesse, Handlungsplanung und die kontrollierte Regulation von emotionalen Zuständen verantwortlich. Das ventrale und das dorsale System stehen in einer reziproken funktionalen Beziehung. Funktionsstörungen in einem oder beiden Systemen führen zu Auffälligkeiten im emotionalen Erleben und Verhalten (Phillips et al. 2003a). Im Falle einer Abnahme der (Re-)Aktivität im dorsalen System bzw. einer Reduzierung des regulatorischen Einflusses auf das ventrale System kann es zur vermehrten Entwicklung von emotionalen Reaktionen kommen, die wiederum Form und Inhalt von höheren kognitiven Prozessen nachhaltig beeinflussen. Es ist anzunehmen, dass einzelne psychiatrische Erkrankungen mit charakteristischen selektiven Aktivierungsauffälligkeiten und systemischen Dysregulierungen der beiden genannten zerebralen Netzwerke einhergehen.

30.3 Bildgebende Verfahren

30.3.1 Positronenemissionstomografie und funktionelle Magnetresonanztomografie

In den letzten Jahrzehnten wurde eine Vielfalt an Techniken entwickelt, um die Beziehung zwischen psychischen Prozessen und Gehirnaktivität unter räumlichen und zeitlichen Aspekten zu untersuchen. Unter den Verfahren der funktionellen Bildgebung gibt es physikalisch sehr unterschiedliche Messmethoden, die aber alle ihre Messresultate bildlich (als Aktivitätsmuster in Projektion auf die Hirnoberfläche) darstellen können. Den sogenannten **metabolischen Verfahren** wie der Positronenemissionstomografie (PET), der Single-Photon-Emissions-Computertomografie (SPECT) und der funktionellen Magnetresonanztomografie (fMRT) ist eigen, dass sie neuronale Aktivität nur indirekt über Stoffwechselveränderungen messen. An dieser Stelle soll kurz auf die Grundprinzipien und Vorzüge von PET und fMRT eingegangen werden, da diese in der derzeitigen psychiatrischen und klinisch-psychologischen Forschung von großer Bedeutung sind und in Studien zu neuronalen Effekten von Psychotherapie eingesetzt werden.

Die **Positronenemissionstomografie** erfasst zerebrale Aktivität mittels radioaktiver Markierung von am Hirnstoffwechsel beteiligten Molekülen. Im einfachen Fall wird radioaktiv markiertes Wasser verwendet (H215O). Mit Isotopen markierte Liganden sind natürlich vorkommende Moleküle, die sich entsprechend bekannter Modelle im Körper verteilen und im Gehirn unter Freisetzung eines Positrons zerfallen. Der Zusammenprall des Positrons mit einem Elektron führt zu deren Auslöschung unter Aussendung zweier Photonen. Die gleichzeitig an zwei gegenüberliegenden Punkten im Scanner auftreffende Strahlung wird erfasst. Ringförmig angeordnete Detektoren ermöglichen den Rückschluss auf den Ort des Zerfalls. Mittels aufwendiger Rekonstruktionsrechnungen entstehen auf diese Weise Kartografien der Hirnregionen mit quantitativ erfassten Messwerten der jeweiligen Konzentrationen der Indikatormoleküle. Von zentraler Bedeutung beim nuklearmedizinischen Verfahren der PET ist der Umstand, dass das verwendete Indikatormolekül die gleichen physikochemischen Eigenschaften wie die zu analysierende biologische Substanz besitzt. Die PET-Bildgebung macht mithilfe von verschiedenen Indikatormolekülen die Messung von zerebralem Blutfluss, Sauerstoffverbrauch, Neurotransmitterfunktionen und Metabolismus im Gehirn möglich. Die Anwendung der PET wird durch den Gebrauch radioaktiver Substanzen, hohe Kosten und eine eher geringe zeitliche Auflösung eingeschränkt. Die Strahlenbelastung bei der PET begrenzt ihre Wiederholbarkeit im Rahmen von longitudinalen Untersuchungen.

Die Magnetresonanztomografie (auch Kernspintomografie genannt) gründet auf dem Effekt, dass sich Atomkerne im Körper entlang der Längsachse von hohen Magnetfeldern ausrichten. Kurze Radiofrequenzsignale bringen die Atomkerne zum Rotieren, wobei sie wie kleine Sendeantennen wirken und in körpernahen Spulen einen messbaren elektromagnetischen Strom induzieren. Nach diesem Prinzip kann ein Tomograf auch im Gehirn Atomkerne schichtweise zum Senden bringen. Aus den Schichtbildern mit den unterschiedlichen Signalen wird dann ein dreidimensionales Bild berechnet. Durch die **funktionelle Magnetresonanztomografie** ist es möglich, Stoffwechselvorgänge, die aufgrund von zerebralen Aktivierungen entstehen, sichtbar zu machen und den Ort der Aktivierung zu bestimmen. Hierbei wird der so genannte BOLD-Kontrast (*blood oxygenation level dependent contrast*) genutzt. Die magnetischen Eigenschaften von sauerstoffreichem und -armem Blut unterscheiden sich. Im Falle einer Aktivierung in einem bestimmten Areal des Gehirns kommt es dort zu einer Blutflusserhöhung und, da der Zufluss höher ist als der Verbrauch, lokal zu einem vorübergehenden Anstieg des sauerstoffreichen und einem Abfall des sauerstoffarmen Blutes. Die hämodynamische Reaktion signalisiert mit einer Verzögerung von einigen Sekunden nach Stimulation einen Anstieg der neuronalen Aktivität. Ein großer Vorteil der fMRT etwa gegenüber der PET liegt darin, dass keine radioaktiven Substanzen zur Messung benötigt werden. Hierdurch ist die fMRT für eine wiederholte Anwendung etwa im Rahmen von Studien zur Effektivität von therapeutischen Interventionen besser geeignet. Allerdings ist beim Einsatz der fMRT eine Reihe von Einschränkungen zu berücksichtigen. Die Notwendigkeit, während der Untersuchung für einen längeren Zeitraum bewegungslos in einer engen Röhre zu liegen, kann den Einsatz bei manchen Patientengruppen (z. B. agitierten Patienten) schwierig gestalten. Auch gilt es zu bedenken, dass aus Sicherheitsgründen alle Personen von fMRT-Messungen auszuschließen sind, die Metall am oder im Körper tragen.

30.3.2 Forschungsmethoden zur Erfassung der emotionalen Informationsverarbeitung in der funktionellen Bildgebung

In fMRT-Studien werden verschiedene experimentelle Versuchsbedingungen in ihren Auswirkungen auf das BOLD-Signal analysiert. Hierbei findet das **Subtraktionsdesign** Anwendung, bei dem eine Kontroll- mit einer experimentellen Bedingung in einen Vergleich gestellt wird. Diese beiden Bedingungen dürfen sich nur in der interessierenden Hirnfunktion unterscheiden. Die Kontrollbedingung teilt also mit der experimentellen Bedingung alle Eigenschaften (wie z. B. motorische oder kognitive Anforderungen) bis auf diejenige, die durch die spezifische Aufgabe als Zielfunktion untersucht werden soll. Grundsätzlich lassen sich zwei Arten von fMRT-Paradigmen unterscheiden: das **Blockdesign** und das **Event-related-Design**, die jeweils in verschiedenen Varianten realisiert werden. Das Prinzip des Blockdesigns ist den klassischen experimentellen Zeitreihenparadigmen entlehnt, in denen experimentelle Bedingungen mit Kontrollbedingungen alternieren. Ein wesentliches Merkmal des Blockdesigns ist das Erfassen von relativ langen Phasen mit konstanter Stimulation. Hier werden über eine gesamte Aktivierungsepoche gemittelte hämodynamische Reaktionen erhoben. Besteht ein Interesse an der Bestimmung hämodynamischer Antworten auf einzelne Reize oder für einzelne Reaktionen, so ist ein Event-related-Design anzuwenden. Im Folgenden werden Aufgaben erläutert, die sich bei der Untersuchung emotionaler Informationsverarbeitung und ihren Störungen bei psychiatrischen Erkrankungen mittels fMRT bewährt haben.

Mimischer Ausdruck

In fMRT-Untersuchungen zur emotionalen Responsivität wurde häufig **mimischer Emotionsausdruck** als Stimulusmaterial eingesetzt. Vertreter des Ansatzes der Basisemotionen gehen davon aus, dass es für eine Anzahl diskreter Emotionen spezifische Ausdrucksmuster im Gesicht gibt. Demnach existieren angeborene, interindividuell wie auch transkulturell wirksame interne Programme, die neuronal verankert sind und die emotionale En- und Dekodierung steuern. Durch Vorgabe von mimischem Ausdruck verschiedener Qualitäten während fMRT-Messungen kann das Ausmaß der Responsivität bzw. die Dekodierleistung emotionsspezifisch untersucht werden. Auf diese Weise kann geprüft werden, ob Personen mit einer bestimmten psychiatrischen Störung auf fazialen Ausdruck einer bestimmten Qualität oder eines Valenztyps verstärkt oder reduziert reagieren. Für die Gesichtsvorgabe werden in der Regel Fotos aus standardisierten Stimulusbatterien verwendet. Verbreitet sind beispielsweise Bilderserien von Paul Ekman (*Pictures of Facial Affect*) bzw. des Karolinska-Instituts aus der Arbeitsgruppe um Arne Öhman (*Karolinska Directed Emotional Faces*). Die Aufgabe der Probanden während der fMRT-Messung kann sich **explizit** auf die emotionale Qualität oder Valenz beziehen (und z. B. eine **Valenzentscheidung** bezüglich des Ausdrucks als negativ oder positiv erfordern) oder die Verarbeitung anderer nichtemotionaler Merkmale der Gesichter in den Vordergrund stellen. Eine Aufgabe, bei der die Verarbeitung des emotionalen Ausdrucks im Hintergrund bleibt und somit nur »implizit« erfolgt, ist die der **Geschlechtsidentifikation**. Hier haben die Versuchsteilnehmer die Gesichter als weiblich oder männlich zu klassifizieren. Verbreitet sind auch Aufgaben, bei denen die Gesichter (aufmerksam) zu betrachten sind (*active* oder *passive viewing*). Diese Aufgaben sind besonders geeignet für den Einsatz bei Patientengruppen, bei denen substanzielle (zeitstabile oder zustandsabhängige) kognitive Einschränkungen bestehen. Die Untersuchung des mimischen Ausdrucks von Emotionen im Rahmen von psychotherapeutischen Interventionsstudien erscheint nicht zuletzt von Relevanz, da emotionaler Gesichtsausdruck eine wesentliche Rolle bei der Ausbildung des emotionalen Austauschs zwischen Patient und Therapeut einnimmt (Krause 2007).

! Mimischer Ausdruck zählt zu den am häufigsten eingesetzten Reizen in funktionellen Bildgebungsuntersuchungen zur Emotionsverarbeitung. Emotionale Ausdrucksmuster im Gesicht sind interindividuell wie auch transkulturell relativ invariant. Ihre En- und Dekodierung erscheinen neuronal in stammesgeschichtlich alten Hirnstrukturen fest verankert. Durch Vorgabe von verschiedenen Ausdrucksqualitäten können das Ausmaß der Responsivität und die Dekodierleistung emotionsspezifisch untersucht werden. Darüber hinaus eignen sie sich zur Prüfung von automatischen Prozessen der Emotionsverarbeitung.

Emotionsinduktion

Um die Fähigkeit zur Generierung von emotionalen Zuständen zu prüfen, werden Paradigmen der **Emotionsinduktion** verwendet. Den Probanden wird hier die Aufgabe gestellt, bestimmte Emotionen zu empfinden (z. B. Freude oder Traurigkeit). Um das subjektive Erleben der entsprechenden Emotionen zu erleichtern, können Aufnahmen von kurzen Beschreibungen autobiografischer Erlebnisse von emotionskongruenter Qualität akustisch oder Bilder von entsprechendem fazialem Emotionsausdruck visuell dargeboten werden. Hierdurch können z. B. Hinweise zum neuronalen Substrat von Anhedonie, also einer Abnahme im Empfinden von Freude und Interesse, gesammelt werden.

Emotionale Reaktionsdisposition

Um die automatische Verarbeitung emotionaler Informationen zu untersuchen, wurden in fMRT-Studien wiederholt Paradigmen eingesetzt, die emotionale Reize unterhalb der Wahrnehmungsschwelle präsentieren. In solchen Experimenten wird ein emotionaler Reiz für nur wenige Millisekunden gezeigt und anschließend maskiert. Durch den Ausschluss von bewussten oder kontrollierten Informationsverarbeitungsinstanzen kann die spontane Responsivität primär von subkortikalen Systemen auf emotionale Reize untersucht werden. Hiermit können Hinweise auf wichtige emotionale Reaktionsdispositionen gewonnen werden, da automatische Bewertungsmuster im durch ökonomische kognitive Routinen geprägten Alltagsleben aufgrund ihrer hohen Effizienz und geringen Kontrollierbarkeit leicht zum Tragen kommen. So wurde beispielsweise beobachtet, dass das Ausmaß der Amygdala-Reaktivität auf unterschwellig, nicht aber auf überschwellig gezeigte Furchtgesichter mit der habituellen Ängstlichkeit der Probanden zusammenhängt (Etkin et al. 2004).

30.4 Hirnfunktionelle Auffälligkeiten von Patienten mit depressiven Störungen bei der emotionalen Informationsverarbeitung

Bei der Entstehung und Aufrechterhaltung depressiver Störungen wird in der klinisch-psychologischen Literatur stimmungskongruenten kognitiven Verzerrungen der Informationsverarbeitung (*negative cognitive bias*) eine wichtige Rolle zugeschrieben. Seit der »kognitiven Wende« Ende der 1960er Jahre wurde eine Vielzahl von Befunden publiziert, welche die Annahmen stimmungskongruenter Verzerrungen in zentralen kognitiven Funktionsbereichen wie Aufmerksamkeit, Wahrnehmung und Gedächtnis bei unipolar Depressiven stützen. Wahrnehmungsverzerrungen wurden wiederholt in Bezug auf mimischen Ausdruck beobachtet (Übersicht in: Suslow u. Dannlowski 2005). Eine **negativ verzerrende Beurteilung** von Gesichtsausdruck stellt einen Prädiktor für Symptompersistenz und Rezidive depressiver Erkrankungen dar. Im Rahmen der negativen Verzerrung der

Informationsverarbeitung kommt es häufig auch zu einer Hyposensitivität für positive Reize. Die Patienten widmen dann positiven Informationen nur wenig Aufmerksamkeit. Die Beeinflussbarkeit kognitiver Verzerrungen durch antidepressive Substanzen verweist auf eine biologische Verankerung dieser kognitiv-emotionalen Phänomene. Das Verständnis der neurobiologischen Grundlagen der negativen Urteilsverzerrungen Depressiver wird durch den Einsatz von bildgebenden Methoden erweitert.

Neurochemische Dysfunktionen der zentralnervösen neuromodulatorischen Systeme werden als pathophysiologisches Korrelat depressiver Episoden diskutiert. Die mittlerweile fast 40 Jahre alte Monoaminhypothese depressiver Störungen, die einen Mangel monoaminerger Neurotransmitter (Serotonin und Noradrenalin) postuliert, ist aufgrund der Wirksamkeit und der Wirkmechanismen antidepressiver Medikamente zugunsten einer **Dysregulationstheorie monoaminerger Systeme** umformuliert worden und stellt ein weit verbreitetes Modell zur Erklärung depressiver Störungen dar. Weitere Theorien der Depressionsentstehung beinhalten eine Dysfunktion des dopaminergen und GABAergen Systems, eine veränderte Expression von Neuropeptiden, neuroimmunologische und neuroendokrinologische Ansätze. Depression ist somit nicht das Ergebnis der Dysfunktion eines einzigen Transmitters oder eines einzelnen kortikalen Areals, sondern wird zunehmend als eine multidimensionale systemische Störung spezifischer und funktionell interagierender Systeme konzipiert. In diesem Netzwerk parallel organisierter subkortikaler und kortikaler Strukturen sollten neuromodulatorische Veränderungen verschiedener Komponenten zu den Symptomen depressiver Patienten führen.

Eine globale zerebrale Strukturstörung bei depressiv Erkrankten erscheint nach derzeitiger Befundlage unwahrscheinlich. Den Resultaten der strukturellen Bildgebungsforschung zufolge konnten zerebrale Volumenminderungen nicht konsistent nachgewiesen werden. Allerdings wurden **Volumenreduktionen** bei depressiven Patienten verschiedentlich berichtet, die sich v. a. auf frontostriatale Strukturen wie den subgenualen und orbitofrontalen Präfrontalkortex, den Amygdala-Hippokampus-Komplex sowie die Basalganglien beziehen. Interessanterweise enden in manchen dieser Regionen zahlreiche monoaminerge Projektionen. Neurotoxisch wirkende Stresshormone könnten eine wichtige Ursache der Strukturschäden im Gehirn von Patienten mit depressiven Erkrankungen sein.

Welche hirnfunktionellen Auffälligkeiten wurden bislang bei depressiven Patienten unter der Verarbeitung emotionaler Informationen beobachtet? Wie in ▶ 30.2 dargestellt, spielt die Amygdala eine zentrale Rolle im kortikolimbischen System der emotionalen Informationsverarbeitung (Phillips et al. 2003a). Bei gesunden Personen wurde gezeigt, dass das Ausmaß der Amygdala-Aktivierung durch subliminal präsentierte negative Gesichter mit negativen Wahrnehmungsverzerrungen einhergehen kann. Vor diesem Hintergrund nicht überraschend, waren in einigen fMRT-Studien mit depressiven Patienten die Reaktionseigenschaften der Amygdala zentraler Untersuchungsgegenstand. Depressive zeichnen sich im Vergleich zu gesunden Personen durch eine **erhöhte Reaktivität der Amygdala** v. a. auf negative Reize aus, die mit dem Ausmaß der Depressivität korreliert und sich unter antidepressiver Medikation normalisiert. Es liegt Anhalt vor, dass bei Depression auch eine Störung der unwillkürlichen subkortikalen Verarbeitung emotionaler Informationen vorliegt (Sheline et al. 2001). Es wurde ein Zusammenhang zwischen der Dauer der Amygdala-Aktivierung in Reaktion auf negative Informationen und dem Ausmaß von depressivem Grübeln im Alltag beobachtet (Siegle et al. 2002).

An der bewussten Regulation von emotionalen Reaktionen sind, wie in ▶ 30.2 erwähnt, präfrontale Strukturen entscheidend beteiligt, wobei dem Zusammenspiel mit der Amygdala zentrale Bedeutung bei der Emotionsregulation zukommt. Es wurden mehrfach **Störungen der Amygdala/präfrontalen Konnektivität** bei depressiven Patienten beschrieben, die sich unter antidepressiver Medikation zu normalisieren scheinen. Es gibt Hinweise darauf, dass bei depressiv Erkrankten eine **Imbalance zwischen dem ventralen System** der Emotionsverarbeitung, das für die Bewertung der emotionalen Bedeutung von Reizen und die Generierung von emotionalen Reaktionen zuständig ist, **und dem dorsalen System** der Emotionsverarbeitung besteht, welches für die Regulation von Emotionen verantwortlich ist (◻ Abb. 30.2). In diesem reziproken funktionalen Netzwerk scheint das ventrale System zu dominieren, welches stark auf negative Reize reagiert, die Spanne des emotionalen Erlebens auf negative Gefühle reduziert und die Denkinhalte in Richtung depressiver Themen ausgestaltet. Durch Minderaktivierung des dorsalen Systems nimmt die Möglichkeit zu effektiver Regulation des emotionalen Zustands mit einer Neuausrichtung der Aufmerksamkeitsprozesse und einer Neubewertung von Reizen ab (Phillips et al. 2003b). Somit könnte aus neurobiologischer Sicht die Herstellung einer Balance zwischen ventralem und dorsalem System mit einer funktionalen Stärkung der emotionsregulatorischen dorsalen Systemeinheiten ein primäres Ziel von therapeutischen Interventionen bei Depression sein.

Das Ausmaß der Reagibilität der Amygdala auf emotionale Reize und ihre Konnektivität mit präfrontalen Arealen wird von genetischen Polymorphismen moduliert. Da zahlreiche Befunde eine starke Beteiligung mo-

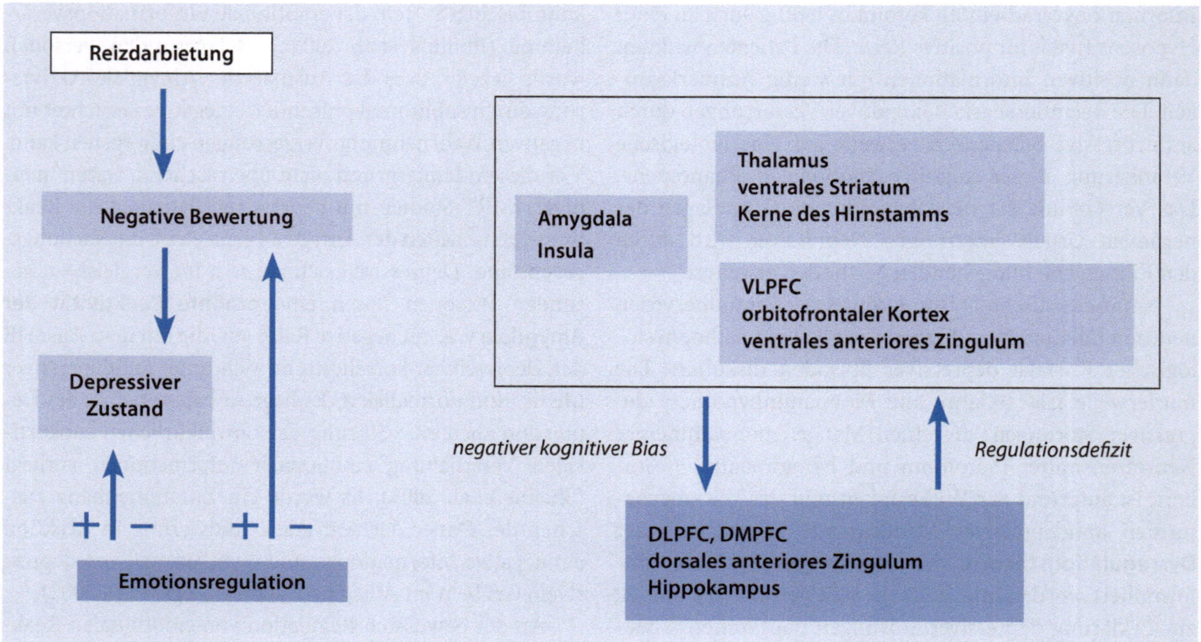

Abb. 30.2 Schematische Darstellung der bei Patienten mit depressiven Erkrankungen beobachteten Auffälligkeiten der Emotionsverarbeitung (v. a. negative Bewertungsverzerrung und Defizite in der Emotionsregulation) *links* und ein Modell ihrer funktionellen neuroanatomischen Grundlage *rechts*. *VLPFC* ventrolateraler präfrontaler Kortex, *DLPFC* dorsolateraler präfrontaler Kortex, *DMPFC* dorsomedialer präfrontaler Kortex. (Mod. nach Phillips et al. 2003b, mit freundlicher Genehmigung von Elsevier)

noaminerger Neurotransmittersysteme an der Ätiologie der Depression indizieren, wird in der genetischen Forschung bei der Suche nach Kandidatengenen insbesondere auf Gene fokussiert, die an der Regulation der monoaminergen Signaltransduktion beteiligt sind. Mittlerweile wurde eine Reihe von mit Depression assoziierten **funktionellen Polymorphismen in der monoaminergen Signaltransmission** eruiert (z. B. 5-HTTLPR und 5-HT1A-1019C/G). Der Serotonintransporter (5-HTT) erfüllt eine wichtige Funktion in der serotoninergen Transmission durch die Wiederaufnahme von Serotonin aus dem synaptischen Spalt. Es gibt Hinweise, dass ein funktioneller Promotorpolymorphismus im 5-HTT-Gen (5-HTTLPR), bestehend aus einer langen (L) und einer kurzen (S) Allelvariante, im Falle des S-Allels mit depressiven Störungen assoziiert ist.

! Als »Imaging Genomics« wird ein innovativer neurobiologischer Forschungsansatz bezeichnet, durch den die Komplexität psychiatrischer Erkrankungen in überschaubare Einzelbereiche sektioniert werden kann. Diese Methode bedient sich multimodaler bildgebender Verfahren, um Effekte von Risikogenen, welche die Zellfunktion beeinflussen, auf der Ebene von Hirnsystemen darzustellen und mit Verhaltenskorrelaten auf psychologischer und psychopathologischer Ebene in einen Zusammenhang zu stellen. Rückschlüsse auf die Bedeutung eines Gens am Phänotypverhalten werden hierdurch ermöglicht.

Im Rahmen von **Imaging-Genomics-Untersuchungen** wurde bei gesunden Personen festgestellt, dass Risikoallelträger (S) im 5-HTTLPR-Polymorphismus eine erhöhte Amygdala-Reaktivität zeigen. Neuere Studien demonstrierten genetische Effekte nicht nur auf die Reaktivität, sondern auch auf die präfrontale Konnektivität der Amygdala. Es zeigte sich, dass die funktionale Verbindung zwischen Amygdala, dem anterioren Zingulum sowie ventromedialen und lateralen präfrontalen Arealen bei Risikoallelträgern von Polymorphismen in der monoaminergen Signaltransmission gestört ist. Kürzlich wurden bei unipolar depressiven Patienten starke additive Effekte von 5-HTTLPR und 5-HT1A-1019C/G auf die Amygdala-Reaktivität beim Betrachten emotionaler Gesichter beobachtet. Bei Risikoallelträgern wurde jeweils eine stärkere Reaktivität der Amygdala auf fazialen Emotionsausdruck festgestellt (Dannlowski et al. 2007). Der 5-HTTLPR-Effekt auf die Reagibiltät der Amygdala zeigte sich bei depressiven Patienten auch bei subliminaler Präsentation (Dannlowski et al. 2008; Abb. 30.3). Risikoallelträger manifestierten bilateral stärkere Amygdala-Reaktionen auf maskierten negativen Gesichtsausdruck als Nichtrisikoallelträger.

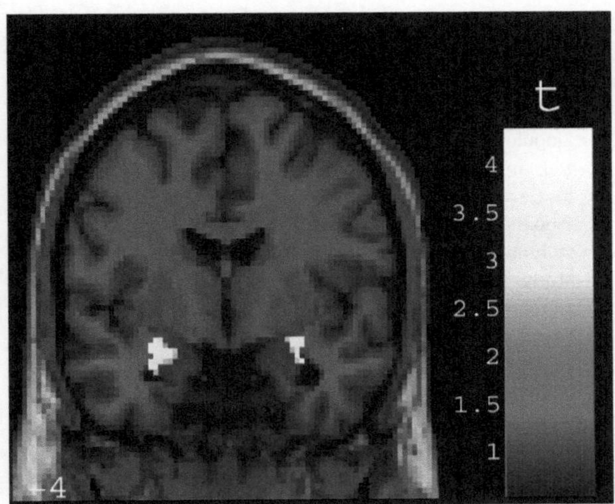

Abb. 30.3 Befund einer funktionellen Magnetresonanztomografiestudie. Koronaler Schnitt mit Darstellung des Effekts des 5-HTTL-PR-Polymorphismus auf die Amygdala-Reaktivität. Risikoallelträger zeigen beidseits signifikant stärkere Amygdala-Reaktionen auf maskierten negativen Gesichtsausdruck (Baseline: neutrale Gesichter) als Nichtrisikoallelträger (*voxel threshold* bei $p < .05$ mit Korrektur der *false discovery rate* für Amygdala-Volumina). (Dannlowski et al. 2008, Abdruck mit freundlicher Genehmigung des American College of Neuropsychopharmacology ACNP)

Es bleibt zu klären, ob und wie die therapeutische Effektivität psychotherapeutischer, aber auch antidepressiver medikamentöser Interventionen bei depressiven Patienten durch Risikoallele moderiert wird.

30.5 Effekte von Psychotherapie auf Hirnfunktionen

Obwohl psychobiologische Ergebniskriterien in der Psychotherapieforschung schon seit Langem angewendet werden (wie z. B. Parameter der psychogalvanischen Reaktion oder des Herzschlags in Therapien von Angststörungen), sind Verfahren der funktionellen Bildgebung bislang selten zur Evaluation von Effekten von Psychotherapie zum Einsatz gekommen. Ein Grund für diesen Umstand dürfte in der Tatsache liegen, dass die für die bildgebenden Verfahren notwendigen Geräte in der Regel an Krankenhäusern oder in ausgewählten grundlagenwissenschaftlichen Forschungsinstitutionen stehen, somit an Orten, an denen üblicherweise eher selten Psychotherapien ohne zusätzliche Interventionen und über lange Zeiträume durchgeführt werden. Darüber hinaus sind bildgebende Techniken in Anschaffung und Unterhalt kostspielig und hinsichtlich der Erhebung und Auswertung der Daten recht personalaufwendig. Ein erfolgreiches Arbeiten mit diesen Verfahren erfordert interdisziplinäre Arbeitsgruppen. Bislang wurden erheblich mehr Bildgebungsstudien zu der Wirksamkeit von psychopharmakotherapeutischen Behandlungen als zur Effektivität von Psychotherapie bei psychiatrischen Störungen durchgeführt. Einer rezenten Überblicksstudie zufolge ist eine Stagnation der Neuroimaging-Forschung zu den Effekten von Psychotherapie betrachtet über den Zeitraum der letzten eineinhalb Jahrzehnte festzustellen, wobei diese gemessen an der Anzahl der Studien nur ein Zehntel der Neuroimaging-Forschung zu den Effekten von Psychopharmakotherapie ausmacht (Roffman et al. 2005).

Befunde aus Neuroimaging-Untersuchungen zu Effekten von Psychotherapie müssen vor dem Hintergrund der eingesetzten Messtechniken und Stimulationsparadigmen sowie der angewendeten Therapieprogramme bewertet werden. **Unterschiede zwischen Studien in Mess- und Interventionsverfahren** erschweren den Vergleich von Resultaten, auch wenn Patienten mit identischem Störungsbild über denselben oder einen vergleichbaren Zeitraum untersucht wurden. In den allermeisten der bisher vorliegenden Bildgebungsstudien zur Wirksamkeit von Psychotherapien wurden als Behandlungsmethoden Verhaltenstherapie, kognitive Verhaltenstherapie bzw. interpersonelle Therapie eingesetzt. Auch wenn man innerhalb der Studien bestrebt war, durch manualbasiertes therapeutisches Vorgehen ein möglichst hohes Maß an Standardisierung der Intervention zu erreichen, treten zwischen Studien Abweichungen hinsichtlich der Anzahl der Therapeuten, der Anzahl der Sitzungen oder dem therapeutischen Setting (Einzel- vs. Gruppenbehandlung) auf, welche die Vergleichbarkeit von Befunden obstruieren. Die Reduzierung einer Symptomatik stellt eines der Hauptziele von Psychotherapie im Allgemeinen dar und kann als ein Maß aufgefasst werden, mittels dessen der Erfolg von (kognitiven) Verhaltenstherapien bemessen werden kann. Die **Aufklärung der neuronalen Korrelate der Symptomreduktion** ist ohne Zweifel eines der primären Ziele und Herausforderungen der Forschung zu den biologischen Grundlagen der Psychotherapie. Die reliable Provokation von Kernsymptomen einer Störung im Rahmen der Bildgebungsuntersuchungen ist in diesem Zusammenhang von hoher methodischer Bedeutung. Solche systematischen Symptomprovokationen, z. B. durch gefürchtete Szenarien oder Stimuli, ermöglichen einen Vergleich der zerebralen Antworten vor und nach psychotherapeutischer Behandlung und damit eine Evaluation der Therapieeffekte auf hirnfunktionelle Parameter.

Die meisten funktionellen Bildgebungsstudien zu Effekten von Psychotherapie haben bisher mit nuklearmedizinischen Methoden die Veränderungen im Gehirnmetabolismus bzw. zerebralen Blutfluss durch Verlaufsmessungen (vor und nach Behandlung) zu erfassen versucht.

Da hier nicht mit der Methode der Symptomprovokation gearbeitet wurde, konnten auch keine Aussagen zu spezifischen Korrelaten von Symptomen bzw. Symptomreduktionen getroffen werden. Bisher wurden v. a. die Effekte von Psychotherapie bei Patienten mit Angststörungen (Zwangsstörung, Panikstörung, soziale und einfache Phobie, posttraumatische Belastungsstörung) und solchen mit unipolarer Depression mittels Neuroimaging-Verfahren untersucht (Linden 2006). Viele der vorliegenden Studien zeigen spezifische Befunde, die sich aufgrund unterschiedlicher Methodik nur schwer integrieren lassen. Es gibt Hinweise, dass eine erfolgreiche verhaltenstherapeutische Behandlung von Zwangsstörungen mit einer Reduktion der Aktivität im Nucleus caudatus einhergeht. Weiterhin scheinen positive Effekte von kognitiv-verhaltenstherapeutischer Behandlung bei Spinnenphobikern mit einer Verminderung der Reaktivität des anterioren Zingulums und der Insula auf Spinnen zu korrelieren. Diese Responsivitätsabnahme könnte der Abschwächung der emotionalen Reaktion unterliegen.

Auf die drei bisherigen Bildgebungsstudien über die **zerebralen Effekte von Psychotherapie bei depressiven Patienten** wird im Folgenden detaillierter eingegangen (▶ Box). Durch die Darstellung dieser Resultate wird die derzeitige Befundlage zu den Effekten von Psychotherapie auf Hirnfunktionen bei Depression zusammengefasst und zugleich die Problematik der Integrierbarkeit von Resultaten zwischen Studien verdeutlicht. Es überrascht, dass die bisherigen Untersuchungen zum Thema schon diverse Jahre zurückliegen und ausschließlich auf nuklearmedizinischen Methoden gründen, erscheinen diese doch wegen der Strahlenbelastung risikoreicher als etwa die funktionelle Magnetresonanztherapie. In den bisher durchgeführten Studien wurde eine psychotherapeutische jeweils mit einer psychopharmakologischen Intervention verglichen.

Bildgebungsstudien über die zerebralen Effekte von Psychotherapie bei depressiven Patienten

Die **Wirkung von interpersoneller Therapie (IPT) bei depressiver Störung** wurde in zwei Bildgebungsstudien untersucht. Die IPT ist eine Kurzzeittherapie, deren Wirksamkeit für die Akutbehandlung der Depression und auch im Langzeitverlauf empirisch gut belegt ist. Sie ist thematisch auf interpersonelle Problembereiche fokussiert. Martin et al. (2001) untersuchten mittels SPECT den zerebralen Blutfluss bei 13 depressiven Patienten vor und nach einer 6-wöchigen Behandlung mit IPT im Vergleich mit einer Therapie mit einem Serotonin-Noradrenalin-Wiederaufnahmehemmer. Zum posttherapeutischen Zeitpunkt, an dem sich beide Gruppen klinisch signifikant verbessert zeigten, manifestierten beide Behandlungsgruppen einen Anstieg im Blutfluss in den (rechten) Basalganglien. Im Fall der IPT-Gruppe wurde zusätzlich ein Durchblutungsanstieg im rechten posterioren Zingulum beobachtet. Die Studie von Martin et al. (2001) weist methodische Schwächen wie ein nur semirandomisiertes Design, keinen Einschluss einer Kontrollgruppe gesunder Probanden und keinen Ausschluss von komorbiden Angststörungen bei den depressiven Patienten auf.
Brody et al. (2001) untersuchten mittels PET den zerebralen Metabolismus bei 14 depressiven Patienten vor und nach einer 12-wöchigen Behandlung mit IPT im Vergleich mit einer Therapie mit einem Serotoninwiederaufnahmehemmer, wobei eine Kontrollgruppe gesunder Probanden in die Verlaufsstudie eingeschlossen wurde. In beiden Gruppen depressiver Patienten zeigte sich ein Aktivitätsanstieg in Bereichen des linken Temporallappens zum Zeitpunkt *post-treatment*. Zusätzlich lagen für beide Therapieverfahren beidseitig Hinweise für Aktivitätsminderungen im präfrontalen Kortex zum Zeitpunkt *post-treatment* vor. Insofern zeigte sich hier eine Reihe von Gemeinsamkeiten in den Aktivierungsveränderungen von Psycho- und Pharmakotherapie bei Depression. Allerdings hat auch die Studie von Brody et al. (2001) eine Reihe methodischer Schwächen. Hierzu zählen die nicht randomisierte Behandlungszuweisung und die differenzielle Treatment-Response zwischen den Untersuchungsgruppen bei Baseline-Unterschieden.
In einer weiteren Bildgebungsstudie wurde die **Wirkung von kognitiver Verhaltenstherapie** (KVT) **bei depressiver Störung** untersucht. Goldapple et al. (2004) untersuchten mittels PET die zerebrale Aktivität (unter der Instruktion, jegliches Grübeln während der Messung zu vermeiden) bei 17 depressiven Patienten vor und nach einer KVT-Behandlung mit 15–20 Sitzungen im Vergleich zu einer Therapie mit einem Serotoninwiederaufnahmehemmer. Die KVT-Behandlungsgruppe manifestierte zum post-therapeutischen Zeitpunkt eine Aktivitätsabnahme in verschiedenen präfrontalen Arealen sowie eine Aktivitätszunahme in Bereichen des limbischen Systems. Demgegenüber fand sich in der mit Antidepressivum medizierten Gruppe nach der Behandlung ein entgegengesetztes Ergebnismuster: Es lagen Hinweise für eine Aktivitätsabnahme in subkortikalen Bereichen (Hippokampus) und eine Aktivitätssteigerung im dorsolateralen präfrontalen Kortex vor. Die Senkung des präfrontalen Metabolismus bei depressiven Patienten durch kognitive Verhaltenstherapie könnte in einem Zusammenhang stehen mit einer behandlungsbedingten Abnahme von aktiven Neubewertungen und -interpretationen emotionaler Erlebnisse. Eine solche Deutung der Resultate erscheint allerdings der Annahme zu widersprechen, dass die kognitive Verhaltenstherapie v. a. die Fähigkeit fördert, emotionale Umweltreize umzubewerten. Aufgrund der beschriebenen differenziellen Therapieeffekte wurde ein **modalitätsspezifisches Modell der Behandlungs-Response bei depressiven Störungen** postuliert. Demnach sollen antidepressive Medikationen sogenannte Bottom-up-Effekte durch Hemmung limbischer und ventral-frontaler Gehirnbereiche ausüben, während kognitive Verhaltenstherapie Top-down-Wirkungen erzielt mittels einer Reduzierung von kortikaler Verarbeitung und einer Aktivierung von ventralen und limbischen Regionen, die die Aufmerksamkeit auf persönlich relevante emotionale Umweltreize lenken.

Die wenigen vorliegenden Studienbefunde zu der Wirkung von Psychotherapie auf Hirnfunktionen bei depressiven Erkrankungen lassen keine weitreichenden Schlussfolgerungen zu. Aufgrund einer Reihe von methodischen Schwächen, zu denen auch das Fehlen von Korrekturen für Volumenunterschiede in der grauen Substanz zählt, sind die dargestellten Ergebnisse nur unter Vorbehalt und als vorläufig zu interpretieren. Zwischen den Resultaten der psychotherapeutischen Interventionsstudien bei Depression finden sich zahlreiche Abweichungen, aber auch einige Übereinstimmungen. So finden sich bei Brody et al. (2001) und bei Goldapple et al. (2004) Aktivitätsreduzierungen in (dorsalen) präfrontalen Bereichen durch psychotherapeutische Behandlung (IPT bzw. KVT). Während man in den beiden IPT-Interventionsstudien zum Schluss kommt, dass sich psychotherapeutische und psychopharmakologische (antidepressive) Therapien zumindest teilweise in ihren Effekten auf die zerebrale Aktivierung überlappen, konstatieren die Autoren der KVT-Interventionsstudie **differenzielle Effekte von Psycho- und Pharmakotherapie.** Möglicherweise sind in der Response depressiver Patienten auf eine medikamentöse Therapie stärker limbische und subkortikale Systeme bzw. Bahnen involviert als bei der Response auf Psychotherapie (Seminowicz et al. 2004). Aussagen zu differenziellen Wirkungen von IPT gegenüber KVT können bei jetziger Datenlage nicht getroffen werden. Hierzu sollten die Verfahren in einen direkten Vergleich gestellt werden.

Der derzeit verfügbaren empirischen Evidenz zufolge erscheinen Modelle, in denen ein globaler frontaler Hypometabolismus zur Erklärung von depressiven Symptomen herangezogen wird und dessen Normalisierung die entscheidende therapeutische Herausforderung aus neurobiologischer Sicht darstellt, verkürzt. Sie vereinfachen die vermutlich **komplexe Störung der kortikokortikalen und -subkortikalen Interaktionen bei depressiven Erkrankungen.** Diese Hirnfunktionsauffälligkeiten dürften über verschiedene Patienten betrachtet auch nicht identisch sein. Hierfür spricht der Umstand, dass depressive Patienten unter unterschiedlichen klinischen Symptomen leiden können (affektiven, behavioralen, kognitiven bzw. physiologischen).

Aufgrund des in ▶ 30.4 präsentierten Störungsmodells einer Imbalance zwischen ventralem und dorsalem System der Emotionsverarbeitung könnte man erwarten, dass psychologische Therapien möglicherweise eine **Wiederherstellung der Balance zwischen ventralem und dorsalem System** mit einer funktionalen Stärkung der emotionsregulatorischen dorsalen Systemeinheiten und einer Reduzierung von überaktiven ventralen Bereichen bewirken. Die Resultate der bisherigen Bildgebungsstudien (Brody et al. 2001, Martin et al. 2001, Goldapple et al. 2004) lassen sich in ihren wesentlichen Anteilen nicht in diesem Sinne interpretieren. Die Gehirnaktivität der depressiven Patienten wurde bislang allerdings nur im Ruhezustand untersucht. Es erscheint wahrscheinlich, dass sich funktionelle zerebrale Kernauffälligkeiten depressiver Patienten und deren Normalisierung v. a. dann erfassen lassen, wenn das Gehirn direkt während der Verarbeitung emotionaler Informationen untersucht wird. Die fMRT stellt diesbezüglich ein bildgebendes Verfahren der ersten Wahl dar.

30.6 Prognose-Prädiktion durch bildgebende Verfahren

Depressive Erkrankungen weisen hinsichtlich des Verlaufs eine hohe interindividuelle Variabilität auf. Die Mehrzahl der Patienten, schätzungsweise bis zu drei Viertel der Betroffenen, manifestieren nach überstandener Ersterkrankung ein oder mehrere Rezidive. Unter präventiven Gesichtspunkten stellt es eine zentrale Herausforderung dar, Kenntnisse darüber zu gewinnen, welche neurobiologischen Merkmale oder Eigenschaften von Patienten für eine (Wieder-)Erkrankung prädisponieren. Eine Reihe von Verlaufsstudien mit unipolar depressiven Patienten, in denen die subjektive Wahrnehmung von mimischem Ausdruck untersucht wurde, hat gezeigt, dass eine negativ verzerrende Beurteilung von neutralem Gesichtsausdruck einen wichtigen Prädiktor für die Persistenz von Symptomen, aber auch depressive Erkrankungsrezidive darstellt (Dannlowski et al. 2006). Es gibt des Weiteren Anhalt, dass diejenigen depressiven Patienten eine recht gute Verlaufsprognose haben, die eine hohe psychophysiologische Reaktivität auf positive Reize in der Akutphase ihrer Erkrankung aufweisen (Rottenberg et al. 2002). Nach den Resultaten einer rezenten fMRT-Studie scheinen **depressive Erkrankungen** mittelfristig einen **günstigeren Verlauf bei einer hohen Reaktivität der Amygdala** auf emotionale Reize **im Akutzustand** zu nehmen (Canli et al. 2005). Hierbei erwiesen sich die mittels fMRT erfassten Parameter emotionaler Responsivität den behavioralen als überlegen.

Die allgemeine Effektivität von psychotherapeutischen Behandlungen bei Patienten mit depressiven Störungen wurde in zahlreichen Studien und Metaanalysen nachgewiesen. Es wurde allerdings zugleich deutlich, dass ihre Wirkungen relativer Natur sind und interindividuell variieren. So wird z. B. davon ausgegangen, dass die KVT nur bei etwa der Hälfte der Patienten mit unipolarer Depression ein wirksames Behandlungsverfahren darstellt. Ließe sich vorhersagen, wer von den Patienten sehr wahrscheinlich von einer Psychotherapie profitiert, könnten sowohl die Erfolgsrate des Verfahrens verbessert und damit Enttäuschungen sowie Leid aufseiten der Patienten (wie Frustrationen bei den Therapeuten) vermindert als auch Behandlungsaufwendungen effektiver eingesetzt werden.

Es liegt mittlerweile erster Anhalt dafür vor, dass die fMRT zur **Abschätzung der Erfolgschancen von psychotherapeutischen Behandlungen** zukünftig hilfreich sein könnte. So wurde bei depressiv Erkrankten, die sich einer KVT-Behandlung unterzogen, festgestellt, dass eine verringerte automatische Responsivität des subgenualen Zingulums bzw. eine erhöhte automatische Responsivität der Amygdala auf negative verbale Information (jeweils ermittelt vor dem Behandlungsbeginn) mit einer geringeren depressiven Symptomatik am Ende der Behandlung einherging (Siegle et al. 2006). Eine reduzierte Reaktivität im Bereich des subgenualen Zingulums könnte mit Defiziten in der Emotionsregulation assoziiert sein, welche eine hohe (disinhibierte) Amygdala-Reaktivität begünstigen. Hiernach wäre KVT bei denjenigen depressiven Patienten besonders indiziert, die sich durch eine hohe negative emotionale Responsivität auszeichnen und Schwierigkeiten haben, emotionsregulatorische Zentren bei Auftreten von negativen Umweltinformationen spontan zu aktivieren. Möglicherweise hilft die KVT solchen Patienten, ihre emotionalen Kontrollsysteme wieder einzusetzen.

30.7 Resümee und Ausblick

Durch eine neurobiologische Forschung, die methodisch auf funktionell bildgebenden Verfahren basiert, konnten in den letzten Jahren umfangreiche Befunde zu den zerebralen Korrelaten psychischer Störungsbilder gewonnen werden. Vor allem die fMRT und die PET sind hierbei zum Einsatz gekommen. Die Techniken funktioneller Bildgebung sind bislang vergleichsweise selten verwendet worden, um die Effekte von Psychotherapie auf Hirnfunktionen zu charakterisieren. Obwohl der Anfang gemacht ist, sind die Neuro- und die Verhaltenswissenschaften methodisch stark gefordert, um die komplexen Veränderungsprozesse innerhalb von Psychotherapien in störungsspezifischer Perspektive erfassbar zu machen. Der Imaging-Genomics-Forschungsansatz eröffnet Möglichkeiten, den Einfluss von Genen auf den Verlauf von hirnfunktionellen Veränderungsprozessen bei psychotherapeutischen Behandlungen zu analysieren. Die Aufklärung der neuronalen Korrelate von Symptomreduktionen im Rahmen einer spezifischen psychischen Störung stellt ein primäres Ziel der Bildgebungsforschung zu den Effekten von Psychotherapie dar. Hierbei erscheint es vielversprechend, neben expliziten oder kontrollierten auch implizite oder automatische Verarbeitungsprozesse zum Untersuchungsgegenstand zu machen (Etkin et al. 2005). Es erscheint wahrscheinlich, dass es im Falle von dauerhaften psychotherapeutischen Behandlungseffekten nicht nur zu Modifikationen in der Reaktivität von einzelnen Gehirnregionen, sondern zu Veränderungen von **funktionellen Konnektivitätsmustern** kommt.

Es wurde v. a. für verschiedene Angststörungen und unipolare depressive Störungen gezeigt, dass psychotherapeutische Behandlungen zu funktionellen zerebralen Veränderungen führen. Unterschiede zwischen Studien hinsichtlich Mess- und Behandlungsverfahren behindern allerdings die Zusammenfassung bisheriger Resultate. So haben die bisherigen psychotherapeutischen Interventionsstudien bei Depression, die alle nuklearmedizinische Verfahren einsetzen, inkonsistente Ergebnisse produziert. Zu beachten ist, dass hier bislang die Gehirnaktivität nur im Ruhezustand vor und nach psychotherapeutischer Behandlung untersucht wurde. Studien stehen an, die mittels fMRT die zerebrale Aktivität bei depressiven Patienten während der Verarbeitung negativer und positiver emotionaler Reize erheben. Hierdurch kann geprüft werden, ob Intensität und Dauer der zerebralen Reaktionen auf negative Reize abnehmen, während die Responsivität auf Reize positiver Valenz im Verlauf von erfolgreichen Psychotherapien ansteigt. In diesem Zusammenhang bleibt zu untersuchen, ob sich die angenommene Imbalance zwischen ventralem und dorsalem System der Emotionsverarbeitung bei Depressiven normalisiert und hierbei Psychotherapie insbesondere das emotionsregulatorische dorsale System aktiviert und funktionell stärkt.

Die interdisziplinär durchgeführte Bildgebungsforschung im Bereich der Behandlung von psychischen Störungen stellt die traditionelle Trennung von pharmakologischen und psychologischen Interventionen infrage. Es gibt Hinweise, dass Psycho- und Pharmakotherapie ähnliche Effekte auf Hirnfunktionen haben können. Wie dargelegt, liegen aber etwa im Fall der depressiven Störungen auch Hinweise für differenzielle Therapieeffekte vor. Antidepressive Medikamente scheinen durch Hemmung limbischer und ventral-frontaler Gehirnbereiche Bottom-up-Effekte zu erzielen, während Psychotherapie eher Top-down-Wirkungen entfalten könnte. Solche Modelle bedürfen allerdings einer weiteren Überprüfung und Spezifikation und sind u. a. von Interesse im Hinblick auf die Frage der Entwicklung einer differenziellen Therapieindikation.

Moderne bildgebende Verfahren könnten helfen, die Effekte von Modulen von Psychotherapieprogrammen oder von verschiedenen Interventionsformen auf Hirnfunktionen abzubilden. Prä-post-Vergleiche wären in diesem Zusammenhang um weitere Messzeitpunkte während des Behandlungsablaufs zu erweitern. Auf diese Weise ließen sich detaillierte Einblicke in die hirnfunktionellen Auswirkungen von psychotherapeutischen Einzelmaßnahmen gewinnen. Bei der Untersuchung der emotionalen Veränderungen im Rahmen von Psychotherapien mittels Bildgebung sollte auf bereits existierende neuro- und verhaltenswissenschaftliche Erklärungsansätze emotionalen Geschehens Bezug genommen werden (Vaitl et al. 2003). Das Verständnis der neuronalen Netzwerke der Emotionsverarbeitung stellt eine wichtige Grundlage neurobiologischer Psychotherapieforschung dar.

Schließlich erscheint es denkbar, dass bildgebende Verfahren zukünftig dazu beitragen werden, die Erfolgschancen von psychotherapeutischen Behandlungen abzuschätzen. Störungsspezifische prognostische Beurteilungen könnten die Effizienz von Psychotherapien erhöhen. Es zeichnet sich ab, dass u. a. die prätherapeutische Responsivität von anteriorem Zingulum und orbitofrontalem Kortex prognostische Relevanz erlangen könnte. Diese Strukturen nehmen eine bedeutende Rolle in der Detektion und Lösung von emotionalen Konflikten und der Inhibition von Verhalten ein, also Funktionen der Emotions- und Verhaltensregulation, die durch psychotherapeutische Behandlungen besonders angesprochen und gefordert werden.

Literatur

Brody AL, Saxena S, Stoessel P et al (2001) Regional brain metabolic changes in patients with major depression treated with either paroxetine or interpersonal therapy: preliminary findings. Arch Gen Psychiatry 58: 631–640

Canli T, Cooney RE, Goldin P et al (2005) Amygdala reactivity to emotional faces predicts improvement in major depression. Neuroreport 16: 1267–1270

Dannlowski U, Kersting A, Donges U, Lalee-Mentzel J, Arolt V, Suslow T (2006) Subliminal facial affect priming is associated with therapy response in clinical depression. Eur Arch Psychiatry Clin Neurosci 256: 215–221

Dannlowski U, Ohrmann P, Bauer J et al (2007) Serotonergic genes modulate amygdala activity in major depression. Genes Brain Behav 6: 672–676

Dannlowski U, Ohrmann P, Bauer J et al (2008) 5-HTTLPR biases amygdala activity in response to masked facial expressions in major depression. Neuropsychopharmacology 33: 418–424

Etkin A, Klemenhagen KC, Dudman JT, Rogan MT, Hen R, Kandel ER, Hirsch J (2004) Individual differences in trait anxiety predict the response of the basolateral amygdala to unconsciously processed fearful faces. Neuron 44: 1043–1055

Etkin A, Pittenger C, Polan HJ, Kandel ER (2005) Toward a neurobiology of psychotherapy: basic science and clinical applications. J Neuropsychiatry Clin Neurosci 17: 145–158

Goldapple K, Segal Z, Garson C, Lau M, Bieling P, Kennedy S, Mayberg H (2004) Modulation of cortical-limbic pathways in major depression: treatment specific effects of cognitive behavior therapy. Arch Gen Psychiatry 61: 34–41

Grawe K (2004) Neuropsychotherapie. Hogrefe, Göttingen

Krause R (2007) Emotion. In: Strauß B, Hohagen F, Caspar F (Hrsg) Lehrbuch der Psychotherapie, Teilband 1. Hogrefe, Göttingen, S 61–91

Linden DEJ (2006) How psychotherapy changes the brain – the contribution of functional neuroimaging. Mol Psychiatry 11: 528–538

Martin SD, Martin RMN, Rai SS, Richardson MA, Royall R, Eng IEE (2001) Brain blood flow changes in depressed patients treated with interpersonal psychotherapy or venlafaxine hydrochloride: preliminary findings. Arch Gen Psychiatry 58: 641–648

Phillips ML, Drevets WC, Rauch SL, Lane R (2003a) Neurobiology of emotion perception. I: The neural basis of normal emotion perception. Biol Psychiatry 54: 504–514

Phillips ML, Drevets WC, Rauch SL, Lane R (2003b) Neurobiology of emotion perception. II: Implications for major psychiatric disorders. Biol Psychiatry 54: 515–528

Reisenzein R, Meyer WU, Schützwohl A (2003) Einführung in die Emotionspsychologie, Bd III. Kognitive Emotionstheorien. Huber, Bern

Roffman JL, Marci CD, Glick DM, Dougherty DD, Rauch SL (2005) Neuroimaging and the functional neuroanatomy of psychotherapy. Psychol Med 35: 1385–1398

Roth G (2003) Wie das Gehirn die Seele macht. In: Schiepek G (Hrsg) Neurobiologie der Psychotherapie. Schattauer, Stuttgart, S 28–41

Rottenberg J, Kasch KL, Gross JJ, Gotlib IH (2002) Sadness and amusement reactivity differentially predict concurrent and prospective functioning in major depressive disorder. Emotion 2: 135–146

Schiepek G, Lambertz M, Perlitz V, Vogeley K, Schubert C (2003) Neurobiologie der Psychotherapie – Ansatzpunkte für das Verständnis und die methodische Erfassung komplexer biopsychischer Veränderungsprozesse. In: Schiepek G (Hrsg) Neurobiologie der Psychotherapie. Schattauer, Stuttgart, S 1–27

Seminowicz DA, Mayberg HS, McIntosh AR, Goldapple K, Kennedy S, Segal Z, Rafi-Tari S (2004) Limbic-frontal circuitry in major depression: a path modeling path analysis. NeuroImage 22: 409–418

Sheline YI, Barch DM, Donnelly JM, Ollinger JM, Synder AZ, Mintun MA (2001) Increased amygdala response to masked emotional faces in depressed subjects resolves with antidepressant treatment: an fMRI study. Biol Psychiatry 50: 651–658

Siegle GJ, Steinhauer SR, Thase ME, Stenger VA, Carter CS (2002) Can't shake the feeling: event related fMRI assessment of sustained amygdala activity in response to emotional information in depressed individuals. Biol Psychiatry 51: 693–707

Siegle GJ, Carter CS, Thase ME (2006) Use of fMRI to predict recovery from unipolar depression with cognitive behaviour therapy. Am J Psychiatry 163: 735–738

Suslow T, Dannlowski U (2005) Detection of facial emotion in depression. In: Clark AV (ed) Mood state and health. Nova Science Publishers, Hauppauge, NY, pp 1–32

Vaitl D, Schienle A, Stark R (2003) Emotionen in der Psychotherapie: Beiträge des Neuroimaging. In: Schiepek G (Hrsg) Neurobiologie der Psychotherapie. Schattauer, Stuttgart, S 158–185

Die Bedeutung der Ethik in der Psychotherapie

Christian Reimer

31.1 Moralisch-ethische Grundsätze in der Psychotherapie – 578

31.2 Belastungen bei der psychotherapeutischen Arbeit – 578

31.3 Arbeitsstörungen von Psychotherapeuten – 579

31.3.1 Die Missbrauchsproblematik – 579

31.4 Weitere ethische Probleme bei psychotherapeutischen Behandlungen – 581

31.4.1 Zur Problematik der Aufklärung – 581

31.4.2 Wertvorstellungen und Ideologien des Psychotherapeuten als ethisches Problem – 582

31.5 Konsequenzen für die psychotherapeutische Praxis – 583

Literatur – 584

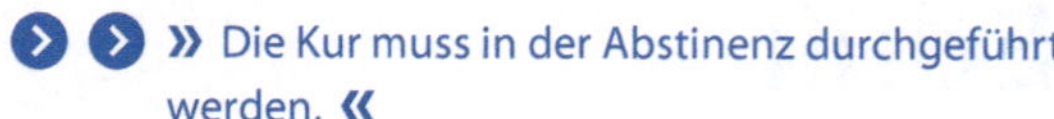

» Die Kur muss in der Abstinenz durchgeführt werden. «

Sigmund Freud (1915, S. 313)

31.1 Moralisch-ethische Grundsätze in der Psychotherapie

Die Tätigkeit des Psychotherapeuten steht in einem Spannungsbogen, der sich an bestimmten moralisch-ethischen Grundsätzen zu orientieren hat. Diese sind nach Beauchamp und Childress (1983) wie folgt zu benennen:

1. Respekt für die Autonomie des Menschen,
2. das Gebot der Schadensvermeidung,
3. die Verpflichtung zur Hilfe,
4. das Prinzip der Gerechtigkeit.

Zum ersten Grundsatz, dem Respekt für die **Autonomie des Menschen**, soll beispielhaft nur auf die Problematik der Aufklärung im Hinblick auf eine geplante psychotherapeutische Behandlung hingewiesen werden (▶ 31.4.1).

Bei der Beachtung einer **Schadensvermeidung** ist u. a. zu bedenken, dass es schädigend sein kann, eine Psychotherapie in einem regressionsfördernden Setting bei Patienten durchzuführen, die diesem Setting strukturell nicht gewachsen sind und gegebenenfalls psychotisch entgleisen können. Ein weiteres Problem kann darin bestehen, dass das Strukturniveau des Patienten vor eingreifenden Behandlungen unzureichend eingeschätzt wird – mit der Gefahr einer strukturellen Labilisierung im Rahmen einer belastenderen Behandlung. Ein weiteres Problem läge in einer mangelhaften Einschätzung des körperlichen Zustandsbildes eines Patienten mit der Folge schwerer und nachhaltiger Schäden.

Als Beispiel für eine mangelhafte Einhaltung der **Verpflichtung zur Hilfe** sei die Verweigerung einer dringlich indizierten antidepressiven Medikation bei einem schweren depressiven Zustandsbild genannt (z. B. aus Unkenntnis des Therapeuten, aus ideologischen Gründen, aus fahrlässiger Einschätzung).

Im Hinblick auf das **Prinzip der Gerechtigkeit** müssen Therapeuten bedenken, dass dieses Prinzip auch eine gerechte Ressourcenverteilung der möglichen psychotherapeutischen Behandlungsplätze beinhaltet, aber auch der im Sozialversicherungssystem vorhandenen ökonomischen Ressourcen für Psychotherapie. Sich hieran anschließende Fragen wären u. a.: Wie vereinbart sich damit die deutliche schichtabhängige Inanspruchnahme von Psychotherapie? Wie vereinbart sich damit die Bevorzugung der oberen Bildungsschicht bei der Inanspruchnahme besonders aufwendiger Psychotherapie?

Dass sich aus den genannten Prinzipien von Beauchamp und Childress im Einzelfall Konflikte ergeben können, die Abwägungsentscheidungen notwendig machen, liegt auf der Hand. Man könnte das Leben eines Therapeuten so sehen, dass er immer wieder vor komplexe Abwägungsentscheidungen gestellt ist, für die er ethisch-moralische Leitlinien benötigt. In jedem Fall besteht Einigkeit darin, dass das Handeln jedes Therapeuten an seinem Patienten nach bestem Wissen und Gewissen erfolgten sollte. Dieses wäre als oberstes ethisch verbindliches Prinzip anzusehen.

Bei einer so formulierten Vorstellung, die man als **ethisches Prinzip therapeutischen Handelns** verstehen könnte, bleibt natürlich manches offen. So könnte man sich z. B. fragen:

- Ist der Therapeut im Vollbesitz seines Wissens und Könnens?
- Ist er auf dem aktuellen wissenschaftlichen Stand seines Fachgebiets, um optimal diagnostizieren und behandeln zu können?
- Ist er selbst gesund und falls nicht oder nur eingeschränkt: Welche Folgen hat sein Leiden, das ihm bewusst oder unbewusst sein kann, für seine Beziehung zu seinem Patienten, für sein Handeln am Patienten? Könnte es sein, dass er selbst seine Patienten so braucht wie die Luft zum Atmen, dass er in gewisser Weise abhängig von ihnen ist?
- Wie geht er mit der Macht um, die sein Wissen und Können mit sich bringt? Wie geht er mit der Abhängigkeit des Patienten von ihm um, wie mit den Wünschen und Ängsten, wie mit Nähe und Distanz?

31.2 Belastungen bei der psychotherapeutischen Arbeit

Welche Probleme können im Arbeitsfeld von Psychotherapeuten, einem Dickicht komplizierter Subjektivität, auftreten? Hier seien beispielhaft nur einige wenige genannt:

1. Die Wirkung von Einfühlung, Nähe, Konstanz auf Menschen, die in diesen Bereichen Mangelerlebnisse hatten und daraus folgend eine große Bedürftigkeit entwickelt haben. Diese Bedürftigkeit wird bestimmte Formen von Bindung und Wünschen an den Psychotherapeuten schaffen.
2. Die Wirkung von Psychotherapie mit einem Patienten auf das übrige Leben des Patienten (z. B. seinen Lebenspartner).
3. Was machen Deutungen, Kommentare, Stellungnahmen des Psychotherapeuten mit dem Patienten? Wie weit fühlt sich dieser verpflichtet, darauf einzugehen, danach zu handeln etc.? Wie weit greift ein Psychothe-

rapeut damit auch in das reale Leben des Patienten ein und bereitet schicksalhafte Entscheidungen (z. B. eine Trennung) vor?

Diese und andere Fragen müssen sich dem Therapeuten ständig stellen, wenn er mit dem Hauptinstrument seiner Arbeit, der **Empathie**, wirkungsvoll umgehen will. Dieses setzt natürlich voraus, dass ihm seine Empathie für den Patienten auch wirklich ungestört zur Verfügung steht.

Allerdings unterliegt die Therapeut-Patient-Beziehung in der Psychotherapie auch verschiedenen Belastungen, von denen nur einige aufgeführt werden sollen:

- die ständige Bedrohung der Grenzen und Integrität des Psychotherapeuten durch grenzgestörte Patienten,
- die Verpflichtung, ein liebevolles tragfähiges Arbeitsbündnis auch gegen innere und äußere Widerstände aufrechtzuerhalten,
- die Konfrontation mit eigenen Erinnerungen und unangenehmen biografischen Details, die durch die Auseinandersetzung mit der Biografie von Patienten ausgelöst werden können,
- relativ wenige Erfolgserlebnisse in der Therapie, zumindest im Hinblick auf Heilung, und daraus resultierende Enttäuschungen und Kränkungen bis hin zu resignativen, pessimistischen Einstellungen und Verhaltensweisen gegenüber Patienten.

Zu fragen wäre, welche Konsequenzen diese und andere Belastungen für die Therapeut-Patient-Beziehung in der Psychotherapie haben können. Eine kurze Vorbemerkung dazu: Therapeuten machen sich zu wenig bewusst, was sie tagtäglich an negativer Energie aufnehmen und letztlich auch irgendwie verarbeiten müssen. Nicht wenige beschäftigen sich noch nach Dienstschluss gedanklich in Gesprächen oder auch in Träumen mit Patienten und ihren Problemen. Daran muss sich die Frage anschließen, was eine solche permanente emotionale Überbeanspruchung mit dem Therapeuten selbst macht.

Die permanente Konfrontation mit psychisch gestörten Patienten kann für Psychotherapeuten, wenn sie selbst nicht gerade über eine sichere innere Stabilität verfügen, zu somatischen und/oder psychischen Symptomen führen, die ihrerseits die Qualität der Arbeit mit Patienten beeinträchtigen können. Somatische Symptome können z. B. sein: Anspannung/Verspannungen, Erschöpfung, Müdigkeit sowie Schlafstörungen.

Psychische Folgen können sich unterschiedlich manifestieren, so z. B. als aggressive Affekte gegenüber Patienten (Feindseligkeit, Wut, Desinteresse) oder auch als hilflos-resignative Stimmungen. Viele dieser Affekte drücken sich in **Gegenübertragungsreaktionen** aus, die wiederum die Qualität der therapeutischen Arbeit mindern können.

31.3 Arbeitsstörungen von Psychotherapeuten

Psychotherapeuten, die sich in der täglichen Praxis und in der Weiterbildung um psychotherapeutische Effizienz bemühen, gehen ihrer gewählten Identität folgend immer davon aus, dass Psychotherapie generell hilfreich und gut ist. Ist sie es nicht, liegt es am Patienten und seiner Abwehr – so meinen sie. Was aber ist, wenn man sich einmal ruhig und nüchtern die Frage stellt, ob Psychotherapie auch schaden kann, und falls ja: Wer oder was ist dafür verantwortlich?

Aus diesem Themenkomplex soll ein Schwerpunkt herausgegriffen werden, nämlich die **Verantwortung des Therapeuten für Therapieschäden** (Märtens u. Petzold 2002, Reimer 2001, 2005, 2007, Rüger 2003).

Es ist davon auszugehen, dass bestimmte Störungen von Psychotherapeuten schwere Schäden bei Patienten verursachen können, die oft irreversibel oder nur schwer reparabel sind; bei diesen Störungen geht es um gravierende Mängel an Empathie. Damit ist insbesondere der Missbrauch von Abhängigkeit des Patienten einerseits und von Macht des Therapeuten andererseits gemeint.

31.3.1 Die Missbrauchsproblematik

Die **Verletzung des Abstinenzgebots** ist allzu deutlicher Ausdruck gestörter Empathie des Therapeuten. Nachdem im angloamerikanischen Sprachraum bereits seit den 1980er Jahren entsprechende Publikationen bekannt wurden, hat es auch im deutschsprachigen Raum in den letzten 10–15 Jahren mehrere Berichte zu dieser Problematik gegeben, und zwar sowohl aus wissenschaftlicher Sicht wie auch durch Publikationen von Betroffenen. Diese wurden teils reißerisch in der Presse dargestellt, überwiegend aber betroffen und engagiert ernst genommen und diskutiert – mit Konsequenzen v. a. in juristischer Hinsicht.

Ohne die Vielfalt entsprechender Befunde hier auflisten zu wollen – die Tatsachen sind inzwischen der psychotherapeutischen Community weitgehend bekannt –, sollen beispielhaft die Formen des Missbrauchs von Macht und Abhängigkeit in psychotherapeutischen Behandlungen genannt werden, die am gravierendsten erscheinen: Der emotionale Missbrauch, wie er sich in sexuellen und narzisstischen Übergriffen manifestiert, und der ökonomische Missbrauch.

31

Der sexuelle Missbrauch

Empirische Studien zur Frage des sexuellen Missbrauchs von Patienten haben ergeben, dass bis zu 10% aller anonym befragten Therapeuten einen solchen Missbrauch zugegeben haben. Bei diesen Therapeuten handelte es sich fast ausschließlich um Männer. Bei diesen Studien zeigte sich u. a., dass der sexuelle Missbrauch kein spezifisches Problem von Anfängern ist, sondern offensichtlich eher eines der Erfahrenen mit bereits seit längerem abgeschlossener Weiterbildung und genügend Berufserfahrung. Die Tendenz zum sexuellen Missbrauch durch Psychotherapeuten ist auch nicht schulenspezifisch, sie betrifft nach den vorliegenden Ergebnissen Therapeuten aller Schulrichtungen.

Es existieren auch einige Arbeiten zu qualitativen Aspekten erotischer Intimität in Psychotherapien, in denen typische Szenarien der sexuellen Ausbeutung durch Therapeuten vorgestellt werden. Gemeinsam ist diesen Szenarien ein rationalisierender und/oder verleugnender Umgang des Therapeuten mit bestimmten Aspekten von Übertragung und Abhängigkeit.

Der narzisstische Missbrauch

Zu diesen sozusagen lauten, lärmenden Verstößen gegen verbindliche Richtlinien psychotherapeutischen Handelns gesellen sich »leisere« unmerklichere Verstöße, die sicher häufiger sind als der sexuelle Missbrauch und den gleichen Schaden anrichten können. Gemeint ist die Problematik des narzisstischen Missbrauchs in Psychotherapien.

Unter narzisstischem Missbrauch in der Psychotherapie verstehen wir gemeinsam mit Dreyfus und Haug (1992) alle Interaktionen und Beziehungskonstellationen zwischen Therapeut und Patient, die primär dem Wunsch des Therapeuten nach narzisstischer Gratifikation dienen und die die Entfaltung des »wahren Selbst« des Patienten verhindern oder zumindest erschweren. – Die Literatur hierzu ist äußerst spärlich.

Dreyfus und Haug (1992) beschreiben v. a. die Gefahren **kollusiver narzisstischer Beziehungen** und weisen darauf hin, dass eine solche Beziehung ein Missbrauch der Abhängigkeit des Patienten sei. Missbrauch geschehe immer dann, wenn in einer Abhängigkeitssituation Grenzen überschritten würden. Solche Überschreitungen seien immer gewalttätig. Solche Übergriffe seien umso gefährlicher, je mehr sie im Rahmen von Intimität geschehen, da bei extremer Nähe die Fähigkeit des Zumachenkönnens, des Schützens eingeschränkt sei. Psychotherapie stelle eine Abhängigkeitssituation mit extremer Nähe und Intimität her. Grenzüberschreitungen durch den Therapeuten zwängen den Patienten quasi zur Selbstaufgabe.

Als narzisstisch missbrauchende Kollusionen nennen die Autoren z. B. grenzenlose Empathie, also unabgegrenztes Verstehen, das sich darin äußern könne, dass Sprache überflüssig werde, und gerade für den narzisstischen Therapeuten könne dieses »süße Gift symbiotischer Sprachlosigkeit« eine gefährliche Verlockung zum Missbrauch darstellen und magische Allmachtsbedürfnisse nähren.

Ein weiteres Kennzeichen einer narzisstischen Kollusion zum Schaden des Patienten kann sein, dass Therapien fast unendlich lange laufen und man sich nicht trennen kann. Separation ist also unerwünscht (▶ Fallbeispiel 1).

Fallbeispiel 1: Narzisstische Kollusion

Eine Kollegin musste mehrjährige Anstrengungen unternehmen, um sich nach 14 Jahren Analyse endlich lösen zu dürfen. Die ledige, kinderlose Analytikerin bombardierte sie auch nach dem Weggang etwa noch ein Jahr lang mit Briefen, in denen sie sie ultimativ aufforderte, in die Analyse zurückzukommen, da noch Wesentliches unbearbeitet sei. In den letzten Jahren der Lehrtherapie hatte die Analytikerin auch keine Rechnungen mehr geschrieben und verwies auf mehrere Nachfragen ihrer Analysandin darauf, dass sie ja im Alter für sie sorgen könne. Als ein neben ihrem Wohn- und Praxishaus gelegenes Haus frei wurde, teilte die Analytikerin dieses ihrer Analysandin mit und legte ihr nahe, mit ihrer Familie in dieses Haus zu ziehen.

Aber nicht nur ein unprofessioneller Umgang mit Nähe, sondern auch ein solcher mit Distanz kann der Therapeut-Patient-Beziehung in der Psychotherapie schaden. Beispielhaft erwähnt werden soll nur der narzisstische Rückzug, also die innere Distanzierung des Therapeuten vom Patienten, mit der Konsequenz, dass dadurch auch die Empathie verloren geht und die Fortsetzung einer wirklichen therapeutischen Arbeit weitgehend infrage gestellt ist. Solche Distanzierungsvorgänge können im Therapeuten durch negative Übertragungskonstellationen des Patienten ausgelöst werden, wie z. B. Misstrauen und Feindseligkeit, mit denen auch erfahrene Therapeuten nicht immer professionell und souverän umgehen können.

Der ökonomische Missbrauch

Während der sexuelle Missbrauch in der Psychotherapie, wie schon ausgeführt, inzwischen ein breites publizistisches und juristisches Echo gefunden hat, scheint der ökonomische Missbrauch von Patienten nur wenig reflektiert zu werden (Reimer u. Rüger 2006). Immerhin hat Dührssen bereits 1969 auf die »oral-ausbeuterische« Gegenübertragung von Therapeuten hingewiesen. Sie hat dies zugleich deutlich gegen bewusste Formen von Betrug und Korruption abgesetzt. Bei der entsprechenden Gegenübertragung handelt es sich nach Dührssen um unbewusste neurotische Haltungen des Therapeuten, die dazu führen, »gut laufende« Behandlungen zu verlängern.

Ökonomisch missbraucht werden können der Patient selbst, seine Versicherung oder beide zugleich. Eine breite Grauzone liegt dagegen im Bereich der Überstrapazierung und Ausbeutung des Versorgungssystems. Hierbei dürfte es sich allerdings um ein allgemeines Problem in der medizinischen Versorgung handeln. Besonders problematisch für den Bereich der Psychotherapie wird es aber dann, wenn entsprechende Haltungen in ihrer ethischen Fragwürdigkeit nicht mehr bewusst wahrgenommen werden. So etwas ist z. B. dann zu beobachten, wenn aus ideologischen Gründen bestimmte aufwendigere Behandlungsverfahren grundsätzlich als »besser«, »überlegener« bewertet werden und die Indikation, z. B. zu einer analytischen Psychotherapie, nicht vom vorliegenden Krankheitsbild her in ihrer Notwendigkeit und Zweckmäßigkeit begründet wird, sondern nur danach, ob der Patient für das entsprechende Verfahren geeignet ist –, was selbstverständlich eine Voraussetzung für die Durchführung eines bestimmten Behandlungsverfahrens ist, aber keine hinreichende Begründung darstellt.

Besonders problematisch wird es, wenn der Therapeut die Regularien der Kostenträger für eine Kostenübernahme oder deren Leistungsgrenzen innerlich nicht akzeptiert. In manchen Fällen werden z. B. zunächst die kassenfinanzierten Leistungen akzeptiert, zu Beginn – oder noch fragwürdiger – während der Behandlung wird dann aber versucht, dem Patienten eine private Finanzierung nach Beendigung der Kassenfinanzierung nahe zu bringen.

Die Gefahren eines ökonomischen Missbrauchs des Patienten dürfen aber nicht auf die Fragen der Finanzierung reduziert werden. Es geht auch um die **innere Ökonomie eines Patienten** vor dem Hintergrund einer nur endlichen Lebenszeit! So kann z. B. eine psychotherapeutische Behandlung, die in einem sehr intensiven Prozess die psychische Energie eines Menschen bindet, von einem bestimmten Zeitpunkt an auch verhindern, dass diese Energie zur eigenständigen Meisterung des Lebens zur Verfügung steht.

Es sind aber keineswegs nur unbewusste Anteile, die bei Psychotherapeuten zu »oral-ausbeuterischem« Verhalten gegenüber ihren Patienten führen, sondern wohl auch ganz bestimmte Einstellungen zum Geld, die durch ein Entschädigungsdenken charakterisiert werden können: Der Patient muss in (fast) jedem Fall zahlen (Ausnahme: Der Therapeut sagt die Stunde ab). Schon zu Beginn einer Therapie stellen viele Therapeuten entsprechende Regeln auf, die sie für gut begründet halten. Man geht miteinander eine Verpflichtung ein, die einzuhalten ist. Wenn der Patient sie, aus welchen Gründen auch immer, nicht einhalten kann oder will, muss er die Ausfälle selbst bezahlen; sie werden ihm privat in Rechnung gestellt.

Ethisch besonders bedenklich wird es dann, wenn Patienten darauf verpflichtet werden, ihre Urlaubszeiten an die ihres Therapeuten anzupassen. Zeiten von Nichtübereinstimmung würden dann wieder dem Patienten privat in Rechnung gestellt. Das ist als Ausbeutung zu kennzeichnen und verstärkt zudem die Abhängigkeit des Patienten von einem solchen Therapeuten massiv.

31.4 Weitere ethische Probleme bei psychotherapeutischen Behandlungen

Beispielhaft für weitere ethische Probleme der Psychotherapie können hier nur zwei Bereiche genannt werden, nämlich die Aufklärungspflicht des Psychotherapeuten und die Problematik der Wertvorstellungen und Ideologien des Psychotherapeuten als ethisches Problem.

31.4.1 Zur Problematik der Aufklärung

Zu fordern wäre aus Gründen von Autonomie und Fürsorge für den Patienten, dass sich der Psychotherapeut, gleich welcher Schule, zur Aufklärung gegenüber seinem Patienten verpflichtet fühlt. Die Aufklärungspflicht bezieht sich einmal auf die **Begründung der vom Therapeuten gestellten Indikation** zur Psychotherapie. Dazu gehört seitens des Therapeuten die nüchterne Abwägung differenzieller Indikationsaspekte, also die Frage, von welcher Therapieform der Patient aufgrund des vorliegenden evaluativen Wissens voraussichtlich am besten profitieren kann.

Ein tiefenpsychologischer Psychotherapeut sollte also in der Lage sein, einen Patienten in eine Verhaltenstherapie zu vermitteln, wenn dessen Störung damit vermutlich am sinnvollsten und erfolgversprechendsten behandelt werden kann. Umgekehrt sollte ein Verhaltenstherapeut die Indikation zu einer tiefenpsychologisch orientierten Psychotherapie dann stellen, wenn er Grund zu der Annahme hat, dass die Beziehungskonflikte eines Patienten mit dieser Form von Psychotherapie am aussichtsreichsten zu behandeln sind.

Hier gibt es natürlich für schulengebundene Psychotherapeuten eine Reihe von möglichen Konflikten, die dann zu ethischen Problemen werden können, wenn der Patient sie austragen muss. So wird ein Psychotherapeut, der nur seine Schule sieht und bevorzugt, hinsichtlich seiner Wahrnehmung differenzieller Indikationsbereiche eingeengt sein. Er wird nur seine Methode anbieten und dem Patienten vermitteln, dass er von dieser am besten profitieren werde. Der Patient muss ihm das glauben, falls er nicht selbst über Kenntnisse verschiedener Psychotherapiemethoden und deren Indikationsspektrum verfügt.

Zur Aufklärungspflicht des Psychotherapeuten gehört auch ein **Erklären der für die geplante Psychotherapie wichtigsten Rahmenbedingungen**, und zwar sowohl der formalen wie der inhaltlichen.

Der Patient hat ein Recht darauf zu erfahren, welcher Mittel und Methoden sich der Therapeut bei der Arbeit mit ihm bedient. Dazu gehört auch die gemeinsame Erarbeitung von Zielvorstellungen. Ferner sollte der Therapeut den Patienten über mögliche Chancen und Risiken der Therapie, aber auch über eventuelle Belastungen während der Therapie informieren, v. a. im Hinblick auf bestehende Partnerschaften und andere soziale Beziehungen.

Zu bedenken ist auch, dass sich die Verpflichtung zur Aufklärung seitens des Psychotherapeuten nicht auf einen einmaligen Prozess beschränken kann, sondern dass die Aufklärung und Einholung der informierten Zustimmung des Patienten (*informed consent*) als Prozess zu sehen ist, der die Behandlung begleiten muss. So muss ein Patient z. B. darüber informiert werden und zustimmen, wenn sein Therapeut während der laufenden Behandlung vorübergehend zusätzlich Psychopharmaka einsetzen möchte, um eine momentane tiefe depressive Krise mit Schlafstörungen abzumildern.

31.4.2 Wertvorstellungen und Ideologien des Psychotherapeuten als ethisches Problem

In einer Beziehung zwischen Menschen kann es nicht ausbleiben, dass Wert- und Moralvorstellungen, Wertprobleme und -urteile und andere ideologische Aspekte in die Beziehung einfließen. Die Realität zeigt aber, wie häufig Störungen sind, wenn die an der Beziehung beteiligten Personen nicht übereinstimmen oder bei Divergenzen keine Übereinstimmung herstellen können.

Einigkeit besteht darüber, dass eine weltanschauliche Beeinflussung des Patienten durch den Therapeuten obsolet ist. Schwierig ist allerdings eine therapeutische Zusammenarbeit mit einem Patienten, der vom Therapeuten innerlich sehr stark abgelehnte **weltanschauliche Überzeugungen** hat, denn eine zumindest passagere Identifizierung mit den Normen und Wertvorstellungen des Patienten sollte für den Therapeuten möglich sein, um sich in die Innenwelt des Patienten hineinversetzen zu können. Falls hier sehr starke Inkompatibilitäten bestehen, ist es besser, im Einzelfall einen Patienten an einen anderen Therapeuten zu verweisen.

In psychotherapeutischen Behandlungen ist seitens des Therapeuten besonders darauf zu achten, dass seine Werte, Meinungen, Ideologien nicht in dem Sinne dominant werden, dass der Patient unter Anpassungsdruck gerät und Lösungen akzeptiert, die nicht eigentlich seine sind (▶ Fallbeispiel 2).

Fallbeispiel 2: Beeinflussung des Patienten durch den Therapeuten

Ein Therapeut, der vor sich und anderen stets vertreten hat, dass man unglückliche Beziehungen beenden sollte, weil das Leben für die Aufrechterhaltung solcher Beziehungsqualitäten zu kurz sei, rät einer in ihrer Ehe unglücklich gebundenen Patientin zur Trennung vom Ehemann. Diese entschließt sich nach langen, quälenden und ängstigenden Ambivalenzen zu einem solchen Schritt und kommt mit dem Alleinsein danach überhaupt nicht zurecht; es geht ihr schlechter als vorher. Die Deutung des Therapeuten, dass ihr ein »Befreiungsschlag« gelungen sei, erreicht sie emotional nicht. Vielmehr wird sie kurz darauf depressiv und suizidal und muss vorübergehend psychiatrisch behandelt werden.

Natürlich kann es eine wertfreie Therapie nicht geben. Der Psychotherapeut muss aber darauf achten und sich diesbezüglich immer wieder neu selbst explorieren, was er als »Wahrheit« ansieht, wie seine »Wahrheit« mit der des Patienten kompatibel oder nicht kompatibel ist, was er für »richtiges« bzw. »falsches/abweichendes« Verhalten beim Patienten hält und welche eigenen inneren Normen er dafür hat.

Auch **Sinnfragen bzw. Sinnfindungen** spielen in psychotherapeutischen Behandlungen eine Rolle und können ein ethisches Problem werden, wenn dem Patienten ein bestimmter Sinn nahe gelegt wird. Je nach persönlicher Auffassung und Entwicklung kann der Psychotherapeut so Gefahr laufen, seine Patienten zu Normen zu bringen, die seinem Menschenbild entsprechen. Er kann z. B. das Ziel verfolgen, seine Patienten eher zur Anpassung an gesellschaftliche Normen oder auch zu Nonkonformismus zu »erziehen«. Auch das Signalisieren von Selbstverwirklichung als Wert um fast jeden Preis kann ethisch bedenklich sein.

Ein Psychotherapeut ist gut beraten, wenn er sich von dem leiten lässt, was der Patient für sich will oder nicht will. Beim Herausfinden dessen ist der Patient zu begleiten, aber nicht zu erziehen. Anpassung an die Werte und Normen eines Psychotherapeuten kann nicht Ziel einer Psychotherapie sein!

31.5 Konsequenzen für die psychotherapeutische Praxis

Die Curricula psychotherapeutischer Aus- und Weiterbildungsinstitute sind im Hinblick auf die Durchführung von Ethikseminaren ergänzungsbedürftig. Themen solcher Seminare könnten z. B. sein:

- Berufliche Belastungen von Psychotherapeuten und Prävention dieser Belastungen,
- ethische Probleme des Umgangs mit schwierig erscheinenden Patienten,
- die Rahmenbedingungen psychotherapeutischer Arbeit unter ethischen Aspekten,
- Prävention von Missbrauchstendenzen.

Im Hinblick auf Hilfsmöglichkeiten für Psychotherapeuten sollten sich die Fachgesellschaften überlegen, ob sie nicht Anlaufstellen für belastete Therapeuten anbieten sollten. Dies gilt einmal für Therapeuten, die selbst in erheblichen Lebenskrisen sind, aber auch insbesondere für solche, die Krisen mit ihren Patienten haben und in diesen Krisen eventuell zum Missbrauch neigen oder diesen bereits durchgeführt haben. In den USA gibt es entsprechende Selbsthilfeorganisationen, z. B. *Psychologists Helping Psychologists*.

Die **Selbstfürsorge** von Therapeuten ist eine ethische Forderung, die angesichts der geschilderten möglichen problematischen Interaktionen mehr als berechtigt erscheint.

Dazu gehören vorrangig die Einhaltung der Prinzipien einer gesunden Lebensführung und Aufbau und Pflege eines zufrieden stellenden Privatlebens. Natürlich wäre es naiv zu fordern, dass Therapeuten damit keine Probleme haben könnten, zumal sie ja nicht zu den unkompliziertesten Menschen gehören. Verlangt werden kann aber, dass ein Therapeut sich Rechenschaft darüber ablegt, inwieweit seine Lebenssituation in die Therapie hineinspielen kann. Eine grundlegende Lebenszufriedenheit ist prinzipiell ein guter Schutz; dazu gehört nicht nur die Zufriedenheit mit den sozialen Beziehungen, sondern auch mit sich selbst.

Gerade im psychotherapeutischen Beruf ist es nötig, sich in einen immer wieder neu formierenden Prozess der **Selbstexploration** zu begeben. Damit ist z. B. die ruhige und nüchterne Analyse der Motivation für den Beruf gemeint, ferner Verknüpfungen mit lebensgeschichtlichen Ereignissen, Überlegungen zur Wirkung von Erziehungsmustern der Eltern und anderer wichtiger Personen auf die Person des Therapeuten, dann v. a. auch Reflexionen über die Einstellung zu sich selbst und den eigenen Idealen, den eigenen Bedürfnissen, zur Qualität der privaten Beziehungen usw. Eine solche Selbstreflexion, die permanent erfolgen sollte, erfordert Mut und auch Disziplin. Dass dabei vielfältige Widerstände wirksam sein können, liegt auf der Hand. Manche würden hierzu auch zu Recht sagen, dafür habe man ja die Möglichkeit der Selbsterfahrung gehabt. Natürlich stimmt das für eine gewisse Zeit. Es ist aber auch sinnvoll, während der späteren psychotherapeutischen Tätigkeit immer wieder einmal Selbsterfahrung in bestimmten Abschnitten zu planen und durchzuführen. Zu Recht haben Heigl-Evers und Heigl darauf hingewiesen, dass es in der psychologischen Medizin selbstverständlich sein sollte,

> »... den »psychischen Apparat« des Psychotherapeuten instand zu halten und zu pflegen, um dessen therapeutische Kompetenz zu erhalten und zu verbessern. «
> (Heigl-Evers und Heigl 1998, S. 72).

Psychische Gesundheit von Therapeuten setzt auch die Fähigkeit zu **Distanz** und klaren **Grenzziehungen** voraus. Wer damit Schwierigkeiten hat, wird sich von den Patienten und ihren oft vielfältigen Wünschen nie eindeutig lösen können. In Supervisionen ist die Unfähigkeit mancher Kollegen, Patienten zum Ende einer Therapie hin eine klare und angemessene Trennung zu ermöglichen, ein häufiges Problemthema. Distanz und Grenzen können seitens des Helfers neben dem, was er an liebevoller empathischer Aufmerksamkeit und Hilfe geben kann, nur dann angemessen wirken, wenn der Patient nicht herangezogen wird zur Befriedigung privater Bedürfnisse oder zum Ausgleich privaten Unglücks. Wer Wünsche nach einer symbiotischen Beziehungsgestaltung hat, wer unbewusst von seinen Patienten geliebt, genährt, versorgt werden, also Nähe haben möchte, muss sich heillos verstricken. Dann werden Trennungen und eigentlich ganz normale Abschiede für beide Seiten ein Desaster.

Solchen Verstrickungen lässt sich vorbeugen, wenn man sich um die Organisation eines guten, zufrieden stellenden Privatlebens mit Partnern und Freunden bemüht. Ein guter Therapeut kann auf Dauer nur der sein, der einen guten privaten Ausgleich hat, also auch gut für sich selbst sorgen kann. Die beständige Förderung und Pflege von Schönem, Lustvollem, Angenehmem ist die Quelle für Entspannung und Energie. So ist ein psychisch gesunder Psychotherapeut einer, der arbeiten und lieben kann und über die Fähigkeit verfügt, zwischen beidem ein angemessenes Gleichgewicht herzustellen.

Literatur

Beauchamp TL, Childress JS (1983) Principles of biomedical ethics. Oxford University Press, New York

Dreyfus R, Haug H (1992) Zum narzißtischen Missbrauch in der Therapie. In: Hoffmann-Axthelm D (Hrsg) Verführung in Kindheit und Psychotherapie. Transform, Oldenburg, S 90–108)

Dührssen A (1969) Möglichkeiten und Probleme der Kurztherapie. Z Psychosom Med 15: 229–238

Freud S (1915) Bemerkungen über die Übertragungsliebe. GW Bd 10. S. Fischer, Frankfurt/Main

Heigl-Evers A, Heigl F (1998) Ethik in der Psychotherapie. Psychother Psychosom Med Psychol 39: 68–74

Märtens M, Petzold H (Hrsg) (2002) Therapieschäden. Risiken und Nebenwirkungen von Psychotherapie. Grünewald, Mainz

Reimer C (2001) Liebe, Lust und Leidenschaft in der therapeutischen Beziehung. In: Kruse G, Gunkel S (Hrsg) Psychotherapie in der Zeit – Zeit in der Psychotherapie. Hannoversche Ärzte-Verlags-Union, Hannover, S 237–262

Reimer C (2005) Ethische Aspekte der Psychotherapie. In: Petermann F, Reinecker H (Hrsg) Handbuch der Klinischen Psychologie und Psychotherapie. Hogrefe, Göttingen, S 663–673

Reimer C (2007) Ethische Aspekte der Psychotherapie. In: Reimer C, Eckert J, Hautzinger M, Wilke E (Hrsg) Psychotherapie – Ein Lehrbuch für Ärzte und Psychologen, 3. Aufl. Springer, Berlin Heidelberg New York Tokio, S 652–670

Reimer C, Rüger U (2006) Ethische Aspekte der Psychotherapie. In: Reimer C, Rüger U (Hrsg) Psychodynamische Psychotherapien. Lehrbuch der tiefenpsychologisch fundierten Psychotherapieverfahren, 3. Aufl. Springer, Berlin Heidelberg New York Tokio, S 392–412

Rüger U (2003) Gewalt und Missbrauch in der Psychotherapie. Psychotherapeut 48: 240–246

31

Operationalisierte Diagnostik in der Psychotherapie

Harald J. Freyberger

32.1 Kategoriale und dimensionale Diagnostik in der Psychotherapie – 586

32.2 Multiaxiale operationalisierte Diagnostik – 586

32.3 Das multiaxiale System zur operationalisierten psychodynamischen Diagnostik – 588

32.3.1 Achse I der OPD – Krankheitserleben und Behandlungsvoraussetzungen – 588

32.3.2 Achse II der OPD – Beziehung – 589

32.3.3 Achse III der OPD – Konflikt – 590

32.3.4 Achse IV der OPD – Struktur – 590

32.3.5 Fokusableitung, Therapieplanung und Veränderungsmessung – 591

32.4 Verhaltenstherapeutische Diagnostik – 591

32.5 Schlussfolgerungen – 592

Literatur – 592

» Es gibt Wahrnehmungsstereotype, die durch die in ihnen gleichzeitig enthaltene Wahrheit und Unwahrheit beeindrucken. Dazu gehört die Tatsache, dass **die** Psychiater miteinander lustvoll klassifizieren, ihre Diagnostik aus einem Schubladensystem besteht und der Mensch dabei verloren geht. **Die** Psychotherapeuten, vor allem die psychodynamischen, haben diese Untugend längst überwunden, weil bei ihnen **nur** das Individuum im Vordergrund steht. – Was stimmt nun davon? «

Nach Sven Olaf Hoffmann (1993)

32.1 Kategoriale und dimensionale Diagnostik in der Psychotherapie

In der psychodynamischen Psychotherapie, der Verhaltenstherapie und den anderen psychotherapeutischen Schulen sind v. a. kategoriale diagnostische Fragen über Jahrzehnte tendenziell vernachlässigt worden. Erst mit der Entwicklung der ersten operationalisierten Klassifikationssysteme DSM-III, DSM-III-R, DSM-IV und insbesondere der ICD-10 hat die Diskussion über die Anwendung psychodiagnostischer Verfahren eine breitere Grundlage erhalten. Im Einzelnen sind als **konzeptionelle Ansätze** die Folgenden zu unterscheiden (Freyberger u. Stieglitz 2006):

1. Mit der Entwicklung der o. g. Klassifikationssysteme psychischer Störungen wurden neue diagnostische Prinzipien geschaffen, wie das Komorbiditätsprinzip und die multiaxiale Verschlüsselung (Remschmidt et al. 2005, Seidel 2005), die relativ weitreichende Konsequenzen auch für die Diagnostik in der Psychotherapie haben und spezifische Regeln und Algorithmen definieren.
2. In den letzten Jahren wurden zunehmend Ansätze entwickelt, diagnostische Kriterien und Merkmale den unterschiedlichen Versorgungssystemen und -gegebenheiten anzupassen, um so zu einer beschleunigten Identifizierung und Therapie psychischer Störungen beizutragen, wie etwa für die primären Gesundheitssysteme (Müßigbrodt et al. 2000).
3. Verschiedene Fachgesellschaften, wie die *American Psychiatric Association* (APA), die Deutsche Gesellschaft für Psychiatrie, Psychotherapie und Nervenheilkunde (DGPPN) und die Deutsche Gesellschaft für Psychotherapeutische Medizin (DGPM) haben z. T. in Verbundarbeit störungs- und therapiebezogene Leitlinien entwickelt, die zumindest diagnostische Standards für einzelne Störungsgruppen definieren und diese z. T. mit therapeutischen Indikationserwägungen verknüpfen (DGPPN 1998, 2000).
4. In verschiedenen Qualitätssicherungsansätzen wurden von unterschiedlichen Arbeitsgruppen sowohl im Bereich der Basisdiagnostik (Cording et al. 1995, Heuft et al. 1998) als auch im Bereich der therapiebegleitenden Diagnostik (Brähler et al. 2000, Stieglitz et al. 2001) Standards definiert. Dabei ist zu berücksichtigen, dass in den vergangenen Jahren eine Fülle neuer Untersuchungsverfahren zu fast allen in den aktuellen Klassifikationssystemen enthaltenen Störungsbildern entwickelt wurde.
5. Schließlich wurden in der Psychotherapieforschung störungsspezifische und störungsübergreifende diagnostische Modelle vorgeschlagen, die inzwischen in bestimmten Bereichen Leitliniencharakter angenommen haben (z. B. AK OPD 2006, AK OPD-KJ 2006).

Heute besteht ein breiter Konsens, dass kategoriale und dimensionale Diagnostik in der Psychotherapie mit folgenden **Zielen** einhergeht:

1. Kategoriale Einordnung und dimensionale Beschreibung von symptomatologischen und verhaltensbezogenen »Oberflächenmerkmalen« zur Indikations- und Prognosenstellung insbesondere unterschiedlicher Verfahren und Settings,
2. Anwendung als Grundlage zur Veränderungsmessung der durch eine Psychotherapie zu modifizierenden Merkmale sowie zur Verlaufskontrolle und Qualitätssicherung.,
3. Erarbeitung eines Verständnisses für die tieferen funktionalen Zusammenhänge im psychischen Erleben eines Patienten und hier insbesondere seiner Beziehungsgestaltung, seiner Motivationsstruktur, symptomauslösender und -aufrechterhaltender Bedingungen, der Konfliktwelt und der persönlichkeitsstrukturellen Ressourcen und Defizite.

32.2 Multiaxiale operationalisierte Diagnostik

Die Beschränkung der operationalisierten psychiatrischen Diagnostik in der ICD-10 und im DSM-IV auf eine vorwiegend syndromale Betrachtung hat die Weltgesundheitsorganisation (WHO) in Anlehnung an die analogen Konzepte des DSM-III und DSM-III-R dazu veranlasst, ein eigenes **multiaxiales System für die ICD-10** zu entwickeln (Siebel et al. 1997, Kastrup 2002). Auf den Achsen Ia und Ib dieses Systems werden die psychischen (Kapitel V) und die somatischen Erkrankungen (entsprechend der anderen ICD-10-Kapitel, DIMDI 2001) abgebildet (▶ Übersicht: Multiaxiale Systeme in der ICD-10 und im DSM-IV).

Um dem auch für psychotherapeutische Fragestellungen stark verlaufsmodifizierenden Charakter von Persönlichkeitsstörungen und Störungen durch psychotrope Substanzen Rechnung zu tragen, ist die deutsche Version des Systems mit weiteren **Subachsen** zu den genannten Störungsgruppen veröffentlicht worden. Um in Analogie zur *Global Assessment Functioning Scale* (GAF) des DSM-Systems psychosoziale Funktionseinschränkungen zu erfassen, wurde für die Achse II der ICD-10 die *WHO Disability Diagnostic Scale* entwickelt, mit der sich verschiedene Dimensionen der Funktionsfähigkeit einschätzen lassen. Im Unterschied zur DSM-Achse findet sich hier jedoch keine Konfundierung von Psychopathologie und Beeinträchtigung, was als vorteilhaft zu bewerten ist. In Anlehnung an Konzepte der Life-Event-Forschung sollen auf Achse III umgebungs- und situationsabhängige Einflüsse/Probleme der Lebensführung und Lebensbewältigung abgebildet werden, die im Zusammenhang mit der Entstehung und Aufrechterhaltung der Symptomatik stehen. Diese wurden aus dem Kapitel XXI (Z) »Faktoren, die den Gesundheitszustand beeinflussen und zur Inanspruchnahme von Gesundheitsdiensten führen« der ICD-10 zusammengestellt (Dilling u. Freyberger 2001).

Im **DSM-IV** wurden analoge Achsen realisiert. Der Achse II der ICD-10 entspricht, wie oben ausgeführt, die bereits im DSM-III und DSM-III-R vorhandene, aber jetzt modifizierte GAF. Der Achse III der ICD-10 entspricht im DSM-IV ein analoges Kodierungsschema zu psychosozialen und umgebungsbezogenen Problemen. Im Anhang des DSM-IV wurden zusätzlich Achsen aufgenommen, für die gegenwärtig noch keine ausreichenden empirischen Befunde vorliegen (*Defense Functioning Scale* – DFS, *Global Assessment of Relational Functioning Scale* – GARF, *Social and Occupational Functioning Assessment Scale* – SOFAS), die jedoch von klinischer Bedeutung sind.

Multiaxiale Systeme in der ICD-10 und im DSM-IV

ICD-10

- **Achse Ia:** Diagnosen der psychischen Störungen nach ICD-10 (Kapitel V)
- **Achse Ib:** Somatische Diagnosen nach ICD-10 (andere Kapitel)
- **Achse II:** Ausmaß der psychosozialen Funktionseinschränkungen gemäß der *WHO Disability Diagnostic Scale*
  - Globaleinschätzung
  - Selbstfürsorge und Alltagsbewältigung
  - Berufliche Funktionsfähigkeit
  - Familiäre Funktionsfähigkeit
  - Andere soziale Rollen und Aktivitäten
- **Achse III:** Faktoren der sozialen Umgebung und der individuellen Lebensbewältigung gemäß dem Kapitel XXI (Z) der ICD-10 »Faktoren, die den Gesundheitszustand beeinflussen und zur Inanspruchnahme des Gesundheitswesens führen«
  - Negative Kindheitserlebnisse und Probleme mit der Erziehung
  - Probleme in Verbindung mit Ausbildung und Bildung
  - Probleme in der primären Bezugsgruppe, einschließlich familiärer Umstände
  - Probleme in Verbindung mit der sozialen Umgebung
  - Probleme mit den Wohnbedingungen und finanziellen Verhältnissen
  - Probleme in Verbindung mit Berufstätigkeit und Arbeitslosigkeit
  - Probleme in Zusammenhang mit Umweltbelastungen
  - Probleme bei bestimmten psychosozialen oder juristischen Situationen
  - Probleme mit Krankheiten oder Behinderungen in der Familienanamnese
  - Probleme bei der Lebensführung
  - Probleme bei der Lebensbewältigung

DSM-IV

- **Achse I:** Psychische Störungen, andere Zustandsbilder von klinischer Relevanz
- **Achse II:** Persönlichkeitsstörungen Intelligenzminderung
- **Achse III:** Körperliche Störungen
- **Achse IV:** Psychosoziale und umgebungsbezogene Probleme (mit der primären Bezugsgruppe, in der sozialen Umgebung, Erziehung, Beruf, Wohnsituation, Finanzen, Zugang zu Gesundheitsdiensten, juristische Probleme, andere)
- **Achse V:** *Global Assessment of Functioning Scale* (GAF)

Optional

- Skala zur Erfassung des Abwehrniveaus (*Defense Functioning Scale* – DFS)
- *Global Assessment of Relational Functioning Scale* (GARF)
- *Social and Occupational Functioning Assessment Scale* (SOFAS)

Die auch im deutschsprachigen Raum Ende der 1980er und Anfang der 1990er Jahre stattfindende breite Diskussion um operationalisierte Diagnosensysteme (Saß 1987, Schneider u. Freyberger 1990) zog mehrere zusätzliche Systementwicklungen nach sich. Von der WHO wurde 2001 die Internationale Klassifikation der Funktionsbeeinträchtigung, Behinderung und Gesundheit (ICF) eingeführt, die im Rahmen eines komplexen Modells das gesamte Spektrum von leichten Funktionsbeeinträchtigungen bis hin zu schweren Behinderungen abbilden soll (Seidel 2005). Für den psychotherapeutischen Bereich viel relevanter war, dass von einer Gruppe deutschsprachiger psychodynamischer Kliniker und Forscher die Entwicklung des multiaxialen Systems zur operationalisierten psychodynamischen Diagnostik (AK OPD 2006) angestoßen wurde, das die multiaxialen Ansätze von ICD-10 und DSM-IV um außerordentlich bedeutsame therapie- und outcomerelevante Merkmale ergänzt und zu Forschungsinnovationen geführt hat (Schauenburg et al. 1998, Schneider u. Freyberger 2000, Dahlbender et al. 2004, 2006, Cierpka et al. 2001, Freyberger et al. 1996, Rudolf et al. 1996, Spitzer et al. 2002a,b, 2004), sodass Reliabilitäts- und Validitätsaspekte inzwischen als gut untersucht gelten dürfen. Das diagnostische Inventar der OPD mit Handbuch wurde zudem durch Checklisten für die Konflikt- (Grande u. Oberbracht 2000) und die Strukturachse (Rudolf et al. 1998) ergänzt. Zeitlich versetzt wurde zudem das ursprünglich von Rutter eingeführte multiaxiale System in der Kinder- und Jugendpsychiatrie (Remschmidt et al. 2005) um einen operationalisierten psychodynamischen Ansatz (AK OPD-KJ 2006) erweitert.

32

32.3 Das multiaxiale System zur operationalisierten psychodynamischen Diagnostik

Nach einer in der psychodynamischen Psychotherapie über Jahrzehnte bestehenden systematischen Vernachlässigung von Diagnosen anhand von symptomatologischem »Oberflächenmaterial« (Schneider u. Freyberger 1990, 1994) wurde für die Entwicklung der operationalisierten psychodynamischen Diagnostik (OPD) an frühere Entwicklungen angeschlossen. In den 1970er und 1980er Jahren setzte bereits eine **systematische Entwicklung** von Ansätzen ein, die zur Ausarbeitung zumindest ansatzweise operationalisierte Systeme umfassten wie u. a.

- das *Karolinska Psychodynamic Profile* (KAPP; Weinryb u. Rössel 1991),
- die Abwehrskalen von Vaillant (Vaillant et al. 1986),
- die Methode zur Erfassung des zentralen Beziehungskonflikts (ZBKT, Luborsky u. Crits-Christoph 1998) und
- die strukturelle Analyse sozialen Verhaltens von Benjamin (1974).

Hintergrund der OPD-Entwicklung war es, zentrale in der (psychodynamischen) Psychotherapie relevante Konstrukte auf einem mittleren Abstraktionsniveau zu operationalisieren, um ein klinisches und ein Forschungsinstrumentarium für Diagnostik, Therapieplanung, Outcome-Forschung und andere Aspekte wie etwa Aus-, Fort- und Weiterbildung verfügbar zu machen. Das multiaxiale System basiert auf **5 Achsen**, die einem jeweils unabhängigen Rating zu unterziehen sind und die folgenden Bereiche nach dem Kapitel V (F) der ICD-10 erfassen:

- »Krankheitserleben und Behandlungsvoraussetzungen«,
- »Beziehung«,
- »Konflikt«,
- »Struktur« und
- »psychische und psychosomatische Störungen«.

Während die ursprüngliche Version der OPD zunächst als diagnostisches Quer- und Längsschnittsinstrumentarium konzeptionalisiert worden war, wurde die nach 10 Jahren überarbeitete Version (AK OPD 2006) stärker auf therapeutische Prozesse ausgerichtet, indem etwa für die Therapieplanung die **Bestimmung von Therapieschwerpunkten** (Fokusse) ermöglicht wurde. Gleichzeitig versucht OPD-2 stärker auch Ressourcen zu erfassen und die Schnittstellen zwischen den Achsen zu spezifizieren.

Die Anwendung des Systems in der klinischen Praxis und Forschung setzt ein umfassendes Training voraus, für das in Deutschland verschiedene Zentren zur Verfügung stehen (AK OPD 2006) sowie ein modifiziertes Interview-Vorgehen, das in der Regel auf zumindest 2–3 psychodynamischen Erstinterviews basieren sollte, für die in dem OPD-Ansatz eine eigene Systematik entwickelt wurde.

32.3.1 Achse I der OPD – Krankheitserleben und Behandlungsvoraussetzungen

Die Achse I des Systems (▶ Übersicht) erfasst neben dem faktischen Krankheitserleben veränderungs- und indikationsrelevante Aspekte der Krankheitsverarbeitung, die von der Expertengruppe zusammengestellt und in einer Reihe von Studien empirisch überprüft wurden (Schneider et al. 2000, Schneider u. Klauer 2001, Schneider u.

Freyberger 2008). Die einzelnen Merkmale sind im Manual operationalisiert und mit Schweregradverankerungen für die Ratings versehen, die mehrstufig erfolgen.

Achse I: Krankheitserleben und Behandlungsvoraussetzungen der OPD nach AK OPD (2006)

Objektivierende Bewertung der Erkrankung/des Problems

1	Gegenwärtige Schwere der Störung/des Problems
1.1	Schwere der Symptomatik
1.2	GAF-Maximalwert der letzten 7 Tage
1.3	EQ-5D (Fremdbeurteilungsskala): Summe und Itemwerte 1–5
2	Dauer der Störung/des Problems
2.1	Dauer der Störung
2.2	Alter bei Erstmanifestation

Krankheitserleben, -darstellung und -konzepte des Patienten

3	Krankheitserleben und -darstellung
3.1	Leidensdruck
3.2	Darstellung körperlicher Beschwerden und Probleme
3.3	Darstellung psychischer Beschwerden und Probleme
3.4	Darstellung sozialer Probleme
4	Krankheitskonzepte des Patienten
4.1	An somatischen Faktoren orientiertes Krankheitskonzept
4.2	An psychischen Faktoren orientiertes Krankheitskonzept
4.3	An sozialen Faktoren orientiertes Krankheitskonzept
5	Veränderungskonzepte des Patienten
5.1	Gewünschte Behandlungsform: körperliche Behandlung
5.2	Gewünschte Behandlungsform: psychotherapeutische Behandlung
5.3	Gewünschte Behandlungsform: sozialer Bereich

Veränderungsressourcen/Veränderungshemmnisse

5	Veränderungsressourcen
5.1	Persönliche Ressourcen
5.2	(Psycho-)Soziale Unterstützung
5.3	Äußere Veränderungshemmnisse
5.4	Innere Veränderungshemmnisse

▼

Psychotherapiemodul

5.P1	Veränderungskonzepte des Patienten
5.P2	Reflektierend-motivklärend/konfliktorientiert
5.P3	Emotional-supportiv
5.P4	Aktiv-anleitend
6.P1	Offenheit
7.P1	Sekundärer Krankheitsgewinn/problemaufrechterhaltende Bedingungen

Im ersten Teil der Achse werden im Rahmen einer objektivierenden Bewertung der Erkrankung bzw. des zur Behandlung führenden Problems die Schwere der Symptomatik, der Maximalwert der *Global Assessment of Functioning Scale* (GAF) in den letzten 7 Tagen, der Bereich körperlicher und funktioneller Beeinträchtigungen mit einer Fremdbeurteilungsversion der Skala EQ-5D (Rabin u. de Charro 2001) sowie die Erkrankungsdauer und das Alter bei Erstmanifestation erfasst. Teil 2 der Achse beschäftigt sich mit Krankheitserleben, Krankheitsdarstellung und Krankheitskonzepten des Patienten (► 32.2, Übersicht: Multiaxiale Systeme in der ICD-10 und im DSM-IV). In Abschnitt 3 der Achse, die einer 5-stelligen Skalierung von 0 = nicht/kaum vorhanden bis 4 = sehr hoch folgt, finden sich Merkmale von Veränderungsressourcen und -hemmnissen. Die Basisversion der Achse wurde um Merkmale für ein Psychotherapiemodul (Items 5.P1, 5.P2, 5.P3, 5.P4, 6.P1, 7.P1; ► Übersicht zur Achse I) sowie für ein Modul Forensik ergänzt, das im Handbuch enthalten ist.

32.3.2 Achse II der OPD – Beziehung

Die Achse II bezieht sich einerseits auf das vom Patienten selbst wahrgenommene eigene und in anderen Personen für ihn evident werdende problematische habituelle Beziehungsverhalten (► Übersicht: Perspektive A). Andererseits sind hier Beziehungsaspekte zu erfassen, die andere zentrale Beziehungspersonen und auch der Untersucher selbst in der Begegnung mit dem Patienten erleben (Perspektive B). Dabei geht es um die Identifizierung habitueller dysfunktionaler Beziehungsmuster, wobei sich die für den Patienten charakteristischen Verhaltensweisen mit denen seiner Interaktionspartner zu einer repetitiven Gestalt gruppieren. Die daraus resultierenden 4 interpersonellen Positionen werden schließlich in einer beziehungsdynamischen Formulierung entsprechend des in der ► Übersicht zu Achse I (► 32.3.1) wiedergegebenen Algorithmus so miteinander verbunden, dass die zeitüberdauernde Stabilität des maladaptiven Musters deutlich wird.

Die einzuschätzenden Kategorien des interpersonellen Verhaltens für die 4 Subdimensionen von Perspektive A und B sind dabei nicht frei wählbar, sondern aus einer Itemliste zu entnehmen, die aus den beiden Ebenen des interpersonellen Kreismodells nach Benjamin (1974) abgeleitet wurden. In diesem Modell werden interpersonelle Verhaltensmodi auf 2 Kreisen angeordnet, die aktive auf das Gegenüber zentrierte bzw. reaktive auf das Selbst gerichtete Verhaltensweisen beschreiben. In der Manualisierung der Achse werden das Kreismodell und die daraus resultierenden Items abgebildet, erklärt und mit Fallbeispielen exemplifiziert.

Achse II – Beziehung der OPD nach AK OPD (2006)

Perspektive A: Das Erleben des Patienten
- Der Patient erlebt sich …
- Der Patient erlebt andere …

Perspektive B: Das Erleben der anderen (auch des Untersuchers)
- Andere erleben den Patienten …
- Andere erleben sich …

Beziehungsdynamische Formulierung mit folgenden Schritten:
- … wie der Patient andere immer wieder erlebt
- … wie er in seinem Erleben darauf reagiert
- … welches Beziehungsangebot er anderen mit dieser Reaktion (unbewusst) macht
- … welche Antwort er anderen damit (unbewusst) nahe legt
- … wie es der Patient erlebt, wenn andere so antworten, wie ihnen nahe gelegt wurde

32.3.3 Achse III der OPD – Konflikt

Die Achse III – Konflikt differenziert in ihrem Kernbereich zwischen 7 lebensbestimmenden, d. h. zeitlich überdauernden habituellen und dysfunktionalen Konfliktthemen, die sich (unbewusst) intrapsychisch, interpersonell und/oder systemisch manifestieren können (► Übersicht). Vor dem eigentlichen Konflikt-Rating sind die Eingangsvoraussetzungen für die Konfliktdiagnostik zu klären. Hier wird insbesondere dem Tatbestand Rechnung getragen, dass mit sinkender persönlichkeitsstruktureller Stabilität distinkte, sich lebensgeschichtlich wiederholende Konflikte immer weniger distinkt zu identifizieren sind und alexithyme Personen Konflikte und die damit verbundenen Affekte unzureichend wahrnehmen können. Schließlich sind konflikthafte Belastungen, wie etwa nach Traumatisierung, von zeitlich überdauernden Konflikten abzugrenzen. Die Operationalisierung im Manual wird in Anlehnung an das Dührssensche **Konzept der faktischen Lebensbereiche** (Dührssen 1981) anhand der Bereiche Herkunftsfamilie, Partnerschaft und Familie, Beruf und Arbeitswelt, Besitz und Geld, soziales Umfeld, Körper und Sexualität sowie Erkrankung vorgenommen, wobei zwischen einem aktiv-kontraphobischen und einem passiven Modus in den Charakterisierungen differenziert wird. Auf einer 4-stufigen Skala von 0 = nicht vorhanden bis 3 = sehr bedeutsam wird für jeden Kernkonflikt die Relevanz eingeschätzt, zum Abschluss folgt die Spezifizierung des Hauptkonflikts und des zweitwichtigsten Konflikts und das Rating des Modus der generellen Konfliktverarbeitung.

Achse III – Konflikte der OPD nach AK OPD (2006)

Eingangskriterien
- Ein Rating der Konflikte ist nicht möglich, die diagnostische Sicherheit fehlt
- Aufgrund geringer struktureller Integration handelt es sich bei den erkennbaren Konfliktthemen nicht um distinkte dysfunktionale Konfliktmuster, sondern vielmehr um Konfliktschemata
- Wegen abgewehrter Konflikt- und Gefühlswahrnehmung ist die Konfliktachse nicht beurteilbar
- Konflikthafte Belastung (Aktualkonflikt) ohne wesentliche dysfunktionale repetitive Konfliktmuster

Repetitiv-dysfunktionale Konflikte
1. Individuation vs. Abhängigkeit
2. Unterwerfung vs. Kontrolle
3. Versorgung vs. Autarkie
4. Selbstwertkonflikt
5. Schuldkonflikt
6. Ödipaler Konflikt
7. Identitätskonflikt

Modus der Konfliktverarbeitung
- Vorwiegend aktiv
- Gemischt, eher aktiv
- Gemischt, eher passiv
- Vorwiegend passiv

32.3.4 Achse IV der OPD – Struktur

Die Achse IV – Struktur bezieht sich auf die Verfügbarkeit über psychische Funktionen in der Regulierung von Aspekten des (reflexiven) Selbst und seiner Beziehung zu den inneren und äußeren Objekten (▶ Übersicht). Es werden in der Basisversion der Strukturachse 8 strukturelle Beurteilungsdimensionen unterschieden, die verschiedene Subdimensionen mit einschließen. Auf einer 4-stufigen Skala von 1 = gut integriert bis 4 = desintegriert wird für jede Beurteilungsdimension das Integrationsniveau im Spektrum zwischen strukturell stabilem psychischem Funktionieren und psychotischer Desintegration abgebildet und zum Abschluss eine Gesamteinschätzung zur Struktur vorgenommen.

Achse IV – Struktur der OPD nach AK OPD (2006)

1a Selbstwahrnehmung
- Selbstreflexion
- Affektdifferenzierung
- Identität

1b Objektwahrnehmung
- Selbst-Objekt-Differenzierung
- Ganzheitliche Objektwahrnehmung
- Realistische Objektwahrnehmung

2a Selbstregulierung
- Impulssteuerung
- Affekttoleranz
- Selbstwertregulierung

2b Regulierung des Objektbezugs
- Beziehung schützen
- Interessenausgleich
- Antizipation

3a Kommunikation nach innen
- Affekte erleben
- Phantasie nutzen
- Körperselbst

3b Kommunikation nach außen
- Kontaktaufnahme
- Affektmitteilung
- Empathie

4a Bindung an innere Objekte
- Internalisierung
- Introjekte nutzen
- Variable Bindung

4b Bindung an äußere Objekte
- Bindungsfähigkeit
- Hilfe annehmen
- Bindung lösen

5 Struktur gesamt

32.3.5 Fokusableitung, Therapieplanung und Veränderungsmessung

Der zentrale Entwicklungsfortschritt von der ersten zur zweiten OPD-Version dürfte darin bestehen, dass auf der Grundlage umfassender empirischer Arbeiten explizite Algorithmen zur Fokusbildung und Therapieplanung aus den erhobenen diagnostischen Befunden abgeleitet und mit bestimmten Vorschlägen und Modellen zur Veränderungsmessung kombiniert werden. Diese beziehen sich insbesondere auf die therapeutische Fokusbestimmung und Fokusauswahl aus den 3 zentralen Achsen Beziehung, Konflikt und Struktur sowie auf die komplexen Beziehungen zwischen überwiegend konflikt- und überwiegend strukturbedingten Störungen.

32.4 Verhaltenstherapeutische Diagnostik

Die am breitesten ausgearbeitete Operationalisierung in der verhaltenstherapeutischen Diagnostik bezieht sich auf das von Kanfer und Mitarbeitern (Kanfer u. Saslow 1969, Kanfer et al. 2000) entwickelte **SORKC-Modell**, wobei die einzelnen Buchstaben für folgende Bereiche stehen (▶ Übersicht).

Das SORKC-Modell

S (Stimulus):
Der Symptombildung und/oder dem Problemverhalten vorausgehende Bedingungen, die die innere und äußere Reizsituation kennzeichnen, z. B. situativer oder interpersoneller Art

O (Organismus):
Voraussetzungen des Organismus im weitesten Sinne biologischer Determinanten, körperlicher und substanzbezogener Einflüsse, von Persönlichkeitsmerkmalen und typischen Kognitionen bzw. weiteren lerngeschichtlichen Ausgangsbedingungen

R (Reaktion):
Reaktionen des Betroffenen auf der kognitiven, emotionalen, Verhaltens- und physiologischen Ebene im Sinne des beobachtbaren Antwortverhaltens, das dem Stimulus und seiner biologischen Verarbeitung folgt

K (Kontingenz):
Die individuelle Bewertung des Individuums von Reaktion und Konsequenz

C (Konsequenz):
Folge des Verhaltens im Sinne des Einsetzens einer Verstärkung oder Bestrafung

Modernere und differenziertere Formen der Verhaltensanalyse beziehen etwa nach dem von Caspar (2006) entwickelten Modell der Problemanalyse sehr viel stärker die Ebene der Regeln, Pläne und Systemregeln sowie insbesondere auch die interaktionellen Prozesse zwischen Therapeut und Patient ein, die bis hin zu komplexen Fallkonzeptionsansätzen reichen (Freyberger 2008).

32.5 Schlussfolgerungen

Im Kontext der psychotherapeutischen Diagnostik existieren bis heute keine expliziten und verbindlichen Leitlinien, wenngleich mit dem vorgestellten multiaxialen System zur OPD und dem SORKC-Modell in der Verhaltenstherapie weit verbreitete diagnostische Strategien gekennzeichnet werden können. In der Psychotherapieforschung werden eine Fülle konkurrierender und z. T. nicht standardisierter Outcome-Maße verwendet, wie etwa die Studie von Oagles et al. (1990) zeigt. Für den Bereich der Agoraphobie, einem gut definierten Krankheitsbild mit vergleichsweise klar umreißbaren Therapiestrategien, identifizierte die Untersuchung in 106 Studien nicht weniger als 98 verschiedene Outcome-Maße.

32

Es sind grundsätzlich vor jeder Psychotherapie die folgenden **Fragen zum Einsatz diagnostischer Verfahren** zu stellen sind (Freyberger u. Stieglitz 2006):

1. Welche Instrumente sollen bei welchen Assessment-Zielen gewählt werden, und welche Minimalanforderungen bezüglich ihrer Güte sind zugrunde zu legen?
2. Welche Instrumente sollten zu welchen Zeitpunkten der Therapie (Beginn, Verlauf) mit welchen Assessment-Zielen eingesetzt werden?
3. Welche Veränderungen sollen bewertet werden und nach welchem Maßstab (klinische Signifikanz)?
4. Welche Anforderungen sind an den Diagnostiker zu stellen, um eine unreflektierte, unkritische oder inadäquate Anwendung diagnostischer Verfahren zu verhindern?

Literatur

AK OPD (Arbeitskreis OPD) (Hrsg) (2006) Operationalisierte Psychodynamische Diagnostik (OPD-2). Das Manual für Diagnostik und Therapieplanung. Huber, Bern

AK OPD-KJ (Arbeitskreis OPD-KJ) (Hrsg) (2006) Operationalisierte Psychodynamische Diagnostik in der Kinder- und Jugendpsychiatrie: Grundlagen und Manual, 2. Auf. Huber, Bern

Benjamin LS (1974) Structural analysis of social behaviour. Psychol Rev 81: 392–425

Brähler E, Schumacher J, Strauß B (Hrsg) (2000) Diagnostische Verfahren in der Psychotherapie. Hogrefe, Göttingen

Caspar F (2006) Theorie und Praxis der Diagnostik, Prognose, Indikationsstellung, Fallkonzeptualisierung und Behandlungsplanung in der Verhaltenstherapie. In: Strauss B, Caspar F, Hohagen F (Hrsg) Lehrbuch der Psychotherapie. Hogrefe, Göttingen, S 1143-1179

Cierpka M, Grande T, Stasch M et al (2001) Zur Validität der Operationalisierten Psychodynamischen Diagnostik (OPD). Psychotherapeut 46: 122–133

Cording C, Gaebel W, Spengler A et al (1995) Die neue psychiatrische Basisdokumentation. Eine Empfehlung der DGPPN zur Qualitätssicherung im (teil-)stationären Bereich. Spektr Psychiatr Psychother Nervenheilk 24: 3–41

Dahlbender RW, Buchheim P, Schüssler G (Hrsg) (2004) Lernen an der Praxis. OPD und Qualitätssicherung in der Psychodynamischen Psychotherapie. Huber, Bern

Dahlbender RW, Rudolf G und der AK OPD (2006) Psychic structure and mental functioning: current research on the reliable measurement and clinical validity of operationalized psychodynamic diagnostics (OPD) system. In: PDM Task Force (ed) Psychodynamic Diagnostic Manual. Alliance of Psychoanalytic Organisations, Silver Spring, MD

DGPPN (Deutsche Gesellschaft für Psychiatrie, Psychotherapie und Nervenheilkunde) (Hrsg) (1998) Praxisleitlinien in Psychiatrie und Psychotherapie. Bd 1: Behandlungsleitlinie Schizophrenie. Steinkopff, Darmstadt

DGPPN (Deutsche Gesellschaft für Psychiatrie, Psychotherapie und Nervenheilkunde) (Hrsg) (2000) Praxisleitlinien in Psychiatrie und Psychotherapie. Bd 1: Behandlungsleitlinie Affektive Störungen. Steinkopff, Darmstadt

Dilling H, Freyberger HJ (Hrsg) (2001 Taschenführer zur Klassifikation psychischer Störungen, 2. Aufl. Huber, Bern

DIMDI (Deutsches Institut für medizinische Dokumentation und Information) (Hrsg) (2001) Internationale statistische Klassifikation der Krankheiten und verwandter Gesundheitsprobleme. 10. Revision (ICD-10). Amtliche deutschsprachige Ausgabe. Bd 1 – systematisches Verzeichnis, 2. Aufl. Huber, Bern

Dührssen A (1981) Die biographische Anamnese unter tiefenpsychologischen Gesichtspunkten. Vandenhoeck & Ruprecht, Göttingen

Freyberger HJ (2008) Diagnostik und Psychotherapie. In: Herpertz SC, Caspar F, Mundt C (Hrsg) Störungsorientierte Psychotherapie, 1. Aufl. Elsevier, München, S 55–75

Freyberger HJ, Stieglitz RD (2006) Leitlinien zur Diagnostik in der Psychiatrie und Psychotherapie. Z Psychiatrie Psychother Psychol 54: 23–33

Freyberger HJ, Dierse B, Schneider W et al (1996) Operationalisierte Psychodynamische Diagnostik (OPD) in der Erprobung – Ergebnisse einer multizentrischen Anwendungs- und Praktikabilitätsstudie. Psychother Psychoso Med Psychol 46: 356–365

Grande T, Oberbracht C (2000) Die Konflikt-Checkliste. Ein anwenderfreundliches Hilfsmittel für die Konfliktdiagnostik nach OPD. In: Schneider W, Freyberger HJ (Hrsg) Was leistet die OPD? Empirische Befunde und klinische Erfahrungen mit der Operationalisierten Psychodynamischen Diagnostik. Huber, Bern

Heuft G, Senf W, Bell K et al (1998) Psy-BaDo. Kernmodul einer Basisdokumentation in der Fachpsychotherapie. Psychotherapeut 43: 48–52

Hoffmann SO (1993) Zum Geleit. In: Schneider W, Freyberger HJ, Muhs A, Schüßler G (Hrsg) Diagnostik und Klassifikation nach ICD-10, Kapitel V. Eine kritische Auseinandersetzung. Vandenhoeck & Ruprecht, Göttingen

Kanfer FH, Saslow G (1969) Behavioral diagnosis. In: Franks CM (Hrsg) Behavior therapy: appraisal and status. McGraw-Hill, New York, pp 417–444

Kanfer F, Reinecker H, Schmelzer D (2000) Selbstmanagement-Therapie. Springer, Berlin Heidelberg New York Tokio

Kastrup M (2002) Experience with current multiaxial diagnostic systems: a critical review. Psychopatholgy 35: 122–126

Luborsky A, Crits-Christoph P (1998) Understanding transference. The Core Conflictual Relationship Method. Baisc Books, New York

Müßigbrodt H, Kleinschmidt S, Schürmann A, Freyberger HJ, Dilling H (2000) Psychische Störungen in der Praxis. Leitfaden zur Diagnostik und Therapie in der primären psychiatrisch-psychotherapeutischen Versorgung nach dem Kpaitel V (F) der ICD-10, 2. Aufl. Huber, Bern

Oagles BM, Lambert MJ, Weight DG, Payne IR (1990) Agoraphobia outcome measurement: a review and meta-analysis. Psychol Assess 2: 317–325

Rabin R, de Charro F (2001) EQ-5D. A measure of health status from the EuroQol Group. Ann Med 33: 337–343

Remschmidt H, Schmidt M, Poustka F (Hrsg) (2005) Multiaxiales Klassifikationsschema für psychische Störungen des Kindes- und Jugendalters nach ICD-10 der WHO, 5. Auf. Huber, Bern

Rudolf G, Grande T, Oberbracht C, Jacobsen T (1996) Erste empirische Untersuchungen zu einem neuen diagnostischen System: Die operationalisierte Psychodynamische Diagnostik (OPD). Z Psychosom Med Psychoanal 42: 343–357

Rudolf G, Oberbracht C, Grande T (1998) Die Struktur-Checkliste. Ein anwenderfreundliches Hilfsmittel für die Strukturdiagnostik nach OPD. In: Schauenburg H, Freyberger HJ, Cierpka M, Buchheim P (Hrsg) OPD in der Praxis. Konzepte, Anwendungen, Ergebnisse der Operationalisierten Psychodynamischen Diagnostik. Huber, Bern

Saß H (1987) Die Krise der psychiatrischen Diagnostik. Fortschr Neurol Psychiatr 55: 355–360

Schauenburg H, Freyberger HJ, Cierpka M, Buchheim P (Hrsg) (1998) OPD in der Praxis. Konzepte, Anwendungen, Ergebnisse der Operationalisierten Psychodynamischen Diagnostik. Huber, Bern

Schneider W, Freyberger HJ (1990) Diagnostik in der Psychotherapie unter besonderer Berücksichtigung deskriptiver Klassifikationssysteme. Forum Psychoanal 6: 316–330

Schneider W, Freyberger HJ (1994) Diagnostik nach ICD-10 – Möglichkeiten und Grenzen für die Psychotherapie/Psychosomatik. Psychotherapeut 39: 269–275

Schneider W, Freyberger HJ (Hrsg) (2000) Was leistet die OPD? Empirische Befunde und klinische Erfahrungen mit der Operationalisierten Psychodynamischen Diagnostik. Huber, Bern

Schneider W, Freyberger HJ (2008) Operationalized Psychodynamic Diagnosis in planning and evaluating the psychotherapeutic process. Eur Arch Clin Psychiatry Neurosci 258(Suppl 5): 86–91

Schneider W, Klauer T (2001) Symptom level, treatment motivation and the effects of inpatient psychotherapy. Psychother Res 11: 153–167

Schneider W, Klauer T, Freyberger HJ, Hake K, Wietersheim J v (2000) Achse I »Krankheitserleben und Behandlungsvoraussetzungen« der Operationalisierten Psychodynamischen Diagnostik – Erfahrungen in der klinischen Praxis. Psychother Psychosom Med Psychol 50: 454–463

Seidel M (2005) Die Internationale Klassifikation der Funktionsfähigkeit, Behinderung und Gesundheit. Ein neues Mitglied der Familie WHO Klassifikationen. Nervenarzt 76: 79–91

Siebel U, Michels R, Schaub R, Freyberger HJ Dilling H (1997) Multiaxiales System des Kapitels V (F) der ICD-10. Erste Ergebnisse der multizentrischen Praktikabilitäts- und Reliabilitätsstudie. Nervenarzt 68: 231–238

Spitzer C, Michels-Lucht F, Siebel U, Freyberger HJ (2002a) The axis «structure" of the operationalized psychodynamic diagnostics (OPD): its relationship with sociodemographic, clinical and psychopathological features as well as categorical diagnosis. Psychother Psychosom Med Psychol 52: 392–397

Spitzer C, Michels-Lucht F, Siebel U, Freyberger HJ (2002b) On the validity of the axis structure of operationalized psychodynamic diagnosis (OPD). Z Psychosom Med Psychother 48: 299–312

Spitzer C, Michels-Lucht F, Siebel U, Freyberger HJ (2004) The relationship between OPD features of personality structure and symptom-related and interpersonal outcome of inpatient psychotherapy. Z Psychosom Med Psychother 50: 70–85

Stieglitz RD, Baumann U, Freyberger HJ (Hrsg) (2001) Psychodiagnostik psychischer Störungen in der Klinischen Psychologie, Psychotherapie und Psychiatrie, 2. Aufl. Thieme, Stuttgart

Vaillant GEN, Bond M, Vaillant CO (1986) An empirically validated hierarchy of defense machanisms. Arch Gen Psychiatry 43: 967–994

Weinryb RM, Rössel, RJ (1991) Karolinska Psychodynamic Profile KAPP. Acta Psychiatr Scand 83: 1–23

Weiterführende Literatur

Caspar F (2006) Theorie und Praxis der Diagnostik, Prognose, Indikationsstellung, Fallkonzeptualisierung und Behandlungsplanung in der Verhaltenstherapie. In: Strauss B, Caspar F, Hohagen F (Hrsg) Lehrbuch der Psychotherapie. Göttingen, Hogrefe, S 1143–1179

Freyberger HJ, Stieglitz RD (2006) Leitlinien zur Diagnostik in der Psychiatrie und Psychotherapie. Z Psychiatr Psychother Psychol 54: 23–33

Testdiagnostik

Thomas Suslow

33.1 Einführung – 596

33.2 Psychologische Testdiagnostik: Begriffsbestimmung, Qualitätsstandards und Voraussetzungen – 596

33.2.1 Definitionen – 596

33.2.2 Testgütekriterien – 597

33.2.3 Anwendungsvoraussetzungen psychologischer Testdiagnostik – 598

33.3 Psychologische Testdiagnostik in der Psychotherapie – 599

33.3.1 Unimodale vs. multimodale Datenerfassung – 599

33.3.2 Aufgaben und Funktionen psychologischer Testdiagnostik in der Psychotherapie – 600

33.3.3 Veränderungsbeurteilung und Prozesskontrolle – 601

33.4 Psychotherapierelevante Testverfahren – 602

33.4.1 Selbstbeurteilungsverfahren – 603

33.4.2 Fremdbeurteilungsverfahren – 605

33.5 Anwendungsbeispiel: psychologische Testdiagnostik bei Depression – 607

Literatur – 608

Den Begriff »Test« benutzte der US-amerikanische Psychologe James McKeen Cattell bereits gegen Ende des 19. Jahrhunderts. Damit umfasst die psychologische Testdiagnostik eine mehr als 100-jährige Tradition. Cattell bezeichnete mit dem Begriff »Test« Situationen, in denen ein relevantes Verhalten der zu untersuchenden Person provoziert wird. Hier wurden bereits zwei wesentliche Komponenten psychologischer Tests erarbeitet: die reaktionsauslösende Reizgegebenheit oder Aufgabe und die Anweisung zur Interpretation der Reaktionen. Ein wesentlicher Wegbereiter der Anwendung von Testverfahren an psychisch auffälligen Personen war im deutschsprachigen Raum der Psychiater Emil Kraepelin, der ebenfalls Ende des 19. Jahrhunderts experimentell-psychologische Methodik zur Untersuchung von kognitiven Leistungsauffälligkeiten und Wirkungen psychoaktiver Substanzen einsetzte. Im Bereich der Persönlichkeits- und klinischen Diagnostik legte der Psychiater Herrmann Rorschach schon 1921 den nach seinem Autor benannten und weithin bekannten Rorschachtest vor, bei dem Tintenkleckse dargeboten werden.

Vor diesem Hintergrund ist es notwendig, auch das vorliegende Buchkapitel mit Bemerkungen zur Definition von psychologischer Testdiagnostik, Qualitätsstandards und Anwendungsbedingungen des psychologischen Testens zu beginnen, bevor unter Hinweis auf das Prinzip der Multimodalität der Psychodiagnostik und die verschiedenen Zugangsweisen zur Messung von Veränderungen durch psychotherapeutische Behandlungen auf die Einsatzmöglichkeiten, Aufgaben und Funktionen psychologischer Testdiagnostik in der Psychotherapie eingegangen wird. Es wird eine Auswahl von sowohl störungsspezifischen als auch störungsübergreifend einsetzbaren psychotherapierelevanten Selbst- und Fremdbeurteilungsverfahren vorgestellt, wobei die Vor- und Nachteile sowie die Komplementarität dieser beiden Verfahrensgruppen erläutert werden. Kriterienkataloge zur Testbeurteilung helfen Anwendern, psychologische Testverfahren unter Berücksichtigung wichtiger Qualitätsmaßstäbe auszuwählen. Der Beitrag schließt mit einem praktischen Anwendungsbeispiel psychologischer Testdiagnostik bei depressiven Störungsbildern, die im klinischen Alltag häufig anzutreffen ist.

33

33.1 Einführung

Die psychologische Testdiagnostik hat seit ihren Anfängen eine erhebliche methodische Weiterentwicklung und Ausdifferenzierung erfahren. Dieser Entwicklungsprozess war aber nicht nur von Phasen der **Euphorie** über neue Methoden und Instrumente geprägt. Wiederholt wurden auch **Skepsis und Kritik** gegenüber psychologischen Testungen geäußert, wobei seltener Vorbehalte gegenüber der Testmethodik als solche, sondern vielmehr inhaltliche Einwände zu Art der Durchführung und Deutung von Testungen vorgebracht wurden. Beispielsweise wurde Testverfahren eine mangelnde Fairness gegenüber kulturellen Minoritäten vorgeworfen oder auf die Grenzen einer normorientierten testpsychologischen Diagnostik hingewiesen. Solche konstruktive Kritik war nicht selten Anregung für innovative diagnostische Entwicklungen. Sie schärfte aber u. a. auch den Blick für die Anwendungsvoraussetzungen sowie die Durchführungs- und Interpretationsbedingungen psychologischer Testdiagnostik. Der Einsatz psychologischer Testverfahren erfordert hinreichende Kenntnisse hinsichtlich der methodischen Grundlagen und Grenzen dieser diagnostischen Instrumente, um eine korrekte Anwendung von psychologischen Tests und eine adäquate Bewertung der Testergebnisse zu garantieren.

33.2 Psychologische Testdiagnostik: Begriffsbestimmung, Qualitätsstandards und Voraussetzungen

33.2.1 Definitionen

Die psychologische Testdiagnostik gehört zu einer größeren Teildisziplin der Psychologie, der psychologischen Diagnostik. Nach Jäger und Petermann (1992) wird unter **psychologischer Diagnostik** das systematische Sammeln und Aufbereiten von Informationen verstanden mit dem Ziel, Entscheidungen und daraus resultierende Handlungen zu begründen. Die psychologische Diagnostik verbindet in sich die Gebiete der Diagnostik als Grundlagendisziplin und der praktischen Diagnostik. Eine Besonderheit psychologischer Diagnostik besteht darin, dass Aussagen über Sachverhalte getroffen werden, die sich häufig einer direkten Beobachtung entziehen. Das heißt, hier wird von empirisch gewonnenen Verhaltens- oder Erlebensdaten auf **latente psychische Merkmale** oder **hypothetische Konstrukte** geschlossen.

Psychologische Tests sind wissenschaftlich entwickelte, standardisierte psychodiagnostische Routineverfahren. Mit ihrer Hilfe soll ein empirisch abgrenzbares Merkmal mit dem Ziel einer möglichst quantitativen Aussage über den Ausprägungsgrad des individuellen Merkmals untersucht werden (Lienert u. Raatz 1998). Der Begriff **Standardisierung** verweist darauf, dass für die Durchführung und Auswertung des psychologischen Tests wie auch für die Interpretation der Testergebnisse ein eindeutig definiertes Regelwerk gilt. Es liegen Standards für psychologisches Testen vor, die bei der Entwicklung wie auch der praktischen Anwendung von Tests zu berücksichtigen sind und zur Qualitätssicherung von psychologischer Diagnostik beitragen (Häcker et al. 1998). Durch psychologische Testverfahren werden mittels Fragen oder Anforderungen (sogenannten Test-Items) Erlebens- und Verhaltensmerkmale von Menschen erfasst, die als Indikatoren für bestimmte Eigenschaften, Zustände oder Fähigkeiten fungieren. Viele Testverfahren ermöglichen eine Quantifizierung der erhobenen Merkmale und eine Klassifizierung und **Normierung** der Testresultate auf der Grundlage einer zuvor (meist durch die Testautoren) untersuchten **Referenzpopulation**. Eine gerade für die psychologische Testdiagnostik im Rahmen von psychotherapeutischen Behandlungen wichtige Möglichkeit der Klassifizierung und Normierung von Testdaten ist die sogenannte **kriteriumsorientierte Messung**. Hier werden als Referenz- bzw. Vergleichskriterien individuelle Psychotherapie- oder Trainingsziele herangezogen.

! Die Qualität eines psychologischen Tests lässt sich anhand von sogenannten Gütekriterien beurteilen. Zu den primären Gütekriterien von Tests zählen Objektivität, Reliabilität und Validität. Darüber hinaus gibt es auch eine Reihe von sekundären Gütekriterien, zu denen u. a. Normierung, Sensitivität, Spezifität, Ökonomie, Akzeptanz und Verständlichkeit des Tests gehören. Aus dem Nachweis von Gütekriterien ergibt sich die Wissenschaftlichkeit von Testinstrumenten.

Viele der in diesem Kapitel genannten psychologischen Testverfahren sind über die Testzentrale erhältlich (*http://www.testzentrale.de*). Heutzutage werden psychologische Testverfahren vermehrt computergestützt angeboten, wodurch papiergestützte Instrumente zunehmend verdrängt werden. Die **computerbasierte Testdiagnostik** umfasst mittlerweile fast alle Bereiche der konventionellen Papier-Bleistift-Diagnostik, also beispielsweise die Persönlichkeits-, Leistungs- und klinische Psychodiagnostik (Volz-Sidiropoulou 2004). Der Computer bietet eine schnelle und wenig fehleranfällige Auswertung von Testdaten und neue Formen der Datendarstellung. Im deutschsprachigen Raum sind mittlerweile PC-Testsysteme wie z. B. das des Apparatezentrum des Hogrefe-Verlags (*Hogrefe TestSystem*) bzw. der Firma Schuhfried (*Wiener Testsystem*) weit verbreitet.

33.2.2 Testgütekriterien

Angaben zu den Gütekriterien eines psychologischen Tests finden sich für gewöhnlich in seinem **Manual**. Weitere wichtige Informationen zu den Gütekriterien von Testinstrumenten werden auch nach ihren Entwicklungsphasen generiert und lassen sich in den einschlägigen Datenbanken der medizinischen bzw. psychologischen Literatur ermitteln. Im deutschsprachigen Raum finden sich Besprechungen von psychologischen Tests z. B. in den **Fachzeitschriften**

- *Diagnostica*,
- *Journal of Individual Differences* (Nachfolger ab 2005 der *Zeitschrift für Differentielle und Diagnostische Psychologie*),
- *Zeitschrift für Psychiatrie, Psychologie und Psychotherapie*,
- *Zeitschrift für Klinische Psychologie und Psychotherapie.*

Von zentraler Bedeutung hinsichtlich der Beurteilung der Qualität von Testinstrumenten sind die drei Gütekriterien der **Objektivität**, **Reliabilität** und **Validität** (Amelang u. Schmidt-Atzert 2006). Diese Kriterien betreffen technische Eigenschaften, die die psychometrischen Verfahren unabhängig vom Kontext ihres Einsatzes und der diagnostischen Entscheidung charakterisieren. Objektivität bezeichnet das Ausmaß, in dem die Befunde eines Tests unabhängig von der Person des Untersuchers bzw. Auswerters sind. Ein Test soll eine hohe **Durchführungsobjektivität** haben. Diese wird durch eine strikte Standardisierung der Testsituation angestrebt. Die **Auswertungsobjektivität** betrifft die Qualität der numerischen oder kategorialen Auswertung des registrierten Testverhaltens nach vorgegebenen Regeln. Eine (hohe) **Interpretationsobjektivität** liegt dann vor, wenn aus gleichen Testergebnissen identische Schlüsse gezogen werden.

Unter der **Reliabilität** eines Testverfahrens wird die Genauigkeit verstanden, mit der ein Test eine Merkmalsdimension erfasst – unabhängig von der Frage, ob er dieses Merkmal auch zu messen beansprucht. Reliabilitätskoeffizienten informieren also über die Präzision der Messung an sich. Ist ein Test vollständig reliabel, so liegt der Reliabilitätskoeffizient als Korrelation zwischen verschiedenen Messwerten, erhoben an denselben Personen, bei $r = 1{,}0$.

Die **Validität** eines Tests bezeichnet das Ausmaß, in dem der Test ein psychologisches Merkmal erfasst, das er messen soll. Die Validität eines Tests ist das wichtigste der drei Hauptgütekriterien. **Inhaltliche Validität** liegt vor, wenn der Inhalt der Test-Items das Zielmerkmal genau definiert. Die **kriteriumsbezogene Validität** eines Tests wird ermittelt durch den Vergleich von Test- und Kriterienwerten. In der Regel wird das Ausmaß der Übereinstimmung als Korrelationskoeffizient ausgedrückt, wobei zwischen konkurrenter und prädiktiver Validität eines Tests unterschieden wird. Schließlich ist die **Konstruktvalidität** eines Tests zu prüfen, d. h. die Einbettung des Zielkonstrukts des Tests in andere psychologische Konstrukte. So sollte ein Test mit einer hohen Konstruktvalidität mit Testverfahren, die das gleiche Konstrukt erheben, hoch korrelieren, während es mit Testinstrumenten anderer Messkonstrukte niedrig korrelieren sollte (Hinweise für **konvergente** bzw. **diskriminante** Validität).

Eines der wichtigsten sekundären oder Nebengütekriterien stellt die **Normierung** eines psychologischen Tests dar. Durch die Bereitstellung von Testnormen wird es möglich, eine individuelle Merkmalsausprägung differenziert einzuordnen, also die Position anzugeben, die ein Proband bezüglich der Werte anderer Personen einnimmt. Normen als Vergleichswerte lassen sich in verschiedenen Skalen angeben. Eine der am weitesten verbreiteten Normskalen sind **Prozentränge**. Prozentränge basieren auf einer Transformation, die angibt, wie groß in einer Messwertreihe der Anteil der Probanden ist, die niedrigere oder gleich hohe Scores erreichen. Zum Beispiel besagt ein Prozentrang von 55, dass in der Vergleichsgruppe (Normstichprobe) 55% der Probanden niedrigere oder gleich hohe Scores erreichen, 45% dagegen höhere Werte. Im Fall eines Tests zur Erfassung von Ängstlichkeit würde ein solcher Prozentrangwert indizieren, dass die Ängstlichkeit des Probanden im Vergleich zur Normstichprobe im Durchschnittsbereich liegt.

33

33.2.3 Anwendungsvoraussetzungen psychologischer Testdiagnostik

Aufgrund der Komplexität der testtheoretischen Annahmen und der Störanfälligkeit der Prozesse der Datenerhebung und -auswertung sollten psychologische Testungen nur von geschultem Personal durchgeführt werden. Zum einen erfordert der Einsatz psychologischer Testverfahren hinreichende **theoretische Kenntnisse** zu ihren methodischen Grundlagen und Grenzen, um eine korrekte Durchführung, Auswertung und Interpretation von Testresultaten zu gewährleisten. Zum anderen erscheint eine weitere wesentliche Voraussetzung für eine adäquate Anwendung von Testverfahren die **praktische Erfahrung** in der Durchführung von testpsychologischen Untersuchungen. Dies trifft besonders für die Anwender von kognitiven oder intellektiven Leistungstests, welche ein exaktes Einhalten von Vorgabeprozeduren erfordern, und von sogenannten Fremdbeurteilungsverfahren zu. Nur durch ein umfassendes Wissen um die Grundlagen, Bedingungen und Abläufe psychologischen Testens kann sichergestellt werden, dass Tests adäquat, im Sinne der Testkonstrukteure eingesetzt werden. Gerade im Fall der auf Fremdeinschätzung basierenden Tests wird häufig übersehen, dass ein zuverlässiger Einsatz von Fremdbeurteilungsverfahren nur durch ein ausführliches Training der Anwender mit anschließenden Kontrollen der (Interrater-)Reliabilität erreicht werden kann. Soll ein Fremdbeurteilungsverfahren über längere Zeiträume eingesetzt werden, so ist zu prüfen, ob das Urteilsverhalten der Anwender stabil bleibt.

! In der Literatur finden sich von Experten zusammengestellte Kriterienkataloge zur Testbeurteilung, die Anwendern helfen, psychologische Testverfahren unter Berücksichtigung wichtiger Qualitätsmaßstäbe auszuwählen (Kersting 2006).

Genaue Kenntnisse hinsichtlich der Grenzen und Eigenschaften von Testverfahren bieten den besten **Schutz vor unangebrachtem Einsatz psychologischer Tests**. Sie verhindern ein unnötiges Erheben irrelevanter Variablen und ermöglichen eine korrekte Abschätzung des Zeitaufwands für die Anwendung bestimmter Verfahren, was wichtig für die Erstellung realistischer Kosten-Nutzen-Relationen ist. Auch wird hierdurch der unsachgemäße Einsatz von Testinstrumenten bei bestimmten klinischen Störungsgruppen unwahrscheinlich. Zwar lassen sich viele der beliebten – weil meistens ökonomischen – Selbstbeschreibungsinstrumente bei nahezu allen klinischen Störungen einsetzen, in einigen Fällen ergeben sich jedoch durch die die Störung definierenden Symptome Einschränkungen. Liegt etwa eine Demenz oder eine Intelligenzminderung beim Patienten vor, so kann ein eingeschränktes (Sprach-)Verständnis der Fragebogen-Items einer korrekten Befundung entgegenstehen. Auch sind bestimmte Symptome der Schizophrenie, wie z. B. die Affektausdrucksverarmung einer Selbsteinschätzung, nicht ohne Weiteres zugänglich. Manche Testinstrumente sind für bestimmte Aufgaben ungeeignet. Beispielsweise sind für die Evaluation von Veränderungen im Rahmen psychotherapeutischer Interventionen psychologische Tests unangebracht, die Eigenschaftsmerkmale der Persönlichkeit erheben und insofern wenig veränderungssensitiv sein sollten. Die Auswahl der psychologischen Testverfahren in Bezug auf eine Fragestellung sollte immer unter genauer Kenntnis der Messkonstrukte und -eigenschaften des Testinstruments erfolgen. Ein wichtiger Aspekt bei der Selektion von Testinstrumenten für (Verlaufs-)Messungen im Rahmen von Psychotherapien stellt der jeweilige Zeitraum dar, der von den Tests abgebildet wird (Tab. 33.1). Während manche Verfahren lediglich den augenblicklichen

Tab. 33.1 Auswahl verbreiteter Testverfahren mit verschiedenen Bezugszeiträumen der Testkonstrukte

Test	Testkonstrukt	Bezugszeitraum
State-Trait-Angstinventar (STAI) Zustandsversion	Affekt der Angst	Sekunden
Positive and Negative Affect Schedule (PANAS) – Instruktion heutige Befindlichkeit	Emotion, Stimmung	1 Tag
Beck-Depressions-Inventar (BDI)	Depressivität (Schweregrad)	1 Woche
Positive and Negative Syndrome Scale (PANSS)	Psychopathologische Symptomatik bei Schizophrenie	1 Woche bis Monate
Toronto-Alexithymie-Skala 26 (TAS-26)	Persönlichkeitsmerkmal Alexithymie	Jahre
Nähere Informationen zu den aufgeführten Testverfahren finden sich bei Brähler et al. (2003)		

Zustand in Bezug auf ein Merkmal (Affekt) erheben, messen andere zeitstabile Merkmale wie Persönlichkeitseigenschaften.

33.3 Psychologische Testdiagnostik in der Psychotherapie

33.3.1 Unimodale vs. multimodale Datenerfassung

Kommt im Rahmen von psychodiagnostischen Fragestellungen lediglich ein Testverfahren zum Einsatz, wird von einer **unimodalen** oder unimethodalen Datenerhebung gesprochen. Bei der individuellen Diagnostik in Psychotherapie und klinischer Beratung stützen sich Diagnostiker allerdings eher selten auf ein einzelnes Verfahren, um zu einem Urteil zu gelangen. Wesentlich häufiger in der klinisch-psychodiagnostischen Praxis ist die **multimodale Datenerfassung** (Baumann u. Stieglitz 2001). Hier werden mehrere diagnostische Methoden gleichzeitig eingesetzt, um ein klinisches Urteil zu begründen. Um eine psychische Problematik abzuklären, wird in der Regel neben einem systematischen klinischen Interview, das in ein Gespräch mit dem Patienten eingebettet ist, auf eine Kombination von Selbsteinschätzung über Fragebogen durch den Patienten und Fremdeinschätzung durch den Diagnostiker zurückgegriffen. Werden Bezugspersonen oder Familienangehörige kontaktiert und in die Problemanalyse eingeschlossen, bzw. wird der körperliche Zustand des Patienten abgeklärt, ergeben sich weitere wichtige Informationen zur Einschätzung und Abklärung einer vorliegenden Problematik.

! Das Prinzip der Multimodalität der Psychodiagnostik erfordert eine Sammlung von Informationen auf verschiedenen Datenebenen (z. B. psychische, somatische und soziale), die Berücksichtigung verschiedener Datenquellen (befragte Person selbst, Angehörige, Therapeut, apparative Verfahren) sowie verschiedener Funktionsbereiche und Konstrukte (psychische Funktionen und Fähigkeiten, z. B. soziale Intelligenz und Selbstwirksamkeitserwartung). Der Genauigkeits- bzw. Auflösungsgrad in den verschiedenen Datenebenen, Datenquellen und Funktionsbereichen kann sehr unterschiedlich ausfallen.

Ein multimodaler diagnostischer Ansatz trägt sowohl der Komplexität als auch der individuellen Ausgestaltung psychischer Störungsbilder Rechnung. Werden verschiedene Methoden unterschiedlicher Art zur Klärung eines Sachverhalts eingesetzt, so dient dies auch der Absicherung von Befunden. Es sei allerdings an dieser Stelle darauf hingewiesen, dass **divergierende Befunde** auftreten können und insbesondere im Fall von Selbst- und Fremdeinschätzung in Bezug auf ein Merkmal nicht selten sind. Den Ursachen solcher Diskrepanzen kann ein Diagnostiker bei Individualuntersuchungen durch Gespräche mit dem Patienten, die Analyse der verwendeten Methoden oder Hinzuziehen weiterer Informationsquellen nachgehen. In der heutigen Situation mehrerer konkurrierender psychotherapeutischer Schulen und Ansätze bietet eine Mehrebenendiagnostik mit einer facettenreichen Abbildung von klinischen Störungsaspekten, Persönlichkeits- und Fähigkeitsmerkmalen im Verlauf eingesetzt auch wichtige **Einblicksmöglichkeiten in differenzielle Wirkungsmuster** bei komparativen Evaluationsstudien. Multimodale Datenerfassungen sollen aber nicht unreflektiert breit erfolgen, sondern zielfokussiert und ressourcenorientiert bleiben, um das Generieren von sogenannten Datenfriedhöfen zu vermeiden.

Zentrales Breitbandverfahren und Kernbestandteil der klinischen Psychodiagnostik zur Klärung des Vorliegens psychischer Störungen ist das **diagnostische Gespräch** oder **Interview**. Dieses kann auch der Datenerhebung für die Fremdbeurteilung in Testform dienen. Von der Fremdbeobachtung ist **die Verhaltensbeobachtung** im engeren Sinne zu differenzieren, bei der es um die objektivierte und systematische Analyse sichtbaren und hörbaren Verhaltens geht, wobei explizite Auswertungsschemata Anwendung finden. **Persönlichkeitstests**, v. a. den autodeskriptiven Fragebogenverfahren, kommt im Rahmen der psychotherapiebezogenen Diagnostik eine große Bedeutung zu. Mehrdimensionale Persönlichkeitstests können wichtige Informationen für die Eingangsdiagnostik liefern. Sie geben Klinikern ein differenziertes Bild von den Eigenschaften eines Patienten, die bei der Gestaltung der therapeutischen Interaktion Berücksichtigung finden können. Sehr autonome Patienten reagieren beispielsweise in der Regel negativ auf stark direktive und wenig transparente Therapeuten.

Zu den umstrittenen diagnostischen Verfahren zählen die **projektiven Tests**. Die größte Akzeptanz dürfte derzeit eine Wertung erfahren, wonach die Angaben aus projektiven Verfahren als Heurismen für den Einsatz anderer Verfahren wie Gespräch und Verhaltensbeobachtung dienen können. Die Chance projektiver Verfahren liegt v. a. darin begründet, Erlebens- und Verhaltensanteile manifest zu machen, die der Patient nicht bewusst benennen kann oder will. Die **kognitive und intellektive Leistungsdiagnostik** spielt für die psychotherapiebezogene Diagnostik lediglich eine untergeordnete Rolle. Die objektive Ermittlung der kognitiven Fähigkeiten zu Beginn und im weiteren Verlauf einer Therapie kann aber bei einzelnen Störungsbildern (wie beispielsweise der Aufmerksamkeitsdefizitstörung) durchaus indiziert sein.

33.3.2 Aufgaben und Funktionen psychologischer Testdiagnostik in der Psychotherapie

Forderungen nach einer evidenzbasierten Gesundheitsversorgung bei gleichzeitiger Verknappung der Ressourcen im Gesundheitswesen haben in den letzten Jahren dazu beigetragen, dass der psychotherapiebezogenen Diagnostik eine zunehmende Bedeutung zugekommen ist. Diese Entwicklung wird nicht zuletzt auch von dem Umstand getragen, dass sich Psychoanalyse und Gesprächspsychotherapie für den Einsatz standardisierter klinischer Testverfahren geöffnet haben. Die Verhaltenstherapie benutzt schon seit Längerem v. a. im Rahmen ihrer Verhaltensdiagnostik standardisierte Skalen. Psychologische Testdiagnostik erweist sich sowohl für die Frage des **Wirksamkeitsnachweises** als auch bei der **Qualitätssicherung** von Psychotherapie als sehr nützliches Werkzeug (Schumacher u. Brähler 2005).

Zu den Hauptaufgaben der klinisch-psychologischen Diagnostik gehören, neben einer qualitativen und quantitativen **Beschreibung** der vorliegenden Störung, ihre **Klassifikation**, die **Exploration** von besonderen lebensgeschichtlichen Bedingungen bei der Entstehung und dem bisherigen Verlauf der Störung, die Beobachtung des Verlaufs der Intervention und der Veränderung der Symptomatik (**Verlaufsdiagnostik**) und schließlich die Überprüfung des Therapieerfolgs nach Abschluss der Behandlung (**Evaluation des Therapie-Outcome**). Nach Laireiter (2000) lassen sich auf der Grundlage des zeitlichen Ablaufs von Psychotherapien drei Funktionen von Psychodiagnostik unterscheiden:

1. Diagnostik vor und zu Beginn der Psychotherapie: **indikationsorientierte Diagnostik**,
2. Diagnostik im Verlauf der Therapie: **Verlaufs- und Prozessdiagnostik**,
3. Diagnostik am Ende und nach der Therapie: **evaluative Diagnostik**.

Hiernach stehen in der ersten Phase von psychotherapeutischen Behandlungen die Bestimmung der Ausgangslage und des angestrebten Zielzustands sowie die Entscheidung über adäquate Behandlungsverfahren an. Diese diagnostischen Aufgaben lassen sich primär durch **Zustandsdiagnostik** bewältigen. In den nächsten beiden Phasen erfolgen die Überprüfung des Verlaufs und die Kontrolle der Effektivität der eingesetzten Interventionsmethoden. Hier werden der Einsatz von veränderungssensitiven Instrumenten und die Bestimmung von Maßen zur **Veränderungsmessung** erforderlich.

Ein wichtiger Bestandteil der Diagnostik zum Verlauf von Therapien stellt die **Prozesskontrolle** dar. Ziel der Prozessdiagnostik ist die Erfassung der Determinanten, welche die Änderungen bewirken, die innerhalb der Psychotherapie auftreten. Es wird hier also der Frage nachgegangen, was zu Fortschritten und Erfolgen geführt hat. Die psychotherapeutische Prozessforschung hat eine Reihe von allgemeinen und spezifischen **Wirkfaktoren** ermittelt. Sehr bekannt geworden ist das von Grawe und Kollegen vorgeschlagene Dreikomponentenmodell der Wirkungsweise von Psychotherapien (Grawe 2000). Demnach stellen aktive Hilfe zur Problembewältigung, motivationale Klärung sowie therapeutische Unterstützung und Beziehung die schulenübergreifenden Wirkfaktoren dar, die am Interventionsprozess beteiligt und für Behandlungserfolge mitverantwortlich sind. Prozessdiagnostik auf der Ebene von Sitzungen kann Effekte von Wirkfaktoren aufdecken und damit die Gestaltung des weiteren Interventionsprozesses günstig beeinflussen, indem der jeweils indizierte Wirkfaktor vom Therapeuten verstärkt und der aktuell weniger indizierte Wirkfaktor reduziert wird. Es erscheint berechtigt anzunehmen, dass Prozessvariablen eine kausale Wirkung auf Outcome-Variablen ausüben können. Es gilt aber bei der Betrachtung von Bedingungsgefügen von Interventionserfolgen zu berücksichtigen, dass Wechselwirkungen zwischen Prozess- und Outcome-Variablen bestehen und Umkehrungen der Wirkrichtung auftreten können. So kann etwa ein sich schnell einstellender erster Behandlungserfolg sehr positiv auf die therapeutische Beziehung wirken, da der Therapeut als starker, kompetenter Verbündeter beim Erreichen von Zielen erlebt wird. Das Beispiel macht deutlich, dass es günstig ist, Prozess- und Outcome-Diagnostik parallel zu betreiben, um auf individueller Ebene differenzierte Einblicke in die Wirkmechanismen von Psychotherapie zu erhalten.

33.3.3 Veränderungsbeurteilung und Prozesskontrolle

Evaluation und Dokumentation anhand von psychologischer Testdiagnostik sind zentrale Bestandteile psychotherapeutischer Behandlungen. Hiermit kann ein Therapeut die Entwicklung des therapeutischen Prozesses kontrollieren und Fortschritte seiner Therapie nachweisen. Im Allgemeinen wird unter **Veränderungsmessung** die Messung einer oder mehrerer Variablen an einem Individuum verstanden. Die Veränderungen können quantitativer oder qualitativer Art sein. Die Messung von Veränderungen psychischer Merkmale im Verlauf stellt eine besondere psychometrische Herausforderung dar. So haben zwar die meisten Selbst- und Fremdbeurteilungsverfahren den Anspruch, Veränderungen abzubilden bzw. zu erheben, doch wurden sie meist auf der Grundlage der klassischen Testtheorie konstruiert, die von der Grundidee und den Grundannahmen keine Veränderungsansätze beinhaltet (für eine Diskussion der speziellen messtheoretischen Probleme s. Stieglitz u. Baumann 2001).

Bei der Beurteilung von Veränderungsmessungen ist grundsätzlich zu berücksichtigen, dass die Veränderung der psychischen Merkmale nicht zwingend auf die psychotherapeutische Intervention zurückgehen muss, womit die **allgemeinen Probleme bei der Erfassung von Veränderungen** angesprochen sind. So können interventionsunabhängige Einflüsse (z. B. soziale Unterstützung oder biologische Prozesse) zu Besserungen von Befindlichkeit und psychopathologischen Symptomen führen. Weiterhin sind psychometrische Testverfahren mit einer mehr oder minder großen Messungenauigkeit behaftet. Anstatt wahrer Veränderungswerte können im Einzelfall also auf Messfehler zurückgehende Veränderungshinweise vorliegen. Die testpsychologische Messung kann selbst, z. B. durch die Vorgabe von autodeskriptiven Instrumenten, das Therapieerleben bzw. den therapeutischen Prozess beeinflussen, indem etwa über ein vorgegebenes Problem oder Merkmal verstärkt reflektiert wird. Schließlich bleibt zu hinterfragen, inwiefern der Patient (wie auch der Therapeut) bei längeren Beurteilungszeiträumen in der Lage ist, die beurteilungsrelevanten Fakten adäquat zu aktualisieren.

! Es lassen sich verschiedene Zugangsweisen unterscheiden, mit denen Veränderungen von psychischen Merkmalen im Verlauf und am Ende von psychotherapeutischen Behandlungen gemessen werden können: die direkte Veränderungsdiagnostik, die indirekte Veränderungsdiagnostik, die Beurteilung des psychopathologischen Status am Therapieende und die Beurteilung des Erreichens von Therapiezielen.

Im Fall der **direkten Veränderungsdiagnostik** wird das psychologische Testinstrumentarium nicht zu verschiedenen Zeitpunkten, sondern nur zu einem Zeitpunkt vorgegeben – in der Regel zum Abschluss der Therapie. Zum einen kann der Patient im Rahmen dieses Ansatzes anhand von Testinstrumenten direkt befragt werden, ob und welche Veränderungen er im Verlauf der Therapie an sich beobachtet hat. Häufig wird bei diesen Beurteilungen der Zustand zu Therapiebeginn als Bezugszeitpunkt herangezogen bzw. vorgegeben. Ein im deutschsprachigen Raum verbreitetes Verfahren der direkten Veränderungsbeurteilung durch den Patienten ist der **Veränderungsfragebogen des Erlebens und Verhaltens** (VEV von Zielke und Kopf-Mehnert (1978). Zum anderen kann durch den Therapeuten am Ende der Therapie geprüft werden, ob ein Patient noch psychopathologisch relevant erkrankt ist bzw. relevante psychische Merkmale des Patienten im Normbereich gesunder Personen liegen. Aufgrund der nur einmaligen Testvorgabe bzw. -anwendung kann dieses Vorgehen als sehr ökonomisch gelten, doch wurde wiederholt auf methodische Limitationen dieses diagnostischen Ansatzes hingewiesen, z. B. die fragliche Zuverlässigkeit der ermittelten Kennwerte, mögliche Fehler aufgrund eines komplizierten (komparativen) Antwortmodus.

Bei der **indirekten Veränderungsdiagnostik** erfolgt die Veränderungsmessung durch die Differenzbildung zwischen zwei Statusbeurteilungen. Am häufigsten wird die Ausprägung von Merkmalen zu Therapiebeginn und Therapieende in einen Vergleich gestellt. Solche Veränderungswerte stellen die klassischen Ansätze der Veränderungsmessung dar. Für die Auswertung werden nicht selten die einfachen Differenzwerte (der Testscores) herangezogen. Die Veränderung von Variablen kann durch prozentuale Angaben veranschaulicht werden. Beispielsweise kann die Reduktion von klinischen Symptomen im Therapieverlauf in Prozent angegeben werden. Gegenüber der einfachen Wiederholung, dem mehrfachen Einsatz desselben Testinstruments, hat die Verwendung von Paralleltests Vorteile. **Paralleltests** sind Tests, die in mehreren äquivalenten Formen vorliegen. Leider existieren für die meisten klinischen Selbstbeurteilungsinstrumente keine Parallelformen. Ein ökonomisches deutschsprachiges Testverfahren mit Parallelformen, das sich zur Verlaufsmessung der psychischen Befindlichkeit von Patienten eignet, ist der von Steyer et al. (1997) bereitgestellte **Mehrdimensionale Befindlichkeitsfragebogen** (MDBF).

Zur Veränderungsbeurteilung können auch weitere Auswertungsstrategien zur Anwendung kommen. So kann geprüft werden, ob Testwerte, die eingangs der Therapie im klinisch auffälligen Bereich lagen, sich zum Therapieabschluss im unauffälligen Bereich befinden. Bei diesem Vorgehen muss der Test Cut-off-Werte oder Normbereiche zur Verfügung stellen bzw. definieren. Vor allem bei einigen psychiatrischen Fremdbeurteilungsskalen finden sich Cut-off-Scores zur klinischen Relevanz der ermittelten Messwerte. Diese Auswertungsstrategien ermöglichen eine **Beurteilung des psychopathologischen Status am Therapieende**. Hier wird also geprüft, inwiefern interventionsabhängige Veränderungen in den Normbereich hinein vorliegen.

Die **Beurteilung des Erreichens von Therapiezielen** ist ein wichtiger Ansatz im Bereich der Veränderungsdiagnostik. Die meisten Verfahren zur Erfassung der Therapiezielverwirklichung sind einem einzelfallanalytischen Vorgehen verpflichtet. In der traditionellen Vorgehensweise werden von Patienten und Therapeuten Therapieziele formuliert und gewichtet. Nach einem bestimmten Zeitraum oder gegen Ende der Therapie schätzt der Patient sein Verhalten in Bezug auf die Probleme ein. Eine weithin bekannte Methode der zielorientierten Veränderungsdiagnostik ist das *Goal Attainment Scaling* (Kordy u. Hannöver 1999).

Die ersten Stunden- bzw. Sitzungsbögen in der **Prozessdiagnostik** und -evaluation waren zunächst inhaltlich eher schulenspezifisch orientiert. Ein ökonomisches, standardisiertes Instrument zur Erfassung der von Grawe unterschiedenen allgemeinen Wirkfaktoren psychotherapeutischer Prozesse und Effekte stellen die von Krampen entwickelten **Stundenbogen für die Allgemeine und Differentielle Einzelpsychotherapie** (STEP) dar. Durch den Bonner Fragebogen für Therapie und Beratung (BFTB), der von Fuchs et al. (2003) zur Verfügung gestellt wurde, lassen sich ebenfalls schulenübergreifend das Ergebnis und der Prozess einer Therapie erfassen. In den sogenannten Prozessskalen des BFTB soll der Patient das erlebte therapeutische Verhalten beschreiben, wobei Determinanten identifiziert werden, die den Therapieprozess beeinflusst haben. Es wird hier von drei Wirkprinzipien ausgegangen (d. h. Therapeut-Patient-Beziehung, Einsicht/Klärung und Integration/Verhaltensänderung), denen spezifische Wirkfaktoren zugeordnet sind. Ein verbreitetes Selbstbeurteilungsverfahren zur Erhebung von in Gruppen therapeutisch wirksamen Prozessen und Faktoren ist der primär von Eckert entwickelte **Gruppenerfahrungsbogen** (GEB) (Eckert u. Strauß 1996). Mithilfe dieses Instruments können u. a. verschiedene Gruppenwirkfaktoren wie Gruppenkohäsion, Identifikationstendenzen, Einsicht und Rekapitulation früherer familiärer Erfahrungen, Universalität des Leidens, interpersonales Lernen und Altruismus gemessen werden. Der von Davies-Osterkamp (1996) konstruierte **Düsseldorfer Gruppenwirkfaktorenfragebogen** (DGWFB) stellt ebenfalls ein Selbstbeurteilungsverfahren zur Erfassung der aus der Sicht der Beteiligten bedeutsamen Wirkfaktoren gruppentherapeutischer Behandlungen dar. Er ist für Prozess- und Ergebnisdokumentation im ambulanten und stationären Gruppensetting und zur individuellen Evaluation von Gruppenbehandlungen geeignet.

> **!** **Das Prinzip der Multimodalität der Psychodiagnostik sollte auch bei der Erfassung der Ergebnisse psychotherapeutischer Behandlungen berücksichtigt werden. Eine Kombination von verschiedenen Zugangsmethoden erscheint i. Allg. sinnvoll, um individuelle Veränderungsprozesse und ihre Determinanten auf verschiedenen Ebenen abzubilden. Nur so kann vermieden werden, dass Fortschritte in Fähigkeitsmerkmalen unbeachtet bleiben, aber andererseits auch beispielsweise ein Stillstand in einem zentralen Bereich des Befindens unerkannt bleibt. Es ist ratsam bei der Beurteilung der Veränderungen durch Psychotherapien, multiple Kriterien anzuwenden. Eine multimodale Diagnostik senkt die Gefahren von Zufallsbefunden und Zufallsentscheidungen.**

33.4 Psychotherapierelevante Testverfahren

Zwei zentrale Säulen der testpsychologischen Diagnostik im Bereich der Psychotherapie sind die **Selbstbeurteilung** und die **Fremdbeurteilung**. Setzt man beide klinischen Untersuchungsverfahren parallel ein, so dienen sowohl der Patient als auch der Therapeut als Datenquellen. Die Trennung von Selbst- und Fremdbeurteilungsinstrumenten kann nicht scharf vollzogen werden, da nicht wenige Skalen der Fremdbeurteilung auch Items beinhalten, die auf Selbstaussagen basieren. Selbst- und Fremdbeurteilungswerte korrelieren im Durchschnitt nur mittelmäßig miteinander. Dieser Sachverhalt unterstreicht, dass beide klinischen Untersuchungsverfahren unterschiedliche Erlebens- und Verhaltensaspekte erfassen. Insofern stellt sich nicht die Frage, welches Verfahren zur Beurteilung von Veränderungen durch Psychotherapie das bessere sei. Vielmehr ist häufig ihre gemeinsame Anwendung in der Evaluation psychotherapeutischer Prozesse sinnvoll und angezeigt, da sie **komplementäre Instrumentarien** darstellen. Im Übrigen bedeutet eine Übereinstimmung zwischen Selbst- und Fremdbeurteilung nicht eine Richtigkeit der Urteile. Bestimmte psychische Aspekte lassen sich besser mit einem Selbst-, andere mit einem Fremdbeurteilungsverfahren erfassen. So ist das Erleben von Scham- bzw. Schuldgefühlen adäquater mittels Selbstbeurteilung zu erheben. Andererseits eignet sich beispielsweise die Fremdbeurteilung besser zur Erfassung von Minderungen im mimischen Affektausdruck. Zu den Stärken und Fehlerquellen von Selbst- und Fremdbeurteilungsverfahren wird in den nächsten Abschnitten kursorisch Stellung genommen.

Insgesamt betrachtet gibt es mehr Selbst- als Fremdbeurteilungsinstrumente. Dies lässt sich u. a. darauf zurückführen, dass Selbstbeurteilungsverfahren i. Allg. einfacher zu entwickeln und leichter anzuwenden sind. Unter inhaltlichen und anwendungsbezogenen Gesichtspunkten können bei beiden Verfahrensgruppen störungsbezogene von störungsübergreifenden Instrumenten unterschieden werden. **Störungs- oder syndrombezogene Verfahren** dienen der Erhebung der spezifischen Symptomatik einzelner psychischer Störungen. Demgegenüber bilden die **störungsübergreifenden Verfahren** ein breites Spektrum psychopathologisch relevanter Merkmale ab oder fokussieren zwar auf die Messung eines Merkmalsbereichs, doch ist das Messkonstrukt so allgemein gehalten, dass eine Anwendung des Verfahrens bei Patienten mit sehr verschiedenen Störungen möglich ist.

33.4.1 Selbstbeurteilungsverfahren

Eine entscheidende Grundlage von Selbstbeurteilungsverfahren ist die **Kompetenz zur Selbstreflexion** und **Selbstbeschreibung.** Neben einem intakten Sprachverständnis sind auch intellektive Grundfähigkeiten bei den Probanden **Voraussetzungen für die Anwendung** (Fisseni 2004). Allgemein wird ein Intelligenzquotient von 80 als notwendig angesehen, um Selbstbeurteilungsverfahren adäquat einsetzen zu können. Bei Personen mit einer Intelligenzminderung erscheint die Verwendung von Selbstbeurteilungsverfahren fragwürdig. Darüber hinaus ist im Bereich der Messung von Befindlichkeitsqualitäten darauf zu achten, dass die Probanden auch über ausreichende Fähigkeiten zur Introspektion verfügen, d. h. Emotionen identifizieren, differenzieren und adäquat versprachlichen können. Insofern erscheint es hier opportun zu kontrollieren, ob Schwierigkeiten in den letztgenannten Fähigkeitsbereichen, also Anhalt für Alexithymie oder eine niedrige emotionale Intelligenz, vorliegen. Es ist allerdings darauf hinzuweisen, dass die kognitiven Anforderungen von Fragebögen an den Probanden sehr unterschiedlicher Natur sein können. Während manche Instrumente die Beurteilung sehr konkreter Handlungen (z. B. das Auftreten bestimmter Verhaltensweisen im Alltag in der letzten Woche) erfordern, lassen andere erheblichen Interpretationsspielraum hinsichtlich der zu beurteilenden Situation zu bzw. verlangen substanzielle Abstraktionsleistungen.

! Bei der Auswahl von Testverfahren zur Selbstbeurteilung sollte darauf geachtet werden, dass die kognitiven Anforderungen des Fragebogens auf die Fähigkeiten des Probanden abgestimmt sind.

Selbst wenn ein Proband über das Können verfügt, sich zutreffend in Fragebögen zu beschreiben, bleibt zu klären, ob er eine **Bereitschaft zur Selbstbeschreibung** hat. So sind Selbstbeurteilungsinstrumente anfällig für absichtliche Verfälschungen wie eine **Aggravation** oder gar **Simulation** von psychischen Beschwerden. Es kann auch ein Bestreben vorliegen, von sich ein **sozial erwünschtes Bild** zu bieten. Bestehende Funktionseinschränkungen können in Zuge solcher Tendenzen bagatellisiert werden. Die Beziehung zwischen Selbstbeschreibung und tatsächlichem Verhalten ist i. Allg. nicht sehr eng. Der Selbstaussagecharakter bringt es mit sich, dass ein Fragebogen eher über Bereitschaften und Einstellungen zu Verhalten Auskunft gibt als über tatsächliches Verhalten selbst.

Selbstberichte über Ziele, Eigenschaften und Befinden bilden allerdings trotz methodischer Probleme und einer **Anfälligkeit für Verfälschung** die Möglichkeit eines sehr differenzierten und intimen diagnostischen Zugangs zur Persönlichkeit. Schließlich sind die Informationen, die einer Person über sich selbst zur Verfügung stehen, besonders zahlreich und repräsentativ. Im klinischen Bereich ist die Erfassung gerade der subjektiv wahrgenommenen oder erlebten Beschwerden von herausragender Bedeutung und eine zentrale Datenquelle. Weitere Stärken bzw. **Vorteile der Selbstbeurteilungsverfahren** liegen in der Ökonomie der Durchführung begründet. Diese erlaubt es, Selbstbeurteilungen in kürzeren Intervallen einzusetzen, um etwa Veränderungsprozesse abzubilden. Bei vielen

Selbstbeurteilungsverfahren vorhandene Normwerte erleichtern die Einordnung und Quantifizierung der individuellen Testdaten.

In den letzten Jahrzehnten sind eine Fülle von Selbstbeurteilungsverfahren zu sehr unterschiedlichen Konstruktbereichen bereitgestellt worden. Für die Auswahl von Testverfahren zur Beantwortung von Fragestellungen in Beratung und Psychotherapie stehen Handbücher bzw. **Sammlungen von in der klinischen Praxis unmittelbar nutzbaren Messinstrumenten** zur Verfügung (Brähler et al. 2003, Klann et al. 2003, Westhoff 1993).

Wichtigste Selbstbeurteilungsverfahren zur Erfassung eines breiten Spektrums an psychopathologischen Symptomen und Stressbelastungszuständen im deutschsprachigen Raum sind die **Symptom-Checkliste von Derogatis** (SCL-90-R) und das *Brief Symptom Inventory* (BSI), welches eine Kurzform der SCL-90-R darstellt (▫ Tab. 33.2). Beide Skalen referieren auf einen Zeitraum von 7 Tagen. Diese mehrdimensionalen Tests zur Erhebung von Psychopathologie haben den Vorteil, über die individuellen Kernsymptome hinaus weitere relevante klinische Symptome zu erfassen. Somit eignen sich diese Tests zur Screening-Diagnostik, der bei Vorliegen von Auffälligkeiten die Anwendung spezifischer Verfahren folgen kann.

33

Zu den Selbstbeurteilungsverfahren, die bei vielen Störungsgruppen einsetzbar sind, gehören Testinstrumente zur Erhebung von **affektivem Befinden, Bindung, Einsamkeit, interpersonellen Beziehungsmerkmalen und körperlichen Beschwerden**. Beispiele für störungsübergreifende Verfahren mit diesen Messkonstrukten finden sich in ▫ Tab. 33.2. Bei den dargestellten Verfahren zur Messung von Befinden, Bindung, Einsamkeit und körperlichen Beschwerden handelt es sich jeweils um ökonomische Erhebungsverfahren mit einer kurzen Bearbeitungsdauer.

Hinsichtlich der **störungsspezifischen Verfahren** sollen an dieser Stelle Erhebungsinstrumente erwähnt werden, die für die psychotherapeutische Praxis bedeutsame Merkmalsbereiche erfassen (▫ Tab. 33.3). Der Lübecker Alkoholabhängigkeits- und -missbrauchs-Screening-Test (LAST) und die Skala zur Erfassung der Schwere einer Alkoholabhängigkeit (SESA) dienen der ökonomischen Entdeckung alkoholbezogener Störungen (LAST) bzw. der Bestimmung der Schwere der **Alkoholabhängigkeit** (SESA). Die Fragebogen zu körperbezogenen Ängsten, Kognitionen und Vermeidung (AKV) wurden hauptsächlich für die Diagnostik von Paniksyndrom und Agoraphobie entwickelt. Das Soziale-Phobie-und-Angst-Inventar (SPAI) ermöglicht eine dimensionale Erfassung **sozialer Ängste**. Das Beck-Depressions-Inventar (BDI) ist ein international genutztes Selbstbeurteilungsinstrument zur Erhebung der Schwere depressiver Symptomatik in klinischen Populationen. Es ist eines der am weitesten verbreiteten Erfolgs- und Verlaufsmaße in der Interventionsforschung im Bereich der **Depression**. Die Depressivitätsskala (D-S, D-S') besteht aus zwei Parallelformen und erlaubt die Quantifizierung des Grades subjektiv erlebter depressiver Symptomatik im zeitlichen Quer- und Längsschnitt.

▫ **Tab. 33.2** Auswahl von störungsübergreifend einsetzbaren (klinischen) Selbstbeurteilungsinstrumenten

Messbereich, Konstrukt	Test
Gesamtpsychopathologie	Symptom-Checkliste von Derogatis (SCL-90-R) *Brief Symptom Inventory* (BSI)
Affektives Befinden	Befindlichkeitsfragebogen (BF) Befindlichkeitsskala (Bf-S, Bf-S')
Bindung	*Adult Attachment Scale* (AAS) Bindungsfragebogen für Partnerschaften (BinFB)
Einsamkeit	Multidimensionaler Einsamkeitsfragebogen (MEF) Kölner Skala zur Messung von Einsamkeit (KSE)
Interpersonelle Beziehungen und Probleme	Inventar zur Erfassung interpersonaler Probleme (IIP-D) Die Familienbögen (FB)
Körperliche Beschwerden	Freiburger Beschwerdenliste (FBL-R) Gießener Beschwerdebogen (GBB)

Nähere Informationen zu den aufgeführten Testverfahren finden sich bei Brähler et al. (2003) bzw. Klann et al. (2003)

Tab. 33.3 Auswahl von störungsspezifischen klinischen Selbstbeurteilungsinstrumenten

Messbereich, Konstrukt	Test
Alkoholismus	Lübecker Alkoholabhängigkeits- und -missbrauchs-Screening-Test (LAST) Skala zur Erfassung der Schwere einer Alkoholabhängigkeit (SESA)
Angst	Fragebogen zu körperbezogenen Ängsten, Kognitionen und Vermeidung (AKV) Soziale-Phobie-und-Angst-Inventar (SPAI)
Depression	Depressivitätsskala (D-S, D-S') Beck-Depressions-Inventar (BDI)
Essstörungen	*Eating Disorder Inventory-2* (EDI-2) Strukturiertes Inventar für Anorektische und Bulimische Essstörungen (SIAB-S)
Persönlichkeitsstörungen	Borderline-Persönlichkeits-Inventar (BPI) Persönlichkeitsstil-und-Störungs-Inventar (PSSI)
Schizophrenie	Frankfurter Befindlichkeitsskala für schizophren Erkrankte (FBS) Eppendorfer Schizophrenie-Inventar (ESI; Maß 2001)
Nähere Informationen zu den aufgeführten Testverfahren finden sich bei Brähler et al. (2003) bzw. Klann et al. (2003)	

Das *Eating Disorder Inventory-2* (EDI-2) ist ein störungsspezifisches Selbstbeurteilungsinstrument, dessen Anwendungsgebiet sowohl in der mehrdimensionalen Erhebung der für Anorexia und Bulimia nervosa relevanten psychologischen Variablen als auch in der Messung von psychopathologischem **Essverhalten** im engeren Sinne liegt. Mit Hilfe des SIAB-S (Strukturiertes Inventar für Anorektische und Bulimische Essstörungen) kann ebenfalls die Symptomatik gestörten Essverhaltens erfasst werden. Das SIAB-S erscheint insbesondere zur Identifikation von Hochrisikogruppen geeignet. Das Borderline-Persönlichkeits-Inventar (BPI) ermöglicht die kategoriale Einstufung (borderline vs. non-borderline) als auch die dimensionale Einschätzung der **Persönlichkeitsorganisation** in Hinblick auf die Merkmale Identitätsdiffusion, primitive Abwehrmechanismen und Objektbeziehungen, Realitätsprüfung und Angst vor Nähe. Mit dem Persönlichkeitsstil-und-Störungs-Inventar (PSSI) können Kennwerte für nichtpathologische Entsprechungen von Persönlichkeitsstörungen ermittelt werden. Die Frankfurter Befindlichkeitsskala für Schizophren Erkrankte (FBS) ist ein Selbstbeurteilungsverfahren zur Erfassung des aktuellen intrapsychischen Zustands bei Patienten mit einer **schizophrenen Störung**. Es werden die Symptome Unruhe, Desintegrationsempfinden und Verwirrung erhoben. Das Eppendorfer Schizophrenie-Inventar (ESI) zielt auf die quantitative Erfassung von subjektiven kognitiven Dysfunktionen bei Patienten mit einer schizophrenen Störung ab, zu denen Aufmerksamkeits- und Sprachbeeinträchtigung, Beziehungsideen, akustische Unsicherheit und Wahrnehmungsabweichungen zählen.

33.4.2 Fremdbeurteilungsverfahren

Während bei den Selbstbeurteilungsinstrumenten wie erwähnt eine Reihe von Fähigkeiten aufseiten des Probanden oder Patienten wichtige Voraussetzungen für eine adäquate Anwendung sind, ergeben sich bei den Fremdbeurteilungsverfahren Forderungen an die **Kompetenz des Beurteilers.** Beim Einsatz von Fremdbeurteilungsinstrumenten bestehen eine Vielzahl von Fehler- und Varianzquellen. So können Interviewer unterschiedliche Fragetechniken zur Informationsgewinnung anwenden. Begriffe können unterschiedlich gedeutet und Beobachtungen (z. B. Ausdrucksverhalten) verschieden gewertet werden. Auch kann es zu einer interindividuell differierenden Gewichtung von Symptomen kommen, was auf ein unterschiedliches Ausmaß oder die Selektivität von klinischer Erfahrung seitens der Anwender zurückgehen kann.

! **Ein verbreiteter Fehler im Bereich des interpersonellen Urteilens und Schlussfolgerns liegt im sogenannten Hofeffekt begründet: hat man einer Person eine negative (oder positive) Eigenschaft zugeschrieben, so neigt man dazu, ihr weitere negative (oder positive), also valenzkongruente Eigenschaften zuzuschreiben.**

Herausragende Bedeutung bei der Eindämmung solcher Fehlerquellen kommt dem **Training von Fremdbeurteilungsverfahren** zu. Es ist empirisch belegt, dass durch ein intensives Training gute Interrater-Übereinstimmungen im Urteilsverhalten zu erreichen sind – v. a. wenn detaillierte standardisierte Interview- und Beurteilungsleitfäden zur Verfügung stehen. Empfehlungen zur Einführung von Fremdbeurteilungsinstrumenten in der psychotherapeutischen Praxis sind in der folgenden ▶ Übersicht zusammengefasst.

Empfehlungen zur Einführung von Fremdbeurteilungsinstrumenten

- Eine theoretische Einführung in das Rating-Verfahren
- Eine praktische Demonstration der Anwendung des Rating-Verfahrens
- Eine selbstständige Beurteilung von Patienten (N ≥ 5) durch die zukünftigen Anwender unter Supervision
- Ein kontinuierliches Training bei Anwendung des Rating-Verfahrens über längere Zeiträume

Stärken bzw. **Vorteile der Fremdbeurteilungsverfahren** verglichen mit den Selbstbeurteilungsverfahren liegen in einer geringeren Anfälligkeit für absichtliche Verfälschungen, soziale Erwünschtheit und Selbsttäuschungen aufseiten des Patienten. Weiterhin zeichnen sich die Fremdbeurteilungsverfahren durch eine breitere Anwendbarkeit bei stärkeren Störungsgraden aus (z. B. bei schweren Depressionen oder akuten psychotischen Zuständen). Es ist auch davon auszugehen, dass Fremdbeurteilungsverfahren i. Allg. sensitiver sind für die Abbildung von Veränderungen der Symptomatik im Verlauf und von interindividuellen Unterschieden.

Eine Auswahl wichtiger Fremdbeurteilungsinstrumente findet sich im Skalenhandbuch des Collegium Internationale Psychiatriae Scalarum (CIPS 2005) bzw. in der Sammlung diagnostischer Verfahren von Brähler et al. (2003). Ein eingehend erprobtes Fremdbeurteilungsverfahren, das ein breites Spektrum an psychopathologischen Symptomen erfasst, ist das **AMDP-System**, das von der Arbeitsgemeinschaft für Methodik und Dokumentation in der Psychiatrie herausgegeben wurde (◘ Tab. 33.4). Aus den Symptomen des psychischen und somatischen Befundes lassen sich 9 Primärskalen und 3 übergeordnete Syndrome bilden. Jedes Symptom wird nach einer einheitlichen Struktur beschrieben. Zur Präzisierung des diagnostischen Prozesses dienen Entscheidungsbäume. Die *Brief Psychiatric Rating Scale* (BPRS) ist ein Fremdbeurteilungsinstrument, das ebenfalls störungsübergreifend Einsatz findet, wobei die psychopathologisch relevanten Bereiche Angst/Depression, Anergie, Denkstörung, Aktivierung und Feindseligkeit/Misstrauen erfasst werden. Einen Anwendungsschwerpunkt der BPRS bilden Patienten mit einer Diagnose aus dem Bereich der psychotischen Störungen.

Im Folgenden wird eine Reihe von störungsspezifischen Verfahren der Fremdeinschätzung genannt, die in der klinisch-diagnostischen Praxis häufig Anwendung finden (◘ Tab. 33.4). Anhand der Hamilton Angst-Skala (HAMA) kann der Schweregrad der **aktuellen Angst** bei Patienten, bei denen eine Angststörung festgestellt wurde, durch einen trainierten Kliniker beurteilt werden. Die Items der HAMA beziehen sich auf psychische und somatische Aspekte der Angst. Die HAMA ist nicht geeignet zur Stellung von Diagnosen. Die *Yale-Brown Obsessive Compulsive Scale* (Y-BOCS) kann zur quantitativen Erfassung von **Zwangssymptomen** via Fremdeinschätzung genutzt werden – nicht allerdings zur Diagnosestellung.

Verbreitete Fremdbeurteilungsverfahren im Bereich der Einschätzung des Schweregrades einer **Depression** sind die *Montgomery-Asberg Depression Scale* (MADRS) und die Hamilton Depressions-Skala (HAMD). Beide Tests basieren primär auf einem Interview mit dem Patienten, doch können auch andere Informationsquellen wie Pflegepersonal, Angehörige und Bekannte einbezogen werden. Mit der Bech-Rafaelsen-Melancholie-Skala (BRMS) und der Bech-Rafaelsen-Manie-Skala (BRMAS – auch MAS oder MRS abgekürzt) liegen zwei Fremdbeurteilungsskalen vor, die sich besonders zur Verlaufsmessung von depressiver bzw. **manischer Symptomatik** bei Patienten mit bipolaren affektiven bzw. schizoaffektiven Störungen eignen.

◘ Tab. 33.4 Auswahl von störungsübergreifenden und -spezifischen klinischen Fremdbeurteilungsinstrumenten

Messbereich, Konstrukt	Test
Gesamtpsychopathologie	AMDP-System (AMDP 2000) *Brief Psychiatric Rating Scale* (BPRS)
Angst	Hamilton Angst-Skala (HAMA)
Depression	Hamilton Depressions-Skala (HAMD) *Montgomery-Asberg Depression Scale* (MADRS) Bech-Rafaelsen-Melancholie-Skala (BRMS)
Manie	Bech-Rafaelsen-Manie-Skala (BRMAS)
Schizophrenie	*Scale for the Assessment of Negative Symptoms* (SANS) *Scale for the Assessment of Positive Symptoms* (SAPS)
Zwang	*Yale-Brown Obsessive Compulsive Scale* (Y-BOCS)

Nähere Informationen zu den aufgeführten Testverfahren finden sich bei Brähler et al. (2003) bzw. CIPS (2005)

Zur Erfassung der psychopathologischen Symptomatik bei Patienten mit **schizophrener Störung** durch Fremdbeurteilung dienen die komplementären Rating-Instrumente *Scale for the Assessment of Negative Symptoms* (SANS) und *Scale for the Assessment of Positive Symptoms* (SAPS), die von der US-amerikanischen Schizophrenieforscherin Nancy Andreasen (1989) bereitgestellt wurden. Mit der SANS werden 5 Symptomenkomplexe im Bereich der Minus- oder Negativsymptomatik erhoben:

1. Affektverflachung,
2. Alogie,
3. Abulie,
4. Anhedonie und
5. Unaufmerksamkeit.

Anhand der SAPS kann das Vorliegen von psychotischen Symptomen im engeren Sinne (Halluzinationen und Wahnphänomene), von Merkmalen desorganisierten Denkens und Verhaltens sowie eines unangemessenen Affekts beurteilt werden.

33.5 Anwendungsbeispiel: psychologische Testdiagnostik bei Depression

Depressive Störungsbilder werden im Alltag häufig übersehen bzw. erst spät diagnostiziert. Ökonomischen **Screening-Verfahren** kommt eine wichtige Rolle bei der Identifikation von Personen mit depressiven Erkrankungen zu. Kurze Selbstbeurteilungsinstrumente wie der Screening-Fragebogen für Depressionen des DIA-X (DIA-DSQ) und die Allgemeine Depressionsskala (ADS) zeichnen sich durch eine hohe Sensitivität aus und haben sich bei der Bestimmung von Risikopersonen bewährt.

Personen mit auffälligen Scores in Screening-Instrumenten sollten anschließend mit standardisierten Interviews und Fremdbeurteilungsverfahren untersucht werden, um das Vorliegen einer klinisch relevanten Depression abzuklären. Für die **diagnostische Klassifikation** können Instrumente wie die Internationale Diagnosen-Checkliste für ICD-10 (IDCL) oder das Diagnostische Interview bei Psychischen Störungen (DIPS) herangezogen werden (▪ Tab. 33.5).

Zur **Bestimmung des Schweregrades der depressiven Symptomatik** können Selbst- und Fremdbeurteilungsverfahren verwendet werden. Das Beck-Depressions-Inventar (BDI) und die Hamilton-Depressions-Skala (HAMD) werden häufig als Teil einer Eingangsdiagnostik, aber auch zur weiteren Evaluation und Qualitätskontrolle von therapeutischen Interventionen eingesetzt. Beide Verfahren geben Hinweise auf das Vorliegen von klinisch relevanter depressiver Symptomatik und stellen Cut-off-Werte bereit. BDI und HAMD können flexibel im Querschnitt wie im Verlauf eingesetzt werden – sie ersetzen aber in keinem Fall eine standardisierte Klassifikationsdiagnostik.

Störungsspezifische Selbstbeurteilungsverfahren wie der Fragebogen positiver und negativer automatischer Gedanken (FAG) und die Skala dysfunktionaler Einstellungen (DAS) sind bei kognitiven Verhaltenstherapien zur **Überprüfung spezifischer Therapiefortschritte** von Bedeutung. Der FAG misst die aktuelle Häufigkeit des Auftretens von positiven und negativen automatischen Ge-

▪ Tab. 33.5 Auswahl von standardisierten Verfahren zur Diagnostik einer depressiven Störung. (Mod. nach Stieglitz 2005)

Beurteilungsziel	Test
Screening	Screening-Fragebogen für Depressionen des DIA-X (DIA-DSQ; Wittchen u. Perkonigg 1997) Allgemeine Depressionsskala (ADS)
Diagnostische Klassifikation	Internationale Diagnosen-Checklisten für ICD-10 (IDCL) Diagnostisches Interview bei Psychischen Störungen (DIPS)
Schweregradbestimmung durch Selbstbeurteilung	Beck-Depressions-Inventar (BDI)
Schweregradbestimmung durch Fremdbeurteilung	Hamilton Depressions-Skala (HAMD)
Bestimmung der aktuellen Häufigkeit positiver und negativer Gedanken	Fragebogen positiver und negativer automatischer Gedanken (FAG; Pössel et al. 2005)
Bestimmung von (zeitstabilen) dysfunktionalen Einstellungen	Skala dysfunktionaler Einstellungen (DAS; Hautzinger et al. 1985)

Nähere Informationen zu den aufgeführten Testverfahren finden sich bei Brähler et al. (2003) bzw. Klann et al. (2003)

danken und besteht aus 3 Skalen (negative Selbstaussagen, Wohlbefinden und Selbstvertrauen). Anhand der DAS sollen relativ zeitstabile dysfunktionale Überzeugungen erhoben werden, die kognitiven Urteilsverzerrungen bei Depressiven unterliegen.

Auch der Einsatz von **kognitiver Leistungsdiagnostik** kann bei depressiven Patienten indiziert sein, da einige der Betroffenen nach Abklingen der akuten klinischen Symptomatik unter einem Abbau von kognitiven Funktionen leiden, was wiederum ihre berufliche Integration behindern sollte. Durch testpsychologische Untersuchungen lassen sich solche Defizite und damit ein Bedarf an kognitiver Rehabilitation objektivieren. Leistungsuntersuchungen bei depressiven Patienten bergen natürlich das Risiko, durch den Nachweis mehr oder weniger ausgeprägter kognitiver Defizite das Befinden negativ zu beeinflussen. Es liegen aber auch Hinweise vor, dass testpsychologische Untersuchungen die Befindlichkeit depressiver Patienten sogar verbessern können (Beblo et al. 2005).

Literatur

AMDP (2000) Das AMDP-System. Manual zur Dokumentation psychiatrischer Befunde. Hogrefe, Göttingen

Amelang M, Schmidt-Atzert L (2006) Psychologische Diagnostik und Intervention. Springer, Berlin Heidelberg New York Tokio

Andreasen NC (1989) Scale for the assessment of negative symptoms (SANS). Br J Psychiatry 155(Suppl 7): 53–58

Baumann U, Stieglitz RD (2001) Psychodiagnostik psychischer Störungen: Allgemeine Grundlagen. In: Stieglitz RD, Baumann U, Freyberger HJ (Hrsg) Psychodiagnostik in Klinischer Psychologie, Psychiatrie, Psychotherapie. Thieme, Stuttgart, S 3-20

Beblo T, Lahr D, Hartje W (2005) The impact of neuropsychological testing on the emotional state of patients with major depression. J Neuropsychol 16: 15-21

Brähler E, Schumacher J, Strauß B (2003) Diagnostische Verfahren in der Psychotherapie. Hogrefe, Göttingen

CIPS (Collegium Internationale Psychiatriae Scalarum) (2005) Internationale Skalen für Psychiatrie. Beltz, Göttingen

Davies-Osterkamp S (1996) Der Düsseldorfer Wirkfaktorenfragebogen – Ein Instrument zur differentiellen Beschreibung von Gruppenpsychotherapien. In: Strauß B, Eckert J, Tschuschke V (Hrsg) Methoden der empirischen Gruppentherapieforschung. Ein Handbuch. Westdeutscher Verlag, Opladen, S 116–127

Eckert J, Strauß B (1996) Gruppenerfahrungsbogen (GEB). In: Strauß B, Eckert J, Tschuschke V (Hrsg) Methoden der empirischen Gruppentherapieforschung. Ein Handbuch. Westdeutscher Verlag, Opladen, S 160–171

Fisseni HJ (2004) Lehrbuch der psychologischen Diagnostik. Mit Hinweisen zur Intervention. Hogrefe, Göttingen

Fuchs T, Sidiropoulou E, Vennen D, Fisseni HJ (2003) BFTB. Bonner Fragebogen für Therapie und Beratung. Hogrefe, Göttingen

Grawe K (2000) Psychologische Therapie. Hogrefe, Göttingen

Häcker H, Leutner D, Amelang M (1998) Standards für pädagogisches und psychologisches Testen. Hogrefe, Göttingen

Hautzinger M, Luka M, Trautmann RD (1985) Skala Dysfunktionaler Einstellungen. Eine deutsche Version der Dysfunctional Attitude Scale. Diagnostica 31: 312–323

Jäger RS, Petermann F (1992) Psychologische Diagnostik. Ein Lehrbuch. Psychologie Verlags-Union, Weinheim

Kersting M (2006) Zur Beurteilung der Qualität von Tests: Resümee und Neubeginn. Psychol Rundsch 57: 243–253

Klann N, Hahlweg K, Heinrichs N (2003) Diagnostische Verfahren für die Beratung. Hogrefe, Göttingen

Kordy H, Hannöver W (1999) Zur Evaluation psychotherapeutischer Behandlungen anhand individueller Therapieziele. In: Ambühl H, Strauss, B (Hrsg) Therapieziele. Hogrefe, Göttingen, S 75–90

Laireiter AR (2000) Diagnostik in der Psychotherapie: Perspektiven, Aufgaben und Qualitätskriterien. In: Laireiter AR (Hrsg) Diagnostik in der Psychotherapie. Springer, Wien, S 3–23

Lienert GA, Raatz U (1998) Testaufbau und Testanalyse. Beltz, Psychologie Verlags-Union, Weinheim

Maß R (2001) Eppendorfer Schizophrenie-Inventar (ESI). Hogrefe, Göttingen

Pössel P, Seemann S, Hautzinger M (2005) Evaluation eines deutschsprachigen Instruments zur Erfassung positiver und negativer automatischer Gedanken. Z Klin Psychol Psychother 34: 27–34

Schumacher J, Brähler E (2005) Testdiagnostik in der Psychotherapie. In: Senf W, Broda M (Hrsg) Praxis der Psychotherapie. Ein integratives Lehrbuch. Thieme, Stuttgart, S 169-183

Steyer R, Schwenkmezger P, Notz P, Eid M (1997) Der Mehrdimensionale Befindlichkeitsfragebogen (MDBF). Handanweisung. Hogrefe, Göttingen

Stieglitz RD (2005) Testdiagnostik. In: Hiller W, Leibing E, Leichsenring F, Sulz SKD (Hrsg) Lehrbuch der Psychotherapie. Bd 1: Wissenschaftliche Grundlagen der Psychotherapie. CIP-Medien, München, S 131–143

Stieglitz RD, Baumann U (2001) Veränderungsmessung. In: Stieglitz RD, Baumann U, Freyberger HJ (Hrsg) Psychodiagnostik in Klinischer Psychologie, Psychiatrie, Psychotherapie. Thieme, Stuttgart, S 21–38

Volz-Sidiropoulou E (2004) Computerbasierte Psychodiagnostik. In: Fisseni HJ (Hrsg) Lehrbuch der psychologischen Diagnostik. Mit Hinweisen zur Intervention. Hogrefe, Göttingen, S 279–297

Westhoff G (1993) Handbuch psychosozialer Messinstrumente. Hogrefe, Göttingen

Wittchen HU, Perkonigg A (1997) DIA-X Screening-Verfahren. Swets und Zeitlinger, Frankfurt/Main

Ziehlke M, Kopf-Mehnert C (1978) Veränderungsfragebogen des Erlebens und Verhaltens (VEV). Beltz, Weinheim

Sachverzeichnis

A

Abhängigkeit, körperliche 359
Abhängigkeits- und Autonomiekonflikt bei Anorexie 256
Abhängigkeitserkrankungen 356ff
- Expositionsverfahren bei 62
Abstinenz 33, 40
Abstinenzbeendigungsvertrag 366
Abstinenzgebot, Verletzung 579
Abwehr 17
- dissoziative 324
- Mechanismen 17
- primitive 183
- und Alter 502
- und Charakter 181, 187, 193
Adipositas 248, 255
- psychosomatische Behandlung 400
Adipositaschirurgie 265
Affektaktualisierung 132
affektive Störungen 138ff
- Ausschlussdiagnose 323
- im Alter 501
- Kombinationstherapie bei 557
- und Essstörungen 254
- und Psychoedukation 125
- und psychotrope Substanzen 361
- und somatoforme Störungen 299
Affektregulation
- in Interaktionen 8
- Störung bei Bulimie 257
Affekttoleranz, Stärkung der 325
Affektwahrnehmung
- und Somatisierung 297, 304
- Verbesserung der 307
Aggravation 295
Aggressionsproblematik bei Maßregelpatienten 539
Agoraphobie 216, 223
- Behandlung 231, 239
- Behandlungsindikationen gemäß Stufenmodell 235
- Expositionsverfahren bei 59
- Konfliktdynamik 223
Aktivitätenaufbau 63, 147
Alexithymie 297, 397
Alkoholabhängigkeit 356
- ambulantes Psychotherapieprogramm 365
- Expositionsbehandlung bei 367
- integrative Psychotherapie bei 105
- integrative Verhaltenstherapie bei 365
- Pharmakotherapie bei 366
- Prävalenz 357
- psychoanalytisch-interaktionelle Therapie bei 361
- Selbstbeurteilungsverfahren 605
- Wirksamkeit psychotherapeutischer Behandlung 360
Alkoholismusdiagnostik 358
Alkoholkonsum 357
- Auslöser 359
- psychoedukatives Gruppenprogramm bei problematischem 364
- und Trauer 474
Alkoholmissbrauch
- bei Maßregelpatienten 539
- Expositionsbehandlung bei 367
- Prävalenz 357
- Therapieprogramme 367
Allgemeine Depressionsskala (ADS) 607
Allparteilichkeit 82
Als-ob-Deutungen 191
Als-ob-Persönlichkeit 168
Alter 498ff
- Plastizität im 501
- Psychotherapie im 498ff
- Strukturmerkmale 500
Altern, differenzielles 501
Altersstereotyp 498, 500
- und Sexualität 503
Alterung der Gesellschaft 499
ambulante Psychotherapie 36
- Abrechnung 426
- Antragsverfahren 423
- Behandlungsprinzipien 420
- Krisenmanagement 421
- rechtliche Voraussetzungen 418ff
AMDP-System 606
Amenorrhö 252
Amphetaminkonsum 357
Amygdala 141, 159, 340, 566
- präfrontale Konnektivität 569f
- Reaktivität auf emotionale Reize 569
anale Phase 15
analytisch orientierte Gruppenpsychotherapie 23, 398
analytische Bewegungs- und Tanztherapie 394
analytische Psychotherapie 418
- Antragsverfahren 424
- bei Persönlichkeitsstörungen 425
- Bericht zur Begutachtung 422f
- Leistungsumfang 425
- und Regression 23
- Wirksamkeitsnachweis 419
anankastische Persönlichkeitsstörung 203, 272
Änderungsbereitschaft 362, 550
- Interventionen zur Förderung von 362ff
Änderungskompetenz, Interventionen zur Förderung von 364
Angehörigenarbeit 129, 170
- bei postpartalen psychischen Störungen 492
- in der Psychotherapie Älterer 512
Angehörigengespräche 35, 40
- bei Zwangserkrankung 285
Angehörigenvisite 512
Angst 216ff
- Fremdbeurteilungsverfahren 606
- Funktionen 217
- kognitiv-behaviorale Konzepte 218
- Neurobiologie der 216
- psychodynamische Konzepte 217
- Selbstbeurteilungsverfahren 605
- und Ich-strukturelle Defizite 227, 234, 236, 242
- und Trauer 468
- und Trauma 340
- vor körperlichem Altern 506
Angstbehandlung 228ff
- Beendigung 235
- Indikationen gemäß Stufenmodell 235
- methodische Probleme 237
- Pharmakotherapie in der 230
- Prinzipien 229
- Störungsmodell 234
- störungsorientierte Konzepte 230f
Angstfreiheit als Therapieziel 235, 242
Angsthierarchie 60, 62
angstneurotische Persönlichkeitsstruktur 12
Angstreduktion durch Zwangshandlungen 271
Angststörungen 216ff
- Ausschlussdiagnose 323
- Behandlungsprobleme 241
- Diagnostik und Indikationsstellung 228
- Expositionsverfahren bei 59
- integrative Psychotherapie bei 105
- Kombinationstherapie bei 557
- mehrdimensionale und interdisziplinäre Therapie bei 528
- postpartale 480
- Psychoedukation bei 125
- Psychopharmakotherapie bei 558
- systematische Desensibilisierung bei 62
- tagesklinische Psychotherapie bei 411
- und Binge-Eating-Störung 254
- und Bulimia nervosa 254
- und Depression 153
- und dissoziative Störungen 320
- und posttraumatische Belastungsstörung 350
- und psychotrope Substanzen 361
- und Suizidalität 455
- und Trauer 470, 474
- Wirksamkeit von Psychotherapie bei 237ff
- zerebrale Effekte von Psychotherapie 572
Annäherungssystem 217
Anorexia nervosa 253ff
- Abhängigkeits- und Autonomiekonflikt bei 256
- Ätiologie 255
- Behandlungsphasen 259ff
- Behandlungsziele 257
- Diagnose 253
- diagnostische Kriterien 250
- Epidemiologie 248
- genetische Prädisposition 255
- Indikationsstellung 258
- Intervalltherapie 262
- Komorbiditäten 254
- Krankheitsverlauf und Prognosefaktoren 264

- Psychodynamik 256
- spezifische Konfliktdynamik 260
- stationäre Therapie 258ff
- Subtypen 250
- Symptomatik 249, 252, 258
- Testdiagnostik 605
- und medikamentöse Therapie 263
Anpassungsstörungen, strukturelle Dissoziation bei 317
Anspannungsübungen 238, 435
Ansprechbarkeitsprinzip in der forensischen Psychotherapie 542, 545
anteriorer zingulärer Kortex 165
Antidepressiva 331
- Akzeptanz 123
- bei Bulimia nervosa 263
- bei somatoformer Schmerzstörung 299
- bei Zwangserkrankung 288
antisoziale Persönlichkeitsstörung 203, 545
- und Sadismus 379
Antragsverfahren 418
- bei psychoanalytisch begründeten Therapien 424
- für ambulante Psychotherapie 423
Anxiolytika, Bedarfsermittlung 242
Appetitzügler 250f
Aptitude Treatment Interaction Model 100
arbeitsplatzorientierte Psychotherapie 527
Arbeitstherapie 118
- Evaluation 114
Arbeitsunfähigkeit bei somatoformen Störungen 302f
Ärger
- Management 545
- und Trauer 469
Assimilative Psychodynamic Psychotherapy 103
Assoziationsareale, akustische 165
assoziatives Lernen 53
ATI-Forschung 100
Attraktoren 102
Aufklärungspflicht 422, 581
Aufmerksamkeitsdefizit-Hyperaktivitätsstörung (ADHS) 202
Aufnahmegespräch 34
Auslöser, Arbeit an den 325
Ausstieg aus der Krankenkarriere 90
autobiografisches Gedächtnis 12, 341
- und Trauma 347
autogenes Training 64, 395, 426
automatische Gedanken 65f
Autonomie-Abhängigkeits-Konflikt 167, 256
Autopoiese-Konzept 81

B

Baby-Blues 480
Balancen-Modell 207
Basler Psychotherapeutische Tagesklinik (PTK) 411ff
- Konzept 412
Bech-Rafaelsen-Manie-Skala (BRAMS) 606
Bech-Rafaelsen-Melancholie-Skala (BRMS) 606
Beck-Depressions-Inventar (BDI) 604, 607
Bedingungsmodell für kognitive Verhaltenstherapie 48, 51f
Bedürfnisprinzip in der forensischen Psychotherapie 542
Beeinflussung von Patienten durch Therapeuten 582
Behandlungsende 49
- Angsttherapie 235
- bei somatoformen Störungen 310
- Depressionstherapie 146
- Gestaltung 40
- Gründe für 87
- stationäre Anorexietherapie 261
- Testdiagnostik bei 601
Behandlungsfehler s. Therapiefehler
Behandlungsfokus, Formulierung 26, 391, 588, 591
Behandlungskoordinierung in der medizinischen Rehabilitation 521
Behandlungsmanuale, kognitiv-verhaltenstherapeutische 73
Behandlungsprobleme
- bei Angststörungen 241
- bei Depression 157
- bei Essstörungen 265ff
- bei komplexen dissoziativen Störungen 331
- bei Krisenintervention 462
- bei Persönlichkeitsstörungen 197ff
- bei postpartalen psychischen Störungen 492
- bei Psychoedukation 130
- bei somatoformen Störungen 302, 310
- bei systemischer Therapie 92
- bei Zwangserkrankung 286ff
- im ambulanten Setting 421
- im Maßregelvollzug 551
- im tagesklinischen Setting 413
- in der Psychotherapie Älterer 513
- in der Traumatherapie 351
Behandlungsrahmen bei Persönlichkeitsstörungen 199
Behandlungsteam
- Austausch im 398
- Containing-Funktion 409, 413
- Konflikte im 27, 414
- pluripolares Modell 413
- therapeutische Wirkung 407
Behandlungsunterbrechung, Krise infolge von 422
Behandlungsvertrag 55, 420, 423
behinderungsorientierte Psychotherapie 527
Beihilfevorschriften 420
Belastungserprobung bei Maßregelpatienten 541
Belastungsreaktion, verzögerte 352
Belastungsstörung, akute 339
Belastungsstörung, posttraumatische s. posttraumatische Belastungsstörung
Beobachtertechnik 346
Beobachtungslernen 220
Berliner Altersstudie 501, 505
Beschwerdetagebuch 307
Bestrafung 55f
Bewältigungskarten in der Depressionsbehandlung 68
Bewegungstherapie 116, 302, 393
Beziehungsachse 589
Beziehungsepisoden 19
Beziehungsskulptur 84
Beziehungsstörungen, dyadische und triadische 12
Bezugspflege 395
Bildgebung, funktionelle 566ff
- Emotionsverarbeitung in der 567
- Prognose-Prädiktion durch 573
- und zerebrale Effekte von Psychotherapie 571ff
- Untersuchungen bei Depression 572
Bildgebung, strukturelle 569
Bindungsfähigkeit, Stärkung der 408
Bindungsmuster und somatoforme Störungen 297, 304
Bindungsstörung, postpartale 484
bindungstheoretisches Modell 15f
Bindungstheorie 16, 29, 149, 195
Bindungstypen 15
Binge-Eating-Störung (BES) 252ff
- Diagnose 253
- Forschungskriterien 252
- Komorbiditäten 254
- körperliche Folgen und Risiken 252
- Krankheitsverlauf 265
- Prävalenz 248
- psychische Symptomatik 251
- und *major depression* 254
- und medikamentöse Therapie 264
Bioenergetik 394
Biofeedback 240, 432, 435
Biografie
- Anknüpfen an 91
- Rekonstruktion bei Schizophrenie 172
- und innere Realität 25
- und psychische Störungen im Alter 505, 507
- und psychodynamische Psychotherapie 13
biografische Anamnese 422
biografische Belastungsfaktoren bei somatoformen Störungen 296
biopsychosoziales Krankheitsmodell 79, 164, 388, 485, 520
biosoziale Emotionsregulationsstörungstheorie 196
bipolare Störungen 155f
- Bedingungsgefüge 155
- interpersonelle und soziale Rhythmustherapie bei 156
- kognitiv-behaviorale Ansätze bei 155

- und Depression 155
bipolares Therapiekonzept 392
Body-Mass-Index 248f
body-scan 285
Bonner Fragebogen für Therapie und Beratung (BFTB) 602
Borderline-Persönlichkeit und Transsexualität 382
Borderline-Persönlichkeits-Inventar (BPI) 605
Borderline-Persönlichkeitsorganisation 12, 16, 182, 200
- Gegenübertragung bei 192
Borderline-Persönlichkeitsstörung 180
- Ausschlussdiagnose 323
- dialektisch-behaviorale Therapie bei 68
- im Alter 502, 514
- mit Sucht und affektiver Störung 206
- multimodales Vorgehen bei schwerer 206
- neue Entwicklungen 202
- Patientenverhalten bei 50
- Psychoedukation bei 125
- selbstpsychologische Ansätze bei 194
- Subgruppen 202, 209
- tagesklinische Psychotherapie 412
- und dissoziative Störungen 320, 323
- und Maßregelvollzug 546
- und Trauma 198, 202, 340
Borderline-Theorie 187
Brief Psychiatric Rating Scale (BPRS) 606
Brief Symptom Inventory (BSI) 604
Bulimia nervosa 251ff
- Ätiologie 255
- Behandlungsziele 257
- Diagnose 253
- diagnostische Kriterien 251
- Epidemiologie 248
- genetische Prädisposition 255
- Indikationsstellung 258
- Intervalltherapie 262
- Komorbiditäten 254
- Krankheitsverlauf 265
- medikamentöse Therapie bei 263
- Prognosefaktoren 265
- Subtypen 251
- Symptomatik 251f
- Testdiagnostik 605
- und dissoziative Identitätsstörung 323

C

Cannabiskonsum 357
Charakter, Definitionen 180, 194
Charakterneurosen, Konzepte 180f
Charakterstörungen, psychoanalytisches Verständnis 180ff
Charakterstruktur, perverse 380
Chemikaliensensitivität, multiple 204
Chronic-fatigue-Syndrom 204
Circumplex-Modell der Persönlichkeit 105
Cognitive Behavioral Analysis System of Psychotherapy (CBASP) 68, 70, 105, 150ff
- Techniken 152
- Theorie 151
- und Depression 70
Cognitive-Behavioral Assimilative Integration 104
Colon irritabile 305
Common-factor-Modell 105
Community Reinforcement Approach 360, 367
Compliance-Sicherung 126
Containing 32, 168, 195, 309
- des Behandlungsteams 413
- im tagesklinischen Setting 409
Coping-Stil, externalisierender 421
Craving 358, 363, 367
- und Konditionierung 359
- und Rückfall 366
Curricula, sexualtherapeutische 384
cyclical psychodynamics 102

D

Defizittheorie des Alterns 500, 502
Deliktrekonstruktion 548
Delinquenz 538ff
- psychodynamisches Verständnis 204
- und dissoziale Persönlichkeitsstörung 550
- und Persönlichkeitsstörungen 203
- und soziale Kompetenz 546
- und Suchtproblematik 550
Dell-Kriterien 315, 319
Demenz 501
- Differenzialdiagnose zur Depression 506
- Psychoedukation bei 125
- Psychotherapie bei 507
- Testdiagnostik 508
dependente Persönlichkeitsstörung 203, 272
Depersonalisation 225, 314f, 319, 320
- Bearbeitung 325
Depression 138ff
- Bildgebungsuntersuchungen zur 572f
- Differenzialdiagnose zur Demenz 506
- Entstehungsprozesse 149
- Fremdbeurteilungsverfahren 606
- gestörte Emotionsverarbeitung 568
- Hypothesen zur Entstehung 144, 569
- im Alter 502
- interpersonelle Psychotherapie bei 149
- kognitive Verhaltenstherapie bei 146ff
- Kognitionen bei 47
- Kotherapien bei 119
- modalitätsspezifisches Modell der Behandlungs-Response 572
- Mutter-Kind-Interaktion bei 483
- postpartale 480
- Prävalenz 138
- Prognose-Prädiktion durch Bildgebung 573
- psychodynamische Psychotherapie bei 144ff
- psychologische Testdiagnostik 607
- Selbstbeurteilungsverfahren 605
- Suizidalität bei 157, 455
- tagesklinische Psychotherapie bei 411
- therapeutische Beziehung bei 142
- und Amygdala-Aktivierung 569
- und Angststörungen 153, 216
- und bipolare Störungen 155
- und dissoziative Störungen 320
- und Persönlichkeitsstörungen 141, 153
- und posttraumatische Belastungsstörung 350
- und psychotrope Substanzen 361
- und somatoforme Störungen 299
- und Trauer 472, 474
- und Triebtheorie 15
- und Zwangserkrankung 272
- verhaltensnahe Behandlungsprinzipien 47
- zerebrale Auffälligkeiten 569
- zerebrale Effekte von Psychotherapie 572
- Zwangseinweisung bei 532
Depression, chronische 150
- intrapsychische und interpersonelle Besonderheiten 151
- Subtypen 150
- und *Cognitive Behavioral Analysis System of Psychotherapy* (CBASP) 70, 151
Depressionsbehandlung 144ff
- Bewältigungskarten bei 68
- differenzielle Indikationsstellung 158
- im Alter 503
- Interventionsfehler 143
- modalitätsspezifisches Modell der Behandlungs-Response 572
- Problemsituationen 157
- Settings 143
- Wirksamkeitsnachweise 158
- Ziele und Prinzipien 145, 147, 149, 151
Depressive, Typisierung von 144
depressive Persönlichkeitsstruktur 12
depressive Somatisierung 299
depressiver Grundkonflikt 144
Derealisation 225, 315, 319f
- Bearbeitung 325
Desensibilisierung 238, 240
DESNOS-Kriterien 340
Destabilisierung von Störungsattraktoren 102
Deutung 31, 190f
- Prinzip bei Persönlichkeitsstörungen 191
- Prinzipien 308
- somatoformer Symptomatik 308
Diagnostik für die Akten 28
Diagnostik für die Therapie 28
Diagnostik in der Psychotherapie 138
diagnostische Kriterien, Altersbezug 502
diagnostisches Gespräch 600
Diagnostisches Interview bei Psychischen Störungen (DIPS) 607
dialektisch-behaviorale Therapie 51, 546
- Balance akzeptierender und veränderungsorientierter Strategien 207

- bei Borderline-Persönlichkeitsstörung 54
- bei Persönlichkeitsstörungen 196, 207
- Module 68
dichotomes Denken 67, 207
differenzielles Altern 501
direkte Suggestion 32
Disease-Management-Programme 522
dissoziale Entwicklung von Maßregelpatienten 539
dissoziale Persönlichkeitsstörung 545
- und Delinquenz 550
- und Maßregelvollzug 546
Dissoziation
- Definition 314
- strukturelle 317, 327
- und Trauma 314, 317, 323
Dissoziationsstopp 347
dissoziative Amnesie 315, 320, 341, 347
dissoziative Fugue 320
dissoziative Identitätsstörung 314ff
- diagnostische Kriterien 315
- Epidemiologie 317
- Komorbiditäten 323
- neurobiologische Befunde 318
- Psychodynamik 323
dissoziative Störungen 293, 314ff
- Differenzialdiagnose 322
- Epidemiologie 317
- Klassifikation 315
- Therapie 324ff
- Traumabearbeitung 329
dissoziative Störungen, einfache 315
- Therapie 325
dissoziative Störungen, komplexe 315
- Therapie 327ff
dissoziative Symptome 314, 320
- Bearbeitung 325
- Diagnostik 318
dissoziierte Selbstzustände 314, 319, 332
Distanzierungstechniken 346
Diuretikaabusus 251f
Dokumentation psychotherapeutischer Prozesse 27, 89, 119
double depression 150, 153
Double-bind-Hypothese 169
Dreiphasenmodell der Psychotraumatherapie 342
Dreispaltentechnik 66
Drogen, illegale 357
Drogenabhängigkeit, Wirksamkeit psychotherapeutischer Behandlung 360
Düsseldorfer Gruppenwirkfaktorenfragebogen (DGWFB) 602
dynamische Psychotherapie 424
dysfunktionale Grundannahmen, Umstrukturierung bei Zwang 284
dysfunktionale Kognitionen im Alter 503
Dysmorphophobie 226
Dyspareunie 375
Dysregulation biologischer Rhythmen 155
Dysregulationstheorie monoaminerger Systeme 569
Dysthymie 138, 150
- Behandlung 153
- diagnostische Kriterien 153
- Krankheitsfolgenproblematik 526
- Prävalenz 153

E

Eating Disorder Inventory-2 (EDI-2) 605
Ecstasy 357
Effektivität, Definition 237
Effizienz, Definition 237
Einzelgespräche im stationären Rahmen 35
Einzeltherapie
- bei sexuellen Funktionsstörungen 376
- stationäre bei Älteren 511
Ejaculatio deficiens 375
Ejaculatio praecox 375
Eklektizismus 99f
- technischer 100
emotionale Entlastung 127
emotionale Reaktionsdisposition 568
emotional-instabile Persönlichkeitsstörung vom Borderline-Typ 200, 545
- dialektisch-behaviorale Therapie bei 196
- Krisen bei 457
- zentrale Behandlungselemente 201
emotional-instabile Rechtsbrecher, Problemlösungsstrategien für 545
Emotionen, neuronales Substrat 564ff
Emotionsinduktion 568
Emotionssysteme, primäre 217
Emotionstheorien 565
Emotionsverarbeitung 565ff
- in der funktionellen Bildgebung 567
- Störung bei Depression 568
- ventrales und dorsales System 565f, 569, 573
Empathietraining 547
enactment 77
Entscheidungsfreiheit 13
Entspannungsverfahren 63, 238, 240, 348, 368, 395, 435
- Kontraindikationen 64
- körperorientierte 116
Entwicklungskrise 448
entwicklungspsychologische Modelle 14ff
Entwicklungstheorie von Piaget 151
Entwöhnungsbehandlung 359f, 366
Eppendorfer Schizophrenie-Inventar (ESI) 605
Erbrechen, selbstinduziertes 250f
Erektionsstörungen 375
ergänzende Therapieverfahren s. Kotherapien
Ergotherapie 117, 143
- Dokumentation 119
- Evaluation 114
- Verfahren 117
Erinnerungskarten 366
Erinnerungsnetzwerke 340
- KEV-Netzwerke 345
- und Traumadiagnostik 342
Essattacken 257, 259
- bei Binge-Eating-Störung und Bulimie 251
- Umgang mit 267
Essstörungen 248ff
- Ätiologie 255
- Diagnosestellung 253
- Epidemiologie 248
- Expositionsverfahren bei 62
- Genese 248
- Komorbiditäten 254
- Krisen bei 457
- Psychoedukation bei 125
- Risikogruppen 249, 255
- Selbstbeurteilungsverfahren 605
- Stimuluskontrolltechniken bei 58
- und serotoninerges System 255
- Verhaltensmuster bei 259
Essstörungsbehandlung 257ff
- Ablauf 259ff
- tagesklinische Psychotherapie 411
Esstagebuch 259
Essverhalten, Normalisierung von 260
Ethik und Psychotherapie 578ff
Ethikseminare für Psychotherapeuten 583
ethisches Prinzip therapeutischen Handelns 578
evaluative Diagnostik 600
Exhibitionismus 379
Expositionsbehandlung
- Anspannungsverlauf bei 281
- bei Alkoholmissbrauch und -abhängigkeit 367
- bei Trauer 476
- bei Zwang 273, 280ff
- Erfolgsfaktoren 281
- Fehlermöglichkeiten und Risiken 282
- und Psychopharmakotherapie 558
Expositionsverfahren 54, 58ff, 218, 231, 238
- in vivo und in sensu 62, 231
- Kombination mit kognitiven Techniken 283
- Varianten 59
Expressed-emotions-Konzept 169
eye movement desensitation and reprocessing (EMDR) 348

F

Familienaufstellungen 84
Familienbild, subjektives 81
Familienbögen 81
Familienbrett 81, 84
familiendiagnostisches Testsystem 81
Familiendynamik
- und Essstörungen 257
- und Schizophrenie 169
familienfokussierte Therapie 155
Familiengeheimnisse 88

Familiengespräche 393
Familienidentifikationstest 81
Familienklimaskalen 81
Familienskulptur 81, 84
Familien-System-Test (FAST) 81
Familientherapie 76
- aufsuchende 86
- erlebnisorientierte 77
- Indikation 86
- Kontraindikationen 87
- Motivationsproblem 87
- psychoanalytische 173
- Risiken 92
- Wirksamkeit 86
Family Adaptability and Cohesion Scales 81
Fazilitation 431
Fertigkeitentraining und dialektisch-behaviorale Therapie 69
Fetischismus 379
Fibromyalgiesyndrom
- operante Techniken bei 55
- Verhaltenstherapie bei 305
Flashbacks 319, 331
Fokalsatz 425
Fokaltherapie 424
Fokusableitung
- in der operationalisierten psychodynamischen Diagnostik 588, 591
follikelstimulierendes Hormon 252
forensische Psychotherapie 538ff
- ambulante 552
- Grundprinzipien 542
forensisches Setting 203
forensisch-psychiatrische Nachsorge 552f
Fragebogen für dissoziative Symptome (FDS) 320
Fragebogen positiver und negativer automatischer Gedanken (FAG) 607
Fragebogen zu körperbezogenen Ängsten, Kognitionen und Vermeidung (AKV) 604
Frankfurter Befindlichkeitsskala für Schizophren Erkrankte (FBS) 605
Freezing 317
freie Assoziation 19
Fremdbeurteilungsverfahren 598, 603ff
- Beurteilung 605
- Empfehlungen 606
Fremdwahrnehmung 9f
Frigidität 373
Frotteurismus 379
Frustrationstoleranz 16
Fünfspaltentechnik 67
funktionelle Magnetresonanztomografie 567
- Designs 567
- Emotionsverarbeitung in der 567
Furcht 216f
- erlernte 220
- Neurobiologie der 217
- und Konditionierung 220
- Zwei-Prozesse-Theorie 220

G

Gate-Control-Theorie 298
Gebührenordnung für Psychotherapeuten 420
Gedächtniskonsolidierung 344
Gedächtnissystem 340
Gedächtnistraining 511
Gedankenketten und Kernannahmen 175
Gedankenunterdrückung, aktive 280
Gefahrenabschätzung, Modifikation 283
Gefährlichkeitsprognose von Maßregelpatienten 540
Gegenübertragung 8, 21, 145, 171, 325
- bei Borderline-Persönlichkeitsorganisation 192
- in der Psychotherapie Älterer 509, 513
- Nutzung der 36
- und Qualität der therapeutischen Arbeit 579
- und Zwangseinweisung 533
Gehirn, Plastizität 13
geleitetes Entdecken 279
Gemeindepsychiatrie 89ff, 460
generalisierte Angststörung 216, 226
- Behandlung 233, 236, 240
- prädisponierende Faktoren 226
genitale Phase 15
Genogramm 25, 77, 81
Gerontopsychiatrie und Psychotherapie 498
Gerontopsychologie 500
geschlechtsangleichende Operationen 381, 383
Geschlechtsidentitätsstörungen 372, 381
- Behandlung 383
- Definition 373
- Klassifikation 382
geschützte Mangelerfahrung 408, 413
Gesprächstechnik, psychotherapeutische 453
Gestaltungstherapie 302, 393,
- für Ältere 512
Gewichtszunahme
- Manipulation 266
- Stagnation 261
- Vereinbarungen 259, 266
Gilles-de-la-Tourette-Syndrom 272
Göttinger Modell der Gruppentherapie 23
Gruppenerfahrungsbogen (GEB) 602
Gruppengespräche im stationären Rahmen 35
Gruppenprogramme, verhaltenstherapeutische 72
Gruppenpsychotherapie
- bei Suchtmittelabhängigkeit 362
- für somatoforme Störungen 396
- interaktionelle 23
- ressourcenorientierte für Ältere 511
- stationäre bei Älteren 511
- zur Abstinenz- und Motivationsstärkung bei opiatabhängigen Patienten 363
Gutachterverfahren für ambulante Psychotherapie 423

H

Habit-reversal-Training 289
Habituation 59, 61, 218
Halluzinationen 165, 173
Hamburger Modell der Paartherapie bei sexuellen Funktionsstörungen 377
Hamilton Angst-Skala (HAMA) 606
Hamilton Depressions-Skala (HAMD) 606f
Handlungsdialoge 406
Heroin 357
hierarchisches Vorgehen 197
High-expressed-emotions-Familien 169
Hippokampus 340f, 566
Hirnstammkerne 566
histrionische Persönlichkeitsstörung 205
Hofeffekt 605
Holding 168, 195
Homöostase und Fluktuation 78
Hospitalisierungsschäden 544
Hyperkortisolismus 252
Hypermnesie 341, 347
Hypnose 4, 7, 426
- Ablauf und Effekte 438
- Kontraindikationen 438
- Wirksamkeit 437
Hypnotherapie 437f
Hypochondrie 226, 293
- und Angst 216
Hypothalamus-Hypophysen-Gonaden-Achse 250
hysterische Persönlichkeitsstörung 204
hysterische Persönlichkeitsstruktur 12
hysterisch-narzisstische Kollusion 205

I

Ich-Funktionen 15
Ich-Psychologie 14, 29, 180, 189
- Ich-psychologisches Modell der Sucht 358
- Konzept 15
Ich-Struktur 12
Idealgewicht 248
Identitätsdiffusion 183, 191, 209
Identitätskonflikte bei Essstörungen 256
Identitätsproblematik bei Schizophrenie 168
Identitätsunsicherheit 318, 320
Identitätswechsel 320, 322
Imagination von Worst-Case-Szenarien 62
Imaginationsübungen 346
- bei Trauer 476
Imaging Genomics 570
Impotenz 373
Impulskontrollstörungen 202
- bei Bulimie 257
indikationsorientierte Diagnostik 600

Indikationsstellung und Aufklärungspflicht 581
indirekte Suggestion 32
Infantizid 481
Informationsvermittlung, interaktive 127, 129
informed consent 582
innere Landkarte 330
innerpsychische Gefahrenquellen 217, 220
innerpsychischer Anteil von Verhalten 20
Inobhutnahme des Kindes 492
In-sensu-Konfrontation 62, 238
Insula 566, 572
Integration 99f
- assimilative 103
- durch Übertragungsdeutung, Strategien 192
- störungsorientierte 105
- theoretische 101
Integrationsmodelle 100
integrative Psychotherapie 98ff
- Behandlungskonzept 392
- für Persönlichkeitsstörungen 105
- gemeinsame Wirkfaktoren 101
- Möglichkeiten und Grenzen 107
- somatoformer Störungen 306ff
- stationäre 388ff
- Wirksamkeit 107
integrative Verhaltenstherapie der Alkoholabhängigkeit 365
integratives Konzept stationärer Psychotherapie 392
integratives Modell der Depression 147
Integriertes Psychologisches Therapieprogramm 544
Intensivprogramm bei Anorexie 261, 266
interaktionales Therapieprogramm bei postpartalen psychischen Störungen 487ff
- Ein- und Ausschlusskriterien 487
- Therapiemodule 488ff
interaktionelle Therapie 195, 202
interaktioneller Anteil von Verhalten 20
interaktionsbezogene Eltern-Säuglings-Beratung und -Therapie 487
Internationale Diagnosen-Checkliste für ICD-10 (IDCL) 607
Internet-Therapie bei Verlusterlebnissen 476f
interpersonelle Diskriminationsübung 71, 152
interpersonelle Probleme bei somatoformen Störungen 304, 308
interpersonelle Psychotherapie (IPT)
- bei Persönlichkeitsstörungen 194
- bei postpartaler Depression 486
- bei Trauer 476
- Bildgebungsuntersuchungen 571f
- Bildgebungsuntersuchungen bei Depression 572
- der Depression 149
- im Konsiliardienst 436
- Modifikationen 150
- Phasen 149
- und interaktionales Therapieprogramm bei postpartalen psychischen Störungen 487
- Wirksamkeit bei Depression 150, 158
interpersonelle und soziale Rhythmustherapie 156
interpersonelles Kreismodell 590
Intersexualität 382
Intervalltherapie
- bei Anorexie und Bulimie 262
- bei dissoziativen Störungen 324
Introjektion und Identifizierung 18
In-vivo-Konfrontation 62, 232, 238f, 476

J

Joining 77

K

Kampf-Flucht-System 217
Kanfer-Modell für KVT-Behandlung 47, 53f, 426
Kanfersche Verhaltensgleichung 52
Kartierung des Innensystems 329
Kassenärztliche Vereinigungen 418
Katamnesephase bei kognitiver Verhaltenstherapie 49
Katastrophisieren 67
- kognitive Umstrukturierung bei 234
kategoriale und dimensionale Diagnostik 586ff
Kernannahmen und Gedankenketten 175
Kindesmisshandlung 314
Kognitionen, depressive 47
kognitiv-analytische Therapie 102
kognitiv-behaviorale Konzepte
- Agoraphobie 224
- Angst 218
- generalisierte Angststörung 227
- Panikstörung 226
- Persönlichkeitsstörungen 187
- Phobien 220
- soziale Phobie 222
kognitiv-behaviorale psychoedukative Ansätze bei bipolaren Störungen 156
kognitiv-behaviorales Modell der Zwangsstörung 279
kognitive Fehler 147
kognitive Schemata 147, 218
- bei postpartaler Depression 486
- bei sozialer Phobie 222
- Identifikation und Modifizierung 148
- und Trauma 344
kognitive Techniken 46, 53, 64ff
- im interaktionalen Therapieprogramm bei postpartalen psychischen Störungen 488
- in der Zwangsbehandlung 282
kognitive Therapie 66
- bei Persönlichkeitsstörungen 196
kognitive Umstrukturierung 67, 231
kognitive und intellektive Leistungsdiagnostik 600
kognitive Verhaltenstherapie (KVT) 46ff
- Behandlungsphasen 47ff
- bei Angststörungen 230f
- bei Binge-Eating-Störung 265
- bei bipolaren Störungen 155
- bei Depression 146ff
- bei generalisierter Angststörung 240
- bei Panikstörung 239
- bei postpartaler Depression 486
- bei Schizophrenie 174
- bei sozialer Phobie 238
- bei Trauer 476
- bei Zwang 273
- Bildgebungsuntersuchungen 571
- Bildgebungsuntersuchungen bei Depression 572
- Effektivität bei Schizophrenie 175
- Fallkonzeption 51ff
- im Alter 503
- im Konsiliardienst 436
- in der Traumabearbeitung 348
- Merkmale 50
- Prädiktoren für die Wirksamkeit bei Zwang 273
- Prinzipien 72
- und interaktionales Therapieprogramm bei postpartalen psychischen Störungen 487
- und operante Techniken 54
- Wirksamkeit bei Depression 158
- Zielfestlegung 49
kognitive Verzerrungen 67
- bei depressiven Störungen 568
- bei Sexualstraftätern 549
kognitives ABC-Modell 174
kognitives Fallkonzept nach Beck 64
kognitives Modell psychischer Störungen 65
kognitiv-verhaltenstherapeutische Ansätze
- bei dissoziativen Störungen 324
- bei Sexualstraftätern 548
- im Maßregelvollzug 543
kognitiv-verhaltenstherapeutische Behandlungsmanuale 73
kognitiv-verhaltenstherapeutische Theorie und Essstörungen 257
Kollusionen 167
kollusive narzisstische therapeutische Beziehungen 580
Kombiantionsbehandlung
- bei Angststörungen 230
- bei bipolaren Störungen 155f
- bei Bulimie 264
- bei Depression 147, 150
- bei Depression mit Persönlichkeitsstörung 155
- bei Dysthymie 153

- bei Panikstörung 240
- bei Persönlichkeitsstörungen 187
- bei Phobien 238
- bei Zwangserkrankung 288
- Konzept 556ff
- Planung 559
- von Sexualstraftätern 381
- Vor- und Nachteile 557

Kommunikation, Aspekte 78
Komorbiditätsprinzip 586
Kompetenztheorie des Alterns 500
Konditionierung 47, 57, 279
- Craving und Rückfall 359
- und Furcht 220
- und Gegenkonditionierung 46
- und Sucht 359

Konfliktachse 590
Konflikte
- dysfunktionale 590
- innere und äußere 9

Konsenssensitivität 169
Konsilanforderung 430
Konsiliardienst 430ff
- Behandlung einfacher Störungen 433
- Behandlung komplexer Störungen 435
- praktische Hinweise 437
- psychotherapeutische Kurzverfahren im 435
- Störungstypen im 433

konsiliarpsychiatrische Tätigkeit, Prototypen der 430
Konstruktionismus, sozialer 78
Konstruktivismus, radikaler 77
konstruktivistische Sinngebung 14
Konsultation, psychiatrisch-psychotherapeutische 430ff
- Kernelemente und Stufen 431

Kontingenzmanagement 57
Kontingenzverträge 57f
Kontrollzwang 271
- Exposition bei 282
- Risikoabschätzung bei 283

Konversion, Klassifikation 315
konzentrative Bewegungstherapie 394
Konzept der faktischen Lebensbereiche 590
Konzept der Therapieetappen 310
Konzept von übertriebenen Sorgen und ängstlicher Erwartung 227
körperorientierte Psychotherapien 116, 393
Körperschemastörung 249
kortikale Engrammierung von Schmerz 298
Kosten-Nutzen-Relation bei Psychotherapien 406
kotherapeutische Abteilungen 113
Kotherapien 112ff
- bei Depression 119
- bei Psychosen 119
- bei Suchterkrankungen 119
- Dokumentation 119
- Indikationsstellung 118
- Medien und Methoden 114ff
- Merkmale 112
- rehabilitative Zielsetzung 113
- Systematik 114
- und stationäre Psychotherapie 393ff
- Wirksamkeit 113

krankheitsbezogene Interaktionen, Systemebenen 79
Krankheitseinsicht
- bei Essstörungen 258, 265
- bei Zwangserkrankung 275

Krankheitsfolgenproblematik 526
Krankheitsgewinn, primärer und sekundärer 19
Krisen 444ff
- Ablauf 448, 451
- chronische 449
- Definition 446
- Dokumentation 463
- existenzielle 457
- in ambulanter Behandlung 421
- Risikofaktoren 449
- Symptomatik 447
- Typologie 448
- Überaktivismus bei 462
- und therapeutischer Fortschritt 535
- Versorgungsschema 458

Krisenintervention 430, 444ff
- bei Suizidalität 455
- Definition 447, 451
- diagnostische und therapeutische Achsen 461
- Einrichtungen 445, 460
- Gesprächstechnik bei 453
- Merkmale 453
- Prinzipien, allgemeine 451
- Prinzipien bei Suizidalität/Suizidprävention 456
- rechtliche Fragen 463
- Stufenmodell 452
- typische Notfälle 446
- Zwangseinweisung bei 532

kriteriumsorientierte Messung 597
Kunsttherapie 115, 393
- Dokumentation 119
- rezeptive und produktive 115

Kurzzeitpsychotherapie 98
- Beantragung 423
- somatoformer Störungen 306

L

Langzeitpsychotherapie bei dissoziativen Störungen 324
Laxanzienabusus 250ff
Lebenserwartung 499
Lebensveränderungskrise, Phasen 448
Leib-Seele-Dichotomie 301, 303
Lernen 46
- Beobachtungslernen 220
- durch Information 220
- im Alter 500
- Lerngeschichte 426
- operantes 46, 53f

Lerntheorie 46
- und Sucht 359

Leugnung 17
Liaisonpsychiatrie 431
limbisches System 340, 565
Locus coeruleus 341
Löschung 56
Lübecker Alkoholabhängigkeits- und -missbrauchs-Screening-Test (LAST) 604
luteinisierendes Hormon 252

M

Magnetresonanztomografie, Prinzip 567
Mainzer Modell 396
- Wirkfaktoren 399

major depression 153
- und dissoziative Identitätsstörung 323
- und Essstörungen 254

majore depressive Episode 138, 150
maladaptive Schemata und Bewältigungsstile 69f
Mangelerfahrung, geschützte 408, 413
Manie 155
- Fremdbeurteilungsverfahren 606
- Zwangseinweisung bei 532

Mannheimer Risikokinderstudie 484
manualisierte Behandlungsprogramme im Maßregelvollzug 543
Manualisierung psychodynamischer Therapien 21
Maßregelvollzug 538ff
- Besonderheiten von Unterbringung und Behandlung 539ff
- Diagnostik im 545
- rechtliche Voraussetzungen 538

Maßregelvollzugsgesetze 539
medically unexplained symptoms 294
Medikamentenabhängigkeit 357
Medikamentenmissbrauch 357
Meditation 68, 432
medizinische Rehabilitation s. Rehabilitation
Mehrdimensionaler Befindlichkeitsfragebogen (MDBF) 602
Mehrgenerationenperspektive 77
Menninger-Langzeitstudie 186
Mentalisierung 195, 396
mentalisierungsbasierte Psychotherapie 195
Mentalisierungsfunktion, Differenzierung 397
Mentalisierungstheorie 202
metakognitives Modell 227, 233
Metaphern 13
methodenintegratives Vorgehen, Behandlungselemente 306
Milieutherapie 434
- für Ältere 510

mimischer Ausdruck und Emotionsverarbeitung 567

Missbrauch in psychotherapeutischen Behandlungen 579f
monoaminerge Systeme, Dysregulation 569
Monoaminhypothese depressiver Störungen 569
Montgomery-Asberg Depression Scale (MADRS) 606
moralisch-ethische Grundsätze in der Psychotherapie 578
Motivational Enhancement Therapy 360
motivational interviewing 359, 362
motivationale Schemata, Veränderung 103
Motivationsanalyse 139
– bei Zwangserkrankung 278
multiaxiale Systeme in ICD-10 und DSM-IV 587
multiaxiale Verschlüsselung 586
Multifamilientherapie 86
multimodale Datenerfassung 599
multimodale Therapieprogramme in der forensischen Psychotherapie 545
Multimodalität der Psychodiagnostik 599
Multimorbidität im Alter 505
Münzverstärkungssysteme 57
Musiktherapie 115, 302, 395
– Dokumentation 119
– Evaluation 114
– für Ältere 512
– rezeptive und produktive 115
Müttergruppe, Charakteristika 488
Mutter-Kind-Beziehung 482ff
– Fehlinterpretationen in der 484
– videogestützte Einzeltherapie der 489
Mutter-Kind-Einheiten 486
– interaktionales Therapieprogramm 487ff
Mutterschaft
– psychische Störungen in der 480ff
– und Selbstwirksamkeit 485
Mutterschaftskonstellation, Konzept 482

N

Nähe-Distanz-Dilemma 167
Nahrungsdeprivation 252
Narrative 19, 26, 77
– Auswertung 20
Narzissmus 182
– Konzeption 187
– maligner 203
– Theorie 194
narzisstische Kollusion 580
narzisstische Krise 457
narzisstische Persönlichkeitsstörung 200, 204, 545
narzisstische Persönlichkeitsstruktur 12
narzisstischer Missbrauch in der Psychotherapie 580
narzisstischer Rückzug 580
negative therapeutische Reaktion 422
Netzwerktherapie 86, 89
Neuroleptika 123, 164, 170, 175, 288, 295, 331
Neuromatrixtheorie 299
neuromodulatorische Veränderungen bei Depression 569
neuronale Korrelate von Symptomreduktion 571
Neuropsychotherapie 564
Neurose 180, 418
– Abgrenzung zur Persönlichkeitsstörung 184
– psychodynamische Behandlung 184
Neutralität 32f, 82
niederfrequente Therapie 424
Nikotinsubstitution 360, 368
Noradrenalin 341
Normalisierung 174
Normierung von psychologischen Tests 598
Notfall, psychiatrischer 446, 448
Notfallpsychiatrie, Einrichtungen 445, 460

Objektbeziehung, haltende 191
Objektbeziehungstheorie 29, 144, 189
– Modell 14, 16
– und soziale Phobie 221
Objektivität von psychologischen Tests 597
Objektpsychologie 187
objektpsychologische Ansätze bei Persönlichkeitsstörungen 179, 190
objektpsychologisches Modell der Sucht 359
Objektrepräsentanzen, Störungen der 188, 190f
occupational therapy 117
Ohnmachtserfahrungen 18
ökonomischer Missbrauch in der Psychotherapie 580
operante Techniken 54ff
– bei somatoformen Schmerzstörungen 55
operantes Lernen 46, 53f
operantes Schmerzmodell 55
operationale Gruppe 431
operationalisierte Diagnostik, multiaxiale 586
operationalisierte Klassifikationssysteme 586
operationalisierte psychodynamische Diagnostik 21, 28, 144, 588ff
– Achsen I–IV 589ff
orale Phase 15
Orgasmusstörungen 375
Osteopenie 252
Osteoporose 252
Outcome-informed-Ansatz 101

P

Paargespräche 393
– bei postpartalen psychischen Störungen 492
– mit trauernden Eltern 474
Paartherapie bei sexuellen Funktionsstörungen 376
Pacing-and-leading-Konzept 90
Pädophilie 379
– Stimuluskontrolltechniken bei 58
Pädosexualität 379, 547
Palliativpsychotherapie 526
Panikattacken 223ff
– Aufschaukelungsprozess bei 224
– Bewältigung 231
– Charakteristika und Symptome 225
– und Agoraphobie 223
Panikstörung 216, 225
– Behandlung 231, 239
– Behandlungsindikationen gemäß Stufenmodell 235
– herzbezogene 226
– und dissoziative Identitätsstörung 323
Paralleltests 602
paranoide Persönlichkeitsstörung 204
Paraphilien 372f
– Klassifikation 379
– Rückfallverhütungsprogramm 381
– Symptombedeutungen 380
Parasuizidalität 197
partizipationsorientierte Psychotherapie 527
passiv-aggressive Persönlichkeitsstörung 205
Patientenvariablen 140
– und Behandlungsplanung 420
– wirksamkeitsfördernde 34, 141
Patientenziele bei Psychotherapie 29
Patronisieren 509f
PEGASUS-Konzept 544
peripartale psychische Störungen, Epidemiologie 480
personenzentrierter Dreisatz 187
Persönlichkeit, Definition 179
Persönlichkeitsanteil, anscheinend normaler/emotionaler 317, 324, 327
Persönlichkeitsfaktoren und Essstörungen 257
persönlichkeitsgestörte Rechtsbrecher im Maßregelvollvollzug 545
Persönlichkeitsorganisationsniveau 181
– Exploration 189
Persönlichkeitsstil-und-Störungs-Inventar (PSSI) 605
Persönlichkeitsstörungen 179ff
– Abgrenzung zur Neurose 184
– allgemeines Therapierationale 208
– Alterseffekte 205
– analytische Psychotherapie bei 425
– behinderungsorientierte Psychotherapie bei 527
– Definition 154
– Elemente einer allgemeinen Psychotherapie 207
– im Alter 502
– Indikationen zur stationären Psychotherapie 206

- integrative Psychotherapie bei 105
- Klassifikation 180
- psychoanalytisches Schema 182
- psychodynamische Psychotherapie bei 184, 187f
- Psychoedukation bei 125
- postpartale 481
- Schematherapie bei 69
- Selbstbeurteilungsverfahren 605
- spezifische 200ff
- symptomatologische Muster bei 182
- tagesklinische Psychotherapie bei 409
- und Anorexia nervosa 254
- und Bulimia nervosa 254
- und Delinquenz 203
- und Depression 141, 153
- und empirische Psychotherapieforschung 186
- und soziale Phobie 221
- und Suizidalität 455
- und Zwangserkrankung 272
- Zwangseinweisung bei 532

Persönlichkeitsstruktur, Typen 12
Persönlichkeitstests 600
Perspektivlosigkeit, Gestaltung von 91
perverse Symptome, Behandlung 380
Perversion 373, 378, 380
Pflegepersonal, kotherapeutische Funktion 395
Phantomschmerz 298
Pharmakotherapie s. Psychopharmakotherapie in der Psychotherapie
Phasenmodell, KVT-Behandlung 48
Phobien 216, 219ff, 435
- Behandlung 231, 236, 238
- biologische Disposition 220
- Entstehungsbedingungen 220
- zerebrale Effekte von Psychotherapie 572

phobische Persönlichkeitsstruktur 12
Physiotherapie 116
Plan- und Schemaanalyse nach Grawe 52
Plan-Diagnose 21
Plastizität 340
- im Alter 501

pluripolares Modell, tagesklinische Behandlung 413
Positiv-Tagebücher 284
Positronenemissionstomografie, Prinzip 566
posthypnotische Aufträge 7
postpartale Bindungsstörung 484
postpartale psychische Störungen 480ff
- interaktionales Therapieprogramm für 487ff
- interpersonelle Psychotherapie bei 486
- Klassifikation 481
- kognitive Verhaltenstherapie bei 486
- Postpartum-Depression 480
- Therapie 485ff
- typische Kognitionen 480

posttraumatische Belastungsstörung 202, 336ff
- Diagnose 337
- diagnostische Kriterien 338
- Epidemiologie 336
- Hypnose bei 437
- im Alter 505
- integrative Psychotherapie bei 105
- komplexe 340
- Neurobiologie der 340
- Pharmakotherapie bei 350
- Psychoedukation bei 125
- strukturelle Dissoziation bei 317
- und Angst 216
- und Trauer 472

posttraumatische Prozesse, Rahmenmodell 344
Prädiktoren für Therapieerfolg 420
präfrontaler Kortex 566, 569
prägenitale Phase 15
probatorische Sitzungen 422
Problemanalyseansatz 52
problemdeterminierte Systeme 80
Produktivität und Arbeitstherapie 118
progressive Muskelentspannung 62, 64, 368, 395, 426, 432
Project Match 360
projektive Abwehr 18
projektive Identifizierung 18, 192
projektive Tests 600
prolongierte Trauer 471ff
- Behandlung 476
- Diagnose 472f
- diagnostische Kriterien 471

Prozentränge 598
Prozessdiagnostik 600, 602
Prozessskalen 602
psychologische Testdiagnostik, multimodaler Ansatz 599
Pseudogegenseitigkeit 169
psychische Störungen, Epidemiologie und Versorgungssituation 445
psychische Störungen im Alter 501ff
- Diagnostik 505ff
- Epidemiologie 501
- Versorgungssituation 502

psychische Struktur, konstituierende Elemente 181
Psychisch-Kranken-Gesetz 532, 539
Psychoanalyse
- Grundprinzipien 188
- hierarchisches Vorgehen 197
- in der Gerontopsychiatrie 502
- Kurztherapie 424
- neuropsychoanalytische Ansätze 564
- und Depression 144
- und Persönlichkeitsstörungen 179ff, 187
- und repräsentative Netzwerke 407
- und Sucht 358
- zentrale Techniken 193

psychoanalytisch ausgerichtete Therapie der Sucht 361
psychoanalytische Familientherapie bei Schizophrenie 173
psychoanalytische Konzepte 144
- und psychodynamische Psychotherapie 6

psychoanalytische/psychodynamische Psychosentherapie 170f
psychoanalytisch-interaktionelle Psychotherapie 30, 39
- bei Alkoholabhängigkeit 361
- und Regression 23

Psychodynamik psychischer Störungen 220ff
- Agoraphobie 223
- Angst 217
- Anorexia nervosa 256
- generalisierte Angststörung 227
- Panikstörung 226
- phobische Ängste 220
- soziale Phobie 221

psychodynamisch orientierte Einzeltherapien im Maßregelvollzug 543
psychodynamische Ansätze
- bei dissoziativen Störungen 324
- bei Paraphilien 381
- bei sexuellen Funktionsstörungen 377

psychodynamische Diagnostik 24ff, 139
psychodynamische Psychotherapie 4ff
- analytisch orientierte Psychotherapie 23
- Anamneseerhebung 23ff
- Antragsverfahren 424
- Behandlungsfokus 26
- bei Angststörungen 230f
- bei Depression 144ff
- bei Essstörungen 256
- bei generalisierter Angststörung 240
- bei Neurosen 184
- bei Panikstörung 239
- bei Persönlichkeitsstörungen 184, 187f, 200
- bei psychotischen Störungen 6
- bei Sexualstraftätern 547
- bei somatoformer Schmerzstörung 305
- bei sozialer Phobie 236, 239
- Effektivität bei Schizophrenie 175
- Fehler bei der 41
- Funktionen 5
- im Konsiliardienst 436
- Indikationskriterien 37
- Kontraindikationen 38
- Konzepte 7ff
- psychoanalytisch-interaktionelle Therapie 23
- Risikofaktoren 39
- störungsspezifischer Ansatz 6
- supportiv-expressive 240
- teilstationäre 411
- theoretische Grundlagen 4
- und Suggestion 32
- von Suchtmittelabhängigen 365
- Wirksamkeit bei Depression 158
- Ziele 28

psychodynamisch-imaginative Therapie in der Traumabearbeitung 348
Psychoedukation 122ff, 395

- Behandlungsprobleme 130ff
- bei affektiven Erkrankungen 125
- bei Angsterkrankungen 125, 234
- bei bipolaren Störungen 155f
- bei Borderline-Störungen 125
- bei Demenz 125
- bei Opiatabhängigkeit 363
- bei Persönlichkeitsstörungen 125
- bei postpartalen psychischen Störungen 492
- bei posttraumatischer Belastungsstörung 125
- bei Psychopharmakotherapie 560
- bei schizophrenen Erkrankungen 122, 124, 127, 175, 526, 544
- bei Schlafstörungen 126
- bei Schmerz 126
- bei Suchterkrankungen 126
- bei Zwangserkrankungen 125
- Definition 122
- Elemente 127
- im Maßregelvollzug 543
- in der Traumatherapie 344
- Techniken 127
- Therapiekonzept 122
- und Gesamtbehandlungsplan 130
- und interaktionales Therapieprogramm bei postpartalen psychischen Störungen 487
- Wirkfaktoren 128
- Ziele 126

psychoedukative Gruppen 123
- bei problematischem Alkoholkonsum 364
- Curriculum 129
- depressiv Erkrankter 132
- Kontraindikationen 130
- Organisation 127
- schizophren Erkrankter 128, 131

psychogene Blindheit 318
psychologische Testdiagnostik 596ff
- Anwendungsvoraussetzungen 598
- Bezugszeiträume 599
- Definition 596
- Funktionen 600

psychologische Tests, Standardisierung 597
Psychologische Therapie nach Grawe 102
Psychopathie 180, 203, 546
Psychopathy-Checkliste 546
Psychopharmakotherapie in der Psychotherapie 556ff
- Absetzproblematik 560
- bei Alkoholabhängigkeit 366
- bei Angststörungen 230
- bei Borderline-Störung 202
- bei Depression 150
- bei dissoziativen Störungen 331
- bei Dysthymie 153
- bei postpartalen psychischen Störungen 485
- bei posttraumatischer Belastungsstörung 350
- bei Zwangserkrankung 288
- Compliance-Problematik 560
- Psychoedukation bei 560
- und Bildgebung 571ff
- und stationäre Psychotherapie 396
- von Sexualstraftätern 381

Psychosen
- Kotherapien bei 119
- Mutter-Kind-Interaktion bei 483
- nicht empfohlene Verfahren bei 39
- postpartale 481
- Zwangseinweisung bei 532

psychosomatische Grundversorgung 419, 426
psychosomatisch-psychotherapeutische Krankenhausbehandlung 389ff
- Erfolgsprädiktoren 400
- Indikationen 389
- Kontraindikationen 390
- Kosteffektivität 399
- Wirksamkeit 399

psychosoziale Beratungsstellen 460
psychosoziale Krise 448, 451
psychosoziale Reintegration nach Traumatisierung 349
psychosoziale Selbsthilfe 522
Psychotherapeut, allgemeine Aufgaben 141
Psychotherapeutengesetz 419
Psychotherapie
- Behandlungsvariablen 140f
- Diagnostik in der 138
- körperorientierte 116
- und Bildgebung 571ff
- und Ethik 578ff
- wiederholte Psychotherapieversuche 41

Psychotherapie im Alter 498ff
- Behandlungsmotivation 508
- Fortbildung 510
- Inanspruchnahme von 498, 500
- Indikationsstellung 505
- multimodales stationäres Behandlungskonzept 504
- Wirksamkeit 516
- Ziele 510

Psychotherapie somatoformer Störungen 301ff
- Indikationskriterien 302
- methodenintegratives Vorgehen 306ff
- Zielbereiche 303

Psychotherapieintegration 98ff
- Konzeptionen 108
- Ziele 99

Psychotherapierichtlinien 10, 108, 146, 418, 422
- Begriff der seelischen Krankheit 419

Psychotherapievereinbarungen 422
psychotische Persönlichkeitsstruktur 12
psychotrope Substanzen 356
- Störungen durch 358, 361

Punktabstinenz 368
Punkt-Schluss-Methode 368

Q

Quetelets-Index 250

R

Rahmenmodell posttraumatischer Prozesse 344
Raucherentwöhnungsprogramm, verhaltenstherapeutisches 368
Reaktionsbildung 17
Realität, innere und äußere 7f
Realitäts-Orientierungs-Training 507
Realitätstestung, abgestufte 175
Reasoning and Rehabilitation Program (R&R) 546
Reduktionsmethode 368
Referenzpopulation 597
reflective emotional awareness 396
reflective functioning 186, 195
reflektierendes Team 85
Regression 23, 39
- Konzept 16, 22
- und Alter 502
- und progressive Bewältigung 22
- und psychodynamische Therapien 23
- und Spiel 21ff
- und tagesklinisches Setting 407

Rehabilitation 389, 520ff
- Behandlungsziele 523
- Langzeitverlauf 522
- stationäre bei Suchterkrankungen 367
- Stufenplan 521
- Ziele und Maßnahmen 520

Rehabilitationspsychotherapie 521ff
- fachärztliche und hausärztliche 522
- Formen der ambulanten 522
- Kostenträger 521
- mehrdimensionale stationäre 525

Reichsversicherungsordnung 418
Reizkonfrontation mit Reaktionsverhinderung 59, 231, 234
- Angstverlauf bei 60
- Kontraindikationen 61
- Phasen 61

rekonstruktive Sinngebung 14
Reliabilität von psychologischen Tests 597
Rentenwunsch bei somatoformen Störungen 303
Reorientierung bei dissoziativen Zuständen 331
Reparenting 70
repräsentative Netzwerke 407
resilience 209
Ressourcenaktivierung 102f
Retraumatisierung 331
Richtlinienpsychotherapie 523
Risikoprinzip in der forensischen Psychotherapie 542

Rückfall
- Bewältigungstechniken 366
- und Konditionierung 359
Rückfallprävention
- bei Paraphilien 381
- bei Sexualstraftätern 549
- *cue exposure* 367
- in der stationären Zwangsbehandlung 56
- Programme 365f
Rückversicherungen 275, 285, 287

S

Sadismus 379
Salutotherapie 524
Sammelzwänge 289
Scale for the Assessment of Negative Symptoms (SANS) 607
Scale for the Assessment of Positive Symptoms (SAPS) 607
schädlicher Gebrauch, diagnostische Leitlinien 358
Scham
- und soziale Phobie 222
- und Trauer 469
schemafokussierte Psychotherapie 202
- bei Persönlichkeitsstörungen 196
Schemata, hinderliche 196
Schematherapie 69, 187
- kognitive Techniken in der 70
schizoide Persönlichkeitsstörung 204
schizoide Persönlichkeitsstruktur 12
schizophren erkrankte Rechtsbrecher im Maßregelvollvollzug 544
schizophrenes Dilemma 167, 171
Schizophrenie 164ff
- Ausschlussdiagnose 322
- diagnostische Kriterien 165
- Epidemiologie 164
- Fremdbeurteilungsverfahren 606
- kognitive Psychosetherapie bei 174
- psychoanalytische Familientherapie bei 173
- Psychodynamik 167
- psychoedukative Behandlung im Maßregelvollzug 544
- Selbstbeurteilungsverfahren 605
- Subtypen 165
- Symptome 166
- Therapie 170ff
- und Familiendynamik 169
- und genetische Disposition 164
- und postpartale Bindungsstörung 485
- und Psychoedukation 122, 124, 127f, 130f
- und Rehabilitationspsychotherapie 526
- und Suizidalität 455
- und Trauer 471
- und Zwangssymptome 272
- Zwangseinweisung bei 532
schizotype Persönlichkeitsstörung 200
Schlafstörungen
- Psychoedukation bei 126
- Stimuluskontrolltechniken bei 58
Schlankheitsideal 255
Schlusskommentare und Schlussinterventionen 84
Schmerz, kortikale Engrammierung 298
Schmerzgedächtnis 298
Schmerzstörungen
- chronische 390, 396
- Palliativtherapie 526
- Psychoedukation bei 126
- somatoforme 293, 296
Schmerztagebuch 307
Schmerzverarbeitungssysteme 299
Schuldgefühle 42, 145
- Entlastung von 42
- und Trauer 468
Schwangerschaft und psychische Störungen 480ff
Schweigepflicht und Maßregelvollzug 540
Screening-Fragebogen für Depressionen des DIA-X (DIA-DSQ) 607
Screening-Instrumente für Suchterkrankungen 358
Screentechnik 346
Selbstachtsamkeit 196, 284, 304
Selbstbeschädigung 85
Selbstbeurteilungsverfahren 326, 395, 603ff
- Anwendungsvoraussetzungen 603
- störungsspezifisch einsetzbare 605
- störungsübergreifend einsetzbare 604
Selbstexploration und Selbstfürsorge des Therapeuten 583
Selbsthilfegruppen 401, 522
Selbsthypnose 432
Selbstinstruktionen 68, 283, 286f
Selbstkontrolltraining für Alkoholmissbraucher 367
Selbstmanagementansatz nach Kanfer 52
Selbstorganisation 77, 79
Selbstpsychologie 29
- und Persönlichkeitsstörungen 194
selbstpsychologisches Modell 14, 16
- der Depression 144
Selbstrepräsentanzen, Störungen der 188, 190f
selbstschädigendes Verhalten 54
Selbstsicherheitstraining 527
Selbsttrainingsprogramme bei Zwang 273
selbstunsichere und ängstlich-vermeidende Persönlichkeitsstörung 205
Selbstvorwürfe 18
Selbstwahrnehmung 9f
- Übungen zur 326
Selbstwirksamkeit und Mutterschaft 485
Selbstzustände, abgespaltene 314, 319, 332
Seniorenberatungstellen 516
Serotonin und Essstörungen 255
Serotonintransporter, Risikoallell für Depression 570
Settings 34ff
- bei dissoziativen Störungen 324
- bei sexuellen Funktionsstörungen 376
- für junge Patienten 38
- für psychotische Patienten 39
- für systemische Therapie 85, 88
- in der Depressionsbehandlung 143
- problemorientierte 396
- stationäre und teilstationäre 406ff
- störungsorientierte 396
- Vergleich Kurzzeit- und Langzeittherapie 400f
Sexualdevianz 378, 547
Sexualisierungen bei Persönlichkeitsstörungen 205
Sexualität
- im Alter 503
- Störungen der 372ff
Sexualphobie 374
Sexualstraftäter 378, 547
- Behandlung 381
- im Maßregelvollzug 547
- tatspezifische und tatverwandte Behandlungsinhalte 548
- therapeutischer Umgang mit 548
sexuelle Appetenzstörung 374
sexuelle Aversion 374
sexuelle Erregungsstörung der Frau 374
sexuelle Funktionsstörungen 372
- Definition 373
- im Alter 503
- Klassifikation 373ff
- Komorbiditäten 377
- Stimuluskontrolltechniken bei 58
- Therapieformen bei 376
- und Medikamente 378
sexuelle Gesundheit, Definition 372
sexuelle Präferenz, Störungen der 372
sexueller Missbrauch in der Psychotherapie 580
sexueller Sadomasochismus 379
sexuelles Verlangen, gesteigertes 376
Sicherheitsverhalten 218
- bei Agroaphobie 224
- problematisches 241
Simulation 295
Single-Photon-Emissions-Computertomografie 566
single-session therapy 85
Sinngebung, konstruktivistische und rekonstruktive 14
Situationsanalyse 70, 152
Skala dysfunktionaler Einstellungen (DAS) 607
Skala zur Erfassung der Schwere einer Alkoholabhängigkeit (SESA) 604
Skulpturtest nach Kvebaek 81
Slow-open-Prinzip 397, 399
social rhythm metric 156
Sohn-Übertragung 509
Sokratischer Dialog 148, 174, 283f

somatisches Krankheitsmodell 301, 303
Somatisierung 292, 298
- Störungen 293
- und Affektwahrnehmung 297, 304, 307
somatoforme autonome Funktionsstörungen 293
- erhöhte physiologische Reaktionsbereitschaft 298
- und Angst 216
somatoforme Dissoziation 315, 319
somatoforme Schmerzstörung 293
- diagnostische Kriterien 295
- Evaluation der Behandlungsansätze 305
- Kindheitsbelastungsfaktoren 296
- operante Techniken bei 55
- Pathogenese 298
- psychodynamische Psychotherapie bei 305
- Verhaltenstherapie bei 305
somatoforme Störungen 292ff
- Auslösung durch Trauma 297
- Behandlungsleitlinien für 301
- Bindungsorganisation bei 297, 304
- biografische Belastungsfaktoren 296
- Definition und Klassifikation 293
- Diagnostik 294, 300f
- Differenzialdiagnose 295
- Entstehung und Verlauf 295ff
- Gruppenpsychotherapie für 396
- Komorbiditäten 299
- Prävalenz 294
- Primärversorgung 300
- somatische Ausschlussdiagnostik 294
- stationäre Psychotherapie 302, 395
- tagesklinische Psychotherapie 412
- Therapie 300ff
- und dissoziative Identitätsstörung 323
- und Triebtheorie 15
somatopsychische Komorbiditäten 430ff
- psychotherapeutische Behandlungskomponenten 432
somatosensorische Amplifizierung 298
Sorgen
- kognitive Umstrukturierung bei 234
- Modelle 227
Sorgenprozess bei generalisierter Angststörung 227, 233
SORKC-Schema 51f, 591
soziale Kompetenzen, Ausbau 148
soziale Phobie 205, 216, 221
- Behandlung 232, 238
- dysfunktionale kognitive Schemata bei 222
- Expositionsverfahren bei 60
- und Aufmerksamkeitsfokus 222
- und Bulimia nervosa 254
soziale Zeitgeber 155f
Soziale-Phobie-und-Angst-Inventar (SPAI) 604
soziales Kompetenztraining 71
sozialpsychiatrische Dienste 359
- Leistungsprofil 445
Soziotherapie 143
Spaltung 190, 193, 207f
Sporttherapie 116
Sprechchor 84
Spritzenphobie 221, 434
Standardisierung von psychologischen Tests 597
Starvationszustand 252
stationäre Psychotherapie 406
- bei Anorexia nervosa 259ff
- bei Zwangserkrankungen 289
- Einzel- und Gruppenpsychotherapie 392
- in Rehabilitationskliniken 525, 528
- Indikation bei dissoziativen Störungen 324
- Indikation bei Essstörungen 258
- Indikationen bei Persönlichkeitsstörungen 206
- Indikationskriterien 390
- integrative 388ff, 392
- multimodaler Therapieansatz 390
- Prädiktoren des Therapieerfolgs 400
- Übergang zur ambulanten Behandlung 401
- und Kotherapien 393ff
- und medizinische Rehabilitation 522
- Versorgungssystem 388
- Zielsetzungen 389
Stationsgruppe 395
Stationsmilieu
- und Konsiliardienst 434
- und Maßregelvollzug 540, 542
Stepped-care-Modell 300
Stigmatisierung 301
Stillen und postpartale psychische Störungen 494
Stimmenhören
- bei dissoziativen Störungen 319, 322
- bei Schizophrenie 165, 175
Stimuluskontrolltechniken 58
Stimulusprävention 58
Störungen durch psychotrope Substanzen 358, 360
Störungsattraktoren 102
Störungsmodelle 53
störungsorientierte Integration 105
Stressachsen 341
Striatum 566
Struktur, Konzept 9ff
Strukturachse 591
Strukturanalyse sozialer Beziehungen, Modell 194
strukturbezogene Therapie 195, 202
strukturelle Dissoziation 317
- Auflösung der 327
- Modell 317
strukturelle Störung 10, 181ff
strukturelles Interview 189
strukturell-kybernetische Perspektive 77
strukturierte Selbsthilfeprogramme für Binge-Eating-Störung 265
strukturierte Tagesprotokolle 148
Strukturiertes Inventar für Anorektische und Bulimische Essstörungen (SIAB-S) 605
Strukturiertes Klinisches Interview für Dissoziative Störungen (SKID-D) 320ff
- Auswertung 322
- Beispielfragen 320
Strukturmodell der Persönlichkeitsstörungen 181ff
strukturpsychologisches Modell der Sucht 358
Stundenbogen für die Allgemeine und Differentielle Einzelpsychotherapie (STEP) 602
subjektives Krankheitserleben 292, 301
Sublimation 15
Substanzabhängigkeit, Prävalenz 357
Substanzmissbrauch
- bei Angststörungen 216
- bei bipolaren Störungen 155
- bei Bulimia nervosa 254
- bei dissoziativer Identitätsstörung 323
Substitutionsbehandlung von Drogenabhängigen 359
Sucht 356ff
- Erklärungsmodelle 358
- und Delinquenz 550
suchtbezogene Verhaltenstherapie 365
Suchtdiagnostik 358
Suchterkrankungen 356ff
- bei Maßregelpatienten 539, 549
- Hypnose bei 437
- Kotherapien bei 119
- medizinische Rehabilitation bei 359f, 366f
- psychodynamische Psychotherapie bei 365
- Psychoedukation bei 126
- Screening-Instrumente 358
- Therapiegruppen 362
- und Suizidalität 455
- Versorgungssystem für 359
- Zwangseinweisung bei 532
Suchtkonsiliar- und -liaisondienste 359
Suchtmittelmissbrauch, Prävalenz 356
suchtspezifische Hilfe 359
Suchttherapie 550
- im Maßregelvollzug 550
- Konzepte 367ff
- psychotherapeutische Ansätze 360ff
Suggestion, direkte und indirekte 32
Suizid, erweiterter 481
Suizidalität 197
- bei bipolaren Störungen 155
- bei Depression 145
- Krisenintervention bei 445
- postpartale 481
- Risikogruppen 455
- und Depression 157
- und Trauer 475
- und Zwangseinweisung 532
Suizidprävention 444ff, 456, 460
Suizidrate 455

Suizidversuchsrate 455
supportive Psychotherapie in Allgemeinkrankenhäusern 432
Symbolisierungsstörung bei Schizophrenie 167
Symptom-Checkliste von Derogatis (SCL-90-R) 399, 604
Symptomprovokation bei Bildgebungsuntersuchungen 571
Synergetik 78
Systematic Treatment Selection 100
systematische Desensibilisierung 59, 62
systemische Interventionen bei somatoformen Störungen 309
systemische Ressourcenorientierung 82, 88
systemische Therapie 76ff
- Anamneseerhebung 80ff
- Behandlungstechniken 82ff
- Definition 76
- Einzeltherapie 86
- Entwicklung 76
- Fragetypen 83
- in der Gerontopsychiatrie 504
- Indikation 86
- Kompetenzprofil 92
- Kontraindikationen 87
- Krankheitsbegriff 79
- maßgeschneidertes Intervenieren 87
- Paartherapie 86
- Risiken 92
- Settings und Verläufe 85
- stationäre 88
- Wirksamkeit 86
- Ziele 81
systemisch-familientherapeutische Manuale 86
Systemprozesse 78
Systemtheorie 77
systemtherapeutische Methoden in der psychiatrischen Akutversorgung (SYMPA) 89
szenische Information 24f

T

Tabakabhängigkeit
- Behandlungsprogramme für 368
- Wirksamkeit psychotherapeutischer Behandlung 360
Tabakkonsum, Prävalenz 357
tagesklinische Psychotherapie 406ff
- Erfolgsprädiktoren und Effizienz 411
- im Alter 516
- Konzept 412
- und Bindungsfähigkeit 408
- und Containing-Funktion 409
- und soziale Rehabilitation 409
- Vor- und Nachteile 407ff
- Wirkprofil 411
Tanztherapie 116, 393
- für Ältere 512
Täterkontakt 331
Teilobjektbeziehungen 191
- oszillierende 188
teilstationäre Psychotherapie 406ff
- spezialisierte Angebote 406
- und medizinische Rehabilitation 522
Telefonseelsorge 445, 460
Testdiagnostik, psychologische 596ff
- bei Demenzverdacht 508
- computerbasierte 597
- psychotherpierelevante 602ff
Testgütekriterien 597
Testinstrumente, Selektion 598
Testnormen 598
Thalamus 566
Therapeutenverhalten, Fehler im 41, 50, 88, 130ff
therapeutische Beziehung 8, 49, 142
- als Wirkfaktor für Therapieerfolg 30, 32
- Arbeit mit Älteren 509
- Basisvariablen 101
- Beendigung 40
- bei Anorexie 260
- bei Depression 142
- bei dissoziativen Störungen 319
- bei kognitiver Verhaltenstherapie 49f
- bei Persönlichkeitsstörungen 187
- bei Schizophrenie 171
- bei somatoformen Störungen 298, 301, 306
- bei Suchterkrankungen 361
- bei Zwangserkrankung 273
- Belastungen der 579
- Charakteristika 533
- im Maßregelvollzug 543
- in der schemafokussierten Therapie 196
- in der teilstationären Therapie 408
- mit Traumaopfern 344
- Passung Patient-Therapeut 38
- supportive Interventionen 309
- traumaspezifische Besonderheiten 351
- und Behandlungskrisen 421
- und ideologische Aspekte 582
- und narzisstischer Missbrauch 580
- und Psychopharmakotherapie 558
- und Therapieerfolg 421
- und Verhaltensmodifikation 71
- und Zwangsunterbringung 534
- zu suchtkranken Maßregelpatienten 550
therapeutische Gemeinschaft 365, 392
therapeutische Haltung 5
- bei Expositionsverfahren 60
- bei interpersoneller Psychotherapie 150
- gegenüber Älteren 509
- gegenüber Zwangspatienten 273
- im Maßregelvollzug 543
- Merkmale 533
- Neutralität 82
- psychodynamisch orientierte 6, 33, 40
- und psychodynamische Therapie der Schizophrenie 171
therapeutische Zugangswege 189
therapeutischer Prozess, Dimensionen 229
therapeutisches Dreieck 558f
therapeutisches Splitting 85
Therapieauflage 85
Therapieeinsteiger, Vernetzung mit nichtpsychiatrischen Kontaktpersonen 89
Therapiefehler
- bei Depression 143
- bei dissoziativen Störungen 332
- bei Essstörungen 267
- bei Exposition 282
- bei Krisenintervention 463
- bei postpartalen psychischen Störungen 493
- bei psychodynamischer Therapie 41
- bei somatoformen Störungen 302
- in der Traumatherapie 348, 351
- sexualtherapeutische 383
therapiegefährdendes Verhalten 50, 141, 197
Therapieprogramm zur Integrierten Qualifizierten Akutbehandlung bei Alkohol- und Medikamentenproblemen (TIQAAM) 363
Therapierisiken 39ff
- bei Exposition 282
- bei Psychoedukation 130
- bei Schizophrenie 173
- bei systemischer Therapie 92
- für Angehörige 40
- für Patienten 39
- für Therapeuten 40
Therapieschäden 579ff
Therapievertrag 198, 259
thymoleptische Therapie 153
Tics 272
tiefenpsychologisch fundierte Psychotherapie 144, 418
- Antragsverfahren 424
- Bericht zur Begutachtung 422f
- Leistungsumfang 425
- Sonderformen 424
- Wirksamkeitsnachweis 419
tiefenpsychologisch orientierte Psychotherapie bei Transsexualität 383
tiefenpsychologische Verfahren in der Suchttherapie 360
Tochter-Übertragung 509
Token-economies 57
Toleranzentwicklung 358
Trance, hypnotische 437
Trancezustände 315, 319, 331
Transgender 381
transgenerationale Transmission 484
Transidentität 381
Transsexualismus, primärer und sekundärer 382
Transsexualität 372
- Behandlungsstandards bei 382
- Definition 381
- und Borderline-Persönlichkeit 382

transtheoretischer Ansatz von Prochaska und DiClemente 102, 362
Transvestitismus 382
– fetischistischer 379
Trauer 129, 468ff
– Gefühlsqualitäten 468
– geschlechtsspezifische Aspekte 473
– Internet-Therapie bei 476
– physische und physische Folgen 470
– prolongierte 471ff
– therapeutische Begleitung akuter Prozesse 475
– und Alkoholkonsum 474
– und Depression 470, 472, 474
– und Mortalitätsrisiko 470
– und posttraumatische Belastungsstörung 472
– Verläufe 468ff
Trauerhalluzinationen 475
Trauerprozess, Modelle 469
Trauma 336ff
– akutes 343
– Folgestörungen 336ff
– Rekonfrontation 331, 347, 351
– sexuelles 336, 343, 373
– Typen 337
– und Angst 340
– und Dissoziation 314, 317, 323
– und Persönlichkeitsstörungen 198, 202
– und somatoforme Störungen 296f, 304
traumaassoziierte Schemata 68
Traumaexposition bei dissoziativen Störungen 327, 329
Traumalandkarte 351
Traumaopfer, diagnostischer Umgang mit 342
Traumatheorie 195
Traumatherapie 342ff, 347f
– Evidenz 349
– Fehler in der 348, 351
– Kontraindikationen 348
– psychodynamisch-imaginative 348
– Psychoedukation in der 344
– Stabilisierung in der 344ff
traumatische Affektabspaltung 352
traumatische Erfahrungen und Schizophrenie 164
traumatische Informationsverarbeitung 341
traumatische Krise 448, 451
Trennungserfahrungen und tagesklinisches Setting 408
Triade, kognitive 147
Triangulierungsfunktion 12
Trichotillomanie 272, 289
Triebinvolution im Alter 502
Triebmodell der Sucht 358
Triebtheorie 15, 29
– Modell 14f, 144
– und Angst 217
– und Charakter 180
– und soziale Phobie 221

U

Übergangsobjekte 168
Übertragung 190
– Deutung der 191f, 198
– in der Traumatherapie 344
– Konzept 19
– Operationalisierung von 21
– und Teamkonflikte 27
Übertragungsauslöser 21f
übertragungsfokussierte Psychotherapie 190
– Technik 193
– Ziele 192
Übertragungs-Gegenübertragungs-Paare 190
Übertragungshypothesen 152
– und *Cognitive Behavioral Analysis System of Psychotherapy* (CBASP) 71
Umwelt-Gefügigkeits-Hypothese 511
Unbewusstes 7f
– These von der Zeitlosigkeit 503
unimodale Datenerfassung 599
Unterbringungsdelikte 539

Vaginismus 376
Validität von psychologischen Tests 597
Vater-Kind-Interaktionen, Stärkung der 492
Veränderungsdiagnostik 600f
Veränderungsfragebogen des Erlebens und Verhaltens (VEV) 601
Veränderungskrise 448, 451
Verarbeitungsmodus, progressiver und regressiver 145f
Verdrängung 17
Verfolgungswahn 167
Verhalten, innerpsychischer und interaktioneller Anteil 20
Verhaltensabbau, operante Techniken 56
Verhaltensanalyse 48, 425
– horizontale und vertikale 51
– Systeme 52
Verhaltensaufbau, operante Techniken 55
Verhaltensbeobachtung 600
– bei Zwangspatienten 276
Verhaltensexperimente 234
Verhaltensgerontologie 503
Verhaltensgleichung nach Kanfer 52
Verhaltenshemmsystem 217
verhaltensnahe Interventionsstrategien 46, 53ff
verhaltenstherapeutische Ansätze
– bei Paraphilien 381
– bei sexuellen Funktionsstörungen 377
– in der Suchttherapie 360
– in psychodynamischen Behandlungen 104
verhaltenstherapeutische Diagnostik 139
verhaltenstherapeutisches Raucherentwöhnungsprogramm 368
Verhaltenstherapie s. auch kognitive Verhaltenstherapie (KVT)
– bei Fibromyalgiesyndrom 305
– bei Phobien 238
– bei somatoformer Schmerzstörung 305
– Bericht zur Begutachtung 422f
– Bildgebungsuntersuchungen zur 571
– Definition 46
– Grundannahmen 47
– in der Gerontopsychiatrie 503
– Leistungsumfang 426
– und psychosomatische Grundversorgung 419
– Wirksamkeitsnachweis 419
Verlaufsdiagnostik 600
Verlusterlebnisse
– Bewältigung von 468ff
– geschlechtsspezifische Bewältigung von 473
– psychische und physische Folgen 470
– Tod des Kindes/des Partners 473
– während der Schwangerschaft 471
Vermeidungsverhalten bei Zwangserkrankung 271, 277, 287
Verschiebung 18
Verstärker, therapeutisch wirksame 55
Verstärkerverlustmodell der Depression 146
Verstärkung, positive 55
Verstrickungen 27, 583
videoanalytische Therapie der Mutter-Kind-Beziehung 489
Vier-Felder-Tafel 435
Visitengespräche 34
Vollzugslockerungen 541
– Missbrauch von 552
– und Gefährlichkeitsprognose 540f
Voyeurismus 379
Vulnerabilität 17
– depressive 144
– für affektive Syndrome 154
Vulnerabilitäts-Stress-Modell 127, 165

Wahn 165, 173f
Waschzwang 271
Widerstand 17f, 190
Wiedererlebensphänomene 341
– Konzept der inneren Sicherheit 345
Wirkfaktoren psychotherapeutischer Prozesse 30f, 99, 101, 362, 602
Wunsch 8

Yale-Brown Obsessive Compulsive Scale (Y-BOCS) 273, 276, 606

Z

Zeitlinie 84
zentraler Beziehungskonflikt 21, 425, 588
Zielanalyse bei Zwangserkrankung 277
Zielgewicht, Vereinbarung 259, 266
Zingulum 141, 566, 572
zirkadiane Rhythmik 153, 156
Zirkularität 78
Zustandsdiagnostik 600
Zwänge
- Einfluss von Depressivität 280
- Fremdbeurteilungsverfahren 606
- Funktionalität 277, 288
- Hypothesentestung bei 284
- Risikoabschätzung bei 283
- Stressoren 286
- und Schizophrenie 272
- Verhaltens- und Funktionsanalyse 277
zwanghafte Langsamkeit 272
zwanghafte Persönlichkeitsstörung, diagnostische Kriterien 272
zwanghafte Persönlichkeitsstruktur 12
Zwangseinweisung 532ff
- therapeutisches Dilemma bei 533
Zwangserkrankung 270ff
- Anamneseerhebung 277
- Diagnostik 275
- diagnostische Kriterien 272
- Epidemiologie 270
- Expositionsverfahren bei 59
- integrative Psychotherapie bei 105
- interaktionelle Besonderheiten 273
- Kormorbiditäten 272
- Merkmale 271
- Rückfallprophylaxe 285
- Therapie 273ff
- und Anorexie 254
- zerebrale Effekte von Psychotherapie 572
- Zweifaktorenmodell der 279
Zwangsgedanken 271
- Analyse 277
- emotionale Distanzierung von 283
- Entstehung und Bewertung 279
- Exposition der 282
Zwangshandlungen 270f
- Analyse 277
- Entstehung 279
Zwangshierarchie 281
Zwangsprotokoll 276
Zwangsspektrumserkrankungen 289
Zwangstagebuch 276
Zwei-Prozesse-Theorie der Furcht 220
zwischenmenschliche Transaktionsmuster 425
Zyklusstörungen 252